塔内加泌尿外科手术并发症

诊疗及预防

人民卫生出版社

·北 京·

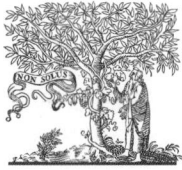

Elsevier (Singapore) Pte Ltd.
3 Killiney Road, #08-01 Winsland House I, Singapore 239519
Tel: (65) 6349-0200; Fax: (65) 6733-1817

ELSEVIER

This Translation of Taneja's Complications of Urologic Surgery: Diagnosis, Prevention, and Management, 5/E by Samir S. Taneja and Ojas Shah was undertaken by People's Medical Publishing House and is published by arrangement with Elsevier (Singapore) Pte Ltd.

Taneja's Complications of Urologic Surgery: Diagnosis, Prevention, and Management, 5/E by Samir S. Taneja and Ojas Shah 由人民卫生出版社进行翻译，并根据人民卫生出版社与爱思唯尔（新加坡）私人有限公司的协议约定出版。

《塔内加泌尿外科手术并发症诊疗及预防》（第 5 版）（李宏召　王保军　主译）
ISBN: 978-7-117-37784-3

第5版

塔内加泌尿外科手术并发症

诊疗及预防

Taneja's Complications of Urologic Surgery
Diagnosis, Prevention, and Management

主　　编　Samir S. Taneja　Ojas Shah

主　　译　李宏召　王保军

副 主 译　高 宇 范 阳

译　　者（按姓氏拼音排序）

艾 青　陈路遥　杜青山　范 阳　高 宇
顾良友　黄庆波　李 品　李新涛　吕香君
明少雄　倪 栋　牛少曦　彭 程　谢永鹏
张 鹏　张昌盛　周辉霞

翻译助理　江 彬　陈志强

人民卫生出版社
·北京·

图书在版编目（CIP）数据

塔内加泌尿外科手术并发症诊疗及预防 /（美）萨米尔·
S. 塔内加（Samir S. Taneja），（美）奥亚斯·沙阿（Ojas Shah）
主编；李宏召，王保军主译. -- 北京 ： 人民卫生出版社，
2025. 4. -- ISBN 978-7-117-37784-3

Ⅰ. R699

中国国家版本馆 CIP 数据核字第 2025HA0757 号

人卫智网	www.ipmph.com	医学教育、学术、考试、健康， 购书智慧智能综合服务平台
人卫官网	www.pmph.com	人卫官方资讯发布平台

图字:01-2019-7735 号

塔内加泌尿外科手术并发症
诊疗及预防
Taneijia Miniao Waike Shoushu Bingfazheng
Zhenliao Ji Yufang

主　　译：李宏召　王保军
出版发行：人民卫生出版社（中继线 010-59780011）
地　　址：北京市朝阳区潘家园南里 19 号
邮　　编：100021
E - mail：pmph @ pmph.com
购书热线：010-59787592　010-59787584　010-65264830
印　　刷：北京华联印刷有限公司
经　　销：新华书店
开　　本：889×1194　1/16　印张：38
字　　数：1490 千字
版　　次：2025 年 4 月第 1 版
印　　次：2025 年 7 月第 1 次印刷
标准书号：ISBN 978-7-117-37784-3
定　　价：359.00 元

打击盗版举报电话: 010-59787491　E-mail: WQ @ pmph.com
质量问题联系电话: 010-59787234　E-mail: zhiliang @ pmph.com
数字融合服务电话: 4001118166　E-mail: zengzhi @ pmph.com

译者名录

艾 青　解放军总医院第三医学中心
陈路遥　南昌大学附属第一医院
陈志强　解放军总医院医学院
杜青山　解放军总医院第三医学中心
顾良友　解放军总医院第三医学中心
高 宇　解放军总医院第三医学中心
范 阳　解放军总医院第三医学中心
黄庆波　解放军总医院第三医学中心
江 彬　南开大学医学院
李 品　解放军总医院第七医学中心
李宏召　解放军总医院第三医学中心
李新涛　空军特色医学中心
吕香君　解放军总医院第三医学中心
明少雄　上海长海医院
倪 栋　武汉协和医院
牛少曦　解放军总医院第三医学中心
彭 程　解放军总医院第三医学中心
王保军　解放军总医院第三医学中心
谢永鹏　重庆医科大学附属第一医院
张 鹏　解放军总医院第三医学中心
张昌盛　解放军总医院第一医学中心
周辉霞　解放军总医院第七医学中心

编者名录

主编

Samir S. Taneja, MD
The James M. Neissa and Janet Riha Neissa Professor of
  Urologic Oncology
Professor of Urology and Radiology
Director, Division of Urologic Oncology
Department of Urology, NYU Langone Medical Center
New York, NY, USA

Ojas Shah, MD
George F. Cahill Professor of Urology
Director, Division of Endourology and Stone Disease
Department of Urology
Columbia University Irving Medical Center/New York-
  Presbyterian Hospital
Columbia University College of Physicians and Surgeons
New York, NY, USA

编委

Himanshu Aggarwal, MD, MS
Assistant Professor of Urology, Division of Female Pelvic Medicine and Reconstructive Surgery, Department of Urology, University of Alabama, Montgomery, AL, USA
Complications of Bladder Augmentation and Surgery for Neurogenic Bladder

Christopher B. Anderson, MD, MPH
Assistant Professor, Columbia University Medical Center, Department of Urology, New York, NY, USA
Complications of Radical Cystectomy and Urinary Diversion

Brenton Armstrong, MD
Resident, Department of Urology, New York University Langone Medical Center, New York, NY, USA
Preoperative Hematologic Assessment and Management of Hematologic Complications

Laurence Baskin, MD
Professor and Chief, Pediatric Urology, University of California–San Francisco Benioff Children's Hospitals, San Francisco and Oakland, CA, USA
Complications of Surgery for Disorders of Sex Development

Marc A. Bjurlin, DO, MSc, FACOS
Assistant Professor of Urology, Director of Urologic Oncology, NYU Lutheran Medical Center, NYU Langone Health System, New York, NY, USA
Infectious Complications of Urologic Surgery; Complications of Laparoscopic/Robotic Nephrectomy and Partial Nephrectomy; Complications of Open Partial Nephrectomy

Stephen A. Boorjian, MD
Professor, Department of Urology, Mayo Clinic, Rochester, MN, USA
Complications of the Incision and Patient Positioning

Robert E. Brannigan, MD
Professor of Urology, Director, Andrology Fellowship, Head, Division of Male Reproductive Surgery and Men's Health; Assistant Director of Student Affairs, Augustana Weber Office of Medical Education, Northwestern University, Feinberg School of Medicine, Chicago, IL, USA
Complications of Surgery of the Testicle, Vas Deferens, Epididymis, and Scrotum

Gennady Bratslavsky, MD
Professor and Chair, Department of Urology, SUNY Upstate Medical University, Syracuse, NY, USA
Complications of Adrenal Surgery

Benjamin M. Brucker, MD
Assistant Professor, Department of Urology and Obstetrics and Gynecology, New York University Langone Medical Center, New York, NY, USA
Management of Urinary Fistula

Jeffrey A. Cadeddu, MD
Professor and Ralph C. Smith, MD, Distinguished Chair in Minimally Invasive Urologic Surgery, Department of Urology, University of Texas Southwestern Medical Center, Dallas, TX, USA
Complications of Renal Tissue Ablation

Anthony A. Caldamone, MD, MMS, FACS, FAAP
Professor of Surgery (Urology), Division of Urology / Section of Pediatric Urology, Warren Albert School of Medicine at Brown Univeristy, Providence; Chief of Pediatric Urology, Division of Pediatric Urology, Hasbro Children's Hospital, Providence, RI, USA
Special Considerations in the Pediatric Patient

Madeline J. Cancian, MD
Division of Urology, Section of Pediatric Urology, Brown University Warren Alpert Medical School, Hasbro Children's Hospital, Providence, RI, USA
Special Considerations in the Pediatric Patient

Douglas A. Canning, MD
Professor, Chief of Division of Urology, The Children's Hospital of Philadelphia, Perelman School of Medicine at the University of Pennsylvania, Philadelphia, PA, USA
Complications of Hypospadias Repair

Noah E. Canvasser, MD
Assistant Instructor, Department of Urology, University of Texas Southwestern Medical Center, Dallas, TX, USA
Complications of Renal Tissue Ablation

Pasquale Casale, MD
Professor of Urology, Columbia University Medical Center; Chief, Pediatric Urology, Samberg Scholar, Morgan Stanley Children's Hospital of NY Presbyterian, New York, NY, USA
Complications of Pediatric Endoscopic Surgery

Jessica T. Casey, MS, MD
Fellow, Pediatric Urology, Riley Hospital for Children at IU Health, Indiana University School of Medicine, Indianapolis, IN, USA
Complications of Ureteral Reimplantation, Antireflux Surgery, and Megaureter Repair

Thenappan Chandrasekar, MD
Clinical Fellow, Urologic Oncology, Division of Urology, Department of Surgical Oncology, Princess Margaret Hospital, Toronto, Ontario, Canada
Complications of Nephrectomy

Sam S. Chang, MD, MBA
Patricia and Rodes Hart Endowed Chair in Urologic Surgery, Professor of Urologic Surgery and Oncology, Vanderbilt University, Nashville, TN, USA
Management of Bowel Complications

Leah R. Chiles, MD
Urologist, Regional Urology, Shreveport, LA, USA
Complications of Female Incontinence Surgery

David I. Chu, MD
Fellow, Division of Urology, Department of Surgery;
Fellow, Pediatric Urology, Division of Urology, The
Children's Hospital of Philadelphia, Philadelphia, PA,
USA
Complications of Pediatric Endoscopic Surgery;
Complications of Pediatric Laparoscopic and Robotic
Surgery

Michael S. Cookson, MD
Professor, Department of Urology, University of
Oklahoma, Oklahoma City, OK, USA
Complications of Orthotopic Neobladder

Karl Coutinho, MD
Genitourinary Reconstruction Fellow, Department of
Urology, University Hospitals, Cleveland, OH, USA
Complications of Genitourinary Surgery in the
Irradiated Pelvis

Nicholas G. Cowan, MD
Clinical Instructor, Department of Urology, David Geffen
School of Medicine, University of California–Los
Angeles, Los Angeles, CA, USA
Complications of Renal Transplantation

Marc A. Dall'Era, MD
Associate Professor and Vice Chairman, Department of
Urology, University of California–Davis, Sacramento,
CA, USA
Complications of Nephrectomy

Michael A. Daneshvar, MD
Department of Urology, SUNY Upstate Medical University,
Syracuse, NY, USA
Complications of Adrenal Surgery

Hasan Dani, BA
Medical Student, SUNY Downstate Medical Center,
Brooklyn, NY, USA
Complications of Intravesical Therapy

Meenakshi Davuluri, MD, MPH
Resident, Department of Urology, Albert Einstein/
Montefiore Medical Center, Bronx, NY, USA
Prostate Biopsy Complications

Jack S. Elder, MD
Chief, Division of Pediatric Urology, Department of
Urology, Massachusetts General Hospital, Harvard
Medical School, Boston, MA, USA
Complications of Surgery for Posterior Urethral
Valves

Ahmed Elshafei, MD
Research Associate, Department of Urology, Glickman
Urological and Kidney Institute; Lecturer of Urology,
Department of Urology, Medical School, Cairo
University, Egypt
Complications of Prostate Cryosurgical Ablation

Christopher P. Evans, MD
Professor and Chairman, Department of Urology,
University of California–Davis, Sacramento, CA, USA
Complications of Nephrectomy

Zita Ficko, MD, MS
Urology Resident, Section of Urology, Dartmouth-
Hitchcock Medical Center, Lebanon, NH, USA
Complications of Upper Tract Drainage

Stephen J. Freedland, MD
Professor of Surgery, Warschaw, Robertson, Law Families
Chair in Prostate Cancer, Director, Center for Integrated
Research on Cancer and Lifestyle (CIRCL), Co-Director,
Cancer Prevention and Genetics Program, Samuel
Oschin Comprehensive Cancer Institute, Cedars Sinai
Medical Center, Los Angeles, CA, USA
Impact of Host Factors and Comorbid Conditions

John P. Gearhart, MD
Professor and Chief of Pediatric Urology, Brady Urological
Institute, Charlotte Bloomberg Childrens' Center, Johns
Hopkins Medical Institutions, Baltimore, MD, USA
Complications of Exstrophy and Epispadias
Repair

Joel Gelman, MD
Professor, Department of Urology, University of California–
Irvine, Orange, CA, USA
Complications of Urethral Reconstruction

Boris Gershman, MD
Assistant Professor of Surgery (Urology), Warren Alpert
Medical School of Brown University; Division of
Urology, Rhode Island Hospital and The Miriam
Hospital, Providence, RI, USA
Complications of the Incision and Patient
Positioning

Chris M. Gonzalez, MD, MBA, FACS
Lester Persky Professor and Chair, Urology Institute,
University Hospitals Cleveland Medical Center, Case
Western Reserve University, Cleveland, OH, USA
Complications of Genitourinary Surgery in the
Irradiated Pelvis

Matthew D. Grimes, MD
Urology Resident, Department of Urology, University of
Wisconsin School of Medicine and Public Health,
Madison, WI, USA
Special Considerations in Laparoscopy

H. Albin Gritsch, MD
Surgical Director, Renal Transplantation, Department of
Urology, University of California–Los Angeles Medical
Center; Associate Professor of Urology, David Geffen
School of Medicine, University of California–Los
Angeles, Los Angeles, CA, USA
Complications of Renal Transplantation

Catherine J. Harris, MD
Female Pelvic Medicine and Reconstructive Surgery
Fellow, Department of Urology, University of Texas
Southwestern Medical Center, Dallas, TX, USA
Complications of Bladder Augmentation and Surgery for Neurogenic Bladder

Mohammed Haseebuddin, MD
Fox Chase Cancer Center, Philadelphia, PA, USA
Management of Urine Leak

Kevin Heinsimer, MD
Resident, Department of Urology, Indiana University,
Indianapolis, IN, USA
Metabolic Complications of Urologic Surgery

Daniel S. Hoffman, MD
Fellow in Female Pelvic Medicine and Reconstructive
Surgery, Department of Urology, New York University
Langone Medical Center, New York, NY, USA
Management of Urinary Fistula; Complications of Surgery for Male Incontinence

Ryan S. Hsi, MD
Assistant Professor, Department of Urologic Surgery,
Vanderbilt University Medical Center, Nashville, TN,
USA
Management of Ureteral Injury

William C. Huang, MD
Assistant Professor of Urology, Urology, New York
University School of Medicine, New York, NY, USA
Complications of Lymphadenectomy

Mitchell Humphreys, MD
Associate Professor, Urology, Mayo Clinic, Phoenix, AZ,
USA; Medical Director of The Center for Procedural
Innovation, Mayo Clinic, Scottsdale, AZ, USA
Complications of Ureteral Reconstructive Surgery

Douglas A. Husmann, MD
Professor, Urology Department, Mayo Clinic, Rochester,
MN, USA
Complications of Pediatric Urinary Diversion and Bladder Augmentation

Elias S. Hyams, MD
Assistant Professor of Urology, Columbia University
Medical Center, New York, NY, USA
Complications of Upper Tract Drainage

Sudheer K. Jain, MD
Assistant Professor, Department of Anesthesiology,
Perioperative Care, and Pain Medicine, Director of
Perioperative Anesthesiology Services, Tisch Hospital,
New York University Langone Medical Center, New
York, NY, USA
Anesthetic Complications in Urologic Surgery

Brett A. Johnson, MD
Chief Resident, Department of Urology, University of
Wisconsin School of Medicine and Public Health,
Madison, WI, USA
Special Considerations in Laparoscopy

Scott C. Johnson, MD
Urologic Oncology Fellow, Section of Urology, Department
of Surgery, University of Chicago Medicine, Chicago, IL,
USA
Urologic Surgery in the Obese

J. Stephen Jones, MD, FACS, MBA
Staff Urologist, Department of Urology, Glickman
Urological and Kidney Institute; Professor of Surgery,
Cleveland Clinic Lerner College of Medicine of the
CWRU; Leonard Horvitz and Samuel Miller
Distinguished Chair in Urological Oncology Research,
President of Regional Operations and Family Health
Centers, Department of Urology, Glickman Urological
and Kidney Institute, Cleveland Clinic, Cleveland, OH,
USA
Complications of Prostate Cryosurgical Ablation

Mustafa Kadihasanoglu, MD
Department of Urologic Surgery, Vanderbilt University
Medical Center, Department of Urology, Istanbul
Training and Research Hospital, Istanbul, Turkey
Complications of Endoscopic Procedures for Benign Prostatic Hyperplasia

Jamie A. Kanofsky, MD
Clinical Assistant Professor, Department of Urology, NYU
Langone Medical Center, New York, NY, USA
Complications of Conduit Urinary Diversion

Alexander P. Kenigsberg, MST
Medical Student, Department of Urology, New York
University Langone Medical Center, New York, NY, USA
Complications of Conduit Urinary Diversion

Steven V. Kheyfets, MD
Minimally Invasive Surgery Fellow, Department of
Urology, Indiana University School of Medicine,
Indianapolis, IN, USA
Special Considerations in Robotic-Assisted Surgery

Kiranpreet K. Khurana, MD
Assistant Professor, Department of Urology, Case
University School of Medicine, Cleveland, OH, USA;
Clinical Instructor, Department of Urology, New York
University School of Medicine, New York, NY, USA
Management of Complications of Gender Confirmation Surgery; Complications of Robotic Upper Urinary Tract Reconstruction

Michael O. Koch, MD
Professor and Chairman, Department of Urology, Indiana
University, Indianapolis, IN, USA
Metabolic Complications of Urologic Surgery

Venkatesh Krishnamurthi, MD
Director, Kidney/Pancreas Transplant Program, Glickman
Urological and Kidney Institute, Cleveland Clinic
Foundation, Cleveland, OH, USA
Management of Vascular Complications in Urology

Bradley C. Leibovich, MD
Professor, Department of Urology, Mayo Clinic, Rochester, MN, USA
Complications of the Incision and Patient Positioning

Gary E. Lemack, MD
Professor of Urology and Neurology, Rose Mary Haggar Professor, Residency Program Director in Urology, Program Director, Female Pelvic Medicine and Reconstructive Surgery Department of Urology, University of Texas Southwestern Medical Center, Dallas, TX, USA
Complications of Bladder Augmentation and Surgery for Neurogenic Bladder

Herbert Lepor, MD
Martin Spatz Chair, Department of Urology, New York University Langone Medical Center, New York, NY, USA
Complications of Radical Retropubic Prostatectomy

Jamie P. Levine, MD
Associate Professor, Department of Plastic Surgery, New York University School of Medicine, New York, NY, USA
Management of Complications of Gender Confirmation Surgery

James E. Lingeman, MD
Professor, Department of Urology, Indiana University School of Medicine, Indianapolis, IN, USA
Complications of Extracorporeal Shock Wave Lithotripsy

Stacy Loeb, MD, MSc
Assistant Professor, Urology and Population Health, New York University and Manhattan Veterans Affairs, New York, NY, USA
Prostate Biopsy Complications

Christopher J. Long, MD
Assistant Professor, Division of Urology, The Children's Hospital of Philadelphia, Perelman School of Medicine at the University of Pennsylvania, Philadelphia, PA, USA
Complications of Hypospadias Repair

Amy N. Luckenbaugh, MD
Urology Resident, University of Michigan, Department of Urology, Ann Arbor, MI, USA
Complications of Transurethral Resection of Bladder Tumors

Scott Lundy, MD, PhD
Resident, Glickman Urological and Kidney Institute, Cleveland Clinic Foundation, Cleveland, OH, USA
Management of Vascular Complications in Urology

Dominique Malacarne, MD
Female Pelvic Medicine and Reconstructive Surgery Fellow, Departments of Urology and Obstetrics and Gynecology, NYU Langone Medical Center, New York, NY, USA
Complications of Robotic Pelvic Floor Reconstruction

Tracy Marien, MD
Clinical Instructor/Endourology Fellow, Urology Department, Vanderbilt University Medical Center, Nashville, TN, USA
Complications of Endoscopic Procedures for Benign Prostatic Hyperplasia

Alon Y. Mass, MD
Urology Resident, Department of Urology, New York University Langone Medical Center, New York, NY, USA
Complications of Robotic-Assisted Laparoscopic Radical Prostatectomy

Brian R. Matlaga, MD, MPH
Professor of Urology, Brady Urological Institute, Johns Hopkins School of Medicine, Baltimore, MD, USA
Complications of Ureteroscopic Surgery

Sean McAdams, MD
Endourology Fellow, Urology, Mayo Clinic, Scottsdale, AZ, USA
Complications of Ureteral Reconstructive Surgery

Kathleen F. McGinley, DO, MPH
Urologist, Department of Surgery, Lourdes Hospital, Binghamton, New York, NY, USA
Impact of Host Factors and Comorbid Conditions

James M. McKiernan, MD
Chairman and Professor, Urology Department, Columbia University Medical Center/NYPH, New York, NY, USA
Complications of Radical Cystectomy and Urinary Diversion

Nicole L. Miller, MD
Associate Professor, Department of Urologic Surgery, Vanderbilt University Medical Center, Nashville, TN, USA
Complications of Endoscopic Procedures for Benign Prostatic Hyperplasia

Rosalia Misseri, MD
Professor, Pediatric Urology, Riley Hospital for Children at IU Health, Indiana University School of Medicine, Indianapolis, IN, USA
Complications of Ureteral Reimplantation, Antireflux Surgery, and Megaureter Repair

Allen F. Morey, MD
Professor, Department of Urology, University of Texas Southwestern Medical Center, Dallas, TX, USA
Management of Complications Related to Traumatic Injuries

John P. Mulhall, MD, MSc, FECSM, FACS
Director of Sexual and Reproductive Medicine, Urology Service, Department of Surgery, Memorial Sloan Kettering Cancer Center, New York, NY, USA
Complications of Surgery for Erectile Dysfunction and Peyronie's Disease

Bobby B. Najari, MD, MSc
Assistant Professor, Department of Urology, Assistant Professor, Department of Population Health, New York University School of Medicine, New York, NY, USA
Complications of Surgery for Erectile Dysfunction and Peyronie's Disease

Stephen Y. Nakada, MD, FACS
Professor and Chairman, The David T. Uehling Chair of Urology, Department of Urology, University of Wisconsin School of Medicine and Public Health; Professor and Chairman, Department of Urology, University of Wisconsin Hospital and Clinics, Madison, WI, USA
Special Considerations in Laparoscopy

Victor W. Nitti, MD
Professor of Urology and Obstetrics and Gynecology, Vice Chairman Department of Urology, Director of Female Pelvic Medicine and Reconstructive Surgery, New York University School of Medicine, New York, NY, USA
Complications of Surgery for Male Incontinence

Jeffrey W. Nix, MD
Assistant Professor, Urology Department, University of Alabama at Birmingham, Birmingham, AL, USA
Complications of Robotic Cystectomy

Brock O'Neil, MD
Assistant Professor of Urologic Oncology, Huntsman Cancer Institute, University of Utah, Salt Lake City, UT, USA
Management of Bowel Complications

Vernon M. Pais, Jr, MD
Associate Professor of Surgery (Urology), Section of Urology, Dartmouth-Hitchcock Medical Center, Geisel School of Medicine at Dartmouth, Lebanon, NH, USA
Urologic Surgery in the Pregnant Patient

Ganesh S. Palapattu, MD
Chief of Urologic Oncology, Associate Professor, Urology Department, University of Michigan, Ann Arbor, MI, USA
Complications of Transurethral Resection of Bladder Tumors

Sanjay G. Patel, MD
Assistant Professor, Department of Urology, University of Oklahoma, Oklahoma City, OK, USA
Complications of Orthotopic Neobladder

David F. Penson, MD
Professor, Department of Urologic Surgery, Vanderbilt University Medical Center, Nashville, TN, USA
Classification of Complications and Assessment of Quality of Care

Raj S. Pruthi, MD
Professor and Chief of Urology, Department of Surgery, University of North Carolina Chapel Hill, Chapel Hill, NC, USA
Complications of Robotic Cystectomy

Rajan Ramanathan, MD
Staff Urologist, Department of Urology, Glickman Urological and Kidney Institute; Assistant Professor of Surgery, Cleveland Clinic Lerner College of Medicine of the CWRU, Cleveland, OH, USA
Complications of Prostate Cryosurgical Ablation

Lael Reinstatler, MD
Resident in Urology, Section of Urology, Dartmouth-Hitchcock Medical Center, Geisel School of Medicine at Dartmouth, Lebanon, NH, USA
Urologic Surgery in the Pregnant Patient

Richard C. Rink, MD
Professor, Pediatric Urology, Riley Hospital for Children at IU Health, Indiana University School of Medicine, Indianapolis, IN, USA
Complications of Ureteral Reimplantation, Antireflux Surgery, and Megaureter Repair

Nirit Rosenblum, MD
Associate Professor of Urology, Female Pelvic Medicine and Voiding Dysfunction, NYU Langone Medical Center, New York, NY, USA
Complications of Robotic Pelvic Floor Reconstruction

Eric S. Rovner, MD
Professor of Urology, Department of Urology, Medical University of South Carolina, Charleston, SC, USA
Complications of Female Incontinence Surgery

Temitope L. Rude, MD
Resident, Department of Urology, New York University Langone Medical Center, New York, NY, USA
Management of Urinary Fistula; Complications of Surgery for Male Incontinence

Alan Shah, MD, FACC, FACP
Clinical Assistant Professor, Division of Cardiology, New York University School of Medicine, New York, NY, USA
Preoperative Cardiac Assessment and Management of Perioperative Cardiac Complications

Ojas Shah, MD
George F. Cahill Professor of Urology, Director, Division of Endourology and Stone Disease, Department of Urology, Columbia University Irving Medical Center/NewYork-Presbyterian Hospital, Columbia University College of Physicians and Surgeons, New York, NY, USA
Preoperative Hematologic Assessment and Management of Hematologic Complications; Complications of Percutaneous Renal Surgery

Ellen Shapiro, MD
Professor of Urology, Director of Pediatric Urology, Department of Urology, New York University School of Medicine, New York, NY, USA
Complications of Surgery for Posterior Urethral Valves

Aseem R. Shukla, MD
Director, Minimally Invasive Surgery, Associate Professor of Urology, Division of Urology, Department of Surgery, The Children's Hospital of Philadelphia, Philadelphia, PA, USA
Complications of Pediatric Laparoscopic and Robotic Surgery

Eric A. Singer, MD, MA, FACS
Assistant Professor of Surgery, Section of Urologic Oncology, Rutgers Cancer Institute of New Jersey, New Brunswick, NJ, USA
Complications of Transurethral Resection of Bladder Tumors

Eila C. Skinner, MD
Professor and Chair, Department of Urology, Stanford University School of Medicine, Stanford, CA, USA
Complications of Continent Cutaneous Diversion

Angela B. Smith, MD
Assistant Professor, Urology Department, University of North Carolina, Chapel Hill, NC, USA
Complications of Robotic Cystectomy

Norm D. Smith, MD
Associate Professor of Surgery/Urology, Co-Director of Urologic Oncology, Section of Urology, Department of Surgery, University of Chicago Medicine, Chicago, IL, USA
Urologic Surgery in the Obese

Michael D. Stifelman, MD
Director of Robotic Surgery and Minimally Invasive Urology, Department of Urology, New York University School of Medicine, New York, NY, USA
Complications of Robotic Upper Urinary Tract Reconstruction

Marshall L. Stoller, MD
Professor and Vice Chair, Department of Urology, University of California San Francisco, San Francisco, CA, USA
Management of Ureteral Injury

Peter P. Stuhldreher, MD
Senior Pediatric Urology Fellow, Brady Urological Institute, Charlotte Bloomberg Childrens' Center, Johns Hopkins Medical Institutions, Baltimore, MD, USA
Complications of Exstrophy and Epispadias Repair

Chandru P. Sundaram, MD, FACS, FRCS Eng
Professor of Urology, Director, Residency Program and Minimally Invasive Surgery, Department of Urology, Indiana University School of Medicine, Indianapolis, IN, USA
Special Considerations in Robotic-Assisted Surgery

Samir S. Taneja, MD
The James M. Neissa and Janet Riha Neissa Professor of Urologic Oncology, Professor, Department of Radiology, Co-Director, Smilow Comprehensive Prostate Cancer Center; Vice Chair, Department of Urology, Genito-Urologic Program Leader, NYU Perlmutter Cancer Center; Director, Urologic Oncology, New York University Langone Medical Center, New York, NY, USA
Preoperative Hematologic Assessment and Management of Hematologic Complications; Complications of Intravesical Therapy; Complications of Robotic-Assisted Laparoscopic Radical Prostatectomy; Complications of Laparoscopic/Robotic Nephrectomy and Partial Nephrectomy; Complications of Open Partial Nephrectomy; Complications of Radical Retropubic Prostatectomy; Complications of Conduit Urinary Diversion

Gregory E. Tasian, MD, MSc, MSCE
Assistant Professor of Urology and Epidemiology, University of Pennsylvania Perelman School of Medicine, Division of Urology and Center for Pediatric Clinical Effectiveness, The Children's Hospital of Philadelphia, Philadelphia, PA, USA
Complications of Pediatric Endoscopic Surgery

Timothy J. Tausch, MD, MS
Reconstructive Urologist, Walter Reed National Military Medical Center, Bethesda, MD, USA
Management of Complications Related to Traumatic Injuries

Matthew K. Tollefson, MD
Associate Professor, Department of Urology, Mayo Clinic, Rochester, MN, USA
Complications of the Incision and Patient Positioning

Mark D. Tyson, MD
Urologist, Department of Urologic Surgery, Vanderbilt University Medical Center, Nashville, TN, USA
Classification of Complications and Assessment of Quality of Care

Robert G. Uzzo, MD, FACS
Chairman, Department of Surgery, The G. Willing "Wing" Pepper Professor of Cancer Research, Department of Surgery, Deputy Chief Clinical Officer, Fox Chase Cancer Center, Philadelphia, PA, USA
Management of Urine Leak

George T. Vaida, MD
Clinical Associate Professor, Department of Anesthesiology, Perioperative Care, and Pain Medicine, Medical Director and Anesthesia Director, Minimally Invasive Urology Unit, Director of Anesthesia for Robotic Surgery, New York University Langone Medical Center, New York, NY, USA
Anesthetic Complications in Urologic Surgery

Jeffrey L. Veale, MD
Associate Clinical Professor, Department of Urology, David
Geffen School of Medicine, University of California–Los
Angeles, Los Angeles, CA, USA
Complications of Renal Transplantation

Dmitry Volkin, MD
Resident, Department of Urology, NYU Langone Medical
Center, New York, NY, USA
Complications of Lymphadenectomy

Aaron C. Weinberg, MD
Clinical Instructor, Department of Urology, New York
University School of Medicine, New York, NY, USA
*Management of Complications of Gender
Confirmation Surgery*

Jason M. Wilson, MD
Associate Professor and Section Chief, Pediatric Urology,
Department of Surgery, University of New Mexico,
Albuquerque, New Mexico
*Complications of Surgery for Disorders of Sex
Development*

Eric S. Wisenbaugh, MD
Fellow, Reconstructive Urology, Department of Urology,
University of California–Irvine, Orange, CA, USA
Complications of Urethral Reconstruction

Daniel A. Wollin, MD
Fellow in Endourology, Metabolic Stone Disease,
Laparoscopy, and Robotic Surgery, Division of Urologic
Surgery, Duke University Medical Center, Durham, NC,
USA
Complications of Percutaneous Renal Surgery

James Wren, MB BCh BAO
Urology Resident, Department of Urology, Indiana
University School of Medicine, Indianapolis, IN, USA
*Complications of Surgery of the Testicle, Vas Deferens,
Epididymis, and Scrotum*

James S. Wysock, MD, MS
Assistant Professor, Department of Urology, Assistant
Professor, Division of Urologic Oncology, Department of
Urology, New York University Langone Medical Center,
New York, NY, USA
*Preoperative Pulmonary Assessment and Management
of Pulmonary Complications; Complications of
Radical Retropubic Prostatectomy*

Nadya E. York, MD
Fellow, Department of Urology, Indiana University School
of Medicine, Indianapolis, IN, USA
*Complications of Extracorporeal Shock Wave
Lithotripsy*

Ilia S. Zeltser, MD
Clinical Associate Professor, Department of Urology,
Thomas Jefferson University, Philadelphia, PA, USA
Complications of Renal Tissue Ablation

Lee C. Zhao, MD, MS
Assistant Professor, Department of Urology, New York
University School of Medicine, New York, NY, USA
*Management of Complications of Gender
Confirmation Surgery; Complications of Robotic
Upper Urinary Tract Reconstruction*

Justin B. Ziemba, MD
Instructor of Urology, Brady Urological Institute, Johns
Hopkins School of Medicine, Baltimore, MD, USA
Complications of Ureteroscopic Surgery

Dimitar V. Zlatev, MD
Department of Urology, Stanford University School of
Medicine, Stanford, CA, USA
Complications of Continent Cutaneous Diversion

前 言

外科手术从来都不是完美的,但是这并不能阻止外科医生对完美的追求。

通过观察、尝试、犯错和汲取经验,不断完善他人的手术方式和技术,这是贯穿外科医生职业生涯的本职工作。这样,任何手术都能取得良好的结果,而当出现并发症时,早期发现和适当的处理可以让患者快速恢复。

对外科医生来说,不断优化手术结局是一项终身的工作,但是对于个体患者而言,与之相关的就只有那一次手术。虽然忙碌的外科医生很容易就能将任何手术视为常规,但是无论有多常规,我们都必须要重视每一个手术,因为这对患者来说是非常重要的,并且可能改变他以后的生活。外科医生往往难以把握自信和疏忽之间的平衡,我们应该时刻保持谦逊,并且认识到,无论一个外科医生有多么优秀或者多有经验,并发症都是不可避免的,即使在其他各方面都健康的患者中,看起来很顺利的手术,也可能出现并发症。

我们在准备手术时,必须要考虑容易让患者产生并发症的个体因素。随着经验的增加,我们应该逐渐意识到在哪些情况下进行手术是不明智的。在外科医生的职业生涯早期,并发症往往是由于患者选择或准备不充分,或者是在准备手术时对风险因素的注意力不足而引起的。对于存在潜在的心肺功能不全、糖尿病、凝血功能障碍或病态肥胖的患者,是存在恢复延迟甚至无法恢复的并发症风险的;特别是对于肥胖患者,并发症风险既来源于潜在的基础疾病,又来源于手术技术难度的增加;同样,二次手术也会带来特有的技术挑战和风险。当开始准备手术时,如果能够认识到这些挑战,并考虑将患者转诊给对这类患者有经验的外科医生,可以为医患省去很多痛苦。

虽然谨慎是必要的,但当确定患者需要治疗时,外科医生也应该愿意接受有挑战的病例。详细的术前评估、手术计划,适当的咨询,并且坚持基本的手术原则,都能为良好的手术结果创造机会。当面对并发症时,外科医生不是努力去将问题最小化,而是应该用明智的方法决定正确的处理方式。

首先,并发症给患者带来了巨大的身心损害,外科医生在面对并发症时必须牢记这一点。对于患者来说,手术过程完全由外科医生控制,即使在一个简单的手术中,手术结果的不确定性和对死亡的恐惧,对患者来说都是巨大的压力。当并发症出现时,这些压力被放大,患者和家属通常会感到困惑、沮丧或者愤怒。作为外科医生,重要的是要对他们表达出真诚的同理心和同情心,细致、冷静和全面的沟通也是

必要的,这使他们能够了解并发症的性质、可能的原因和结局,并且关注并发症的进展;具体的改善方案也可以让患者和家属建立一个在心理上应对这种情况的过程。有并发症的患者常常会担心被外科医生抛弃,因此主动安慰有助于维持良好的医患关系。

当患者发生并发症时,身体问题和患者的抗压能力与长期住院的相对风险有关。在合并一些基础病的患者中,注意管理潜在的基础病发展过程,特别是影响术后康复的过程,将有助于避免继发性并发症。营养支持、预防感染、密切监测体液和电解质变化是基本的外科原则,这将直接影响大多数外科手术的恢复过程,但在复杂并发症的重压下,这些原则很容易被忘记。虽然不是所有患者都能从并发症中康复,但外科医生的首要目标必须是改善患者的病情,最大限度地提高患者的康复概率。

对于外科医生来说,在干预与保守治疗之间取得平衡是一个难题,潜在的消除并发症的欲望往往导致草率决定二次手术或施加其他干预。虽然有时需要快速施加干预,但往往导致问题恶化,或导致继发性并发症。发生并发症时,在采取任何措施之前,应该进行详细地诊断评估,以充分了解其性质和程度,这是至关重要的。虽然患者和外科医生都承受着巨大的压力,但有时候做些等待是最好的解决办法。

多年来,《塔内加泌尿外科手术并发症:诊疗及预防》这本书在泌尿外科初学者群体中很受欢迎,很大程度上是因为它能够提供与日常实践相关的内容,它被翻译成多国语言,为世界各地的泌尿外科医生提供学习机会。在第5版,我们在标题中加入"诊断"要素,是因为我们要认识到早期发现并发症与如何管理并发症同样重要。此外,我们还让本书内容更加现代化,删除了现代几乎不开展的手术,并增加了一些章节专门讨论新兴微创手术标准特有的并发症,特别是腹腔镜或机器人手术。我们认识到机器人手术使用率正在逐渐增长,但是由于成本原因,还没有在全世界广泛使用,因此,我们保留了对泌尿外科实践中常见的常规手术的详细讨论,采纳了更多作者的观点。最后,我们为初学者增加了新的学习指导,包括问题和案例,以测试知识掌握情况,并举一反三。我们真切希望本书能够继续流行,成为全球泌尿外科医生经常使用的信息来源。

Samir S. Taneja,MD

Ojas Shah,MD

(江彬 译)

我们想把这本书献给那些对我们的生活和事业产生了巨大影响的人。

感谢我们的父母 Vidya Sagar 和 Sudesh Taneja,以及 Dinker 和 Aruna Shah,他们为我们树立了榜样,并且鼓励我们在教育和职业生涯中不断追求卓越。

感谢我们的导师 Jean deKernion、Robert Smith、Richard Ehrlich、Dean Assimos 和 Herbert Lepor,他们教会了我们外科手术的科学和技艺,并且无论在我们成功或者失败时,都一直支持我们。

感谢我们的家人 Uma、Sorab 和 Sabina Taneja,还有 Rupa、Siena、Devon 和 Mira Shah,感谢他们的耐心、爱与支持,让我们能够一直追求学术生涯。

最重要的是,感谢我们众多的患者,治疗他们的过程教会了我们很多东西,他们的需求激发了我们的坚持和创新,他们的感恩激励着我们每天坚持下去。

目　录

1

第一部分

术前评估和围手术期管理

第1章 宿主因素和合并症的影响

KATHLEEN F. MCGINLEY and STEPHEN J. FREEDLAND

要 点

1. 随着普通人群预期寿命的增加,肥胖、心脏病和糖尿病等并存疾病的患病率已上升到令人震惊的程度。
2. 对合并症的认识使泌尿科医生能够制定适当的措施来控制先前存在的疾病,以优化单个患者的整体健康状况,最大限度地提高良好结果的可能性,并将并发症的风险降至最低。
3. 由于某些与泌尿系统恶性疾病的生物学联系,肥胖症可直接影响手术结果。
4. 营养状况是外科患者需要彻底评估以预防营养相关并发症的关键临床参数。
5. 考虑到某些宿主因素使泌尿外科患者容易并发感染,有必要在术前确定是否需要进行抗菌药物预防,以防止系统性败血症的发生。

每一位泌尿科医生都希望任何患有泌尿外科疾病的患者都只患有他或她就诊的那种疾病,每个外科患者都足够健康,能够耐受拟行的外科干预措施来治疗这种疾病,并且并发症发生的可能性很小。不幸的是,这种情况与现实相去甚远,在目前的临床实践中肯定变得越来越不常见,在这些临床实践中,病史、体格检查、术前实验室检查和影像学扫描可能会显示泌尿系统患者有并存的医疗问题。

在当今时代,随着预期寿命的不断延长,肥胖、心脏病和糖尿病等影响泌尿系统疾病及其治疗后临床结局的并存疾病在普通人群中的患病率已达到令人震惊的程度。无论是受改进的医学科学、快速的技术进步还是自然选择的影响,男性和女性的寿命都在延长(**图 1.1**)。医学界认识到对老年患者的特殊考虑,而这些考虑大多是由晚年诊断出的、随着年龄的增长而进展的医疗状况带来的。在泌尿系统疾病实体中,如男性的勃起功能障碍、女性的盆底疾病,以及泌尿系统的恶性疾病中,如前列腺癌和膀胱癌,与高龄相关的易感性和临床效应对泌尿系统的状况有直接的生物学意义。此外,由于这些疾病大多是在较成熟的生命阶段被诊断出来的,这些患者在就诊时出现既往疾病的可能性很高。

尽管年龄对泌尿科患者的并存疾病发生有影响,但在过去的几十年里,与有害的生活方式选择(如吸烟和饮酒、不健康的饮食、缺乏体育活动和静脉吸毒)密切相关的疾病的患病率也急剧上升。这些生活方式的选择对所有年龄段的患者都有不利的影响,这些患者可能会寻求泌尿外科咨询,并

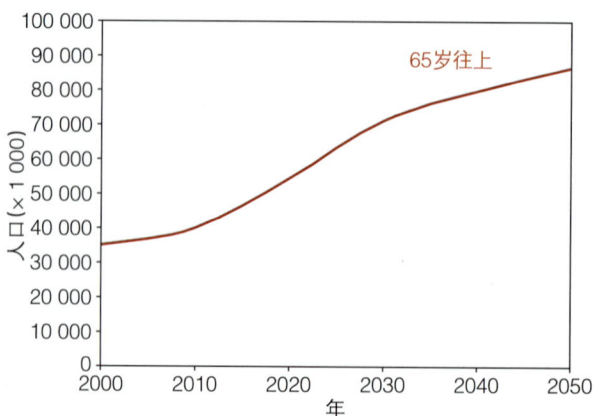

图 1.1 美国 65 岁以上成年人的预计人口(2000—2050 年)。基于美国人口普查局的数据

可能出现有害的并存疾病,如儿童肥胖症、青少年糖尿病、慢性阻塞性肺疾病、肝病和人类免疫缺陷病毒/获得性免疫缺陷综合征。

虽然与已知泌尿系统疾病的生物学联系可能不那么明显,但手术干预后的总体结果和并发症的发病率直接受到并存的健康问题的影响。的确,评估泌尿科患者是否有先前存在的合并症是至关重要的,因为宿主因素在术后并发症中起着重要作用。对合并症的认识使泌尿科医生能够制定适当的措施来控制先前存在的疾病,以优化单个患者的整体健康状况,最大限度地提高良好结果的可能性,并将并发症的风险降至最低。泌尿科医生还可以评估辅助检查的需要,以便更准确地更全面地评估并存情况,并可以确定是否需要术中监护和专门的术后加强护理。更重要的是,对泌尿外科患者所有并存疾病的全面了解有助于泌尿科医生决定手术干预是否是最佳的治疗方案,还是保守治疗可能是最佳的治疗方案。

作为本部分后续章节的介绍,本章我们将讨论显著影响泌尿外科手术后非泌尿系并发症发生的宿主因素。我们概述了泌尿科患者的合并症,并重点介绍了当前的流行疾病,这些疾病会影响确定性外科手术治疗的结果。整章专门讨论的合并症,如与心血管、肺部、血液和麻醉并发症有关的合并症,在此仅作简要讨论,以便为更详细地讨论当代泌尿外科领域中特别感兴趣的话题(例如肥胖症)留出空间。我们还提供了一些临床工具,如有用的合并症指数和评分系统,旨在量化合并症的严重程度,并预测治疗后的发病率和死亡率。

肥胖

营养状况对手术结果的重要性和肥胖的有害影响在泌尿外科领域引起了极大的兴趣。人们对肥胖的兴趣主要集中在两个方面:第一,肥胖的流行在全球范围内以流行病学的比例增长[1];第二,科学证据表明肥胖与多种泌尿系统疾病有关,包括良性前列腺增生[2]、泌尿系统恶性疾病、大小便失禁、勃起功能障碍和结石疾病,在此仅举几例[3]。

在美国,大多数主要的死亡原因都与肥胖有关,包括心脏病、癌症、卒中和糖尿病[4]。肥胖症被视为日益严重的国家健康危机,是可预防的死亡的第二大原因[5];肥胖症不仅会导致潜在的、本可以避免的生命损失,而且还会给国家的卫生支出带来巨大的成本[6]。在美国,超过三分之一的成年人受到肥胖的影响[7],肥胖症还与各种合并症有关,如高血压、睡眠呼吸暂停、胆囊结石、骨关节炎和抑郁症,这些疾病可能会加重超重或肥胖患者的整体健康状况,并可能导致手术并发症[8]。儿童肥胖症也在增加,可能会对接受儿科泌尿外科手术的儿童和青少年产生不良后果[9]。

肥胖定义为体内脂肪组织过度堆积。然而,从功能上来说,超重和肥胖是用来表示在一个人的特定身高范围内,体重超过通常认为的健康范围的标签。由于其简单性,体重指数(body mass index,BMI)是一种被广泛接受的肥胖评估方法。体重指数是用一个人的体重(以千克为单位)除以身高(以米为单位)的平方来计算的[10]。图 1.2 说明了与成人 BMI 范围相关的标准体重状况类别。虽然皮褶厚度和臂围

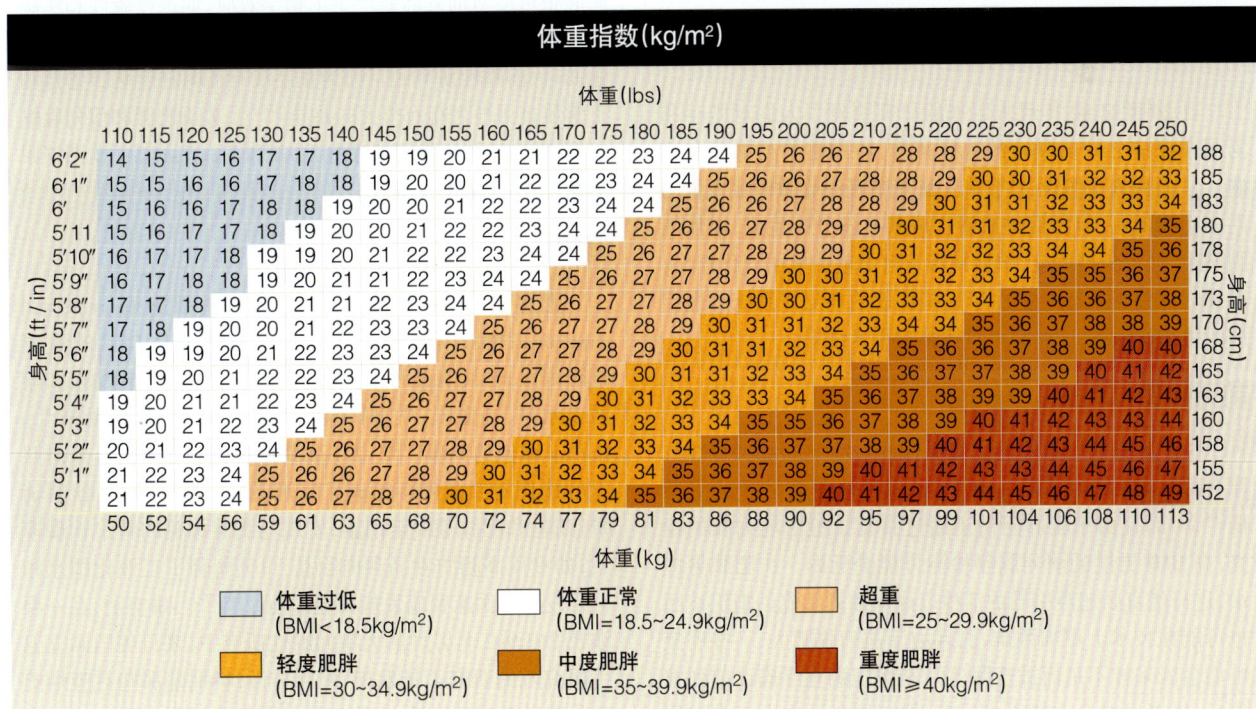

图 1.2　利用身高和体重估算体重指数

等其他人体测量可以用来更准确地估计身体脂肪,但这些测量在临床实践中没有常规记录,对回顾性研究的可用性有限[10]。

脂肪分布特征也可能是肥胖的一个重要决定因素,因为与下半身脂肪分布特征(女性特征)的个体相比,具有上半身脂肪分布特征(男性特征)的高 BMI 个体患心血管疾病、脑血管疾病和高血压等合并症的风险更高[11]。更新的研究发现,使用腰围和腰臀比测量肥胖的准确性更高;然而,与 BMI 相比,这些参数的测量更加繁琐[12]。中心性肥胖与腹部内脏脂肪堆积有关,当男性腰臀比超过 1.0 和女性超过 0.9 时,就会被诊断为中心性肥胖。这种情况与周围型肥胖形成对比,周围型肥胖的脂肪聚集发生在臀部区域的皮下。然而,这一区别在临床上很重要,因为与周围型肥胖相比,中心性肥胖导致胰岛素抵抗、2 型糖尿病、血脂紊乱、高血压和心脏病的风险要高得多[13]。

肥胖的医学后果部分是由于肥大的脂肪细胞分泌的致病大分子增加引起。储存在肝脏或肌肉中的脂肪细胞释放的脂肪酸增加,会导致肥胖中常见的胰岛素抵抗状态。当不断增加的胰岛素抵抗压倒了胰腺的分泌反应时,糖尿病就会随之而来[14]。从脂肪细胞释放的生物活性细胞因子,特别是白细胞介素-6,促进了以肥胖为特征的促炎状态。脂肪细胞分泌凝血酶原激活物抑制物-1,再加上内皮功能受损,在肥胖的高凝状态中起着关键作用,并最终增加肥胖引起的心血管疾病、卒中和高血压的风险。雌激素水平的增加直接导致血栓前状态进一步恶化,脂联素等抗血管生成细胞因子的减少会间接使血栓前状态变得复杂[15]。这些脂肪储备增加的多重病理后果的总体影响是预期寿命缩短的风险[16]。

肥胖与泌尿外科恶性疾病

自 20 世纪 80 年代末以来的研究引发了人们对肥胖和泌尿系癌症之间的联系的浓厚兴趣,特别是前列腺癌和肾癌[17]。研究人员假设,饮食和肥胖影响最终导致癌症发生的潜在生物机制,包括促进血管生成和有丝分裂生成,增加细胞增殖,损害免疫反应,增加暴露于自由基造成的氧化损伤,以及促进促炎状态[18]。由于这些提议的与泌尿系统恶性疾病的生物学联系,肥胖症可直接影响手术结果。

前列腺癌

由于患有前列腺癌的肥胖男性的血清前列腺特异性抗原(prostate-specifi c antigen,PSA)水平比正常体重的男性低[19,20],而且由于肥胖阻碍了通过直肠指检对前列腺的检查,高 BMI 男性的前列腺癌检测可能会延迟。在肥胖男性中,进行经直肠超声引导的活检以建立前列腺癌的组织诊断也可能在技术上更加困难,而且由于前列腺肥大,一些癌症可能会因采样不足而被遗漏[19]。在组织病理学确诊前列腺癌后,患者可能会选择手术治疗,但泌尿科医生由于多种原因可能不愿为病态肥胖患者进行手术。由于高血压、心脏病、卒中和糖尿病等并存疾病发病率的增加,与通气支持充分和液体监测[21]困难有关的麻醉风险进一步复杂化[14]。

如果泌尿科医生确实进行了手术,肥胖症可能是一种物理障碍,可能会限制手术野的充分暴露,特别是当计划采用耻骨后入路到达前列腺时。在接受开放耻骨后前列腺切除术的男性中,体重指数的增加与手术时间的延长和术中失血量的增加有关[22]。基于这些原因,一些泌尿科医生主张经会阴前列腺切除术或机器人辅助腹腔镜前列腺切除术比开放耻骨后入路更适合治疗患有前列腺癌的肥胖男性。然而,Fitzsimons 及其同事的一项研究表明[23],在肥胖症患者的估计失血量和手术时间方面,经会阴入路和开放耻骨后入路都有类似的结果。相比之下,Ellimoottil 和他的同事发现[24],在 9 108 名肥胖男性中,接受机器人辅助腹腔镜前列腺切除术的输血率低于开放耻骨后手术;然而,两组之间在围手术期并发症方面没有发现差异。在一项包括 255 名患者的配对分析中,Beyer 等人报告说[25],与那些接受开放耻骨后前列腺切除术的肥胖男性相比,接受机器人辅助腹腔镜前列腺切除术的肥胖男性的失血量、输血率和 30 天的并发症较少。

除了技术问题,肥胖也可能影响接受根治性前列腺切除术的男性的肿瘤学结果。首先,早期的研究发现,BMI 较高的男性手术切缘和包膜切口阳性的发病率增加[26,27]。同样的,体重指数较高的男性肿瘤级别更高,疾病的病理分期也更晚[28]。在手术后的随访中,与体重指数较低的男性相比,体重指数升高($\geq 30 kg/m^{[2]}$)的男性生化复发的风险显著增加,如术后 PSA 值升高(>0.2ng/mL 或两次测量数值均在 0.2ng/mL)所示[26,29,30]。更不祥的是,在一大批前瞻性研究人群中,发现体重增加与前列腺癌死亡风险增加有关[31]。因此,肥胖很可能对前列腺癌产生生物学效应,促进侵袭性和疾病进展。然而,就根治性前列腺切除术后与健康相关的生活质量而言,前瞻性研究到目前为止还没有证明轻度肥胖男性和正常体重男性之间有很大的差异[32-35]。关于肥胖和前列腺癌的更详细的回顾,我们推荐由 Allott 和 Freedland 在《欧洲泌尿学杂志》上发表的文章[36]。

肾癌

肥胖,特别是女性,已被证明与肾细胞癌(renal cell carcinoma,RCC)有关[31,37]。高 BMI 被认为是 RCC 的重要危险因素;怀疑有几种潜在的机制,包括较高的胰岛素和雌激素水平,高血压,高胆固醇血症和宿主免疫反应受损[38]。Boeing 和他的同事[39]在 277 名肾癌患者和 286 名匹配对照组的病例对照队列中检查了吸烟、饮食、职业危害、饮料消费、药物和肥胖等决定因素,发现与肥胖相关的特定饮食模式,如食用高脂肪食品和肉制品,可能解释了工业化国家相对于发展中国家肾癌发病率更高的原因[39]。事实上,在一项涉及 363 992 名男性的大型回顾性研究中,来自美国国立卫生研究院的研究人员发现,肥胖男性,特别是那些有吸烟史和收缩压升高的男性,患肾癌的长期风险更高[40]。

与前列腺癌一样,对于患有严重肥胖症的患者,开放手术治疗肾癌在技术上可能是困难的。因此,人们对为肥胖患者开出微创手术有着广泛的兴趣,因为这些方法已经被发现对这一亚群患者是安全和有效的[41-43]。虽然 BMI 被发现是肾癌腹腔镜手术患者术后主要并发症的重要危险因素,但更近期的评估机器人辅助腹腔镜手术的文献发现,肥胖和并发症发病率之间没有关联[45,46]。最后,关于临床结果和癌症特异性死亡率,超重和肥胖患者死于肾癌的风险比正常体重的患者更高[31]。

膀胱癌

与前列腺癌和肾癌相比,有关膀胱癌和肥胖之间关系的已发表报告很少。1994 年,一项对 514 名膀胱癌患者的流行病学研究发现,除了众所周知的与吸烟的联系外,肥胖也是膀胱癌的一个重要风险因素[47]。这在最近的一项病例对照研究中得到了证实,在该研究中,患有代谢综合征的患者患膀胱癌的风险增加了一倍[48]。然而,一项针对近 100 万人的大型前瞻性研究发现,体重指数和膀胱癌死亡率之间没有联系[31]。在饮食方面,关于高脂肪摄入量与膀胱癌之间的联系的报道一直相互矛盾[49,50]。

关于根治性膀胱切除术的手术结果,大量的报道表明,肥胖不仅增加了手术的技术难度,而且较高的 BMI 也增加了围手术期并发症的风险。在对连续 304 名因膀胱癌接受根治性膀胱切除术和尿流改道的患者的回顾性分析中,BMI 增加与估计的失血量增加独立相关[51]。这一发现后来在 498 名患者的队列中得到证实;研究人员得出结论,随着失血量增加,BMI 增加也与手术时间延长和并发症发病率增加独立相关[52]。在有限的机器人膀胱切除术病例系列中,增加的体重指数与延长手术时间或增加出血量无关,尽管它与 90 天再入院率增加有关[53,54]。

肥胖与泌尿外科良性疾病

一些非恶性泌尿系统疾病也受到 BMI 增加和病态肥胖的不利影响。

良性前列腺增生症与下尿路症状

肥胖是下尿路症状(lower urinary tract symptoms,LUTS)和良性前列腺增生症(benign prostatic hyperplasia,BPH)的已知危险因素。事实上,奥地利泌尿学会前列腺研究小组的一项大规模横断面研究发现,前列腺增生和肥胖之间存在联系[55]。巴尔的摩约翰霍普金斯大学对来自美国第三次全国健康和营养检查调查的 2 797 名男性的一份报告进一步证实了肥胖和 LUTS 之间的关系[56]。在另一项验证性研究中,人们发现 BPH 与血清胰岛素水平升高和腹型肥胖有关,而与 BMI 本身相反[57]。肥胖和 BPH 之间的生物学联系可能起源于肥胖与高胰岛素血症的关联,以及胰岛素作为直接前列腺生长因子的地位[58]。

勃起功能障碍

肥胖,特别是中心性肥胖,是男性勃起功能障碍的已知预测因子[59]。动脉粥样硬化和糖尿病都与肥胖相关,在勃起功能障碍的发生中起着重要作用。尽管勃起功能障碍的潜在原因被认为是多因素的,但研究人员认为,肥胖会增加慢性血管疾病发展导致的血管性勃起功能障碍的风险[60]。众所周知,肥胖还会增加患糖尿病的风险。糖尿病特有的微血管并发症对勃起组织的有害影响类似于糖尿病肾病、视网膜病变和胃轻瘫的病理特征[61]。此外,减肥是唯一已知的可以改善勃起功能障碍的生活方式干预[62]。

压力性尿失禁

女性盆底无力导致压力性尿失禁(stress urinary incontinence,SUI)会因腹内压力增加而加重,并与躯干肥胖症密切相关。一份报告调查了 6 424 名患有 SUI 的女性的膀胱功能与吸烟、饮食和肥胖的关系,发现 SUI 与肥胖有很强的关系[63]。这些发现在挪威进行的一项基于问卷的研究中得到证实,该研究涉及 27 936 名妇女[64]。高 BMI 与尿失禁之间联系的潜在机制是高 BMI 导致膀胱内压力增加,从而降低逼尿肌压力和尿漏点压力之间的差值,从而更有可能发生尿失禁[65]。关于肥胖对手术治疗 SUI 的围术期影响,一项涉及 250 名接受耻骨后抗尿失禁手术的女性的研究显示,肥胖女性的手术时间明显较长;然而,不同 BMI 组的出血量和主要围术期并发症是相似的[66]。

尿石症

泌尿系结石的形成与肥胖有关,正如一份关于 527 名草酸钙结石形成者的报告所表明的那样,在该报告中,体重指数的增加与男性和女性结石形成风险的增加密切相关[67]。然而,一项对 5 492 名结石患者的回顾性研究显示,肥胖和结石形成之间的关联只在女性中有显著意义[68]。在杜克大学进行的一项研究中,在肥胖的结石形成者中发现的可能导致复发结石形成的主要代谢异常是低柠檬酸尿、痛风素质和高尿酸尿[69]。pH 和体重之间的负相关表明,过度酸性尿液的产生促进了肥胖结石患者的尿酸肾结石[70]。

就泌尿外科治疗结石疾病而言,肥胖会对体外冲击波碎石术(extracorporeal shock wave lithotripsy,ESWL)的结果产生不利影响。在一份研究 ESWL 术后不良预后的临床和影像学变量的报告中,肥胖、肾盂输尿管结石、>10mm 的结石和梗阻是不成功预后的独立预测因子[71]。因此,由于治疗失败的可能性,肥胖患者,特别是那些皮肤到结石距离>10cm 的患者,腔内泌尿外科手术可能比 ESWL 更好地服务于他们[72,73]。

营养不良

营养过剩和肥胖的对立端是营养不良。就外科患者而言,营养不良与医院感染发病率增加、伤口愈合不良、住院时间延长、多器官功能障碍和死亡率有关[74]。各种科学研究表明,营养状况的恶化对手术结果总是有害的。早在 1932 年,Cuthbertson 就报道了创伤患者伤口愈合与负氮平衡的关系[75]。

最近在一组没有患癌症的患者中进行的一项前瞻性研究使用了四个临床参数来预测围手术期的发病率：

1. 理想体重百分比
2. 术前体重减轻百分比
3. 上臂肌围
4. 血清白蛋白

研究结果显示，与术前参数正常的患者相比，至少有一项临床参数异常的患者的主要并发症发病率和住院时间显著增加[76]。不仅营养不良本身与手术并发症有关，而且某些类型的营养缺乏，特别是蛋白质营养不良，可能会导致更严重的术后问题。与蛋白质-卡路里营养不良（以缺乏蛋白质和碳水化合物为特征）相比，严重的蛋白质营养不良会导致血清白蛋白浓度低、水肿和急性感染的高患病率[77]。由此可见，营养状况是需要对外科患者进行彻底评估以预防营养相关并发症的关键临床参数。

营养状况评估

传统上，临床医生依靠人体测量，将其与提供理想的身高体重估算值的表格进行比较，以评估患者的营养状况[78]。临床医生还根据肢体皮褶或周长的测量值来确定体重的决定因素，例如去脂体重，并将这些变量用作营养充足的指标。然而，与人体测量的精度、观察者内和观察者间的较大差异

以及缺乏可靠的参考标准有关的问题挑战了这些方法在确定外科患者营养健康方面的有效性[74]。围绕传统营养不良筛查方法的这些问题引起了人们对研究血清标志物以更准确地确定术前营养能力的兴趣。然而，使用血清标志物来诊断营养不良充满了不准确性，因为最常用的血清标志物白蛋白和前白蛋白，除了营养不良外，还会受到多种情况的影响，包括炎症、肝脏疾病和肾脏疾病。

在缺乏可靠的血清标记物来判断营养状况和应用人体测量的挑战的情况下，营养评估的下一个最佳选择可能是筛查工具，如营养不良通用筛查工具（MUST）[79]或 NRS 2002[79,80]。MUST 被设计用于社区评估影响体重指数、体重减轻和急性疾病效果的因素，并将评分为≥2 的患者推荐给营养师（图 1.3）。NRS 2002 经医院内使用验证，可以根据 BMI<20.5、最近体重减轻、饮食摄入量减少和是否存在严重疾病提供初步筛查（**表 1.1** 和**表 1.2**）。在住院期间，营养计划被推荐给 NRS2002 评分为≥3 的患者。一种不断发展的术前评估与营养状况有关的工具是骨骼肌减少症，其特征是骨骼肌质量和力量的进行性和广泛性丧失[81]。骨骼肌减少症通常是通过术前 CT 扫描评估腰大肌密度和腰大肌总面积来测量的[82]。骨骼肌减少症与女性根治性膀胱切除术后的主要并发症[83]和接受根治性膀胱切除术的男性和女性的感染性并发症有关[84]。虽然有趣和客观，但腰大肌总面积和腰大肌密度的测量还没有从回顾性研究过渡到主流的临床实践。

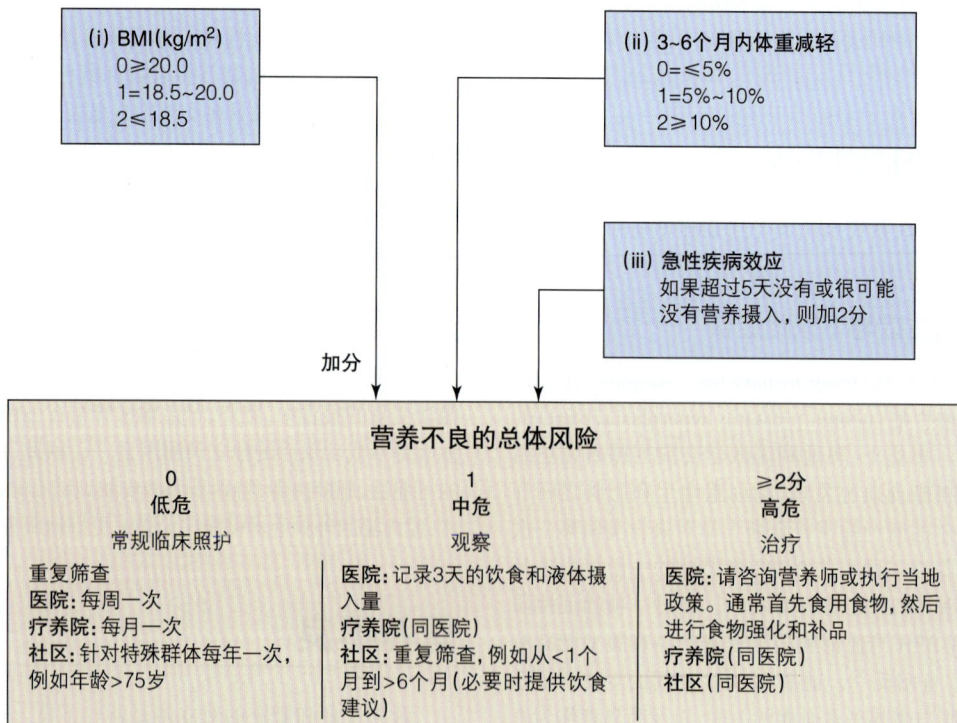

图 1.3   营养不良通用筛查工具（With permission from Kondrup J, Allison SP, Elia M, Vellas B, Plauth M. ESPEN guidelines for nutrition screening 2002. *Clinical nutrition* (Edinburgh, Scotland). 2003; 22 (4): 415-21.)

表 1.1　初步筛查

		是	否
1	BMI<20.5 吗？		
2	患者在过去的 3 个月内有没有体重减轻？		
3	患者在过去一周是否减少了饮食摄入量？		
4	患者病得很重吗？（例如，在强化治疗中？）		

是：如果任何问题的答案都是"是"，则执行**表 1.2** 中的筛选。

否：如果所有问题的答案都是"否"，患者将每周进行一次筛查。例如，如果患者计划进行大手术，则考虑预防性营养护理计划以避免相关的风险状态。

(With permission from Kondrup J, Allison SP, Elia M, Vellas B, Plauth M. ESPEN guidelines for nutrition screening 2002. *Clinical nutrition* (Edinburgh, Scotland). 2003；22(4)：415-21.)

表 1.2　最终筛查

营养状况受损		疾病严重程度（≈需求增加）	
无受损 0 分	正常营养状况	无受损 0 分	正常营养需求
轻度受损 1 分	3 个月内体重减轻>5% 或食物摄入量低于前一周正常需要量的 50%~75%	轻度受损 1 分	髋部骨折 *；慢性患者，特别是有急性并发症：肝硬化者 *；慢性阻塞性肺疾病 *。**慢性血液透析；糖尿病；肿瘤**
中度受损 2 分	2 个月内体重减轻>5% 或 BMI 18.5~20.5+一般状况受损或前一周食物摄入量为正常需要量的 25%~60%	中度受损 2 分	腹部大手术 *；卒中 *。**重症肺炎；血液系统恶性肿瘤**
重度受损 3 分	1 个月内体重减轻>5%（3 个月内>15%）或 BMI<18.5 加上前一周一般状况受损或进食量为正常需要量的 0%~25%	重度受损 3 分	头部损伤 *；骨髓移植 *。**重症监护患者（APACHE>10）**
分数	+	分数	= 总分数
年龄	如果≥70 岁：以上总分加 1 分	= 根据年龄调整后的总分	

评分≥3 分：患者在营养方面处于危险之中，需开始实施营养护理计划。

评分<3 分：每周对患者进行筛查。例如，如果患者计划进行大手术，则考虑预防性营养护理计划以避免相关的风险状态。

NES 2002 是基于对可用的随机临床试验的解释。

* 表示试验直接支持具有该诊断的患者分类。

加粗显示的诊断基于下面给出的原型。

营养风险是由目前的营养状况和由于临床条件的溪流新陈代谢(stream metabolism)引起的需求增加而造成的现有状况的损害风险来定义的。

对于①严重营养不良(评分 =3)、②重度营养不良(评分 =3)、③中度营养不良+轻度疾病(评分 2+1)或④轻度营养不良+中度疾病(评分 1+2)的所有患者，均应制定营养护理计划。

疾病严重程度的原型

评分 =1：慢性病患者，因并发症入院。患者身体虚弱，但经常下床。蛋白质需求量有所增加，但在大多数情况下可以通过口服饮食或补充剂来满足。

评分 =2：患者因病卧床，例如腹部大手术后。蛋白质需求量大幅增加，但可以满足，尽管在许多情况下需要人工喂养。

评分 =3：重症监护患者需要辅助通气等。蛋白质需求量增加，即使人工喂养也不能满足。蛋白质分解和氮素损失可以显著减弱。

(With permission from Kondrup J, Allison SP, Elia M, Vellas B, Plauth M. ESPEN guidelines for nutrition screening 2002. *Clinical nutrition* (Edinburgh, Scotland). 2003；22(4)：415-21.)

营养不良的术前处理

虽然术前营养支持已被发现可以改善其他专科的手术结果,但泌尿外科文献中的数据有限。对接受根治性膀胱切除术的膀胱癌患者进行的初步研究表明,免疫营养与减少包括感染和麻痹性肠梗阻的术后并发症有关[85,86]。预计会有更大规模的研究。

应用来自其他外科领域的数据,术前营养支持对严重营养不良的患者可能是有用的。在一项对 1 085 名腹部手术患者的研究中,与那些没有接受术前营养补充的严重营养不良患者相比,接受术前肠内或肠外营养的 NRS2002 评估评分≥5 的患者术后并发症较少,住院时间较短[87]。在可能的情况下,应该提供肠内营养,而不是肠外营养,因为肠内营养与较少的感染并发症和更好的血糖控制有关[88]。在轻度至中度营养不良的患者中,术前营养补充尚无足证实的益处[87,89]。在一项对胃肠手术患者术前营养的系统回顾和荟萃分析中,与接受常规护理或饮食建议的患者相比,接受术前液体口服补充剂的患者在总体并发症、感染并发症或住院时间方面没有发现差异[90]。

感染和尿毒症

尽管社区获得性尿路感染(urinary tract infections,UTI)非常常见,被认为相对容易治疗,但复杂的 UTI,如那些在医院获得的尿路感染,是引起泌尿科关注的合理原因。"复杂性尿路感染"一词暗指由尿路功能或解剖异常引起的感染,但也可用来指发生在防御机制改变的患者身上的感染[91]。当先前局限于尿路的感染进入血液并引起全身性感染时,继而发生尿毒症。

在外科手术中明智地使用预防性抗生素有助于将泌尿外科诊治中这些可预防但可能致命的并发症的发病率降至最低[92]。然而,耐药率的上升,特别是革兰氏阳性病原菌,如耐甲氧西林金黄色葡萄球菌(MRSA)和万古霉素耐药肠球菌(VRE),可导致治疗失败和危及生命的脓毒症[93]。此外,越来越多的患者因基础疾病(如 HIV/AIDS)或同时接受药物治疗(如类固醇、化疗)[94]而受到免疫损害,这也导致了更大的感染风险。当手术需要对尿路进行器械检查和操作时,这些危险因素尤其重要。考虑到某些宿主因素使泌尿外科患者容易并发感染,有必要在术前确定是否需要进行抗菌药预防,以防止系统性败血症的发生。

人口统计因素和医疗条件都在复杂性尿路感染的易感性中起作用。高龄患者应提醒泌尿外科医生注意可能存在的泌尿系感染。尿路感染的患病率随着年龄的增长而增加,在≥70 岁的男性和≥50 岁的女性中分别达到 3.6% 和 7%[95]。如前所述,导致肥胖和营养不良的营养失衡可能会损害细胞免疫,从而使患者易患泌尿系感染。直观上,预先存在的局部或全身感染与复杂的 UTI 有关。

最近的抗菌药物使用与复杂的尿路感染有关,可能通过两种机制:①抗生素治疗失败,初始感染,无论是全身感染还是局部感染,进展为复杂的泌尿系感染或明显的尿毒症;或②用于消除竞争病原体的抗生素促进耐药菌株的生长,并导致感染毒力更强的菌株[96]。尽管进行了抗生素预防和治疗,糖尿病不仅增加了成人 UTI 的发病率,而且还导致了复杂的病程。这种情况是糖尿病患者尿液细胞因子分泌缺陷和微生物对尿路上皮细胞黏附增加的结果[97]。

不足为奇的是,许多泌尿外科和内科肾脏疾病与复杂性尿路感染和尿毒症的发病率增加有关。复杂性尿路感染的最主要原因之一是尿路梗阻[98]。这一潜在机制包括以下方面:肾、肾盂和输尿管的内在异常(例如,先天性异常,包括膀胱输尿管反流、肾结石或输尿管结石、肿瘤、狭窄);上尿路的外源性异常(例如,异常血管、腹膜后血肿或纤维化、非泌尿系肿瘤);以及膀胱和膀胱颈的疾病(例如,前列腺增生、前列腺癌和膀胱癌、膀胱结石、膀胱颈挛缩)和尿道疾病(例如,瓣膜、狭窄)。膀胱功能受损,如痉挛性或张力神经性膀胱,可能与引起物理梗阻的情况具有相同的后果[99]。肾脏疾病,无论是单侧的、双侧的或节段性的,也可能使泌尿系感染复杂化,包括氮质血症、多囊肾病和乳头坏死,以及滥用非甾体抗炎药等止痛药导致的肾病[100]。

免疫抑制的泌尿系患者对复杂的尿路感染的易感性是一个独特的问题。无论免疫反应的损害是医源性的(如正在接受化疗的癌症患者、接受类固醇治疗的移植受者)还是疾病过程的结果(如 HIV/AIDS、持续性中性粒细胞减少症或粒细胞减少症)[94],泌尿科医生应考虑不仅对普通感染而且对机会性微生物都热衷使用广谱抗生素,以获得最佳的临床结果。最后,泌尿外科器械导致将微生物引入无菌尿路的可能性增加,从而使患者容易感染。同样的原则也适用于泌尿外科手术,即故意将异物留在人体内(例如,输尿管支架、阴茎假体)[101]。尽管仅旨在引起最小程度的炎症反应,但是任何异物都可以充当感染的病灶,当它被确定为感染源或当它在体内的存在导致复杂的泌尿系感染时,必须立即取出。

合并症的量化

在医学中,合并症定义为单个患者可能患有除目标原发疾病以外的所有其他病理状况的影响。作为次要的或不那么引人关注的疾病,合并症的本质导致执业临床医生和研究人员对这些疾病在治疗决策和生存结果中的重要性漠不关心。由于手术时高龄与既往合并症的患病率之间存在显著的相关性,因此医生通常将年龄作为并发疾病影响的替代指标,特别是在老年泌尿科患者中[102]。虽然没有人可以贬低年龄在治疗决定中的价值,但将年龄作为一个严格的标准,可能会剥夺健康的老年患者适当的治疗,这是不可接受的,甚至可能产生诉讼后果。

在泌尿外科领域,尤其是泌尿外科肿瘤学,合并症的影响是巨大的。荷兰埃因霍温癌症登记处对 34 294 例新诊断的癌症病例的分析表明,除了肺癌(58%)和胃癌(53%)外,肾脏(54%)、膀胱(53%)和前列腺(51%)的恶性疾病的合并症发病率最高[103]。在预后方面,Post和他的同事承认,在一项对1 337名局限性前列腺癌患者进行的基于人群的研究中,合并症是影响3年生存率的最重要的预后因素[104]。在德国德累斯顿的一系列1 023例连续根治性肾切除术和保留肾单位的肾癌手术中,合并症与总体发病率和死亡率密切相关[105]。在与治疗相关的副作用方面,外周血管疾病和糖尿病都已被证明是前列腺癌外照射后阳痿以及胃肠道和泌尿生殖系统毒性的重要危险因素[106]。因此,合并症几乎可以影响泌尿系统疾病的方方面面,但最重要的是影响治疗后发病率和全因死亡。

直到20世纪80年代末,合并症的影响在很大程度上是无法量化和主观的。因此,临床实践中的某些信念和态度主要是基于轶事数据,而不是基于适当的证据信息。对用于量化合并症影响的方法的需求导致了合并症评分系统的发展,该系统在研究和临床目的上都越来越有用。

在医学上研究最广泛,最常用的合并症评分方案是Charlson指数评分(Charlson Index score)[107]。Mary E. Charlson医生是一位临床流行病学家和方法学家,她致力于改善内科和外科患者的临床结果。1987年,她在纽约伊萨卡的康奈尔大学首次发布了这一指数。Charlson指数包含19种病理状况(表1.3)。基于Charlson根据临床数据构建的比例风险回归模型,每种情况都被分配了从1到6的权重。Charlson指数评分是除感兴趣的原发疾病之外的所有并发疾病的权重之和。因此,例如在患有前列腺癌的男性中,尽管通常将癌症的得分定为2分,但在这种情况下,由于前列腺癌是原发性指数疾病,因此没有为男性分配得分。在最初研究中的一组685名乳腺癌患者中,Charlson指数评分显示,合并症水平每增加1分,10年死亡风险增加2.3倍。

Charlson指数评分提供了一种简单的方法来量化并存疾病的影响,结合特定疾病的严重程度(无并发症的糖尿病与有终末器官损害的糖尿病),并说明多个并发疾病过程对临床结果(最常见的是死亡率)的综合影响。在前列腺癌研究中,Charlson指数评分已被广泛评估为病因特异性死亡率和全因死亡率的预测因子。Albertsen及其同事的研究显示,在451名接受激素消融治疗的Juett-Whitmore A1-B期前列腺癌患者中,Charlson指数评分提供了独立于年龄、Gleason评分或临床分期的癌症特异性和全因生存率的重要预测信息[108]。2002年,在明尼苏达州罗切斯特市的梅奥诊所,对751名因临床局限性前列腺癌而接受根治性前列腺切除术的男性进行了竞争性风险分析,结果显示,Gleason评分是前列腺癌特异性死亡率的唯一重要预测因子,而Charlson指数评分和Gleason评分都是总死亡率的预测因子[109]。在前列腺癌结果研究中使用Charlson指数评分进行类似分析的其他小组也报告了类似的结果[104,110,111]。随着最近为最大程度地减少对前列腺癌男性过度治疗的努力,查尔森指数具有至关重要的预测作用。在一项对1997年至2004年诊断为非转移性前列腺癌的1 482名男性的回顾性研究中,Charlson评分

表1.3 合并症加权指数[由查尔森指数定义]

疾病分配权重	疾病情况
1	心肌梗死
	充血性心力衰竭
	周围血管病
	脑血管病
	痴呆
	慢性肺病
	结缔组织病
	溃疡病
	轻度肝病
	糖尿病
2	偏瘫
	中重度肾病
	糖尿病伴终末器官损害
	任何肿瘤
	白血病
	淋巴瘤
3	中度或重度肝病
6	转移性实体瘤
	艾滋病

为患者的每种情况分配权重。总数等于分数。示例:慢性肺(1)和淋巴瘤(2)=总分(3)。

(With permission from Charlson ME, Pompei P, Ales K, MacKenzie CR. A new method of classifying prognostic comorbidity in longitudinal studies: development and validation. *J Chronic Dis*. 1987;40:373-83.)

每增加一分,非前列腺癌死亡率的风险就会增加两倍。在按肿瘤风险分层后,前列腺癌死亡率在低风险和中风险组中很少见,因此建议Charlson评分最高的男性应该考虑保守治疗低风险和中风险肿瘤[112,113]。在1991年至2007年期间从监测、流行病学和最终结果-医疗保险数据库诊断出患有早期前列腺癌的140 553名年龄≥66岁的男性进行了一项更大规模的研究,研究发现Charlson评分≥3的男性没有从积极治疗中获得生存好处[114]。

Charlson指数评分的临床用途也扩展到其他泌尿外科疾病。对于膀胱癌,Charlson指数评分在预测根治性膀胱切除术后的不良病理特征、癌症特异性死亡和总生存率方面进行了评估[115]。Logistic回归显示,Charlson指数评分与膀胱外疾病风险增加独立相关。Cox回归模型进一步显示,该指数与癌症特异性生存率的降低显著相关。在302名接受经尿道前列腺切除术(transurethral resection of the prostate, TURP)或单纯前列腺切除术治疗BPH的男性中,Charlson指数评分与5年死亡率相关[116]。因此,即使对于非肿瘤性泌尿外科手术,共病指数也显示出预测手术后死亡率的能力。

其他的共病指数也是可用的,但还没有像Charlson指数那样被广泛使用。三个主要的例子是共存疾病指数(ICED)[117]、

Kaplan-Feinstein 指数(KFI)[118]和累积疾病分级量表(CIRS)[119]。与 Charlson 指数类似,ICID、KFI 和 CIRS 被设计用来衡量并发疾病对预后的影响。由于缺乏对各种合并症评估的明确的头对头比较,因此没有明确的证据来确定一种量表相对于另一种量表的优势[120]。事实上,在一项研究中,Charlson 指数评分被证明可以预测 BPH 患者行 TURP 术后 5 年的死亡率,使用 KFI 和 ICE 的类似分析显示了类似的预测能力[116]。

结论

　　为泌尿外科患者提供尽可能好的医疗服务是每位泌尿外科医生的终极目标。预计在新千年中预期寿命的激增将转化为泌尿外科患者的类似增加,这些患者可能会出现各种并存疾病。这些患者需要进行彻底的评估,包括处理相关的合并症,以获得良好的结果。宿主因素和合并症的影响不能掉以轻心,因为越来越多的科学证据表明,这些治疗前的参数与治疗后不良并发症的风险增加密切相关。特别是,与其他重大合并症相关的肥胖症已被发现,它既影响泌尿科疾病的进程,也影响到随之而来的并发症,因此必须进行全面研究。此外,还需要对营养状况进行充分评估,以确保手术患者获得足够的营养支持。

　　具有易受感染的宿主因素的患者可能需要预防性使用抗生素,必须进行密切监测,以预测是否需要进一步的抗菌治疗以预防尿毒症。最后,我们正在研究各种合并症评分系统的临床价值,它们可能进一步为泌尿科医师和其他临床医生提供更准确的预测模型,以评估泌尿科疾病患者发生并发症的风险。随着本书后续章节深入探讨更多有关器官特异性、泌尿外科疾病特异性或手术特异性并发症时,我们鼓励读者在评估泌尿科患者时应尽一切努力并采取广泛的方法考虑每个人的合并症的影响。

(范阳 译)

参考文献及自测题

第2章 术前肺功能评估和肺部并发症的防控

JAMES S. WYSOCK

要　点

1. 精准术前判断患者术后发生肺部并发症可能性帮助优化术前相关检查并且能显著减少术后并发症的发病率。
2. 呼吸系统并发症危险因素来源于患者相关因素,还有外科相关因素,包括手术部位、手术时间还有麻醉类型。外科手术相关因素是术后发生肺部并发症最高危因素。
3. 泌尿外科医生应该辨别并告知吸烟患者关于吸烟引发肺部并发症和尿路上皮癌的风险。戒烟应早于手术前4周,患者才能因此收益。
4. 多种新型术前风险预测模型能够辅助进行危险度分层,患者相关因素中最重要的是年龄,尤其在超过50岁人群中风险显著升高。
5. 建议在手术进行过程中可对患者进行如下操作:间歇气囊压迫,压力梯度长袜,早期多次步行,如有可能,还可以使用药物预防静脉血栓形成。

多项研究评估非心脏手术术后肺部并发症情况,结果表明其发病率和致死率与心血管手术并发症相当。术后肺部并发症发病率报道为5%~40%,根据不同的手术过程,致死率可达到10%~25%。来自于美国国家外科质量控制计划的数据提示治疗术后肺部并发症费用最高,同时该类患者术后住院时间最长。

尽管目前关于术后肺部并发症(postoperative pulmonary complications,PPC)没有准确的定义,但大多数文献报道包含肺不张、感染性疾病(肺炎、支气管炎)、呼吸衰竭(需要长期机械通气支持)、急性呼吸窘迫综合征、低氧血症。基于本章

目的,我们还包括了肺栓塞和气胸等手术相关并发症。据估计,PPC的费用在美国高达约34亿美元。总的说来,PPC的预防需要仔细的危险因素评估,包括患者基本情况和外科相关因素。充分的危险因素评估能够引导制定合理的策略,从而避免上述并发症发生。

术前肺功能评估

识别与PPC相关的主要危险因素有助于在手术前进行

精准危险分层,并提供降低发病率和死亡率的策略。肺部危险因素来自两个方面,既有患者特征又有与手术相关的因素。

患者因素

识别易患 PPC 的因素需要了解与患者相关的主要危险因素,以及与这些因素相关的危险程度。美国医师学院(ACP)提供了评估非心肺手术 PPC 危险因素的指南。这些指南源于 Smetana 及其同事对现有文献的系统回顾。这项成果于 2006 年发表,仍然是有关 PPC 的最大的循证信息来源。根据这些数据,与患者 PPC 风险增加相关的主要患者相关因素在表 2.1 中进行了详细说明。

该评价发现,与患者相关的最重要的危险因素是患者年龄和美国麻醉医师学会(ASA)分数。年龄方面,50 岁以上患者 PPC 风险每十年递增。当患者年龄超过 80 岁,与 50 岁以下的患者相比,风险比值比增加到 5.63。鉴于大量需要进行泌尿外科手术的人群通常在这个年龄范围内,因此在进行术前评估时尤其要考虑这一危险因素。

在评估 PPC 风险时,应尤其考虑同时存在慢性肺部疾病,例如慢性阻塞性肺疾病。实际上,慢性肺病是 Smetana 及其同事确定的最常见的危险因素。但是,该危险因素的程度因肺功能不全的程度而有很大差异。因此,术前充血性心力衰竭使 PPC 的风险显著高于慢性阻塞性肺疾病(OR 2.93 vs 2.36)。

PPC 的其他显著风险因素包括严重吸烟史和总体功能依赖性降低。最近,有关阻塞性睡眠呼吸暂停(obstructive sleep apnea,OSA)的数据表明,OSA 会增加即刻发生气道处理并发症以及 PPC 的风险。因此,应在麻醉前对患者进行

OSA 体征和症状筛查。目前市面上已经发布几种评估 OSA 的工具,这些工具可以帮助评估 OSA 风险水平。

有趣的是,该系统评价并未发现有力的证据表明肥胖和控制性哮喘患者发生肺部并发症的风险升高,这一发现也得到了其他研究的证实。但是,肥胖仍然是静脉血栓栓塞并发症(包括肺栓塞)发展的危险因素,因此仍然是临床医生在评估风险时应考虑的重要患者因素。

尽管 ACP 指南为评估 PPC 风险提供了必要的基于证据的框架,但近十年来相关数据尚未得到系统地更新。最近的数据表明,其他危险因素包括手术前 1 个月内的呼吸道感染、糖尿病、术前低氧血症和术前贫血。目前,前瞻性研究正在进行中,以改善 PPC 定义并精准确认危险因素。

鉴于大多数需要泌尿外科干预的患者均超过 50 岁,并且许多接受与尿路上皮癌相关手术的患者都有大量吸烟的病史,因此在此患者群体中发生 PPC 的风险值得特别注意。有博来霉素接触史也是特异性患者危险因素,本章稍后将对此进行详细讨论。

吸烟史

在考虑与患者相关的因素时,吸烟史需要额外讨论。众做周知,吸烟是心脏,血管,感染和呼吸系统并发症的危险因素。众多吸烟者中 PPC 的发病率较高,从而使患病的 OR 值从 1.4 升至 4.3。吸烟也增加了泌尿系统恶性肿瘤的发病风险,包括肾细胞癌和尿路上皮癌,而且持续吸烟与疾病的进展和复发有关。

在对 200 名接受冠状动脉搭桥手术的患者的前瞻性研究中,Warner 及其同事证明,术前戒烟≥8 周的患者相比持续吸烟者的肺部并发症风险显著降低(14.5% vs 33%)。此外,停止吸烟超过 6 个月的患者的肺部并发症发病率与从未吸烟的患者相似(11.1% 对 11.9%)。出人意料的是,术前戒烟<8 周的患者发生的肺部并发症风险高于持续吸烟者(57% vs 33%)。这似乎是由于戒烟初期出现的气道反应性增加和痰液分泌增加所致。最近的研究也证实了上述发现,表明戒烟最终有益于患者,但需要 4~6 周的时间才能提供益处。

鉴于吸烟在泌尿系统恶性肿瘤的病理生理学、PPC 的风险以及其他主要术后并发症中都起着重要作用,泌尿科医师在干预戒烟方面处于特殊的地位。此外,观察性研究表明,围手术期患者可能更愿意戒烟。最近泌尿外科进行的一项前瞻性研究证明了这种方法的有效性。

吸烟患者应在术前确定,吸烟的持续时间和数量应当量化。这些患者应被告知吸烟会增加围手术期的风险,戒烟可以降低这种风险。戒烟建议在手术前至少 4~6 周进行。

手术相关因素

与 PPC 风险相关的手术相关因素显示在表 2.2 中,并被收录于美国医师学院(ACP)指南。在风险评估方面,手术相关因素代表了 PPC 发展的最重要预测因素。

Table 2.1 Primary Patient Related Risk Factors From the American College of Physicians Guideline

Risk Factor	Odds Ratio for PPC	95% Confidence Interval
Age		
50–59	1.50	1.31–1.71
60–69	2.09	1.65–2.64
70–79	3.04	2.11–4.39
≥80	5.63	4.63–6.85
ASA Score ≥2	4.87	3.34–7.10
Congestive heart failure	2.93	1.02–8.03
Total functional dependence	2.51	1.99–3.15
COPD	2.36	1.90–2.93
Cigarette use	1.40	1.17–1.69

COPD, chronic obstructive pulmonary disease; PPC, postoperative pulmonary complication
(Adapted from Smetana GW, Lawrence VA, Cornell JE, American College of Physicians. Preoperative pulmonary risk stratification for noncardiothoracic surgery: systematic review for the American College of Physicians. Ann Intern Med. 2006;144(8):581-95.)

(由于版权方要求,本表以英文原表的形式呈现。)

Table 2.2 Primary Procedure Related Risk Factors (American College of Physicians Guideline)

Risk Factor	Odds Ratio for PPC	95% Confidence Interval
Surgical site		
Aortic	6.90	2.74–17.3
Thoracic	4.24	2.89–6.23
Any abdominal	3.01	2.43–3.72
Upper abdominal	2.91	2.35–3.60
Emergency surgery	2.21	1.57–3.11
Surgery >3 hours	2.26	1.47–3.47

PPC, postoperative pulmonary complication
(Adapted from Smetana GW, Lawrence VA, Cornell JE, American College of Physicians. Preoperative pulmonary risk stratification for noncardiothoracic surgery: systematic review for the American College of Physicians. Ann Intern Med. 2006;144(8):581-95.)
（由于版权方要求，本表以英文原表的形式呈现。）

手术入路和解剖因素

应特别注意外科手术的解剖位置。尽管某些手术部位（主动脉、胸腔、神经系统）在泌尿外科手术中并不常见，但一定要注意腹部手术位置与上述位置的比值比为 3.01，因此是被视为 PPC 的关键危险因素。无论靠近隔膜如何，腹部的外科手术创伤都会影响呼吸功能。腹部切口会以限制性模式减少肺活量，从而使肺活量降低 50%~60%，功能残余量降低约 30%。切口疼痛通常会在下意识下限制呼吸运动，从而促进肺不张和胸腔积液的生成。经腹腔入路解剖分离肠管会刺激膈神经，从而进一步损害正常的呼吸功能。

涉及或紧密靠近膈肌的泌尿外科手术存在高风险。此类手术切口入路，包括侧面、肋下和胸腹切口。此外，微创肾脏手术、上尿路腹膜后手术和经皮肾脏通道对胸腔也构成潜在的解剖学风险，靠近膈肌和胸膜腔可导致明显和散在膈肌损伤并进入胸膜腔。尽管通常在术中会发现并处理这些损伤，但仍应考虑发生隐性损伤的可能，术后评估应关注这种风险。

其他与手术相关的因素包括手术时间延长（>3 小时）和急诊手术。

麻醉

证据还表明全身麻醉是 PPC 的独立危险因素。全身麻醉诱导会导致由于肺组织塌陷，通气-灌注不匹配，产生呼吸无效腔，低氧血症和表面活性物功能下降而引起的即刻肺不张。麻醉剂、镇静剂和其他中枢性药物可抑制呼吸系统功能从而进一步增加 PPC 的风险。

术前患者评估

术前肺部风险的评估始于详细的病史采集和体格检查。应确定有吸烟史的患者，并包括明确吸烟史时间和吸烟数量，还应确定有无慢性肺病史，近期的上呼吸道感染史，包括流感也需要排查。全面的肺部评估，例如运动耐量、慢性咳嗽、咳痰、既往肺部手术史、既往化疗史（请参阅下文）、休息或劳累性呼吸困难、喘息、肺部啰音、发绀、无力或虚弱，均有助于确定高危患者。评估睡眠呼吸暂停的体征也可能有助于风险分层。

具有上述任何危险因素或年龄在 50 岁以上的所有患者均应行胸片检查。但是，目前尚无明确证据支持通过常规胸片获得益处。

有证据表明，术前肺功能检查（PFT）不能准确预测 PPC，因此存在过度检查可能，所以关于其临床价值存在争议。ACP 的系统评价得出结论，对于临床评估尚不清楚的 COPD 或哮喘患者，以及无法解释的呼吸困难或运动不耐受患者，PFT 是合理的选择。

由于术前低白蛋白血症可预测 PPC，因此应识别出严重营养不良的患者，推荐其术前补充营养。

一些风险计算模型，可以对肺部疾病风险进行定量评估，并且可以在线获得。一个例子是 ARISCAT 风险评分，该评分是由欧洲外科数据库开发并验证，使用五个危险因素来预测 PPC 风险（表 2.1）。这些风险计算模型实现了数字化风险评估，进而帮助进行临床决策。

术前策略

一旦确定患者有较高的 PPC 风险，可以采用几种策略来降低该风险。如上所述，医生应指导目前的吸烟者戒烟，并为愿意尝试戒烟的患者提供工具和转诊服务。

对于似乎未处于最佳状态的慢性肺部疾病患者应推迟手术，直到对肺部状况出现临床好转。有哮喘病史的患者也应评估其哮喘的控制水平。在手术时，这些患者应无喘息症状，应在插管前和围手术期使用 β-激动剂吸入。对于近期出现任何上呼吸道感染的患者，即便其没有肺损伤史，也应提示进一步的检查和延迟手术时间，直到呼吸道感染完全恢复。

术前进行肺部物理治疗已显示可减少接受心脏手术的患者的术后肺不张发病率和住院时间。对所有进行择期腹部手术的患者术前进行刺激性肺活量测定教学可增进对技术和围手术期使用的了解。我们的经验是在围手术期进行这种教学方法加强肺活量测定实践。

术后策略

术后肺部康复的策略与术前方法的不同之处在于，术后策略适用于每位患者，无论其术前风险水平如何。这些策略侧重于抵消手术和麻醉对于呼吸功能的影响。通过刺激性肺活量测定（incentive spirometry，IS），咳嗽和早期下床活动来充分控制疼痛和肺部扩张是此类策略的基础。

刺激性肺活量测定和深呼吸锻炼

尽管一些小型试验表明,使用术后 IS 和深呼吸练习可以降低 PPC 和住院时间,但最近的 Cochrane 综述没有发现 IS 可以预防 PPC。作者发现,得出此结论的原因是纳入研究的质量较低,需要高质量试验来评估 IS 的有效性。在术后和围手术期均采用刺激性肺活量测定法仍然是我们的惯例。

早期活动

早期活动可改善体液流动并增加呼吸利用率。尽管很少有研究提供有关下床活动效果的指导,但一项研究表明,腹部手术后下床活动时间每延迟一天,PPC 就会增加。我们仍然鼓励患者早期下床活动并定期聘请理疗师来进行辅助锻炼。

疼痛管理

满意的疼痛控制可改善手术切口引起的肺功能下降,并有助于早期活动。然而,阿片类物质的使用受到继发性呼吸运动抑制的限制。硬膜外麻醉与较少的 PPC 相关联,包括接受腹部手术的 COPD 患者。肋间神经阻滞也可能有助于减少肋下或上腹部手术患者的 PPC。对于有 PPC 危险因素的患者,应考虑硬膜外麻醉适用时应考虑麻醉或肋间神经阻滞。

鼻胃管应用

常规使用术后鼻胃管会增加 PPC,包括肺炎和肺不张,尽管在 Cochrane 综述中这种差异并不显著($P=0.07$)。我们不建议术后常规进行鼻胃管,仅在术后恶心加重、肠扩张或者术后肠梗阻导致的胆汁性呕吐这几种情况下应用鼻胃管。

支气管痉挛

术后出现的支气管痉挛可能是由于围手术期用药释放的组胺,呼吸运动,以及潜在的肺部疾病(如哮喘或 COPD)加重而引起的。对支气管痉挛的管理取决于对病因的识别和适当处理,目前一线治疗方案是用吸入性支气管扩张药清除有害过敏原或药物以解决哮喘或 COPD,对于难治性病例,考虑使用全身性类固醇药物。

肺不张

肺不张通常发生在腹部手术后,影响所有年龄段的患者。由于手术和麻醉作用,肺不张在其依赖的气道塌陷时发生发展,最终导致肺组织顺应性变化,继而通气减少和气道分泌物减少。这些变化导致氧交换减少,呼吸动作增强和低氧血症。在年轻健康的患者中,这些变化可能几乎不会产生临床效应,但是可能会严重改变肺功能受损或有合并症(例如充血性心力衰竭)患者的临床病程。

肺不张在术后早期发展,典型的低氧血症症状通常在术后约 48~60 小时出现,并持续数天。早于该时间发展的低氧血症(即在麻醉后恢复室中)应立即检查可能出现的 PPC,包括气胸、上呼吸道水肿和麻醉效应。术后的肺不张本质上通常是非阻塞性的,是由于胸膜积液渗出而引起的壁层和内脏胸膜之间的接触分离或中下叶的压缩所致。

在临床操作时间范围内,当发现诸如呼吸急促,呼吸困难和低氧血症等症状时,应考虑肺不张可能。此时应评估患者有无较多痰液和分泌物,听诊时可出现支气管炎或频繁的咳嗽咳痰,行胸部 X 线片或胸部计算机断层扫描(CT)通常可以确诊。

通过逆转肺容量降低过程的方法治疗肺不张可预防进一步的 PPC。根据呼吸道分泌物的多少,治疗肺不张的策略有所不同。对于没有大量分泌物的人,补充氧气,深呼吸练习和 IS 的实施仍然是处理的主要方法。没有分泌物仍保持低氧状态且呼吸持续增加的患者可受益于持续气道正压通气(continuous positive airway pressure,CPAP)。Squadrone 等报道了一项 CPAP 相对于单纯补充氧气的随机多中心对照试验的结果,其证明了接受 CPAP 的患者气管插管、肺炎和脓毒症的发病率降低。对于有大量分泌物的患者,应经常进行肺部理疗和吸痰(如果患者因为鼻胃管不能自行排痰)。对于无法通过这些方法改善的患者,应考虑进行进一步肺部检查,比如支气管镜检查和其他旨在提高分泌物清除率的技术。

胸腔积液

有限的数据表明,在腹部手术患者术后 48~72 小时,胸部 X 线片上检测到的胸腔积液率高达 49%。胸腔积液似乎在上腹部手术后更常见。对于积液的主要是保守处理,因为大多数积液都能自发吸收。配备深呼吸练习和 IS 的肺部干预以及早期和频繁的下床活动可能有助于加快积液的吸收速度。

在持续性积液或有临床处理必要的情况下,积液的评估需要进行诊断性胸腔穿刺术。胸腔穿刺术可以在床旁进行,对积液性状等进行分析可以帮助诊断,包括恶性、脓胸、乳糜胸、尿液胸、血胸和感染。

术后肺炎

术后肺炎的发病率范围为 1.5%~50%,具体取决于多种情况,包括麻醉类型,手术细节和患者危险因素。术后肺炎表现可与其他情况类似,例如肺不张、肺水肿和肺栓塞。但是,术后肺炎需要准确的诊断,因为其死亡率从 1.5% 到 10% 不等。

术后发热、白细胞计数增加和胸部影像学检查出现肺部新发浸润征象的患者应考虑罹患肺炎。发热、呼吸急促、呼吸困难和低氧血症的临床症状通常在术后的前 5 天内出现。诸如 COPD、肺防御系统改变和大量吸烟等危险因素有辅助诊断的意义。

术后肺炎的成功治疗需要准确的病原体鉴定和合理的抗生素应用。这些感染,主要是医院感染,尽管可以培养分离出多种微生物,但通常是由耐药菌引起的。一项研究表明,最常见的病原体是革兰氏阴性杆菌(例如铜绿假单胞菌、肺炎克雷伯菌、不动杆菌属)和金黄色葡萄球菌以及肺炎链球菌。长期气管插管和应用抗生素以及 COPD 都可能增加由于微生物引起的肺炎风险,如铜绿假单胞菌、不动杆菌或耐甲氧西林的金黄色葡萄球菌(MRSA)。术后治疗需要准确收集呼吸道分泌物进行培养和及时经验性使用抗生素。

术后吸入性肺炎风险升高可能是由患者的气道保护能力下降所致。这些风险因素包括神经系统疾病、咳嗽反射减弱、手术后神经系统损伤导致动功能性吞咽困难和术后呕吐。将胃液或颗粒物吸入支气管和肺部可能会刺激炎症反应,继而引起化学性肺炎,细菌感染或机械梗阻。

吸入胃内容物后会很快发生化学性肺炎,并可能导致呼吸困难和呼吸窘迫。临床症状包括突然的呼吸困难、发绀、严重低氧血症和影像学检查肺部浸润征象。炎症反应可能迅速发展为急性呼吸窘迫综合征(acute respiratory distress syndrome,ARDS),并导致呼吸衰竭。随着 ARDS 的发展,肺实质感染会导致炎症介的全身释放,并经常导致多系统器官衰竭。ARDS 的治疗包括机械通气、针对病因的治疗、支持治疗和抗生素应用(如有必要)。

Gupta 及其同事开发并验证了预测术后肺炎的风险计算模型。该工具可搜索 surgical risk calculator 获取。

阻塞性睡眠呼吸暂停患者的术后管理

尚有一半以上临床诊断的阻塞性睡眠呼吸暂停(OSA)患者未进行 OSA 的正式诊断。随着肥胖症患病率的持续上升,外科患者中未被诊断的 OSA 的比率很可能会继续增加。由于存在大量未确诊的患者,应对患有 OSA 危险因素(例如肥胖症)的患者术后并发症提高警惕。

通气不足、中枢性呼吸暂停和上呼吸道阻塞共同导致 OSA 患者快速低氧血症,因此,仔细监测麻醉后恢复期间和术后住院期间的血氧饱和度十分重要。在家中使用 CPAP 的患者应当在术后尽快恢复。针对手术前未使用过 CPAP 的 OSA 患者,目前没有证据表明 CPAP 会有明显益处,除非这些患者有 PPC 的高风险。对于术后出现低氧血症或通气不足的患者,应考虑单独实施 CPAP。

胸膜腔相关并发症

在腹部手术中可能会发生涉及胸膜腔的损伤,尽管在上腹部或腹膜后上尿路的手术中风险最高。这些损伤在开放和腹腔镜手术中均会发生。术中经常能发现胸膜腔受累,在腹腔镜手术中如发现膈肌过度运动或波浪性运动时应予以怀疑。在开放手术过程中,手术区域出现鼓泡可能显示有潜在的膈肌和胸膜腔损伤。在麻醉后恢复室中发现低氧血症或呼吸困难时,应考虑隐匿性损伤。但是,胸膜腔损伤的临床表现是多种形式的,从无症状的肺尖部气胸到张力较大可能导致血流动力学不稳定的气胸都可能出现。

气胸

气体可能通过以下几种途径进入胸膜腔,从先天性膈肌缺损到直接损伤膈肌、胸壁,以及充气时二氧化碳直接通过肌筋膜平面进入膈肌和纵隔。进入胸膜腔的气体量决定了气胸的程度。少量气体通常不会使胸膜腔内的压力增加到高于大气压,因此可能不会出现临床症状。气胸通常在胸部 X 线片上可检测到,并不表现出纵隔移位,没有重要的临床意义。随着气体量的增加,胸膜腔中的压力会增加到高于大气压水平,最终压迫同侧肺。X 线片上通常会注意到纵隔移位到对侧半膈和同侧膈肌挤压征象。

据相关报道,泌尿外科手术后的气胸发病率为 0.6%~25%。腹腔镜手术后气胸的发病率较低(0.6%~8.5%)。

如果临床疑似气胸,应及时开始治疗。在术中发现时,应告知麻醉医师以确认血流动力学和呼吸系统稳定性。一旦确诊,应使用可吸收缝合线连续关闭膈肌损伤。在关闭损伤之前,可以将红色橡胶导管置入胸膜腔,其远端浸入水或盐水中,然后麻醉医生为患者通气,通过该导管从胸膜腔中排出气体,直到红色橡皮导管中没有气泡排出为止。当膈肌缝合线被拉紧时,将导管拔出。这种方法对于开放和腹腔镜手术都同样有效,并且在胸腹入路中修复膈肌切口时是很必要的。对于因恶性肿瘤进行的膈肌切除术中,有团队成功使用吊带覆盖膈肌缺损,随后用不可吸收缝线对吊带进行固定。

尽管发病率较低,但仍应警惕隐性损伤。术后低氧血症或呼吸困难应行胸部 X 线检查。如果在术中进行了中心静脉导管置入,则应进行术后胸部 X 线检查。常规使用术后胸部影像学检查可能会发现少量气胸,其没有临床后遗症。保守治疗比较安全,后续应进行胸部 X 线复查。如果发现大量气胸,建议进行胸腔穿刺造瘘术处理。

乳糜胸

胸膜腔内的乳糜积液是一种罕见的并发症。曾有病例报道描述了腹膜后手术后的乳糜胸;然而,这些与乳糜性腹水以及随后与胸膜腔相通有关。处理方法包括通过胸腔穿刺术进行诊断并治疗潜在的淋巴漏。胸膜腔引流和硬化剂注入治疗也有成功的报道。

血胸

泌尿外科手术后胸膜腔内积血也是罕见的并发症,仅有少数病例报道。Abreu 等在对 1 129 例接受泌尿外科腹腔镜手术的患者进行的回顾性分析中,有一例出现了血胸(0.08%)。在该例报道中,肋间动脉出现损伤,需要紧急开胸手术才能修复。其他病例报道见于腹腔镜肾盂成形术、腹腔镜肾肿瘤冷冻消融术和经皮肾镜取石术后。处理方法需要确定出血来源以及可能的胸腔穿刺造瘘术。

胸腔积液

医源性灌注进入胸膜腔可能会导致胸腔积液。有报道称胸腔积液是经皮肾镜取石后的并发症。肋缘上经皮肾镜取石相比于标准方法可能会有更高的风险。处理方法可能需要进行胸腔置管造口引流术。有关胸腔积液的其他讨论,请参阅后续经皮肾镜取石术的部分内容。

肺栓塞

肺栓塞(pulmonary embolism,PE)由静脉血栓栓塞(venous thromboembolism,VTE)引起,是潜在的致命性肺部并发症。在 VTE 预防性用药之前,有研究表明住院患者的深静脉血栓形成(deep vein thrombosis,DVT)的发病率估计在 10%~80%,而接受择期手术的患者中致命性 PE 的发病率在 0.1%~7%。尽管预防性用药能降低 DVT 的发病率,但 VTE 和 PE 仍然是严重的术后并发症。

术后患者的风险因多种因素而异。重大危险因素包括年龄、既往 VTE 史、恶性疾病史、肥胖和高凝状态(例如 V 因子 Leiden)以及医疗相关合并症。美国胸科医师学院制定了对手术患者进行风险分层的指南。许多泌尿科手术属于中度或更高风险类别。

预防 VTE 的策略旨在降低随后发生 PE 的风险。非药物方法一般采用频繁、早期步行,弹力加压袜和气动加压装置,这些对于风险较低或者非常低的患者可能已足够。在有中度或较高风险的患者中,药物预防是首选。在围手术期,必须同时考虑药物预防和出血并发症可能。药物预防的选择包括普通肝素、低分子量肝素、磺达肝素和新型口服抗血栓药(例如利伐沙班、达比加群、阿哌沙班)。对于进行下腹部或盆腔泌尿外科手术的高危患者,应考虑进行局麻和硬膜外麻醉,因为与全麻相比,这些患者发生 PE 的风险降低。

PE 的临床表现多样且无特异性。患者可能无症状,但也可能会突然休克和死亡。根据两项大型的前瞻性研究结果,PE 的最常见症状是呼吸困难(73%)、胸膜炎疼痛(44%)、咳嗽(37%)、端坐呼吸(28%)、小腿/大腿疼痛/肿胀(44%)、喘

息(21%)和咯血(13%)。尽管有这些临床指标,但较严重 PE 患者仍可能只有轻度或无症状。最常见的临床体征包括呼吸急促(54%)、小腿/大腿肿胀/水肿/红斑(47%)、心动过速(24%),少见发热(3%)。不幸的是,鉴于该病临床表现的非特异性,PE 临床评估的敏感性和特异性分别为 85% 和 51%。

人们对术后恢复阶段临床疑似为 PE 的患者进行紧急研究,多种临床预测模型可能有助于将患者分层进行经验性治疗。对于大多数疑似 PE 的患者,首选的诊断方法是计算机断层扫描肺血管造影(CTPA)。对于无法进行 CTPA 的患者,通气/灌注(V/Q)扫描是可以尝试的敏感但特异性较差的检查。此外,应用下肢多普勒超声以诊断 DVT,如果明确诊断,应开始抗凝治疗。

一旦临床评估确认疑似 DVT 或 PE,应立即开始经验性抗凝治疗。术后患者抗凝可能导致出血。肝素治疗的绝对禁忌证是活动性出血、严重的出血倾向、血小板计数≤20×10⁹/L、在过去 10 天内进行过神经外科或眼内手术,或在过去 10 天内出现颅内出血。事实上,这些抗凝禁忌证即可作为放置下腔静脉滤器的适应证。在抗凝时出血风险大于 DVT 或 PE 风险情况下(例如心肺功能储备不良),或者在抗凝时 PE 复发的情况下可考虑放置下腔静脉滤器。

如果 PE 导致血流动力学的不稳定,则应采用更为积极的溶栓治疗。当患者因全身抗凝发生出血的风险很高或全身抗凝失败时,也应考虑溶栓治疗。最后,对于不适合进行溶栓治疗的血流动力学不稳定患者,可能需要通过介入导管或开放手术进行栓塞切除术。

对于所有因泌尿系统恶性肿瘤而进行盆腔手术的患者,我们在术前(术前皮下注射 5 000 单位)和整个围手术期给予普通肝素注射。当出血风险可以接受时,这种方法也适用于进行腹膜后肿瘤手术的患者。

气体栓塞

不溶性气体进入脉管系统较为罕见但很危险。在泌尿外科手术中,腹腔镜发生此并发症的风险最高。气体可通过任何胸膜或腹膜腔内的血管侵犯,手术或者创伤从内镜入路进入开放性脉管系统。静脉气体栓塞可见于下列操作和手术,包括逆行肾盂造影,经尿道前列腺切除术,经皮肾造瘘管放置术,经皮肾镜碎石术,开放根治性前列腺切除术和腹腔镜前列腺根治性切除术。另外,还有研究报道了气体栓塞发生于性交,自慰和尿道注入气体后。

当不溶性气体以能够足以进入血管系统的压差进入开放的静脉或动脉通道时,就会发生空气或气体栓塞。当患者出现突然的呼吸窘迫或神经系统代偿失调时,应结合当时的临床表现(创伤、腹腔镜手术、神经外科、中心静脉导管置入术),考虑气体栓塞的可能。但是,尚无明确的临床指标可将气体栓子与其他潜在并发症区分开,比如肺栓子、心肌梗死、卒中和其他急性不良事件。

怀疑发生气体栓塞时,最佳的诊断检查方法是经胸超声

心动图(TTE),随后进行 CTPA。一旦患者疑似栓塞时,需立即改变患者体位,对于静脉栓塞,应立即将患者置于左侧卧位(Durant 方法)或头脚高仰卧位,对于动脉栓塞应将患者改为仰卧位。这些体位改变目的在于在限制气体栓塞。一旦确诊,就可进行下列处理措施:高压氧,通过中央静脉导管从右心室手动抽吸空气,或者作为最后选择的胸部按压。

开放和腹腔镜泌尿外科手术的肺部并发症

由于胸膜向下延伸至腋后线的第 11 肋并一直到脊柱区域第 12 肋的下方,因此可能会在侧腹和上腹部的手术过程中导致胸膜损伤。有时胁部或胸腹切口会选择进入胸膜腔。此外,上极肾肿瘤可能累及或侵犯膈肌。如上所述,上腹部和胁部手术均存在胸膜损伤和气胸的风险。对传统胁部切口进行改良,例如第 11 肋上胁部小切口,有助于防止肾脏开放手术过程中的胸膜损伤。

在开放和腹腔镜手术过程中,胸膜切开后易于修补,并且不留后遗症。首先将 12F 导管穿过缺损处并置入胸膜腔,然后用可吸收缝线修补闭合胸膜。此后麻醉师通过正压通气使肺膨胀,从而通过导管末端排出胸膜腔内的残余气体。一旦排出所有气体,将导管拔出,并收紧缝合线,同时保持肺部扩张。如果可能,应首先修复腹腔镜手术中可疑的膈肌撕裂。根据损伤的严重程度和患者的临床状况,可以立即修补或者在主要手术步骤完成后再行修补。可以在手术标本取出后再行修补,因为此时手术视野好,更易显露损伤状况;但是,对于情况不稳定的患者需要立即处理这种并发症。如果可以稍后修补,则建议将气腹降至 10mmHg,限制气胸的扩大,以利于患者通气,也利于后续无张力的吻合。胸腔穿刺术适用于胸膜出血,肺部损伤或无法完全关闭隔膜。

尽管需要由外科医生决定,但作者的常规做法是术后行胸部 X 线检查。多项研究建议,在涉及中线位置、有术中膈肌损伤、术后呼吸窘迫或异常的术后临床表现的病例中,应常规术后行胸部 X 线片检查。

经皮肾镜取石术的肺部并发症

经皮肾镜取石术(percutaneous nephrolithotomy,PCNL)可在建立经皮通道后发生肺部损伤。根据损伤的定义,胸膜并发症发病率在 2.3%~23% 之间。

肋上 PCNL 的 PPC 发病率更高。据报道,选择第 12 肋上方入路时胸膜损伤的风险高出 16 倍。肋骨上穿刺应在 C 臂下引导,患者处于最大呼气量状态进行操作。此外,选择合适的工作鞘并维持低压盐水冲洗可最大程度地减少气体和液体进入胸膜腔。

第 12 肋入路后出现肺部并发症需要手术干预的概率为 3%~23%。一旦术中出现巨大胸腔积液,可将 8~10F 肾造瘘管在镜头引导下置入胸膜腔,这样可避免传统的胸腔穿刺置管引流。当怀疑实质性损伤或需要引流大量积液或者血性液体时,建议采用传统的胸腔穿刺置管引流。

肾胸膜瘘是 PCNL 罕见的肺部并发症,可能以胸腔尿液的形式出现。肾胸膜瘘的发病率范围从第 12 肋上入路的 2.3% 到第 11 肋上入路的 6.3%。处理措施包括通过置入输尿管支架管同时进行胸腔造瘘,给集合系统减压。难治性病例可能需要使用去皮质胸膜硬化方法。

博来霉素化疗史患者

有睾丸癌病史的男性患者可能曾接受包括博来霉素(一种具有抗肿瘤活性的抗生素)在内的化疗方案。通常,中低危睾丸癌患者会接受博来霉素治疗。

此类患者有出现博来霉素相关毒副作用的风险,包括间质性肺炎(博来霉素诱导的肺炎)。这种毒性的病理生理学与多种因素相关,并且与累积的博来霉素使用量、年龄、胸腔放疗史、肾功能不全、吸烟以及高浓度氧气暴露史有关。在发生 BIP 的人群中,有 2%~40% 的患者会发生肺纤维化。BIP 的症状包括咳嗽、劳累呼吸困难和发热。这些症状通常是逐渐加重的,但有时会在停药后的 6 个月内表现出来,某些患者症状甚至会进展为呼吸衰竭。

有博来霉素暴露史的患者应在择期外科手术之前接受肺功能检查。对这些患者的处理包括围手术期进行仔细临床补液,并尽量减少高浓度氧气的吸入。

结论

术后肺部并发症的发生频率与心血管并发症的发生频率相似,导致两者具有相似的发病率和死亡率。泌尿科医师在评估术前风险时应考虑与患者相关的多种因素,包括年龄、COPD、充血性心力衰竭和吸烟,其中最重要因素是年龄。许多泌尿外科手术都具有 PPC 风险,因此需要在围手术期提高警惕。需要时应预防性处理静脉血栓栓塞。

(高宇 译)

参考文献及自测题

第3章 术前心脏评估和围手术期心脏并发症的处理

ALAN SHAH

要　点

1. 仔细的病史采集和体格检查可能会发现潜在的心脏病。
2. 冠状动脉支架置入术的患者应同时咨询心内科和心外科,以明确适当的抗血小板治疗。
3. 代偿性充血性心力衰竭患者的手术风险增加,应在手术前进行药物调理。
4. 应对心脏瓣膜病患者的临床状况进行评估。经瓣膜主动脉瓣置换术可用于某些严重主动脉瓣狭窄患者。
5. 不稳定性心律不齐患者应在手术前接受治疗。
6. 有多种可植入心脏的电子设备可供选择,术前应选择最合适的电子设备。
7. 肺动脉高压患者在围手术期应由专家治疗。

引言

对手术患者进行仔细的围手术期评估,需要将临床评估与当前的临床实践指南(clinical practice guidelines,CPG)相结合。CPG 是将科学证据转化为规范心血管疾病治疗指南。这些指南应用循证方法学来评估证据的强度和质量。需要在 CPG 的框架下定义患者的围手术期风险,并就病情必须与外科医生、麻醉医生和其他相关人员进行充分沟通,这至关重要。如此,患者和手术团队可以在预期手术前了解围手术期的心血管疾病风险。2014 年非心脏手术患者围手术期心血管评估和管理指南进行了更新,该指南结合了其他疾病特异性 CPG 和声明,为本章提供了参考。

时机和手术风险

对心脏病学医生来说,了解手术的时机和风险十分重要。当生命或四肢受到威胁时,必须在 6 个小时内进行紧急手术。需要在 6~24 小时内启动紧急干预。这样可以对患者的风险因素进行大概的评估和优化。如果在起病 1~6 周内对患者进行评估和管理,将有效避免潜在的并发症。非紧急情况可以延迟至一年(**表 3.1**)。

低风险手术是指外科患者具有<1% 的严重心脏不良事件(major adverse cardiac event,MACE)导致死亡可能或心肌梗死(myocardial infarction,MI)的风险。MACE≥1% 被认为是高风险手术。

表 3.1　手术时机

定义	时间
急诊	<6 小时
紧急情况	6~24 小时
时效性	1~6 周
择期	直到一年

患者评估和风险分层

定义患者的临床风险因素是风险评估的第一步。临床风险因素包括：冠状动脉疾病、充血性心力衰竭（congestive heart failure，CHF）、瓣膜性心脏病、心律不齐和传导异常，心血管植入式电子设备和肺血管疾病。

2014 ACC/AHA 围手术期临床实践指南概述了冠状动脉疾病围手术期心脏逐级评估方法（图 3.1）。对于紧急手术，患者应直接被送往手术室。在择期或敏感时间窗内，应在术前根据临床实践指南对患有急性冠脉综合征、有临床症状的心律不齐、CHF 新发加重或有临床症状的瓣膜疾病的患者进行治疗。

对于其他情况稳定的患者，可以使用多种危险分层模型来评估围手术期的风险。修订后的心脏风险指数（RCRI）包括高风险手术（腹膜内、胸腔内或咽旁血管）、缺血性心脏病史、CHF 史、脑血管病史、需要术前胰岛素治疗的糖尿病史以及术前肌酐≥2mg/dl（152μmol/L）。危险因素为 0、1、2 或≥3 的患者的并发症发病率分别为 0.4%、0.9%、7% 和 11%。美国外科医生学院 NSQIP MICA 风险预测结合了不同的手术部位，并预测了心脏停搏或心肌梗死的风险。NSQIP 手术风险模型使用了当前的专业术语代码以及 21 个特定的患者变量（http://riskcalculator.facs.org/）。

围手术期风险<1% 的患者通常可以进行手术并且不需要进一步的任何危险分层。围手术期风险≥1% 的患者应对其功能进行评估。功能性容量以代谢当量（metabolic equivalents，MET）表示。一个 MET 代表体重 70kg，40 岁男性的静息氧气消耗量。出色的功能容量被定义为>10MET，包括剧烈运动，例如单打网球或篮球。良好的功能容量（7~10MET）包括慢跑等活动。4~6MET 的中等功能容量，包括繁重的家务、爬楼梯、爬山或在水平地面上以 4mph（1.8m/s）的速度行走。功能容量不佳（≤4MET）的示例包括以 2~3mph（0.9~1.3m/s）的速度行走或做些简单的家务（表 3.2）。功能容量中等或出色的患者无需进行进一步检查即可进行手术。如果功能不明或功能不佳的患者正在接受高风险手术，则可能需要进一步的心脏检查。运动耐力差的患者围手术期并发症的发病率较高。

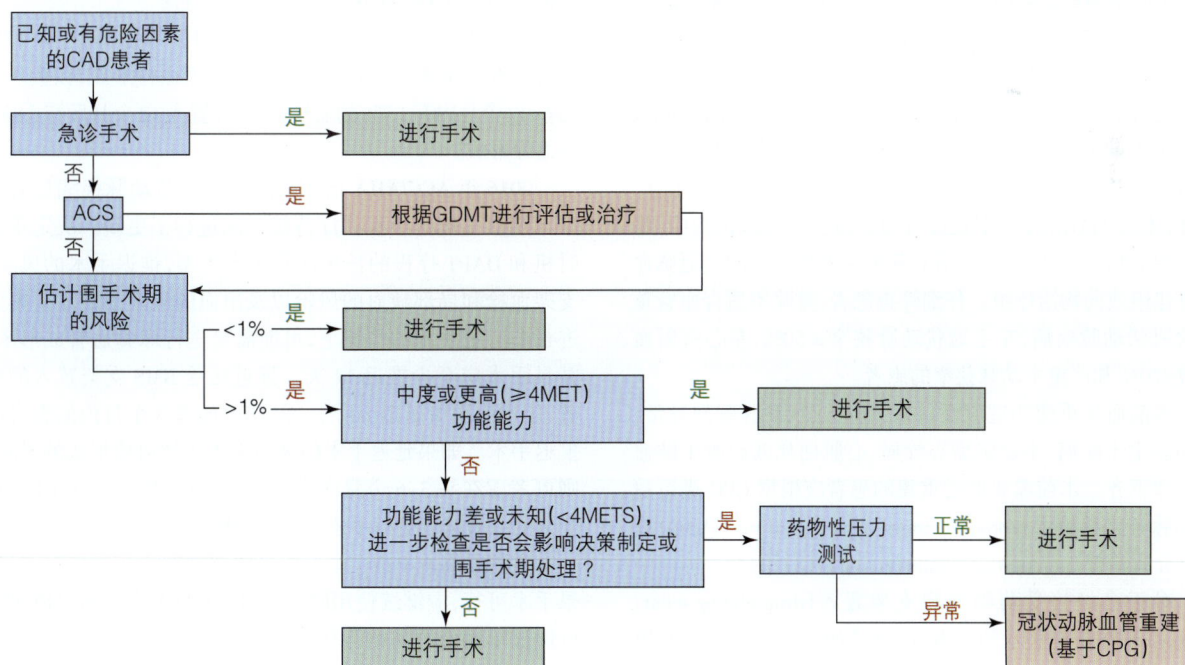

图 3.1　冠状动脉疾病围手术期评估方法。CAD，冠状动脉疾病；ACS，急性冠脉综合征；GDMT，指南指导性药物治疗；MET，代谢当量；CPG，临床实践指南（Modified from Fleisher LA，Fleischmann KE，Auerbach AD，et al. 2014 ACC/AHA Guideline on Perioperative Cardiovascular Evaluation and Management of Patients Undergoing Noncardiac Surgery：A Report of the American College of Cardiology/American Heart Association Task Force on Practice Guidelines. *J Am Coll Cardiol*. 2014；64：e77-e137.）

表 3.2　各种活动的估计能量需求

	你能……		你能……
1MET	照顾自己?	4MET	爬楼梯或者爬山?
	饮食、穿衣、如厕?		以 4mph(1.8m/s)的速度在平地上行走?
	在室内走动?		短距离跑步?
	以 2~3mph(0.9~1.3m/s)的速度在平地行走一至两个街区?		在室内完成重体力工作,例如擦洗地板或抬起或移动沉重的家具?
			参加适度的娱乐活动,例如打高尔夫球、保龄球、跳舞、双打网球或投掷棒球或橄榄球?
4MET	在室内完成轻量工作比如打扫灰尘或者洗碗?	>10MET	参加激烈的运动,例如游泳、单打网球、足球、篮球或滑雪吗?

(Modified from Hlatky MA, Boineau RE, Higgenbotham MB, et al. A brief self-administered questionnaire to determine functional capacity (the Duke Activity Status Index). Am J Cardiol. 1989;64:651-654.)

冠状动脉疾病

术前

心脏事件到手术时间间隔的延长,则术后心肌梗死的发病率降低。推荐在最后一次心脏事件发生后至少 60 天再进行手术。此外,患者的年龄也起着重要作用。55 岁以上的患者患心脏病的危险因素较高,从而增加了其发生 MACE 的总体风险。65 岁以上接受非心脏手术的患者发生急性缺血性脑卒中的风险增加。

通常不建议在非心脏手术前进行常规血运重建,以此减少围手术期突发的心脏事件。择期大血管手术前的冠状动脉血运重建试验表明,术前血运重建并不能改善长期生存。此外,术后 MACE 发病率也没有明显减少。在该试验中,将具有明显临床症状,稳定性冠心病的患者随机分配至冠脉血运重建组或药物治疗组。仔细筛查患者,排除不适合血管重建的冠状动脉疾病,左主冠状动脉狭窄≥50%,左心室射血分数<20% 和严重主动脉狭窄的患者。

术前血运重建的适应证包括:高危冠状动脉解剖异常,例如左主干疾病、不稳定型心绞痛、心肌梗死或起源于缺血的心律不齐。术前需要血运重建的患者应根据 CPG 进行冠状动脉旁路移植术(coronary artery bypass grafting,CABG)或经皮介入治疗(percutaneous intervention,PCI)治疗。

对于已经接受药物洗脱支架置入(drug eluting stent,DES)且现在需要手术的患者,应继续使用阿司匹林或双重抗血小板治疗(dual antiplatelet therapy,DAPT)。DAPT 包含阿司匹林和 P2Y12 血小板受体抑制剂,其中包括氯吡格雷、普拉格雷和替卡格雷。DES 血栓形成的非手术危险因素包括:DAPT 提前终止,糖尿病,肾衰竭,低射血分数,高龄,手术过程相关因素。其中包括 DES 的类型、分支和孔状病变、支架长度长、多个支架、支架重叠、小直径血管和其他血管因素(例如冠状动脉解剖或扩张不足)。在手术相关因素中,冠状

血管痉挛、炎症通路激活、儿茶酚胺分泌增加、组织纤溶酶原激活剂减少以及血小板激活和剪切应力增加等多种因素也可能导致急性支架血栓形成。

在非手术情况下,新一代 DES 的支架血栓形成率较低。数项试验证据表明,与接受 DAPT 时间较长的患者相比,接受 3~6 个月 DAPT 治疗的患者的支架血栓形成率没有显著差异。在手术因素中,研究表明,在支架置入后不久进行手术,支架血栓形成的风险更大。在置入支架(金属裸支架和第一代 DES 支架-西罗莫司和紫杉醇)的 6 周内,发生血栓形成的风险为 3.5%,在 6 和 24 个月时为 1%。

在一项对 839 例 DES 患者进行的荟萃分析中,有 2.3% 的患者在支架置入后 6 个月内出现支架血栓形成,在置入后的 6~12 个月内有 1.7% 的血栓形成,在置入 12 个月后有 0.86% 的血栓形成。

2016 年 ACC/AHA 指南重点针对冠状动脉疾病患者围手术期双重抗血小板治疗持续时间进行了更新。决定手术时机和 DAPT 疗程的长短涉及手术类型,推迟手术的风险,支架血栓和局部缺血的风险以及出血的风险。在需要紧急进行非心脏手术的情况下,可能需要进行球囊血管成形术,并且手术应至少推迟 14 天。最近接受 BMS 支架置入的患者,手术应至少延迟 30 天。在 DES 放置 3 个月内的患者应推迟手术。如果延迟手术的风险大于支架血栓形成的风险,则可考虑在头 3~6 个月内进行手术(Ⅱb 类)。置入 DES≥6 个月的患者可以进行手术(Ⅰ类)(表 3.3)。

在需要终止 P2Y$_{12}$ 血小板受体抑制剂治疗的情况下,如果手术可行,应继续使用阿司匹林。DAPT 疗法的出血风险可能比单独使用阿司匹林或不采用抗血小板疗法的出血风险更高,但目前尚不清楚其风险增加的程度。术前 5 天应停用氯吡格雷和替卡格雷,术前 7 天应停用普拉格雷。患者手术稳定后应立即重新开始 P2Y$_{12}$ 血小板受体抑制剂治疗。

术后

围手术期心肌梗死(myocardial infarction,MI)是大型非

表 3.3　PCI 患者的抗血小板治疗

球囊血管成形术	延迟手术至少 14 天（Ⅰ类）
BMS 支架	<30 天,延迟手术至少 30 天,继续给予阿司匹林（Ⅰ类） ≥30 天,继续进行手术
DES 支架	<3 个月,延迟手术 3~6 个月,评估风险与受益后进行治疗（Ⅱb 类） >6 个月,进行手术（Ⅰ类）

PCI,经皮冠状动脉介入治疗;BMS,金属裸支架;DES,药物洗脱支架（Adapted from Figure 6 Levine GN, Bates ER, Bittl JA, et al. 2016 ACC/AHA Guideline Focused Update on Duration of Dual Antiplatelet Therapy in Patients with Coronary Artery Disease : A Report of the American College of Cardiology/American Heart Association Task Force on Clinical Practice Guidelines. J Am Coll Cardiol. 2016 ; 68 : 1082-1115.）

心脏手术的常见并发症。围手术期心肌梗死增加了心脏疾病的发病率和死亡率。心肌梗死可根据临床症状,心电图表现,生物标志物的检测和影像学进行诊断。MI 的第三个通用定义被定义为检测至少有一个高于第 99 个百分位数上限的参考值的心脏生物标志物的上升和/或下降以及至少一种以下情况:并具有以下至少一种:①缺血症状;②新的或假定的新的明显的 ST 段 T 波变化或新的左束支传导阻滞（LBBB）;③在心电图中出现病理性 Q 波;④影像学证据表明新的存活心肌丧失或新的局部壁运动异常;⑤通过血管造影或尸检鉴定的冠状动脉内血栓。

围手术期心肌梗死和心肌损伤未达到 MI 的第三个通用定义的患者,其短期和长期预后较差。心肌梗死分为五类。

自发性心肌梗死（1 型）是由于动脉粥样硬化斑块破裂导致管腔内血栓形成所致。2 型 MI 是由于缺血性失衡引起。当对心肌供氧的需求大于供氧时,就会发生具有坏死的心肌损伤。因心肌梗死而导致的心源性死亡被归为 3 型。在 PCI 或 CABG 背景下,4 型和 5 型分别与 PCI 和 CABG 围手术期损伤有关。虽然大多数围手术期 MI 通常是 2 型,但临床医生应对 1 型 MI 保持警惕。

心脏坏死的生物标志物包括心肌肌钙蛋白（T 或 I）或肌酐激酶的 MB 部分。重要的是要区分生物标志物与上升和/或下降与慢性病引起的升高。应在首次评估时抽取血样,然后在 3~6 小时后抽血复查。建议在提示心肌缺血或 MI（Ⅰ类）的体征或症状出现时测量肌钙蛋白水平。不建议在无症状或体征提示心肌缺血或心肌梗死的患者中常规使用生物标志物检测（Ⅲ类）。

急性 MI 的心电图表现（图 3.2 和 3.3）定义为:2 个连续导联的 J 点新发 ST 段抬高,除 V2-V3 导联外,所有导联 ST 段均抬高≥1mm。对于 40 岁以上的男性,ST 段抬高≥2mm;对于 40 岁以下的男性,ST 段抬高≥2.5mm;对于女性,则要求≥1.5mm。对于需要考虑左回旋支缺血的患者,导联可以置于左腋后线（V7）,左侧肩胛骨中线（V8）和左脊柱旁界（V9）。对于疑似下室或右室梗死的患者,可以将导联置于右侧 V3 和 V4 位置。此外,≥2 个心前导联（V1-V4）的 ST 段压低可能表明后壁受伤。在左主干或左前降支近端闭塞的患者中出现了多个导联 ST 段压低与 aVR 导联 ST 段抬高并存。此外,患者可能还会出现新的 LBBB。对于那些已存在 LBBB 的患者,可使用 Sgarbossa 标准:①ST 段抬高≥1mm 并与 QRS 复合体一致（5 分）;②V1、V2 或 V3 导联的 ST 段压低≥1mm

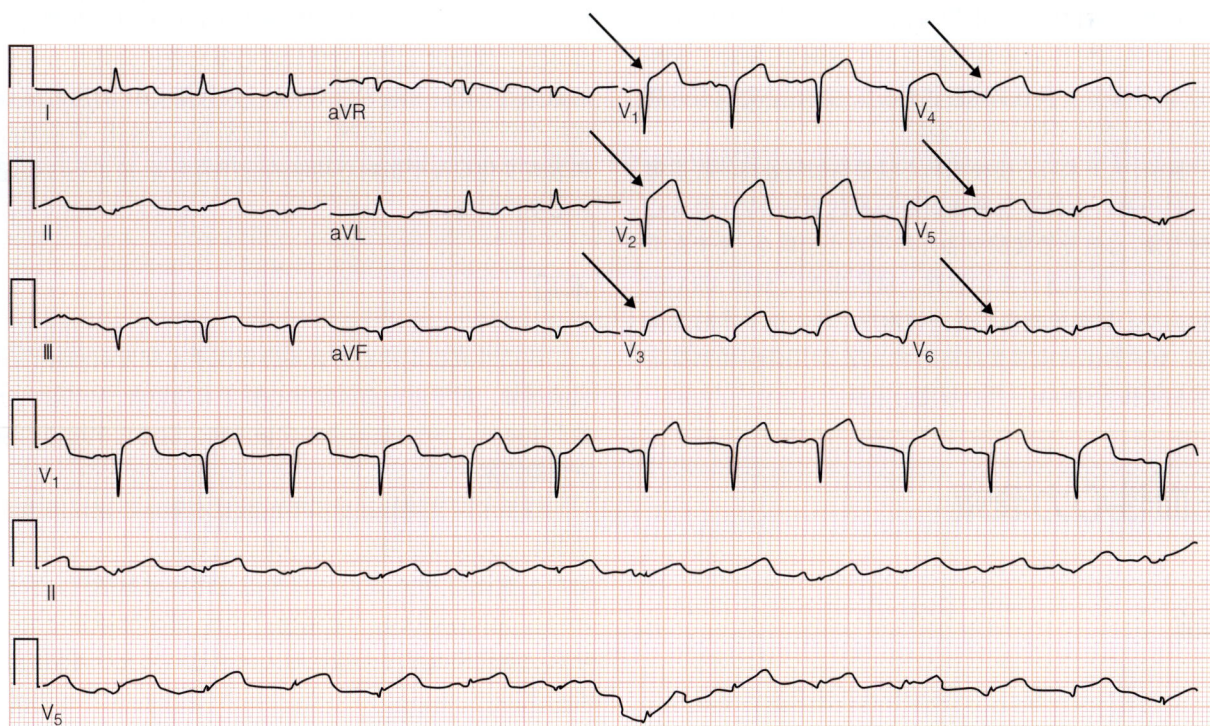

图 3.2　前壁心肌梗死,箭头指向 ST 段抬高

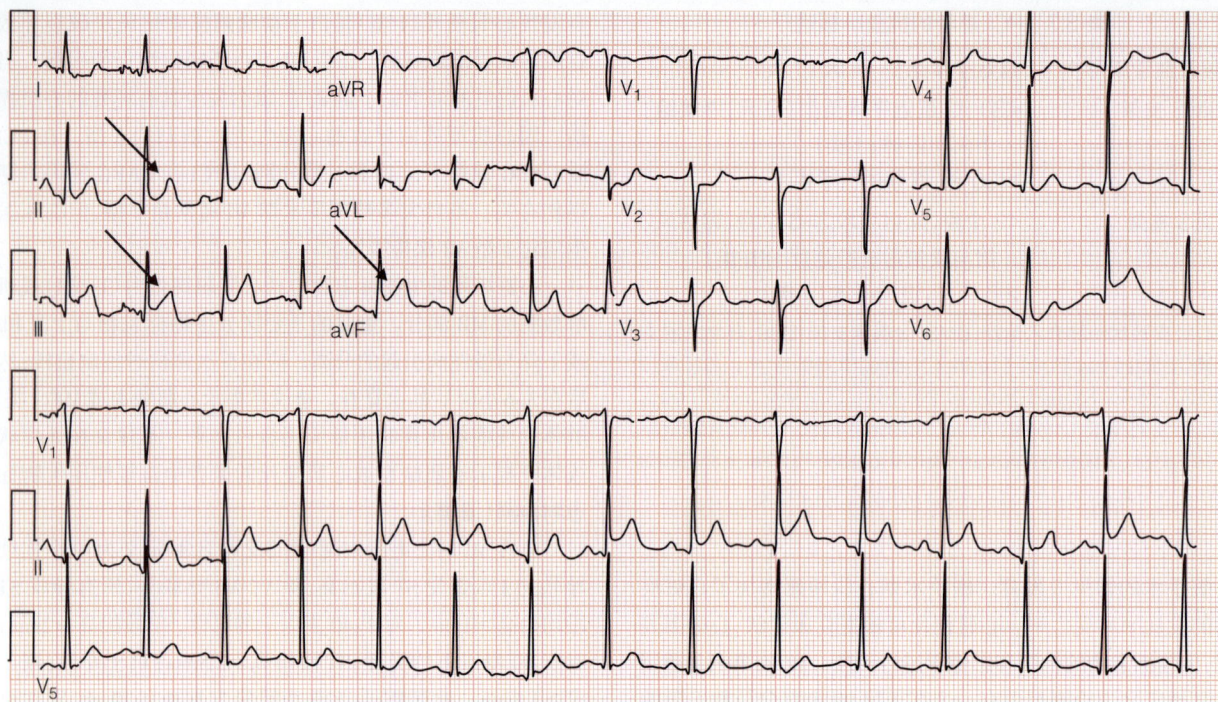

图 3.3   下壁心肌梗死,箭头指向 ST 段抬高

（3 分）；③ST 段抬高≥5mm，与 QRS 波群不符（2 分）。分数超过 3 的特异性为 98%。

除真正的后壁心肌梗死外，没有持续性 ST 段抬高提示非 ST 段抬高型急性冠状动脉综合征（NSTE-ACS）。对这些患者可以根据心脏生物标志物升高进行分类。结合临床表现，心脏生物标志物升高的患者被认为患有非 ST 段抬高型心肌梗死（NSTEMI）。心电图可出现以下变化，例如 ST 段压低，ST 段一过性抬高和/或明显的 T 波倒置，但对于诊断 NSTEMI 不需要。具有临床症状但心脏生物标志物没有升高的患者可能患有不稳定型心绞痛。

目前,关于术后心肌梗死和心肌损伤如何处理的报道很少。对于符合急性心肌梗死诊断标准的患者,应立即与心脏病专家、心脏导管实验室和外科手术小组联系,便于在可能的情况下立即进行血运重建。这些患者应根据 AHA ST 段抬高型心肌梗死指南接受药物治疗。非心脏手术后发生 NSTE-ACS 的患者应接受指南药物治疗,但用药应受到特定手术相关和 NSTE-ACS 严重程度的限制。

充血性心力衰竭

术前

心力衰竭是一种由于任何结构或功能受损而导致的左心室充盈和排血下降等多种临床表现的综合征。心力衰竭患者的左心室射血分数降低（<40%）（HFrEF），或剩余左心室射血分数> 50%（HFpEF）。常见症状包括疲劳、端坐呼吸、静息性或者劳力性呼吸急促、呼吸困难、呼吸急促、咳嗽、下肢浮肿、腹部不适增加以及食欲减退。手术前应确定是否存在肺部或全身性充血。肺部充血的患者可能会出现啰音、叩诊浊音或呼吸音减弱。然而，由于淋巴管和周围血管组织的代偿性变化，左心室充盈压升高，此类患者可能没有典型的肺部体征。颈静脉压升高对估计左心室充盈压升高具有良好的敏感性（70%）和特异性（79%）。失代偿 CHF 的患者应根据指南药物治疗心力衰竭。对刚诊断出心力衰竭,有明显临床表现变化或接受影响心功能的治疗的患者,应进行二维超声心动图检查。

术后

活动性或稳定性心力衰竭患者围手术期发病和死亡的风险增加。对于进行高风险非心脏手术的患者,左室射血分数严重降低（<30%）是围手术期预后和长期死亡率增加的独立危险因素。

围手术期使用肺动脉插管的数据有限。不建议围手术期常规使用肺动脉插管。有些患者可能在手术前无法用药物纠正血流动力学,此时可以考虑应用肺动脉插管。根据 2013 年 ACCF/AHA 心力衰竭治疗指南,肺动脉插管应用于呼吸功能受损或灌注受损同时无法通过临床充分评估的患者（I 类）。

心脏瓣膜疾病

术前

由于心脏瓣膜疾病（valvular heart disease，VHD）的发展可能较为缓慢，因此患者可能不会由于日常活动的逐渐减少而出现症状。详细检查可能会发现严重 VHD 的体征。对于怀疑中度或更严重的瓣膜狭窄、关闭不全，一年内没有超声心动图或检查时临床表现有所改变的患者，建议使用超声心动图。在符合瓣膜疾病治疗标准的患者中，有必要在择期手术术前进行干预。

有严重主动脉瓣狭窄的患者应评估其临床症状的变化。对于主动脉瓣介入治疗的 I 类建议包括：①有症状的患者；②LVEF <50% 的无症状重度主动脉瓣狭窄患者；③接受其他心脏手术的重度主动脉瓣狭窄患者。治疗方法包括外科主动脉瓣置换术（SAVR）、经导管主动脉瓣置换术（TAVR）和球囊瓣膜成形术。TAVR 的当前适应证包括手术风险高，预计 TAVR 后生存期超过 12 个月的患者。在那些需要紧急手术的患者中，球囊主动脉瓣膜成形术可被视为通往 SVAR 或 TAVR 的过渡治疗（Ⅱb 类）。

患有严重二尖瓣狭窄的患者也应在手术前进行评估。需要干预的 I 类适应证包括有症状的患者。对于解剖结构合适的患者可以进行经皮二尖瓣球囊切开术。

患有慢性主动脉瓣关闭不全和慢性二尖瓣关闭不全的患者应按照瓣膜性心脏病患者治疗指南（Guidelines for Management of Patients with Valvular Heart Disease）进行治疗。

肥厚型心肌病（hypertrophic cardiomyopathy，HCM）患者存在原因不明的不对称性心肌肥厚伴有非扩张性心室。该病并无心源性或者全身性功能紊乱。根据超声心动图，HCM 定义为舒张末期任何心肌壁厚≥1.5cm，而其他部位则为正常壁厚。HCM 复杂的病理生理学包括：左室流出道（LVOT）梗阻、舒张功能障碍、心肌缺血、自主神经功能障碍、二尖瓣关闭不全，以及心房和室性心律不齐。如果有患者心脏停搏、室颤或血流动力学显著的室性心动过速的病史，则可使用植入型心律转复除颤器。目前没有大型的研究进行围手术期风险的评估。但是，有回顾性数据表明，HCM 患者的手术风险增加。在一项针对 227 名 HCM 患者的研究中，HCM 的存在使围手术期心肌梗死和死亡的风险增加到 3 倍。

除高危患者外，不建议对接受泌尿系统手术治疗的 VHD 患者（Ⅲ类）预防性使用抗生素。对于患有肠球菌性尿路感染可能导致定植的心内膜炎高风险的患者，在选择性膀胱镜检查或其他尿道手术之前，抗生素治疗是合理的（Ⅱb 类）。风险最高的患者包括：①人工心脏瓣膜；②感染性心内膜炎病史；③先天性心脏病——未经手术修复的发绀性疾病，在前 6 个月内用修复材料或装置完全进行手术修复的先天性心脏病，手术修复的残缺的先天性心脏病；④发生心脏瓣膜病的心脏移植受者。如果他们需要紧急手术，则应使用对肠球菌有效的抗菌药物治疗（Ⅱb 类）。

术后

主动脉瓣狭窄的患者有固定的阻力阻止血液流动。麻醉期间，血管阻力降低，由于无法增加心输出量而导致低血压。由于冠状动脉灌注的减少，引起局部缺血级联反应，导致心输出量进一步下降。严重主动脉瓣狭窄引起的房性心律失常也由于房性收缩力的丧失而导致低血压。有严重症状的 AS 患者接受择期手术的 30 天死亡率为 2.1%，而非严重主动脉瓣狭窄的患者为 1%。此外，术后心肌梗死发病率增加。在急诊的非心脏手术中，严重主动脉瓣狭窄患者的死亡率为 5.9%。

在二尖瓣狭窄患者中，应避免窦性心动过速或房性心律不齐。快速的心室率将导致舒张期充盈时间减少，从而导致左心房压力升高，发生肺水肿。此外，围手术期静脉输液应谨慎，以免引起肺水肿。

在围手术期，主动脉或二尖瓣关闭不全的患者应保持足够的前负荷，并应避免血压明显升高。

在患有 HCM 的患者中，麻醉效应、围手术期体液减少、动脉血管舒张和心动过速可能会增加 LVOT 阻塞的程度，从而导致心输出量降低。此外，增加收缩力（例如使用正性肌力药）也会增加 LVOT 阻塞的程度。改善低血压的方法包括静脉输液和 β 受体阻滞剂，也可以使用增加全身血管阻力而不增加心率或心肌收缩力的药物，例如去氧肾上腺素和垂体后叶素。术中心房颤动也可能由于心房搏动的丧失而导致血流动力学紊乱，因此可能需要药理或直流电复律。

心律失常

术前

患者可能患有室上性或室性心律失常。患有不稳定的心房或室性心律不齐的患者，在手术前应转诊给心内科专家。

室上性心动过速（supraventricular tachycardias，SVT）表现为心律失常，其心房和/或心室率超过 100 次/min，其机制发生在希氏束以上。该定义不包括房颤。SVT 患者可能出现心悸、惊慌或焦虑、颈部搏动、头晕或晕厥。无论是否存在心室率，患者均可能因存在 SVT 而出现血流动力学不稳定。可以对患者进行药物治疗或导管消融术。

房颤涉及不协调的心房激活，导致无效的心房收缩。心电图表现包括：①不规则的心房活动，②没有明显的 P 波；③不规则的 R-R 间期。心房颤动可以是阵发性、持续性或永久性的。阵发性心房颤动自发终止或在发病后 7 天内通过干预终止。发作时频率多变。持续性房颤是指房颤持续时间超过 7 天但少于 12 个月。当患者或医师决定推迟进一步维持窦性心律的尝试时,这种房颤就是永久性心房颤动。可以使用 β 受体阻滞剂、非二氢吡啶类钙通道拮抗剂或抗心律失常药物治疗患者。另外,应该对患者进行抗血栓治疗,以防止血栓栓塞。对于具有 CHA2DS2-Vasc 评分[充血性心力衰竭,高血压,年龄≥75 岁(2 分),糖尿病,既往卒中史或 TIA 或血栓栓塞(2 分),血管疾病,65~74 岁,女性]≥1 的患者,建议口服抗凝药物。抗凝药物的选择包括阿司匹林、华法林和靶向口服抗凝药。这些药物包括直接凝血酶抑制剂达比加群,和直接因子Xa抑制剂利伐沙班、阿哌沙班和依多沙班。目前与低分子量肝素或普通肝素桥接的数据有限。围手术期应用直接凝血酶和Xa因子抑制剂治疗的数据也很有限。停止和恢复治疗性凝血的时机应考虑患者个体的风险和收益。

由于存在旁路,患者可能患有 SVT。沃尔夫-帕金森-怀特(WPW)综合征的特征是患者具有 SVT,并在心电图上出现心室预激、短 PR 间期和 δ 波(图 3.4)。患者还可能在 12 导联心电图上出现不显著的旁路(隐性旁路)。

应对患有室性心动过速(ventricular tachycardia, VT)的患者进行评估,以确定其病情是否稳定并适合手术。

术后

术后出现心动过速的患者应使用 12 导联心电图。心电图表现出广泛的复杂性心动过速可能是 VT 或 SVT 且传导异常。SVT 传导异常可能发生在现有束支传导阻滞,心室内传导障碍,心动过速导致的电解质和代谢紊乱引起的异常传导,旁路传导,有节律性的节奏或伪影的情况下。区分

SVT 和 VT 十分重要,因为地尔硫䓬或维拉帕米可能会导致 VT 或伴有预激的房颤引起的血流动力学不稳定性。患有预激综合征患者术后出现心律不齐应咨询心脏病专家进行治疗。

对于 SVT 的急诊处理的 I 类建议包括:刺激迷走神经,腺苷(图 3.5),在血流动力学不稳定的 SVT 或禁忌药物治疗时应使用同步电复律。

当发生复杂性室性异常,如室性心动过速,此类患者应进行心肌缺血,电解质异常或药物不良反应的评估。

术后缓慢性心律失常可能是由于睡眠呼吸暂停、电解质异常、心肌缺血、药物或例如疼痛引起的迷走神经张力增加。

心血管植入式电子设备

术前

目前临床应用有多种多样的心血管植入式电子设备(cardiovascular implantable electronic devices, CIED)。手术团队针对不同的患者需要制定个性化 CIED 方案。设备交互作用通常来自非生理性电源(例如电灼)的电干扰,或极少情况下由于直接损坏发生器或导联。在接受单极手术的患者中,可能会出现起搏抑制和抗心动过速治疗激活不当的情况。起搏抑制的患者可能会经历血流动力学不稳定。在携带植入型心律转复除颤器(implantable cardiac defibrillator, ICD)的患者中,过度感应会导致起搏抑制和 ICD 治疗失调。

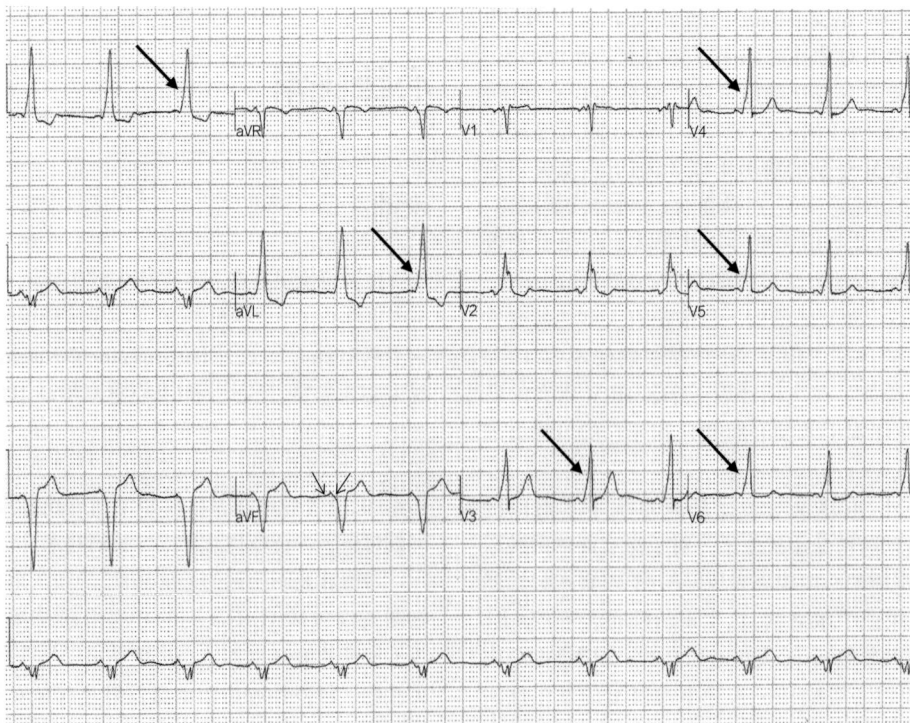

图 3.4　WPW 综合征患者的预激征象,粗实心箭头指向三角波,细开放箭头指向 PR 间隔短

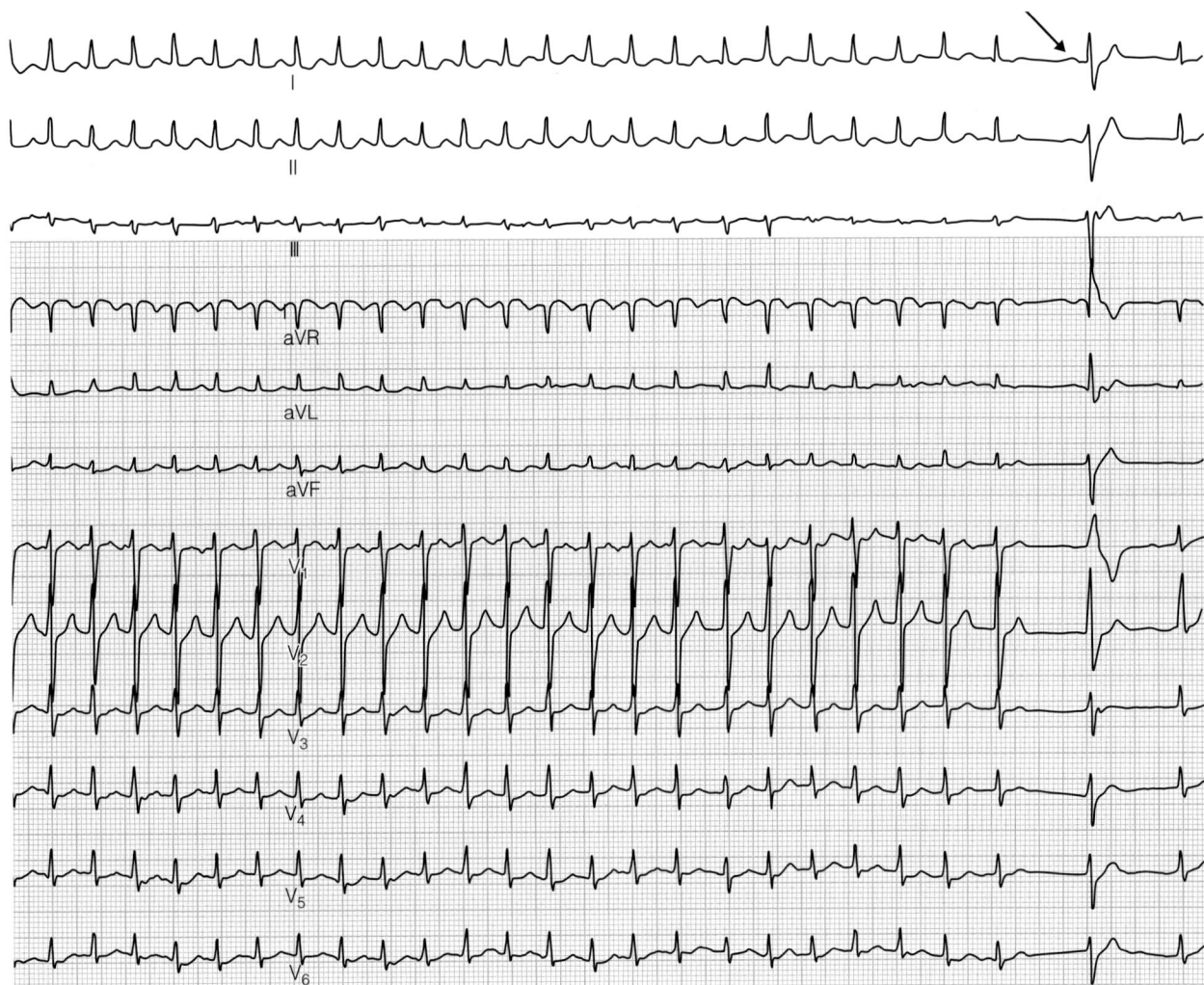

图 3.5　窄复合体 PSVT，箭头指向 P 波，在应用腺苷后转换为正常窦性心律

这包括抗心动过速起搏治疗和 ICD 电击。不常见的是，可能会发生脉冲发生器的电复位、脉冲发生器的永久性损坏或故障，以及心肌导联连接面的损坏。

手术之前，CIED 团队应知晓手术类型、解剖位置、单极电外科手术的使用、其他电磁干扰（EMI）源、手术地点、术后康复以及任何异常的手术情况。CIED 团队将提示设备的使用史、患者对起搏器（PPM）依赖情况以及围手术期适当的 CIED 建议。建议使用起搏器的患者每 3~12 个月对设备进行一次评估，并且每 3~6 个月对患有 ICD 和心脏再同步治疗除颤器（cardiac resynchronization therapy defi brillator，CRT-D）的患者亲自或者远程进行询问。对于临床病情发生变化的患者应在手术前重新评估其设备。接近电动更换时间的设备可能不可靠，应在手术前更换发生器。

通常，与脐带上方部位相比，在脐带下方部位应用电外科手术不太可能引起起搏器或 ICD/CRT-D 干扰。当手术解剖部位和电极回路跨越 CIED 和/或导线时，可能发生过度感应的最大风险。为了最大程度地减少对 CIED 的影响，接受 TURP 的患者应在臀部或大腿上放置电极负极板。对于脐部以上的大多数手术，依赖起搏器的患者可能需要设定或者在脉冲发生器上施加磁力以进行非同步起搏。对于脐部以上使用单极电外科的所有手术，建议停用 ICD 检测。术中应使用体外除颤设备。需要注意的是，在 ICD 上施加磁力并不会使患者免受 EMI 抑制的起搏。更改起搏模式将需要对 ICD 进行重新设定。在手术过程中，所有患者均应进行容积描记或动脉压监测，因为电灼可能会干扰心电图的监测，不利于对患者基本节律的解读。

术后

术后 ICD 患者应进行持续心电监护，直到 CIED 团队重新评估 ICD 并确认恢复了适当的术前设置。这是必不可少的，因为 ICD 患者在围手术期存在室性心律失常的风险。起搏器的术后评估将取决于手术环境。对于术中重新设定、意外的血流动力学变化、脐部上方急诊手术、可能影响设备功能的手术或在近一个月内无法进行设备合理评估的患者，应在其从心脏移出遥控环境前进行评估。除非围手术期患者的临床状况发生变化，否则接受经尿道前列腺电切术的患者无需进行其他 CIED 评估。需要碎石术的患者应在 1 个月内对其设备进行评估,除非手术过程中发生临床变化。进行单极电外科手术且无意外围手术期并发症的患者,应在当月通过远程遥测对设备进行评估。

肺动脉高压

术前

肺动脉高压定义为通过右心导管检查评估的平均肺动脉压(mean pulmonary artery pressure,mPAP)≥25mmHg。肺动脉高压的分类基于具有相似病理学依据、血流动力学特征和治疗策略。患者可分为:第 1 组,肺动脉高压(pulmonary arterial hypertension,PAH),mPAP≥25mmHg,正常肺动脉闭塞压≤15mmHg,在没有肺实质或血栓栓塞性疾病的情况下肺血管阻力高于 3 个单位;第 2 组,由于左心疾病引起的肺动脉高压;第 3 组,由于肺部疾病和/或缺氧引起的肺动脉高压;第 4 组,慢性血栓栓塞性肺动脉高压;第 5 组,机制不明或多因素导致的肺动脉高压(知识框 3.1)。

在观察性研究中,PAH 患者的发病率和死亡率增加。危险因素包括紧急手术、肺动脉高压的严重程度、右室功能不全的程度,以及在肺动脉高压诊疗专业知识不足的中心进行手术。鉴于 PAH 的复杂性,处理应该在有 PAH 诊疗经验的中心进行。术前,患者应在手术前进行全面的心脏评估和调理。病情恶化的体征和症状可能包括功能状态改变、颈静脉压力升高、充血性心力衰竭、缺氧或晕厥。此外,患者的肺动脉高压药物和其他对肺动脉高压作用的特殊药物应在术前服用。

术后

术后需要外科医生和 PAH 团队密切配合。术后并发症可能包括呼吸衰竭、心律不齐、充血性心力衰竭、肾功能不全、脓毒症、肝功能不全、高血压、心脏缺血和卒中。

围手术期药物干预

围手术期有几类药物,包括 β 受体阻滞剂、他汀类药物治疗、α 激动剂、血管紧张素转换酶(angiotensin-converting enzyme,ACE)抑制剂和抗血小板治疗,此外还有抗凝剂。

研究表明,围手术期 β 受体阻滞剂可以减少围手术期心脏事件,但与卒中、低血压和心动过缓的风险增加有关。因此不建议在手术当天进行 β 受体阻滞剂治疗(Ⅲ类)。当前的指南建议对长期使用 β 受体阻滞剂的患者(Ⅰ类)继续进行 β 受体阻滞剂治疗。对于具有 3 种或更多危险因素的患者,例如糖尿病、肾功能不全、脑血管意外、心力衰竭、冠状动脉疾病以及中低危心肌缺血的患者,可使用 β-受体

知识框 3.1　肺动脉高压的分类 *

1. 肺动脉高压
    1.1　特发性肺动脉高压
    1.2　遗传性肺动脉高压
        1.2.1　*BMPR2*
        1.2.2　*ALK-1,ENG,SMAD9,CAV1,KCNK3*
        1.2.3　未命名
    1.3　药物和毒素导致
    1.4　与下列有关:
        1.4.1　结缔组织病
        1.4.2　HIV 感染
        1.4.3　门静脉高压
        1.4.4　先天性心脏病
        1.4.5　血吸虫病
    1′.　肺静脉闭塞性疾病和/或肺毛细血管血管瘤病
    1″.　新生儿的持续肺动脉高压
2. 左心疾病引起的肺动脉高压
    2.1　左心室收缩功能障碍
    2.2　左心室舒张功能障碍
    2.3　瓣膜疾病
    2.4　先天性/后天性左心流入/流出道梗阻和先天性心肌病
3. 肺疾病和/或低氧引起的肺动脉高压
    3.1　慢性阻塞性肺疾病
    3.2　间质性肺疾病
    3.3　其他混合性限制性和阻塞性肺疾病
    3.4　睡眠呼吸障碍
    3.5　肺泡通气不足
    3.6　慢性高海拔暴露史
    3.7　发育性肺疾病
4. 慢性血栓栓塞性肺动脉高压
5. 不明多因素机制的肺动脉高压
    5.1　血液系统疾病:慢性溶血性贫血,骨髓增生异常,脾切除术
    5.2　系统性疾病:结节病,肺组织细胞增生,淋巴管平滑肌瘤病
    5.3　代谢性疾病:糖原贮积病,戈谢病,甲状腺疾病
    5.4　其他:肿瘤阻塞,纤维化纵隔炎,慢性肾衰竭,节段性肺动脉高压

HIV,人类免疫缺陷病毒。

* 第五届世界肺动脉高压研讨会,法国尼斯,2013 年 2 月 27 日至 3 月 1 日。

(Adapted from Simonneau G, Gatzoulis MA, Adatia et al. Updated clinical classifi cation of pulmonary hypertension. *J Am Coll Cardiol.* 2013;62(Suppl 25):D34-D41)

阻滞剂(Ⅱb 类)。建议在手术前 2~7 天开始使用 β 受体阻滞剂。

接受慢性他汀类药物治疗的患者应围手术期继续治疗(Ⅰ类)。非心脏手术患者不建议使用可乐定等 α₂ 受体激动

剂。ACE 抑制剂可以在围手术期继续使用，如果在手术前使用，应在患者病情稳定后重新开始使用。

阿司匹林在接受手术的无冠状动脉支架患者中的益处尚不确定。对于无冠状动脉支架置入史的脑血管疾病或 CAD 风险增加的患者，继续每天服用阿司匹林可能是合理的，因为减少潜在心血管事件的益处大于围手术期出血的风险（Ⅱb 类）。有数据表明阿司匹林与较高的出血风险相关并且并未降低心肌梗死的风险，因此，除非缺血性事件的风险超过了出血的风险，否则不建议在择期行非心源性非颈动脉手术患者中开始或继续使用阿司匹林（Ⅲ类）。

对于装有机械性二尖瓣或机械性主动脉瓣膜并伴有其他危险因素（例如房颤、血栓栓塞史、左心室功能不全、陈旧的人工主动脉瓣膜或高凝状态）的患者，当存在手术出血的风险时，应采用桥接抗凝治疗（一类）。在装有机械瓣膜接受小型手术的患者中，建议继续进行抗凝治疗（Ⅰ类）。具有机械性主动脉瓣并且无其他血栓形成危险因素的患者，只要中断时间短暂（Ⅰ类），就可以暂时停止使用维生素 K 拮抗剂而无需桥接。Xa 因子抑制剂和直接凝血酶抑制剂不适用于机械瓣膜患者。

对于房颤患者，2014 AHA /ACC/HRS 心房颤动患者治疗指南未提供具体的围手术期建议，但建议采用个体化治疗方法。

围手术期尚无针对 Xa 因子抑制剂和直接凝血酶抑制剂的指南。在肾功能正常且正在接受择期手术的患者，建议停用抗凝剂≥48 小时。有患者服用达比加群需要紧急逆转，伊达珠单抗现已可完全逆转其抗凝作用。对于接受维生素 K 拮抗剂治疗的患者，可以选择新鲜冰冻血浆，凝血酶原复合物浓缩物和维生素 K。由于起效时间延迟和使用后恢复至靶向治疗水平时间较长，因此不建议常规使用维生素 K。在撰写本文时，尚无批准的 Xa 因子抑制剂。

（高宇　译）

参考文献及自测题

第4章 术前血液学评估和血液并发症的处理

BRENTON ARMSTRONG, SAMIR S. TANEJA, and OJAS SHAH

要 点

1. 尽管常规的术前凝血缺陷筛查并未显示出其成本效益,但通常用于择期手术中有大量出血风险的患者。
2. 贫血会影响手术效果,择期手术之前应尽可能纠正。
3. 泌尿科医师必须熟悉种类不断增加的抗凝药物,以便对患者进行安全的围手术期管理。
4. 进行择期手术的患者应在术前 7~10 天停止使用阿司匹林、氯吡格雷或非甾体抗炎药,以使血小板功能恢复正常。
5. 对于安装洗脱药物的冠状动脉支架或有抗凝的具体适应证的患者,应根据手术大小权衡停止抗凝与术中出血的风险。
6. 对于术前部分凝血活酶时间(PTT)值异常且无抗凝史的患者应仔细评估有无凝血因子缺乏症。
7. 在具有高凝状态以及有静脉血栓形成风险的患者中,应评估因子缺乏症或狼疮抗凝剂使用可能。
8. 静脉血栓形成的风险可以归入 Virchow 三联征,即血栓形成的病理生理学(静滞、高凝性和内膜损伤)。
9. 预防性静脉血栓栓塞治疗应根据风险进行调整。

术前评估

在任何泌尿外科手术之前评估患者的潜在血液并发症时,最重要的第一步是全面的病史采集和体格检查。采集病史的临床医生应特别注意以下方面:已知个人或家族史中任何的出血性疾病;有外伤、手术或牙科手术后出血时间延长的病史;有肝脏疾病、吸收不良或营养不良的病史;近期使用抗凝剂情况。

提示凝血疾病的体格检查结果包括瘀点、瘀斑、血肿、紫癜和获得性疾病的皮肤红斑,例如肝功能衰竭或尿毒症。

患者或患者家庭成员的出血症状应积极进行实验室评估。此外,无症状患者通常进行常规实验室筛查测试,包括全血细胞计数、血小板计数、凝血酶原时间(prothrombin time, PT)和活化的部分凝血活酶时间(activated partial thromboplastin time, aPTT)。PT 测量外源性凝血系统的活性,而 aPTT 测量内源性凝血系统的活性(**图 4.1**)。检测出血时间的有利于发

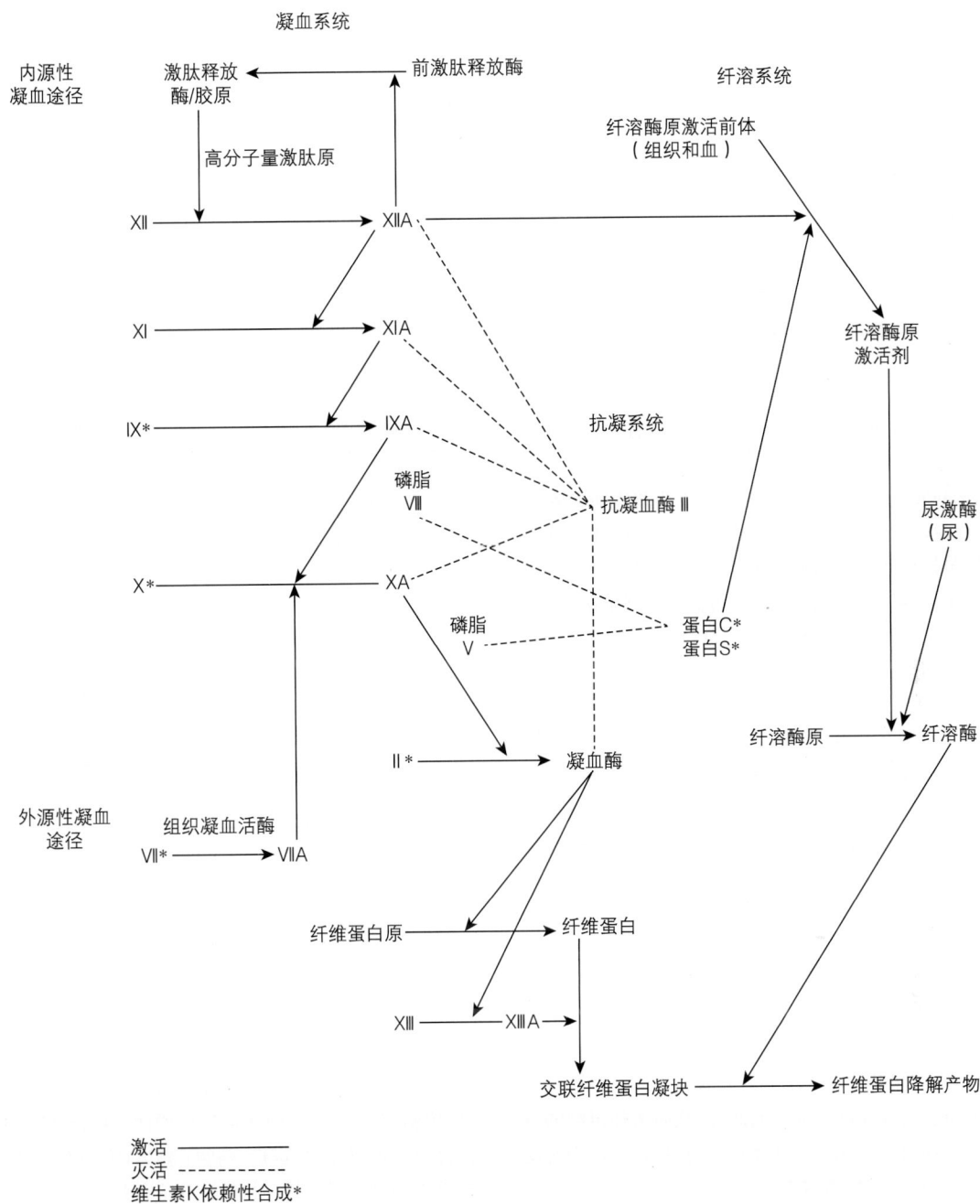

图 4.1　正常凝血级联反应

现可能存在血小板功能障碍的患者。除非病史、体格检查或常规实验室检查发现异常，否则无需进行评估。

在进行 PT、aPTT 和血小板计数术前筛查时，外科医生要识别出无症状患者，这些患者在术中或术后出血的风险增加。有症状患者的评估不考虑筛查。但是，大多数发生围手术期大出血的患者无法通过术前筛查来识别，因为绝大多数大量出血与手术技术有关，而不是由于内源性凝血病。在否认出血病史以及相关症状和体征情况下，先前存在凝血病的风险非常低。

多项研究评估了基线水平术前筛查的成本效益，共同建议无需对凝血病进行术前筛查，并且在没有临床证据提示出血风险增加的情况下不应进行术前筛查。术前检查应针对无法进行充分临床评估的患者。取消基于这些标准的常规筛查将使术前凝血试验的总数减少约 50%。凝血试验的局限性众所周知，凝血试验对出血性发作的敏感性和阳性预测价值有限，异常值可能无临床意义或呈假阳性，且与失血量或输血量无关。

目前数据不支持对无症状患者进行常规术前凝血筛查，但当患者进行可能出现大量失血或与重建相关的大型手术，医生将检测常规检查 PT、aPTT 和血小板计数。

血液成分异常

红细胞

常规术前筛查中发现的贫血应追溯其病因和临床意义。通常术前血红蛋白水平>100g/L较适合进行手术。尽管大多数手术患者通常可以耐受较低的术中血红蛋白水平,但这些值与发病率和死亡率风险增加有关。此外,通过贫血可能发现其他未知的合并疾病,可能对围手术期诊疗影响很大。由于贫血可能是原发性疾病或可能继发于其他全身过程,因此仔细的病史采集和体格检查是必不可少的,这样可以帮助发现潜在的病因。

初始诊断研究应包括网织红细胞计数,平均红细胞体积,外周血涂片检查和粪便潜血检查。许多泌尿外科疾病可能与贫血有关,包括恶性肿瘤和慢性肾衰竭。缺铁性贫血与肾细胞癌有关。癌症直接侵袭骨髓可能会导致骨髓纤维化和继发性贫血,最常见于转移性前列腺癌。放疗可导致骨髓抑制或放射性回肠炎继发的维生素 B_{12} 缺乏症。肠道替代的泌尿系重建与已知的代谢紊乱有关,包括利用回肠产生的维生素 B_{12} 缺乏症。人体中维生素 B_{12} 的储存期约为 3 年,此后患者可发展成巨幼细胞性贫血。许多化疗药物均可引起骨髓抑制。常用的泌尿科抗生素,例如呋喃妥因、磺胺类化合物和喹诺酮类药物,可在患有六磷酸葡萄糖脱氢酶缺乏症的患者中产生溶血性贫血。也有溶血性贫血与肾细胞癌和精原细胞瘤相关的报道。如果血尿是慢性的或很严重,它本身也会引起贫血。

了解贫血的原因可以在围手术期科学施策,最大程度地低手术发病率。对于无法纠正导致贫血根本原因的患者,如果有功能受损的风险,治疗应包括输血。对于择期手术患者,建议在术前纠正贫血的根本原因,这样可避免输血。理想地,术前输血应提前 24 小时进行,以促进 2,3-二磷酸甘油酸再生,因为这会改变氧气的解离曲线,从而增加组织的氧气利用率。输血有潜在的发病风险,包括溶血反应,变态反应和病毒性疾病的传播(**表 4.1**)。

红细胞增多症是指血细胞比容明显高于正常水平,增加了血液的黏度并减少了氧气的运输。红细胞增多症可显著增加手术发病率和死亡率,特别是与血栓栓塞并发症有关。红细胞的增加可能是原发性的,如真性红细胞增多症,也可能是继发的。继发性红细胞增多症的常见原因是低氧状态或副肿瘤综合征(如肾细胞癌和肾母细胞瘤),可能导致促红细胞生成素的产生增多。真性红细胞增多症患者应进行术前静脉放血,将血细胞比容降低至<45%,以减少血栓栓塞并发症的风险。在继发性红细胞增多症患者中,血细胞比容应降低至<50%。

血小板

正常人的血小板计数在健康个体中可能差异很大。血

表 4.1 每单位输血的并发症

并发症	发病率
反应	
非溶血性发热	(1~4)/100
变态反应性	(1~4)/100
延迟性溶血	1/1 000
与输血相关的急性肺损伤	1/5 000
急性溶血	1/12 000
致死性溶血	1/100 000
过敏反应	1/150 000
同种免疫(红细胞)	1/100
同种免疫(HLA)	1/10
感染	
乙型肝炎	1/220 000
丙型肝炎	1/1 800 000
HIV-1	1/2 300 000
HTLV-1,-2	1/2 993 000
疟疾	1/4 000 000
罕见	
同种敏感化(红细胞)	1/100
同种敏感化(HLA)	1/10
移植物抗宿主病	罕见

HLA,人类白细胞抗原;HTLV,人类嗜 T 细胞病毒。

(Adapted from Dzieczkowski JS, Anderson KC. Chapter 113. Transfusion biology and therapy. In: Longo DL, Fauci AS, Kasper DL, Hauser SL, Jameson JL, Loscalzo J, editors. *Harrison's Principles of Internal Medicine*, 18e [Internet]. New York, NY: The McGraw-Hill Companies; 2012.)

小板计数> $50×10^9$/L 时通常可以进行手术,应对外科出血。血小板减少症是由于血小板生成减少(辐射、原发性骨髓疾病、酒精、药物)、外周微环境破坏增加(自身免疫性疾病、弥散性血管内凝血、脓毒症、药物)、隔离(脾肿大)或体外血小板丢失(放血)引起的。初始治疗应包括治疗根本原因。如果这不可能,则下一步是血小板输注。一单位血小板预计会使血小板数增加(5~10)× 10^9/L。

血小板增多症可由骨髓增生异常引起,并与血栓形成和出血并发症的风险增加有关。继发性或反应性血小板增多症是由潜在的炎症或感染引起的具有正常功能的血小板总数增加。反应性血小板增多症患者发生血栓形成的风险不会增加,无需抗凝治疗。

血小板功能的遗传缺陷是罕见的遗传性疾病,可导致血小板功能或形态发生改变,最常见的病因是缺乏调节血小板聚集或黏附作用的糖蛋白介质。治疗或预防出血经常需要输注血小板。

获得性固有血小板功能障碍最常见的病因是药物会影响血小板功能,但也可能是肝脏疾病、尿毒症、甲状腺功能低下和体外循环所致。对于与药物无关的获得性缺陷,应针对

根本原因进行治疗。

血管性血友病

　　血管性血友病(von Willebrand's disease,vWD)是最常见的遗传性出血性疾病,是 von Willebrand 因子功能障碍或缺乏的结果。vWD 是一种血浆蛋白,可介导血小板黏附并与循环中的凝血因子Ⅷ结合并使其稳定。该疾病以常染色体显性和隐性方式传播,男性和女性都会受到影响。症状主要与血小板功能障碍有关,通常表现在儿童晚期。症状最常见的包括皮肤部位或黏膜容易瘀伤和出血。尽管自发性出血可能较轻,但可能会发生严重的胃肠道出血。首选冷沉淀和去氨加压素治疗,能诱导 vWD 和凝血因子Ⅷ从内皮细胞释放。去氨加压素可导致低钠血症;非常年轻或年老的患者发生这种副作用的风险最高。

血友病 A 和 B

　　血友病 A(因子Ⅷ缺乏症)和血友病 B(因子Ⅸ缺乏症)是极为罕见的遗传性疾病。这两种缺陷是典型的隐性 X 连锁性状遗传,几乎完全对男性产生影响。两种疾病背后的潜在病理生理学都是基于凝血因子Ⅷa/Ⅸa复合物的产生不足。

　　在 5 000~7 000 个男性婴儿中,其中有 1 个发生血友病 A。aPTT 延长,而 PT、纤维蛋白原水平和血小板计数正常。在严重缺乏的情况下,可能会发生自发性出血,而患有中度疾病的患者可能只会出现外伤时的过度出血。通过检测因子Ⅷ活性的是否降低来确定诊断。轻微出血的患者通常可以使用正常因子治疗量的 25%~30% 进行治疗;外科手术患者通常治疗剂量需要达到正常水平的 75%~100%。许多不同的Ⅷ因子制剂都可被使用。Ⅷ因子的半衰期为 8~12 小时,可能需要多次给药才能保持稳定状态。大多数患者需要术后 2~3 周的血液科专业支持,以使伤口充分愈合并形成瘢痕。

　　血友病 B,也称为 Christmas 病(源自首例确诊患者),临床表现上类似于血友病 A,但是其发病率较低,在 3 万例男性中有 1 例发生。治疗方法参考 A 型血友病,使用Ⅸ因子替代疗法。

罕见遗传因素缺陷

　　其他因子缺乏的情况要少得多,并且并非全部都与凝血病相关。**表 4.2** 概述了这些疾病的表现和处理。通常,这些患者可能出现瘀斑、血肿或迟发的外伤性出血。

　　凝血酶原缺乏症是一种非常罕见的常染色体隐性遗传疾病,表现为 PT 延长和不同程度的 aPTT 延长。凝血酶原通常转化为凝血酶的活性形式(凝血因子Ⅱ),导致纤维蛋白形成。维持正常水平>15% 即可进行手术,并且可以使用新鲜冰冻血浆(fresh frozen plasma,FFP)达到。

表 4.2　实验室检查结果和因子缺乏症的治疗

缺乏因子	PT	aPTT	TT	出血时间	替代因子
I	↑	↑	↑	↑,N	FFP,冷沉淀
II	↑	↑	N	N	FFP,Ⅸ因子浓缩物
Ⅲ*					
Ⅳ*					
V	↑	↑	N	N	FFP
Ⅶ	↑	N	N	N	FFP,Ⅸ因子浓缩物
Ⅷ	N	↑	N	N	冷沉淀,Ⅷ因子浓缩物
Ⅸ	N	↑	N	N	FFP,Ⅸ因子浓缩物
Ⅹ	↑	↑	N	N	FFP,Ⅸ因子浓缩物
Ⅺ	N	↑	N	N	FFP
Ⅻ	N	↑	N	N	
ⅩⅢ	N	N	N	N	FFP
vWF	N	↑	N	↑	FFP,冷沉淀

aPTT,活化部分凝血活酶时间;FFP,新鲜冰冻血浆;N,正常时间;PT,凝血酶原时间;TT,凝血酶时间;vWF,von Willebrand 因子;↑,延长。

* 影响凝血的因子缺乏症尚不清楚。

Adapted from Wilner ML, Rosove MH. Hematologic complications. In: Smith RB, Ehrlich RE, editors. *Complications of Urologic Surgery: Prevention and Management.* 2nd ed. Philadelphia: WB Saunders; 1990:441-52.)

　　Ⅴ因子缺乏症(也称为类血友病)也是一种非常罕见的疾病,其 PT 和 aPTT 延长。通过 FFP 治疗保持该因子约 25% 的活性即可耐受手术。Ⅶ因子缺乏症很少见,是具有中等外显率的常染色体基因遗传,表现为 PT 延长,aPTT 正常。通过输注血浆或凝血因子Ⅶ替代物来进行治疗。

　　遗传性Ⅹ因子缺乏症经常染色体隐性遗传。通过血浆输注可以为手术做准备,血浆水平需至少达到正常水平 40%。

　　Ⅺ因子缺乏症是一种以常染色体显性遗传的罕见疾病。在阿什肯纳兹犹太人中,这种缺乏症的发病率更高。这些患者可能没有出血史,但经常有鼻出血。创伤或大手术可能会导致严重出血。患者可以通过适当的 FFP 治疗成功地进行泌尿外科手术。

　　尽管 aPTT 延长,但Ⅻ因子缺乏症通常与出血表现无关。对于这种缺陷不需要治疗。Ⅻ因子可促进血纤维蛋白建立成一个稳定的共价网络,而Ⅻ因子缺乏时除了影响纤维蛋白的稳定性,凝血都是正常的。血凝块溶解度异常和特异性因子Ⅻ测定可确诊,FFP 输注足以止血。

　　纤维蛋白原缺乏症或异常血纤维蛋白原血症并不常见,

可以给予 FFP 或冷沉淀以维持足以正常止血的纤维蛋白原水平。

出血增加的疾病

凝血和出血异常是外科或重症患者所遇到的主要问题。尽管这些患者中的大多数没有内在的止血异常，但是他们的基础疾病或疾病治疗都可能产生临床上明显的出血问题。医生必须能够迅速发现这些异常，并在出现重大问题之前加以解决。否则，可能导致急症患者或外科手术患者的发病率和死亡率增加。在本节中，我们讨论了可能导致出血增加的主要严重疾病。

肾衰竭

尿毒症可引起凝血疾病状态，使肾衰竭的患者处于严重出血的危险中。主要的凝血缺陷是复杂和多因素的，但主要是由于血小板功能受损，在实验室检查中，这可能表现为出血时间增加。与尿毒症有关的出血倾向主要表现在慢性肾衰竭患者中，尚不清楚这些发现是否可以用来分析急性肾衰竭。

尿毒症出血主要是血小板与血管壁相互作用受损的结果。目前观察到的导致这种功能障碍的变化包括内皮细胞前列环素增加和一氧化氮产生，vWF 异常以及血小板的生化和功能异常。

经常与肾衰竭相关的贫血在血小板功能障碍中也起到作用。尿毒症患者贫血的纠正可改善或纠正出血时间的延长。当通过大量浓缩红细胞的输入或通过重组人促红细胞生成素刺激红细胞生成将血细胞比容提高到 27%~32% 时，凝血情况得到改善。贫血相关的血液透析并非尿毒症所独有，也存在于其他病因引起的贫血。

通过血液透析可以部分纠正获得性血小板功能障碍，这表明血液中尿毒症毒素的积累可能是致病原因。尽管有出血倾向，但已在尿毒症患者中证实了存在凝血激活，并且在接受血液透析治疗的患者中更为明显。减轻尿毒症出血最安全的方法是给予去氨加压素（DDAVP），但其作用通常是短暂的。在大多数尿毒症患者中，大剂量静脉内偶联雌激素可显著改善出血时间并具有更长的作用时间。

弥散性血管内凝血

弥散性血管内凝血（disseminated intravascular coagulation，DIC）是一种临床病理综合征，其特征是凝血系统的全身激活。在所有凝血病的急性病因中，它可能是最致命的。DIC 不是单个器官疾病，而是各种潜在疾病（最常见于泌尿外科患者的细菌性脓毒症和恶性肿瘤）引起功能紊乱的最终转归。

DIC 发病机制的核心是凝血酶的调节失常和过量生成。

血凝块产生、血凝块溶解（纤维蛋白溶解）和凝血激活抑制的累积效应能维持止血的稳态平衡。在 DIC 中，会产生过量的凝血酶，从而导致纤维蛋白溶解的异常激活，并使稳态转变为过多的血凝块溶解。继发的影响是在微脉管系统中形成纤维蛋白血栓，并且血小板和红细胞被捕获和消耗。如此循环往复，血小板、纤维蛋白原和其他凝血因子的消耗超出了人体的代偿能力，随之而来的就是大量出血。从该描述中应当清楚，DIC 最初是血栓形成过程，仅当血小板和凝血因子被充分消耗和耗尽时才发生继发性出血。大约 10% 的 DIC 患者仅表现为血栓形成。疑似 DIC 的患者通常表现为多个部位的弥漫性出血、瘀点或瘀斑、低氧血症、低血压或少尿。在急性 DIC 中，实验室评估显示出不同程度的血小板减少症，血纤维蛋白原减少以及 PT 和 aPTT 延长。通过检测，纤维蛋白分裂产物（FSP），纤维蛋白降解产物（FDP）或纤维蛋白的 D-二聚体片段的表达通常显著提高。D-二聚体测定在理论上对 DIC 诊断具有更高的特异性，因为该片段是由纤溶酶对聚合纤维蛋白的作用产生的。恶性疾病患者通常患有慢性、代偿性 DIC，在稳态下出血很少。患者通常呈现出表达正常的 PT/PTT，血小板和纤维蛋白原。亚组中的患者表现出 FDP、FSP 或 D-二聚体升高。这些患者受伤导致凝血系统激活（例如小型外科手术）后，发生大出血的风险也增加。

DIC 的诊断在很大程度上取决于实验室检测的结果，但就总体而言，必须全面考虑临床情况。在所有实验室检测结果中，血小板减少症、低纤维蛋白原血症和 D-二聚体片段似乎对于诊断最为敏感。除凝血异常外，微血管性溶血性贫血还可能出现并伴有碎裂的红细胞（外周血涂片）。

DIC 患者的主要治疗策略包括积极的基本支持措施和对引起 DIC 的潜在病因的迅速治疗。如果上述不可能，而对潜在疾病的治疗会加重 DIC，或尽管对基础病程进行了恰当的治疗，DIC 仍在进展，一般的方法是通过输注 FFP、冷沉淀或血小板来支持患者的止血系统。有观点认为这种方法会加重消耗性凝血病，但在临床上从未被验证过。如果出血过多，建议更换为浓缩的红细胞。在 DIC 中使用肝素存在争议。如果血栓形成是主要的表现，并且没有可能因抗凝而加重的明显出血，则可以考虑使用肝素治疗。

原发性纤维蛋白溶解

原发性纤维蛋白溶解是指纤维蛋白溶解途径被激活，此过程独立于因凝血途径激活而导致的纤溶酶介导的纤维蛋白原和纤维蛋白的病理性降解。纤维蛋白溶解与晚期前列腺癌（通常是转移性的）有关，即使没有明显的出血预后也很差。在转移性恶性肿瘤患者中，肿瘤细胞被认为会释放一种直接激活纤维蛋白溶解的物质。

患者通常不会出现大出血，但由于血纤维蛋白原不足引起的出血风险很高。明显的血小板减少症应警惕进展的DIC。实验室检测中，原发性纤维蛋白原溶解与 DIC 的区别是 D-二聚体的正常水平。一旦发生活动性出血，就很难区分这两种情况，因为纤维蛋白是通过凝血酶的作用产生的，纤维蛋白的裂解产生 D-二聚体。

与 DIC 不同,针对原发性纤维蛋白原溶解的方法是使用抗纤维蛋白溶解剂,例如 ε-氨基己酸或氨甲环酸。在治疗严重的低纤维蛋白原血症,也可给予冷沉淀输血支持。如果已经发生了 DIC,在没有全身性抗凝剂(肝素)的情况下禁忌使用抗纤溶剂,因为这会增加微血管血栓的风险。对于继发于恶性疾病的原发性纤维蛋白原溶解的患者,最好的治疗方法通常是积极治疗潜在的恶性疾病。应谨慎地处理化疗相关的骨髓抑制与纤维蛋白原溶解引起的出血并发症之间的关系。

维生素 K 相关疾病

肝病和维生素 K 缺乏症是凝血试验检测异常和临床凝血病的常见原因。这些疾病的病理生理过程是维生素 K 依赖的凝血因子(因子 Ⅱ、Ⅶ、Ⅸ、Ⅹ),蛋白 C 和蛋白 S 的产生减少。肝脏是除Ⅷ因子和 vWF 之外所有凝血蛋白的主要来源。肝病也可能导致纤维蛋白溶解异常。健康人群中原发性维生素 K 缺乏症极为罕见。各种各样的动植物来源都可以提供足够的维生素 K,并且肠道中的细菌菌群能够合成所需饮食中很大一部分维生素 K。维生素 K 是脂溶性的,因此,吸收需要充分的胆盐循环。

多种情况可能导致维生素 K 缺乏,这些包括但不限于以下各项:

1. 新生儿,由于胎盘中维生素 K 的转移不佳以及最初无菌的肠道中缺乏维生素 K 的合成;
2. 严重营养不良或全胃肠外营养;
3. 肝外胆道梗阻;
4. 肠道吸收不良综合征;
5. 广谱抗生素的使用。

肝脏还合成因子 Ⅴ,后者在血纤维蛋白生成中起关键作用。尽管维生素 K 状态正常,肝合成功能的显著损害仍可能导致这些凝血因子中任何一种的生成减少。

肝病或维生素 K 缺乏症患者最初因Ⅶ因子缺乏而导致 PT 延长,但没有任何临床上明显的出血迹象。凝血因子Ⅶ的半衰期最短(6~10 小时)。在更严重的缺乏症中,PTT 也可能由于Ⅱ、Ⅸ和Ⅹ因子的消耗而升高。基于合成下降的纤维蛋白原的显著减少是不好的征兆,提示存在非常严重的肝脏疾病。患有长期肝病的患者会发展为门静脉高压症,这可能导致血小板在脾脏积聚。有价值的评估肝脏的合成功能是测量白蛋白或胆固醇。对于维生素 K 缺乏但无活动性出血迹象的患者,应积极补充维生素 K 并进行密切观察。维生素 K 可以口服、皮下、肌内或静脉内给药。皮下注射由于不同程度的反应率和吸收率而不受青睐。最快的途径是静脉注射(1mg/d),但有过敏反应的风险,因此应在监测下缓慢进行。口服维生素 k 的剂量为 5~10mg/d;通常会在 24 小时内看到改善。

存在肝脏疾病的情况下,患者对维生素 K 的反应可能较差。对维生素 K 治疗无效的患者,PT 或 PTT 异常增加或要

进行有创治疗的患者可能需要接受 FFP 输注治疗。鉴于因子Ⅶ的半衰期较短,通常需要围手术期每 6 小时使用 FFP 给予积极支持,以持续纠正凝血。

大量输血综合征

大量输血综合征是由于在不到 24 小时内替换了全身血量,但是没有同时输入血小板和 FFP 而引起的,通常在创伤时出现。这种情况会导致稀释性凝血病,因为储存的红细胞不包含活性血小板,而且凝血因子不足。这种稀释导致临床和实验室检测结果类似于 DIC。在接受大于 5 个单位的血液后的患者出现出血、PT 延长、PTT 延长和血小板减少,均应怀疑该诊断。诊断的关键因素是输血史。

通过输注 FFP 和血小板来补充凝血因子和血小板以完成对该疾病的治疗。最好的治疗方法是每 5 单位的红细胞输注 1 单位 FFP 和血小板以预防疾病。对于持续或过量失血的患者,建议进行 FFP 或血小板的经验性治疗。在可控制或无持续的出血情况下,除非临床上有术后出血的指征,否则可以不继续使用 FFP 和血小板。

抗凝治疗的患者

接受慢性抗凝治疗,但需要泌尿外科手术的患者对医生提出了挑战。这些患者的围手术期处理应旨在最大程度地减少手术和药物风险。为了实现这一目标,医生必须了解抗凝治疗的适应证,停药的后果以及特定抗凝药物的药理作用机制。应根据患者的具体情况确定抗凝或抗血小板治疗的围手术期管理。治疗团队包括泌尿外科医生、麻醉医生、心内科专家和初级保健医师。在过去的几年中,抗血小板药物和抗凝药物数量已大大增加。在过去的几年中,抗凝剂已大大增加。下表将概述可用的药物(请参阅**表 4.3~4.5**)。

慢性抗凝的最常见适应证包括静脉血栓栓塞、人工心脏瓣膜、慢性心房纤颤和冠状动脉支架置入,尤其是药物洗脱支架。关于静脉血栓栓塞将在本章后面讨论。机械人工心脏瓣膜需要抗凝治疗,因为继发于包括全身栓塞和闭塞性血栓形成在内的血栓并发症的风险较高。房颤患者因卒中发生风险增加 6 倍而需要抗凝治疗。

抗血小板治疗

最常见的抗血小板药物包括阿司匹林和 $P2Y_{12}$ 受体阻断剂(例如氯吡格雷和普拉格雷)。有关抗血小板药物的概述,请参见**表 4.3**。这些药物用于脑血管、冠状动脉和周围血管疾病患者的二级预防。经皮冠状动脉介入治疗(percutaneous coronary intervention,PCI)放置血管内支架后,也可使用抗血小板药物,以防止支架血栓形成。

阿司匹林通过不可逆地抑制血小板环氧化酶 1(COX-1)来发挥其抗凝作用,进而抑制血栓烷 A 的产生并减少血小板

表 4.3　抗血小板药物

类型	药物名	作用机制	适应证	用药剂量	不良反应
水杨酸酯	乙酰水杨酸(阿司匹林)	不可逆转的抑制血小板 COX-1	脑血管,冠状动脉和外周血管疾病患者的二级预防	75~325mg 每日口服	胃肠反应(消化不良,胃炎,溃疡,出血),过量服用有肝毒性和肾毒性
噻吩吡啶类	氯吡格雷,噻氯匹定,普拉格雷	不可逆转地阻断血小板 ADP 受体(P2Y$_{12}$受体),破坏血小板聚集	脑血管,冠状动脉和外周血管疾病的二级预防(与阿司匹林结合使用)可预防术后发生心脏和周围支架血栓形成或不稳定型心绞痛	氯吡格雷 75mg 口服(通常从负荷剂量开始)	胃肠反应血小板减少症 TTP
双嘧达莫	Aggrenox(缓释双嘧达莫和小剂量阿司匹林的合成)	PDEI 引起细胞内血小板 cAMP 增加,导致血小板抑制	TIA 病史患者预防卒中	200mg 双嘧达莫+25mg 阿司匹林,口服每日两次	免疫介导的血小板减少
糖蛋白Ⅱb/Ⅲa 受体拮抗剂	阿昔单抗(Abciximab),依替巴肽,替罗非班	靶向作用于血小板表面的糖蛋白Ⅱb/Ⅲa 受体,限制其聚集	急性心肌梗死患者或计划经皮介入治疗应用替罗非班/依替非巴肽的患者高危伴不稳定型心绞痛患者	静脉推注序贯输注	免疫介导的血小板减少

TTP,血栓性血小板减少性紫癜;TIA,短暂性脑缺血发作;PDEI,磷酸二酯酶抑制剂;cAMP,环状单磷酸腺苷;ADP,二磷酸腺苷。

(Adapted from Braunwald E, Bonow RO, editors. Braunwald's Heart Disease: A Textbook of Cardiovascular Medicine. 9th ed. Philadelphia: Saunders; 2012.1961)

表 4.4　肠外抗凝剂

类型	药物名	给药途径	作用机制	适应证	不良反应
肝素	肝素	静脉或皮下注射	激活和增强抗凝血酶活性	急性冠状动脉综合征,心房颤动,预防和治疗静脉血栓栓塞,治疗肺栓塞	转氨酶升高,HIT,骨质疏松
低分子量肝素	依诺肝素,达肝素钠,替扎肝素	皮下注射	激活抗凝血酶进而抑制 Xa 因子作用	与肝素类似	HIT,骨质疏松
选择性 Xa 因子抑制剂	磺达肝癸钠	皮下注射	催化抗凝血酶介导的抑制 Xa 因子作用	与肝素类似,似乎对治疗 HIT 有效	出血
直接凝血酶抑制剂	比伐卢定,阿加曲班	静脉或皮下注射	直接与凝血酶结合以阻止底物相互作用	与肝素类似	背部疼痛,恶心,头痛和低血压

HIT,肝素诱导的血小板减少。

(With permission from Braunwald E, Bonow RO, editors. Braunwald's Heart Disease: A Textbook of Cardiovascular Medicine. 9th ed. Philadelphia: Saunders; 2012. 1961)

表 4.5　口服抗凝药

类型	药物名	作用机制	适应证	不良反应	半衰期/小时
维生素 K 拮抗剂	华法林	干扰维生素 K 依赖性凝血因子的合成	房颤患者的卒中预防,人工心脏瓣膜患者的血栓形成或血栓栓塞事件的预防,深静脉血栓形成的预防和治疗	皮肤坏死	36~42
Xa 因子抑制剂	利伐沙班,阿哌沙班	可逆性抑制 Xa 因子活性位点	非瓣膜性房颤患者卒中预防,深静脉血栓形成的预防和治疗	胃肠道出血	9~14
直接凝血酶抑制剂	达比加群酯	可逆性抑制 Ⅱa 因子(凝血酶)活性位点	对非瓣膜性房颤患者卒中的预防作用		12~17

(Adapted from Braunwald E, Bonow RO, editors. Braunwald's Heart Disease: A Textbook of Cardiovascular Medicine. 9th ed. Philadelphia: Saunders; 2012. 1961)

聚集。这种作用是不可逆的,并持续约 7~10 天,等同于血小板的寿命。因此,接受择期手术的阿司匹林患者应在手术前约 7~10 天停药。阿司匹林最常见的副作用是胃肠道疾病,可表现为轻度消化不良或重度胃炎,溃疡和出血。

噻吩并吡啶或 P2Y$_{12}$ 受体阻滞剂靶向作用于血小板表面的 ADP 受体。噻吩并吡啶类药物包括噻氯匹定、氯吡格雷和普拉格雷(表 4.4)。这种强大的不可逆转的阻断作用可防止 ADP 诱导的血小板凝集。噻吩并吡啶类药物也可能引起胃肠道副作用,但也可能引起主要的血液学并发症(中性粒细胞减少、血小板减少和血栓性血小板减少性紫癜)。这些主要作用通常在开始用药的前 3 个月内表现出来。P2Y$_{12}$ 受体阻滞剂应在手术前 5~7 天停药,以减少出血的风险。

目前,经皮冠状动脉介入治疗在阻塞性冠状动脉疾病治疗中非常普遍。在进行 PCI 时,通常会放置裸金属支架(BMS)或药物洗脱支架(DES)。阿司匹林和 P2Y$_{12}$ 受体阻滞剂双重抗血小板治疗(dual antiplatelet therapy, DAPT)用于降低支架血栓形成的风险。在支架置入后的前 4~6 周,围手术期支架内血栓形成的风险最高。DES 降低了再狭窄的风险,但支架内血栓形成风险增加的时间更长。美国心脏病学会(ACC)和美国心脏协会(AHA)工作组于 2014 年制定了针对非心脏手术患者围手术期心血管管理的实践指南。择期非心脏手术应在 PCI 伴球囊血管成形术(无支架置入)后延迟 14 天,对于 BMS 置入术应延迟 30 天,以及放置 DES 后 365 天。如果手术延迟的风险大于缺血或支架血栓形成的风险,则可以考虑在 180 天后进行非心脏择期手术。对于在支架置入后的前 4~6 周(BMS 或 DES)接受急诊非心脏手术的患者,如果出血风险不太高,则应继续使用 DAPT。如果认为出血风险过高,则应尽可能继续使用阿司匹林,并应尽快重新服用 P2Y$_{12}$ 血小板受体抑制剂。对于无心脏支架的患者使用阿司匹林预防围手术期缺血并发症是否获益,目前尚无定论。如果缺血性事件的风险大于出血的风险,则在没有冠状动脉支架置入史的高危冠状动脉疾病或脑血管疾病患者中继续使用阿司匹林是合理的。

美国泌尿外科协会(AUA)和国际泌尿外科疾病咨询委员会(ICUD)于 2014 年发表综述,内容涉及泌尿外科手术中的抗凝和抗血小板治疗。有关抗血小板药物的一些泌尿外科专病建议在下面列出。对于有心脏风险的患者,低剂量阿司匹林本身可以在围手术期继续用药,并不会增加出血的风险。服用低剂量阿司匹林但无任何具体适应证的患者需停用阿司匹林以进行择期手术,直到手术团队评估可重新开始使用。服用小剂量阿司匹林的患者可以安全进行前列腺穿刺活检,但轻微出血的风险有所增加。通常,泌尿外科手术在围手术期持续使用阿司匹林,会增加出血的风险,但不会产生严重后果,并且不会增加输血的风险。经尿道前列腺电切术、冲击波碎石术和经皮肾手术是例外情况。

抗凝治疗

维生素 K 拮抗剂(华法林)或新型口服抗凝剂(NOAC)(包括直接凝血酶抑制剂和 Xa 因子抑制剂)可实现全剂量或治疗性抗凝效果。这些药物可用于预防高危患者的血栓形成和血栓栓塞事件,以及用于治疗或预防深静脉血栓形成。围手术期可能需联合其他抗凝治疗药物,并应权衡出血风险与血栓形成的风险。

华法林通过抑制依赖于维生素 K 的促凝血因子 Ⅱ、Ⅶ、Ⅸ 和 Ⅹ 以及抗凝蛋白 C 和 S 发挥其抗凝作用。华法林的作用通常在治疗开始后 2~3 天出现,因为不同促凝因子的半衰期延长,促凝血因子因子 Ⅱ 的半衰期最长(72 小时)。过去,PT 用于测量华法林的作用,但由于 PT 测量的可变性,目前 INR(国际标准化比率)使用最广。当 INR 等于或小于 1.4 时,可以安全地进行大多数手术。华法林用于装有人工心脏瓣膜,心房纤颤,卒中病史的患者,以及预防急性心肌梗死患者复发和死亡的患者。然而,华法林治疗最常见的适应证是静脉血栓栓塞。

NOAC 是华法林的新替代品(表 4.5)。这些药物直接靶向结合凝血酶或 Xa 因子的活性位点,此过程是可逆的。与华法林不同,NOAC 起效迅速,不需要常规监测。这些药物应在手术前>48 小时停药。在肾功能不全的情况下停药时间应该更长。不需要进行抗凝水平的常规监测,但可以对抗凝效果进行定性评估,相关指标有 Xa 因子抑制剂的凝血酶原时间、直接凝血酶抑制剂的活化部分凝血活酶时间。阿哌沙班对 PT 的作用有限;抗因子 Xa 检测可用于确定抗凝活性。这些药物目前没有解毒剂或逆转剂。服用 NOAC 时出现严重出血的患者,应根据需要进行输液和输血治疗。如果最后一剂抗凝剂是在 4~6 小时内服用的,应用活性炭可以帮助减少吸收。目前没有确实依据支持此时使用促凝血因子的有效性。透析可用于从血液循环中去除达比加群,但不能去除与蛋白高度结合的利伐沙班或阿哌沙班。

对服用华法林但需要进行有创治疗的患者的处理取决于该操作出血的风险以及一旦停药后出现血栓栓塞的风险。ACC/AHA 围手术期指南指明了房颤和人工心脏瓣膜患者需进行抗凝治疗。

需行高危外科手术的房颤患者应在手术前 5 天停用华法林,以使 INR 恢复正常。如果风险可以接受,则应在手术后 12~24 小时重新开始治疗。

人工瓣膜患者的血栓形成风险较低,例如有双叶机械性主动脉瓣置换术且无危险因素的患者(房颤,血栓栓塞史,左心室功能不全,较老的血栓形成瓣膜,机械性三尖瓣或多个机械性瓣膜)可以在手术前 48~72 小时停用华法林,以纠正 INR,如果评估安全,则可在手术后 24 小时内重新开始治疗。

发生瓣膜栓塞风险高的人工瓣膜患者,包括机械性二尖瓣或主动脉瓣膜置换术后同时有任何危险因素(房颤,既往血栓栓塞史,左心功能不全,高凝状态,较老的血栓形成瓣膜),应在入院前 3~5 天停用华法林,并开始用普通肝素或低分子量肝素(LMWH)桥接抗凝治疗。对于肾衰竭患者,LMWH 是禁忌的。如果需要急诊手术,则进行华法林治疗的患者可以接受 FFP。应谨慎使用维生素 K 来逆转华法林的作用,因为它会使华法林治疗的重启变得复杂。

肝素通过与抗凝血酶Ⅲ（ATⅢ）相互作用使游离凝血酶失活而发挥作用。凝血酶失活可阻止纤维蛋白原向纤维蛋白的转化。肝素还可以使凝血级联反应的Ⅹa和Ⅸa因子失活。肝素的抗凝作用通过aPTT或抗Ⅹa因子测定法（也称为抗Ⅹa测定法）进行监测，该方法可测量肝素对Ⅹa因子活化形式的抑制程度。手术前3~4小时应停用肝素。如果紧急情况下需要逆转，可以使用鱼精蛋白。

最后，发生血栓栓塞疾病超过3~6个月的患者，应在术前3~5天停止抗凝治疗，并在术后尽快恢复抗凝治疗。有近期血栓栓塞病史的患者应在华法林停药期间同时进行肝素抗凝治疗。如果在手术前存在深静脉血栓史，并且出血风险和/或肺栓塞风险高，应考虑咨询血管外科，是否在手术前放置下腔静脉滤器。

术中出血处理

有时，医生会遇到个别严重的术中出现凝血疾病的患者。这种情况有多种可能的原因，因此外科医生必须找出对应的病因。当手术区域被感染时，例如在脓肿引流或治疗黄色肉芽肿性肾盂肾炎时，凝血疾病可能是术中进展性脓毒症的原因。在外科手术出血过多的患者中，稀释性凝血病可能是原因。最后，在已知肝合成功能异常的患者中，出血可能是潜在疾病的表现。根据出血原因不同，对此类患者的即时处理也有所不同。

在有稀释性凝血病或输血反应的患者中，用FFP、冷沉淀或血小板经验性替代凝血因子可能足以减缓出血并辅助完成外科手术。应该保持患者的核心温度，因为体温过低可能会加剧出血。温毯等设备以及术区用温水冲洗，可以快速提升核心温度。

对于有消耗性凝血病的患者，这种努力可能无济于事。在这种情况下，外科医生的工作重点应放在迅速完成手术，最大程度引流感染的体腔，以最大程度地减少菌血症。在无肉眼可见的动脉出血情况下，用烧灼或结扎的方法控制出血往往不成功，应采用填充物压迫止血。为止血而进行的大量努力只会延缓手术的完成，并间接地通过进行性失血和体温过低使凝血病恶化。在手术完成时，使用诸如氩气束凝血设备之类对创面进行广泛的止血是有效的，只要它们不延迟手术过程即可。

在极少数情况下，如果患者状况不稳定，则必须中止手术，或者在完成手术后将填充物留在原处。必要时，通常将填充物留在原处，伤口行单层闭合。然后将患者运至重症监护病房进行复苏并纠正凝血病，随后在24~48小时后再行手术取出填充物。如果进行根治性外科手术，应尽可能完成器官切除，以便更迅速地解决凝血病。重建手术可以在再次手术时予以完成。对于活动性感染的患者，在完成手术之前引流或切除受感染的组织极为重要，因为持续的感染可能会使凝血病转变为永久性疾病。新的感染是手术完成后的一个问题，在填充物置入的情况下，应使用广谱抗生素。

凝血增加的相关问题

高凝状态

有复发或自发性静脉血栓形成病史的患者可能有潜在的家族性或获得性高凝状态（表4.6）。过去人们认为潜在遗传性缺陷占比不到此类病例的10%。然而最近研究表明，实际上有50%以上的病例都有明确的根本原因。凝血级联受到某些因子的调节。这些因子的异常可能会增加血栓形成的风险，并导致抗凝血酶Ⅲ（ATⅢ）、蛋白C和蛋白S的缺陷。有学者发现活化的蛋白C（APC）抵抗（因子V Leiden突变）是大部分可诊断的凝血缺陷的原因（表4.7）。因子V Leiden突变在欧洲血统的总人口中的发生频率估计为5%。

表4.6　家族性或后天性疾病导致高凝状态

家族性	后天性
抗凝血酶Ⅲ缺乏症	恶性疾病
蛋白质C缺乏症	调节性蛋白质缺乏症（营养不良/肾病综合征）
蛋白质S缺乏症	急性期反应（创伤/手术）
活化蛋白C抗性	抗磷脂综合征
因子V Leiden突变	骨髓增生性疾病
因子V辅助因子活性异常	肝素相关的血小板减少
低血纤维蛋白原血症	弥散性血管内凝血
纤溶酶原异常	口服避孕药
纤溶酶原激活物缺乏症	妊娠/产后状态
纤维蛋白原血症	
因子Ⅻ缺乏症	
血小板反应性异常	

表4.7　遗传性疾病导致高凝状态

疾病	患病率
因子Ⅷ:c水平升高	11%
因子V Leiden	白人4%~7%，非白人0~1%
凝血酶原G20210A	白人2%~3%，非白人0~1%
抗凝血酶Ⅲ、蛋白C或S缺乏症	1

（Adapted from Middeldorp S, Coppens M. Hereditary thrombophilia. In: Kaushansky K, Lichtman MA, Prchal JT, Levi MM, Press OW, Burns LJ, et al., editors. Williams Hematology, 9e[Internet]. New York, NY: McGraw-Hill Education; 2015.）

生理学

大多数凝血蛋白是丝氨酸蛋白酶,它们彼此顺序作用。这些蛋白质由称为丝瓜蛋白酶(丝氨酸蛋白酶抑制剂)的另一系列蛋白质调节。丝瓜蛋白酶在正常稳态时,压力条件下,或者在治疗水平下被激活。缺乏丝瓜蛋白酶可能会引起高凝状态。研究最多的丝瓜蛋白酶是 ATⅢ,这是一种肝素辅助因子,可联合肝素使Ⅱ、Ⅸ、Ⅺ和Ⅻ因子失活。ATⅢ浓度的降低使患者的大多数凝血因子失调从而倾向形成血栓。ATⅢ缺乏症是导致研究人群中 2%~4% 的患者高凝的原因,并且它在总人群中的比例为 0.2%~0.4%。除了受丝瓜蛋白酶调节外,凝血级联还受到一组复杂受体的影响,该受体位于内皮表面,被称为血栓调节蛋白。这些受体由于能够中和内皮表面上的凝血酶而具有抗凝作用。一旦形成,凝血酶-血栓调节蛋白复合物就会激活被称为蛋白质 C 的维生素 K 依赖性因子,该因子能够代谢活化的因子Ⅴ和Ⅷ,从而抑制凝血。另一个依赖于维生素 K 的因子蛋白 S 也协同促进了这种激活作用,该因子还可代谢活化因子Ⅴ和Ⅷ。蛋白 C 或 S 的缺乏可能导致血栓形成,在 2%~5% 的高凝患者中观察到,约占总人口的 0.5%。APC 要发挥对活化因子Ⅴ的调控作用,它必须首先附着并裂解该因子。已经明确因子Ⅴ发生突变,称为因子 Ⅴ Leiden 突变,可导致 APC 无法裂解因子Ⅴ(称为 APC 耐药)。这种异常约占 APC 耐药病例的 90%,在普通人群中的患病率约为 5%。

ATⅢ、C 蛋白和 S 蛋白的缺乏以及 APC 耐药,均以常染色体显性方式遗传,并且这些蛋白质缺乏症发病率均<1%。APC 耐药性存在于 3%~8% 人群中,在这些易感人群中,APC 耐药性的存在增加了同时罹患其他遗传性疾病的可能。在这种情况下,与仅具有 APC 耐药性的患者相比,血栓形成的风险大大增加。同时患有其他获得性疾病(见表 4.6),比如长久卧床、创伤、妊娠、恶性疾病、激素替代疗法、手术,显著增加了遗传性高凝状态个体的血栓形成风险。

一种日益被认为是血栓形成的常见原因的获得性疾病是抗磷脂综合征,存在于占总人口 2%~3% 的患者中。抗磷脂机制使患者容易发生动脉和静脉血栓。诊断方法包括检测狼疮凝血抗体或抗心磷脂抗体以及动脉和静脉血栓形成或血小板减少症。患有狼疮性抗凝的患者血清 aPTT 可能升高,然而,抗磷脂综合征的血栓形成机制尚未明确。

高凝患者评估

在以下任何一种情况下,为防止静脉血栓形成,应进行潜在凝血异常的筛查:①血栓形成的家族史;②早期(<45 岁)的血栓形成;③复发性血栓形成,尤其是没有沉淀的因素;④尽管进行了充分的抗凝治疗,但仍发生复发性血栓;⑤在异常部位发生了血栓形成;⑥aPTT(狼疮性凝血)、血细胞比容、白细胞和血小板升高。⑦华法林引起的皮肤坏死。

其他一些适应证需要检测抗磷脂抗体,包括复发性死胎、与血小板减少相关的静脉或动脉血栓形成,以及与神经系统异常(如卒中或短暂性脑缺血发作)相关的血栓形成。

在≤50% 的门诊患者中发现了自发性静脉血栓形成的特定原因,但应对所有个体进行评估,因为未经治疗的潜在病因可能造成致命的后果。

在被筛查的个体中,ATⅢ、蛋白 C 或蛋白 S 的异常可能以正常或不足水平表现出来。具有正常水平的个体可能具有这些蛋白质的功能障碍或发生失活,从而导致临床上功能缺乏。对特定测定的综合讨论超出了本章的范围,但是由于上述原因,功能测定比简单地测定因子存在与否的抗原测定更有用。理想情况下,患者在测试时不应处于血栓形成活跃状态或服用抗凝剂。

由于华法林和肝素可以与多种测定法相互作用,因此应在检测前几周尽可能停止抗凝治疗。如果担心停止抗凝治疗患者存在血栓形成的危险,则可以在检测某些高凝状态时继续进行抗凝治疗。在服用华法林期间,可以检测到 ATⅢ、狼疮抗凝和抗心磷脂抗体的不足,以及 APC 耐药性(在因子Ⅴ缺乏的血浆中)。此外,可以在患者接受肝素的同时检测蛋白 C 或 S 的缺陷或抗心磷脂抗体(表 4.8)。

在诊断出遗传性缺陷之前,应确认检测结果为阳性。为了确诊抗磷脂综合征,必须明确抗体在两次相距> 3 个月的时间内出现。

处理方法

潜在高凝状态下的急性血栓需要进行治疗,此内容将在下一节讲述,但是对于已知高凝状态和急性血栓的患者,应考虑全面情况。在初始治疗的抗凝治疗 3~6 个月后,仍然存在关于哪些患者需要继续抗凝的问题。所涉及的考虑因素包括累及部位数量、血栓形成的严重程度、是否存在复发性血栓,以及血栓形成是自发性的还是继发于沉淀事件的。必须特别注意诸如生殖系统状况和长久卧床或创伤等潜在风险等因素。

对于抗磷脂综合征的患者,现有研究表明,在任何动脉或静脉血栓事件中应考虑终身抗凝治疗。相反的是,建议仅在诊断出遗传学缺陷后发生两次或多次血栓栓塞事件的患者中进行终身抗凝治疗。最后,在患有遗传学缺陷但无

表 4.8　抗凝剂对高凝状态功能测定的影响

功能测定	抗凝剂的作用	
	肝素	华法林
抗凝血酶Ⅲ	下降	无效
蛋白 C	无效	下降
蛋白 S	无效	下降
活化的蛋白 C 抗性	假阳性结果	改良测量法可避免相互作用
狼疮抗凝剂	可能的假阳性结果	改良测量法可避免相互作用
抗心磷脂抗体	无效	无效

症状的成人中,当血栓形成的风险增加时,例如在长期卧床休息、手术或外伤期间,应考虑短期预防使用肝素(皮下或LMWH)。

深静脉血栓形成和肺栓塞

血栓栓塞性疾病,特别是深静脉血栓形成(DVT)和肺栓塞(PE),是外科手术患者发病和死亡的重要原因。根据医疗保险和医疗救助中心的数据,在 2000 年有将近 10 万人次DVT 患者的医院就诊次数。每年大约发生 500 万例 DVT,50 万~63 万例 PE,以及 20 万例致死性 PE。接受腹部或骨盆肿瘤手术的患者极易发生这些并发症。在对未进行血栓预防的拟行盆腔手术的患者进行的回顾中,Kibel 团队报告的 DVT 发病率约为 30%,PE 发病率为 10%,致死性 PE 发病率为 5%。有研究报道,接受大型泌尿外科手术的患者中有1%~5% 出现有临床症状的 VTE。

在参考 Virchow 三联征的血栓形成病理生理学的情况下,静脉血栓形成的危险因素有以下几项:①血瘀;②凝血过多;③内膜损伤。

危险因素包括:高龄(>60 岁),肥胖症,既往 DVT 病史,长期行动不便,妊娠,恶性疾病,骨折,雌激素应用,导致静脉血流淤滞的病理情况(充血性心力衰竭、肾病综合征、脓毒症、心肌梗死、炎性肠病、红细胞增多症、骨髓增生性疾病),和血栓形成倾向。重要的是,这些危险因素是累加的。Wheeler 发现,无危险因素的患者 DVT 和 PE 的发病率分别为 11% 和 1%,而具有一种危险因素的患者的 DVT 和 PE 的发病率分别为 24% 和 4%,具有四个危险因素的患者 DVT和 PE 发病率更高,分别为 100% 和 67%。

一般在手术过程中会发生血栓。有学者提出,麻醉过程中血栓形成的可能性会增加,尤其是麻醉时间超过 1 小时。该发现似乎与术中肌肉松弛时间延长所致静脉淤滞增加有关。

泌尿外科患者根据其患病的性质,经常具有多种血栓栓塞性疾病的危险因素,包括高龄、恶性疾病和手术时间延长。DVT 和 PE 已出现在多种泌尿外科手术当中。历史上,Colby 在 1948 年提及对于开放的前列腺手术,血栓栓塞发病率和致死性 PE 发病率分别为 6.26% 和 2.64%。尽管预防性用药已减少了泌尿外科手术中的血栓栓塞发病率,但该发病率仍较为显著。据报道,肾切除术后血栓栓塞发病率为0.24%~1.5%,前列腺癌根治术后发病率为 1.3%~6.2%,膀胱癌根治术后发病率分别为 0.52%~5.9%。

诊断 DVT 的难点在于其缺乏特异性的临床表现。患有和不患有 DVT 的患者均可发现经典的三联征:疼痛、肿胀和红斑。在只有 10% 的 DVT 患者中发现了经典的 Homans 征象,即小腿上的脚背屈引起的小腿疼痛。鉴于这些发现,需要客观指标进行确诊才能治疗,尤其是因为血栓栓塞性疾病的治疗也有它自身的并发症。一旦疑似 DVT,应进行近端静脉加压超声检查或双功能超声检查。静脉加压超声检查对近端静脉血栓形成的敏感度>90%。它比金标准诊断测试——增强静脉造影的创伤小,并且比阻抗体积描记法更准确。如果最初的超声检查发现异常,则可以轻松诊断 DVT。相反,当检查结果正常时,不能完全排除 DVT 的可能性。Ginsberg 建议对那些初次超声检查正常,但是临床可疑 DVT的患者进行多次超声检查。

鉴于可有多种临床表现的急性 PE,其诊断也很困难。最近的一些方法,例如使用韦尔斯标准,建议使用 D-二聚体检测并将患者发生 PE 的可能性分为较低、中度或较高(表 4.9)。当可疑度很高,并且是术后阶段,常规需要螺旋增强 CT 进行扫描,也是大多数医生标准诊断的方法。

目前,我们经常采用螺旋胸部 CT 作为 PE 的首次检查。如果结果为阴性,则只有高度临床怀疑 PE 的情况下,我们才进行肺血管造影。螺旋 CT 和肺血管造影的缺点是需要大量推注静脉或动脉内造影剂。对于先前存在肾功能不全的患者,可以考虑进行通气/灌注扫描。

处理方法

治疗血栓栓塞性疾病的目的是防止血栓脱落转移、防止血栓栓塞,并在某些情况下促进纤维蛋白溶解。一旦诊断明确,除非存在禁忌证,否则应开始抗凝治疗。如果患者血流动力学不稳定或有广泛的髂股静脉 DVT,则应考虑至心脏和血管外科进行咨询是否需要干预。

如果患者的血流动力学稳定,则应在确诊 DVT 后立即开始肝素抗凝治疗。目前临床已经有多种静脉内普通肝素给药方案,这些方案基于体重或者剂量滴定的列线图。建议 aPTT 治疗目标值达到对照的 1.5~2.5 倍。此外,治疗应尽快达到目标 aPTT 值,因为持续的治疗剂量不足可能会增加DVT 复发的风险。

Table 4.9　Wells Criteria

Criteria	Points
Clinical signs of DVT	+ 3
Alternative diagnosis less likely than PE	+ 3
Previous PE or DVT	+ 1.5
Heart rate >100 beats per min	+ 1.5
Recent surgery or immobilization	+ 1.5
Hemoptysis	+ 1
Malignancy (current or treated in the last 6 months)	+ 1
Score by Model	**PE Rate Overall**
<2 (low)	3.6%
2–6 (moderate)	20.5%
>6 (high)	66.7%

DVT, deep venous thrombosis; PE, pulmonary embolism
(Adapted from Wells PS, Anderson DR, Rodger M, et al. Derivation of a simple clinical model to categorize patient's probability of pulmonary embolism: increasing the model's utility with the SimpliRED D-dimer. Thromb Haemost. 2000 Mar;83(3):416-20.)

(由于版权方要求,本表以英文原表的形式呈现。)

术前确定,并进行相应的处理。应该列出详细的处方药清单,因为多药联用很常见。对肾功能有不利影响或清除率取决于足够肾功能的药物可能需要替代药物或减少剂量。如果 GFR 低于 30mL/(min·1.73m²),建议在围手术期和长期医疗中进行肾脏科会诊。

低钠血症

低钠血症是临床上最常见的电解质紊乱[19]。轻度低钠血症定义为血清钠 130~135mEq/L,有近 30% 的住院患者会出现,而高达 7% 的患者会出现中度至重度低钠血症(<125~129mEq/L)[20]。

病因

低钠血症可能是由于全身钠流失、血清钠稀释或实验室检查错误所致[19,21]。真正的低钠血症由水稀释钠导致血清钠浓度降低而形成。这会导致低渗血清(<280mOsm/kg 水)。由于葡萄糖或甘露醇水平升高,钠也可能被稀释。当葡萄糖水平升高时,水分通过渗透作用被吸引到细胞外空间,从而稀释钠而不改变全身总水量或总钠量。患者血清变为高渗(>295mOsm/kg 水)。每 100mg/dL(5.56mmol/L)葡萄糖中每超过 100mg/dL,钠的校正因子为 2.4mEq/L,此校正因子可用于校正此稀释度[21,22]。低钠血症但血清渗透压正常(280 和 295mOsm/kg 水)的患者患有假性低钠血症。通常,水和电解质占血清体积的 93%,而脂肪和蛋白质占其他 7%。如果患者发展为高脂血症或高蛋白血症,以至于水占血清体积的 80% 以下,则钠的浓度就被低估了。这是因为假设血清由 93% 的水组成,标准实验室设备报告的值是基于每升血清,而不是每升水[23]。机器对相同体积的液体进行采样,但增加的脂质或蛋白质意味着更少的水和钠被摄取,因此浓度被低估了。

真正的低钠血症根据患者的液体状态分为三个亚类:低血容量状态、正常血容量状态和高血容量状态。这些可以根据尿钠浓度(U_{Na})进一步描述[24]。根据液体状态和尿钠浓度,低钠血症的常见病因见**表 5.1**。

表现

轻度低钠血症通常是无症状的。中度或重度低钠血症可出现头痛、恶心、呕吐、肌肉痉挛、嗜睡、癫痫发作和继发于脑水肿的昏迷[21,24,25]。为了防止过度肿胀,大脑调整细胞内的溶质以适应血清电解质的变化[19]。在急性情况下,细胞没有时间适应,所以肿胀和症状更明显。当低钠血症发作缓慢时,大脑能够适应以防止肿胀,并将中枢神经系统症状降至最低。

治疗

低钠血症的处理取决于发病的急剧程度和症状的严重程度。快速纠正低钠血症可导致渗透性脱髓鞘综合征(以前称为脑桥中央髓溶解症)[24]。这种破坏性的神经系统并发症通常是在慢性低钠血症的情况下报告的;然而,它也可能发生在急性低钠血症纠正过快之后。除非患者有严重症状,否则纠正低钠血症应缓慢进行以避免渗透性脱髓鞘综合征。

对于急性起病、严重症状性低钠血症的患者,10 分钟内可使用 100mL 3%NaCl 溶液,最多可使用三次,直到症状消退[21]。3%NaCl 溶液 100mL 的钠负荷相当于 51mEq 钠。对于较轻的急性病例,可以使用 3%NaCl 溶液按 0.5~2mL/(kg·h)的速率输液。中心静脉途径推荐用于持续高渗盐水的给药;然而,在紧急情况下,3%NaCl 溶液可以通过大口径外周静脉给药,而不会有危及肢体或生命事件的风险[26]。

对于慢性低钠血症患者,治疗是基于较慢的可控纠正率。对于无症状的轻度低钠血症,一线治疗是限制液体摄入[24]。如果这样做无效,可以添加盐片或袢利尿剂。对于轻度症状性低钠血症,血清钠应以 1mEq/(L·h)的速率校正[21,25]。24 小时的目标是每天至少增加 4~8mEq 的血清钠,但在任何 24 小时内不超过 10~12mEq/L。此外,应避免在任何 48 小时内钠的增加超过 18mEq/L[25]。相比之下,患有慢性低钠血症和严重神经症状(如癫痫、昏迷)的患者需要在 1~2 小时内迅速纠正到 120mEq/L 的血清钠水平,或者直到症状消退。

表 5.2 提供了高渗盐水给药指南。钠缺乏量的计算可以用来指导替代治疗。血清电解质(钠)应该经常监测,以指导治疗,最初每 1~2 小时一次。

表 5.1　真性低钠血症的病因

尿钠浓度	高容量状态	等容量状态	低容量状态
尿钠>20mEq/l	肾衰竭	Addison 病(糖皮质激素) SIADH	空肠尿流改道 利尿剂过度使用 肾性盐耗(RTA) 肾源性尿崩症 盐皮质激素不足
尿钠<20mEq/l	充血性心力衰竭 低蛋白血症(肝硬化、肾病综合征)	心因性尿崩症	过多的液体损失(胃肠道损失,中暑)

RTA,肾小管性酸中毒;SIADH,抗利尿激素分泌不当综合征。

表 5.2　急性(48 小时)或症状性低钠血症的处理

治疗级别	适应证	钠溶液	剂量	治疗时间
1	无症状加上血清钠>120mEq/L	0.9% NaCl	基于血清钠缺乏程度	直到血清钠正常
2	血清钠<120mEq/L 或有症状	3% NaCl	1~2mL/(kg·h)	直到症状好转
3	严重症状	3% NaCl	4~5mL/(kg·h)	1~2h

注:
经中心静脉导管注入高渗盐水是持续置换的首选途径。
如果加入呋塞米,可能会使血清钠上升的速度增加一倍。
在早期阶段每 1~2 小时测量血清钠一次。
随着血清钠和症状的改善,治疗的级别递减。
(Adapted from Decaux G, Soupart A. Treatment of symptomatic hyponatremia. Am J Med Sci. 2003; 326 (1): 25-30.)

抗利尿激素分泌不当综合征

病因

抗利尿激素分泌不当综合征(syndrome of inappropriate antidiuretic hormone secretion, SIADH) 是由过量的抗利尿激素(antidiuretic hormone, ADH; 也称为加压素), 引起的一种正常容量的低钠血症。在正常生理状态下, 内源性加压素从垂体后叶释放出来, 以应答血清渗透压的增加来增加游离水的吸收。在病理状态下, 加压素的大量释放可能是对中枢神经系统紊乱(卒中、创伤、感染)、药物(抗癫痫药物、化疗药物、抗精神病药物、阿片类药物、摇头丸)、肺部疾病(哮喘、肺炎、肺不张)和激素缺乏(甲状腺功能减退、垂体功能减退)的反应。垂体外来源的加压素也可能导致 SIADH, 包括产生 ADH 的恶性肿瘤(肺小细胞癌、肺外小细胞癌、头颈部癌、嗅神经母细胞瘤)或给予加压素、去氨加压素或催产素的药物治疗[21,27]。

机制

加压素激活肾脏集合管中的 V_2 受体, 以增加自由水的摄取[21]。激活的 V_2 受体通过腺苷酸环化酶增加 cAMP, 导致含有水通道蛋白-2 的细胞内小泡运输到顶端质膜, 同时上调水通道蛋白-2 的合成[28,29]。水通道蛋白允许水通过集合管的质膜重吸收。体内钠总量保持不变, 但全身总水量增加, 导致低钠血症[28]。

表现

SIADH 的表现类似于其他形式的低钠血症, 从无症状到癫痫发作和昏迷; 然而值得注意的是, 这些患者在临床上是正常容量的。

评估

1967 年, Bartter 和 Schwartz 制定了 SIADH 的诊断标准, 至今仍在使用[25]。这些标准列在知识框 5.1 中。

治疗

与其他低钠血症患者一样, SIADH 的治疗方法是基于急剧程度和严重程度。对于大多数患者来说, 这是一个需要缓慢纠正的慢性问题。没有症状的患者最初接受的治疗是限制液体摄入, 而不仅仅是自由饮水的限制。口渴的患者可能会得到硬糖或非常少量的冰片。可以添加袢利尿剂, 而不是噻嗪类药物。有严重症状的患者在接受其他治疗前可能需要高渗盐水。

加压素受体拮抗剂(vaptans)可作为 SIADH 的辅助治疗。它们通过竞争性地阻断加压素的结合位点来防止 V_2 受

知识框 5.1　1967 年 Bartter 和 Schwartz 的 SIADH 标准

- 低钠血症(Na<135mEq/L)
- 临床正常血容量
- 尿钠排泄量升高(U_{Na} >20mmol/L)
- 真性血浆低渗透压(P_{osm}<275mOsm/kg H_2O)
- 不适当的尿液浓度(U_{osm}>100mOsm/kg H_2O)
- 肾功能正常, 无利尿剂使用
- 正常的盐和水摄入量
- 无其他正容量低渗透压的病因: 甲状腺功能减退、糖皮质激素缺乏症

U_{Na}, 尿钠浓度; P_{osm}, 血浆渗透压; U_{osm}, 尿渗透压。
(Adapted from Verbalis JG, Goldsmith SR, Greenberg A, Korzelius C, Schrier RW, Sterns RH, et al. Diagnosis, evaluation, and treatment of hyponatremia: expert panel recommendations. Am J Med. 2013; 126 (10 Suppl 1): S1-S42.)

体的过度激活[20]。这会导致利尿,即使在存在过量的加压素的情况下也是如此。目前在美国,仅有的两种 V2 拮抗剂是康尼瓦坦(静脉)和托伐普坦(口服)。这两种药物都应该在住院环境中开始使用,并由开处方的医生自行决定是否使用。这些药物不推荐作为单一药物治疗,而是与限制液体和补充钠联合使用[20]。

经尿道电切综合征

病因

经尿道电切(transurethral resection,TUR)综合征是由内镜手术期间低渗液的血管内吸收引起的体征和症状。这是经尿道前列腺电切术(TURP)后最常见的报道,但它可能会使任何使用低渗液体冲洗的内镜操作变得复杂[30],包括膀胱镜检查、膀胱肿瘤切除术、经皮肾镜碎石术和经宫颈子宫内膜切除术。冲洗液的血管内吸收主要是通过直接输注到开放的静脉通道而发生,但也可能发生于前列腺包膜或膀胱壁不慎穿孔后渗出液体的再吸收。这一区别很重要,因为继发于直接血管内吸收的 TUR 综合征是急性的,而与渗出相关的 TUR 综合征可能延迟长达 24 小时[31]。早期的 TUR 综合征报告指出,TURP 中大量无菌水的吸收导致血清呈微红色、进行性少尿、氮质血症、肺水肿,甚至死亡。在 TUR 综合征的最初报告中,快速的水吸收导致严重的溶血和随之而来的后遗症。随后人们开始使用渗透压与血清相似的非电解质溶液(275~290mOsm/kg H_2O)。这些溶液包括甘氨酸、甘露醇和山梨醇。虽然使用这种溶液溶血的风险可以忽略不计,但 TUR 综合征仍然是一个令人担忧的问题,尽管不太常见,因为在使用单极电烙术时,现代的冲洗液相对于血清是低渗透的(1.5% 甘氨酸 =200mOsm/kg)。用甘氨酸作冲洗液的 TURP 术后 TUR 综合征的发病率为 1%~10%[30],死亡率从 0.2% 到 0.8% 不等[31]。

近年来,使用单极 TURP 的替代方式来治疗良性前列腺增生症(benign prostatic hyperplasia,BPH)越来越受欢迎。这些包括双极电灼术、绿激光汽化术和钬激光前列腺剜除术。标准 TURP 使用单极电灼术,这需要一种非离子液体来防止通过灌注液进行电传导。而新的方法则使用生理盐水,因为它们不需要通过患者进行导电就能起作用。虽然液体吸收引起的液体超负荷是可能的,但在接受这些手术的患者中,尚未报告术后出现 TUR 综合征[32-34]。

机制

TUR 综合征的发病机制尚未得到普遍认同。主要理论包括以下几个方面[30,35]:
1. 血管内液体吸收
2. 低钠血症
3. 高氨血症
4. 高甘氨酸血症

虽然低钠血症是 TUR 综合征的主要原因,但多种因素可能会导致不同的临床表现。

据估计,TURP 手术中每分钟要吸收 20mL 灌洗液[36]。快速或长时间的血管内吸收会导致一过性高容量血症,表现为中心静脉压(CVP)最初升高,15 分钟内趋于平稳[30,36]。高血压和反射性心动过缓在早期是常见的;然而,随着综合征的进展,往往会出现以低血压和心动过缓为特征的血流动力学减退期。这种血流动力学变化反映了心输出量和血管内容量的下降,一旦停止冲洗这种变化就开始了[30,37,38]。相关因素包括钠尿、渗透性利尿、细胞内水分摄取、低钠血症、低钙血症和体温过低等。

低钠血症的原因是:①注入低渗液使细胞外间隙扩张(即稀释性低钠血症),②尿钠排泄增加(即钠尿)。液体稀释和钠尿对低钠血症的相对贡献取决于冲洗液吸收的量和分析血清钠的时间[39]。在吸收过程的早期,钠的稀释占主导地位,因为大多数液体仍然留在细胞外。随着渗透梯度的扩大,水分逐渐被吸引到细胞内空间,这样当停止低渗灌洗时,低钠血症就会降到最低点。输注结束 30 分钟后,只有不到 50% 的吸收液体留在细胞外。

血清钠通常用来量化细胞外液的体积扩张;然而,只有在手术完成时,这样的估计才是准确的。低钠血症的程度不能准确地衡量术后所有其他时间点的细胞外含水量。灌注液渗出就是这一规则的例外情况,因为在这种情况下,由于延迟重吸收,低钠血症在手术后 2~4 小时最为明显。甘氨酸的系统性吸收也刺激了肾脏钠的排泄[30]。

甘氨酸的全身吸收也刺激了肾脏钠的排泄。如果不及时治疗,脑水肿会导致恶心、呕吐、意识错乱,甚至癫痫发作和昏迷。颅内压升高也可能导致高血压和心动过缓(即库欣反射)。放射学研究表明,在吸收 1L 的低渗灌洗液后,可能会发生脑水肿[40]。相比之下,用生理盐水冲洗会导致血管内空间的更大扩张,但脑水肿并不常见[30]。

目前 TURP 中最常用的灌洗液是 1.5% 甘氨酸。与容量和电解质失衡无关,甘氨酸及其代谢物以剂量依赖的方式保留了直接导致 TUR 综合征的特性[27,28]。甘氨酸由肝脏代谢成氨和乙醛酸。一小部分(10%)由肾脏原封不动地排出,促进渗透性利尿和钠尿[30]。在视网膜和中枢神经系统中,甘氨酸起着抑制性神经递质的作用。据报道,吸收超过 500mL 1.5% 甘氨酸溶液的患者中有 10% 出现视力障碍[30,41,42]。随着持续的吸收,这可能会进展为一过性失明,通常在 24 小时内就会消失,不需要特殊的治疗[43]。根据甘氨酸摄入量的不同,可能会注意到一系列的精神状态变化。症状包括精神错乱、意识消沉和昏迷。甘氨酸还通过产生心内膜下缺氧性损害来损害心脏传导和收缩能力[44]。

氨是甘氨酸肝脏代谢的中间产物。正常情况下,氨由肝脏进一步代谢成尿素,然后由肾脏排出。然而,在肾或肝功能不全的情况下,氨的代谢受到损害,可能会发生高氨性脑病。血氨水平往往与神经系统症状的发病率和严重程度相关[45]。继发于甘氨酸吸收的高氨性脑病是自限性的,一旦停止灌洗就会逐渐纠正。对于这些患者只需要提供支持性措施即可。

危险因素

知识框5.2列出了发生TUR综合征的潜在危险因素[30]。尽管手术切除的程度与冲洗吸收的量和TUR综合征的发病率有关,但TUR综合征与冲洗压力的关系并不精确。两项大型研究未能证明TURP过程中灌洗液袋子高度和液体吸收之间的任何相关性[46,47]。吸烟已被证明是TURP患者大量液体吸收(>1L)的独立预测因子。这被认为反映了吸烟者前列腺微血管密度的增加[48]。

表现

TUR综合征的表现是不同的,取决于吸收的液体的量、速率、途径和类型。轻度病例通常在手术完成后30~45分钟出现,可能会被忽视[30]。症状通常源于神经系统或心血管疾病(表5.3)。在术中和术后早期,恶心、呕吐、躁动、意识错乱和视觉障碍是常见的,面部刺痛感和热感也是常见的。在

知识框5.2   经尿道前列腺电切术中发生电切综合征的危险因素

- 广泛切除
- >45g
- >90分钟
- 有开放静脉窦
- 包膜穿孔
- 高压冲洗
- >40cmH$_2$O
- 间歇性水流切除
- 吸烟史

(Data from Hahn RG. Fluid absorption during endoscopic surgery. Br J Anaesth. 2006;96(1):8-20.)

表5.3   经尿道电切综合征的症状

心血管方面症状	神经系统方面症状
心动过缓	恶心
高血压	呕吐
低血压	躁动
气短	意识错乱
胸痛	意识消沉
	头痛
	视力模糊
	失明

极端情况下可能会出现失明、癫痫发作和昏迷。虽然最初可以看到一过性高血压和心动过缓,但继发于渐进性细胞外液容量收缩的低血压更为常见和有问题。左心室功能不全的患者可能会出现肺水肿。在渗出的情况下,腹痛辐射到肩部是很常见的。

评估

术中怀疑有TUR综合征需要在止血完成后立即终止手术。血清钠和渗透压应该在手术结束时测量,因为只有在这个时候,它们才能准确地量化细胞外液的体积扩张。大多数患者在血清钠浓度降至<125mEq/dL时才出现症状。

液体吸收量的其他测量方法包括液体容量平衡(冲洗液容量−回收液容量 = 吸收液容量)、患者体重、中心静脉压和乙醇呼吸测量值;然而,这些方法并未在临床上广泛使用。除实验室评估外,还应确定血流动力学稳定性和血管内容量状态。这可能涉及不稳定患者的中心静脉压或肺毛细血管楔压监测。

治疗

TUR综合征的治疗必须同时处理容量状态和低钠血症。一方面,继发于容量超负荷的高血压通常是一过性的,随着渗透性利尿和细胞内液体转运的进行,高血压会自动消退。另一方面,心血管衰竭需要紧急治疗。严重低血压和心动过缓的不稳定患者可用阿托品、肾上腺素和静脉补钙治疗[49]。

液体限制和袢利尿剂可用于纠正容量超负荷和低钠血症,但应以血浆扩容和补钠为目标。对于症状轻微且血清钠>130mEq/L的患者,可以使用静脉注射生理盐水(0.9%NaCl),严重的患者可以使用高渗盐水[30,37]。使用袢利尿剂的主要适应证是不能通过自发性利尿消退的急性症状性肺水肿。对于需要快速纠正低钠血症的严重病例(如癫痫、迟钝或昏迷),高渗盐水和呋塞米的联合使用可能是合适的[30,50]。通过这种联合使用呋塞米(20~40mg)的方式可以加速血清钠的升高速度,比单独使用高渗盐水要快两倍。

梗阻后利尿

梗阻后利尿(POD)是指双侧输尿管梗阻(bilateral ureteral obstruction,BUO)或孤立肾梗阻缓解后可能出现的巨大尿量。POD的真实发病率尚不清楚,但它似乎确实是一个不寻常的事件。其发展所必需的因素包括全身总水量、钠和尿素的积累,或肾小管或是集合管的再吸收能力受损。大多数POD病例涉及慢性尿路梗阻;然而,在完全输尿管梗阻的24小时内,肾小球和肾小管功能有明显改变[51]。尽管所有输尿管梗阻患者的同侧肾功能均受损,但在对侧肾功能正常的患者中,临床上有意义的POD并不常见。这反映了对侧肾脏

在持续维持液体和电解质的平衡。本综述仅对 BUO（或孤立肾梗阻）的病理生理学进行讨论，因为它与梗阻性尿路疾病和 POD 有关。

病因

尿路梗阻在病因上可以是解剖性的或功能性的（如神经源性膀胱），在位置上可以是内在的或外源性的。病因有很多，其中最常见的包括男性的前列腺增生或前列腺癌，以及女性的宫颈癌或妊娠。虽然肾结石是导致急性梗阻的相对常见的原因，但大多数 POD 病例都涉及慢性进行性泌尿系梗阻，如膀胱出口梗阻（如 BPH）或双侧输尿管外源性梗阻（如宫颈癌）。

梗阻性肾病的病理生理学

梗阻性肾病是指泌尿系梗阻时肾实质所遭受的功能和病理损害。其严重程度和后果取决于梗阻的程度和持续时间，以及是否有对侧肾脏是否发生梗阻。我们目前对输尿管完全梗阻的病理生理学认识主要来源于单侧或双侧输尿管完全梗阻 24 小时以上的动物模型。

在完全梗阻开始时，肾血流动力学和肾小球滤过发生了深刻的变化。在 BUO 的情况下，这种变化遵循两相模式[51]。在梗阻的前 2 小时内，由于肾小管液压（P_T）升高，GFR 开始下降。在此之后，P_T 继续上升，更重要的是，由于血管紧张素 Ⅱ、血栓素 A_2 和神经输入引起的强烈的输出小动脉血管收缩，肾血流量（RBF）显著下降[52]。肾内血流也优先流向 BUO 的外皮质层，使许多肾小球不再灌注。

最终结果是单个肾单位和全肾 GFR 在 24 小时内显著减少。动物模型报告，单侧输尿管完全梗阻 1 周后，同侧 GFR 约为正常的 25%[53]。BUO 患者的肾小球滤过似乎维持得更好，这可能是由于心房利钠肽（ANP）水平升高所致[54]。ANP 是针对血管内容量扩张而分泌的，它通过以下机制改善 RBF 和 GFR[55,56]：

1. 输入小动脉血管扩张
2. 肾小管-肾小球反馈抑制
3. 肾素-血管紧张素系统（血管收缩）抑制
4. 肾小球滤过系数（Kf）增加

除了其直接的利钠作用外，心房利钠肽的作用被认为有助于在 BUO 缓解后利尿、利钠和迅速恢复最大肾功能。持续性梗阻也主要通过下调整个肾单位中重要的转运蛋白和共转运蛋白活性而对肾小管功能产生有害影响[57]。这会损害钠（Na^+）、钾（K^+）、氢（H^+）和水的重吸收，继而消散髓质溶质梯度并限制浓缩尿液的产生。BUO 缓解后，肾小球和肾小管功能障碍共同表现为严重的利钠和利尿。

机制

POD 可能涉及水利尿、溶质利尿或其联合作用。在大多数情况下，POD 代表了对容量和溶质超载的适当和自限的生理反应。然而，然而，有时利尿可能不适当地超出正常血容量状态，通常是由于集合管对抗利尿激素不敏感（即肾源性尿崩症）造成的自由水过度流失所致。与生理性 POD 相似，这种形式的利尿通常是自限的而且易于处理。真正的病理性 POD 通常是指水和溶质的不适当排泄，反映在尿渗透压 >250mOsm/kg 的水（表 5.4）[58]。病理性 POD 患者不能浓缩尿液源于远端肾小管钠重吸收的缺陷和髓质溶质梯度的丧失。出现这种情况的原因包括以下几个方面[58]：

1. 氯化钠在髓袢和远端肾小管中的重吸收减少
2. 集合管对尿素的重吸收减少
3. 髓质血流量增加引起的髓质溶质冲刷
4. 远端肾小管中的肾小管流速和溶质浓度增加。

表现

尿路梗阻的表现方式取决于病因，发展的时间，是单侧的还是双侧的，以及是完全性的还是部分的。在慢性 BUO 的情况下，体征和症状通常是非特异性的。虽然大多数完全性梗阻的患者表现为无尿或少尿，但一些部分梗阻的患者可能会出现继发于肾脏浓缩功能受损的多尿。

如果充血性心力衰竭是一个并发症因素，容量增加是常见的，可能会表现为体重增加，周围水肿，甚至呼吸急促。长期梗阻的患者可能会出现尿毒症症状，包括精神状态改变、震颤和胃肠道出血。在 BUO 的情况下，容量增加或氮质血症的出现应引起大家对可能存在的缓解梗阻后利尿产生怀疑。因此，这些患者应该得到相应的监测和治疗。在临床实践中，连续 12 小时的尿量超过 200mL/h 即构成 POD[58]。然而需要重点注意的是，在最初的 12 小时内，液体和电解质状态可能会发生重大的紊乱，因此不应延误适当的检查和治疗。

评估和治疗

在出现 BUO 后，患者应该接受彻底的基线评估，包括完整的全血细胞计数和完整的代谢谱。血清尿素氮（BUN）和肌酐的升高以及高钾血症和代谢性酸中毒都需要纠正。梗阻解除后出现快速利尿（>200mL/h）构成 POD，需要进行适当的监测、调查，并在适当的情况下进行治疗。

表 5.4　基于尿液和血浆渗透压的利尿亚型

利尿亚型	U_{osm}（mOsm/kg 水）	U_{osm} : P_{osm}
纯水的	<150	<0.9
溶质的	≥250	>0.9
混合的	≥250	<0.9

P_{osm}，血浆渗透压；U_{osm}，尿渗透压。

(Adapted from Gulmi FA, Felsen D, Vaughan ED. Management of post-obstructive diuresis. AUA Update Series. 1998; 17 (23): 177-83.)

大多数病例表现为生理性 POD,因此,利尿得以继续进行,直到达到由正常体位生命体征,呼吸音,颈静脉扩张和周围性水肿等临床参数确定的正常血容量状态为止。在此期间,应每 6~12 小时评估一次血清电解质,因为电解质失衡,特别是低钾和低镁血症,可能会发生[59]。

如果利尿持续超出正常血容量状态,应怀疑是病理性浓缩缺陷还是失盐性肾病。在这种情况下,尿液诊断指数有助于确定利尿的类型(水、溶质还是混合性),并指导补液(见表 5.4)。当游离水损失过多时,血浆渗透压会升高,而尿液渗透压会保持在不适当的低水平(<150mOsm/kg 水)。

多数具有正常口渴机制且可以自由饮水的患者可以弥补这一缺陷。因精神状态、无进食状态或饮水受限而不能进行口服补液的患者需要静脉补充低渗盐水(0.45%NaCl)。

大多数建议要求每隔 2 小时补液量要达到尿量的一半,以免使利尿持续下去。然而,动物模型表明,维持扩容状态可能会改善最终的肾脏恢复[60]。这导致一些中心完全按尿量进行补液直到肾功能稳定。过量水合的禁忌证包括充血性心力衰竭和高血压危象。过量水合的禁忌证包括充血性心力衰竭和高血压危象。在这些情况下,可以暂缓补液,直到心力衰竭或高血压通过利尿和适当的医疗处理得到解决。

继发于失盐性肾病的病理性 POD 是一种罕见的,但可能危及生命的事件。脱水和电解质失衡(Na^+、K^+、Mg^{2+})很常见,因为持续性的钠尿会促进水分、钾和镁的流失。尿渗透压($\geq 250mOsm/kg\ H_2O$)通常略高于血浆渗透压。这些患者需要仔细的血流动力学监测,可能包括中心静脉压,以及经常监测血清和尿液电解质。

如果钠缺乏严重,可使用生理盐水(0.9%NaCl)并偶尔补充高渗盐水(3%NaCl),以完成钠和容量的补充。血清和尿液电解质在这方面起到了指导作用。容量替代应以 1:1 的方式匹配尿量,直到生命体征和肾功能稳定。低钾血症和低镁血症很常见,需要纠正。高钾血症和酸中毒也可能发生,特别是在严重脱水和随之而来的肾功能恶化的情况下。

尿流改道的代谢并发症

代谢并发症在所有类型的肠道尿流改道中都很常见,这是由于插入肠段持续的溶质运输。这些包括电解质和酸碱异常、感觉改变、药物毒性、骨软化、泌尿系结石和胃肠道吸收不良综合征。影响这些并发症的类型和严重程度的因素包括[61]:

1. 使用的肠段
2. 表面积(肠道长度)
3. 和尿液接触的时间
4. 尿液成分(溶质、pH)
5. 肾功能

这些因素对于电解质和酸碱紊乱的发展尤为重要,这也是本文讨论的焦点。

胃肠道水和电解质的运输

对胃肠道运输的基本了解有助于潜在并发症的管理。胃肠道的主要功能是消化、吸收水分和营养物质以及排泄固体废物。水和电解质的运输通过细胞旁和跨细胞途径进行[61]。

位于基底侧膜上的 Na^+/K^+ ATP 酶通过产生电化学梯度来驱动水和溶质跨肠黏膜的运输。这种梯度有利于钠通过管腔内 Na^+/H^+ 交换或非耦合 Na^+ 通道的吸收。管腔转运蛋白的不同表达有助于解释用于尿路重建的不同肠段电解质异常的类型、发病率和严重程度的差异。例如,空肠有非常松散的细胞内连接,允许液体和电解质通过细胞旁通路快速移动。它还缺乏 Na^+/H^+ 逆向转运蛋白,但具有 Cl^-/HCO_3^- 逆向转运蛋白,它允许碳酸氢盐和氯化物的运动。

钠迅速跟随现有的浓度梯度进行运动,如血浆(140mEq/L)和尿液(20~40mEq/L)之间的浓度梯度。低钠血症和低血容量血症经常与空肠管道相关,这反映了这一事实。氯化物的吸收与整个小肠和结肠的碳酸氢盐分泌有关[61]。碳酸氢盐是由胞内碳酸酐酶产生的,与氯化物以 1:1 的比例分泌。相反,胃壁细胞在酸(H^+)分泌过程中生成碳酸氢根以进行全身吸收,以进行钾的交换。回肠和结肠有渗透性较低的细胞内连接,它可以交换 Na^+/H^+ 和 Cl^-/HCO_3^-[62-64]。在很大程度上,钾的肠道运输是被动的,这是由电化学梯度和水的运动所决定的。钾的管腔内浓度是净钾分泌或吸收的重要决定因素[65]。

大部分的水运输和少量的溶质运输发生在细胞旁。胃肠道渗透性由黏膜的紧密连接度所决定,这种渗透性在肠道末端降低,以致近端小肠的通透性是远端回肠和结肠的 4~6 倍[66]。空肠对溶质和水的高渗透性解释了电解质异常与这一段肠道使用的频繁相关性。

胃

胃黏膜在尿路的间置术在儿童患者中比成人患者更常见。据称,使用胃的好处包括预防短肠综合征、减少黏液产生、相对降低电解质或酸碱紊乱、反复感染和尿石症的风险[67]。最常见的电解质异常是低氯、低钾的代谢性碱中毒,它是由于氢、氯化物和钾的分泌而发生的(表 5.5)[68]。

患者还会因通过胃黏膜流失水分而继发脱水的风险。这种代谢异常很少有临床意义,除非出现严重的肾功能不全或急性脱水。虽然肾功能正常的患者可以通过增加肾脏碳酸氢盐的排泄来减少碱中毒的发生,但肾功能不全的患者则不能。

高胃泌素血症也可能是重要的[68,69]。胃泌素是胃泌素细胞对扩张(以及其他刺激)发生反应而分泌的,它通过激活管腔 H^+/K^+ ATP 酶来刺激壁细胞的质子分泌。这一机制在临床上与胃膀胱成形术有关,在胃膀胱成形术中,慢性出口梗阻引起的膀胱扩张可能刺激胃泌素的分泌,并导致这种综合征。

表 5.5 尿流改道的代谢异常

肠段	电解质异常	治疗	预防
胃	高氯、低钾代谢性碱中毒	生理盐水补液 KCl 替代治疗 H₂ 受体拮抗剂 质子泵抑制剂	H₂ 受体拮抗剂 质子泵抑制剂
空肠	低钠、低氯、高钾代谢性酸中毒	生理盐水补液 碱化治疗(IV/PO) NaHCO₃	PO 补液 PO NaCl 补充 PO NaHCO₃
回肠或结肠	高氯代谢性酸中毒±低钾血症	碱化治疗(IV/PO)±KCl 替代治疗	PO NaHCO₃、柠檬酸钠、柠檬酸钾 氯丙嗪 烟酸

IV,静脉注射;PO,口服。

(Adapted from Tanrikut C, McDougal WS. Acid-base and electrolyte disorders after urinary diversion. World J Urol. 2004;22(3):168-71.)

有症状的患者可能会出现嗜睡、虚弱、精神状态改变、癫痫发作、呼吸抑制和心律失常[70]。治疗开始于使用静脉注射生理盐水(0.9%NaCl)补液并纠正低钾血症,如表 5.5 所示[68]。长期补充口服盐或氯化钾也可能是有益的[69]。患有持续性轻度代谢性碱中毒的患者需要使用组胺-2(H₂)受体拮抗剂进行治疗,组胺受体拮抗剂可竞争性抑制组胺介导的胃酸分泌。质子泵抑制剂直接抑制胃 H⁺/K⁺ ATP 酶,在 H₂ 阻断无效的情况下是有用的[61,68]。

空肠

在所有用于尿路重建的肠段中,使用空肠时电解质异常最为常见[68]。因此,仅当回肠或结肠不可用或不可取时才使用此段。使用空肠时发生的典型代谢变化包括低钠血症、低氯血症、高钾血症、容量收缩和代谢性酸中毒,所有这些都反映了空肠对钠和氯的分泌以及对钾和氢离子的吸收倾向(见表 5.5)[71]。严重脱水是常见的,因为钠分泌产生的渗透梯度导致水和钠的净损失。低血容量刺激醛固酮的分泌,而醛固酮反过来又刺激肾钠重吸收和钾的分泌[72]。这会产生低钠高钾的尿液。当暴露在这样的尿液中时,在电化学梯度的驱动下,空肠会丢失钠并吸收钾。这将进一步延续新陈代谢紊乱。至少有 25% 或更多的患者可能会出现代谢变化,但如果使用的肠段短,则只有 4% 的患者会出现严重代谢变化[73-75]。如果使用远端空肠而不是近端空肠,这种综合征的发病率和严重程度似乎也较少。

在严重的情况下,患者可能出现嗜睡、恶心、呕吐、脱水和虚弱。治疗包括用静脉生理盐水补充水分和用碳酸氢钠(NaHCO₃)纠正代谢性酸中毒。在紧急情况下,高钾血症的标准治疗包括使用胰岛素或葡萄糖输注,碳酸氢盐输注,以及口服或直肠给予钾结合树脂,如降钾树脂(Kayexalate)。在等容状态下,如果肾功能正常,大多数患者都能排出过量的钾。如果不是这种情况,从长期来看,噻嗪类利尿剂可用于增加肾脏的钾排泄量[76]。同样,警惕性的口服补水和补充氯

化钠可推荐作为预防策略。

回肠和结肠

回肠和结肠是尿流改道中最常用的肠段,具有相似的运输特性。当暴露在钾和氢浓度通常较高而钠浓度低于肠道内容物的尿液中时,这些肠段会分泌钠和碳酸氢盐,并吸收氢、氯化物和铵。

肾脏产生的氨通过形成铵来缓冲尿液中的游离氢离子。反过来,铵与钠通过肠道的 Na⁺/H⁺ 逆向转运蛋白竞争吸收,而碳酸氢盐则被排出以换取氯化物的吸收[68,77]。其净结果是高氯代谢性酸中毒[78]。看起来氯化铵的吸收占了酸负荷的大部分[77]。

低钾血症和全身钾耗竭也可能发生。最常见的是,这反映了继发于慢性代谢性酸中毒并伴有肾脏钾消耗和肠内钾分泌的细胞内钾耗竭[68,79]。回肠尿流改道与结肠尿流改道相比,低钾血症较少见,因为回肠表现出比结肠更高的钾吸收能力[80]。

回肠或结肠尿路重建术后高氯代谢性酸中毒并不少见(见表 5.5)[78,81]。在有输尿管乙状结肠吻合术尿流改道的患者中,虽然现在很少见,但这种并发症的严重程度和发生频率要高得多。然而,在大多数情况下,由于肾和肝的代偿,代谢紊乱是相当轻微的。代谢性酸中毒是通过增加肾脏的酸排泄来最小化的,而高氨血症的毒性效应则可以通过肝脏将铵代谢成尿素来避免[61]。正如所讨论的,代谢紊乱的发病率和严重程度取决于许多因素,包括肠段长度(表面积)、与尿液接触的时间和肾功能。与这些危险因素相称的是,使用可控性尿流改道术(50%)的高氯代谢性酸中毒的发病率高于使用回肠或结肠的非可控性尿流改道术(10%~15%)[82-84]。这突出了考虑可控性尿流改道患者的基线肝肾功能正常的重要性。可控性尿流改道的基本要求是血肌酐<2.0mg/dL(176.8μmol/L)和尿蛋白浓度正常。对于在氯化铵负荷后尿pH<5.8,在禁水后尿渗透压>600mosm/kg 的 GFR>35mL/min

和微量尿蛋白的患者,他们也可能是合适的候选者[73]。否则,选择非可控性尿流改道更合适[85]。可控性尿流改道术和原位膀胱置换术在代谢紊乱方面没有明显的临床差异[86]。

严重高氯代谢性酸中毒的患者可能会出现疲劳、体重减轻、食欲减退和多饮。实验室研究显示一个显著的非阴离子间隙代谢性酸中毒伴低氯血症和氮质血症。据估计,高达10%的非可控性尿流改道术患者和更高比例的可控性尿流改道术患者需要治疗慢性酸中毒[73,84]。治疗包括碱化治疗并同时行钾的替代治疗。由于钾被驱动进入细胞内空间,纠正酸中毒而不充分补充钾可能会加剧或加重低钾血症。碳酸氢钠最常用于碱化治疗(1~2g,每日三次),但患者可能会出现腹胀。柠檬酸钠(1~3g,每日四次)是一种合适的替代品,但味道不佳[87]。除非禁忌补钾,否则枸橼酸钾可能更适合于充血性心力衰竭或肾功能不全患者,这些患者对过量钠负荷的耐受性可能较差。据报道,烟酸(每天500mg~2g)或氯丙嗪(25~50mg,每日四次)在动物模型中是有用的,但在人类中缺乏确认性数据[73,87]。

低钙血症也可能是尿流改道患者的一个问题。骨碳酸盐用于持续缓冲慢性代谢性酸中毒。碳酸钙从骨骼中被动员起来,以提供缓冲。患者可能需要每天补500mg~1g的钙[87]。另外,随着磷酸钙骨储存的补充,患者在迅速纠正慢性酸中毒后可能会出现血清磷的大量下降。

由于可控性尿流改道患者的尿液与肠道表面的接触时间比管道尿流改道患者的时间长,因此需要对可控性尿流改道患者进行特殊的处理。这包括建立及时引流(即留置导尿管),以及在怀疑尿路感染时进行经验性抗生素治疗。泌尿系梗阻使水和溶质通过肠段持续运输,而众所周知,全身性感染会通过细菌内毒素引起的肝功能障碍而促成氨性脑病。

感觉改变

在尿流改道或重建的患者中,感觉改变可能继发于镁缺乏,药物毒性或氨性脑病。低镁血症虽然不常见,但反映了慢性酸中毒引起的胃肠道吸收不良或肾脏镁消耗[88]。当一

种特定的药物或其活性代谢物被肾脏原封不动地排泄出来,然后被插入的肠道系统吸收时,就可能发生药物中毒。这种情况可能发生在苯妥英或甲氨蝶呤等药物中[89]。虽然化疗(包括甲氨蝶呤)在可控和失禁尿流改道的患者中被发现是同样安全的,但在治疗期间对可控尿流改道患者进行导尿似乎是谨慎的[90]。

铵由肾脏排泄,被肠段吸收,并通过门静脉循环输送到肝脏。铵(或氨)由肝脏代谢成尿素,然后由肾脏排出。在正常情况下,肝脏代谢能够适应门静脉氨输送的增加,从而使全身水平保持不变。然而,在肝功能障碍的情况下,血清氨可能会积累到中毒的程度。

氨性脑病是一种罕见的肠道尿流改道并发症。虽然这种综合征最常发生在肝功能不全的患者中,但在肝功能正常的患者中也有病例报道[91]。通常,此类病例涉及全身性细菌感染或尿素分解生物引起的尿路感染。全身性感染可能继发于细菌内毒素增生引起的短暂性肝功能障碍[92]。或者,尿素分解细菌可以通过脲酶对尿素的酶解作用产生氨[68,91]。在这两种情况下,吸收的氨负荷都可能使肝代谢不堪重负,并引发脑病。

根据高氨血症的程度和发展过程的不同,脑病的症状从轻微的精神状态变化到深度昏迷。评估包括对肝功能的评估,以及对可能的全身或尿路感染的全面搜索。在可控性尿流改道患者中,应排除梗阻,因为尿潴留可能增加尿铵的吸收。急诊处理包括通过 Foley 导尿管或直肠管迅速引流尿液,以及针对尿素分解细菌的经验性全身抗生素治疗[68]。限制饮食蛋白质、新霉素(口服)和乳果糖(口服或直肠给予)也是适当的,它们可以减少胃肠道氨的产生或吸收[93]。

(范阳 译)

参考文献及自测题

第 6 章　泌尿外科手术的麻醉并发症

GEORGE T. VAIDA and SUDHEER K. JAIN

气腹过程中的临床并发症　　　　　　　　心律失常
　　心包积气和纵隔气肿　　　　　　　　二氧化碳气体栓塞
　　气胸　　　　　　　　　　　　　　　肩痛
　　张力性气胸　　　　　　　　　　　　**参考文献及自测题**
　　皮下气肿

要　点

1. 泌尿外科诊断及治疗操作常可导致手术部位感染、尿路感染和脓毒症，因此，大多数手术需要预防性使用抗生素。抗生素应在手术切皮的60分钟内应用。若患者围术期存在活动性感染或其他感染因素（如 Foley 导管等），应在术前明确诊断（尿常规、细菌培养及药敏）并加以治疗。抗生素的选择是医院特异性的，但应保留最有效的抗生素应对近一步治疗。

2. ASA 分级系统是围手术期风险评估的有效工具。麻醉方式的选择受以下几种因素影响：患者的具体情况（例如年龄、共患病）、具体手术方式（例如潜在的并发症、手术部位、手术时长和难易度、患者体位等）、麻醉医生和术者操作的熟练程度。麻醉方式的选择应建立在良好的围术期患者评估以及与泌尿外科医生的良好沟通之上。

3. 呼吸系统不良事件是全麻的常见并发症。造成呼吸系统损伤的主要原因包括通气不足、食管插管和气管插管困难。其他较为少见的呼吸系统相关不良事件还包括气道梗阻、支气管痉挛、误吸、气道损伤和气胸。为避免以上并发症的发生，良好的气道管理是很有必要的。

4. 在无禁忌证时，区域阻滞麻醉（脊髓麻醉、硬膜外麻醉、脊髓-硬膜外联合麻醉）及外周神经阻滞都是泌尿外科手术麻醉的良好选择。这些麻醉方法可在术中保持良好的镇痛、有利于患者术后更快更好地恢复，当在脊髓麻醉中加入哌替啶时，还可以为术后提供长达8~12小时的良好镇痛。

5. 区域阻滞麻醉的并发症包括：低血压、脊髓麻醉穿刺后头痛、马尾综合征/暂时性神经症状、蛛网膜下腔注药导致的全脊麻、意外血管内注射引起的局麻药的全身毒性反应。虽然这些并发症极少发生，但麻醉医生应时刻保持警惕，对患者进行良好的监护。

6. 恢复室常见的影响患者术后恢复的并发症是疼痛和术后恶心呕吐。但二者基本是可以预防的。在为患者提供"零应激"麻醉的同时，使用区域阻滞、神经阻滞、哌替啶脊髓麻醉可以预防或最大程度的降低疼痛的发生。大多数的术后恶心呕吐是可以通过避免应用吸入麻醉药、N_2O和不必要的术中镇静药来预防的。早期使用止吐药和异丙酚全凭静脉麻醉（TIVA），可进一步降低术后呕心呕吐，特别是高危患者的发病率和严重程度。

7. 阴部及阴茎神经阻滞创伤小，操作简单。他们可作为主要或是辅助的麻醉方法为患者术中和术后提供良好的镇痛。这类神经阻滞方法既可以避免全麻所致的各类风险和并发症，又可为患者提供一个"零应激"的术中和术后状态（无痛、无术后恶性呕吐、良好的术后精神状态），尤其适用于高龄或是危重患者（ASA 分级Ⅲ或Ⅳ）。

8. 肥胖及肥胖相关的阻塞性睡眠呼吸暂停（OSA）的患病率正在逐渐上升。当病态肥胖患者合并有冠心病、心衰、房颤、高血压、肾脏疾病、代谢综合征等合并症时，其手术风险和不良预后的发病率均会增加。而 OSA 的存在可能会进一步加剧上述风险。通过术前评估对患者进行合理的分类，应用区域阻滞麻醉与围手术期支持性持续气道压力/双相气道正压通气（CPAP/BiPAP）可以改善该类患者预后。

9. 最好的术后疼痛管理是基于静脉或硬膜外的患者自控镇痛，或是应用镇痛药、非甾体抗炎药、对乙酰氨基酚、曲马多等药物的多模式镇痛方案。理想情况下，基于具体方案的疼痛管理将给患者提供最好的预后。

10. 目前，大量泌尿外科手术都在腹腔镜或是机器人辅助下完成。因此，我们需要深入了解 CO_2 气腹的病理生理学和术中各类并发症的预防、诊断与处理，包括肩痛、皮下气肿、心包积气、纵隔积气、气胸、张力气胸、CO_2 气体栓塞等。腹腔镜和机器人手术中可预防的严重的体位相关并发症包括特定的神经损伤、间隔综合征以及横纹肌溶解。

泌尿外科医师对麻醉的理解已经有了显著的进步,包括麻醉的风险、受益以及相关并发症等。在术前了解患者的既往史、手术史及心理状态对于规划良好的手术和麻醉方案至关重要。最佳与最为安全的做法是由泌尿外科医生能和麻醉医生一起为患者规划一个整体方案。

本章节将主要围绕术前、术中、术后管理,麻醉方案的选择(如全身麻醉、区域阻滞麻醉和周围神经阻滞麻醉),并发症的治疗和预防这三个方面展开讨论。此外,本章还包括泌尿外科腹腔镜/机器人手术的特殊麻醉管理和并发症的相关内容。

麻醉安全

最近的几十年,麻醉的安全性一直在稳步提高。以麻醉为主要死亡原因的死亡率从 1/14 075 稳步提高至 1/300 000。麻醉安全性显著提升的原因可总结为如下几个方面:更有针对性的术前检查;良好的术中监测;麻醉医生的专项临床训练(包括模拟人训练);根据循证医学证据建立的以患者为中心的临床路径和方案;对于手术和麻醉潜在并发症的不断认知和深入理解。

术前评估

在做泌尿外科手术之前都应对患者进行全面评估以选择合适的麻醉方式。评估至少应包括心肺、气道、感染并发症、抗凝等方面的风险。以上评估,再加上美国麻醉医师协会(ASA)的麻醉风险分级和对特定手术流程和麻醉风险的理解,都会影响麻醉方案的选择。

麻醉前评估

麻醉前评估涉及多个方面,包括患者的现病史、体格检查、既往史以及术前的检查结果。根据 ASA 关于麻醉前评估的建议,患者的术前检查要根据其既往史和身体的一般状况而定,避免套餐式的术前检查。术前检查单元在决定患者术前的特定选择性检查中具有重要作用。每家医院都应有基于自身经验的决策参数,该参数可决定不同手术类型患者进行术前辅助检查的时间及次数。然而想要在本章节中讨论所有泌尿外科手术术前检查是不现实的。

不过,在术前获得患者的完整的全血细胞计数、基础代谢指标、尿素氮(BUN)/肌酐和尿液常规结果是必须的。如果尿常规结果呈阳性,则需进一步进行尿培养和药敏试验,并根据结果使用特异性的抗生素,以防止患者术中出现菌血症和可能的尿脓毒症。

患者合并的心血管系统和呼吸系统疾病是导致麻醉过程中患者死亡的两个最常见危险因素。此外,还包括发病率不断提高的病态肥胖和睡眠呼吸暂停(obstructive sleep apnea,OSA)综合征。

麻醉风险:美国麻醉医师协会患者状况分级系统

在所有术前信息都经过麻醉医生的评估之后,麻醉医生会给患者进行 ASA 分级。术前患者的 ASA 分级是很重要的,研究表明,随着 ASA 等级的增加,患者围术期不良事件和不良预后的发病率也随之增加。

目前,根据患者身体一般状况,ASA 分为 6 个等级:

ASA Ⅰ级:体格健康,各器官功能正常

ASA Ⅱ级:有轻度单一系统性疾病,但处于功能代偿阶段

ASA Ⅲ级:有两种严重系统性疾病患者,但仍在代偿范围内

ASA Ⅳ级:合并严重系统性疾病,失代偿,面临生命威胁

ASA Ⅴ级:垂死的患者,如不接受手术,则无生存可能

ASA Ⅵ级:已宣布脑死亡患者,准备作为器官移植手术供体

泌尿外科手术麻醉方式的选择

需要行肾和泌尿生殖系统麻醉手术的患者通常都较为高龄且合并症多,在麻醉手术之前、之中和之后都有可能会随时出现问题。

泌尿外科手术麻醉方法的选择受多种因素影响,包括:患者的一般状况、手术类型、手术部位、手术时间、泌尿科医生和麻醉医生的业务水平及其对潜在外科手术和麻醉并发症的了解、对手术和麻醉过程的可能困难和局限性的掌握。基于上述因素,最终麻醉方案的确定应由外科医生和麻醉医生共同协商决定。

患者相关的风险分层

患者在围术期的风险可通过 ASA 分级和患者术前的各项化验检查结果进行分层,这对于患者最佳麻醉方式的选择具有重要意义。

ASA Ⅰ级患者一般都较为年轻、健康,运动耐受性好,无生理或精神障碍,可以采用全身麻醉,区域阻滞麻醉,神经阻滞麻醉或者静脉麻醉来完成手术。

对于具有一定全麻禁忌证的患者(例如:困难气道,饱胃,对麻醉药过敏,气道高反应性)需要对麻醉方法进行相应调整(例如:纤维支气管镜引导气管插管,快速诱导气管插管,尽量减少某些药物应用,调整或者加深麻醉诱导)。当患者在手术过程中必须保持镇静时可以选择全身麻醉,例如:近距离放射治疗,肾和输尿管上段结石碎石术,大多数腹腔镜和机器人手术。

ASA Ⅱ级患者有轻度系统性疾病,功能代偿健全,系统性疾病控制良好(例如糖尿病、高血压、吸烟、无慢性阻塞性肺疾病的患者)。此类患者既能耐受全身麻醉,也能耐受区域阻滞麻醉或神经阻滞麻醉。单一的系统性疾病必须得到

良好的控制。对于饱胃和气道高反应性的患者,区域阻滞麻醉或神经阻滞麻醉可以在保证生命安全的同时更有利于术后恢复。

ASA Ⅲ级患者有严重的系统性疾病,合并一种或者多种中重度疾病。虽然患者不存在即刻的生命危险,但其有系统功能受限(例如稳定型心绞痛、充血性心力衰竭、心脏病发作、高血压、糖尿病、病态肥胖、OSA、慢性肾衰竭)。随着现代麻醉监测技术的发展,脉搏血氧饱和度和呼吸末二氧化碳监测($ETCO_2$)的广泛应用,全身麻醉技术得以大幅改善。最近的临床研究比较了全身麻醉和区域麻醉两种麻醉方式的预后,结果显示无明显差异。然而,在进行全身麻醉时,麻醉医生必须在全过程中保持患者生命体征平稳(例如:使用依托咪酯诱导,使用血管活性药物和保持正常的血容量)。对于泌尿外科手术患者,如果没有禁忌证,可选择区域阻滞麻醉和神经阻滞麻醉,不仅基本不会影响患者的呼吸及心血管系统,还可提供的较长时间的术后镇痛,是一种可预测的、稳定的、安全的、具有良好预后的麻醉方式。

ASA Ⅳ级患者有多系统疾病,其中一种或者更多的疾病可能对生命构成持续威胁。这些疾病可能控制不佳或处于终末期(例如不稳定的心绞痛、有症状的 COPD、有症状的充血性心衰、肝肾衰竭)。在术前,这些患者需要时间和专家的支持来最大限度地控制他们的不稳定症状。在术中,需进行严密监测(例如有创动脉压、中心静脉压、Swan-Ganz 导管、心输出量、经食管超声心动图)并合理使用药物维持心血管和呼吸功能。在此类患者中,全身麻醉具有很高的危险性。对于泌尿外科手术,在熟练使用区域阻滞麻醉的情况下,可仅使用小剂量的局部麻醉药达到麻醉效果,并将呼吸和心血管系统的风险降低到最小,同时又可以使患者保持生命体征稳定、舒适、减少恢复期的意外事件的发生。值得一提的是,对于病情较重、年龄较大的患者,区域阻滞联合少量镇静药物,可保持患者在术中和术后恢复期的良好精神状态。

手术类型相关的麻醉指征

大多数泌尿外科手术主要是在胸腰椎和骶神经支配的解剖区域进行的,因此这类手术最好选择区域阻滞和神经阻滞麻醉。区域麻醉的广泛应用可极大地保护患者的呼吸系统和心血管系统功能,适用于老年患者或伴有严重并发症的患者。区域阻滞麻醉的禁忌证主要包括以下几个方面:患者拒绝、穿刺部位感染、脓毒症、心脏流出道梗阻(特发性肥厚型主动脉瓣下狭窄)、严重的神经系统疾病、凝血异常、休克、对局麻药过敏。

在某些泌尿外科手术中,术中保持患者清醒具有一定的益处,患者能在术中表达任何不适和早期症状,例如经尿道前列腺电切术。在其他手术中,轻微的镇静或全凭静脉麻醉(total intravenous anesthesia,TIVA)有助于增加患者对手术环境的耐受性(手术室噪声,不舒服的姿势)以及手术时间的耐受性(例如:脊髓麻醉或脊髓-硬膜外联合麻醉下经会阴探查术,区域阻滞下前列腺癌根治术,阴茎假体置入术,人工尿道括约肌植入术,复杂的女性尿失禁手术,尿道内手术,阴部或

阴茎神经阻滞下的长时间手术等)。

在阴部或阴茎阻滞之前或期间,TIVA 可以使患者身心舒适。患者不仅感受不到神经阻滞的存在,而且可为患者提供良好的苏醒期和长时间的术后镇痛。异丙酚全凭静脉麻醉可预防大多数患者的术后恶心呕吐(PONV),包括有 PONV病史的患者。详见后续"术后恶心呕吐"部分。

肥胖与阻塞性睡眠呼吸暂停

肥胖症在世界范围内迅速增长同时,OSA 的患病率也迅速增加。临床上,肥胖与 OSA 常常同时存在,因此本章节将合并讨论。

世界卫生组织(WTO)和美国国立卫生研究院(NIH)根据体重指数(BMI)将成年人肥胖定义和分类为:

超重:BMI≥25~29.9kg/m²

肥胖:BMI≥30kg/m²

一级肥胖:BMI30~34.9kg/m²

二级肥胖:BMI35~39.9kg/m²

三级肥胖:BMI≥40kg/m²(严重肥胖或病态肥胖)

麻醉方案的制定必须考虑肥胖的两方面因素:肥胖的生理变化和肥胖的并发症。此外,也需要注重患者的其他危险因素。

肥胖的生理学改变

肥胖所致的呼吸系统、心血管系统以及气道生理的改变(通气或插管困难),可能会对麻醉造成影响。

呼吸系统生理学

体重增加会导致呼吸功和氧耗量的增加及通气血流(V/Q)比例失调。肺容量、功能残气量、呼气储备量下降的同时呼吸频率增加。肥胖患者全身麻醉后,肺内分流和通气血流比例失调显著增加。仰卧位和阻塞性睡眠呼吸暂停也会加剧上述失调。

心血管生理学

体重增加会导致血容量增加、全身血管阻力下降、心输出量增加,特别是在合并 OSA 所致的慢性缺氧的情况下,心脏负荷量过重会导致心衰的发生。左室肥厚的严重程度也与肥胖的患病时间成正比。普遍存在于肥胖患者中的高血压病会加剧上述情况对机体产生额外影响。

肥胖患者的麻醉用药剂量是一个复杂的难题。由于局部血流量的改变、心输出量和血容量的增加,其用药剂量应进行调整。当推荐剂量方案未知时,用药量的计算应基于去脂体重。但是,亲脂类药物的用量计算应使用实际体重。

肥胖的并发症

健康的 1 级肥胖患者在非心脏手术后发生不良预后风

险并不会增加。然而,合并并发症的病态肥胖患者术后发病率和死亡率是显著增加的。医疗团队、外科医生和麻醉医生必须对患者的既往史、查体结果、额外检查项目的结果进行充分了解与讨论。医疗团队对患者并发症的识别和优化应作为外科手术计划的重要部分。

肥胖患者常见的并发症包括 OSA、肥胖低通气综合征、心脏病(冠心病、心力衰竭、心律失常、高血压)、代谢综合征、糖尿病和肾病。在进行术前筛查时,应评估患者合并症对整个围手术期的影响,减少手术和麻醉后的并发症。

阻塞性睡眠呼吸暂停

OSA 是导致肥胖患者围术期呼吸系统并发症的常见原因,以睡眠中反复发作的呼吸暂停、低通气和低氧血症为特征。OSA 影响患者对麻醉和镇静药物的反应,增加其呼吸抑制作用,并影响气道(通气困难和气管插管困难)。OSA 与特定的心血管疾病相关,包括冠心病、高血压、肺动脉高压和频发的心律失常。肥胖患者常合并肥胖低通气综合征,主要表现为清醒患者的慢性通气不足($CO_2>45mmHg$)。这类患者常有肺动脉高压倾向,对麻醉和镇静药物的呼吸抑制作用非常敏感,因此常采用持续气道正压(continuous positive airway pressure,CPAP)改善患者术后氧合。在术前,肥胖低通气综合征患者应行超声心动图检查评估心功能,并抽取动脉血气评估其慢性高碳酸血症的程度。

冠状动脉疾病、心力衰竭和房颤

冠状动脉疾病、心力衰竭和房颤在肥胖患者中较为常见,术前应及时对此类疾病进行诊断并控制病情。运动耐量应根据患者的既往史和运动耐量测试结果综合评定。在2009 年美国心脏协会(AHA)发布的关于肥胖患者的科学指导中指出,相比 BMI 正常患者,存在单一冠心病危险因素(吸烟、糖尿病、高血压、高脂血症)的肥胖患者或运动耐量差的肥胖患者都应在术前加做 12 导心电图和胸透检查($BMI>40kg/m^2$)。

高血压

肥胖患者常患有高血压,术前应控制良好或保持稳定。如果血压$>170/110mmHg$应暂缓手术,同时应用药物控制患者血压。术中的血压波动常与严重心血管系统、肾脏和神经系统并发症有关。

代谢综合征

代谢综合征患者术后更易发生并发症,该类患者常存在一系列可导致心血管系统疾病和 2 型糖尿病的危险因素。在术前应妥善评估优化患者的腹型肥胖、血脂异常、高血压、高血糖等情况。

肾脏病

建议患有病态肥胖症的患者,在大手术前进行肌酐(Cr)和肾小球滤过率(GFR)检查。

肥胖患者术前其他风险因素:困难气道

目前在临床上对于面罩通气困难和插管困难已有明确的预测指标。

可预测的面罩通气困难包括以下几方面因素:①BMI>$30kg/m^2$;②OSA 病史;③牙齿缺失;④面部留有胡须;⑤年龄>55 岁;⑥Mallampati Ⅱ~Ⅳ级(困难气道);⑦有限的下颌骨前突(小下颌);⑧男性;⑨存在气道肿物(肿瘤、畸形)。

可预测的喉镜检查困难和插管困难包括以下几方面因素:①Mallampati Ⅱ~Ⅳ级;②困难插管史;③颈围大;④男性。

肥胖和阻塞性睡眠呼吸暂停患者的术前注意事项

肥胖和 OSA 患者大多数常规术前评估如禁食禁饮和药物用量(剂量、时间等)与非肥胖患者相同。与此同时,还应考虑血压、血糖和 OSA 筛查(睡眠问题、家庭测试、STOP-BANG 量表)等因素。此外,还应对患者的困难气道、插管困难、缺氧的风险进行评估。

Lap Band 束胃带

为避免吸入性肺炎的发生,有减重手术史的患者(如束带)需要在术前由专科医生解除束带。解除束带之后,麻醉医生仍然应该对该类患者的气道进行保护(气管内插管)。

门诊还是住院

决定手术是在门诊完成还是住院进行需要依具体情况而定。由患者的初级保健医师、手术医生和麻醉医生共同决定。超级肥胖($BMI>50kg/m^2$)可能对门诊手术患者的预后造成影响,尤其是有合并症的患者。多项研究报道了超级肥胖患者门诊手术术后发病率和死亡率的影响因素,包括:$BMI>53kg/m^2$;无法行走超过 200 英尺(60m);深静脉血栓史;OSA 病史;其他并存的疾病和外科手术类型等。另一项研究提示,更高的 ASA 分级以及更长时间的手术会显著增加该类患者的死亡率。

然而,对于没有严重合并症和入院指征的肥胖患者,目前在门诊均可完成各类手术。为了确保患者的安全,应提供完善的硬件设备,例如先进的呼吸设备、插管工具、合适大小的手术床、X 线和实验室相关设备。为了提供更高质量的医疗服务,还应建立关于病态肥胖患者的临床指南和路径。

合并阻塞性睡眠呼吸暂停或过度通气综合征的肥胖患者

对于此类患者,术前每日使用 CPAP 或双相气道正压通气(bilevel positive airway pressure,BiPAP)将使患者获益,因为无创呼吸机辅助可以增加咽部容积,减少舌体积(约 4~6 周的治疗后出现),改善通气驱动力,改善患者的血流动力学参数。此外,近期研究表明,由于患者的病情可能在家中出现恶化,对于此类患者建议术后使用 CPAP/BiPAP 辅助呼吸,也应鼓励肥胖患者在术前和术后均使用 CPAP 或 BiPAP 辅助呼吸。在某些情况下,对于新诊断的 OHS 和/或 OSA,其手术可能需要被推迟(急诊除外)至上述气道相关变化能够实现后进行。目前认为,BiPAP 在取得气道的改善方面优于 CPAP。

肥胖/阻塞性睡眠呼吸暂停患者的麻醉和疼痛管理策略

对于肥胖/阻塞性睡眠呼吸暂停患者来说,区域阻滞麻醉比全身麻醉更为安全,区域阻滞麻醉也可以减少患者术后麻醉药物和镇静剂的使用,从而可避免随之而来的呼吸抑制。

若需要全身麻醉,右美托咪定优于吸入麻醉。经典麻醉药物氯胺酮能延长术后镇痛时间。

在术后多模式镇痛的背景下,静脉应用对乙酰氨基酚以及非甾体抗炎药(如西乐葆、双氯芬酸、布洛芬、酮咯酸)均可产生显著的镇痛效果,从而减少阿片类药物用量。此外,术后镇痛还可应用其他的非阿片类药物如类固醇、普瑞巴林、曲马多、他喷他多和右美托咪定等。

术中麻醉管理

泌尿外科手术的麻醉方式包括全身麻醉、区域阻滞麻醉和神经阻滞。每种麻醉方式都有其特定的并发症。

全身麻醉并发症

肺部并发症是全麻的最常见并发症。Caplan 对 ASA 封闭索赔数据库的研究显示:呼吸系统不良事件占所有不良事件的 34%,其中 85% 发生死亡或脑损伤。三种机制占据其中的 75%:通气不足,气管导管误入食管和困难气管插管。

其他较为少见但同样重要的呼吸系统相关并发症的机制还包括气道阻塞、支气管痉挛、胃内容物误吸、气道损伤和气胸。合理的气道管理可以减少肺部相关的麻醉并发症的发生。本章还将涉及其他泌尿外科全麻手术期间的并发症。

困难气道

当麻醉医生无法对患者进行面罩通气或插管有困难时,这种情况就被称为困难气道。ASA 也设计了一套复杂的方案来帮助困难气道的管理。在术前,最重要的问题是患者的氧合和通气是否可以进行。使用喉罩通气、可视喉镜或纤维支气管镜气管插管可以帮助解决这个问题。此外,使用区域阻滞麻醉将绕过这些困难。在一些紧急情况下,还可能需要根据麻醉方式修改手术方案。

气道高反应性与支气管痉挛

通过详细的病史和体格检查可以预测患者的气道高

反应性。患有支气管哮喘(或有支气管哮喘病史)、肥胖、COPD、吸烟、特异反应性疾病(如湿疹)或近期上呼吸道感染史(4~6 周内)的患者常表现为气道反应性亢进或明显的哮喘症状。他们常使用的药物如 β_2 受体激动剂(如沙丁胺醇)和抗胆碱能药(如异丙托溴铵)等,应在术前继续使用。最重要的是,在气管插管、摆体位以及任何手术操作之前,都应达到足够的麻醉深度。这类患者拔除气管导管时也需要达到一定的麻醉深度。相比之下,区域阻滞麻醉更适用于气道高反应性的患者。

吸入性肺炎

误吸胃肠道内容物而引起的吸入性肺炎的患者具有很高的发病率和病死率,尤其是 ASA III 级及以上患者。误吸存在许多危险因素,包括饱胃、胃食管反流病、食管裂孔疝、肠梗阻、妊娠、肥胖、糖尿病、急腹症、外伤、胃动力障碍、全麻深度不够、困难插管、肠内营养、脓毒症和严重肾衰竭。

误吸的发生是由于保护性的气道反射(如呕吐、咳嗽)消失或被麻醉所去除,为了预防误吸,患者在术前应注意禁食禁饮,固体类食物 6~8 小时,清饮料 2 小时。术前可使用多种药物以减少胃酸的分泌和/或体积,例如:抗酸药;质子泵抑制剂,如奥美拉唑;组胺-2 受体拮抗剂,如西咪替丁、法莫替丁和雷尼替丁;或胃肠道蠕动促进药,如甲氧氯普胺。对于有吸入性肺炎风险的患者,全身麻醉均应采用快速诱导和气管内插管。此外,使用区域阻滞麻醉技术可以避免胃内容物的反流误吸。

喉、咽、食管损伤

根据 ASA 封闭索赔分析,喉是最常见的损伤部位(占 33%),其次是咽(占 19%)和食管(占 18%)。虽然大多数气道损伤是轻微和暂时的。但仍有些可能会导致严重的后遗症(如纵隔炎)甚至死亡。当遇到困难气管插管或者患者术后主诉有特殊症状时,外科医生和麻醉医生都应高度警惕是否有气道损伤。必要时可能需要耳鼻喉科医生的进一步评估和治疗。

完全避免插管(采用区域阻滞麻醉)或使用纤维支气管镜、可视喉镜或 LMA 喉罩可以预防这些并发症的发生。

气道梗阻

气道梗阻在麻醉期间有一定的发生率。大多数气道梗阻(89%)发生在全麻期间,其中 70% 的气道梗阻为上气道梗阻。其原因可能包括喉痉挛、异物、喉息肉、喉水肿、咽血肿、气管导管打折和呼吸回路扭曲等。此外,还可发生气管支气管阻塞,通常继发于管腔内的血液或黏液阻塞,或来自外部压迫(如肿瘤、纵隔肿块、血肿、胸腔镜检查)。在监护麻醉过程中也可能发生气道梗阻。若自主呼吸患者严重的气道梗阻不能缓解,还可能导致负压性肺水肿。

大多数情况下,气道梗阻可以通过适当的气道管理或放置喉罩或气管内插管得到缓解。在监护麻醉的病例中,放置鼻咽通气道对于预防和缓解气道阻塞具有重要意义。时刻保持警惕是预防气道阻塞的关键——观察患者的胸廓和膈肌运动,观察和感觉患者的呼出气,并进行呼吸末二氧化碳以及气道压力监测。

气胸

气胸是一种相对罕见的并发症。大多数情况下,导致气胸的原因可分为两类:与针头相关或气道管理方面相关。多数针头相关气胸是由于神经阻滞或中心静脉置管所致。气道管理相关的气胸包括气道管理设备所致(如喉镜、气管插管、支气管镜检查)和气压伤所致(如呼吸机)。

一些特殊类型的泌尿外科手术具有较高的气胸发病率。膈肌附近的手术(如肾切除、部分肾切除、经皮肾镜取石术等)和腹腔镜手术有穿刺膈肌产生气胸的风险。当患者的呼吸频率增快和气道峰压增高同时伴有低氧症、高碳酸血症和血流动力学改变时,特别是发生低血压、纵隔移位,有张力性气胸(紧急情况)类似表现时,应怀疑有气胸的发生,并可通过胸片来确诊。气胸的治疗方法包括胸腔穿刺、置管和辅助治疗。气胸的预防包括尽可能避免正压通气(改用人工通气)和停用氧化亚氮(N_2O)。另见"气腹的临床并发症"下"气胸"和"张力性气胸"部分。

低体温

所有患者在围手术期都有一定的低体温和寒战风险,尤其是老年和病情较重的患者。体温下降 0.5℃就会刺激下丘脑引发寒战。骨骼肌战栗参与了这种产热反应以回升,寒战会使耗氧量增加 100%~400%,对身体产生潜在不良影响,在这一方面,寒战与癫痫大发作相类似。心动过缓、心房颤动、室性心律失常甚至心脏停搏均会影响心血管系统。目前认为体温过低会导致心电图 QTc 延长,是一种可能会导致尖端扭转的家族性的长 QT 综合征。当患者感到极度寒冷和不适时,可能会出现意识混乱、延迟苏醒、脑梗死,甚至出现脑死亡。肌肉骨骼系统会表现为缓慢、僵硬和抽筋等系列症状。手术失血量也会增加。

有多种药物可以在短时间内迅速治疗寒战,如哌替啶 25~50mg 静注或氯丙嗪 2~5mg 静注。一旦寒战停止,患者会立即感到舒适和温暖。治疗低体温的方法包括躯体加温和液体加温。快速复温具有一定风险,因为会在短时间内迅速增加机体耗氧量(100%~200%)。

预防低体温的最佳方法包括使用输液加温装置(用于所有静脉注射),进行机体保温(如 Bair Hugger,Bair Paws gown 保温毯),应用温灌注液,控制手术室温度以及缩短外科手术时间。由于大部分的热量损失都发生在手术的前 10 分钟内,因此在等待手术开始和手术过程中给患者保暖都非常重要。四肢瘫痪和截瘫患者长时间低温会增加其手术风险,因此他们在术中和术后全程必须进行保温。此类患者由于瘫痪无法发生寒战,而且机体血管长期处于舒张状态,所以他们的术后复温时间很长。

高钾性心搏骤停

脊髓损伤者(截瘫患者和四肢瘫痪患者,经常需要进行尿道手术)和长期卧床的患者在插管时应用琥珀胆碱,有高钾所致心搏骤停的风险。这是由于此类患者的神经肌肉接点的琥珀胆碱能受体增多所致。此外,高钾心搏骤停也可继发于大面积烧伤、大脑和周围神经损伤或肌肉萎缩或营养不良。

在这些患者中应用琥珀胆碱后可产生强烈的肌肉收缩,导致细胞内钾离子大量释放引发心脏停搏。避免使用琥珀胆碱或使用区域阻滞麻醉可以避免该并发症的发生。如果手术需要肌肉松弛剂,则应选择较为安全的非去极化剂(如阿曲库铵、罗库溴铵等)。

自主神经反射亢进

自主神经反射亢进是一种由于中枢神经下行抑制的丧失和脊髓远端连接的改变导致的以血压阵发性骤然升高为特征的一组临床综合征。自主神经反射亢进常发生于 T_6 及以上脊髓损伤的患者,其发病率在此类患者中约为 50%~70%。自主神经反射亢进的症状和体征由两方面反应引起,一是脊髓损伤水平以下的血管收缩和交感神经反应,二是损伤水平以上的副交感神经代偿性反应。

主要症状包括高血压(定义为比基础血压增加至少 20mmHg)、头痛、出汗、高于病变水平的潮红或苍白以及心动过缓。其他少见的症状还包括瞳孔改变、霍纳综合征、恶心和焦虑。自主神经反射亢进最常见的诱发因素来源于尿路。来自尿动力学研究表明,超过 85% 的自主神经反射亢进病例都存在膀胱扩张。此外,尿路感染、生殖器刺激、泌尿外科手术,甚至导尿操作也能引发自主神经反射亢进。当怀疑有自主神经反射亢进时,应立即开始治疗,以免出现严重的并发症,如颅内高压、癫痫发作或颅内出血。应立即解除诱发因素并应用降压药物进行治疗。短效 α 受体型阻滞剂(如芬妥拉明 5~30mg 静脉分次注射)通常可将血压降到正常水平。

预防自主神经反射亢进首先要识别有风险的患者(T_6 及以上脊髓病变)并保持高度警惕。对于泌尿外科医生来说,减少膀胱扩张(如抗胆碱能药的应用,间歇导尿)可降低自主神经反射亢进的发病率。

对于此类患者,麻醉方式首选脊髓麻醉(又称腰麻)。特别是对于泌尿外科手术,脊髓麻醉的优势在于:①可以防止大多数自主神经反射亢进的发生;②避免全身麻醉;③大大增加了患者心血管系统的稳定性。但是,脊髓麻醉的一个小缺点是很难准确地确定阻滞平面。此类患者也可选择全身麻醉,但应维持较深的全麻状态以避免自主神经反射亢进的发生。然而,此类患者还存在许多与脊髓损伤相关的其他医学问题(例如卧床、肌肉萎缩、呼吸问题、体温调节问题),这些问题均会增加全身麻醉的风险。与脊髓麻醉和全身麻醉相比,硬膜外麻醉和监护麻醉(镇静、局部麻醉浸润)在预防自主神经反射亢进方面的效果欠佳。

恶性高热

恶性高热(malignant hyperthermia,MH)是一种罕见的由特殊麻醉剂引发的高代谢药物综合征。MH 是一种遗传病,发病率为 1/10 000~1/250 000。

MH 的易感性目前认为与肌质网上的 Ca^{2+} 通道缺陷有关,该通道称为 Ryanodine 受体(RyR1)。各种环境和药物遗传条件可能会导致钙离子失控,从肌质网大量释放,进入一种高代谢的状态。大约 70% 的 MH 易感家族携带已知的 34 种 MH 突变中的一种。而与 RyR1 基因相关的变异约有 400 个。

所有吸入麻醉药,除氧化亚氮(N_2O)外,均可诱发 MH。琥珀酰胆碱是非常常见的诱发药物。不会引发恶性高热的麻醉药物包括 N_2O、巴比妥酸盐/静脉麻醉药物、所有镇痛药和所有抗焦虑药。MH 可在给药过程中发生,也可在术后发生。

对 MH 易感患者测试,即体外咖啡因-氟烷骨骼肌收缩试验(CHCT),是一种基于新鲜采集的肌肉活检标本上进行的 MH 易感性测试。在北美地区,所有可以进行该项检测的医疗机构都可以在美国恶性高热协会(MHAUS)的官方网站上查到(www.mhaus.org)。

容易引发恶性高热的基础疾病还包括:杜氏或贝克肌营养不良、特殊类型的肌强直、高钾或低钾性麻痹。

恶性高热相关的系列临床综合征包括:咬肌痉挛(琥珀酰胆碱注射后持续的咬肌痉挛,可发展或不发展成恶性高热),突发的心搏骤停(特别是琥珀酰胆碱注射后发生的)和肌肉病变(肌肉痉挛和/或高热——若能妥善处理高钾血症,则预后良好)。以上症状可能单独发生,也可能在 MH 中发生。

恶性高热的诊断,应结合临床表现和实验室数据。最为相关的临床指标之一是:每分钟通气量正常时,呼吸末二氧化碳的突然增加(三倍或四倍)。若突发心搏骤停,尤其是男孩和青少年(5~15 岁),应该警惕高钾血症。突发的心动过速、呼吸急促和咬肌痉挛是恶性高热的早期症状。呼吸性和代谢性酸中毒通常提示晚期或暴发性 MH(晚期)。而在全身麻醉下,患者的机体强直是恶性高热的特异性体征,核心温度升高通常是恶性高热的迟发迹象。术后横纹肌溶解和急性肌红蛋白尿性肾衰竭多为术后继发不良事件。在术后有,MH 的复发率为 25%,因此发生过 MH 事件的患者在术后仍应进行仔细观察。

恶性高热的鉴别诊断包括甲状腺危象、脓毒症、嗜铬细胞瘤和术中体温过高。除此外,在手术室之外,类似的症状可能由可卡因过量或蛛网膜下腔注射离子造影剂引起。

类似 MH 的其他情况还包括:血管紧张素综合征,3,4-亚甲基二氧甲基苯丙胺(摇头丸)或其他精神药物过量,突发高钾血症导致的心脏停搏。在杜氏肌营养不良(新生儿发病率 1/3 500)中,高钾心脏停搏的发病率较高,而患该病儿童通常在 5~8 岁时才首次发病,因此,在所有儿童中均应避免使用琥珀酰胆碱。

对于恶性高热的治疗,应立即停止接触诱发因素。采用纯氧过度通气。静脉注射 2.5mg/kg 丹曲林(该药物无显著的副作用,故可用于所有怀疑有 MH 的病例)或新开发的高效替代品——强效丹曲林(Rvanodex 250mg/安瓿)。并采用系列对症治疗:用碳酸氢盐治疗酸中毒;用葡萄糖、胰岛素和钙剂治疗高钾血症;降温(鼻胃灌洗、直肠灌洗、腹腔灌洗——将皮肤温降至38℃)。在抗心律失常药物的使用中,避免使用钙通道阻滞剂。每6小时对血清钾和磷酸肌酸激酶(CPK,可以较好地衡量肌肉破坏程度)进行监测,直至降低到正常水平(在重度 MH 中,高 CPK 可能持续 2 周)。此外,还应监测凝血功能(预防 DIC)、血气分析、电解质、血液和尿液肌红蛋白。

恶性高热的预防应从发现有恶性高热风险的患者做起,可询问患者的相关病史或相关检查史。若已知或疑似恶性高热患者需要进行外科手术,可避免使用恶性高热的诱发药物和相关技术来安全地完成麻醉。首先,应完全避免可能诱发恶性高热的麻醉药物;其次在术前应使用新鲜气流对麻醉回路进行至少 60 分钟的冲洗,以便清除新麻醉机上橡胶或硅胶垫圈上的吸入麻醉药物痕迹。对于所有麻醉持续时间在 30 分钟以上的患者,都应进行体温监测。手术室内应 24 小时储备有丹曲林、冰冻的液体以及抢救药物。对于有运动和/或情绪应激性发热史的患者和有严重的他汀类肌病的患者都应在术前进行恶性高热相关检查。将等容收缩时间与遗传学研究相结合可提高诊断恶性高热阳性个体准确性。

术后恶心呕吐

若不进行预防,高达 30% 的手术患者在吸入全麻后会发生术后恶心呕吐(PONV),高危患者的发病率可高达 80%。PONV 的易感人群多为儿童、女性、有术前疼痛、焦虑和胃排空延迟的患者。特别是既往有晕动病和 PONV 史的患者更易发生 PONV。PONV 的麻醉相关危险因素包括:脱水、吸入全麻、麻醉持续时间超过 3 小时、N_2O 的使用、阿片类药物、镇静药(如氯胺酮、依托咪酯)、新斯的明以及面罩通气后胃内残留的空气等。增加 PONV 发病率的手术因素包括:腹腔镜手术、疝修补术和睾丸固定术等。术后 PONV 风险包括突然运动、疼痛和早期液体摄入。

目前,临床上已有多种可用于治疗恶心和呕吐的止吐药。一种类型的止吐药物通过拮抗不同神经递质的受体(如多巴胺、组胺、血清素或胆碱能受体)发挥作用。这些药物包括:抗组胺药物(苯海拉明和异丙嗪)、丁苯酮(达哌啶醇和氟派啶醇)、吩噻嗪(氯丙嗪和丙氯拉嗪)、苯扎胺(甲氧氯普胺)和抗胆碱能药物(东莨菪碱)。另一种类型为特异性 5-羟色胺(5-HT3)拮抗剂(昂丹司琼、格拉司琼、多拉司琼)。而地塞米松是一种皮质类固醇,通过抗炎和一些未知的特性发挥作用。

值得注意的是,应用止吐药后会出现各种副作用,其中最显著的副作用是镇静作用。

关于 PONV 的预防,地塞米松联合 5-羟色胺拮抗剂已被证明是在全麻诱导期最有效的 PONV 预防方案之一。在 PONV 的治疗上,联合应用止吐药物比单一药物更有效(通过发挥其附加效应)。然而,根据我们的经验,当应用其他方法均告失败时,最好的治疗方案是肌注氟哌啶醇 1.0~1.5mg(静脉注射持续时间太短),可提供 15 小时的强效止吐作用,且没有过度镇静或任何幻觉发生。

预防 PONV 最有效的方法是使用以异丙酚为基础的 TIVA(见下一节),并避免使用吸入麻醉药、N_2O(可致 PONV 增加 30%)和不必要的镇静剂。同时,也应抽空胃内气体。异丙酚 TIVA 特别适用于 PONV 高危患者(有晕动病史或既往 PONV)。

异丙酚全凭静脉麻醉

异丙酚全凭静脉麻醉(TIVA)是一种广泛使用的全麻技术,该技术主要使用异丙酚和芬太尼,既可以在患者自主呼吸时使用,又可以在应用肌松剂后机械通气时使用。在任何一种 TIVA 技术中,都无需和避免使用 N_2O、苯二氮䓬类药物或其他镇静剂(脑电双频指数监测),因为上述药物往往会引发 PONV,导致苏醒延迟,延长术后恢复时间。异丙酚静脉麻醉可为患者提供一个良好的无记忆的麻醉,并且具有苏醒迅速、术后镇痛良好、无记忆丧失、无 PONV 等特点。

对于有气道高敏感性(高反应性)的患者,例如哮喘(即使是儿童哮喘)、吸烟、肥胖、近期有上呼吸道感染(在过去的 6~8 周)、慢性支气管炎和湿疹等,低浓度吸入麻醉药(例如 0.2%~0.4% 七氟醚)可增加静脉麻醉的安全性(增加麻醉深度和扩张支气管)。该方案同样适用于肥胖患者和气管插管患者。添加低浓度吸入麻醉药物并不会降低异丙酚/芬太尼 TIVA 的抗 PONV 质量。

体位相关并发症

泌尿外科手术常要求患者处于特定的位置(如仰卧位、俯卧位、截石位、半侧位或侧位),这些特殊体位可能在无意间会导致神经损伤。大多数神经损伤发生在尺神经(28%)、臂丛神经(20%)、腰骶神经根(16%)和脊髓(13%)。神经损伤通常是由于压迫或过度牵拉神经所造成的。

对于仰卧位手术患者,最常见的损伤是尺神经损伤,无论是将患者双臂置于身体两侧还是展开置于支臂板都有可能发生。对于截石位手术患者,坐骨神经、股神经和腓神经的损伤风险增加。对于半侧卧位和侧卧位患者,臂丛神经的损伤风险增加。因此,在摆放患者体位时应格外小心,确保其伸展没有超出生理范围,并对所有压力点进行填充,以减少神经损伤的发病率。

根据 ASA 关于围手术期周围神经损伤的预防建议,仰卧位患者的手臂外展应控制在 90° 以内。手臂位置的摆放也应考虑降低后髁沟(尺神经)和螺旋沟(桡神经)的压力。前臂的功能姿势或手臂的后仰加上适当的衬垫可满足 ASA 的建议要求。

关于下肢的摆放,须避免过度牵拉腘绳肌群,超出其舒适范围(尤其是在截石位时),因为这可能会导致坐骨神经损伤。还应使用适当的填充物避免腓骨头腓神经长时间受压(尤其是截石位)。虽然髋关节的屈曲或伸展均未被证明会增加股神经损伤的风险,但仍然建议避免髋关节的过度屈曲或伸展。

在临床工作中,应在术前就开始对外周神经损伤进行预防。研究表明,与围手术期神经损伤有关的危险因素包括吸烟、糖尿病、血管疾病、关节炎、体重超重和年龄较大。在术前,应充分了解患者病史和相关神经功能,对患者肢体正常的舒适活动范围进行评估。在术中,应定期检查患者的体位和填充物。在术后,应观察患者任何神经损伤的早期迹象并采取包括请神经科医生的会诊在内的适当的措施。

关于腹腔镜/机器人手术中患者体位的具体并发症,请参阅"机器人手术中患者体位的并发症"部分。

区域阻滞麻醉并发症

大量研究表明,与全身麻醉相比,区域阻滞麻醉可改善患者的发病率和死亡率。还有研究表明,区域阻滞麻醉可使患者的总死亡率降低约 30%。区域阻滞麻醉可降低深静脉血栓形成风险度 44%,降低肺栓塞风险度 55%,降低输血风险度 50%,降低肺炎风险度 39%,降低呼吸抑制风险度 59%,降低心肌梗死风险度 33%,降低肾衰竭风险度 43%,从而大大降低了整体发病率。区域阻滞麻醉的优势如下:

- 降低围手术期机体应激反应(保护心血管功能)
- 保护呼吸功能,减少肺部并发症
- 加速术后胃肠道功能恢复
- 减少术中出血量
- 降低术后血液的高凝状态
- 保存围手术期免疫功能
- 术后镇痛优于全身性阿片类药物
- 由于疼痛得到了良好的控制,减少了患者在麻醉恢复室(PACU)的停留时间
- 增加患者满意度

区域麻醉的禁忌证包括:患者拒绝、心脏流出道阻塞(如特发性肥厚型主动脉瓣下狭窄和主动脉瓣狭窄)、抗凝患者(当 INR≥1.4 时)、穿刺部位感染、既往严重神经功能失调、低血压、局麻药过敏、脓毒症、失血性休克。

区域麻醉可分为两类:神经轴麻醉(如脊髓麻醉、硬膜外麻醉、脊髓-硬膜外联合麻醉)和周围神经阻滞麻醉(如阴部、阴茎、椎旁)。

神经轴麻醉是在蛛网膜下腔(脊柱)或硬膜外腔内注入局部麻醉药物。这种麻醉方式产生了交感神经阻滞(血管舒张)、感觉阻滞(无痛)和运动阻滞(肌肉松弛),在不同的阻滞平面,生理改变各不相同。

交感神经阻滞后血管扩张,容量血管体积的增加,导致心脏前负荷下降和继发性低血压。这种低血压的出现较为突然,有时也很危急,低血压的程度与交感神经阻滞的程度成正比。因此,麻醉医生必须早期应用血管活性药物、补液和头低位(从而增加心脏前负荷)。根据交感的阻滞平面,交感去神经化可能涉及整个下肢、骨盆、脊柱或腹腔。交感神经阻滞在手术过程中逐渐消退,通常比感觉阻滞时间长约 3 小时。

感觉阻滞可使患者在某一平面以下失去感觉。麻醉医生可以通过多种方式调节感觉阻滞平面,使患者在术中和术后恢复期相应皮肤感觉神经支配区域痛觉消失。

根据不同的手术的类型,麻醉医生也可以控制患者运动

阻滞的平面,从下肢到胸壁都可获得良好的肌松效果。对于手术麻醉来说,感觉和运动神经都需要完善阻滞,而对于术后镇痛来说,仅需要感觉神经阻滞即可。

脊髓麻醉(腰麻)

脊髓麻醉是通过在脊髓 L_1 水平以下通过细针向蛛网膜下腔将少量的局麻药直接注入脑脊液来实现的。注药后可使患者某一节段以下的皮肤感觉消失。一般来说,交感神经阻滞(血管扩张)平面要高于感觉阻滞平面 3 个节段,而运动阻滞的平面大约比感觉阻滞平面低 2 个节段。脊髓麻醉的持续时间不仅与局麻药的类型、剂量和比重有关,还与患者体位有关。脊髓麻醉的主要副作用是血压下降,程度与交感神经阻滞(血管扩张)的平面有关。有关这一副作用的最佳治疗方法,请参阅"区域阻滞麻醉的其他并发症预防"。

脊髓麻醉可发生以下重要并发症:

穿刺后头痛　硬脊膜后穿刺头痛(PDPH)是一种发生于脊髓麻醉或意外穿破蛛网膜 24~48 小时后的头痛。目前认为,穿刺后头痛是由于透过蛛网膜穿刺部位的脑脊液漏所致的低颅压牵拉脑神经而引起。穿刺后头痛主要有两个特点:位于前额和体位性。典型表现为搏动性的前额痛(程度不等)。其体位性的特点常用于穿刺后头痛的明确诊断:当患者仰卧在床时不发生头痛,而患者坐起或行走时,则出现搏动性额部头痛,此时若患者再次躺下,头痛消失。在严重情况下,即使是头部从水平位置轻微抬起也会引发头痛。该体位实验可鉴别穿刺后头痛与矢状窦血栓形成,后者在任何体位下都存在持续的搏动性头痛。

穿刺后头痛的相关症状包括颈部疼痛或颈部僵硬(57%)、上背部疼痛(35%)、恶心(22%)以及视觉和听觉障碍。穿刺后头痛在没有干预的情况下常在术后 1~6 周内自行消退,但这段时间对于患者来说是非常痛苦的。

穿刺后头痛的保守治疗主要通过水合作用、咖啡因(脑血管收缩剂)、琥珀酸舒马曲坦(血清紧张素 1d 受体激动剂,具有强烈的脑血管收缩作用)和促肾上腺皮质激素(目前存在争议,通过促进脑脊液生成和/或 β-内啡肽的释放起作用)。近期研究表明,在意外穿破蛛网膜所致的穿刺后头痛病例中,椎管内使用吗啡或静脉应用促皮质素更为有效。

穿刺后头痛的有创性治疗包括硬膜外血补丁(金标准),仅用于头痛症状持续患者。该方法向患者的硬膜外腔注入 10~15mL 的自体血。注射后,85% 的患者头痛立即消失且极少复发。目前,没有足够的证据支持意外穿破蛛网膜后预防性使用硬膜外血补丁。近期研究表明,复合地塞米松的枕大神经阻滞对穿刺后头痛有一定疗效。

马尾综合征/短暂性神经系统疾病　马尾综合征是局麻药物神经毒性的一种表现,主要表现为不同程度的疼痛或下肢局限性的神经功能缺陷,并可导致机体功能异常(例如小便失禁)。这种可能为暂时性症状,也可能演变为永久性的神经损伤和永久性的功能丧失。永久性的马尾综合征极为少见。

所有的局麻药物在高剂量时都具有潜在的神经毒性。

马尾综合征的形成可能与局麻药物分布不均、浓度过高和/或高浓度反复应用局麻药有关。见"局部麻醉药全身毒性"部分。

短暂性神经综合征(transient neurologic syndrome,TNS)是局麻药神经毒性的另一种临床表现。目前认为,TNS 与连续脊髓麻醉有关。连续脊髓麻醉通过留置蛛网膜下腔导管将局麻药不断注入从而产生神经毒性。TNS 也可能在单次脊髓麻醉后出现,局麻药物包括利多卡因、美比卡因、布比卡因或其他大剂量的局麻药物。然而,笔者通过上千例蛛网膜下腔应用哌替啶麻醉总结的经验是,这种方法不会导致TNS。因此,强烈建议在所有病例中使用 40~50mg 的常规剂量的哌替啶。详见"区域阻滞麻醉的其他并发症预防"。

硬膜外麻醉

硬膜外麻醉是将局麻药注入位于硬脑膜和黄韧带之间的硬膜外间隙。注药后可使患者某一节段以下的皮肤感觉消失,该节段往上 3~6 个节段的交感神经阻滞(血管舒张),同时产生运动阻滞。在临床实践中,硬膜外麻醉可以在硬膜外单次给药,也可以通过硬膜外置管进行持续给药来获得更长的麻醉持续时间或减轻术后疼痛。硬膜外麻醉的主要副作用是低血压,程度与交感神经阻滞(血管扩张)的范围成正比例。这种低血压的发生速度低于脊髓麻醉时的低血压。关于低血压的最佳预防或治疗,请参阅在"区域阻滞麻醉的其他并发症预防"部分中关于静脉/肌注麻黄素的内容。

硬膜外麻醉可发生下列并发症。

意外蛛网膜下腔注射　意外蛛网膜下腔注射是局麻药意外进入脑脊液所致,发生于硬膜外穿刺针意外穿透硬脑膜和蛛网膜进入蛛网膜下腔时。硬膜外麻醉所需的局麻药剂量要比脊髓麻醉所需剂量更高(每节段阻滞约 1.5mL);若如此大剂量的局麻药物进入蛛网膜下腔,就会产生高水平的蛛网膜下腔阻滞(全脊麻)。这将导致广泛的交感神经阻滞和血管扩张、血压和心输出量突然下降,出现休克,通常迅速发生呼吸和心搏骤停。

作为首要措施,应立即将患者置于头低脚高位,以增加对心脏的前负荷。治疗的关键是心血管和呼吸的支持。

意外蛛网膜下腔注射的预防措施:让患者保持清醒并与其对话;使用硬膜外试验剂量(注入少量局麻药);缓慢提高麻醉平面的同时反复测试平面位置(冷或针刺试验)。

意外血管内注射　意外血管内注射是指误将注入硬膜外间隙的大剂量局麻药注入血管。这种情况可能发生在单次硬膜外注射后或通过硬膜外导管小剂量局麻药注射后。局麻药误入血管发生毒性作用可出现下列症状:耳鸣、口周麻木、意识迷糊、昏厥、血压下降、心动过缓、抽搐、昏迷和死亡,通常上述症状按顺序出现。

治疗方法首先立即停止应用局麻药物。为防止抽搐和心血管系统崩溃,应使用镇静剂和血管活性药物。若患者出现休克和心肺骤停,则应立刻实施心肺复苏。近期循证医学证据表明,脂肪乳剂(20% 英脱利匹特,一种 100% 长链甘油三酸酯乳状液)可用于治疗局麻药中毒,因为脂肪乳剂具有清除高脂溶性局麻药的作用。详见"局部麻醉药全身毒性"部分。

局麻药误入血管的预防首先需要正确放置硬膜外导管，在完成硬膜外置管后可向其中注入静脉试验剂量的混有肾上腺素的局麻药物，并观察是否出现心动过速现象以检测是否误入血管。在给药时要缓慢，并与患者交谈，询问是否存在局麻药误入血管发生毒性反应的早期症状（如耳鸣、口周麻木、头晕）。如果出现中毒症状，应立即停止注射，并考虑局麻药中毒。此时，使用苯二氮䓬类药物可以防止抽搐，但并不能预防由于大量局麻药误入血管所致的心血管系统的崩溃。因此，在整个硬膜外麻醉和手术过程中，都应使用基本的监测措施（心电图、血压、脉搏氧饱和度、ETCO₂）以观察局麻药误入血管的其他可能症状（如血压下降、氧饱和度下降、心动过缓）。

麻醉医生在整个硬膜外麻醉过程中都应对其潜在并发症保持高度警惕。即使局麻药物注射妥当（误入血管的试验为阴性），长时间、大量的局麻药物应用也可能产生毒性作用，发生迟发性的毒性反应。因此，麻醉医生切忌超安全剂量应用局部麻醉药物。详见"局部麻醉药全身毒性"部分。

脊髓-硬膜外联合麻醉

脊髓-硬膜外联合麻醉结合了脊髓和硬膜外两种麻醉方式的优点。一般来说，脊髓麻醉以起效早、阻滞效果切为特点，用于手术的麻醉，其持续时间可满足手术要求；若术中脊髓麻醉效果逐渐褪去，还可通过硬膜外导管补充局麻药物以完成手术。此外，还可使用硬膜外导管进行术后镇痛。

脊髓-硬膜外联合麻醉的并发症可由脊髓麻醉或硬膜外麻醉引起。大多数脊髓-硬膜外联合麻醉的潜在并发症的预防与脊髓麻醉和硬膜外麻醉并发症的预防措施相同。

局部麻醉药全身毒性

局部麻醉药物的全身毒性反应的发生原因主要有两种，一是局麻药物注射后大量吸收，二是局麻药物误入血管。若局麻药的注射量（以毫克计）超过其中毒剂量，则可产生下列症状：

1. 中枢神经系统兴奋/抑制：耳鸣、口周麻木、头晕、意识错乱、抽搐、昏迷、死亡；
2. 心血管系统作用：外周血管扩张，低血压，心脏传导阻滞，心动过缓，室性心动过速，心搏停止，心血管衰竭；
3. 呼吸系统作用：呼吸抑制，可由局麻药物直接作用引起或继发于中枢神经系统和心血管系统作用而引起；
4. 高铁血红蛋白血症：当体内高铁血红蛋白水平 > 15% 时出现难治性中央型发绀。当高铁血红蛋白水平处于 50%~60% 时，患者可出现意识模糊、心律失常、血流动力学不稳定和抽搐发作，导致死亡。此类患者血液为巧克力色，即使使其暴露在空气中也不能改变颜色。高铁血红蛋白血症可发生在大剂量苯佐卡因局部给药和吸收之后（常见于各种内镜手术）。此外，当使用大剂量丙胺卡因（>600mg）时也可能发生局麻药中毒（丙胺卡因已不再用于局部麻醉）。

局麻药可分为两大类：酯类和酰胺类。酯类局麻药包括：丁卡因、普鲁卡因、氯普鲁卡因和苯佐卡因，这类药物在体内由酯酶代谢，从而可以限制和终止其固有毒性。酰胺类局麻药包括：布比卡因、左旋布比卡因、罗哌卡因，这类药物在肝脏代谢，时间较长，因此其在体内的清除时间较长，延长了这类药物的潜在毒性。

治疗 局麻药中毒的治疗取决于中毒的严重程度。中枢神经系统兴奋作用可用镇静药物如苯二氮䓬类药物来治疗。呼吸和心血管抑制作用可使用对症支持性治疗。重度高铁血红蛋白血症可采用 1mg/kg 亚甲蓝静滴治疗。

静脉注射脂肪乳剂（20% 英脱利匹特，一种 100% 长链甘油三酸酯乳状液）已成功用于血管中高脂溶性局麻药物的结合和快速清除。目前，已有大量关于应用脂肪乳剂迅速逆转局麻药中毒症状的临床报道，然而，对于应用脂肪乳剂逆转脂溶性较差局麻药的毒性作用（如罗哌卡因等）仍然存在一定争议。建议使用 1.5mL/kg 的 20% 的英脱利匹特作为初始注射量，然后采用 0.25mL/(kg·min) 静注维持。若血液循环仍未恢复，则可 5 分钟之后再次注射初始剂量，并调整输注速度至 0.5mL/(kg·min)。

预防 必须保持局麻药的总注射量（以毫克计）在中毒剂量以下。有多种方法可用于估测给定局麻药的中毒剂量。目前临床上常用和公认的局麻药中毒剂量（与肾上腺素合用时）为：丁卡因 1.5mg/kg、布比卡因 3mg/kg、罗哌卡因 3mg/kg、利多卡因 7mg/kg、美比卡因 7mg/kg、普鲁卡因 20mg/kg、2-氯普鲁卡因 20mg/kg。麻醉医生应在局麻药注射过程中和注射后均保持警惕，并对患者进行完善的监护，保证抢救相关设备和药物必须随时可用。在进行局部组织浸润注射时，要不断移动针头位置，当针头停止移动准备注射前，需反复回抽，以确保针头不在血管内。当进行神经阻滞时，应分次注入局麻药物。在条件允许的情况下，可在局麻药中加入示踪物质（例如肾上腺素）以减少组织对局麻药的吸收，同时有助于麻醉医生早期发现局麻药误入血管（出现心动过速）。此外，在超声引导下进行局麻药注射有助于提高神经阻滞的准确性和安全性。

脊髓血肿

椎管内相关出血是一种较为罕见的并发症，脊髓麻醉后发病率约为 1/220 000，硬膜外麻醉后发病率为 1/150 000。脊髓血肿可能发生在已知或未知凝血功能障碍患者中，也可能发生在因各种治疗或手术需要抗凝的患者中。

脊髓血肿的症状包括进展性的感觉或运动障碍（68%）、膀胱或肠功能障碍（8%）和神经根痛。当怀疑有脊髓血肿时，可用计算机断层扫描（CT）或磁共振成像（MRI）进行诊断。

若脊髓血肿症状明确，应尽快进行手术引流。在条件允许的情况下也应停用抗凝剂。

脊髓血肿的预防需要完善的围手术期计划，并做好与泌尿外科医生、麻醉医生、心脏病专家/内科医生、疼痛科医生的良好沟通。目前认为,非甾体抗炎药在置入或拔除椎管内麻醉针(导管)时均不会增加脊髓血肿的风险。

虽然目前不认为皮下注射肝素会增加穿刺或拔除硬膜外导管时脊髓血肿的风险,但是仍建议在拔除导管后1小时再恢复抗凝治疗。

当患者处于静脉肝素抗凝时,建议在停用肝素至少2~4小时后进行椎管内麻醉穿刺,穿刺完成后至少1小时再恢复抗凝。在准备拔除硬膜外导管时,同样建议提前停用肝素2~4小时,并在拔除后至少1小时再开始抗凝治疗。

当使用低分子量肝素时,推荐停用10~12小时后进行硬膜外置管,在置管至少2小时后恢复抗凝。同样建议在拔除导管前停用10~12小时,拔除导管后至少2小时再恢复抗凝治疗。美国区域麻醉协会的建议是应在开始使用低分子量肝素前拔除硬膜外留置导管。

当使用华法林预防血栓时,术前INR的正常值允许范围为≤1.4。对于有心脏药物洗脱支架置入的患者,有具体的"桥接"方案,患者可继续服用抗血小板药物。美国区域麻醉和疼痛医学会基于现有循证医学证据,出版了针对抗血栓形成或溶栓治疗患者的指南。

区域阻滞麻醉其他并发症的预防

哌替啶脊髓麻醉

在我们的临床工作中,区域阻滞麻醉广泛应用于众多泌尿外科手术中。在脊髓麻醉中合理运用哌替啶不仅可以预防诸多并发症,还可以显著延长其术后镇痛效果。

在过去的几十年中,随着麻醉技术的不断完善,我们已在成千上万的ASA Ⅲ~Ⅳ级患者中成功应用常规剂量或微量的哌替啶,且未观察到任何呼吸抑制剂或其他有害的副作用。我们也已经在各类泌尿外科手术中成功地使用了上述方案,包括:膀胱镜检查、经尿道前列腺电切术、女性和男性尿失禁手术、耻骨后根治性前列腺切除术以及腔内泌尿外科手术(如经尿道和/或经皮碎石术)。

哌替啶起效迅速,当其单独使用时可产生深度的感觉和运动阻滞,类似于单纯利多卡因和/或甲哌卡因脊髓麻醉的效果(50mg可达T_6感觉阻滞水平,持续时间约1.5小时)。蛛网膜下腔哌替啶是唯一具有局部麻醉作用的短效镇痛药物,可提供8~12小时的术后镇痛。在PACU中可以观察到,采用哌替啶脊髓麻醉的患者在术后完全清醒,定向力清晰,运动阻滞完全恢复,而且不需要止痛药。

作为一种罕见的副作用,瘙痒的发病率小于1%。如果瘙痒不断发展,可采用纳洛酮40μg静注结合80~100μg肌注(长效)进行治疗。

哌替啶不增加脊髓麻醉后头痛的风险(我们没有观察到任何患者出现哌替啶脊髓麻醉后头痛)。此外,与其他局麻药不同的是,脊髓麻醉应用哌替啶不会导致短暂性神经综合征。

哌替啶既可以单独使用,又可以联合使用。可加入微量长效局麻药(如布比卡因、丁卡因)以延长哌替啶脊髓麻醉的持续时间。这一方法使得麻醉医生可根据手术需求更好的控制脊髓麻醉的持续时间,而且能在手术结束后运动阻滞快速完全恢复的同时,提供超长效的术后镇痛。

哌替啶可作为超长手术中脊髓-硬膜外联合麻醉中的脊髓麻醉药物,而硬膜外导管也可留置数天提供长效的术后镇痛。

静注联合肌注麻黄碱维持循环稳定

为了抵消各类脊髓麻醉后潜在的血压下降,我们在完成脊髓麻醉后立即预防性使用麻黄碱,即5mg静注的同时25mg~40mg肌注(视患者的体型而定)。麻黄碱静脉注射后1分钟内起效,持续时间可达10分钟,期间不会发生严重心动过速。而肌注的麻黄碱在10分钟内起效,持续时间可达2.5小时(药物经肌肉缓慢吸收),在此过程中,血压或心率仅轻微升高(<10%),因此可为患者提供持续的血压支持。这种肌注与静注结合的方案可安全地多次应用,当手术时间较长是,每2.5小时可重复一次。

如果上述给药方案执行得足够早,在脊髓麻醉给药后交感神经阻滞开始时给予,该方法常可以保持患者原有的心率和血压,不受交感神经扩血管作用的影响。原有心率血压的维持给予了患者充足的时间恢复其容量状态。因此,患者在术中和术后均可保持完全稳定的循环状态。这一麻黄碱联合应用的方案为脊髓麻醉提供了良好的心血管稳定性,值得进一步推广应用,尤其适用于老年和病情较重的ASAⅢ~Ⅳ级患者。

此外,静脉和肌注麻黄碱联合应用不仅可用于失血性休克早期血压的维持,给予患者时间恢复正常血容量(晶体、胶体、血液);还可用于抵消PACU内发生的直立性低血压(容量未完全恢复)。

神经阻滞技术在泌尿外科中的应用

神经阻滞为所有患者提供了安全的麻醉途径,有利于患者的泌尿外科手术开展和快速无痛康复。这些阻滞在老年患者和ASAⅡ~Ⅳ级患者中特别安全有效,因为这些阻滞可以消除全身和局部麻醉造成的风险和并发症,进而提供舒适的手术过程和加速术后康复(无痛、无术后恶心呕吐、术后清醒的精神状态)。

这些神经阻滞的禁忌证包括患者拒绝、抗凝药物的使用、局部麻醉药过敏和局部感染。

阴部神经阻滞和阴茎阻滞是泌尿外科最常用的神经阻滞技术。

阴部神经阻滞

阴部神经阻滞可用于:所有浅表的男女会阴手术;男性

和女性下尿路重建术;尿失禁;直肠和尿道括约肌手术;阴茎、阴蒂、阴囊和大阴唇的操作。阴部神经阻滞可与椎管内麻醉、全身麻醉或连续丙泊酚/芬太尼 TIVA 联合使用。

阴部神经支配会阴部、肛门和尿道括约肌、阴茎和阴蒂。许多男性和女性的泌尿外科手术依赖于阴部神经的解剖,包括经耻骨上、会阴或阴道入路的肛门和压力性尿失禁手术,以及阴部神经管减压术治疗阴部综合征(伴勃起功能障碍)。

骶神经丛利用 S_2、S_3 和 S_4 前支发出阴部神经。阴部神经根从骶前孔发出。阴部神经由自主神经和运动神经纤维组成,构成混合神经。

阴部神经出阴部后,发出三支,即直肠下神经、会阴神经、阴茎背神经或阴蒂背神经。

直肠下神经支配肛门外括约肌、黏膜和肛周皮肤的下半部和内肛管。会阴神经发出深支至泌尿生殖三角的肌肉和浅表支至大阴唇或阴囊下部的皮肤。阴茎或阴蒂背神经为阴蒂和阴茎皮肤表面提供感觉神经末梢。

阴部神经贯穿三个重要的解剖区域:臀区、阴部管和会阴。坐骨棘区域的阴部神经的走行很重要,因为这是阴部神经阻滞的所在。

治疗阴部神经阻滞有三种途径:

1. 经阴道入路
2. 会阴中线入路
3. 直接经皮穿刺法(Vaida 法)

经阴道入路

这种方法常用于产科,在第三产程提供会阴部镇痛,此时新生儿的先露部位明显膨出于会阴。在女性泌尿外科手术中也同样适用。

阻滞操作是在患者截石位下完成的。用左手通过阴道左侧侧壁(阴道内 5~6cm)触及左侧坐骨棘。将扩阴器的顶端置于触诊的手指和坐骨棘尖之间,用长针穿过扩阴器和阴道壁直到穿刺到骶棘韧带,再向前推进 1cm。做两次回抽,如果没有血液返回,注入 5~8mL 局麻药。

在右侧重复同样的方法,右手做阴道检查,左手做抽吸-注射动作。肛门和阴蒂之间的感觉阻滞可以通过对该区域皮肤的针刺试验来确定。任何局部麻醉药都可以使用,如 3% 的 2-氯普鲁卡因(提供 1~2 小时的阻滞)、1.5% 或 2% 的利多卡因(提供 2~3 小时阻滞)、0.25% 或 0.5% 的布比卡因(提供 6~8 小时的阻滞)或 0.5% 的罗哌卡因(提供 6~8 小时的阻滞)。

并发症　潜在的问题可能包括意外的直肠穿刺,出血(罕见),阴部血管穿刺(局麻药中毒),感染(罕见)。避免注射大量的局部麻醉剂,因为可能发生毒性反应。参见前面的"局部麻醉剂全身毒性"。

预防　在注射前进行两次回抽(以确定针头不在血管内)是非常必要的。当患者处于截石位时,直肠位于坐骨棘的内侧和下方,因此触诊的手完全可以保护直肠。在触诊的手指和坐骨棘之间牢固地放入扩阴器之前,不要做任何穿刺。

会阴中线入路

无论对于女性还是男性的泌尿外科手术都可以使用会阴中线入路。患者取截石位,在直肠和阴茎或者阴道的基底部的中间线处做阻滞。彻底消毒操作区域,使用对侧示指触及同侧坐骨结节,从这个点向后侧和外侧穿刺,目标坐骨棘,一次性穿刺。当针尖与坐骨棘接触时,将针头离开骨面,向中间下方进针,超过骶棘韧带约 1cm。经过两次的回抽后(确保无回血),注入 5~8mL 局麻药。然后相同方法行另一侧阻滞。

并发症　并发症包括意外直肠穿刺、阴部血管穿刺(局部麻醉药全身毒性)和感染(罕见)。避免注射大量的局部麻醉药,因为可能发生毒性反应。参见前面的"局部麻醉药全身毒性反应"。

预防　直肠穿刺可以通过进行坐骨棘触诊同时引导穿刺针来预防。两次注射前的回抽,防止了意外刺破血管。

直接经皮穿刺法(Vaida 法)

这种方法无论对于男性还是女性患者都是很好的阻滞方法,因为它以坐骨棘为体表标志易于操作。患者取截石位,充分暴露整个会阴区域,常规备皮消毒。穿刺采用 20G 的脊髓穿刺针连接 20mL 注射器(内含 10~16mL 局麻药物)。在截石位时,在会阴中央点外侧 3~4cm 处可以很容易触及坐骨棘。在坐骨棘上方将针头以 10° 左右向后外侧方向插入。当针尖接触坐骨棘时,回撤从内侧穿过骶棘韧带向内再进针大约 1cm 左右,经过两次回吸无血后,注入 5~8mL 局麻药。在对侧坐骨棘上方重复上述动作。

并发症　直接穿刺避免了直肠损伤(在肠系膜入路更有可能)和意外血管内注射(轻微的成角使得注射针更靠近阴部血管的内侧)。然而,感染是一个潜在的(虽然罕见的)并发症。

预防　两次回吸无血后注射,以防止局麻药中毒。彻底的皮肤准备对预防感染至关重要。

阴茎阻滞

对阴部神经解剖的深入了解对阴茎阻滞是十分必要的。阴部神经的神经末梢分布于着直肠、会阴、阴囊和阴茎。

会阴神经

从阴部管出来后,会阴神经向下延伸 2~3cm,形成两个终末分支:阴囊外侧支和内侧尿道支。阴囊支与直肠下神经联合形成阴囊总支,支配阴囊后部。

阴茎背神经

这是一条由阴部管发出的阴部神经分支之一。它沿着耻骨下支向前,沿坐骨直肠窝的末端,进入会阴囊。神经传导到阴茎背悬韧带,终末支分布于整个阴茎背部。值得注意的是,阴茎背神经阻滞术常使阴茎前下半部分的感觉得以保留,因为还有阴部神经会阴支支配;相反,阴茎干底部的环状阻滞是阴茎背神经和阴部神经会阴支的完全阻滞,支配从会阴的中前侧面直到系带。

阴茎阻滞的适应证(成年患者)

虽然全世界估计有六分之一的新生儿和美国60%的男婴接受包皮环切手术,但成人包皮环切手术的频率要低得多。成年包皮环切术的一般指征包括社交、个人或医学需求,包括包茎、包皮外翻、急性外翻(急诊)、反复感染如龟头炎和包皮肿瘤等。在这些病例中,大多数使用全身麻醉、阴茎阻滞或两者结合使用。

阴茎阻滞通常在手术开始前进行,最好使用长效局部麻醉药(如0.375%或0.5%的布比卡因30mL)提供8~15小时的镇痛。由于阴茎是具有终末循环的器官,用于阴茎阻滞的局部麻醉药不能含有肾上腺素。参见"阴茎缺血坏死"。阻滞的过程是非常痛苦的,因此,应该在TIVA麻醉下(持续丙泊酚/芬太尼静脉输注),同时给与面罩给氧,保留患者的自主呼吸。在整个手术过程中,这项技术可以作为一种轻镇静或中度镇静持续进行。参见前面"丙泊酚全凭静脉麻醉"。

阴茎阻滞技术

有两种可接受的阴茎神经阻滞技术,可以分开使用,也可以一起使用。记住,双侧阴部神经阻滞能有效阻滞阴茎的全部感觉。

阴茎背神经阻滞　阴茎背神经阻滞使用27G的针穿刺穿过巴克筋膜,注入5~8mL局麻药,两侧(左、右)阴茎背神经均从耻骨下发出。注射时在阴茎根部向10点钟和2点钟方向穿刺,将针尖绕过骶骨尾部,穿过巴克筋膜。

单独使用背侧神经阻滞有4%~6.7%的失败率。详见"阴茎背神经"。为了完成在阴茎上腹侧的阻滞,必须在系带根部做皮下环形阻滞。

环形阻滞　这是我们的首选技术,因为它提供了100%的阴茎感觉阻滞。将阴茎竖直并彻底准备好,局部麻醉药15~30mL皮下注射在阴茎干的底部,四周扩散。注射用25G的针头,在注射时不断向前移动针头,并在阴茎根部周围隆起一个相连的环。当靠近阴茎背静脉时,向上提针于皮下,不断向前注射,确保没有局麻药入血。针必须一直保持在皮下。

并发症及预防

出血和血肿　采用25G或27G小针连续注射的方法可以预防出血和血肿。当接近阴茎背大静脉时,可以提起针头,并在注射的同时沿静脉的上方进行皮下注射。这将避免意外静脉注射局麻药和出血或血肿。

局麻药毒性　即使是少量的局麻药,如果直接静脉注射,也可能引起中毒。另外,如果在阻滞中使用了过多的局麻药,它们可能被吸收并引起迟发性全身毒性。重要的是计算并保持在局部麻醉药的中毒性剂量下。参见前面的"局部麻醉剂全身毒性"。

阴茎缺血坏死　阴茎的动脉供应是通过阴部动脉的末端分支形成球部动脉分支。龟头由背动脉供应,背动脉发出回旋支,穿通白膜,供应阴茎体末端。

阴茎缺血坏死是一种严重的并发症,通常是由于意外使用血管收缩剂引起的(如肾上腺素)。所有具有终末血管的器官都有长期缺血和坏死的危险(鼻、手指、脚趾、阴茎)。虽然在阻滞过程中从未使用肾上腺素,但是许多文献中报道了儿科病例中出现阴茎坏死。

通过局部阻滞(骶管、椎管、硬膜外)或使用前列环素(由血管产生的主要前列腺素),可成功治疗暂时缺血(表现为苍白、疼痛、肿胀、坏死)。PGI_2能舒张血管,抑制血小板聚集,并可经静脉或动脉内给予。

感染　两种阴茎阻滞方法必须在完全无菌的条件下进行。一旦发生感染,则高度怀疑皮肤菌群为病原体。

术中阴茎勃起

术中阴茎勃起是一个非常严重的问题,因为其可能会妨碍导尿管或膀胱镜的置入,并可能增加阴茎手术中阴茎海绵体和尿道的出血和损伤。术中阴茎勃起的发生机制复杂,我们目前对其的了解还知之甚少。它可以归因于到神经内分泌,血管和心理因素共同作用的结果。

阴茎主要由副交感神经纤维支配,其起源于脊髓的S_2~S_4段。如果副交感神经张力占优势,则小动脉扩张,海绵体充血引起勃起。如果交感神经张力增高,则会导致小动脉收缩,海绵体的血流量减少,导致阴茎消肿。血管活性药物也可以通过一系列的介质如一氧化氮、缓激肽或加压素影响阴茎的勃起。

在全身麻醉和硬膜外麻醉下的男性患者术中阴茎勃起的总发病率为2.5%。蛛网膜下腔麻醉中发病率最低约为0.3%。

临床上,术中阴茎勃起可能由多种因素引起的。最常见的是导尿管置入术(占全身麻醉病例的1%)和阴茎操作(最常发生在50岁以下的患者)。

术中长时间勃起是泌尿外科的急症。

治疗

用氯乙烷喷雾冷却阴茎或用阴茎阻滞或阴部阻滞麻醉通常是有效的。此外,许多药物也可以用来消肿。去氧肾上腺素是一种α受体的阻断剂,海绵窦内注射50~150µg后,几分钟内即可消肿。血管扩张剂,如静脉注射硝普钠和吸入硝酸戊酯,它们对海绵体的舒张作用也可以产生消肿作用。但是在区域阻滞(交感神经切除术)下,或在颅内压或眼压升高的情况下,这些血管扩张剂因为可能产生低血压,所以是禁忌证。其他药物还可以使用剂量为0.5~1mg/kg的氯胺酮静脉注射。氯胺酮主要通过对边缘系统的分离作用,加上其阴茎松弛作用(降低了中枢副交感神经的传出)导致阴茎消肿。

静脉注射特布他林0.2~0.5mg也可以成功地终止勃

起。它对海绵体平滑肌产生直接的舒张作用。但是对于心脏病患者必须小心，因为它可能导致心动过速。另一种 β_2 肾上腺素受体激动剂——吸入沙丁胺醇则不会引起心血管症状。但它需要更大剂量的 8~16 喷（1 600μg）。格隆溴铵 0.2~0.3mg 静脉注射也可以达到终止勃起的目的，它是一种抗胆碱能药物，具有变时性和中枢神经系统抗胆碱作用（优于东莨菪碱或阿托品），主要通过其抗胆碱能作用在一氧化氮引起勃起的过程中起作用。

在泌尿科文献中提到的大多数拟交感神经性药物在使用前需要认真考虑它们带来的心血管副作用。如果可能的话，肾上腺素、去甲肾上腺素和间羟胺等 β_1 受体激动剂应该避免使用。

预防

全身麻醉深度的加深和避免早期阴茎刺激对预防阴茎勃起是非常重要的。在泌尿科手术中，应该更多的考虑使用阴部阻滞、阴茎阻滞或脊髓麻醉（而不是全身麻醉）。在某些情况下，如果已经采用了预防措施或温和的治疗方法仍然不起作用，那么取消该手术可能是一个更好的选择，应该避免因为治疗阴茎勃起而导致 ASA Ⅲ~Ⅳ 级患者出现心血管并发症。

闭孔反射

闭孔反射是经尿道膀胱肿瘤切除术中可能遇到的一个问题。每当肿瘤切除接近膀胱侧壁时，电切镜的能量可通过膀胱壁直接刺激闭孔神经，从而引发大腿内收肌强烈收缩，引起骨盆的剧烈运动。这可能导致电切镜无意中穿破膀胱。无论在全身麻醉还是局部麻醉中，闭孔神经阻滞都有助于防止闭孔反射，尽管其实施存在一定风险和难度。人们希望使用最新技术，例如新型双极热凝装置，来减少闭孔反射的发生。

当患者在全身麻醉和充分肌松的情况下，闭孔反射是可以完全预防的。如果切除的肿瘤位于膀胱的侧壁，则可以在病例开始时或在手术进行的任何时间点进行全身麻醉。及时意识到这个问题以及泌尿科医生和麻醉医生之间的良好沟通，对于防止闭孔反射的发生是必不可少的。

术后疼痛管理

大多数泌尿外科手术都会产生明显的术后疼痛。术后疼痛的处理应该由泌尿科和麻醉科医生共同讨论和规划。麻醉方式的选择对预防术后疼痛至关重要。全麻苏醒后的患者疼痛较重，而局部麻醉后的患者疼痛较轻。

术后大量使用镇痛药物治疗会产生一系列的副作用，如 PONV、不适的镇静、意识混乱（老年患者常见）、慢性疼痛和恢复时间延长。最理想的情况是，最好的麻醉方案应该是既能为泌尿外科手术提供无张力的环境，又能缓解在 PACU

中的术后疼痛。最好的方法是将神经阻滞技术、脊髓麻醉与异丙酚 TIVA 联合使用。参见前面的"区域阻滞麻醉的其他并发症预防"。

术后镇痛则可采用各种疼痛管理技术。

麻醉类镇痛药

术后疼痛的即时处理仍主要依赖于麻醉类镇痛药物。吗啡是主要的按需单次使用镇痛药物。它只产生中等程度的镇痛作用，但是同时还有深度镇静、意识混乱、PONV 和组胺释放等作用。吗啡对于阿片致敏的患者是非常有用的镇痛药物，它可单独使用或联合其他药物使用达到镇痛的目的。参见"静脉自控镇痛"。

我们发现使用芬太尼 100~150μg（取决于患者的体重）肌内注射而不是静脉注射（使用患者的股四头肌作为注射点）同时添加 10mg 利多卡因来缓解注射不适是一种比吗啡更有效的镇痛药。这种方法副作用更小：芬太尼的使用不会引起明显的呼吸抑制，PONV 更少，并且没有组胺释放的副作用（例如心动过速、低血压、瘙痒），同时还能提供数小时好的镇痛效果。在对吗啡、哌替啶、氢吗啡酮（Dilaudid）或者非甾体抗炎药等其他止痛药有相对或绝对禁忌证的患者中芬太尼更有用。

非甾体抗炎药

非甾体抗炎药在时间较短、疼痛较轻的手术中，通过单独或与少量麻醉剂联合使用，或在多模式镇痛中的使用都有很好的效果。大多数患者能耐受非甾体抗炎药的短期治疗。有哮喘史、对非甾体抗炎药过敏、肾衰竭、胃肠道问题（如胃炎、溃疡）或凝血功能障碍的患者不应服用非甾体抗炎药。对乙酰氨基酚（泰诺）是一种可行的替代品，可单独使用或与麻醉类镇痛药合用。

单次肌内注射 60mg 是安全的，不需要任何镇静就能提供 6~8 小时的良好镇痛。静脉注射酮咯酸氨丁三醇有很短的作用时间，因此不推荐用于术后疼痛的镇痛（按药品标签的警告）。酮咯酸氨丁三醇也可用于与其他药物联合使用。我们推荐将 60mg 酮咯酸氨丁三醇与 75~100μg 芬太尼同时肌内注射，实现术后长时间的镇痛同时无明显呼吸抑制。

曲马多

曲马多（Ultram）是一种有中枢作用的中度镇痛药，每 4~8 小时口服 50mg 或 100mg，对 75 岁以下的患者是安全的。曲马多能够降低癫痫患者的惊厥阈值，并与许多抗精神类药物（5-羟色胺综合征）没有相互作用。

多模式镇痛

不同的非甾体抗炎药与少量麻醉类镇痛药及局麻药/神

经阻滞混合使用是非常有效的,有助于术后的快速康复。多模式镇痛在门诊手术中十分重要。

静脉自控镇痛

采用何种静脉自控镇痛方案(intravenous patient-controlled analgesia, IV-PCA)需要根据手术类型、术后疼痛的预期强度和患者类型(麻醉药是否过敏)来决定。

我们发现,在过去 6~12 个月里,患者在接受 μ 受体激动剂(如氨酚羟考酮、维柯丁、吗啡、氢吗啡酮)后仅仅几天就会导致阿片致敏。这些患者需要使用 μ 受体激动剂(吗啡、羟吗啡酮)为主的 IV-PCA,而对于芬太尼(κ 受体激动剂)为主的 IV-PCA 往往反应不佳。住院患者通常使用低剂量吗啡为主的 IV-PCA。在所有病例中我们都倾向于芬太尼 IV-PCA,除了阿片致敏(μ 受体)的患者之外。

芬太尼 IV-PCA 具有较好的镇痛效果,呼吸抑制(呼吸浅、呼吸频率<6/min、二氧化碳潴留)作用较小,中枢神经系统抑制作用(嗜睡、定向障碍)较少,组胺释放(心动过速、低血压、瘙痒)作用和 PONV 都较吗啡少。对于体重较小的患者和疼痛程度较轻的手术(如腹腔镜手术、机器人),PCA 剂量应该调低。

IV-PCA 主要是维持治疗方案。因此在离开手术室和到达 PACU 之前,患者必须已经处于无痛状态。有时在 PACU 开始 IV-PCA 之前,必须已经提前给过患者一些镇痛药物使其达到舒适状态。

硬膜外自控镇痛

硬膜外患者自控镇痛与 IV-PCA 相比,硬膜外 PCA 具有镇痛效果好、镇静效果较弱、PONV 发病率较低的优点。硬膜外 PCA 可以使用不同低浓度局麻药混合强效镇痛药物(芬太尼、舒芬太尼)。

阻塞性睡眠呼吸暂停患者

为了对阻塞性呼吸睡眠暂停患者进行安全地治疗,建议使用无阿片类镇痛药物的硬膜外 PCA(如布比卡因 0.1% 或 0.125%)。

腹腔镜与机器人辅助腹腔镜

机器人手术由泌尿外科腹腔镜手术发展而来。随着机器人技术的不断发展,大量的泌尿外科手术都是通过机器人来完成的。机器人平台集成了各种新的术中成像技术,包括超声和近红外荧光成像。

随着麻醉知识、经验和技术多样化的发展,不仅在改善患者预后,而且在诊断、治疗和预防机器人泌尿外科手术相关的麻醉相关并发症方面都取得了长足的进步。

泌尿外科腹腔镜和机器人手术在生理和病理生理方面几乎是相同的。因此我们在本节中一起阐述。

全麻下气腹的病理生理学与局部麻醉下清醒或镇静的患者不同。

气腹的病理生理学(二氧化碳气腹)

全身麻醉下气腹

在二氧化碳充气过程中,几个过程不断地相互作用:机械效应、神经内分泌效应、心血管效应、温度效应、呼吸效应(机械通气和二氧化碳吸收)和循环系统效应。

二氧化碳注入的力学效应　正常仰卧位腹内压为5~7mmHg,病态肥胖患者(9~14mmHg)的基线水平更高。增加腹内压伴二氧化碳充气可显著降低肺功能残气量。此外,它导致一过性的静脉回流增加,随后心脏前负荷下降,最终导致心排血量(CO)下降达48%。在较低的充气压力下,这些影响可能减弱。值得注意的是,在一个动物模型中,12mmHg 充气压力对血流动力学功能的影响最小。这对腹腔镜和机器人手术的外科医生来说有潜在的意义。

神经激素效应　腹内压增高和随后的高碳酸血症将导致儿茶酚胺和血管加压素的释放。肾素-血管紧张素-醛固酮轴激活。这些变化与血压、体循环阻力(systemic vascular resistance, SVR)和心脏指数(cardiac index, CI)的变化之间在时间上存在平行的关系,表明其之间存在一定的因果关系。

心血管影响　气腹时心血管功能的影响受多种因素相互作用,包括神经激素的释放、血容量、心肺状态和体位。

在轻度心脏病或 ASAⅢ~Ⅳ级的有严重全身性疾病的患者中,CI、SVR 和平均动脉血压的变化趋势与健康患者相同,只是开始时 CI 下降和 SVR 升高更明显。同样,随着左室做功指数的大幅增加,对氧的需求也显著增加。仰卧位时进行的二氧化碳注入(相对于特伦伯格体位)使 CI 的最初下降较小(具有重要的临床意义)。所有这些变化在二氧化碳释放后恢复正常(放气)。

温度效应　在连续的二氧化碳充气中,体内温度会显著下降。这种变化在老年患者中更为明显,即使在整个过程中持续使用升温措施,这种情况仍会发生。

呼吸系统的影响:机械性　在二氧化碳充气过程中肺功能的改变包括肺容积的减少,肺顺应性的降低,气道峰压的增加,以及功能残气量的减少。15mmHg 的二氧化碳充气压力使得已经降低的功能残气量(由于全身麻醉和体位)进一步降低,加重了通气/血流(V/Q)比例失调。慢性阻塞性肺疾病(COPD)患者肺内分流的存在使他们在腹腔镜手术过程中面临额外的缺氧风险。

呼吸系统的影响:二氧化碳的吸收　有趣的是,在腹膜后手术中二氧化碳的吸收比腹膜内手术中的要大。二氧化碳的消除呈两相性。在充气开始的时候,消除速度很快,然后这一过程就变慢了。无论在较低的充气压力还是在较高的充气压力下这种双相模式都保持不变。刻意的高碳酸血症增加血浆儿茶酚胺和心输出量,它通过二氧化碳的血管舒张作用直接降低 SVR,并通过刺激交感神经系统间接降低 SVR。在二氧化碳充气过程中,氧化亚氮的使用会增大二氧化碳的心血管抑制效应。对健康患者来说消除二氧化碳不是问题。对于 ASA Ⅲ～Ⅳ 期患者,为了保证腹腔镜检查中的正常,则需要较高的通气量和气道峰值压力。此外,在一些病情较重的患者中,呼气末二氧化碳可能不是他们动脉 CO_2 分压的真实反映。在这些患者中,腹腔镜手术中可能发生难治性高碳酸血症。术前肺功能检查如果显示弥散功能障碍<80% 预测值,FEV_1<70% 预测值则提示患者为危险人群。

循环系统的影响　腹腔镜手术中局部血流的变化有许多详细的研究。这些循环系统的影响改变了器官灌注特别是对 ASA Ⅲ级和 ASA Ⅳ级的手术患者。

脑血流量　脑血流量和颅内压在二氧化碳充气过程中显著升高,与二氧化碳分压水平无关。颅内压随腹内压增加呈线性增加趋势。Trendelenburg 体位进一步提高颅内压至初始值的 150%。

内脏血流量　内脏血流量的变化是通过腹内压和肠系膜血管压迫直接导致的。正常的腹内压为 4~5mmHg。低腹内压(7mmHg)对内脏灌注的影响可以忽略。较高的腹内压(14mmHg)可降低门静脉和肝脏的血流量,降低肠黏膜 pH。通过二氧化碳充气增加腹内压促进了抗利尿激素(ADH)的释放,随后导致内脏床的血管收缩。内脏缺血是脓毒症和多器官系统衰竭的一个重要的危险因素,其影响可在二氧化碳放气后持续 18 小时之久。

肝脏血流量　肝门静脉血流量的变化与腹内压的变化成正比。在较低的腹内压(7mmHg)下,门静脉血流量减少了 37%。在较高腹内压(14mmHg)下门静脉血流量减少了 53%。反向 Trendelenburg 体位显著降低了肝门静脉血流量。

肾血流量　CO_2 充气减少了肾皮质和髓质的血流供应。这会导致肾小球滤过率、肌酐清除率和尿排出量一过性的减少。在较高的腹内压(14~15mmHg)下,尿量和肌酐清除率趋于减少。在腹腔镜手术期间任何降低腹内压的方法,如低充气压、回缩或腹壁提升,都能稳定肾脏的血流动力学。随着腹内压的增加,体液因子(例如肾素和抗利尿激素)的释放增加,会引起血管收缩,减少尿量和尿素的排泄(GFR 不变)。

区域麻醉下气腹

呼吸系统的影响　在全身麻醉下患者呼吸的改变与在区域麻醉下的情况不尽相同。在充气时,单位时间内的呼吸量显著增加,呼吸频率比基线增加 50% 左右。在区域麻醉气腹期间,静脉二氧化碳分压几乎保持不变。在硬膜外麻醉下,呼吸反射机制保持完整,因此患者可以在二氧化碳充气时,自己调整每分钟通气量以使其呼气末二氧化碳恢复正常。这些结果提示硬膜外麻醉也许是全身麻醉的一种替代方法,因为它不与显著的呼吸抑制相关。

心血管系统影响　区域麻醉时的血流动力学改变不同于全身麻醉。Trendelenburg 体位和二氧化碳充气对心率和

平均动脉压影响不大。然而,他们影响了重比重脊髓麻醉的感觉平面,会使得感觉平面明显高于预期,从而放大了脊髓麻醉对于正常的心血管的影响。为了抵消这种影响,建议使用小剂量(甚至是微量)的局麻药复合微量的阿片类麻醉药。此外,建议同时使用静脉/肌内注射麻黄碱方案,这能够在整个手术过程中提供稳定的心血管状态。参见"联合使用静脉注射和肌注麻黄碱对心血管稳定性的作用"。

术中管理

患者监护

在腹腔镜/机器人手术中,对健康和轻度肥胖患者,一般监测(如心电图、SaO_2、$ETCO_2$、血压和温度)是足够的。在严重的肺病或病态肥胖的患者中,$ETCO_2$ 和 $PaCO_2$ 的波动性可能较大;因此,动脉血气检测、SaO_2 测定和更严格的血压监测都是可取的。由于高碳酸血症会释放强烈的儿茶酚胺,CO_2 的增加可能导致全身麻醉患者的觉醒。使用脑电双频指数监测有助于麻醉深度评估。

全身麻醉

在美国绝大多数腹腔镜和机器人腹腔镜检查都是在全身麻醉下进行的,无论是诊断性的操作还是治疗性的操作。异丙酚 TIVA 也是一个很好的选择,特别是对过去有 PONV 病史的患者。参见"异丙酚全凭静脉麻醉"。

气道选择　大多数患者采用气管内插管。这确保了呼吸道不受胃食管反流的影响,使麻醉医生能够有效控制 $ETCO_2$。在气腹期间,通过增加 15%~25% 的每分钟通气量,可以获得满意的呼气末二氧化碳(34~35mmHg)。COPD 患者增加呼吸频率比增加潮气量更安全,因为肺大疱可能破裂引起张力性气胸。

喉罩也被广泛应用于腹腔镜手术。在临床监测和持续的食管 pH 监测中,还没证实发生过我们所担心的意外的胃食管反流。正确使用和放置喉罩可以安全地进行全身麻醉。

当患者通过 LMA 或面罩自主呼吸时,如果达到了难以控制的高呼气末二氧化碳浓度(如病态的患者或肺部疾病患者),应停止手术,腹部放气,进行患者插管直到手术结束。高 ASA 状态(Ⅲ或Ⅳ级)、术前低肺活量和低用力呼气量是腹腔镜手术中高碳酸血症和酸中毒的良好预测因子。

氧化亚氮　氧化亚氮(笑气)是继二氧化碳之后第二大易于扩散的气体。氧化亚氮与注入的二氧化碳一起容易覆盖大多数封闭的腔,如肠、结肠、内耳和膀胱,并使常驻气体量增加 100%~200%。氧化亚氮放大了二氧化碳对心血管的有害影响。它还与 PONV 发病率的增加(30%)有关。由于这些缺点,氧化亚氮在腹腔镜/机器人手术中不应该使用。

区域麻醉

区域麻醉(脊髓麻醉、硬膜外麻醉或脊髓-硬膜外联合麻

醉)可用于腹腔镜/机器人手术,作为严重心肺疾病患者非全麻的替代麻醉选择。区域麻醉的优点包括减少或没有术后疼痛、PONV 减少、恢复更快、PACU 停留时间缩短、血流动力学改变少、呼吸改变少,以及可以使用硬膜外导管延长术后镇痛。区域麻醉在腹腔镜手术中应用的一个缺点是,它经常需要外科医生在较低的充气压力(9~12mmHg)下工作。其他的缺点包括需要患者的合作和温和的手术操作。过度的镇静会导致低氧血症。

硬膜外麻醉　在短小手术和门诊腹腔镜手术中使用硬膜外麻醉被认为是安全和实用的。无明显呼吸抑制,患者可通过增加每分钟通气量以代偿二氧化碳分压的增加,保证呼气末二氧化碳在正常水平。这种方法已成功用于晚期 COPD 患者。硬膜外麻醉也被成功地用于无气腹腹腔镜手术,并且能够像全身麻醉一样保障心血管系统和呼吸系统的安全。

脊髓麻醉　在短小的门诊腹腔镜手术中,脊髓麻醉是一种可以提供快速、深度合适、可靠的阻滞效果和易于控制持续时间的麻醉方法。由于在腹内压增加和 Trendelenburg 体位时脊髓麻醉的感觉平面会向头侧扩散,传统的重比重脊髓麻醉应该被小剂量脊髓麻醉所取代。理想的情况下,微量的局部麻醉剂,或者加上微量的阿片类麻醉剂可以被用于脊髓麻醉。更有效的是,小剂量哌替啶(30~40mg)也能提供持久术后镇痛。参见前面"哌替啶脊髓麻醉"。

局部麻醉　尽管有争议,局部麻醉用于超短诊断性腹腔镜手术或者对于非肥胖患者的特殊显微腹腔镜手术是合适的。在所有的这些病例中,术前使用局麻药浸润可大大减轻术后疼痛。

外周神经阻滞　腹腔镜手术中应用的神经阻滞方法有腹直肌鞘阻滞、腹股沟阻滞、椎旁阻滞。这些阻滞技术被证实是全麻或 TIVA 的有效辅助方法,在各种腹腔镜手术中可以有效缓解术后疼痛。它们的使用可以使得 PONV 的发病率减少和患者满意度的增加。

机器人手术患者体位相关并发症

机器人泌尿外科手术患者的体位是非常特殊的。另见前面的"体位相关并发症"。有些病例需要仰卧位(根治性前列腺切除术、骶骨固定术);其他病例则需要半侧卧位(根治性肾切除术、部分肾切除术、肾上腺切除术、肾输尿管切除术)或侧卧位(部分和/或根治性肾切除术-腹膜后入路)。

大多数情况下,腿是对称性地放置在腿架上。在某些情况下,则故意不对称地放置。在 Trendelenburg 体位中,大多数病例的位置是比较陡峭的(30°~45°)。但其实 20°~30° 足以维持位置的优势(例如使肠道离开盆腔),同时还能尽量减少大角度 Trendelenburg 体位的负面影响。

许多并发症的发生都与体位有关,包括神经损伤、骨筋膜室综合征、横纹肌溶解症、皮肤损伤和眼睛损伤。了解这些并发症的发生机制和病因对于有效的预防和治疗至关重要。

在机器人泌尿系统中,两种常见的病理生理机制导致了与体位相关的并发症:神经机制和血管机制。

神经机制

神经机制临床表现为周围神经病变和眼内神经病变。这些神经病变可轻可重。神经可以被拉伸或压迫,也可以发生缺血。根据神经被损伤的程度不同,其结果是神经病变可能是一个短期(神经轴性 = 几周)或长期(几个月),有时可能成为永久性的损伤。一旦退化,受损的神经再生速度约为 1mm/d。

下肢周围神经病变　腓浅神经损伤常见,多发生在截石体位,尤其是在 6 小时以上的手术中。这种类型的神经并发症大多可以通过复位到仰卧位来消除。

上肢周围神经病变　神经损伤往往继发于 Trendelenburg 体位时患者出现滑动或在使用肩部支具时,或来自低位置机械臂的压迫。尺神经损伤在这些情况下经常发生。及时发现异常、正确的体位、额外的衬垫和使用侧向床延伸器(作为衬垫扶手)能够极大降低尺神经损伤和其他上肢损伤的风险。在侧卧位或者半侧卧位时,上臂加用衬垫和合理的固定可以将上臂的神经损伤的风险降至最低。臂丛神经损伤通常发生在手臂过度伸展时,无论头部是否向对侧倾斜。腋窝卷(高胸卷)应该用来从手术室台上抬高胸部,从而防止臂丛神经疾病。

这些神经病变的加重因素包括体重指数增加、高截石位、肩托衬垫不足,腋窝没有使用腋窝卷。

眼内神经病变　眼内神经病变的病因可能是多因素的:由于 Trendelenburg 体位、眼窝拉伸、俯卧位时眼睛直接受压引起的局部水肿;呼气末二氧化碳增加,可直接和/或通过脉络膜血管扩张引起眼压升高,房水分泌增多。为防止眼压增高,应尽量减少 Trendelenburg 体位的角度,避免直接压迫和维持正常的 CO_2 分压。

血管机制

任何肢体的压迫缺血都可能引起骨筋膜室综合征和/或横纹肌溶解。在泌尿生殖机器人手术中,Trendelenburg 体位会导致小腿深层肌肉混合组织氧饱和度(低氧血症)显著下降。此外,还有大角度的(30°~45°)截石位时,Trendelenburg 体位可能导致患者向头侧滑动,造成小腿和腿部的压力增加(缺血)。预防措施包括使用特殊的防滑垫。较小的 Trendelenburg 体位(16°)能够保留手术需要,同时尽量减少与 Trendelenburg 体位相关(增加腹压、胸腔内压力、颅内压和眼压)的风险。

骨筋膜室综合征　骨筋膜室综合征(compartment syndrome,CS)是一种肢体灌注长期受损引起的疾病,继发于肢体受压、水肿和筋膜室缺血。骨筋膜室综合征可导致细胞内部肿胀和进一步的缺血,随后是潜在的血管和神经损害,伴随着大量的肌肉破坏导致横纹肌溶解。骨筋膜室综合征的并发症很多,包括暂时性或永久性的神经损伤、肌肉坏死、脓毒症、横纹肌溶解症、截肢和死亡。

CS 的危险因素包括与患者相关的(病态肥胖、外周血管疾病、低血容量/脱水、低血压、体温过低、药物引起的外周血管收缩)和/或手术相关(高截石位、Trendelenburg 体位、肢体循环受压、下垂肢体)。CS 的诊断可适用 6 个 P 原则:进行性疼痛(pain)、外周神经的感觉异常(paresthesia)、被动伸展受累肌肉时出现疼痛(pain)、粉红色(pink)皮肤、脉搏(pulse)和筋膜室压力(pressure)超过 30mmHg。

虽然在晚期 CS 患者中没有脉搏,但仍不能排除 CS 的诊断。尿液中的肌红蛋白预示着 CS 的出现,然而,肌红蛋白的数量与组织破坏程度并不直接相关。直接测量筋膜室压力是确定 CS 的最有效的方法,可以采用更现代化的近红外光谱技术进行筋膜室压力的连续显示。

预防骨筋膜室综合征 术前,建议患者减肥和等容量的预水化。术中正确的体位(降低截石位,使用 16°Trendelenburg 体位,没有压力装置,没有过分约束)。避免手术时间超过 5 小时,在手术进行过程中,尽量在手术进行到一半的时间(预计手术时间超过 6~7 个小时)时,尝试重新摆正患者体位。使用透明治疗巾以便于观察肢体颜色和大小的变化。保持足够的血压和足够的灌注压力,避免使用血管收缩药物;如果有必要可以使用甘露醇作为自由基清除剂。在高危患者(ASAIV 级、重度吸烟者、超重、外周血管疾病等)中使用预防性术中筋膜室压力监测。如果使用了区域麻醉,一定要保持正常平均动脉压。

术后应保持高度的警惕,因为 CS 可能在组织再灌注损伤后一段时间出现。应该在术后密切监测。

骨筋膜室综合征的治疗 治疗应尽早开始。筋膜室压力高于 50mmHg 4~8 小时可能产生不可逆转的肌肉变化。筋膜切开术一般建议在 30~45mmHg 附近的地方,建议不要等太久。目前的观点是将筋膜室压力控制在低于舒张压 20mmHg 以下,患者可能避免不必要的筋膜切开和不可逆转的神经肌肉损伤。

识别并停止缺血状态(如使用透明治疗巾,肢体复位),减压所有被累及筋膜(筋膜切开术),并适当补充患者血液(由于筋膜切开术后渗血可能导致血浆容量显著丧失)。当剧烈的 CS 导致横纹肌溶解时,必须尽早开始药物治疗。利尿必须用甘露醇,这在治疗横纹肌溶解引起的肾衰竭中十分重要。对于非常晚期的 CS 患者,若出现 8~10 小时延迟应对筋膜切开的必要性进行重新评估。

横纹肌溶解 横纹肌溶解症是肌肉创伤相关挤压伤的并发症。它也可能继发于由于长时间的肌肉压迫导致的肌肉缺血。横纹肌溶解症常与 CS 有关。晚期 CS,由于水肿和继发性局部缺血导致的组织压力增加,导致肌肉坏死,导致有毒的代谢产物和大量酸性肌红蛋白释放。高水平的 CPK(一种标志物)会在循环中释放,这有点类似于横纹肌溶解。急性肾衰竭是临床常见的并发症。有许多病例报告在腹腔镜/机器人的供肾切除术、部分肾切除术、根治性肾切除术和肥胖患者的长期减肥手术后出现横纹肌溶解。

横纹肌溶解的病理生理学 横纹肌溶解的病理生理学是多因素的。横纹肌溶解的发生是由于血管内容量减少导致肾单位的缺血性损伤,同时伴有肾脏血管收缩和管腔内管型形成。缺血性肌肉水肿会减少血管内血容量,导致了急性

肾衰竭的肾前病变。此外,血红蛋白会减少肾脏的 NO 储备,产生继发性血管收缩作用,从而进一步降低肾小球滤过率(GFR)。

横纹肌溶解的并发症包括代谢性酸中毒、弥散性血管内凝血、呼吸衰竭和休克。电解质异常包括低钙血症、高钾血症和高磷血症。这些电解质的变化偶尔会引起严重的心律失常。

横纹肌溶解症的治疗 大多数治疗指南是基于横纹肌溶解引起的急性肾衰竭的动物模型。他们推荐大量的水化治疗、碳酸氢钠碱化和利尿(甘露醇、袢利尿剂和"肾"多巴胺)。碱化使肌红蛋白的溶解度和消除率大大提高(在 pH 为 5 时,溶解度为 2%,而 pH 为 8 时溶解度提高到 80%)。在晚期患者(休克),有创监测、透析和其他支持性治疗是必需的。

患者在进入 PACU 时可能出现肌肉内疼痛、局部肿胀、黑褐色尿和少尿等症状。血清肌酐、CPK 和肌红蛋白水平应该及时检测。如果有腔隙性肿胀,应立即进行血管检查,并监测组织压力。目前已经开发出一种利用近红外技术通过测量血红蛋白水平来定量组织缺血的更精确的无创技术。

横纹肌溶解的预防 肌肉发达和/或高 BMI 患者横纹肌溶解的风险最高。可以通过在手术台上使用适当的厚垫子,缩短手术时间,在长时间手术的情况下要求暂停并重新调整患者的位置的方法来预防。不要使用腰桥体位。

气腹过程中的临床并发症

正常腹内压是 5~7mmHg。在气腹中,充气压力从腹部传到胸部、头部、颈部和眼睛。这些压力往往因为 Trendelenburg 体位的角度而加剧。

心包积气和纵隔气肿

有些复杂的病例同时合并有气胸、心包积气、纵隔气肿和眼周肿胀。高充气压可能是导致这些并发症发生的原因。这些情况可能会导致出现心脏压塞的迹象,包括心律失常、心音低沉、颈静脉扩张、血压和心输出量下降以及上腔静脉综合征。上腔静脉综合征表现为头颈部发绀(由于静脉回流至右心受阻)。将充气压力降到小于 15mmHg 或完全从腹腔释放二氧化碳。足以停止和逆转这些并发症。

气胸

气胸可能是因为存在先天性膈肌缺陷。医源性气胸可能发生在不小心经皮或经膈穿刺到胸腔(例如在后腹膜入路肾切除术和肾部分切除术)。现有的肺大泡(或肺大疱)可能在机械通气时破裂。一个肺滤泡是脏层胸膜上一个(小于 1cm)的气腔,它可以通过机械通气自发破裂。有时患者会出现多个肺滤泡。肺大疱是肺实质内较大(大于 1cm)的气腔。肺大疱(大于一侧胸腔的 30% 的半胸)极易破裂。突发性缺氧(SaO₂ 下降)、气道压力升高和/或心律失常应警惕气

胸的可能性。在机械通气时一旦发现肺滤泡或肺大疱,预防破裂可以使用小潮气量加上较高的呼吸频率。治疗包括正确的诊断和胸腔置管,确保肺复张。

张力性气胸

张力性气胸是一种罕见但可能致命的并发症,无论是在腹膜后腹腔镜还是腹膜内腹腔镜中都有报道。二氧化碳可以通过食管或主动脉裂孔进入胸腔,也可能通过先天性开放的胸膜腹膜裂孔。胸腔内二氧化碳突然大量积聚或意外肺大疱破裂可引起张力性气胸。

同侧肺发生塌陷,会导致纵隔移位。肺的呼吸表面积迅速减少导致缺氧。这是一个危及生命的紧急情况。腔静脉逐渐受压,静脉回流减少,会导致心输出量的突然减少。同时可见明显的对侧气管移位和发绀,及颈静脉充盈增加,呼吸气道压力突然增加和缺氧。患者的病情迅速恶化。急诊胸部 X 线可确诊。

治疗应立即进行。当心血管系统即将衰竭时,最好的方法是停止手术,并立即解除腹腔充气。小心的手动通气可以促进二氧化碳快速重吸收,重新扩张受影响的肺,恢复正常的心血管功能。在极端情况下,紧急胸腔穿刺术(最常在锁骨中线的第二肋间隙处操作,使用 3.5 英寸即 89mm 14G 或更粗的针头)释放二氧化碳,实现人工肺复张。维持小于 15mmHg 的充气压力可能防止这种情况发生。

皮下气肿

在二氧化碳充气后,可能会发生皮下气肿,据报道发病率为 0.4%~2%。他可能局限于腹壁,也可能沿着胸壁、颈、头和大腿广泛扩散,造成许多容易触及的皮下捻发音。在一些极端的情况下,呼气末二氧化碳异常增高合并呼吸性酸中毒。仔细插入气腹针,将充气压力保持在<15mmHg,腹膜内位置的可视化可以防止这种并发症。

皮下气肿通常是良性的,可以自行消退。二氧化碳以其已知的高扩散性在皮下并不危险,几个小时内通过重吸收(和肺)自然消除。在晚期病例中,应在 PACU 中监测呼气末二氧化碳,并用面罩吸氧,以避免呼吸时缺氧。

心律失常

在腹腔二氧化碳充气过程中有时会出现心动过缓。这被认为是由于腹膜膨胀刺激迷走神经导致的。预防上主要是仔细观察、及时发现并处理。治疗包括同时给予抗胆碱能药物与腹腔放气。当心率恢复正常时,重新注入气体则手术可继续。

二氧化碳气体栓塞

二氧化碳栓塞(二氧化碳进入血管床)可发生在意外穿刺静脉或有丰富血管的器官(如肝脏)。在腹腔镜手术中,二氧化碳气体栓塞可以是致命或者非致命的,缺氧、心律不齐、发绀和心前区水轮样杂音、呼气末二氧化碳和二氧化碳分压突然下降(由于肺静脉回流减少)可能导致心血管系统的衰竭。在二氧化碳充气过程中任何时候都可能发生气体栓塞。如果存在右向左的分流(如未闭的房间隔缺损、卵圆孔未闭),冠状动脉和脑血管的二氧化碳栓塞也可能发生。

亚临床的二氧化碳栓塞发生频繁,可以通过经食管超声心动图发现。

由经验丰富的外科医生进行细致的手术,麻醉医师高度警觉,使用心前听诊器,中心线大口径开孔,以及经食管超声心动图用于晚期多系统疾病的高危患者,这些措施均有助于早期发现和治疗气体栓塞。应在仰卧位进行充气,因为已知 Trendelenburg 体位可以降低静脉压。空气进入和空气栓塞被认为比二氧化碳栓塞更严重,因为二氧化碳具有更高的扩散能力还可以更快的消除。因此,气腹充气应该使用二氧化碳。

一旦诊断为二氧化碳栓塞,立即停止充气,腹部放气,使液体(生理盐水、乳酸林格液)冲洗手术区。患者应该向左侧滚动,以促进二氧化碳从心脏中排出。可以插入 CVP 导管,在极端情况下可能需要直接心脏穿刺抽吸二氧化碳。

肩痛

虽然术后肩痛的机制尚不清楚,但有理论认为膈下的二氧化碳积聚会引起膈神经刺激,并将疼痛引向 C_4(肩部)。许多外科策略被认为是潜在的治疗手段,包括低压气腹。目前已不再推荐使用腹壁提升器。各种术后药物(如非甾体抗炎药、阿片类麻醉药、普瑞巴林)的作用很有限。

最成功的方法是在手术结束时用生理盐水注入腹腔或在手术结束时采用 Valsava 法来消除腹腔内的二氧化碳。在我们机构,我们在所有的腹腔镜/机器人手术结束时使用 Valsava 法来排出二氧化碳,收到了良好的效果。

(张昌盛 宋玉祥 译)

参考文献及自测题

第7章 泌尿外科手术的感染性并发症

MARC A.BJURLIN

要 点

1. 抗菌预防的持续时间应延长至有助于细菌入侵和/或可能感染的整个时期。
2. 预防应在手术时首次切开内 60 分钟内开始(静脉注射氟喹啉和万古霉素为 120 分钟),一般应在 24 小时内停止。
3. 美国心脏协会不再建议仅为预防感染性心内膜炎而对泌尿外科手术进行预防性抗菌。
4. 手术部位感染可通过适当的使用抗生素、外科医生洗手消毒、患者皮肤准备以及备皮来减少。
5. 腹腔内感染的主要治疗方法仍然是液体复苏、抗生素治疗和积极引流感染性积液。
6. 尿路感染是最常见的院内感染,通常是术后感染,最常见的原因是经尿路的处置或留置导尿管。
7. 需要采取多种策略管控抗生素使用以解决抗生素耐药性的增加和新缺抗生素的问题。
8. 及早认识和处理脓毒症可以改善预后。
9. 通过在泌尿外科手术中减少抗菌药物的过度使用可以降低抗生素耐药性,抑制艰难梭菌结肠炎的发生。
10. 在个别患者中适当使用抗菌药物预防不仅需要考虑指南,而且还需要对患者的具体情况进行综合评估

泌尿外科的感染性并发症包括从无症状尿路感染到脓毒症,是当前泌尿外科手术和处理中最危及患者生命的情况之一。在本章中,我们将重点介绍用于手术和处置预防的适当抗生素,支持指南、手术部位感染和术后尿路感染、脓毒症的早期识别和治疗,以及腹腔感染的处理。还特别考虑了抗生素耐药性、艰难梭状芽孢杆菌结肠炎和抗菌药物管理等情况。重点是识别可能导致感染性并发症的术后早期事件,以便及时诊断,降低发病率和死亡率。

泌尿外科手术的抗菌预防

感染并发症,包括手术部位感染和尿路感染,是术后并发症的主要来源。手术部位感染使高达 5% 的清洁腹部外科手术和高达 20% 的腹腔手术复杂化。泌尿系感染是最常见的医院感染类型,通常是术后感染。治疗手术部位感染的费用几乎是住院直接费用的两倍,而且面对手术部位感染的患者更有可能再次住院,需要在重症监护病房观察直接,死亡风险增高。抗菌预防是一项重要的预防措施,也是减少术后感染计划的一个可修改的组成部分。美国泌尿外科协会于 2008 年发布了泌尿外科抗菌预防最佳处置策略,并于最近 2014 年进行了更新[1]。美国泌尿外科协会强调了手术抗菌预防的五项原则:

1. 手术抗菌预防是围手术期全身应用抗菌药物,旨在降低术后局部和全身感染的风险。
2. 外科抗菌预防的潜在获益由以下三个因素决定:与患者相关的因素(宿主对细菌入侵的反应能力)、程序因素(手术部位细菌入侵的可能性)和感染的潜在发病率。
3. 只有当外科抗菌预防潜在收益超过预防风险和抗菌成本时,才推荐外科抗菌预防。
4. 用于预防的抗菌药物应选用对手术部位的与疾病相关的菌群所敏感的药物。同时还应考虑药物的成本、便利性

和安全性。

5. 外科抗菌预防的持续时间应该延长到促进细菌入侵和/或可能确定感染的整个时期。

现已将外科伤口进行分类以便临床辨别及判断手术时伤口的细菌感染程度（**表 7.1**）。由于其预测价值，伤口分类在推动纳入风险调整结果的质量改进计划方面发挥着宝贵的作用。所有进入尿路的过程都被认为是"清洁-污染"的，当患者有菌尿或伤口准备以及未手术时未注意无菌原则，会导致细菌侵入的可能性增加。

内镜手术

泌尿外科手术的抗菌药预防按下尿路和上尿路器械以及患者危险因素分层（**表 7.2**）。传统上，简单的膀胱镜检查不需要常规的抗菌药物预防。虽然文献并不是决定性的，但对于接受膀胱镜检查而没有高龄、吸烟、解剖异常、使用类固醇、免疫功能下降和导尿管等危险因素的门诊患者，其使用抗生素的证据似乎有限[2-5]。在一项对 3 108 例没有抗生素预防的接受膀胱镜检查患者的研究中，673 例（22%）有无症状性细菌尿，2 435 例（78%）有无菌尿液。59 例（1.9%）患者在接受膀胱镜检查后 30 天内出现发热尿路感染。对于没有急性尿路感染（包括细菌性尿路感染）临床体征或症状的患者，门诊膀胱软镜检查前的治疗似乎没有必要[6]。指南建议，膀胱镜检查操作包括经尿道膀胱肿瘤和前列腺电切术的，需行抗菌预防。尽管预防性使用抗生素已被证明可以降低 TURP 术后菌尿、高热、菌血症和附加抗生素治疗的概率[7]，但是不同泌尿科医生在 TURP 前的预防处置明显不同，对指南的依从性较低[8]。Berry 和 Barratt 对 32 项随机对照

表 7.1　外科伤口分类

外科伤口分类	
清洁	■ 手术未进入感染炎症区，未进入呼吸道、消化道、泌尿生殖道 ■ 伤口闭合完整，或引流管与封闭系统相连 ■ 感染风险：2% 或更低
清洁-污染	■ 手术进入呼吸道、消化道、泌尿生殖道，但不伴有明显感染 ■ 感染风险：2%~8%
污染	■ 指邻近感染区或组织直接暴露与感染物的切口，手术进入急性炎症但未化脓区域；开放性创伤手术；胃肠道、尿路、胆道内容物及体液有大量溢出污染；术中有明显污染（如开胸心脏按压） ■ 感染风险：5%~15%
感染	■ 残存失活组织的陈旧创面；已有临床感染（伤口中已有脓肿）或创面穿孔的手术 ■ 感染风险：大于 30%

试验进行了荟萃分析，这些试验评估了 4 260 名 TURP 患者使用抗生素预防的情况[9]。作者发现，在接受 TURP 治疗的男性术前无菌尿液患者中，使用抗生素预防显著降低了菌尿和临床败血症的发病率。综上所述，这些研究强调了：①术前尿培养的必要性，②围手术期单剂抗菌药物似乎足以降低感染风险，③保持封闭的尿路引流和尽量减少引流可能会降低术后感染率。尽管指南建议对 TURBT 进行抗菌预防，但数据仍有争议。研究表明，在没有感染并发症危险因素的患者中使用抗生素可能不是必要的，因为抗生素可能会被推迟到术后感染发生再使用[10]。

氟喹诺酮和 TMP-SMX 仍然是大多数泌尿外科手术的主要预防性抗生素选择。输尿管镜检查是治疗输尿管和肾结石的主要手段，也是诊断上尿路肿瘤的一种方法，值得抗生素治疗。对于输尿管镜下结石治疗，术后尿路感染发病率较低（<2.5%）[9]。预防抗生素可显著降低脓尿的发病率，并趋向于降低菌尿和尿路感染的风险[11]。然而，最近的研究表明，在因输尿管或肾结石而行输尿管镜检查的基线尿培养阴性的患者中，术前预防抗生素并不能降低术后尿路感染和发热的发病率，由此可见抗生素管理的必要性[9]。与仅使用介入抗生素预防相比，在整个双 J 型支架置入过程中进行持续的小剂量抗生素治疗并不能减少尿路感染的数量或缓解严重程度[12]。对于接受过输尿管镜检查的泌尿系结石患者，输尿管支架拔除术围期预防性口服抗生素足以预防症状性尿路感染[13]。在不复杂的病例中合理使用抗生素可能有助于降低抗生素耐药和其他与广泛使用抗生素有关的并发症的发病率。在梗阻性结石继发的肾盂肾炎患者中，由于排尿培养与减压时采集的尿液培养不一致，抗生素耐药性使得经验性抗生素治疗的选择变得困难[14]。必须同时获得尿液和肾脏原液，以确保足够的抗生素覆盖率。在输尿管镜检治疗尿路结石后，已发现输尿管支架拔除术围手术期预防性口服抗生素足以预防有症状的尿路感染[13]。

经皮进入肾脏集合系统可能会因横穿患者肾实质而增加患者菌血症和脓毒症的风险，推荐使用第一代或第二代头孢菌素或氨基糖苷类药物甲硝唑或克林霉素进行抗微生物预防。有报道显示，尽管在 PCNL 期间使用了预防性抗生素，但术后感染并发症（包括脓毒症）的风险很大；然而，结石患者围手术期应用抗生素的最佳时间仍然是一个有争议的问题。尿培养基线阴性的经皮肾镜取石术患者预防性使用抗生素与术后发热（2.5% 对比 7.4%，$P=0.040$），和其他并发症的发病率显著降低有关[15]。

Deshmukh 等观察对比了 PCNL 术前服用 24 小时抗生素的患者（与 AUA 指南一致）与术后服用七天抗生素患者的立刻发热率，发现无显著统计学差异[16]。然而，也有其他研究表明延长抗菌预防可以获益更多。Mariappan 等人前瞻性评估了结石 2cm 以上或骨盆扩张的患者，在 PCNL 术前接受 7 天环丙沙星治疗或标准抗生素治疗后，尿培养均为阴性[17]。他们指出，延长抗生素预防的患者全身炎症反应综合征的发病率降低至 1/3。与仅有阳性尿培养相比，术前多药耐药尿培养对接受 PCNL 的患者感染并发症有显著的预测

表 7.2　泌尿外科手术抗菌预防的建议

手术	器官	预防指征	首选抗生素	次选抗生素	治疗时程*
下尿路器械操作					
外置尿管拔除	泌尿生殖道[†]	如果有危险因素[‡,§]	■ 氟奎诺酮[¶] ■ TMP-SMX[¶]	■ 氨基糖苷（氮曲酮[¥]）±氨苄霉素[¶] ■ 1 代/2 代头孢菌素[¶] ■ 阿莫西林/克拉维酸	=24 小时[¶]
膀胱造影、尿动力学检查或单纯膀胱尿道造影	泌尿生殖道	如果有危险因素[§]	■ 氟奎诺酮 ■ TMP-SMX	■ 氨基糖苷（氮曲酮[¥]）±氨苄霉素 ■ 1 代/2 代头孢菌素 ■ 阿莫西林/克拉维酸	=24 小时
膀胱尿道镜下操作[ǀ]	泌尿生殖道	全部	■ 氟奎诺酮 ■ TMP-SMX	■ 氨基糖苷（氮曲酮[¥]）±氨苄霉素 ■ 1 代/2 代头孢菌素 ■ 阿莫西林/克拉维酸	=24 小时
前列腺近放射治疗或冷冻治疗	皮肤	不确定	■ 二代头孢菌素	克林霉素**	=24 小时
经直肠前列腺活检术	小肠[††]	全部	■ 氟奎诺酮 ■ 一/二/三代头孢菌素	■ TMP-SMX ■ 氨基糖苷（氮曲酮[¥]）	=24 小时
上尿路器械操作					
冲击波碎石术	泌尿生殖道	如果有危险因素[§]	■ 氟奎诺酮 ■ TMP-SMX	■ 氨基糖苷（氮曲酮[¥]）±氨苄霉素 ■ 一/二代头孢菌素 ■ 阿莫西林/克拉维酸	=24 小时
经皮肾手术	泌尿生殖道和皮肤[‡‡]	全部	■ 一/二代头孢菌素 ■ 氨基糖苷（氮曲酮[¥]）+甲硝唑或克林霉素	■ 氨苄霉素/舒巴坦 ■ 氟奎诺酮	=24 小时
输尿管镜检查	泌尿生殖道	全部	■ 氟奎诺酮 ■ TMP-SMX	■ 氨基糖苷（氮曲酮[¥]）±氨苄霉素 ■ 一/二代头孢菌素 ■ 阿莫西林/克拉维酸	=24 小时
开放或腹腔镜手术					
经阴道手术（包括尿道）	泌尿生殖道，皮肤	全部	■ 一/二代头孢菌素 ■ 氨基糖苷（氮曲酮[¥]）+甲硝唑或克林霉素	■ 氨苄霉素/舒巴坦 ■ 氟奎诺酮	=24 小时
不进入尿路	皮肤	如果有危险因素[§]	■ 一/二代头孢菌素	■ 克林霉素	单次剂量
涉及小肠[§§]	泌尿生殖道，皮肤和小肠	全部	■ 二/三代头孢菌素 ■ 氨基糖苷（氮曲酮[¥]）+甲硝唑或克林霉素	■ 氨苄霉素/舒巴坦 ■ 替拉维酸/克拉维酸 ■ 哌拉西林/他唑巴坦 ■ 氟奎诺酮	=24 小时
涉及植入型假肢	泌尿生殖道和皮肤	全部	■ 氨基糖苷（氮曲酮[¥]）+甲硝唑或克林霉素	■ 氨苄霉素/舒巴坦 ■ 替拉维酸/克拉维酸 ■ 哌拉西林/他唑巴坦	=24 小时

* 建议在拔除外置导尿管时进行额外抗菌治疗。

[†] 泌尿生殖道：常见的泌尿系微生物有大肠杆菌、变形杆菌、克雷伯氏菌、肠球菌。

[§] 如果手术前尿培养未见生长，则不能使用抗菌药物预防。

[¶] 或全程培养导向的抗菌药，用于有记录的感染（这是治疗，而不是预防）。

[¥] 氨曲南可替代氨基糖苷类药物治疗肾衰竭。

[ǀ] 包括经尿道膀胱肿瘤和前列腺电切术，以及任何活检、电切、电灼术、异物摘除、尿道扩张或尿道切开术，或输尿管器械（包括导尿术或支架置入术）。

** 克林霉素，或氨基糖苷甲硝唑或克林霉素，是青霉素过敏患者青霉素和头孢菌素的一般替代品，即使没有特别列出。

[††] 肠道：常见的肠道微生物有大肠杆菌、克雷伯菌、肠杆菌、沙雷菌、变形杆菌、肠球菌和厌氧菌。

[‡‡] 皮肤：常见皮肤微生物为金黄色葡萄球菌、凝固酶阴性葡萄球菌、A 群链霉菌。

[§§] 对于涉及结肠的外科手术，口服新霉素加红霉素碱基或甲硝唑的肠道准备可以加入或替代全身用药。

TMP-SMX，甲氧苄啶-磺胺甲噁唑。

作用[18]。因此，努力的重点是减少盲目使用抗生素，并只有在给药适应证明确的情况下才推广使用。这些研究的一个共同发现仍然是，没有任何抗生素预防方案可以完全消除内镜结石手术后感染的风险。

无危险因素患者体外冲击波碎石术（ESWL）后感染并发症发病率低[19]。最近对 9 个随机对照试验的荟萃分析表明，在减少术后菌尿、临床尿路感染或发热方面，抗菌药物预防冲击波碎石术的有效性没有统计学意义[20]。在一项前瞻性研究中，评估了靶向抗生素预防在接受冲击波碎石术的患者中预防尿路感染的使用，Honey 等报道的 389 例患者中，仅 1 例（0.3%）发生尿路感染，无一例发生尿毒症，11 例（2.8%）出现无症状性细菌尿，提示体外冲击波碎石术中可能不需要普遍使用抗菌药物[21]。

AUA 指南不建议在体外冲击波碎石术中常规使用抗菌药物预防；然而，对于感染风险较高的患者来说，这可能是有益的。

开放、腹腔镜和机器人手术

研究表明，在开始手术切开之前提供抗菌预防是最有效的，该研究由医疗保健组织认可联合委员会赞助的外科护理改善项目（SCIP）报道。SCIP 研究方案表明，预防性抗生素必须在手术前 1 小时内进行（如果需要使用万古霉素，则必须在使用前 2 小时内使用）。因为这样才能保证在皮肤切开时抗生素血药浓度足以起到抗菌预防作用，以降低感染的风险。1992 年对 2 847 名手术患者进行的一项里程碑式的研究发现，术前 1 小时内使用抗生素的患者术后感染的发病率最低[22]。感染的风险随着给药和实施手术之间时间间隔的延长而增加。这项研究的结果显示，患者在切口前 1 小时内服用抗菌剂的感染率最低（不到 1%）。过早（手术切开前 2 小时以上）接受抗生素治疗的患者感染率为 3.8%。同样，在手术切开后 3 小时接受抗生素治疗的患者感染率为 3.3%。

抗菌预防可以根据进入尿路或肠道进行分层。不进入尿路的手术包括各种侵入性和浅表性泌尿外科手术。一项纳入 83 例经腹肾根治性切除术患者的研究中，患者随机分配接受单剂量静脉注射头孢菌素与不进行围手术期预防，结果显示治疗组的总感染率显著降低（8% 对比 27%）[23]。在一项对 424 例手助腹腔镜肾切除术加和不加抗菌药物（头孢菌素）的前瞻性但非随机比较中，未采取预防措施的患者发生伤口感染的概率明显更高（13% 对比 5.4%）[24]。

在综合回顾有关手术进入尿路的文献中，作者认为，在不采取预防措施的情况下，预期热性尿路感染的发病率为 5%~10%，而抗菌药物预防将显著降低热性尿路感染的发病率，为 2%~3%[25]。在一项对 91 名接受开放前列腺切除术的男性进行的随机对照试验中，静脉注射头孢噻肟（与不预防性治疗相比）显著降低了术后感染的发病率，从 46% 降至 5%[26]。

虽然涉及肠道的泌尿外科手术（主要是尿流改道术，伴或不伴膀胱切除术）的随机对照试验（RCT）尚未见报道，但来自普外科等的研究文献证实了在涉及肠道的手术中使用抗菌药物预防的益处。根据包括抗真菌覆盖在内的研究数据表明，在根治性膀胱切除术中将术前抗菌预防调整为更广泛的、以培养敏菌为导向的抗菌预防，已被证明可以减少术后的影响[27]。此外，在膀胱切除术中，抗生素使用时程超过 24 小时可以降低脓毒症并发症的发病率[28]。

特别注意：心脏瓣膜及假肢的抗感染处理

应特别注意这些具有术前有植入手术硬件（如人工关节和人工心脏瓣膜）的患者，因为在手术操作过程中可能会引起菌血症，从而导致这些植入的异物成为细菌定殖的场所。这些感染通常很难治疗，通常需要手术切除受感染的植入物。在接受泌尿外科手术的患者中，即使是心脏病风险最高的患者，也不建议预防感染性心内膜炎（见第 3 章）。

泌尿科患者不需要根据整形钉、钢板和螺钉进行抗菌预防，也不是大多数泌尿科患者仅在此基础上进行全关节置换术的常规适应证[1]。然而，对于符合**表 7.3** 所示两组标准的患者，建议使用抗菌药物预防以降低血源性全关节感染的风险。推荐的抗菌方案包括术前 1~2 小时口服单一剂量的喹诺酮类药物（如环丙沙星 500mg；左氧氟沙星 500mg；氧氟沙星 400mg），或氨苄西林 2g 静注（对氨苄青霉素过敏的患者用万古霉素 1g 静注持续 1~2 小时）加庆大霉素 1.5mg/kg 静注，术前 30~60 分钟给药。在某些情况下，也可以考虑使用药敏抗生素替代。

外科感染的管理

手术部位感染

手术部位感染与患者的发病率和死亡率、住院时间延长和费用增加有关。美国疾病控制和预防中心已经制定了标准，将手术部位感染定义为与手术切口或手术切口附近相关的感染，发生在手术切口 30 天内，如果手术时植入假体材料，则为 90 天。手术部位感染是最常见的医院感染，占医院感染的 38%。然而，手术部位感染的总体风险很低；据估计，在每年接受外科手术的 3 000 多万名患者中，有 2%~5% 会发生手术部位感染（即，在美国接受住院手术的每 24 名患者中就有 1 人在术后发生手术部位感染）[29]。手术部位感染使高达 5% 的清洁腹部外手术和高达 20% 的腹部内手术复杂化[30]。手术部位的感染会使住院费用翻一番，而患者更有可能因手术部位的感染再次入院，留置重症监护室观察，并很有可能死亡[31]。de Lissovoy 等人综合国家医疗费用支出资料与国家住院样本资料研究了 723 490 例因外科住院的患者，其中确诊手术部位感染 6 891 例（1%）。平均而言，患者因手术部位感染从而住院时间延长了 9.7 天，同

表 7.3　全关节置换术的抗生素预防标准

血源性全关节感染风险增加	泌尿外科手术相关菌血症风险增加
人工关节置换术后头 2 年的患者	所有结石处置（包括冲击波碎石术）
人工关节置换术中免疫功能低下的患者：	任何经壁切开进入尿路的手术（不包括简单的结扎切除或经皮引流）
■ 炎性关节病（如类风湿性关节炎、系统性红斑狼疮	所有上尿路（肾脏和输尿管）内镜手术
■ 药物诱导的免疫抑制	所有涉及肠段手术
■ 放射诱导的免疫抑制	经直肠前列腺活检
接受人工关节置换和以下合并症的患者：	针对细菌定殖风险较高个体的所有经尿路手术及处置（除导尿外）：
■ 既往人工关节感染	■ 留置导尿和间断性导尿
■ 营养不良	■ 留置输尿管支架
■ 血友病	■ 尿潴留
■ HIV 感染	■ 近期/复发尿路感染或前列腺炎病史
■ 糖尿病	■ 尿流改道术
■ 恶性肿瘤	

（Reproduced with permission from Best Practice Policy Statement on Urologic Surgery Antimicrobial Prophylaxis. https://www.auanet.org/education/guidelines/antimicrobial-prophylaxis.cfm#3）

时每次住院费用增加了 20 842 美元。从国家的角度来看，这些手术部位感染病例与额外 406 730 天的住院日和超过 9 亿美元的住院费用有关。另外 91 613 人再次入院接受手术部位感染治疗，又增加了 521 933 天的护理，费用近 7 亿美元[32]。

定义手术部位感染的临床标准包括以下一项或多项[33]：①从手术部位流出的脓性渗出液；②从原始手术缝合切口处获得的液体培养呈阳性；③至少有一种感染的临床症状（疼痛、肿胀、红斑、发热）的情况下重新开放手术部位，且培养阳性或未培养；④外科医生诊断为感染的情况下重新开放的手术部位。手术部位感染分为体表切口感染或器官/组织间隙感染。切口感染进一步分为浅表性感染，仅累及皮肤或皮下组织；或深部感染，涉及切口深部软组织。而器官/组织间隙感染占所有手术部位感染的三分之一，且 90% 以上的死亡与手术部位感染有关。

除了抗生素预防外，其他几种措施可能会降低手术部位感染的发病率，包括外科医生的手部消毒、患者的皮肤准备和备皮。在 Cochrane 数据库对清洁手术后预防手术伤口感染的术前皮肤消毒的回顾中，研究者发现有证据表明，术前用 0.5% 的氯己定酒精进行消毒与清洁手术后的手术部位感染的发病率低于用碘伏消毒的手术[34]。在一组接受开放前列腺切除术的患者的队列研究中，学者发现消毒剂的类型对手术部位感染的风险没有影响（无论是 0.5% 聚维酮碘或氯己定酒精）[35]。

与传统的外科擦洗相比，以酒精为基础的手部擦洗在外科消毒方面具有更有效的效果[36]。然而这是否意味着能减少手术部位感染尚不清楚。在一篇关于外科手部消毒以减少手术部位感染的文献综述中，学者发现在对术者而言，手术准备中使用的酒精擦洗在预防手术部位感染方面与水洗一样有效，但分析数据受到研究方法和质量的限制[37]。爱护

佳双手免洗消毒液（3M，St. Paul，MN）已被证明在各种儿科泌尿外科手术中可提供与传统外科擦洗相当的消毒效果，此外爱护佳双手免洗消毒液在成本效益和时间效益上也优于传统洗手消毒[38]。

术前备皮已被用于预防手术部位感染；然而，一项对 19 个随机对照试验的荟萃分析证实，备皮对预防手术部位感染没有任何益处，而且使用剃刀进行备皮时，手术部位感染的风险更高[39]。

手术部位感染的发病率取决于手术类型。尽管泌尿外科手术的手术部位感染发病率较低，相对于开放手术，微创手术与手术部位感染的发病率相关程度更高，包括前列腺切除术（1.0% 对比 2.4%）[40,41]和肾部分切除术（0.54% 对比 1.3%）[42]。手术部位感染率在肾脏和肾上腺的微创手术中较低，有报道表明，在这类清洁的微创手术中，可以避免使用抗菌药物预防。在肾脏和肾上腺手术中按需使用抗生素似乎足以应付围手术期的不良[43]。在 556 例接受泌尿腹腔镜手术的患者中，平均术后第 21.5 天发现 14 例（2.5%）手术部位感染[44]。在 14 例手术部位感染中，10 例（71.4%）发生于标本取出部位。感染与手术时间延长和体重指数增加有关。

在一项对 200 名接受腹股沟或阴囊手术的患者的研究中，总的手术部位感染率为 3.5%，这两种手术都被归类为清洁手术。然而，即使所有患者都接受了第一代或第二代头孢菌素作为抗菌预防，但在泌尿外科腹股沟手术患者中手术部位感染的发病率为 6.5%，在阴囊手术患者中手术部位感染的发病率为 1.6%。在泌尿外科腹股沟手术的患者中，手术部位感染是不可忽视的，尽管这类手术属于清洁手术，由此也说明了手术部位感染预防的必要性[45]。

患者可因植入泌尿系统设备导致感染的风险增加。Haraway 等对 136 例接受骶神经调节植入术的患者进行评

估,发现 5.9% 需要装置植入术的患者发生感染。术前抗生素的选择是预防继发感染和外植术的重要因素,与其他抗生素方案相比,头孢唑林在预防感染方面效果较差[46]。植入放射粒子似乎没有相同的感染风险。在 826 例接受经腹腔 ^{125}I 近距离放射治疗的局限性前列腺癌患者中,所有接受抗菌药物预防的患者中,只有 0.73% 的患者发生围手术期感染[47]。而菌尿和术前备皮是围手术期感染的危险因素,具有统计学意义(分别为 $P=0.007$ 和 $P=0.004$),提示了预防围手术期感染并发症的额外措施。

回顾观察,术前机械性肠道准备一直被认为是根治性膀胱切除尿流改道手术患者的标准护理措施。然而最近的数据显示,对于回肠导管或原位新膀胱行根治性膀胱切除术的患者,使用机械肠道准备似乎不会影响围手术期感染或伤口和肠道并发症的发病率[48,49]。

腹腔内感染

腹腔内感染是 ICU 第二大常见的感染致死死因。扩散到腹膜区域的复杂性腹腔内感染与脓肿形成和腹膜炎有关,而胃肠道壁内炎症等非并发症感染如果不予以治疗,可能会进展为复杂感染。近年来,由于护理技术、影像学诊断技术、微创手术和抗菌治疗技术的发展,腹腔感染的治疗方法已经得到长足进步,在这些新进展的基础上,外科感染学会和美国传染病学会的专家小组制定了处理腹腔内感染患者的循证指南[50]。

液体复苏是管理腹部术后感染的第一步也是最关键的步骤。血容量不足在发热患者中很常见,由于恶心及呕吐导致的液体丢失,以及腹膜炎症导致的肠梗阻,都会使血容量不足变得更加严重。患者应迅速恢复血容量,并根据需要采取额外措施以促进内稳态恢复。对于发现低血压的感染性休克患者应立即开始液体复苏。对于无血容量不足证据的患者,一旦怀疑腹腔感染也应该立刻开始静脉补液治疗。抗生素的使用包括经验性地给予抗生素治疗,一旦患者被诊断为腹腔感染或认为有可能发生这种感染,就应该开始使用抗生素。对于感染性休克的患者,应尽快使用抗生素。抗生素治疗应该在脓肿引流前开始,直到脓毒症的所有全身症状消失。由于脓液通常含有需氧和厌氧两种微生物,最初的经验性治疗必须联合使用抗生素或采用广谱单种抗生素来同时针对这两种类型的微生物,然后根据脓肿的培养结果来指导针对性的治疗。在免疫系统被抑制的患者中,念珠菌通常起着重要的致病作用,因而患者可能还需要抗真菌药物的治疗:如果分离到白色念珠菌,可以选择氟康唑;如果其对氟康唑耐药,可以选用棘白菌素(echinocandin);由于两性霉素 B 药物毒性较强,不建议将其作为初始治疗。

感染性分泌物的引流收集是必须进行的,也是防止脓毒症发生的第一道防线。CT 引导的经皮导管引流比外科引流更可取,目前已经成为大多数腹腔内脓肿的标准治疗方法。弥漫性腹膜炎患者应该尽快接受急诊外科手术,并且在手术过程中仍然需要继续进行恢复内稳态的一系列措施。经皮穿刺引流术相比外科手术引流,避免了麻醉风险和剖腹手术风险,也避免了开放手术伤口导致的一系列并发症以及污染腹膜腔内其他区域的可能性,从而尽可能地缩短住院时间。

培养结果的标本取样应该注意单次取样取到足够体积送检(至少 1mL 液体或组织,越多越好),并在送检过程中注意保存条件。为了更好地回收需氧细菌,应将 1~10mL 的液体直接接种到有需氧血培养基的培养瓶中。此外,还应该送 0.5mL 的标本进行革兰氏染色,如有需要还应进行真菌培养。如果要进行厌氧培养,应用厌氧传输系统送检至少 0.5mL 液体或 0.5g 组织,或者直接将 1~10mL 的液体接种到厌氧血培养瓶中,以便回收培养出来的厌氧菌。药敏试验结果如果提示存在变形假单胞菌、金黄色葡萄球菌、不动杆菌、肠道优势肠杆菌菌群的中重度生长,应该及时进行进一步检查,因为这几种菌类比其他种类更容易产生耐药性。

引流后,临床症状应在 48~72 小时内改善,如果没有改善,则应该再次进行 CT 扫描以检查是否有之前没有发现的脓肿。如果残余液体不能通过导管冲洗或额外放置引流管排出,则必须手术引流。腹腔脓肿手术治疗的禁忌证是基于患者的合并症和个体对手术的耐受性评估的。手术方式可以选用腹腔镜或开放性手术。经腹膜探查术适用于 CT 引导下不能引流的多发性脓肿:如肠环间脓肿或肠瘘导致的脓肿。在后者中,在进行剖腹手术之前,可以先通过肠道引流脓肿几天以控制病情。

如果患者出现以下指征提示可以拔除经皮导管:脓毒症体征消退,导尿管引流达最小值,B 超或 CT 显示脓肿腔消退。除非很难实现充分的源头控制,已确定感染的患者的抗菌治疗时长应在 4~7 天以内,因为治疗时间的延长并不意味着对结果的改善有帮助。对于在治疗 4~7 天后有持续或反复出现腹腔感染的临床证据的患者,应进行相应的 CT 或超声检查。对最初确定的微生物有效的抗菌治疗应继续进行。引流量居高不下通常意味着患者存在肠瘘的可能性很大,应进行增强 CT 扫描确诊。这种瘘管通常可以通过伤道造影(sinography)发现。

术后尿路感染

尿路感染是最常见的院内感染类型,并且经常是术后发生的,最常见的病因是涉及泌尿系统的手术或留置导尿管[51]。

与内镜手术相比,术后尿路感染在大型泌尿外科手术后更常见,尤其是前列腺手术。前列腺手术术后感染并发症的发生有两个关键时期:围手术期和拔除导尿管时,一项研究表明这个阶段内 25% 的男性患者尿液培养呈阳性[52]。在另一项连续纳入 729 例根治性前列腺切除术患者的研究中,拔除导尿管后接受短期抗生素治疗的患者的尿路感染发病率(3.1%)低于未接受抗生素治疗的患者(7.3%)($P=0.019$)[53]。做个形象的比喻,平均每给 24 名患者进行抗生素治疗就可以防止 1 例尿路感染[53]。

尿液培养呈阳性在原位膀胱的患者中是非常常见的,其发病率超过了 50%[54]。有症状的尿路感染虽然较尿液培养阳性少见，但在新膀胱重建后仍是一个常见的并发症，通常发生在手术后的前 3 个月内[55]。

脓毒症的早期识别和治疗

　　术后脓毒症的发生给临床资源和卫生保健系统增添了巨大的负担。与术后脓毒症的发生相关的更多的是治疗过程出现失误，并且经常伴随尿，但患者的合并症如糖尿病和高血压，以及吸烟史、种族、年龄、医院规模和医院位置，都会影响脓毒症的发病率。美国胸科医师学会和重症监护医学会最初将对微生物的炎症反应系统性地分为全身性炎症反应综合征、脓毒症、严重脓毒症和感染性休克。欧洲重症监护医学会和重症监护医学会最近协商修订了这一标准，不再使用全身性炎症反应综合征这一术语[56]。这一定义的改变是因为人们越来越多地认识到脓毒症和感染性休克的病理生物学特征和临床定义的必要性。此外，他们还设计并验证了一种名为 Quick SOFA（序贯器官衰竭评估评分）的新评分系统，以作为脓毒症的临床诊断标准[57]。脓毒症的早期识别和处理可改善预后，因此，泌尿生殖系统手术术后怀疑有此问题的患者应优先考虑并及时接受治疗。为了尽早诊断脓毒症和感染性休克，有必要对感染、器官功能障碍和整体组织缺氧制定明确的定义，并认清这些情况的临床表现和实验室检查结果。（表 7.4）

　　发热是脓毒症最常见的表现，但高龄患者、虚弱患者、长期酗酒者和尿毒症患者更有可能没有发热，甚至会出现脓毒症引起的体温过低[58]。大约 40% 的脓毒症患者会出现低血压。精神状态差或焦虑不安可能不怎么明显，但也可能是老年患者脓毒症的唯一表现，因而应当予以注意。免疫功能低下的患者和中性粒细胞减少的患者通常找不到明确的感染源。

　　对于脓毒症应当采取一系列的感染管理措施：包括引流，如通过经皮肾镜手术留置导管或肾造瘘管并使用广谱抗生素，在重症监护条件下积极进行液体复苏和各种侵入性检查，直到发现并根除病原体，目前已经有相应的指南发布了，用以更好的指导对这种患者的管理[59]。指南强调需要持续监测生命体征、脉搏、血氧饱和度、尿量和基础的实验室检查，以评估全身组织缺氧和器官功能障碍的严重

表 7.4　脓毒症和感染性休克的定义

脓毒症	确诊或怀疑有感染，并且有短时间内 SOFA 评分上升≥2（意味着存在器官功能障碍）
感染性休克	有脓毒症，需要进行升压治疗以保持平均动脉压≥65mmHg，且尽管进行了足够的液体复苏治疗但血乳酸水平仍>2mmol/L

(Reproduced from Singer M, Deutschman CS, Seymour CW, et al. The Third International Consensus Definitions for Sepsis and Septic Shock (Sepsis-3) . JAMA. 2016; 315 (8) : 801-10.)

程度，并应尽快在怀疑严重脓毒症或感染性休克的患者中实施这一指南以便于更好、更早地评估患者的情况并予以处理。

　　脓毒症的早期治疗需要稳定呼吸，因此所有的患者都应该补充氧气。当补充氧气不能改善氧合、即将发生呼吸衰竭或气道不能得到保护时，应当采取机械通气，待呼吸稳定后评估组织器官灌注情况，低血压意味着组织灌注不足。低灌注的临床症状包括：皮肤湿冷，精神状态改变，少尿或无尿，实验室检查可发现乳酸酸中毒。

　　在呼吸初步稳定后，治疗措施包括补液、升压、识别并控制感染、及时使用抗生素以及清除或引流感染源。在疑似脓毒症或感染性休克后 6 小时内应当进行一系列临床治疗以达到以下四条标准：①中心静脉压 8~12mmHg，②平均动脉压（MAP）≥65mmHg，③尿量≥0.5mL/（kg·h），④中心静脉（上腔静脉）或混合静脉血氧饱和度分别为 70% 或 65%。若患者存在乳酸酸中毒，液体复苏治疗还应该将患者的血乳酸恢复正常。晶体液是严重脓毒症和感染性休克复苏的首选液体。

　　早期适当的抗生素治疗可以明确的改善临床结果，因而共识指南中建议在怀疑患者有脓毒症后 1 小时内进行抗生素治疗[59]，因为感染性休克发生的 1 小时内开始抗生素治疗可提高存活率，而抗生素治疗每推迟 1 小时，存活率下降约8%[60]。开始时应该使用一种或多种药物进行初步经验性抗感染治疗，应当保证对所有可能的病原体（细菌、真菌、病毒）都有活性，并且在可能是脓毒症来源的组织中维持一定的有效浓度。泌尿系常见细菌为需氧革兰氏阴性杆菌和肠球菌，在抗菌治疗之前，如果不会导致抗菌治疗的开始时间明显延迟（>45 分钟），则应在应用抗菌药物之前适当地提取样本送检，包括血液、尿液、大便（如果患者有腹泻或最近使用过抗生素）、痰、皮肤和软组织。在抗菌治疗之前，应至少获得两套血培养（需氧瓶和厌氧瓶），其中至少一套是经皮抽取的，其余可通过留置血管通路抽取，除非留置血管通路是 48 小时之内插入的。然而即便如此，50%~65% 的脓毒症患者血培养结果仍是为阴性[18]。

　　可以通过全血细胞计数、基础代谢功能检查、乳酸和转氨酶水平的测量、凝血检查和尿液分析等对患者的情况进行评估，同时还应对胸片和动脉血气结果进行评估，查看是否存在呼吸道感染、低氧血症和酸碱异常。如果怀疑患者有弥散性血管内凝血，则应测量纤维蛋白降解产物、D-二聚体水平和纤维蛋白原水平。虽然 C 反应蛋白、降钙素原、活化的部分凝血活酶时间和白细胞介素-6 等指标缺乏标准化的判读标准限制了其临床应用，但还是可以通过它们来指导诊断和预后预测。

　　抗生素的经验性联合用药不应超过 3~5 天。一旦得到药敏结果，就应该立即降级到最合适的单一药物疗法。抗生素治疗的持续时间通常为 7~10 天；对于临床反应缓慢、感染病灶无法排出、金黄色葡萄球菌菌血症、某些真菌和病毒感染或免疫缺陷（包括中性粒细胞减少症）的患者，可以酌情延长治疗周期。

抗生素耐药

目前抗生素新药的研究速度显然是比不上细菌耐药性产生的速度的,因此采取合适的药物使用策略是十分必要的,也就是"抗生素管理",以改善抗生素的使用,从而改善患者的临床结局,减少对抗生素的耐药性细菌的出现[61]。多重耐药的病原体在泌尿系统的感染率正在上升,进而导致发病率升高。比如说,革兰氏阴性泌尿系病原菌的抗生素耐药性是一个普遍问题,在世界范围内,产生超广谱 β-内酰胺酶或碳青霉烯酶的肠杆菌科细菌的感染率一直在以惊人的速度上升,其他诸如对氨基糖苷类、磺胺类和氟喹诺酮类等其他抗生素耐药的细菌感染率也在迅速上升。在过去的十年,尿路感染中出现的大肠杆菌对甲氧苄啶-磺胺甲噁唑(TMP-SMX)的耐药率大幅上升,甚至在一些研究中已经得出的结论认为 TMP-SMX 不应再是尿路感染的经验性抗菌剂[62];与之相似的还有环丙沙星,在泌尿外科患者中,大肠杆菌对环丙沙星的耐药性增加了 10 倍,因此可能也已不适合用于医院内尿路感染和尿路感染的经验性治疗[62-64]。近期 Teillant 等人研究了抗生素预防在美国最常见的 10 种手术和白血病化疗方案(包括经直肠前列腺活检)中预防感染和死亡的能力[65],他们计算了在美国采用不同的预防性抗生素治疗方案中与感染相关的二次感染和死亡的人数,发现导致手术部位感染的病原体中有 38.7%~50.9% 对预防性用药的常规抗生素具有耐药性[65]。

细菌耐药性对泌尿外科有重要的临床影响,特别是与导管相关的尿路感染和经直肠超声引导前列腺活检或泌尿外科手术术后的感染并发症有关。在尿道中大肠埃希菌附着并侵入尿路上皮细胞,形成细胞内菌群从而逃避宿主的免疫系统,并减少了与抗生素的接触。在移行细胞层内形成稳定静止的感染源可能导致复发或持续性感染,而生物膜的形成使病原体更加地能够避开宿主的免疫系统以及对抗抗生素。不拔除导管也可能为持续感染提供感染源。经直肠活检存在让细菌从直肠直接转移到前列腺的风险,这其中就可能包含有耐药菌群,这种耐药性还可能因为事先接触抗生素而增强。

一项研究表明按照指南操作可以在不增加泌尿外科手术后感染风险的情况下降低细菌耐药率和成本[66]。要想解决抗生素耐药的问题需要采取多方面的措施,包括认真设计抗生素使用方案、改进诊断(包括快速检测耐药性)和实时监测、更好地坚持感染预防的基本措施、开发新的抗生素、研究非抗生素治疗和预防策略等[67]。适当进行尿液学检测也可以避免过度医疗和对患者设计个性化的治疗方案,在住院和门诊数据中统计得出抗生素图谱也可以对降低抗生素耐药提供帮助。

艰难梭状芽孢杆菌结肠炎

据统计,艰难梭菌感染导致的结肠炎在美国为卫生保健系统带来了近 100 亿美元的损失[68],而艰难梭菌结肠炎每在一个患者身上发作就会带来 11 285 美元的住院费用增加[68]。而究其原因大多是滥用抗生素、细菌耐药性增加导致的肠道菌群失调。在泌尿生殖系统手术中,术后抗生素的过度使用是不少见的,这种抗生素过度使用也与医院获得性艰难梭菌感染有关。AUA 指南强调,外科的抗生素预防性使用时间应当仅持续到可能发生细菌入侵的时间段,在外科伤口闭合之后是没有必要使用抗生素的,除特殊情况外,预防性使用抗生素不应超过术后的 24 小时。在诸多抗生素中,与艰难梭菌结肠炎关系最密切的是克林霉素、氟喹诺酮类、头孢菌素类[69],而这些抗生素也是 AUA 推荐的作为前列腺根治术、肾切除术、膀胱根治性切除术后的一线和二线预防性使用抗生素的选择。在 Calvert 等人的研究中表明延长预防性使用抗生素的时间与艰难梭菌感染概率增加有相关性[70],而艰难梭菌结肠炎在根治性膀胱切除术后的发病率可达 8.8%[71]。多因素分析显示,抗生素使用超过 7 天与发生艰难梭菌感染是独立相关的(OR=2.2,95%CI 1.11~4.44,P=0.02)。因此尽可能地降低抗生素使用、推进围手术期抗菌药物预防性使用指南不断改进是十分有必要的。

特别注意

前列腺活检

AUA 的最佳实践声明表示,因为经直肠超声(TRUS)引导的前列腺活检是通过严重污染的区域进行的,因此需要考虑进行相应的预防感染措施,如肠道准备。肠道准备有很多种方法,一些研究发现术前使用普维酮-碘或磷酸氢钠灌肠都没有明显的收益[72,73],而另一项研究表明术前晚上或早晨使用比沙可啶进行肠道准备可以减少感染并发症[74]。

AUA 对于泌尿外科手术预防性使用抗生素的建议是在活检前使用氟喹诺酮或一/二/三代头孢素[75]。目前没有确凿的证据支持使用长疗程(3 天)或大剂量比短疗程(1 天)或小剂量更好[76]。虽然抗生素在预防感染的方面有积极作用,并可以降低脓毒症发病率,但是由于整个人群中频繁地使用喹诺酮类药物,喹诺酮类耐药菌的感染发病率有所增加[77]。近期人们发现在进行经直肠前列腺活检的时候用直肠拭子进行活检前筛查,从而发现那些肠道菌群中含有耐药性细菌从而不适合使用氟喹诺酮类的患者,进而避免无谓的抗生素使用[78]。有研究统计,大约 22% 的男性携带氟喹诺酮耐药细菌[78,79]。Taylor 等人进行了一项研究,根据患者的直肠拭子结果制定个性化的抗生素方案[80],前列腺活检后感染率从 2.6% 降低到了 0%(P=0.12),并且节省了感染并发症的成本,但这个结果在统计学上并不显著,并且没有得到广泛的应用,因此还需做更多的前瞻性实验进行探究。

前列腺活检前是否需要常规地进行尿培养尚不清楚,因为只有在尿培养提示细菌明显生长时才会建议先不进行前列腺活检[81]。尿常规和尿试纸检查在前列腺活检前已被广泛使用，然而并没有公开发表的研究证明其益处。

前列腺活检后的大多数感染性并发症仅限于有症状的尿路感染和低热，口服或静脉注射抗生素很容易将其治愈。但是活检后发生的脓毒症仍是一个不可忽视的风险。在大型多中心研究中，前列腺活检后感染并发症的发病率因预防性使用抗生素的方案不同在 0.1%~7% 不等[78,82,83]，其中大约 30%~50% 的患者有伴发的菌血症[72,84]。最近的研究表明，感染并发症住院的风险大约在 0.6%~4.1%[82]，前列腺活检后泌尿系感染的发病率通常在 2%~6%[85]，菌血症经常会导致严重的脓毒症，这些在前列腺活检后的总体发病率可达 0.1%~2.2%[72]。一项研究表明，在经直肠超声（TRUS）引导的活检后因大肠杆菌菌血症住院的患者中，有 25% 患上了严重的、需要住进 ICU 的脓毒症[86]。在重复前列腺活检方面，Loeb 等人的研究表明，重复活检与初次活检相比，感染性（OR=0.81，P=0.39）或严重的非感染性泌尿系统并发症（OR=0.94，P=0.82）的风险并不相关[87]。

充气式阴茎假体

目前还没有关于植入充气式阴茎假体手术的预防性使用抗生素的随机对照试验。从疝修补术和骨科植入物手术的相关研究中可以得知，预防性使用抗生素是有好处的。北美性医学会会员泌尿外科医师与非会员泌尿外科医师在抗生素冲洗的使用方面有显著的不同的职业习惯，尽管 AUA

指南建议使用氨基糖苷（或氨曲南）加一二代头孢菌素或万古霉素（肾功能不全患者可以用氨曲南替代氨基糖苷类药物），但针对高危患者使用抗生素合并植入充气式阴茎假体治疗的重要性已达成共识[88]。而来自骨科的文献证据表明，在放置阴茎假体期间，预防性使用抗生素持续 24 小时或更短的时间是足够的。

结论

泌尿外科的感染性并发症是术后并发症的主要来源。预防性使用抗生素是围手术期全身应用抗生素，旨在降低术后局部和全身感染发生的风险。围术期感染并发症的处理需要及时认识和予以适当干预。抗生素耐药性的增加以及在不久的将来新研发抗生素的缺乏对我们目前的感染管控策略提出了新的挑战，对每个患者都进行适当的抗生素预防性使用仅仅参照指南是远远不够的，我们更需要对患者的具体情况进行全面的评估。

（范阳　宣云东　译）

参考文献及自测题

第8章　并发症分类与医疗质量评价

MARK D. TYSON and DAVID F. PENSON

要　点

1. 手术并发症是指在手术中或手术后偏离正常或预期活动过程的任何事件。

2. 不良事件系统通用术语标准是对癌症治疗后并发症进行标准化分类的一套全面的标准,已被合作研究和行业团体广泛接受和广泛使用。

3. Clavien-Dindo 分类系统以解决并发症所需治疗的风险和侵袭性为中心。

4. 国际尿控协会和国际妇科泌尿协会的分类系统非常复杂,将并发症的地点、时间和类别合并到六位或七位数的代码中(由三个数字和三到四个字母组成),以涵盖移植或假体放置后可能出现的任何并发症。

5. 尽管在如何对手术并发症进行分类方面缺乏一致意见,但在国家结果登记方面,如国家外科质量改进计划和美国泌尿外科协会质量登记,已经取得了重大进展。

6. "计划-实施-研究-开展"(Plan-Do-Study-Act),也被称为快速周期改进,是一种迭代的、分四个阶段的解决问题的模式,旨在对卫生保健过程进行积极的改变。

7. 统计过程控制是一套实时评估正在进行的质量改进措施的方法,依赖于特殊原因变化的早期识别。换句话说,一个只显示共同原因变化的过程可能是稳定的和可预测的,但仍然是不可接受的。

8. 根本原因分析是一种形式化的调查和解决问题的方法,专注于识别和理解不良事件的根本原因。

9. 精益方法论,曾用于丰田汽车的制造,旨在通过对中断高效运营顺序的错误进行回顾性调查,消除没有增值的活动,从而改进流程。

10. 故障模式和影响分析旨在通过主动风险评估来防止错误,即通过识别流程可能失败的所有方式、估计预测的失败概率和后果,然后采取措施防止潜在故障的发生来防止错误的发生。

11. 成功进行质量改进的必要因素是强大而坚定的高级领导,来自组织普通成员的认可,以及领导层和相关利益相关者之间的畅通沟通渠道。

引言

自从《跨越质量鸿沟》(*Crossing the Quality Chasm*)[1]出版以来,美国对改善手术后的结果重新产生了兴趣。然而,目前还不清楚什么是手术后的"坏"结果,因为一些并发症是手术固有的和预计会发生的。尽管存在这种不确定性,手术并发症的发病率仍然是衡量手术质量的最常用的替代指标之一。为了指导手术并发症的系统测量和报告,以提高质量为目的,已经开发了几种不同的手术并发症分类系统,尽管没有一个系统被普遍接受。在这一章中,我们提供了一个背景框架,以了解手术并发症是如何分类的,以及如何利用这些报告系统来提高质量。具体地说,我们的目标是回顾用于泌尿外科手术后并发症的现有报告系统,强调这些报告系统中的不足,并回顾如何在一个或多个主流质量改进范例的框架内对这些分类系统进行概念化。

并发症的定义

在采用手术并发症分类系统之前,需要对手术并发症的确切构成进行标准化定义。广义地说,手术并发症是指在手术中或手术后偏离正常或预期行动过程的任何事件。虽然许多患者、医疗提供者和系统水平的因素导致了手术并发症的变化,但标准化的报告系统是有效的手术质量改进计划的必要条件。有几种不同的建议分类系统用于报告和分类手术并发症,这些分类系统总结如下。

不良事件通用术语标准

不良事件通用术语标准(CTCAE)系统是癌症治疗后并发症标准化分类的一套综合标准,自 20 世纪 80 年代初引入以来,已被合作研究和行业团体广泛接受和广泛使用[2,3]。现在在其第四版中,CTCAE 系统使用 1~5 的分级范围来对手术并发症进行分类,从轻微并发症到死亡(表 8.1)。一般来说,CTCAE 系统的一个优点是它是一个相对简单的分类系统,至少在手术并发症方面是这样。虽然这使得它非常适合于 NCI 赞助的试验,这些试验的重点是出乎意料的严重和/或危及生命的手术并发症,但它没有用于比较有效性研究或质量改进所需的粒度。

Clavien-Dindo 系统

为了提高手术结果报告的精确度,使其标准化,Clavien 等人发表了有关手术并发症的严重程度分级系统。这个新的系统发表于 1992 年,重点是解决并发症所需治疗的风险和侵袭性(表 8.2)[4]。从理论上讲,这将主观解释对并发症评分的影响降至最低,因为它源于客观结果。最初,它描述了四种程度的并发症;然而,在 2004 年,Dindo 等人对 Clavien 分类系统进行了修改,使用了七个等级中的五个等级来进行分类[5]。该修订版通过描述干预是否需要全身麻醉或并发症是否导致器官衰竭和/或进入重症监护病房,进一步提高了准确性。这个报告系统称为 Clavien-Dindo 分类系统,已经针对观察者之间的变异性进行了广泛的验证和评估[6]。

虽然这种分类方法近年来越来越受欢迎,但它也不是没有局限性。首先,这些并发症中的许多仍然容易受到主观解释的影响,这可能会在评分分配中产生差异。例如,泌尿科医生可能会在根治性前列腺切除术中对公认的直肠损伤进行不同的分级:Ⅰ级用于延长住院时间,Ⅲ级用于在全身麻醉下进行术中修复[7]。其次,一些干预措施可能在一家机构的局部麻醉下进行,而在另一家机构则全身麻醉下进行,这在Ⅲ级和Ⅳ级范围内引入了评分者之间的差异[8]。再次,这个系统可能不会涵盖在同一级别内有多种并发症的患者。

表 8.1　CTCAE 手术和医疗程序分类系统

1	无症状或轻度症状;仅临床或诊断性观察;不需要干预
2	中度症状;适用微小的、局部的或非侵袭性干预措施;限制适龄工具性日常生活活动
3	严重的或医学上有重大意义但不会立即危及生命的症状;适于住院或延长现有住院时间;残疾的;限制自我护理性日常生活活动
4	危及生命的后果;适于进行紧急干预
5	死亡

表 8.2　Clavien-Dindo 并发症分类

级别	定义
Ⅰ级	不需要药物治疗或外科、内镜和放射学干预的任何偏离正常进程的情况。 允许的治疗方案有:止吐、解热、止痛、利尿剂和电解质等药物,以及理疗。这一级别还包括床边开放的伤口感染。 举例:伤口感染、不需要全肠外营养的术后肠梗阻
Ⅱ级	要求使用除对于Ⅰ级并发症治疗药物以外的药物进行药物治疗。 举例:输血、尿路感染、需要全肠外营养的肠梗阻
Ⅲ级	需要外科手术、内镜检查或放射治疗的。Ⅲa 级并发症不需要麻醉。Ⅲb 级并发症需要麻醉。
Ⅳ级	危及生命的并发症(包括中枢神经系统并发症)*,需要 IC/ICU 管理。Ⅳa 级为单器官功能障碍。Ⅳb 级为多器官功能障碍。 举例:脓毒症、卒中、心肺事件
Ⅴ级	患者死亡。 如果患者在出院时患有并发症,则在相应的并发症级别上加上后缀"d"(代表"残疾")。此标签表明需要随访以全面评估并发症。

* 脑出血、缺血性卒中、蛛网膜下腔出血,但不包括短暂性脑缺血发作。
IC,中度症状监护;ICU,重症监护病房。
(With permission from Dindo D, Demartines N, Clavien PA. The Clavien-Dindo Classification of Surgical Complications. Ann Surg. 2004;244: 931-937.)

最后,两个有相同并发症的患者可能会在两个不同的机构接受不同的处理(例如,对于深静脉血栓,行下腔静脉过滤器治疗或单独肝素化治疗)。由于这些挑战,Clavien-Dindo 分类系统在国家质量改进倡议中的应用受到限制。

移植物和假体放置直接相关并发症的国际尿控协会和国际妇科泌尿协会分类

为了澄清术语和促进改善盆底手术的挂号登记程序,国际尿控协会(ICS)和国际妇科泌尿协会(IUGA)成立了一个联合工作组,对女性盆底手术中与放置假体和移植物相关的并发症进行了分类[9]。文章通过区分局部和系统性并发症,对特异性并发症提出了准确的定义。本文描述了"暴露"、"折 衷"、"穿 孔"、"挤 出"、"分 离"、"收 缩"和"突 起"等新术语。此分类系统本身非常复杂,它将解剖位置、时间和并发症类别合并到一个六位或七位数的代码中(由三个数字和三到四个字母组成),以涵盖移植物或假体放置后可能出现的任何并发症。举例来说,代码 1AaT1S1 表示手术后 48 小时内缝合线区域出现无症状的无上皮细胞分离的阴道隆起。虽然这个系统的复杂性可能会限制它在日常实践中的使用,但这个系统可能对比较有效性研究或外科挂号登记有用。在 ICS 网站上可以在线找到一个用户友好的此分类系统的计算器[10]。

国家质量注册

尽管在如何对手术并发症进行分类方面缺乏一致意见,但在基于结果的全国手术质量评估方面已经取得了重大进展。例如,美国国家外科质量改进计划(NSQIP)一直在衡量许多类型手术的结果,并对一小部分机构公开报告这些结果[11]。NSQIP 最初成立于 1994 年,其目标是前瞻性地收集退伍军人事务部(VA)医院的手术结果数据,并将观察到的结果与风险调整后的基于模型的预测进行比较。1999 年,它开始扩大到包括私家医院,以测试在退伍军人事务部以外实施该系统的可行性。然而,与不参与 NSQIP 的医院相比,参与 NSQIP 并不一定会带来改善的结果。虽然最初显示了 VA 系统的前景,但最近的数据已经挑战了医院参与 NSQIP 和随着时间的推移在结果测量方面的改善之间的联系[12]。此外,许多重要的以患者为中心的结果没有被 NSQIP 捕获,例如切缘情况、重返工作岗位情况和超过 90 天的生存期。

为了提高泌尿外科患者的医疗质量,美国泌尿外科协会(AUA)于 2014 年夏天建立了 AUA 质量注册(AQUA)。AQUA 注册是一个国家泌尿系统疾病注册,旨在衡量和报告泌尿外科手术后的质量和以患者为中心的结果。利用直接从商业电子医疗记录中提取的数据,AQUA 汇总和组织有关诊断和治疗干预、结果和资源利用的临床和患者报告数据[13]。虽然仍处于初级阶段,AQUA 生成的数据将用于支持循证决策支持机制,并将向泌尿外科医生提供关于其个人和/或实践水平表现的反馈,以一系列与国家和区域级别的同行进行对比的质量衡量标准。

质量改进策略

在了解绩效衡量和质量改进的基本原则后,下一个问题是如何实际提高医疗质量。不幸的是,答案往往并不简单。衡量医疗保健的总体目标是确定医疗保健的提供是否产生了预期的结果,并确定医疗保健在多大程度上遵循了根植于科学证据、专业共识和患者偏好的过程。成功的质量改进计划的理论框架强调战略远见、对组织文化的理解、简化的数据管理和有效传播结果的基础设施[14]。因此,了解许多不同的流程改进技术非常重要,这些技术可以识别由系统或流程故障引起的低效、低效医疗和可预防的错误[15]。本章的其余部分将重点介绍质量改进的策略和工具,包括故障模式和影响分析、"计划-实施-研究-开展"、统计过程控制、精益方法和根本原因分析。

"计划-实施-研究-开展"周期

"计划-实施-研究-开展"(plan-do-study-act,PDSA)也被称为快速周期改进,是一个迭代的、四阶段的问题解决模式,旨在对医疗保健过程进行积极的改变(图 8.1)。这一方法已经被医疗保健改进研究所广泛使用[16,17]。此策略调用周期方法来评估流程中连续更改的影响[18,19]。PDSA 的基本结构是:

1. 计划。组织一个了解问题、描述问题并确定和分析原因的团队。
2. 实施。在试验或小组试验中实施行动计划,前瞻性地收集数据。
3. 研究。分析收集的数据,并评估新流程是否具有优于旧流程所显示的性能和/或随机变化水平。
4. 开展。如果被认为是成功的,则将改进内容标准化并开始定期使用。如果被认为是不成功的,则修改它并再次测试,或者放弃它。

在泌尿外科使用 PDSA 方法进行大规模的质量改进工作有很好的例子。密歇根泌尿外科手术改进协作(MUSIC)是一个由医生领导的小组协作,旨在通过联盟范围内的供应商和实践绩效反馈,提高密歇根州前列腺癌医疗的质量[20]。虽然这一由医生领导的创新区域合作已显示出令人振奋的结果[21-23],但在没有主要保险公司的财政支持、社区和学术

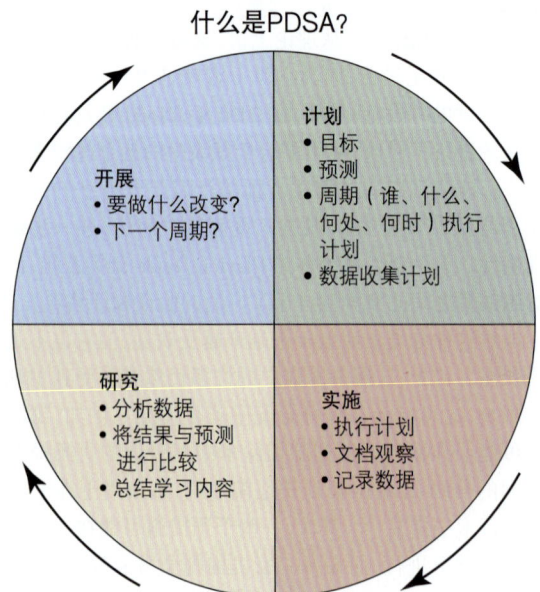

图 8.1   什么是 PDSA?

泌尿科医生之间的协同作用以及临床思想领袖承诺的时间和支持的情况下,它在市场上的重现性尚未确定。

统计过程控制

统计过程控制(statistical process control,SPC)是一套用于实时评估正在进行的质量改进措施的方法。SPC 方法最初是由 Walter A.Shewart 在 20 世纪初开发的,目的是帮助 AT&T 制造更好的电话,SPC 方法也被广泛用于各种质量改进工作,包括第二次世界大战中的弹药制造、软件工程和医疗保健[24-26]。Shewart 假设,改进一个过程的最佳方法是识别和减少变异,并在可能的情况下,将整个过程朝着优选的方向移动。在这样做的过程中,他区分了两种一般类型的变异:特殊原因变异和共同原因变异。

共同原因变化是过程本身固有的变化(即系统内的噪声),并且是可预测和稳定的。特殊原因变化源于以不可预测的方式变化的数据,并表示过程中的变化。这两种类型的变化都不可取或其本身就不可取。当一个过程出现意外的特殊原因时,通常是不可取的(例如,与前几年相比,本年度的海绵滞留率更高)。但是,如果流程得到改进,并且特殊原因表明所需方向发生了变化(例如,在实施"要求在筋膜关闭前进行正确器械计数"的政策后,海绵留存率就较低了),则特殊原因可能是可取的。或者,仅显示共同原因变化的过程可能是稳定和可预测的,但仍然是完全不可接受的。例如,手术病例之间的周转时间可能在 2 小时正负 5 分钟内是稳定和可预测的,但大多数医院(和外科医生!)会认为这段时间是不可接受的。

由于质量改进策略依赖于对过程所表现出的变化类型的理解,因此正确识别变化类型的方法势在必行。为了帮助研究人员区分共同原因和特殊原因变化,Shewart 开发了一种名为控制图的工具。控制图的基本要素如图 8.2 所示。样本数据描述了一家大型繁忙医院在过去两年中每月经历的外科再住院次数。认识此图表的几个特征非常重要。第

一,控制图是事件随时间(X 轴)的实时持续记录。第二,在 Y 轴上绘制被测量的性能特性。第三,控制图有一种测量中心趋势的方法,称为中心线(通常是平均值)。第四,控制上限和控制下限允许相关方定量地确定过程中显示不稳定的特殊原因。最后,绿色观察代表共同原因变化,而红色观察代表特殊原因变化。虽然深入了解图表类型的详细信息超出了本章的范围,但这方面的更多信息的一个极好的来源是《使用控制图改进医疗保健》[26]。

应该认识到 SPC 方法的几个局限性。首先,控制图假设考虑中的每个事件都是独立的,独立于前面和后面的事件,并且每个事件都有恒定或相等的发生概率[27]。因为很少有人能够证明或反驳这一假设,所以大多数人倾向于忽略它[27]。其次,控制图也有一个潜在的偏斜性问题。如果被检查事件的亚组规模太小,那么将很难准确地识别特殊原因。换句话说,亚组规模越小,控制图的敏感度就越低。因此,大多数 SPC 专家建议在计算控制限度之前至少观察 20~25 次[26]。

根本原因分析

根本原因分析(root cause analysis,RCA)是一种形式化的调查和解决问题的方法,专注于识别和理解不良事件的根本原因。RCA 广泛应用于工程[28],现在是联合委员会对所有哨兵事件的要求[29]。RCA 是在假设系统而不是个人是大多数问题最可能的根本原因的基础上运行的,它是一种在怀疑错误时用于识别趋势和评估风险的技术[30]。由于分析是在事件之后开始的,RCA 程序本质上是反应性的,回顾性地概述导致该事件的事件顺序,绘制可能的因果关系图,并确定根本原因,以彻底审查该事件的起源[31]。考虑到这一过程是劳动密集型的,一个典型的多学科质量团队将证实 RCA 的主要发现,以增加这些发现的有效性(图 8.3)[32]。

RCA 分析的最后阶段是根据调查的相关结果,为全系统流程改进制定建议。对 RCA 文献的回顾强调了这个最后阶段的重要性,作者总结说,几乎没有证据证明 RCA 本身可

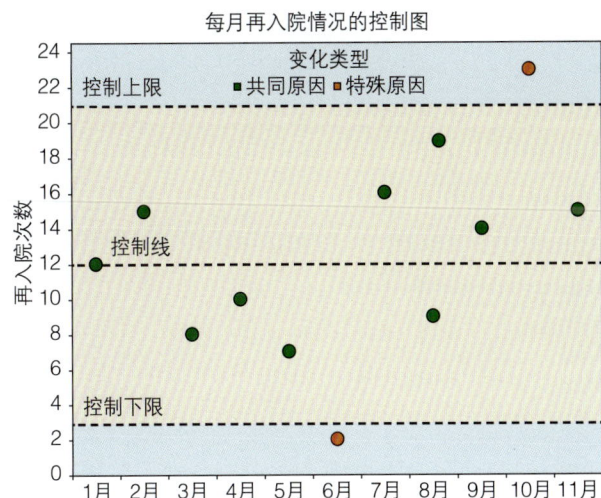

图 8.2　每月再入院情况的控制图

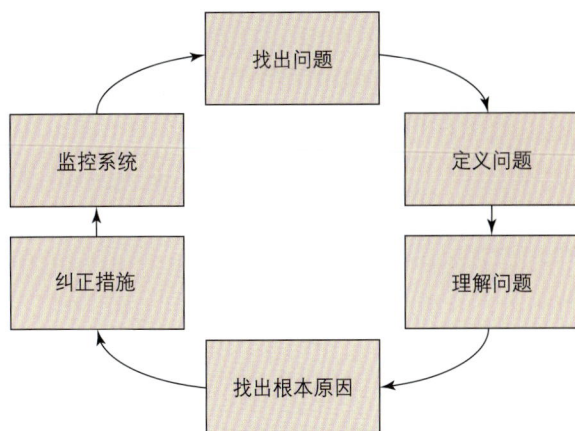

图 8.3　根本原因分析流程图

以改善患者的安全性[33]。为了提高 RCA 调查结果的概括性,一些小组已经转向同时执行多个 RCA 过程,以便在对某些类别事件的一次审查中检查多个案例[34-36]。由于不良事件的类型繁多,需要特别考虑区分系统因素和过程因素。此外,RCA 的大多数专家都会重申,避免将责任归咎于个人是至关重要的。一个普遍持有的概念是,将错误与提供者疏忽或渎职联系在一起的情况确实很少见[37]。大多数个体因素可以通过全系统的教育、培训和安装故障保险箱来解决,这些都会使错误难以犯下。

精益生产体系

丰田汽车制造中使用的精益方法与 SPC 和 RCA 方法有重叠之处,因为这种方法旨在通过回顾性调查中断高效运营顺序的错误来消除无附加值的活动(也称为浪费),从而改进流程[38-41]。这样,质量改进工作不仅看效率,而且看成本,本质上决定了过程中每一步的价值。利用这些原则,医疗利益相关者评估了病理实验室[42-45]、药房[46-49]和血库[50,51]运营中的非增值流程,类似于丰田的生产系统。这些方法依赖于准确地定义问题,使用 RCA 分析来调查问题,设置解决问题的目标,并明确谁负责消除歧义和实施解决方案。在医疗保健中,采取类似的措施,以确保正确的患者获得正确的服务(输出),谁提供服务(责任),何时提供服务(连接),以及准确地提供服务的方式[52]。

故障模式和影响分析

到目前为止,所有以前的质量改进措施都集中在对已经发生的事件的反应性计划上,即使这些技术使用了对系统变化的前瞻性分析。然而,在 2001 年,联合委员会开始要求积极主动的风险管理活动,以努力识别和预测系统弱点,以便能够防止患者受到伤害,而不是对其进行回顾研究[53]。虽然

故障模式和影响分析(FMEA)技术已经在医疗保健中使用了几十年,但这一任务重新引起了人们对使用 FMEA 进行前瞻性风险评估领域的兴趣。FMEA 技术最初由工程师在 20 世纪中期用于评估军事、汽车、航空航天工业的故障[54,55]。FMEA 是一种归纳推理(正向逻辑)单点故障分析,它根据类似产品和流程的经验确定潜在问题[56,57]。故障表示功能丢失,而故障模式表示功能丢失的具体方式。影响分析是指系统内不同级别的故障的下游后果。FMEA 的目标是通过主动风险评估来防止错误,即通过识别流程可能失败的所有方式、估计预测的失败概率和后果,然后采取措施防止潜在故障的发生来防止错误的发生[58,59]。在医疗保健中,这种方法侧重于医疗系统,并使用多学科团队从质量改进的角度评估过程[60]。FMEA 方法已被用于预防化疗失误[61]、PCA 测定超标[62]、门诊静脉造影剂使用不当[63]和小儿急症输血失误[64]。

小结

在本章中,我们回顾了主要的并发症分类方法,这些方法应使泌尿外科医师不仅能够有效地识别需要改进的领域,而且能够开始制定战略,促进各级医疗机构的有效疾病管理。我们还为读者提供了一个全面的回顾,说明如何从实践的角度进行质量改进。这一认识无疑将有助于下一代泌尿外科医师在新出现的以质量和价值为基础的医疗环境中导航。

(范阳 译)

参考文献及自测题

（二维码）

常见外科问题

第9章　切口及体位相关的并发症

BORIS GERSHMAN,MATTHEW K. TOLLEFSON,STEPHEN
A. BOORJIAN,and BRADLEY C. LEIBOVICH

要　点

1. 位于腹膜后间隙或腹直肌鞘的巨大血肿,可能会导致麻痹性肠梗阻、贫血、凝血因子消耗导致的继发出血。
2. 涉及巨大皮瓣或存在巨大潜在腔隙的损伤,应留置闭合性外科引流装置直至引流减少。
3. 预防切口感染的术中对策包括可以减少微生物种植的无菌操作,以及尽可能降低死腔及失活组织发生的外科操作。
4. 预防性应用抗生素推荐在所有Ⅱ类切口(清洁-污染)手术以及感染会导致严重后果的Ⅰ类切口(清洁),如假体植入或血管移植物。
5. 诸如坏死性筋膜炎的严重感染属于外科急诊,应尽快进入手术室行广泛彻底的清创术。
6. 负压伤口疗法在邻近回肠膀胱吻合口及新膀胱术中应慎用,因其会增加瘘管形成的风险。
7. 临床高度怀疑切口裂开而体格检查无法明确时,可考虑使用如超声、CT等影像手段协助诊断。
8. 研究表明使用缝线的长度为切口长度2倍的病例较缝线长度为切口长度4倍的病例更容易出现伤口裂开。
9. 尽管有报道指出仰卧位过度外旋、外展时可以导致臀丛受损(如前列腺根治术),但臀丛受损多数发生在侧卧位手术(如常见于肾脏及腹膜后途径手术)。
10. 牵开器导致的股神经受损多数发生在牵开器叶片直接接触腰肌,进而直接或间接将神经压向骨盆侧壁所致。
11. 机器人手术可导致体位相关损伤发生概率增加,其中包括除了常见的四肢神经肌肉损伤以外,还有诸如视力缺失、横纹肌溶解、骨筋膜室综合征等少见的损伤。

　　成功的外科治疗依赖于外科切口正常愈合,切口愈合不良可导致血清肿、血肿、切口感染、切口裂开、切口疝等。此外,因体位或牵开器导致的神经损伤可能会影响到患者术后活动能力。上述外科并发症发病增加均可导致手术患者的死亡率升高。

　　切口及体位相关的并发症在围手术期并发症中最为常见,因此需要引起所有外科医师的足够重视。此类并发症常相对轻微,多数可通过保守治疗恢复(如切口血清肿、血肿),但有时处理起来要么耗时耗力(如复杂切口感染)、要么需要二次外科处理(如切口疝)、要么导致终身残疾(如术后神经麻痹),因此此类并发症的处理重在预防,快速识别及恰当的处置。本章的主要目的是讨论切口及体位相关的各种并发症的发病机制、临床特点、预防措施及处理方法。

血清肿

发病机制与临床特点

术后最常见的而又最容易被忽视的并发症之一即伤口血清肿的形成(图 9.1A),尽管通常呈良性表现,但如不及时处置可能会导致严重的切口感染、切口裂开甚至潜在的皮肤坏死。血清肿多数是无菌、透明的血清超滤液、淋巴液或液化脂肪的集合[1]。液体多呈透明、琥珀色,并略带黏性。血清肿位于切口下方,筋膜层上方,并直接位于皮肤真皮的下方。当进行较大的组织皮瓣游离手术或进行广泛的淋巴结清扫术时(如腋窝[2]或腹股沟淋巴结清扫术[3]),它们更容易发生。因此,在保证肿瘤控制的前提下尽可能减少清扫的范围,如行前哨淋巴结清扫术[4]或在腹股沟淋巴结清扫术中保留大隐静脉[5,6]等可减少形成血清肿的风险。

预防与管理

大多数术后血清肿都是偶然发现的,不需要积极干预。但是,当血清肿开始肿大或有症状时,可以通过打开上方的皮肤边缘,用无菌生理盐水浸泡过的纱布包裹伤口,并通过二次干预促使伤口愈合来排空血清肿。但是,在皮瓣下的血

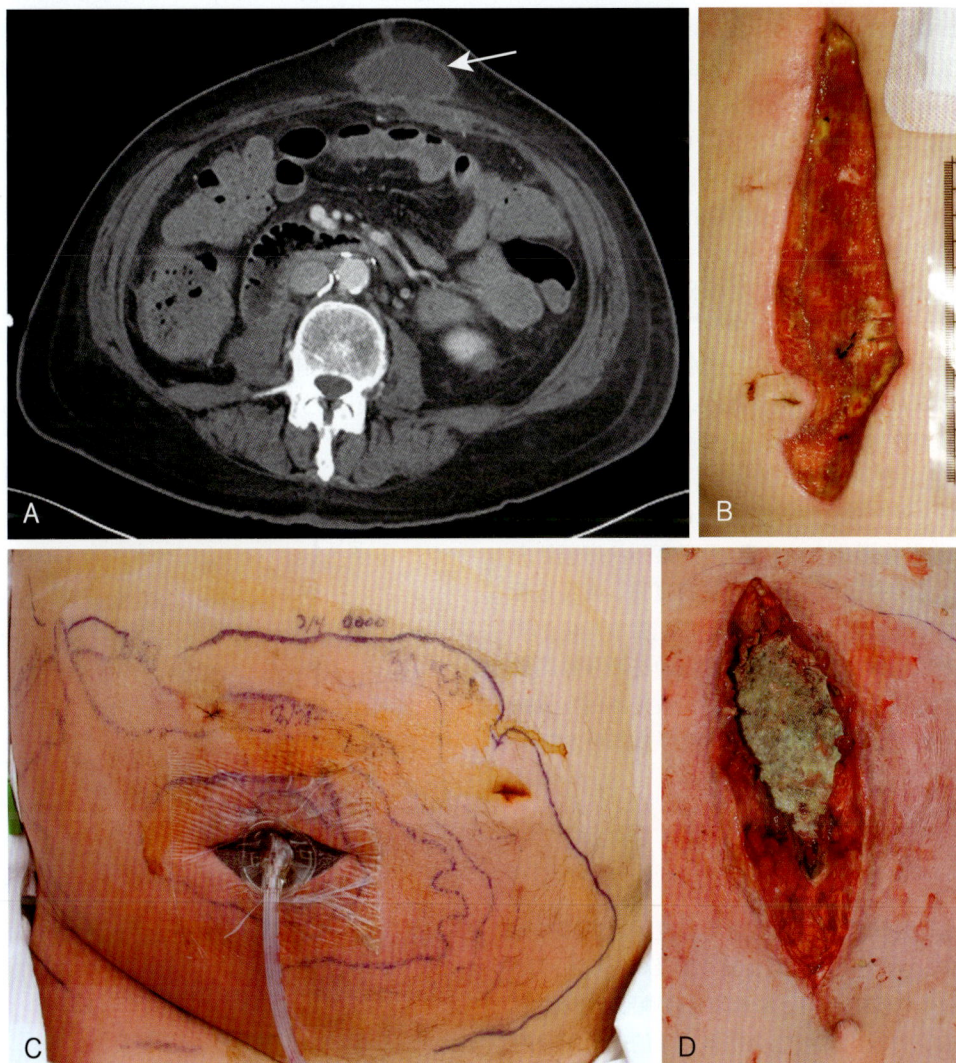

图 9.1　几种切口并发症。A. 在术后 CT 横截面成像中看到的血清肿(箭头)。B. 需要二次干预的浅表性手术部位感染。C. 采用真空辅助封闭术治疗周围蜂窝织炎所导致的浅表性手术部位感染。D. 筋膜伤口裂开 (Used with permission of Mayo Foundation for Medical Education and Research, all rights reserved.)

清肿(如腹股沟淋巴结清扫术后),因为可能会破坏到皮瓣脆弱的血供,从而导致其可能更难处理。因此,在涉及广泛的皮瓣的切口中,通常建议使用闭式引流技术,保留引流直至其引流量减到很低(通常标准是<30mL/24h)。当可能形成血清肿时,术后可能会用到加压包扎。有时,过早拔除引流管可能会使血清肿进展,此时可能需行经皮穿刺抽液或放置引流。

血肿

发病机制与临床特点

　　血肿由近期手术切口内或其附近的血液聚集而成。血肿通常发生在皮下空间,但也可能发生在切口深处,例如在腹直肌鞘中。伤口血肿通常是由于皮肤闭合后止血不充分引起的。导致血肿形成的因素很多:首先,伤口闭合时的止血不充分是可能的原因之一,血压过低或休克的患者闭合伤口时应格外小心。另外,肾上腺素的使用可能会在切口闭合时掩盖小血管出血。术后抗凝剂的使用,如阿司匹林、非甾体抗炎药、肝素和华法林,也增加了术后出血的可能性,因此在围手术期应谨慎使用上述药物。最后,多种疾病患者可能使其易患血肿,包括骨髓增生异常,肾、肝功能不全,凝血因子缺乏和血小板功能障碍。

　　血肿通常临床表现为局部皮肤上方的瘀斑、局部伤口肿胀、疼痛或压迫,以及从切口引流出血液,它可以通过检查、触诊和轻柔地探查伤口进行确诊。如果通过上述措施仍无法确诊,则可以通过超声评估用于明确[7]。另外,大的腹直肌鞘血肿还可能表现出明显的出血表现,包括血流动力学休克。通常,这些血肿会形成大的瘀斑,可观察到从瘀斑处皮肤到切口之间延续的很长的距离。聚集在腹膜后或腹直肌鞘内的大血肿还有可能会导致麻痹性肠梗阻、贫血和由于消耗凝血因子而导致持续出血。外科手术血肿进展导致的最常见问题之一是继发感染风险的增大。血液是细菌生长的良好培养基,细菌可能会渗入血肿并导致严重的手术部位感染。

预防与管理

　　预防伤口血肿的最重要措施就是闭合皮下组织时进行细致地止血,同时术前纠正所有凝血异常以及中止所有可能延长出血时间的药物等措施均有助于预防血肿形成。另外,在涉及皮瓣大的伤口或出现可能会积聚血液的较大间隙的伤口时,应使用封闭抽吸功能的外科引流管进行引流,直到引流量减少为止。伤口血肿的处理与之前所述的血清肿的处理方式类似。

手术部位感染

　　自从现代手术技术得以发展和外科消毒法创始人李斯特(Joseph Lister)进行创新以来,外科医生就一直在与微生物感染作斗争。然而,尽管在抗菌治疗、无菌技术和围手术期患者管理方面取得了一定的进步,但手术部位感染(surgical site infection,SSI)仍然是外科手术患者最常见的感染相关并发症。因为住院时间短,门诊手术以及在康复期间经常会见几位医生的患者的流动性可能会影响并发症的报告率[8],从而使得对这些并发症的监测更加复杂。在健康,非肥胖的患者中,总的 SSI 率估计为所有开放式外科手术的 2.5%,而在具有其他危险因素的患者中,该比率可能高出许多倍。

　　这些感染的影响并不明显。从经济的角度来看,SSI 患者通常需要延长住院时间,额外的护理服务,伤口供应以及可能需要额外的外科手术[9]。对于复杂感染的患者,这种额外护理的估计费用可能超过 30 000 美元[10]。此外,SSI 对于可能在外科手术后需要数周至数月额外治疗的患者的生活质量的影响很大。最后,某些系列研究将 SSI 与术后死亡率的总体提高联系在一起[11,12]。

定义

　　术语手术部位感染将术后感染与创伤性伤口感染区分开来。疾病控制与预防中心(CDC)根据感染的深度为 SSI 分类采取了通用术语命名(图 9.2)[13]。局限于皮肤和皮下组织(筋膜以上)的感染被视为浅切口性 SSI。这类感染占全

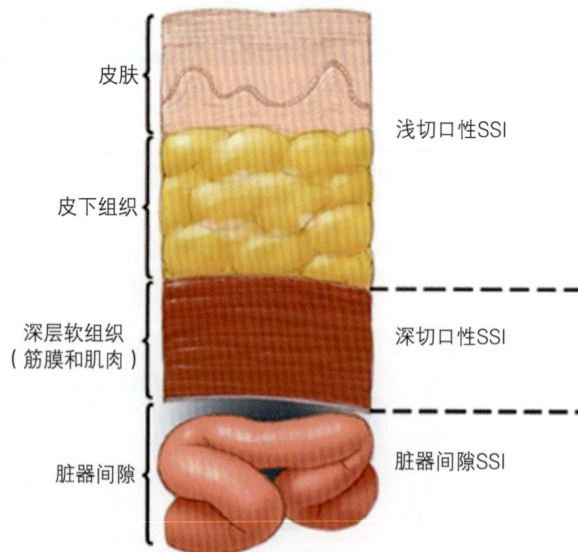

图 9.2　疾病控制和预防中心对手术部位感染(SSI)的分类。浅切口性 SSI 仅限于皮肤和皮下组织,深切口性 SSI 包括肌肉和筋膜,而脏器间隙性 SSI 则包括手术过程中的腔内感染(Copyright © 2007, Mayo.)

部 SSI 的大部分。累及深部软组织(筋膜下)的感染称为深切口性 SSI。深切口性 SSI 包括术后坏死性筋膜炎和骨髓炎。最后,将在手术过程中波及的脏器间隙的感染称为脏器间隙性 SSI。脏器间隙性 SSI 可能包括腹膜炎或其他涉及手术过程中进入到空洞间隙的感染。通常定义为手术后 30 天内诊断出的感染情况。该定义规则的一个例外情况是:针对植入性材料,可追溯到手术后长达 1 年的时间范围内且考虑与手术有关的 SSI[13]。

风险分层

SSI 的进展取决于病原生物与宿主的局部和全身防御机制之间的复杂的交互作用情况。影响病原性生物的因素包括污染性生物本身的毒力和接种到伤口中的微生物的数量。1964 年,美国国家科学院的国家研究委员会(NRC)报告了一项旨在评估紫外线照射对术后感染的影响的研究[14]。尽管这项研究没有达到预期的终点,但这是首次尝试根据估计的细菌污染程度对切口进行分类。NRC(表 9.1)描述的四类切口仍然是迄今为止最被广泛接受的手术伤口分类系统,该系统对于评估 SSI 风险、预测病原体以及确定是否需要抗菌治疗仍然具有指导意义。这个分类表明人们首次尝试将各个手术部位的污染菌群与随后的感染病原体之间联系起来:

I 类或清洁伤口:只有皮肤菌群才可能污染手术区域的伤口,因为没有进入空腔脏器。在这些情况下,感染的风险很低(0.5%~2%)。I 类伤口的亚分类——I_D 类,指由植入假体材料后的伤口。这类伤口之所以另分为一个亚类,是因为尽管其感染的发病率也很低,但是一旦发生感染,其后果可能很可怕,并且可能造成整个手术的失败。

II 类或清洁-污染伤口:在可控的情况下进入可能带细菌的空腔脏器的那些伤口。在这些情况下,皮肤菌群和内脏中的微生物均可能导致 SSI,因此感染的发病率较前一类切口高(2%~5%)。

III 类或污染伤口:存在大量微生物污染的伤口,其感染风险更高(5%~15%),尤其是在皮肤闭合的情况下。

IV 类或感染的伤口:术前已感染的伤口,以及据推测造成术后感染的原因是因为在手术之前即存在的感染。

改善 SSI 的风险分层,疾病预防控制中心引入了国家医院感染监测(NNIS)风险指数[15]。NNIS 风险指数将患者和手术相关的额外因素纳入了先前描述的伤口分类中。它是根据患者相关的危险因素(由美国麻醉医师学会术前评估分数定义),手术时长,切口的微生物污染程度等情况分配分数而得到的手术特异性指标。其中手术时长很重要,因为长时间的外科操作可能会导致微生物污染暴露风险增高以及因干燥,低温和较低浓度的预防性抗生素而导致的局部防御能力受损。

自从制定 NNIS 风险指数以来,已经明确了 SSI 的其他风险因素。例如,低温已被确定为感染的独立危险因素,因此维持正常的体温是术中和术后护理的重要方面[16]。严格的血糖管控与伤口感染率降低和重症监护病区患者的死亡率降低独立相关[17]。长期以来,血清白蛋白水平一直被认为是外科感染中很重要的风险因素,因为它能反映有助于伤口愈合的一系列综合指标情况[18]。其他重要的危险因素还包括年龄、血管功能不全、糖尿病、辐射、术前吸烟和肥胖。

微生物学

涉及 SSI 的内源性病原微生物最常见于患者的皮肤、消化道或泌尿生殖道。术前患者入院后的菌群可能会有所改变。实际上,早在患者入院后的 48~72 小时内,微生物环境已经开始向耐药菌方向发生明显的转化[9,19]。通过严格遵循无菌技术并保持无菌手术室环境,可以将外源性污染的风险降至最低。

从手术部位分离出的最常见的生物仍然是革兰氏阳性球菌,尤其是金黄色葡萄球菌(表 9.2)。但是,革兰氏阴性感染在 II 类伤口中很常见。重要的是要识别出涉及各种不同手术部位相关的感染类型,以选择合适的抗菌药物进行预防措施。

表 9.1　外科伤口分类

分类	切口描述	示例	定义
I 类	清洁	精索静脉曲张结扎术;疝修补术	一种未感染的手术伤口,其中未遇到炎症,并且未进入呼吸道,消化道或未感染的泌尿生殖道;此外,清洁伤口主要是闭合的,包括使用密闭引流液引流(如有必要)的情况
I_D 类	清洁;假体材料植入	阴茎假体植入术	与 I 类(清洁)相同,唯一不同之处是植入假体材料
II 类	清洁-污染	前列腺根治性切除术	在受控情况下进入呼吸道,消化道或泌尿生殖道,且污染最小
III 类	污染	粪便溢出的根治性膀胱切除术	开放,新鲜,意外伤口;此外,无菌条件下的切口裂开较大、或从胃肠道大量渗出的伤口,以及急性非化脓性炎症的切口
IV 类	污染-感染	富尼埃坏疽行会阴部清创术	陈旧性、外伤导致失活的组织创口及化脓性感染切口

表 9.2　手术部位分离出的微生物的概率

生物体	百分比 /%
金黄色葡萄球菌	26.9
大肠杆菌	18.8
表皮链球菌	10.1
铜绿假单胞菌	9.6
粪肠球菌	3.8
变形杆菌	3.8
白色念珠菌	3.4
肺炎	3.0
克雷伯菌	1.5

预防

术前和术中技巧

最开始的外科伤口感染的预防措施就是尽可能地减少有可能进入伤口的潜在微生物污染物的数量。因此,尽可能的情况下,在手术之前就应确定并治疗所有的感染疾病。如前所述,术前长期住院会增加细菌的抗生素耐药性,并使之后的 SSI 更加难以控制[19]。鼓励患者至少在手术前 30 天就应停止使用烟草产品[20]。

术前肠道准备对降低 SSI 的价值一直存在争议,因为一些随机试验[21-24]和荟萃分析[25]显示,机械性肠道准备会导致吻合口漏和伤口并发症的发病率增加。确实,有证据表明术前肠道准备与术中大便溢漏增加有关[26]。因此,我们目前不再对涉及肠道手术的患者常规使用机械肠道准备。

当患者到达手术室后,术前准备应包括适当的皮肤准备消毒剂。术区备皮(去除毛发)可能会在皮肤上形成裂纹和割伤,并可能导致皮肤原体定植进而增加术后感染率[27]。CDC 建议无需术区备皮,除非手术部位的毛发会干扰手术操作[13]。必要时,应尽可能使用电剪而不是剃刀进行脱毛操作,因为使用剃刀与上皮损伤风险的增加相关。一些证据表明,应在尽可能接近手术时间的情况下剃除毛发。

术中预防伤口感染的策略包括减少微生物接种量的无菌技术,以及使死腔和失活组织最小化的良好手术操作。应进行至少 2~5 分钟的充分的术前手术擦洗。仪器应充分消毒,并应努力避免破坏无菌技术。术中轻柔操作将因组织干燥和坏死导致的感染可能性减至最小。既往观点认为,电灼会因组织失活而增加伤口并发症的发病率。然而最近的研究[28,29]并未显示出此两者间的必然联系,因此,外科医生可以根据自己的喜好来使用电灼。皮钉和缝合线等异物可能是引起感染的源发因素,必须权衡其用以止血和防止血肿形成的与感染形成之间的利弊关系。

抗菌药物预防

抗菌药物预防的目的是减少切口的微生物污染并减少

SSI 的发病率。多年来,外科医生已经认识到抗菌预防在预防 SSI 中的重要性[30-32]。为了实现最佳预防,应给予足量的覆盖目标致病菌抗菌谱的抗生素,保证在术中有被细菌污染风险的血清、组织以及开放的切口等具有足够高的药物浓度[33]。

为了优化抗生素的预防效果,应在手术皮肤切口前约 60 分钟给予抗生素,并根据体重确定剂量。在手术时长较长的情况下,大约需要在每两个抗生素半衰期的时候追加抗生素,因为此时只有大约 25% 的药物处于循环系统中。如果失血过多,则每当预计失血量达到 4U 时应额外追加使用抗生素一次。

如果是预防性应用抗生素,则应在手术后 24 小时内停用[34]。给药时间过晚(术前 30 分钟内),抗生素不能达到有效的组织浓度,在预防 SSI 方面效果较差[35],而停药时间过晚(术后 24 小时以上),会增加细菌耐药性的发生[36],并增加其治疗的经济成本[37],而同时并不会降低 SSI 的发病率。

推荐的抗生素预防用药方案是,对所有Ⅱ类(清洁污染)伤口和植入了修复材料或血管移植物的 I_D 类(清洁)的伤口进行预防用药,因为在上述情况中发生感染的后果很严重。在没有植入假体的 I 类切口病例中是否预防性使用抗生素尚不清楚。另外,Ⅲ类或Ⅳ类伤口通常被认为是感染性切口,此类患者中的大多数都给予经验性抗生素治疗。

诊断与管理

大多数 SSI 会在手术后的 4~8 天内表现出来。但是,在植入假体的情况下,它们可能会在术后 30 天或甚至长达术后一年内才出现。这一发现表明,在当前的门诊手术或早期出院的医疗环境中,这些感染大多数发生在门诊环境中[8]。这意味着加强对术后阶段的患者进行宣教的重要性。患者应了解 SSI 的体征和症状,并应知道何时寻求进一步护理。

SSI 的诊断属于临床诊断,凡是进行了外科手术就需要详细了解其特点。经典的、最常见的拉丁语症状描述为 rubor("红")、dolor("痛")、tumor("肿")和 calor("热")。一些患者可能还会有切口渗出或切口闭合不严。如果不治疗 SSI,可能会出现全身症状,包括发热(38~39℃)、疲劳、白细胞增多和心率加快等。

SSI 的管理取决于感染的程度和类型。引流和清创一直以来都是并且之后也仍然将是感染管理的基石。浅表性 SSI 可通过打开切口并充分引流进行治疗。可以将一小片盐水浸泡过的纱布放在伤口中,用以防止在深部组织通过辅助治疗痊愈前表面皮肤提前闭合。干湿敷料更换仍然是绝大多数 SSI 患者处理方式,尽管这种方法可能需要数周到数月的时间才能使伤口愈合(见图 9.1B)。尽管细菌培养和革兰氏染色这些方法并非常规使用,但它们可能帮助鉴别出致病菌。对于浅表性 SSI,仅当患者有全身性感染播散的风险时才需要使用抗生素。严重的感染(如坏死性筋膜炎)作为外科急症,应立即将患者带回手术室进行广泛的清创术。"洗碗水"样脓液,皮下捻发音或脓毒症的出现,临床医生应警示坏死性筋膜炎的可能性。这些感染进展迅速,是由产气荚膜梭菌或 A 组溶血性链球菌感染引起。

真空辅助封闭切口技术的发展简化了每日需要多次换药的流程(见**图 9.1C**)。真空辅助闭合切口旨在通过持续或间断地施加负压来促进较大伤口的愈合。这种负压有望增加局部的血流量,控制渗出并减少周围组织的水肿[38-40]。我们的经验是,这些负压技术已被证明可以用于治疗大面积的慢性伤口。但是当伤口比较靠近输出道,吻合口和重建的膀胱时,应限制上述技术的使用,因为据我们的经验,上述技术可能与皮肤瘘形成率增加相关。

伤口裂开

发病机制与临床特点

外科伤口裂开(见**图 9.1D**)是腹部外科医生面临的最令人担忧的并发症之一。简而言之,裂开代表伤口愈合的机制障碍,并且其定义是术后早期阶段切口表层组织分离。相应的,**内脏膨出**是一个相关术语,是指腹腔内容物通过开裂的伤口挤出。开裂之所以是个值得令人关注的问题,主要是因为它可能会迅速导致内。腹部切口开裂伴腹腔内容物膨出的死亡率接近 50%[41]。术后早期诊断伤口完全裂开的病例,几乎都要回到手术室进行筋膜的闭合或修复。但是,术后 2 周以上诊断出的小部分伤口裂开,通常只需要密切观察,只有随后发生切口疝才需要进行修复操作,因为这类患者发生内脏膨出的风险非常低。

不幸的是,伤口开裂经常在毫无征兆的情况下发生。在多达 80% 的情况下,它表现为从切口突然排出大量的透明浆液。患者可能还会有拉扯感或撕裂感。上述情况通常发生在患者站立或改变姿势时,因为此时切口上的张力最大。此时可以通过体格检查,即用无菌的棉签轻探切口,并确定筋膜的完整性,从而确诊。如果体格检查结果模棱两可,临床诊断存疑,则应进行影像学检查,例如可以使用超声或计算机断层扫描。当切口的局部裂开伤口较大时,应立即制定手术室切口闭合方案。如果出现内脏膨出情况,则需要在膨出的腹腔内容物表面覆盖上无菌的生理盐水湿毛巾,直到进行急诊手术为止。

许多因素可以导致伤口裂开(**表 9.3**)。然而,尽管缝线材料和围手术期护理等方面的技术有所进步,但腹部切口筋膜开裂的发生概率一直稳定在 1%[42,43]。其他方面的危险因素仍然可以导致伤口开裂。例如,肥胖导致识别筋膜和闭合切口的难度增加。长期使用皮质类固醇会降低伤口愈合的抗张强度[44]。癌症患者更容易出现伤口愈合问题,因为这些患者更容易受到伤口污染,且经常术前曾接受过放疗或化疗[45]。放射线可引起闭塞性硬化性动脉炎,从而减少了伤口的微血管动脉供应[46]。营养不良的患者无一例外地出现了蛋白质的合成和代谢水平的下降,进而导致筋膜完整性较差。最后,与没有糖尿病的患者相比,糖尿病患者遇到的愈合问题会更多,且伤口裂开的风险更大[41]。其可能的原因是糖尿病患者的胶原蛋白合成和沉积减少,伤口抵抗断裂的强度降低以及白细胞功能受损。

表 9.3　与伤口裂开相关的危险因素

术前危险因素	术中和术后危险因素
营养不良	筋膜闭合技术性失误
贫血	急诊操作
低蛋白血症	伤口并发症(感染、血清肿、血肿)
肥胖	
合并慢性疾病(例如糖尿病、肾衰竭、化疗、放射线)	
腹腔内压力升高(例如咳嗽、拉伤、腹水)	
高龄	
长期使用皮质类固醇	

缝线选择与缝合技术

伤口在术后第一周的组织强度小于正常状态的 5%,并且可能永远不会恢复到正常的抗拉伸强度。事实上研究表明,腹部筋膜在术后第 7 周恢复至原始拉伸强度的 50%~59%,在 20 周时恢复了原始拉伸强度的 70%~90%,但可能永远都不会超过未切开过的正常筋膜的 93%[47,48]。因此,术后初期的伤口安全性仅取决于缝合线的强度和闭合技术[49]。因此,缝合材料对于闭合腹部手术伤口至关重要。缝线材料应足够坚固,以达到恢复正常组织强度才能使患者在术后正常活动时仍能保持伤口完好无损。

许多缝合材料可用于闭合伤口。这些缝合线可分为天然或合成的,还可以分为快速吸收、缓慢吸收和不可吸收的缝线类型。合成线的优点是材质更均一,引起的组织反应更少,在固定的相同型号的缝线中,合成线具有更大的拉伸强度并且可以消除疾病传播的风险。由于存在牛海绵状脑病(疯牛病)传播的风险,英国于 2001 年取消了肠线的使用。

不可吸收的缝合线已被广泛用于闭合腹部切口多年。但是,曾经普遍使用的不锈钢丝线和编织丝线,目前已被更新型的缝合材料所取代。与可吸收的缝合线相比,不可吸收的单丝缝合线具有更少的组织反应[50]和更强的感染抵抗力[51]。但是,它们与窦道形成和长期伤口疼痛的高发病率相关[52-55]。不可吸收缝合线的最主要好处是,能在伤口愈合的整个过程中保持一定的拉伸强度。

可吸收的缝合线旨在伤口愈合的初始阶段使筋膜接近正常水平,直到筋膜本身恢复到具有足够拉伸强度为止。不建议使用快速吸收的缝合线关闭腹部切口,因为有研究表明,与不可吸收的缝合线相比,快速吸收缝合线具有更高的伤口裂开率[56]和术后切口疝形成率[55,57]。但是,已有研究表明出缓慢吸收的缝合线[例如聚二氧杂环己酮(PDS)和聚羟基乙酸酯(Maxon)]可减少切口疼痛和窦道发病率,并且不会影响术后远期切口疝的发病率。此外,这些新一代的单纤维缝合线比复合纤维缝合线的感染抵抗力更强[58,59]。它们会因水解而降解,并且不会因细菌的酶促作用而引起过快吸收[60]。

如果缝线是在手术室中完成筋膜缝合的,伤口裂开的潜在原因有三个:

1. 缝线可能断裂了。
2. 线结可能打滑了。
3. 缝线可能切割了组织。

一些研究表明,伤口裂开的原因常常不是由于缝合线的断裂和打结失败所致,在绝大多数的开裂的伤口中,缝线和线结是完整的,但缝合线已经撕裂了筋膜组织[49,61]。因为较细的缝合线导致组织撕裂的可能性更高,由此也说明了缝合线型号的重要性[43,62,63]。因此,大多数用于闭合腹部伤口的缝合线的编号为0号线或更粗的缝线。另外,连续环形缝合法因其可以加快缝合速度以及提高切口强度的优势已被广泛采用。而双环闭合法作为保持切口张力最强的缝合方法,可能会增加肺部相关并发症的发生,可能的原因是减低了腹部顺应性[43]。

外科手术原则指出,缝合线距筋膜切口边距应≥1cm,而每个针距应≤1cm。该建议是在对筋膜边缘使用电灼导致的热损伤的研究中发现的。Jenkins[64]证实了,由于腹部组织的弹性和腹腔内压力增高等原因,腹正中切口的长度在术后可以增加原长度的30%。因此,在采用连续缝合时,采取合适长度的缝线很重要。研究人员证明,缝线长度为伤口长度两倍的伤口,比缝线长度是伤口长度四倍的伤口发生切口裂开的概率要高。这就需要提到一个概念——**缝合线与伤口的长度之比**,并且该比值至少要达到4∶1,才能提供较好的切口安全性[65-68]。从理论上讲,该方法可尽可能接近正常筋膜组织,同时最大程度地减少缝线引起的高张力进而导致的组织缺血性效应。

分层缝合与全层缝合

腹部伤口的**分层缝合**是指每个筋膜层都单独地进行闭合,同时腹膜可以闭合,也可以不闭合。而**全层缝合**或Smead-Jones闭合是指除皮肤以外的腹壁所有层次一并缝合。常规的,这种缝合方法多采用间断缝合。然而其并未显示出比连续缝合技术更大的优势。分层闭合被认定为具有减少腹膜内粘连,增加伤口强度并促进止血等优势。这些好处在旁正中切口[69-71]中尤为明显,尽管目前采用该切口的频率不如离断肌层的正中切口高。但是一些前瞻性、随机研究[54,72]和大型荟萃分析[57,73,74]表明,与整层缝合相比,分层缝合的切口开裂率更高,缝合时间也更长。尤其是在腹膜单独缝合的分层缝合时,其与更多的腹膜内粘连,手术时间增加以及筋膜关闭不明确等情况相关[75-77]。此外还有证据表明,未关闭的腹膜在术后48~72小时内会重新上皮化,因此单独缝合腹膜被认定为是不必要的[78]。

保留缝线法是指贯穿腹部所有层次(包括皮肤)的缝合方法。通常将它们固定在一条橡胶管上并绑紧(**图9.3**)。尽

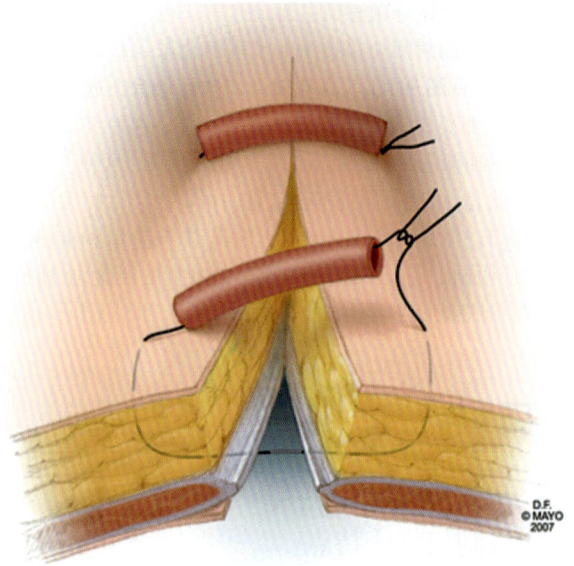

图9.3 保留的缝合线贯穿腹壁全层,并固定在橡胶管周围(Copyright ©2007, Mayo.)

管过去,它们常被用于具有高危腹部开裂风险的患者身上,但最近的研究并未显示出其对降低切口开裂率的好处。同时这些缝合线通常还会增加患者的疼痛和不便[79]。

神经/神经丛损伤

泌尿外科手术中的神经损伤可能是由于直接外科损伤(即神经离断)或由于患者体位摆放不当或牵开器放置不当而引起牵拉和压迫神经所致。就外科操作引起的神经损伤而言,所有的外科切口都有离断皮肤感觉神经的风险,并由此可能导致腹壁的神经痛或感觉障碍等不适症状[80]。这些并发症很可能会被医生忽略,因此此类症状的发病率难以被量化评估。以下讨论是对拉伸和压迫造成的神经损伤的综述。

患者体位摆放不当或牵开器放置不当可能会导致神经舒张和压迫,表现为术后神经功能障碍。此外,损害神经供血的缺血性损伤(即神经内血管神经的局部缺血)也可能导致神经功能受损[81]。麻醉后的患者肌肉张力降低,不太可能描述因不当的体位摆放导致的不适感,从而使得此类患者特别容易受伤。尽管这类神经损伤通常是暂时性的,但它们会严重影响患者的生活质量,并可能会导致永久性功能受损的并发症。例如,神经损伤可能会导致术后活动受限,从而增加发生血栓栓塞事件的风险。因此,对于泌尿外科医师而言,全面了解与常见泌尿外科手术相关的神经损伤的危险因素,临床表现及处理方案等内容至关重要。

尽管在所有泌尿外科手术中都有可能发生神经损伤,但损伤最常见于下列情况:侧卧位术后臂丛神经损伤,盆腔根治性切除术引起的股神经损伤,以及截石位手术后下肢神经系统损伤。因此,上述神经损伤是本节描述的重点。

上肢神经损伤

泌尿外科手术中的上肢神经损伤通常是发生在臂丛神经,臂丛神经包括颈 5~胸 1 神经根以及在椎前筋膜和腋筋膜之间延伸的神经纤维。该神经丛发出多个神经分支,包括肌皮神经、腋神经、桡神经、肘正中神经和尺神经。臂丛神经由于其活动度较差因此特别容易受损,它固定在椎骨、椎前筋膜和腋筋膜上,并且靠近第 1 肋、锁骨、喙突和肱骨头等骨性结构[82]。臂丛神经损伤可能是因直接创伤、过度拉伸、外部挤压或这些因素共同作用的结果。根据我们的经验,尽管有些报道提出臂丛神经损伤是由仰卧位手术过程中过度伸展和外旋上肢引起的(图 9.4),包括根治性前列腺切除术[83],但大多数臂丛神经损伤发生在侧卧位手术时。通常是发生在肾脏和腹膜后的手术过程中。

鉴于侧卧位是泌尿外科手术中最常见的体位之一,我们在此介绍侧卧位摆放技巧,该技巧旨在避免神经系统损伤的同时能够实现最佳的手术暴露(图 9.5)。全身麻醉后,应将患者置于侧卧位,非手术侧靠在手术床上。然后将下面的大腿在膝盖和臀部水平弯曲,而上面的大腿保持笔直,并在两个膝盖之间放置枕头,以防止潜在的局部凸出部位压强过大。使用垫子保护好脚跟和膝盖,并使用布胶带或尼龙搭扣带将患者固定在手术台上。头部也需要放垫子以防止颈部成角。过度的背侧伸展或颈部的侧向屈曲的确有可能会增加臂丛神经被拉伸挤压到对侧颈椎横和上臂腋筋膜之间的固定点的风险[81]。

靠下的上臂以大约 90° 的角度放置在手术床上,并固定在支臂板上。悬吊上臂(即从麻醉屏风,或固定在手术床上的杆或下臂相连的正上方的毯上)过程必须小心,因为张力过大或外展过度均可能使臂丛神经在锁骨周围过度牵拉,将神经挤压到胸小肌腱上[81]。一个不知为何被错误命名的"腋窝卷"(axillary roll)方法,其真正摆放的位置应该是在腋窝的下方,因此正确地命名应该是叫胸部卷(chest roll)。实际上,如果此卷(我们使用毯子)真的放置在腋窝内就可能会导致臂丛神经挤压损伤或是上肢血管阻塞。将患者固定在床上后,我们将弯曲手术台并抬高位于顶部上方的肾脏区域,直到腹侧肌肉变得紧绷为止[81]。此操作可最大程度地分离肋缘和髂骨之间的间隙从而方便手术操作,同时最大程度

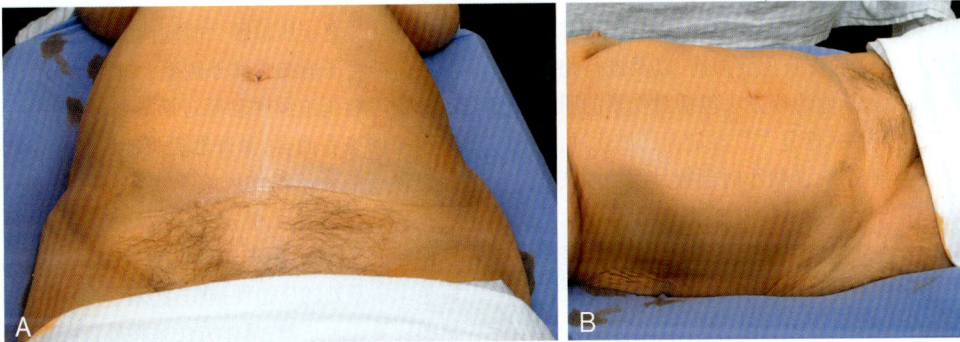

图 9.4 腹正中线入路仰卧位。A. 前视图。手臂被塞在侧面,并由平板架支撑。B. 侧面视图。手臂被塞在侧面,并由平板架支撑(Used with permission of Mayo Foundation for Medical Education and Research, all rights reserved.)

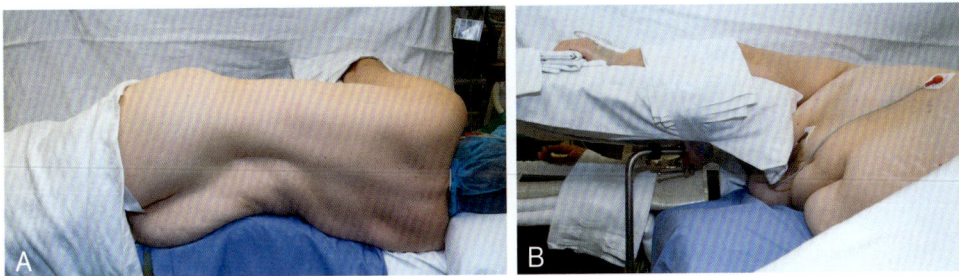

图 9.5 侧卧位。A. 侧卧位的后视图。将患者放在侧卧位,头部垫好,以防止颈部过度弯曲或伸展。下面的大腿于膝盖和臀部弯曲,脚跟和膝盖被衬垫保护。上面的下肢是笔直的,并且在膝盖之间的大腿和小腿之间放置了一个枕头。B. 下臂以大约 90° 角支撑在凝胶支臂板上并固定。上臂支撑在软垫扶手中。躯干的位置应使上臂处于中立位。在腋窝下方的胸部正下方放置一个腋窝卷,弯曲术床,抬高肾区并扩大侧腹部空间(Used with permission of Mayo Foundation for Medical Education and Research, all rights reserved.)

降低腔静脉受压的风险。

尽管我们对患者的体位摆放保持了高度警惕,但在侧卧位手术过程中仍可能会发生臂丛神经损伤。例如,尽管如果在手术过程中从属手臂移动位置可能会造成拉伸损伤,但靠下面的上肢臂丛神经受伤通常还是由于压迫导致[81]。同时,在侧卧位中靠上面的上臂臂丛神经损伤,通常是由于肱骨的展、伸和外旋所致,此时的臂丛神经会围绕锁骨、胸小肌腱和肱骨头过度拉伸[84]。

臂丛神经损伤的临床表现随损伤程度的不同而有所不同,但最常表现为神经受损所累及的上肢的某种程度的肌无力,包括三角肌、冈上肌、肱二头肌、肱桡肌和肱三头肌以及腕部和手指的伸肌屈肌肉群[82]。患者可能还会描述为沿皮神经分布的皮肤区域(即 $C_7 \sim T_1$)的针刺感。特征性表现为体格检查时肱二头肌和肱桡肌的深腱反射消失。臂丛神经的周围分支从腋窝中脱出受到的损伤,这些伤害可能表现为孤立的神经缺陷。例如,如果允许手臂无支撑地悬挂在术床边缘上方,则可能会损伤肘正中神经和尺神经,而如果将下位手臂朝头侧方向推挤想固定手臂的麻醉屏风上的垂直杆,则可能会损伤该手臂的桡神经,因为会压迫肱骨和固定杆之间的神经[81]。肌电图在评估可疑神经损伤患者的评估中的作用将在稍后的股神经损伤部分中进一步讨论。

对于疑似臂丛神经损伤的处理方案包括:仔细的神经系统检查,保护潜在的可能的皮肤免受损伤,以及进行物理治疗以防止肌肉萎缩[82]。其他治疗方法包括对受累的肌肉进行间歇性电刺激疗法和手术修复[82,85]在前面已描述过,在此不再赘述。臂丛神经损伤后,从数小时到数月的功能恢复过程中,我们看到了相当大的差异。然而,我们和其他的研究一样[82,86],感觉功能总是先于运动功能恢复,下位神经根功能总是先于上位神经根功能的恢复。

下肢神经损伤

支配下肢的神经的各种损伤在前面的泌尿外科手术中已做了描述。这些伤害包括对神经的直接损伤,例如术中的横断,与患者体位摆放相关的伤害以及牵开器压迫导致的伤害。在这里,我们将其分为股神经损伤以及与截石位有关的神经损伤这两部分进行讨论,前者可能是由上述损伤机制中的任何一种引起的,但最常见的是由于牵开器放置不当引起的压迫所致,后者引起的神经损伤也有可能包括股神经损伤,但更常见的是除股神经外的其他下肢神经受损。

股神经损伤

股神经起源于第2至第4腰神经根,是腰神经丛的最大分支。股神经起于腰大肌内,后在腰大肌下外侧穿除,在腹股沟韧带上方的腰大肌和髂腰肌之间[87]。骨盆外部分股神经的血供由回旋动脉供应,而骨盆内部分是由髂腰动脉和旋髂深动脉供应[88]。已有研究证明,右侧股神经侧支血供更多[89],这一发现预示着左侧股神经可能更易受到缺血性损伤[88]。

股神经既包含感觉成分又包含运动成分,包括大腿前面及中间部分的皮神经以及长隐神经的感觉分支。股神经的运动神经主要支配腰大肌、髂腰肌、股四头肌、耻骨肌、缝匠肌。因此,股神经损伤可能导致髋关节屈曲,膝关节伸展,内收和外旋的无力[88,90,91]。临床上,股神经损伤通常表现为术后早期下肢活动困难。出院前未被确认的股神经受损患者通常描述回家后爬楼困难[91]。此外,患者可能会描述为大腿前内侧皮肤麻木和感觉异常[92]。体格检查多表现为股四头肌无力以及下肢深腱反射(膝跳反射)减弱或消失。

患者体位摆放不当,牵开器相关的压迫或直接的手术创伤均可能导致股神经损伤。神经直接受损情况通常在术中疑似发现,此时建议术中仔细检查神经状况。泌尿外科手术中与体位相关的股神经损伤最常发生在截石位手术中[93,94],此部分内容将在下一节中进行讨论。

然而,泌尿外科手术过程中股神经损伤的最常见机制是由于自固定牵开器压迫神经所致。这种情况通常发生在长时间的腹部手术病例中,例如根治性膀胱切除术,尽管有报道称在根治性前列腺切除术甚至会阴前列腺切除术也有导致股神经受伤[95]。牵开器相关的股神经损伤主要发生在牵开器的叶片直接压迫腰大肌的情况,从而导致牵开器直接或间接将神经压迫在骨盆外侧壁上(图9.6)[88]。此外,牵开器叶片还可能压迫髂腰动脉进而导致股神经血供受损[92]。对于较瘦的患者而言,牵开器更可能的是压迫腰肌,导致股神经有较高的受压损伤风险[96]。此外,牵拉的时间长短与神经损伤的严重程度相关[97]。因此,应注意确保牵拉器叶片仅接触并牵拉直肌,而不能直接接触腰大肌。因此,为了避免术中意外的压迫性损伤,必须定期检查手术过程中牵开器的位置是否正确,具体方法是将外科医生的手指放在叶片下方,以确保没有接触到腰大肌。

对可疑的股神经损伤的初步评估包括神经系统表现的仔细文字记录以及咨询物理治疗方法。即刻的物理疗法有助于防止肌肉萎缩,并可以减少因长时间卧床引起的血栓栓塞并发症的风险[96]。在股神经损伤的情况下,可以通过限制同侧膝关节运动下地活动以代偿大腿肌肉无力[88]。尽管根据我们的经验,大多数股骨神经损伤是由牵开器相关的压迫引起的,也有报道因盆腔或腹膜后血肿引起的股神经压迫受损[88,98]。因此,如果临床上怀疑有出血可能,还应采用三维成像技术进行检查。

临床发现术后出现的持续股神经损伤的情况下,需要进行神经系统咨询和肌电图以评估神经缺失的解剖范围。自受伤之日起≥3周时,应进行行肌电图检查,以最大程度提高其预后评估价值[99]。尽管恢复过程可能会延长,但压迫有关的神经损伤通常会随着时间的流逝而缓解,患者最终会恢复神经功能。人们认为功能的早期恢复与最终的完全康复相关[91],感觉损害比运动损害更容易发生。

预防股神经损伤至关重要,因为其后果可能会严重影响患者的生活质量。患者摆放体位时应高度警惕,缩短手术时

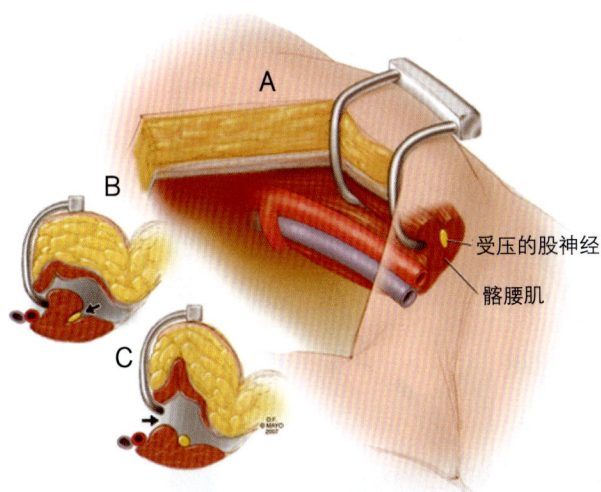

图 9.6　牵开器放置引起股神经损伤的常见机制。A 和 B. 沿髂腰肌放置的牵开器压迫股神经。C. 正确的牵开器位置仅牵拉腹直肌(Copyright © 2007, Mayo.)

间并定期检查牵开器的放置位置等对于避免神经伤害至关重要。

截石位所致损伤

标准的截石术位置要求患者的腿与中线分开,外展角度为 30°~45°,臀部弯曲直到大腿夹角在 80°~100° 之间。将患者的腿放进固定架中,膝盖弯曲,使小腿与躯干平面平行[100]。与该体位相关的可能的术后并发症可以理解为对泌尿科患者的护理工作至关重要。此处除了讨论神经系统并发症外,还包括了其他发生在截石位术后的并发症,包括下肢室综合征、静脉血栓形成和横纹肌溶解[101,102]。围手术期并发症的发生频率可能因采取了夸张的体位或"高截石位"而增加,因为该体位中的臀部和下肢的角度更大[103]。

与截石位相关的神经系统损伤可能会影响股神经、坐骨神经和腓总神经。系列研究发现,与截石位手术相关的最常见的下肢神经疾病发病率分别是腓总神经(81%)、坐骨神经(15%)和股神经(4%)[104]。其他不常见的受损神经包括闭孔神经和股皮神经。一项对 1 170 位接受截石位手术的患者进行的研究发现 1% 的患者发生术后神经根并发症[103]。年龄>70 岁、手术时间>180 分钟和不适当的体位被认为是神经系统损伤的危险因素[103]。这些发现与另一项调查结果相一致,该研究注意到在截石位手术的 991 例患者中有 1.5% 的下肢神经病变,并发现延长截石位时间(>2 小时)是造成损伤的危险因素[105]。先前的一项研究报道了在使用夸张的截石位进行会阴前列腺切除术的患者中,有 21% 的病例术后出现了神经性麻痹[106]。

截石位中与体位相关的神经损伤多由于臀部和膝盖的过度屈曲,这会导致神经的过度拉伸和受压。例如,随着髋关节的外旋而导致的大腿过度外展可导致腹股沟韧带下方的股神经受压,进而缺血导致神经受损。

同时,坐骨神经是体内最大的神经。它从腰神经丛的第 4 腰椎水平发出,穿过第 3 骶神经根,并通过坐骨神经孔离开骨盆,穿过大腿,然后在腘窝中分成腓总神经和胫神经。坐骨神经的功能是支配脚和大腿的皮肤的感觉功能,以及支配股二头肌(腱膜肌肉)、腿和足的运动功能[107]。

在截石位体位摆放过程中或在手术过程中患者移位,均可使髋部过度屈曲和膝盖过度伸展导致坐骨神经过度拉伸,进而导致神经受伤。研究人员建议,特别是在截石位过大的情况下,髋关节屈曲可能会在坐骨神经穿过坐骨切迹时受压,从而导致潜在的缺血性神经损伤[108,109]。坐骨神经损伤的潜在后遗症取决于神经具体受伤部位。例如,坐骨神经的大腿部分受伤会导致腿部屈曲困难,而胫神经的破坏则会使踝关节反射消失。

腓总神经起源于膝盖后的坐骨神经,然后环绕腓骨的头部,然后分离成腓浅神经,并为侧腿提供了感觉神经,而腓骨深面,为胫骨肌的前部提供了运动神经,并允许脚部背屈。由于该神经穿过腓骨头部时非常表浅,因此这个部位的神经很容易受压和损伤(例如腿部直接接触固定的、坚硬的支撑物)。因此,建议在进行摆放截石位的过程中对侧腿支撑物进行填充。腓神经的受伤通常表现为脚下垂,这是由于足部无法背屈所致。此外,患者可能会感到小腿外侧和足背的麻木感[109]。

总体而言,最大程度减少截石位相关的神经损伤的措施有,通过密切关注患者体位,包括包裹裸露的周围神经,摆放截石位后检查下肢的肌肉是否绷紧以避免臀部和膝盖不必要的过度张力,最大限度地减少手术时间等。还有人提出了对箍腿器械的改进,用以最大程度地减少截石位摆放的复杂性[110]。

机器人手术体位相关损伤

在过去的十年中,机器人辅助手术已迅速普及,现在已成为根治性前列腺切除术最常用的外科手术方法[111],以及在肾脏和膀胱手术中的应用不断增多。虽然可以在改良后的侧卧位进行机器人肾脏手术,但机器人辅助骨盆手术患者体位的比较固定(**图 9.7**),并带来了体位相关损伤的新风险[112,113]。值得注意的是,与机器人手术相关的定位伤害的发病率更高,大于传统的腹腔镜或开放手术。例如,最近的一项单机构研究报告说,机器人泌尿外科手术发生上肢或下肢损伤的发病率为 6.6%[114],相比于常规腹腔镜泌尿外科手术为 2.7%,开腹前列腺切除术为 0.3%[115]。有趣的是,上腹部或腹膜后手术的体位损伤率可能更高[80,114]。

机器人盆腔手术最常采用的是改良的截石位联合更陡峭的 Trendelenberg 体位[112,113]。手臂可被塞入或绑在支臂板上。因此,类似于上面关于仰卧位所讨论的那样,盆腔机器人手术有上肢神经损伤的风险,包括臂丛神经、正中神经、尺神经和桡神经的损伤[116]。必须特别注意手臂的体位摆放,正如一项研究指出的那样,84% 的上肢神经损伤与四肢被折叠或放置在患者一侧有关[114]。下肢神经损伤可能与以上所述

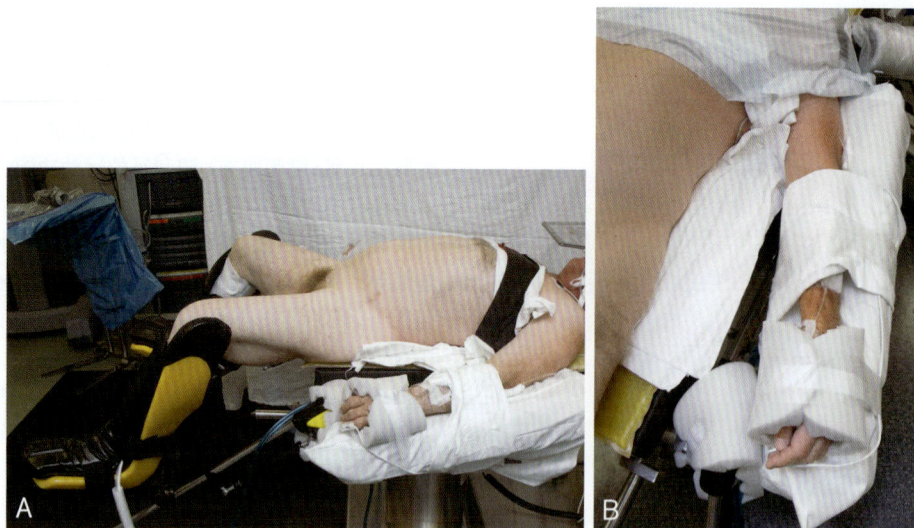

图 9.7　机器人辅助根治性前列腺切除术的改良截石术位置。A. 用于机器人辅助根治性前列腺切除术的改良截石位的概观。将患者放在防滑凝胶垫上，以防止在 Trendelenberg 体位期间头部移位，并使用带衬垫的胸带和箍脚带固定。B. 将手臂放置在带软垫的支臂板上，外展最小，而明胶海绵用于保护手腕 (Used with permission of Mayo Foundation for Medical Education and Research, all rights reserved.)

的截石位体位引起的，可能包括腓总神经、坐骨神经痛[112,117]。手术时间增加与此类伤害的风险增加相关[80,104,118]。

更陡峭的 Trendelenberg 体位的使用为预防体位相关的损伤提出了更为特殊的考量内容。例如，患者发生向头侧移位的危险，需要仔细关注患者在手术台上的固定情况。不鼓励使用肩膀支架，因为如果使用不当，它们可能会增加臂丛神经损伤的风险[112,117,119]。其替代的方法包括，一些外科医生使用豆袋[114]或防滑材料[119]来防止头侧移位。我们的做法是使用凝胶垫，将其放置在患者背部正下方时，可防止手术台上患者向头侧迁移。此外，使用带衬垫的胸带将患者固定住，并通过锚固定在箍脚带，从而进一步固定患者（图 9.7A）。

更陡峭的 Trendelenberg 体位的机器人手术也为麻醉团队带来了特殊的需要考量的内容，包括肺部气体交换和通气的难度增加，与气腹相关的心肺情况变化，以及限制了与患者的接近[120-122]。外科医生与麻醉师之间的沟通对于确保患者安全至关重要。进行的机器人手术与缺血性视神经病变导致的视力丧失有关[117,123,124]。据推测，该机制与颅内压升高，脑血管和眼循环自动调节受到干扰而引起的眼压升高有关[120,125,126]。陡峭的 Trendelenberg 体位的手术时间被认为是眼压增加的危险因素。

也有报道称，筋膜室综合征和横纹肌溶解症与机器人手术的定位有关[113,125,127-130]。截石位与陡峭的 Trendelenberg 体位结合使用会增加两种伤害的风险，这是由于直接对肌肉

施压合并下肢抬高并高于心脏水平而导致的灌注不足所致。筋膜室综合征引起长时间缺氧进而导致横纹肌溶解。已有报道称肌肉直接受压会导致臀肌筋膜室综合征[128]。最近一项基于人群的肾脏手术研究表明，与腹腔镜手术相比，机器人横纹肌溶解的发病率增加[131]。许多研究已将肥胖和手术时间延长确定为机器人手术中房室综合征和横纹肌溶解的危险因素[127,130-132]。

预防机器人体位相关损伤措施，包括如前所述的仔细的上下肢体位摆放，以及与整个手术室团队的协作[133]。有趣的是，已有研究描述了体位相关的损伤的量效关系，其中也包括机器人手术体位相关损伤[80,134]，强调了经验是预防此类伤害的重要内容。此外，同样重要的是要认识到体位损伤的一些危险因素（例如肥胖）是无法改变的，而其他因素（例如手术时间和 Trendelenberg 体位的程度）是可以改变的。美国麻醉学会概述了预防围手术期周围神经病变的具体建议[135]。此外，近来，机器人侧面对接机器已被认为是一种减少与截石位或陡峭的 Trendelenberg 体位相关损伤风险的新方法[136]。

（杜青山 译）

参考文献及自测题

第10章 泌尿系统血管并发症的处理

SCOTT LUNDY and VENKATESH KRISHNAMURTHI

要 点

1. 血管损伤是泌尿外科术中并发症的常见类型,多发生于开放、微创甚至是腔内的手术过程中。
2. 对血管解剖结构全面的理解和制定严谨的术前计划,可以最大限度地降低(但不能完全排除)术中血管损伤的可能性。
3. 即使经验丰富的外科医生也会出现血管并发症,如果当时诊断不明或修复不充分,可能会造成灾难性的后果。
4. 在控制好轻微的出血后,外科医生应停下来调整自己并重新建立态势感知,以防止发生进一步的并发症。
5. 良好有效的指压止血可以暂时控制几乎所有的腹腔出血。
6. 外科医生应迅速识别血管并发症并采取果断处理,并且应毫不犹豫地将腹腔镜或机器人手术中转为利于处理重要大血管损伤的开放手术。
7. 修复应侧重于确保无张力的修复和足够的管腔直径以及预防栓塞和血栓相关的并发症。
8. 由于侧支循环的存在,闭塞的左肾静脉不会引起静脉高压,但闭塞右肾静脉可能会导致静脉高压,急性肾小管坏死和肾功能不全。
9. 如果没有血管外科手术技术的经验,外科医生应考虑术中咨询血管外科手术团队或转至三级护理中心(如果有相关指证的话)。

引言

概述

从开放手术到微创手术甚至是内镜泌尿外科手术,血管并发症确实涵盖了泌尿外科手术的绝大部分,并可能导致短期和长期的发病率和死亡率明显增高。本章将讨论预防、识别和管理泌尿外科术中和术后血管并发症的技术和方法,并旨在对该主题进行一个全面的概述。虽然本章内容中也会提及腹腔镜、机器人和内镜手术中的概念和损伤情况,但本次讨论的大部分内容将集中于传统的开放式手术,读者如重点关注其他类型的方案,可直接参考相关章节内容以获取更多信息。

血管损伤引起的出血是围手术期发病率和致死的最常见原因,占术中和术后所有主要的腹腔镜泌尿外科手术并发症的 40%[1]。尽管这些损伤的确切性质随具体病例和手术方式的不同而不同,但文献报道需要输血治疗的出血发病率从经皮肾镜取石术的 0.3%[2] 到接受根治性耻骨后前列腺切除术的一组患者的 52% 大小不等[3]。对于不同的手术,并发症发病率随手术本身、患者合并症和解剖结构特点以及外科医生经验等诸多因素的不同而不同。有趣的是,尽管术中失血与外科医生的经验成反比,但新手和经验丰富的外科医生似乎有着相同的发生严重血管损伤的概率[4]。这一发现强调了所有外科医生,即使是有丰富经验的外科医生,都必须遵循重要的外科手术原则。诸如轻柔处理组织并精细分离的原则。

如果确实发生了灾难性的血管损伤,则外科医生的态度必须果断,并采取适当的措施来控制出血并防止进一步出血。通常,这类措施包括将微创手术快速转换为开放手术以直接控制出血并紧接着行血管修复。此外,如果有必要进行静脉输液,输注血液制品和应用血管活性药物等积极的复苏措施,则在此种情况下,手术团队需要与麻醉小组保持持续清晰的沟通。即使是有血管修复的经验的高级别泌尿外科医师,也应该对血管外科团队进行术中急诊咨询,这才是谨慎和有保证的处理方案。最后,如果是在无法提供大量医疗资源的临床环境中(包括 ICU 重症监护及急救药物)在内的进行手术,则应进行损伤控制手术操作(例如快速识别出血并实施临时止血措施、腹部包扎和暂时性腹部闭合)以及紧急转移至三级护理推荐中心。

设备和耗材

血管外科手术是一项对技术要求很高的外科学科,需要大量外科手术器械和耗材才能正确实施手术。而在紧急情况下可能无法提供所有仪器及耗材,因此外科医生自己手头至少应拥有一部分用于解剖分离,控制出血和吻合修复等操作所需的外科工具。

解剖工具

分离,尤其是在紧贴大血管进行解剖分离时,应使用直角钳进行钝性分离和/或使用 Metzenbaum 血管钳或 Church 剪刀进行锐性分离。血管钳在积极处理血管和周围组织时至关重要。如果使用得当,这些通常具有小排的互锁锯齿的血管钳,即使是薄壁静脉也能无创伤地抓取。直角镊子作为一种有用的工具,可以环绕血管分离,并可以沿着血管分离出一个窗口空间用来置入血管圈(vessel loop)或血管钳。通常通过使用电外科手术器械进行从手术关键部位开始的浅表分离和/或快速分离。虽然传统的止血外科手术器械(例如电刀)仍然是必不可少的,但也可以使用双极电流(Ligasure,Covidien,Dublin,Ireland)或超声能量器械(超声刀 Harmonic scalpel,Ethicon,Somerville,NJ)等较新的设备来进行快速分离和止血。但是,使用这些设备时必须谨慎,因为如果不小心或使用不当的话,反而会造成严重的血管损伤[5,6]。最后,使用射频刀(Aquamantys,Medtronic,Dublin,Ireland)或氩气刀(ABC system,Conmed,Utica,NY)在浅表组织止血方面显示出了希望。但是,必须强调的是,即使看起来有优秀的止血功能,但上述设备都不能用于对大血管出血,在出血失控的情况下使用上述设备,可能会加重损伤并使得问题恶化。

止血和修复血管的器械

血管圈(vessel loops)是色彩鲜艳的硅橡胶圈,可以放置在目标血管的近心端和远心端,并有助于快速识别出血情况,并在必要时可以用于辅助无损的临时性血管阻塞钳控制目标血管,直到可以使用更为合适的血管钳为止。血管夹有多种形状和尺寸,从而可适用于不同的需求,并且其设计旨在阻断血管流动的同时不会损伤血管壁。这些血管夹按其目标功能分类如下:完全阻塞的横向夹钳(Fogarty、Debakey、Wylie、Henly 等)旨在阻塞整个血管腔,而部分阻塞的侧咬夹钳(Satinsky、Cooley、Lemole-Strong 等)用于保持部分血流的同时旷置损伤区域用来进行修补。斗牛犬血管夹钳在某些情况下也很有用,特别是在涉及小血管且必须暂时夹闭的情况下。随后可以使用 Potts 剪刀和主动脉打孔器开始,修正和/或做好动脉切开或静脉切开的准备,以进行后续的修复。使用持针器及适当的缝合线/针并进行修复手术。尽管所使用的持针器的型号(Castroviejo、Jacobson、Cohan 等)根据外科医生的喜好有很大不同,但它们至少得保证能够对小号的缝线抓持并将能准确缝合到目标组织中。

用于血管修复的缝合线通常不可吸收,以提供足够的拉伸强度直到血管愈合为止。一个例外情况是在儿科手术中,可以使用可缓慢吸收的缝合线(例如 PDS 线)从而不影响吻合部位的发育。这些缝合线中最常见的是单丝的,由聚丙烯(Prolene)或聚四氟乙烯(GORE-TEX)组成。缝合线的型号应根据具体情况而定,通常 2-0 至 3-0 缝合线用于主动脉重建,5-0 缝线用于肾脏和骨的修复,7-0 用在小血管手术中。通常使用两个带针线缝合,从而可以从损伤部位的两个顶点进行双向连续缝合,最终在破损处交汇并打结固定。

血管腔内器械

在血栓栓子切除中 Fogarty 导管是一个关键设备,其在血管外科手术中具有多种功能。简而言之,这些导管由带有远端球囊的长导管组成,该球囊可以手动充气和缩小从而达到与目标血管管径相适应的直径。在不可控的出血情况下,可以将这些导管直接放入出血的血管中,将球囊充气至适当的大小以阻塞血管,直到采用了永久的处理方案为止。标准的 Fogarty 导管的尺寸范围从 2F 至 10F 不等。例如,5F 气球适用于髂血管。血管吻合后,这些导管也可用于去除血

管远端可能存在的血栓或栓子。因此,可以将导管插入可能血栓的近端或远端,并用生理盐水(2F 导管的球囊要用空气充盈)充盈,然后缓慢抽出以将血管内容物排入术区。但是,必须注意的是应避免使球囊的压力过大,因其会造成血管内皮损伤和进一步的血栓形成。

值得一提的是,Fogarty 阻塞导管还可用于需要进行血管内阻塞的情况。这些导管的气囊直径范围为 5~45mm。如果使用正确,这些导管能够暂时阻塞几乎所有的血管(包括腹主动脉),从而减少失血量,并可以在无血的术野中进行随后的血管修复手术。

止血制剂

现在有许多止血制剂可用于弥漫性和/或不受控制的出血的快速止血(表 10.1)。明胶产品(明胶海绵),氧化纤维

表 10.1　市售的各类止血剂对比,均列出优缺点

分类	名称	描述	示例	优点	缺点
机械性被动止血剂	明胶制品	高吸收性猪源水状胶体	明胶海绵 速即纱	低成本,易获得,室温储藏	广泛肿胀致周围组织损伤,不能用于皮肤缝合
	氧化再生纤维素	干性吸收性 α 纤维素网眼,引起血小板黏附进而激活内在凝血途径,低 pH 可引起血管收缩	速即纱	可以被卷曲、切割和操作,可用于吻合口及脏器表面,杀菌作用(低 PH)	广泛肿胀致周围组织损伤,破坏骨愈合过程
	胶原蛋白	血栓形成的支架,血小板激活剂	Ativene	多种制剂(片、粉、海绵等),起效快,易于使用,室温储藏	不能用于血液净化系统(因 DIC 风险大)不能用于皮肤快速缝合
	多聚糖	马铃薯淀粉来源,去除水分并浓缩血小板/蛋白质	Arista	低成本,使用前无需准备,不增加感染及异物反应的风险,快速吸收(48h)	含糖量高,糖尿病患者慎用
生物性主动止血剂	活性凝血酶液体应用昂贵	凝血酶将纤维蛋白原转化为纤维蛋白,直接催化凝血	FloSeal	需要液体混合,没有尿液对其无抑制作用,可用于动脉出血,快速止血时	用昂贵,需要混合
	纤维蛋白	纤维蛋白原/凝血因子XII 和凝血酶/钙溶液混合后形成纤维蛋白凝块	Tisseel, Evicel	可用于动脉出血,无需混合液	使用前必须解冻并混合,具有免疫风险
其他止血剂	壳聚糖	天然聚合物可引起红细胞聚集和血小板活化	HemCon	快速到位,室温存储	贝类食物过敏的患者禁忌使用
	氰基丙烯酸酯基	自由基聚合产品	Dermabond	快速外部止血(例如皮肤缝合)	不能用在黏膜表面
	戊二醛基	戊二醛将白蛋白交联到伤口上	BioGlue	可用于中等程度的动脉出血	昂贵的,可能引起诱变的超敏反应
	聚乙二醇基	聚乙二醇聚合产品	Coseal	起效快	广泛肿胀致周围组织损伤
	氨甲环酸	合成的赖氨酸类似物,可阻断纤维蛋白溶酶原和纤维蛋白溶解	Cyklokapron (TXA)	静脉给药(术后可以用)	眼部副作用,罕见的过敏反应

素产品(速即纱)和多聚糖微球(Arista,Bard Davol,Warwick,RI)都为形成血凝块提供了物理基质,但每种都有潜在的缺点(例如,明胶会肿胀并导致组织受压,多糖球也会肿胀,同时对于糖尿病患者属于相对禁忌,而纤维素会引起局部组织酸中毒)。其他止血制剂,例如凝血酶(Evithrom,Ethicon)和纤维蛋白(Tisseel,Baxter,Deerfield,IL;Evicel,Ethicon)通过主动参与凝血过程而达到止血目的,进而可能对控制静脉甚至小动脉的出血及血管损伤控制起到作用。尽管有效数据有限,但是从甲壳素和壳聚糖衍生的新产品(HemCon 贴片,HemCon,Portland,OR)现在已经上市。不幸的是,这些产品均不能阻止大动脉严重损伤导致的血液丢失。如果存在更大范围的出血,则如果可以看到并接触到这些出血的中小型血管,通常会使用外科手术夹[包括钛夹和/或 Weck 聚合物夹(Teleflex,Limerick,PA)]快速夹闭上述血管。如有必要,随后可以将这些夹子卸下,以便进行更彻底的修复。研究表明,即使对于较大的血管(例如肾动脉),以上的解决方案也能提供令人满意的止血效果[7]。但应注意的是,在活体供体肾切除术中禁忌使用 Weck 或 Hem-o-lok 夹子,因为曾出现过三例因夹子移位和出血而导致死亡的病例[8]。

血管损伤的原因及预防

血管并发症的原因

外科失误可能发生在术前、术中和术后,并对患者的发病率和/或死亡率造成毁灭性的后果。尽管既往研究已经阐述过了引起外科失误的许多具体原因,包括工作量过多[9]、睡眠不足[10]、交流不良[11]等等,但大多数术中血管并发症可以从根本上分为三个领域(图 10.1):①技术失误,②认知因素,以及③生物学特性。在此框架内,技术失误最常见[12],

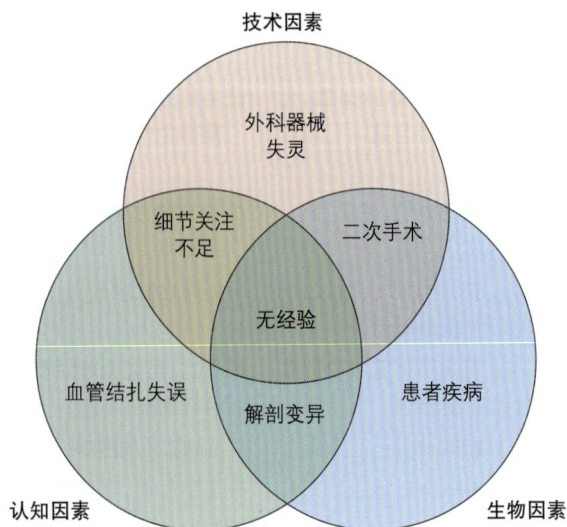

图 10.1　外科失误的原因示意,每个类别中都有示例

其中包括:诸如组织解剖分离不足和暴露过程中导致的血管意外损伤,外科手术器械故障导致的出血(例如腔内血管闭合器失灵[13]),或激进地和/或粗心地分离操作易损伤组织导致的损伤。单独的生物学因素包括解剖畸形和/或疾病进展期情况下,即使有经验的谨慎的外科医师也会受到误导。

例如,最近的一例病例报告描述了一例在重复肾下方的下腔静脉患者,行左侧活体供体肾切除术伴巨大性腺静脉结扎术后出现严重的阴囊水肿的病例[14]。桥接生物学和技术原因,患者特征(例如病态肥胖或曾有腹部手术史会使原本很简单的病例复杂化。Gabr 等人的研究结果表明,病态肥胖患者行腹腔镜手术转为开放式根治性肾切除术的可能性提高 21 倍[15],并且 Seifman 及其同事的最新研究表明,有腹部手术史的患者进行腹部手术与平均住院时间较长和并发症发病率较高有关,但令人惊讶的是平均手术时间没有差异[16]。

也许这些并发症的潜在来源中最隐蔽的是认知领域的因素,最好的表述是临床判断失误。这些因素可能是最难以准确识别和最小化的,因为人的天性以及作为外科医生很难内省甄别和承认上述不足。比利时医疗事故索赔的数据显示,57% 的医疗事故诉讼可直接归因于临床判断失误。这些错误可以归结为对手术态势把握的疏忽和/或糟糕的临床决策[17]。

然而,这三个领域的核心因素是外科医生的经验。最近的一个机器人辅助根治性膀胱切除术的系列病例研究强调了经验在减少手术时间和控制并发症发病率方面的重要性。研究表明,在开展手术量超过 67 例次后,外科医生对他们的手术更加熟悉,手术时间减少近 40%,转行开放手术的比例减少 30%,并发症减少 40%[18]。这些数据强调了经验的作用,其可以潜在地减轻一些与异常生物学和/或基于有限信息的困难判断有关的临床风险。

血管损伤的类型

从小穿刺伤到主动脉完全横断[19],泌尿外科医源性血管损伤既可能发生在动脉,也可能发生在静脉,跨越了泌尿外科所有外科疾病的范畴。各种传统的开放式手术器械(手术刀、解剖剪刀、钳子、电刀、吻合器[13,20])、微创手术器械(Veress 针[21-23]、滑针[24]、带针器[25]),甚至内镜器械(输尿管镜[26,27]和 D-J 输尿管支架[28])都可能造成损伤。这些器械可导致各种类型的损伤,包括穿刺、撕裂、横断和撕脱。穿刺伤经常发生在腹腔镜或机器人手术穿刺过程中(例如 Veress 针穿刺伤及髂动脉[21]),穿刺伤的严重程度从腹部上血管的小针穿刺伤到主动脉的大针损伤[25,29-31]和/或下腔静脉[32],需要立即转为剖腹探查术。撕裂[33]可能是手术切除分离期最常见的血管损伤形式,通常发生于用分离剪进行锐性剥离,更常见的是电刀损伤。这些损伤通常可以常规修复。另一方面,横断损伤[34]通常更严重,需要更多的修复方式。撕脱伤[35]可能是修复最复杂的损伤,因为它们通常发生在静脉结构(如腰静脉至下腔静脉),需要广泛地游离一些不易看到的结构及需要具备一定的技巧来修复损伤。

血管损伤的识别

对于动脉或静脉损伤的患者来讲,快速识别医源性血管并发症至关重要,这样可以减少失血并确保最好的治疗结果。在许多情况下,血管损伤的存在是显而易见的。由于出血量增多和/或血管壁损伤后血液喷射等现象导致的手术野的突然丧失是血管出现问题的明显迹象。然而,在其他情况中,损伤的发现可能较为微妙,包括搏动性血肿(特别是腹膜后间隙)或术后腹部逐渐膨胀。虽然这些异常发现可能看起来不那么明显或具有戏剧性,但忽视这些迹象的后果往往是非常严重的。临床中偶尔也会出现恶心和呕吐等现象。最后,术中或术后出血通常也可以通过生命体征的改变和血流动力学的不稳定来鉴别。通常,低血容量性休克的最初症状是单独的心动过速、患者烦躁和尿量减少[36],但在解读仅基于此的数据时必须谨慎,因为很大比例的外科患者此时将会使用药物治疗,如使用 β 受体阻滞剂后,患者可能不会对生物应激产生适当的生理反应。如果不加以控制,持续的容量损失最终将导致低血压、终末器官功能障碍和循环衰竭。

如果出血的速度不是那么严重,那么持续出血的唯一证据可能是每日检查的血红蛋白和血细胞比容的轻微下降。在术后大量的输液和晶体液体复苏的情况下,上述异常指标往往很难解释,因此需要高度怀疑出血的可能性。如果及时安排行影像学检查也可以发挥一定作用。腹部平片检查对急性出血的诊断作用不大,但 CT 成像有时可以帮助识别和定位出血。

出血的早期处理

在发现术中快速出血后,外科医生应尝试快速识别出血来源,同时尽量减少出血量并实现一定的止血(图 10.2)。如果受损血管小且清晰可见,那么电烧灼处理可能是可行的首选方法。如果出血更严重,术中视野受影响,外科医生应考虑增加第二个吸引器以帮助显露术野,同时继续工作以控制出血。在某些情况下,出血的来源不容易确定,失血的速度不会立即危及生命;这些情况可能会有利于用海绵积极包扎伤口,使凝血过程及时止血。当止血成功时,取出这些海绵后将显示出出血戏剧性的改善(甚至停止),然后在必要时进行确定的修复损伤处理。

然而,如果血管很大,而出血源部位没有被很好地解剖,那么使用 Bovie 电刀很可能混淆组织层次/结构,导致进一步的血管损伤,最终使后续的修复更加困难。在这种情况下,更好的选择是直接按压以减缓出血。在开放手术中,由于各种原因,最好使用指压止血来完成。首先,用手指或手止血很快,不需要任何专门的设备进入手术领域。其次,该技术对所有的外科医生来说都是简单直观的,而且即使施加很大的压力,也不太可能发生进一步的损伤。这种方法还可以提供瞬时的触觉反馈,这可能有助于识别尚未清晰可见的组织

中的动脉血管。如果由一个细心的助理医生来执行这个操作,那么手术医生还可以在相对不流血的区域继续解剖暴露出周围的组织。然而,需要注意的是,虽然这种技术通常能显著地减缓出血,但很少能完全止血;通常还需要二次手术来进一步确切地控制出血。

如果血管已经被预先识别,并且已经预置应用了血管圈(vessel loop),那么通过收紧血管圈止血就可以迅速实现止血。然而,如果血管已完全横断,这种技术就有可能使血管圈滑脱(有时是意外的)。另一方面,如果血管清晰可辨,周围解剖结构清晰,则血管钳通常可用于血管近端。有时候外科医生会试图在不太完美的条件下去夹紧出血的血管;然而,盲目使用这些器械往往会导致额外的损伤和加剧出血。还有一种方法可能有用——放置闭塞的导管于损伤血管的近端;该技术可作为一种临时止血措施,使得医生可以在完成进一步的解剖后再放置止血钳。在经验丰富的外科医生的手中,这种方法也可以在修复完成时使用,在最后缝合和缝合之前取出导管。

如果在腹腔镜或机器人手术中遇到出血,类似的基本原则仍然适用,但也存在关键的区别。主要的区别是,如果不立即采取行动,糟糕的视野会使问题迅速恶化。第一步是用合适的腹腔镜器械(海绵棒或钝头吸引器)对伤口直接施压以减缓出血。同时应增加气腹以帮助压迫止血,特别是对于静脉性出血。然后可以快速放置额外的穿刺口,以帮助抽吸、放置或取出缝线。然而,必须注意的是,腹腔镜下控制并固定出血的血管往往是非常困难的,谨慎的外科医生必须认真考虑迅速决定转为传统开放手术。对于小血管的损伤,腹腔镜下止血治疗可能是可行的,但任何的大血管(主动脉、下腔静脉、髂血管、肾血管等)的损伤都需要立即转为开放手术止血,即使是不能迅速控制的小血管损伤也应通过开腹手术进行处理。如果决定开腹,那么中线位置的穿刺孔是有意义的。通过将穿刺孔器械向上倾斜并紧贴腹壁,可以从穿刺孔迅速进入腹部而不必担心肠道损伤。

术后出血患者应给予积极的液体复苏和必要的血液制品(图 10.2)。大量非劣性研究已经证明了输血血液制品方法在患者腹部手术中的价值[37,38]。新的研究数据从创伤论著中也支持 1∶1∶1 的比例(血浆∶血小板∶红细胞)的输血策略[39],虽然这一发现还没有出现在围手术期出血的研究中心。如果出血较多且担心休克,可能需要转到重症监护室。如果患者病情不稳定或持续出血,就需要进行手术探查。

血管损伤明确的外科处理

抗凝治疗

在最初控制出血后,明确处理受伤血管是确保其不再出血的关键。在进行血管修复之前,外科医生应该确认已经完

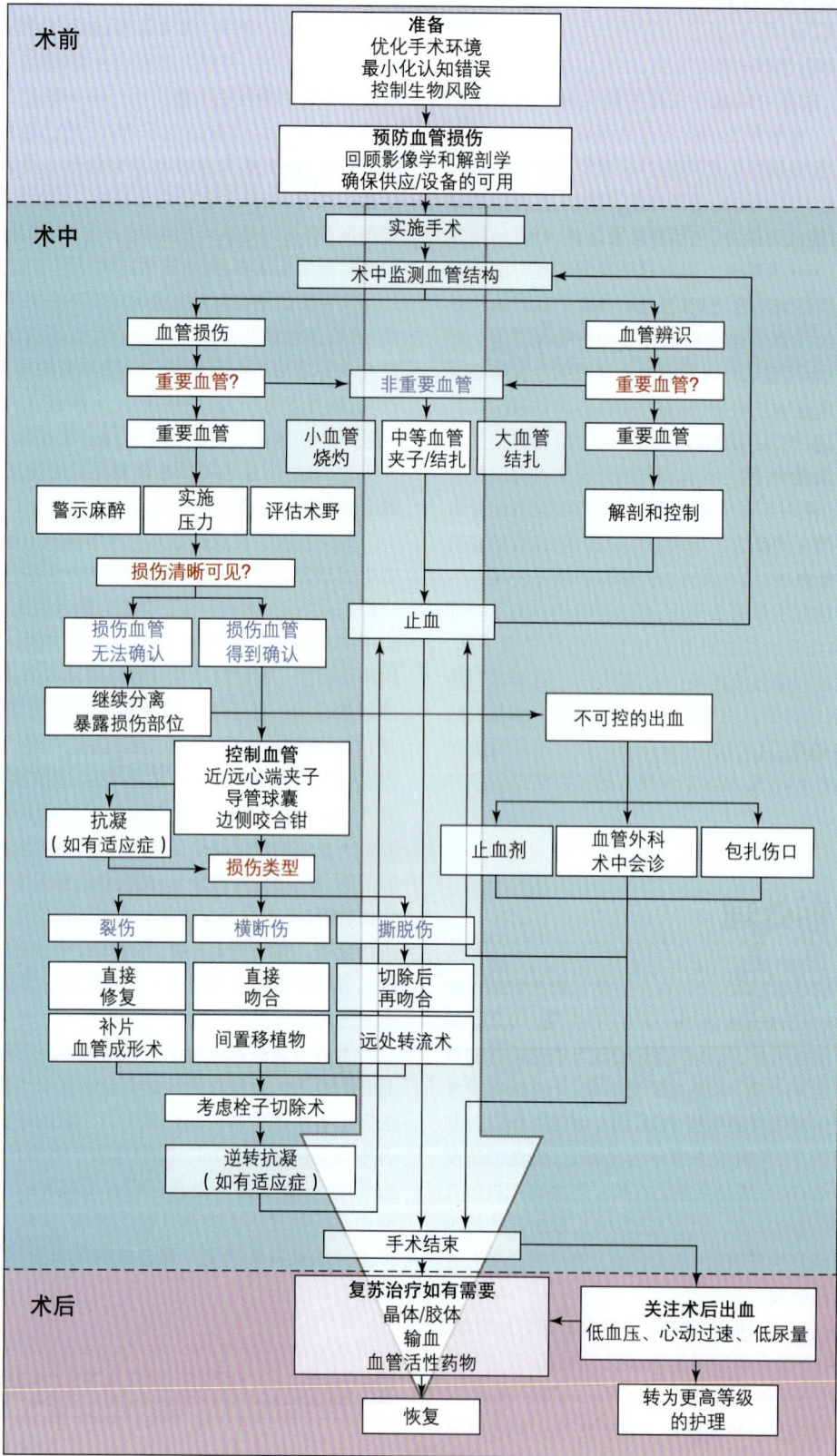

图 10.2　显示术中出血的代表性处理方法的流程图。注意用红色突出显示的决策

成了足够的组织分离并使其具有一定活动度。然后,外科医生应确定是否需要进行全身抗凝和/或近端和远端的栓子切除术。如果恢复血流操作需要 30 分钟以上,则血栓形成的风险增加,必须进一步努力防止血栓形成和/或栓塞。除非有禁忌证(如既往有肝素引起的血小板减少症),肝素是全身抗凝的首选药物。肝素是一种天然产生的糖胺聚糖,它结合并激活抗凝血酶Ⅲ,随后使凝血酶和Ⅹa 因子失活,并阻止血块进一步增长。肝素在用药后的 1 分钟内起效[40]、和肝素的清除通过一种起效快速的饱和机制(例如,解聚作用)和另一种起效慢的主要机制(如肾清除率)[41];实际上,这意味着半衰期从小剂量静脉注(25U/kg)的 30 分钟到大剂量(400U/kg)的 150 分钟不等[42]。肝素的剂量可以通过在术中通过经常进行滴定法测量活化凝血时间(ACT)进行调整。一旦损伤修复操作完成,肝素可以通过给予硫酸鱼精蛋白(一种直接与肝素阴离子结合并使其失活的阳离子)而迅速逆转其抗凝作用。每 100 国际单位(IU)肝素应给予 1mg 鱼精蛋白,并将其作为测试剂量首先输注,以评估过敏反应。值得注意的是,过量的鱼精蛋白反而会引起低凝状态[43]。

栓子切除术

除全身抗凝外,当最终修复需要相当长的时间(超过 30 分钟)且担心血栓形成时,应认真考虑行动脉或静脉栓塞切除术的可行性。如果不这样做的话,可能会导致血流障碍、血栓延续和受损血管的远端栓塞导致缺血。为了进行近端和远端栓塞切除术,同时插入未充气的 Fogarty 导管。然后气囊充气,并使用触觉反馈来维持气囊对血管壁的适当张力,同时收回导管。重复此操作,直到没有血栓形成为止。必须注意不要使得血管内皮剥脱,否则会使情况恶化,加重血栓形成。

血管修复的一般原则

一般来说,血管修复被认为是所有手术中最具技术挑战性的操作之一。保持血管腔无狭窄无渗漏无张力的吻合术需要具有一定的知识和正确的技术方能完成。缝合血管时,针应直接垂直于血管壁并穿过血管的所有层,以减少假性动脉瘤形成的风险。这在可能发生内膜瓣的血管修复中尤其重要,否则可能导致血管闭塞和血栓形成。通常保持缝合间隔为 1mm,边距为 1mm。如果受损的血管存在动脉粥样硬化,这些缝合线的入针点的选择是具有挑战性的,最终一般选择在针最容易通过的位置。如果血管直径较小(<4mm),则应将血管末端平铺吻合到对侧,以防止吻合口的狭窄。

修复方法

根据损伤的性质和位置,外科医生可以采用多种修复或结扎技术。在大多数静脉损伤的病例中,可以简单地结扎血管,并根据需要通过静脉的侧支循环回流。然而,如果损伤

本质上是动脉性的,那么外科医生必须评估永久结扎是否会导致动脉灌注不足进而导致任何重要组织的缺血。如果有足够的侧支血流(如骨盆内)或动脉较小(< 2mm),则血管结扎是最快、最简单的方法。这可以通过使用手术夹、hem-o-lok 夹、血管吻合器或丝线结扎(2-0 或 3-0)来实现。然后检查止血区域,继续手术。如果血管对终末组织灌注至关重要,且血管较大(> 2mm),则应行损伤修复操作,恢复血流。

如果缺损较小且周围血管壁组织未受损,一期修复通常是最直接的方法。这些修复可以使用适当大小的连续或间断缝合线进行,必须注意不要使管腔变窄,否则容易导致血管进一步狭窄和血栓形成。

如果由于病变较大或病情复杂而不能进行一期修复,则需要使用嵌套补片修复(补片血管成形术)。如果初次闭合缺损会导致血管明显狭窄,也可以应用这种技术。尽管来自医源性损伤的数据仍然有限,Cochrane 综述对来自颈动脉内膜切除术文献的数据进行的 meta 分析表明,至少在单独控制的动脉切开术中,在狭窄率、血栓形成和卒中方面,补片闭合远优于直接闭合[44]。选择贴片的材料类型似乎并没有决定使用补片本身那么重要,通常有几种选择。

广义地说,这些贴片材料的选择可以分为生物材料和合成材料。生物材料选择包括自体静脉、牛心包[45]或腹膜壁层[46],而人工材料的选择包括涤纶和特氟龙移植物。涤纶是一种由聚对苯二甲酸乙酯组成的聚酯产品。现代的移植物要么是编织的,要么是针织的;编织移植物强度较强,但相容性较差,而针织移植物的使用也很广泛,通常用胶原蛋白、明胶或白蛋白制作。聚四氟乙烯或聚四氟乙烯(聚四氟乙烯)也是常用的材料。似乎没有强有力的数据支持使用自体组织(隐静脉)、合成组织(涤纶)、尸体组织(牛心包膜)或腹膜作为血管补片,而这一决定似乎完全取决于外科医生的偏好和这些不同材料的获得难易程度。

在某些情况下,血管损伤过于严重或损伤部位几何结构上不适合进行一期修复或补片修复;在这种情况下,通常需要进行切除和再吻合。然而,这种方法通常需要在近端或远端(或两者兼而有之)进一步游离,以游离出足够的血管长度,以确保无张力吻合。如果该方法修复后出现了明显的张力,则应使用介入性移植物。这种移植物的材料选择遵循与补片修复类似的原则。

如果开放式修复不可行或失败,则应考虑其他方法,包括血管内修复。两个病例报告描述了输尿管回肠膀胱尿流改道术后出现吻合口狭窄,并经球囊扩张输尿管切开术导致髂总动脉损伤和大出血的患者[26,47]。上述两例患者均成功采用血管内支架修复了损伤。在某些情况下,主动脉-输尿管瘘也可采用血管内治疗。最近的一个病例系列研究报道了 20 例输尿管动脉瘘,其中 74% 与盆腔放疗相关,84%发生在长期留置输尿管支架的情况下。虽然与开放式手术修复相比,血管内修复似乎具有相似的概率,但总体死亡率仍接近 50%[48]。因为人们担心将异物(如覆盖支架)放置在与尿液直接接触的污染环境中,从而进一步降低了人们对这种方法的热情。虽然最初的干预可能会阻止出血,暂时减轻

对出血的担忧,但长期仍存在移植物感染和复发菌血症/脓毒症的风险。在这种情况下,考虑急性血管内支架置入术后再进行开放手术治疗(包括在患者病情较稳定时取出支架)是一种谨慎的做法。

血管损伤的并发症

盆腔/腹膜后血肿

血肿表明要么是先前出血导致,现在通过生理性止血机制止住血,要么是——在血肿迅速扩大的情况下——不可控的持续出血。如果血肿发生在血流动力学稳定的患者,则可以进行观察。然而,如果血肿很大,并且迅速扩大,有搏动,并伴有血流动力学不稳定,和/或血肿的解剖位置有容纳足够的出血量而导致的持续出血,则通常需要进一步干预。在泌尿外科中,这种危及生命的出血最常见的部位是骨盆(特别是外伤)或腹膜后(如肾手术)。在这两个腔中,外部压迫(传统上指首次由血肿压迫)是不可能的。在这些病例中,通常通过介入放射学和栓塞进行血管内治疗。如果手术失败或患者极度不稳定,则需要手术探查。

血栓形成和栓塞

给予 Virchow 三联征(高凝、内皮损伤和血流停滞)患者足够的干扰措施,因为此时的身体内的任何血管都可能形成血栓。在泌尿外科手术中,对主要血管结构(如肾动脉、腔静脉、主动脉、髂动脉等)进行手术或操作与血栓的形成最为相关。血栓形成可能是由于过度的血管操作导致内皮剥脱、修复过程时血流减少或缺乏而造成的血流停滞,以及/或缺乏足够的抗凝作用而导致的高凝状态。

与所有血管内血栓形成一样,动脉或静脉损害的急性后果既取决于血流受损的程度,也取决于病变的上游和下游组织情况。其中,动脉血栓的后果更为严重,如果侧支血流不足,可迅速引起病变下游组织的缺血和坏死。另一方面,静脉血栓形成通常不会立即引起显著的症状,因为静脉回流的分布性质和侧支循环的存在,侧支循环可以通过扩张以适应回流血量的增加。亚急性或慢性血栓的情况则相反。如果下游组织在最初的损伤中存活下来,动脉血栓通常会自行消退并有足够的侧支,没有长期后遗症。然而,如果静脉血栓形成得以进展,则发生远处栓塞事件(如肺栓塞)的风险增加。通过术中注意细节和适当的干预,如 Fogarty 栓塞切除术和/或肝素化,大多数并发症(包括急性和慢性)是可以预防的。此外,严格的术后护理,包括预防深静脉血栓形成,对于确保最佳治疗效果和使肺栓塞发病率降至最低至关重要。

动静脉瘘

医源性动静脉瘘(arteriovenous fistula,AVF)的形成是一些常规泌尿外科手术,特别是肾外科手术中发生的不可预料但具有潜在破坏性的并发症。文献描述了几组接受部分或根治性肾切除术的患者,随后发展为伴或不伴有动静脉瘘的假性动脉瘤[49-51]。这种并发症的发病率据报道高达 2.7%[52]。使用切割闭合器整体离断肾门的动静脉血管似乎可以代表一个发展为肾门 AVF 的风险因素[53]。另外一些较少的情况包括腔内手术如激光碎石术[54]。最后要说的是,AVF 很少会自发性发生,而是常以一种奇怪的和意想不到的方式出现,例如有病例报告指出因腹主动脉瘤引起严重的精索静脉曲张、主动脉-肾静脉瘘[55,56]或阴部动脉-脊柱静脉丛瘘[57]。不论病因如何,大多数的动静脉瘘都采用血管内选择性栓塞治疗。

血管狭窄

术中血管修复和吻合口狭窄、纤维化和内膜增生等可导致血管狭窄的发生。狭窄引起的功能性后果可以用流体力学里的泊肃叶定律来理解,该定律将血管上的压力与长度、流量、黏度和半径联系起来。简化后,该定律表明,流经狭窄处的血流与其长度成线性反比关系,与半径的四次方成正比。换句话说,血管直径缩小 50% 将导致流量减少 16 倍。这种关系强调了如果有明显的管腔狭窄的担忧时,避免管腔狭窄和使用修补血管成形术非常必要。狭窄可以通过血管内入路(球囊血管成形术、支架置入)来处理[58],或者可以在之后进行手术修复。

特定原因的血管损伤

腹腔镜入路损伤

尽管在腹腔镜入路中有 Veress 和套管损伤[22,24,30,32](包括 Hasson access[29,59])的报道,但现在已经很清楚 Veress 针入路的血管损伤率明显更高[60],因此必须谨慎进行该操作。最近的一篇综述文章指出,开放式 Hasson 入路血管损伤的风险为 0%~0.03%,而封闭式 Veress 针入路的血管损伤风险高达 1.33%[60],但由于与样本量有限导致的系统偏倚的影响,实际发病率可能更高。虽然已经有病例报告指出腹腔镜和机器人修复髂动脉[34,61,62]和主动脉[63]损伤,但我们认为这些损伤需要急诊切开转换和修复,不过对于具有丰富的微创手术经验的外科医生除外。

动脉损伤

主动脉损伤

主动脉损伤可能是医源性血管损伤中最严重的损伤。主动脉损伤最常发生在初次进行腹腔镜手术中[22,24],发生在开腹手术的主动脉夹层中[64],发生在泌尿系统情况中较为少见。主动脉在腹膜后清扫术(如肾切除术、部分肾切除术[65]或腹膜后淋巴结清扫术)中尤其脆弱[66]。在许多病例中,损伤是由于疾病与主动脉外膜粘连而发生的,术前影像学可以指导术中处理。在剥离主动脉时必须注意保持合适的主动脉周围层面,因为之前接受过化疗或其他新辅助治疗的患者容易使组织层面变得脆弱,外膜平面可能在无意中被剥离,导致主动脉壁变薄,增加了继发出血的风险。在某些情况下,治疗甚至需要血管外科手术医师的配合和主动脉置换处理。

在大多数情况下,尽管这些损伤可以通过放血在手术中识别和修复,但这仍然是一个严重的风险。一旦遇到并确认,探查并交替钳夹肾上主动脉作为一线治疗可能仍是一种很吸引人的方式。然而,这种方法有进一步损伤膈脚和此处覆盖主动脉的神经和淋巴网的风险。相反,外科医生应该尝试通过将胃尾部和肝左外侧段向右牵拉,暴露出小网膜从而进入腹腔上主动脉或远端胸主动脉并手指压迫主动脉,直到出血得到控制。除了那些立即发现并修复的损伤外,至少有两例病例报告提及术中主动脉损伤未立即发现并需要再次手术处理[19,30]。该两例患者均接受了肾切除术(一例为肾结石,另一例为肾母细胞瘤),术后立即伴有下肢麻木和无脉搏。在这两个病例中,患者都被发现有结扎的肾下主动脉,并用人工介入移植修复。两例患者感觉和运动功能均有部分恢复,均不需要截肢。虽然这些病例的手术细节很少,但貌似是急剧出血影响了外科医生的态势感知判断,引起恐慌和/或急于控制出血导致了损伤。在这些有压力的情况下,在完成手术和离开手术室之前,控制出血,操作停止,并根据解剖和患者状况重新确定患者情况是至关重要的。

除了传统的术中并发症外,泌尿外科文献还包含了其他一些涉及主动脉和上尿路的罕见并发症病例。Vagnoni 及其同事描述了一例接受盆腔手术并伴有输尿管损伤并行输尿管再吻合的患者,后来发现大量血尿是主动脉假性动脉瘤破裂后继发的,需要手术修复[67]。其他报告描述了主动脉-输尿管瘘的形成导致大量血尿[68]。最后,另一篇报道描述了BCG 治疗膀胱癌后发生腹主动脉瘤的情况;后来的治疗显示在切除组织中发现了牛分枝杆菌[69]。综上所述,这些病例报告表明,当患者出现明显的血尿和/或腹痛而无明显原因时,泌尿科医生应高度怀疑各种常见和不常见的血管并发症。

内脏血管损伤

在泌尿外科手术中,有许多病例报告描述内脏动脉损伤。肾或肾上腺手术中肠系膜上动脉(superior mesenteric artery,SMA)损伤是最常见的情况[70-73],但病例报告也发现了腹腔损伤[72,73]。大多数报告认为,由于肿瘤负荷过重而导致的解剖关系变化是主要的损伤原因。这种疾病负担通常会以意想不到的方式使肾门旋转或移位。在评估术前影像学检查时必须非常小心,以帮助识别这些有并发症发生风险的病例,术中外科医生必须高度怀疑存在异常解剖情况。在我们的实践中,我们采用了三重策略来确保 SMA 不会无意中结扎。我们首先严格评估目前血管是否位于主动脉外侧

和肾静脉后方(除了主动脉后静脉),如果有任何疑问,我们会更清楚地解剖该血管。然而,如果患者为右侧卧位和/或当有一个大的左侧肿块要切除时,这就变得特别困难。因此,我们随后通过血管圈对感兴趣的动脉进行非创伤性闭塞,并评估肾脏的肿胀和外观变化,这可能会导致肾脏变白。最后(也是最重要的)我们触诊肠系膜弓部以确认有足够的搏动。在血管横断后,在完成手术前,我们总是探查肠道并评估其有无任何缺血的迹象。如果这些操作仍未能明确血管的性质,也可以在结扎前从肾脏后方接近肾门,逐个触诊血管。一旦发现损伤,应立即修复内脏血管,以避免长期缺血。血管修复可以通过直接再吻合、插入移植物、主动脉再植术、脾动脉搭桥或补片血管成形术来进行。如果在术中发现这些损伤并及时修复,结果仍然良好。然而,如果未发现损伤,则会引起广泛的肠和/或上消化道缺血,最终可能导致死亡。

胸/腰椎节段动脉损伤

胸、腰椎动脉是与胸、上腰椎体相关的成对发出的后方动脉。在进行淋巴结清扫时可能会碰到这些动脉。重要的是要使分离部位距离主动脉足够远,如果确实发生了横断,可以直接控制和结扎残端动脉。如果残端直接邻近主动脉,且无近端残端可用,则提示行主动脉直接缝合。这样做的关键步骤是充分游离出主动脉,以便在过度缝合缺损时能看到满意的效果。

髂动脉损伤

在泌尿外科手术中,有许多病例报告髂总动脉或髂外动脉的医源性损伤。这些可能发生在微创的盆腔手术、肾移植[58,74,75]或其他不太常见的泌尿系统疾病中(例如在放置阴道吊带时通过携带针头的器械[25])。值得注意的是,髂外动脉是下肢重要区域的唯一一供血来源,及时修复该血管对于维持血流灌注、防止缺血和截肢至关重要。修复可以像前面描述的那样进行(例如对小的缺损进行直接修复或对不复杂的横断损伤进行再吻合),但是在这种情况下,其实还有三种其他的选择。首先,如果认为有必要进行间置式移植,则可以横断自体的胃下动脉,结扎远端部分,并将近端部分与远端髂外动脉重新吻合,作为原位间置移植。其次,髂外静脉也可以被反过来用作动脉的间置移植物。最后,如果这些选择被认为是不合适的或者是存在明显缺陷的,那么应该在术中咨询血管外科团队,以评估使用假体导管或解剖外入路(腋-股搭桥或股-股搭桥)的可行性[76]。

静脉损伤

下腔静脉损伤

快速的腔静脉出血可以是一个真正可怕的经验,它如果不能及时处理,可能会快速发展为血流动力学不稳定,失血过多。我们采用逐步干预的方式来控制下腔静脉出血。如

果缺损较小(如撕脱性腰静脉),在进行初次修复时,指压使出血减小至最小,然后放置闭合钳(例如 Satinsky),使静脉血流恢复。这种性质的缺陷通常主要可以用不可降解的缝合线来闭合。如果缺陷较大且指压效果不佳时,则可以控制下腔静脉近端和远端,并进一步游离以便进行更广泛的修复。如果缺陷足够大,一次性闭合修复会导致明显的管腔狭窄,那么应该采用之前讨论过的某种补片类型进你行补片静脉成形术。如果以上手法不能提供相对良好的止血效果,则应采取更积极的措施。可以谨慎地序贯放置 Allis 钳,使其对着下腔静脉壁穿过缺损处,以减缓出血速度。然而,在进行这种操作时必须非常小心,因为静脉壁很薄,很容易造成进一步静脉撕裂,使问题恶化。如果上述措施仍旧失效,且损伤位于肾下,那么结扎下腔静脉的方法已被以往的几个研究描述过[77,78]。如果在手术前已经发生了渐进性下腔静脉阻塞(例如肾细胞癌伴进展性瘤栓),并且之前已经建立了充分的侧支循环,则此方法是患者最耐受的方式。如果术中因大出血而必须结扎明显的下腔静脉,则深静脉血栓形成和远端静脉充血的发病率极高,应优先保留剩余的静脉侧支流出道。在一些死亡迫在眉睫的情况下,肾上腺下腔静脉结扎术也可以考虑,但外科医生必须明白,如果没有令人满意的静脉流出,肾脏可能会失去功能,血液透析可能是必要的。

肾静脉损伤

肾静脉出血可导致快速失血。左肾静脉的损伤比较轻,因为有静脉分支(性腺、肾上腺、腰椎分支)。在这种情况下,可以结扎左肾静脉而很少担心静脉高压或肾单位的损害。右肾静脉壁特别薄,易碎,且缺乏侧支引流网,在沿着静脉环状游离过程中有时会伤及后支。如果发生这种损伤,应立即用手指按压。如果在进行根治性肾切除术时发生的损伤,那么外科医生应首先控制肾动脉,然后再处理静脉。如果这样有困难,那么可以在整个肾门放置一个大的血管钳并行肾脏切除。然后可以辨别动脉和静脉的边缘并仔细缝合。如果是保留肾的手术(如部分肾切除术),那么外科医生必须尽快找到替代方案。一种选择是快速游离整个肾脏,以促进静脉后外侧暴露,以便进行后续修复。或者,在少数情况下,有相应的专业知识和医疗资源支持,可以进行自体肾移植术。然而需要指出的是,绝大多数情况下,右肾静脉横断——除非在非常罕见的情况下——会导致过度出血并行必要的肾脏切除术。

腹下(髂内)静脉损伤

在肾移植或盆腔淋巴结清扫过程中会发生腹下静脉损伤引起的出血。这些分支的数量和位置可能略有不同,而且解剖这些分支是具有挑战性的。我们通常会游离髂内、髂总动脉、髂外动脉和髂内动脉近端,并向内侧牵拉这些动脉。然后我们对髂外静脉和髂总静脉及其周围的脐韧带进行环形游离,这有助于向上牵引并进一步分离腹下血管的分支。也可以从外侧入路通过向外侧牵拉腰肌来接近和控制这些分支。一旦发现,如有必要,可以钳夹或结扎下腹部静脉并

将其分离,使髂外静脉有充分的活动空间。如果这些分支受损,血管无法控制,导致静脉收缩,则可以指压止血,后插入细长的血管钳钳夹,夹住静脉壁。然后可以将血管钳送入术区,扭转血管根部止血,并进行缝合。

腰静脉损伤

如果腰静脉在下腔静脉或腹膜后手术中受损,就会特别麻烦。为了避免损伤或进行必要的修复这些血管,通过脐带将下腔静脉轻轻向前提起,并结扎和/或夹住遇到的任何静脉。如果血管完全切断,后端残端缩回周围组织,则可以采用与下腹部血管控制类似的技术(例如,牢牢抓住静脉,轻轻缩回、扭转和缝合结扎)。如果这样仍不奏效,那么止血针可以直接打在腹后壁肌肉组织来控制出血。

下腔静脉瘤栓

虽然其本身并非医源性血管并发症之一,但因其作为静脉上延伸进展的肾细胞癌(renal cell carcinoma,RCC)代表了一种独特的生物学情况,其最初可能会被许多泌尿科专科医生遇到,但并非所有的医师都能治疗。这种情况的外科治疗是泌尿科医师面临的最具挑战性的情况之一,为了达到最好的结果,一个全面的多学科合作的方法是必要的。在此,我们讨论关于下腔静脉瘤栓的诊断、预后和处理的一般原则。

RCC 的发病率每年超过 60 000 例,是美国第三大最常见的泌尿生殖系统恶性肿瘤,占每年所有新诊断的癌症的3.7%[79]。它也是最致命的泌尿生殖系统癌症,每年估计有14 000 人死亡。RCC 独有的特点是通过肾静脉和下腔静脉在血管内延伸。这种血管内的肿瘤生长称为瘤栓或下腔静脉栓子,可在 4%~36%[80] 的 RCC 患者中确诊这种并发症。该病最常表现为镜下或肉眼血尿(分别占 70% 和 42%)、腰痛(46%)、发热(45%)、贫血(23%)或被偶然发现(19%)[81]。诊断和分期的影像学研究仍然选择的是磁共振增强成像,它提供了 100% 的敏感性[82],并可以帮助描绘肿瘤栓子和与之相关的静止的血栓。CT 增强检查也经常被用来评估,它提供了一种更便宜和更省时的选择,但牺牲了一定的灵敏度(84%)[83]。

如果不予治疗,这种疾病的自然史令人震惊;疾病特异性中位生存期仅为 5 个月,只有 29% 的患者生存超过 1 年。手术切除在预期寿命方面有很大获益,无转移性疾病的患者接受根治性肾切除术和下腔静脉血栓切除术,5 年无病生存率接近 60%[84]。即使是没有下腔静脉瘤栓的转移性肾细胞癌患者也能从手术中获益;这经由两个关键的随机对照试验得到证明——Flanigan 等的西南肿瘤(SWOG)8 949试验[85]和欧洲癌症研究和治疗组 Mickisch 等(EORTC)的30 947 试验[86]。通过试验比较彻底切除病灶+干扰素治疗与单纯干扰素治疗两组间的生存,两个试验均证明手术组有获益。这一发现似乎也适用于那些有下腔静脉栓子的患者。我们最近发表了 76 例带有 Ⅱ~Ⅳ 级下腔静脉瘤栓的转移性RCC 患者的病例系列研究内容,结果显示他们接受了减瘤性肾切除术和下腔静脉栓子切除术后,中位预期寿命增加到了

14 个月[87]。尽管取得了这些令人鼓舞的结果,但必须承认,这种规模的手术与发病率和死亡率的升高有关。Abel 等人的一项研究显示晚期(Ⅲ~Ⅳ级)下腔静脉瘤栓患者围手术期死亡率为 10%,主要并发症发病率为 34%。多变量分析结果显示,不良的身体状态和低血清白蛋白是与不良预后相关的两个独立危险因素[88]。综上所述,这些数据表明,对于身体表现良好、营养状况良好、并存病极少的局限性肾细胞癌和转移性肾细胞癌患者,手术治疗合并下腔静脉癌栓的病例仍然是一种主要的治疗选择。

根治性肾切除术和下腔静脉瘤栓切除术的手术计划对于获得最好的结果是至关重要的,并且手术方法和术中处理主要受下腔静脉扩张程度的影响。下腔静脉栓子有多种分类方案,但现在大多数使用的是首先由 Neves 和 Zincke 提出的 Mayo 分类方案[89],该方案根据下腔静脉瘤栓的严重程度,基于栓子从肾迁移出的程度进行分类:从Ⅰ级瘤栓(局限于肾静脉汇合处 2cm 以内)到Ⅳ级血栓(横膈膜上方或进入心房)。有趣的是,我们小组和其他人的最新数据表明血栓水平似乎对最终结果的影响很小[87,90]。无论何种阶段,在我们的实践中,腹部切口几乎都是横切口或 V 形切口。我们几乎每次都要使用术中经食管超声心动图(transesophageal echo,TEE)来实时直观地识别下腔静脉栓子的范围,以便放置血管钳,并监测栓塞事件(图 10.3)。然而,除此之外,手术方法根据栓子的分级不同有很大的不同。

有Ⅰ级血栓的肿瘤可以采用类似于标准的开放根治性肾切除术的方法进行治疗。我们通常集中在早期动脉结扎以减少肾脏血流和随后的失血。根据特定的疾病亚型,可以出现明显的静脉侧枝化,如果动脉未被结扎离断,这些小的薄壁静脉血管就可能会大量出血。一旦结扎了动脉,我们就可以游离整个肾脏,然后小心地获得对肾静脉的环形分离和控制。如果在瘤栓与肾静脉和下腔静脉汇合处进行分离,则可以同时轻轻触诊并将血栓挤回肾脏内,同时使用部分阻断下腔静脉的血管钳,以保留大部分的下腔静脉的回流。然后我们切除肾静脉和腔静脉袖套后,再用 4-0 缝线进行缝合,分别由破损的两个尖端处开始,然后一直缝合到缺损的中心

并将两者缝合在一起。如果采用这种方法导致了明显的栓子切除不完全,瘤栓仍然存在,那么就继续保留钳夹状态,并进一步进行对下腔静脉和左肾静脉的环形游离和控制。

有Ⅱ级栓子的肿瘤需要更广泛的下腔静脉解剖和游离。在这些病变中,鉴别和保护对侧肾静脉、腰静脉、肾上腺静脉以及其他可能存在的小分支是至关重要的。根据我们的经验,肾上方的下腔静脉腰静脉是较为罕见的,唯一明确的是后上方的分支是右肾上腺中央静脉。然后可以根据需要轻轻牵拉肝尾状叶以放置手术钳。如果术中遇到肝短静脉,可将其结扎并离断。一旦发现并控制了这些结构,首先用牛头犬钳闭塞对侧肾静脉,然后是肾下方的下腔静脉,最后是肾上方的下腔静脉。此时可仔细触诊下腔静脉以确定血栓的范围。如果下腔静脉仍然膨胀,外科医生应该考虑是否有尚未控制的血流的流入。下腔静脉减压后,可以在下腔静脉前外侧进行腔静脉切开术,并根据需要进行延长切口以促进栓子的取出。随后,应仔细检查管腔,并完整切除任何有黏附性疾病的静脉管壁部分,如前所述,使用一期闭合或补片进行重建修复(图 10.4)。修复完成后,我们保留最后的缝合线,间断放开肾上方的血管夹以填满下腔静脉并排出其内的空气。然后我们按以下顺序取出手术钳:肾上方的下腔静脉、对侧静脉和肾下方的下腔静脉。

Ⅲ级病变需要广泛的游离肝脏和进行进一步的血管控制。这包括首先离断镰状韧带和左侧三角韧带以显露肝上方的下腔静脉。然后以非常温和的方式将肝右叶从肾脏上方挪开,因为过度的牵拉会导致肝脏撕裂和出血。然后,利用从患者左侧施加牵引将右侧三角韧带分开。必须注意分离和控制肝短静脉,这些肝短静脉直接从肝脏流入下腔静脉。这些血管通常短而脆弱,双重结扎有时会很有挑战性。另一种方法就是先将此静脉双重结扎后离断,再用永久性缝合线缝合。这些静脉的控制是困难的,有时由于肝侧肝短静脉控制失败,导致静脉收缩到肝实质中而变得更加复杂。如果发生这种情况,可以通过缝合与周围肝实质结合进行止血。一旦肝脏充分游离后,外科医生应通过触诊和术中 TEE 评估肝静脉下方的下腔静脉血栓的范围。如果血栓能够充

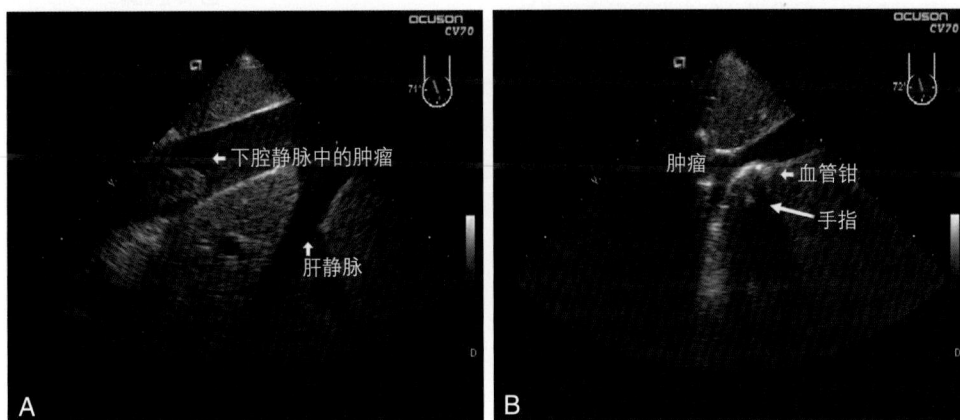

图 10.3　术中经食管回声显示肝内肾细胞癌癌栓,无肝静脉受累。下腔静脉被指压后,瘤栓可被实时监控,以监测栓塞事件发生

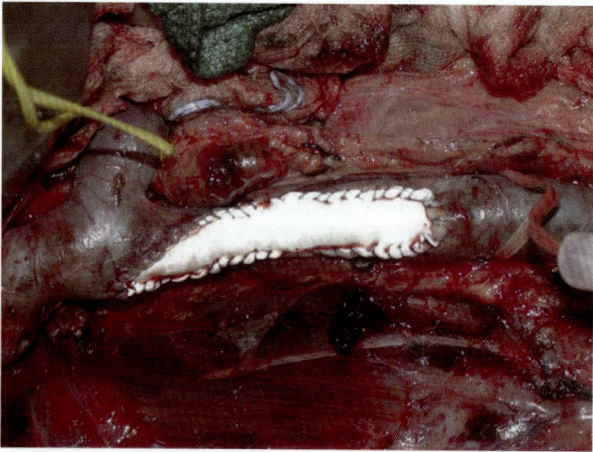

图 10.4　右侧根治性肾切除术和下腔静脉血栓切除合并部分下腔静脉壁切除后,使用牛心包补片重建下腔静脉

分缩回,使用血管钳的位置恰好位于肝静脉下方,则不需要影响肝流出血管的控制(否则进而还需要控制进入肝脏的血管),下腔静脉控制以类似于Ⅱ级血栓的方式进行。然而,如果血栓停留在肝静脉水平或肝静脉上方水平,则必须控制肝门(门静脉和肝动脉)。这可以通过 Pringle 操作实现,该操作包括在肝门放置非创伤性血管钳。首先夹闭对侧肾静脉,然后是近端的下腔静脉(包括第 2 腰椎静脉)。至此就完成了Pringle 操作,最后钳住肝上的下腔静脉。如果肿瘤起源于左肾,并经左肾静脉延伸,我们几乎总是要夹闭右肾动脉和右肾静脉,以避免右肾因静脉流出梗阻而扩张。为了尽可能减少肝缺血,需要进行包括受累及的患侧肾静脉在内的前外侧的下腔静脉切开,并移除栓子。一旦完成,下腔静脉被控制在肝静脉流出之下,肝上的血管钳和 Pringle 钳被移除。然后修复就像以前一样进行,肾切除术就完成了。

　　与上述病变相比,Ⅳ级(膈上)病变需要与心脏外科医师配合,并通过胸骨正中切开术进行心包内控制。这可以通过使用深低温循环骤停(deep hypothermic circulatory arrest,DHCA)、静脉-静脉旁路,或更常见的是采取体外循环(cardiopulmonary bypass,CPB),可伴或不伴 DHCA 来实现。既往我们曾单独使用 DHCA,但发现并发症发病率高到无法接受。最近我们更倾向于使用 CPB。有趣的是,在一个相对较小的系列研究中,DHCA 联合 CPB 的使用与围手术期死亡率显著降低相关[91]。尽管前景看好,但这些结果值得被进一步研究和验证。值得注意的是,旁路术的使用也需要最大限度的抗凝,腹部的细致止血对于防止过多的失血是至关重要的。

　　过往,许多中心将上述手术技术与术前肾动脉栓塞相结合,假设动脉流入减少或缺失可能导致失血减少,水肿增加,切除层次更清晰,和/或早期结扎肾静脉。然而,我们机构的数据并不支持这些假设,相反,令人惊讶的是,与单纯手术相比,术前栓塞使围手术期死亡的风险增加了 5 倍,输血和重症监护的需求也会增加[92]。我们现在不再在手术前栓塞这些肿块,除非是在可以减轻相应症状的情况下,如下腔静脉血栓阻塞肝流出的布-加综合征的患者。上述患者的手术效果极差且围手术期死亡率高,术前肾动脉栓塞及后续手术可能使得此类患者肝流出功能恢复并逆转其相应的后遗症,从而从中获益。

　　最后,最近几个小组的报告描述了机器人技术在下腔静脉血栓的应用[93-98]。这些报道描述了 I ~Ⅲ级疾病的机器人根治性肾切除术和下腔静脉血栓切除术的成功。理论上,这种手术的好处包括降低发病率和术后疼痛。从实用的角度来看,大部分的手术都是以类似于开放式手术的逐步方式进行的。在初步游离和分离后,肾动脉通过使用 Hem-o-lok夹得到控制。使用 Rummel 止血带实现对血管的微创控制,并使用 Endo GIA 吻合器横断肾静脉(或者也可以整块切除肿瘤和下腔静脉血栓)[98]。迄今为止,使用该方法的结果看起来很有希望,住院时间短(3~5 天),出血量少(150~375mL),但在该方法能够广泛应用之前,还需要进一步改进这些技术。

(杜青山 译)

参考文献及自测题

第 11 章　肠道并发症的处理

BROCK O'NEIL and SAM S. CHANG

章节大纲	肠麻痹	肠梗阻
	肠道准备	Ogilvie 综合征
	肠道损伤	参考文献及自测题
	肠漏、脓肿和瘘	

要　点

1. 肠麻痹延长了患者的不适,增加了对肠外营养支持的需要,是腹部手术后延迟出院的最常见原因。
2. 小肠在术后 24 小时内恢复功能,胃在术后 24~48 小时内恢复功能,结肠在术后 3~5 天内恢复功能。
3. 强化的术后康复方案(标准化临床路径)用以全面整合策略来防止肠梗阻,包括消除常规使用的围手术期肠道准备和胃肠减压,最小化的麻醉止痛药,利用 μ 受体拮抗剂改善肠功能的恢复。
4. 一旦发现腹腔内脓肿形成,单纯的抗生素治疗是不够的;脓肿必须引流。
5. 治疗肠梗阻患者最重要的初始步骤是改为静脉补液。完全性肠梗阻患者应尽早进行手术治疗。大约 80% 的患者部分肠梗阻会自行消失。
6. 在某些情况下,术中确认的肠损伤,包括直肠损伤,通常可以直接修复近端肠造瘘。延迟出现的肠损伤可导致严重的疾病,并需要再次手术。
7. 尿流改道后发生瘘是不常见的,最初的处理主要是将引流尿液从瘘口旷置,当这些措施仍不能解决时,就需要进行延迟手术修复。
8. 当保守和药物治疗 Ogilvie 综合征(假性结肠梗阻)失败时,结肠血管损伤是泌尿外科术中并发症的常见类型,多发生于开放、微创甚至是腔内手术的过程中。

泌尿科医生经常面临与肠道有关的临床和手术决定。肠道可能会被泌尿系统肿瘤侵犯,可能被用作尿流输出管,也可能仅仅是复杂泌尿外科手术中的妨碍因素。本章概述了一些常见的腹腔手术的问题和潜在的胃肠道并发症的处理方法(**表 11.1**)。

肠麻痹

肠麻痹性梗阻或小肠麻痹,表现为肠道协调性活动恢复延迟,大多数患者在腹腔手术后都会出现此情况,但也可能发生在腹膜外手术后。这种情况包括从正常生理恢复过程到肠蠕动和功能延迟恢复等一系列可能,其特点是腹胀,肠鸣音减少,排气和排便的推迟,肠胃中的气体或液体进一步累积,进而可能导致恶心和呕吐。长期肠梗阻延长患者的不适时间,增加肠外营养支持的必要性,是最常见的腹部手术后延迟排气的原因,重大腹部手术患者中的发率生大约在

表 11.1　肠道并发症及处理原则的总结

并发症	发病率	处理原则
脓肿	1.1%~3.6%	经皮引流,特定病例进行冲洗
肠漏	<1%	早期:二次手术修复;晚期:控制漏出量,可能行近端肠道造瘘改道后延迟修复
肠梗阻	1.6%~16%	液体复苏,再次手术
肠麻痹	10%~22%	鼻胃管胃减压,非手术支持(例如肠内营养)
直肠损伤	<1%	术中发现:即刻修复,在某些情况下考虑行近端肠造瘘改道　延迟发现:冲洗并近端肠造瘘改道
泌尿系统瘘	3%~4%	尿流改道,如果仍未解决则行延迟手术修复

10%~22%[1-3],在美国,肠梗阻的经济影响估计在每年 7.5 亿~10 亿美元。

在腹部手术后,胃肠道的每个部位的恢复速率不同。小结肠在术后 24 小时内恢复功能,胃在术后 24~48 小时内恢复功能,结肠在术后 3~5 天内恢复功能。因此,一旦患者在手术后恢复了正常排气,就表明结肠和其余的胃肠道功能很可能已经恢复。

肠麻痹的病理生理机制尚不完全清楚,但似乎是多因素的,包括神经源性、炎症和药理学机制[4]。神经源性假说认为肠梗阻可能是脊髓反射激活抑制胃肠道运动的结果,这一反应可因外科创伤应激引起的交感神经亢进而加强[5,6]。因此,建议使用硬膜外/脊髓麻醉用来预防长时间肠梗阻,但必须在交感神经链的近端处充分阻断,并应通过使用局麻药而不是麻醉药(镇静药)的方式来达到最大的麻醉效果[7,8]。麻醉药(镇静药)常用在围手术期间,通过激活在胃肠道的 μ 阿片受体进而延迟肠麻痹的时间[9]。

电解质紊乱包括低镁血症、低钠血症和低钾血症均被认为是导致肠麻痹时间延长的原因。其他的原因包括延长手术时间、明显的肠道操作、增加的失血量和较大的体重指数[2,10]。炎症被认为是导致术后肠麻痹的一种全身反应,同时由于先天免疫系统和适应性免疫系统对肠道的直接影响,炎症可以成为可能缩短肠麻痹时间的药物干预研究的一项课题[11]。尽管平均手术时间较长,但与开放手术相比,腹腔镜手术的肠梗阻持续时间较短,其好处可能在于通过更小的操作程度和/或改善了肠道的温度和湿度,进而导致更少的炎症反应[12]。

泌尿外科手术中常见的几种异常可导致肠梗阻的发生和进展。肠梗阻也可能是病情更严重的征兆,泌尿外科患者出现肠功能恢复时间延长时,应考虑到电解质异常和感染的来源,包括腹腔脓肿、肠漏、尿路感染或漏尿、尿囊肿等可能。如果上述任意一种情况被发现,都必须进行纠正,以帮助解决肠麻痹,并防止并发症进一步发展。最后,在术后类固醇药物的立刻停用或减量过快,已被证明会延长、甚至导致突发肠麻痹性梗阻,可通过注射类固醇药物纠正[13]。

在一些患者中,尽管尽了最大的努力进行预防和治疗,但肠麻痹仍可能继续存在,治疗的主要手段仍然是鼻胃管进行胃肠减压。当肠梗阻和其他诱因已被排除或已被解决时,手术干预延长的肠麻痹并不是我们的常规做法。而由于会增加肺部并发症的发病率,如发热、肺不张、肺炎以及较高的伤口并发症和住院时间延长[14]等,使用常规鼻胃部手术减压的做法已经不再受到外科医师的青睐。如果患者腹部变得膨隆或出现严重的恶心、呕吐,应放置鼻胃管减压。

如果预计肠麻痹将持续较长(>7~10 天),应开始进行肠外营养。一旦肠麻痹被排除,可纠正的异常已经得到解决,就可以考虑使用促胃肠动力的药物试验;虽然这一途径可能有助于缓解恶心症状,但并没有一致的证据表明它们可以减少肠麻痹的时间[15]。

如何预防术后出现长时间的肠麻痹仍然是泌尿外科患者治疗中的关键部分。已有研究表明,使用非甾体抗炎药(NSAID)或硬膜外、脊柱或区域性(如 On-Q)局麻药来替代或减少麻醉药物的用量,对肠麻痹恢复有利[7,8,16]。围手术期使用 μ 受体拮抗剂(例如爱维莫潘)也减少了术后肠麻痹的时长,代表了一种可能具有成本控制效益的方案[17,18]。其他被证明有效的方案还包括早期恢复肠内营养[19]、咀嚼无糖口香糖[20]、早期饮用咖啡[21]、电针刺激[22],以及膀胱切除术后和盆腔淋巴切除术后腹腔内脏器再适应[23]。术后早期下地活动可能不会加快胃肠道功能恢复,但对于降低血栓和肺并发症的发病率有益[24]。纳入部分或全部的这些策略的强化的康复方案(标准化临床路径)显示住院时间显著减少,且不增加围手术期并发症或再入院的概率[25,26]。

肠道准备

对于术前机械和/或抗生素肠道准备在预防肠道相关并发症方面的价值仍有相当多的争论。术前肠道准备的要求已经实施有 50 多年,最近几项试验和 Cochrane 综述结果对其提出了挑战,认为在肠吻合瘘行结肠切除术、深部脓肿或浅表的外科切口感染等方面没有优势,并可能导致肠麻痹时间养成而加重原有病情[27,28]。很大程度上基于上述研究原因,一些强化的术后恢复方案里已经取消了根治性膀胱切除术患者常规的肠道准备的要求[25,26,29,30]。还有其他数据表明在根治性前列腺切除术中可以安全地取消肠道准备工作[31]。然而,最近的回顾性研究表明机械性肠道制备以及肠内抗生素制剂可以减少接受结肠切除术患者的感染性并发症、吻合口漏及肠麻痹的发生[32,33]。这些结论是否同样适用于接受仅针对小肠操作,而非结肠操作的泌尿外科受手术患者,我们尚不得而知。

肠道损伤

任何在腹部或腹部附近的手术都有意外损伤肠道的风险,既往报道中包括膀胱切除术[34]、腹腔镜手术[35]、经皮肾镜手术[36]、耻骨上膀胱造瘘手术[37],甚至经阴道手术[38]。单纯浆膜损伤应用通常是使用 3-0 丝线行 lembert 型缝合。如果有肠穿孔,手术方法取决于损伤的大小和位置以及是否涉及电烧灼损伤。当肠管一周的大部分被波及时,该肠段预计不能存活,或者如果损伤是由电烧灼引起的,亦应进行节段性肠切除。小肠通常可以安全地恢复连续性。只要粪便嵌塞或溢漏量很少,大肠也可以重新恢复连续性。

如果存在肠穿孔,但穿孔并未累及长段肠管或肠管一周,可以进行两层的一期修复方法,其中内层可使用 3-0 PDS 缝合和外层使用 3-0 丝线间断缝合。应考虑沿着肠纵轴方向进行缝合,以免影响肠管的直径。如果患者免疫功能低下,营养不良,既往有过受累肠段的外照射治疗,或结肠内容物的严重污染等情况,可考虑行肠近端造瘘改道手术。

延迟发现肠损伤通常表现为长时间肠麻痹、脓肿(含肠漏)或腹膜内脓毒血肿症(不可控的肠漏),这些患者可能病情严重。腹腔镜术后的最初症状通常比较微妙,患者可能会表现为单个穿刺切口的刺痛、腹胀、腹泻和白细胞减少[35]。手术探查和冲洗属于对无法控制的肠漏患者进行源头上的控制,通常还需要行近端肠改道术。在这种情况下,通常建议咨询普通外科或结直肠外科医生,以协助完成肠道损伤的修复和改道手术。如果患者在其他方面比较稳定,则可通过经皮引流术成功处理可控的漏(脓肿)或腹膜后部位的肠损伤。

直肠损伤是泌尿科医生特别感兴趣的肠损伤的一种特殊情况。据报道,在现代的前列腺切除术系列病例报道中,这种情况只占不到1%[39,40](图 11.1)。这种损伤通常是在术中发现的,极少有直肠内容物的外溢。在这种情况下,无论是开放式还是腹腔镜/机器人的手术,均可使用可吸收缝线进行2层或3层即刻缝合,而不采用结肠造口改道的方式。在修复部位和尿道-膀胱吻合口之间可以使用腹膜或网膜瓣进行隔离覆盖。对于免疫功能低下或有盆腔放射线病史的患者,应更强烈地考虑大便转流改道手术。即刻修复后通常很少发生直肠尿道瘘(在一个系列报道中的发病率为2/16)[40],这种瘘的处理方法将在本章节的其他部分中进行讨论。膀胱切除术期间的直肠损伤也可以使用同样的方法处理。然而,应该提前考虑到避免将尿路改道的缝合部位直接置于直肠修复部位的上方。延迟表现的直肠损伤,被认为是由热损伤引起的,典型的表现为血便或气尿,最初的处理是冲洗和大便转流改道。

肠漏、脓肿和瘘

手术需要肠段吻合,这是泌尿外科常见的手术,有发生肠漏的风险。其表现形式多种多样,包括肠梗阻、腹腔或盆腔脓肿,或形成瘘管。

摘要泌尿外科手术后肠吻合口瘘是罕见的[3,41]。此类患者可能表现为引流管引出肠道内容物、持续性肠梗阻、白细胞增多或发热。术后早期可考虑再手术和损伤修复。然而,有术后30天以上吻合口瘘的报道,初次手术后7~10天再手术往往非常困难,因为水肿和粘连,很可能造成额外的伤害[42]。在这种情况下,治疗的重点是通过引流和进行延迟手术修复来控制肠内容物渗漏。

腹腔内脓肿是一种封闭的感染灶,其由细菌、脓、血、可能还有肠道内容物、尿液或异物聚集而成。大多数腹腔内脓肿发生在术后,有1.1%~3.6%的行尿流改道的膀胱切除术患者发生此并发症[3,43]。当患者在手术后没有充分恢复时,应怀疑此诊断。肠梗阻、腹胀、厌食是常见的症状。高热很常见,但在免疫抑制患者、老年患者和接受抗生素治疗的患者中上述症状可能会被掩盖。

可通过超声或CT扫描(图 11.2)确诊。脓肿的治疗需要引流,因为单靠抗生素无法提供足够的解决办法。对于大多数腹腔内、盆腔和腹膜后脓肿,在手术干预前应尝试经皮入路穿刺引流[44]。一般情况下,应在脓肿腔内留一根猪尾导管,待引流物消退后再取出。导管引流还可以为其他的治疗决定提供参考,包括评估是否存在持续的尿漏或肠漏。开放手术引流的指征包括由于位置、经皮引流失败或存在脓肿循环而无法安全引流。

在感染症状消失之前,应根据培养信息指导抗生素的使用。充分引流后,不需要长期使用抗生素。如果患者在24~48小时内没有好转,应额外进行影像学检查以明确引流是否充分。

瘘管的定义是两个结构之间出现异常交通,这是泌尿外科手术常见的并发症。根治性膀胱切除术后,用于尿流改道的肠道瘘发病率高达4%[45,46],新膀胱与阴道之间的瘘发病率高达3.1%[47]。最初的保守治疗是用留置导尿管最大限度的引流尿液和少渣饮食[48]。由于手术失败风险较高和可能会造成进一步损伤,因此不应在急性期进行手术修复。保守治疗

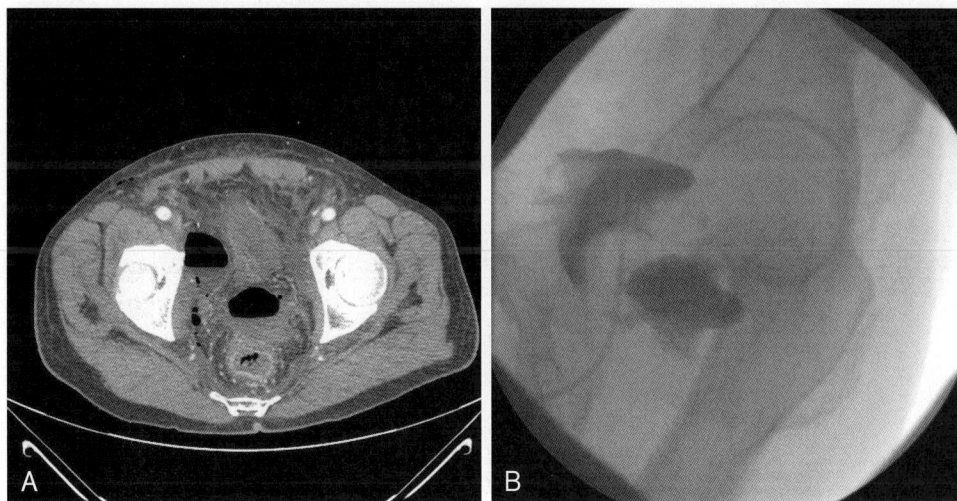

图 11.1　A. 根治性前列腺切除术后 CT 显示,患者直肠损伤在手术时未被识别,需要近端肠造瘘,膀胱与直肠之间及膀胱外侧有大量游离空气。B. 随后的膀胱造影显示尿道和直肠之间存在瘘管

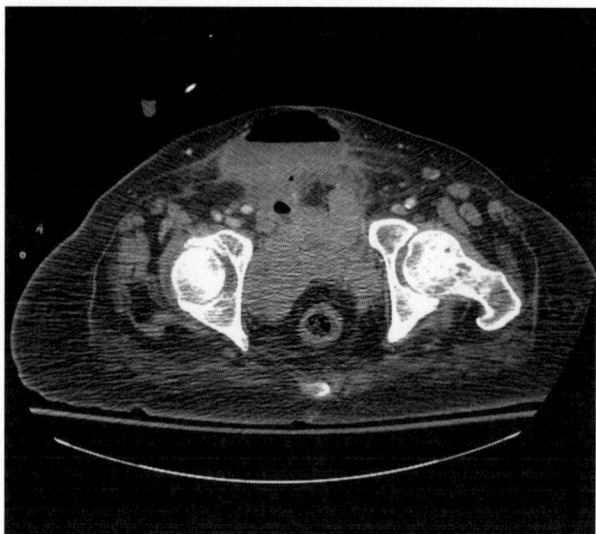

图 11.2   增强 CT 影像显示根治性膀胱切除术后腹腔内术区脓肿形成

失败需进行手术处理的原则包括：①定位和切除瘘管，②两层闭合新膀胱缺损，③用网膜瓣插入健康组织间。暂时的近端肠造瘘改道也可以用来最大限度地提高修复成功率[45]。

肠管瘘，或膀胱与肠道之间的异常交通是较为罕见的，最常见于肠道炎症和肿瘤，而非泌尿外科手术的结果。治疗原则与肠皮瘘相似，包括将经瘘口流到回肠管的液体转流从而旷置瘘口（如瘘内的尿液）。患者通常表现为感染和可能因无法引流的积液导致的腹腔内脓肿，两者都需要治疗。

肠梗阻

在美国，腹腔粘连是肠梗阻最常见的原因。术后梗阻的发病率随入路和手术方式的不同而不同，但整体而言较

少发生。膀胱切除术后发生梗阻的短期和长期风险分别为 1.6%~16.0%[41,43,49,50]，腹膜后淋巴结清扫后发生肠梗阻概率为 5%[51]。微创手术包括腹腔镜[50,52]，甚至阴茎假体植入术[53]均有术后肠梗阻发生的报道。

术后早期的肠梗阻必须与肠麻痹区分开来。肠麻痹可伴有许多腹腔内和腹腔外病变，干扰正常的肠道蠕动，一旦引起原因解决，肠麻痹就会自行消失。

大多数肠梗阻患者表现为腹痛、恶心、呕吐、便秘和腹胀。肠功能恢复的延迟也可能代表肠梗阻。疼痛通常是间歇性的，如果肠功能受损，疼痛可能会持续。然而，随着时间的推移，由于肠疲劳和肠无力，疼痛的严重程度可能会降低。患者通常会出现严重的循环衰竭，表现为直立性低血压、心动过速和低尿量。最终，患者表现为低钾、低氯代谢性碱中毒，后者继发于胃中的氢和氯流失和肾中的钾消耗代偿。

怀疑有肠梗阻的患者需要进行放射学检查。CT 扫描对小肠梗阻的敏感性和特异性为>90%（**图 11.3**）[54]。此外，它还能发现引起肠梗阻和肠绞窄的狭窄环，因此通常 CT 是首先进行的放射学检查。与也可产生气液面的肠麻痹相反，肠梗阻的气体不能贯穿整个胃肠道，特别是梗阻位置的远端。

治疗肠梗阻患者最重要的初始步骤是提高循环容量。患者可能需要几升液体才能补够。应监测血清电解质情况并按检测结果进行调整。除非患者要行手术治疗或考虑到肠有缺血，否则不应使用抗生素。最后，应放置鼻胃管对梗阻近端胃肠道进行减压，并严格禁食水。

肠绞窄是肠梗阻发生后的一种潜在的并发症，由于其死亡率比单纯肠梗阻高得多，因此必须迅速纠正以避免不良结果。肠绞窄的诊断主要根据症状和实验室检查结果，包括发热、心动过速、恶心和呕吐。体格检查显示局限性压痛。实验室检查结果包括白细胞增多和血清乳酸或淀粉酶水平升高[55]。如果怀疑是肠绞窄，在患者充分复苏治疗后必须进行手术探查。

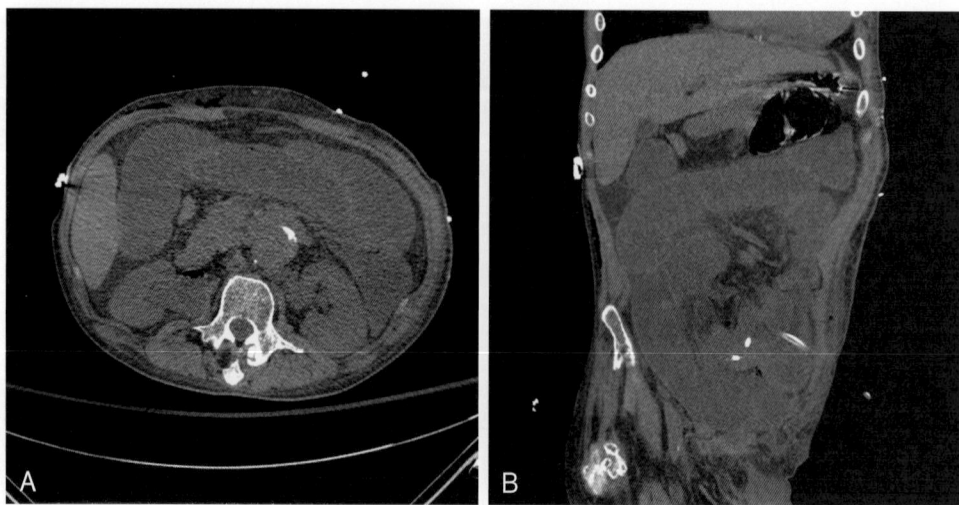

图 11.3   CT 显示根治性膀胱切除术，回肠输出道内双侧输尿管支架置入后的肠梗阻。A. 轴位。B. 矢状位

经肠系膜孔形成的内疝是泌尿外科术后发生的一种特殊类型的肠绞窄经常会导致灾难性的后果[56]。在手术过程中特别是在尿流肠道改道手术中,将肠系膜缺口封闭,通常是为了减少这种风险,肥胖症手术治疗的研究证据支持这一做法[57]。

部分肠梗阻在术后立即行保守治疗几乎总能痊愈。粘连最初的严重程度通常会改善并导致症状消失。在这些患者中,近 90% 的情况通过鼻胃减压术得以缓解。三分之二的肠梗阻在 7 天内会恢复,其余的在 14 天内恢复[58]。在此期间应行肠外营养。如果在保守治疗两周后病情仍未解决,可以考虑手术治疗。

一旦确定行二次手术处理肠梗阻,患者应围手术期应用抗生素,并全身麻醉前仔细诱导,避免出现误吸。进入腹部时要特别小心,以免伤到肠道。

进入腹部后,外科医生应注意腹膜液体的特征。浑浊或深色液体是肠局部缺血的指征。从 Treitz 韧带到乙状结肠的快速锐性分离使整个肠道解除粘连。钝性分离容易损伤肠的浆膜层。如果看到了肠黏膜,则应立即修复肠道。应在近端扩张的肠段和远端非扩张肠段之间找到一个过渡点,并纠正肠梗阻的原因。如果认为充分游离粘连的肠段有危险,则应考虑对该节段肠段进行搭桥。检查肠道的颜色、有无运动、动脉搏动或多普勒血流信号。如发现肠坏死,应行节段性切除并进行一期吻合。

腹腔镜为诊断和治疗提供了一种可行的微创方法。多项临床研究表明,与开腹手术相比,肠梗阻患者行腹腔镜手术治疗术后并发症较少,肠道恢复更快,住院时间更短[59,60]。然而,如肠穿孔这样的并发症在腹腔镜组中,以及在有过两次或两次以上的剖腹手术经历的患者中发生概率更高。因此,为了获得最佳的治疗效果,选择合适的患者至关重要[61]。

Ogilvie 综合征

Ogilvie 综合征,或称假性结肠梗阻,最早由 William Ogilvie 爵士于 1948 年在《英国医学杂志》上提出。这种情况表现为结肠扩张,貌似是机械性的,但实际上是功能性的。据认为,这是由于自主神经不平衡导致交感神经张力增加或副交感神经过度抑制所致。然而,对其确切的生理机制仍知之甚少。

Ogilvie 综合征最常见于长期住在疗养院或精神病房的患者,这些患者中患卒中、痴呆、骨科手术、脓毒症、使用神经安定剂、麻醉药品或存在电解质异常,但也可在妇科和泌尿外科手术后出现。大多数患者主诉严重的腹胀,很少有其他不适症状。很少表现为疼痛。体格检查发现严重腹部肿胀伴肠鸣音减少。很少出现发热和白细胞增多。当出现明显的腹痛、发热和白细胞增多时,医生应警惕局部肠缺血或肠穿孔。当有缺血或穿孔时,死亡率≤40%,而肠活的患者死亡率为 15%[62]。

诊断最早多见于卧立位腹部 X 线片,显示大量的结肠扩张始于盲肠,范围不超过脾曲。我们必须确定小肠扭转或肠梗阻不是引起结肠膨胀的原因。做一个温和的灌肠造影检查就可以排除这些原因,并确诊该疾病。

对于大多数患者,采取都是保守治疗。电解质异常应予以纠正,并清查用药清单。对于盲肠长度小于 12cm 的患者,不应经口接受任何治疗,应该放置鼻胃管减压。对这些患者应进行一系列检查和腹平片检查。

保守治疗无效的患者可能对可逆的乙酰胆碱酯酶抑制剂新斯的明有反应。静脉给予新斯的明,可以刺激毒蕈碱副交感神经受体,并使得受累的结肠收缩。一项随机、双盲、安慰剂对照试验发现 11 例接受新斯的明的患者中有 10 例结肠减压,而安慰剂组没有[63]。由于新斯的明可引起心动过缓、支气管收缩和震颤等政治,因此需要密切监测心肺状态,出现任何毒性反应都应用阿托品治疗。

当保守治疗和药物治疗失败时,结肠直径为>12cm,结肠迅速增大,或持续>3 天,应在结肠镜下放置一根长的直肠减压管为受累的结肠减压[64,65]。手术治疗主要针对肠缺血或肠穿孔的患者,或当药物方法和减压治疗失败的患者。

(杜青山 译)

参考文献及自测题

第 12 章　泌尿系统瘘的处理

DANIEL S. HOFFMAN, TEMITOPE L. RUDE, and BENJAMIN M. BRUCKER

要　点

1. 膀胱阴道瘘(VVF)发生在膀胱损伤后,膀胱与阴道形成了一条交通道,最终导致尿液的渗漏。
2. 妇科良性疾病的手术中下尿路损伤的发病率在一些系列研究文献中高达 76%;然而,最近的研究表明,这个数字要低得多(小于 1%)。
3. 泌尿生殖道瘘的临床表现取决于瘘口的大小、位置(即位于控尿结构的近端或远端)和瘘管所连接的结构。
4. 有针对性的病史和体格检查,包括彻底的盆腔检查,对于评估 VVF 非常必要。
5. 由于 10% 的 VVF 可能伴有输尿管损伤,上尿路的影像检查很重要。
6. 复杂瘘管包括放射性瘘管、先前失败的瘘管修补、多瘘或直径大于 2.5cm 的瘘管。
7. 手术修补是泌尿道瘘的主要治疗方法。
8. 放疗引起的或复发性瘘管应作组织活检以排除恶性肿瘤。
9. 当试图修复不复杂或简单的 VVF 时,应该考虑经阴道入路。
10. 瘘管修补的一般目标是提供一个无张力,不渗漏的缝合,可采取多层不重叠缝合方法。
11. 对于复杂瘘管,应考虑使用组织间置移植物。

引言

"瘘"一词源于拉丁语,意为管子/隧道,因此用来形容体内任何允许体液或粪便异常通过的异常通道。瘘的发病率和病因遵循地理差异。在卫生保健条件良好的地区,尿路上皮的医源性损伤是泌尿道瘘的最常见原因。在获得保健服务较为困难的国家,分娩时间过长往往被认为是瘘形成的主要原因(图 12.1)。一些研究表明,在获得保健机会有限的国家,没有接受过急诊剖宫产手术适当培训的医生往往无法实施上述手术,从而导致了长时间分娩和与之有关的并发症,包括随后形成的瘘。在这些国家,致死原因通常与产科并发症有关[1]。产科护理的改善降低了瘘的发病率,其中多达 2% 的产科病例中均可能发生瘘[2]。间隔性瘘形成可能是先天性的,或与泌尿道梗阻、慢性炎症或恶性肿瘤相关。在少数情况下,甚至在创伤性性交后也可能出现瘘,在本段提到的曾遭受性侵犯的受害者中可见到这种情况[3,4]。

无论病因如何,瘘管通常对患者来说是很麻烦的,并可能对其生活质量有显著的负面影响。患者如有持续的、不受控制的尿漏,情况尤其明显。这也增加了感染和皮肤退化的发病率。控制和纠正尿漏有助于减少患者的痛苦,因此及时

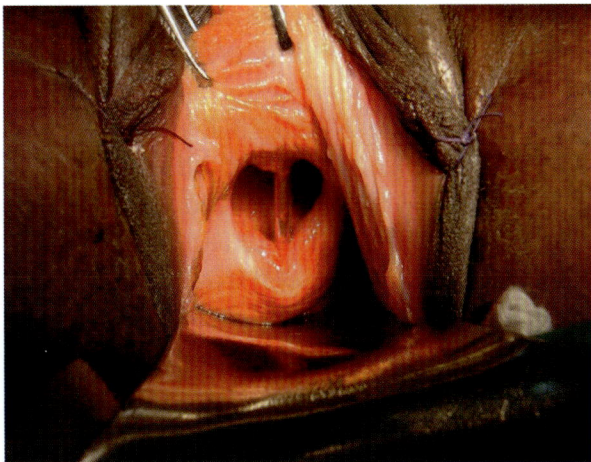

图12.1 产程延迟相关的并发症继发的膀胱阴道瘘（Photograph courtesy Dr. Andrew Browning.）

的手术干预以修复重要的缺陷是至关重要的。控制尿失禁的工具，如卫生巾、尿布、导尿管、收集袋，或封闭负压吸引装置，可能都是笨重且昂贵的设备。与患者进行持续的、富有同情心的安慰和沟通，以及协调一致、努力及时解决问题，都将确保获得尽可能最好的结果。

膀胱阴道瘘

病因学

膀胱阴道瘘（vesicovaginal fistulas，VVF）发生于膀胱损伤时，膀胱与阴道形成交通通路，最终导致尿漏。与之相关的有如下几个因素，包括感染、炎症、照射以及盆腔脏器恶性肿瘤（如结肠、子宫、卵巢和子宫颈等）。常规手术出现失误仍然是泌尿道瘘最主要的"元凶"。在美国，90% 的 VVF 发生在手术后[1]。在一些良性妇科疾病的手术中发生下尿路创伤的典型病例报道高达 76%；然而最近的研究表明，这个数字要低得多（小于 1%）[5,6]。在美国每年大约有 240 000 例子宫切除手术，不过这一趋势正在减少[7]。对腹腔镜子宫切除术的系统性回顾研究显示，泌尿生殖系统的损伤率为 0.73%[8]。在结直肠手术中也可能发生泌尿生殖系统的损害。结直肠手术对泌尿生殖系统的损伤率为 0.18%[9]。术前放疗的患者有较高的手术并发症发病率和较差的预后[9]。在 Fujikawa 等人对 271 名接受宫颈癌放射治疗的女性进行的一项研究中，作者注意到 8% 接受盆腔放射治疗的患者有泌尿生殖系统并发症，另外 13.7% 的患者有直肠并发症，包括瘘管和出血[10]。医源性泌尿道损伤的报告率可能被低估，特别是因为在术中不常规行膀胱镜检查的情况下[11]。

全世界每年有超过 300 000 万例的盆腔器官脱垂（pelvic organ prolapse，POP）和超过 100 000 万例的压力性尿失禁（stress urinary incontinence，SUI）手术[12,13]。三分之一的 POP

患者需要再次干预复发的脱垂[12]。已有报告指出，外科医生选择使用合成的网状材料成为一个瘘形成的风险因素，多见于尿道中段悬吊术治疗 SUI 以及在盆底加固术中的悬吊法治疗 POP 的两类患者[14,15]。使用合成材料治疗 SUI 导致的瘘的发病率很低，有报道指出发病率在 0.1%[16]。放置合成网片材料治疗 POP 或 SUI 患者，可能出现异物侵蚀并进入阴道，进而导致子宫帽、卫生棉等滞留物随着时间的推移有可能也进入到膀胱内（图 12.2）。

对全球医学文献的荟萃分析表明，世界范围内尿路瘘的发病率低于怀疑的水平，报告的真正患病率约为所有女性患者的 0.3%。这一数字在育龄妇女群体中会有所增加。世界上有些地区的发病率明显更高，包括撒哈拉以南的非洲和南亚，发病率分别为 1.5% 和 1.6%。在这些国家的近期有分娩经历的妇女群体中，膀胱阴道瘘的总发病率为 0.09%[17]。

病理生理学

医源性瘘的发生多被认为是继发于器械创伤或覆盖到泌尿生殖道的放射治疗。初始的损伤引起组织缺血。最终，受影响的区域会发生坏死，并与泌尿生殖道形成瘘口，允许尿液异常漏出。原发损伤事件和实际发生漏尿的时间间隔是不固定的，可以在创伤事件后的几天到几周，甚至几年。在接受盆腔放射治疗的患者中，泌尿生殖系统异常延迟出现尤为明显[10]。继发于闭塞性动脉内膜炎的缺血性微血管损害可能需要数年的时间才能够显现出来。放疗后出现的瘘，必须要怀疑是否因恶性肿瘤所致，因此在手术修复前应进行活检。引起瘘管的局部缺血改变也可能损害到周围可能用于重建用的组织。这些修复手术是极具挑战性的，而且往往

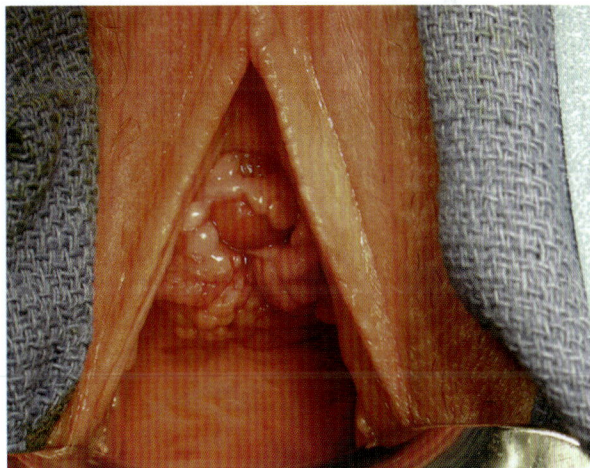

图 12.2 尿道中段悬吊术后相关的尿道阴道瘘。尿道直接暴露在阴道黏膜上皮下，表明无明显的尿道周围筋膜组织覆盖。真正的瘘管（图中未显示）位于阴道上皮与尿道交界部位的近端边缘（From Nitti VW, Rosenblum N, Brucker BM. Vaginal Surgery for the Urologist. 1st ed. Philadelphia: Elsevier/Saunders; 2012: xvi.）

结果较差[18]。在恶性肿瘤手术后出现瘘管时，必须在术前进行活检以排除瘘管内肿瘤复发的可能性。

任何在泌尿生殖器官附近的手术都可能导致瘘管的形成。膀胱的撕裂伤如果不修复会引起尿漏。另一个同时出现的盆腔脏器结构的损伤或开口增加了形成瘘管的可能性。持续的排尿使瘘管持续存在，受伤的组织无法愈合。一旦瘘管形成上皮，它就真正地宣告了窦道的形成。子宫切除术是阴道瘘形成背后臭名昭著的元凶，特别是在阴道袖套口和阴道前壁的位置（容易形成瘘管）。瘘管也可能继发于腹膜后淋巴结清扫术、下前部或腹会阴切除术，或子宫或宫颈手术后形成。

临床表现

VVF 的临床表现是多样的，很大程度上取决于膀胱和阴道损伤的机制。尿漏通常发生在导管拔除后一周内，尽管临床表现可能会延迟。发生手术损伤的患者可能出现腹膜炎的体征和症状，包括发热、寒战、呕吐、病情反弹和术后监护，提示存在尿囊肿或可能存在尿液性腹水。一项关于预防子宫切除术后瘘管形成的研究表明，腹痛和腹胀或麻痹性肠梗阻的患者术后应评估下尿路有无创伤存在。尿频和尿急等血尿或排尿症状也高度提示膀胱损伤[19]。通常很难区分阴道手术后的分泌物和尿漏，必须高度怀疑是否存在瘘管。大多数 VVF 患者会在拔管后一个月内提出自己有阴道内连续漏尿的困扰；然而，也可能会延迟报告。很大的瘘管可引起持续性或重力性尿失禁。

诊断

在评估 VVF 时，应进行有针对性的病史和体格检查，包括彻底的盆腔检查。应使用半窥镜评估所有三个阴道潜在腔隙。处于急性期时，可能因局部严重的红斑和炎症反应掩盖了窦道的开口部位。腹部和阴道收集的液体可以用来测量肌酐和尿素。应考虑直肠检查以评估阴道后壁并排除直肠受累的可能[20]。如果直肠指诊提示直肠受累，应行直肠镜检查。

一旦怀疑有瘘管，就必须注意并及时确定瘘管的大小和位置，因为这将决定治疗方案。由于 10% 的 VVF 可能伴有输尿管损伤，因此必须对上尿路进行影像学检查[21]。从以往来看，多是通过静脉肾盂造影检查。鉴于在显示解剖细节上的优越性，目前大多数已被逆行肾盂造影和尿路造影效果的增强 CT 扫描所取代。直接膀胱镜检查因其独特的优点成为了确诊瘘管的重要方法。对于可能存在恶性肿瘤复发部位的坏死组织要进行活检确认，因为有可能因此而改变治疗方案。膀胱造影术也可以帮助显示窦道。有些瘘管明显，可置入输尿管导管或鼻饲管以方便进行切除手术。如果瘘管不是很明显，任何红斑或大疱性水肿都应怀疑其对面存在窦道的可能。在膀胱镜检查的时候也可以进行阴道镜检查，这样可以缩短检查时间，提高诊断价

值[22]。如果没有对上尿路进行评估，或者患者有静脉造影剂或 CT 成像的禁忌，则在术中膀胱镜检查时应使用逆行肾盂造影（图 12.3、12.4）[23,24]。

当无法确定分泌物是尿液还是阴道分泌物时，可以进行"染色试验"。诊断尿道瘘的一个简单方法是用亚甲蓝填充膀胱，而后观察阴道上皮是否有染料渗漏。如果没有明显的迹象，患者可以插入一个卫生棉条，然后在附近走动，以自然发生的方式引起尿液泄漏。如果怀疑存在上尿路损伤，可口服非那吡啶并进行"双重染色试验"：棉条近端有橙色染料表

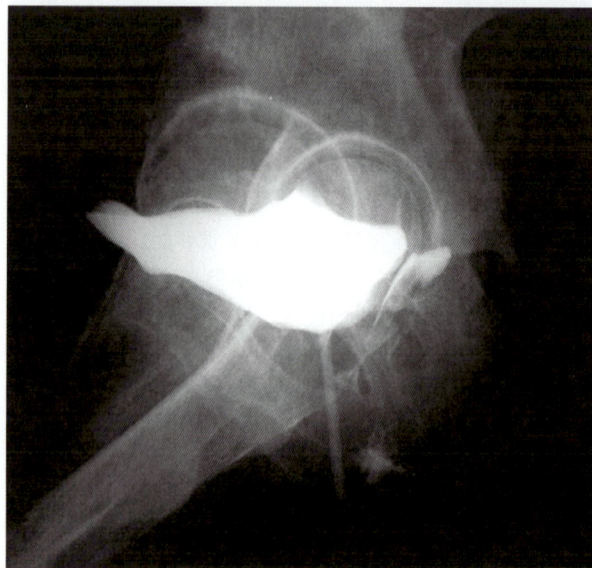

图 12.3 膀胱造影显示阴道内出现造影剂 (From Roslan M, et al. Suprapubic transvesical laparoendoscopic single-site surgery for vesicovaginal fistula repair: a case report. Wideochir Inne Tech Maloinwazyjne. 2012; 7 (4): 307-10.)

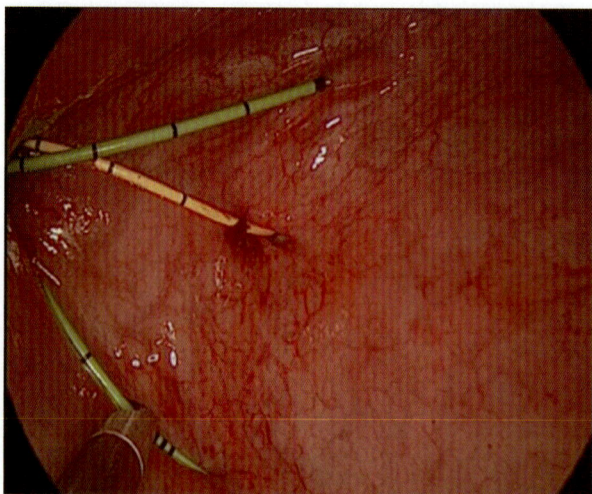

图 12.4 输尿管导管（绿色）和瘘管导管（黄色）(From Roslan M, et al. Suprapubic transvesical laparoendoscopic single-site surgery for vesicovaginal fistula repair: a case report. Wideochir Inne Tech Maloinwazyjne. 2012; 7 (4): 307-10.)

明是输尿管阴道瘘,而出现蓝色染料则是 VVF。棉条的远端有染色可能是尿路渗漏的迹象,有可能是继发于 SUI。尿动态研究在评估瘘管时可能有一定诊断价值,特别是怀疑有贮尿或排尿功能障碍的情况下。尿动力学允许测定膀胱容量和顺应性,这可能对放射性患者有用。动态尿动力学检查的另一个好处是提供解剖和功能信息。三角区或膀胱颈损伤的患者有发生逼尿肌过度活动和 SUI 的风险[25]。接受放射治疗的患者可能会因此导致膀胱的低顺应性和低容量。尿动力学研究可以帮助计划在瘘管修复时同时行强化的膀胱成形术,或在严重病例中考虑尿路改道(知识框 12.1;图 12.5)。

预防

膀胱阴道瘘在很大程度上是因术中膀胱损伤和阴道同时损伤或被切开的后果。这通常发生在子宫切除术后。其中,恶性肿瘤行根治性子宫切除术的发病率最高,盆腔器官脱垂子宫切除术的发病率最低[6]。在存在恶性肿瘤或有过放疗史的患者中,组织更容易受到损伤。膀胱的损伤常发生在宫颈分离过程中,特别是因先前的放射治疗、肥胖或既往

知识框 12.1　诊断

诊断史和体格检查包括盆腔检查,使用半窥镜
带有排泄期的 CT 成像
膀胱镜 +/- 阴道镜
逆行肾盂造影
染色试验
双染色试验
尿动力试验(如伴有排尿异常)

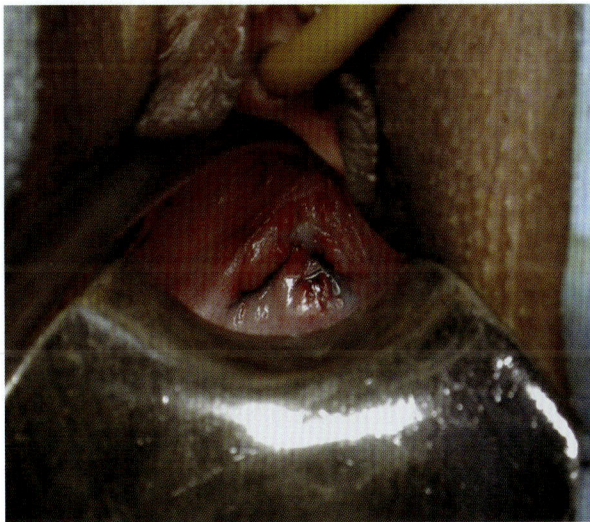

图 12.5　在膀胱内灌注靛蓝胭脂红有助于找到瘘管(From Nitti VW, Rosenblum N, Brucker BM. Vaginal Surgery for the Urologist. 1st ed. Female pelvic surgery video atlas series. Philadelphia : Elsevier/Saunders ; 2012 : xvi.)

手术史而导致手术复杂时,过度电灼和/或缝合贯穿阴道组织进入膀胱是罪魁祸首。预防 VVF 的形成取决于适当的手术技术和术后有效的尿液引流。在进行盆腔或阴道手术时使用导尿管可以帮助识别膀胱,并通过适当的膀胱引流维持膀胱低压状态。妇科外科医生必须对损伤保持高度怀疑态度,如怀疑膀胱或输尿管损伤时,应立即咨询泌尿科医生。

术中膀胱镜检查应用于怀疑膀胱损伤而不能确定的情况时。研究表明联合使用膀胱镜和阴道镜有提高鉴别膀胱损伤效能的好处[22]。使用染料和逆向填充膀胱,如稀释亚甲蓝,也可显示损伤。靛胭脂静脉注射可协助诊断输尿管损伤。在没有靛胭脂的情况下,荧光素钠可用来观察输尿管喷流[26]。在某些病例中,需要进行膀胱切开术以确保能充分检查膀胱并确定输尿管口。无论是内镜手术还是开腹手术,都可以使用输尿管支架(即开放端导管、饲管)来确保输尿管远端畅通,并作为膀胱缝合时的参考点。闭合膀胱损伤的技术要点包括不渗漏的膀胱吻合术,无张力修复术,在许多情况下,如果可能的话,在膀胱修复术和阴道袖口闭合术之间插入健康组织做隔断。

术后,充分引尿应伴用抗胆碱/抗胆碱药物最大限度地放松逼尿肌。在许多病例中,在除去导管前可使用膀胱造影来确认膀胱的完整性。任何在拔管前或拔管后阴道分泌物的抱怨都应及时进行评估。这需要完整的病史,如果怀疑 VVF 复发或持续,应进行阴道全面检查(即用半窥镜)。如果术后立即检查证实瘘管持续存在,则需要更长时间的膀胱引流。假设,如果发现异物(即缝合线),可以考虑在恢复早期切除。

处理

膀胱阴道瘘类型可分为"单纯型"、"中间型"或"复杂型"。Angioli 等人认为直径小于 0.5cm 的单个瘘管为"单纯型"[27]。"复杂型"瘘管包括放射性瘘管、先前瘘管修补术后失败、多个瘘或直径大于 2.5cm 的瘘管。这些通常是慢性疾病或辐射导致的结果。直径大小在 0.5~2.5cm 之间称为中间型。出于治疗的目的,将中间型瘘管视为复杂瘘管进行处理(表 12.1)。

单纯的瘘管可采取保守治疗,包括膀胱引流、瘘管予以电灼和外科凝胶闭塞[28]。保守治疗开始于损伤后 2 周~2 个月不等,成功率 0%~100% 不等。回顾性研究表明,膀胱引流术是瘘管自发关闭的最佳选择[29]。没有前瞻性研究发现引流时间与自发愈合成功概率之间有相关性,而这通常是根

表 12.1　膀胱阴道瘘的分类

单纯型	中间型	复杂型
单个窦道	直径 0.5~2.5cm	直径>2.5cm
直径<0.5cm		放射性瘘
		多发瘘
		既往尝试瘘管修复但最终失败

据个人经验。在最好的情况下,四分之一的小瘘管会随着导管引流的延长而闭合[27]。其他封闭 VVF 的保守选择包括电灼,同时或不注射牛胶原蛋白、纤维蛋白胶和/或自体富血小板血浆注射和富血小板纤维蛋白胶介入治疗[30]。膀胱随后应置管引流 4 周。我们的研究发现这些方法的效用有限,很少起效,因而很少被使用。它们最好是留给非手术患者使用。手术修复仍然是主要的治疗方法。

为确保瘘管修复手术的成功,以下有几个注意事项。必须确认病变部位的异物或坏死组织已移除。外科医生必须考虑是否需要切除瘘管或是否实施将其包括在内的手术重建。针对手术后不久发生瘘管的病例,对恶性肿瘤的怀疑程度较低,愈合良好瘘管可提供强大的组织来固定缝线。细致的解剖和可视化对于泌尿生殖道的重建是很重要的。输尿管口附近的病变应行输尿管支架置入术。膀胱和瘘管部位的闭合必须做到不漏水,多层不重叠,无张力。介入移植在复杂、放射或复发的病例中是有用的[31]。患者必须经过优化治疗后才能进行手术。必须使用有针对性的抗生素治疗来纠正感染。绝经后女性萎缩的阴道上皮细胞应该在术前用局部雌激素替代治疗来强化(知识框 12.2)。

选择正确的手术修复时机是必须要考虑的。手术修复不应在有活跃感染或明显炎症的情况下进行。传统观点认为,延迟修复需要 3~6 个月的"冷静期",以使瘘管成熟和炎症消退。然而研究表明,如果在急性情况下发现的瘘管,也可能被成功治愈[32]。Zimmern 等人观察到,与延迟修复相比,在损伤后 2~3 周内进行手术修复并不会增加发病率或失败率。早期修复的禁忌证包括多次不成功的闭合窦道、伴有盆腔蜂窝织炎的肠瘘和既往接受过放疗。这种类型的瘘管通常需要 4~8 个月的等待期才能修复[20]。最后,手术的时机应该基于外科医生和患者的偏好,以及涉及一些特定临床场景的其他因素。

常规方案是腹壁入路治疗腹壁上瘘,而阴道入路治疗腹壁下、膀胱颈和近心端的尿道瘘。目前经验丰富的经阴道外科医生的做法是,对 VVF 多采用阴道途径,少数病例例外。阴道入路方法的优点包括患者的舒适度和恢复时间[20]。它

提供了良好的暴露,多种类型的组织介入,并能够进行多层闭合,而不会出现与进入腹腔手术相关的并发症。阴道入路的禁忌证包括:瘘管周围阴道上皮严重硬化,膀胱容量小或顺应性差而需要行扩大术,修复需要行输尿管再植,涉及其他盆腔结构,阴道狭窄,或无法获得满意的术野暴露[32]。

应该尝试通过经阴道入路修复简单的瘘管(图 12.6)。Raz 医生改进了上述技术[33]。患者置于背侧截石位,并注意保护身体压触点和进行恰当的体位摆放。如果上尿道术前尚未评估,建议行膀胱镜检查和双侧逆行肾盂造影。应尝试用导线顺行进入窦道或用小的 Foley 气囊尿管或 Fogarty 导尿逆向插入尿道,以方便分离操作。在手术开始时插入导尿管,将膀胱排空后,夹闭导尿管。Allis 钳和带有锋利钩爪的环状牵开器在牵拉阴道黏膜时是有用的,可以确保足够的可视化解剖视野。阴道瓣呈倒"J"或"U"形,范围包含瘘管。游离阴道上皮黏膜使之远离瘘管。修剪瘘管的边缘并使用可吸收缝线闭合。瘘管可被留下或被切除。切除的好处是消除纤维的通道并可以进行黏膜-黏膜的缝合。缺点是扩大了修复手术的范围。如果膀胱组织较为脆弱,它可能不能很好地固定缝线。瘘管为闭合提供了足够的抗拉强度。然后用可吸收缝合线垂直于窦道方向缝合(在瘘管上)膀胱周筋膜,使缝合边缘反向倒置。向膀胱内充满液体或稀释的亚甲蓝染料,以检查缝合是否确切。在这一点上,如果需要皮瓣,它将被用来覆盖修复创面。最后,阴道壁的关闭位于第三层缝合,使用可吸收缝合线进行不重叠的多层缝合。保留耻骨上导管和/或导尿管直接引流,并给予大量抗胆碱能/抗胆碱的药物[34]。并非所有外科医生术后选择保留两个导管。术后 10~14 天进行膀胱造影;如果没有明显的外渗,依次移除 Foley 导管和耻骨上导管。不希望保留性功能的难治性病例或阴道袖带附近有瘘管的患者可采用阴道闭锁术治疗(图 12.7)。在子宫出现部分阴道脱垂的情况下,如 Latzko 修复术可以在保留子宫的情况下同时闭合瘘口和阴道腔道。在脱垂的阴道壁的前后部分切除 3~4cm 的椭圆形阴道上皮。线形缝合,使膀胱壁翻转,同时避免膀胱腔外露。进一步的分层缝合继续使膀胱壁翻转。然后连续缝合关闭阴道壁。这种手术的一个好处是,它只涉及最小范围的切除,因为阴道空间被封闭了。

如果瘘管伴有网片并发症或放疗,或对于复杂的瘘管,则需要组织间置移植物。无重叠缝合线在阴道和膀胱修复确保重建手术成功。大阴唇内血管丰富的脂肪组织为远端瘘管提供了柔软的移植物。对于阴道穹窿高处的瘘管,可以取腹膜瓣,特别是在阴道袖口重新闭合时。自体组织的选择取决于瘘管的大小、位置、患者组织的质量和外科医生的偏好。球海绵体脂肪,或称 Martius 皮瓣,是可靠的材料,但它需要一个单独的切口。皮瓣蒂起源于阴部内动脉的分支后唇动脉。Martius 皮瓣可能无法触及阴道穹窿高处的瘘管。在尝试将皮瓣从阴唇延伸到阴道时,阴道可能会被缩短。然而,游离阴道下部是具有挑战性的,腹膜是这些高位瘘管的极佳替代品;该腹膜瓣血管吻合良好,易于获取,可以在开腹或不开腹的情况下完成,并且不需要额外切口即可获得[34]。

知识框 12.2　确保 VVF 修复成功的重要步骤

VVF 修复手术成功的关键步骤

切除所有的异物和坏死组织

细致解剖和组织平面可视化

如果损伤部位邻近输尿管(单个或两个),留置支架管

膀胱和瘘管缝合部位必须做到不渗漏和无张力

不重叠的多层缝合

在复杂的、辐射的或复发的病例中可使用间置移植物

手术修复前治愈感染/炎症过程

萎缩的阴道上皮细胞应在术前局部应用雌激素替代治疗使之得到强化

术前患者必须调整到最佳状态

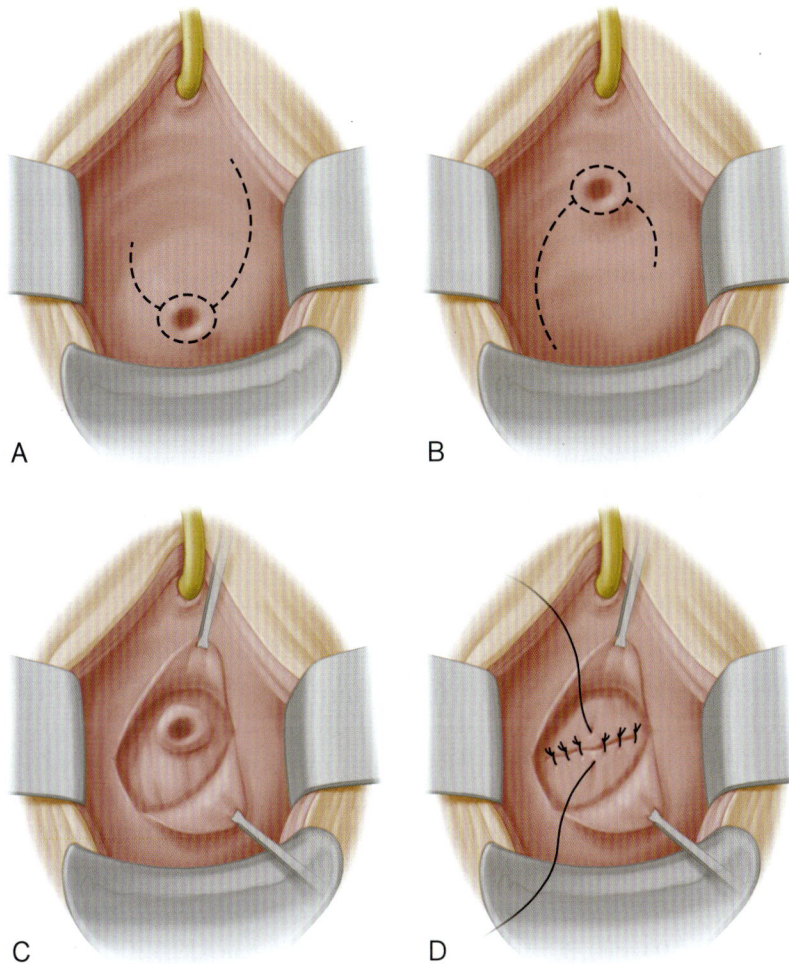

图 12.6　阴道皮瓣修复膀胱阴道瘘的几种切口。J 形切口的形状取决于瘘管的位置。A. 对于更靠近近心端位置的瘘管,做一个前 J 切口。这是一个前部基底皮瓣。B. 对于更靠近远心端位置的瘘管,做一个后 J 切口,做一个游离的后部基底皮瓣。C. 游离阴道壁后,瘘管完全暴露,准备进行两层封闭。理想情况下,从瘘管到阴道壁的各个方向的距离至少应该有 1.0~1.5cm。D. 瘘管双层封闭。深层全层,包括膀胱黏膜。较浅表的一层是膀胱浆液肌壁的折叠缝合 (From Nitti VW, Rosenblum N, Brucker BM. Vaginal Surgery for the Urologist. 1st ed. Female pelvic surgery video atlas series. Philadelphia : Elsevier/Saunders ; 2012 : xvi.)

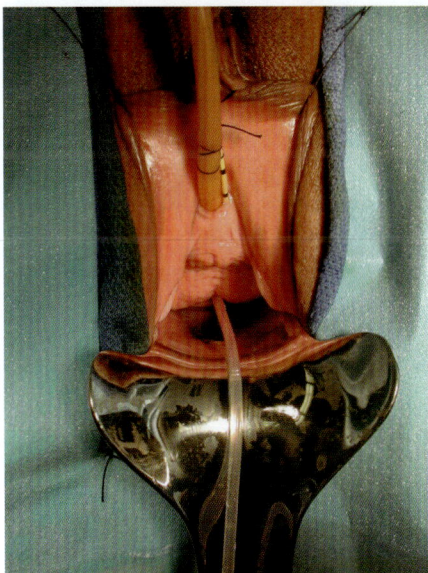

图 12.7　一个位于阴道袖带附近的膀胱阴道瘘,一个小的 Foley 导管置入其中。对 Foley 导管进行牵引以使其易于暴露和分离 (From Nitti, V.W., N. Rosenblum, and B.M. Brucker, Vaginal surgery for the urologist . 1st ed. Female pelvic surgery video atlas series. 2012, Philadelphia : Elsevier/Saunders. xvi, 200 p.)

患有严重瘘管且需要复杂阴道修复的患者可以用 Singapore 皮瓣治疗。这是一个带蒂的筋膜皮瓣，由阴部动脉支配。可以向上内侧旋转移植以重建阴道腔（图 12.8）。

当 Martius 皮瓣获取失败或因梗阻性分娩而出现较大的瘘管时，泌尿外科重建医师可以使用辅助皮瓣和技术。技术包括使用阴道壁皮瓣、网膜皮瓣、生物贴片、和肌肉皮瓣。在一个复杂的尿道阴道瘘（urethrovaginal fistulas，UVF）患者系列研究中，由于 Martius 间位皮瓣无法进行解剖修复，Bruce 及其同事使用基于腹壁下动脉的腹直肌皮瓣成功治疗了其中 83% 的患者。这些皮瓣不仅可用作插入性皮瓣，也曾被提出用于在固有括约肌功能缺乏的病例中加强膀胱颈[35]。腹直肌皮瓣的优点是对患者的外观影响最小。使用股薄肌也有类似的技术[36]。对于尿道完全闭塞的病例，可以使用管状膀胱壁皮瓣和/或阴道壁皮瓣来建立一个新尿道。然后放置自体筋膜吊带以重建控制机制[37]。

对于复杂的瘘管，以往修补手术失败，阴道空间有限或狭窄，靠近输尿管开口的瘘口，或在拟行合并手术时，如输尿管再植或膀胱扩大术，均可考虑采用开腹手术方式[38]。此外，如果外科医生不精通阴道手术或更喜欢腹式手术，那么从获得最佳结果的可能性角度考虑，选择开腹手术是合理的选择。腹部手术可以摘取大网膜，并作为修复所需的灵活的夹层移植物剖腹手术的优点是能很好地暴露和显示瘘管；然而，这些优点是以牺牲腹部手术的高并发症和延长康复期为代价获得的。与经阴道修复术相比，腹部修复术患者需要更长的住院时间[39]。腹部手术的方法可以是腹膜外或经腹入路，也可以是膀胱外或经膀胱入路。O'Connor 和 Sokol 所描述的经典方法是经腹经膀胱修复术，将膀胱双瓣置入瘘管。将阴道壁与膀胱分离，并在两端闭合瘘管。在膀胱和阴道壁之

间放置大网膜或腹膜瓣以防止复发[40]。膀胱痉挛的发病率通常在腹部修复和使用标准的耻骨上膀胱造瘘后更明显。导尿管和抗胆碱/抗胆碱类药物一直使用到术后 2~3 周行膀胱尿道造影之时[34]。对于严重难治性病例，可以考虑使用尿流改道术。这对于多次尝试修复失败的患者，接受过广泛放疗的患者，或具有非常大的软组织缺损的患者是有意义的。你可以考虑使用可控的输出道（如 Indiana 输出道）和不可控的改道（如回肠输出道）；然而，通常不使用原位新膀胱（即 Studer 术式）。

微创技术的进步让我们已经看到了通过纯腹腔镜或机器人辅助进行手术修复的病例逐渐增加。虽然这项技术仍在开发和完善中，但已经有成功的结果报道。最初维持恒定的气腹压有一些困难，但这些困难已经通过使用阴道填塞和放置 Foley 的适度牵引被克服了[38]。在对开放性手术和机器人手术修复复发性三角区上方的 VVF 结果的比较分析中，Gupta 等人注意到在瘘管修复方面两组结果相似，均超过 90%。与开放组相比，机器人组的手术并发症如失血和住院时间较少。他们的结论是，与开放手术相比，由于机器人的发病率更低，在难治性病例中应该考虑采用机器人经腹修复术[41]。然而，经阴道手术可能仍然是真正的最微创的方法，但同时确实需要术者具备独特的技能。

VVF 修复的成功率似乎是与具体的手术方法无关的，只要医生确保缝合不漏水，多层不重叠缝合，使用间置移植物。如果没有感染、炎症或先前的辐射，如果在术后早期就发现损伤，则手术修复的延迟不会有额外的好处。这也将患者的痛苦和不适降到最低。理想的修复时机是在损伤的时候[42]。腹式和阴道入路式的修复的成功率相当，在大多数系列中超过 80%~90%[32]。放射治疗患者和有过失败修复经历的患者的瘘管治疗效果较差；因此，此类患者必须得到充分的告知。

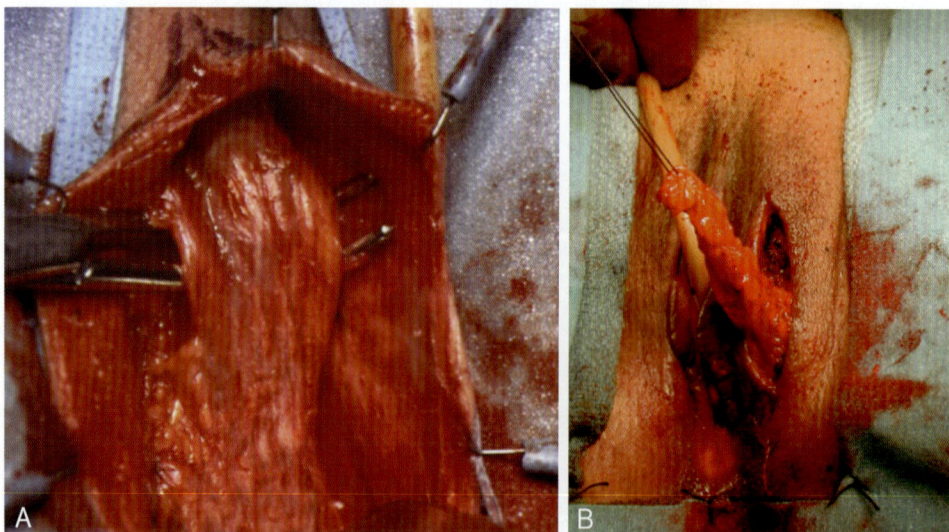

图 12.8　A. 可以通过在大阴唇或小阴唇和大阴唇之间的折痕处做一个纵向切口来游离 Martius 皮瓣。在紧贴皮肤的正下方是一个位于皮肤和下面脂肪垫之间的无血管平面。B. 这里的皮瓣是基于阴部下动脉的血液供应。皮瓣已经从耻骨上游离下来，现在可以插入小阴唇和阴道上皮（From Nitti, V.W., N. Rosenblum, and B.M. Brucker, Vaginal surgery for the urologist. 1st ed. Female pelvic surgery video atlas series. 2012, Philadelphia: Elsevier/Saunders. xvi, 200p.）

这些患者可以通过暂时的尿流改道来治疗。这有助于组织愈合和炎症恢复。瘘管可以愈合，大的缺损通过愈合也可以变小并呈现肉芽组织增生。初次缝合处理时有时可以使用介入移植或肌瓣。有些患者即使瘘管修复成功后仍有尿漏，可能需要永久导尿流改道处理[43]。

尿道阴道瘘

病因学

在阴道分娩时间延长时，头盆比例失调可导致产程延长和难产。继发于阴道上皮、尿道、逼尿肌和膀胱黏膜受压的缺血可造成这种损伤。难产的主要原因是产道、大婴儿或小骨盆的问题。一些研究认为瘘管形成和难产在初产男孩的妇女中更常见，因为男性的头围更大[44]。产钳压迫耻骨联合也可能造成这些损伤。

当有继发于难产的损伤时，处理范围不能局限于瘘管本身的区域，因为受影响的区域通常延伸到裂孔之外。患者可能会出现尿道丧失、压力性尿失禁、直肠阴道瘘形成、肛门括约肌功能不全和足下垂。除了身体上的伤害外，经历过长时间难产的妇女还经常出现严重的社会问题，包括离婚、被排除在宗教活动之外、与家庭分离、贫困加剧、营养不良和难以忍受的痛苦[45]。

与 VVF 一样，在工业化国家，引起尿道阴道瘘（UVF）形成的最常见原因是医源性损伤。尿道附近的外科手术风险最高。尿道憩室手术修复和阴道前缝术分别占 15% 和 45%[34]。虽然不常见，但也有因外伤性导尿导致尿道阴道瘘的报告。其他原因包括膀胱颈悬吊、尿失禁手术以及恶性肿瘤和放疗（**表 12.2**）。

由于每年都要进行大量的此类手术，中尿道悬吊手术特别危险[46]。报告估计尿失禁的患病率在 30~60 岁之间的妇女是 30%[47]。在解剖过程中，任何撕裂伤或热损伤都增加了随后发展为瘘管的可能性。在用悬吊术治疗压力性尿失禁（SUI）的过程中发生瘘管的风险为 1%[48]。对于先前存在微血管损伤，如糖尿病或放疗的患者，这种风险可能会增加。当人工中尿道悬吊放置过程中出现尿道伴随损伤时，应先进行一期尿道修复，并停止放置网片。在瘘管修补术中伴随有SUI的病例，可以考虑使用自体筋膜阴道吊索，因为使用人造补片是禁忌的。

临床表现

尿道阴道瘘的临床表现取决于其大小、位置及与尿道括约肌的关系。近尿道括约肌的瘘管可能表现为 SUI 的症状，如果靠近膀胱颈，则可能导致持续的尿漏。此外，患者还可能出现阴道疼痛或反复的尿路感染[49]。阴道积尿也可能是一种症状，并导致皮肤刺激和坏死。这可能导致反复的酵母菌感染或念珠菌病。远端瘘管的患者可能完全无症状，或出现尿流分叉和/或滴沥。非常大的瘘管也可导致持续性或重力性尿失禁。

与 VVF 一样，出现症状的时间可以多种多样，在很大程度上取决于损伤背后的作用机制。产科创伤通常在受伤或拔除导尿管后几天内出现。大多数医源性瘘管会在手术或拔除导管后一个月内出现症状。恶性肿瘤放射治疗后的尿道阴道瘘管可能会出现数月至数年后的迟发性症状，包括血尿及反复感染等症状[50]。

诊断

当怀疑有瘘管时，标准的评估应该从彻底的病史和体格检查开始。用膀胱镜直接观察尿道，可以全面评估尿道的管腔方面。肉眼检查阴道时应注意红斑或炎症区域。有效的下尿路问卷能对困扰的症状进行标准化随访[51]。在诊断过程中，排除同时存在的其他损伤尤为重要，如膀胱阴道瘘和输尿管阴道瘘。在修复时进行双染试验和/或逆行肾盂造影有助于对这些病变进行鉴别诊断。而排尿膀胱尿道造影也可能有助于确定诊断和排除其他病变。对于有盆腔恶性肿瘤或放疗史的患者，在修复前应进行活检以排除肿瘤的生长。尿动力学检查可以用来评估膀胱的容量，并确保足够的顺应性。在试图诊断瘘时，也可以评估存在其他原因的尿失禁。诸如逼尿肌活跃性尿失禁或压力性尿失禁等症状可能与瘘管症状类似，也可能是需要处理的伴随诊断。如果损伤机制（如骨盆骨折、近期的根治性盆腔手术）提示与尿道损伤相关的更广泛的下尿路功能障碍，尿动力学评估逼尿肌功能可能是有用的。然而，应从无创检查开始，如尿流率和残余尿量，可能足以排除明显的功能障碍。在诊断和最终处理尿道阴道瘘时，特别重要的是有无尿失禁和有无梗阻（例如，中尿道悬吊后 UVF）。在大小便失禁的情况下，临床医生可能更容易推荐伴随的自体悬带（例如阔筋膜或腹直肌筋膜）。如果发现梗阻，建议更积极地去除吊索或尿道松解术。影像尿动力学的荧光图像可以明确膀胱颈的尿失禁程度，解释症状的变化，影响术后导尿管的使用。

处理

尿道阴道瘘管的矫正是一项挑战，为了达到不漏尿、无张力、多层闭合，外科医生面临着一系列特殊的问题。它们的远端位置使得收集局部组织进行间置皮瓣非常困难。刺激因素通常引起广泛的尿道周围瘢痕和纤维化，进而导致难以切除。这可能导致筋膜缺陷，从而影响多层修复[52]。患者必须为手术做好准备，用适当的抗生素治疗清除感染，绝经后妇女萎缩的阴道上皮应加强外用雌激素替代疗法，以确保

表 12.2　尿道阴道瘘最常见的病因

工业化国家	非工业化国家
医源性损伤	复杂产程延长

修复时最佳的组织质量。

在进行手术干预时,必须考虑几个因素。所有的炎症和红斑组织应清除,并送病理检查,特别是复发性瘘管、恶性肿瘤,或放疗后组织。存在的异物,如合成补片,必须全部清除,因为这些异物可能会导致瘘管复发[49]。失去活力的组织必须切除,以确保边缘有足够的活的组织来完成最后的闭合。无症状且无排泄表现的远端瘘管可以安全观察;也可以通过搔刮瘘管管腔以消除病变[53]。近端和大的病变可能需要广泛的分离,而且尿括约肌功能经常受到损害。术前必须对患者进行充分的告知,让其了解修复后发生 SUI 的可能性。成功的解剖修复可能导致高达 50% 的患者发生 SUI 或排尿障碍。相反,所有的人造补片在瘘管修补术中都应该被移除,这可能会导致 SUI 的播散[50]。一项对 71 名女性进行尿道阴道瘘修补术后的研究报告称,52% 的患者术后出现SUI[54]。这些患者均采用自体阴道吊带或人造吊带进行治疗。有发生 SUI 危险的患者和已有 SUI 的患者可以同时使用自体悬带进行治疗(例如使用腹直肌筋膜或阔筋膜阴道吊带)。在瘘管修补术中禁止使用合成补片。

患者的体位和用于修复尿道阴道瘘的充分暴露的器械与 VVF 的相同,但包括一套尿道造形术中配有的精细、锋利的解剖器械。修补的时机遵循与 VVF 相同的原则。无感染的瘘管以及非放疗引起的瘘管可以一期成功修复。手术应该从膀胱镜检查开始,并尝试用一根饲管的金属丝插入瘘管。插入导尿管,排空膀胱。做一个倒 J 或 U 形切口,并提起阴道皮瓣以包括瘘管。切开瘘口周围的尿道周围筋膜,小心地切开瘘口。修正管道边缘,瘘管用可吸收缝线闭合。尿道周围筋膜垂直闭合,避免重叠缝合。对于较大的缺损需要考虑输尿管口径。如果修复会导致明显的狭窄,可能需要其他重建技术。相比于使用带蒂间置皮瓣,阴道皮瓣和解剖修复有较高的失败率[55]。阴唇的球海绵体肌脂肪可能在此时被收集并介入修复。阴道上皮可能包括先前的瘘管部位。

一旦重建完成,外科医生可以考虑在复杂或困难的修复中放置耻骨上造瘘管。这样可以更快地移除导尿管,而不会使膀胱颈部处于开放状态,使得修复过程中没有尿液在导尿管周围流动。如果要放置 SPT,应在重建尿道之前做出决定,因为应避免将膀胱镜置于新的修复部位。SUI患者,或当筋膜吊带用于加强修补时,也可受益于耻骨上造瘘管的放置,因为如果患者出现尿潴留,也可避免在新修补时导尿。

膀胱切开术应在膀胱镜直视下进行,并留置导尿管引流膀胱。尿管留置的时间取决于修复的复杂性和位置。抗胆碱能/抗毒蕈碱药物应广泛使用,外科医生可以选择在进行排尿膀胱尿道造影(voiding cystourethrogram,VCUG)之前停止用药。如无外渗,则拔除导尿管,夹住耻骨上造瘘管,依次拔除。如果有渗出的迹象,外科医生可以选择更换导尿管,但要小心,以免损伤修复。耻骨上造瘘管留作引流。然后 1~2 周重复 VCUG。当使用自体耻骨阴道吊带时,收集吊带并在开始时将针插入耻骨后间隙。这避免了膀胱镜通过

新重建的尿道。偶尔需要避免导尿管,以防止缺血或修复压力,特别是在中、远端尿道阴道瘘的情况下[34]。

输尿管瘘

根据最近一项包含三级医院 8 年病例的研究,输尿管瘘占泌尿生殖系统瘘的 10%[56]。据报道,在发展中国家进行的一项跨国研究中,有 2%~3% 的腹腔镜子宫切除术[8,57]和4.5% 的产科或妇科手术中存在这种情况[58]。输尿管瘘管可累及任何邻近的器官,最常见的是阴道,但瘘管与腹部或盆腔血管、肠、皮肤和宫颈的连接均有报道[59]。对输尿管瘘的了解是很重要的,因为它具有上尿路损伤的显著倾向,并且由于漏诊而可能导致发病率的增加。

病因学

正如我们对 VVF 的讨论中所述,输尿管瘘管通常起源于缺血性坏死,导致尿外渗形成炎症状态,从而形成瘘管连通。瘘管也可能在不明原因的输尿管损伤后形成。依次从肾和性腺动脉发出的上行和下行分支以及主动脉供应输尿管重叠的节段,保护输尿管免受缺血。然而,这些终末支十分脆弱,它们沿输尿管外膜走行,易发生术中撕脱、损伤和闭塞。因此,术中应尽量减少对输尿管的钳夹和创伤性的输尿管抓握。操作需要仔细,并细致了解其血供系统。

医源性损伤是目前最常见的输尿管血供离断和缺血的原因;相比之下,来自最繁忙的创伤中心的患者每年只报告10 例输尿管外伤,其中一小部分会导致瘘管[60]。据估计,52%~82% 的医源性输尿管损伤发生在妇科手术中[61],其余发生在腹部盆腔手术中——特别是产科、泌尿外科、结直肠或血管外科——或放疗后。并发症,如输尿管横断、结扎、穿刺或压伤,在此类病例中占 0.05%~30%,这取决于外科医生的专业技能、患者因素和手术的技术难度[60]。最近一项对良性妇科手术中尿道损伤的系统综述发现,输尿管损伤率为0.3%,膀胱损伤率为 0.8%[62]。在报告的病例中,33% 至近90% 的病例在首次手术时未发现输尿管损伤[61]。

早期处理损伤可减少瘘形成的可能性[8,61]。术后早期发现如无尿、尿腹水或肾盂积水的患者,需要进行检查并对病因进行后续诊断,并对输尿管损伤进行评估;这种早期的认识和后续的治疗可以降低输尿管瘘形成的风险。然而,许多输尿管损伤在术中很难或无法诊断,如热损伤或血供离断。这些类型的损伤可能比割伤、撕伤等更晚出现。由于患者本身的危险因素造成的输尿管瘘管是罕见的,但在创伤和肿瘤学文献中有报道[61,63]。更常见的是,危险因素通过增加手术干预的难度或导致伤口愈合不良,从而使患者易于发生输尿管损伤而未被发现;这些因素包括肥胖、糖尿病、慢性炎症、子宫内膜异位症、手术史和放疗史(知识框 12.3)。

知识框 12.3 影响伤口愈合的因素

肥胖

糖尿病

慢性炎症

放疗史

既往手术史

输尿管阴道瘘(UVF)是最常见的输尿管瘘。在子宫切除术中,如果为了控制子宫动脉的出血而无意中夹住或结扎输尿管,通常会导致未确诊的输尿管损伤。更广泛地说,围绕输尿管远端三分之一及其邻近阴道和子宫的复杂盆腔解剖在任何女性盆腔手术中都存在显著的风险,如子宫切除术、剖宫产术、低位前切除术和腹部会阴结肠切除术。子宫切除术中输尿管损伤的发病率最初随着腹腔镜技术的引入而增加;然而,随着机器人手术的普及,这一比例似乎在下降[34]。这是由于机器人辅助所带来的可视化效果的改善,以及外科医生对微创手术的熟悉程度的提高[64]。

输尿管动脉瘘管(ureteroarterial fistulas,UAF)非常罕见,在最近的文献回顾中有 118 例报道[65]。女性受影响的可能性要高出 50%。总的来说,其死亡率约为 10%~38%。1.6% 的瘘管累及主动脉;然而,如果不进行诊断和治疗,这些瘘管通常是致命的。在无尿流改道病史的患者中,髂总动脉(60%)和髂外动脉(20%)最有可能累及。慢性输尿管支架是 UAF 的重要危险因素,74% 的患者有支架置入史。放疗、盆腔肿瘤(膀胱、宫颈和结直肠癌)和血管疾病也是 UAF 的危险因素[65,66]。

输尿管肠瘘(ureteroenteric fistulas,UEF)约占尿路瘘的 1%[67],常累及十二指肠。穿透性创伤和医源性损伤是输尿管肠瘘最常见的病因,但它们通常是由内科疾病或异物(输尿管结石或摄入物)引起的输尿管或肠道的慢性炎症引起的[68,69]。放射治疗和恶性肿瘤也被报道为引起 UEF 的原因[67]。

临床表现

输尿管阴道瘘的典型表现为持续性尿失禁。在最初的表现中,这通常很难与 VVF 区分开来,因为这两种情况在手术后大约 1~4 周会出现持续的尿漏[56,70]。输尿管损伤,如输尿管切开或撕脱,比挤压损伤或放射损伤更容易导致瘘管形成。这与坏死的病理过程和渗出尿液最初没有炎症反应有关。有些 UVF 继发于输尿管狭窄,这也会导致出现症状的间隔时间延长。仔细询问病史可以将未改变排尿模式的 UVF 与显著性 VVF 的尿道排尿减少区分[71]。如果患者诉腰痛,应增加对输尿管受累的怀疑。相关的病理还会导致其他症状,如腹痛和肠梗阻伴尿性囊肿形成,下尿路症状伴膀胱炎,或全身性疾病和腰痛伴肾盂肾炎。

输尿管动脉瘘普遍存在无痛性血尿,因瘘管及血管的大小不同,表现为镜下血尿或出血,并有 17.8% 的患者出现血流动力学不稳定。血尿也可能是间歇性的。在 13.5% 的病例中是由支架更换引起的;在大多数情况下,会发现一些诱发事件[65]。输尿管肠瘘患者临床表现为反复发作的尿路感染和气尿。尿培养为典型的肠道菌群。患者可能患有全身性疾病,但也不一定。

诊断

对 UVF 的评估应该包括本章前面讨论的对相伴的 VVF 的评估。体格检查有助于排除其他病因。一些临床医生发现双染试验有助于区分阴道和输尿管瘘[70]。近端卫生棉条中出现橙色染料提示输尿管阴道瘘;出现蓝色染料则意味着 VVF。除了尿液检测外,实验室分析还应包括血清肌酐和血尿素氮,如果尿液泄漏到腹膜腔,,这两项指标可能由于吸收而升高。一个完整的血细胞计数和炎症标志物对出现感染症状的患者也可能是有用的。为了确保对输尿管的充分评估,我们推荐行腹部和盆腔 CT 平扫+增强,包括延迟排泄期的输尿管造影,以及对腹膜和双肾的全面评估[61,72]。临床病史应提供给放射科医生,以便研究能适应临床问题。在一些伴有输尿管梗阻的病例中,可能需要额外的延迟成像。磁共振成像(MRI)也可以提供 UVF 的横断面表现和优越的软组织对比,这在盆腔恶性肿瘤患者中特别有用[73]。静脉肾盂造影和逆行输尿管造影可用于鉴别尿外渗;然而,阳性结果可能仍需要进一步的 CT 或 MRI 研究,以更完整地描绘输尿管及其邻近结构[60]。超声可以鉴别肾盂积水和大量积液,这将使临床医生获得其他诊断检查,但可能无法鉴别小的尿性囊肿或任何特定的输尿管病变。超声也可用于检查输尿管喷尿,以提示输尿管通畅。单纯超声的应用是有限的,它不推荐用于输尿管损伤的最终诊断[72]。

诊断输尿管动脉瘘管最重要的工具是高度的临床怀疑[74]。伴有 UAF 危险因素的血尿患者,如慢性输尿管支架或晚期腹壁恶性肿瘤患者,可能受益于血尿的紧急检查,而不是标准的选择性门诊检查。膀胱镜检查可以定位血尿到一个特定的输尿管与可视化的血性流出物[75]。UAF 的外渗在标准尿路造影上并不典型,因为输尿管常被血性产物阻塞,但仍可排除肾脏或其他输尿管病变[65,74,76]。输尿管镜检查是不推荐的,因为它可能引起大量出血[75]。血管造影是目前诊断输尿管瘘管的标准[65]。它也是一种潜在的治疗试验;如果输尿管显影,瘘管连接可以栓塞,我们将在本章后面讨论。血管造影的灵敏度估计在 50%~69% 之间[77,78]。可以通过激惹操作来促进血块的排出以增加灵敏度;然而,这有快速失血的内在风险,只能在有能力快速封堵瘘管或进行手术探查的可控环境中尝试[75]。

文献报道,输尿管肠瘘在多数病例中靠晚期排泄期的增强 CT 诊断。这种方法比肠道显影更加可靠,因为与泌尿系统相比,其传输时间更长,压力更小[79]。

预防

预防输尿管阴道瘘管的主要内容是充分的解剖学知识,

注意保留输尿管血管供应，以及在止血控制时要小心[80]。如果发生输尿管损伤，术中识别可迅速评估，可行支架置入术修复，并可降低瘘形成的可能性[60]。这在伴有大量失血的手术中，或由于恶性肿瘤、放疗或既往手术史造成的解剖异常时并不总是可行的。放置输尿管支架有助于预防输尿管损伤，但该技术并没有降低输尿管损伤的发病率[70]。增加的手术时间、风险和合并症之后必须权衡确认术中损伤的可能性[60]。

UVF 的风险可以通过限制输尿管支架的长期使用来最小化，特别是对于有其他瘘形成危险因素的患者[65]。避免输尿管肠瘘的最佳方法是处理潜在的疾病过程[68]。

处理

诊断为输尿管阴道瘘后，首要的是实现泌尿系统的充分引流[60,81]。虽然有报道称，尿流改道后 UVF 可自行愈合[82]，但其适用条件很有限，在许多情况下不能选择。如果输尿管在影像上保持连续性，可以放置逆行输尿管支架。输尿管通畅性和解剖结构应在放置支架前的逆行肾盂造影中得到确认[60]。如果上述方法不可行，可以尝试肾造瘘管顺行引流。如果临床情况允许，也可以尝试顺行输尿管支架置入。对于解剖结构良好且有小瘘管的患者，放置输尿管支架成功治疗瘘管已有报道，其中最大的一系列报道在放置支架 6 周后的 1 年内成功率为 71%[56,83-85]。

在许多情况下，可能最终需要手术修复。例如支架置入术不可行、支架置入后瘘管持续存在、有其他伴随的瘘管需

要手术修复，或者有相关的发现，比如需要介入治疗的大结构。必须采取措施根除感染，优化患者的营养，并在某些情况下，排除隐匿的恶性肿瘤。在过去，通常采取 3~6 个月的延迟修复策略，但最近的研究表明，在不复杂患者中，早期修复的结果没有差异[86]。修复通常延迟至少 6 周，以便清楚的确定病变的输尿管[71]。在放疗患者中，考虑到损伤的缓慢表现，延迟修复的时间更加谨慎，通常为 6 个月。留置的肾输尿管支架或输尿管内支架可导致输尿管周围炎症，有些人主张在修复前几周内移除输尿管支架。

正如我们所讨论的，大多数输尿管瘘管，包括所有的输尿管阴道瘘管，都涉及输尿管的远端三分之一。因此，标准的做法是切除受损的输尿管并进行输尿管重建，无论是否有壁内隧道。松解的操作，如腰肌悬吊或 Boari 瓣，已被证明可确保无张力吻合[70,87,88]。有几项研究已经证明了机器人辅助 UVF 修复的同等效果，并增加了术中可视化[42,64]。中、上段输尿管瘘管不累及血管系统，由于缺损长度较短，常采用输尿管端端吻合术治疗[80]。只要有可能，建议通过组织间置为愈合的输尿管提供额外的血液供应，并将修复与腹膜内结构或附加缝合线分隔开来，这些缝合线是伴随的肠或阴道修复的一部分[61]。通常大网膜包裹最适合；然而，必须注意形成一个广基底，以确保包裹后仍保持活力。当患者出现顽固性或破坏性损伤时，可以考虑尿流改道。

输尿管动脉瘘的治疗是一个热门的研究领域。从历史上看，开放介入是必要的[66]，但随着介入放射学和血管内支架技术的进步，血流动力学稳定的患者现在首选微创治疗[65,75,78]，其在同期的一系列治疗中成功率达 76%（图 12.9）[89]。

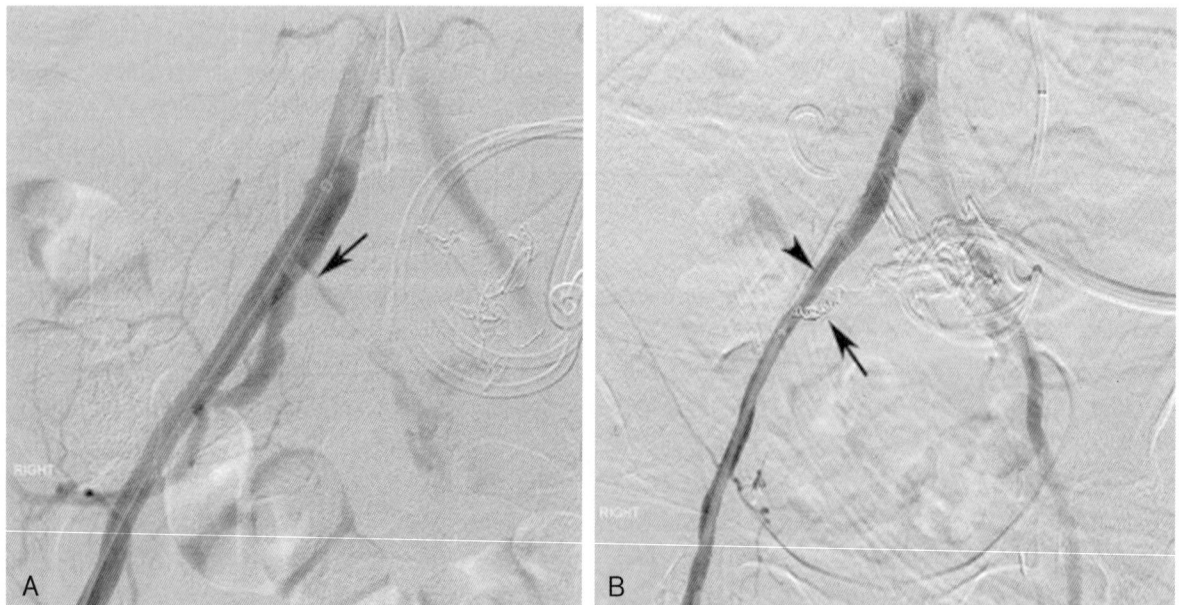

图 12.9　A. 右侧髂总动脉数字减影血管造影，显示瘘管在分叉处交通右输尿管（箭头）。B. 在支架置入（箭头）和髂内动脉线圈栓塞（箭头）后，右侧髂总动脉造影显示成功处理输尿管动脉瘘 (From Siorek M, et al. Ureteroarterial fistula following retrograde ureteral stenting in a patient with a double-barreled wet colostomy for cervical cancer. Gynecol Oncol Rep, 2015;13:44-6.)

肠瘘

病因学

从肠道到膀胱的异常交通可能发生在许多情况下,包括肠道疾病和手术失败。与克罗恩病、结直肠恶性肿瘤、盆腔损伤和放疗一样,憩室病继发炎症也是肠瘘的常见病因之一。憩室病通常发生在乙状结肠,约占 90%,并发结肠膀胱瘘约占所有结肠膀胱瘘的 60%[90]。结肠和膀胱恶性肿瘤也可能占所有病例的 20%。克罗恩病是造成肠瘘的第三大常见原因,也是造成年轻患者回肠膀胱瘘的最常见原因。所有发生肠管狭窄和相关腹腔脓肿的患者都应考虑克罗恩病[91]。憩室破裂或盆腔蜂窝织炎是瘘管形成的危险因素。

外照射束或近距离放射疗法可产生对盆腔和前列腺的辐射。这种损伤机制是继发于闭塞性动脉内膜炎,最终导致黏膜缺血和瘘管形成。外照射治疗常用的技术有三维适形治疗和调强放射治疗。或者,你可以选择接受质子束治疗。外照射或质子照射治疗在泌尿生殖系统并发症上似乎相似,因此两者可能没有任何区别。永久性间质性近距离放射疗法是治疗局限性前列腺癌的有效方法。

前列腺癌放疗会带来独特的并发症,包括直肠尿道瘘(rectourethral fistulas,RUF)。RUF 的病因已从医源性损伤转变为大约 50% 的恶性肿瘤放射治疗后所致[92]。前列腺的辐射剂量与随后尿道狭窄的形成有相关性;我们认为 RUF 的发生也遵循这种相关性。尿道狭窄和膀胱颈挛缩导致的高压排尿也可能有正相关。RUF 与放疗后经尿道前列腺切除术、放疗后直肠检查和放疗后盆腔手术相关。前列腺癌的挽救治疗,如挽救性的前列腺根治性切除术和冷冻疗法也有较高的 RUF 发病率。挽救性高强度聚焦超声(HIFU)和近距离放射治疗分别有 16% 和 12% 的 RFU 发病率[93]。

临床表现

涉及肠管和膀胱的瘘管的临床症状是下尿路常见的症状。患者经常主诉尿急和复发性尿路感染。在鉴别诊断抗生素难治性尿路感染时,肠瘘应予以考虑。50% 的膀胱肠瘘患者会出现气尿和粪尿。结肠膀胱瘘管的患者可能会主诉里急后重。里急后重、耻骨上疼痛、尿频、排尿困难的症状称为 Gouverneur 综合征[94]。放射性肠瘘的表现与本章前面所述相似。他们与延迟的表现有关,并可能在最初的治疗后的几个月到几年出现症状。虽然少见,但患者可能出现脓毒症的症状和体征。腹痛伴腹部脓肿是克罗恩病瘘管形成的常见症状。RUF 通常很小,位于膀胱颈或三角区。继发于辐射的 RUF 可能很大并累及后尿道。粪尿可能是一种症状[92]。

诊断

横断面成像是诊断肠瘘的首选方法。这可以通过口服和静脉注射造影剂来增强。三期 CT 为泌尿生殖系统提供了良好的解剖学细节。MRI 有助于明确复杂的瘘管,包括多个肠段以及周围组织的活力。超声对诊断肠膀胱瘘的作用有限(图 12.10)[94]。

肠膀胱瘘管患者术前应仔细评估。膀胱镜检查是一种有用的诊断工具;然而,60% 的情况下它可能是非诊断性的[94]。有 RUF 的患者应在麻醉下进行检查,逆行尿道造影、排泄膀胱造影、必要时对瘘管进行活检和直肠镜检查。这可以评估瘘管的大小和位置,但也可以确定是否并发膀胱颈挛缩或尿道狭窄。肠瘘患者结肠镜检查的成功率不高;然而,它应该是患者评估的一个组成部分,尤其是有放射史或恶性肿瘤病史的患者,或者需要排除恶性肿瘤的患者。体格检查应评估尿道通畅性,并确保没有尿道阻塞,因为高压排尿可能是诱因之一。RUF 可在直肠指检中触及和鉴别[93]。

处理

肠瘘的手术治疗包括切除肠瘘段,同时吻合健康组织。如果直接污染腹部和/或脓毒症,应考虑粪便分流。在治疗 RUF 的一项大样本研究中报道了较好的结果,他们认为某种程度上,在瘘管修复之前对所有患者进行粪便分流是次要的。他们通过 20 个月的随访发现,仅通过一次手术(颊黏膜覆盖和股薄肌间置皮瓣),在未接受放射治疗的患者中,修复 RUF 的成功率为 100%,而在接受放射治疗的患者中,修复 RUF 的成功率为 84%[95]。经膀胱途径切除瘘管是由外科医

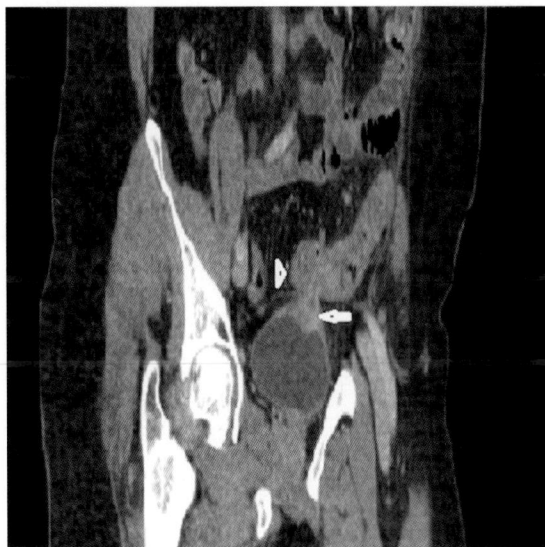

图 12.10　矢状面图像显示膀胱壁增厚(箭头)与增厚的乙状结肠(箭头)环相邻(From Golabek T, et al. Enterovesical fistulas: aetiology, imaging, and management. Gastroenterol Res Pract. 2013;2013:617967.)

生决定的;然而,建议以主流方式关闭切开的膀胱。

RUF 通常需要结合移植物覆盖和肌间皮瓣闭合。会阴前括约肌保留入路是所有 RUF(简单或复杂)闭合的最佳入路。膀胱颈/三角区的 RUF 可以以主流方式闭合[95]。微创方法已经被报道过,但最好由有经验的外科医生完成,因为炎症反应和随后的粘连往往导致手术平面的丢失和困难的解剖[90]。有放疗史的患者尝试修复有更高的失败风险,一些患者需要导尿[93]。经肛门括约肌(York-Mason)入路可以更好地暴露 RUF,对肛门括约肌造成有限的永久性损伤。该方法也为组织间置、股薄肌瓣、直肠前进瓣和多层闭合提供了足够的空间[93]。这些方法最好由三级医院完成,他们有重建经验丰富的泌尿生殖系统外科医生。

憩室疾病尤其容易导致结肠阴道瘘管。这些患者的一期修复效果不佳,可能需要在一期结肠吻合时进行回肠造口术,以防止与吻合口瘘相关的高并发症率。还有一些罕见的瘘管在临床上并不常见,但为了论述的完整性,必须提及,如膀胱与子宫的交通,以及输卵管瘘管。

结论

成功治疗任何瘘管病的关键是坚持一些基本原则。早期的干预减少了患者的不适,并且和延迟的修复一样成功。诊断瘘管必须始终保持高度的怀疑,因为目前的症状可能是多变的。第一次修复是成功修复的最好机会。手术原则包括保持分离、不重叠的缝合线、多层缝合、水密修补和足够的术后尿路引流。保持细致的医疗记录总是很重要的,因为这些病例常常会涉及法律问题。

(杜青山　顾良友 译)

参考文献及自测题

第13章 漏尿的处理

MOHAMMED HASEEBUDDIN and ROBERT G. UZZO

要　点

1. 许多手术相关性漏尿是无症状的,仅在影像学上可见。当出现漏尿的症状时,它们通常非常多变,可以表现为腹水、电解质紊乱、肠梗阻或脓毒症。即使术后没有引流液增多,外科医生也需要高度警惕。

2. 肾部分切除术后相关漏尿的危险因素包括内生型肾盂、较高的肾肿瘤评分、较长的热缺血时间和复杂的集合系统分离和修复。

3. 前列腺根治性切除术后相关性漏尿的危险因素包括经尿道前列腺切除术(TURP)既往史、存在导致术中吻合困难的解剖学因素(肥胖、骨盆狭窄、盆腔脂肪增多、尿道短等)、估计较多的术中出血量、盆腔血肿、术后尿路感染(UTI)、早期学习曲线、放疗后的挽救性前列腺切除术等。

4. 膀胱切除术后相关性漏尿的危险因素包括姑息性切除、肥胖、术前盆腔放疗史、输尿管的广泛游离(特别是左侧)和张力下的肠输尿管短吻合术。

5. 处理策略包括最大限度地引流漏液(通过支架管和/或引流管),随后其可延迟并自动闭合。偶尔在特定的情况下进行密切观察是可行的。

6. 耐心是至关重要的,应该告知患者,支架管和引流管可能偶尔需要放置数周或极少数需要放置几个月。只有在感染或伴有其他全身症状需要时,手术干预应才予以考虑。

7. 除了内镜外,手术治疗几乎没有必要。大多数稳定的患者应避免再次进行手术,直到用尽所有内镜选择,并尝试延长最大引流期限。

引言

漏尿是泌尿科医师最常见的术后并发症之一。无论是大或小的泌尿外科手术,包括膀胱根治性切除术联合尿流改道、前列腺根治性切除术、肾部分切除术、输尿管重建术、经尿道膀胱切除术以及泌尿外科创伤和结石疾病,都可能导致漏尿。与这些事件相关漏尿的发病率目前是未知的而且极有可能被低估了。

漏尿分为两大类:腹膜内漏尿和腹膜外漏尿。根据所处的位置不同,出现的症状也不同。腹膜外漏尿可能较早出现盆腔疼痛或盆腔压迫感,因为尿液被局限于固定的空间(腹膜后)并压迫邻近的器官。此外,漏液可能沿着阻力最小的路径流动从手术切口部位(通常是下腹中线或手术通道开口)流出。漏尿可能因近期的手术干预而继发感染,从而导致伤口感染或脓肿的形成。它可以上行导致泌尿系感染,累

127

及整个腹膜后和筋膜层。腹膜外漏尿的处理通常比较保守,主要包括支持性护理和置管引流[1]。

腹腔内漏尿通常很难控制。如果没有伴发相关的尿路感染,无菌尿存在于腹膜腔内可被耐受数天,并可随着腹胀、腹水或进行性氮质血症的增加而延迟出现[2,3]。当患者常出现电解质紊乱,包括低钠血症、高钾血症和代谢性酸中毒,此时腹膜可发挥透析膜的作用[4-6]。自发性或外伤性腹腔内漏尿可能是一个诊断难题。事实上,一些患者被缺乏经验的临床医生安排进行血液透析以逆转氮质血症,但后来才意识到穿刺液中有尿液[6,7]。漏尿还可导致麻痹性肠梗阻[3],由于腹内压力增加而导致筋膜裂开[8,9],并易发生腹腔内和伤口感染。在尿路感染的情况下,可立即发生腹膜炎,导致脓毒症,并可能导致死亡,这可能需要升压药和 ICU 的支持。

本章将重点讨论漏尿的发生、处理和预防,特别是涉及个别泌尿外科手术有关的问题,包括肾部分切除术、前列腺根治性切除术和尿流改道。

肾部分切除术后相关漏尿

漏尿的定义与诊断

肾部分切除术后相关漏尿的定义在已发表的文献中有所不同。有两个主要的定义。第一种是临床定义,需要持续引流 2~7 天,其化学分析与尿液一致,定义为引流液肌酐水平高于同期血清水平[10,11]。虽然与血清相比,引流液肌酐升高多少没有明确的界限,但在术后患者中任何升高都应引起怀疑;升高至 2 倍或以上是最有提示意义的[11]。当面对 GFR 严重损伤和慢性肾脏病(CKD)4~5 期的患者时,解读这些结果时必须谨慎。肾部分切除术后漏尿的第二种定义是放射学定义,基于术后影像学上围手术期积液的表现[12,13]。在这种情况下,鉴别诊断包括浆液、淋巴或尿液的收集,诊断必须通过针吸术和肌酐分析来确认。

对于引流增多或持续的病例,可根据临床怀疑(复杂的肾部分切除、热缺血时间延长等)或 CT、磁共振或逆行肾盂造影可见造影剂深处。漏尿发生的时间一般在肾部分切除术后的 14 天内。应注意避免在长时间缺血的复杂肿瘤切除后产生的低引流量带来的安全假象,因为急性肾小管坏死可能会阻止肾脏在最初几天内产尿。因此,随着肾脏功能的恢复和尿量的增加,漏尿也会随之进展,引流可能会增多。如果血清肌酐水平允许使用碘化造影剂,则 CT 尿路造影是唯一的最佳检查方法,尤其要注意排泄阶段,以评估重建的肾脏、集合系统和整个输尿管来寻找漏尿部位。

漏尿的症状

在大多数已发表的系列文献中,大多数漏尿患者无症状,都是在发现引流量增加后,化验证实与尿液一致[11,14-19]。

在一项由 Potretzke 等人进行的评估机器人肾部分切除术后漏尿的研究中,作者仅列出了有症状的且未引流的漏尿,而所有的引流管都在出院前被移除。患者出现漏尿症状的术后中位时间为 13 天,主要表现为发热(14%)、胃肠道不适包括肠梗阻(29%)和疼痛(36%)[12]。

漏尿的发病率与鉴别

开放性肾部分切除术(OPN)[10,11,14,18,20-28]、腹腔镜肾部分切除术(LPN)[14-17,19,25-27,29]、机器人肾部分切除术(RAPN)[12,13,18,19,27,28,30]后,肾造影显示漏尿的发病率分别为 1.5%~18.5%、1.5%~16.5% 和 0.78%~3.7%。根据漏尿的定义(临床、生化和/或放射学)不同,发病率也有所不同。此外,文献中关于术后漏尿时间与引流管移除漏尿时间也有许多不准确的信息。在一个 RAPN 研究(n=1 791)中,所有患者的 Jackson-Pratt(JP)引流管在出院前被移除,作者报告了绝对症状性漏尿率为 0.78%[12]。在一个包含 1 118 个病例的 OPN/LPN 研究中,总漏尿率为 4.4%,引流管移除后出现延迟漏尿率为 0.4%[16]。肾部分切除术后并非所有的漏尿都有临床症状,因此真实的发病率是无法量化的。根据美国泌尿外科协会(AUA)关于一期肾肿瘤治疗的指南,肾部分切除术后漏尿的发病率为 4.1%~4.4%[31],而需要引流的有症状的漏尿的发病率接近 0.78%。

在肾部分切除术后诊断为漏尿时,临床必须考虑输尿管损伤或坏死的可能性。据报道,输尿管损伤在 LPN 后发病率为 0.3%,在 RAPN 后发病率为 0.6%[25]。特发性输尿管损伤通常是在术中发现的,如果修补和适当引流不会导致漏尿。然而,如果遇到持续性漏尿,需要考虑发生不明原因的输尿管损伤。此外,输尿管梗阻必须始终加以考虑和排除,特别是肾部分切除术后的高输出量漏尿。虽然有 1% 的肾部分切除术后患者出现新发肾盂输尿管连接部梗阻(ureteropelvic junction obstruction,UPJO)[26,29],但大多数输尿管损伤或梗阻是医源性挤压、热损伤或横断损伤和/或过度剥离引起的缺血所致。来自渗漏部位的下游梗阻可增加来自肾重建部位的漏尿的持续时间和量(**图 13.1**)[14]。

漏尿的危险因素

大多数评估漏尿危险因素的研究都将有漏尿和无漏尿进行比较,而不考虑患者的其他临床病理特征。这些研究表明,中央型/内生型肿瘤[11,12,14]、巨大肿瘤[11,12,14,16]、集合系统侵犯[11,12,14,15,18,19,22]、复杂肾肿瘤评分[22,27]、下游梗阻(UPJO)、输尿管狭窄、漏斗型狭窄、BPH 伴高压力排尿[14]、肾内肾盂>50%[18,22]、估计术中失血量增加[16-19]、术前 CKD≥Ⅲ期[19]、热缺血时间增加[12,16,18]、手术时间增加[12]、外科医生的学习曲线[19]和手术入路(OPN 相比 RPN 增加)[18]都是风险,与漏尿的相关性更高。其他研究表明,手术方式[16,28]、多灶性肿瘤[11,16]、手术时间[22]或 EBL[22]不能预测漏尿。

两项研究使用多变量模型评估了肾部分切除术术后漏

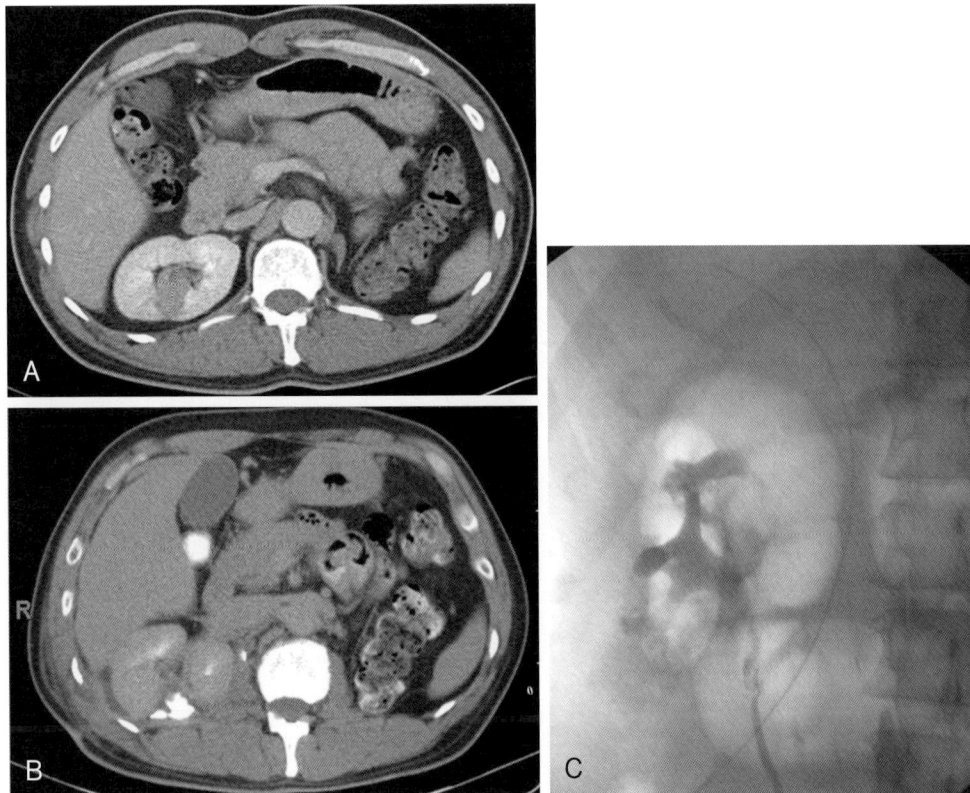

图 13.1　一例高度复杂肾肿瘤（肾肿瘤评分 2+3+3+P+3=11P）合并输尿管近端狭窄的孤立肾患者，肾脏部分切除术后漏尿。术后第 4 天放置输尿管支架，术后 35 天漏尿得到解决

尿的危险因素。一项研究表明，外科医生的手术经验（OR 7.8）、肿瘤邻近集合系统（OR 9.2）和术前 CKD≥Ⅲ期（OR 3.1）这几项因素，在校正手术技术、手术时间、热缺血时间、种族、体重指数（BMI）、肾肿瘤评分属性、术中使用输尿管导管等其他因素后仍是漏尿的危险因素[19]。Tomaszewski 和 Uzzo 等人证实，经年龄、性别、种族、BMI、Charlson 合并症指数、手术方式、ECOG 评分、RENAL 评分属性、缺血时间和手术时间校正后，肾内肾盂（OR 24.8）、内生肿瘤（OR 4.5）和集合系统入口（OR 6.1）是最具预测性的因素[18]。为了测量肾盂内的解剖结构，作者提出了肾盂评分（renal pelvic score，RPS），通过在 CT 或 MRI 上画一条线连接两个极线（上、下），并量化肾盂体积在肾脏实质内的比例。RPS >50% 就被认为是肾内的，在复杂的肾部分切除术病例中，漏尿的风险更高，漏尿闭合时间更长。

漏尿的预防

了解漏尿的危险因素对避免这种并发症至关重要。所使用的技术包括术前放置输尿管导管进行定位，注射亚甲蓝以识别集合系统入口，以及在动脉夹闭前静脉注射靛胭脂。早期的肾部分切除术常规放置输尿管导管并注射生理盐水或亚甲蓝，以帮助确定术中在切除和重建过程中的漏尿[11,14,15,25]。然而，最近的研究对这一方法的有效性提出了质疑，因为尽管术中集合系统入口检出较高，但使用和不使用输尿管支架

的患者术后漏尿无显著差异[10,19,32]。

在我们的实践中，主要根据复杂的肾肿瘤评分、既往手术以及腹腔内或腹膜后的解剖来决定是否术前放置输尿管支架。在这些病例中，我们在调整手术体位前使用柔性膀胱镜放置 5F 输尿管支架，并将其放置 24~48 小时以作为一种预防措施，以降低肾内型肾盂、内生型肿瘤的部分患者的肾盂内压力。有时，我们会向它逆行注入 1mL 亚甲蓝来辨认集合系统分支。由于这些患者发生漏尿的概率最高，我们认为这可能有助于识别和预防漏尿。然而，这很难在前瞻性研究中得到验证。此外，机器人或腹腔镜在肿瘤切除和肾重建中被认为是非常有用的。集合系统分支的复杂性应在肿瘤切除前和切除期间进行评估，注意避免完全的漏斗横断或大面积的去顶，否则会使重建变得复杂。此外，在严格的修复过程中应小心避免缝合阻塞[33]。

漏尿的治疗（图 13.2）

超过 80% 的肾部分切除术漏尿是在每个 JP 引流管输出量增加的无症状患者中被诊断出来的，而其余的则是在引流管被移除后诊断出来的[14,16]。考虑到大多数患者无症状，我们通常将 JP 引流用于那些有明显漏尿危险因素的患者（大的内生型肿瘤、集合系统入口或肾内肾盂）。在这些没有危险因素的患者中，避免使用 JP 引流已被证明是安全的，并且不需要增加漏尿引流的手术干预[20,30]。

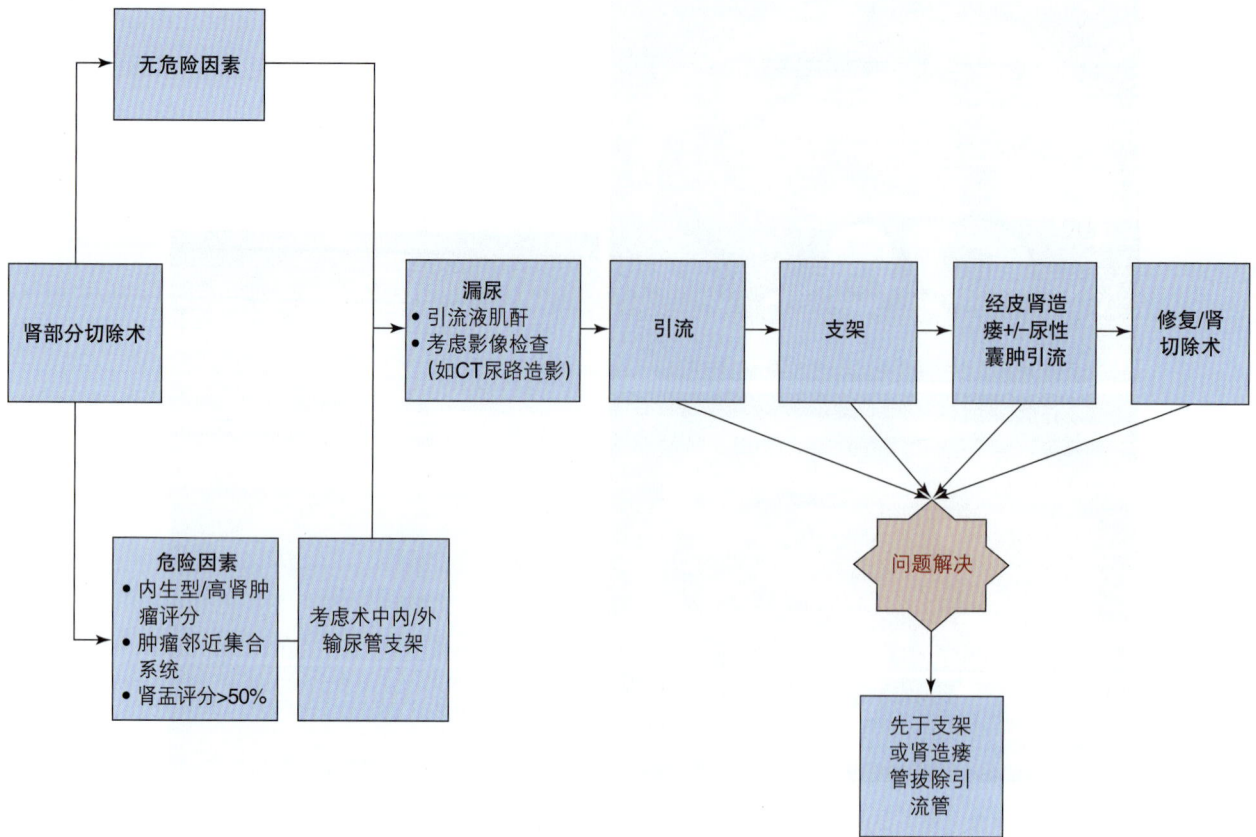

图 13.2　肾部分切除术后漏尿的处理流程图

幸运的是，大多数出现漏尿的患者可以通过延长引流时间和选择性使用 Foley 导尿管而无需任何其他手术来控制[10,11,13,14,16,18,19,22-24]。然而，如果 JP 引流时间延长并没有减少引流量，则应考虑使用输尿管支架。输尿管支架已被用于 20%~60% 的长期漏尿病例[10-12,14-16,18,19,22,23]，并成功地解决了绝大多数病例的漏尿[14]。在肾部分切除术后，支架的中位放置时间一般为 2~3 周[12,14]，但如果引流量过高，则可提前放置。逆行肾盂造影应在放置支架时进行，以评估输尿管的通畅性和良好的支架定位。如果有漏尿的临床证据，则不需要在逆行造影时证实。JP 引流管一直保留到引流量显著减少。支架可以放置 6~12 周[14,15]，在移除支架之前可以做一个逆行肾盂造影来评估是否有漏尿；然而，我们的做法是省略逆行，除非临床需要。输尿管支架与腹腔内 JP 引流联合使用，可解决 90% 以上的漏尿[14,16,18]。漏尿的平均持续时间在 20~64 天之间[14,16,22,24]。预计通畅的患者将在 1~4 周的合理时间内痊愈[14]。有些专家主张引流应采用直排法，而不是球茎吸引法，因为这样可能会延长漏尿时间[34]。

Foley 导尿管已被提倡用于长时间或高输出引流情况，但我们主要为有高压排尿的男性保留这一点。α 受体阻滞剂常被用于降低膀胱压力，这可能会引起支架上的反流。应注意保持引流口的卫生。引流量可能逐渐减少，有时也可能急剧减少。如果发生这种情况，超声通常有助于评估腹膜后

积液或肾积水。引流管通常在支架之前被移除，在临床症状消失后支架管应再维持几周。尽管有最大的引流管，仍持续引流量较大时，应该考虑输尿管或支架阻塞，或无法识别的损伤或坏死。尽管没有经过科学的评估，去氨加压素已经被建议用于减短漏尿的持续时间[35,36]。

虽然大多数漏尿在 PN 后自行解决，耐心是必要的，患者应被告知支架和引流管可能偶尔需要放置几周或很少几个月。在这些病例中，有些患者使用双输尿管支架或传统的 14~16F 输尿管导管成功地加快了问题的解决。可能很少需要额外的尿囊引流管或肾造瘘管[37,38]，有时也将其与支架一起使用[12,16,18,19,22-24]。

只要排除梗阻和最大限度地引流，敏锐的临床医生应该非常犹豫是否对肾部分切除术后漏尿的再次手术。非常罕见的持续性渗漏可能需要尝试修复或输尿管重建或完全肾切除术[11,22,23,25]。然而，在进行肾切除术之前，需要仔细的肾盂造影来评估和排除输尿管狭窄、漏斗状狭窄或肾盂输尿管连接部梗阻，所有这些都可能延长漏尿[14]。如果发现漏斗状狭窄或狭窄，可以尝试内镜扩张，并已被病例报告证明是成功的[39,40]。此外，也有案例报道，纤维蛋白密封剂可以通过经皮或逆行输尿管镜成功地注射到受损的部位，以解决任何进一步的漏尿[41-43]。然而，任何抢救性内镜措施可能需要多次手术，患者需要被适当的告知。根据临床情况，重建手术可能优于肾切除术。

前列腺根治性切除术后相关漏尿

漏尿的定义与诊断

对于前列腺根治性切除术后漏尿的定义尚无共识[44]。与肾部分切除术后的漏尿类似，存在两种主要的定义，一种是基于持续的引流输出[45-48]，化学分析与尿液一致，另一种是基于膀胱造影的放射学结果[49-53]。

在大多数前列腺切除术研究中，膀胱造影通常在导尿管移除前进行。它是通过是否有造影剂外渗来诊断漏尿。有几个中心试图对膀胱造影结果进行分类和量化。Fenig 等将其分为无渗漏、轻度渗漏（少量渗漏）、中度渗漏（小于或等于 25% 的造影剂渗漏）、重度渗漏（>25% 渗漏）[54]。分类的目的是确定是否需要重复膀胱造影。轻度渗漏的患者建议无需重复造影即可取出尿管。Patil 等人将其分为 I 级（距尿道膀胱吻合口 6cm 内的腹膜外）、II 级（腹膜外延伸至侧壁> 6cm）和 III 级（腹膜内）[49]。在这里，目的是报告临床上有意义和无意义的渗漏，其中较高等级的患者往往需要干预。这两种分类方案都说明了漏尿统一定义的重要性。

包括 CT 膀胱造影在内的其他几种方法已被用来评估前列腺根治性切除术后尿道膀胱吻合的效果。虽然文献已经对经直肠超声（TRUS）进行了描述，但我们不建议在围手术期使用，因为与 CT 相比，患者有不适感和较低的图像分辨率[55,56]。CT 膀胱造影比膀胱造影更灵敏、准确[57]。CT 膀胱造影与标准膀胱造影的适应证尚不清楚。如果患者经历长期或复杂的漏尿过程，并伴有出血、腹膜炎、脓毒症或脓肿等继发并发症，我们建议考虑 CT 膀胱造影。更广泛的影像学检查可以发现可引流的病灶或其他的并发疾病。在这些情况下，更重要的是当导管被移除时不出现泄漏。

最近，许多人质疑膀胱造影的过度使用，并试图对可能被遗漏患者进行分层。一项开放性前列腺根治性切除术的研究表明，当术后第 8 天没有红色或粉红色尿液时，可以省略膀胱造影，其阴性预测值为 98.6%[58]。另一项研究表明，术中对水密吻合的检测可预测有无渗漏。Ischia 等人建议，如果术中漏检呈阴性，97% 以上的患者可避免在术后第 7 天做膀胱造影[59]。随着机器人技术的出现，以及缝合过程中可视化程度和自由度的提高，许多人对机器人手术的必要性提出了质疑，他们只对临床高度怀疑或存在漏尿风险（如放疗后的前列腺切除术）的患者进行膀胱造影[45,60]。Guru 等人对机器人前列腺切除术后膀胱造影的使用进行了前瞻性分析，结果表明术后膀胱造影是可以安全避免的[61]。

漏尿的症状

在大多数已发表的系列报道中，前列腺根治性切除术后出现漏尿的患者没有症状，并且有更多的引流输出量，因引流性质与尿量一致或常规术后膀胱造影术而被确诊。在

Guillonneau 等人的研究中，8.1% 的患者被诊断为术后立即出现漏尿（持续引流超过 6 天），1.9% 的患者在尿管拔除后出现继发性吻合口漏[48]。这些患者被诊断为急性疼痛、急性尿潴留和腹膜刺激症状。该研究还表明急性尿潴留随着导尿时间的延长而加重，其中在术后 2~3 天的发病率为 5%~25%，术后第 6 天的发病率约为 1%。这可能是由于吻合口肿胀消退所致。在术后早期拔除导尿管确实是引起尿潴留的一个危险因素[54]。虽然并不是所有的尿潴留患者都会出现继发性漏尿，但尿潴留似乎是发生吻合口破裂和渗漏的危险因素，尤其是在创伤性更换导尿管的情况下。

从尿道膀胱吻合术后漏尿的一个重要的亚急性表现包括尿路感染引起的耻骨骨髓炎。这些患者可能出现反复的尿路感染，明显的耻骨和骨盆疼痛，以及步态障碍[62,63]。这些患者往往不能及时诊断，反复使用抗生素治疗并不能改善症状。这些症状可能在术后 1 个月就出现，也可能在接下来的几个月到几年内出现[62]。盆腔 MRI 仍是诊断骨盆骨髓炎最敏感、最特异的检查方法[64]。当骨髓炎进展时，盆腔 CT 可以显示膀胱内造影剂从瘘管渗入骨内，导致耻骨支骨折[63]。

虽然漏尿可能会延迟前列腺切除术后尿失禁的恢复，但它似乎不会恶化 1 年的长期尿失禁率[49,54]。一些研究表明漏尿可能会导致膀胱颈挛缩（BNC）的发生[45,49,60,65]，而其他研究表明两者之间没有明显的关系[46,52,54]。术后吻合口吻合良好时出现漏尿，不太可能导致 BNC。然而，由吻合口形成的长时间和更广泛的漏尿，可能由于继发性的愈合而造成瘢痕[49,66]。

漏尿的发病率与鉴别

开放性前列腺根治性切除术（ORP）后尿道膀胱吻合口漏发病率为 0.5%~29%[51-54,60,67]，腹腔镜前列腺根治性切除术（LRP）后漏尿率为 0.9%~22.3%[47,48,67-70]，机器人辅助腹腔镜前列腺切除术（RALP）后漏尿率为 1.1%~12.7%[46,49,50]。根据放射学定义的不同，发病率也有所不同，亚临床漏尿诊断的发病率更高[47,49,60]。漏尿的发病率也与时间有关。在 ORP 系列中，术后第 8 天的漏尿率高达 78%，术后第 11 天和 14 天的漏尿率分别下降到 38% 和 20%[71]。LRP 和 RALP 也有类似的数据。然而，由于 RALP 中改进的连续缝合，RALP 中较低的漏尿率被认为主要是改进组织对接所致。

虽然有几个研究的漏尿总体发病率较高，但临床上有意义的吻合口漏并不多见。临床上有意义的吻合口漏可以定义为那些广泛腹腔内延伸的，那些需要额外引流的，那些由于肠梗阻或脱水而需要再次入院的，以及那些与发热和脓毒症相关的[72]。临床显著的吻合口漏的发病率在多个研究中从 0.36%~2.3% 不等[49,60,72]。

前列腺切除术后漏尿的其他来源包括术中未发现的膀胱或输尿管损伤。输尿管损伤的发病率为 0.1%~1.4%[68,70,73]，膀胱损伤的发病率为 0.2%~1.6%[48,69,70]。如果怀疑膀胱或输尿管损伤，建议行 CT 尿路造影或膀胱造影。

漏尿的危险因素

尿道膀胱吻合口漏的危险因素包括既往 TURP[52,74]、术中吻合困难[51]、EBL 增加[52,54,68]、盆腔血肿[52,54,68]、术中测漏试验阳性[51]、术后尿路感染[51]、缺血性心脏病[52]、肥胖(吻合困难)[75]、早期学习曲线[47,67,68]、放疗后挽救性前列腺切除术[76]。此外,在 RALP 期间的膀胱颈重建也被证明会增加漏尿率[46]。无论是缝线类型、缝线数目,还是间断对比连续的吻合均未被证明与渗漏有关[68,77,78]。倒刺 V-lock 缝线,而不是丝线,已被证明可以减少术中漏尿试验阳性的发病率,并需要额外的缝合收紧[79]。但与术后漏尿无直接关系。开腹手术与微创手术[60],腹膜外手术与腹腔内手术在漏尿率上无差异[68]。

漏尿的预防

文献中描述了几种预防措施,以最大限度地减少前列腺切除术后的漏尿。在一项研究中,提倡使用有侧孔导尿管替代常规导尿管。在有侧孔导尿管中,侧孔位于吻合口的球囊下方的导管内。目的是改善吻合口的引流。在一项对 250 名接受 RALP 治疗的患者进行的前瞻性随机研究中,被随机分配到有侧孔导尿管的患者的漏尿发病率显著降低(4.6% vs 12.3%)[80]。所述的另一种预防措施是在吻合口上使用纤维蛋白密封剂,以防止吻合口的渗漏。该术式可减少腹腔内总引流量;然而,减少漏尿发病率的证据并不充分[81]。

另一种防止渗漏的技术方法是减轻施加于尿道膀胱吻合口的张力。Patelet 研究了后壁重建尿道外括约肌的方法,其次要结果是漏尿率[50]。Denonvillier 筋膜的游离边缘与尿道板下的后壁尿道外括约肌缝合。目的是尽量减少尿道的向下移动,减少吻合口的张力。采用这种方法,漏尿的发病率显著降低(0.4% 对比 2.1%)。Tewari 等人评价了三种不同的吻合技术——常规吻合、前壁重建、全解剖复位(前壁+后壁重建)[72]。后两种技术的目的是缓解吻合时的张力。有临床意义的漏尿率最低的是全解剖复位(0.3%),其次是前壁重建(1%),最高的是常规吻合(2.3%)。最后,预防前列腺根治性切除术后漏尿的最佳方法是实现尿道无张力、水密吻合术。

漏尿的治疗(图 13.3)

根据漏尿的危险因素,在前列腺切除术时会考虑腹腔内

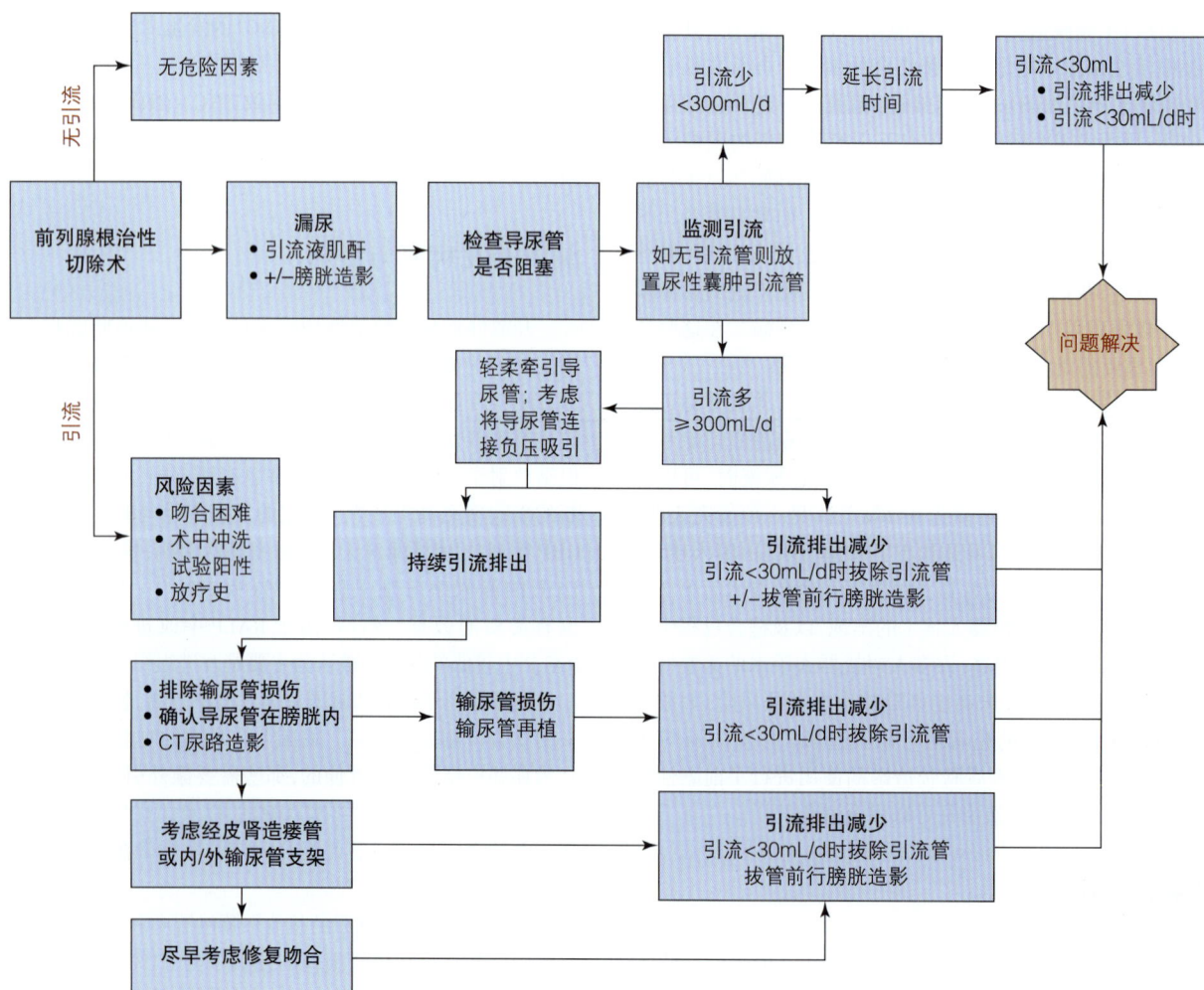

图 13.3   前列腺根治性切除术后漏尿的处理流程图

引流。关于盆腔引流有两句截然不同的格言："一旦怀疑，就做引流"和"引流只有一个作用，就是吸引"。在这两个极端之间应当存在一种明智的做法。引流的目的是为了避免尿腹膜的后遗症及其相关的肠梗阻和电解质异常的风险，并最大限度地减少术后对介入手术的需要。

许多人利用术中测漏试验作为是否放引流管的主要指标。其他需要考虑的因素包括吻合术的技术难度（如缝合线断裂、由于缝合角度而增加的机械臂碰撞、尿道撕裂）、既往TURP 或放疗史。一项对 846 例前列腺切除术患者的前瞻性研究显示，如果测漏试验阴性、止血充分、周围器官无损伤，则患者不需要放置引流管。这项研究表明，在漏尿率方面，放置引流管和不放置引流管没有区别[82]。

当在术后通过引流管引流或影像学检查证实有漏尿时，应检查导尿管，以确保导尿管正在引流，没有扭结或堵塞。可能需要轻轻冲洗一下以清除碎片。如果观察到引流量较多，则可以去除引流管的负压吸引，让其被动排水。引流管也可以拔出几厘米，以避免在吻合口处吸引。幸运的是，大多数漏尿可以通过延长尿管和盆腔引流来控制，而不需要额外的操作[48,49]。少于 5% 的患者可能需要额外的经皮穿刺腹腔内引流[48]。

如果经上述操作后仍有较多的漏液，可轻微牵引放置的导尿管以压迫吻合口。随后的引流量可能取决于输尿管口与尿道膀胱吻合口的远近程度[68]。若输尿管口距尿道膀胱线较远，且有大量渗漏，则可将导尿管轻轻牵拉或贴在膀胱颈上，以减少渗漏，并进行外固定[68]。若输尿管口离吻合口较近，尿管球囊可与输尿管口相对立或位于输尿管口之上，影响尿路引流，从而加重漏尿。与此相反的牵引只会增加漏尿。因此，在这种情况下，可以采用在放射引导下轻柔地给球囊放气并适当的外固定导管，以避免脱位并改善留置导管的引流量[44,68]。或者，可以将 14~16F Cope loop 肾造瘘管作为尿道导管放置，通过几个引流孔改善尿路引流。

如果有大量尿液来自吻合口周围的引流管而不是导尿管，则应进行 CT 尿路造影以排除医源性输尿管损伤，并确保导尿管球囊仍留在膀胱内。在输尿管损伤的情况下，决定做输尿管再植术还是延迟输尿管再植术肾造瘘取决于外科医生的判断，早期和延迟输尿管再植术没有并发症的差异[83]，不过我们的做法是尽早修复。如果未发现输尿管损伤，且漏尿超过 1.5L，即使在术后 6~12 天，也可进行吻合口的修复[47,48,69]。这个选项应该用于罕见的情况下。

除了重复修复吻合，其他几个选项已被描述为潜在有效。一个选择是继续观察患者，确保所有漏尿被有效地引流。这可以通过 JP 引流管或在影像引导下放置额外的引流管来实现[49]。描述的另一种方法是用针刺抽吸[84]。将 Foley 导管连接到 15~20mmHg 的低壁吸力上，为了避免对膀胱黏膜的持续吸引，在连接 Foley 和壁吸力的管道上放置一根 18 号血管导管针头，形成一个吸水池。这种技术会制造一个温和的真空，让尿液优先通过导管排出，而不是通过吻合口漏出。所述的另一种方法是通过双侧放置单 J 内-外输尿管支架来转移所有尿液。这将使所有的尿液被转移，并将所有的

漏尿降至最低[69]。所述的最后一种方法是放置双侧肾造瘘管以转移所有尿液或单侧肾输尿管支架，后者可放置于间歇壁吸[85]。

最后，应每天监视引流量。当引流显著减少时，可以通过检测另一种液体里的肌酐来排除所有残留漏尿。随后将引流管移除，在重复膀胱造影确保愈合后，可以安全地移除导尿管。

尿流改道和膀胱重建术后相关漏尿

漏尿的定义与诊断

与前列腺根治性切除术或肾部分切除术后的漏尿相比，尿流改道后的漏尿在文献中没有作为主要终点事件进行广泛的研究。Richard 等人将漏尿定义为术后第 7 天以后出现引流液肌酐水平升高[86]，而其他研究则在术后第 1 天出现上述情况就将其定义为漏尿[87-89]。然而术后早期出现少量的尿外渗似乎是可以接受的[90]，通过适当的引流可以在术后 7 天内得到改善[87,91]。

研究表明通过 CT 尿路造影和环/袋造影相结合的方法可以确定漏尿的左右侧和具体位置[88-90]。然而，虽然影像学研究对鉴别漏尿更为敏感，但它们在临床上通常用于对漏尿进行定位。在 Ankem 等人的一项研究中，在可控性尿流改道的患者中，通过尿袋造影诊断的 6 个漏尿的患者中有 5 个是临床上可检测到的[92]。在 Brown 等人的一项研究中，15 例漏尿中，有 3 例是 CT 尿路造影定位的，10 例是 CT 导管造影定位的，其余 2 例是经皮肾造瘘管插入时的肾脏造影定位的[88]。许多有漏尿的患者也可能有感染性尿性囊肿，在 CT 成像上尽早发现这一点是很有必要的[90,93]。

漏尿的症状

两项研究以漏尿作为主要终点事件进行了评估并将主要的症状列成表格[88,89]。在 21 例患者的一项研究中，Hensle 等人发现漏尿的患者中 4 例（19%）表现为肠梗阻，7 例（33.3%）出现伤口漏尿，20 例（95.2%）尿素氮升高但肌酐未升高，10 例（47.6%）出现脓毒症[89]。在 15 个患者的一项研究中，Brown 等人表明 8 例（53.3%）表现为脓毒症症状，6 例（40%）引流量增加，5 例（33.3%）伤口漏，和 4 例（26.6%）尿量减少，一个无症状的患者在移除支架之前进行常规"支架造影"时确诊[88]。在其他研究中，漏尿也与长时间的肠梗阻和住院时间的延长有关[93,94]。

漏尿可能出现双高峰的表现。在 Hensle 等人的研究中，21 人中有 8 人（38%）在 24 小时内出现，21 人中有 13 人（62%）在术后 6 天后出现[89]。此外，那些在术后 6 天之后出现的

患者预后更差。Brown 等人指出,出现漏尿的平均时间为 12 天,其中 2/15(13%)在前 6 天出现,13/15(87%)在术后 6 天之后出现[88]。术后几天内出现的患者可能是技术失误。在 Brown 等人的研究中,出现早期漏尿的两名患者,一个是来源于"输尿管-肠吻合术",另一个是由于造口管贯穿了通道盲端的闭合线。另一方面,在术后 6 天后出现漏尿的可能是因为吻合口的缺血性坏死[91]。因此,漏尿也被认为是继发性缺血性输尿管肠狭窄的危险因素[86]。

漏尿对死亡率有不利影响[89,93],可能是由于伴发的脓毒症引起的多器官功能衰竭[89,93,95],也可能是由于促炎细胞因子和抑制抗肿瘤炎症反应导致的肿瘤快速进展[88]。脓毒症是膀胱根治性切除术后最常见的死亡原因之一,在 30 天内死亡的脓毒症患者中,有 40% 被诊断为是漏尿引起的[95]。在 Hensle 等人的研究中,令人担忧的是 48% 的漏尿患者出现围手术期死亡[89]。此外,死亡风险也与血清尿素氮(BUN)升高有关:当 BUN <30 时,血清 BUN 升高 5.8%;当 BUN >100 时,血清 BUN 升高至 33.3%;这可以作为漏尿的一种间接指标[96]。

漏尿的发病率与鉴别

尿路回肠改道术后漏尿的发病率为 1.87%~16%[88,89,93,96,97]。如果局限于 >500 例患者的研究,发病率为 1.87%~2.57%[89,96]。在超过 60% 的病例中,漏尿发生于输尿管-肠吻合口,但它也可以发生在通路的任何位置,包括输出道的末端[89]。

可控性膀胱术后漏尿发病率为 2%~12.8%[90,98-101]。漏尿可发生于输尿管-肠吻合口或广泛的缝合线。

新膀胱术后漏尿发病率为 2.1%~11.6%[102-105]。如果局限于 >300 例患者的研究,其发病率为 2.1%~7.7%[103,104]。无论是输尿管-肠吻合口、新膀胱尿道吻合还是新膀胱广泛缝合线上的任何部位都可能发生漏尿。Hautmann 等人的一项研究中,回肠-尿道吻合口每侧漏尿发病率为 6.6%,回肠-输尿管吻合口漏尿发病率为 1.1%[103]。

漏尿的危险因素

与前列腺根治术或肾部分切除术后易导致漏尿的危险因素相比,关于尿流改道术后漏尿危险因素的证据是有限的。分析危险因素的研究大多是描述性的或刚刚达到边缘统计意义。目前还没有尿流改道术后发生漏尿的多变量模型。这可能是因为漏尿在膀胱切除术后的并发症中只占一小部分,而在前列腺根治性切除术或肾部分切除术后,漏尿是主要并发症。然而,尿流改道术后漏尿是一个更严重的问题,因为大多数症状明显同时漏尿与预后不良有关。

尿流改道术后出现漏尿的危险因素包括姑息性切除[88,93]、BMI>30[99]、既往盆腔放疗史[89,93,106]和心血管病史[93]。这些因素可能影响输尿管的血管供应或分流能力。临床合发症的增多也可能与术后的泌尿生殖系统并发症有关,尽管还没有关于合发症对漏尿的具体影响的报道[107]。

与右侧相比,漏尿在左侧输尿管较为常见[89],这可能是由于左侧输尿管广泛游离所致血供阻断,也可能是由于左侧吻合口更易受张力影响所致。输尿管间断或连续吻合对漏尿无任何影响[108]。吻合口水肿/梗阻可增加输尿管内压,增加输尿管吻合口破裂的风险[91]。此外,术后置管是通道残端医源性损伤的最常见原因[88]。腔外血肿/浆液性肿也可能通过影响血液供应而增加漏尿的风险[91]。较差的手术技术(精索静脉与通道吻合的病例报告)[109]和学习曲线的早期也可能导致漏尿。恶性肿瘤的复发可能是迟发性漏尿的一个危险因素[110]。

漏尿的预防

Mattei 等对 54 例回肠输尿管吻合术患者进行了前瞻性随机试验,以研究围手术期输尿管支架对漏尿的影响。研究发现,在没有支架的情况下,术后第 1 天的漏尿明显增加,与术后第 3~7 天相当[87]。此外,支架置入改善了肠功能的恢复,减少了代谢性酸中毒,可能是通过减少术后早期的渗漏实现的。另一项研究证实无支架吻合的患者与肠梗阻的发生有关[94]。Beddoe 等人对盆腔放疗后尿路横结肠改道患者的回顾性研究也显示有支架吻合者,术后漏尿明显减少(3% 支架与 18% 无支架)[111]。另一方面,Regan 等人发现有支架吻合的患者漏尿率降低无统计学意义(0% 支架 vs 2.5% 无支架,P=0.09)[112]。

漏尿的治疗(图 13.4)

漏尿的处理因病因和发生时间的不同而不同。在术后 1~6 天内出现漏尿的患者更有可能发生了医源性漏尿,而在术后 7 天后出现漏尿的患者则是由于愈合差和血管化差。因此,处理的不同之处在于是早期出现症状和还是延迟出现症状。

对于术后超早期出现高引流量的漏尿患者,应采取开放手术干预,尤其是怀疑有医源性损伤时。包括造口部位置管、盆腔引流和/或肾造瘘在内的内镜操作可能不能完全的解决漏尿。

对于那些表现为延迟性漏尿的患者,如果保守治疗失败,则应在诊断后 72 小时内进行早期手术干预。在 Hensle 等人的一项研究中,12 例患者行手术干预,由于在 72 小时内探查,无患者死亡,而当探查时机延迟到 72 小时以后的 6 例患者中有 5 例死亡。尽管争议很大,但病例选择可能是一个问题[89]。此外,9 例患者中有 4 例在非手术处理下存活(腹腔内引流和每个造口引流)。幸运的是,自从 Hensle 等人的研究以来,内镜操作(肾造瘘管和经皮引流)在抗生素治疗的基础上增加了保守治疗的手段。

最初的保守操作包括在造口内放置导管(由于可能发生医源性造口损伤而采取的预防措施),并确保腹腔内引流管

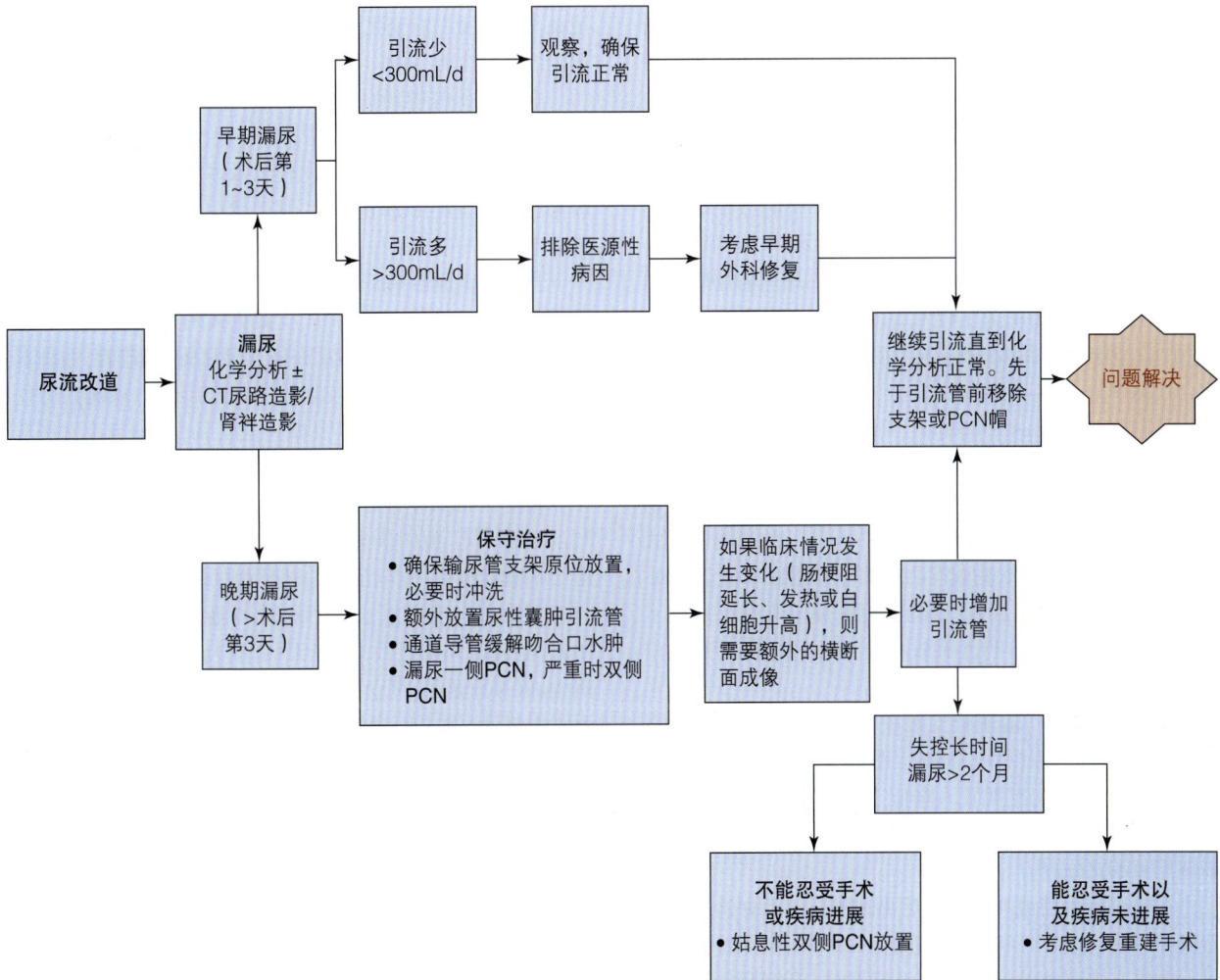

图 13.4　尿流改道后漏尿的处理流程图

的无吸力引流。如果在横断面成像中发现了尿性囊肿,我们也建议在其中放置一个 CT 引导经皮穿刺引流管,如果怀疑有感染,我们还建议使用抗生素治疗。然而,如果进行了这些操作,临床上漏尿症状仍然持续存在时,我们建议在发生了输尿管肠瘘的一侧放置一个肾造瘘管。在放置肾造瘘管时也可进行"支架造影"或肾镜检查以确定侧别。如果此时没有支架存在,可以尝试以顺行方式在输尿管-肠吻合处置入支架。

在 Brown 的研究中,15 例漏尿患者中,2 例早期漏尿者接受了早期改道修复,3 例患者接受造口导管或引流管插入,11 例接受包括肾造瘘管在内的影像学分流,1 例接受了晚期的开放修复[88]。在 11 例接受影像学分流治疗的患者中,7 例患者在放置肾造瘘管(中位时间 40 天,范围 21~57 天)后痊愈,3 例患者在延长时间后未能痊愈,并出现病情进展,1 例患者进行了后期修复。

尽管有漏尿,许多患者可能一般状态不好,无法承受早期的开放修复。在这些患者中,双侧肾造瘘管可被认为是引流尿液的姑息性措施。在一个病例报告中,除了双侧肾造瘘管外,还使用了 VAC 治疗来封闭漏尿[113]。将 VAC 管穿过

腹部伤口,放置于漏尿处。吸力调整至 125mmHg,VAC 治疗 32 天后,漏尿消失。在另一项研究中,血管成形术的球囊导管被放置在远端输尿管,以将所有的尿液通过肾造瘘管进行分流[114]。

一旦漏尿得到有效控制,应重复测量尿性囊肿引流液或腹腔内引流液的肌酐。如果放置了肾造瘘管,可以根据临床提示定期进行肾盂造影检查,以确保漏尿得到解决。如果无漏尿,则对肾造瘘管进行封堵,并监测引流量,以确保漏尿未复发。然后依次拔除肾造瘘管和引流管。

其他手术后相关漏尿

输尿管重建术

输尿管重建(输尿管吻合术或输尿管重建术)的研究结果主要来自肾移植的文献。肾移植术后漏尿可发生在多个部位,包括上尿路或输尿管膀胱吻合部位。上尿路漏尿可

能是由于受伤的副肾动脉的节段性梗死或结扎极性动脉所致[115]。漏尿最初是临床诊断，经 CT、尿路造影或肾脏超声检查确诊。相比于其他的检查，肾超声通常被认为是移植后首选。

漏尿的发病率从 0%~9.3% 不等[116]。在基于 7 项研究的 1 154 例肾移植患者的荟萃分析中，漏尿的总发病率为 3.1%[117]。在一项 677 例输尿管膀胱造口术和 14 例输尿管吻合术患者的研究中，与上尿路漏尿相比，输尿管膀胱造口术后吻合口漏发病率为 1.47%，输尿管吻合口漏发病率为 7.1%[118]。另一项对 166 例移植术后输尿管吻合的研究显示吻合口漏率为 4.2%[119]。

经膀胱（Politano-Leadbetter）和膀胱外（Lich-Gregoire）输尿管膀胱造口技术之间的两项前瞻性随机试验表明，漏尿率没有差异[120,121]，而回顾性研究表明，经膀胱造口技术由于膀胱切开部位的渗漏而增加了漏尿率[118,122]。在膀胱外方式中，U-stitch 技术因缺乏黏膜间吻合而导致漏尿率低于 Lich-Gregoire 技术[123,124]。回顾性研究表明，反流和抗反流技术之间没有区别[125-127]。男性有较高的漏尿发病率，可能是由于高压排尿[128]。

在移植文献中，输尿管支架在输尿管再植时并没有得到普遍的应用。在大型 Cochrane 荟萃分析中，移植时支架置入率仅为 50.8%，支架置入降低了漏尿率，危险比为 0.29（0.12~0.74）[117]。大网膜包裹也被认为可以减少漏尿率，尽管证据并不充分[129-131]。

在输尿管再植或初次修补后出现漏尿的保守治疗包括留置导尿管以减少尿流使输尿管通畅，并确保支架过吻合口。如果有腹腔内引流，可以从引流管中去除负压。引流管一直保持到低漏尿量为止。如果尽管有支架和导尿管，仍有明显和长期的引流，那么可以放置肾造瘘管。对于移植后缺血性肾盏坏死导致的上尿路漏尿，可能需要肾造瘘管以确保足够的引流[115]。在移除任何引流管之前，可以进行顺行或逆行肾盂造影来明确漏尿情况。

如经所有内镜治疗后仍有漏尿，手术干预包括重建、再次输尿管膀胱再植（可能需要腰肌悬吊或 Boari 膀胱壁瓣）、膀胱与移植肾相邻的肾盂膀胱造口术、回肠间置术或肾切除术。在移植文献中，40%~75% 的患者都最终接受了手术干预[119,132]，虽然还不知道进一步使用肾造瘘管或围手术期放置输尿管支架能挽救的比例有多少。

肾盂成形术

肾盂成形术后漏尿通常发生在肾盂输尿管吻合处。漏尿的临床诊断通常是依靠引流量的增加与引流液的化学成分分析。在 12 项研究的荟萃分析中，机器人、腹腔镜和开放肾盂成形术后漏尿的发病率分别为 2.92%、2.75% 和 1.92%[133]。Han 等人进行了一项多因素分析，以确定在儿童患者行无支架肾盂成形术时需要额外置入输尿管支架的相关因素[134]。在进行的 285 例肾盂成形术中，28 例需要输尿管支架，平均时间为 0.8 个月（范围 0.3~1.6），26 例中，尿性囊肿形成是放置支架的适

应证。术前肾功能变化>60% 的梗阻是术后放置支架的独立预测因素。性别、侧别、年龄和术前肾积水与支架置入无关。

在多项研究中，使用术中 PCN 或支架进行肾盂成形术可降低术后漏尿的风险[135-137]。在一项由 2 435 名肾盂成形术患者组成的人群研究中，比较了术中放置支架/PCN 的患者和未放置支架/PCN 的患者，那些术中未使用支架/PCN 的患者有明显的临床漏尿，需要术后放置支架/PCN[137]。

当在肾盂成形术后诊断出漏尿时，处理方法包括延长有或无导尿管的手术引流时间、支架更换/重新定位或立即放置肾造瘘管。保守处理如重新插入导尿管、引流管，在没有梗阻时，往往是能够成功控制的。当无引流后，引流管可以拔除[138]。其他几项关于有支架肾盂成形术的研究也支持延长引流时间来解决漏尿[139,140]。

相反，Cadeddu 等人主张立即放置肾造瘘管，以阻止吻合口的渗漏[141]。他们认为，持续暴露于吻合口周围的尿液可能会导致纤维化，并危及肾盂成形术的成功。在他们的 125 例患者中，有 6 例患者出现了漏尿，并通过放置 PCN 管进行处理，处理时间中位数为 4.5 天（范围为 2~7 天）。在每个病例中，PCN 放置后，可以在无引流液后的未来 48 小时内移除手术引流管。在顺行肾盂造影检查显示渗漏消失后，PCN 可以被移除。PCN 放置时间中位数为 9.5 天（范围 5~42 天）[141]。

结论

漏尿是泌尿外科常见的并发症之一。根据漏尿的大小、范围、解剖结构和漏尿时间，患者可能出现一系列症状或完全无症状。在临床意义重大的病例中，漏尿可导致脓肿、电解质异常、肠梗阻或脓毒症。脓毒症是漏尿最令人担忧的后遗症之一，并与不良预后有关。预防策略包括术中的严格技术操作，在任何尿路吻合术中放置支架，包括在尿道膀胱吻合术中放置导尿管，或在肾盂成形术或输尿管再植术时放置支架。所有的管理策略都包括最大限度地引流漏尿，往往能够使漏口延迟的自动闭合。通常，经过长时间的外科引流，加上时间的推移，就足以使伤口闭合。在其他时候，可能会在尿路的上游位置放一个引流管（PCN 用于输尿管吻合口渗漏，双侧 PCN 用于尿道膀胱渗漏，输尿管支架用于肾部分切除缺陷渗漏）。下游是否存在梗阻必须进行临床评估并予以排除。如果内镜措施失败，手术干预可能是必要的，但在一般情况稳定的患者中应考虑延迟手术干预的时机，以实现自发性闭合。漏尿的处理对医生和患者来说都是令人沮丧的，会导致长时间的住院和康复，充分的沟通和预期告知是必要的。

（顾良友 译）

参考文献及自测题

第 14 章　输尿管损伤的处理

RYAN S. HSI and MARSHALL L. STOLLER

要　点	1. 了解输尿管的解剖结构,包括其走行和血液供应,是成功治疗输尿管损伤的必要条件。
	2. 及时、准确地诊断输尿管损伤,包括其病因和损伤程度,对减少后遗症和促进修复至关重要。
	3. 输尿管重建的关键原则包括术后短期内分离活组织、无张力吻合和腔内支架引流。

引言

当输尿管受到损伤时,尿液从肾脏到膀胱的通道就会中断。及时发现对避免疾病恶化和并发症很重要。输尿管损伤的处理通常是选择性的,但可能需要紧急干预。因此,泌尿外科医生准备好处理可能发生在整个输尿管的损伤是很重要的。处理的主要目的包括:恢复生活质量,保护肾功能,尽量减少并发症,包括尿性囊肿、瘘管、感染和狭窄。

解剖

在肾盂和膀胱之间,输尿管经过结肠肠系膜后方的腹膜后空间。输尿管可分为上、中、下段。从近端到远端,有 22~30cm 的输尿管走行于腰肌前面,它们从肾脏下缘下 2~3cm 处由内侧向外侧从性腺血管后方穿过,在髂总动脉的分叉处越过髂血管,进入骨盆,并汇入膀胱三角区。确定输尿管的两个最佳位置是在髂血管分叉前方和肾下极水平的性腺血管外侧。输尿管的血供是节段性的,近端输尿管由内侧血管供应,盆腔输尿管由外侧血管供应(**图 14.1**)。输尿管的血管丛位于外膜。供应输尿管的分支是很难看到的,它起源于肾脏、性腺、腰椎、主动脉和髂动脉。输尿管的层次包括尿路上皮、固有层、平滑肌(纵行和环形)和周围的外膜。

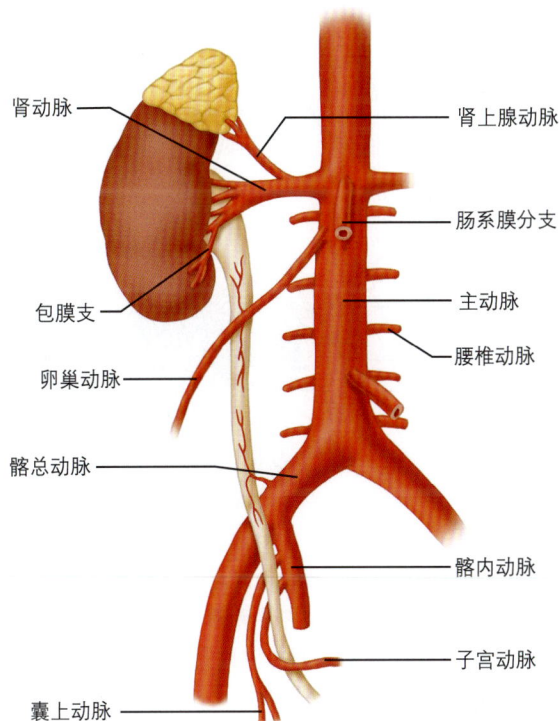

图 14.1　输尿管供血情况。向输尿管的节段性血液供应从内侧进入近端输尿管,从外侧进入盆腔输尿管(With permission from Smith RB, Skinner DG (eds.). Complications of Urologic Disorders. Philadelphia:WB Saunders;1976:131.)

输尿管损伤的病因

输尿管损伤可根据其病因分类,其中最常见的包括医源性原因[1]或钝性或穿透性损伤[2]。

医源性原因通常包括治疗结石疾病的内镜创伤[1]。尿路结石嵌塞可能会对输尿管造成额外的损伤[3],导致黏膜下、腔外损伤,或石街形成,最终导致输尿管狭窄。输尿管镜下的意外可导致穿孔、撕脱或黏膜撕裂。被遗忘或忽略的硬壳输尿管支架也可能导致输尿管狭窄。有因恶性肿瘤而接受腹膜后或盆腔放射治疗的病史者,易患输尿管狭窄。与妇科手术包括子宫切除术相关的并发症,可能导致输尿管结扎或损伤,这可能被早期发现或也可能延迟出现症状(图 14.2)[4]。腹会阴切除、半结肠切除和其他结直肠手术可能易导致远端输尿管损伤。脊柱的神经外科和矫形手术也可能损伤输尿管。血管移植和修补可能损伤中段输尿管(图 14.3)。

此外,一些全身性疾病可能需要输尿管重建,这些包括:感染(肺结核、血吸虫病),原发性输尿管恶性肿瘤,输尿管纤维上皮性息肉(图 14.4),以及腹膜后或盆腔肿瘤的外部侵犯。其他影响输尿管的良性疾病包括腹膜后纤维化、炎症性肠病、主动脉和髂动脉瘤、卵巢静脉阻塞和盆腔脂肪增多症。

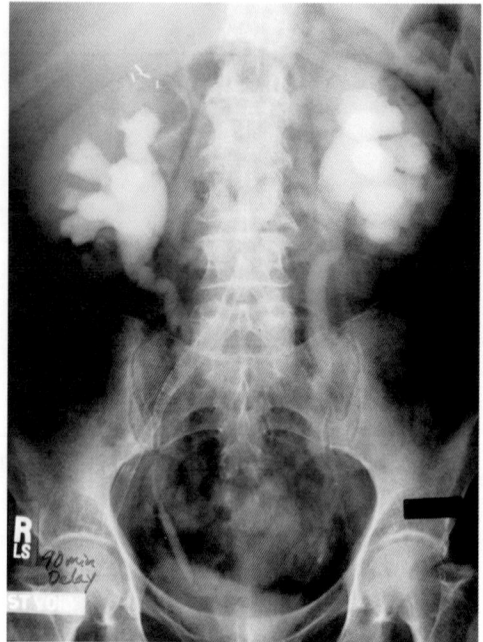

图 14.3　双侧输尿管中段移植物梗阻。注射造影剂 90 分钟后,静脉肾盂造影显示输尿管中段严重积水

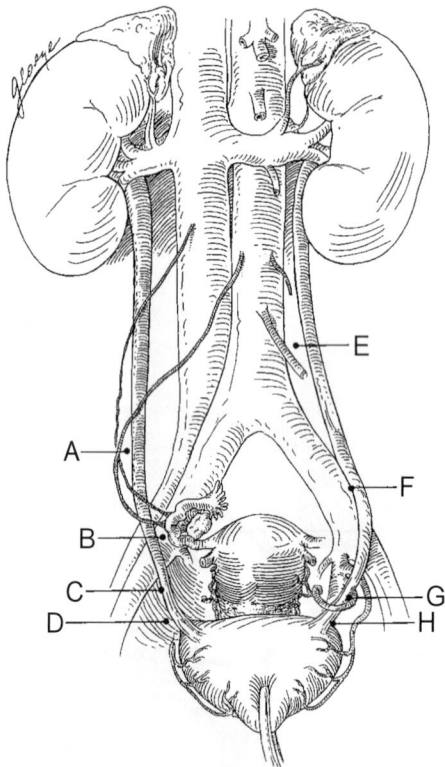

图 14.2　常见的输尿管损伤部位。A. 生殖腺血管和漏斗状盆腔韧带的划分。B. 广泛韧带内附着于输尿管的附件肿物切除术。C. 盆腔淋巴结清扫术中闭孔窝的顶点。D. 腹会阴切除术中直肠外侧韧带的划分。E. 乙状结肠切除术中肠系膜下血管的划分。F. 血管旁路手术中的骨盆边缘。G. 子宫切除时子宫动脉的划分。H. 阴道外穹窿,子宫切除和阴道手术时进入膀胱三角区 (With permission from Payne CK, Raz S. Ureterovaginal and related fistulas. In: McAninch JW, ed. Traumatic and Reconstructive Urology. Philadelphia: WB Saunders; 1996: 213.)

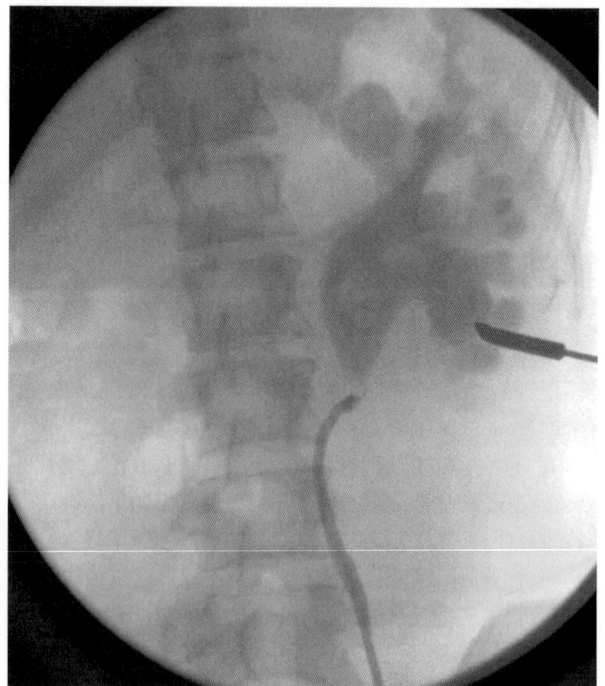

图 14.4　在输尿管肾盂交界处引起梗阻的纤维上皮性息肉。逆行肾盂造影显示肾盂输尿管交界处有充盈缺损。经输尿管软镜检查证实为纤维上皮性息肉

输尿管外伤性损伤可分为钝性损伤和穿透性损伤[5]。需要注意的是,在这些情况下,输尿管损伤往往与其他器官系统的伴随损伤有关,因此也需要对这些损伤进行探究[6]。对于穿透性创伤(枪伤),了解武器的口径是很重要的,因为较高的穿透速度会造成较大的附带伤害。在急诊探查过程中,输尿管可以表现正常,但随着时间的推移会导致组织坏死。穿透性非枪伤如刀伤很少发生组织延迟坏死。重要的是要检查可能受伤的输尿管的各个面。钝性损伤可能包括快速减速,而肾盂输尿管连接处有撕脱的危险,这种情况在儿童中最常见。与钝性和穿透性创伤相关的输尿管损伤将在第 15 章进一步讨论。

诊断

输尿管损伤的诊断不仅包括确定损伤的性质和程度,还包括优先评估肾脏和膀胱。重要的是要知道整体肾功能,并确定对侧肾脏的情况。膀胱出口梗阻、膀胱容量小和/或排尿功能障碍也可能影响修复的结果。

术中对输尿管的识别和直接检查有助于输尿管损伤的定性。靛胭脂或亚甲蓝可直接注射入输尿管或通过肾造瘘管,以确定是否存在漏尿。逆行肾盂造影可以确定渗出、阻塞或狭窄的区域。静脉肾盂造影可以在创伤环境下对对侧肾脏进行评估。术中辨认输尿管的技巧包括辨别有节奏的输尿管蠕动,使用或不使用钳子挤压输尿管,移动术前放置的输尿管导管。鉴别输尿管的最佳方法是依靠解剖学知识。两个可靠的区域分别是髂血管分叉前方和肾下极水平的性腺血管的外侧。

通常情况下,泌尿系统造影最好由负责诊治的泌尿外科医生完成,以便评估损伤的位置和长度。逆行造影可以明确输尿管远端病理状态,并对对侧输尿管进行评估。如果存在肾造瘘管以保护肾功能,顺行影像学检查可明确近端病变的范围(图 14.5)。在膀胱镜检查中,可以量化膀胱的容量和顺应性,并判断膀胱出口梗阻的情况。

计算机断层扫描(CT)和延迟对比成像可以用来评估伴血尿的穿透性创伤或任何可疑的泌尿生殖系统损伤[7]。如果行非增强对比 CT,能获得的信息仅限于肾实质厚度、腹膜后和骨盆的状态以及邻近的结构。MRI 具有无电离辐射和检测肾积水的优点;然而,这是一种较差的结石检测方法,并且在低 GFR(<40mL/min)的情况下,钆的使用受到限制,因为有导致肾源性全身纤维化的风险[8]。延迟造影可以提供有关输尿管损伤程度的信息。

狭窄的长度和位置是判断修复类型是否可行的初步指标。狭窄>2cm 的是不可能用内镜技术解决的。对于不到 2cm 的节段,可以考虑输尿管端端吻合术,病变两侧各切除 1cm,以提供健康的组织。对于远端 4~5cm 的狭窄,可以行输尿管膀胱再植术。对于输尿管中远端 6~10cm 的缺损,可以考虑行下段输尿管再植术。对于 12~15cm 的中、远端输尿管缺损,可考虑膀胱翻瓣±联合下段输尿管再植术。对于

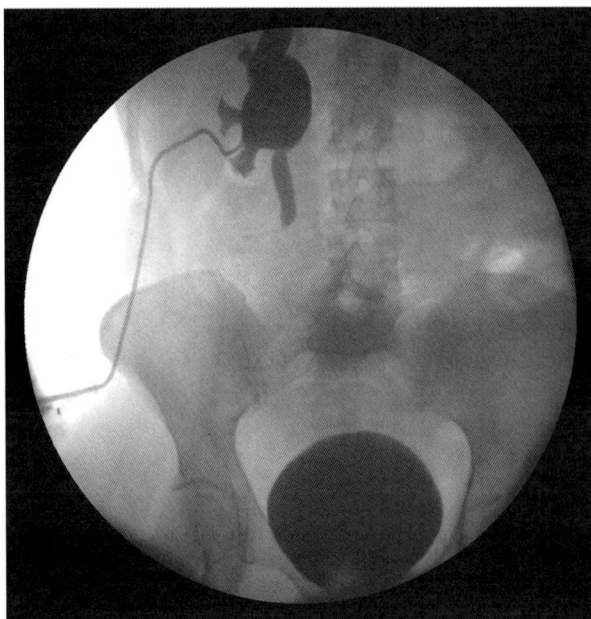

图 14.5　近端输尿管损伤的顺行肾盂输尿管造影。造影剂的流动突然在输尿管近端停止。同时进行膀胱造影以确定膀胱容量

>15cm 或近端缺损的修复,可进行肠间置或自体肾移植。肾游离已被报道可获得额外的输尿管长度;然而根据我们的经验,肾脏的游离在近端输尿管的水平上并不能获得足够的长度。

对于受累侧肾脏,其他需要考虑的因素是实质厚度和偶然出现的无症状性肾积水或有症状性肾积水。重要的是要了解对侧肾脏的功能,是否存在全身性疾病,是否存在相关感染或肾盂肾炎,并能够排除恶性肿瘤引起的梗阻。

修复时机

对于外科医生来说,一个重要的决定就是确定最佳的修复时机。这个决定很大程度上受输尿管损伤被发现的早晚所影响。在发现较晚的病例中,常常出现局部炎症、尿外渗、肠扩张的腹腔内粘连和/或感染,这些都可能成为成功一期修复的障碍。由于组织的状态和活性,会导致修复失败,在这种情况下常常需要延迟修复。

对于术中发现的输尿管损伤,通常应在患者没有血流动力学不稳定的情况下立即进行修复。在输尿管裂伤的情况下,通常需要清除坏死组织,然后进行一期修复或选择适当的重建策略。在输尿管结扎的情况下,需要一期再植,是否行输尿管间置均可。如果患者血流动力学不稳定,那么可以临时引流近端肾液,并延期修复。在这种情况下,根据损伤的严重程度和远端输尿管的通畅程度,可以通过放置支架或肾造瘘来实现近端引流。在输尿管切开术中,外科医生通常认为输尿管结扎术联合近端肾造瘘引流术是一种暂时性的

操作。值得注意的是,尽管术中结扎了输尿管,但失活的输尿管经常破裂,导致输尿管漏尿或瘘。对输尿管损伤部位进行引流,以确保对任何迟发性外渗的控制是明智的。

如果术中未发现输尿管损伤,但在术后 48~72 小时出现明显的输尿管损伤,根据损伤的机制、外渗的严重程度、患者的病情和情绪状态,可以考虑立即修复。许多患者没有做好立即返回手术室的心理准备,或者可能在康复方面有困难。在这种情况下,采取暂时性的操作以解除梗阻、排空溢出的尿液和实现近端分流是非常合理的。如果患者希望快速解决问题,很少或没有尿性囊肿,并且在身体状况良好,早期修复是一个适当的选择。若损伤超过 72 小时,水肿和局部炎症反应导致组织易碎,可能导致修复成功的可能性降低。在这些情况下,或更晚发现损伤时,立即修复是不明智的。近端引流和控制尿瘘是必要的。手术修复可能要推迟 6~12 周,以使受伤区域的瘢痕和局部炎症完全消除。在延迟修复时,将顺行导管放置到损伤点可能有助于术中对损伤的识别。

术前处理

在尝试修复之前,仔细记录损伤的位置、长度和性质是很重要的。确定预期结果和可能的并发症是很重要的,并提出以下问题:输尿管重建可能成功吗？或者应该进行肾切除术吗？可以在原位进行重建吗？或者需要考虑采用自体肾移植的后置修复来优化重建成功率吗？

值得修复的输尿管损伤取决于同侧和对侧肾脏的功能以及患者的年龄和整体健康状况。应考虑患者的心血管状况、麻醉风险和预期寿命。一般来说,如果肾脏能提供总肾功能的 20% 左右,那么就值得挽救。换句话说,如果摘除肾脏,对侧肾脏能维持生命吗？解除输尿管梗阻很少会增加同侧肾功能;然而,它将防止进一步恶化。当肾实质剩余不多时,同位素磁共振可以提供关于分侧肾脏功能的信息,而同位素的保留和排泄率也可能表明集合系统扩张或存在梗阻。

在创伤情况中,首要目标是首先实现血流动力学稳定,然后识别损伤。有些情况下,由于血流动力学不稳定或输尿管组织状况不佳或不确定,输尿管损伤无法一期修复。可能有必要立即结扎离损伤部位最近的输尿管,放置肾造瘘管,并延迟修复。

修复的时机应该考虑到营养状况和其他系统性疾病,包括糖尿病、高血压和抗凝状态。如果可以建立连续性,可以使用肾造瘘管或输尿管支架来临时引流肾脏。如果已计划进行最终输尿管修复,但已留置输尿管支架,则在手术前至少 3~4 天取出支架以消除组织水肿,修复的难度将显著降低。在重建前应留取无菌尿液培养。

如果重建或肾切除术的并发症超过了成功重建的可能,可以考虑永久肾造瘘引流或双 J 支架[9]。这种方法的缺点是与这些管相关的不适,需要频繁更换输尿管支架或肾造瘘管以避免形成硬壳。金属共振支架[10]或双输尿管支架[11]可作为替代选择。

输尿管损伤处理策略

除了对输尿管损伤的解剖、位置、长度和类型的了解外,对处理输尿管损伤最重要的是了解每种技术的细微差别和局限性(图 14.6)。在此,根据我们的经验,提出处理输尿管损伤的建议和技巧。我们将内镜入路与基于输尿管位置的重建技术分开。多个优秀的图集和参考资料提供了完整的指导如何执行具体的技术或操作(*Hinman's Atlas of Urologic Surgery*[12], *Glenn's Urologic Surgery*[13], *Campbell's Urology*[14])[15],故不在这里赘述。此外,与外科医生最熟悉的方法相比,是否使用开放、腹腔镜或机器人辅助方法进行修复并不重要[16]。

输尿管重建的关键原则包括分离有活力的健康的输尿管组织,无张力吻合,使用输尿管支架进行腔内引流约 6 周。我们通常对所有的重建病例进行回流修复,因为我们的目标是将未来狭窄的风险降到最低,因为届时将会缺乏可利用的组织。我们通常会在输尿管修复处附近短期内放置引流管,同时留置导尿管以防止反流和膀胱过度充盈,以促进上尿路的引流。

内镜修复

内镜修补的主要适应证是短段输尿管狭窄。内镜下操作可分为狭窄切开或扩张[17]。与其他重建技术相比,这些技术的主要优点是并发症发病率最低。典型的适应证为 ≤1cm 的局灶性狭窄。对于 >1cm 的致密性狭窄,失败率很高。

球囊扩张治疗狭窄相对直接[18],但应强调几个关键点(图 14.7)。应行逆行肾盂造影以充分鉴别狭窄,不应移动 C 臂荧光检查仪以确保能鉴别与固定骨标志相关的狭窄。必须使导丝通过狭窄处。最初,亲水导丝(带或不带锁紧力矩装置的直导丝或折轴导丝)可以帮助导丝顺利通过。它应该通过血管造影交换导管来放置非亲水导丝以限制意外的脱位。另外,在将球囊反推到钢丝上之前,要确保球囊的形状尽可能紧密,这样球囊才能最容易地穿过狭窄处。在透视下用造影剂充气气球,以确保气球跨越狭窄。

腔镜下狭窄切开可用钬激光[19,20]或腔内切开或输尿管切开的 Acucise 设备[21,22]进行。切口的方向对于避免损伤周围结构至关重要。如果狭窄是近端靠近肾盂输尿管连接部,瞄准外侧。如果狭窄位于髂血管附近,瞄准前方。因为在直视下进行,钬激光可以更精确。激光应该穿过狭窄处,在它被拉出时进行切割。激光设置应采用高频率低功率能量。目标是观察到狭窄的"弹开",以便看到脂肪,这表明完成跨壁切口。同样地,Acucise 设备也可以用类似的方法,确保气囊跨越狭窄也很重要。我们通常先用 1.0mL 填充球囊,在透视下观察狭窄情况,然后用 5 秒的时间将球囊填充至 2.2mL。我们推荐 75W 的纯切割设置。如果不确定是否发生了切割,在设备拆除后,切割线上应该有一种特有的烧灼气味。如果设备需要重复使用,请注意气囊的形状可能太大,无法成功通过狭窄的部分。一个不错的技巧是使用在 Acucise 设备端

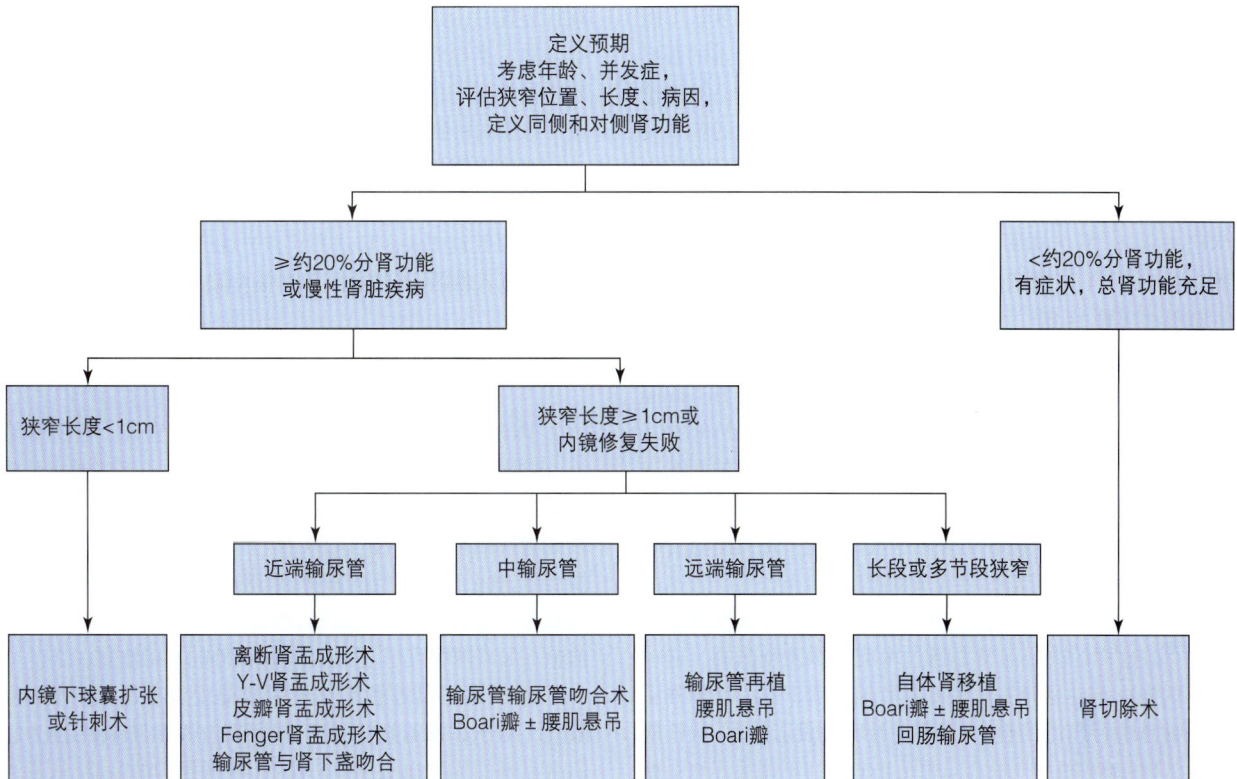

图 14.6　输尿管损伤处理流程。管理策略应包含患者的期望，年龄和并发症，狭窄部位、长度及病因，以及整体和分侧的肾功能

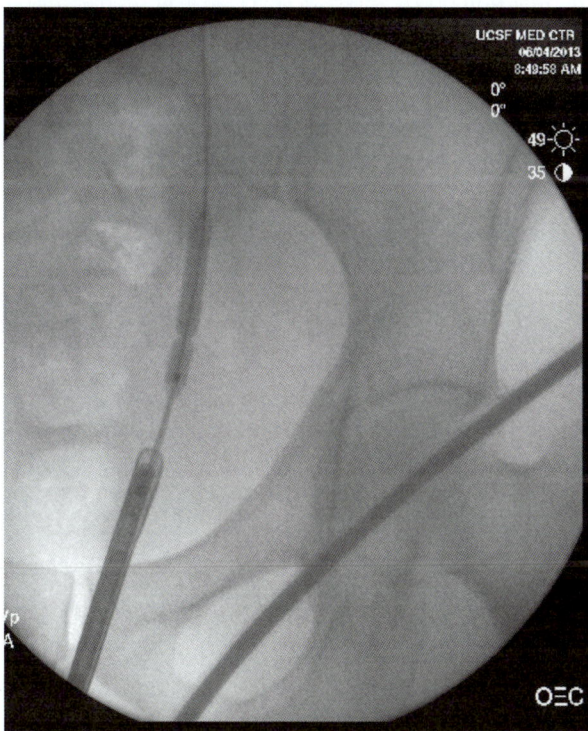

图 14.7　远端输尿管狭窄球囊扩张。注意球囊的"腰"表示狭窄的位置和口径。这项技术的目的是使"腰"在足够的压力下消失

口上的文字来引导切割的方向——如果需要横向切割，文字也应该是横向的。最后，根据我们的经验，我们发现如果存在高的反差浓度，切割的效果会更差。因此，我们在逆行肾盂造影时使用稀释造影剂。最后，7/10F 的 Acucise 腔内切开术支架可以放置 4~6 周。它没有侧孔，这是为了防止组织生长和管腔狭窄。也可以使用传统的 8~8.5F 双 J 支架或 Bard（Covington，GA）生产的 Schueller 输尿管切开支架。该输尿管支架有一个可调节的套管，其口径更宽，可以放置在狭窄处。它在欧洲广泛使用，在美国使用的频率较低。

另外，在输尿管镜检查过程中，特别是在采用输尿管镜检查技术的早期，曾有输尿管撕脱伤的报道[23,24]。在这种情况下，一旦发现这种损伤，最好停止操作，放置一个肾造瘘管，并决定延期处理输尿管。这时应与患者及家属沟通，避免草率的手术（通常是在深夜）。在患者暂时接受了肾造瘘管后，重要的是要告知患者从不同的重建方案中可以获益什么，在决定进行何种修复后，重要的是要组建正确的团队来进行最终的修复。

近端输尿管修复

输尿管重建在近端输尿管或肾盂输尿管连接部往往具有挑战性。手术成功的关键是实现无张力吻合[15]。已有研究表明，肾脏的游离可增加输尿管近端节段的活动能力。然而,根据我们的经验,游离肾脏并不能增加多少长度。可能使修复复杂化的其他因素包括周围的肾门血管、严重的瘢痕和小的肾内肾盂。内镜下的腔内切开术在此之前已被讨论过,它最适合于≤0.5cm 的短段局灶性狭窄。较长的狭窄可以治疗;然而,根据我们的经验,狭窄长度增加失败率更高。

对于肾盂输尿管连接部和近端输尿管狭窄,许多重建技术已被描述,但选择哪种方法最合适取决于解剖。这些技术包括 Foley Y-V 肾盂成形术[25]、Anderson-Hynes 离断式肾盂成形术(图 14.8)[26,27]、采用 Heineke-Mikulicz 技术[28]的 Fenger 肾盂成形术,以及使用从扩张的、冗余的肾盂中形成的不同皮瓣。如果存在交叉血管,可以考虑采用 Hellstrom 手术,即利用周围筋膜或脂肪将血管移出梗阻区域(通常是头侧)[29]。对于离断式技术,重要的是要在吻合口的两端进行广泛的吻合,以避免狭窄的复发。我们采用间断的、可吸收的缝合线,使组织能够吻合。一般情况下,先关闭吻合后壁,然后置入输尿管支架,再完成前壁吻合。

或者,如果肾盂不足以进行修复,可以进行输尿管造口术[30-32]。这样的决定通常是通过术前影像来预测的。这一操作的先决条件是肾实质最低限度地覆盖下极。这种方法的关键是进行广泛的吻合,以避免狭窄复发。然而,从长期来看,这些修复的一个根本问题是它们往往不能很好地引流尿液,因为由于生理上的蠕动,尿液有从下极向肾盂推进的倾向,而不是通过广泛开放的吻合。这可能导致随后的结石、感染和疼痛。这些通常是非常复杂的情况,修复是最后的选择。

在这些情况下放置输尿管支架有时会很棘手,特别是在腹腔镜或机器人辅助手术中。我们建议开始先留置三腔导尿管。膀胱应当充盈约 200mL(含或不含亚甲蓝),这样导丝

顺行放置时,才容易在膀胱内盘绕。这将确保可靠的远端支架卷曲。当导管被妥当放置入膀胱后可见亚甲蓝回流。在矿物油中浸透的金属丝有助于支架的通过。可以使用超声或可弯曲的膀胱镜引导,以确保准确的位置。

这些病例常常伴有结石。最好在重建时解决这些问题,而不要等到以后。结石的取出可通过软性膀胱镜或输尿管镜通过腹腔镜 Trocar 口进行[33,34]。由于需要额外的设备和灌注液流入术区,这些情况常常令人沮丧。

中段输尿管修复

中段输尿管的修复很有挑战性,因为它位于髂血管附近,很难获得输尿管近端或远端的活动能力。这些通常是最困难的重建病例。对于 2cm 或以下的短节段狭窄,可以进行输尿管端端吻合术(图 14.9)[35-37]。在狭窄水平进行输尿管横切后,我们进行广泛的修剪,采用可吸收线间断缝合,使组织吻合。吻合时先关闭后壁,然后置入输尿管支架,再关闭前壁。如果网膜可用,这可以增加额外的支持修复。

此外,还可以考虑其他方法,但是要注意每种技术的局限性。对于右侧的修复,使用阑尾或输卵管很容易,因为它们有良好的周围血液供应。然而,根据我们的经验,从长远来看,这些都无一例外地会失败。在左侧,输尿管可与乙状结肠或降结肠吻合。在这些病例中存在已知的肿瘤可能性[38];然而,当它们被实施时,这些是典型的最后选择。此外,颊部移植物输尿管成形术最近已被报道,尽管随访时间有限[39-42]。其他不同的方法也已被报道,包括使用输尿管外膜作为支持或在扩大移植后使用肾周或大网膜脂肪作为支持。要确定这种修复的长期效果,还需要进一步的跟踪调查。

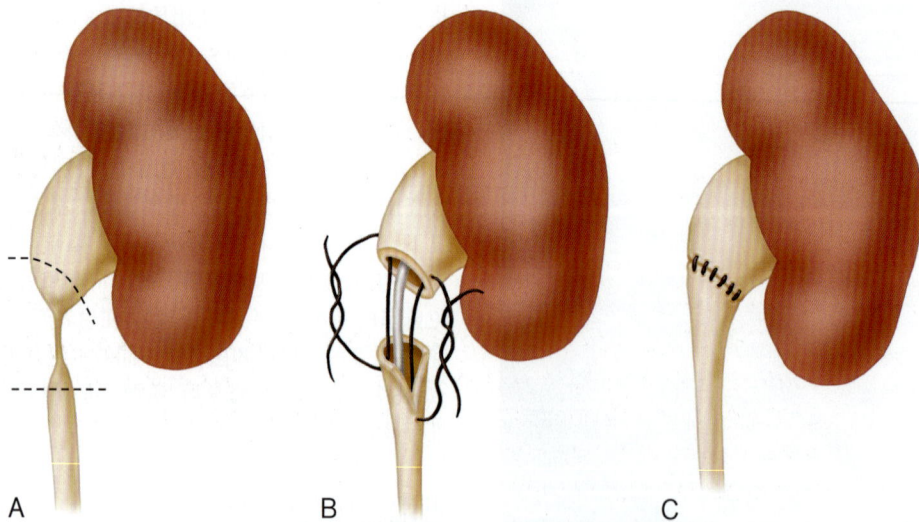

图 14.8 离断肾盂成形术。A. 虚线表示病变输尿管区域及计划切口。B. 病变段切除后,劈开近端输尿管。我们发现最简单的方法是先用可吸收缝线全层间断吻合后壁,然后顺行放置输尿管支架,再完成前壁的吻合。C. 吻合完成后,我们选择保留支架 6 周,放置导尿管 1 周(With permission from Wein AJ, Kavoussi LR, Campbell MF. Campbell-Walsh Urology, 10th ed. Philadelphia, PA: Elsevier Saunders, 2012: Figure 41.16.)

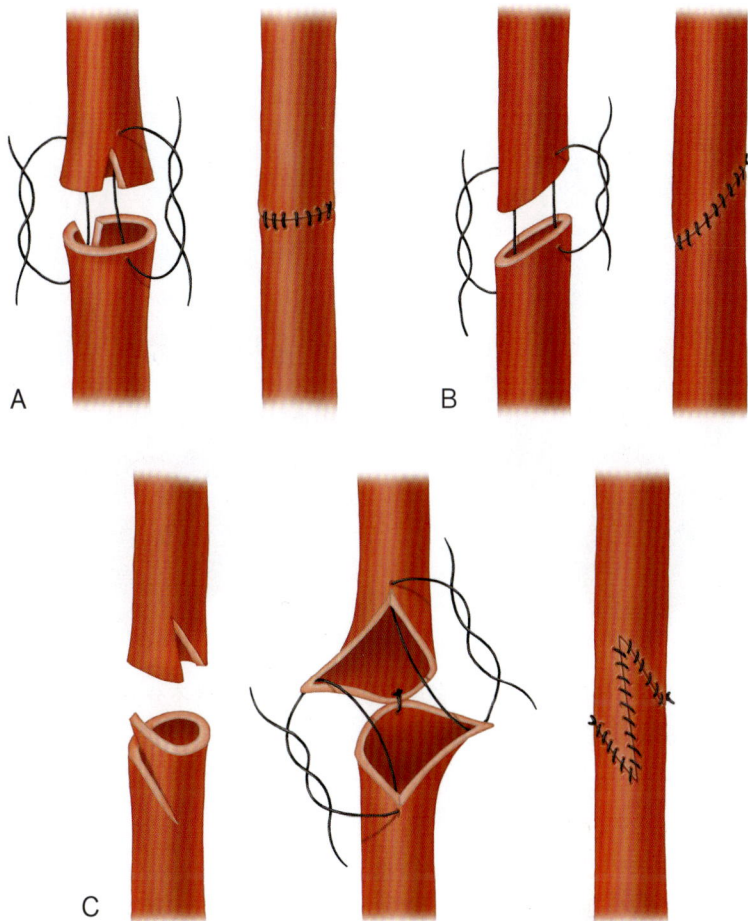

图 14.9　输尿管输尿管吻合术以使管腔直径最大化。A. 输尿管边缘劈开。B. 斜吻合。C. Z-plasty 技术 (With permission from Smith RB, Skinner DG(eds.). Complications of Urologic Disorders. Philadelphia: WB Saunders; 1976: 137.)

通常创造力可以为这些特别困难的修复提供一个成功的结果。如果对侧肾脏无功能，可以对该肾脏进行肾切除术，并进行输尿管端-端吻合术[43,44]。对侧输尿管可活动，并与同侧输尿管近端吻合。然后肾脏尿液会引流到对侧的三角区。在这些罕见的病例中，了解总肾和分肾功能是至关重要的。如果存在双侧狭窄，我们使用一段小肠进行"反向 7"手术。肠近端通过肠系膜的一个窗口进入，维持等腹壁位。近端与两侧的输尿管或肾盂相对(通常需要通过肠系膜窗口)，然后远端与膀胱圆顶相连。与其他肠段位于尿道的病例一样，应具有足够的肾功能(血清肌酐>176.8μmol/L)，并无炎症性肠病或放射性肠炎。术后问题包括尿路结石、感染和电解质失衡。

最后，腰大肌悬吊(**图 14.10**)结合 Boari 瓣肾盂膀胱造口术是输尿管高位狭窄或较长段狭窄的一种选择[45,46]。在这些情况下，无论是单独或合并，关键是要确保足够的(至少 300mL)初始膀胱容量，因为这些操作将不可避免地缩小膀胱的大小。如果膀胱容量小，则应考虑另一种重建方法。对于这两种方案，关键的一步都是从腹膜附件中游离对侧膀胱。我们通常不游离对侧椎弓根，因为这通常是不必要的。

单纯采用腰大肌悬吊术，通常可以将膀胱抬高至高于髂血管的水平(**图 14.10**)[47,48]。在进行斜前膀胱切开术之前，我们用冲洗器扩张膀胱，以了解腰大肌悬吊能提供多长的长度。将不可吸收的缝线置入腰大肌时，缝线的方向是纵向的，而不是横向的，这是很重要的，这是为了避免误扎生殖股神经或股神经。

Boari 瓣成功的关键是了解血管供应与皮瓣长度的关系(**图 14.11**)[49-51]。一般情况下，皮瓣的基部应宽约 4cm，皮瓣长度应不超过皮瓣宽度的 3 倍。重要的是要避免沙漏形畸形，通过创建一个更宽的基底并向皮瓣的顶端缓慢锥化，这一点很重要。

远端输尿管修复

远端输尿管修复的挑战性可能在于其具有欺骗性，因为在穿过髂血管后，输尿管会进入骨盆深处，通常很难识别输尿管及其周围的结构。根据我们的经验，我们认为重要的是要告知男性患者在这些修复过程中存在输精管损伤的风险。通常在这些病例中有明显的瘢痕，需要结扎脉管以显露和游离远端输尿管。

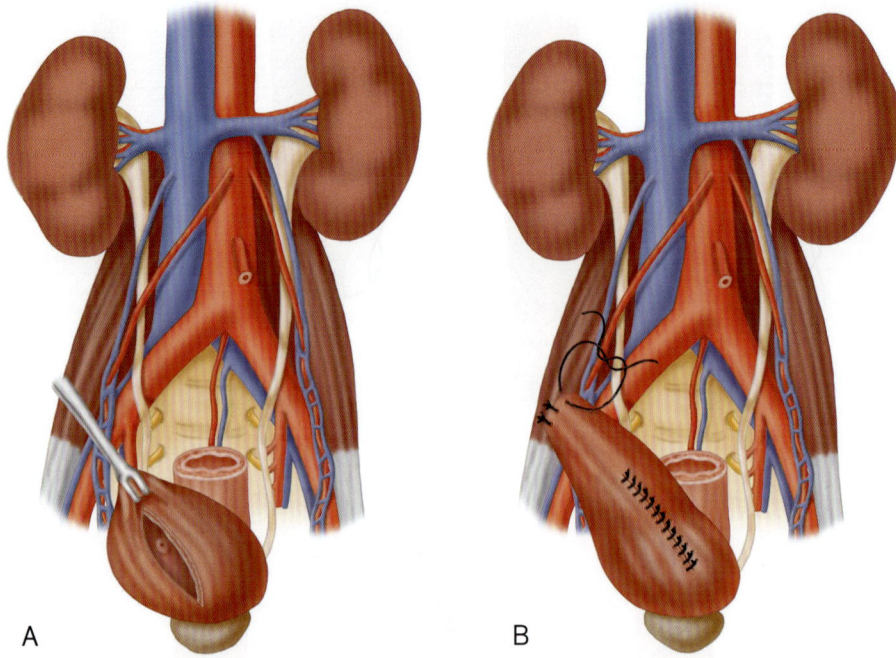

图 14.10　腰肌悬吊。A. 膀胱游离后进行前膀胱切开术。我们通常不分离对侧膀胱蒂。B. 膀胱穹窿与同侧腰肌肌腱固定，完成输尿管再植 (With permission from Wein AJ, Kavoussi LR, Campbell MF. Campbell-Walsh Urology. 10th ed. Philadelphia, PA: Elsevier Saunders, 2012: Figure 41.31.)

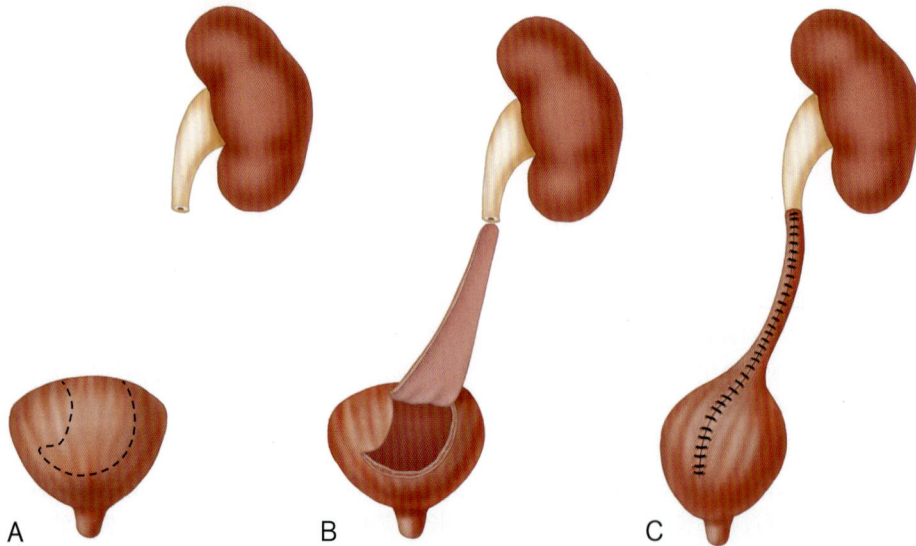

图 14.11　Boari 瓣。A. 目标皮瓣标记在游离膀胱上。B. 皮瓣的底宽约 4cm，皮瓣长度不超过皮瓣宽度的 3 倍。C. 皮瓣完成 (With permission from Wein AJ, Kavoussi LR, Campbell MF. Campbell-Walsh Urology. 10th ed. Philadelphia, PA: Elsevier Saunders, 2012: Figure 41.33.)

远端输尿管修复的主要选择包括直接重新植入膀胱圆顶[37,52,53]或腰大肌悬吊[47,48]。选择何种手术取决于狭窄的位置和长度以及患者的膀胱容量。远端和短节段狭窄最好通过再植来解决。更近端定位和更长的狭窄可能需要腰大肌悬吊或结合 Boari 瓣的腰大肌悬吊。

长段输尿管修复

治疗长段或多段输尿管狭窄的选择很少。主要的选择包括腰大肌悬吊结合 Boari 瓣、回肠输尿管和自体移植。如前所述,如果对侧肾脏功能不佳,可以切除对侧肾脏同时行输尿管端端吻合术。虽然其他人报告了良好的结果[45,54-57],我们还是倾向于避免实施回肠输尿管,主要是因为这种术式涉及对两个器官系统的影响[58]。此外,除了结石形成、黏液产生和尿路感染的风险外,间置肠段还会影响代谢[59]。这些病例应局限于膀胱容量和肾功能(GFR>30mL/min)充足、无炎症性肠病或放射性肠炎的患者。

最近,我们针对最困难的狭窄做了更多的腹腔镜肾切除术联合自体移植手术[60]。这是最后的努力,因为那里有大量的瘢痕组织。该手术的优点是可以在工作台冷缺血的情况下重建输尿管和肾盂,比开放或微创手术容易得多。关键是要找到没有瘢痕的临界点。根据同侧髂窝的瘢痕程度,有时我们需要将肾脏放在对侧。如果狭窄的范围非常靠近肾盂,可以对移植肾进行肾盂膀胱造口术[61]。重要的是要与移植团队建立良好的关系,并通过团队的协作和努力来执行和优化这些步骤以争取手术成功。

其他事项

通常肾脏解剖变异会增加输尿管重建的复杂性。对于盆腔肾脏,由于肾脏靠近膀胱,我们经常进行肾盂膀胱造口术[62]。对于马蹄型肾脏,重要的是要知道经常存在的多肾门

血管的位置。对于输尿管走行于肠系膜下动脉下方的肾峡部前面者,据报道,沿无血管平面横切峡部有助于重建。但是,每一种独特的情况都需要特别注意[63]。

小结

输尿管损伤在病因学中经常是多因素的,成功的处理需要对解剖学有深入的了解,并有可用的工具进行修复。修复的目的是恢复生活质量和维持肾功能,同时尽量减少并发症。通常情况下,这需要在数周到数月的过程中进行多次手术。最出色的外科医生不仅是一位了解每种技术的优点和局限性的富有创造力的外科医生,而且是一位能够与患者及其家人沟通和讨论以确定最佳修复方案的外科医生。

(顾良友　译)

参考文献及自测题

第 15 章　外伤相关并发症的处理

ALLEN MOREY and TIMOTHY TAUSCH

要点
1. 现代成像技术诊断的准确性明显提高,血流动力学稳定的肾外伤患者应接受非侵入性治疗,仅在不稳定时进行血管内或手术干预。
2. 对于腹膜内和复杂的腹膜外膀胱破裂,以及伴尿道漏尿的简单腹膜外损伤,应行手术治疗。
3. 在骨盆外伤患者中,有指示性症状(尿道口出血,无法排尿,膀胱憋胀感)或无法通过导尿管,应及时行逆行尿道造影评估尿道损伤。
4. 骨盆创伤引起的后尿道断裂损伤的处理包括立即行耻骨上膀胱造瘘进行减压,然后进行内镜下修复或延迟的选择性尿道成形术。
5. 有典型病史提示阴茎断裂的患者应立即接受治疗手术修复,而影像学检查(超声或磁共振成像)可能有助于不清楚病例的诊断。

肾脏外伤

在过去几十年,伴随着器官损伤验证系统和微创血管造影干预技术的进步,肾损伤的管理明显改善。虽然肾切除术是常见的和传统的护理标准,但绝大多数钝性和穿透性损伤现在都可以非手术治疗。

病因与处理

肾脏损伤是最常见的泌尿生殖系统外伤,占腹部实体器官外伤的24%[1]。由于肾脏位于腹膜后,仅由肾盂和脉管系统固定,因此容易受到减速损伤。使用延迟成像的计算机断层扫描(CT)仍然是评估血管和集合系统损伤的最常用方法。

尽管手术探查是传统的治疗方法,但模式已转向非手术治疗。紧急手术通常会采取肾切除术[2],随着成像、监测和血管内技术的进步,大多数受伤的肾脏现在可以得到有效的保护[3]。目前美国泌尿外科协会关于泌尿生殖系创伤的指导方针提倡对血流动力学稳定的肾损伤患者进行无创管理,对复苏反应差的不稳定患者进行强制性干预(血管内或外科)[4]。

并发症

肾损伤后的一个常见问题是持续性的尿外渗,可导致尿性囊肿、肾周感染,甚至肾功能丧失。全身性抗生素治疗和密切观察可使许多患者的病情得到缓解[5]。在重复成像中发现持续性尿漏的患者(48小时后),或有诸如扩大尿性囊肿、发热、疼痛、肠梗阻、瘘管或感染等并发症的患者,应使用内置输尿管支架进行尿路引流[4]。引流有助于避免进一步的并发症，如肾周脓肿。

偶尔，患者可能在最初的创伤后几周出现迟发性出血，首选的治疗是卧床休息和补液。如果出血持续，血管内动脉造影术通常可以定位损伤血管，然后可以通过栓塞来控制出血。由于肾动脉狭窄引起的肾缺血（Goldblatt 肾）、血肿或尿性囊肿压迫实质（Page 肾）或动静脉瘘引起肾素-血管紧张素轴受到刺激者，偶尔会出现高血压[6,7]。

输尿管外伤

输尿管的外伤很少见，仅占泌尿系统外伤的 1%。虽然外部和内镜创伤可以损伤输尿管，最常见的原因仍然是医源性损伤，多发生在妇科、泌尿外科或结肠直肠外科病例中[8]。第 14 章详细讨论了医源性输尿管损伤的处理，第 43 章将讨论重建手术。由于与创伤相关的输尿管损伤通常是穿透性的，输尿管支架放置或手术修复的治疗取决于损伤的位置和严重程度。

病因与处理

由于其解剖位置在腹膜后，受椎骨和肌肉组织的保护，输尿管不太容易受到外力的影响。因此，输尿管损伤在所有穿透性病例中占不到 4%，在所有钝性损伤病例中占不到 1%[9]。

在怀疑输尿管损伤的病例中，推荐行静脉造影增强轴向显像的延迟显像，如果术前无显像，则可在开腹手术中直接显像。对于病情稳定的患者，根据损伤的性质和严重程度，可以先修复创面，然后置入支架或切除挫伤部位并进行修复。无论是支架还是经皮肾造口术（如果支架不能放置）都可以将尿液从部分或延迟出现的输尿管损伤中引流出来，并在患者从急性创伤中恢复后再进行最终修复[4]。

并发症

如果未被发现，可能会出现严重的并发症，因此在处理这些患者时，及时、准确的诊断势在必行。漏诊和持续的输尿管尿漏可导致尿性囊肿形成（图 15.1）、脓肿、输尿管狭窄、瘘管，并可能导致整个同侧肾脏功能丧失。未及时发现输尿管损伤的患者可增加肾切除率和延长住院时间[10]。

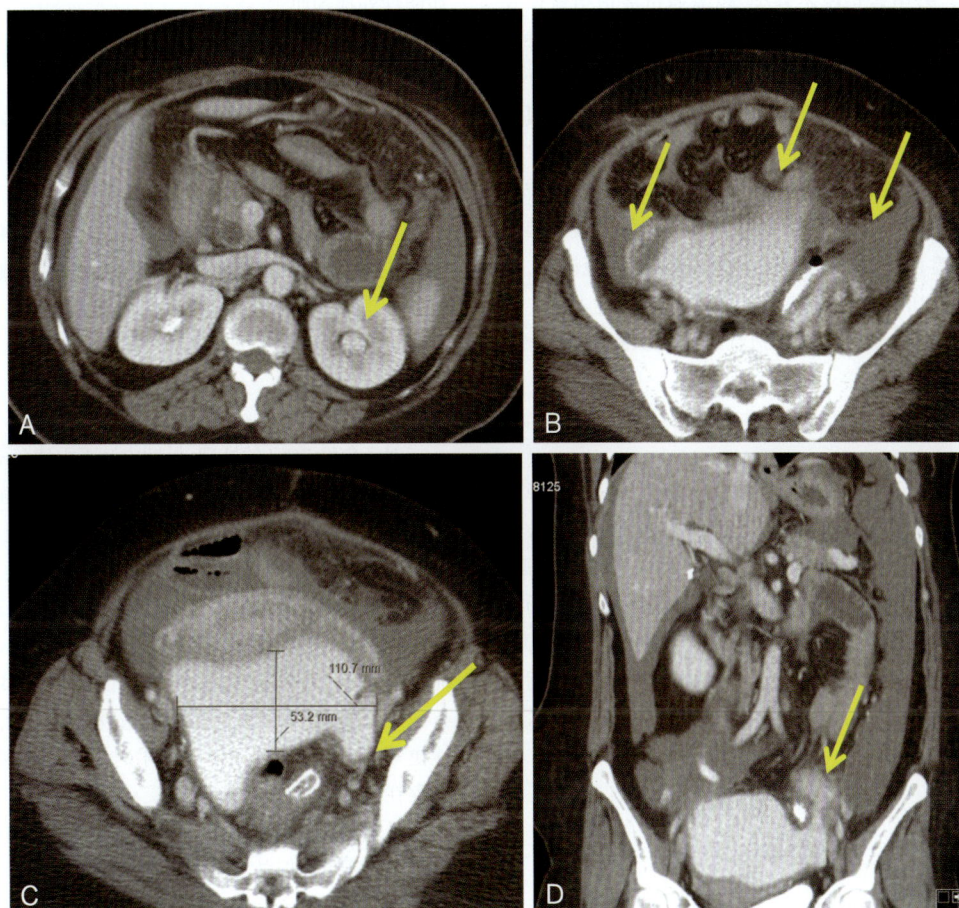

图 15.1 结肠手术后输尿管损伤的延迟识别。该患者发热和可疑骨盆脓肿。CT 尿路造影显示：A. 左近端肾积水（箭头）。B. 尿性腹水，在腹水内有分层对比（箭头）。C. 外渗从输尿管损伤部位进入尿性囊肿（箭头）。D. 围绕子宫外渗的蜂窝织炎（箭头）(Figure provided by Samir Taneja.)

膀胱外伤

病因与处理

由于膀胱在解剖学上位于骨性骨盆的深处，它相对来说不易受外力的伤害。显著的钝性力量，如快速减速、跌倒或挤压，可导致膀胱破裂，以及穿透性伤害，如骨碎片、弹丸或外科医源性损伤。由于所受外力足以损伤骨性骨盆内的膀胱，所以伴随损伤也很常见（80%~94%），死亡率可能很高，且通常是由于非泌尿系统的原因[11-13]。

当临床怀疑时，如意识清醒的患者有耻骨上痛或腹痛，且在诱发事件后无法排尿，可以做出诊断。其他的伴随损伤或患者精神状态的改变可能会掩盖症状；因此，当损伤机制提示可能累及膀胱时，均应进行评估。留置导尿管后肉眼血尿是典型的第一个指征，几乎普遍存在[14,15]。导尿管放置困难或尿道口出血可能提示伴随的尿道损伤，在这些病例中应进行逆行性尿道造影。

膀胱破裂最好用排泄期的膀胱造影进行评估。另外，轴向成像与膀胱注入造影剂可用于情况稳定的患者。对于腹膜外膀胱破裂，若患者情况不复杂，仅需通过尿道引流保守处理，通常在损伤后 14 天内，当膀胱造影证实无造影剂外漏时即可将其取出。如果患者情况复杂，有其他需要进行开腹手术或矫形手术的损伤，一旦待病情稳定，应立即进行腹膜外损伤的修复，因为这样并发症的发病率较低[16,17]。

腹膜内膀胱破裂应立即进行手术修复，因为保守治疗不太可能治愈这些损伤，而且往往实际情况比影像学报告结果更严重。仔细检查输尿管并评估是否有明确的尿液流出，可以评估输尿管损伤，并根据需要进行修复或支架置入术。再次留置导尿管，并在取出前通过膀胱造影确认膀胱完整性，以确保确切的愈合。

并发症

如果及时诊断和适当处理，膀胱损伤后的并发症会降到最低。延误或漏诊可导致严重的并发症，比如在严重的复杂盆腔损伤患者中。如果没有及时发现，患者可能会出现酸中毒、氮质血症、感染发热和脓毒症、急性肾衰竭、腹膜刺激征、肠梗阻、尿性腹水，甚至腹腔间隔室综合征引起的呼吸系统损害。在复杂的泌尿生殖系统损伤或伴发结肠直肠损伤时，可能会出现尿失禁、瘘管或狭窄，这就需要复杂而困难的重建手术。

尿道外伤

及时识别和诊断尿道损伤是成功处理的关键，以取得最好的治疗结果和预防迟发性并发症。狭窄的位置决定治疗方法，前尿道（海绵体部和球部）或后尿道（膜部和前列腺部）损伤的具体机制也影响治疗选择。对任何尿道损伤的紧急处理通常包括将尿液从损伤部位引流出来，虽然许多前尿道损伤可以立即进行手术处理，但许多后尿道损伤的患者最终需要在几个月后进行正式的手术修复。

后尿道损伤

后尿道损伤是典型的"离断"型损伤，常与多系统损伤同时发生，如机动车事故、跌倒、工伤等。这些损伤几乎总是与骨盆前环骨折或耻骨分离有关，移位的程度与尿道损伤的高风险相关[18]。相反，只有 10%~15% 的骨盆骨折与尿道损伤有关。10%~20% 的骨盆骨折和尿道损伤患者也被同时诊断为膀胱损伤[19]。

每种后尿道损伤的临床和外科表现可能不同。内镜或开放前列腺手术与连续性狭窄和保留远端外尿道括约肌有关。与此相反，骨盆骨折与尿道膜部断裂有关。这些损伤被称为"骨盆骨折尿道损伤"（pelvic fracture urethral injuries，PFUI）。有趣的是，一份报告发现，尸检显示 10 例患者中有 7 例在外括约肌远端骨盆骨折后出现尿道断裂，这与历史上认为这些损伤发生在固定的前列腺尖部和较少支撑的尿道膜部交界处的观点相矛盾[20]。此外，尿动力学研究证实，许多PFUI 患者在吻合性后尿道成形术后的尿道前列腺膜区存在功能性外括约肌[21]。

诊断

由于 PFUI 通常与更严重的伴随损伤相关，因此复苏和稳定患者病情至关重要。当损伤机制预示可能发生 PFUI时，裂口处的三联征-尿道口出血、排尿障碍和明显的膀胱充盈可能提示尿道断裂。因为这些典型的症状或其他症状（"高骑"前列腺或会阴血肿）在临床上可能不存在，当导尿管不能插入膀胱时，常常首先怀疑是 PFUI[22]。当怀疑有PFUI 时，立即行逆行尿道造影有助于诊断。

处理

对于急性 PFUI 的处理，早期内镜下重建（primary endoscopic realignment，PER）和耻骨上置管（suprapubic tube，SPT）分流（延迟后尿道成形术）哪种更好的争论仍在继续。专家之间没有达成共识，文献对最终发生尿失禁、阳痿和尿道狭窄概率的报道也各不相同[23-37]。与单纯放置耻骨上造瘘管相比，早期重建的明显优点是可以显著降低狭窄率（56% vs 97%）[37]；然而，最近的一系列报道显示，PER 仅在 21%（4/19）的患者中有效[34]。此外，最近的一份报告显示，重建后形成的狭窄可能更短，因此在进行尿道成形术时可能更容易治疗，尽管这也存在争议[32]。

虽然目前对于 PFUI 的紧急处理，PER 和 SPT 的放置都是可以接受的，但放置 SPT，并在损伤后 2 个月再行后尿道成形术以取得最终和持久的疗效，可以避免一个漫长和复杂的临床过程，以恢复尿道通畅[38]。此外，对于受伤严重或病情不稳定的患者，应采用经皮放置 SPT 作为更迅速的方法。这样可以稳定病情和治疗伴随的损伤，后尿道成形术可以在病情得到控制的情况下进行。

并发症

在修复时,完全切除纤维化瘢痕组织是绝对必要的,其结果与完全切除瘢痕直接相关(**图 15.2**)[39]。后尿道成形术后,5%~15% 的患者在吻合口会出现再狭窄[40-43]。然而,由于大部分纤维化瘢痕组织已被切除,内镜治疗(直视下尿道内切开术)已被证明在处理这些患者方面是成功的。

勃起功能障碍(erectile dysfunction,ED)通常发生在骨盆骨折后,平均发病率约为 50%[41,44-46],也有报道高达 82%[43]。与 PFUI 相似,ED 的发生与盆腔环破裂本身的性质有关[47]。PFUI 后 ED 的确切病因尚不清楚,但理论上可能包括海绵体神经损伤、动脉功能不全、静脉漏和直接的身体损伤,尽管大多数情况下 ED 的病因可能是多因素的[48-50]。不同的比率和病因机制主要依赖于个别的研究方法,因此想得出有意义的结论是不可能的。从解剖学上讲,由于勃起神经和血管与损伤机制的接近,我们可以得出这样的结论,即损伤可能是其中之一造成的,也可能是两者共同造成的。此外,据报道,神经性 ED 随着时间的推移而改善,这表明神经失用而非完全中断可能是一个原因[50]。

令人惊讶的是,尿失禁在 PFUI 后较罕见(<4%)[41],在绝大多数患者,PFUI 后有其他的控尿机制以帮助保持控尿。膀胱颈和尿道括约肌有助于防止不自主尿漏;PFUI 后尿道括约肌可能受损,但只有膀胱颈也同时受损时,患者才会出现尿失禁[51]。最近,尿动力学数据显示,相当比例的患者在修复后也会有显著的外括约肌功能障碍[21]。对于持续性尿失禁的患者,建议放置人工尿道括约肌。

前尿道损伤

前尿道从膜部尿道向远端延伸至尿道口,并由阴茎阴囊交界处将较短的球部尿道近端与较长、远端下垂的尿道分开。考虑到外部解剖位置,前尿道更容易受到穿透性损伤(如刺伤或枪伤),但大多数损伤涉及钝性压迫("骑跨")损伤、阴茎折断伴尿道断裂或医源性损伤(如导尿或内镜尿道手术后)(**图 15.3**)。

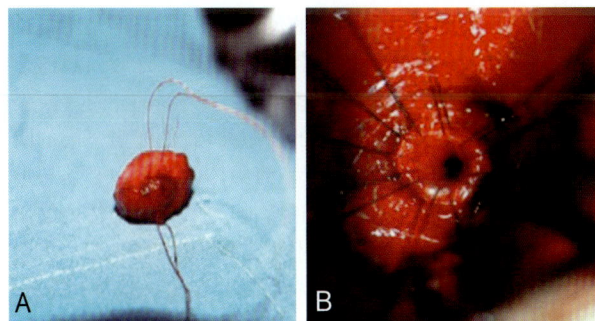

图 15.2　在 PFUI 患者的后尿道成形术中,完全切除血肿吸收导致的纤维瘢痕(A)是成功的关键,这使得健康的尿路上皮(B)可获得精确的黏膜对合

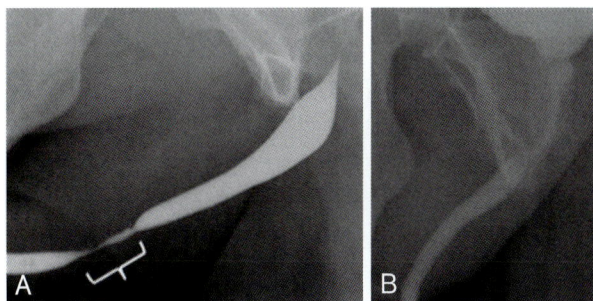

图 15.3　一例逆行尿道造影(A),患者行内镜激光汽化术治疗前列腺增生。2 个月后他出现阻塞性排尿,发现一处悬垂部狭窄(括号处)。一次扩张失败,考虑到它的位置和 2.5cm 的长度,我们用重叠的颊黏膜背侧和腹侧嵌体进行了尿道海绵体缝合术,通过膀胱排尿尿道造影可以看出取得了良好的术后效果(B)

耻骨压迫球部尿道,或"骑跨损伤",是最常见的前尿道损伤,通常由发生于会阴的直接暴力导致耻骨压迫球部尿道。另外,阴茎缩窄环可继发组织缺血损伤前尿道,而导尿或内镜下尿道手术可损伤球部尿道,导致挫伤或部分尿道中断。医源性损伤真实的严重程度,以及来自缩窄环的损伤,可能要到诱发事件发生后多年才会变得明显[52]。虽然很少与骨盆骨折相关,但在大约 15% 的阴茎断裂中可能会遇到前尿道损伤[53]。

诊断

仔细的病史询问和体格检查应引起对前尿道损伤的怀疑,因为这些损伤可能立即发生,也可能在相当长的一段时间后才发生。骑跨损伤常以延迟的方式出现,伴有阻塞性排尿症状和特发性病因。在 78 例骑跨损伤患者中,Park 和 McAninch 报告了在出现时间上的巨大变异性,40% 的患者在急性损伤的情况下就诊于急诊科,60% 的患者在最初损伤 6 个月 ~10 年后出现症状[54]。血尿,阴茎袖状血肿(局限于 Buck 筋膜的损伤),排尿困难,会阴"蝶形"血肿(损伤穿透 Buck 筋膜)是急性期常见的症状。除了会阴"蝶形"血肿外,Buck 筋膜的渗透可以使尿液和/或血液扩散到阴囊(阴囊肉膜)、前腹壁(Colles 筋膜)和/或大腿(阔筋膜)。对于疑似前尿道损伤的患者,应进行逆行性尿道造影。膀胱软镜也可以用来帮助诊断尿道损伤,虽然放射成像通常足以诊断尿道损伤。

处理

根据放射学、临床或内镜检查结果,前尿道损伤可分为三组。虽然尿道挫伤在逆行尿道造影中的表现可能是正常的,但这些损伤最好通过膀胱镜在"常规"逆行尿道造影中确定。另一种情况是尿道部分中断,在逆行尿道造影中表现为造影剂外渗,并可见损伤附近的尿道或膀胱显影。完全破裂表现为造影剂全部外渗,近端尿道或膀胱不显影。

前尿道挫伤应使用导尿管处理约 2 周,然后进行排尿期

膀胱尿道造影(VCUG)以确认尿道通畅。应向患者交代挫伤处延迟性尿道狭窄的可能性。

逆行尿道造影诊断的部分尿道中断可以通过各种方式进行处理。尿分流(通过 SPT)和至少 2 个月后的正式修复可以解决炎症和使瘢痕组织成熟。虽然一些专家支持进行一次放置导尿管的尝试,但应考虑到这一尝试中有引起完全尿道中断的可能性。如果导尿管放置不成功,应经皮放置耻骨上造瘘管。保留部分中断的尿道黏膜可能足以进行再上皮化和最终的管腔再通;然而,这需要定期评估尿流情况和咨询关于未来狭窄发展的可能性。

对于完全断裂的患者,可以考虑立即或延迟修复,这取决于伴随的损伤或外科医生的经验。对于较小程度的骑跨损伤,单纯的一期前尿道修复在狭窄率和 ED 方面显示出良好的效果[55,56]。对于低速枪伤患者,建议进行一期修复,因为单纯放置导尿管会导致严重得多的狭窄率[57]。在这些病例中,应进行有限的海绵体清创术,因为强健的体表血液供应可使大多数挫伤区域自行愈合[58,59]。在高速枪伤中,应进行 SPT 引流和延期修复,因为这些患者的组织损伤程度更大。

并发症

由于前尿道损伤的 ED 和尿失禁风险远低于后尿道损伤,因此与前尿道损伤相关的主要并发症包括尿道狭窄的形成和感染。如果不及时处理,感染的尿液或血液持续外渗可能导致尿道皮肤瘘、尿道脓肿或尿道憩室。长时间的尿外渗进入海绵体也可能导致海绵体纤维化增加,导致尿道狭窄延长。因此,较长的前尿道狭窄需要更复杂的颊黏膜移植物(BMG)或筋膜皮瓣。

由此合并尿道狭窄的患者常常要接受诸如扩张或尿道切开等内镜手术,这些手术常常需要重复进行。这些干预措施会使患者遭受疼痛和并发症,对生活质量产生负面影响[60]。扩张的成功率也很低,大多数患者最终需要进行明确的尿道修复。

对于尿道成形术后出现复发性狭窄的患者,可考虑直接显露尿道并切开(DVIU),以治疗在初次手术 6 个月后复发且直径小于 1cm 的单纯性球部狭窄。在这种情况下,成功率可以达到 9%~52%;然而,较长、多发、阴茎或远端狭窄对重复的扩张/切开反应差[61-66]。对于长(>3cm)、复杂或多灶性复发性狭窄的患者,需要用颊黏膜移植或阴茎皮瓣替代尿道成形术(图 15.4)。然而,典型的情况是,尿道成形术失败的患者会出现局灶性短节段狭窄,可用吻合技术进行有效治疗,成功率高达 93%[67]。

为了提高尿道成形术的成功率,需要考虑以下几个方面。最重要的是,所有的瘢痕组织必须完全切除。在再次手术中,通常会发现狭窄延伸至原始组织平面的近端,这表明在初次手术过程中近端分离不充分。为了最好地实现完整的瘢痕切除,可以通过术前放置导丝或通过 SPT 通道(如果有的话)进行顺行性内固定来精确控制近端尿道腔[67]。通过尿道镜检和狭窄处的直视或触诊,可以很容易地确定瘢痕最远端的范围[68]。

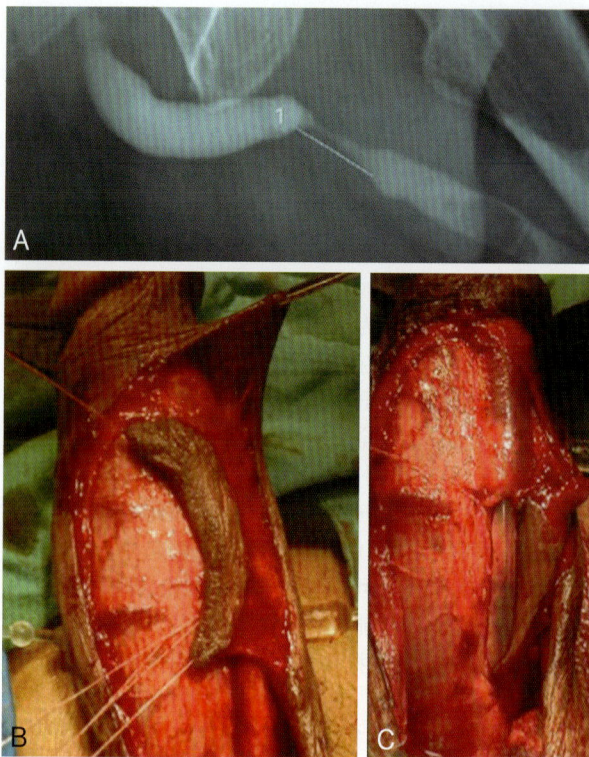

图 15.4　经尿道手术后出现悬垂狭窄患者的逆行尿道造影(A)。尝试扩张失败后,用一个 Orandi 阴茎皮瓣(B),作为瘢痕节段的替代(C)

在切除尿路上皮瘢痕之后,周围的纤维化组织也必须切除。通常需要用手术刀切割,因为剪刀可能不能有效地切割包裹尿道的致密纤维化组织。由于这些原因,切除技术可能优于非切除方法,因为瘢痕组织在二次手术中将会更多。

外生殖器

阴茎断裂

病因与处理

由于其外部位置和相对的灵活性,阴茎损伤是不常见的。钝性损伤通常只发生在勃起的阴茎上,这时白膜的弹性组织可能受到损害,如阴茎断裂。一般来说,阴茎断裂发生于剧烈的性行为或不当的自慰技巧,例如当坚硬的阴茎滑出阴道,撞击会阴或耻骨。海绵体内的压力必须超过 1 500mmHg,当勃起的阴茎不正常地弯曲,或海绵体内的压力超过了白膜的拉伸强度时,才会发生断裂[69]。

这种损伤通常是白膜的横向撕裂,长度一般为 1~2cm,一般位于悬吊韧带远侧的腹外侧(此处白膜最薄)[53,70]。诊断通常很简单,通过病史和体格检查就能做出可靠的诊断。通常会听到撕裂声,接着是疼痛,并迅速出现水肿和阴茎淤血("茄子畸形")。由于这种伤害的社会心理影响,患者常常感到尴尬,并可能推迟他们到急诊室或诊所就诊的时间。

据报道,阴茎断裂可导致尿道损伤,发病率高达 24%[71]。有尿道口出血、镜下或肉眼血尿或排尿困难的患者应高度怀疑。逆行尿道造影可能是不准确和耗时的,从而延误手术修复时机[72]。由于患者可能正在进行白膜缺损的手术修复,应通过软尿道镜直接观察以评估尿道。如果发现尿道缺损,应谨慎进行开放修复以切除损伤组织和精确的尿路再通。

对于临床不明确的病例,当病史和体格检查不一致时,可以考虑影像学检查来评估白膜完整性。磁共振成像已被证明是一种无创和准确的方法来显示白膜的缺陷[73],但是这种检查是昂贵和费时的。超声是一种更广泛使用的方式,可以很容易地进行,并可以帮助外科医生术前评估和规划[74](图 15.5)。

并发症

及时诊断和治疗可改善预后,降低并发症发病率。如果在受伤后 8 小时内进行治疗,患者的修复效果明显好于延迟修复(>36 小时)[70]。如果进行手术治疗,发生阴茎弯曲的患者不足 5%,而保守治疗的阴茎弯曲率超过 10%,胀肿或斑块占 25%~30%,住院时间延长[75-78]。一个可怕的并发症是长时间的勃起功能障碍,因为阴茎海绵体的完整性受到损害。然而,也有方法可以将这种损害降至最低,当断裂被及时进行手术治疗时,勃起功能率与对照组相似[79]。

阴茎截断

病因与处理

阴茎截断是相当罕见的,通常是生殖器自残的结果。绝大多数(65%~87%)的患者患有精神分裂症,在所有病例中都应进行精神病咨询[80,81]。下体和尿道的再吻合,以及阴茎背侧血管和神经的显微外科修复可获得最佳效果(图 15.6)。

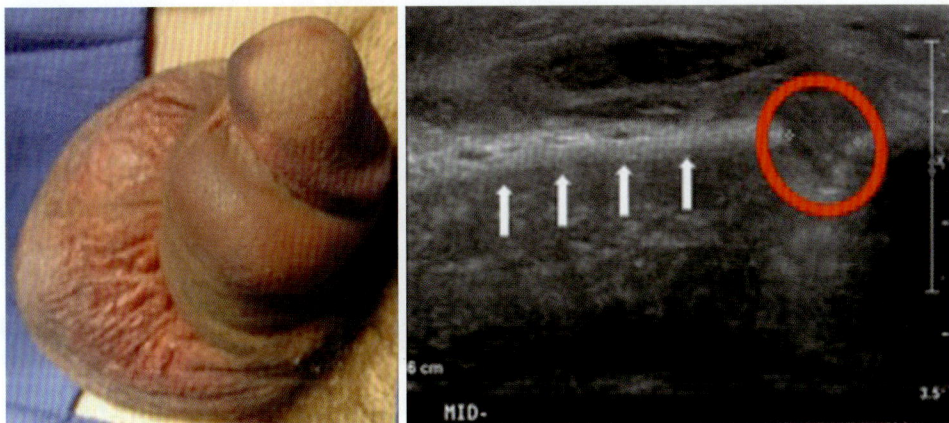

图 15.5 一例性交中发生阴茎损伤后 1 周的患者。他自受伤以来可以勃起,一直能够进行性交。检查显示有轻度的瘀斑和肿胀,但鉴于他的病史,进行了超声检查。超声清楚地显示了白膜上皮(箭头)和与阴茎断裂一致的缺损(圆形)。经手术探查证实了损伤,缺损也被修复

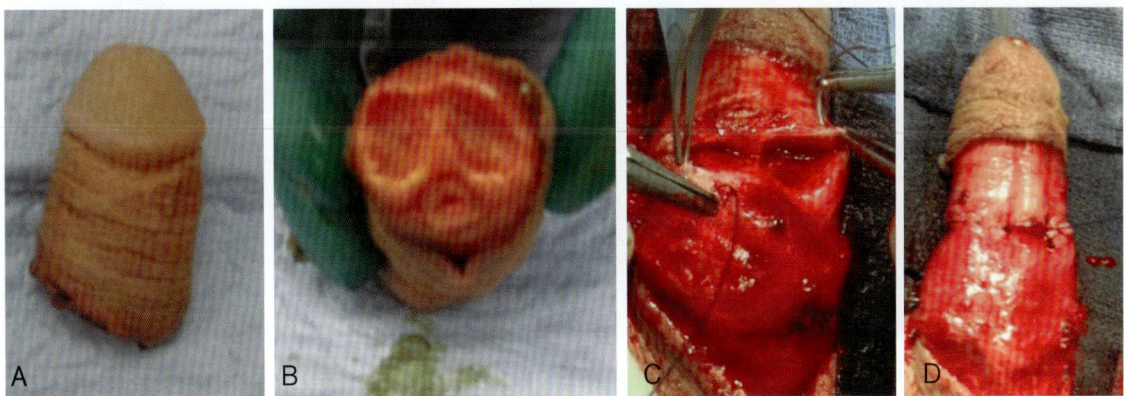

图 15.6 精神病患者阴茎的自截断。远端(A)被发现并用"双袋"技术保存,与患者一起运输来诊。清洁残端近端,清除坏死组织。然后重建海绵体(C),留置导尿管关闭尿道(D)。采用显微外科技术重新连接神经血管结构

如果没有显微外科支持,重新吻合阴茎海绵体和尿道就足够了,但可能会失去阴茎的皮肤和感觉。

切下的阴茎应用生理盐水冲洗,用盐水纱布包裹,然后放入无菌塑料袋中保存。然后把这个袋子再放入一个装满冰块的袋子里,和患者一起转移[82]。长时间与冰直接接触会导致低温损伤,如果小心搬运断端,在经过 16 小时的冷缺血或 6 小时的热缺血后依然可以成功再植[83]。

并发症

阴茎再植手术最常见的潜在并发症是远端节段的缺失(血管损伤或反复自残)、阴茎麻木和勃起功能障碍。仔细观察神经血管吻合与显微外科技术有助于恢复血流,使神经再生。通过肉眼或显微镜修复,大约 50% 的患者可以恢复勃起功能;但微血管修复可减少尿道狭窄、皮肤或感觉丧失等并发症[82]。

睾丸外伤

诊断与处理

阴囊瘀斑和肿胀,以及检查时难以摸到睾丸轮廓,可能提示钝性或穿透性阴囊损伤后睾丸破裂。如果损伤机制和临床检查与睾丸破裂一致,可以考虑立即探查。在延迟或不明确的病例中,超声可能有助于诊断(图 15.7)。

超声是评价睾丸损伤的首选方法。最常见的特征性表现是睾丸轮廓消失,实质回声质地不均匀[84]。应及早探查和修补,以防止白膜破裂引起的并发症。

并发症

预防并发症的最佳方法是及时发现和修复任何白膜缺损,并清除失活的软组织(图 15.8)。这减少了睾丸因缺血和

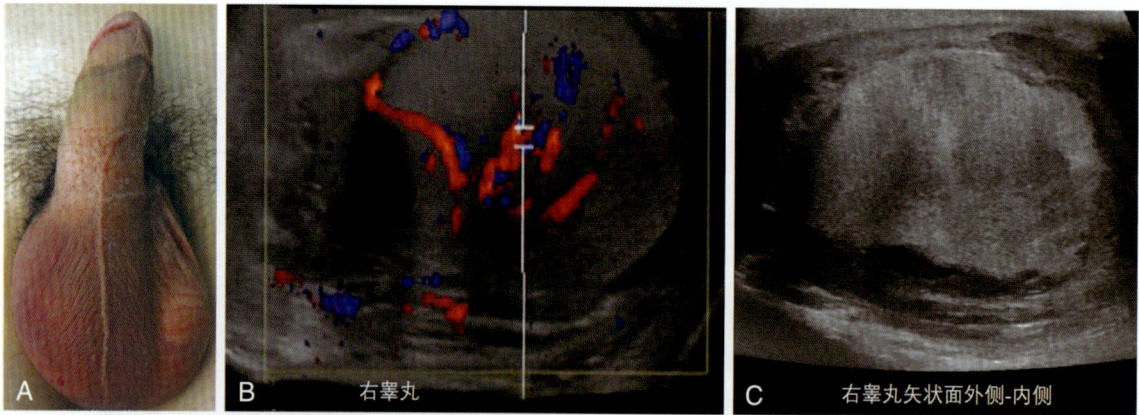

图 15.7 一名 15 岁的患者因长曲棍球(运动时未戴生殖器护具)造成阴囊损伤。他的体格检查(A)显示一个柔软的、有瘀斑的半球,超声检查(B)证实有动脉血流到右睾丸。注意轮廓不清和实质异质性,这是睾丸破裂的迹象(C)

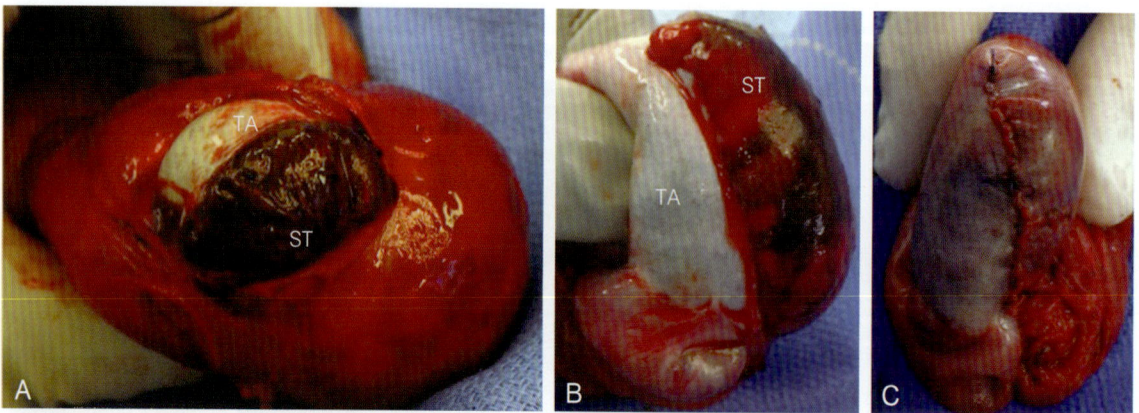

图 15.8 阴囊探查(A)发现白膜(TA)有缺损,生精小管(ST)被挤压。线状撕裂沿右睾丸整个纵轴延伸(B)。在清除所有不能存活的组织后,用 5-0 PDS 缝合封闭白膜(C),保留约 75% 的睾丸体积,动脉血流经多普勒信号得到确认

感染而萎缩的机会[85]。如果损伤没有得到及时诊断和治疗，睾丸功能丧失的机会就会大大增加，由于生精小管接触全身血液而产生的抗精子抗体也会导致潜在的不育问题。

修复应包括清除所有失活的组织，并尽可能地封闭白膜。在白膜不能存活或损伤太严重而不能完全闭合的情况下，可以考虑用鞘膜移植物来覆盖缺损[4]。如果最初的创伤是穿透性的，建议立即探查以减少并发症。

（顾良友　译）

参考文献及自测题

3

容易出现并发症的手术情景

第16章　肥胖患者的泌尿外科手术

SOTT C.JOHNSON and NORM D.SMITH

要　点	1. 肥胖患者越来越常见，他们也是全身各系统疾病治疗都要面对的特殊群体； 2. 肥胖对很多泌尿系疾病有很重要的病理生理影响； 3. 为达到更好的术后效果，对待肥胖患者手术应注意一些特殊要点。

过去几十年里，肥胖很快成为了全世界范围的健康问题。从 1980 年以来，全世界肥胖人口增加了两倍，大概有 2 亿人口超重。在美国估计有超过三分之一成人肥胖，并且有三分之二成人超重。有研究显示在美国 5 人死亡中就有 1 例是因肥胖而死亡[1]。过去五十年里，肥胖人口大概增加了 3 倍，并且还在继续增长[2]。**图 16.1** 阐释了到 2030 年肥胖人口比例的预测曲线。如果肥胖人口继续按照现有速度增长，可能会导致全人类人口平均寿命缩短，这种现象在过去两个世纪都未发生过[3]。

肥胖的健康相关并发症多种多样，因为肥胖是各种慢性

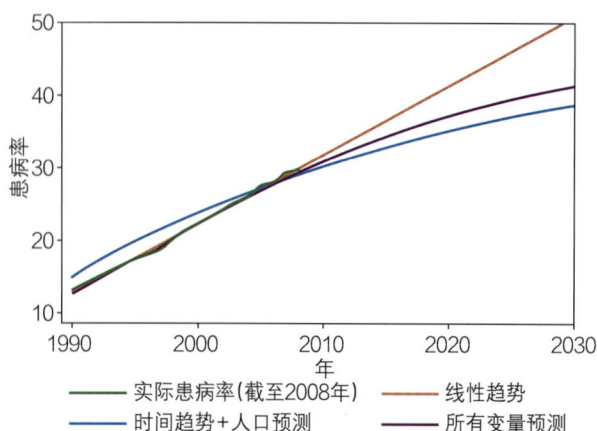

图 16.1　肥胖的实际和预测患病率（体重指数≥30）(From Finkelstein EA, et al. Obesity and severe obesity forecasts through 2030. American Journal of Preventive Medicine 2012; 42.6: 563-70.)

疾病的高危因素，包括 2 型糖尿病、心血管疾病等。另外，肥胖会通过增加一些恶性肿瘤发生而增加死亡率。由于肥胖的这些并发症，医疗卫生组织投入在肥胖相关疾病的花费越来越多。2006 年，肥胖患者的平均医疗费用比正常体重患者增加约 1 429 美元，或者增加 42%[4]。

世界卫生组织定义超重和肥胖为过多的脂肪堆积，对健康造成影响。最常用的肥胖测量指标为体重指数（body mass index，BMI），即用体重（kg）除以身高（m）的平方。BMI 假定脂肪堆积不受身高所影响。WHO 定义 BMI 大于 25 为超重，大于 30 为肥胖。WHO 关于 BMI 的分类见**表 16.1**。多项研究表明，BMI 与体内脂肪含量呈正相关[5]。BMI 对于测量中心脂肪并不准确，另外两个指标包括腰围/臀围比值和腰围在一些流行病学研究中常用，以反映中心脂肪情况。BMI 并不完美，但最容易测量，因此也是最广泛使用的指标。

由于肥胖患者越来越多，泌尿外科的肥胖患者也逐渐增加。一方面，肥胖可增加以下泌尿系统疾病的发病率，包括肾癌、进展期前列腺癌、尿石症、下尿路症状。另一方面，泌尿外科医生应该比以往更重视超重和肥胖患者手术带来的额外困难和挑战。

肥胖患者注意要点

泌尿系统恶性肿瘤

20 世纪 70 年代，多项流行病学研究表明肥胖是很多

表 16.1　按体重指数国际分类的成人体重不足、超重和肥胖

分类	体重指数
低体重	<18.50
严重体重下降	<16.00
中度体重下降	16.00~16.99
轻度体重下降	17.00~18.49
正常体重	18.50~24.99
超重	≥25.00
体重增加	25.00~29.99
肥胖	≥30.00
一度肥胖	30.00~34.99
二度肥胖	35.00~39.99
三度肥胖	≥40

(Adapted from WHO, 1995, WHO, 2000, and WHO 2004. World Health Organization. Obesity: preventing and managing the global epidemic. No. 894. World Health Organization, 2000.)

恶性肿瘤的高危因素,此后才逐渐引起人们注意。与肥胖密切相关的恶性肿瘤包括结肠癌、乳腺癌(绝经后女性)、子宫内膜癌、食管癌和肾癌。所有肿瘤相关死亡原因中约 15%~20% 可归结为超重或肥胖[6]。

肥胖与肿瘤之间的生物学机制尚不完全清楚,很可能涉及肥胖对代谢和内分泌系统的影响,以及肽类和类固醇激素的合成。胰岛素抵抗和高胰岛素血症与血液中游离脂肪酸升高相关,可能与多种肿瘤的发生密切相关。胰岛素可促进胰岛素样生长因子 1(IGF1)的合成,进而促进细胞的增殖且抑制细胞凋亡[7]。另外一项高胰岛素血症与肿瘤相关的证据是,多种肿瘤与 2 型糖尿病密切相关,而 2 型糖尿病患者均有长期的胰岛素抵抗和高胰岛素血症。

肥胖除了与恶性疾病相关联,也对恶性肿瘤的手术治疗有很大影响。在肥胖患者中手术难度和复杂程度会大大增加,如围手术期并发症、肿瘤难以完全切除、术后肿瘤学预后差等。

前列腺癌和前列腺根治性切除术

肥胖对性激素有显著作用,可通过提高芳香化酶的活性升高雌激素水平,而降低睾酮水平。因此可以推测,肥胖可能对雄激素相关恶性肿瘤的发病率有影响。肥胖与其他性激素相关的恶性肿瘤的相互关系已比较明确,如绝经后乳腺癌和子宫内膜癌等,但是前列腺癌与肥胖之间的关系尚未明确。

已发表的 meta 分析在肥胖与前列腺癌的发病率未得出一致结论。一些研究表明两者之间有较弱的相关性[8],而另一些研究表明无相关关系[9,10]。但是这些 meta 分析所纳入的研究有很大的异质性,均未将前列腺癌作为肥胖相关的恶性肿瘤之一[5,11]。

尽管 BMI 与前列腺癌的发病率无显著相关性,但是肥胖却与进展期前列腺癌显著相关。有 meta 分析表明,BMI

每增加 5 个单位,前列腺癌为进展期的概率增加为 1.12 倍 (95% CI 1.01~1.23)[8]。Discacciati 也发现 BMI 每增加 5 个单位,前列腺癌为进展期的概率增加为 1.09 倍(95% CI 1.02~1.16),而是局限性前列腺癌的保护性因素(RR=0.94, 95% CI 0.91~0.97)[12]。这种肥胖在局限性和进展性前列腺癌双向的效应可能解释了其与前列腺癌总发病率无显著相关性的原因。肥胖与高危前列腺癌的发病率相关,也解释了高危前列腺癌在肥胖患者中的死亡率升高。Calle 等对 900 000 人进行前瞻性研究,发现 BMI>35 时,前列腺癌的特异性死亡率增加了 34%[6]。另一项 meta 分析表明,BMI 每增加 5 个单位,前列腺癌特异性死亡率增加了 15%[13]。

前列腺根治性切除术后的结果与肥胖和进展期前列腺癌的关系也相一致。一项多中心综述发现,肥胖患者与高级别肿瘤、切缘阳性和生化复发显著相关[18]。同样,CaPSURE 数据库研究结果表明,BMI 升高与生化复发显著相关,特别肥胖的患者生化复发概率为正常体重的 1.69 倍[19]。另外,肥胖患者术后发生尿失禁和性功能障碍的概率明显增加[20-22]。

技术要点

肥胖可增加开放和机器人前列腺根治性切除术的手术技术难度。开放手术中,肥胖患者手术切口更深,增加了暴露和操作难度,神经血管束和膜部尿道暴露更加困难。为了增加前列腺尖部的暴露,有学者提出术中可行耻骨切开术,但通常也可通过扩大切口,使用手术切口牵张器以及术中放大器协助手术暴露和操作。

相对于开放手术,机器人手术在暴露深部组织和操作精细程度方面更有优势,但肥胖仍对手术有一定影响。肥胖患者通常由于气道压力、膈肌抬高、呼吸问题等而不能够耐受 Trendelenburg 体位。肥胖患者腹部突起,影响机器人定位、机械臂摆动,也限制操作器械进入盆腔。这种情况下选择合适的穿刺部位很重要,可在腹部最突起部位的下方进行穿刺。

在前列腺癌肥胖患者进行术前准备时,如果疾病本身短期不会明显进展,可推荐患者术前减肥再行手术。通常通过手术获益的患者有充足的时间减肥。如果体重未能明显下降,也可考虑其他治疗手段。

肾癌、根治性肾切除术和肾部分切除术

肾细胞癌是肾癌中最常见的类型,与肥胖之间的相关性更加明确。多数流行病学研究显示肾癌的发病率与肥胖直接相关。其中一些研究表明肥胖女性比男性更容易患肾癌,而非肥胖人群中肾癌的发病与性别无相关性。2001 年的一篇 meta 分析纳入 11 个研究,发现 BMI 每升高 1 个单位 (kg/m²),男性和女性罹患肾癌的概率分别增加为 1.06 和 1.07 倍。这与其他报道中肥胖患者肾癌患病率增加 1.84 倍相一致[23]。Calle 等前瞻性随访约 900 000 人,发现 BMI 升高与肾癌特异性死亡风险显著相关,约 70% 因肾癌死亡患者的

BMI 大于 35[6]。高血压和糖尿病均与肥胖相关,也是肾癌的危险因素。虽然有潜在的混杂因素,但肥胖可独立于高血压对肾癌的发生风险有显著影响[24,25]。WHO组织下的国际癌症研究协会,已将肾癌纳入肥胖相关肿瘤之一。

与前列腺癌相似,肥胖同样影响肾癌的手术治疗,并且为重要的影响因素,因为超过一半需要手术的肾癌患者均为肥胖患者。肾癌手术的入路不同,因此肥胖对术后结果影响的数据混有不同入路手术的结果。有数据表明无论合何种入路,肥胖均增加了并发症的发生概率[26]。肥胖同样增加了腹腔镜手术中并发症的发病率,甚至肥胖被认为微创手术的相对禁忌[26,27]。随着手术经验的增加,更多研究表明肥胖与术后结果无显著相关[28-30]。Romero 等比较了开放手术和微创手术对肥胖和非肥胖患者的术后结局的影响,发现开放手术中,肥胖患者相比于非肥胖患者,手术时间更长、出血更多、缺血时间更长、并发症增加、住院时间更长。而在微创手术中,肥胖患者与非肥胖患者相比,仅仅出血更多手术,其他结果无显著差异。国家手术质量发展报告从 2005 年到 2012 年的数据表明,与开放肾部分切除术相比,腹腔镜肾部分切除术手术并发症更少,而在极度肥胖的患者中,两者的差异更明显(22.2% 对 9.2%)。机器人手术解决了腹腔镜手术的部分技术难题,因此很多学者选择机器人手术治疗肾脏小肿瘤。机器人肾部分切除术中,肥胖与非肥胖患者手术结局除出血量增加外,无显著差异[31]。2005 年至 2012 年,一份国家外科质量改进计划的报告显示,在所有 BMI 分类中,腹腔镜肾部分切除术患者的总体并发症比肾开放式部分切除术患者少,但病态肥胖患者的差异最大,为 22.2% 对 9.2%[32]。机器人手术降低了腹腔镜肾部分切除术的一些技术门槛,许多人认为机器人肾部分切除术是治疗小肾肿块的首选方法。与非肥胖患者相比,接受机器人肾部分切除术的肥胖患者有相似的结局,但失血量更多[33,34]。

技术要点

肥胖患者进行肾脏肿瘤切除手术,患者体位非常重要。侧卧位下体重压力可能造成神经损伤、横纹肌溶解和间隔综合征。体位的技术要点在第 9、31、37 章中有介绍。包括上肢需要仔细垫好,胳膊、胸部和骨盆牢固固定,避免患者身体过度屈曲,这些均能降低体位相关损伤。应尽量避免过度抬高肾脏,以减少腰部肌肉张力过大。无论是完全侧卧位还是斜卧位,患者骨盆均应充分旋转,将承重部位放在髂嵴上,而非臀部或骶前肌肉上。

肥胖患者中肾脏的游离更为困难,因为其肾周脂肪和结肠周脂肪更多,开放手术中皮下脂肪更厚,这些均会对手术造成影响。肾周脂肪经常呈炎性、富血供且紧贴肾被膜。术者应首先确定肾脏周围的关键解剖部位,从而减少副损伤,充分游离肾脏。肾部分切除手术中,切除肾周多余脂肪以充分游离肾脏,更有利于肾部分切除的操作。

选择何种手术方式主要根据术者经验和习惯。与微创手术相比,开放肾切除术手术切口更大、手术部位更深、围手术期并发症更多。肥胖患者进行腹腔镜手术,术者应由经验丰富的医生担任,以防止手术时间太长,从而避免体位相关的并发症和影响呼吸功能。

膀胱癌

肥胖与膀胱癌的发病率尚未明确。大型流行病学数据并没有显示两者之间直接相关,只有部分研究显示两者关联性[35-37]。Koebnick 等针对 5 万人进行数据分析,发现 BMI 与膀胱癌显著相关,极度肥胖患者膀胱癌发病风险增加为 1.28(95% CI 1.02~1.61)[38]。并且一项 meta 分析发现,控制吸烟影响后,肥胖患者患膀胱癌的风险增加值 1.09[39]。而最近一篇系统综述并未发现 BMI 与膀胱癌的发生有显著相关[40]。Calle 等从 900 000 人队列中得出,并未发现肥胖与膀胱癌特异性死亡无显著相关,可能对临床更有指导意义[6]。

尽管肥胖对于膀胱癌的发生是否有影响尚无定论,但已明确肥胖对膀胱癌治疗的结局和并发症有显著影响。非肌层浸润性膀胱癌中的肥胖患者更容易发生复发、进展和死亡[41,42]。肥胖患者接受膀胱根治性切除术后,再住院率更高、出血更多、并发症也更多[43-45],尤其是术后肠梗阻和造口旁疝发病率较高[46-48]。但肥胖对膀胱根治术后患者生存影响仍无定论。Chromecki 等在一篇多中心综述纳入了 4 000 多患者,发现 BMI>30 与疾病复发、肿瘤特异性死亡、总死亡率显著相关[49],而在其他报道未发现该关联[50,51]。也有研究发现肥胖患者在膀胱根治性切除术后恢复更好,这与肥胖的在其他慢性疾病中的影响相一致,即肥胖悖论[52,53]。但很少人提倡增加体重以获得更好的术后治疗效果,可能低 BMI 的患者因为伴有营养不良和肌肉消耗而预后不良。一项单中心根治性膀胱切除术的研究中,BMI 增加对于术后效果有保护作用,而将肌肉减少症作为混杂因素调整后,这种保护作用则消失[53]。

技术要点

膀胱根治性切除术手术注意要点与前列腺切除术相一致。术中需要扩大切口、适当牵引,以便在分离膀胱之前,更好的暴露盆腔重要血管。因为肥胖患者的肠系膜脂肪含量高,更厚,活动度差,尿流改道在肥胖患者难度会增加。扩大肠系膜切口,以更好的分离肠道,其中谨慎选择作为输出道的肠段非常重要。造口中如果肠道与皮肤吻合有张力,可使用 Turnbull loop 技术。扩大肠系膜远端切口有助于延长肠段长度。

下尿路症状

肥胖是良性前列腺增生(benign prostatic hyperplasia,BPH)和下尿路症状的危险因素。1985 年 Glynn 等发现仅有 BMI 是 BPH 的预测因素[54]。几十年之后 Hammarsten 等发现前列腺体积与代谢综合征的表现显著相关,其中包括肥胖、高胰岛素血症、高血压和脂代谢异常[55]。其他的数据也显示 BPH 是代谢综合征的结局,可能由高胰岛素血症而引发[55,56]。腹部脂肪过多被公认为代谢综合征的主要特征。Giovannucci 等发现腹型肥胖可预测下尿路症状的发生[57]。多项其他研究也证实了两者的相关性[56,58,59]。不仅下尿路症状与肥胖显著相关,肥胖患者在接受前列腺增生手术后的恢复效果也更差。Gacci 等发现腰围>102cm 的患者在前列腺手术后症状无明显改进,尤其对于储尿期症状改善不明显[60]。

勃起功能障碍

通常认为肥胖会损伤性功能,其中勃起功能也不例外[61]。多项研究显示肥胖中尤其是腹型肥胖对勃起功能障碍(erectile dysfunction,ED)有显著影响[62-64]。ED 的发生与多种因素相关,包括血管性原因、神经性原因和内分泌相关病因。肥胖均与这些原因密切相关,因此可以推断肥胖与 ED 的关系。肥胖是糖尿病发生的高危因素,而糖尿病可导致微血管的损伤和神经性病变。肥胖可以降低睾酮水平而升高雌激素水平。超重和肥胖患者比正常体重人群发生 ED 的风险估计增加为 1.5 倍和 3 倍[65]。肥胖患者 ED 治疗棘手,尤其在糖尿病患者,因为药物治疗效果往往不理想。一项随机临床试验中,Esposito 等发现生活方式改变和减肥能在三分之一的肥胖 ED 患者中显著提升性功能[66]。

以上这些结论在对前列腺根治性切除术患者咨询时非常重要,因为肥胖患者术后发生 ED 的风险更大。

泌尿系统结石

随着肥胖的发病率越来越高,结石的发生也越来越普遍[67]。流行病学数据也证实两者之间的相关性。Curhan 等从健康护理研究 I 和专业健康随访研究的数据中发现,仅在女性中,BMI 升高是结石发生的危险因素[68]。另一项研究在此基础之上,增加了健康护理研究 II 等数据,发现 BMI 升高在男性和女性中均与结石的发生相关,相对于 BMI 在21~22.9 的患者,男性患者中,肥胖患者结石发病率增加为1.33 倍,而在女性患者中,肥胖患者结石发病率增加为 1.9~2.09 倍。并且,腹型肥胖本身就可导致结石的发生[69]。肥胖症中结石的发生增加可能与多种原因相关,且与代谢综合征密切相关。高胰岛素血症和胰岛素抵抗影响肾脏排出氨的能力[70],因为在肥胖和糖尿病患者的尿液更多呈酸性[71,72]。低 pH 尿液是尿酸结石形成的危险因素,而肾脏调节酸碱平衡能力失调也会导致低枸橼酸尿[73]。高胰岛素血症导致该尿钙[74],低枸橼酸尿和高胰岛素血症均会增加草酸钙结石的发生风险。

肥胖对于结石的手术治疗也影响很大。欧洲泌尿外科协会(EAU)指南建议病态肥胖的患者行开放手术取石,但由于开放手术的并发症,很少人会选择该术式治疗。体外冲击波碎石在肥胖患者中疗效较差[75,76]。肥胖患者带来的问题

是 X 线上结石定位不准,以及皮肤到结石距离增加[75,77,78]。一篇系统综述中显示,在平均 BMI 为 42.2 的结石患者中行输尿管软镜手术治疗,其清石率可达 87.5%[79]。经验丰富的医生在肥胖患者行经皮肾镜手术同样可以达到与其他微创手术类似的清石率,但相应的手术时间较长,医生术中会暴露于射线[80-84]。泌尿内镜协会临床研究中心(CROES)针对 5 803 名患者进行前瞻性回访,发现经皮肾镜碎石术在肥胖患者中安全可行,但是清石率较低,后期再次手术率较高[85]。影响肥胖患者的经皮肾镜碎石术的原因有很多。其中从麻醉角度看,俯卧位影响手术过程中的呼吸功能和静脉回流,在肥胖患者中尤为严重[86]。肥胖患者与正常体重患者解剖有所不同,结石距离皮肤较远,常规的手术器械和手术技术可能需要进一步改进。为提高手术成功率可采取的措施包括:使用加长肾镜、加长肾镜鞘或者固定镜鞘尾部后,再将镜鞘置于皮下脂肪[83,87]。无论何种手术方式,肥胖患者手术均需要术者的手术经验和术前周密规划(表 16.2)。

结论

肥胖已经成为严重影响健康的医学问题,并且还有增加的趋势。肥胖与多种慢性疾病密切相关。与泌尿外科相关的问题包括:肥胖显著增加了肾癌的发病率,并且与进展期

表 16.2 肥胖对泌尿系统的影响

	增加风险	对治疗的影响
前列腺癌	总体风险↔ 进展期前列腺癌↑	• 复发的风险较高 • 尿失禁和性功能障碍风险增高
肾癌	↑↑	• 微创手术可能导致较少的并发症
膀胱癌	↔	• 可能在治疗 NMIBC 后预后较差 • 失血、肠梗阻、再住院可能增加 • 晚期并发症,如吻合口旁疝和输尿管小肠狭窄可能增加
下尿路症状	↑	• 手术可能效果不佳
勃起功能	↑	• 口服药物对糖尿病患者的疗效可能较差
泌尿系统结石	↑↑	• ESWL 效果较差 • PCNL 手术难度增加

NMIBC,非肌层浸润性膀胱癌;ESWL,体外冲击波碎石术;PCNL,经皮肾镜取石术。

前列腺癌、结石、下尿路综合征和勃起功能障碍密切相关。肥胖患者手术的体位相关并发症、伤口并发症和静脉血栓栓塞等也更多见。另外，肥胖患者在前列腺根治性切除手术后治疗效果较差。因此，在肥胖患者进行手术前，术者需结合以上所有这些风险及自身经验技术认真考虑，制定手术方案。

（李新涛 译）

参考文献及自测题

第17章 妊娠患者的泌尿外科手术

VERNON M. PAIS JR and LAEL REINSTATLER

要点

1. 妊娠患者体内尿液变得更容易形成结石。
2. 妊娠结石患者首选保守治疗。如果手术指征明确,可选择输尿管支架管置入术或者肾造瘘置管术,或者直接输尿管镜碎石术。禁忌对孕妇行体外冲击波碎石治疗。
3. 如果需要影像学检查,妊娠患者首选超声检查,优点为简单经济,且能提供很多重要信息。如果超声不能够确诊,可以考虑磁共振检查。CT 对孕妇及胎儿有射线影响。
4. 泌尿道感染在孕妇很常见,最常见的细菌来源为肠道菌群。
5. 泌尿系统恶性肿瘤在孕妇中很少见,如果需要治疗,开放手术和腹腔镜手术均有成功报道。

前言

在泌尿外科的临床实践中,手术占有核心地位,然而在妊娠患者,由于胎儿的生长和孕妇的一系列生理变化,这些会给手术带来很多的挑战。胎儿正处于迅速生长发育的时期,对各种泌尿系疾病和诊断治疗干预的影响抵御能力较差。

泌尿系统疾病的处理、诊断选择、治疗要点和潜在并发症在孕妇这个群体中可能有均有显著不同。因此,在本章我们总结了在妊娠患者进行诊断、手术治疗(包括开放、腹腔镜和内镜手术)需要考虑的要点以及孕妇特有的相关手术并发症。

妊娠患者的特点

尽管孕妇可合并有胎盘植入等特有疾病,但最常见的仍然是合并有泌尿系统的疾病。疾病的诊断和治疗的复杂性仍然与妊娠相关,因此,我们总结了以下特别需要针对孕妇考虑的注意要点。

妊娠期间的生理改变

孕妇因胎儿发生了一系列新陈代谢的改变,这些均可能影响手术和麻醉。由于完全展开讨论这些变化不太现实,我们着重展示了其中的要点。

心血管系统注意要点

由于氧气和营养物质需求增加,孕妇心输出量约增加30%~50%。环前列腺素和黄体酮均有舒张血管的作用,并且胎盘的外周血管阻力降低,这些均导致全身外周血管阻力下降,心输出量增加。心输出量的增加通过心率加快和每搏输出量增加实现[1,2]。

临床中尤其要注意的是,手术体位无意间的影响可能对心输出量增加有潜在影响。孕中期时,增大的子宫向盆腔压迫,可导致仰卧碎石体位时压迫下腔静脉,降低静脉回流和心输出量。因此,碎石体位可采用右侧抬高约 15°~20°,向左侧稍倾斜,以降低子宫对下腔静脉的压迫,保证心输出量[2]。

呼吸系统注意要点

影响孕妇呼吸和呼吸道管理的变化有以下几方面。增大的子宫与相应的体重增加,均会限制呼吸运动,进而导致功能残气量增加。为弥补这部分通气量减少,在孕早期的呼吸频率和潮气量即有所增加。这些变化进一步增加了每分钟通气量,以及孕妇和胎儿的氧耗[1]。每分钟通气量增加导致轻度的呼吸性碱中毒,以及相应的肾脏碳酸氢盐的分泌增加[2]。

孕妇由于解剖结构的变化使呼吸道管理更加复杂。上述提及的体重增加使得插管更困难。口咽部、喉咽部和气管的水肿限制放置气管内导管,并增加了呼吸道建立相关的出血损伤的风险。另外最后一点需要注意的是,胃食管括约肌功能的下降也增加了误吸的风险[3]。

血液系统注意要点

妊娠期间血容量显著增加约 40%~50%[1,4]。由于细胞外液的增加量多于红细胞增加量,因此孕期会有轻度的稀释性贫血[4]。孕期白细胞可能会增加多至 $15×10^9$/L,造成一种全身感染的假象。最后,孕期由于纤维蛋白原、凝血因子Ⅶ、Ⅷ、Ⅹ、Ⅻ升高,纤溶系统功能降低,血液呈高凝状态,会增加血栓事件[1,4,5]。

泌尿系统注意要点

生理情况下,孕期肾小球滤过率会增加 30%~50%。在肾小管水平,分泌尿钙和尿酸会增加,促进结石的形成[6]。尿液 pH 通常会增加,可能跟尿液碳酸氢盐分泌增加有关。枸橼酸盐和硫代硫酸盐也会分泌增加,对结石有抑制作用,可能也相应的抵消高钙尿症所增加的结石形成风险[7]。

宏观上,子宫在盆腔边缘对于输尿管的压迫可导致输尿管肾盂扩张,这尤其在右侧更为明显,在一项回顾性研究中,86% 的患者右侧输尿管扩张比左侧更明显[8]。这种左右侧的差别可能与子宫右旋以及左侧乙状结肠的缓冲作用有关。除了机械因素,黄体酮水平也可能影响输尿管的蠕动[7]。

妊娠期间泌尿系统手术中的伦理考虑要点

上一节重点介绍了妊娠引起的许多独特的生理变化。所有这些变化背后原因是子宫内发育中的孩子。这也是孕妇泌尿外科护理的关键挑战——诊断和治疗决定可能不仅直接影响患者,也可能直接影响她的孩子。因此,孕妇的医疗决策因许多层面的担忧而变得复杂,从患者对她的健康和孩子的健康的考虑,从业者试图努力在将风险降至最低的同时利益最大化,以及对医疗法律风险的实际担忧。

在大多数情况下,以最好地照顾母亲为目标的健全的医疗决策才是对孩子的最好的照顾。同样,有人提出,母亲的利益通常会与其子女的利益趋同[9]。

母胎冲突可能会产生挑战性的两难境地,在这种冲突中,产妇接受或拒绝检查会直接危害胎儿[10]。幸运的是,这种冲突通常不会出现在本文所述的产妇泌尿系统疾病的情况下。然而,有人建议,由于这类冲突的原因多种多样,至关重要的是与患者展开对话,以辨识冲突,缓解担忧,提高对风险和利益的理解,以维护和加强医患关系[10]。美国妇产科学院(ACOG)在 2005 年发布了一个关于产妇决策的委员会意见,建议首先应尊重患者的决策自主权。咨询委员会进一步称,当这些决定与医疗建议不一致时,不应采取强制性法律行动,因为这种行动将剥夺母亲的自主权,有可能是将知情决定认定为刑事犯罪,而且不承认我们的建议背后的医学知识仍有不足之处[9]。

总而言之,孕妇医疗决策的基石应建立在母亲完全知情并了解拟干预措施的相对风险和好处的基础上,而且这些风险和好处都适用于她和她的孩子,并且承认医学知识的内在局限性。当冲突出现时,进一步咨询可能会显露潜在的担忧,如果需要,与相关利益相关者(包括患者、她的家人、产科团队和医院伦理委员会)协商可能会允许知情和适当的解决方案。

妊娠期泌尿系统疾病

尿石症

肾结石能够诱发难以处理的疼痛,因而理所当然地引起极大关注。因此,尿石症也是焦虑的主要原因之一。如果再加上妊娠的影响,患者、家人和医疗提供者的焦虑情绪就会迅速升温。需要入院的症状性肾绞痛增加了早产胎膜早破的风险,并几乎使早产的风险增加了一倍[11,12]。对所有相关各方来说,妊娠期间的尿石症并不少见。

流行病学

继发于尿石症的肾绞痛被认为是孕妇非产科住院的最常见原因[13]。各项估计表明,多达 1:200 的妇女在妊娠期间可能患有肾绞痛[14]。妊娠结石形成者最有可能是高加索人(白人)[11,12]。妊娠期间患有结石的人中,大多数将出现在妊娠的后半段[11,15]。

妊娠期间出现结石的大多数人以前没有发现结石形成,而是第一次结石形成者[11]。在那些在妊娠期间受到尿石症影响的人中,他们随后复发结石形成的风险仍有待确定。

妊娠期结石病的病因学

研究妊娠期结石形成的潜在致病因素有很多。妊娠期尿液化学的生理性变化增加了尿液的致石性。尤其是,孕妇高钙尿、高尿酸尿和尿液 pH 升高都是妊娠期间公认的促结石生理性变化[6]。碱性尿液极大地降低了磷酸钙的溶解度,而在妊娠期间大约 75% 的结石是磷酸钙[16]。尽管很容易形成结石,但令人欣慰的是,大多数妇女在妊娠期间没有结石,这一事实归因于尿液中增加了包括柠檬酸在内的结石形成抑制剂的生理保护[14]。

有假设认为,生理性肾积水时滞留尿液可能有助于结石的形成[17]。因此,上述妊娠"生理性"肾积水可能是妊娠期间结石形成的原因或巧合。如前所述,子宫在髂骨血管水平增大,直接撞击输尿管,通常被认为是输尿管中段和近端扩张的主要方式。另外,输尿管扩张可能是孕酮引起的输尿管平滑肌松弛的结果[18]。值得注意的是,这种扩张可能会混淆输尿管结石的诊断和妊娠期间梗阻性结石与其他原因所致腰部疼痛的鉴别。

妊娠期结石的诊断

泌尿系结石的诊断仍不完善。肾绞痛引起的腹部和腰部疼痛——以及伴随的恶心和呕吐——并非肾结石所特有。大规模的回顾性调查证实,仅有临床症状和体征往往不足以预测妊娠期梗阻性结石[19]。即使在疑似妊娠期急性肾绞痛住院的妇女中,也只有 29% 的患者被确诊为结石[20]。这一临床经验突显了尽管有强大的诊断工具和增强的成像技术,但要进行准确诊断仍存在挑战。该研究试图预测 29% 的确诊为结石的孕妇,发现左侧肾盂积水 >10mm 是多变量分析中唯一有意义的预测因子[20]。这强调了频繁的右侧肾盂积水造成的混杂因素,并强调妊娠后期右侧肾盂扩张无处不在,降低了超声的实用性。

然而,产前的广泛使用证实了其安全性,超声仍然是妊娠期诊断成像的基石(图 17.1)。尚未发现对母亲或儿童造成不良影响。由于既没有电离辐射,也没有静脉注射造影剂,超声被广泛接受为适合在妊娠期间使用。

在输尿管明显扩张的情况下,超声科医生也许能够顺着输尿管的进程辨认出梗阻性输尿管结石。当结石位于输尿管膀胱交界处附近时,经阴道超声可以显示换能器和膀胱之间的输尿管远端结石。最后,从多普勒超声测量收缩期和舒张期肾脏弓形动脉血流可以推断出功能信息。肾脏阻力指数增加已经被用来鉴别妊娠期非梗阻性肾积水和输尿管梗阻所致的肾积水[19,21]。

虽然计算机断层扫描(CT)已经成为一般人群中尿石症的首选检查,但对胎儿辐射暴露继续限制了其在妊娠中的使用(图 17.2)。然而,CT 的倡导者指出,它的准确性优于超声和磁共振成像(MRI),而且辐射剂量可以降低到被认为低于导致胎儿异常的阈值以下的水平(图 17.3)[22,23]。

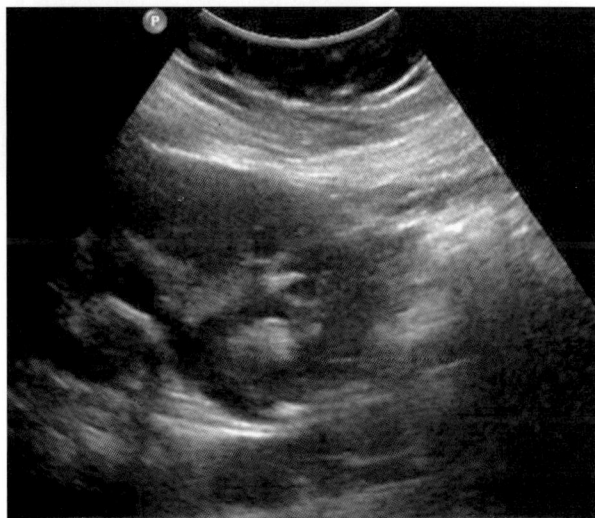

图 17.1　超声显示一例孕妇右上段输尿管梗阻结石

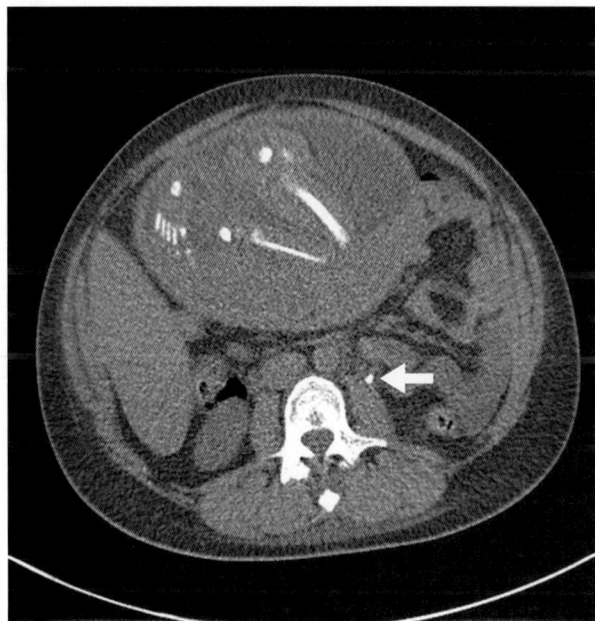

图 17.2　低剂量 CT 扫描显示一例孕妇左侧输尿管小结石(箭头)

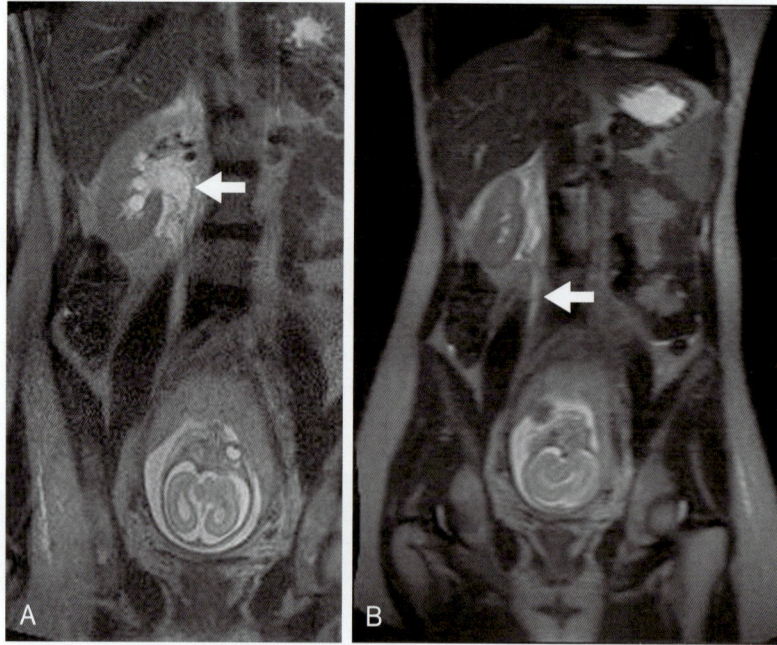

图 17.3　MRI 显示一例右肾绞痛孕妇。A. 无对比剂的 T2 加权 MRI 显示右肾积水（箭头）。B. 在无对比剂的 HASTE MRI 上发现的右近端输尿管充盈缺损，后来证实是 5mm 长的输尿管结石

妊娠期结石的处理

准确的诊断非常重要，因为有症状的尿石症与母婴健康密切相关[12,24]。明确诊断输尿管结石可能会明确治疗方案，但在产妇中往往难以决定。

在没有内镜检查或 CT 显示的情况下，通常不可能确诊输尿管结石。因此，保守治疗仍然为首选方案，以减少不必要的手术干预（**图 17.4**）。与普通人群一样，在没有绝对干预迹象的情况下，可以进行积极的监测，以评估是否有结石排出。

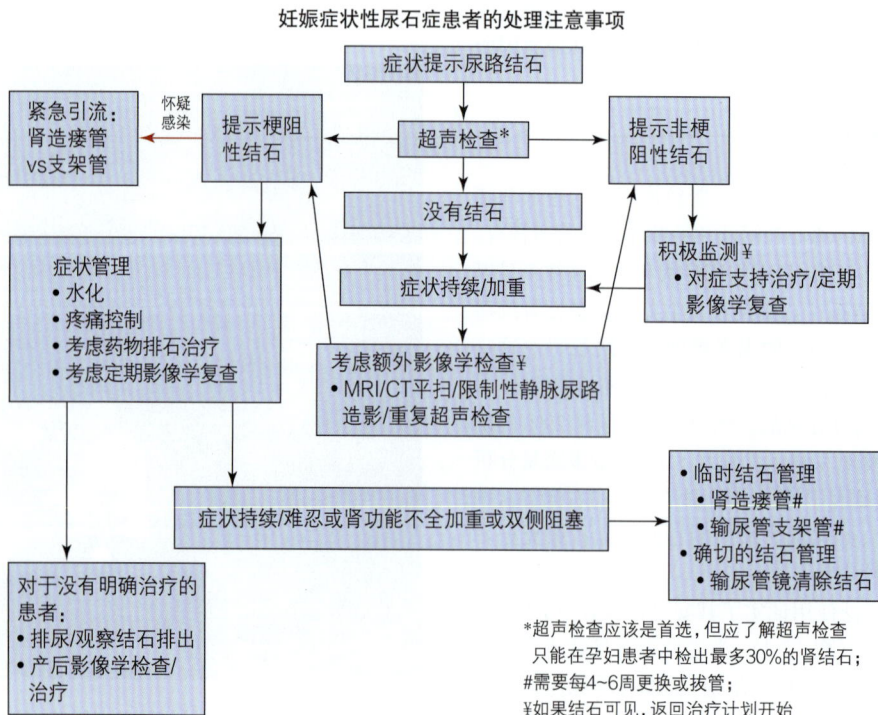

图 17.4　妊娠症状性尿石症患者的处理注意事项

使用 α-受体阻滞剂的排石疗法(medical expulsive therapy, MET)是一种越来越普及的辅助疗法,旨在提高结石通过率。到目前为止,只有一项研究专门报道了妊娠期间服用坦索罗辛的情况。这项针对 27 名接受坦索罗辛以辅助输尿管结石排出的孕妇的回顾性研究评估了围产期结果[25]。在这项队列研究中,受试者匹配的不是结石排出的预测因素(例如结石大小或结石位置),而是不良新生儿结局的风险因素(吸烟、早产或胎龄过小)。因此,结石排出不是主要结果,试验也不是为了评估这一点而设计的。然而,他们观察到 MET 组的结石通过率增加了 24%,并报告说在围产期结局方面没有统计学上的显著差异。MET 组有两例婴儿猝死综合征,对照组没有一例,作者没有给出特殊的解释,两组间该差异不显著($P=0.11$)[25]。

如果没有保守治疗的指征(例如,无法控制的疼痛或恶心,双侧或单侧孤立功能肾梗阻并随后肾功能恶化),或者如果保守治疗失败,可以考虑手术干预。这些操作包括暂时性的选择放置输尿管支架或肾造瘘管,以及进行输尿管镜取石手术。体外冲击波可能对胎儿造成致命性损伤,因此体外冲击波碎石在孕妇为禁忌。

并发症

考虑到妊娠对输尿管镜可操作性的影响,对妊娠期输尿管镜检查报告进行了荟萃分析,发现有接近 8.3% 的内镜相关并发症。均为 Clavien 分级 1~3 级,与普通患者的内镜相关并发症发病率无显著性区别[26]。

然而,妊娠期间结石外科治疗中遇到的最值得注意的问题——短期支架结痂——根本不是典型的术后"并发症"。由于妊娠期间尿液的上述生理变化,必须在孕妇中提前预判支架短期内结石形成的问题。自从妊娠期间使用支架的最早报告以来,短期内管壁附壁结石的情况屡见不鲜,导致支架取出或更换困难[27]。类似的,肾造瘘管也可能会加速结垢。最好的管理是真正从预防入手,建议患者多饮水,并计划每 6~8 周更换一次支架。尽管采取了积极的预防策略,但附壁结石仍可能发生在这一高危人群中。为了减少输尿管损伤或撕脱的风险,应该只尝试轻柔地拔除考虑可能有结石的支架,如果遇到阻力,应该暂时停止操作。可以暂时性地放置相邻的"串联"支架,以通畅上尿路引流并辅助扩张输尿管。此外,也可以放置肾造瘘管保证引流通畅。在这两种情况下,形成结石的支架在产后需要经其他措施才能取出,包括近端结痂的 SWL、输尿管镜碎石和/或经皮肾切开取石[28]。此外,有报告在妊娠期间输尿管镜下碎石治疗结石和支架结痂,以较早拔除支架并减轻症状[29]。

尿路感染

尿路感染(urinary tract infections, UTI)是女性最常被诊断和治疗的感染之一。妊娠会增加患泌尿系感染的风险,并

且危害母亲和胎儿的身体健康。由于这些感染可能会在围手术期发生,泌尿科医生需要处理这些问题。对孕妇的特殊考虑包括筛查无症状性细菌尿——在大多数人群中,这是一种通常并不需要临床处理的症状——以及考虑到潜在的胎儿影响的抗生素选择。在后面的内容中,我们将回顾尿路感染的流行病学及其诊断、管理和治疗。

妊娠期尿路感染的流行病学和风险因素

泌尿系感染构成了重大的公共卫生负担;在美国,每年有超过 1 000 万次门诊就诊和近 100 万次急诊科就诊可归因于尿路感染[30,31]。妇女占据了这些感染的大部分,妊娠本身是尿路感染的独立风险因素。尿路感染的其他风险因素包括糖尿病、性交、泌尿外科器械、儿童期尿路感染病史、尿路功能/解剖异常等。

尿路感染是妊娠期最常见的细菌感染[32]。这些症状包括尿路扩张、扩大的子宫压缩膀胱、尿液淤滞和反流增加,以及尿液本身的改变,这可能有利于细菌繁殖生长[33-35]。

尿路感染可在解剖学上分为膀胱炎(如果局限于下尿路)(包括无症状性细菌尿)和肾盂肾炎(如果尿路感染累及上尿路)。特别要注意的是,妊娠使膀胱炎进展为肾盂肾炎的风险增加 40%[33,34]。

妊娠期间尿路感染和无症状性细菌尿的影响

妊娠期间尿路感染与产妇发病率和胎儿的不良结果(包括早产和低出生体重)有关[34]。事实上,专业组织建议同时筛查和治疗妊娠期间甚至是无症状性细菌尿,包括美国预防工作组(USPTF)、美国产科医师学会(ACOG)和美国家庭医生协会[34,36]。因此,绝大多数产科护理都实施了泌尿系感染筛查。

无症状性细菌尿(asymptomatic bacteriuria, ASB)的定义是在两个尿样中每毫升尿液中有 $\geqslant 10^5$ 个菌落形成单位[37]。在大约 5% 的孕妇中被诊断出来有 ASB[38]。对于非妊娠患者来说,ASB 普遍认为不需临床治疗,在妊娠期间 ASB 会增加母亲肾盂肾炎、早产和低胎儿出生体重的风险[33,39-41]。最近的一项系统综述证实,ASB 的抗生素治疗降低了低出生体重的发病率,但不能降低早产的发病率[42]。USPTF 建议对妊娠早期进行尿液培养筛查,尽管常规阳性而未行尿培养的患者仍应接受治疗[36]。ASB 治疗后,后续培养应确认有效治疗,并考虑对后续妊娠进程进行预防性治疗。

在常规筛查中,妊娠期因 ASB 引起的肾盂肾炎已显著减少;然而,1%~2% 的孕妇被诊断为肾盂肾炎仍造成了严重的健康负担[43]。肾盂肾炎是临床诊断,尿培养是首选的诊断试验。根据 Cochrane 最近的一项综述显示,妊娠期间血培养不一定呈阳性,常规血培养的官方并不建议[44]。大多数患者入院接受静脉输液和经验性抗生素治疗,直到尿培养最终确定。目前还没有确定的标准疗程;但是,最常推荐的疗程是 7~14 天[34]。后续培养应确认感染细菌并有效根除感染。表 17.1 概述了妊娠期间最常引起泌尿系感染的细菌。

表 17.1　致病细菌分布[33,34,115]

致病菌	感染比例
肠杆菌科(含大肠杆菌)	63%~85%
凝固酶阴性葡萄球菌	15%
克雷伯菌	8%~11%
B 组链球菌	2%~10%
金黄色葡萄球菌	8%

妊娠期尿路感染的处理

在选择抗生素治疗时,同时考虑对母亲和胎儿的影响是很重要的。由于这目前仍无定论,推荐考虑咨询药剂师和产科医生,以帮助选择抗生素和剂量。还应检查药物抗菌谱和药敏情况。通常根据感染的严重程度而增加疗程。经典的治疗建议 ASB 或膀胱炎治疗 3~7 天,肾盂肾炎最多治疗 14 天[34]。Cochrane 最近的一篇综述评估了 ASB 的治疗持续时间,得出的结论是,需要更多数据来证明标准治疗,而在获得这些数据之前,该建议是一个标准疗程[39]。

大多数抗菌药物可能会穿透胎盘;因此,必须小心避免致畸剂。值得注意的是,自 2015 年 6 月起,FDA 不再使用字母分类给这些药物标记。取而代之的是,药物现在根据其作用的护理阶段(包括妊娠和哺乳期)以及对生殖潜力的潜在危害进行分类。常用抗生素如表 17.2 所示。具体注意事项将在下一节中详细介绍。

呋喃妥因通常用于治疗非妊娠妇女的泌尿系统感染,在

表 17.2　孕妇泌尿系统感染的抗生素治疗[33,34,42-46,115,116]

抗生素	适应证	副作用	评价
阿莫西林	ASB		一线治疗
头孢氨苄	ASB		一线治疗
氨基糖苷类	UTI,ASB	因其肾毒性和神经毒性,在妊娠早期应避免;其他时期可使用	注意链霉素对听力有潜在损伤
磷霉素	UTI,ASB	胃肠功能紊乱	单次剂量用药,相关数据有限
呋喃妥因	UTI,ASB	致畸性,避免在孕早期和第 40 周使用	经常用于下尿路感染;ASB 的二线治疗
头孢菌素类	UTI,ASB,肾盂肾炎		常用;避免在妊娠末期使用头孢曲松以避免核黄疸的风险;任何头孢菌素治疗肾盂肾炎
青霉素/衍生物	UTI,ASB,肾盂肾炎		常用;阿莫西林/克拉维酸是 ASB 的二线治疗;氨苄青霉素+庆大霉素治疗肾盂肾炎
磺胺类	UTI,尽量避免使用	避免在孕早期和第 40 周使用(?)。使用甲氧苄啶需要补充叶酸	
大环内酯类	禁忌,除非对其他治疗产生抗药性的严重或危及生命的感染	胃肠功能紊乱;致畸(?),自然流产增加(?)	数据未确定结论
氟喹诺酮类	禁忌,除非有症状的尿路感染对其他治疗耐药	干扰胎儿软骨发育	
四环素类	5 个月后禁忌	孕中期/晚期变色牙齿	
碳青霉烯类	UTI,ASB		青霉素/头孢菌素过敏患者使用
氨曲南	UTI,ASB		仅用于对 β-内酰胺类药物的严重过敏
糖肽类	UTI,ASB		数据有限;考虑与传染病有关
其他	UTI,ASB		
达托霉素			如果益处>风险则使用
克林霉素			回顾是否合并性传播感染
多黏菌素			谨慎使用并密切监测
甲硝唑			避免局部使用

ASB,无症状性细菌尿;UTI,尿路感染。

妊娠期间一直存在争议。一项包括 90 000 多名孕妇在妊娠前三个月接受呋喃妥因治疗的荟萃分析报告了相互矛盾的结果。仅限于队列研究的分析表明，抗生素与后代中的主要畸形没有关联。然而，病例对照研究的分析显示，严重畸形的概率增加了 22%[45]。基于另一项大规模人群的研究，如果没有其他抗菌剂，ACOG 目前不建议在妊娠的前三个月反对使用呋喃妥因[33]。

甲氧苄啶-磺胺甲噁唑（TMP-SMX）也存在类似的问题，因此，许多人建议在妊娠的前三个月和最后一周都避免使用这种抗生素。此外，作为叶酸拮抗剂，任何服用 TMP-SMX 的孕妇也应该接受叶酸补充[33]。

磷霉素正在成为一种妊娠期间潜在安全和有效的药物；然而，关于该药的数据有限。对磷霉素氨丁三醇治疗无症状性细菌尿和较低尿路感染的三项回顾性随机对照试验表明，与头孢呋辛和阿莫西林/克拉维酸相比，单剂量磷霉素治疗孕妇这两种情况的疗效相似[46]。

尿路感染及其在妊娠期的治疗仍无明确定论。不良的母婴结局与尿路感染有关，筛查无症状性细菌尿现在是护理的标准。关于特定抗菌剂和治疗持续时间的建议应由包括泌尿科医生、产科医生和药剂师在内的多学科团队提出。随访很重要，未能清除感染的妇女在剩余妊娠时间内应该继续服用预防性抗生素。

泌尿系统肿瘤

妊娠期合并泌尿系统恶性肿瘤较罕见，已发表的文献大多局限于病例报道。然而，当怀疑合并泌尿系肿瘤时，泌尿科医生应该了解妊娠患者泌尿系癌症的表现、评估和治疗。

流行病学

据估计，每年约有 810 170 例妇女被诊断为癌症，其中约 5% 来自泌尿系统[47]。检查孕妇恶性肿瘤发病率的最大队列研究发生在 1980 年代初，确定的发病率约为 2.35/10 000 名妇女[48]。值得注意的是，除癌症外，妊娠是自然免疫系统被改变以允许耐受的唯一情况[49]。有几项研究已经针对妊娠本身是否是恶性肿瘤的危险因素进行研究，并普遍得出结论，即妊娠不会增加恶性肿瘤的风险[50-52]。

肾肿瘤

肾细胞癌是在孕妇中被诊断的最常见的肾脏肿瘤[53]。此外，还有血管平滑肌脂肪瘤、嗜酸细胞瘤和肾母细胞瘤[54-57]。

在妊娠患者中，肾占位的鉴定更有难度[50-52]。血尿可能被误认为阴道出血，高血压可能归因于先兆子痫，孕妇的身体特殊情况限制了一些体格检查项目，因此妊娠期间较少使用横断面成像。

然而，一旦确定了肾肿瘤，治疗方案的制定取决于肿瘤的大小和分期、可能的组织病理亚型和妊娠时期。妊娠早期的治疗使发育中的胎儿有流产或致畸的风险，而延迟治疗则有肿瘤继续生长和转移的风险。

早孕期间有成功的根治性肾切除术的报道，妊娠继续完成，并分娩了一名健康的婴儿[58,59]。然而，有人建议，基于早期小肾癌生长速度缓慢的特点，手术干预可能会推迟到孕中期末、孕末期初胎肺成熟时，甚至到产后[53]。如果推迟到孕末期，可以考虑同时行肾切除术和剖宫产，尽管在大多数情况下，手术干预可能会推迟到孕中期末，甚至到产后[53]。如果推迟到孕末期，可以考虑同时肾切除和剖宫产，尽管在大多数情况下，肾切除可以在不引产的情况下进行[60-62]。一份病例报告描述了一名选择保守治疗的患者，尽管在妊娠期间她的肿块增大了两倍，最终转移并导致健康婴儿出生一年后母亲死亡[63]。虽然这是一例个案，但本病例报告强调需要考虑恶性肿瘤的潜在侵袭性，而不是主动将治疗推迟到产后。

血管平滑肌脂肪瘤（angiomyolipomas，AML）是妊娠期第二常见的肾脏肿瘤[58]。大多数 AML 是无症状的，但当症状明显时，可出现血尿、腰痛、可触及的肿块，很少出血。AML 病变中大小 >4cm 的肿瘤更容易破裂。因此，由于这些肿瘤富集血管，主要的并发症是自发性出血和/或出血。孕妇的治疗方案与普通人群相似，包括观察、栓塞或肾切除术。关于三种方法治疗妊娠期 AML 均有成功的个案报道[64-70]。

肾上腺肿瘤

肾上腺偶发瘤可以在超声上发现。如果性质较小且无功能，则应随访观察[53]。建议对这些病变进行监测，因为它们可能是潜在未诊断的嗜铬细胞瘤[71]。妊娠期嗜铬细胞瘤已有很全面的描述，其发病率大约是 1/54 000 孕妇[72]。这以前这种诊断意味严重的后果，胎儿死亡率可达 >50%[72]。随着早期诊断和治疗技术的进展，母亲的死亡率几乎为 0%，胎儿的死亡率约为 15%[54]。混淆其诊断的是症状模棱两可；高血压往往是唯一的症状。其他典型症状可能包括头痛、头晕、恶心呕吐、视力改变和心悸。高血压最初可归因于孕妇的子痫；然而，嗜铬细胞瘤的特点是在妊娠早期出现发作性高血压，且没有蛋白尿[73]。如果临床怀疑嗜铬细胞瘤，应检查血浆或尿儿茶酚胺。与非妊娠患者一样，MRI 是评估和定位可疑嗜铬细胞瘤的首选影像检查手段[54]。

嗜铬细胞瘤采用手术切除治疗，注意围术期使用 α-受体阻滞剂和 β-受体阻滞剂控制高血压[53]。与肾细胞癌相似，干预的时机可能取决于胎龄。报告指出，早孕胎儿死亡率高达 40%[74,75]。若在孕末期可以考虑切除肿瘤并同时剖宫产[76-78]。据报道，妊娠期间腹腔镜切除嗜铬细胞瘤结果良好[79]。由于患者的自主活动增加，在没有治疗肿瘤的情况下分娩有潜在风险。事实上，对于这种肿瘤，妊娠方式是有争议的。数据显示，与剖宫产相比，阴道分娩的产妇死亡率更高[80]。

妊娠期间也可能出现肾上腺皮质癌。这种侵袭性恶性肿瘤预后很差。有一个病例报告记录了通过腹腔镜肾上腺切除术的成功切除[81]。这些肾上腺肿瘤可能是功能性的，也可能是无功能性的。如果分泌糖皮质激素，可能会导致库欣综合征；如果分泌醛固酮，可能表现为先兆子痫伴低钾血症[81]。已有 4 例孕妇肾上腺肿瘤导致胎儿男性化的报告[82]。在这四例病例中,均是直到分娩后才发现母亲患有恶性肿瘤。

膀胱肿瘤

妊娠期膀胱癌的病例报告可以追溯到 20 世纪 20 年代[54]。通常以血尿为先兆,诊断可能由于误诊为阴道出血而延误,据报告的病例可高达 22%[83]。如果怀疑膀胱内异常,妊娠患者可以安全地接受膀胱镜检查[48]。此外,考虑到子宫对膀胱的肿块影响,妊娠期间可以安全地接受经尿道膀胱肿瘤电切术[54,83-85]。根据肿瘤的大小,应该针对肿瘤本身进行临床分期评估。

其他几种罕见的膀胱肿瘤已经有报道。平滑肌瘤是一种可能出现在膀胱的良性肿瘤[86]。膀胱镜检查、超声、MRI 和组织活检在与恶性对应的平滑肌肉瘤的鉴别中非常重要[87]。对于经组织学证实的妊娠平滑肌瘤患者,由于肿瘤为良性,手术切除可能会推迟到产后。

输尿管肿瘤

妊娠期输尿管癌有两例报道[81]。更常见的是妊娠期间输尿管良性病变,其可能表现为输尿管充盈缺损,包括尿路结石和软斑。

尿道肿瘤

尿道癌是另一种罕见的泌尿系肿瘤。20 世纪 70 年代的一份病例报告描述了一名患有尿道腺癌的妇女,她在正常阴道分娩后,接受了手术切除和放射治疗[88]。也有良性尿道病变病例报道,这些病变在妊娠期间可能会增大[89]。最后,3 名孕妇的尿道良性病变为平滑肌瘤,所有 3 名患者均通过手术切除治疗成功[90]。

脐尿管肿瘤

已发表 2 例妊娠期间诊断为脐尿管癌的病例报告[91,92]。一例表现为腹部疼痛,另一例表现为血尿。第一例手术切除后正常足月分娩。第二例因淋巴结受累,在妊娠前三个月同时行膀胱切除术和子宫切除术。

妊娠期间的影像学

虽然诊断成像是泌尿外科日常诊疗的一部分,但对医疗辐射对胎儿的潜在不良影响限制了在妊娠期间使用影像学研究的使用。辐射效应可以描述为确定性效应或随机性效应。后者是随机诱发的事件,包括基因突变和致癌,这些事件没有公认的"阈值"剂量。然而,与当前诊断成像相关的典型医疗辐射剂量是否会增加患儿童癌症的风险仍存在争议[93]。ACOG 发布了妊娠期诊断成像指南,并估计在 1~2rad 剂量的胎儿辐射暴露后,儿童白血病的风险可能从基线的 1/3 000 上升至 1/2 000(绝对增加了 1/6 000 患儿)[94]。

然而,确定性效应是辐射对组织的直接影响,可能表现为胎儿死亡(特别是在植入之前),或者智力低下,小头畸形。这些风险在器官发生和脑发育时期即妊娠早期和中期最高,因此最容易受到辐射损害[95]。然而,无论是胎儿畸形还是流产相关的辐射均没有低于 5rad,而这远远超过典型诊断图像的辐射[94]。为了更好地评估潜在的胎儿辐射暴露影响,可以咨询影像科医生进行适当的剂量计算。

通过使用超声或 MRI 等成像技术避免电离辐射,可以减少前述关于随机和确定性胎儿辐射效应及其相关胎儿伤害。如果可行,这些应该作为临床一线影像学检查选择。但是也存在某些缺陷,比如尿石症的诊断。如有临床需要,在 ACOG 提供的指导下,可以建议患者接受 X 线平片和 CT 检查,在可接受的胎儿暴露阈值内进行。

妊娠期间的手术注意要点

决定对产妇进行手术前必须权衡如果手术推迟,未经治疗的疾病的风险与手术对母亲和未出生的孩子的风险。ACOG 发表声明,保证目前使用的麻醉剂在标准浓度下都没有致畸作用。ACOG 还提供孕妇非产科手术的指导。ACOG 建议应对母亲胎儿双方着想,决不能因为妊娠就拒绝接受有适应证的手术,尽管选择性手术应该推迟到产后。如果可能,择期手术应在妊娠中期进行,此时自然流产和早产发生的可能性最小[96]。知识框 17.1 中总结了以上建议。

知识框 17.1　孕期非产科手术建议

术前建议

　不应因妊娠而拒绝手术[96]

　医疗决策必须尊重母亲的自主决定权

　围术期应行产科会诊(如果产妇情况允许,术前应进行咨询)[96,100]

　非紧急手术应尽可能在中期妊娠进行[96]

　手术应在同时设立产科和新生儿科的医院进行[96]

　评估术前和术后的多普勒胎心率

麻醉建议

　目前使用的麻醉剂在标准浓度下没有显示出对人体的致畸作用[96]

　胎儿心率监测可能有助于术中麻醉评估

　腹腔镜手术中应使用呼气末二氧化碳监测[100]

　患者体位应抬高右侧(向左侧倾斜)以减少下腔静脉受压[100]

术中和术后建议

　对于腹腔镜手术,应根据子宫底高度和之前的切口进行调整[100]

　对于腹腔镜手术,可使用 10~15mmHg 的注气压力[100]

　应使用气动加压装置,鼓励孕妇术后早期活动

手术体位

由于右旋妊娠子宫有压迫下腔静脉的倾向,子宫左移位可最大限度地增加静脉回流并保存心输出量。通过左侧卧位定位可以减少下腔静脉压迫,或者通过抬高右侧髋部/侧翼来改变体位。在可能需要术中放射成像的程序中,应该使用不透射线的胶带来固定体位。

围术期胎儿监护

围术期胎儿监护指南基于胎儿存活率和手术决策。在胎儿情况稳定时,胎儿监测仅用术前和术后多普勒超声监测胎心率。一旦胎儿状态出现变化,就应该在手术前后同时进行胎心率和宫缩监测。当手术过程允许并且如果可以适时中止手术时,术中胎儿监护可能会发挥作用,因为一旦有胎儿窘迫的迹象时,可以及时地改善患者的体位,采取手术或麻醉操作,或行紧急分娩。知识框 17.2 注明了胎儿监护建议和适合术中监护的情况[96]。

开腹手术与腹腔镜手术的比较

目前没有前瞻性试验直接评估妊娠期间需要手术干预时腹腔镜与开腹手术的选择。瑞典卫生登记处对 200 多万名孕妇进行了一项回顾性总结,评估了产妇产中和手术后的胎儿结局。与普通人群相比,接受产中开腹手术(1 522 例)或腹腔镜手术(2 181 例)的胎儿畸形率没有差异,尽管他们更可能在 37 周前分娩,体重低于 2 500g。两种手术方式在累计婴儿存活率或胎儿畸形率方面没有差异[97]。因此,手术方式的选择应该取决于外科医生的经验和预期的手术要求。

知识框 17.2　围术期胎儿监护

一般考虑要点
有专业人员监视解读胎儿监护
如果监护提示需要紧急处理/紧急分娩,应有专业产科医生在场

濒死胎儿
及时获得术前和术后胎心率评估胎儿健康

活胎
手术前后同时进行胎心率和宫缩监测
　如果出现以下情况,可考虑术中胎儿监护:
- 胎儿存活状态
- 手术室允许实施监测
- 如果注意到胎儿有特殊禁忌情况,有产科手术资质的产科医生/提供者可以及时进行干预
- 手术可随时中断进行紧急分娩
- 患者同意进行禁忌分娩

腹腔镜手术除了公认的在减轻疼痛和加快康复方面的优势外,还包括可视化视野以减少对子宫无意触碰的影响[98]。关于腹腔镜手术,最初担心的问题包括无意中造成子宫损伤的风险[19]。由于腹腔镜手术中发生宫腔穿刺、充气和套管针引起的急诊胎儿检查已有报道。该病例通过缝合子宫穿刺点成功地进行了处理,但随后由于胎膜早破,早产时间为 32 周[99]。虽然胎儿在 1 岁时还存活,但这突出了谨慎选择腹腔镜手术穿刺点的重要性。其他生理学问题包括二氧化碳吸收引起的胎儿酸中毒以及气腹引起的胎盘灌注减少。然而,来自美国胃肠内镜外科医生协会的一项综述得出结论,腹腔镜手术可以安全地在妊娠的所有时期进行。他们指出,尽管建议将注气压力维持在 12mmHg 以下,但已报道的使用 15mmHg 注气没有增加母婴不良事件。因此,他们建议在妊娠期间使用 10~15mmHg 之间的 CO_2 气腹可以安全地用于腹腔镜检查,但也建议进行术中母体潮气末二氧化碳监测。其他建议包括根据子宫底部高度调整腹部进路位置,左侧卧位以减少腔静脉压迫,术中和术后使用气动加压装置,以及由于妊娠期高凝状态而鼓励早期下地行走[100]。

内镜手术

碎石手术体位应根据上述左侧倾斜进行调整,以减少腔静脉压迫。由于内镜病例可能在需要时进行产科干预,因此在必要时应该使用胎儿监护。对于膀胱镜检查和经尿道膀胱肿瘤电切术,应该考虑到妊娠子宫在膀胱外压迫的影响,但除此之外,手术操作应该与非妊娠患者没有什么不同。对于输尿管镜手术,通常可以以相同的方式操作输尿管镜进入输尿管,如果在进入输尿管中段和上段时发生输尿管曲折,可以使用输尿管软镜。如果需要碎石,建议使用钬(Ho:YAG)激光作为首选工具,因为小直径的纤维不会向母亲或胎儿传递能量,与气动设备相比减少了对身体震动影响,并使现有碎石设备的安全度最大[101]。

非妊娠患者通常在透视引导下进行输尿管镜检。为避免对胎儿辐射暴露,人们寻找了一些替代策略。在没有透视引导的情况下,仅在内镜可视化下进行输尿管检查已经得到推广,尽管当进镜遇到阻力时需要偶尔进行透视检查[101]。或者可以使用备用的透视检查,同时将铅屏蔽装置放在患者的骨盆下方(C 臂 X 射线管和子宫之间),或者放置在骨盆上方以便更容易接近,在这种情况下,C 臂必须进行翻转[102,103]。超声引导也可以用来监测肾盂内的安全导丝通道和维护、输尿管镜位置和支架调整,而且不需要透视检查[104]。

妊娠相关并发症

早产

已明确早产与妊娠晚期的外科干预有关,旧金山加利

福尼亚大学统计了 2 001 例妊娠患者,发现约有 82% 妊娠晚期的患者和 26% 妊娠中期的患者发生早产。虽然接受晚期妊娠干预的患者中有 16% 发生早产,但在本系列研究中没有胎儿丢失的报道[105]。对 11 名在妊娠晚期接受腹腔镜外科手术的患者进行的小系列研究显示有 18% 的早产发生率[106]。尽管我们缺乏开腹或腹腔镜泌尿外科手术中早产的具体报告,但可以从外科文献中合理地推测出这些风险。一份关于 46 例妊娠期输尿管镜手术的多中心研究显示,在妊娠晚期接受输尿管镜检查的患者中,早产的发生率为 10%。其中一人接受了抑制宫缩治疗,另一人进展为早产(5%)[107]。根据这些经验,ACOG 建议理想情况下在早产最不可能发生的中期进行非紧急手术,并强调任何此类手术都应在有产科专科设置的机构进行。

侵入性胎盘附着

胎盘绒毛通常附着于子宫内膜;然而,2015 年的一项更新表明,有 1/700 的活产儿可能发生子宫内膜以外的病理性附着[108]。在胎盘附着异常的人中,81% 可能附着在肌层(植入性胎盘),12% 可能侵入肌层(胎盘植入),7% 可能通过肌层侵入其他盆腔结构(穿透性胎盘)[109]。尽管产前超声经常可以发现异常胎盘附着,并导致剖宫产甚至子宫切除术,但产前发现的比例仅 53%[108,109]。

根据报道,胎盘附着异常产妇发生意外尿道损伤的比例约为 29%,然而在产前未被发现而在手术中才发现胎盘附着异常的产妇中,这一比例高达 63%[110]。泌尿系统损伤发生时,膀胱最常见(76%),其次是输尿管(17%)、泌尿生殖道瘘(5%)和膀胱输尿管合并症(2%)。在非急诊剖宫产中,为了降低膀胱损伤的风险,推荐在剖宫产之前先进行膀胱扩张和子宫剥离手术。此外,这项荟萃分析证实,术前临时放置双侧输尿管支架显著降低了尿路损伤的风险(6% 比 33%,$P=0.01$)。

穿透性胎盘是最严重的胎盘附着异常,据报道泌尿系并发症的发病率为 72%。由于可能侵入膀胱,44% 的患者需要膀胱部分切除术[111]。4% 的患者最终导致膀胱容量减少。值得注意的是,尽管这种情况具有侵袭性,但在 54 名接受膀胱镜检查的患者中,有 12 名患者发现膀胱镜检查在术前诊断中没有用处。然而,肉眼血尿的确诊率为 31%,因此被认为是一种更有用的工具,可以提示有无植入性胎盘的存在,并提示进一步的超声检查或者磁共振。最后,本综述确定了 3 例(5.5%)产妇死亡和 14 例(26%)胎儿死亡与排泄物胎盘有关。

分娩时泌尿系统损伤

虽然会阴损伤在阴道分娩过程中很常见,但急诊泌尿系统损伤很少与阴道分娩相关。然而,有病例报告,在阴道分娩后,至少有 4 例腹膜内膀胱破裂而没有伴随子宫穿孔[112]。每个病例中,患者都表现为腹痛、肠梗阻或腹胀,以及血清肌酐升高。作者认为,在强力收缩期间,胎儿对扩张的膀胱顶的持续压力可能会导致压力性坏死。他们建议如果临床高度怀疑,需要做膀胱造影以确认诊断。

需要紧急手术修复的尿路损伤更多与剖宫产有关。膀胱是最常见的损伤部位,在最近最大规模的研究中表明膀胱损伤占尿路损伤的 97%[113]。按照目前研究估计,剖宫产时泌尿系统创伤的发生率为 0.3%[113,114]。在剖宫产时进行紧急子宫切除术的情况下,发生率明显上升到 5%[113]。重复剖宫产使膀胱损伤的概率增加了两倍多(OR 3.82,95% CI 1.62~8.97),尽管这可能在很大程度上归因于剖宫产后阴道分娩失败[114]。当遇到膀胱撕裂伤和输尿管远端损伤时,应按照标准方案进行修复,本书专门有章节对此进行了深入回顾。

结论

泌尿系统疾病及其治疗会因妊娠而与正常情况不同。生理和解剖学改变可能影响尿液化学环境、收集系统扩张、结石风险和感染。此外,这些变化和对快速发育的胎儿的潜在影响可能会限制我们的诊断选择和实用价值。分娩并发症也可能导致泌尿系统损伤。然而,通过既往文献报道,泌尿科医生可以在产科医生、新生儿科医生和麻醉师的专业指导下,充分利用目前的泌尿外科手术技术为患者和胎儿服务。

(李新涛 译)

参考文献及自测题

第18章 性别确认手术并发症的处理

KIRANPREET K. KHURANA, AARON C. WEINBERG, JAMIE P. LEVINE, and LEE C. ZHAO

要 点

1. 女性到男性性别确认手术的并发症包括尿道狭窄、尿道外口狭窄、尿道皮肤瘘和持续性阴道腔。
2. 男性到女性性别确认手术并发症较少见,包括新生阴道狭窄、直肠阴道瘘、新生阴道脱垂和尿道外口狭窄。
3. 由于尿道吻合口供血减少,伤口愈合受到影响,使重建手术不太可能成功。
4. 血管化组织瓣的使用是性别确认术后并发症修复的重要原则。

引言

性别焦虑症的患病率约为 355/100 000 人,每 100 000 人中有 9.8 人寻求性别确定手术[1]。向新性别的转变涉及生活方式、药物和手术等几方面。虽然许多进行性别确认手术的外科医生都是整形外科医生,但重要的是,泌尿科医生要参与术前、术中和术后的护理[2]。性别确认手术涉及美学和功能目标的平衡,泌尿科医生经常需要处理泌尿系统并发症。

女性到男性(female-to-male,FTM)性别确认手术的并发症包括尿道狭窄、尿道皮瘘、新阴道口尿道狭窄和持续性阴道腔。由于尿道吻合口和新尿道口尖端的血供较差,伤口愈合受到影响。

男性到女性(male-to-female,MTF)性别确认手术报道的并发症较少,包括新生阴道狭窄、直肠阴道瘘和尿道狭窄。泌尿科医生必须了解初次手术和并发症处理过程中特殊的解剖学考虑。可能需要局部或区域皮瓣来支持血管,以提供持久的手术效果。本章回顾性别确认手术并发症的病因、诊断与处理。

女性到男性性别确认手术特有的并发症

98% 以上寻求 FTM 性别确认手术的患者的一个重要目标就是站立排尿[3]。站立排尿可以通过同时行经尿道成形术和尿道结构重建来实现。

尿道狭窄和尿道皮肤瘘

病因

了解新尿道的解剖结构对处理并发症至关重要。尿道从近端到远端分为五段：天然（女性）尿道、固定尿道、吻合口尿道、阴茎尿道和肉质尿道口[4,5]（图 18.1A）。固定尿道是用局部阴道或阴唇皮瓣和皮肤或黏膜移植物延长自然尿道后形成的[4,6]。吻合口尿道是固定尿道和阴茎尿道的连接处。阴茎尿道是用预层压或管中管技术建造的[4,6]。吻合口尿道是发生尿道狭窄最常见的部位。尿道狭窄发病率为25%~58%[2,7,8]。尿道狭窄发生在吻合口的概率为41%，阴茎尿道为28%，肉质尿道口为15%，固定尿道为13%，多发性狭窄为8%。最常见的原因是缺血。在肉质尿道口，尿道组织和新形成的皮肤挛缩可导致尿道口狭窄（图 18.1B）。其中一个系列报道尿道狭窄的平均长度为 3.6cm（范围 0.5~15cm）。

尿道皮肤瘘是 FTM 性别确认手术中最常见的尿道并发症，有报道 22%~75% 的前臂桡侧游离皮瓣包茎成形术[9,10]。尿道皮肤瘘通常与尿道狭窄有关，通常发生在尿道狭窄的近端[7]。最常见的位置是自然尿道和固定尿道之间、固定尿道和阴茎尿道之间的尿道吻合点[7,11]。由于游离皮瓣的血管减少，固定尿道和阴茎尿道之间的吻合点容易受到缺血损伤。由于初次构建或收缩，阴茎尿道通常比固定的尿道狭窄，这会导致相对的尿流阻塞，并由此产生瘘管[7]。而大多数尿道皮肤瘘管需要手术修复[12]。

诊断

尿道狭窄患者最常见的症状是梗阻，包括尿线细、排尿前踌躇、排尿困难和排尿不尽感。尿道狭窄和/或尿道皮肤瘘的症状可能是反复的尿路感染、排尿困难或耻骨上不适。回顾任何现有的性别确认手术的手术有助于进一步理解解剖重建过程。体格检查可发现狭窄处有明显的瘢痕或硬结。

任何蜂窝组织炎的迹象都应该引起重视，可能是局部感染、脓肿或伴发尿道皮肤瘘管的迹象。尿道皮肤瘘管或脓肿的病例可有波动感。耻骨上的压痛或饱满可能伴有尿潴留。尿道狭窄必须手术修复，因为长期的梗阻可能导致慢性感染、脓毒症、膀胱结石和肾功能不全。诊断性评估使用逆行尿道造影和/或排尿期膀胱尿道造影来评估狭窄的位置和长度以及尿道皮肤瘘的存在。考虑到复杂的解剖结构，可能需要在麻醉下进行检查。膀胱镜检查应该以逆行的入路进行，如果有耻骨上造瘘管，也可以顺行进行。

治疗

如果患者有尿潴留或严重梗阻症状，应行尿液改道。Foley 导管放置一般需要内镜检查和导丝引导下使用小口径导管放置。放置耻骨上造瘘管可有助于缓解急性尿潴留，并有助于后续外科计划和治疗。耻骨上造瘘管应远离血管吻合口，通常位于新口的外侧。如果血管吻合不清楚，影像引导放置或开放导管放置可能更安全。放置 16F 或更大的耻骨上造瘘管便于在诊断评估和手术治疗时进行顺行膀胱镜检查以评估尿道解剖结构。为制定最佳的治疗计划，需要回顾以前的手术和了解现有皮瓣的血管解剖。

麻醉下采用逆行和顺行膀胱镜检查，以确定狭窄的长度、位置和瘘管的存在。有时尿道较天然尿道狭窄，无法容纳 16F 软性膀胱镜。在这些病例中，可以使用柔性输尿管镜直接显示尿道。通过内镜注射造影剂可用于使用透视进行逆行尿道造影。

尿道皮肤瘘管的修复包括封闭瘘管和使用皮瓣或移植物进行加固。应术前与患者讨论实施尿道成形术或瘘管修补时使用移植物或皮瓣的可能性。可能需要多期手术才能得到持久的瘘管修补。应该让患者意识到血管损伤和部分或全部新尿道丧失的风险。如果患者不想从新尿道口尖端排尿，可以选择行会阴尿道造口术（图 18.1C）。

手术应采用全身麻醉，将气管导管置于拟切取颊黏膜移植物部位的对侧。患者处于截石位，因为它为可能的区

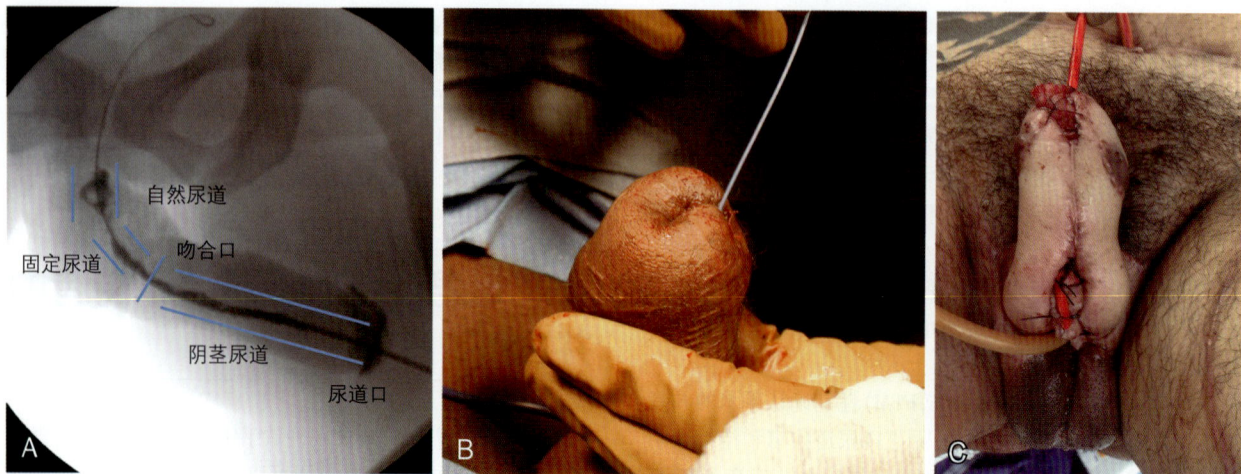

图 18.1   A. FTM 患者新尿道解剖分为五个部分：自然尿道、固定尿道、吻合口尿道、阴茎尿道和尿道口。B. 成形术后尿道口狭窄患者。C. 吻合口狭窄患者，在阴茎和固定尿道交界处行尿道造口术

域皮瓣提供了进入生殖器、耻骨上区域和双侧大腿的手术入路。使用一根导丝穿过瘘管,通过膀胱镜观察,这有助于瘘管的解剖。留置缝线放置在瘘管边缘,有助于分离和切除瘘管。尿道瘘口在几个不重叠的层中闭合。来自新阴囊的局部或局部筋膜皮瓣或唇脂垫皮瓣可用于血管支撑(**图 18.2A 和 B**)。

如果尿道皮肤瘘管合并尿道狭窄,应同期修复。尿道狭窄的治疗选择包括直视尿道内切开术(direct vision internal urethrotomy,DVIU)、单期吻合口尿道成形术、单期替代尿道成形术、分期尿道成形术和会阴尿道造口术。由于缺乏海绵体和血液供应受限,尿道扩张和 DVIU 在这一人群中的总体失败率为 88%[8]。然而,可能更适合于 3cm 或更小的狭窄。在一项研究中,据报道第一次 DVIU 的成功率为 44%,第二次 DVIU 的成功率增加了 13%,中位随访时间为 51 个月[11]。超过两次内镜手术均未成功。

一期吻合性尿道成形术包括采用 Heineke-Mikulicz 原理的非横断性尿道成形术、切除一期吻合术、颊黏膜移植尿道成形术或带蒂皮瓣尿道成形术。在 Heineke-Mikulicz 非横断式吻合式尿道成形术中,狭窄处垂直切开,水平闭合,形成较宽的管腔[5]。当尿道狭窄段长度小于 2~3cm 时,可切除并一期吻合性尿道成形术。切除狭窄,刮除健侧,进行一期吻合术。据报道,切除和初次吻合尿道成形术的成功率在新尿道畸形患者中约为 57%;低成功率归因于血供减少和无法最大限度地移动组织[13]。

当狭窄较长且不适于吻合口修复时,进行一期替代尿道成形术。已有报道使用了几种皮瓣或移植物,包括筋膜皮瓣、膀胱黏膜和颊黏膜移植物[8,14]。背侧嵌体入路优于腹侧嵌体,因为背侧表面血管床更丰富。在传统的背部嵌体尿道成形术中,尿道是周向移位的。然而,在新的尿道成形术中,不推荐环周松动术,因为有可能影响了该部分尿道的血供。相反,在尿道开放后,在背侧表面进行尿道腹侧切开术,并将

移植物放置在背侧表面,然后关闭腹侧尿道切开术。在会阴或新阴囊区域,可以使用重叠的双面移植物(**图 18.3A 和 B**)。背部嵌体可按照描述进行。此外,放置腹侧嵌体移植物,并

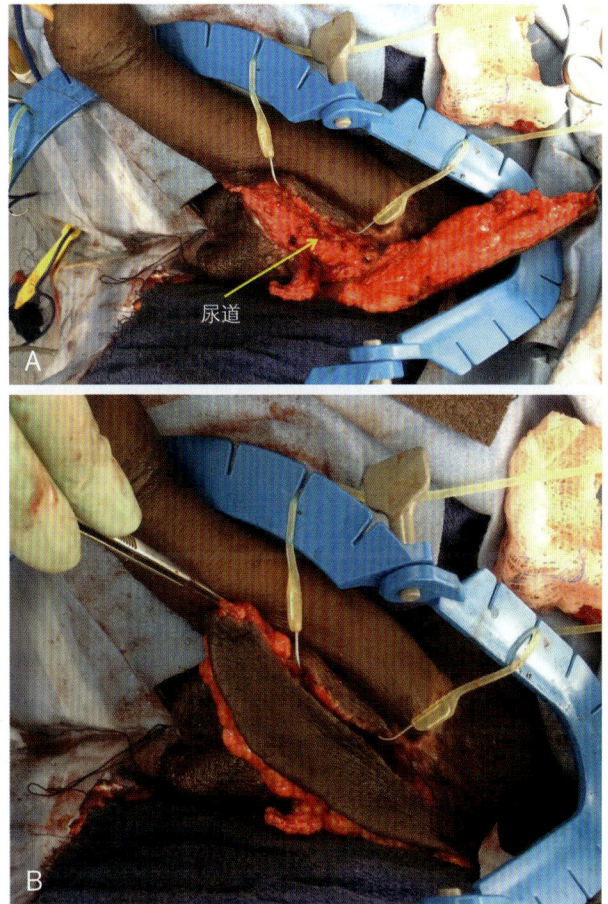

图 18.2　A. 取自患者大腿内侧的筋膜皮瓣,用于尿道缺损的腹侧覆盖。B. 筋膜皮瓣用于覆盖和支撑颊黏膜腹侧移植

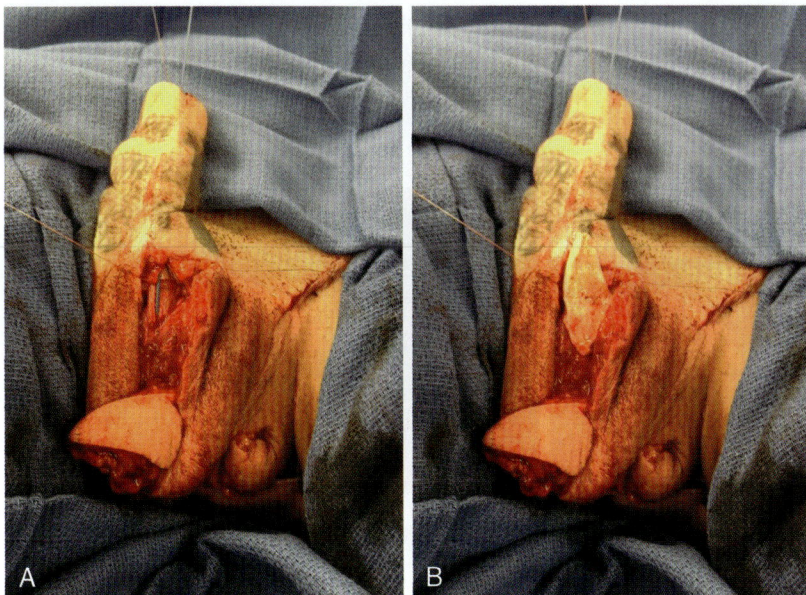

图 18.3　A. 吻合口尿道狭窄的新生尿路。尿道切开术从腹式切开。B. 将颊黏膜移植物置于腹侧,并将筋膜皮瓣移位以覆盖移植物

用来自新阴囊或股薄肌皮瓣的唇脂垫覆盖。与男婴尿道成形术一样,颊黏膜移植物是替代尿道成形术的首选移植物,主要原因有两个:①泛层血管丛的存在和②在湿润环境中非角化上皮。

对于长期或复发的狭窄,可以进行两期替代尿道成形术。尿道在腹侧打开。放置颊黏膜移植物以加宽尿道板(图 18.4A 和 B)。6 个月后,尿道管状化,新球囊闭合。根据一项大规模尿道成形术研究报道,这项技术的成功率最高(70%)[13]。

如果患者不想站着排尿,会阴尿道造口术也是一种选择。打开固定尿道并接近会阴,露出自然尿道口(见图 18.1C)。尽管采用了这种方法,狭窄复发率仍高达 60%[5],可能需要多次手术[7]。尿失禁在这些患者中并不少见。这是由于在固定和阴茎尿道中可能发生尿潴留[15]。由于尿道狭窄的流行和复发,合并膀胱功能障碍的高风险,因此需要对膀胱功能进行终生随访。

持续性阴道腔

病因

许多 FTM 患者接受阴道切除术,作为性别确认手术的一部分。然而,如果存在远端尿道狭窄,尿液中形成高压,会导致尿液从固定的尿道渗漏到闭塞的阴道腔(图 18.5A)。不完全阴道切除术容易导致这种情况。腔内积液会导致梗阻症状、尿失禁和反复的尿路感染。

诊断

如果存在持续性阴道腔,逆行尿道造影和排尿膀胱尿道造影将有助于显示尿外渗和阴道腔内充盈。麻醉下进行膀胱镜检查将有助于确认检查结果,并有助于手术计划。

治疗

当发现持续性阴道腔时,必须将其完全切除,并清除剩余的空间。经腹机器人辅助腹腔镜术式可用于完全切除剩余的阴道上皮(见图 18.5B)。

新阴茎尿道外口狭窄

病因

大约 15% 的新症患者会因为皮肤和尿道的收缩而出现尿道狭窄;在这一点上,血液流动也可能会受到影响[5]。

诊断

诊断可通过体格检查作出。如果怀疑尿道其余部位有尿道狭窄,可以做逆行尿道造影。也可以在重建时做膀胱镜检查,以确保尿道的其余部分正常。

治疗

如果尿道的其余部分没有受累,则采用狭窄切开术治疗尿道狭窄。应该提醒患者,这可能会导致轻度尿道下裂。为了避免在尿道下裂的情况下,我们以腹侧和背侧的方式切开尿道,切除致密的瘢痕,并用勺子刮开开口(图 18.5C)。

男性到女性性别确认手术并发症

男性到女性(MTF)性别确认的手术包括阴茎切除术、阴蒂成形术、阴唇成形术、睾丸切除术和阴道成形术。虽然一些患者首先一期手术接受阴茎切除,但通常所有这些手术都是在同一手术环境中完成的[16]。最常见的制造新阴道的技术是利用现有生殖器的皮肤[17]。阴茎皮肤翻转技术使用包皮和阴囊皮肤来创造阴道,龟头形成新的阴茎[18]。对于那些生殖器皮肤不足的患者,可以使用腹部的皮肤移植来补充[19]。一些外科医生建议用肠道(乙状结肠、回肠、空肠)代替生殖器皮肤。这项技术的好处包括肠道黏液分泌是天然润滑剂,不需要使用裸露毛发的皮肤或担心毛发再生,由于没有皮肤移植(瘢痕收缩),潜在地减少了扩张新阴道的需要,而且肠道的自然口径较合适[20]。然而,这种手术并不是没有并发症,包括肠与皮肤吻合处的狭窄和重建肠道的需要,这可能导致粘连、肠梗阻、肠漏和瘘管的风险。

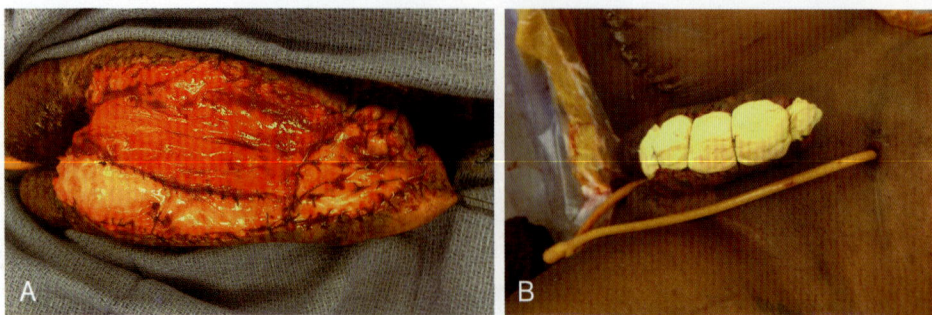

图 18.4　A. 采用颊黏膜移植物的一期尿道成形术。B. 将支撑敷料放在移植物上 1 周,直到移植物愈合

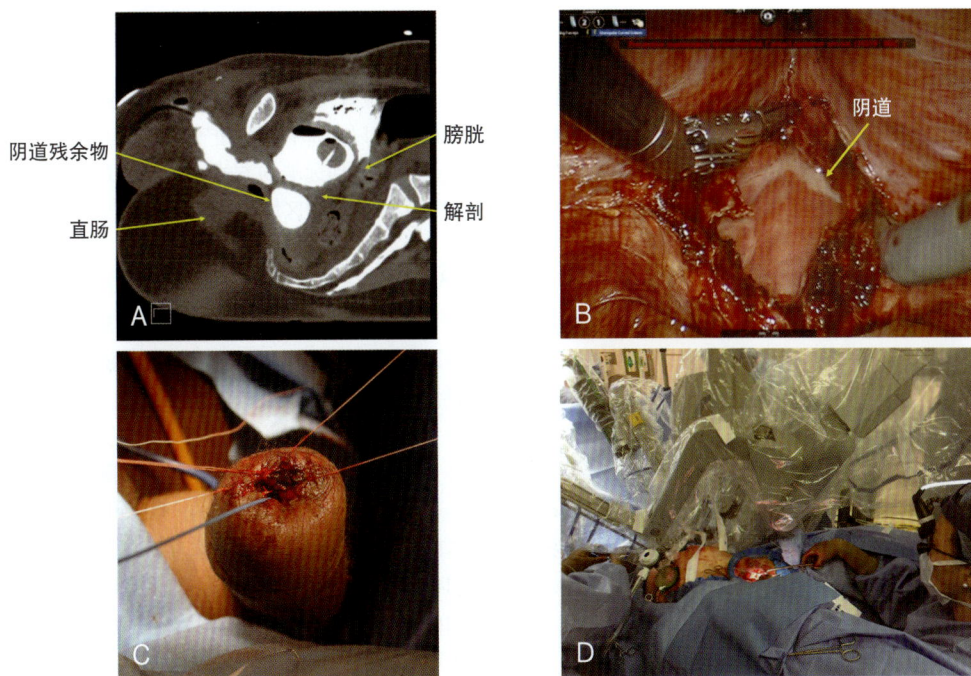

图 18.5　A.CT 扫描显示尿液渗入阴道残余物的空腔内。B. 机器人辅助腹腔镜切除残留阴道腔的图像。C.尿道道重建后尿道口。D. 在标准会阴入路中,使用机器人技术,可以进行腹腔内深骨盆部位解剖,帮助识别邻近结构

　　MTF 手术的手术范围是腹股沟和会阴。直肠和前列腺之间进行较深游离的是手术更加复杂。有会阴深度剥离的其他手术经验,如经会阴前列腺切除术或后尿道成形术,可能会有帮助。此外,根据患者的并发症,手术平面可能已经合并有炎症、瘢痕和感染,使手术更具挑战性。

　　MTF 的手术通常比 FTM 的并发症少,这可能是因为这种手术需要较少的尿道重建。在 Horbach 等人的系统综述中。在总共 12 项研究中,包括 1461 名接受阴茎皮肤内翻的患者,他们发现 7% 的患者阴道深度丢失,5% 的阴道口狭窄,2% 的新阴道脱垂,1% 的直肠阴道瘘[22]。作者报告说,这些并发症可以通过平均一次额外的手术修复,尽管随访很差。Sigurjonsson 等人回顾了 205 例 MTF 手术,发现 2% 的患者需要额外手术治疗直肠阴道瘘、切除残留的阴茎组织或肉类成形术[23]。

　　最常见的阴茎内翻阴道成形术是通过一个会阴切口进行。外科医生使用会阴切口来游离会阴体(中央肌腱),并继续进行解剖,通常是直截了当地进入 Denonvillier 筋膜前面和前列腺后面的空间。这项技术最终会创造一个锥形的阴道,需要阴道扩张以防止闭合。

新阴道瘘

病因

　　新阴道和邻近结构之间可能形成瘘管,导致直肠阴道瘘和膀胱阴道瘘。虽然人们认为,憩室、溃疡性结肠炎和克罗恩病等易感疾病可能会增加肠瘘形成的风险,但一项对 1 082 名接受 MTF 手术的患者的研究没有发现任何危险因素。然而,所有 25 名发生瘘管的女性都需要至少额外做一次手术[24]。虽然瘘管不常见,在特定的患者中占 1%~2%,但这些瘘管是在新阴道剥离过程中造成的,特别是在最顶端部位[17,21]。所有女性都需要手术干预。外科医生会在这个位置遇到前列腺和后尿道。除了需要注意到在每个手术的部位都要注意的直肠外,这还是最难确定前列腺后面的平面的位置[25]。会阴深部手术可能很困难,即使进行直肠填塞或使用直肠镜等辅助,也可能会损伤邻近结构[26]。如果在手术过程中如发现直肠损伤,应该通过无张力、多层缝合和低渣饮食修复,而不需要改行结肠造口。回顾性研究发现直肠阴道瘘最可能是由不明原因的直肠损伤引起的,通常伴有热性或钝性剥离。这些患者出现阴道分泌物,通常是棕色或绿色的,并有从新阴道排出气体甚至大便的迹象。膀胱阴道瘘的患者会出现阴道尿液引流、反复尿路感染或气尿。

诊断

　　如前所述,瘘管的诊断可以根据患者的症状做出。如果怀疑有症状,膀胱造影或钡灌肠检查可以帮助识别瘘管。在膀胱阴道瘘的情况下,膀胱镜检查通常没有帮助,因为可能看不到膀胱阴道瘘。

治疗

　　所有肉眼可见的瘘管都应该用一期闭合或使用局部组织瓣(皮瓣或带蒂皮瓣)来修复[24]。有学者建议使用带蒂臀下动脉筋膜皮瓣,因为其有丰富的血供,供应整个会阴血

供[21,23,27]。瘘管的位置决定了应该通过会阴入路修复还是需要开腹手术。我们发现使用机器人辅助腹腔镜手术并用网膜修复是有帮助的。对直肠瘘是否实施粪便改道，无论是临时结肠造口还是回肠造口，都取决于患者的具体情况和外科医生的手术经验。经验丰富的临床中心在有非常大的瘘管或严重的粪便溢出时可使用这些技术[24,28,29]。

新尿道狭窄

病因

新尿道狭窄的病因为将前尿道（阴茎/球部）与阴茎海绵体分开后，在新阴蒂底部将近端尿道环进行了缝合。新尿道狭窄可能是由于新生肌层的血管损伤所致。在一项对66名接受MTF性别确认手术的患者的研究中，5%的患者被发现患有新尿道狭窄，而在一项对近70名患者的研究中，13%的患者需要手术治疗。

诊断

诊断主要是根据患者的症状。尿道狭窄的典型特征是尿线偏斜或下尿路症状增加，包括尿频、尿急、排尿困难或尿痛[29]。如果出现症状，进行体格检查确认诊断。

治疗

虽然新尿道成形术对于大多数泌尿科医生来说可能是一个较易处理的问题，但需要注意的是，如果无法识别尿道，患者将需要通过耻骨上造瘘管进行尿流改道。在，在手术室进行透视或超声检查下，应当谨慎进行复杂的尿道狭窄修补术中。在进行新尿道成形术时，需要确保有健康的尿道黏膜外翻到皮肤上。

新阴道狭窄或闭锁

病因

阴道成形术采用会阴单切口，使用阴茎内翻皮瓣，通过这项技术形成的新生阴道呈锥形，需要定期扩张以防止闭合。开始扩张的时机和频率取决于外科医生和中心，但患者每天扩张1~2次也很常见。如果患者不扩张或降低扩张的频率，新生阴道最终可能会缩窄而导致扩张疼痛。这造成了一个负面循环，扩张越来越痛苦，这导致扩张进一步减少，最终导致狭窄。新阴道狭窄也可能是有其他问题，因为管道内的组织是皮肤，需要一个开口才能让死亡的皮肤细胞、汗液和毛发排出。如果有新的阴道狭窄，细菌就会滋生，就会形成脓肿[30]。Falcone等人发现有5.8%的患者出现新阴道狭窄，2.9%的患者出现闭锁。

诊断

病史和体格检查有助于此并发症的诊断。患者有新阴道扩张困难的病史。患者很少出现阴道闭锁。体格检查显示新阴道管较先前检查狭窄。由于狭窄通常始于管的最尖端，体格检查可能不能确定阴道深度变化，但患者会感觉她不能再像以前那样通过扩张器扩张阴道。管腔的收缩可能不会以近端到远端的方式以均匀的方式发生，而整个阴道可能有多个狭窄的区域。

治疗

首先，预防很关键，如果新生阴道能够形成圆柱形而不是圆锥形，不仅可以减少扩张，而且狭窄的并发症也会减少。我们采用了经腹机器人辅助腹腔镜方法来简化前列腺和直肠之间的分离（类似于机器人辅助的根治性前列腺切除术），并且能够连接到我们的会阴切口（图18.5D）。这证实了整个新生阴道的直径是相等的。如果患者存在狭窄，应进行手术以减少张力。我们发现垂直于应力线的切口打开了组织。切口的数量由手术室决定。如果有明显的挛缩，可能需要附加的重建技术，包括旋转皮瓣。根据重建量的不同，可以在术后放置阴道支架。肠道阴道成形术是治疗完全性阴道闭锁的一种选择。

新阴道脱垂

病因

阴茎皮肤翻转阴道成形术最困难的要点之一是如何更好地固定阴道的顶端。可采取的技术包括固定骶棘韧带或固定周围局部组织。作者推荐行骶棘韧带固定的原因是骶棘韧带为盆腔最坚韧的组织，并且他们指出，这种韧带已经用于阴道穹窿和子宫阴道脱垂手术多年[31,32]。这种手术的缺点是有损伤输尿管、阴部血管和神经的风险。此外，骶棘韧带改变了阴道轴，使其指向一侧（右或左），导致性交困难[33]。基于这些缺点，一些外科医生建议将新生阴道固定在局部组织的三点上，以避免直肠损伤，从而确保新生阴道保持正常方向。一个德国研究小组使用纤维蛋白胶固定新生阴道，以诱导组织的局部瘢痕形成[34]。脱垂可以理解为新生阴道移出会阴管，导致患者对外部美观和性交都不满意。患者首先可能会注意到扩张后的脱垂，这是新生阴道被从管内拉出的感觉。

诊断

患者主诉新生阴道"脱垂"。体格检查将显示阴道尖端或侧面可移动，新生阴道从管道中突出。

治疗

外科医生可在麻醉下进行检查以全面评估新生阴道脱垂的位置。我们曾遇到过脱垂与皮瓣坏死相关的病例。这需要对新生阴道进行大量清创和移植皮肤或皮瓣来修复。如果脱垂位于远端，可以进行新生阴道的剥离，组织可以用2-0聚二氧环己酮（PDS）缝合线重新悬吊。如果脱垂位于近端或尖端,我们建议进行经腹入路手术。术中打开后腹膜,形成前列腺和直肠之间的平面。新生阴道的顶端悬吊在近端,并绕周缝合,以确保充分的固定和正常的阴道轴。

结论

性别确认手术是一项具有挑战性的手术。泌尿科医生的专科知识对于确保最佳的术后功能恢复和美学效果非常重要。对于这些复杂的病例,术前最好做详尽的计划,以最大限度地减少术后并发症。由于炎症、瘢痕、感染和血供受损,术后并发症的处理通常需要一种以上的手术技术。泌尿科医生更熟悉生殖器和尿道解剖,而整形外科医生精通局部皮瓣和移植物的使用,因此对于初始性别确认手术和并发症的处理推荐多学科团队手术。

(李新涛　译)

参考文献及自测题

第19章 放射后骨盆泌尿生殖外科手术的并发症

KARL COUTINHO and CHRIS M. GONZALEZ

章节大纲	
放射治疗对伤口愈合的影响	直肠尿道瘘和结肠膀胱瘘
术前评估和患者选择	膀胱颈挛缩
高压氧治疗	结论
术中注意事项	参考文献及自测题
尿道狭窄	

要　点	
1.	放射诱导的组织缺血、抗张强度降低、瘢痕形成增加以及新生血管的抑制都会导致既往接受过放射治疗的患者出现手术并发症。
2.	通过戒烟、改善营养状况和改善血糖控制来优化患者,可能会改善先前受过辐照的领域的手术后结果。
3.	内镜治疗放射性尿道狭窄可增加狭窄的复杂性,延长病程,失败率高。
4.	预防放疗后泌尿外科手术并发症的关键是多层、无张力、无张力封闭,并植入健康组织。
5.	在修复放射治疗后直肠尿道瘘和结肠膀胱瘘之前,必须先进行粪便改道。

放射治疗是多数泌尿生殖系统、结直肠和妇科恶性肿瘤公认的主要和辅助治疗方法。在泌尿外科领域,体外放射治疗、近距离放射治疗、质子射线治疗和其他放射治疗方法已经成为治疗前列腺癌的基本方法。前列腺癌是美国男性中最常见的非皮肤相关恶性肿瘤,与癌症相关的死亡率位居第二[1]。虽然放射治疗在治疗前列腺和其他恶性肿瘤方面有效,但由于其对周围泌尿生殖系统结构的影响,放射治疗为泌尿科医生带来了独特而艰巨的挑战。在对 964 例患者的回顾性分析中,Dean 和 Lytton 在 5~10 年的随访中发现,盆腔放疗引起的泌尿系统并发症的发病率为 2.5%[2]。在另一项针对 10 709 名因妇科恶性肿瘤接受盆腔放疗的患者的回顾性研究中,Maier 和他的同事发现严重泌尿系统并发症的发病率为 1.24%,其中放射性膀胱炎(49%)、尿瘘(26%)和输尿管狭窄(25%)是最常见的。这些患者中的大多数(88%)需要进行泌尿外科手术,与未接受放射治疗的患者相比,其并发症发病率明显更高[3]。

本章描述常见的下尿路放射相关并发症的病因、诊断和围手术期处理。

放射治疗对伤口愈合的影响

为了了解手术在既往照射范围内的并发症,讨论放射线对组织和伤口愈合的病理生理影响至关重要。伤口愈合的过程从受伤的瞬间开始,可分为四个阶段:止血、炎症、增殖和成熟[4]。每个阶段的开始都可以预测,并由许多细胞-信号分子的相互作用以顺序级联的方式介导。这一复杂的愈合过程可以直接或间接地在几个阶段受到辐射的影响。辐射对细胞蛋白质和 DNA 的直接作用导致细胞复制受到抑制,或通过不稳定或凋亡导致细胞死亡。辐射的间接效应包括细胞内分子的激发和自由基的产生,这些自由基反过来损害遗传物质、信号机制和其他细胞成分。

辐射对伤口愈合级联反应中细胞信号分子的影响已经在一个较大规模的研究中进行了探索。在人类和动物模型中,辐射诱导的几种细胞信号分子表达的改变都已明确。这些包括干扰素-γ(IFN-γ)、转化生长因子 β(TGF-β)、血管内皮生长因子(VEGF)、一氧化氮和肿瘤坏死因子(TNF),以及多种白细胞介素和基质金属蛋白酶。这些改变的下游影响包括细胞外基质的紊乱,新生血管和细胞迁移的损害,以及胶原沉积的紊乱,导致血液供应、抗张强度和无法从随后的损伤中恢复[5-8],这些因素都导致了照射野的手术并发症。这些影响的严重程度取决于各种因素,最重要的是辐射总剂量、每部分剂量和接受治疗的表面积[4,9,10]。个体对辐射的敏感性也可能不同,并已被证明在确定辐射诱导的损伤程度方面发挥了作用[11-13]。

术前评估和患者选择

改善既往放疗患者手术结果的一个重要步骤是将伤口愈合不良的风险因素降至最低,如吸烟、高血糖和营养状况差。只要有可能,应该在术前通过患者咨询、转诊到专家或更换药物来解决这些问题。

通过检测血清血红蛋白 A1c(HbA1c)可以在术前评估糖尿病的控制情况。回顾性研究发现 HbA1c 水平在 7% 或更高的糖尿病患者住院时间延长和手术结果恶化[14-17]。

虽然快速纠正 HbA1c 的意义还在争论中,而且没有广泛接受的术前规范指南,但应该通过综合评估血糖和 HbA1c 来评估糖尿病的控制,以便促进关于结果的术前咨询,特别是对于既往接受过放射治疗的患者。如果情况允许,应该寻求糖尿病营养学家和内分泌学家的建议,以便在手术前最大限度地控制血糖。

吸烟是伤口愈合的重要抑制因素,在手术前应该尽可能地戒烟。吸烟降低组织中的氧气水平,损害细胞迁移,减少新生血管,增加炎症介质的存在。现已证明,这会导致伤口裂开的比率增加,愈合时间延长[18],手术瘢痕的美容效果更差[19],并且减少了皮肤移植获取[20],导致术后感染率增加[21],和总体并发症发病率增加[22]。由于照射组织区域中已经存在组织受损,吸烟的影响大大增加了手术后不良结果的风险。Sørensen 和同事已经证明,戒烟可以在 1 天内恢复组织氧合和血液流动,并在 4 周内恢复炎症细胞功能[23]。这一短暂的逆转时间线说明戒烟不仅是对于先前接受过放射治疗的患者,而且是所有泌尿系统患者围手术期处理都是关键步骤[24]。

优化营养状况是取得良好手术效果的重要步骤。几项研究表明,手术结果和并发症发病率的改善与术前营养状况的改善有关。术前营养状况评估包括血清白蛋白和经过验证的其他评分工具,如营养风险分类或营养风险筛查 2002[25-28]。

肠内营养补充是所有能耐受的患者的首选。然而,针对短期(小于 10 天)术前肠内补充的评估对术后并发症和结果的影响的研究得出了相互矛盾的结果[29,30]。类似地,对术前肠外营养研究的荟萃分析也不确定其对结果的实际影响[31-33]。欧洲临床营养和代谢学会(ESPEN)指南仍然建议,在择期手术前,术前短期(7~10 天)肠外营养可能是有益的。美国临床营养和代谢学会(ASPEN)建议只有在肠道摄入受损时才进行营养补充。尽管缺乏共识,但通过白蛋白测量来评估营养状况,结合通过营养筛查工具获得的患者特征,泌尿科医生能够适当地向患者提供与营养不良相关的并发症的个人风险建议。

高压氧治疗

高压氧是一种可选的围手术期治疗方法,适用于部分放射史的患者。高压氧已经用于治疗头颈部癌症放疗后并发症[34,35],并在治疗放射性膀胱炎方面进行了相关探索[36]。最近一项关于高压氧用于各种外科手术(包括骨盆手术)的荟萃分析表明,术前高压氧可以减少受辐射患者手术后的伤口破裂、感染、瘘管形成和皮瓣丢失[37]。在这项荟萃分析中讨论高压氧的作用机制包括刺激血管生成、减少纤维化、改善组织氧合。

在一部分有盆腔放疗并发症病史的患者中,Pomeroy 和同事们发现,在计划进行骨盆手术之前,接受高压氧治疗的患者术后放射相关并发症减少了[38]。患者在膀胱增大、尿流改道或姑息性切除复发盆腔肿瘤之前,在 2.0 大气压下接受了 30 次高压氧"潜水"治疗,术后又进行了 10 次治疗。作者指出,这些患者中与辐射相关的并发症较少,他们考虑可能是因为高压氧刺激血管生成和促进伤口愈合。虽然这项研究样本量较少,但可以表明术前和术后高压氧治疗在减少既往放疗患者的手术并发症方面可能起到积极作用。

术中注意事项

放射后外科手术的特点是组织分离层面不清楚、大量的瘢痕组织,以及组织萎缩。术前支架、导管或钢丝(通过瘘管或狭窄)可用于帮助在受照射区域手术时识别相关的泌尿生殖系统结构;作者建议尽可能放置这些支架、导尿管或钢丝。此外,放射对胶原含量重塑的抑制会导致组织抗张强度降低[39]。因此,诸如"推开"和其他钝性解剖技术等动作可能会导致组织损伤,而不容易找到正确的分离层面。应该视野可确认部位进行锐性解剖,在手术过程中要注意建立和重建解剖标志。骨性标志物最为可靠,因为它们在放疗后不会改变;然而,由于患者体型大小和纤维性瘢痕组织,在某些区域进行触诊可能很困难。

知识框 19.1 中显示了辐照下闭合伤口的一般原则。应用照射过的组织来多层封闭尿路管腔结构,并通过术中冲洗来验证是否关闭完整,必要时进行加固。在泌尿生殖道的组织完整性缺失情况下,就像大多数放射后病例一样,应小心地通过尿道或耻骨上造瘘管或经皮肾造瘘引流尿液,以保持吻合口干燥,防止瘘管形成和伤口破裂。对于放射治疗后的尿道肠瘘,应该在泌尿外科修复之前进行粪便分流。在尿流改道的情况下,如果怀疑漏尿,建议采取分步恢复尿液引流的方法,并更换支架管。通常这个过程可能需要几周到几个月时间,因为辐射后的组织愈合速度很慢。虽然有建议指导如何定期评估并恢复通道[40],但没有关于恢复粪便通道的相关指南。然而,大多数研究主张在成功修复后至少等待 3~6 个月[41,42]。在直肠括约肌受累或损伤的情况下,应考虑永久性的结肠造口术。瘘管修补后,应在尿液引流恢复的情况下观察一段时间后,再恢复粪便通畅,以确保尿路的适当闭合。由于吻合口处组织本来脆弱,过早恢复粪便通道存在污染、感染和潜在伤口破裂的风险。

知识框 19.1　受辐照骨盆的外科处理一般原则

1. 泌尿系统的闭合
2. 健康组织的插入
3. 胃肠道的多层闭合
4. 无张力伤口闭合
5. 适当分流粪便和尿流以愈合瘘管

将未受辐射的健康组织放置于受射线照射区域可能有一定难度，可能需要通过手术入路才能确定。会阴手术时，应考虑使用股薄肌瓣、唇瓣、阴道膜或腹股沟组织瓣。在经腹手术中，大网膜是健康组织的可靠来源。适当松动胃网膜右动脉为基础的无张力皮瓣，可使网膜延伸至尿道近端下方，在经腹手术中可广泛使用。Kulkarni 及其同事描述了经会阴入路后尿道成形术中在腹腔镜下松解大网膜的步骤[43]。在这些接受骨盆骨折相关尿道损伤修复的患者中，大网膜通过腹膜切口向下移动并放置于前列腺和直肠之间。然而，由于直肠距离较远，而且周围区域很难解剖，因此如果没有其他健康的组织可用，经腹腔入路时可使用大网膜来填充。

关闭腹腔和会阴伤口是手术成功的关键，并与放射后手术中的任何其他因素一样重要。对 160 例接受腹会阴直肠切除术并且有辐射史的患者进行的大规模回顾性分析发现，有盆腔放射史的患者与术前未接受放射治疗的患者相比，前者严重伤口并发症的发病率增加了一倍多（41% 比 19%，$P<0.02$）[44]。接受过放射治疗和未接受放射治疗的患者在大手术中发生筋膜裂开的比例在 1%~6% 不等[45,46]，平均死亡率为 25%。虽然回顾性研究没有将既往放疗与腹部伤口裂开风险增加联系起来[48]，但在这一患者群体中缺乏相关数据报道。关于保留缝线预防术后腹壁筋膜裂仍有争议，而且其尚未被证明对患者有益，但患者会主观感觉不适并且缝合部位发生局部并发症的概率增加[49]。腹部黏合剂可减轻术后疼痛[50]；然而，与保留缝线类似，缺乏证据支持使用腹部黏合剂来预防皮下血肿的形成或降低伤口裂开的发生率。关于关闭腹部伤口，本书的其他章节有详细介绍。

尿道狭窄

Santucci 和同事估计男性尿道狭窄发病率约为普通人群的 0.6%[51]。已证明任何形式的放疗都会增加这一发病率。在接受过盆腔放疗的人中，同时接受近距离放射治疗和 EBRT 的尿道狭窄的发生率从 1.7% 上升到 5.2%[52,53]。总的来说，尿道狭窄最常与 EBRT 有关[54]。放疗后患者尿道狭窄与慢性氧化应激有关，继而导致血管损伤、缺血和周围组织创面愈合不良[55]。由此导致的海绵体纤维化，进而导致尿道狭窄的形成，这个过程可能需要几年的时间，通常前列腺附近的球部尿道更容易发生尿道狭窄[56]。无论狭窄位置和介入治疗方式，在内镜下治疗这些狭窄复发率都很高，可达

50%~60%[56,57]。此外，重复内镜操作已经证明会增加尿道狭窄的复杂性和长度[58]。

治疗盆腔放疗后尿道狭窄的第一步是通过逆行尿道造影诊断狭窄段的长度和位置。闭塞性尿道狭窄患者可能需要耻骨上造瘘。在行耻骨上膀胱造瘘后，可以通过顺行膀胱镜检查和逆行尿道造影来确定狭窄长度和位置（图 19.1）。

由于组织纤维化和外科解剖平面破坏，尿道成形术可能会比较复杂。耻骨上膀胱造瘘术有助于外科医生在会阴分离过程中确定尿道狭窄的近端范围，该狭窄范围可延伸至前列腺尿道。手术中建议在尿道受骨盆放射影响较小远端开始解剖，一旦确定了合适的组织平面，就继续向近端解剖。如前所述，大多数放射引起的典型尿道狭窄部在球部和膜部交界位置，需要对前列腺尿道的近端进行剥离[55,59]。一旦完成近端剥离，可能需要进一步切除前列腺周围的坏死组织，以暴露健康的黏膜进行尿道吻合术[60]。根据作者的经验，可以使用 Capio 设备（Boston Scientific，MA）在常规缝合位置不可行的情况下向前列腺尿道进行吻合。该设备常用于女性脱垂手术，可以在狭小的空间内进行缝合，并以倾斜的角度操作，因此在经会阴行前列腺或膀胱黏膜手术操作中推荐使用。

移植物或筋膜皮瓣可用于修复放射治疗后较长的尿道狭窄，有小规模的研究显示效果良好[61]。然而，由于组织床常为纤维性且乏血管，移植皮瓣在照射后的会阴处固定吸收后可能组织不够结实牢靠。颊黏膜由于组织厚度薄、血供丰富且远离照射位置，似乎是最理想的移植膜。对于切除和一期吻合（EPA），可以进行的手术操作包括尿道体部切开、尿

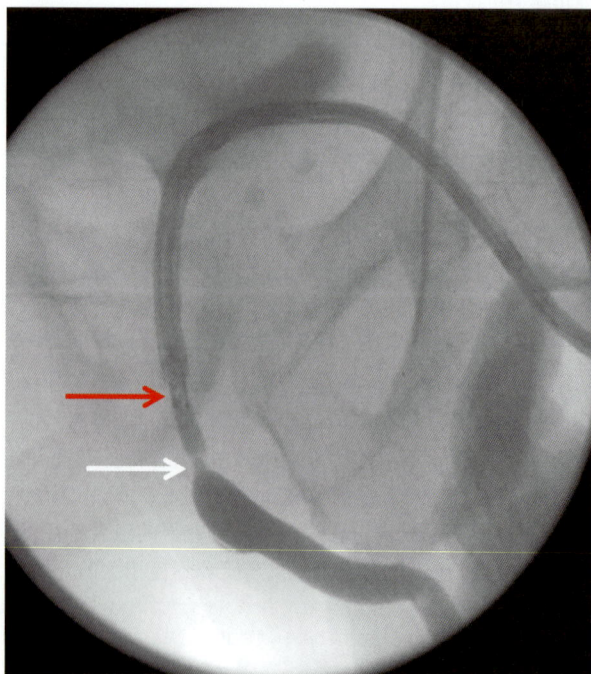

图 19.1　使用软性膀胱镜通过耻骨上瘘管同时顺行和逆行尿道造影（"上下造影"）。白色箭头处为狭窄，红色箭头示膀胱镜

道包绕体部改道或耻骨切除,除非在尿道近端和远端均充分游离的情况下,很少进行 EPA 手术。

评估尿道成形术疗效的研究有限,特别是在放射治疗后的患者中,仅限于回顾性病例,而且随访有限。尽管如此,尿道成形治疗放射后尿道狭窄的结果尚可接受[54,55,61]。在一项多中心回顾性研究中,72 名男性放射性尿道狭窄患者进行了 EPA。在该项研究中,狭窄平均长度为 2.4cm,大多数狭窄位于球部或球膜部尿道[60]。平均随访 2.9 年,这些男性的总体成功率为 70%。本组狭窄复发与狭窄长度 >2cm 和治疗中心有关[54,60]。本研究报道了 6 名患者接受替代尿道成形术,其中 4 名患者使用移植物,2 名患者使用皮瓣。这些男性的平均狭窄长度为 4.3cm。其中 1 名患者在 7 个月后狭窄复发。

对于受照骨盆内长度较短(<3cm)的复发性球部尿道狭窄,应考虑重复 EPA,以尽可能多地切除周围缺血性海绵组织。在球部尿道近端,需要尽量游离松解尿道。在较长的狭窄复发中,带蒂的生殖器皮肤或筋膜皮瓣可能比移植物替代成功率更高,因为与移植物置入照射的宿主床相比,保留自身血供的皮瓣优点更多。总体而言,在接受辐射的患者中,几项研究表明,使用会阴、阴囊或阴茎皮肤作为皮瓣和移植物,以及股薄肌作为移植物都是安全可行的[60,62]。

尿失禁是骨盆球膜状尿道成形术后接受放疗的潜在并发症。一项研究报道,术后新发尿失禁的发病率为 36%~50%;然而,这些患者中有 20%(3/15)在手术 4 周后尿失禁自动消失[60]。如果尿失禁不能缓解,可以植入人工尿道括约肌[54,60,61]。

与未接受过放射治疗的患者一样,有盆腔放射病史的男性接受尿道成形术后,勃起功能似乎没有明显改变[60]。

直肠尿道瘘和结肠膀胱瘘

前列腺癌放疗后常见且较难处理的并发症主要是直肠尿道瘘(rectourethral fistulas,RUF)或结肠膀胱瘘(colovesical fistulas,CVF)的发展。虽然过去的经验表明与直肠或前列腺手术中损伤相关,但由放疗造成的瘘管也越来越多报道。在接受综合放射治疗的前列腺癌患者中,放疗后 RUF 的发病率在 0.2%~2.9% 不等[63,64]。Lane 和同事报告,自 1998 年以来,报道的 RUF 病例中有 50% 涉及盆腔放射(主要是放疗、近距离放射治疗或联合放射治疗),而在 1998 年之前,这一比例为 3.8%[41]。无论采用何种方法,修复这些瘘管都相对较困难,并且需要详尽的手术计划和多学科讨论。

RUF 和 CVF 的常见症状和体征包括尿中带大便、大便中出现尿液、反复尿路感染、盆腔疼痛和血尿。据报道,与未接受放射治疗的患者相比,40 名既往有放射治疗的患者的伤口感染、输液时间和粪便未排出时间较长[65]。RUF 和 CVF 的识别和诊断涉及病史、体格检查、影像学和内镜检查。体格检查包括评估会阴皮肤是否有窦道,以及直肠指诊以触诊瘘管并确定其与肛缘的距离。直肠检查时,瘘管一般会感觉坚硬和纤维化。建议使用三次造影剂灌注(包括口服、静脉和直肠造影剂)进行计算机断层扫描,然后用逆行尿道造影和膀胱造影进行膀胱镜检查,以定位瘘管并计划重建手术入路(图 19.2)。膀胱镜检查对膀胱内瘘管的诊断有很高的敏感度(80%~100%),并且可以测量与输尿管开口、前列腺、膀胱颈和外尿道括约肌相关的瘘管的大小和位置[66]。小的瘘管可能看不见,但可以表现为尿路上皮大疱性水肿,并有红斑边缘隆起(图 19.3)。较大的瘘管在膀胱镜检查中容易辨认,可见其为进入直肠的管道(图 19.4)。如果怀疑为恶性

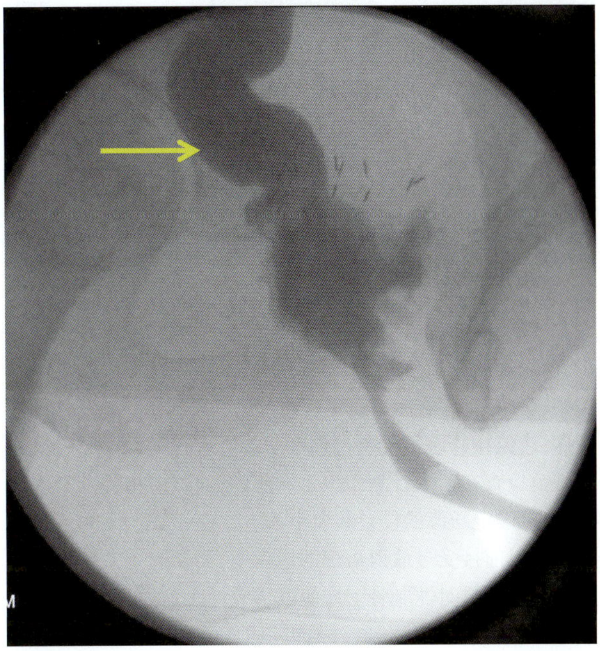

图 19.2　逆行尿道造影显示直肠尿道瘘。可以看到对比剂充满直肠(箭头),前列腺内有近距离放射治疗种子

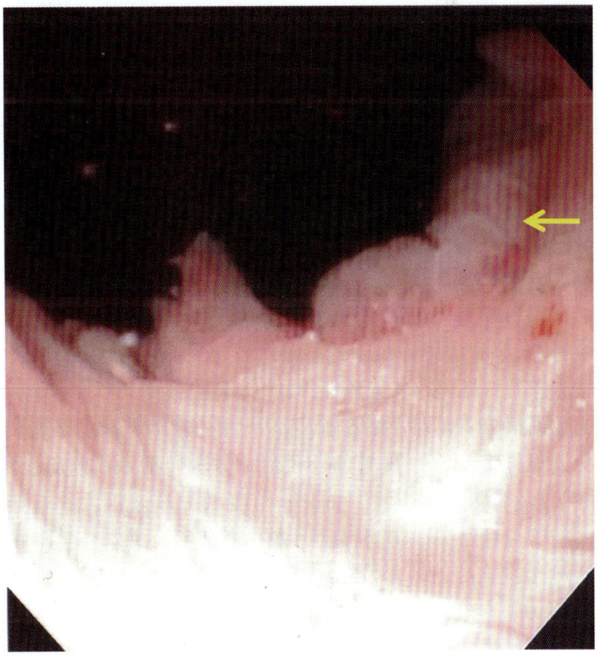

图 19.3　膀胱镜检查见直肠尿道瘘,伴有隆起的、大疱性的黏膜边缘和红斑(箭头)

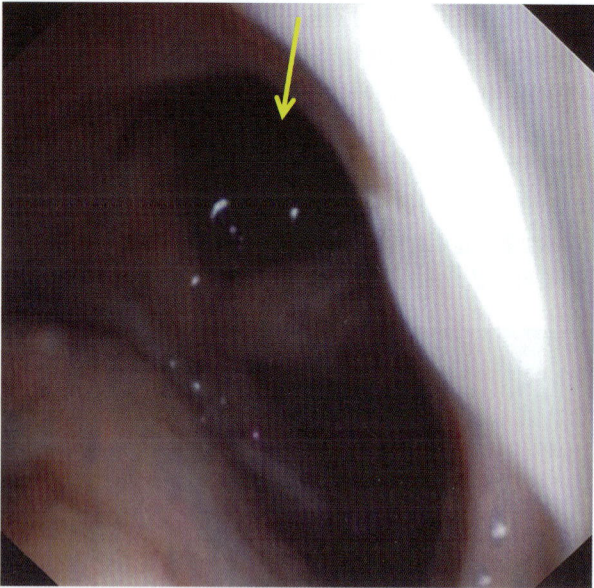

图 19.4   膀胱镜检查发现的大型直肠尿道瘘，从尿道腔可以清楚地看到直肠黏膜（箭头）

肿瘤，建议在膀胱镜检查过程中对瘘管进行活检。肛门镜或结肠镜检查在手术计划中也是有用的，应该由相关专家进行检查，以确定肠瘘的位置和大小。

在以前接受过放射治疗的患者中，需要进行大便改道和尿液改道。暂时性耻骨上尿流改道有两个原因：一是可以将尿液从瘘管中分流出来，二是可以"放空尿道"，以评估患者并发尿道狭窄的形成情况。一项研究认为 RUF 患者并发尿道狭窄的发病率为 30%[42]。虽然在一些较小、较少纤维化瘘管的患者中，采用尿便分流的保守治疗已取得成功[67]，但根据我们放射后 RUF 或 CVF 的经验，保守治疗的成功率仍然很低。此外，高压氧治疗并没有被证明可以减少手术治疗的需要[68]。评估患者的功能和健康状况很关键，因为手术治疗往往更复杂，受照射的患者术后恢复时间更长[65]。这些瘘管的位置从膀胱到球部尿道，突出了膀胱镜和放射成像的需要，以全面评估疾病的程度。对于瘘管非常接近输尿管开口的患者，特别是在前列腺切除术后的患者，进行修复手术前可以考虑放置输尿管支架管。

放射线导致的 RUF 和 CVF 的治疗选择取决于瘘管的位置、大小和病因。由于这些瘘管较罕见，再加上它们在类型和患者特征上存在异质性，因此关于手术治疗的标准方法的数据很少。在切开瘘管前，可以使用一根细导管或导丝来帮助识别瘘管[69]。瘘管的外科治疗方法包括经括约肌、经肛门、经会阴或经腹腔。知识框 19.2 显示了获得放疗后骨盆瘘管最佳结果应该遵循的一般外科原则。虽然一些研究已经注意到放射或冷冻治疗后瘘管修复的结果较差[70,71]，但是 Whick 和同事对所有正在接受修复的 RUF 患者进行荟萃分析显示，除了接受经肛门修复的患者外，接受辐射和未接受辐射的患者的成功率相同（90%）。经腹入路最常用于既往接受过放射治疗的 RUF 患者（74.4%）。然而，在这些病

知识框 19.2   放疗后直肠尿道瘘修补术的外科原则

1. 先行粪便、尿流改道
2. 充分暴露以确定瘘管
3. 完全切除瘘管并进行组织病理学分析
4. 放置健康组织于直肠尿道之间
5. 多层缝合封闭粪便和尿流

例中直接比较较为困难，因为手术方法和术后永久性大便和尿液转换比例在接受照射和未接受照射的患者中显著不同。此外，在 RUF 修复后，25% 和 42.5% 的接受照射的患者无法恢复他们的粪便和尿流引流，而未接受照射的患者中只有 4%[72]。类似于尿道狭窄修复，RUF 修复后尿失禁并不少见。（在一组接受照射和未接受照射的患者中，高达 71%）[73]。对于 RUF 修复后中到重度尿失禁的患者，已有报道可以通过植入人工尿道括约肌（AUS）进行治疗[73,74]。

经括约肌入路手术大约在 1960 年由英国外科医生 Aubrey York Mason 提出，现在它通常以他的名字命名。这种方法中，患者呈俯卧折刀位（图 19.5）。从肛缘到尾骨做一个切口，分离皮下组织而暴露直肠后壁。打开直肠后壁，暴露直肠前壁和瘘管。这种解剖需要仔细分离并避免损伤直肠括约肌[75]。如果操作技术正确熟练，术后发生大便失禁的风险很低[76,77]。Kilpatrick 和 Mason 在 1969 年描述了 York Mason 入路用于 RUF 修复[78]。该入路对膀胱颈附近的 RUF 和 CVF 瘘管提供了良好的暴露。闭合分三层完成（包括尿路上皮、中间黏膜和直肠壁），这种方法通常耐受性好，恢复时间相对短。然而，在尿路和直肠之间插入健康组织仅限于紧邻瘘管的组织，这些组织也可能因辐射而受损。插入远距离的健康组织，如股薄肌皮瓣，需要再做单独的会阴切口，这增加了手术的创伤。虽然许多医源性 RUF 显示出良好的效果，但是 York Mason 入路复发率较高（在一项研究中有 4/7 的患者复发）且瘘管直径较大，因此不推荐用于复杂的放疗后 RUF、再次 RUF 手术修复或大于 2cm 的放疗后瘘管[79]。

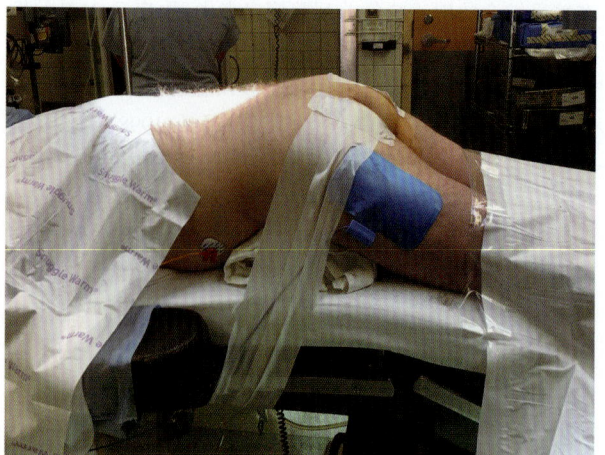

图 19.5   俯卧折刀位

经肛门入路修复 RUF 包括扩张肛门和环形回缩肛门，使瘘管通过扩张的肛管显露出来。然后再切除瘘管，并在瘘管上闭合直肠黏膜瓣。经肛门入路耐受性好，可避免直肠括约肌断裂[80,81]。然而，近端瘘管暴露困难，而且难以植入健康组织。瘘管修复后结果的荟萃分析显示，与其他入路相比，经肛门入路的手术修复失败率更高[72]。因此，应避免使用经肛门入路的复杂或放射性 RUF。

会阴入路在文献中有较完整的描述，特别是在泌尿科医生。最近的两项研究表明，在平均随访 15.6 个月和 11.4 个月的情况下，对既往有盆腔放疗和消融治疗的患者采用会阴入路治疗 RUF 的成功率分别为 76.9% 和 100%。在这两项研究中，所有患者术前都接受了粪便改道，大多数患者（在每项研究中分别为 38% 和 100%）在会阴入路期间接受了正常组织植入。在这些研究中，最常使用的间置组织是股薄肌（9/20 例患者），其次是股薄肌（2/20 例）和直肌瓣（1/20 例）[42,73]。

在经会阴入路过程中，患者呈截石位或俯卧折刀位。会阴作 U 形切口，在尿道和直肠之间向近端剥离，直到遇到瘘管并切除，并闭合周围的直肠和尿道黏膜。用这种方法暴露累及近端尿道或膀胱的直肠瘘可能很困难，特别是在肥胖患者。尿道缺损通过一期缝合或移植物覆盖处理[73]。会阴入路的好处包括泌尿科医生对解剖更熟悉，以及能够在肠道和尿路缝合线之间插入各种组织来源，包括股薄肌、生殖器皮肤或阴道膜层。会阴入路手术中可以进行股薄肌间置术；然而，文献报道失败率较高，很可能是因为经会阴入路的股薄肌组织也位于照射野内[82]。股薄肌间置术在采用会阴入路的放疗后患者中应用最成功，因为该组织健康、血管化良好，并且位于普通放疗范围之外[71,73]。使用合成移植物，如异体真皮，也有报道在放射治疗后瘘管中取得成功的结果[83]。

对于解剖学上更近端的瘘管，或者当可能需要同时进行肠切除、前列腺切除或其他相关手术时，推荐采用经腹入路。虽然比其他入路创伤较大，但较低的正中切口在打开膀胱前壁后可以很好地暴露 CVF。术中使用大网膜可以在修复过程中进行充分的组织插入。在荟萃分析中，经腹部入路对于放射或消融治疗诱导的 RUF 修复提供了最好的成功率，失败率仅为 6.9%（2/29 例患者）[72]。

膀胱颈挛缩

膀胱颈挛缩（bladder neck contracture，BNC）是前列腺癌根治术后最常见的并发症，但放射治疗后的 BNC 与创伤后或手术后的病因有显著不同。这些挛缩可以在治疗数年后出现，并被认为是微血管损伤导致进行性、慢性缺血、纤维化和坏死的结果[84-87]。前列腺癌的多模式治疗，包括任何形式的放射，都与较高的 BNC 发病率和内镜治疗失败的风险有关[88-90]。患者的某些特征，如经常吸烟、高血压、糖尿病和冠心病，也与前列腺癌切除后较高的 BNC 发病率有关，其中包

括以前有骨盆辐射的患者，说明有必要针对这些病因对患者进行教育指导[91,92]。

在出现临床症状和体征后，如排尿困难和排尿后残余尿较多，可通过膀胱镜或逆行尿道造影（图 19.6）。尿道扩张为前列腺切除术后 BNC 的推荐治疗，在依从性较好的患者效果最佳，这些患者可以通过间歇性自行导尿来保证膀胱颈的储尿功能[93]。然而，这些结果报道的患者是在经尿道前列腺电切术或根治性前列腺切除术且没有进行放疗所导致的BNC。几乎还没有证据可以确定辐射后的狭窄是否有类似的反应。

各种手术方式，如切割环、热刀、冷刀和激光都已被描述用于前列腺切除术和放疗后 BNC，均具有不同程度的疗效[94-97]。最近的数据显示，采用球囊扩张，然后在 3 点和 9 点位置用热刀对膀胱颈外侧深处进行切开，直至进入膀胱周脂肪，该方法效果良好[92]。本研究中的大多数患者（78%）在尝试膀胱颈切口之前曾进行过内镜治疗，但均失败。在 5 年的时间里，50 名患者接受了 BNC 深外侧切口，平均随访 12.9个月，成功率为 72%。手术成功的标准为能够直接通过软性膀胱镜检查。但是，这些患者主要是根治性前列腺切除术（35/50，70%）或经尿道前列腺电切术（13/50，26%）后发生BNC，少数患者行前列腺切除术加辅助放疗（2/50，4%）。尽管如此，这种方法可以考虑用于先前接受过放疗的骨盆内的BNC 的内镜治疗。

据报道，在中位随访 12 个月的未放疗、根治性前列腺切除术后、复发性 BNC 人群中，冷刀膀胱颈切开后病灶内注射丝裂霉素 C 的成功率为 72%[98]。然而，在 55 名患者的多中心临床试验中，其中 25% 的患者曾接受过前列腺癌的放射治疗，在中位 9 个月的随访中，单次治疗的成功率低于 58%[99]。在同一项研究中，有 4 名患者被报告有严重的不良反应（Clavien Ⅲb）。值得注意的是，这 4 名患者中有 3 名曾接受过放射治

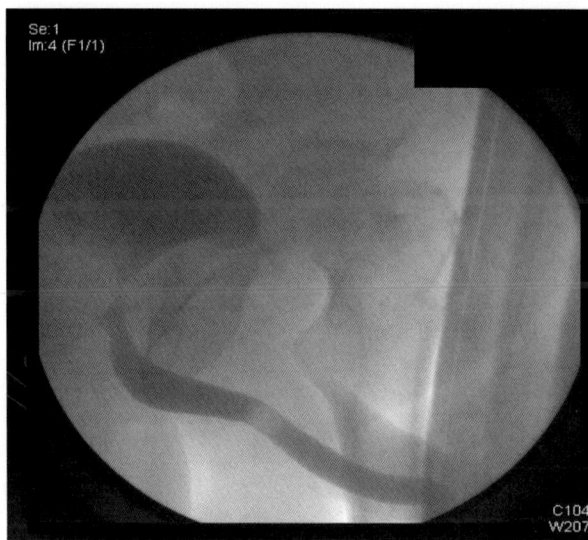

图 19.6　耻骨后前列腺癌根治术后发生膀胱颈挛缩的逆行尿道造影

疗,所有这 3 名接受放射治疗的患者最终都需要膀胱切除术和尿流改道。类似的副作用,包括膀胱和膀胱周围脂肪坏死,在其他丝裂霉素试验中也报道过[100]。在根治性前列腺切除术后的一组患者中,类固醇注射后钬激光 BNC 切开的成功率为 83%,平均随访 24 个月,其中大多数(79%)BNC复发。

BNC 内镜切开术后注射类固醇或丝裂霉素的作用需要更多的研究来验证。

据报道,开放膀胱颈重建术几乎完全在前列腺切除术后的非放疗人群中进行[102,103]。手术入路取决于患者的解剖和纤维化程度。成功修复的关键是在重建过程中充分暴露膀胱颈。根据挛缩的程度和既往治疗患者的特点,可以通过会阴、腹部、经耻骨或结合多种途径来暴露。一项研究报道了前列腺切除术后 BNC 重建术共 4 例,其中 2 例行耻骨切除,1 例行阴茎皮瓣膀胱颈重建术,1 例行膀胱颈前置管重建术。经耻骨暴露允许直肌皮瓣和网膜间置分别覆盖修复处。第三位患者,也是唯一一位先前接受过放射治疗的患者,由于前尿道长时间狭窄,接受了会阴手术;在这种情况下,使用阴茎筋膜皮瓣用来完成联合高位尿道成形术和膀胱颈修复。最后一位患者接受了腹部和会阴联合入路,切除狭窄段并一期端端吻合。平均 33.8 个月后,所有患者均排尿通畅,仅有其中 1 例术后需要一次扩张。所有患者在手术后均出现尿失禁,其中 2 名患者顺利分期放置了人工尿道括约肌[103]。

一项研究纳入 6 例 BNC 患者,这些患者接受过多次内镜操作,该研究描述了一种腹部和会阴联合入路[102]。在该研究中,使用腹部和会阴联合入路来松解膀胱颈远端和球膜尿道近端,以进行无张力的尿道端端吻合术。在本组中,采用腹部和会阴联合入路来活动膀胱颈远端和球膜尿道近端,进行无张力的端到端吻合术。所有患者同时接受 AUS 置入,并且 3 例行回肠膀胱扩大术。平均随访 24 个月,5 名患者排尿正常,1 名患者需要间歇性自我导尿。几乎所有的患者最后一次随访都未出现尿失禁,有一名患者每天需要更换一个尿垫。只有 1 名患者有 AUS 糜烂,需要修复。值得注意的是,这些患者都没有接受过辐射。在作者的经验中,男性

在根治性前列腺切除术后顽固性 BNC,最好同时经腹腔和经会阴入路进行放射和内镜治疗(图 19.7)。在这些患者重建前评估膀胱容量是很重要的,因为容量小于 200mL 的患者也需要行膀胱增大或尿流改道术。在这种联合入路中,经腹入路切除耻骨后暴露膀胱颈,来吻合尿道与膀胱颈。(图19.8A,B)。分期 AUS 治疗尿失禁一般安排在手术后 4~6 个月进行,因为所有患者都合并大小便失禁。对于前列腺放射治疗后顽固性 BNC 的男性患者,耻骨后入路到膀胱颈提供了足够的显露,可以切除 BNC 和制作膀胱前壁皮瓣。术前评估必须证明这些患者的膀胱容量至少有 250~300mL,才能开发出大小合适的膀胱前壁皮瓣。

在不适合膀胱颈重建的顽固性 BNC 患者中,膀胱颈关闭、同时行膀胱扩大术及导尿造口已报道有较好的临床效果[88]。对于不适合或不希望膀胱颈重建的患者,行膀胱切除或不切除的尿流改道是另一种选择。

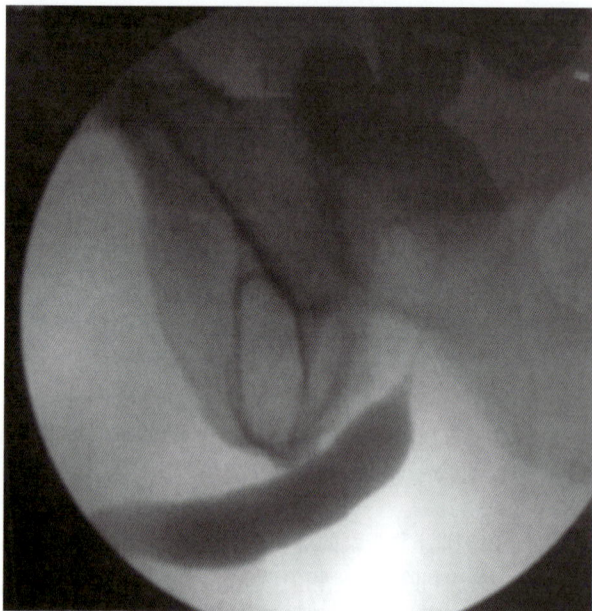

图 19.7   根治性前列腺切除术和辅助外照射后顽固性膀胱颈挛缩延伸至球部尿道的逆行尿道造影

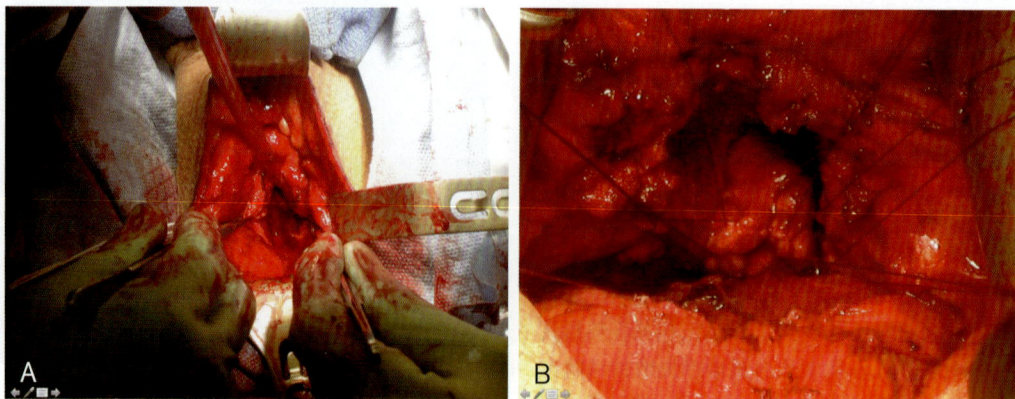

图 19.8   A. 游离尿道,切开海绵体暴露膀胱。B. 耻骨切除后移位尿道与膀胱吻合术

结论

　　对泌尿科医生来说,以前接受过辐射的骨盆手术是一种挑战。除了处理辐射损伤组织的许多并发症外,即使在没有明显并发症的情况下,手术的风险也要高得多。在放疗后对前列腺、膀胱和输尿管下段进行常规手术时,必须注意这些组织的状况。即使在外观正常的情况下,组织血供、组织柔韧性和愈合能力也很可能受到影响,从而导致更严重的漏尿、狭窄和需要再次手术的可能性。识别健康组织、最大限度地减少过度操作(从而破坏已经较脆弱的组织)、植入健康组织均是取得良好手术效果的基本策略。通过各种专科技术的应用,显然手术也可以取得良好的效果。在处理放射损伤引起的狭窄、瘘管或严重损伤的膀胱时,必须认识到采取保守或微创手术方法治疗失败概率很高。在难治性疾病过程中,尽可能进行重建手术可能更为谨慎。

（李新涛　译）

参考文献及自测题

（扫码查看本章）

4

第四部分

泌尿外科门诊手术并发症

第 20 章　前列腺活检并发症

MEENAKSHI DAVULURI and STACY LOEB

要　点

1. 前列腺活检并发症可从轻微并发症，如疼痛、轻微血尿和便血，到严重的感染并发症，如脓毒症，但很少发生患者死亡。
2. 出血是最常见的并发症，但通常是自限性的。活检前是否停用阿司匹林对穿刺后出血没有显著影响。
3. 感染并发症的增加可能是由于喹诺酮类药物耐药性的增加，这一结论在近期的研究中已得到证实。不同类别的抗生素均可使用，医疗机构需要根据当地抗菌谱合理选用。
4. 增加患者活检后感染概率的危险因素包括免疫抑制、糖尿病、近期抗生素应用史和国外旅行史。
5. 对比标准经直肠穿刺活检和经会阴模板引导下穿刺活检，在并发症方面二者没有显著差异。
6. 对患者进行潜在活检后并发症的教育对于早期识别和治疗至关重要。

引言

在美国，经直肠超声引导下前列腺穿刺活检术（TRUS-bx）每年大约完成 100 万例。这项操作需在直肠内置入超声探头，然后，在其引导下以活检针对前列腺组织进行系统采样。2016 年美国国家综合癌症网络指南推荐对首次和重复的前列腺穿刺活检均取样 12 针[1]。虽然针对前列腺前侧的引导穿刺不做常规推荐，但在前列腺重复穿刺活检中，需考虑增加对移型带的穿刺。

随着近期磁共振成像（MRI）技术的进步，前列腺靶向穿刺的应用显著增加。靶向穿刺能在多种方式引导下完成，包括 MRI-TRUS 融合引导、认知配准（cognitive co-registration），或者孔洞内扫描（in-gantry）MRI 靶向活检。

与前列腺穿刺活检相关的严重和轻微的并发症如**表 20.1** 所示。较轻微的并发症包括疼痛、下尿路症状、尿潴留、感染和自限性出血。也有可能引起勃起功能障碍。严重并发症并不常见，包括大量出血、脓毒症，导致死亡更为罕见。此外，操作可引起患者严重焦虑和不适。

近年来前列腺穿刺活检术的并发症越来越得到重视，并成为衡量前列腺癌筛查的获益和风险的重要考量因素。出于这个原因，目前并发症风险被纳入了一些风险评估模型，用以帮助权衡患者前列腺穿刺活检决策的利弊[2]。

表 20.1　前列腺穿刺活检的潜在的副作用/并发症

疼痛/焦虑

泌尿系统副作用

- 下尿路症状
- 急性尿潴留
- 血尿

性功能副作用

- 血精
- 性功能减退

肠道副作用

- 便血

感染性并发症

- 尿路感染
- 脓毒症

死亡（罕见）

前列腺活检也在其他临床情形下应用,如治疗后局部复发的主动监测和评估。与此过程相关的并发症将在预防策略和并发症的管理等方面详细讨论(表 20.2)。

前列腺穿刺活检的并发症及影响因素

出血相关并发症

出血是与 TRUS-bx 有关的最常见的并发症,包括血尿、直肠出血和血精。

在 10%~84% 的病例中有肉眼血尿报道;血尿严重到需要留置导尿和住院治疗的<1%[3]。报道显示超过 90% 的人认为血尿不是显著的负担[4]。大部分血尿在 3 天内缓解;然而,有 22% 的患者也可能会持续较长的时间[5]。这与前列腺体积较大和移形带体积较大相关。增加血尿的风险的因素是术前灌肠及使用抗凝治疗[5,6]。重复活检和穿刺针的型号大小并不增加血尿风险[3]。穿刺活检针数是否影响血尿的程度和持续时间尚有争议,并无定论[3]。

直肠出血的病例占 1.3%~45%[3]。通常患者认为较轻微,<2.5% 的人认为出血呈中度或重度[4]。影响直肠出血的危险因素包括活检针数和抗凝药物的使用。与血尿一样,穿刺针型号大小并不影响直肠出血风险[3]。

活检后血精的比例在文献中差别很大,从 1.1% 至 93%[3]。然而,血精也是短暂的,可在反复射精后缓解。报道的血精平均持续时间也不尽相同,中位持续时间为 12~20 天或约 8 次射精[3,7,8]。因为社会因素和文化障碍可能阻碍患者在发生血精后就医,因此应该告知患者具体的血精相关风险。增加血精风险的危险因素包括前列腺体积较大、经尿道前列腺切除(TURP)手术史,以及穿刺针数[3]。

需要注意的是,虽然多数出血并发症是自限性,在极少数情况下显著血尿或直肠出血可危及生命,这一点很重要。

这些风险应该作为前列腺穿刺活检的知情同意的一部分告知患者。

抗凝治疗对出血的影响是许多泌尿科医生关心的问题。服用阿司匹林和停用阿司匹林的患者在术后大量出血方面并无显著差异。然而,与未用抗凝治疗患者相比,使用阿司匹林的患者的轻微出血会持续更长时间[3,9]。因此,现行的实践指南认为,前列腺穿刺活检期间继续使用抗血小板药物是安全的[10]。

关于使用华法林和氯吡格雷等抗凝剂的相关报道较少[3]。另外,新的抗凝药物如 X 因子抑制剂利伐沙班和阿哌沙班在此方面的研究尚不充分,因此发生严重并发症的风险仍属未知[10]。

感染相关并发症

前列腺活检的感染性并发症风险研究较为充分,如尿路感染、菌血症、脓毒症,并在极少数情况下导致患者死亡。由于感染而需要留院治疗的比例范围从 0% 至 6.3%[3]。从 SEER-Medicare 来源的数据显示,跟随机选择的对照组相比,接受前列腺穿刺活检的患者因感染住院 30 天的风险高 2.26 倍[11]。此外,已有的数据显示住院率随着时间的推移在美国和全球范围内有一个显著上升[11-13]。

这类感染被认为是由于全球氟喹诺酮类耐药的大肠杆菌患病率增加,因为在部分亚洲地区,所分离的大肠杆菌有高达 37% 的菌株是氟喹诺酮耐药菌株[14]。这种情形在非洲和欧洲部分地区也有报道[15,16]。现已有证据表明,国外旅行是活检后感染和脓毒症的独立危险因素,有国外旅行史的患者,其感染氟喹诺酮耐药大肠杆菌的风险增高约 6 倍[17]。此外,近期抗生素使用史也会增加活检后感染的风险,因为抗生素会导致正常肠道菌群产生变化[13,17]。

现已有证据表明,全世界氟喹诺酮耐药增多跟 ST131 这一特定大肠杆菌菌株有关。近几年有少量研究已经分离出这种菌株,并证实其与前列腺穿刺活检后脓毒症的发生率增加有关。穿刺后脓毒症患者有近 35% 可以培养出这种菌株[18]。

表 20.2　前列腺活检并发症的影响因素、治疗和预防

并发症	影响因素	治疗	预防
血尿	■ 抗凝 ■ 穿刺数量	观察,可能需要导尿和持续膀胱冲洗	■ 停用抗凝药(除阿司匹林)
感染	■ 氟喹诺酮耐药的大肠杆菌 ■ 合并症,近期旅游,近期使用抗生素	抗生素	■ 正确消毒 ■ 筛查高危因素 ■ 了解抗菌谱 ■ 直肠拭子
尿潴留	■ 前列腺的大小和体积	导尿	■ 围手术期 α-受体阻滞剂
勃起功能障碍	■ 从前列腺癌的诊断焦虑	观察,药物治疗	■ 适当的辅导

增加前列腺穿刺活检感染的风险的其他患者相关因素包括合并症，如糖尿病和免疫抑制等[3]。这些患者本身更容易发生感染和脓毒症，因此应在前列腺穿刺活检之前充分告知这类风险。糖尿病患者应该尤其强调告知其对控制血糖和遵守医疗治疗的重要性。

年龄、前列腺特异性抗原（PSA）和前列腺体积等因素似乎不与感染风险增加相关。然而，有报道显示，如果穿刺前 WBC 高于 $11.2 \times 10^9/L$，出现脓毒症的风险将增加 5 倍[19]。当然，任何有尿路感染症状的患者在穿刺前应进行相应的检测和治疗。

操作因素也可能增加感染相关并发症的风险。有超声凝胶和设备的不当处理导致感染的实例报道[20]。

最后，重复活检对感染风险增加的影响已引起广泛关注，因为在活检呈阴性后，约 38% 的美国男性会在 5 年内进行再一次活检[21]。这也是主动监测使用增多的结果，2013 年在美国大约有 40%~50% 低危的男性患者选择保守治疗[22,23]。来自瑞典的数据表明主动监测的使用率更高，在 2014 年全国的确诊病例中，使用主动监测的病例比例低危 91%，极低危 74%，而中危 19%[24]。在各大型主动监测方案的前瞻性研究中，重复前列腺穿刺活检的频率范围从每年一次到每 5 年一次[25]。由于主动监测在全球范围使用的增多，可以预期 将有更多的患者在确诊后进行重复穿刺活检。

前期研究已表明重复穿刺是否增加感染风险。来自 SEER 医保的数据表明，尽管进行重复活检增加了患者出现并发症累积的风险，实际上重复活检和初次活检出现严重感染的风险相似[26]。来自国际前列腺癌主动监测研究（PRIAS）的数据表明，2.5% 患者活检后出现感染[27]。活检的数量不是感染并发症的独立预测因素。然而，值得注意的是，患者出现并发症后不太可能接受他们的下一个指南建议的活检。系列的前列腺穿刺活检的风险是主动监测的患者咨询中重要组成部分。

下尿路症状和急性尿潴留

在穿刺活检术后早期，约 6%~25% 的患者会出现排尿困难等症状。这些症状通常短暂并可治疗。

在经直肠前列腺穿刺活检后急性尿潴留的风险约 0.2%~1.7%，而报道显示经会阴穿刺活检的发生率更高[3]。使用 α-阻滞剂如坦索罗辛已被证明可以显著性降低国际前列腺症状评分（International Prostate Symptom Score，IPSS）[28]。因此，该类药物可给予具有较高尿潴留风险的患者，而无需每一位患者都术前给药。

已被证明能增加的活检后排尿问题的危险因素包括：前列腺体积，移形带体积与总前列腺体积的比率，以及 IPSS 评分[5,6]。穿刺活检的针数，进行重复活检的数量和 LUTS 之间并无相关性[3,27]。

勃起功能障碍

有关于前列腺穿刺活检对勃起功能障碍的影响尚无统一证据。穿刺活检后勃起功能障碍最常见的测定方法是勃起功能国际指数（International Index of Erectile Function，IIEF）。

活检后勃起功能障碍确切的病因仍然未知。可能的原因有穿刺后早期的验证反应以及穿刺引起的神经血管束的轻微损伤[3]。此外，推测勃起功能障碍的原因之一为罹患癌症或接受前列腺癌的诊断所致的心理因素[29]。已有研究表明，活检结果呈阴性患者可能更加担心前列腺癌，其中 19% 具有中至重度的性功能障碍，与之年龄相匹配的对照组，中至重度性功能障碍占比仅为 10%[30]。另一项研究显示，在接受 TRUS-bx 的患者中，阳性结果的患者比阴性结果的患者 IIEF 评分更低[31]。

然而，研究表明穿刺后 IIEF 评分可以在 6 个月内恢复至穿刺前的基线水平[32]。虽然活检后勃起功能障碍可能会在短期内增多，多数患者在初始前列腺穿刺活检后可以恢复至基线水平[33]。勃起功能障碍的已知风险因素包括前列腺周围的局部麻醉神经阻滞，以及与前列腺癌诊断相关的焦虑心理因素影响[3]。活组织检查后不影响勃起功能障碍的因素包括 PSA、前列腺体积，以及活检穿刺数量[3]。

与勃起功能障碍风险相关的另一个因素是活检次数。尤其值得关注的是，在主动监测过程中进行重复穿刺活检是否增加勃起功能障碍的风险。在约翰·霍普金斯的主动监测研究项目中，观察到经直肠前列腺活检后的性功能评分下降[34]。同样，英国最近的一项研究发现，勃起功能障碍评分在初次经会阴穿刺活检后 6 个月可以回到基线评分水平，但再次经会阴活检后 6 个月并不能恢复到基线水平[33]。其他的主动监测研究没有发现重复前列腺穿刺活检与勃起功能障碍之间的关联[35]。需要注意的是在主动监测研究中患者的老龄化也是非常重要的因素，可能同时伴随其余危险因素的变化，因此导致评估重复前列腺活检的独立作用比较困难[36]。然而，只有考虑接受主动治疗的患者才可能面临这一问题，尤其是对那些为了保留性功能而选择推迟根治性治疗的患者。

疼痛

镇痛能够有效缓解前列腺穿刺活检过程中的疼痛。引起疼痛加剧的因素包括肛门直肠顺应性、穿刺的数量、年龄较小和焦虑[3,37]。疼痛可以是患者拒绝重复活检的重要因素，高达 18% 的男性表示他们会拒绝重复活检[38]。前列腺穿刺活检的麻醉方式多样，从局部麻醉如利多卡因凝胶和前列腺周围神经阻滞，到镇静和全身麻醉。也可采用联合麻醉方式，如联合凝胶和前列腺周围神经阻滞，或镇静加前列腺周围神经阻滞[39]。

此外,也有研究关于使用一些简单的方式以减轻前列腺穿刺活检的疼痛和焦虑。最近的一项研究表明,使用前列腺周围神经阻滞后多等待 5 分钟没有显著地减轻疼痛[37]。然而,简单的操作如患者体位也可能影响疼痛的水平,听音乐是另一种减轻焦虑的可选方式[40]。

死亡

前列腺穿刺活检后死亡的风险是非常小的,可能是由于前列腺活检选择患者较为慎重。一些研究甚至表明,接受前列腺穿刺活检后 30 天内的患者相比对照人群死亡率更低[11]。然而,前列腺穿刺活检后出现脓毒症的患者死亡率显著增高[11],因此针对这一人群中感染并发症的预防和有效治疗尤为重要。

在穿刺前应签署知情同意,充分告知患者进行回访的必要以及出现任何症状后及时就医。了解这些患者在何处以及如何发生并发症,对于能够及时处理相关并发症至关重要。

替代活检技术的并发症:经会阴穿刺活检

经会阴活检(TP-bx)是一种替代前列腺穿刺活检策略,经过会阴对前列腺组织采样,完全避开直肠。总体而言,TP-BX 和 TRUS-BX 之间总的并发症率并无显著差异,虽然各种并发症的发生率可能会略有不同[41]。和 TRUS-BX 类似,TP-BX 可出现疼痛、血尿、尿潴留、感染和勃起功能障碍可能。此外,还有阴囊水肿及会阴瘀斑的报告,均为自限性[3]。

TP-BX 可能的优势是感染并发症率降低,因为这种方法活检避开了直肠。这在具有高感染风险的患者中是一个十分重要的因素。2016 年 AUA 白皮书将此列为预防感染的可选策略。但是 TP-BX 通常穿刺数量更多,从而增加了尿潴留的风险。如前所述,围手术期 α-受体阻滞剂可用于降低这种风险。

总体而言,欧洲泌尿外科协会(EAU)指南认为,无论 TUS-BX 和 TP-BX 都是前列腺穿刺活检可以接受的策略。近期一篇澳大利亚指南的综述认为,尚无证据表明经会阴或者经直肠路径的活检能够更有效地避免并发症[42,43]。这两种方法的风险和获益可以与患者进行讨论。

降低并发症风险的方法

由于前列腺活检后出血最轻微,持续时间短[4],因此是否需要停用抗凝治疗引起了争论。需要慎重考虑的因素包括使用抗凝治疗的指征和方案[3]。由于严重出血并发症的发生率非常低,2016 年美国泌尿学会(AUA)白皮书和 EAU 指南建议,TRUS-BX 前不停止服用阿司匹林是安全的,也有关于其他抗凝血剂如华法林和氯吡格雷安全性的少量数据报道[10,42]。

图 20.1 总结了预防感染性并发症的重要步骤。第一步是确保正在使用的所有设备正确清洁和消毒。可重复使用

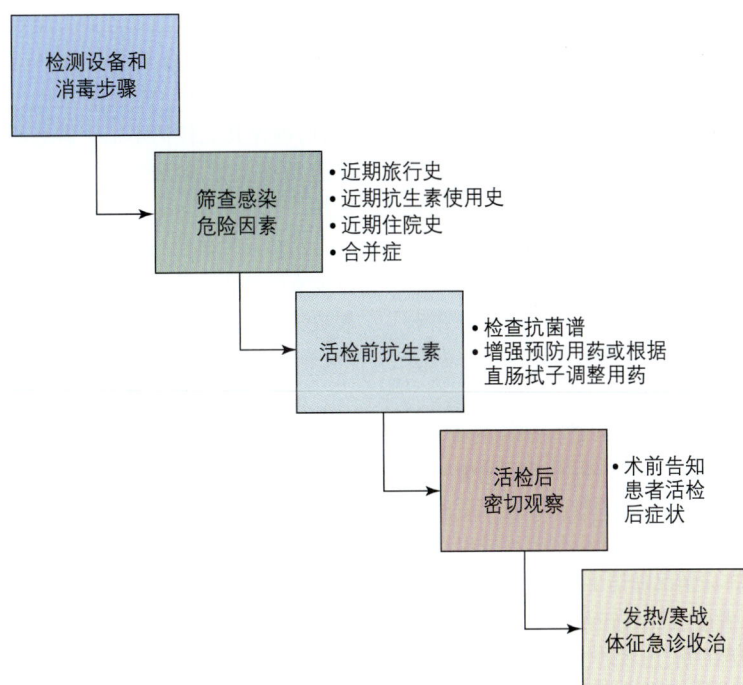

图 20.1　活检相关感染的预防和评估流程图

的穿刺针引导装置需要清洗,然后高温灭菌[10]。美国超声医学协会对可重复使用的超声探头的具体处理出版了相关操作指南[44]。

所有将行前列腺穿刺活检的患者都应筛查高危因素,包括合并症、近期用药史、住院病史和国外旅行史[10]。现有证据已表明预防性抗生素使用可以减少细菌尿、菌血症和临床感染。多种国际指南均推荐对所有前列腺穿刺活检患者均常规预防性使用抗生素[45]。在美国泌尿外科协会最佳实践指南关于泌尿外科手术预防性使用抗生素声明建议前列腺穿刺活检预防性使用抗生素的时间少于24小时[45]。长时间抗生素使用并未证明能减少感染,而且可能导致药物抵抗。

推荐用于前列腺活检的抗生素选择包括氟喹诺酮、第一代/二代/三代头孢菌素,以及甲氧苄啶-磺胺甲噁唑(复方新诺明)[45]。另一种方案是肌注/静注氨基糖苷类或氨曲南。虽然喹诺酮类抗生素在全球范围内仍是最常使用的方案[46],但越来越多的喹诺酮耐药让我们不得不寻找替代方案[47]。

对于预防性用药经验,2016年AUA白皮书建议检查当地抗菌谱,选择AUA指南所提供的最佳方案。同时还介绍了抗生素的增效作用(如氟喹诺酮类加头孢菌素,氨基糖苷,阿米卡星,或者磷霉素)或有针对性的预防用药[10]。

活检之前行直肠拭子培养,并给予敏感药物预防是减少总体抗生素使用同时降低感染的风险的可选方案[48]。然而,直肠拭子培养物耐药率比临床感染的耐药率高得多。在感染风险位于平均水平的患者群中采用这种做法的成本效益还需要进一步研究,因为严重的感染性并发症的整体事件发生率较低。但是,此方案应给予高危患者,此处高危患者定义为具有抗生素药物使用史或已知抗生素耐药病史,具有反复国际旅行史者、医务工作者或免疫抑制者。最后,建议对免疫功能低下患者进行感染性疾病的咨询工作[10]。

也有关于利用肠道准备来减少感染的研究报道。一些研究显示肠道准备能减少一般的感染[49],而另一些研究报道肠道准备不影响穿刺活检的并发症发生率[6]。研究结果的差异可以归因于使用抗生素不同,感染的转归不同,以及研究人群的差异。各种不同肠道准备药物也进行了比较,其中包括磷酸盐灌肠剂、泻药和聚乙二醇。并无某种灌肠制剂显示出优势[6,50,51]。整体而言,肠道准备并未显著降低感染性并发症的发生率,而预防性使用抗生素已足够[3,6]。

出现下尿路症状的患者应在活检前进行感染筛查[10],具有尿潴留高风险的患者可给予α-受体阻滞剂。应告知患者在穿刺后即于门诊排尿,若出现排尿困难则于排尿后测定患者残余尿量。如果患者无法排尿,应予以留置导尿以缓解急性尿潴留。应对患者的排尿情况随访1~2天。

所有行穿刺活检的患者应提前告知若在家出现并发症应立即就医。尤其应该强调的是,患者若出现寒战发热应立即到急诊就医。虽然有些并发症可在门诊处理[52],这样的通则能够在门诊对患者进行恰当的评估和分类。

并发症的处理

前列腺穿刺活检后的出血很少需要干预或住院治疗。严重肉眼血尿可予以膀胱冲洗,同时外力牵引达到压迫效果,对于无法缓解的病例可行膀胱镜予以止血。

直肠出血常常见于患者体位改变为站立位,或第一次尝试排便后。这在很大程度上是在活检出血后排出的残血,而非活动性出血。血凝块的排出可能导致血管迷走神经反应和晕厥而致患者摔伤。因此,穿刺时无活动性出血的患者应保持卧位观察一段时间,然后改坐位,以确定是否有活动性出血存在。在撤去超声探头时轻柔的扩张肛门括约肌通常能够发现是否存在活动性出血。若有活动性出血,可将纱布润滑后填塞入直肠内,达到填塞压迫止血的目的。纱布应保留3~5分钟后取出。可反复以纱布填塞,直到出血停止。根据我们的经验,这种方法非常有效,并且具有吸附直肠内残血的额外优势。

若出现罕见的直肠内大出血,处理方案包括直肠气囊压迫,内镜下注射肾上腺素或硬化处理,以及直接夹闭血管[3]。如果存在持续性直肠出血,应将患者收入院治疗,并请普通外科、介入放射科和/或胃肠外科会诊。

目前还没有成熟的技术可以在术中和术后使用以显著减少出血率。有报道尝试在穿刺完成后以活检探头保持压迫针道以减少出血,但统计出血并无显著性差异[53]。因此了解如何处理穿刺后的并发症是非常重要的。

活检期间因直肠内操作/扩张,膀胱压力增加,可能导致迷走神经反应而发生晕厥,可能即刻发生,也可能延迟至术后1~2小时。应鼓励患者在活检之前少许进食,并应保证摄取充足水分。若患者在穿刺过程中遇到恶心、出汗或晕眩(迷走神经反应的指征),应予以冰敷并监测血压。如果迷走反应的症状持续存在,应撤去直肠超声探头,直到患者的症状改善。完成活检后,患者应进行至少观察30分钟,确保其无任何不适。若恶心、轻度头痛、出汗或者膀胱直肠满胀等症状持续存在,应延长观察时间,直到症状缓解。

活检后发热的患者应马上评估感染情况,因为及时的治疗能有效防止病情恶化。评估患者是否出现脓毒症,避免发展成为脓毒症休克。发热伴有畏寒或寒战的患者应立即入院,静脉注射抗生素,而不是门诊予以口服药物。

重症感染的患者管理应包括积极的液体复苏,在行血、尿培养后予以广谱抗生素覆盖(第三代头孢菌素和氨基糖苷类)治疗。和初始广谱尿和血培养后抗生素覆盖采取。AUA白皮书指出,如果怀疑菌血症,则不宜予以口服复方新诺明[10]。培养结果出来后可酌情调整抗生素的使用。如果患者出现低血压或心动过速,应予以心电监护。此外尚需考虑是否存在尿潴留,如果需要可给予普通导尿或耻骨上膀胱造瘘。对于病重患者,应避免留置导尿管和直肠检查,以免在操作过程中导致继发菌血症。

前列腺穿刺活检后大多数泌尿系统症状会自行痊愈。

出现尿潴留可予以留置导尿和 α-受体阻滞剂。要求患者在活检后离开医院之间排尿,必要时应测定残余尿量。如果患者在活检后出现持续尿路刺激症状、尿频或者尿急,除了排除感染外,尿潴留亦不可被忽视。

结论

　　患者行前列腺穿刺活检为明确诊断,和已确诊前列腺癌后进行重新再分级。对于考虑行活检的患者,并发症的风险是一个重要的考量因素。大多数前列腺穿刺活检术的并发症是轻微的,最常见的是出血。血尿、血便和/或血精均可能出现,但是一般都无需特殊处理,一段时间后可自行缓解。尽管常规预防性使用抗生素,经直肠前列腺穿刺活检后合并感染的发生率仍有增加。可能的原因是氟喹诺酮耐药的发生率在人群中增多。感染性并发症具有危及生命的潜在风险,需要及时的评估与处理。为了减少感染的风险,设备必须根据指南进行消毒,患者应进行风险评估,包括合并

症以及可能增加耐药细菌感染的风险。预防性加强抗生素或选取敏感抗生素使用,以及选择替代的活检技术如经会阴穿刺,可减少感染的风险。镇痛和必要时缓解焦虑的方式可以有效缓解前列腺活检带来的痛苦。下尿路症状通常是短暂的,对于明显前列腺增生的患者和经会阴前列腺穿刺的患者,在围手术期予以 α-受体阻滞剂可能减少急性尿潴留的风险。前列腺活检后勃起功能的变化也有报道;尽管对勃起功能的影响多为一过性,但多次重复活检所致的影响仍需进一步研究。所有接受前列腺穿刺活检的患者均必须被告知潜在的并发症风险。

(倪栋 译)

参考文献及自测题

第 21 章　上尿路引流并发症

ZITA FICKO and ELIAS S. HYAMS

要　点

1. 上尿路引流可通过逆行输尿管支架置入、经皮肾造瘘或顺行支架置入实现。
2. 逆行放置输尿管支架可因支架导致的相关症状、尿路感染或脓毒症、导丝相关并发症、支架迁移、结石形成、断裂或置入失败、输尿管周围积液、邻近器官损伤或尿瘘形成而复杂化。
3. 经皮肾造瘘管可能因导管移位/渗漏、尿路感染或脓毒症、患者体位、邻近器官损伤、出血、尿漏和肿瘤播撒等问题而复杂化。
4. 输尿管顺行支架置入通常包括穿刺和置管两个过程,其并发症是上述两个步骤的集合。

引言

上尿路梗阻是一种由外源性或内源性因素引起的常见泌尿系统疾病。这两种类型阻塞的原因多种多样,外源因素可以是恶性肿瘤压迫或者腹膜后纤维化,而内源性因素可能由肾结石、狭窄性疾病、原发肿瘤,或其他内在原因引起的。上尿路梗阻的引流可能是择期、紧急,或根据临床具体情况决定。一般而言,需要紧急处理的梗阻包括合并感染、双侧梗阻,或孤立肾发生梗阻,或难以控制的症状如顽固性疼痛或呕吐。

引流的方式包括内引流和外引流。对于前者,双J输尿管支架最早由Zimskind在1967年首先报道,目前已在泌尿外科得到广泛的应用。对于后者,经皮肾穿刺引流首先由Goodwin在1955年报道,于1976年首次用于合并感染的梗阻引流。这些操作各有优缺点,根据临床上不同情况适应证各异[1-3]。

在本章中,我们将回顾性分析不同上尿路引流方式的指征,以及这些操作可能出现的并发症,从而达到预防和快速有效处理相关并发症。

尿路的手术减压

逆行输尿管支架置入适应证

逆行放置输尿管支架可以处理不同类型的输尿管狭窄,或者在泌尿生殖道手术操作后放置以预防梗阻。输尿管支架用于暂时缓解难以处理的梗阻、合并感染、肾功能不全,直到能够确定给予最佳治疗方案。梗阻合并感染的患者应始终在上尿路操作前先解除梗阻以减压,以避免导致尿脓毒症。

输尿管支架通常用于内源性梗阻，如结石，输尿管狭窄，输尿管肿瘤，或乳头状坏死。同时，输尿管支架也可以用于外源性梗阻，例如，腹膜后纤维化或局部的恶性肿瘤。进展性的局部病变（例如恶性肿瘤）可能使内引流的效果越来越差；然而，输尿管支架仍然是十分有用的短期策略。许多患者受益于长期内引流，尤其是那些肿瘤或瘢痕组织等导致的相对稳定的慢性梗阻，此时更有效的处理（例如上尿路的手术重建）具有手术禁忌。

双 J 管也被称为双猪尾支架，经常在输尿管镜手术处理结石、活检或其他操作结束后放置，以防止输尿管水肿或出血导致梗阻。双 J 管可用于在输尿管镜检或超声波碎石后被动地扩张输尿管，拔除双 J 管后以促进排石。若在输尿管镜手术中怀疑医源性输尿管损伤，则术后应留置双 J 管较长时间（如 4~6 周），以使损伤处在输尿管支架支持下愈合。上尿路重建如肾盂成形，再植，或输尿管-输尿管吻合后放置双 J 管以减少来自输尿管水肿导致的梗阻，促进尿液排泄引流，以防止泄漏。这些手术后，支架保留时间取决于术者和当地实践经验各不相同。少数情况下，腰痛待查的患者在无法明确梗阻的情况下留置支架，以观察内引流后疼痛是否缓解。

单 J 支架管用于尿流改道手术中输尿管再植时确保尿路引流通常，例如回肠膀胱术中输尿管再植至回肠输出道。留置单 J 管是暂时的，单 J 管滑脱或者一段时间以后予以拔除。

最后，输尿管支架可在结直肠癌、妇科，或腹膜后手术前放置，有利于术中辨认输尿管，避免医源性损伤。这些临时支架一般是 5F“开放式尾端”或 Pollack 导管，固定在尿管上，当手术结束或者拔除尿管时一并拔除。

当患有出血倾向或处于抗凝治疗中而需要急诊减压时，内引流方案优于外引流方案，以减少经皮肾穿刺放置引流管时的出血风险。

肾造瘘适应证

放置经皮肾穿刺（percutaneous nephrostomy，PCN）造瘘管的指征比双 J 管更加严格，因逆行置管无需体外带管和连接尿袋，所以常为首选[4,5]。PCN 的主要指征是梗阻，占所有病例的 85%~90%[6]。PCN 适应证包括：内支架置入失败（无法逆行放置支架管或放置后梗阻无缓解），阻塞性肾脓毒症（减少泌尿生殖系统的腔内操作和临床感染恶化可能）[7]，患者的选择（例如严重的支架相关并发症，如腰痛或刺激症状），以及巨大或进展的局部恶性肿瘤等考虑放置双 J 管可能失败的情况。

拟行 PCNL 的患者，可术前在预计手术入路的肾盏行 PCN 造瘘，直接和/或安全地进入目的盏以碎石。或对上尿路肿瘤进行经皮肾穿刺介入治疗（如顺行切除或输尿管镜）。偶尔，PCN 可用于上尿路肿瘤的化疗给药（例如丝裂霉素或卡介苗），用于治疗复发性或高级别，非浸润性尿路上皮癌。

PCN 也可能用于诊断。通过 PCN 能够顺行给予造影剂，显示上尿路包括肾盂和/或输尿管解剖，以设计手术方案（例如用于狭窄性疾病），或评估重建性手术的恢复情况。PCN 可用于肾盂内压测定，以评估难以诊断的上尿路梗阻。最后，当腰痛待查和无法确定梗阻时行 PCN，已明确外引流后症状是否缓解。

顺行输尿管支架置入适应证

当无法行逆行置管时（例如结石梗阻或者回肠输出道内解剖失常）可以顺行方式放置输尿管支架。此时需要建立皮肾通道。当恶性肿瘤所致的内源性梗阻时，逆行放置输尿管支架可能无法完成，而此时顺行置管则有成功可能。Chitale 等研究报道，在盆腔恶性肿瘤导致的输尿管梗阻中，逆行置管的成功率仅仅 21%，而两步顺行置管成功率则为 96%[8]，其余研究报道顺行置管的成功率为 88%[9,10]。

需要强调的是，在各种类型梗阻中，PCN 和双 J 管的对比研究资料大多数都是回顾性的，可能具有选择性偏倚。鉴于缺少 1 类证据，对上尿路梗阻使用内源性或外源性引流常常根据患者情况个体化选择，除非具有明确的适应证（例如 PCN 用于梗阻合并尿脓毒症患者）。

输尿管支架相关并发症

输尿管支架导致的症状

有关留置双 J 管最常见的问题是支架相关症状的发生率。这些症状可能包括腰痛，腹痛，排尿刺激症状，膀胱痉挛，肉眼血尿。支架症状的范围从轻微到严重不等。在留置输尿管支架的 120 例患者的研究中，80% 的患者经历了烦恼的症状，40% 的患者工作能力降低。最常经历的症状是疼痛（80%），和尿频，尿急，或排尿困难（60%）。此外，还报道 40% 的患者有性功能障碍。作者还报道支架相关症状导致 40% 的患者需要家庭成员协助日常生活，以及 20% 的患者寻求医疗援助[11]。

支架的位置可能会加剧相关症状。尤其是支架远端不完全卷曲，远端卷曲超过膀胱中线，或者近端卷曲位于肾盏，这些都与较重的支架症状有关[12,13]。

支架并发症的管理，包括排除重要的情况，如尿路感染或支架位移导致梗阻。处理这类问题可采取的措施有：尿培养，用或不用经验性抗生素治疗，以及影像学检查，如腹部 X 射线（KUB）。多种口服药物可用于治疗支架导致的疼痛或刺激症状，如止痛药、抗胆碱药、非那吡啶和 α_1 肾上腺素受体阻滞剂[14,15]。前瞻性对照研究已经证明，坦索罗辛可以减少支架相关症状[16,17]。最近的一项随机对照研究表明，坦索罗辛加托特罗定与单纯坦索罗辛相比没有减少支架有关症状[18]。研究显示膀胱内灌注（酮咯酸和奥昔布宁）与安慰剂相比能减少疼痛；但是这个治疗并不常用[19]。对于支架所致疼痛其他更具侵入性的治疗方法也有研究报道，包括围绕输尿管口周围注射罗哌卡因,在一项研究中显示具有减少疼痛以及排尿症状的作用[20]。在另一项研究中,围绕输尿管口注射 A 型肉毒毒素,显示出具有改善术后疼痛和降低阵痛药物需要的作用[21]。

如果输尿管支架症状不能得到控制,则可考虑收治入院予以静脉药物镇痛,早期拔管,或放置经皮肾造瘘管。最后,由于支架放置后症状发生率很高,因此应该将置管的适应证和留置时间作为首要考虑因素,以减轻患者的痛苦。虽然有数据表明,简单的输尿管镜手术后没有必要留置支架[22,23],并且美国泌尿学会(AUA)指南认为一些简单手术后可选择是否留置支架,然而不留置支架需要满足一定的条件(例如没有输尿管损伤、解剖正常、肾功能正常)[24]。临床更常见的是患者均常规留置支架,以避免手术后阻塞的风险。合理的做法是留置支架时末端连接一段丝线,在几天以后更容易取出支架(避免了膀胱镜检查);然而,这可能会导致无意间取出支架[25]。最后,支架的设计和相关药物使用还需要进一步研究,以降低支架相关症状的发生率,减轻患者痛苦。

尿路感染/脓毒症

如果在已知感染和脓毒症的情况下放置支架,标准的治疗需要给予基于药敏结果的敏感抗生素或者广谱抗生素。如果在不考虑感染的情况下置入支架,可能的话仍应在术前送尿培养。美国泌尿外科协会最佳实践指南建议预防性使用抗生素推荐氟喹诺酮或甲氧苄啶-磺胺甲噁唑(TMP-SMX)作为第一线用药,第一代/第二代头孢菌素、氨基糖苷具有或不具有氨苄青霉素或阿莫西林/克拉维酸钾作为二线预防用药[26]。梗阻和感染可以很容易引起尿源性脓毒症,虽然减压对减少脓毒症风险非常必要,但操作本身可诱发菌血症和血流动力学不稳定。事实上,Flukes 等报道干预前梗阻合并感染的患者 12% 需要入 ICU 治疗,另有 6% 逆行置管后病情恶化,仍然需要 ICU 支持治疗[27]。

与输尿管支架相关的感染风险因素为长期的留置支架管,合并一些系统性疾病(糖尿病、慢性肾功能衰竭和糖尿病性肾病),以及女性患者[28]。置管后 30 天内拔除支架,比 90 天后拔除支架具有更低的尿路感染风险(分别为 6.8% 和 28.6%,)。有趣的是,细菌定殖率在留置时间较长的输尿管支架上要高得多(分别为 64.9% 和 20.5%)[28]。

输尿管周围积液(无菌性或感染性)

在输尿管支架放置过程中,液体外渗的机制可能有两种-直接因器械损伤(穿孔)或者间接因增高的液体压力(裂伤)(图 21.1)。患者可能出现腰痛、发热和/或肠梗阻,或者可能无症状[29]。

这种情况一般通过逆行肾盂造影显示非常明显;然而,如果在术后怀疑这种情况,断层成像将呈现积液征像,其内可以含有尿、血液、造影剂或灌注液。在极少数情况下,结石碎片可能迁移到积液处,这种情况可能无明显影响,在感染的

情况下亦或可能导致积脓。

治疗输尿管周围积液通常采用放置一段时间输尿管支架,通过引流尿液以及支撑受伤段输尿管促进愈合。如果患者有症状恶化或出现感染,则可能需要经皮穿刺引流。根据临床情况,可能需要静脉注射抗生素和住院观察。如果有持续性的尿液渗漏至输尿管周围积液,则表明需要通过肾造口管引流分流尿液。除非有异物或异常组织,如有放疗史,否则输尿管穿孔应在放置输尿管支架后 2~4 周内愈合。

金属导丝相关并发症

有许多不同类型的金属丝可用于支架置入术(如亲水性金属丝、混杂金属丝、硬金属丝)。最好使用带柔性尖端的金属丝,以尽量减少肾内损伤和出血/穿孔的风险,尤其是在抗凝治疗的情况下。同样重要的是要确保金属丝放置在腔内而不是黏膜下。如果在导丝放置过程中遇到明显的阻力,则应退回并更换导丝。将 5F 导管套放于导丝上,通过注意推进过程中是否存在阻力,以及注射造影剂后拍片观察,有助于确认导线是否处于正确位置。将金属丝穿过结石梗阻的部位可能会增加黏膜下放置或穿孔的风险。降低穿孔风险的方法有:选择具有柔性尖端的导管,必要时使用倾斜的尖端,使用 X 线透视进行监测,并知道何时终止。

曾经有 1 例支架置入术后腹腔内出血的报道。一位患者支架置入术后发生失血性休克,为寻找并控制出血,行剖腹探查以及脾切除术,术中发现为 6mm 肾上极穿刺损伤。文章强调了确保导丝与柔性端头正确放置的重要性,以避免质硬的导丝造成损伤[30]。

如果黏膜损伤/导丝损伤导致尿路明显出血,我们建议逆行放置支架并密切监测患者。如果可能的话,任何出血性疾病都应该积极治疗。根据血尿程度,可能需要持续膀胱冲洗。

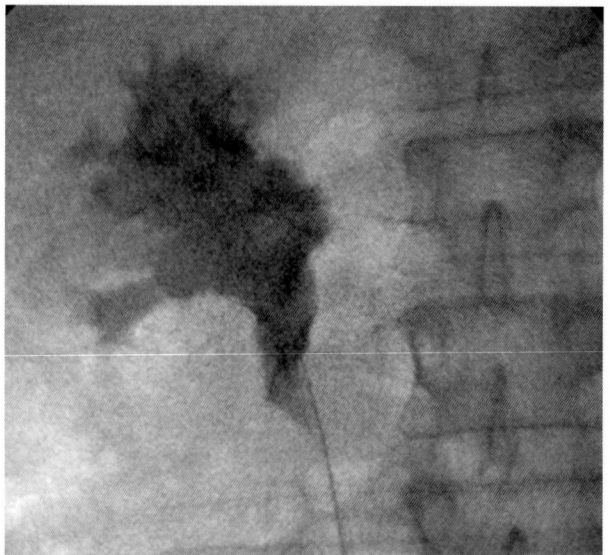

图 21.1　逆行输尿管置入中造影剂外渗

支架移位

输尿管支架可以移行到近端至肾盂或远端至膀胱(**图 21.2**)。文献报道的支架移位率从 8%~9% 不等[31,32]。原因可能是支架的大小不正确(如果发生延迟移位)或技术性错误(在手术中支架被推入输尿管内)。

对于远端移行的支架,处理方式包括拔除和再植入,对于近端移行的支架,处理方式包括输尿管镜拔除和再植入。后者的难度取决于输尿管的口径。几种类型的抓钳和抓篮可用于取出支架的远端移位并重新定位支架。如果无法安全地完成,可以进行"串联性"支架置入,使输尿管扩张,以便在后期(1~2 周)取出移位的支架。

周围脏器损伤/支架侵蚀

输尿管支架的一个罕见并发症是侵蚀邻近的血管结构或器官,形成瘘管。动脉输尿管瘘很少见,但有生命危险。危险因素包括癌症手术/放疗史(54%)、血管手术(31%)和髂动脉瘤或假性动脉瘤(38%)[33]。通常,患者仅出现大量血尿。如果出现血流动力学受损,据报道死亡率高达 23%,诊断的延迟与预后有关[34,35]。诊断可通过血管造影证实,治疗方法包括泌尿外科、血管外科和介入放射科的多学科合作。首选的方法是介入放置动脉支架;但也可以选择结扎、修复或栓塞受累血管。输尿管通常放置支架和/或行肾造口引流保守治疗,也可能需要延迟重建输尿管[33]。

输尿管支架也可以侵蚀静脉系统。包括侵蚀肾静脉、髂静脉或卵巢静脉以及迁移进入腔静脉,甚至至右心室[36-38]。一名右心内有输尿管支架的患者在排尿后仅有轻微背痛和耻骨上不适[37]。若支架管迁移至右心室,则需行开放心脏手术以取出支架[38]。当支架置入静脉或侵蚀静脉时,最初可能会有血尿[38],而在支架移除时可能不会出现伴有大出血的征象[39]。

也有报告称支架可以侵蚀到邻近器官,如结肠[40]或阴道[41],导致瘘管形成。这些都是非常罕见的事件,治疗需要移除支架和可能的重建手术。也有报道发生顺行支架置入后侵蚀入子宫[42]。

输尿管支架结石覆盖

潜在的代谢条件,尿过饱和,怀孕,增加支架留置时间等因素可增加支架结石的可能性。一项研究显示在<6 周时,结石率为 9.2%,而在>12 周时结石率高达 76.3%[43]。另一项研究报告在少于 6 周时结石率为 26.8%,在 6~12 周时为 56.9%,在多于 12 周时为 75.9%[44]。结石可发生在支架的远端膀胱内部分,沿输尿管内部分,或在近端弯曲近肾盂处。在治疗结石体质患者或妊娠患者时,需要对支架植入的时机保持警惕,根据临床情况,应每 4~6 周更换一次支架。

在膀胱镜检查时,当可见结石覆盖,并且支架不能用标

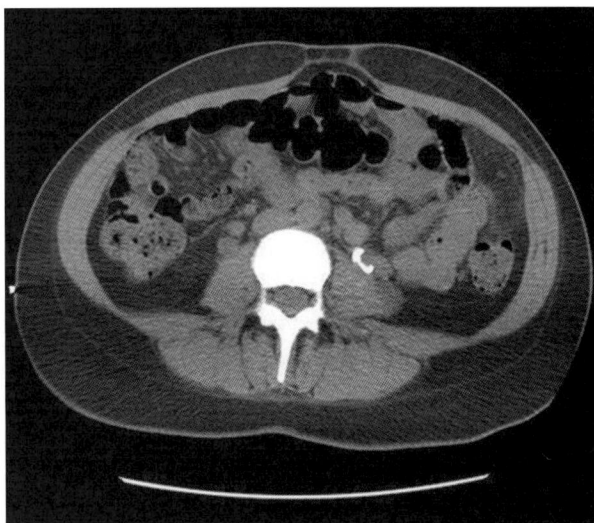

图 21.2　近端输尿管内双 J 管的卷曲

准的经尿道抓钳取出时,就可以做出诊断。也可以用非增强 CT 进行诊断。不建议使用 X 线平片,因为这可能会漏掉一些小的(但会使拔除支架变得复杂)结石。

试图用膀胱镜暴力拔除结石的支架可能导致支架断裂,或输尿管撕裂或套叠。因此,结石包被支架的治疗策略包括体外冲击波碎石术、膀胱碎石术、通过输尿管置入鞘手动刮除支架上的包被物、输尿管镜碎石术、经皮肾镜碎石术、开放式或腹腔镜肾盂切开取石术和/或膀胱切开取石术。准确的方法取决于结石覆盖的大小和位置。通常,患者需要不止一个手术来处理[45-48]。

可能出现仅少量结石覆盖而无法取出支架的情况,以及由于狭窄的解剖结构而无法置入输尿管镜的情况。可考虑置入第二个或"串联"支架,通过分期处理使输尿管进一步扩张,后期再逆行处理结石。

如果在试图取出支架的过程中出现严重的输尿管损伤,如撕脱或输尿管套叠,不管是考虑紧急或延迟的输尿管重建,通常都需要放置经皮肾造瘘管。

输尿管支架断裂

虽然支架是由坚固的材料设计的,但也存在支架断裂的风险。这可能是由于使用激光损伤支架管或自发性的[49]。对于前者,靠近支架使用激光时更加谨慎小心可以避免这一问题。后者发生非常罕见,但也有一系列输尿管支架自发性断裂的病例报道[49]。X 线平片和计算机断层扫描可以诊断支架断裂。当从输尿管取出不完整的支架时,也可以在手术诊断。处理策略包括通过内镜检查,从膀胱或输尿管逆行取出,或在需要时经皮顺行取出断裂支架。

输尿管支架遗留

遗留支架可能是一个重要的临床问题。这些支架有结

石的风险,拔除可能是一个充满挑战的操作(见一节支架结石覆盖的更多介绍)。遗留的支架结石可能增加输尿管损伤的风险,并可能导致肾萎缩[48]。所有接受支架置入术的患者应被告知,放置的支架是暂时的,需要定期更换或移除以避免并发症。这些信息应以书面形式提供,以提供咨询和医疗法律证据。有机构采用登记支架的方式来追踪患者,以减少遗留支架的可能性[50]。目前使用的支架登记有多种格式,从手工手写的"卡片"形式,到计算机自动提醒厂商,甚至是自动给患者发送邮件和手机短信提醒[50-52]。

梗阻/积水无明显缓解

输尿管支架可能不能充分缓解梗阻,无论其原发过程是良性还是恶性。尿石症的支架引流失败率高达6%[32]。有恶性肿瘤至外源性梗阻时支架引流失败率更高,30天内梗阻率高达44%[53,54],更长时间情况下梗阻率达58%[55]。支架引流失败可通过积水增多、无明显诱因肾功能恶化,或临床考虑来诊断。处理方法包括支架更换和监测、放置串联支架、金属支架,金属支架可以更耐外部压迫,或更易近端引流(经皮肾造瘘管)。良性的外源性压迫(如腹膜后纤维化)也可导致支架引流失效。

金属支架

当传统的输尿管支架失效时,为了避免经皮肾造口置管,提高患者的生活质量,金属支架常应用于需长期引流的患者。与聚合输尿管支架相比,金属支架能够在更大外部压迫下保持通畅,并且有更长的留置时间,更少的支架更换(长达12个月)频率。然而,金属支架与高迁移率(高达81%)、结石包裹(23%)和增生性反应引起的梗阻(高达60%)有关[56,57]。肿瘤向内生长也有报道。金属支架主要用于恶性梗阻。一项小型研究报告显示恶性梗阻患者的通畅率为100%(平均随访8.5个月),而良性梗阻患者的通畅率仅为44%[58]。一项具有更长随访时间的研究报道了恶性梗阻的通畅率为62%[59]。回顾性研究表明,金属支架在预防梗阻方面并不比常规支架更好,尤其是在局部浸润性前列腺癌患者中[60];然而,没有足够的数据得出明确的结论。金属支架的高成本还带来了成本效益问题,这需要进一步的研究。

肾造瘘相关并发症

俯卧位并发症

行PCN置管术的患者通常采用俯卧位,以便于侧方穿刺。这种体位对某些患者来说可能存在问题。例如,伴有挛缩或严重肥胖症的患者可能需要调整体位或增加护垫。严重肥胖症患者的静脉穿刺困难。对于那些在镇静状态下行PCN置管的患者,可以采用改良的卧位来保持气道通畅。应避免长时间俯卧位,以防止神经肌肉骨骼损伤[61]。

肾造瘘管相关并发症

PCN周围的尿漏并不常见(1%),但可能存在卫生问题[62,63]。首先,应确认导管位置,可以通过检查导管中是否有尿液引流、冲洗/抽吸造瘘管或拍片来完成。CT可显示集合系统中的导管,顺行造影是最确切的检查方法。邻近导管的皮肤感染也很少见(1%),可以通过口服抗生素治疗[62]。

导管脱落可能是一个严重问题。报告的脱落率从1%~36%不等[63,64]。通常使用猪尾引流管,并通缝合和其他附着装置将导管固定在皮肤上,以降低脱落的风险。肥胖和肾脏内造瘘管的不稳固可能导致活动后脱落[62]。通常需要通过重新引导或者穿刺更换造瘘管[6]。

导管阻塞发生在多达6%的PCN中,可通过冲洗、重新引导或重新穿刺进行处理[62,63]。必须小心将造瘘管和引流袋固定在患者衣服上,并避免过度牵拉,这两者都是避免脱落的关键。

尿路感染/脓毒症

PCN置管术后可发生脓毒症,原因是术中出现了细菌感染,或在梗阻和感染的情况下出现了早期的尿脓毒症。PCN置管术后脓毒症的发生率约为2%,但根据临床情况而有所不同[64,65]。在肾盂肾炎的情况下,该发生率上升至7%~9%[66,67]。有症状的尿路感染或肾盂肾炎的发生率在2.5%~14%之间。因肾造瘘管为异物,在长期带管患者(至少更换造瘘管1次)感染率升高至27%[68]。长期置管患者每6~12周更换一次PCN,可降低临床感染的风险。围手术期应用培养物敏感的抗生素预防可降低手术诱发感染的风险。

胸膜并发症

PCN的置管可能因损伤邻近结构而使情况变得复杂,包括胸膜(图21.3)。据报道,胸膜并发症(如气胸、脓胸、胸腔积液、血胸)的发生率为0.1%~0.2%[67],患者可出现肺功能损害或血流动力学不稳定(如血胸)。这些并发症通过影像学(如胸片或CT扫描)可以诊断。并发症的处理取决于患者的临床状况。例如,稳定的小容量气胸/胸腔积液患者可以通过观察进行治疗。对于气胸患者的呼吸窘迫,可以放置猪尾胸膜导管。如果患者有更严重的疼痛或有感染的迹象,可以行胸腔闭式引流术。在严重的情况下(例如肋间血管撕裂引起的血胸),可能需要胸腔镜或开胸术。如果发生胸膜感染,需要胸外科会诊放置大口径胸导管。

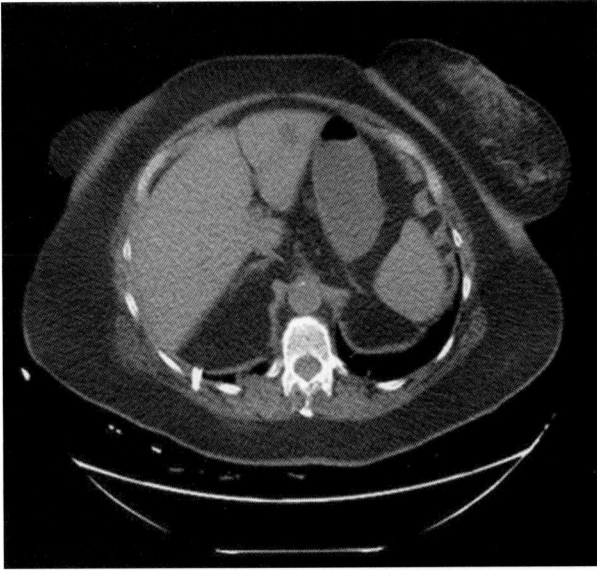

图 21.3 经胸膜的肾造瘘管

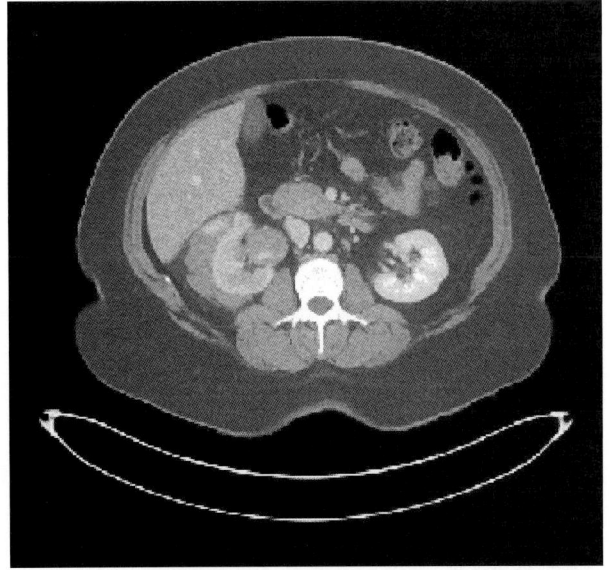

图 21.4 经皮肾穿刺造瘘失败后肾周血肿和外渗

出血、血尿/凝血块绞痛

出血是 PCN 置管最常见的局部并发症(图 21.4)。静脉出血通常是自限性的,并随着压迫效应而停止。动脉出血更严重,最常见于肾动脉分支或肋间动脉。为了将肋间动脉损伤的风险降到最低,应在肋骨的正上方和后外侧肾上的无血管 Brodel 线建立通道。应从肾盏而不是肾柱进入集合系统。动脉损伤可导致血肿、假性动脉瘤(图 21.5)或瘘。血尿引起血栓绞痛和导管阻塞的发生率为 0.5%~6.5%[64]。需要输血的出血发生率为 0.5%~4%[64,65,68]。需要栓塞或肾切除术的血管损伤发生率为 0.1%~1%[63,67]。持续而严重的肉眼血尿或者动脉相关的肾周出血导致血流动力学改变,则需要选择性血管栓塞作为一线干预措施。

如果肾造瘘道出血过多,PCN 无法填塞,可以在肾造瘘道内放置 Kaye 填塞导管,气囊充气以增加填塞效果。这可能达到止血效果,也可以是暂时的措施,直到进一步的处理。如果出血严重,或存在动静脉瘘,一线治疗包括选择性肾动脉栓塞[69]。与肾切除术相比,介入栓塞能保留肾单位。肾切除术是治疗难治性出血的最后选择。

尿漏/肾盂穿孔

在 1%~2% 的病例中,肾盂损伤可发生在扩张或插入导管的过程中[62,70]。这可能导致肾盂周围尿性囊肿的形成。治疗通常仅限于持续的肾脏引流(通过正确定位的 PCN 和/或留置支架),很少需要手术矫正。但如果损伤严重或在 6 周后没有愈合迹象,则可能需要手术矫正[70]。确保没有异物,例如肾造瘘管邻接或通过瘘道突出,是确保愈合的必要条件。

有一项研究报道无症状的腹膜后尿外渗率在 4.5%~

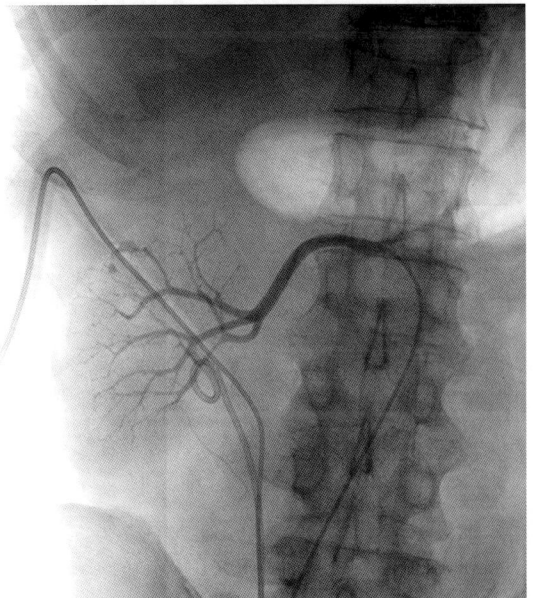

图 21.5 肾动脉造影显示肾输尿管支架处假性动脉瘤

6.5% 之间[64]。这通常可自行吸收,通过尿路引流和观察治疗等方式处理即可。

腹腔脏器损伤

经皮穿刺可能损伤的其他器官包括肝脏、胆囊、肠道和脾脏。肠道损伤是最常见的腹腔内损伤,发生在 0.2%[67]~0.5%[64] 的 PCN 置管操作中。结肠是最常见的损伤部位,但是小肠(如十二指肠)损伤也是可能的[71]。空肠损伤的报道见于肾结石碎石手术的并发症,但不是肾造口本身[72]。PCN 引起的小肠损伤可能导致小肠梗阻[73],但是最令人担忧的并发症是穿孔。肠道损伤的及时诊断至关重要。肠损伤的症状和体征包括气尿、粪尿、发热、腹泻、便血和腹膜炎。如果肠穿孔是腹腔内的,则需要外科修复。如果穿孔是腹膜外的,并且患者是稳定的,则损伤可以保守治疗[74,75]。此外,如果无意中进入结肠而没有外渗,则应该保守治疗。保守治疗需要输尿管支架和 Foley 尿管(或第二根经皮肾造口管)引流尿液,并将原肾造口管留在结肠腔内[75]。在 7~10 天后,注射对比剂以验证进入结肠的造瘘管管和尿路之间没有相通,则可以安全地取出结肠管。

肿瘤种植

在高级别尿路上皮癌患者中,肿瘤种植是一种罕见的经皮穿刺引流术后并发症,仅见于几例病例报道[76,77]。小心地穿刺以减少创伤和穿刺的数量有助于减少该并发症的风险。在尿路上皮癌患者中,可行的前提下最好是逆行置管,以减少播种的可能性。

顺行输尿管支架置入的并发症

有些患者需要顺行放置双 J 管,例如,由于不能逆行放置双 J 管或经皮穿刺术后放置双 J 管。顺行支架置入可分为一期或两期(初步建立经皮穿刺通道)。一期顺行置管的

成功率为 88%[78];然而,大多数顺行支架置入是以两期方式完成的[42]。

总的来说,顺行支架置入术的并发症与逆行支架置入术相似。在顺行支架置入术中有一例输尿管阴道瘘是由于隐匿的输尿管穿孔引起的。Rao 等报告有 3% 的顺行支架置入术中出现输尿管穿孔和解剖外的支架管留置,均伴有迟发的临床表现(腹膜后脓肿、尿性囊肿、输尿管直肠瘘、输尿管阴道瘘)[42]。

结论

上尿路引流可采用多种方法:经皮肾造口、逆行或顺行支架置入。这三种方法在适当的患者身上都是安全有效的。并发症可能会发生,但可以通过谨慎的操作、合理的患者选择和早期识别来使之最小化。

(倪栋 译)

参考文献及自测题

第 22 章 膀胱内灌注治疗并发症

HASAN DANI and SAMIR S. TANEJA

要 点	
	1. 卡介苗的局部和全身炎症毒性反应通常是短暂的,可以通过对症治疗控制。
	2. 预防卡介苗的全身吸收和感染毒性取决于膀胱壁的愈合情况和灌注时注意避免损伤。
	3. 鉴于卡介苗脓毒症的潜在死亡率,及时诊断和治疗至关重要。
	4. 考虑到丝裂霉素 C(MMC)的分子量,它是最不可能被吸收的膀胱内化疗药物。
	5. MMC 的毒性通常与膀胱刺激有关,并随着时间的推移而消退。然而,在膀胱穿孔、电切创面较大,或输尿管口切除的情况下应避免灌注。
	6. MMC 常在围手术期给药,但卡介苗在电切创面愈合之前应避免使用。
	7. 戊柔比星和吉西他滨是较新的药物,对卡介苗难治性疾病有效,毒性轻,主要局限于局部刺激症状。

近 80% 的新发膀胱癌为非肌层浸润性尿路上皮癌(即 Ta 期、T1 期或原位癌)[1]。许多膀胱内灌注使用的药物可用于治疗这些疾病。因此,泌尿外科医生有必要掌握这些药物的毒理知识。

膀胱内灌注免疫治疗

卡介苗

卡介苗用于治疗 T1 期、原位癌或 Ta 期高级别肿瘤。卡介苗最初于 1976 年由 Morales 等首先报道使用,现在被认为是最有效的膀胱内药物[2-4]。大量的研究证实了使用卡介苗能够降低肿瘤的复发和进展[5-8]。

卡介苗的作用机制为通过灭毒活分枝杆菌在膀胱内产生炎症反应[9-12]。因此,局部和全身副作用的发生率很高。卡介苗膀胱内给药后释放的主要细胞因子是干扰素-γ(IFN-γ)和白细胞介素 2(IL-2);因此,卡介苗引起的许多系统性副作用与全身给药使用细胞因子的副作用相似[13,14],卡介苗的主要细胞因子相关副作用通常在第三次或第四次滴注后才出现,这一发现表明随着抗原暴露的增加,细胞因子会累积释放。

传统上,卡介苗每 6 周滴注一次,许多研究表明卡介苗的维持治疗比单纯诱导治疗有显著的益处。最大的一项研究是 Southwest Oncology(SWOG)试验,该试验将 550 名复发性 Ta、T1 或原位癌患者随机分为两组,分别予以单纯诱导治疗或者诱导后在 3 个月、6 个月、12 个月、18 个月、30 个月和 36 个月接受维持治疗。无维持治疗组的中位复发时间为 35.7 个月,维持治疗组为 76.8 个月。5 年时,无复发率分别为 41% 和 60%[15]。然而,维持治疗的耐受性不好;243 个患者中只有 16% 在 3 年内完成了所有 8 个预定的维持疗程[16,17]。

低剂量卡介苗被认为是降低毒性和提高耐受性的一种手段[18-20]。一项大型的随机试验比较了 500 名卡介苗剂量为 27mg（1/3 剂量）或 81mg 的患者，发现两组在肿瘤复发或进展方面没有统计学上的显著性差异[18]。研究人员报告，低剂量组的毒性显著降低。后续研究表明，卡介苗 27mg（1/3 剂量）在疾病复发方面优于卡介苗 13.5mg（1/6 剂量），在副作用方面二者无明显差异[20]。

另一种降低卡介苗毒性的方法是缩短维持治疗的持续时间[21,22]。一项 1 355 例患者非劣效性随机研究将 1/3 剂量卡介苗与全剂量卡介苗进行比较，以及 3 年维持治疗与 1 年相比较，主要结果是疾病复发[21]。未发现三分之一剂量卡介苗疗效低于全剂量卡介苗。在高危患者（即 T1 或 3 级）中，使用全剂量卡介苗维持 3 年相比维持 1 年可降低疾病复发率，但肿瘤的进展和生存率无明显差异。在中等风险患者中，没有观察到使用全剂量卡介苗并维持 3 年的获益。无论是减少剂量还是维持时间，其毒性均无显著差异[22]。

多种卡介苗被广泛使用：TICE、Connaught、RIVM、Armand Frappier、Pasteur 和 Tokyo。在一项大型荟萃分析中，Lamm 及其同事发现不同菌株在临床疗效或副作用方面没有差异[14]。也有其他研究表明，疗效因菌株而异，但目前没有足够的证据进行特别的推荐[2,3,23]。

并发症概述

虽然卡介苗通常具有很好的耐受性，但每一个泌尿外科医生应该熟悉预期的和意外的不良反应。Soloway 等回顾了 234 名社区泌尿科医生推荐的患者，发现有相当数量的患者接受了 Ta G1 疾病的治疗，对这一分级和分期的患者，必须认真权衡卡介苗副作用和治疗典型惰性疾病之间的效益[24]。

应区分卡介苗治疗的预期副作用和真正并发症（表 22.1）。局部和全身毒性可分为免疫介导或感染介导的并发症。局部毒性通常不可避免但可以治疗的症状。几乎所有的患者都有一定程度的局部毒性，根据样本量，剂量，剂型以及局部毒性的定义的不同，发病率在 27%~90% 之间[14,25,26]。虽然许多研究者认为卡介苗的毒性与疗效之间存在着很强的相关性，但这一联系从未在临床试验中得到证实[27]。

全身性并发症并不常见，95% 以上的患者能很好地耐受治疗。在对 2 400 例患者的回顾分析中，Lamm 等发现发热超过 103℉（约 39.4℃）是最严重的不良反应（2.9%）。其他 28 例系统性并发症包括肉芽肿性改变、脓毒症、肺炎、肝炎、关节炎和皮肤炎。虽然主要的不良反应是不常见的，但重要

表 22.1   卡介苗并发症的发生率

研究（年份）	人数	诱导剂量	维持剂量	刺激症状	发热	脓毒症	死亡
Pagano（1991）[118]	126	75mg Pasteur，6 周	每月×1 年，每 4 个月 ×1 年	30%	17%	0%	0
Lamm（1992）[28]	2 602	50mg，6 周		90%	2.9%	0.4%	0
Witjes（1993）[25]	140	TICE 5×10⁸CFU/50mL，6 周	3 个月和 6 个月，复发后 6 周 1 次	30%	2%	0.71%	0
Martinez（1990）[119]	252	Connaught，81mg/50mL，6 周	每 2 周 6 次	71%	2%	0%	0
	248	Connaught，27mg/50mL，6 周		62%	2%		
Vegt（1997）[26]	290	50mg，6 周	在第 3、6、12、18、24、30、36 个月每周灌注，共 3 周	53%	11%	0%	0
Bassi（1999）	126	Pasteur 75mg	每月×1 年，每 4 个月 ×1 年	27%	17%	0%	0
Lori（2002）[120]	41	TICE 5×10⁸CFU/50mL	每月×11，每 3 个月 ×4，每 6 个月×6	68%	2.4%	?	0
Kolodzie（2002）[121]	102	TICE 5×10[8]CFU/50mL，6 周	在第 3、6、12、18、24、30、36 个月每周灌注，共 3 周	84%	13%	0%	0
Gontero（2013）[116]	57	Connaught，27mg/50mL，6 周	在第 3、6、12 个月每周灌注，共 3 周	36.8%	17.5%	0%	0
Brausi（2014）[22]	1 316	TICE 5×10⁸CFU/50mL，6 周 TICE 5×10⁸CFU/150mL，6 周	在第 3、6、12、18、24、30、36 个月每周灌注，共 3 周	63%	8.1%	0.3%	0

的是泌尿科医生要及早认识、诊断和治疗这些情况。当这些并发症得到正确的诊断和治疗后,几乎所有患者都能康复,且无长期后遗症。

为了减少副作用,提高耐受能力,异烟肼已被尝试作为卡介苗的预防性辅助治疗。Vegt 等的一项研究表明,在预防性使用异烟肼时,局部或全身反应没有任何减少[26]。除了对卡介苗的反应没有提供任何保护外,异烟肼还与发生异常肝转氨酶水平的风险显著升高相关。最近,在一项随机多中心试验中,对 115 名接受卡介苗治疗的患者进行了氧氟沙星治疗[29]。预防性氧氟沙星被发现可以降低中重度不良事件的发生率,许多研究者认为,这些不良事件会导致患者停止治疗。氧氟沙星组无治疗效果降低的报道。

并发症详述

卡介苗的副作用可分为局部、炎症性或感染性。这些副作用的处理和预防取决于卡介苗给药的时机和对症状的早期认识。

局部毒性反应

卡介苗最常见的局部毒性是膀胱炎样的刺激性排尿症状,报告见于不到 90% 的患者中[30,31]。严重症状通常发生在第三次灌注后,此时淋巴因子释放引起最大的炎症反应。应始终警惕继发性细菌感染,并在进一步使用卡介苗前需尿培养为阴性。如果存在尿路感染(UTI),则应进行治疗,卡介苗应延迟至感染缓解后 1 周[32]。

大多数局部症状在用药后 2~3 天内消退,但在严重情况下,症状可在治疗结束后持续数周。如果发现严重的膀胱过度活动,治疗应包括局部止痛药,如非那吡啶和抗胆碱药[32]。然而,由于最近的一项随机研究显示奥昔布宁并未改善泌尿系统症状,因此抗胆碱药仍需要进一步研究[33]。卡介苗可考虑在后续用药时减少剂量,但除非问题严重,剂量不应仅根据局部刺激症状而减量。这些患者也可能受益于喹诺酮类药物的治疗,尽管还不清楚喹诺酮类药物是否会降低进一步的疗效。在每次灌注卡介苗后予以 2 次氧氟沙星 200mg,能够减低局部毒性,提高卡介苗治疗的依从性。抗结核治疗(如异烟肼、利福平)在预防性治疗中未显示有效性。在卡介苗给药期间,我们通常避免使用喹诺酮类药物,并定期监测尿液培养,以确定是否需要抗生物治疗。

接受卡介苗治疗的患者中,1%~34% 出现肉眼血尿[31,34]。症状通常是自限性的,最常见于第二次或第三次给药后。此时需行尿培养。在血尿症状缓解前应推迟卡介苗使用。如果观察 2~3 周后血尿仍未消退,则应复查膀胱镜以排除肿瘤复发的可能性。

全身炎症反应

流感样症状,如低热<38.5℃,常伴有刺激性排尿症状。不适、肌痛和低热通常持续 24~48 小时。用对乙酰氨基酚和非甾体抗炎药(NSAID)治疗通常有效。在多数情况下,如

果预期患者在使用卡介苗时有这种反应,则在卡介苗灌注时可预防性使用对乙酰氨基酚。根据我们的经验,随着卡介苗接触量的增加,炎症反应的可能性会增加,而且在最初的几次诱导剂量内,患者很少出现明显症状。随着时间的推移,如果作为维持治疗,炎症反应可能会增加,当症状变得严重时,减少剂量可能是一个有效的策略。如果在 48 小时后未发现缓解,或症状严重而且经过简单的处理仍难以控制,则应考虑使用两种或两种以上药物进行抗结核治疗,直到症状消失[32]。

全身感染

高烧(>38.9~39.4℃)或寒战表明发热是由全身吸收引起的,则需要经验性的抗结核治疗。治疗失败或延误诊断可导致脓毒症和死亡。

脓毒症通常发生在<4% 的患者中[31]。在发展为卡介苗脓毒症的患者中,必须立即采取积极的治疗。据统计已有超过 10 人死于卡介苗脓毒症,大约每 12 500 名接受膀胱内卡介苗治疗的患者中有 1 人死亡。典型的表现表现为创伤性留置尿管后出现发热、寒战、低血压和精神错乱。可发生呼吸衰竭、肝肿大、黄疸、白细胞减少和弥散性血管内凝血。虽然卡介苗脓毒症通常发生在灌注后不久,但在卡介苗治疗后几个月延迟发作是可能的。培养结果通常对分枝杆菌呈阴性,必须根据临床考虑进行治疗。

治疗包括:停止膀胱内卡介苗注射,咨询传染病专家,使用异烟肼、利福平、乙胺丁醇、氟喹诺酮以及大剂量皮质激素[32]。也可考虑革兰氏阴性菌和/或肠球菌的经验性覆盖。Lamm 提出,卡介苗脓毒症在一定程度上是一种迟发型超敏反应的结果,因此,40mg 泼尼松龙可以提高生存率[34]。虽然皮质类固醇和氟喹诺酮可以在症状消失后停止使用,但抗结核药物应至少持续 6 个月。严重病例可考虑添加第四种抗结核药物。值得注意的是,卡介苗对吡嗪酰胺不敏感。一些研究者以前曾提出使用环丝氨酸治疗卡介苗的全身吸收反应。尽管这种制剂在小鼠中显示了生存优势,但对目前临床上使用的卡介苗菌株似乎无效,因此不推荐使用[35-37]。

预防全身性吸收

许多因素可能导致全身吸收的风险。最常见的是外伤性导尿、未愈合的切除部位和未被发现的尿路感染是主要的诱因。在患者进行卡介苗灌注插入导尿管时,任何困难或外伤都应引起关注。报道至少有 7 例死亡是由于外伤性置管后全身性卡介苗感染所致[31]。在灌注时,放置灌注导尿管时避免受伤非常必要。如果发生了外伤性导尿,卡介苗治疗应延迟 1 周[32]。严重尿道狭窄史是卡介苗治疗的禁忌证。对于这类患者,应在开始膀胱内治疗之前先治疗尿道狭窄。

在极少数情况下,患者可以留置导尿管。导尿后,根据患者膀胱容量,注入卡介苗,导管夹闭 2~3 小时。必须警惕患者出现顺应性降低或逼尿肌不稳定,这可能导致膀胱内高压和全身吸收。如果患者膀胱容量也很差,则不适合接受卡介苗治疗。对肌层浸润或坏死性膀胱癌的患者,不应使用卡

介苗治疗。

卡介苗应通过重力灌注,而不是加压灌注。一般来说,可以将一个拔掉活塞的注射器连接到导管上,作为重力驱动灌注的装置。

肿瘤切除后,建议使用卡介苗 2 周[32]。我们发现,间隔 2~3 周,通常足以使血尿消退,而不影响治疗结果。对于切除范围较大的患者,在卡介苗灌注之前,可以使膀胱软镜检查以确保愈合和残留肿瘤的存在。肉眼血尿或严重的镜下血尿应在灌注前解决。定期尿培养有助于鉴别尿路感染。单凭症状可能无助于鉴别尿路感染,因为大多数患者会出现一些刺激性排尿症状。

肉芽肿性并发症

据报道,肉芽肿性前列腺炎发生在接受卡介苗治疗的 1%~27% 的患者中,一定程度上取决于治疗方案[31]。一项研究报道,这种并发症的真实发生率可能要高得多,在接受活检的患者中高达 40%[38]。肉芽肿性前列腺炎通常是直肠指诊检查时偶然发现的,伴有前列腺特异性抗原(PSA)水平升高或不升高。Lamm 等指出少数患者(6%)有症状,通常表现为急性前列腺炎或尿潴留[39]。需要活检以排除癌症,一旦确诊,就可以发现无症状的患者。症状性疾病治疗需要停止卡介苗灌注,并用异烟肼 300mg/d 和利福平 600mg/d 治疗 3~6 个月,并用大剂量氟喹诺酮和皮质类固醇治疗,直到症状消失[32,37,40]。

在卡介苗治疗最好前先明确 PSA 水平。在下尿路操作后需间隔一段时间再行该检查。如果检测结果正常,则在卡介苗灌注 1 年后才需要测量 PSA。在接受维持治疗的个体中,我们在第 12 个月的维持剂量前测定 PSA 水平。前列腺结节和 PSA 升高在接受卡介苗治疗的男性中很常见。由于频繁进行下尿路操作,PSA 水平的上升很难解释。我们发现多参数前列腺磁共振成像在这种情况下是非常有价值的,该检查能区分炎症、卡介苗肉芽肿或疑似前列腺癌区域。患者可以给予 2~3 个月的异烟肼疗程来评估 PSA 升高的原因。如果卡介苗治疗早已结束,泌尿科医生应该直接根据 PSA 或异常检查结果进行前列腺活检。

更罕见的是,可发生肉芽肿性附睾睾丸炎甚至肉芽肿性龟头炎[41]。肉芽肿性附睾睾丸炎患者普遍表现为局部硬结和疼痛。局部症状可伴随发热或白细胞增多。鉴别诊断需排除细菌感染,因为卡介苗治疗中,附睾睾丸炎通常是由革兰氏阴性菌引起的[32]。治疗是用异烟肼和利福平 3~6 个月,并用氟喹诺酮和类固醇直到症状消失。有些病例可能会发展成脓肿,需要切除睾丸进行彻底的治疗。肉芽肿性龟头炎可表现为龟头上的红斑结节,应采用抗结核治疗[37]。

卡介苗治疗引起肉芽肿性肝炎和肺炎为全身性感染,发生率<1%[31]。肉芽肿性肝炎具有典型的肝炎症状和体征,如发热、黄疸和厌食症。肉芽肿性肺炎表现为全身不适、呼吸急促和发热>38.3℃。据报道,有一例患者死于肉芽肿性肝炎和卡介苗脓毒症[42]。需行全面的发热检查,包括转氨酶升高和胸片或 CT 扫描,以确定诊断。为确认肉芽肿性肝炎,

需行肝脏活检。住院、液体复苏和对乙酰氨基酚治疗是必不可少的。重症患者给予异烟肼和利福平 3 个月,并加用乙胺丁醇。卡介苗过敏反应的发生率尚不清楚,但研究人员报告说,一些肉芽肿性病变是由免疫反应而非感染引起的[30,43,44]。尽管没有对卡介苗感染患者进行类固醇治疗的对照性研究,初步资料显示,泼尼松(40mg/d)可在病情持续的情况下使用,如卡介苗脓毒症[45-47]。

肉芽肿反应也可以发生在膀胱内[47,48]。膀胱挛缩发生在<1% 的患者中,但接受维持性治疗的患者可能有更高的风险,一些研究者提倡预防性使用异烟肼以降低发生这种并发症的可能性。挛缩膀胱的处理包括水扩张和停用卡介苗[32]。如果保守治疗失败,可能需要行膀胱切除术[49]。输尿管梗阻可能继发于输尿管开口水肿或炎症,据报道发生于<0.3% 的患者中。原位癌和膀胱输尿管反流可能是诱发因素[50]。这种罕见的并发症可能需要输尿管支架或肾造瘘来解除梗阻[32]。

骨和骨髓的肉芽肿性反应可能很少发生。已有椎体骨髓炎的病例报道。患者可出现背痛甚至运动无力[51]。血液细胞减少应怀疑骨髓受累的可能。治疗包括抗结核治疗和停止卡介苗灌注[52]。

关节并发症

关节痛和关节炎是卡介苗灌注的一种罕见的严重并发症。关节受累发生在大约 0.5% 的病例中[31]。关节炎通常发生在最后一次灌注后的 2 周内,而关节痛可在灌注后的几天内出现,并随着灌注的进行可能变得越来越严重[53]。关节炎可发生于 Reiter 综合征的病症之中[54]。用非甾体抗炎药治疗可缓解症状。如果症状持续,应考虑使用抗结核药物和类固醇[40]。关节炎和相关皮疹可能表明患者对卡介苗产生过敏反应。治疗从非甾体抗炎药和抗组胺药开始。难以控制或严重的症状需要停止卡介苗治疗,并使用异烟肼、利福平、喹诺酮类药物和类固醇治疗[32]。

罕见并发症

报告有患者出现阴茎水肿和尿道口溃疡,伴或不伴有淋巴结肿大[55]。可给予 3 个月的异烟肼和利福平治疗。卡介苗治疗的皮肤相关并发症是罕见的,但阴茎水肿和尿道口溃疡提示局部溢出的可能性[56]。其他罕见的并发症包括肾源性腺瘤、免疫复合物肾小球肾炎、脉络膜炎、心脏毒性、化脓性淋巴结炎、霉菌性动脉瘤、主动脉十二指肠瘘、寻常性狼疮和肌肉骨骼病变。

继续治疗和维持灌注

轻度的局部和全身炎症副作用的患者可以安全地继续使用原剂量卡介苗。对于出现严重局部副作用或持续超过 48 小时的全身毒性的患者,我们建议在症状消失之前停止用药,然后使用较低剂量的卡介苗(1/3、1/6、1/12 或 1/100 稀释)恢复治疗,以降低症状的严重程度[32,57]。有证据表明,1/3 稀

释液是维持灌注的最低有效剂量[18,20]。然而,在我们的实践中,我们偶尔会暂时地将剂量减少到 1/6 或 1/12,随后尝试增加剂量恢复至 1/3。一般来说,除非临床医生怀疑机体的全身吸收,否则不建议预防性使用异烟肼。每次卡介苗灌注后预防性使用氧氟沙星 200mg 两次,是减少副作用的合理选择[29]。我们一直认为,喹诺酮类药物对卡介苗具有细胞毒性作用,有可能降低疗效。

对于高热或局部症状严重的患者,一旦症状消失,临床医生应排除明显的全身吸收的原因,如外伤性导尿、膀胱壁溃疡或与经尿道膀胱肿瘤电切的间隔时间。有严重全身性疾病或脓毒症的患者不应接受卡介苗治疗。

大量研究表明,长期维持治疗的依从性较差,为 16%~65.5%[58-61]。与非维持治疗相比,接受维持治疗的患者明显副作用发生率更高,依从性似乎与灌注的持续时间和总次数直接相关[59]。大多数治疗中断是继发于局部或区域刺激症状。虽然低热是常见的,并且随着连续维持灌注的增加发病率增加,但这种并发症并未被发现与停止治疗有关[62]。最近的证据表明,在非高危肿瘤的患者中,1 年的维持治疗是有效的,因此可能是有难治性副作用患者的一个选择[21]。或者,我们可以在第 3、6、12、18、24、36、48 和 72 个月时使用改良的给药方案。据报道,这种方案的耐受性更好。

在随访中,我们通常选择在卡介苗给药 3 个月后进行膀胱镜检查,部分原因是持续性膀胱壁炎症的可能性很高,但另外,由于需要足够的时间来保证治疗效果,特别是在原位癌的情况下。卡介苗所致炎症可以有几种表现,但通常表现为膀胱穹窿内隆起、易碎的红斑或大疱样水肿。类似表现在先前的切除部位也很常见。使用细胞学检查,如果细胞学检查异常则进行活检,这样可以区分明显的卡介苗所致炎症和尿路上皮癌。在细胞学正常的情况下,可考虑延迟卡介苗灌注 6 周,其间可以在活检前进行重复检查。

结核菌素试验

由于美国大多数患者患活动性结核的风险较低,因此在使用膀胱内卡介苗之前不必进行常规的结核菌素(PPD)皮肤试验[63]。没有活动性疾病证据的 PPD 试验阳性不是膀胱内卡介苗灌注的禁忌证。事实上,PPD 阳性可能对患者有益,因为 PPD 阳性的患者先前对卡介苗有免疫力,可以在提高无复发生存率的情况下不会产生更大的毒性反应[64,65]。

患者先接受膀胱内卡介苗治疗后 PPD 试验转化为阳性的发生率大约为 34%,并且不应被视为卡介苗治疗的并发症[66]。尽管在 PPD 转阳的患者中,对治疗的良好反应更多见,但这一因素并不是预后或治疗耐受性的可靠指标[31,67]。

禁忌证

卡介苗治疗的典型禁忌证包括人类免疫缺陷病毒(HIV)感染、白血病、淋巴管瘤、器官移植、妊娠、哺乳、活动性肺结核和顽固性尿路感染[68]。严重免疫功能低下患者,理论上

会增加全身性卡介苗毒性风险。然而,在这些患者中,有限的证据表明卡介苗治疗具有有效性和安全性。

Yossepowitch 等评估了 24 名淋巴瘤、慢性阻塞性肺疾病,或者类固醇治疗等"免疫受损患者"使用卡介苗诱导治疗的情况,总有效率为 58%;只有一名患者出现自限性发热(第三个卡介苗灌注周期后 48 小时,体温低于 39.3℃)[69]。

在一些小型研究项目中,有肾移植患者安全地使用了卡介苗治疗[70-73]。有些研究者使用预防性抗结核药物,并因为可能的药物相互作用调整了免疫抑制剂量[70,71]。Herr 及其同事对 45 名免疫抑制患者(包括器官移植患者、接受化疗的癌症患者,或接受皮质类固醇治疗者)进行了卡介苗诱导治疗[73]。移植患者的治疗失败率、复发率和进展率较高。这组患者中没有发生细菌性或卡介苗脓毒症。因此,他们得出结论:膀胱内卡介苗灌注治疗免疫功能低下的患者是有效和安全的。但是在考虑给予免疫功能低下患者膀胱内卡介苗治疗时仍应谨慎,因为只有初步证据表明其安全性。严重免疫功能低下的患者不应接受卡介苗灌注治疗。

关于在 HIV 患者中使用膀胱内卡介苗治疗的资料很少[72]。仅确认了两名这样的患者,其中一名 CD4 淋巴细胞计数为 10/μL 的患者在卡介苗治疗后发生间质性肺炎[74,75],在药物控制的 HIV 患者中,卡介苗治疗可能是安全的,但尚未证实[63]。

对于瓣膜性心脏病、人工心脏瓣膜或骨科患者,卡介苗治疗没有禁忌证。这些患者在进行经尿道操作前应适当预防细菌性心内膜炎,但在卡介苗灌注过程中不需要,因为灌注过程仅涉及简单导尿[63]。

另一个争论的领域是通过性交传播结核。即使没有性传播的报道,在卡介苗治疗后 1 周的性交中,一般建议使用避孕套。

对于膀胱输尿管反流的患者,卡介苗可用于治疗,且不存在明显的并发症风险[76]。一些专家主张在卡介苗治疗前电切部分输尿管口以诱导反流,增加尿路上皮与卡介苗接触的比例。这种情况下,只有一例坏死性肾盂肾炎的报告。当患者对卡介苗治疗出现严重发热反应,应考虑卡介苗肾盂肾炎或肾脓肿。

干扰素

干扰素(interferons,IFN)是具有抗病毒、抗增殖和免疫调节特性的蛋白质。IFN 可分为三类[77]:IFN-α、IFN-β 和 IFN-γ,分别来源于白细胞、成纤维细胞和淋巴细胞。IFN 刺激巨噬细胞抗原提递,促进细胞因子释放,增强自然杀伤细胞活性,间接激活 T 淋巴细胞和 B 淋巴细胞[78]。

研究最彻底的 IFN 是 IFN-α。单独使用时,该药物耐受性良好,局部炎症作用或低热程度最小[79]。疗效取决于剂量(范围:1 000 万~1 亿 U)。IFN-α 治疗卡介苗难治性肿瘤的疗效较卡介苗差,价格昂贵,主要用于卡介苗难治性肿瘤的挽救性膀胱内治疗[58,80,81]。在原位癌和卡介苗治疗失败的患者中,IFN-α 在 1 年时的完全缓解率为 15%~20%,2~3

年的持久反应率为 12%[26]。

并发症

IFN 的大多数副作用是因为淋巴因子释放引起的全身炎症反应所致。急性 IFN 中毒包括流感样症状,发生在 0%~27% 的患者中,包括寒战、发热、头痛、不适和肌痛[79,82]。慢性中毒包括疲劳、体重减轻和贫血。一些患者(0%~10%)出现局部膀胱炎和血尿[17]。大多数不良事件在发病 24~48 小时内经过治疗可解决,或停用干扰素后缓解。对乙酰氨基酚可以作为对症治疗的药物,减少发热和肌痛。治疗通常是有症状的,但减少剂量有助于完成疗程。

O'Donnell 和同事进行了一项 II 期随机试验,比较干扰素 α-2b 和卡介苗,发现 5.3% 的患者存在系统性副作用[80]。使用低剂量卡介苗有助于减少严重的炎症反应和感染。

虽然大多数与膀胱内干扰素相关的毒性反应是轻微的,短暂的,并且在治疗中断后是完全可逆的,但这些症状有时会与患者的依从性和疗程的完成有关。减少剂量(如有必要,可减少 2 500 万或 1 000 万 U)提供了一种潜在的持续治疗的方法。

膀胱内灌注化疗

膀胱灌注化疗是治疗 Ta、T1 期膀胱癌的重要方法之一。最常用的药物是丝裂霉素 C、表柔比星、多柔比星、戊柔比星和吉西他滨。经尿道膀胱肿瘤电切术后可立即行膀胱灌注化疗。鉴于化疗药物的高分子量,吸收的风险很低;因此,与卡介苗相比,全身毒性反应的关注度较小。由于刺激引起的局部症状最为普遍,很少有副作用是免疫反应介导的。因此,药物的副作用一般与药物本身有关。并且,使用膀胱内灌注化疗避免了卡介苗治疗相关的脓毒症和死亡风险。

丝裂霉素 C

丝裂霉素 C(mitomycin C,MMC)是一种抑制 DNA 合成的烷化剂[83,84]。由于其分子量大,MMC 不易吸收,全身反应发生率低。在大多数研究中,该药物在 20~60mg 剂量下使用 8 周。常用的剂量是 40mg MMC 溶解于 40mL 生理盐水或水中进行膀胱灌注,治疗 8 周,然后每月 1 次进行 1 年的维持治疗。表 22.2 总结了不同的膀胱内 MMC 治疗方案及其相关的副作用。

化学性膀胱炎是 MMC 治疗最常见的副作用,其发生率为 3%~33%[85,86]。在围手术期即使单剂量 MMC 也会发生泌尿生殖毒性,其中一项研究报告了在膀胱肿瘤切除术后接受 MMC 治疗的 116 例患者中,28% 的患者出现症状[87]。症状对非那吡啶和抗胆碱药治疗有反应,但不到 3% 的患者可能因严重膀胱炎而需要停止治疗[67]。常见症状包括排尿困难、耻骨上不适、尿频和尿急。在开始对症治疗之前,应排除尿路感染;在停止治疗之前,应考虑减少剂量。药物毒性取决于给药剂量,但即使在低剂量下也可能发生膀胱炎。

表 22.2　丝裂霉素 C 膀胱内灌注的药物毒性

研究(年份)	人数	诱导剂量	给药频率	化学性膀胱炎	膀胱容量减少	接触性皮炎	白细胞减少	血小板减少
Nissenkom(1981)[89]	29	8×40mg/mL	每周	3(10%)	无	3(10%)	无	无
Prout(1982)[83]	28	8×40mg/mL	每周	9(32%)	无	无	无	无
Issell(1984)[122]	60	8×40mg/mL	每周	33%	无	7(12%)	3(5%)	1(2%)
Huland(1990)[85]	209	20mg/20mL	每 4 周×1 年;每 3 个月×1 年	25%	无	无	无	无
	96	20mg/20mL	每周×8 周;每月×3 年	12%	无	无	无	无
	75	20mg/20mL	每周×20 周	18%	无	无	无	无
Eijsten(1990)[86]	75	2×20mg 或 30mg;第一周 2 次	每 2 周×6 月;每月×6 月;每 2 个月×1 年	无	17(23%)	无	无	无
Rintala(1996)[67]	93	5×20~40mg	每周诱导;每月×1 年;每 3 个月×1 年	3(3%)	无	3(3%)	无	无
Bohle(2003)[16]	776	Meta 分析	Meta 分析	39.2%	NA	NA	NA	NA
Friedrich(2007)[117]	179	20mg	每周×6 周	11.6%	无	无	无	无
	153	20mg	每周×6 周;每月×3 年	20.5%	无	无	无	无
Filson(2014)[87]	116	40mg/40mL	围手术期单次	27.6%	无	无	无	无

在大多数病例中,MMC 的皮肤毒性反应发生率在 4%~12%。接触性皮炎可能是由于迟发性过敏反应或药物与皮肤直接接触所致[88]。deGroote 和同事报告了 6 名患者,所有患者在第二次注射后都出现皮疹,假定为迟发性过敏反应,提示 MMC 致敏是皮炎发生的必要条件。接触性皮炎可表现为手掌、脚底、会阴、胸部和面部皮肤的湿疹样脱屑。其他研究者报道了一种全身性化脓性皮疹[67,89]。还有继发于 MMC 接触性皮炎的阴茎坏疽的相关报道,最终需要进行手术切除[56]。在极少数情况下,过敏反应引起的接触性皮炎可能与嗜酸性膀胱炎同时出现,引起严重的排尿症状,通常需要停止 MMC 治疗[90]。

排尿后仔细清洁手和生殖器可防止皮肤毒性。当皮疹出现时,通常需要停止 MMC 治疗,但是局部类固醇有时可以抑制药物反应而使治疗继续进行[88]。在大多数情况下,重复治疗会导致皮炎复发。一些研究者建议用 0.1% MMC 贴片对患者进行皮肤测试,以观察是否发生全身反应,但这种方法并没有得到广泛应用[91]。

膀胱内 MMC 治疗后的骨髓抑制是罕见的,但已经有数个研究者报道[92]。一般来说,患者似乎有同时存在白细胞减少症的危险因素,因此很难评估病因。骨髓抑制非常罕见,不需要常规监测。如果发生骨髓抑制,应停止膀胱内 MMC,并监测白细胞计数。

MMC 灌注的一个相对少见的并发症是膀胱挛缩[86]。尽管许多研究者报道膀胱容量降低,但是在大多数情况下,并未预先测量膀胱容量,因此解释这一发现比较困难。在膀胱容量严重下降的患者中,电切时给予 MMC 是主要的危险因素,最有可能的原因是外渗。根据切除的范围和深度仔细选择患者,特别是避免在穿孔的情况下给药,可以降低风险。

MMC 灌注的禁忌证包括肿瘤切除时候疑似穿孔、妊娠、既往对 MMC 过敏或严重的不良反应。如果发生膀胱穿孔和外渗,丝裂霉素可引起腹膜炎、腹痛或盆腔疼痛、纤维化和坏死[93-95]。受影响的患者可能患有慢性盆腔疼痛或需要手术治疗[96]。泌尿科医生必须时刻了解经尿道电切的深度,如果怀疑有穿孔,应延迟使用丝裂霉素 C 直到膀胱造影证实膀胱完整。在极少数情况下,外渗可能是 MMC 诱导的跨壁肌肉坏死所致[94]。过敏反应通常表现为上述皮疹,或少数情况下表现为嗜酸性膀胱炎[90]。

在伴有或不伴有盆腔疼痛的严重膀胱炎症状的患者中,断层成像可排除膀胱外或膀胱壁坏死、膀胱瘘或盆腔脓肿(图 22.1)。膀胱镜检查通常表现为严重的炎症,伴有大泡性水肿、尿路上皮表面坏死和切除部位周围的点状出血(图 22.2),通常在膀胱穹隆处呈同心环状。在膀胱壁瘘到膀胱周围脂肪的情况下,可能看不到真正的瘘口,但常可见脂肪滴漂浮在膀胱内。在这种情况下,简单的观察并予以镇痛药物,并在必要时,M 受体阻滞剂是合理的第一选择。膀胱瘘的愈合需要几个月的时间,但是严重的膀胱炎一般会在 3 个月内缓解。在继发感染或膀胱内发现大量坏死碎片时,可考虑经尿道切除坏死组织,但必须小心避免穿孔。其他膀胱内治疗,特别是卡介苗,应延迟到膀胱炎完全解决和膀胱瘘愈合。愈合后,在原瘘管处可见星状瘢痕,根据膀胱壁坏死和膀胱周围纤维化的程度,膀胱功能或顺应性可能受到影响。膀胱扩张治疗很少需要,除非观察到较长的无瘤生存期,一般应避免进行此操作。对丝裂霉素治疗后的膀胱行镜检,通常会发现膀胱壁愈合导致多灶性毛细血管扩张(图 22.3)。

塞替派

过去,塞替派(thiotepa)用于多灶性肿瘤、反复复发或与尿路上皮不典型癌或原位癌相关的高级别肿瘤等具有高复发风险的非肌层浸润性膀胱癌。该药物较为便宜,但由于相对较高的全身吸收和骨髓抑制风险,同时随着蒽环类化合物的出现而应用越来越少。与 MMC 不同,塞替派具有较低分子量,当药物在膀胱中滞留 3 小时时,可通过尿路上皮吸收多达三分之一的药物[84]。应为该药具有低分子量,高吸收率,以及与塞替派相关的骨髓抑制的可能性,治疗医生在使用该药物时应非常谨慎(表 22.3)。

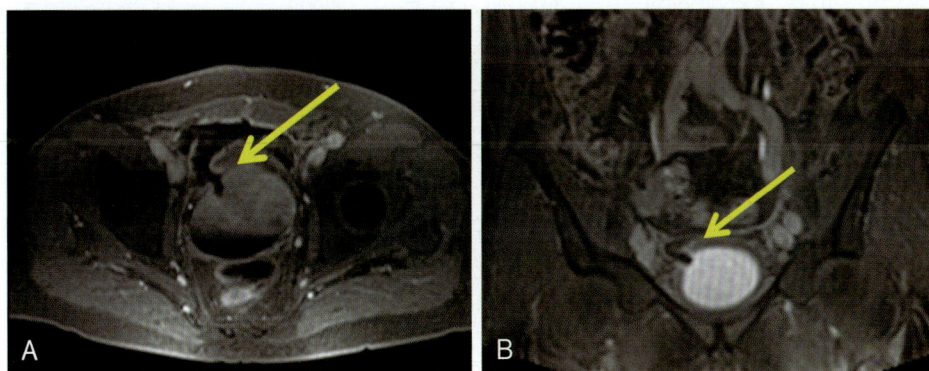

图 22.1　围手术期丝裂霉素灌注后严重骨盆疼痛的患者磁共振成像尿路造影。A. 轴位成像显示膀胱周围蜂窝织炎与脂肪坏死累及膀胱壁(箭头)。B. 排泄相,冠状位显示坏死脂肪组织进入膀胱腔内膀胱内出现脂肪层信号影提示膀胱穿孔至膀胱外(见箭头)

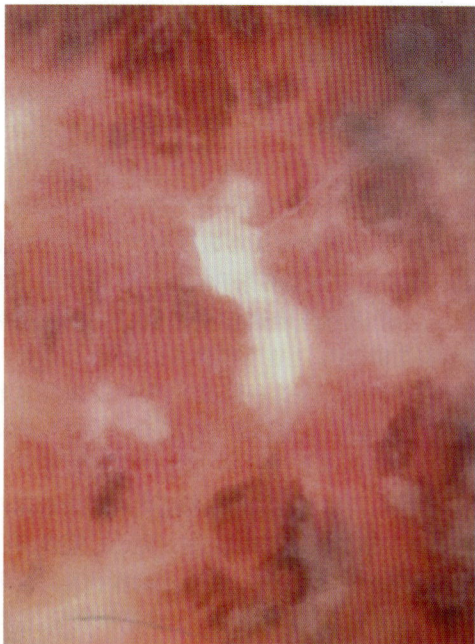

图 22.2 乳头状膀胱肿瘤切除患者丝裂霉素围手术期给药膀胱镜下显示严重的丝裂霉素反应。在手术切除床周围有大疱和出血性水肿局部反应

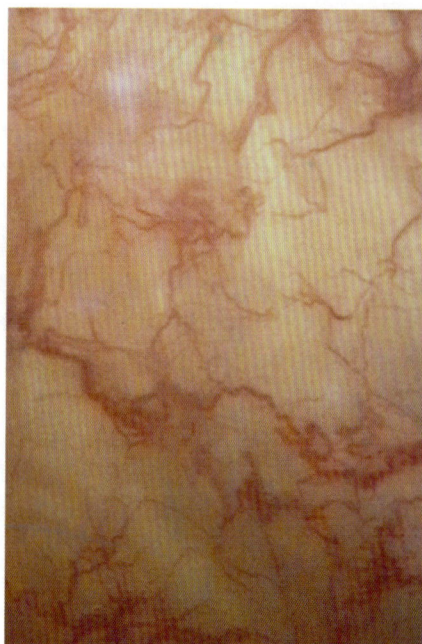

图 22.3 非肌层浸润性膀胱癌患者丝裂霉素给药后的尿路上皮的膀胱镜下表现。血管纹理增多,尿路上皮愈合良好

表 22.3 膀胱内灌注塞替派的毒性作用

研究(年份)	人数	诱导剂量	用药频率	白细胞减少症	血小板减少	死亡	排尿刺激症状
Abbassian(1996)[123]	13	4×90mg/50mL	每 4 天	7(54%)	无	2	9(69%)
Gavrell(1978)[124]	22	6×30mg/60mL, 或 30mg/60mL	2 次/d 每个月×1 年	2(9%)	无	无	3(14%)
Hollister(1980)[125]	29	60mg/30mL	每周,每两周或每月×1 年	5(17%)	9(31%)	2	
Heney(1988)[76]	73	8×30mg/30mL	每周	15(21%)		无	22(30%)
Martinez(1990)[119]	56	4×50mg/mL	每月×11 月	None	无	无	8(14%)
Bouffioux(1992)[126]	103	4×50mg/mL	每周;每月×1 年	None	1(1%)	无	2(2%)

多柔比星、表柔比星、戊柔比星

多柔比星、表柔比星和戊柔比星是蒽环类抗肿瘤药。多柔比星主要用于 pTa 和 pT1 肿瘤的治疗和预防。卡介苗对原位癌的治疗效果较好,但多柔比星可用于不能耐受于原位癌的患者。多柔比星分子量大,吸收少,全身并发症少;然而,局部毒性更为常见(表 22.4)。

13%~56% 的患者出现化学性膀胱炎,表现为排尿困难、频率、尿急和耻骨上疼痛[84]。治疗包括症状处理和尿液培养,以排除细菌感染。局部应用吩唑吡啶或抗胆碱能药物可缓解轻度症状。

全身副作用不常见,大多数研究中<5% 的患者发生全身副作用。罕见的全身副作用包括胃肠道不适、发热和过敏反应。在极为罕见的病例中,过敏反应表现为呼吸急促和支气管痉挛,可用苯海拉明治疗;在一个病例报道中,需要肾上腺素[97,98]。

表柔比星与多柔比星相似,但由于效果相当或者更好,同时毒性反应更低,已变得更受欢迎,特别是在欧洲。许多研究者已经证实表柔比星治疗浅表性膀胱癌的有效性[99-104]。Theo 和同事将 168 名患者随机分为 50mg 表柔比星和 81mg 卡介苗治疗原位癌[99]。两种药物的临床反应率

表 22.4　膀胱内灌注多柔比星的毒性作用

研究（年份）	人数	诱导剂量	用药频率	化学性膀胱炎	全身毒性
Schulman（1984）[127]	110	6×50mg/50mL	2×1 周；每月 ×1 年；每 3 个月 ×1 年	29（26%）	无
Garnick（1984）[128]	27	8×60~90mg/40~50mL	每 3 周；每 6 周 ×2；每 12 周 ×2	15（56%）	无
Huland（1990）[85]	39	50mg/mL	每 2 周 ×1 年；每月 ×1 年；每 3 个月 ×1 年	48%	未知
Martinez（1990）[119]	53	50mg/50mL 每周 ×4 周	每月 ×1 年	13%	无
Ali（1997）[98]	60	50mg/50mL 每周 ×8 周	每月 ×1 年	22（37%）	3（5%）
Okamura（2002）[129]	84	30mg/30mL	围手术期单次	10.7%	无

相当；然而，卡介苗治疗组肿瘤复发的时间比表柔比星治疗组长（5.1 vs 1.4 年）。表柔比星组原位癌复发率高于卡介苗组（45% 比 16%）[99]。在表柔比星治疗组，全身毒性非常罕见和轻微，包括从皮疹到全身不适。卡介苗治疗组的局部和全身性副作用更常见。由于这些副作用，卡介苗组有 26 名患者停止治疗，而表多柔比星组只有 8 名患者停止治疗。

戊柔比星是多柔比星的半合成类似物。它在治疗浅表性膀胱癌方面显示了抗肿瘤活性，与多柔比星相比，戊柔比星在动物模型中具有更低的接触风险和心脏毒性[105]。戊柔比星因其对不适合行膀胱全切术的卡介苗难治性原位癌的作用而获得 FDA 批准。由于戊柔比星引起的局部膀胱症状较为轻微，很少导致早期停止治疗。在两项最大的研究中，约 50%~60% 的患者出现尿频、尿急和排尿困难等症状[106,107]。其他较不常见的副作用包括尿路感染、乏力、尿潴留和恶臭尿液伴或不伴坏死组织。

吉西他滨

吉西他滨是一种嘧啶类似物，通过插入 DNA 序列抑制 DNA 合成，抑制核糖核苷酸还原酶，可分别阻断下游 DNA 聚合和核苷酸合成[108]。在晚期或转移性膀胱癌患者中，已有证据显示全身应用吉西他滨有效且耐受性良好[109,110]多项研究表明，吉西他滨膀胱灌注治疗单纯性和卡介苗难治性膀胱癌是有效的[108,111-113]。

吉西他滨治疗卡介苗难治性膀胱肿瘤随访 1 年的复发率较高，即使维持治疗 1 年[111,112]。然而，这本是一个很难治疗的群体，否则将采取膀胱根治性切除术治疗。在一项随机研究中，80 名卡介苗治疗一个疗程失败的患者，改用吉西他滨或继续使用卡介苗，在每种药物维持治疗 1 年后，吉西他滨治疗的患者比卡介苗治疗的患者复发率降低[114]。另一项随机研究对 120 名卡介苗难治性肿瘤患者进行了研究，结果表明吉西他滨比 MMC 更有效，局部毒性更小[115]。

膀胱内吉西他滨耐受性极强，治疗完成率高。副作用总结见表 22.5。10%~40% 的患者出现局部尿路症状，一般较轻。一项评估吉西他滨维持灌注方案的研究发现，62% 的患者有轻微的局部毒性；但是，随着注射次数的增加，毒性没有增加[112]。尽管没有研究评估其在这种情况下的疗效，但可使用抗胆碱药和非那唑吡啶以减轻局部症状。全身毒性很

表 22.5　膀胱内灌注吉西他滨的毒性作用

研究（年份）	人数	诱导剂量	用药频率	局部毒性	全身毒性
Bartoletti（2005）[108]	114	2 000mg/50mL	每周×6 周	12%	5%（发热）
Dalbagni（2006）[111]	30	2 000mg/100mL	每周 2×6 周	33%	3%（感染）7%（皮疹）
Di Lorenzo（2010）[114]	40	2 000mg/50mL	每周 2×6 周；每周×3，在第 3、6、12 个月	15%	3%（发热）5%（白细胞减少，血小板减少）5%（皮疹）
Addeo（2010）[115]	109	2 000mg/50mL	每周×6；每月×1 年	9.20%	6%（皮疹）
Skinner（2013）[112]	55	2 000mg/100mL	每周×6；每月×1 年	62%	2%（白细胞减少）
Sternberg（2013）[113]	69	2 000mg/100mL	每周 2×6 周	40%	10%（皮疹）3%（发热）3%（感染）1%（血小板减少）

少见，但可包括感染、皮炎、发热、嗜中性粒细胞增多症和血小板减少症。

结论

非肌肉浸润性膀胱癌的治疗在很大程度上得益于膀胱内给药辅助治疗。这些治疗方式一般是安全的，并且倘若采取预防措施，如给药时谨慎操作、选择合适患者和注意观察，长期后遗症应该很少。深入了解每种药物的个体毒性特征对于泌尿科医师来说是至关重要的。尽管不同的药物具有不同的毒性风险，但遵守本章概述的膀胱内治疗的标准治疗原则，可以使并发症的可能性降至最低。

（倪栋　译）

参考文献及自测题

第 23 章　肾组织消融并发症

NOAH E. CANVASSER, ILIA S. ZELTSER, and JEFFREY A. CADEDDU

要　点

1. 肾脏肿瘤的消融治疗应用越来越多。
2. 肾肿瘤消融术的并发症发生率低于保留肾单位的切除手术。
3. 患者和肿瘤的合理选择是预防并发症最重要的因素。
4. 经皮肾肿瘤消融术后最常见的并发症较轻微,包括疼痛、感觉异常或无症状的血肿。
5. 尿路损伤是射频或微波消融术后最常见的主要并发症,通常采用输尿管支架置入或经皮引流处理。
6. 出血是冷冻消融后最常见的主要并发症。较大的肿瘤可以术前进行栓塞,以限制出血的风险。

引言

随着偶发性小肾肿瘤诊断率的上升,肾细胞癌(renal cell carcinoma, RCC)的治疗方法也出现了转变。最值得注意的是,保留肾单位技术的应用越来越广泛。一篇基于全美住院患者样本的文献显示,从 2005 年到 2007 年,热消融(thermal ablation, TA)和肾部分切除术(partial nephrectomy, PN)的应用分别增加了 25% 和 20%,而根治性肾切除术(radical nephrectomy, RN)的应用则相对减少了 7%[1]。

美国泌尿外科协会(AUA)的临床 1 期肾肿瘤治疗指南指出,对于 T1a 肾肿瘤,PN 和 RN 是标准治疗方案(最高级别推荐)。TA 被认为是健康患者的一种选择(最低级别)和不健康患者的一种推荐(中等级别)。这一结论,在发表时是恰当的,源于局部复发风险增加和短时间随访的结果[2]。

最近的文献增加了我们对 TA 结果的理解,该研究回顾性分析了 185 例经皮射频消融术(radiofrequency ablation, RFA)治疗的 cT1 肾癌患者,中位随访 6.4 年[3]。研究报道的 5 年肿瘤特异性生存率(cancer-specific survival, CSS)为 99%,局部无复发发生存率(local recurrencefree survival, LRFS)为 95%。腹腔镜冷冻消融(cryoablation, CA)中,142 例 cT1 RCC 患者中位随访 92 个月,5 年 CSS 为 97%,LRFS 为 87%[4]。多数患者肿瘤为惰性生长,通过我们对该群患者进行主动监测的了解,CSS 存活率数据并不奇怪。然而,更重要的是,要把重点放在局部控制上。最近的研究,特别是在 RFA 文献中,已经证明通过精细的术前肿瘤选择,我们可以改善 LRFS 的预后,以接近部分肾切除术[5-7]。随着更长的随访和肿瘤预后的改善,我们预期在肾脏肿瘤的治疗中,消融技术的应用将会增加。因此,深入了并发症对于在最大限度降低发病率的同时获得良好的肿瘤疗效至关重要。

根据 2009 年 AUA 指南,RFA 和 CA 的并发症率与腹腔镜肾部分切除术(laparoscopic PN,LPN)相比是有利的,考虑到 LPN 患者有相似的肿瘤大小,更小的年龄,可能更加健康[2]。为了更详细地掌握消融,本章将回顾消融技术的作用机制,以及并发症的预防、发生率和处理。虽然 RFA 和 CA 是最常用的治疗方法,我们仍然讨论了较新的治疗方法,包括微波消融和不可逆电穿孔。

并发症的预防

消融过程中及消融后并发症的危险因素很多。最重要的是选择合适的患者,提高成功率和降低并发症的风险。然而,也有一些高风险患者将消融作为首要选择。在这种情况下,辅助检查,如术前血管栓塞、水置换和肾盂冷灌注有助于减少并发症。

患者选择

患者选择在预防并发症方面起着最大的作用。一般认为,较大的肿瘤、靠近肾窦的肿瘤和靠近重要结构的肿瘤最有可能发生并发症,量化这种风险是有困难的。

RENAL 评分(直径,外生/内生,距集合系统或肾窦的距离,前/后和相对于极线的位置)是为了标准化肾肿瘤的大小、位置和深度[8]而开发的,并已被证明与 PN 术后的并发症相关[9]。Schmit 和他的同事报道了肾组织消融患者(RFA 或者 CA)RENAL 评分和并发症率的关系[10]。在 627 例(751 个肿瘤)患者中,较高的 RENAL 评分和主要并发症(≥Clavein III)风险之间存在显著相关性,低(4~6 分)、中(7~9 分)和高复杂度(10~12 分)的主要并发症发生率分别为 3.4%、5.4% 和 15.9%($P<0.001$)。总的来说,主要并发症发生在 CA 中占 7.8%,但 RFA 只有 2.7%。研究者没有对 TA 的类型进行独立的分析,因此,他们的发现可能仅受 CA 的影响。其他研究也得到了相似的结果,证实了 RENAL 评分与 CA 并发症之间的关联性[11]。

相反,Seideman 等人在 199 例 RFA 手术中,RENAL 评分与并发症(2.0% Clavein III~IV 级)风险之间没有相关性[12]。他们认为与 TA 类型相关的其他因素可能影响并发症风险。例如,大多数 CA 探针和一些 RFA 探针必须穿透肿瘤,而在其系列中进行的 RFA 探针使用 25G 小针头,潜在地将创伤降至最低。其他未发现关联的潜在原因可能是标准 RENAL 评分不能反映<4cm 的肿瘤之间的大小差异。改良的 RENAL 评分为一种更具辨别力的工具,它显示出与肿瘤预后更好的相关性[6]。

Lagerveld 等专门评估了腹腔镜下 CA,区分术中和术后并发症的危险因素[13]。他们得出结论,术中并发症与大于 3.5cm 的肿瘤显著相关,似乎比 RENAL 评分更能更好的预测并发症。对于术后并发症,只有 RENAL 评分中的 N(接近集合系统)可预测并发症。

RFA 和 CA 均可用于治疗外生性和完全内生性肾肿瘤。方法的选择(腹腔镜与经皮)取决于肿瘤的位置、患者的健康状况和外科医生的专业知识。我们中心使用 TA 治一些具有允许经皮穿刺的外周成分,直径小于 3~4cm 的肿瘤。很少推荐腹腔镜或机器人辅助的方式。我们认为能量方式的选择应该基于医生的偏好,基于我们的经验和满意度,我们仅使用 RFA。更内生性的肿瘤可能使用能够监测冷冻范围的 CA 更好,尽管文献中未见具有差异的报告。

历史上,经皮 TA 的禁忌证包括靠近肾盂或输尿管,或其余重要结构(肠、肝、脾等)。然而,更先进的水置换处理已经使这些成为相对禁忌证。

术前血管栓塞

为减少射频消融中的热沉效应[14],术前肿瘤血管栓塞最近被用于限制冷冻消融的并发症。冷冻消融具有更高的出血风险,尤其是在处理较大的肿瘤时候由于肾包膜破裂所致。此外,与 RFA 不同的是,肿瘤的冷冻并不具有固有的凝血作用,并可能因血小板功能变化导致局部凝血功能紊乱[15]。Woodrum 和同事对 40%(4/10)直径≥5cm 行 CA 的肿瘤进行了栓塞[16]。栓塞的决定是基于肿瘤的中心受累,治疗肿瘤所需的探针数量和肿瘤血供。栓塞组(6.2cm)与未栓塞组(5.7cm,$P=0.26$)平均肿瘤大小无统计学差异。术前栓塞患者的平均血肿体积为 18mL,而术前未行栓塞患者的平均血肿体积为 357mL($P< 0.001$)。临床上,栓塞组无输血,无栓塞组 1 例输血(17%)。虽然这项研究是回顾性的小规模研究,但可以肯定的是,术前栓塞治疗大肿瘤可以降低出血的风险。同一机构对栓塞的进一步研究表明,在体积较大肿瘤中的应用率有所提高:15% 的 cT1b 患者[17]和 58% 的 cT2 患者在术前进行了栓塞[18]。

Miller 等人发现了相似的结果,他们回顾性分析了 21 例小肿瘤[19]。4 例肿瘤(平均直径 4cm)在术前应用栓塞,无并发症发生。相比之下,其余 17 个肿瘤(平均 3.6cm)的并发症发生率为 83%,其中出血率为 41%。虽然他们的研究缺乏输血的程度,但他们的结论是术前栓塞可以降低出血的风险。

我们在实践中没有使用血管栓塞,因为对于可能受益于血管栓塞的较大肿瘤,我们更倾向于采用肾部分切除或根治性肾切除术。如果在较大的肿瘤(>3~4cm)中进行热消融,我们更喜欢使用 RFA,因为它是凝固性的,不需要血管栓塞。

水置换

所有形式的 TA 都有可能对附近的结构造成损伤,一般认为肾消融区域 1cm 内的结构最有风险。最常见的受累部位是结肠,但也包括腹壁、小肠、输尿管和腰肌。消融前的水置换首先由 Farrell 和其同事报道,他们在射频消融前使用无菌水置换肠道(图 23.1)[20]。这项技术包括在肿瘤和结构之间的平面上放置细针,并滴入液体。一般情况下,使用 5%葡萄糖或无菌水,尽管碘造影剂能更好地在断层成像上显示浸润程度[21]。若使用 RFA 最好避免使用盐水,因为有离子传播能量的风险。

热消融的类型不影响水置换的成功率;研究表明,在 CA前行水置换的成功率为 96%(50/52)[22],RFA 之前为 96%(53/55)[23]。同时很多研究显示在 12%~14% 的 RFA 之前使用了水置换[24,25]。而水置换在 CA 病例中的描述较少,但在涉及较大(cT1b/cT2)肿瘤的手术中使用的频率为 35%~42%[17,18]。

根据我们的经验,靠近关键结构的肿瘤通常通过患者采用俯卧或侧卧位就能获得足够的分离间隙。水置换并非必需,但使用时效果往往非常好。我们发现最有效的是结肠或小肠水置换。输尿管可能更难推动;靠近输尿管的肿瘤更常使用部分切除或根治性肾切除术。

肾盂灌注

对于靠近输尿管或集合系统的肿瘤,前期研究曾观察过输尿管逆行灌注低温液体。2005 年,Wah 及其同事首次对RFA 中的这一技术进行了报道[26]。他们发表了一个病例报告,一例 2cm 的内生性肿瘤在 80cmH2O 压力下,逆行输注冷却至 6℃ 的 5% 葡萄糖溶液。通过 7F 猪尾导管注入肾盂,然后在手术后 48 小时取出。与水置换一样,理论上对能量

传递的考虑,也使用了非离子溶液。患者恢复良好,无任何集合系统或输尿管损伤。

他们随后公布了初步研究的结果,其中 17 名患者 19 个肿瘤位于输尿管 1.5cm 以内[27]。没有并发症发生,也没有患者出现尿瘘或输尿管狭窄。尽管肾盂冷灌注有可能引起热沉,但在随访期间没有局部复发。最近的研究由 Wah 等报道,他们将该技术应用于 6.2%(13/210)的 RFA 手术中[24]。

消融并发症

射频消融

射频消融术可以通过腹腔镜或经皮进行。在并发症方面的主要区别在于需要游离结肠和/或小肠,并使肿瘤暴露在腹腔镜下进行消融术。这些步骤的手术风险与腹腔镜根治或部分肾切除术没有什么不同。特别是与手术消融部分有关的并发症,大多数与热损伤有关。

2009 年 AUA 指南荟萃分析列出了主要的泌尿系统并发症,包括需要输血或其他干预的出血、尿漏或瘘、肾功能丧失等。RFA 的主要并发症发生率为 6%(范围 4.4%~8.2%),与 CA 相比无显著性差异[2]。由于不同的术语、不同的分级标准和缺乏数据颗粒度,对比研究通常比较困难。表 23.1总结了系列研究中的 RFA 并发症,包括各种等级并发症,其中 Clavien Ⅰ级并发症发生率是 5%~19%,Ⅱ级并发症为1%~8%,以及严重的Ⅲ~Ⅳ级并发症为 2%~10%。具体的并发症讨论如下。

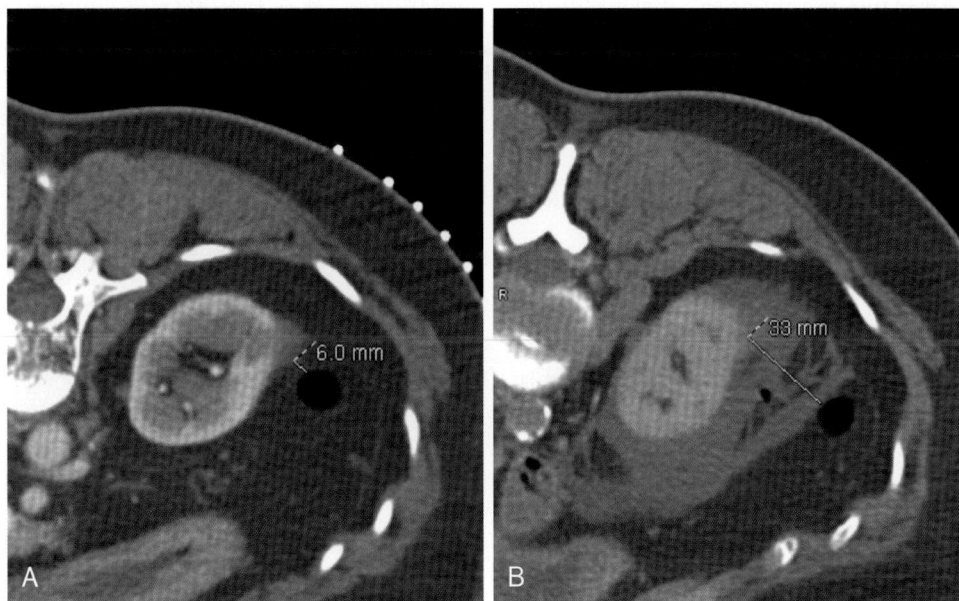

图 23.1　CT 扫描显示使用 D5 水置换前(A)后(B),左侧结肠推离肾肿瘤

表 23.1　射频消融并发症

研究(年份)	患者/手术数量	入路	肿瘤大小均值/cm	水置换	肾盂灌注	Clavien I	Clavien II	Clavien III/ IV	输血	尿路损伤
Iannuccilli (2015)[25]	203/203	经皮	2.5	28(13.8%)	–	22(10.8%)	0	8(3.9%)	0	7(3.4%)
McClure (2014)[30]	84/115	经皮	2.6	–	–	11(9.6%)	1(1.2%)	3(2.6%)	1(1.2%)	2(2.4%)
Lorber (2014)[52]	53/53	29 经皮/24 腔镜	2.3	–	–	10(18.9%)	4(7.5%)	0	–	–
Wah (2014)[24]	165/210	经皮	2.9	26(12.4%)	13(6.2%)	12(6.7%)	0	9(4.3%)	0	7(3.3%)
Ramirez (2014)[53]	79/79	腔镜	2.2	–	–	4(5.1%)		3(3.8%)	0	3(3.8%)
Seideman (2013)[12]	199/199	170 经皮/ 29 腔镜	2.4	–	–	10(5.0%)		4(2.0%)	–	–
Balageas (2013)[31]	62/62	经皮	2.3 (中位)	–	–	–	–	6(9.7%)	1(1.6%)	3(4.8%)
Atwell (2013)[54]	222/232	经皮	1.9	–	–	–	3(1.3%)	7(3.0%)	–	4(1.7%)
Atwell (2012)[15]	- /254	经皮	2.1	–	–	13(5.1%)	3(1.2%)	9(3.5%)	–	6(2.4%)

消融机制

射频消融使用单极交流电,利用了电磁频谱的放射段频率。电流在接地垫和 RFA 探头之间流动。探针周围组织的离子振动产生热量,当肿瘤和周围一定范围内组织的温度上升到 60℃ 时,细胞就会死亡。高温会闭合微血管和破坏细胞骨架,导致组织缺血和 DNA 复制受损,最终导致射频电极周围可预测的区域发生凝固性坏死[28]。

射频消融期间,组织温度通常可>100℃。除了导致细胞死亡外,加热还具有固有的凝血特性,减少出血风险。

尿路损伤

通常,RFA 最常见的主要损伤部位是尿路,包括集合系统和输尿管(图 23.2)。在猪模型研究中,Brashers 等证明在对集合系统造成直接损伤后,7 例 RFA 有 4 例致尿瘘。相反,15 例直接冷冻消融病例中,集合系统没有出现尿瘘[29]。

尽管大多数尿路损伤会导致严重的并发症,但也有研究表明仅发生轻微的并发症,包括一例尿漏(0.9%)[30]和两例输尿管狭窄(1.0%)[24],均采取保守治疗。更常见的是达 III 级并发症的尿路损伤,因为需要放置输尿管支架或经皮引流,发生率在 1.7%~4.8%。

出血

如前所述,考虑到热组织的凝固特性,射频消融后出血的风险很低。然而,许多研究报道了 RFA 术后肾周血肿,无需后续输血治疗,属于轻微 Clavein I 级并发症(图 23.3),这

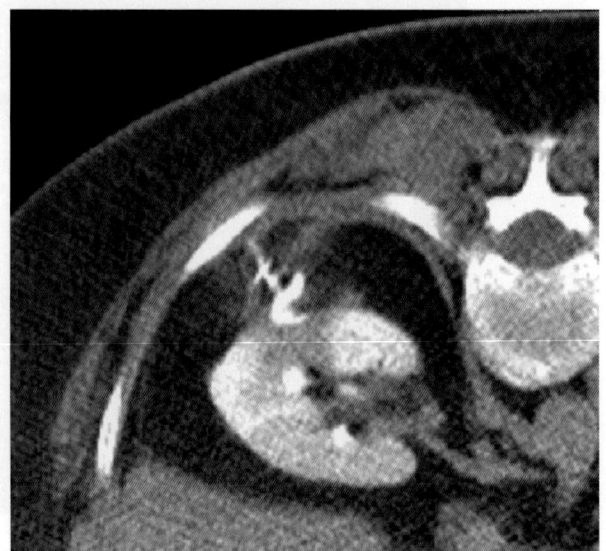

图 23.2　延迟 CT 相显示右肾肿瘤射频消融后漏尿

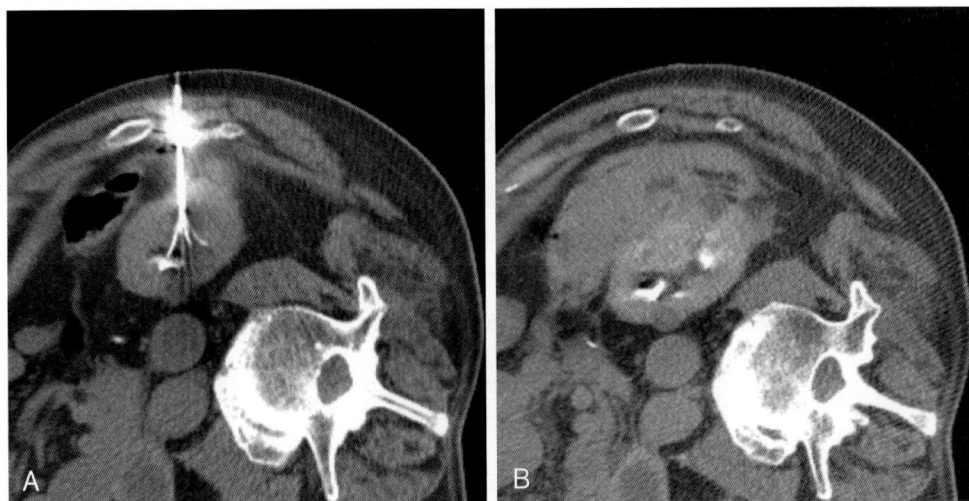

图 23.3 CT 显示左肾肿瘤射频消融中电极的位置(A)。消融后即刻 CT 显示肾周血肿(B)

一比例高达 14.5%[31]。更重要的是,在大多数 RFA 病例中,输血(Ⅱ级)或需要血管栓塞(Ⅲ级)是罕见事件(0%~1.6%)。

疼痛/神经病变

RFA 后常见的轻微 Ⅰ 级并发症是疼痛或神经病变。Baker 等注意到 RFA 后疼痛与肾肿瘤到体壁肌肉组织的距离有关[32]。大多数病例报道了有明显的疼痛或神经损伤,其中发病率最高为 3.9%[15]。然而,90% 的患者在 6 个月内症状消失。

气胸

RFA 中气胸通常与探头穿过胸膜腔有关,或与腹腔镜下膈肌损伤有关。Seideman 等人报道了一例需要穿刺减压的气胸(Ⅲ级,0.5%)[12],而大多数其他病例为保守治疗的轻微 Ⅰ 级气胸(最高 4.8%)[31]。

其他

结肠或小肠损伤是 RFA 罕见的并发症。在最近的研究中,只有 Balageas 等报道了一例(1.6%)十二指肠穿孔[31]。

冷冻消融

跟 RFA 一样,最近文献报道的冷冻消融(CA)是通过腹腔镜或经皮进行的,而腹腔镜 CA 引起的并发症与游离结肠及其附近的结构,以及肿瘤的暴露有关。在本节中,我们将重点关注消融本身的并发症。

2009 年 AUA 指南荟萃分析列出了 CA 的主要泌尿系统并发症 4.9%(3.3%~7.4%),与 RFA 没有显著差异[2]。与 RFA 一样,本荟萃分析中的主要并发症包括需要输血的出血和/或需要干预的尿路损伤。对于 CA,正如许多高质量的研究所显示的,最令人担忧的并发症是因冷冻引起的肾包膜破裂导致的出血和局部凝血功能障碍。

表 23.2 列出了近期 CA 研究。为了总结这些发现,排除了 2015 年 Atwell 等[17]和 Moynagh 等[18]的研究,因为治疗的肿瘤大小与一般实践不一致。11% 的病例报告有轻微的 Ⅰ 级并发症,1%~15% 的病例报告有 Ⅱ 级并发症。主要并发症(Clavien Ⅲ级或Ⅳ级)在大多数研究中为 1%~5%。

消融机制

快速严重冰冻引起的细胞死亡有多种机制。细胞外结冰导致水从细胞中流出,导致细胞内 pH 的变化、蛋白质变性和质膜的机械性破坏,随后导致细胞内结冰[33]。延迟的组织效应是由微血管损伤引起的组织缺氧、内皮细胞损伤、水肿、血小板聚集和血栓形成,这些延迟的组织效应最终导致凝固性坏死[34]。细胞凋亡和基因调节的细胞死亡也被认为是冷冻后组织破坏的机制之一[35]。

普遍认为必须低于 −40℃ 的温度才能确保冷冻消融的细胞毒性作用。动物实验证明,与单次冷冻相比,双冷冻循环产生的冷冻消融效果更大[36]。尚不清楚两次冷冻循环之间的被动解冻是否比主动快速解冻具有更大的组织效应。然而,在临床实践中,普遍认为应采用冷冻范围延伸至肿瘤边缘以外的双重冻融循环。

出血

一些研究没有统计偶然发现的无症状肾周血肿,因为缺少临床意义。在统计过此类事件的研究中,最高的发生率为 6.6%,由 Zargar 等人的经皮穿刺系列病例报道[37]。经皮穿刺系列在腹膜后血肿的情况下输血的频率从 0.7%~3.2% 不等,如 Atwell 等人所述[15]。对于腹腔镜 CA,大多数研究为 1.4%~2.5% 不等,但是 Larcher 等人在 174 例患者中发现有 8% 的输血率[38]。

更值得关注的是对有明显出血的患者进行血管造影和栓塞的比率。Atwell 等报道称,3.2% 的接受了经皮冷冻消融患者因 Clavien Ⅲ级出血,需要血管造影[15]。

表 23.2　冷冻消融并发症

研究(年份)	患者/手术数量	入路	肿瘤大小均值/cm	术前栓塞	水置换	Clavien I	Clavien II	Clavien III/IV	输血	尿路损伤
Caputo (2015)[4]	138/138	腔镜	2.4	–	–	8(5.8%)	2(1.4%)	5(3.6%)	3(2.2%)	–
Atwell (2015)[17]	46/46	经皮	4.8	7(15%)	16(35%)	1(2.0%)	3(6.5%)	4	2(4.3%)	0
Moynagh (2015)[18]	12/12	经皮	8.4	7(58.3%)	5(42%)	1(8.3%)	6(50%)	2(16.7%)	3(25%)	0
Zargar (2015)[37]	412/-	137经皮	2.2(中位)	–	–	9(6.6%)	0	1(0.7%)	–	–
		275腔镜	2.5(中位)	–	–	8(2.9%)	7(2.5%)	5(1.8%)	7(2.5%)	1(0.4%)
Larcher (2015)[38]	174/-	腔镜	2.0(中位)	–	–	16(9.0%)	25(15%)	5(3%)	14(8.0%)	–
Kim (2014)[40]	263/-	145腔镜	2.4	–	–	1(0.7%)	3(2.1%)	1(0.7%)	–	–
		118经皮	2.7	–	–	–	2(1.7%)	1(0.8%)	2(1.7%)	1(0.8%)
Emara (2014)[55]	56/56	腔镜	2.6	–	–	3(5.4%)	1(1.8%)	1(1.8%)	0	1(1.8%)
Atwell (2013)[54]	163/176	经皮	2.3	–	–	–	4(2.3%)	5(2.8%)	–	
Breen (2013)[39]	147/153	经皮	3.3	–	75(49%)	9(5.9%)	1(0.7%)	6(3.9%)	1(0.7%)	3(2.0%)
Blute (2013)[11]	139/-	经皮	2.4	–	–	15(10.8%)	3(2.2%)	0	0	0
Atwell (2012)[15]	-/311	经皮	3.2	12(3.9%)	–	15(4.8%)	10(3.2%)	16(5.2%)	4(1.3%)	0

尿路损伤

与 RFA 相比,CA 术后尿路损伤的风险要低得多。Zargar 等人报告了 1 例(0.4%)在腹腔镜冷冻消融术后发生尿漏的病例,需要置入支架[37]。Breen 等报道的 153 例患者中,经皮 CA 系列的尿路损伤发生率略高,为 2.0%(n=3)[39]。

气胸

尽管发生气胸比较罕见,Breen 等报告了 153 例经皮消融治疗患者,气胸发生率为 2.6%(n=4),均采取保守治疗[39]。Blute 等报道在 139 名 CA 患者中,气胸有 3.6% 的发生率(n=5)[11]。需要放置胸管的气胸并发症在腹腔镜 CA 患者中发生率为 0.7%[37],在经皮 CA 患者系中发生率为 1.3%[39]。

其他

疼痛和/或神经损伤是一种相当罕见的 CA 并发症,Atwell 报道仅发生在 0.6% 的手术中。关于穿刺通道肿瘤种植,同一研究报道中仅 1 例(0.3%)[15]。未见其他通道种植相关报道。

结肠或小肠损伤相对罕见,Blute 等报道其发生率为 2.2%(n=3)[11]。其中全部患者采取保守治疗,没有长期并发症。Kim 等报道 1 例患者(0.7%)发生十二指肠和输尿管损伤,仅采用经皮引流治疗[40]。

微波消融

与其他热消融方式一样,微波消融(microwave ablation,MWA)可在腹腔镜下或经皮进行。本节重点介绍与消融方式本身相关的并发症。

MWA 是一种加热技术,因此主要并发症类似于 RFA。作为一种较新的消融技术,目前的文献都是基于单中心<100 例患者的研究。此外,许多临床医生正在学习这项新技术。因此,在评估所列并发症时,必须考虑患者和病例的选择(大小、位置、深度)。

我们纳入了 7 项研究报道进行分析(表 23.3)。每项研究的患者数量从 10 人~65 人不等,大多数肿瘤为 cT1a。研究中统计肿瘤位置和深度的方法多种多样,因此无法比较两项研究之间并发症率的差异。轻微 I 级、II 级和严重 III 级以上并发症的发生率分别为 7%~20%、2%~3% 和 2%~20%。

表 23.3 微波消融的并发症

研究 (年份)	患者/手术量	入路	肿瘤大小 均值/cm	水置换	Clavien I	Clavien II	Clavien III	输血
Moreland (2014)[43]	53/55	经皮	2.7(中位)	20(38%)	4(7.5%)	1(1.9%)	0	1(1.9%)
Yu(2014)[45]	65/69	经皮	2.7	–	0	2(3.1%)	0	0
Horn (2014)[47]	14/15	经皮	2	–	0	0	1(7.1%)	0
Guan (2012)[46]	48/48	28 腔镜/20 开放	3.1	–	4(8.3%)	1(2.1%)	1(2.1%)	0
Castle (2011)[44]	10/10	3 经皮/7 腔镜	3.65	–	2(20%)	–	2(20%)	0
Bai(2010)[56]	22/23	腔镜	2.8	–	4(18.2%)	0	0	0
Carrafiello (2010)[57]	12/12	经皮	2	–	1(8.3%)	0	0	0

消融机制

20 世纪 60 年代，随着微波炉应用，逐渐推广了利用电磁微波产生热量。这项技术源于利用射频波段(900~2 500MHz)诱发组织中的水分子振荡，从而产生热量。早期的 MWA 系统由于额外的热量和功率损失，导致同轴电缆非常笨重而使用不便。随着电极直径的减小，其功率损失也有增加的风险，因而治疗效果也没有保障。新一代微波消融设备采用气冷或液冷电极，有助于最大限度地降低功率损耗，从而提高组织温度和消融区的大小[41]。

微波与射频不同的是，射频依赖于电流通过组织的传导，电磁微波可以不受组织电阻的影响而传播。一个值得注意的与临床有关的方面是处理组织焦痂。使用 RFA 如果组织加热过快，会形成炭，增加组织阻抗，限制消融大小。有了 MWA，组织可以快速加热，温度也可以高得多。这使得 MWA 周期比 RFA 短得多，温度也更高[41]。

多个微波探针可以同时使用并协同作用，类似于 CA，为治疗更大的肿瘤提供了可能[42]。关于肾脏，更高的治疗温度也有可能更好地克服其他消融方式中伴随的热沉风险[41]。

出血

与射频消融类似，电磁波加热组织具有固有的凝固特性可以限制出血风险。Moreland 等使用经皮 MWA 治疗了 53 例患者，仅在该研究中报道了 1 例血肿形成和输血[43]。需要输血的该患者(1.9%)在术后第 10 天出现延迟出血，可能是由于为治疗本身的合并症而恢复了抗凝治疗。未见其余出血并发症报道，我们的结论是，在研究的早期阶段，MWA 治疗小的肾脏肿瘤时的出血风险很低。

尿路损伤

尿路损伤是最常见的主要并发症(1.5%~20%)。Castle 等人在他们的小样本中发现并发症率(20%)与肿瘤大小(平均 3.65cm)和内生性肿瘤靠近输尿管有关。这些并发症包括一名患者术后出现尿性囊肿，另一名患者有可能来自微波针的异物残留，导致肾盂输尿管交界处梗阻而行根治性肾切除术[44]。另外两项研究报道了尿瘘患者，一名患者(1.5%)在没有进一步治疗的情况下痊愈[45]，另一名患者(2.1%)因脓肿形成最终接受肾切除术[46]。

其他

大多数与微波消融相关的并发症都很轻微(Clavein I 级)。回顾性研究表明，最常见的并发症是腰部疼痛和或麻木(8.3%~18.2%)，可能是由于肌肉或腹膜后神经的热损伤所致。

在这项早期研究中，唯一值得注意的并发症是消融后即刻发现的一个需要栓塞的假性动脉瘤[47]。这些研究者注意到，在 14 名正在接受消融治疗的患者中，发生假性动脉瘤的患者肿瘤体积是最大的(3.9cm)。保留肾单位手术有发生动静脉瘘和假性动脉瘤的风险是已知的，但并未完全掌握其发生机制，可能与微血管程序性损伤有关。据我们所知，该例是微波消融后假性动脉瘤的唯一报告，进一步的研究将更好地衡量其风险。

不可逆电穿孔

消融机制

自 20 世纪 70 年代以来，研究人员利用低压电流诱导细胞膜发生可逆性穿孔，这可以用于药物传递和基因治疗。Rubinsky 和其同事最近的研究增强了这些脉冲，并认识到更高的电压和更多的脉冲可以引起不可逆电穿孔导致细胞凋亡。他们发现的是一个可重复的、相对非热效应的组织坏死区域[48]。考虑到热损伤风险的降低，不可逆电穿孔(irreversible electroporation，IRE)与其他形式的热消融相比具有不同的并发症。

并发症概述

首先报道 IRE 用于 RCC 治疗的研究是在 5 例肾癌患者的根治性切除术前应用了该技术[49]。术中唯一的并发症是一例室上性早搏。电脉冲反映到心电图上以预防心律失常，因此目前尚不清楚这一发现的病因。未发现术后并发症。

在发表时，只有一篇文献描述了经皮 IRE 治疗小肾肿瘤的结果[50]。Trimmer 等发表了他们 20 例肾肿瘤行 IRE 的报道，平均肿瘤大小为 2.2cm。他们报道了七种轻微（Clavien I 级）并发症，没有严重并发症。最常见的并发症是 3 例术后尿潴留（15%），可能与麻醉有关。2 名患者需要加强镇痛治疗（10%）。最后 2 名患者（10%）有小的无症状腹膜后血肿，在术后即刻影像学检查中发现，无需进一步治疗。未发生输血、尿路损伤或延迟并发症。先前的动物模型表明，IRE 保留了结缔组织结构，从而避免了对神经、血管和集合系统的潜在损伤[51]。这可能解释了最初的小样本研究中没有并发症的原因，但是需要更大的样本来证实这一结论。

消融并发症的处理

出血

大多数经皮消融后的肾周血肿都是通过术后即刻成像来诊断的，以证明消融的充分性。这些出血通常很轻微，无需临床处理。但是，也可能发生严重出血。选择性栓塞出血血管可治疗严重出血引起的血流动力学不稳定。对于大血肿但生命体征稳定的患者，可以严格卧床休息，并监测血常规。与 CA 特殊相关的是，消融后在冷针道内注射止血剂可以降低出血的风险。

腹腔镜下 CA 术后出血多是由于过早拔针和肾实质破裂所致，通过确保消融针以正确的角度进入肿瘤可预防出血。更重要的是要等到解冻完成后再尝试拔针，以避免肿瘤或肾实质出现破裂。如果发生出血，可以在损伤处置入止血剂，通常足以达到止血效果。如前所述，腹腔镜 RFA 后出血不常见，因为 RFA 能有效地凝固肿瘤和正常组织边缘的血管。

尿路损伤

消融术后尿漏的原因可能是直接肾盏穿孔，也可能是消融术区意外延伸到集合系统。如果怀疑有尿漏，CT 泌尿系造影通常能明确诊断，并会显示造影剂外渗到肾盂周围。对于肾功能不全或造影剂过敏的患者，顺行或逆行肾盂造影有助于确定诊断。治疗包括经皮引流集合系统，或用输尿管支架引流 4~6 周，大部分的渗漏都会愈合。

临床上，输尿管狭窄或肾盂输尿管连接部梗阻通常通过腰痛或影像学上的积水来诊断。严重梗阻可用输尿管支架或经皮肾造瘘管进行紧急治疗。根据梗阻部位的不同，术后 6 周可采用肾盂成形术或输尿管-输尿管吻合术进行治疗。我们希望在重建前至少 4 周移除输尿管支架，以避免严重的输尿管周围炎症。经皮肾造瘘置管可用于术前并发梗阻的患者。

穿刺点疼痛或感觉异常

对于 CA，疼痛或感觉异常发生继发于体表感觉神经的冷冻损伤。整个冷冻针在 CA 期间被冷却；因此，必须注意避免在插入部位冻伤皮肤。在冷冻针周围放置一块温盐水浸泡过的纱布通常足以防止皮肤冻伤。射频消融术中，探头的作用部分位于肾脏内，但如果位于消融术区内，则可能对皮肤内的感觉神经造成损伤。穿刺通道消融通常是经皮射频消融的最后一步。用于减少出血和防止肿瘤播散。当探针通过肾实质和肾周脂肪缓慢取出时被激活。在将探头从 Gerota 筋膜外取出之前，必须关闭发生器，因为腰大肌的热损伤可导致疼痛和感觉异常。其中大部分是自我限制的，几天后就会解决。然而，严重的感觉或运动缺陷可能需要神经科会诊。

周围脏器损伤

肠管及其他邻近器官损伤是肾消融最严重的并发症之一。如上所述，这些并发症是罕见的。在腹腔镜消融术中，结肠通常在消融前从肾脏游离开。如果探头位置正确，并仔细监测肠道损伤，则不应发生损伤。一般情况下，经皮消融术中，在消融术区 1cm 范围内的肠道如果不能随患者体位的改变或液体置入而避开，则应中止治疗。

口服造影剂的腹部和盆腔增强 CT 对肠损伤的诊断具有很高的敏感性，如果怀疑的话立即行该检查。如果 CT 显示有肠穿孔，通常需要立即进行肠修补和/或切除术。在经皮穿刺消融探针时，由于意外肺损伤可能导致气胸。诊断可拍胸片完成。小气胸可以重复胸片检查，吸氧治疗往往是有效的。然而，巨大的张力性气胸或导致呼吸系统损害的气胸需要胸腔引流才能解决。

结论

经皮和腹腔镜联合多个消融方式均能有效地治疗肾脏肿瘤。与保留肾单位的手术相比，并发症的发生率是有优势的。适当的患者选择、仔细的术前计划和细致的技术将确保以最小的并发症率进行良好的肿瘤控制。

（倪栋 译）

参考文献及自测题

第 24 章　前列腺冷冻消融术并发症

RAJAN RAMANATHAN, AHMED ELSHAFEI, and J. STEPHEN JONES

要　点

1. 冷冻消融通过低温破坏组织,并可能导致下尿路症状(LUTS),其方式与经尿道前列腺切除术(TURP)或激光前列腺切除术等其他前列腺手术类似。
2. 为了获得良好的疗效,降低并发症发生率,仔细选择患者是必要的。
3. 挽救性冷冻消融术的并发症发生率高于初次冷冻消融术。
4. 大体积前列腺的治疗具有挑战性。这种情况新辅助雄激素剥夺治疗可能有助于缩小腺体的大小,但与肿瘤预后无关。
5. 勃起功能障碍是前列腺组织消融术最常见的并发症之一,其病因是多因素的。
6. 尿道暖化可降低尿道撕脱、狭窄、疼痛和尿失禁的风险。
7. 在迪氏(Denonvilliers)筋膜层内注射生理盐水,使前列腺和直肠分离,可减少冷冻消融中直肠损伤和瘘的发生率。

引言

根据监测、流行病学和最终结果(SEER)项目的数据,美国 2015 年估计新发前列腺癌病例数为 220 800 例,估计死亡 27 540 例。在 2004 年发表的一项 CaPSURE 研究中,总共 10 018 名前列腺癌患者有 10.1%、12% 和 2.8% 的患者分别接受了近距离放射治疗、外照射治疗或冷冻消融治疗[1]。自从使用近距离放射治疗的患者的增加,大约 30% 接受放射治疗的患者出现生化复发或肿瘤复发。由于挽救性根治性前列腺切除术是一项具有高并发症率的挑战性手术,对复发性前列腺癌进行微创治疗的趋势日益增强。前列腺冷冻消融是治疗前列腺癌非切除性治疗后肿瘤残留或复发的一种相当成熟的方法。经验表明,冷冻消融具有微创和方便的特点,只需要短暂的住院时间,许多中心在手术当天即可让患者出院。这些特点使该手术成为一项非常有吸引力的选择,患者群体现在已经扩大到包括非挽救性治疗的原发病例。

导致组织损伤和并发症的机制

前列腺组织消融通过非生理性温度引起不可逆的损伤而导致细胞死亡。在低温消融过程中,细胞死亡是由细胞内结冰、细胞膜通透性改变和细胞完整性丧失引起的。其中的重要因素是细胞内冰的形成、最终达到的温度和冷却速度[2]。细胞内冰的形成是非常重要的,可以通过多次(两次甚至三次)冻融循环[2]或通过确保正确的冷却速度和最终温度来实现。

为了达到最佳效果,需要在目的区域的组织充分冷冻和非目的区域组织的保护之间保持良好的平衡。这就需要精确地描绘出癌细胞的范围,因为如果一个患者的所有癌细胞都能被完全摧毁而没有任何额外损害,那么该患者就有可能治愈而不会出现并发症。与全腺体冷冻消融相比,局灶性冷冻消融的并发症发生率较低。与局灶性冷冻消融相比,接受全腺体冷冻消融的患者尿失禁、勃起功能障碍和瘘的发生率较高(尿失禁 13%vs 0%,ED 71%vs 100%,瘘 4% vs 0%)[3,4]。

219

不幸的是,由于前列腺癌是多灶性的(79.5% 的根治性前列腺切除标本)[5],以及各种研究表明,活检往往不能准确地描绘肿瘤的真正范围,因此局部消融通常治疗不彻底。许多肿瘤也被发现离尿道很近,一项研究报告 66% 的病例在尿道 5mm 范围内有癌灶,而另一项研究显示 17% 的病例有实际的尿道受累[6]。另外,近四分之三的病例(74%)在前列腺尖部有受累,这些肿瘤可能更接近尿道[6]。旨在减少尿道冷冻损伤的技术改良可能导致这些肿瘤治疗不足,许多冷冻失败病例通常发生在治疗不足的区域,例如前列腺尖部和精囊(SV)。

最佳的肿瘤治疗需要一个平衡的方法,而减少并发症的第一步是选择合适的患者。

患者选择

合适的病例选择可以在很大程度上预防(或最小化)并发症。由于缺乏准确诊断前列腺癌范围和部位的方法,我们仍然依赖全腺体(或半腺体)消融来治疗。

治疗的首要目的是治愈前列腺癌患者,因此,选择肿瘤局限在腺体内部的患者是非常必要的。前列腺外疾病或 SV 受累患者的预后很差,因为要么会有肿瘤残留,要么必需扩大消融范围导致更多更严重的并发症风险。

研究证实了这一点,在临床 T3 期肿瘤的治疗中,分期类似的情况下,冷冻消融治疗组的生化复发率高于根治性前列腺切除术(radical prostatectomy,RP)或放射治疗(radiation therapy,RT)的患者(生化复发率从 48%~52%[7,8]),直肠尿道瘘发生率更高[7]。

对于考虑消融进行初次治疗的患者,应遵循定义高危疾病的公认参数,如前列腺特异性抗原(PSA)水平、PSA 速度、活检参数(包括肿瘤体积)和 Gleason 评分。Gleason 评分 8 分或更高、肿瘤分期≥T3 或怀疑有淋巴结侵犯的患者可以受治疗,尽管已发表的系列研究结果显示了对高危疾病的有效性,但需要知道在这类患者中使用冷冻消融的数据并不可靠[7]。

在行挽救性治疗的患者中也对类似因素进行了研究。以下用于挽救性放疗的指南[9]常被外推用于挽救性冷冻消融治疗:无远处转移迹象的局部复发,原发治疗后复发时间>2 年,PSA 水平<10ng/mL,PSA 倍增时间>6~9 个月,以及预期寿命>5~10 年。

为了将接受前列腺局部治疗的患者标准化,作为临床试验的一部分,一个研究小组提出了以下标准:PSA<15ng/mL,临床分期 T1c-T2a,Gleason 评分 3+3 或 3+4,预期寿命超过 10 岁,任何大小的前列腺[10]。

挽救性前列腺消融术后局部复发的诊断

应用弥散加权成像(diffusion weighted imaging,DWI)或动态增强(dynamic contrast-enhanced,DCE)的动态磁共振成像(MRI)和磁共振波谱(MRS)可用于评价前列腺癌局部复发。DCE-MRI 和 DWI 联合检测 RT 后复发的效果更好[11]。多参数(mp)MRI 对 RT 后复发前列腺癌的诊断准确率也高于单独 T2 加权成像[12]。通过前列腺活检最终确认局部复发。

前列腺活检

在可能的情况下进行靶向区域或半腺体消融有助于减少并发症的风险。然而,确定肿瘤的范围是很重要的。前列腺活检是必要的,但传统的经直肠超声引导下的活检与根治性前列腺切除术后的最终病理往往不一致。只有 28%~29.3% 的患者在根治性前列腺切除术后发现了真正的单侧肿瘤[13]。在前列腺活检确定无肿瘤的前列腺叶中,5% 的患者在 RP 后甚至发现了 T3 肿瘤[13,14]。

对于考虑进行局部或半消融治疗的患者,可进行更广泛的活检和模板饱和穿刺活检,尽管支持模板活检优越性的数据仍然有限。

MRI 融合活组织检查是另一项技术进步,在采用局部治疗的前列腺癌患者中,该检查已被作为临床试验的一部分列入推荐列表[10]。MRI 与超声融合活组织检查,发现高危肿瘤多 30%,低危少 17%[15]。然而,即使在技术进步的今天,癌症仍然有可能在 mpMRI 中无法被检测到,例如可能因存在技术失误而导致融合活检可能会遗漏靶区病变[16]。

肿瘤分期的影像学和其他检查

传统上,用骨扫描、计算机断层扫描(CT)和磁共振成像(MRI)来评估疾病的分期。当 PSA 低于 10ng/mL 时,即使有隐匿性转移,这些检查也很可能是阴性的,而且许多选择原发性或挽救性冷冻消融的患者 PSA 较低。目前使用的 MRI 方案的总分期准确率大约在 71%~72% 左右[17]。关于 MRI 的研究还表明,当患者有 MRI 上怀疑前列腺外侵犯或 SV 受累时,淋巴结中 0.8~1cm 的微转移灶的概率更高,尤其是与其他分期方法结合使用时[18]。对于 T3a 或以上的肿瘤,MRI 检查对淋巴结微转移的敏感度和特异度分别为 100% 和 65.2%,对于 T3b 肿瘤,分别为 88.9% 和 94.6%[17]。

因此,在所有 MRI 怀疑有 T3a 或以上疾病的患者中,都有行盆腔淋巴结清扫(pelvic lymph node dissection,PLND)的指征。PLND 既可以通过传统的开放技术,也可以通过腹腔镜或机器人辅助腹腔镜技术完成。常规的 PLND 可能会漏诊 13% 的转移灶,这些转移灶可能发生在手术区以外,在某些病例中,可能需要进行扩大的淋巴结清扫[19]。可能需要包括骶前淋巴结[19]。

骨扫描的效用有限,因为 PSA<10ng/mL 的无症状患者诊断率较低。PSA 水平越高,骨扫描阳性的发生率越高,PSA 水平为 20~50ng/mL 时阳性率为 8%,PSA 大于 50ng/mL 时阳性率上升到 40%[20]。MRI-DWI 和 11C 胆碱 PET/CT 也被证明有助于检测骨转移[21]。氟化钠 PET/CT 利用 18F-氯化盐在检测前列腺癌骨转移方面显示出一定的前景;与 18F-NaF PET/CT 相比,全身 DWI 显示了更高的特异性,但失去了一

定的敏感性[22]。弥散加权全身成像有可能在将来用于骨转移性前列腺癌的检测和/或随访。

手术注意事项

有助于减少并发症的技术进步

当今的第三代冷冻消融设备融合了许多技术进步,使组织损伤更加精确和可控,从而减少了附加损伤。第一个改进是使用氩氦气体组合来产生冻融循环。使用多个精细的 17G 冷冻探针,可确保产生直径为 8~10mm 的可控冰冻区域,与 5 探针技术相比,使用 6~8 探针技术可以改善腺体的破坏[23]。Onik 等开发了利用经直肠超声(transrectal ultrasound,TRUS)监测的技术[24]并且能够更准确地评估冷冻区域的边界。为了减少对尿道的影响和减少尿道损伤,后来研制了一种尿道加温装置[25]。此外还发展了减少直肠损伤的措施。Onik 等发现抬高 TRUS 探头的手柄会将探头的尖端推向直肠后壁,从而将直肠推离前列腺[25]。基于这一点,Onik 等进一步开发,通过在前列腺中部和顶部周围的 Denonvilliers 筋膜层注射生理盐水,在直肠和前列腺之间建立了机械分离[23]。

技术注意事项

根据我们在冷冻消融方面的经验,我们认为有不可控制的出血倾向或接受抗凝治疗的患者可能会有明显的出血,必须在手术前停用这些药物。这些药物可以在手术后 24~48 小时内或在尿液清亮后恢复使用,以较早者为准。完整的术前评估包括麻醉耐受度。许多中心通常在全麻下做这些手术,因为比较容易,而且这通常也是患者的选择。但是在预期插管困难的患者中,手术可以在脊髓麻醉下进行。有限的肠道准备可用于确保直肠在手术时没有粪便,尽管我们没有发现肠道准备的必要性,患者没有获益,因此可以有选择地使用肠道准备。麻醉诱导时使用抗生素。尿道狭窄的患者可能需要进行尿道内切开术,因为膀胱引流需要使用 Foley 导尿管,在手术过程中可以使用导尿管加热尿道。若存在肛门狭窄或既往腹会阴手术后的肛门闭锁,会妨碍经直肠探头的放置,经直肠超声监测的程序无法完成,这样的患者选择其他治疗方式更为合适。

如果患者的前列腺体积较大,则需要多个探针,并存在治疗不彻底的风险。新辅助雄激素剥夺治疗(NADT)可能有助于缩小腺体(平均减少 35%)和减少 50% 肿瘤体积,治疗后 2 个月内可达到该效果,但是很少降低疾病的分期[26]。最近一项对接受冷冻消融治疗的男性患者使用 NADT 的研究表明,除中危组患者表现出较好的 5 年无病生存率外,各组之间的预后或并发症没有显著差异[27]。我们通常将全腺体治疗限制在体积为 80g 或更小的患者,并且在使用促黄体生成激素释放激素(LHRH)激动剂治疗 6 个月的患者(据报道治疗延迟不会造成后果)缩小前列腺体积方面也取得了很好的成功。

我们的实践是使用两个冷冻-解冻循环使用直肠超声监测冷冻球形成。温度传感器用于尖部、外括约肌和神经血管束。我们还使用了在 Denonvilliers 筋膜层之间注射盐水的操作方法,可以在前列腺和直肠之间形成隔离层而保护直肠(图 24.1)。术后患者当日带尿管出院,1 周后拔除尿管。

并发症

前列腺组织消融后的并发症是由前列腺和周围组织的热损伤引起的,接受冷冻消融的患者与之情况相似。表现为难以处理的下尿路症状或尿失禁、性功能障碍和/或对邻近器官/组织的损伤或损害。并发症的发生率在文献中报道各异。最大的变异性出现在 ED 和尿失禁的报告中。在开始治疗前有良好性功能的患者组中报告 ED 并不少见。国际勃起功能指数(IIEF-15)和男性性健康量表(SHIM)是两个常用的标准化的调查问卷,但这些问卷对不活跃性活动的男性效用有限。尿失禁的报告方式也有很大差异,这给研究结果的比较带来了困难。对于前列腺癌,考虑"三联胜"的概念也很重要,因为生化无进展生存期(BPFS)也很重要。从技术上讲,较低的并发症发生率是可实现的,以局灶性消融便可以实现,折衷的结果是较高的 BPFS[4]。

冷冻消融的并发症

我们查询了冷冻消融在线数据注册(COLD)系统以及并发症的文献回顾。截至 2015 年 12 月 6 日,COLD 注册中心拥有 39 个网站的数据,其中 10 个是学术中心。共记录 6 771 例病例,其中 4 102 例行原发性全腺消融术,1 011 例行

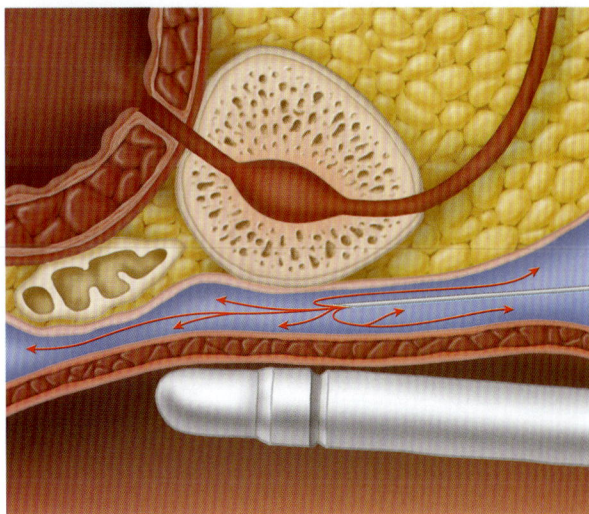

图 24.1　盐水注射入 Denonvilliers 筋膜和直肠前壁之间的空间

原发性部分消融术。其余病例行挽救性全部/部分消融,或重复消融。

常见并发症

勃起功能障碍

发病率 勃起功能障碍(erectile dysfunction,ED)是冷冻消融最常见的副作用之一。ED 的发生率在原发性疾病中的 23.1%~98.1% 和挽救性冷冻消融中的 50%~100% 之间(表 24.1 和 24.2)。局灶性原发性消融中的发生率最低[28],而挽救性全腺消融中的发生率最高[29]。尽管总体上缺少评估 ED 的标准,许多研究目前使用标准化的问卷,如 SHIM 或 IIEF 进行初始评估和治疗后的随访。报告的发病率取决于 ED 的定义。大多数研究只报道了在治疗前有性功能的男性。目前还没有研究表明哪些 SHIM 评分的显著变化才能被归类为 ED。研究经常使用诸如勃起足以进行性交[30]或阴道插入等术语,有时这与 SHIM(IIEF-5)评分结合使用;其中一项研究还要求,对于 IIEF-5 问卷的问题 2,评分为 3 分或 3 分以上,才作为具有性功能的证据。然而,要使性功能有意义,患者应该有勃起的能力[使用或不使用磷酸二酯酶 5 抑制剂(PDE5I)],并且应该能够在性交中维持勃起。

病因和发病机制 ED 的病因是多因素的,诱发因素是神经血管束的低温损伤。有一点很重要,许多前列腺癌患者在接受任何治疗前都有多种其他可能影响勃起功能的身体因素。Baltimore Longitudinal 研究显示性腺功能低下患者的睾酮水平降低随着年龄的增长而明显,60 岁以上的男性约为 20%,80 岁以上的男性约为 50%[31]。许多患者还患有高血压,需要抗高血压药物治疗,某些患者存在糖尿病和外周血管疾病则使情况更复杂。冷冻消融后 ED 的发生是多因素的。已有研究证明神经和血管因素为其中之一。冷冻海绵体神经的直接作用已在动物模型中进行研究,研究显示,1 个月时,对神经刺激的海绵体压力反应降低,但在冷冻后 3 个月时,海绵体压力反应有所恢复[32]。一项研究发现,当使用两次而不是一次冻融循环时,ED 的发生率更高(92% vs 77%)[30]。另一项研究关注血管因素,利用前列腺素 PGE₁评估人工诱导勃起后海绵体动脉的血流速度。这项研究显示了由于冷冻消融而致血管损伤的可能作用,证实在冷冻消融后发展为 ED 的患者中,全部患者(9/15)对药物的反应迟钝,血管流速的峰值整体偏低,达到峰值的时间也延长[33]。

治疗 治疗后 2~3 年也可能可以观察到勃起功能的恢复。一项研究报道平均恢复时间为 16.4 个月[34],另据报道,勃起功能的自行恢复随着时间的推移而发生,47% 的患者在 3 年内可以恢复性生活,其中一名患者的勃起恢复时间最晚为 5 年[35]。阴茎康复应及早开始,建议患者坚持。试验表明初始单独使用 PDE5I,然后使用 PDE5I 和真空勃起装置联合治疗通常会有帮助。一项关于冷冻消融术后阴茎康复的研究发现,使用无收缩环的真空装置,每天勃起 10 分钟,定期口服药物治疗 ED 有治疗效果[36]。对于即使在阴茎康复 2~3 年后仍有持续性 ED 的患者,阴茎假体应作为治疗 ED 的可选之一。

表 24.1 前列腺冷冻消融研究和无生化进展生存率(BPFS)

作者(年份)	研究类型	患者数量	中位随访时间/月	5 年 BPFS/%
初治性冷冻消融				
Alvarez Rodriguez(2015)[52]	单列	108	100	80.4
Guo(2015)[8]	单列	75	60	48
Lian(2015)[28]	单列	40	63	90
Liu(2015)[53]	单列	114	24	24 个月时 74.6
Tay(2015)[54]	COLD 数据库	300	18.2	KM 估计 59.1
Ward(2014)[7]	COLD 数据库(T3)	366	NA	51.9
Grossgold(2014)[27]	单列	1 761	320	66.9
COLD,未发表	整合,未发表	4 102	***	73.2
挽救性冷冻消融				
Li(2015)[55]	单列	91	15	46.5
Chang(2015)[56]	单列	12	33	NA
Ahmad(2013)[57]	单列	283	23.9	44~55
Abreu(2013)[4]	单列	25 局部	31	54.4
		25 全腺	53	86.5
Parekh(2013)[58]	系统回顾(16 项)	18~279	9~113	18~83
Nguyen(2007)[59]	系统回顾(9 项)	18~131	19~57	18~77
COLD,未发表	整合,未发表	925	***	58.4

*** 表示数据已分析未来将发表。

表24.2 前列腺冷冻消融并发症:整合数据

作者(年份)	患者数量	无性功能/%	盆腔/会阴疼痛/%	尿潴留/梗阻/%	组织脱落/%	失禁(范围)/%	瘘/%	尿道狭窄并发症/%	其他/%
初治性冷冻消融									
Alvarez (2015)[52]	108	98.1	11.1	1.9	5.6	5.6	0.9%	NA	1/9% 血尿
Guo(2015)[8]	75	NA	0	0	6.7	4	0	0	
Lian(2015)[28]	40	23.1	NA	2.5	0	2.5	0	0	
Liu(2015)[53]	114	88	NA	NA	NA	1.6	0	3.3	TURP/OIU 8.8%,阴囊水肿74.7%
Tay(2015)[54]	300	83	NA	3.3	NA	9.5	1.3	NA	
Ward (2014)[7]	366	69.6	NA	6	NA	2.6	1.1	NA	
Grossgold (2014)[27]	1 761	69.6	NA	1.2	NA	1.6	0.6	NA	
COLD,未发表	3 843	**	NA	9.7	NA	6.4	1	NA	
挽救性冷冻消融									
Li(2015)[55]	91	50	NA	6.6	1.1	5.5	3.3	NA	1.1% TURP
Chang (2015)[56]	12	100	0	0	8.3	8.3	0	0	初治冷冻消融后挽救消融
Ahmed (2013)[57]	283	83	4	7	NA	12	1.8	NA	LUTS 14%
Abreu (2013)[4]	25 Focal	71	NA	NA	NA	0	0	NA	
	25 Total	100	NA	NA	NA	13	4	NA	
Parekh (2013)[58]	18~279	NA	15.6(0~39.5)	9.9(0~21.4)	8.2(0~52.2)	16.4(0~91.3)	1.6(0~11.1)	4.2(0~44.4)	
Nguyen (2007)[59]	18~131	NA	36(5.6~44)	NA	11(0~55)	36(4.3~83)	2.6(0~11)	17(0~28)膀胱颈挛缩/尿潴留	
COLD,未发表	925	***	NA	19.1	NA	28.2	2.8	NA	

*** 表示数据已分析未来将发表。TURP,经尿道前列腺切除术。OIU,直视下尿道内切开术。COLD,冷冻消融在线数据库。LUTS,下尿路症状。

会阴和/或直肠疼痛

发病率 据报道,会阴和/或直肠疼痛在冷冻消融后的发生率为0%~11%,在挽救冷冻消融后的发生率为4%~44%。这一数据被记录的形式各异,并且在许多关于冷冻消融的报告中没有提到。然而,当这种并发症发生时,则可能是一个重大问题。这是在接受挽救性冷冻治疗的患者中引起不满的重要原因,在一个系列研究有中44%的患者中出现;41%认为生活质量存在大问题,38%认为对日常活动有影响[30]。

病因发病机制 多与前列腺、尿道或尿道周围炎症有关。症状可能类似于严重的前列腺炎,疼痛通常被描述为灼痛;可能与频繁的肠蠕动或直肠刺激有关[37]。这种症状还可能与尿道糜烂有关。当不使用加热尿管时,会阴疼痛的发生率更高(70% vs 34%),患者也可能有更严重的症状,而使用麻醉性镇痛药物的概率是前者的两倍[30]。许多冷冻消融外科医生都认为,前探头的冷冻时间过长是一个原因,因此,我们通常将前探头的冷冻时间限制在8分钟。

治疗 最初都采用保守治疗,重点是对症治疗。非甾体抗炎药和对乙酰氨基酚应作为一线治疗药物,对较严重的病例应使用麻醉性镇痛药物。可尝试使用 α 受体阻滞剂。使用温水坐浴和坐垫也有报道[30]。TUR 切除坏死物质可以加速疼痛的恢复[37],但考虑到冷冻消融后经尿道前列腺切除术(TURP)后尿失禁的发生率较高,应根据持续性脱落或坏死组织的膀胱镜下表现仔细选择患者。

尿潴留

发病率　冷冻消融术后尿潴留发生率在初次消融术后为 0%~6%,在挽救性冷冻消融术后为 0%~21.4%。从我们最近 COLD 的数据来看,10% 的患者在初次冷冻消融后、19% 的患者挽救性冷冻消融后有某种程度的尿潴留,持续到保留尿管 1 周后。发生率的变化取决于尿潴留的定义和消融后的时间。在一项早期研究中,29% 的患者出现持续超过 4 周的尿潴留[37]。低温消融后下尿路症状恶化,并将在一段时间内得到持续改善。IPSS 评分和烦扰评分在前 6 个月恶化,但分别在 12 个月和 18 个月回到基线[38]。但是,因为存在一定尿潴留期,应考虑术后需要留置膀胱引流 4~6 周。

病因和发病机制　尿道和前列腺的炎症以及前列腺肿胀[39]被认为是致病机制。

治疗　许多尿潴留发作是短暂的,并且需要留置尿管引流尿液,直到肿胀消退。两次排尿尝试失败后,必须就下一步作出决定。有些患者可以通过药物来治疗恢复排尿,但可能在膀胱超声检查中,仍有超过 150mL 的尿残留。如果这些患者没有尿路感染或肾功能恶化的迹象,他们可以密切观察几个月。清洁间歇自我导尿也是一种替代方法,在 COLD 数据库中的初始和挽救性消融后出现尿潴留的患者中,分别有 16% 和 18% 是这样处理的;接受了 TURP 的患者约分别有 12% 和 23% 这样处理。然而,间歇性导尿有损伤尿道和形成瘘的危险,所以我们通常将这种治疗局限于初始治疗,不建议患者在挽救性治疗后自行导尿。耻骨上造瘘也是一种选择,一些患者在第二次排尿试验失败后使用这种引流方式[39]。

组织脱落

发病率　这种并发症的报道各异,许多文献都没有提到确切的发生率。总的发生率很难确定,因为所有的患者都没有用诊断性膀胱镜来评估,而且通常这是患者反应的症状,或者在 TURP 期间偶然发现,或者由于其他原因进行膀胱镜检查。发生率还取决于用于冷冻治疗的机器的型号和尿道加热器的使用。在初治消融患者系列中,脱落发生在 0%~6.7% 的病例中,但在挽救消融系列中,报告的脱落发生率为 1.1%~55%(**表 24.2**),1995 年发表的一个系列报告的脱落发生率为 55%[40]。Cohen 在 2001 年以前使用旧机器时报告的脱落发生率为 14%~16%,而 2001 年后的发生率仅 2%[41]。

病因和发病机制　组织坏死和脱落是对前列腺和前列腺尿道冷冻的直接反应。在冷冻消融后几周可见,患者主诉尿管移除后排出组织碎片或黏液物质[37]。在其他患者中,可能会出现梗阻,并且通常是导致 TURP 的主要原因。当在这种情况下进行 TURP 时,由于正常解剖标记的改变和缺失,因此更具挑战性,可能导致过度切除[42]。因此,尿失禁的风险非常高。使用尿道加热尿管可防止组织脱落[30,42]。与冻融循环数和电极的数量在研究中没有明显相关性[30]。

治疗　组织脱落常伴有阻塞。最初应该保守治疗,予以导尿,使用抗生素和 α 受体阻滞剂。经尿道切除坏死组织有很高的失禁率。然而,没有研究将接受 TURP 的患者与保守治疗组进行对比研究,以确定尿失禁的真正来源和发生率(一旦前列腺尿道和/或括约肌的组织碎片被排出,这个区域被纤维化所取代)。然而,TURP 可能最终还是必需的,一些研究者主张做有限的 TURP,只建立一个通道,并建议至少在冷冻消融后 3 个月进行[42]。我们和大多数有经验的人认为,TURP 应该延迟到治疗后至少 12 个月,尤其是在挽救性消融术后的情况下。

少见并发症

尿失禁

发病率　同样,由于定义上的差异,1.6%~9.5% 的初治冷冻消融系列和 5.5%~91.3% 的挽救性冷冻消融系列(0% 的局灶性挽救性冷冻消融)报告有尿失禁。在 Bahn 等人的报告中,当尿失禁被定义为任何尿漏时,尿失禁率为 15.9%,但是当定义被细化到包括使用任何护垫时,这个比率下降到 4.3%[34]。近年来,随着技术的进步,尿失禁率也有所降低。Cohen 在 1996 年前使用第一代或第二代机器时发现尿失禁率为 8.2%,但在 1996—2001 年间,这一比例下降到了 3.2%,随后在使用第三代机器的 2001 年后下降到了 0%[41]。

病因和发病机制　冷冻消融术后尿失禁的机制与放射治疗或根治性前列腺切除术后的相似。当前列腺切除时,解剖结构的改变、外括约肌机械性损伤以及新发膀胱过度活动都会导致尿失禁。由于微血管损伤,括约肌的血管供应受损可能导致消融后愈合不良,并可解释挽救性冷冻消融后较高的失禁率[42]。在 80% 长期尿失禁的患者中,可看到膀胱过度活动引起的急迫性尿失禁[39]。切除坏死组织也是尿失禁的一个很好的预测因素,在一项研究中,所有失禁时间超过 6 个月的患者都曾接受过经尿道坏死组织切除术[43]。在另一系列的 15 名患者中,有 13 名在 TURP 后或在自发排出脱落组织后发生梗阻而出现失禁[42]。已有研究报道使用尿道加热可以降低尿失禁的发生率或严重程度[30,42]。

治疗　有时尿失禁的恢复是一个缓慢的过程,在一项研究中,平均恢复尿控时间为 6.1 个月[34]。当主要症状提示膀胱过度活动时,适当的抗胆碱能药物治疗有助于减少尿失禁。压力性尿失禁可以通过加强括约肌锻炼和物理治疗来控制。当这些保守治疗失败后,有报道可使用胶原注射或人工尿道括约肌治疗[30]。

直肠瘘

发病率　挽救性冷冻消融治疗组直肠瘘发生率较高。初治冷冻消融组直肠瘘发生率为 0%~1.3%,挽救性冷冻消融组为 0%~11.1%。回顾 COLD 数据,直肠瘘的发生率为:初治全腺体消融为 1%,挽救性全腺体消融为 2.8%。

病因和发病机制　直肠瘘发生于组织冷冻延伸至整个直肠壁厚度时。在早期病例中,由于成像和超声波设备的缺陷,相对于直肠壁的矢状面,对冷冻区域的可视化不足可能是造成这一现象的部分原因[41]。随着技术的进步,直肠瘘的发生率越来越低。在挽救性消融过程中，组织的结构特征紊乱可能是导致瘘发生率较高的原因。手术技巧也可能是一个重要因素，经验丰富的外科医生有较低的瘘管发生率。Cohen 指出，大多数直肠瘘发生在大多数外科医生的前 25 个病例中[41]，此时外科医生仍处于学习曲线中。

治疗 直肠瘘常因患者主诉直肠排尿或持续性水样腹泻而发现。疑似病例需要一个标准来决定是否进行下一步的检查，因为一些会阴疼痛综合征患者在初始阶段会出现一些直肠刺激和大便频繁[37]。一些患者会出现典型的瘘管症状，并可能有反复的尿路感染或气体尿。增强断层成像通常能够显示相通部位的组织平面丢失，逆行尿道造影可能显示造影剂外渗（**图 24.2**），以及常规膀胱造影显示造影剂进入直肠（**图 24.3**）。CT 膀胱造影可以替代这两种检查，瘘管的诊断具有较高的准确性。

有些病例可以通过延长尿管引流时间来处理，并且已经报道仅尿管引流就可以在 3 个月后瘘管自发愈合[37]。根据我们以及其他机构的经验，建议使用 Foley 尿管 6~12 周作为一线治疗。在我们中心还报告了一个患者在接受挽救性治疗后，用耻骨上造瘘管和肠造口粪便改道进行治疗，其瘘管自动闭合，患者在 15 个月后进行造口还纳[44]。

部分瘘管，尤其是在挽救性消融的情况下形成的直肠瘘更难处理，不可能自发闭合。所有的患者都应该进行尿流改道，耻骨上膀胱造瘘管引流通常是一个很好的选择，因为导尿管没有穿过瘘所在区域。在一项关于直肠尿道瘘的研究中，59% 的患者还需要进行粪便改道[45]。如果瘘口不能自动闭合，一些患者会出现膜状尿道狭窄，可能需要在手术时同时处理[46]。在一项研究中，未经放疗的患者或小瘘管具有低复发风险，治疗方法是经肛门括约肌经直肠后入路手术[45]。更复杂的瘘管需要使用股薄肌间置皮瓣处理，或少数情况下全盆腔切除术来处理[45]。Hanna 等发现在他们的患者序列中，只有仔细评估患者的情况后才能决定是否行造口还纳。在行该治疗方式的患者中，行造口还纳的患者 100% 没有出现并发症，但是因复杂放射导致的瘘管患者中，有 45% 的患者出现了"非顺应性直肠"或者"肛门括约肌功能障碍"，最终行永久性结肠造口[45]。我们的研究所报道了涉及泌尿外科和结直肠外科的多学科方法。该研究报道了经会阴入路加股薄肌间置修复术的应用，包括修复膜性尿道狭窄和由海绵体和股薄肌瓣支持下的颊黏膜移植手术。值得注意的是，在这一系列的患者中，大多数都有与冷冻消融治疗无相关的直肠瘘[46]。

膀胱颈挛缩/尿道狭窄

发病率 初治消融组的发生率为 3.3%，挽救消融组为 0%~28%（**表 24.2**）。

病因和发病机制 狭窄和膀胱颈挛缩是冷冻、组织脱落、感染和尿管刺激以及随后的瘢痕和纤维化。使用尿道加温装置可以减少组织脱落的发生[30,42]。

治疗 尿道狭窄应根据病变的部位、长度和程度进行治疗。膀胱颈挛缩可以通过膀胱颈切开来治疗。球部尿道狭窄可以通过尿道内切开术来治疗。膜部尿道狭窄可以通过尿道扩张术或尿道切开术来治疗，但尿失禁的风险更高。长

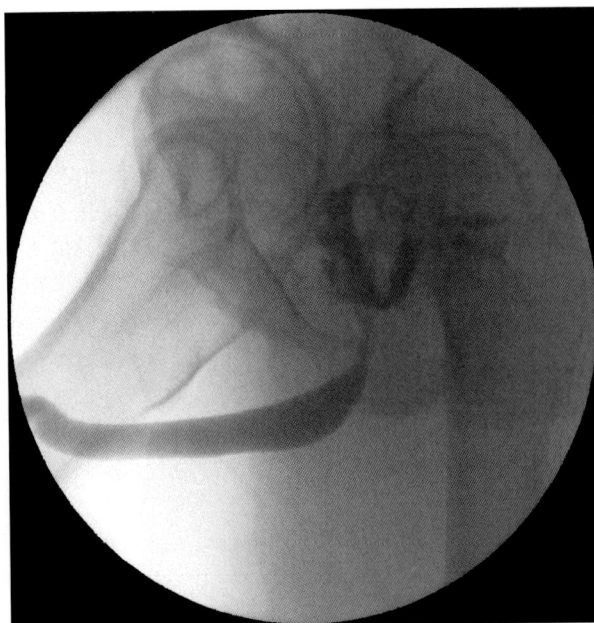

图 24.2 挽救性冷冻消融术后尿道造影显示造影剂外渗

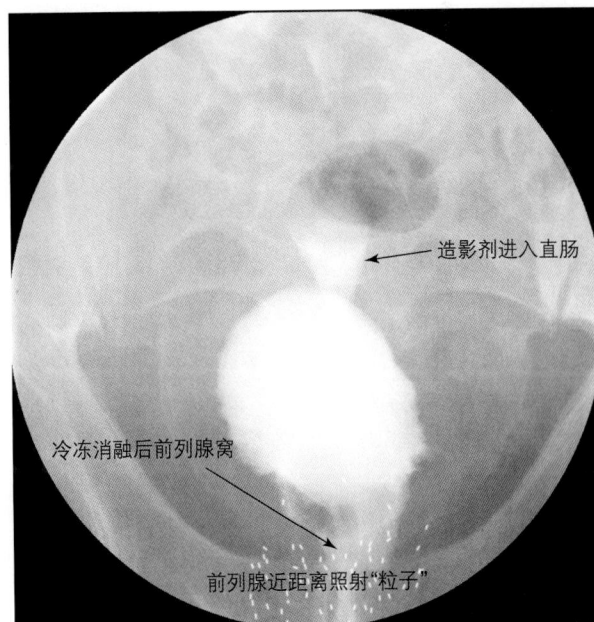

图 24.3 挽救性冷冻消融术后膀胱造影显示直肠内出现造影剂，提示膀胱直肠瘘

段狭窄可能需要尿道成形术治疗。

罕见或偶发并发症

其他罕见的并发症在文献中以描述方式各异。其中一些可能与手术直接相关，但也可能与手术没有直接或特定关系，例如患者死亡 1 例[40]、短暂性脑缺血发作（1 例患者，2%）和脑血管意外（1 例患者，2%）[37]。急性肾功能衰竭 2 例[40]，输尿管梗阻和肾盂积水约 2%[37]~36%，均为小样本研究，在大宗病例研究中未见报道[40]，可能的原因是冷冻消融所致

的三角区或输尿管口损伤。其中一例患者出现双侧肾积水,需行经皮肾造口术[37]。

在 2.6%[47]和 10%[3]的患者中发现阴茎刺痛/麻木,可以保守治疗。在一项研究中,5% 的患者出现阴囊血肿[37],8 例(7.5%)患者出现阴囊水肿[39]。但在另一个样本系列中,所有(100%)的患者都出现了某种程度的阴囊肿胀[48]。尿道皮肤瘘发生 1 例,行长期耻骨上造瘘治疗[37]。一项研究报道 4 例患者(3.77%)出现血尿[39]。

少数患者出现感染性并发症:在一个小样本研究中 3 例患者出现附睾炎[40],1 例睾丸脓肿[35],前列腺脓肿各研究各 1 例[49,50],前列腺迟发性脓肿各研究各 1 例[39,51],2 例尿脓毒症[40],一个系列研究中 3% 的病例出现耻骨骨炎[50]。

结论

前列腺组织消融越来越多地被用于初始治疗。在 COLD 数据库中,有 4 109 例前列腺癌患者接受了初始冷冻消融治疗。

冷冻消融治疗后性功能丧失非常常见。病因是多因素的。然而,性功能丧失作为一种并发症比尿失禁更容易被患者接受。尿失禁是一种麻烦的并发症,但发生率正在下降。直肠瘘是最可怕的并发症之一,在技术上很难处理。随着影像学和组织消融技术的进一步改进,无生化进展生存率可能继续改善,并发症发生率可能进一步降低。

(倪栋 译)

参考文献及自测题

5

腔道泌尿外科手术并发症

第 25 章 经尿道膀胱肿瘤电切术并发症

ERIC A. SINGER, AMY N. LUCKENBAUGH, and GANESH S. PALAPATTU

要 点

1. 外科医生和护理团队手术之前应检查设备,确保选择合适的工具以及工具可正常使用;
2. 根据术中所选择设备的热传导类型,经尿道膀胱肿瘤电切术(TURBT)可选择不同的术中灌注液,每种方法都有其独特的优点和局限性;
3. 术前对患者进行充分评估,包括麻醉以及必要时的其他相关学科评估等,可最大限度保障患者安全、减少并发症发生的可能性;
4. TURBT 术前推荐进行尿培养并确保其为阴性;
5. 合适的体位摆放和着力点下铺软垫可预防严重的下肢神经损伤及长期的功能损害;
6. 膀胱软镜检查可提供切除范围并有助于手术规划;位于膀胱前壁、侧壁、顶壁、憩室及输尿管开口的肿瘤,可能需要考虑使用特殊的设备以及额外的麻醉;
7. 出血是 TURBT 最常见的并发症,根据其严重程度,可采用膀胱持续冲洗、内镜下电凝、开放手术或动脉栓塞进行治疗;
8. 膀胱穿孔会增加如出血、感染、电切综合征以及肿瘤播散等并发症,术前周密的规划、选择合适的设备、手术的精细操作,以及手术、麻醉和护理团队之间的有效沟通可减少穿孔的可能;
9. 电切综合征是一种致命的并发症,及时发现和处理至关重要,必要时可转至 ICU 进行救治;
10. 住院医生开展 TURBT 会增加手术时间及再次入院率,但似乎不增加总的并发症和再手术率;
11. 若 TURBT 术中明确发生膀胱穿孔,术后禁忌进行膀胱灌注化疗;术后立刻使用卡介苗也是绝对禁忌;
12. 负责管理、监测和处理膀胱内化疗药物的人员,必须了解如何为自己和患者维持一个安全的工作环境。

引言

经尿道电切术不仅是膀胱肿瘤的初始治疗,并且可获取肿瘤组织进行病理分期和分级,因而该手术方式兼具治疗性和诊断性。本章将讨论减少围手术期并发症和最优化患者治疗结果的策略。由于经尿道膀胱肿瘤电切术(transurethral resection of bladder tumors,TURBT)与经尿道前列腺电切术(transurethral resection of the prostate,TURP)在手术技术和风险上有众多共同之处,部分内容可参考第 26 章的讨论内容。

一般情况

绝大多数接受 TURBT 的患者已经在门诊进行了膀胱镜检查,故外科医生不仅可了解膀胱病变的位置、数量、外观,而且还可发现许多可能影响手术的因素,如髋关节或膝关节运动受限导致的体位摆放困难、包茎或尿道狭窄等。这些问题术前手术相关人员应进行充分沟通,以确保选择合适的设备、手术室等。

手术器械

TURBT 所用设备和 TURP 基本一致,表 25.1 提供了术中必备和可选用设备的完整列表。专用的膀胱镜检查套件是集中所需手术设备的好方法,并且可确保手术台既方便操作又可与截石位及 C 臂透视检查相兼容。术后还应使用尿管进行膀胱引流,尿管种类较多,包括常规的气囊和弯头导尿管,以及用于膀胱持续冲洗的三腔导尿管。

表 25.1　经尿道膀胱肿瘤电切术所需设备

必需设备	可能需要的设备
内镜鞘(20F,24F,28F,可转向的)	尿道探子
	冲洗装置(Toomey,Ellik,Creevy)
电切环	导尿管
滚动球	造影剂
直角电极	X 线透视检查
活检钳	
电极与接地垫	
内镜(30°和 70°)	
摄像头和光源	
灌注管路和灌注液	
水溶性润滑剂	
标本杯	

手术器械应当定期进行保养,以便维修磨损或不合适的部件;同时外科医生和手术护士在手术之前,应先检查设备,确保选择了手术所需的必要设备,且术中应急使用的设备能够快速准备好。这个准备步骤看起来似乎增加了时间,但如果术中发现紧急情况,而急需设备损坏或者贴错标签,没有得到及时处理,则风险更大。术前确认设备可以使用是外科医生的职责,同时也应该和术前核对患者信息、手术部位一样,成为一种习惯。

灌注液

外科医生常用的灌注液必须保证随时可用、储备充足。经验丰富的手术护理团队,其成员都应该明白视野不清不仅会延长手术时间,而且会增加术中并发症的发生率。

由于膀胱对其内容物没有重吸收功能,故使用灭菌水是安全的,不会出现溶血或者低钠血症(电切综合征),而且还可保证术中视野清晰。有研究对比了甘氨酸水和灭菌水用于浅表膀胱肿瘤切除术中的情况,发现两种灌注液效果类似,但灭菌水更加便宜[1];但是对于切除较大、血管丰富、耗时较长的肿瘤,需考虑使用等渗灌注液,从而减少术中低钠血症的风险[2]。

山梨醇、甘露醇以及甘氨酸水都可以作为选择,但每种灌注液均应考虑其代谢(详细讨论见第 26 章)。山梨醇被代谢成葡萄糖,会引起高血糖,因而不适用于糖尿病患者;甘露醇作为渗透性利尿剂,如果进入血管内,会引起血管内液体转移,加重低钠血症;氨是甘氨酸的代谢产物,甘氨酸水用于肝功能较差的患者,会增加高氨血症和肝性脑病风险。一旦发生膀胱穿孔,无论使用何种灌注液,都应及时停止手术,该部分内容本章后续还将详细讨论。

患者准备

国外学者按照 TURBT 持续时间进行分层来评估并发症的发生,并对患者年龄、肿瘤大小、合并疾病即 ASA 评分进行了校正,结果发现:随着手术时间延长,并发症的发生率增加;手术持续时间超过 90 分钟的患者,并发症发生率为 11.3%,包括死亡、心肌梗死、感染性休克、深静脉血栓以及呼吸衰竭[3]。还有学者分析了 TURBT 术后不良事件的风险因素[4],结果表明:术前发现弥漫性膀胱癌、体重减轻≥10%、低白蛋白、血肌酐升高、功能失调以及急诊手术是发生不良事件的显著预测因素;围手术期预测因素包括术后低钠血症和术中输血。还有学者研究了不同手术术后 30 天内不良事件发生相关的风险因素[5],结果发现:患者心脏病(高血压、冠脉手术、心肌梗死、充血性心力衰竭)、肺部疾病(呼吸困难、哮喘、慢性阻塞性肺部)、糖尿病(伴或不伴器官衰竭)、恶性肿瘤(5 年内第二个首次接受化疗的非转移性实体瘤)、实验室检查异常(贫血、血尿素氮升高)、麻醉风险评分较差以及手术时间较长或术中需要输血都是术后 30 天内发生并发症的高危因素。由于膀胱癌的发病率较高,接受 TURBT 治疗的患者,通常都有上述风险因素中的一种甚至多种。

术前评估

术前须全面评估患者的身体状况,特别是心肺功能状况、肾功能以及凝血状况,必要时建议术前请麻醉科会诊评估;患者心电图、胸片及凝血等实验室检查结果都需进行确认[6],部分患者可能需要进行血型交叉配血,以备围手术期输血需要。

用药指导

关于患者应该停止哪些药物(处方、非处方药和补充剂)、术前必须停药多久,以及何时恢复服用都需要进行评估。糖尿病或高血压患者尤其需要注意,以确保围手术期血糖正常和血压正常。

华法林、达比加仑、阿哌沙班、依多沙班、肝素等抗凝药物和抗血小板药物(氯吡格雷、普拉格雷、替卡格雷、噻氯匹定、西洛他唑、阿司匹林、非甾体抗炎药等)的术前计划需要与处方药物者仔细商讨。部分患者,如有人工心脏瓣膜、心脏支架或高凝状态的患者,可能需要入院后给予肝素化以降低血栓形成的风险(见第 4 章)。术后患者何时恢复抗凝或抗血小板药物需要权衡出血和血栓形成的风险[7,8]。

尿细菌培养和抗生素预防

建议在行经尿道手术前做尿液细菌培养,并确保其为阴性,并有相应文书记录。一旦怀疑有感染就应该立即进行细菌培养,而后进行适当的抗生素治疗,并推迟安排手术,直到再次尿细菌培养结果为阴性。术前抗生素预防,通常使用头孢菌素、甲氧苄啶-磺胺甲噁唑或氟喹诺酮等[9]。不过,处方医生应该知道 2016 年 7 月美国 FDA 发布的关于氟喹诺酮抗生素的黑匣子警告。这一警告没有提到氟喹诺酮类药物作为术前预防的使用,不过在选择术前抗生素时,应该权衡这类药物的潜在风险。二线选择包括氨基糖苷类、氨苄青霉素或头孢菌素。在过敏或患者对该药物有耐药性的尿路感染、人工心脏瓣膜、关节置换等病史,应改变抗生素的选择。建议抗生素预防性应用 24 小时即可,但如果患者尿培养呈阳性,则抗生素治疗时间应延长。

麻醉和体位

麻醉

选择合适的麻醉方案是患者、麻醉医生和外科医生集体

合作协商的过程。TURBT 可选择局部麻醉(脊髓麻醉或硬膜外麻醉)或全身麻醉(喉罩或气管插管)。如果选择局部麻醉,麻醉医师应准备加深患者的麻醉深度,必要时甚至插管,以防止患者在手术过程中咳嗽或呕吐。突然运动可能会导致严重的并发症,如切除不精确、出血和膀胱穿孔。如果肿瘤位于膀胱的外侧壁,则选择全身麻醉是合适的,因为如果电切环的电流刺激旁边的闭孔神经,全身麻醉可以消除小腿内收[10-12]。同样,注射 30mL 的局部麻醉药进行闭孔阻滞,可显著降低神经敏感性和内收肌力[13-22]。

患者体位

正确的体位摆放是采取截石位的任何手术的基本方面。外科医生、麻醉医生和护理团队应注意,患者所有的骨隆起部位都有足够的垫子,并且腿部固定在箍筋内,以确保神经损伤的风险降至最低(表 25.2),同时还需给患者盖上被子以防止体温过低及出现一些后遗症(药物新陈代谢受损、麻醉苏醒时间延长、凝血障碍、术后不适等)[23]。因为患者大量的热量可能会通过术中冲洗液而流失。加温灌注液或使用加温毯子/强制通风装置在手术时间较长的病例中可能是有帮助的。恶性肿瘤患者静脉血栓栓塞的风险增加,对于所有手术时间持续可能超过 1 小时的病例,顺序加压装置(sequential compression devices,SCD)都被应用于下肢,不过许多外科医生在手术时间较短的患者中,也使用了 SCD[24]。当 DVT 风险增加时,在诱导之前将 SCD 就位并开始启用至关重要。

手术方法

切除

如之前所述,患者的门诊膀胱软镜检查有助于 TURBT 的术前决策,手术中设备及技巧的调整需根据肿瘤的位置、大小、数目等,具体见图 25.1、25.2 和表 25.3。

表 25.2　截石位导致的神经损伤[110]

神经损伤	生理缺陷	损伤原因
坐骨神经	无法屈膝	髋关节外旋转过多
股神经	无法屈髋或伸膝	髋关节外旋转过多
腓总神经	脚下垂(背屈消失)	腓骨近端膝关节外侧受压

(From Gonzalgo M. Bladder cancer: Superficial. In: Parsons J, Wright E, eds. The Brady Urology Manual. London: Informa Healthcare; 2006.)

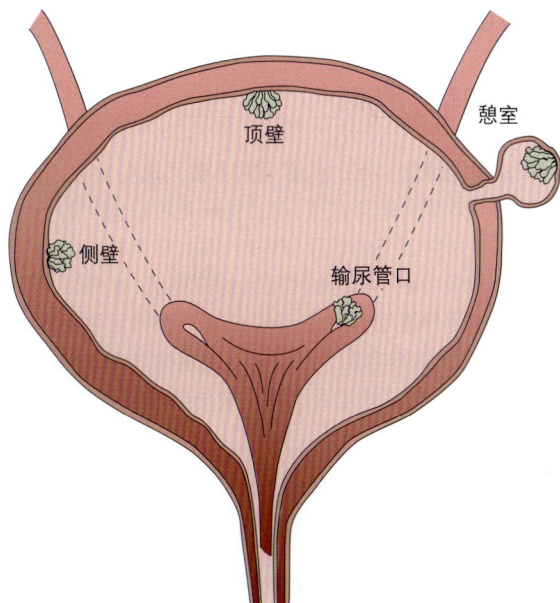

图 25.1　门诊膀胱软镜检查使外科医生能够清楚肿瘤的位置,并规划手术切除方法;高危或具有挑战性的切除区域包括顶壁(穿孔)、侧壁(闭孔反射)和输尿管开口(梗阻)

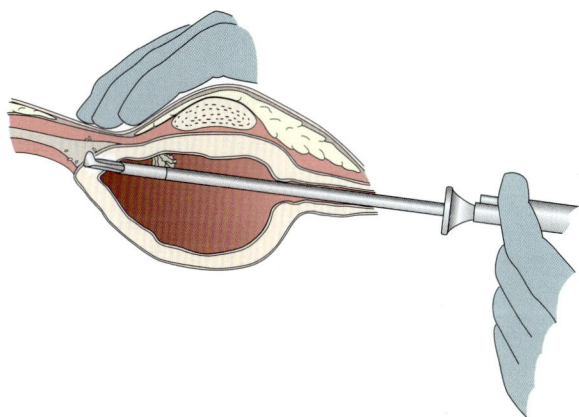

图 25.2　切除膀胱前壁上的肿瘤可以在耻骨上用手向下施加耻压力(从前到后)来使目标区域进入视野,这样可以更容易地切除膀胱前壁上的肿瘤;必须时刻小心控制电切镜的末端;膀胱顶壁可能会穿孔,造成肠道损伤

表 25.3　切除困难的膀胱肿瘤位置

肿瘤位置	特定风险	预防措施
输尿管开口	输尿管狭窄	用电切模式切除,并只使用针状电极进行电凝
膀胱顶壁	视野差,膀胱穿孔风险	使用持续进出水外鞘,避免过度充盈膀胱
膀胱侧壁	闭孔神经反射	避免过度充盈膀胱,降低切凝电流,闭孔神经阻滞或全身麻醉
憩室	穿孔风险	不要切除太深

弥散性原位癌

　　原位癌最初的标准疗法是膀胱内的减毒卡介苗灌注治疗[25],但如果原位癌已经广泛累及膀胱,那么则进行代表性的取活检并进行止血、电灼大片膀胱黏膜。不过较大面积上大量使用电灼术可能会导致膀胱挛缩[26]。最近,六氨基乙酰丙酸(HAL)已开始与蓝光膀胱镜联合使用,这在 2010 年被批准在美国使用,此后,有学者建议考虑使用蓝光膀胱镜检查来评估尿细胞学阳性但白光膀胱镜检查结果阴性的患者的原位癌[27]。

累及输尿管口的肿瘤

　　如果肿瘤靠近或累及输尿管口,在保留输尿管口的同时,要保证完全切除肿瘤和充分止血是一个挑战。在止血效果最差的情况下,用纯切割电流切除输尿管,并正确使用针状电极烧灼(直角烧灼电极),不太会造成输尿管狭窄[28-32]。如果患者术后出现腰部疼痛,可以进行肾脏超声检查以评估是否有肾输尿管积水;如果有积水,可以留置经皮肾造瘘管。位于输尿管开口的肿瘤,可采取适当的内镜治疗。

　　在一些回顾性研究中,尿液反流到上尿路,这通常发生在顺行或逆行输尿管支架置入术或切除输尿管开口后通过膀胱输尿管反流,反流增加了肾盂和输尿管肿瘤种植和发生肿瘤的风险[33-36]。相反,有学者在研究 TURBT 后反流和非反流患者时,发现上尿路复发没有显著差异[37]。无论如何,密切随访和监测膀胱和上尿路肿瘤复发是必要的。TURBT 术后有反流症状的患者可经内镜注入扩张剂[38],反流的输尿管也可以通过手术再植。

膀胱前壁肿瘤

　　切除膀胱前壁的肿瘤,可以通过手在耻骨上向下按压,将前壁向后壁推压,从而方便切除,同时膀胱里可灌入部分冲洗液,以便更好地观察肿瘤[10,28]。

膀胱顶壁肿瘤

　　膀胱顶壁肿瘤的切除因其解剖关系而具有较大难度。顶壁是离三角区最远的点,视野较差;膀胱内灌注液越多,电切镜上的顶壁观察点就移动得越远。这种情况下,连续灌注的切除镜鞘可能特别有用。此外,肠道可能覆盖在膀胱顶壁上,并受到侵袭性电灼的跨壁电流的损伤。最后,老年人,尤其是绝经后妇女,膀胱壁明显变薄,穿孔更加容易发生。在顶壁切除肿瘤时,注意不要过度充盈膀胱,仔细注意切除技术和切除深度尤其重要。

膀胱侧壁肿瘤

　　除了以上讨论的麻醉方案外,外科医生还可以使用几种技术来降低切除侧壁肿瘤时刺激闭孔神经而产生并发症的可能性。防止膀胱过度充盈、降低切割及电凝时电流设置、使用间歇性烧灼可以减少内收肌收缩的发生率[10,14,39]。如果术前没有进行经皮穿刺神经阻滞，内镜下也可将局部麻醉剂注射到肿瘤基底从而阻滞闭孔神经[39]。最后，使用双极切除系统限制电流在切除环的两个电极之间流动，从而减少对闭孔神经的刺激[40,41]。

膀胱憩室肿瘤

了解膀胱憩室的解剖差异是至关重要的。根据定义，膀胱憩室缺少固有肌层，因而更薄、更容易穿孔，这也会使憩室内病变的病理分期更加困难。国外学者根据经验提出了TURBT术后分期和治疗建议[42]，建议中指出，当肿瘤局限于憩室时，保守治疗是合适的，可以在内镜下全部切除，同时患者要同意密切随访。对于较大或高级别的肿瘤，经尿道组织活检后行膀胱部分切除术可能比尝试完全经尿道切除更为安全可靠[43]。

分期TURBT

AUA和EAU指南建议对所有肿瘤侵犯固有层而切除标本中未见固有肌层的患者进行再次TURBT[44,45]。此外，EAU指南还推荐对所有T1期肿瘤以及所有高级别Ta期肿瘤进行重新分期。根据AUA指南，标本中有固有基层的高级别Ta和T1膀胱肿瘤患者可考虑再次切除。

TURBT再分期通常在初次切除后6~8周进行。研究发现38%的再次TURBT患者中有肿瘤残留[46]。再次TURBT患者的手术风险与初次TURBT的风险相似，包括麻醉风险、出血、穿孔、最终治疗的潜在延迟，以及未来治疗（如膀胱切除术）的难度增加等[47]。

"根治性"经尿道膀胱肿瘤电切术治疗肌层浸润性膀胱癌

对于部分膀胱癌患者，保留膀胱手术也是一种选择，且可通过联合放化疗来实现。接受该治疗的患者必须愿意接受终生膀胱镜复查、多次TURBT及其他可能的膀胱内治疗。复发的T1或T2疾病分期改变提示患者不应保留膀胱。保留膀胱的选择对象仅限于那些因合并症而无法接受手术或拒绝膀胱切除术的患者[48]。

单极与双极电灼

双极和单极电切术均可用于经尿道膀胱肿瘤电切术。有研究比较了单极和双极TURBT围手术期并发症，结果发现，接受双极TURBT者的膀胱损伤发生率较低，术后住院时间略短，费用较低[49]。相反，亦有研究发现，双极经尿道电切术在闭孔反射、膀胱穿孔或止血方面并不优于单极电切

术[50]；但是，也有研究得出了相反的结论[40,41]。

减少组织烧灼伪影

虽然组织烧灼引起的伪影通常不被当成并发症，但过多的烧灼伪影效果会适得其反，而且伪影是可以预防的。组织活检可以在切除或完全切除前进行，同时将电切镜的功率调整到最低有效参数，并优先使用纯切割电流，这样也有助于病理医生进行分级/分期评估[26]。或者在获得足够的样本后通过电灼止血，这样有助于保存样本的显微外观。与单极切除相比，使用双极能量是否能降低烧灼伪影的程度，目前存在不同的看法[50,51]。

激光的使用

目前已经有几种不同的激光用于膀胱癌的治疗，包括钕YAG激光、绿激光、钬激光等[52,55]。在一项前瞻性随机试验中，钕YAG被发现与传统的TURBT同样有效，使其成为一些外科医生选择的工具。由于激光能量使其接触的组织蒸发或凝固，所以在使用激光切除可疑病变之前，应该进行活检。这种类型的切除不容易确定肿瘤深度或肌层浸润程度，因此，乳头状低级别肿瘤的患者成为这项技术最合适的人群[56]。

最近的一项荟萃分析回顾了评价经尿道激光治疗非肌层浸润性膀胱癌的7项随机对照试验。结果表明，与TURBT相比，激光治疗减少了闭孔反射，减少了膀胱灌注，缩短了住院时间[57]。激光汽化与TURBT相比发现，绿激光汽化治疗非肌层浸润性膀胱癌的围术期并发症和复发率较低[58]。使用激光最显著的并发症由能量的跨壁传输引起，导致邻近结构如覆盖的肠道穿孔，但这种风险较低[1,59,60]。

经尿道膀胱肿瘤电切术的并发症

几乎所有的膀胱癌患者都至少接受一次TURBT，因此，TURBT也成为了这种疾病最常见的手术治疗[61]。研究发现，接受TURBT的患者再住院率高于接受其他门诊手术的类似患者[62,63]。所有泌尿科医生需要认真审查，以减少TURBT相关并发症。

总发病率和死亡率

虽然TURBT是一种安全性和耐受性良好的手术，但泌尿科医生必须注意文献中报告的发病率（5.1%[39]~43.3%[64]）和死亡率（0.8%[65]~1.3%[64]）。

设备故障

TURBT过程中可能发生的设备故障情况复杂多变。将

这一术中不良事件最小化的最可靠方法是在手术开始之前仔细检查选用的设备。外科医生和手术团队(麻醉和护理)就设备的意外发现、更换、额外或专门设备的需要或预计手术时间的调整进行清晰、及时的沟通,有助于提高效率和保障患者安全。

设备需求的问题

经尿道手术的障碍,包括包茎、尿道口狭窄、尿道狭窄等,应在膀胱软镜检查中特别注意。如果在 TURBT 前需要手术干预来纠正上述的障碍,则应修改手术同意书并选择合适的附加手术设备。第 26 章和其他手术章节更详细地描述了包皮环切术、尿道内扩张、成形术等技术[66]。如果由于某种原因,在 TURBT 之前没有进行门诊膀胱镜检查,手术同意书应该注明可能需要额外的干预。

术后出血

术后出血是 TURBT 最常见的并发症,发生率为 2%~13%[39,64,67],术中或术后出血通常与肿瘤体积大和广泛或复杂的切除有关[39,68]。在膀胱轻至中度充盈的情况下仔细检查所有切除的区域非常重要,以免遗漏因膀胱充盈而暂时闭合的小血管。但是,患者麻醉苏醒时咳嗽或呕吐会导致血压显著升高,从而导致淤血消失、引起出血。及时处理(去除刺激物、镇静剂或降压药)可以降低全身血压,并允许凝块形成。如果随后出现症状性低血压或心动过速,补液后无明显改善,则应输注浓缩红细胞、进行实验室检查和准备抢救措施。

TURBT 术后常规都留置导尿管。必要时,选择三腔导尿管(20~24F)可以在恢复室进行持续膀胱冲洗(continuous bladder irrigation,CBI)。关键是要包括预定和 PRN 手动冲洗的顺序,通过 60mL 注射器用 60~120mL 生理盐水手动冲洗,以清除可能形成的任何沉淀物或血凝块。在三腔导尿管中,流入和流出道管腔均较小,即使在最粗的 F24 导尿管中,也很容易堵塞,如果膀胱继续充盈但引流不畅,可能会导致医源性膀胱穿孔。CBI 只能用重力悬挂冲洗,严禁使用静脉输液泵冲洗。另外,膀胱穿孔是 CBI 的禁忌证。通畅引流的粉红色尿液足以防止血凝块的形成。护理人员须严格监测和记录灌注量和流出量,并清楚如何计算尿量(总出量 – 灌注量=尿量)。

如术后出血程度明显,经液体复苏或反复输血仍引起生理改变(低血压、心动过速),建议将患者送回手术室进行血块清除和电凝止血。如果出血仍然无法控制,可能需要通过开放膀胱切除术或髂内动脉栓塞进行止血[69-72]。选择性和超选择性动脉栓塞技术在临床使用后,可能将潜在的发生率降至最低[73-75]。总之,外科医生应该首先考虑将患者带回手术室止血;如去手术室止血不可取,则可以考虑采取其他措施。

无法切除的肿瘤、放疗或化疗引起的出血

肿瘤科患者的严重血尿,无论什么原因,通常都会邀请泌尿外科会诊。泌尿科医生还应该熟悉因无法切除的肿瘤、先前的放疗或化疗而导致的出血性膀胱炎的膀胱内药物治疗。其中一些患者,无法进行手术治疗,这使得膀胱内治疗这一暂时性措施显得非常有价值。

使用 1% 的明矾溶液(50g 硫酸铝铵或硫酸铝钾溶解在 5L 灭菌注射用水中)[76]可起到止血作用,其机制主要包括引起蛋白质沉淀和血管收缩[77]。这可以用与生理盐水 CBI 相同的方式注入膀胱内。明矾会导致沉淀形成,因此需要通过活塞式注射器(60mL 注射器)进行手动冲洗,以确保足够的流出。铝吸收是可能的,特别是在膀胱大部切除的情况下。铝中毒容易发生在肾功能不全的患者,危害较大,甚至可危及生命。其他不良反应包括嗜睡、神志不清、癫痫发作和代谢性酸中毒[76,78];一旦发现,应立即停止冲洗,并检测血清铝水平。

第 26 章里讨论了静脉和口服氨基己酸(一种纤溶酶原激活物抑制剂,干扰纤溶)在 TURP 术后出血处理中的应用。该方案也可以在 TURBT 术后使用,也可以混合入 CBI 使用的溶液中。在氨基己酸治疗前评估患者的血小板计数和纤维蛋白原水平非常重要,从而排除来源于弥散性血管内凝血导致的出血[79]。

福尔马林(甲醛)膀胱内灌注已被用于治疗晚期膀胱癌引起的顽固性血尿和由放疗或环磷酰胺化疗引起的出血性膀胱炎[80]。福尔马林可导致膀胱黏膜蛋白变性和沉淀,导致血管闭塞[81]。这种治疗不应该作为一线治疗,而且不建议在术后即刻使用,因为它有可能被吸收[76]。引起局部和全身性并发症,包括膀胱挛缩、尿失禁、膀胱输尿管反流、输尿管狭窄和梗阻、急性肾小管坏死、膀胱阴道瘘或肠瘘、心肌损伤和膀胱破裂[82-90];其中最常见的并发症包括膀胱纤维化、容量减少和由此导致的尿频[76]。

膀胱穿孔

膀胱穿孔是 TURBT 最重要的并发症之一。它可能导致一系列问题,包括出血、经尿道电切综合征(TURS)、感染、紧急开放手术、肿瘤播散、腹膜炎甚至死亡等[64,91]。当需广泛切除肿瘤时,仔细评估术中灌注入量和出量,可能会促使术者认识到严重的隐匿性膀胱穿孔的可能。膀胱穿孔通常发生在腹膜外,通常可以通过留置粗导尿管(20~24F)引流 7~14 天,并在拔管前做膀胱造影,明确有无尿外漏。对于膀胱破裂尿液漏入腹腔内的患者,应进行外科手术修复;尤其是对于在肿瘤切除不完全且肿瘤外溢风险较高的患者。如果有大量灌注液渗出,可能需要放置引流管充分引流。

TURBT 术后穿孔的发生率很可能被低估。在一项前瞻性研究中,有学者对 36 名膀胱肿瘤患者进行了 TURBT 后的

膀胱造影[92],结果发现 58.3% 的患者有造影剂渗出;但其他研究报道穿孔的病例只有 1%~5%[39,93,94]。膀胱造影检测到的亚临床穿孔的意义尚不清楚。另外,也有学者对"根治性 TUR"肿瘤学疗效表示担忧,切除到穿孔的程度,即使是故意做的,也会给患者带来肿瘤外溢的风险[92]。无论如何,在进行切除时,术者必须时刻意识到膀胱穿孔的可能性。

有学者通过 3 400 多名 TURBT 患者术中膀胱穿孔对膀胱外肿瘤复发的影响[93],结果发现穿孔的发生率仅为 1%。进一步分析了膀胱外肿瘤复发相关的几个危险因素,最重要的危险因素是需要开放手术修补穿孔,其次是膀胱缺损位于腹膜内,肿瘤大小超过 3cm[93];研究还发现,穿孔修补后膀胱外疾病的情况比研究中的其他人严重得多。不过,其他相关研究没有发现 TURBT 膀胱穿孔患者膀胱外疾病发生率的增加或较差的结果[39,95]。

有学者回顾性分析了既往 20 余年单中心 TURBT 患者的资料,发现了 15 名需要开放手术修复膀胱穿孔的患者。结果发现,需要开放手术修复的膀胱穿孔更有可能发生在有 TURBT 手术史和膀胱灌注的老年膀胱后壁肿瘤患者身上[96]。

虽然罕见,但 TURBT 术中穿孔可能会导致膀胱外疾病,导致术后预后较差。目前尚不清楚穿孔是否应该考虑系统治疗,来尝试降低软组织种植的额外风险[93]。此外,在有穿孔的情况下,禁止术后进行膀胱内化疗,因为此时灌注已经失去术后膀胱内化疗降低风险的益处,且理论上会增加穿孔导致的疾病进展,从而增加该并发症的严重性。

经尿道电切综合征

虽然经尿道电切(TUR)综合征在第 26 章中有详细介绍,但其病因和表现有几个不同之处。当 TURBT 术后出现这种并发症时,应该考虑这一点。TURBT 术后低钠血症通常是由于膀胱穿孔和灌洗液的外渗、膀胱外吸收所致,而不是 TURP 术中通过开放的前列腺静脉窦吸收。由于灌注液没有被直接引入患者的循环系统,必须通过腹膜吸收,因此最初的表现可能会延迟。有学者报告了一系列四个这样的事件,并注意到血清钠最低值的时间为 2~9 小时[91],而前列腺切除术后为 1~6 小时[97-100]。低钠血症、血管内低血容量伴全身含水量增加、低血压、少尿、急性肾功能衰竭、代谢性酸中毒和精神状态改变均可在 TURBT 综合征中出现[91]。

对于 TUR 综合征,早期发现、快速评估和立即治疗是至关重要的。诊治几乎与第 26 章中描述的 TURP 综合征相同。手术应当立刻停止,留置导尿管,立刻进行血清实验室检查,并开始用生理盐水复苏;应当计算患者血钠的缺少量,并进行系列检测,以确保得到正确的矫正。需要注意使用高渗盐水会造成脑桥中央髓鞘溶解的风险,这是由于大脑中电解质和液体的快速变化导致的,此时需要咨询肾病或重症医学等领域专家。利尿剂(例如呋塞米)可以促进血液浓缩,但只能用于正常血容量的患者。腹膜或腹膜后的引流可以通过开放手术同时修复膀胱穿孔或在超声引导下放置经皮引流管来完成;一旦患者稳定下来,随后可以进行膀胱的外科修复。

建议将患者进行密切监护,必要时转至重症监护病房。

感染

经尿道膀胱手术后排尿困难很常见,因此患者可能很难区分预期症状和感染。同样,尿液分析也很难解释。术后短期口服抗生素预防是必须的,直到膀胱黏膜得到愈合[9]。对可疑感染应立即进行培养,初始可经验性应用抗生素,药敏结果回报后可个性化用药。

尿潴留

器械、麻醉(全身、脊椎或硬膜外)和术后麻醉药都可能导致急性尿潴留,尤其在男性多见。虽然许多患者是带着导尿管从医院出院的,但大多数接受膀胱内浅表或中小病变切除的患者可能不需要留置导尿管。恢复室的操作过程中,应该清楚地指出,患者在出院前必须充分排尿(注明容量和排出的时间),否则则需插入导尿管。服用 α_1 受体阻滞剂或 5α 还原酶抑制剂的男性患者应按通常的剂量继续服药。TURBT 术后数周至数月发生的尿潴留应用膀胱镜检查,以评估有无尿道狭窄、膀胱颈挛缩或肿瘤复发,并进行相应的处理。

住院医生参与手术对 TURBT 并发症的影响

经尿道膀胱肿瘤切除术通常是在教学环境下进行的,经常有住院医生或进修医生参加。有研究前瞻性地评估了所有由住院医生或进修医生在直接参与或观察下进行的 TURBT,并评估术中并发症;结果表明 173 例 TURBT 中,有 10 例并发症,包括 4 例需要输血的血尿患者,6 例腹膜外穿孔,2 例腹膜内穿孔,并发症总体发生率 5.8%,与其他无住院医生参与的手术并发症发生率相当[94]。

相反,有研究评估了有住院医生参与的经尿道手术效果(包括 TURP 和 TURBT),并进行了分析[101],在比较了研究毕业 1~2 年、3~4 年、5 年及以上医院医生参加手术的效果后,多因素分析显示,住院医生参与手术增加了手术时间和 30 天内再次住院率,住院医生参与手术并不增加总体并发症和再次手术率[101]。

经尿道膀胱肿瘤电切术后膀胱灌注化疗的并发症

目前研究已经证实,浅表膀胱肿瘤的患者,术后即刻膀胱内化疗可显著降低肿瘤复发(2 年时为 50%)[102-105];建议患者在肿瘤切除后 6 小时内接受灌注化疗,除非怀疑膀胱穿孔或患者对所选择的化疗药物过敏[106]。

膀胱内灌注化疗常见副作用包括与膀胱炎相似的刺激性排尿症状(排尿困难、尿频和血尿)[107]。目前使用的所有药物都会导致膀胱纤维化和挛缩,通常是由于化疗药留置在膀胱中。塞替派已经被证实在吸收后会导致骨髓抑制[108]。手术室和麻醉后护理病房的工作人员还必须接受有关安全管理、监测和处置膀胱内化疗药物和用品的教育。膀胱腔内注射卡介苗在术后是绝对禁忌的;使用这种药物可能导致全身脓毒症(卡介苗沉着症)和死亡。在膀胱上皮愈合至少 14天且肉眼血尿消失之前,禁忌进行膀胱内灌注卡介苗[109]。

结论

经尿道膀胱肿瘤电切术在膀胱癌的治疗中一直发挥着不可或缺的作用。充分的术前准备、注意手术技巧、术后密切的监测和随访将有助于降低发病率和死亡率,同时最大限度地提高患者获益。

(明少雄 译)

参考文献及自测题

第26章 前列腺增生腔内治疗并发症

TRACY MARIEN,MUSTAFA KADIHASANOGLU,and NICOLE L. MILLER

要 点

1. 虽然目前有多种方法用于外科治疗前列腺增生,但腔内治疗是目前最常见的;
2. 前列腺增生的腔内治疗包括经尿道微波治疗(TUMT)、经尿道针消融(TUMA)、经尿道前列腺支架(PUL)、经尿道前列腺单极或双极电切术、前列腺双极汽化术、经尿道前列腺扩开术(TUIP)、激光前列腺汽化术和剜除术;
3. 前列腺增生腔内手术的并发症包括出血、经尿道电切综合征、感染、膀胱或输尿管开口等邻近脏器损伤、尿失禁、尿道狭窄、膀胱颈挛缩、勃起功能障碍和逆行射精;
4. 总而言之,大多数并发症的发生率都相当低;许多方法术后逆行射精的发生率都在 50% 甚至更高;TUIP、PUL、TUNA 和 TUMT 的射精功能保存率较高;
5. 根据手术类型了解手术并发症的风险,并作为共同决策过程的一部分,就这些风险向患者提供充分的告知和交流是至关重要的。熟悉解剖标志、精湛的技术和细心的患者指导将最大限度地减少并发症,产生较好的手术结果,并提高患者满意度。

引言

前列腺增生(benign prostatic hyperplasia,BPH)是老年男性最常见的疾病之一。51~60 岁的男性中 50% 患有病理性前列腺增生[1]。前列腺增生的外科手术治疗包括开放、腹腔镜、介入和腔内技术。开放和腹腔镜前列腺切除术的缺点包括创伤大、出血风险高、手术时间长、尿管留置和住院时间长等[2-5]。这些方法只适用于体积较大的前列腺,通常大于80~100g。近期,前列腺动脉栓塞作为治疗前列腺增生症的一种微创方法得到关注[6],但需要进一步的研究来验证这种方法的有效性和持久性。

腔内技术目前已成为前列腺增生最常见的外科治疗方法。这些内镜手术包括单极和双极经尿道前列腺电切术(monopolar and bipolar transurethral resection of the prostate,

mTURP 和 bTURP)、使用蘑菇头电极的双极前列腺汽化术(bipolar vaporization of the prostate,BVP)、激光汽化/消融、激光前列腺剜除术、经尿道前列腺切开术(transurethral incision of the prostate,TUIP)、经尿道微波治疗(transurethral microwave therapy,TUMT)、经尿道针状消融术(transurethral needle ablation therapy,TUNA)和经尿道前列腺支架。激光消融术和经尿道无水酒精注射等技术,目前已经很少开展,故不作综述。本章将重点介绍前述前列腺增生症腔内手术后并发症的预防和处理。在回顾激光汽化术(photovaporization of the prostate,PVP)时,讨论将集中在 Boston Scientific 的绿激光,也被称为磷酸钛酸钾(KTP)激光器,因为绿激光是前列腺汽化技术使用最多的激光。同样,对于激光剜除术,本章将重点介绍钬激光前列腺剜除术(holmium laser enucleation of the prostate,HoLEP)。目前正在研究铥和半导体激光用于前列腺剜除术的安全性和有效性,并将其与 HoLEP 进行比较。

表 26.1 和表 26.2 报告了并发症的发生率。

BPH 内镜手术治疗的非特异性并发症

术中并发症

术中出血

前列腺是血供非常丰富的器官,任何治疗 BPH 的手术过程中都会有不同程度的出血。出血是手术视野不佳的主要原因,会导致手术时间延长、包膜穿孔、液体吸收和灌注液使用较多等,所有这些都是经尿道电切综合征(TURS)和脓毒症的危险因素[7]。出血风险随着前列腺体积的增大、手术时间的延长、组织切除的增加、全身麻醉、尿培养阳性、留置导管以及抗血小板或抗凝治疗而增加[7-12]。内镜下前列腺增生手术后的输血率较低,不同手术方式之间有一些差异[13,14](见表 26.1)。一项比较 HOLEP 和 TURP 的荟萃分析发现,接受前列腺剜除术的患者输血率更低[15]。

术前可以采取几个步骤来降低出血和潜在输血的风险。首先,术前检查血小板计数和凝血功能,如有异常,术前需进行纠正;术前检查有无贫血将有助于评估患者围手术期输血的风险。术前应进行血型检查,以便必要时能及时输血。其次,如果患者正在接受抗血小板治疗或抗凝治疗,必须与相关专科医生讨论继续服用药物或使用其他药物过度是否安全。如果患者无法停用抗血小板或抗凝药,激光和双极技术可以提供较好的止血效果[16-18]。患者接受 PVP 和 bTURP 手术与单极 TURP 相比,术中出血、输血率以及术后血块堵塞等发生率较低[19,20]。术前患者应接受关于出血风险的详细评估。如果患者由于其他合并症或需要继续使用血液稀释剂,导致出血风险较高,则药物治疗或插管治疗更加合适。经尿道前列腺电切术前使用 5α 还原酶抑制剂并未减少失血或减少输血,因此 AUA 指南并不推荐使用这种方法尝试去减少围手术期出血[21-25]。

术中预防出血的方法包括避免包膜穿孔和进入难以控制出血的静脉窦。另外,尽量控制血管出血、缩短手术时间,可以减少失血量。如果使用电凝止血,首先要用纽扣电极电凝渗血黏膜,以防止在切除增生结节之前这些易碎组织出血[26]。

当术中遇到大出血时,充分止血、减少出血和避免分期手术的最好方法是将内镜推入膀胱,然后慢慢将其退回前列腺窝,从而寻找出血血管并进行电凝和烧灼。如果动脉出血

表 26.1　不同手术方式围手术期并发症发生率

	输血	TURS	包膜穿孔
mTURP	1.5%~20%[a]	1.8%~21%	2.7%~16.7%
bTURP	0%~2.7%[b]	0%	7.1%
HoLEP	0%~1.8%[c]	0%~6.1%	1.5%~9.6%
PVP	0%~1.5%[d]	0%[a]	0%~3%
BVP	0%~1.2%[e]	0%	1.2%
TUIP	1.1%	0%	0%

bTURP,双极经尿道前列腺切除术;BVP,双极前列腺汽化术;HoLEP 钬激光前列腺剜除术;mTURP,单极经尿道前列腺切除术;PVP,前列腺激光汽化术;TUIP,经尿道前列腺切开;TURS,经尿道电切综合征。
[a] 文献 32,34,62,97-100。[b] 文献 33,34,99-102。[c] 文献 45,51,62,98,103。[d] 文献 34,99-102。[e] 文献 97,106。

表 26.2　不同手术方式术后并发症发生率

	尿路感染	尿道狭窄	膀胱颈挛缩	压力性尿失禁	逆行射精	勃起功能障碍 更差	勃起功能障碍 更好	再次治疗
mTURP	2%~13.5%	1.1%~10%	1.1%~12%	1.1%~2.2%	57%~86%	28%	23%	0%~4%
bTURP	0%~10.5%	0.8%~2%	0%~6.6%	0%~2.5%	4.5%~66.6%	2.2%~17%	10.1%~28.2%	0%~4.9%
HoLEP	0%~3.2%	1.7%~4.1%	0.4%~3.9%	0.7%~1.7%	74%~78%	11%~12%	3%~7%	0%~1.4%
PVP	0%~17%	0%~5.1%	0%~7.4%	0.8%	49.9%	10%	20%	4.3%~11%
BVP	2.4%~10%	0%~6.8%	0%~8%	0%~11.7%	59.2%~82%	12%~13%	nwd	0%~43%
TUIP	0%~9%	2.4%~21.5%	0%~2.1%	0%~11%	0%~35%	0%~6.25%	12.5%	4%~34.8%
TUMT	0%~33%	0%~2%	0%	0%	0%~22.2%	0%~9%	0%~15.2%	2.2%~32%
TUNA	4%~14%	0%~1.5%	nwd	0%~1.5%	0%~15%	0%~3%	nwd	9.75%~31%
PUL	2.9%~12.12%	0%	0%	0%	0%	0%	nwd	1.9%~20%

bTURP,双极经尿道前列腺切除术;BVP,双极前列腺汽化术;HoLEP 钬激光前列腺剜除术;mTURP,单极经尿道前列腺切除术;nwd,未详细描述;PUL,前列腺尿道悬吊术;PVP,前列腺激光汽化术;TUIP,经尿道前列腺切开术;TUMT,经尿道微波治疗;TUNA,经尿道针吸消融术。

直接指向镜体,必须寻找一个最佳角度来显示出血血管的残端从而实现止血;用手指从肛门内顶住直肠可能有助于显露前列腺底部的血管[12]。静脉出血通常是暗红色的,可能出现在包膜穿孔区域[12,27]。小静脉出血可以通过三腔导尿管的压迫来止血。要避免在包膜穿孔区域过度凝血,以降低加重损伤的风险。手术结束时,要评估出血情况,比如放空膀胱、停止灌注、监测患者血压是否正常等。手术结束时的低血压可能会掩盖动脉出血。如果担心术中失血较多,可以在术中进行血液化验。

经尿道电切综合征

经尿道电切综合征(TURS)是 mTURP 严重到可能危及生命的并发症,因为单极切除的要求之一是使用低张液体,最常用的是甘氨酸或山梨醇。包膜和静脉窦穿孔后,导致低张溶液被吸收,从而引起稀释性低钠血症,继而出现 TURS。患者可能会出现精神症状,并出现恶心、呕吐、癫痫发作、视力模糊、心动过缓和低血压等症状。数十年来,激光和双极技术的应用,改用了生理盐水进行灌注,轻中度 TURS 的发生率也从 0.5%~8% 下降到 0%~1.4%[9,28-35]。关于单极和双极的荟萃分析报告发现 TURS 发生显著减少,未见患者在 bTURP 后发生 TURS[19,36]。

TURS 可以发生在手术开始后的 15 分钟至手术结束后的 24 小时[37,38],低钠血症非常严重,当血钠浓度降至 120mEq/L 以下时,死亡率甚至高达 50%[39]。低钠血症和低渗由于大量的液体吸收和细胞外液扩张,会导致急性脑或支气管水肿。TURS 最常见于 mTURP 手术过程使用 1.5% 的甘氨酸作为灌注液。该灌注液不导电、不溶于血、低渗,渗透压在 220mmol/L 左右。使用甘氨酸溶液灌注时大约 5%~20% 的 mTURP 出现 TURS[40]。

预防 TURS 的最好方法是避免使用低渗液作为灌注液。如果必须行 mTURP,那么最重要的是要避免切除过深引起渗出,其会增加液体的吸收。如果静脉窦被切开或发生包膜穿孔,则应成功止血后中止手术。当实施 mTURP 时,即使没有遇到包膜穿孔或主要静脉窦开放,手术时间通常也应该限制在 60~90 分钟内,以最大限度地减少液体吸收量,降低 TURS 风险。因此,如果使用 TURP 治疗较大的前列腺,建议患者进行分期手术,如果前列腺体积非常大,且 mTURP 是唯一的内镜治疗方式,可以考虑仅进行简单的前列腺切除术。在手术过程中,麻醉医师可能需定期送血气检查,如果血清钠低,则要考虑终止手术。

除了限制手术时间和选择前列腺体积较小的患者外,另一种预防 TURS 的方法就是尽量降低灌注压力[40,41]。TURP 时降低灌注压的方法包括使用回水通畅的电切镜,还可使用套管针或通过耻骨上膀胱造瘘进行引流减压,以及间歇性放空膀胱内灌洗液[37,40]。灌洗液应始终靠重力流动,而不应加压。外科医生也可以尝试监测液体吸收量;该方法可通过计算所使用的灌注液与从流出道下收集袋中的液体体积之间的差值来实现。考虑到手术中伴有出血、产生尿液以及不可避免的灌洗液溢出收集袋外,准确测量液体吸收量具有较大难度。

对于所有接受内镜下前列腺增生治疗的患者,在使用甘氨酸等扩张液体时,术后监测血钠是必须的。如果术后实验室检验仅有轻度血钠降低(约 5mEq/L),且患者无症状,则无需特殊治疗。如患者肾功能正常,那么低钠血症会随着过量水分的自然排出而得到纠正。如果担心肺水肿,可以给予利尿剂利尿。有症状的低钠血症患者其处理因严重程度不同而不同,对于有严重低钠血症、低血清渗透压或脑水肿的患者,可考虑使用高渗盐水进行纠正。高渗液可减轻脑水肿,并补充因甘氨酸、甘露醇或山梨醇引起的渗透性利尿引起的尿钠损失。这种渗透性利尿使低钠血症持续存在,并会出现继发于低血容量的低血压。

高渗盐水最初可以用 100mL 的 3% 盐水静滴,可补充 51mEq 的钠,这将使血清钠增加 2~3mEq/L。如果症状没有改善,可以在 10 分钟后再使用一次 100mL 的液体[42]。由于 BPH 腔内手术后低钠血症起病急、持续时间短,快速纠正低钠血症和低渗透压一般是相对安全的,这与慢性低钠血症不同,慢性低钠血症快速纠正后有脑桥中央脱髓鞘的风险[43]。对于低钠血症但血清渗透压正常的患者,高渗盐水治疗效果不佳,并且经报道有延迟的渗透脱髓鞘风险。血液透析可以迅速纠正低钠血症、渗透压异常和容量状态。血液透析可用于慢性肾脏疾病、无明显渗透压异常的明显低钠血症患或有严重神经系统症状的患者[44]。当然,也可以请肾脏内科会诊,协助治疗症状性电解质异常、液体负荷较大或难治性低钠血症。

尿道假道

尿道假道是手术过程中尿道某处的医源性损伤导致的缺损,其发生率实际上可能比文献报道的更高。有文献报道 BPH 患者内镜手术中有 0.5% 会出现该并发症[45]。盲插导尿管和置入膀胱镜都可能会发生这种情况。腔内手术治疗前列腺增生时,如果随意置入电切镜而不进行充分的润滑,可能会出现尿道假道。为了避免该并发症的发生,建议在直视下插入内镜,尤其是盲插遇到阻力的情况下。在置入内镜时,如果发现有尿道较细或狭窄,则可以置入导丝,并在导丝引导下进镜,避免产生尿道假道。此外,还可以在放置内镜前进行尿道扩张,以保证能顺利进镜。如发现有尿道假道,术后尿管需留置足够长的时间。

膀胱或输尿管开口损伤

膀胱或输尿管开口损伤虽然很少见,但如果操作不当就可能发生[46]。一旦发生这些并发症,使用具有 X 线透视功能的手术台进行膀胱造影和放置输尿管支架是理想选择。膀胱穿孔在所有前列腺增生的腔内手术治疗中均可能发生,可由镜体导致穿孔、Ellik 冲出前列腺碎片导致穿孔、激光或其他电切术在前列腺以外的地方进行剥离和剜除中发生膀胱穿孔[46,47]。有研究报道了 TURP 时膀胱破裂的原理,其与电切过程中电活动产生的易燃气体点燃有关[48,50]。

最开始进行尿道膀胱镜检时,应先寻找包括输尿管开口在内的解剖标志。内镜下输尿管开口一般位于三角嵴上方

4~5 点(左侧开口)至 7~8 点(右侧开口)。有时,当膀胱内有明显的组织比如增生的前列腺中叶时,识别输尿管开口可能会比较困难,有时甚至无法找到。另外,BPH 患者膀胱内常伴有小梁增生、结石、憩室以及黏膜病变,这些都可能是膀胱损伤的危险因素。另外,膀胱损伤还受膀胱容量的影响,因为在容量较小的膀胱中粉碎组织风险更大。

据报道,在接受各种 BPH 内镜手术的患者中,输尿管口损伤的发生率为 0%~2%[46,51]。有学者建议对部分患者选择耻骨上膀胱镜检查有助于识别输尿管开口,不过该技术目前较少应用[52]。了解输尿管开口和膀胱颈的相对位置可降低其损伤风险。当膀胱充盈不够时,输尿管开口的位置将更靠近膀胱颈。熟悉所使用设备的性能是避免并发症发生的关键,比如激光可穿透组织,而侧出方式则可避免意外发射通过膀胱颈而导致膀胱或输尿管口损伤。根据输尿管口损伤的程度,可以考虑放置输尿管支架以防止狭窄。如果担心输尿管开口损伤,但开口又不能确定,可以监测患者术后梗阻症状。必要时可行肾脏超声或 CT 检查,如果伴有肾积水,放置输尿管支架、肾造瘘管可以缓解梗阻。如果膀胱镜检查时输尿管开口没有完全堵塞,可以使用靛红、亚甲蓝和荧光素等试剂对尿液进行染色,以帮助寻找输尿管开口。

如果在膀胱内进行切除、消融或汽化,均可能发生膀胱损伤。如果出血、灌注不足或设备损坏导致视野模糊,则可能会发生膀胱损伤。如果止血充分,但视野仍然不佳,应检查设备和灌注循环是否通畅,此时可以升高灌注水袋以增加重力、提高灌注流量。手术中有时电切镜的出水口可能会被血块堵塞,从而限制灌注液的循环,可以通过冲洗出水口来解决。

剜除手术中,前列腺组织通常是粉碎后再吸出。当未分清膀胱与粉碎刀头的距离时,就会发生膀胱损伤。有时,膀胱黏膜仅仅是被粉碎机的吸力吸过去,而未和刀头接触。膀胱损伤中,无穿孔的浅表膀胱黏膜损伤占 0.7%~5%,膀胱穿孔占 0%~1.5%[51,53]。据悉,粉碎时膀胱损伤的风险增加还和下列因素有关:视野不清、小容量膀胱内有较大的腺体、麻醉不充分导致患者在粉碎时挪动,以及外科医生经验不足等。为了降低粉碎器损伤的风险,建议将电切镜的两个通道都用作流入道、充分灌注,这样可以充分盈膀胱从而保证安全粉碎。如果出血后视野不佳,部分学者建议把腺体留在膀胱里,1~2 天后二期粉碎吸出,此时可获得较好的手术视野,组织也可变得松软[54]。也有学者主张在前列腺窝内粉碎腺体,以避免膀胱损伤[55]。亦有人建议使用"蘑菇"技术,即将前列腺组织不完全离断,部分与膀胱颈相连,从而进行电切[56]。但大多数开展 HoLEP 手术的医生不使用这种技术,因为可以使用组织粉碎机。

如果膀胱被吸入粉碎机的刀头中,就要立即停止粉碎;将粉碎机留在原位,同时打开刀头的连接管来释放吸力,这时膀胱黏膜会与刀头分开。接下来,仔细检查膀胱,如果膀胱和刀头只是有接触而无切割粉碎,则可继续粉碎,并注意纠正导致损伤的错误操作。如果担心膀胱穿孔,术中可做膀胱造影以判断有无渗出。如果发生腹膜外损伤,应止血后放置导尿管,并中止手术。在膀胱修复后的 1~2 周内再次入院,完成前列腺腺体的粉碎吸出。如果发生膀胱腹腔内损伤,建议立即行膀胱切开修补术,常需要通过剖腹探查术进行,不过目前已经有腹腔镜修复的病例报道[49]。在剜除病例中,剩余腺体可在修复前通过膀胱切开从膀胱中取出。膀胱切开修补术应在膀胱外放置引流。

前列腺以外的损伤

前列腺增生的腔内手术都可以发生包膜穿孔、膀胱颈损伤,少数会有直肠损伤。如前所述,包膜穿孔(图 26.1)可导致液体吸收增加,继发神经血管束损伤、经尿道电切综合征和勃起功能障碍。

在前列腺增生较严重的患者中,经常可见腺体突出到膀胱颈下方并接近三角区。此时,增生腺体必须充分切除、剜除或汽化,但要避免穿孔。根据损伤或穿孔的程度,可能会损伤输尿管膀胱壁内段。如果三角区发生严重损伤,建议导丝引导下放置导尿管,否则导尿管很可能会进入破损处,加重损伤。如果患者术后无法排尿,可在膀胱镜下导丝引导下放置导尿管。

前列腺增生腔内手术中的直肠损伤发生较少见,但属于比较严重的并发症;常见于术中层面切除过深。一项法国的研究报告了经直肠超声引导下 450 例患者中 4 例直肠穿孔的病例,其中 2 例发生在经直肠超声引导下 PVP,1 例发生于 TURP,1 例发生在 TUIP[57]。直肠损伤后采取结肠造口或一期缝合治疗;最终,两名患者死于这种并发症,另外两名患者在一年的随访中恢复良好。既往 BPH 手术史、前列腺炎、前列腺或直肠脓肿可能增加这种损伤风险。如果发现直肠损伤,应立即中止手术并请普外科医生会诊,可能需要使用粪流改道和耻骨上尿流改道。

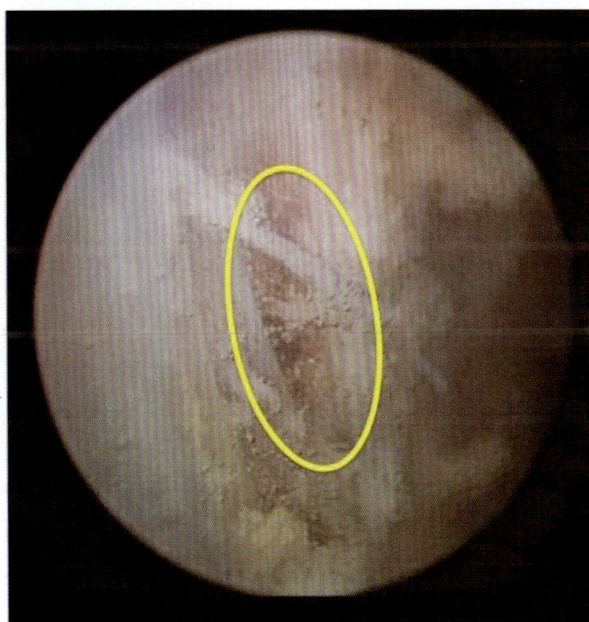

图 26.1　包膜穿孔:前列腺包膜上的小穿孔

治疗前的挑战

前列腺增生手术前常伴有一些无法进行手术的情况。这些情况包括包茎、尿道口狭窄、尿道狭窄、术中阴茎勃起以及尿道过长,使电切镜无法进入膀胱。我们将简要讨论这些情况以及如何处理,从而可以进行后续的前列腺增生的内镜治疗。

包茎一般发生在未切包皮的成年男性中,最常见的是包皮远端皮肤因慢性炎症而形成瘢痕组织,瘢痕组织失去其弹性,严重时,无法露出龟头,影响镜子进入尿道。在 BPH 手术前需进行常规查体,必要时进行活检明确病理,同时需作充分的病情告知和手术准备。可能需要进行包皮背侧切开,以便于置入内镜和手术操作;亦可考虑在 BPH 手术前一天或手术当天进行包皮环切术。

术前确定的尿道口狭窄可在 BPH 手术开始前为患者进行尿道口扩张和尿道口切开。尿道刀是一种很好的进行尿道切开术的工具,后面在描述预防术后尿道狭窄的方法的章节中还将进行讨论。在接受过尿道器械治疗和诊断的前列腺增生症患者中,并发尿道狭窄并不少见。一些病例中,镜体可在导丝或导管的引导下通过狭窄段尿道。非常严重的狭窄,可在导丝引导下用球囊扩张或金属扩张器逐级扩张。

阴茎异常勃起是指阴茎与性刺激或性欲无关的持续勃起。经尿道手术时阴茎勃起的发生率为 0.1%~1%[58,59]。有时暂时停止刺激会使阴茎恢复到疲软状态。一些研究发现,单剂量的去氧肾上腺素可以成功使阴茎恢复疲软状态,进而完成后续操作。建议从 100~200μg 的去氧肾上腺素开始使用。

由于尿道和阴茎较长,特别是遇到较大和较长的前列腺及延展性较好阴茎假体时,电切镜可能无法到达膀胱。这些情况下,可使用加长电切镜。另外还可选择行会阴尿道切开术,通过切开的尿道置入镜子[60,61]。通过球部尿道并向下切开,可以完成尿道造口术,在尿道切口处留置缝线,并将电切镜置入膀胱进行手术操作。手术结束时,将导尿管放入膀胱,会尿道造口处进行缝合重建;尿管保留至少 1~2 周,并在拔除导尿管后进行尿道造影或导尿管周围逆行尿路造影,以确保尿道愈合良好。

术后并发症

术后出血

前列腺增生术后出血和血尿的发生比较常见,通常术后都会出现不同程度的血尿。不过,严重的出血和血尿形成血凝块导致尿潴留,并需要进行手动冲洗、持续膀胱冲洗(CBI)、输血,以及通过膀胱镜检查、清除血块并进行电凝止血的情况较少见。术后需要手术清除血块和电凝止血的发生率从 0% 至 2.2% 不等[51,62-64]。

预防术后出血的最好方法是在手术时进行充分止血。手术结束时检查前列腺窝,放空膀胱,停止灌注,对任何可见

的出血进行止血。在评估患者出血情况时应该维持血压正常,因为低血压会暂时掩盖出血。若患者就诊的相关专科医生表示安全,术后可继续服用抗凝和抗血小板药物。

当术后出现大量出血时,部分患者可通过手动冲洗、CBI和监测血红蛋白及血细胞比容水平进行保守治疗。通过留置粗的三腔导尿管(20~24F)进行 CBI 有助于止住继发于尿管穿过电切床的压力、前列腺包膜和前列腺外周区域的收缩以及血管收缩引起的出血。

有报道称,导尿管牵引可有效压迫前列腺窝、实现加压止血,从而减少 TURP 术后出血[65]。根据前列腺的大小和切除的组织量,确保在尿管气囊内注入足够量的液体,以避免气囊移动到前列腺窝内。也有人报道了用手指通过直肠对前列腺进行压迫以闭合出血的血管[12]。通过这些保守措施,如果血尿不能改善,或有明显的急性失血性贫血,则需评估血小板计数和凝血功能。系列研究报道了前列腺增生腔内手术后与弥散性血管内凝血相关的严重出血[54]。部分患者可能需要输血,并在有监护和支持措施的重症监护病房进行观察。如果持续出血,最后可能需要进行膀胱镜下清除血块和电凝止血。少数研究报道,当膀胱镜检查和电凝止血难以控制出血时,可能需要血管造影并进行介入栓塞[66]。

感染

任何泌尿系统的内镜治疗都可能引起尿路感染,可表现为下尿路感染、肾盂肾炎、前列腺炎、前列腺脓肿、附睾炎或尿脓毒症。留置导尿管、间歇性导尿、膀胱排空不全、尿路感染史和糖尿病史的患者细菌定植和术后感染的风险较高[67]。一项前瞻性研究观察了术前未留置导尿管、间歇性导尿的尿检无异常的患者感染的情况,结果发现术后尿路感染比例为 26%,分析后发现感染率和手术时间超过 52 分钟及闭合的尿路系统暴露有关[68]。

为了预防术后尿路感染,术前需进行尿液细菌学培养,如果结果阳性,患者需接受敏感抗生素的治疗,并重新进行尿培养,确保培养结果转阴。对于术前尿培养阴性的患者,AUA 指南建议围手术期使用氟喹诺酮类、磺胺类、青霉素类、一代或二代头孢或阿莫西林克拉维酸预防感染[67]。然而,鉴于美国食品药物监督管理局(FDA)2016 年对氟喹诺酮类药物发出的警告,由于存在严重副作用(包括肌腱损伤),只有在没有其他合理选择时,才应使用这类抗生素。对于留置导尿管或间歇性导尿的患者,即使尿培养阴性,术前也要考虑使用一个疗程的抗生素,因为这些患者有较高的细菌定植风险。我们的做法是门诊更换新的导尿管,并用新的导尿管留尿液进行培养。有荟萃分析发现,在预防术后尿路感染方面,短程应用抗生素效果可能优于单剂量方案[69]。对于术前尿培养阳性或尿潴留需要留置导尿管或间歇性导尿的患者,经常需要延长术后抗生素应用时间。

如果患者术后出现泌尿系感染,可经验性使用广谱抗生素抗感染治疗,一旦尿液培养结果回报后,则改用敏感抗生素治疗。鉴于对氟喹诺酮类药物(包括患有泌尿系感染和前列腺炎的男性)的不良反应警告和耐药性不断上升,最好使

用其他经验性抗生素[70]。如果患者病情稳定,仅有很轻微的合并症,则可在门诊进行诊治。但是,老年患者通常有严重的内科合并症,有任何脓毒症的迹象都应该将患者收入院并密切监测。如果怀疑泌尿系统感染,可放置导尿管进行充分引流。

前列腺增生腔内治疗术后很少会发生耻骨的炎症。经尿道前列腺电切术约0.297%的患者会出现耻骨联合的炎症,通常继发于感染、创伤或血流障碍[71],可能与术前器械和包膜穿孔合并窦道形成有关。临床上,这些患者通常是在术后约1个月时出现耻骨和腹股沟区剧烈疼痛、行走困难,少部分人伴有发热。体格检查时,患者的耻骨和腹股沟有明显压痛。MRI 和 CT 检查是有效的辅助诊断检查。文献报道中的12名患者经过留置导尿、支持治疗和足够疗程的抗生素治疗(至少4周)后症状完全缓解[71]。

尿失禁

前列腺增生腔内治疗术后,患者可能会出现压力性尿失禁(stress urinary incontinence,SUI)或急迫性尿失禁(urge urinary incontinence,UUI)。在大多数膀胱出口梗阻(urge urinary incontinence,BOO)手术中,经常可见一过性 SUI。但是,术后长期的 SUI 与手术时括约肌损伤或术前存在固有括约肌缺陷有关,术前括约肌缺陷在前列腺梗阻的情况下是无法进行确定的。前列腺增生腔内手术后长期 SUI 的发生率为0%~2.2% 不等(见表 26.2)。为了预防术后长期 SUI,泌尿外科医生必须熟悉尿道外括约肌的位置。精阜(图 26.2)常被用作外括约肌的标志,该外括约肌是一种希腊字母 ω 形状的横纹括约肌。手术中应避免电切或激光消融汽化外括约肌远端,以防止损伤括约肌。对于剜除手术,当切割前

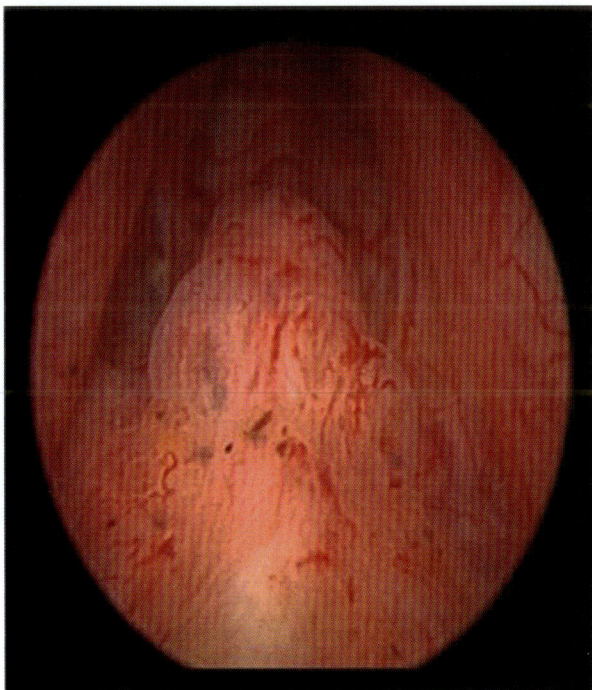

图 26.2　精阜

列腺尖部附近的尿道黏膜时,激光能量需适当降低,在此区域可优先次采取钝性剜除。

虽然在接受前列腺增生手术的男性患者中还没有进行很好的研究,但众所周知,凯格尔锻炼可以改善根治性前列腺切除术后的术后尿失禁。其中有研究报道,根治性前列腺切除术后6个月后进行盆底肌肉训练的尿控率和未进行训练的尿控率分别为为95% 和65%(P<0.001)。许多泌尿外科医生鼓励患者在前列腺增生腔内手术后进行凯格尔锻炼[72]。对盆底肌肉训练无反应的长期 SUI,可选择的治疗措施包括阴茎加压装置、尿道吊带或人工尿道括约肌。如果患者愿意,也可以选择使用尿垫。手术干预前应进行膀胱镜检查,以排除尿道狭窄或膀胱颈挛缩(BNC),在进行尿失禁手术之前,这些都需要进行治疗。如果根据病史和检查,无法确定患者的尿失禁是否为压力性,可在手术之前进行尿动力学评估。

BPH 伴随的刺激性下尿路症状,继发于长期存在的 BOO,导致逼尿肌肥厚、膀胱壁增厚和膀胱功能障碍。当梗阻解除时,一些患者可能会出现新的 UUI 或加重先前存在的 UUI。研究发现,TURP 术后30%~62% 的男性逼尿肌过度活动得到改善[73-75]。如果症状持续,可以尝试用抗胆碱类药物、β_3 肾上腺素激动剂或肉毒杆菌毒素注射等药物治疗。

尿道狭窄

前列腺增生内镜治疗后,尿道狭窄可能发生在尿道的任何地方,术后尿道狭窄发生率为0%~10%(见表 26.2)。导致 BPH 术后尿道狭窄的可能机制包括插入电切镜造成损伤引起的狭窄和绝缘不足的单极电流泄漏导致的狭窄。虽然一系列比较 bTURP 和 mTURP 的研究表明,在接受 bTURP 治疗的前列腺体积大于70g 的患者中,尿道狭窄发生率显著高于接受 mTURP 治疗的男性,可能是双极和单极能量的差异引起的,但比较 bTURP 和 mTURP 的荟萃分析发现,bTURP 和 mTURP 术后尿道狭窄的发生率没有显著差异[19,76]。这项荟萃分析还发现,较大的前列腺体积与术后尿道狭窄的发生率有关。编者建议较大的前列腺采用 HoLEP 或单纯前列腺切除术来避免这种并发症。HoLEP 中前列腺大小和手术时间和术后尿道狭窄无关[77]。

几个比较电切镜大小和术后尿道狭窄的研究发现,镜体直径越大,尿道狭窄的风险就越高[78,79]。评估不同直径镜体(24F 和26F)对术后尿道狭窄影响的报道表明:镜子直径越大,球部尿道狭窄的发生率就越高(11.4% vs 2.9%,P=0.018)[78]。也有研究称,再次治疗的患者,其尿道狭窄的发生率也高于初次治疗的患者(3.3% vs 1.5%,P=0.043)[80]。尿道狭窄最常发生的部位为球部尿道[32,78]。

部分较早的研究发现,TURP 术后使用耻骨上造瘘(SPT)引流的患者与经尿道引流的患者相比,尿道狭窄的发生率较低(4% vs 17%)[81]。然而,在临床实践中,除非术后存在较高永久性尿潴留风险,否则很少在 BPH 的腔内治疗时放置耻骨上膀胱引流管。一些较早的研究还发现,通过尿道切开造口而不经尿道进行前列腺切除时,术后尿道狭窄率较低[60]。

需要强调的是,该方法今天很少应用,除非电切镜无法到达前列腺。为防止术后尿道狭窄的发生,手术中插入电切镜时应非常小心。另外,当前列腺腺体较大时,可选择 HoLEP,并使用尽可能小的镜子安全完成手术。

如果术后一开始自诉膀胱排尿症状改善明显的患者,后来开始抱怨排尿费力,就要怀疑尿道狭窄。尿道狭窄的患者尿流率可能会降低,残余尿可能会增多。可行膀胱镜检查确定狭窄的位置和严重程度,如果需要进一步定性,可以进行逆行尿道造影,以帮助确定狭窄长度(图 26.3)。术后尿道狭窄的治疗选择包括逐步扩张、球囊扩张、直视尿道内切开术、尿道成形术等,严重情况下,可行会阴尿道造口术。长期留置导尿管也是一种选择。

膀胱颈挛缩

膀胱颈挛缩(bladder neck contracture,BNC)是前列腺增生切除术或前列腺癌根治性前列腺切除术后膀胱颈部形成的瘢痕组织(图 26.4)。在不同手术方式中的发生率不同(参见表 26.2)。前列腺增生术后发生 BNC 的原因是在膀胱颈部的过度烧灼。建议采用针状电极进行电灼,以避免出现这种情况。据交流统计,HoLEP 后出现的一般会在术后前6个月出现,而 TURP 后的 BNC 通常在术后 8~36 个月出现[77]。

体积较小的前列腺(<30mL)和无膀胱结石的患者在前列腺增生术后发生 BNC 的风险更高[80]。mTURP 和 bTURP 两种手术方式的 BNC 发生率没有差异[19]。有研究指出,TURP 术后预防性的膀胱颈切开可降低 BNC 的发生率(12% vs 6%,P=0.000),如果行膀胱颈切开且前列腺体积大于 30g,则无一例发生 BNC[82]。内镜下 BNC 治疗成功率为72%~73%,切开 BNC 后注射类固醇有效率大于 80%[83]。极少数患者需行膀胱颈重建,甚至尿流改道。对于手术失败或者身体状况不佳的患者,长期留置导尿管或者耻骨上膀胱造瘘也是一种选择。

尿道口狭窄

尿道口狭窄是位于尿道外口的狭窄,可以是先天性的,也可以是继发于器械损伤后的瘢痕组织。尿道口狭窄也可与舟状窝狭窄并存。前列腺增生腔内治疗术后尿道口狭窄的原因通常认为是患者尿道外口本身有一定程度狭窄、术中置入内镜后局部组织缺血所致。前列腺增生内镜治疗术后尿道口狭窄的发生率为 0.8%~3.7%[51,84-87]。如手术开始时发现尿道口狭窄,可用尿道扩张器进行扩张。如果遇到明显的尿道口狭窄,则建议进行尿道口切开,以防止患者发生压迫性坏死。尿道口切开术可用冷刀切开[51]。此外,充分润滑镜子也有助于减少尿道外口的摩擦和缺血。

逆行射精

逆行射精是指射精时精液进入膀胱,而不从尿道口排出。通常情况下,膀胱颈通过交感神经刺激收缩,在射精时将精液自尿道外口射出。在腹膜后淋巴结清扫或使用 α-受体阻滞剂治疗前列腺增生以及前列腺和膀胱颈手术时交感神经受损,均可发生逆行射精。前列腺增生内镜手术后逆行射精率变化很大(见表 26.2),在经尿道前列腺支架置入(PUL)后发生率最低,多个研究报道其逆行射精率为 0%[64,88,89]。TUIP 逆行射精率也相对较低,为 28%~35%[90,91]。

有学者研究了 TURP 和 HoLEP 后保留射精功能的方法,取得不同程度效果。据报道,TURP 时保留前列腺尖部组织的顺行射精率高达 90.8%,术后 3 个月的排尿症状改善程度与标准 TURP 相当[92]。但是,在 HoLEP 中保留射精部位和射精功能的成功率较低[93]。BPH 患者在接受内镜手术治疗前,应充分告知逆行射精的风险。如患者想保持顺行射精从而保留生育功能,那么逆行射精发生率较低的手术可能最适

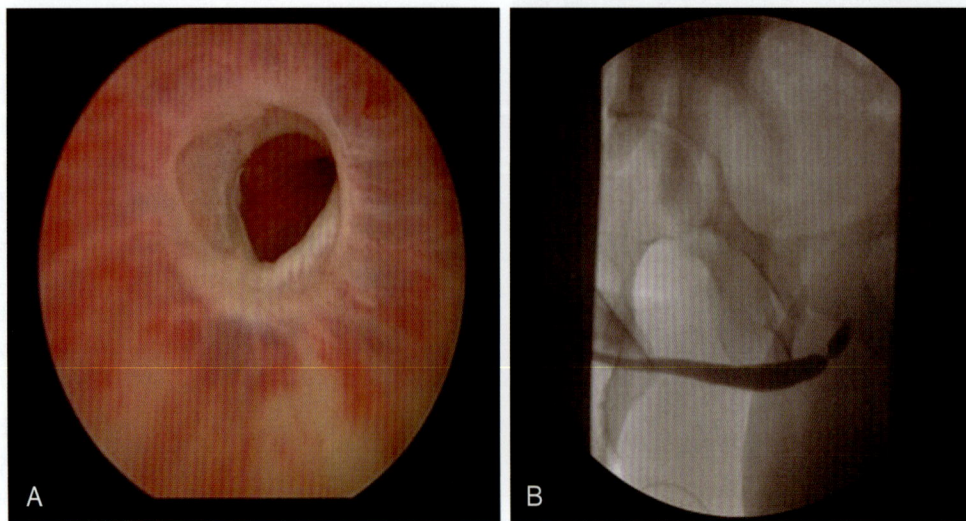

图 26.3   尿道狭窄。A. 膀胱镜下尿道球部狭窄。B. 逆行尿道造影显示球部尿道狭窄

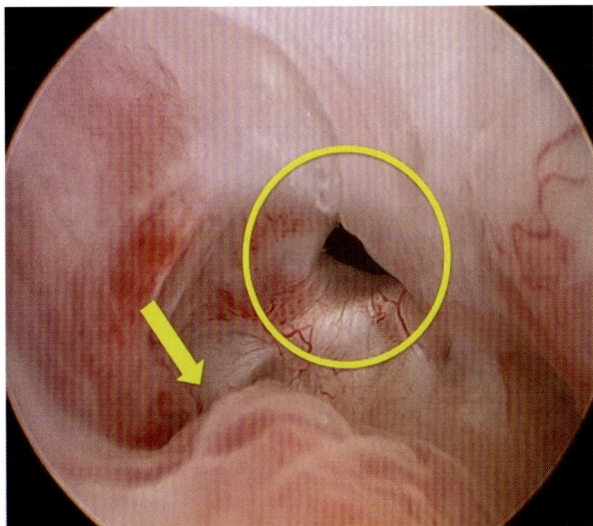

图 26.4　膀胱颈挛缩:圆圈提示膀胱颈挛缩,箭头指示精阜位置

合他。患者甚至可以考虑在手术前将精子冷藏。

勃起功能障碍

回顾 BPH 治疗后勃起功能障碍风险的研究发现,患者普遍在性交满意度和性欲方面,手术前后没有显著差异[94]。但也有部分研究之间结果不一致,部分患者报告 BPH 治疗后勃起功能得到改善,而另一部分患者则称性功能有所下降。性功能的改善可能与术后停用 5α 还原酶抑制剂和 α 受体阻滞剂有关。还有研究发现术后勃起功能障碍和术中包膜穿孔有关[95-96],这可能是神经血管束损伤导致的。避免包膜损伤、停止使用 BPH 药物,可改善勃起功能,预防术后勃起功能障碍的发生。

再次治疗的需要

前列腺增生内镜手术的目标是利用人体自然的腔道,切除所有的前列腺增生腺体。然而,大多数情况下,为了避免引起与包膜穿孔和切除过深相关的并发症,在移行区保留了一些 BPH 组织。随着时间的推移,良性腺体可以继续生长、复发从而引起梗阻症状。组织切除不完全是可能的,特别是较大的前列腺腺体。前列腺前窝部腺体切除不充分最常见。

前列腺增生内镜手术后的再治疗率因手术类型不同而不同(见**表 26.2**)。一个前列腺激光汽化术研究报道了 3 年随访的结果,再次手术率 11%,但是只有前列腺体积大于80mL 的患者需要再次手术[34]。据报道,1.9%~20% 的 PUL手术患者需要再次手术(见**表 26.2**)。在 TURP 手术时,研究人员发现,固定 PUL 的单丝立即融化,不会影响前列腺组织的切除[88]。避免再次治疗的最好方法是在内镜下治疗 BPH 时保证安全的前提下,尽可能多地切除腺体。在治疗腺体再生长或切除不完全的患者,HoLEP 被证明是安全有效的,并和初次治疗的患者在尿流率、残余尿和症状评分方面的改善相似,但在再次治疗的男性中,血凝块填塞(4.7% vs 1.8%,$P=0.01$)和尿道狭窄(3.3% vs 1.5%,$P=0.043$)的发生率略高[80]。

其他并发症

PUL 是前列腺增生腔内治疗的方法之一,在前列腺内放置永久性植入物以收缩侧叶和扩大尿道腔。其中有研究报道,当支架位置放置不当、一部分暴露在膀胱内时,植入物结痂的比率为 2.1%[64]。一旦未被发现,这种情况可能导致膀胱结石、反复尿路感染、血尿和下尿路结石等。为了避免这种并发症,外科医生必须将植入物放置在距离膀胱颈不超过1cm 的地方,并保持适当角度[64]。手术结束时,需检查膀胱以评估是否有裸露的置入物,如果发现,可以在内镜下用异物钳镊子将其取出。

结论

前列腺增生的腔内微创治疗有多种选择,幸运的是,严重的并发症很少见。最常见的是一些轻微并发症,如泌尿系感染和围手术期出血,通过适当的术前检查和药物治疗可以尽可能避免。术后并发症,如逆行射精等,只要选择适当的术式,在很多情况下是可以避免的。大多数并发症可以保守处理,但一些并发症,包括血凝块填塞、尿道狭窄和尿失禁等,可能需要进一步的手术干预。

(明少雄　译)

参考文献及自测题

第 27 章 输尿管镜手术并发症

JUSTIN B. ZIEMBA and BRIAN R. MATLAGA

要 点

1. 输尿管镜手术并发症(URS)较少见;
2. 对于并发症,预防是最好的方法;
3. 选择合适的患者、充分的准备和适宜技术有助于将并发症的可能性降至最低;
4. 在处理任何问题之前,一定要用导丝通过梗阻水平以上,建立进入上尿路的通道;
5. 操作过程中始终保持器械和设备保持在视野范围内,切勿暴力使用设备;
6. 如果怀疑有输尿管损伤,则可以终止手术,留置输尿管支架,二期再进行处理;
7. 输尿管镜术后并发症通常很小并可保守处理。

引言

腔道内镜手术诊断和治疗上尿路疾病是泌尿外科重要的微创手段。自 1929 年 Young 和 McKay[1]记录了在儿童中使用膀胱镜进行输尿管肾盂镜检、Marshall 1964 年[2]首次使用可被动弯曲纤维输尿管软镜以来,输尿管镜检查(ureteroscopy,URS)技术一直在不断进步。

URS 的适应证涵盖上尿路疾病的诊断和治疗,包括输尿管结石和肾结石、输尿管狭窄、肾盂输尿管交界处(UPJ)梗阻、盏颈狭窄或肾盏憩室,以及部分上尿路的尿路上皮细胞癌[3-6]。尽管 URS 的应用范围大大增加,但并发症的发生率稳步下降。这一变化和技术进步密不可分,比如输尿管镜镜体越来越细、钬激光能量的改进,以及更细辅助耗材的应用,

如导丝、输尿管软镜输送鞘、活检钳和套石篮等[3-5]。此外,随着模拟培训等教学模式的开展,医生的技能水平也得到了大幅提高[3]。

尽管目前 URS 已经成为常规诊治手段,但并发症仍时有发生。根据腔道泌尿外科协会(CROES)URS 全球临床研究小组的研究,11 885 名患者中,结石清除率为 85.6%,总体术后并发症发生率为 3.5%,其中最常见的并发症是发热(1.8%)[4]。应该注意的是,文献中描述的多数并发症都是基于对肾和输尿管结石手术的分析。尽管如此,这些资料应该适用于所有 URS 的情况。为了预防并发症的发生,最好的处理方法仍然是选择适当的患者、充分的准备、适当的技术和术后护理。本章中,我们将讨论 URS 的适应证、描述预防 URS 并发症的技术、认识可能的术中和术后并发症以及成功识别和处理这些并发症的策略。

患者选择

肾和输尿管结石

URS 实际上已成为治疗输尿管内所有部位结石的"金标准"[5-7]。肾脏内 2.0cm 以下的结石是 URS 的常规适应证,尤其是肾下极的结石[7]。更大的肾结石也可以用 URS 处理,但结石清除率较低,通常需要分期手术,因此通常还是采用经皮肾镜取石术[7-9]。

上尿路狭窄

输尿管狭窄、UPJ 梗阻和肾内异常如肾盏憩室等情况也可采用 URS 治疗。输尿管狭窄的内镜治疗一般仅限于无缺血、非放射导致的、良性病因的、长度小于 1.5cm、肾积水较轻、肾功能良好、先前无内镜治疗失败病史的狭窄[10]。同样,对于 UPJ 梗阻,长度小于 2cm 的、无严重肾积水、同侧肾功能大于 25% 且没有交叉的副肾动脉的情况,腔内肾盂切开术也是可以成功的,但是,存在交叉的副肾动脉是腔内手术的一个绝对禁忌证[11]。另外,腔内手术也可以作为开腹或腹腔镜修复后复发病例的有效挽救措施[11]。此外,部分肾内异常如肾盏憩室,特别是位于肾中上极时,不管是否伴有小结石,都可以用 URS 来处理[12]。

上尿路尿路上皮癌

在上尿路 UCC 的治疗中,URS 是明确诊断和治疗的重要手段。URS 可以用于诊断性活检,这对于明确肿瘤分级和确定治疗计划非常重要,特别是对于孤立肾或考虑保留肾脏的患者[13]。URS 肿瘤消融术是一种可接受的选择性治疗方案。如患者的肿瘤负荷可以通过内镜成功治疗,并且满足严格的标准,如单病灶或小体积多病灶、肿瘤体积小,低级别肿瘤、影像学提示非侵入性肿瘤以及患者愿意接受密切的术后监测,那么这些患者就可以成功地接受内镜治疗[13]。

禁忌证

如上所述,选择合适的患者和适应证是治疗成功和预防并发症的关键。URS 的唯一绝对禁忌证是活动性的、未控制的感染[6,7]。因此,在 URS 之前,所有患者必须接受至少一次尿常规检查,最好可进行尿培养[6-9,14]。如果尿液分析提示存在感染,或者患者有经培养证实的尿路感染,则必须在 URS 之前进行治疗[6,7]。

URS 的相对禁忌证包括未纠正的出血或正在服用抗凝药物但又无法停药[7]。尽管如此,只要在手术前与患者和医疗团队清楚地讨论了风险和获益,这些情况仍可以实施 URS。

准备

术前评估

同任何外科手术一样,适当的检查和准备是必须的。在 URS 的流程中,患者准备的第一步是病史询问和体格检查。此外,还需进行生化评估及血液和尿液化验;如上所述,尿常规或尿培养是最基本的检查。

一旦初步检查完成后,就要评估或治疗疾病情况,通常需进行影像检查。对于怀疑患有肾结石的患者,非增强 CT (NCCT) 是推荐的非妊娠成人患者的一线检查[15]。对怀疑是结石引起的急性腰痛,泌尿系统超声可能是无法行 NCCT 检查时的另一种选择[14]。对于输尿管狭窄或 UPJ 梗阻的患者,然后通过延迟的排泄期成像(CTU)或增强 CT 检查从而使尿路显影。上尿路尿路上皮细胞癌的诊断非常重要,CTU 是推荐的一线影像学检查方式[13,16,17]。如果患者有行 CT 检查的绝对或相对禁忌证,例如碘造影剂过敏,那么可选的影像学检查包括 MR 成像等[13,16]。

根据病史、体格检查、实验室检验和影像学检查做出诊断后,然后再根据患者的病情、合并疾病和术者的擅长,讨论 URS 的合理性。如果选择了 URS,那么根据所在医院的医疗实践模式,可邀请麻醉科进行充分的术前评估。

围手术期准备

患者进入手术室后,在手术开始前,需静脉输入抗生素预防感染,单剂量[7,18]或持续时间不到 24 小时的抗生素就足够[19]。抗生素的选择应该根据术前培养结果、耐药菌谱或根据指南建议进行调整[8,19]。给药时间应该反映所选药物的药代动力学,这对需要在手术前 120 分钟给药的氟喹诺酮类药物尤其重要(大多数其他药物为 60 分钟)[19]。

预防血栓形成是所有外科手术患者的重要事项。在最近的 CROES 关于 URS 的全球性研究中,血栓栓塞事件的发生率为 0.02%[4]。这是非常罕见的并发症,因此,不建议进行药物治疗或其他机械性的预防措施,除非是建议风险较低的患者术后早期活动[20]。然而,应该考虑个别患者的因素,对于血栓形成风险很高的患者,应强烈考虑给予药物治疗或机械性预防措施[20]。尽管文献中有这些建议,常规的临床实践中仍然经常使用间歇性气动加压预防血栓形成。

适当的体位摆放是术前准备的重要组成部分。这使得患者和术者在术中都可以保持比较舒适的姿势。通常情况下,URS 都采取截石位。该体位对于特别消瘦的患者和手术时间较长患者,可能导致神经失用,最常见的是腓神经失用以及间隔室综合征,其可能导致横纹肌溶解症[21,22]。因此,体位摆放非常重要,患者所有着力点都要用软垫填充,关节不能过度屈伸,且给予充分的补液[21]。当然,在手术时间较长的病例中,密切的临床监测是无法取代的,特别是对于存在风险的患者[21]。

术中患者充分的准备并不完全取决于泌尿外科医生,手术室团队的所有医护都需要协调一致努力。正式的多方术前评估和沟通逐渐成为手术安排中的一部分,并已被证明可以改善团队间协作[23],预防并发症发生,并提高患者的预后。此外,对于 URS 病例量大的中心可提高结石清除率,降低再次治疗和再次入院比率以及并发症发生率[24]。这很可能是围绕 URS 手术患者围手术期诊疗和护理的完整、协调过程的替代物。

上尿路内镜技术

膀胱镜检查和输尿管开口

上尿路内镜检查的第一步是进行膀胱镜检查,它可以检查膀胱有无伴随病变。一旦膀胱镜检查完成,并且认为没有需要处理的情况,就可以进入上尿路,这需要从识别和插入输尿管开口开始。

这一步骤通常需在导丝引导下完成,目前市场上有几种不同直径的和不同技术工艺的导丝。其中一种为 0.038 英寸(0.965mm)直径的聚四氟乙烯(PTFE)-镍钛合金导丝,带亲水尖端,比较受泌尿外科医生青睐。我们认为,这种混合导丝结合了镍钛亲水导线的尖端柔韧的特点,对越过梗阻段效果较好,同时又兼具镍钛芯聚四氟乙烯涂层导线的安全性和强度。因此,理论上它具有避免使用多种不同类型导丝的优点。

判断梗阻情况

在 X 线透视引导下将导丝上行至梗阻位置,如果条件允许,最好将导丝置入肾盂(图 27.1)。如果导丝在推进过程中遇到阻力,则可以沿导丝线放置 5F 输尿管导管,直到感觉有阻力的位置,而后退出导丝,沿导管进行逆行肾盂造影,得到输尿管和集合系统的轮廓,以确定梗阻的位置(图 27.2)。如果逆行肾盂造影显示完全梗阻,则可能需要在经皮肾镜下进行操作。

如果不是完全梗阻,那么有几种策略可以帮助越过梗阻位置。如果问题是导丝打折,则可采用 5F 输尿管导管,以提供额外的支撑。但是,如果导丝还是扭曲或打折,则可尝试用亲水导丝,它有润滑涂层、比较柔韧,比较容易通过。导丝可以是直头,也可以是弯头。这种亲水导丝通常可以越过普通或混合导丝无法越过的狭窄或扭曲区域。值得注意的是,如果导丝多次尝试均未成功越过梗阻区域,则可能会导致进一步的损伤如假道等,使后续处理更加复杂。因此,如果遇到这种情况,合理的做法是中止手术,并考虑使用其他替代方法如经皮肾穿刺进入上尿路。

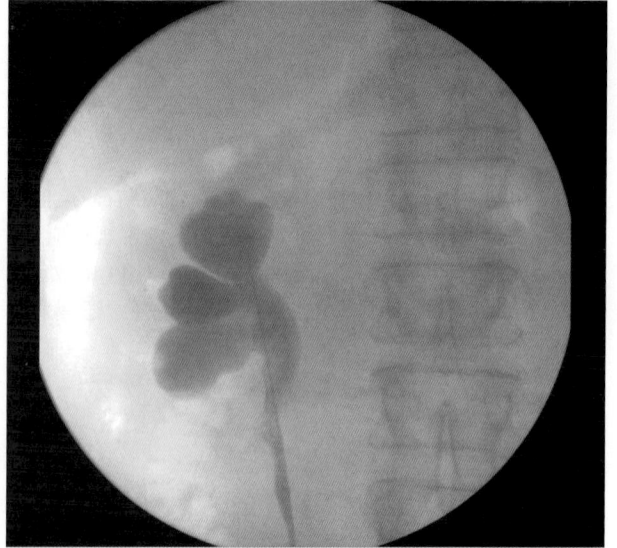

图 27.1 X 线透视下可见输尿管近端大结石,伴肾和近端输尿管中度积水,可将导丝越过结石放入肾盂。为了防止并发症的发生,在推进输尿管镜前,应始终用导丝越过梗阻位置

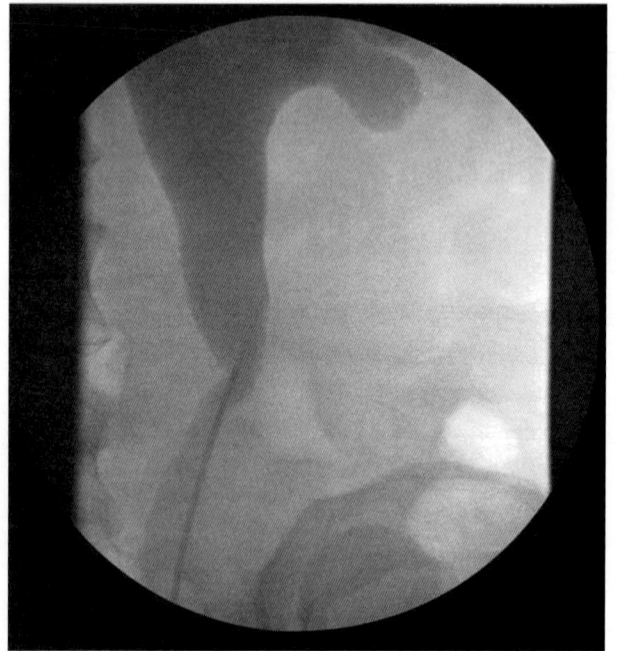

图 27.2 尝试将导丝放入肾盂,但在输尿管中段至近端遇到阻力。将导丝换成 5F 开放式输尿管导管,进行逆行肾盂造影,显示中上段输尿管中度积水并伴有扭曲,肾脏中重度积水。一旦肾脏集合系统的解剖轮廓被描绘出来,就可将 5F 输尿管导管换成导丝,在肾盂放置导丝时就绕过了这个扭曲。为了预防并发症,如果在最初的导丝放置过程中遇到阻力,应该用逆行肾盂造影来确定输尿管的解剖走行

保持通道

如果使用亲水导丝并成功将导丝放入集合系统中,则在沿导丝放置设备或 URS 之前,应将该导线更换为较硬的导丝,这一步骤可以通过在 X 线透视引导下放置在梗阻位置之上的 5F 输尿管导管来完成。主要是因为亲水导丝具有润滑性和柔韧性,如果用于操作,比较容易移动。一旦确认导丝位于肾脏内,高于梗阻水平,就可以进行内镜检查。但是,如果操作过程中遇到混浊或脓性尿液,则必须中止手术,放置双 J 管减压,然后使用抗生素进行抗感染治疗[8,9]。

虽然多数时候一根导丝可能就足够了,但比较谨慎的做法是放置第二根安全导丝,以确保在任何时候都能找到正确通道,特别是在有输尿管损伤的情况下(图 27.3)。这通常是使用双通道输尿管导管或 8F/10F 扩张鞘或软镜输送鞘来完成,将其放置在第一根工作导丝上进入输尿管远端,然后在透视引导下通过该装置将第二根安全导丝放入集合系统中。这两种设备还可轻轻扩张输尿管开口和壁内段输尿管,以适应留置双 J 管后导致的输尿管反流。

输尿管镜进镜

如果需要硬性 URS,我们通常将其限制在男性髂血管交叉处以下的输尿管远端 1/3 处和女性的输尿管中段至近端,然后可以在直视下放置第二根导丝。一个较好的办法是在输尿管镜进镜时,将第二根导丝自输尿管镜内上行,然后沿着两根导丝进镜。当输尿管镜通过输尿管管腔时,每根导丝都可起到拉直输尿管并支撑输尿管管腔的作用,改善视野。

如果使用软性 URS,则可以通过导丝放置设备(如输尿管输送鞘)或 URS 本身。这一过程通常在透视监视下完成。对于结石负荷较大者(>1.0~1.5cm),我们更喜欢使用输尿管输送鞘,因为它可以使镜子进出更方便,并降低了肾内压力,以及可以改善结石清除率、感染发生率,且不增加输尿管损伤风险[25,26]。

任何时候,如果设备或镜子因输尿管狭窄而不能继续上行时,则可选择球囊扩张输尿管,或放置输尿管支架后二期再行输尿管镜手术[27]。通常,输尿管远端或输尿管的一小段被扩张,最多只能扩张到 12F。在我们的临床实践中,我们建议放置输尿管支架管(图 27.4),而不选择输尿管扩张,这将使输尿管得到充分的被动扩张。多数情况下,二期手术都可以成功进入输尿管[28]。我们不建议使用连续或球囊扩张器进行主动扩张,因为其可能导致相对较高的并发症[29],虽然主动扩张有时可以避免二次手术。

内镜检查

一旦上镜到病变处(结石、狭窄或肿瘤),就可以开始实施操作。实际的操作程序取决于要处理的问题。不过,灌注是所有上尿路手术的关键组成部分。适当的灌注将有利于保持良好的手术视野,以保持手术的安全和高效进行。由于使用低渗溶液会有低钠血症的风险,因此使用 URS 灌注时应使用生理盐水[9]。目前被动和主动灌注都有使用。研究

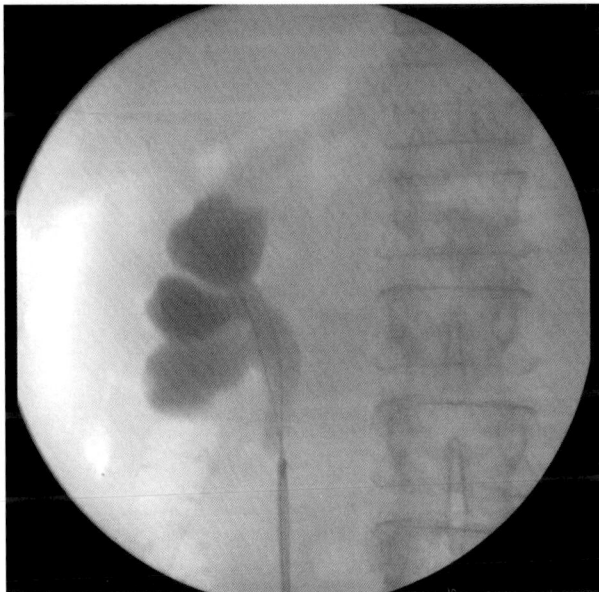

图 27.3　将工作导丝和安全导丝放入肾盂。通过工作导丝,输尿管镜进入集合系统;安全导丝仍保留。如果发生并发症,可以通过安全导丝放置输尿管支架

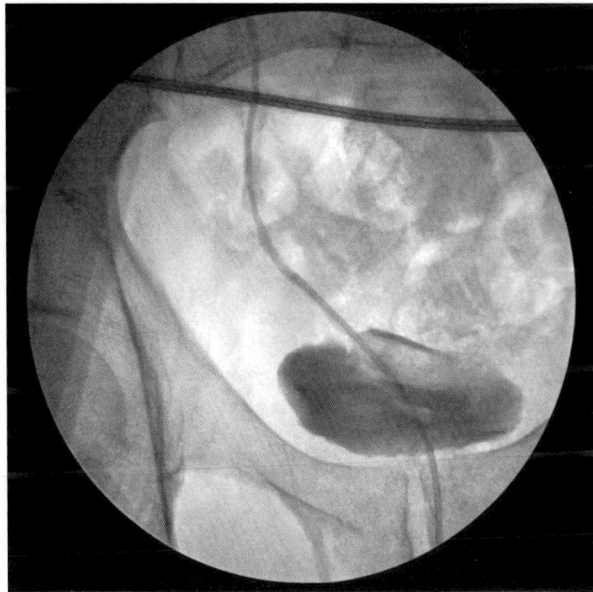

图 27.4　导丝放入集合系统。尝试将输尿管镜通过导丝沿输尿管上镜,但无法越过远端输尿管。将导丝换成 5F 输尿管导管,并进行逆行肾盂造影。发现输尿管开口较窄,直径只有 5F 左右,因此,无法进行输尿管镜检查。放置输尿管支架用于被动扩张输尿管,计划二期再行输尿管镜手术

报道,人工手动灌注增加了结石移位的风险[30],并增加了集合系统重吸收的风险,这可能会导致感染相关并发症的发生。我们更喜欢使用带加压袋的被动式灌注系统。但是,对于手术视野不佳的困难情况,也可能需要使用附加的人工主动灌注来改善视野。

术中并发症

术中并发症的总体发生率非常低(表27.1)。在CROES多中心、多地区的URS临床研究中,11 000余名患者的总体并发症发生率为5.5%[4]。所有这些并发症都与输尿管有关。有几个因素可改变术中并发症的风险[5,24,26]。但是,术前放置输尿管支架管不是其中之一。事实上,无论是肾结石还是输尿管结石,术前放置输尿管支架与否,术中并发症的发生没有显著差别[31]。

美国创伤外科协会提出了创伤分级系统,包括从挫伤(Ⅰ级)到完全切除并广泛失活(Ⅴ级)5个等级[32]。但是,该分级系统不适用于医源性损伤[33]。在这个量表中,输尿管损伤的范围从管壁出血点(0级)、黏膜损伤(1级)、穿孔(2级和3级)到完全撕脱(4级)(图27.5)[33]。虽然该损伤分级被划分为低等级(0级和1级)或高等级(2级、3级和4级)时,作为框架来讨论URS造成的医源性输尿管损伤是有用的,

但临床上很少用到它。

输尿管出血

出血是CROES研究统计得出的发生率位居第二的并发症,但也仅为1.4%[4]。然而,与结石位于输尿管近端(0.9%)、中段(1.3%)或远端(1.3%)单一位置相比,多个部位的结石治疗术后出血发生率(2.5%)更高[5]。同样,医疗中心的病例数量也影响这一并发症的发生率。小规模医疗中心的发生率是大规模中心的两倍多(2.5%比0.9%)[24]。出血常容易发生在输尿管扩张过程、激光能量的误损伤、病变部位如嵌顿结石的黏膜或乳头状尿路上皮肿瘤等过程或部位。此外,导丝上行过程中置入过深,可能会损伤集合系统进入肾实质,导致轻微出血。包膜下血肿的发生率大约为0.36%~0.4%[34,35]。这种轻微出血通常是自限性的。然而,如果出血进入集合系统,可能会导致视野不佳,需要在短时间内进行大量灌注。广泛的出血通常比较罕见,但也偶有发生,特别是在较大乳头状尿路上皮肿瘤或肾盂内切开治疗UPJ梗阻后,出血发生率高达8%~9%[36,37]。罕见的输尿管大出血原因包括子宫内膜异位症和输尿管动脉瘘[38]。如果持续出血较严重或手术视野较差,那么谨慎的做法是放置输尿管支架并结束手术,这通常足以压迫止血。但是,可能还是有必要考虑进一步的干预,如血管栓塞等[37],极少数情况下需行肾切除术。输尿

表27.1　输尿管镜手术的术中并发症及处理

并发症	危险因素[a]	发生原因	发生率[b]	处理
输尿管出血	输尿管多处病变 低容量医学中心	扩张 能量不当 黏膜损伤	1.4%	观察 放置输尿管支架管
输尿管损伤或假道	未知	放置导丝 镜子操作 能量不当 设备使用 移除结石	未知	观察 放置输尿管支架管
输尿管穿孔	输尿管中段 低容量医学中心	放置导丝 镜子操作 能量不当 设备使用 移除结石	1.0%	放置输尿管支架管
输尿管套叠或撕脱	低容量医学中心	暴力移出结石	0.1%	放置肾造瘘管 择期修补

([a]Adapted from Perez Castro E, Osther PJ, Jinga V, et al. Differences in ureteroscopic stone treatment and outcomes for distal, mid-, proximal, or multiple ureteral locations: the Clinical Research Office of the Endourological Society Ureteroscopy Global Study. Eur Urol. 2014 Jul; 66 (1): 102-9; and Kandasami SV, Mamoulakis C, El-Nahas AR, et al. Impact of case volume on outcomes of ureteroscopy for ureteral stones: the Clinical Research Office of the Endourological Society Ureteroscopy Global Study. Eur Urol. 2014 Dec; 66 (6): 1046-51.)

([b]Adapted from de la Rosette J, Denstedt J, Geavlete P, et al. The Clinical Research Office of the Endourological Society Ureteroscopy Global Study: indications, complications, and outcomes in 11, 885 patients. J Endourol. 2014 Feb; 28 (2): 131-9.)

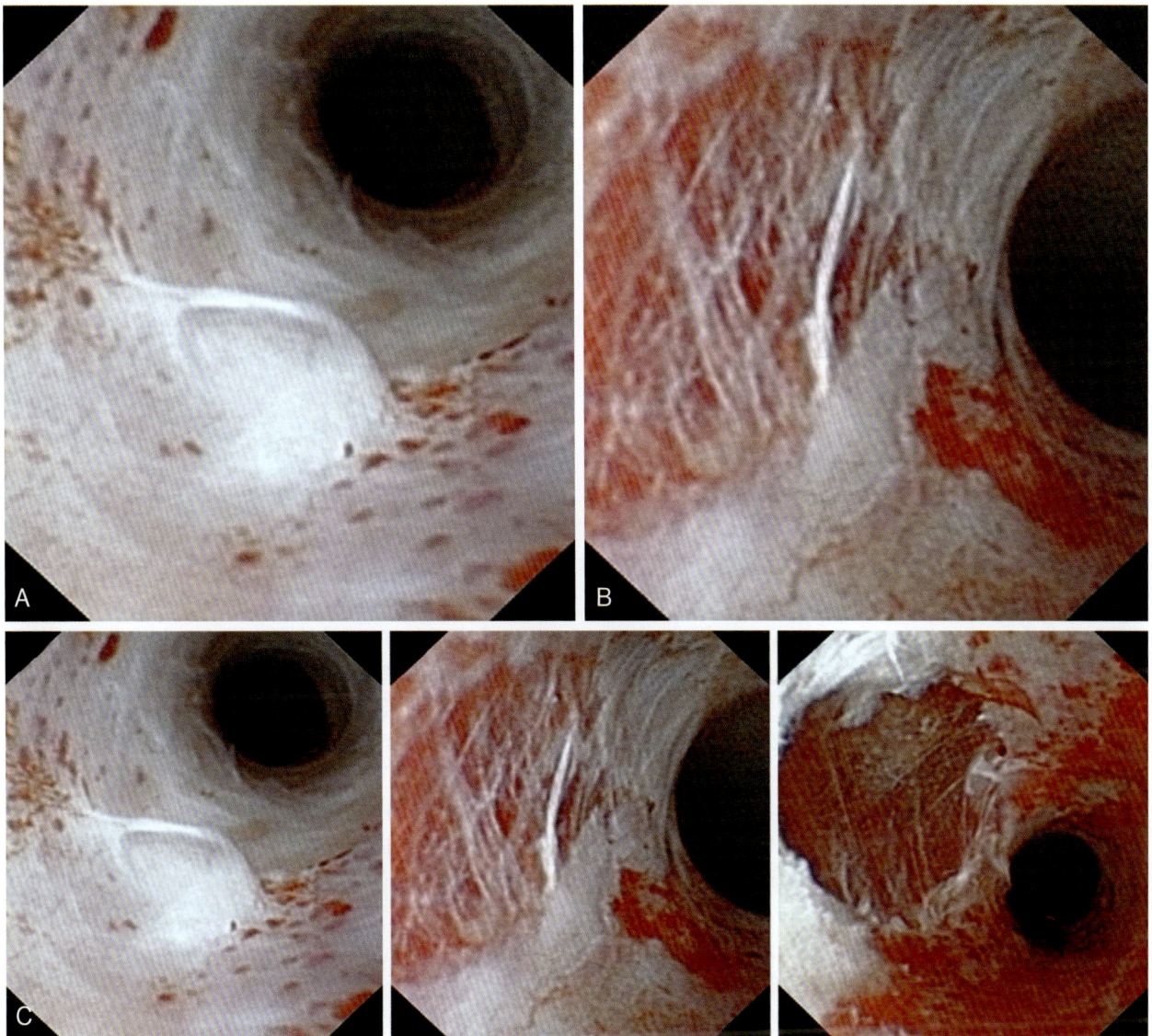

图 27.5 图 A 示输尿管黏膜损伤(1 级)。图 B 示输尿管穿孔但黏膜存在(2 级)。图 C 示输尿管穿孔,可见输尿管外周围脂肪。及时识别这些损伤并放置输尿管支架管是促进愈合的关键

管镜检查后输血是非常罕见的,大约只有 0.2%[4]。

轻度输尿管损伤

轻度输尿管损伤包括输尿管壁黏膜出血点、浅表黏膜损伤或假道,在 URS 中比较常见。但是,确切的发病率尚不清楚。在一个多中心研究中,共有 311 名(86.6%)患者在使用了输尿管输送鞘的 URS 后有轻度输尿管损伤[33]。其他研究特别是比较权威的 CROES 研究中,关于 URS 并发症方面还没有数据[4]。但是,由于这种情况在临床实践中经常遇到,对它的认识和治疗仍然很重要。黏膜损伤通常发生在导丝放置、进镜操作、能量误伤、器械操作或取石过程中。损伤后,手术仍然可以继续完成,但必须更加小心,不要将黏膜损伤加重为穿孔。这可以通过移位碎石等措施改变手术操作

部位来避免。因为结石移位到输尿管外与术后输尿管狭窄的发展相关[39]。另外,如果可能的话,损伤部位不应反复进入——这是套石篮取石时的常见做法。或者如果担心输尿管损伤加重,则可以放弃手术并放置输尿管支架管。URS 术后发生输尿管狭窄非常罕见,近期报告的发生率仅为 0.3%[4]。

重度输尿管损伤

重度输尿管损伤,临床实践中较罕见。其包括输尿管穿孔、套叠和撕脱。穿孔是累及到输尿管各层的损伤,损伤区域包括输尿管浆膜层或输尿管周围脂肪组织。穿孔和黏膜损伤一样,可能是由于导丝放置、进境操作、能量误射、器械放置和取石而发生的。目前可接受的穿孔率为 1%[4]。输尿管中段穿孔(1.6%)比近端(1.1%)、远端(0.7%)或多处穿孔

(1.1%)更常见[5]。同样,与患者较多的大医疗中心相比,患者较少的医疗中心输尿管穿孔的发生率更高(2.3% 比 0.8%)[24]。令人惊讶的是,使用或不使用输尿管软镜输送鞘,这一比率没有明显变化(1.2%)[26]。一旦发现穿孔,则应中止手术并放置输尿管支架。通常在输尿管支架引流数周后再行二期手术。同样,后续发生输尿管狭窄也是比较少见的[4]。

输尿管套叠也是一种罕见的情况,黏膜向内伸缩,自行折叠,并与下层基质分离。其发生通常与顺行或逆行取套石有关,即套石篮内的结石太大,无法从输尿管取出[40]。过大的牵拉力量会剪切输尿管黏膜,将其与篮子一起向外拉,从而发生套叠。这也是禁止套石时盲套的原因之一[6]。这种并发症的确切发生率尚不清楚,因为其很可能没有与撕脱伤分开报道。

输尿管撕脱是 URS 最严重、最具破坏性的并发症。所幸,其在临床中极其罕见。据报道,只有 0.1% 的病例会发生这种情况[4]。输尿管内操作的部位(近端、中端、远端或多处)似乎不会影响撕脱的发生率[5];但是病例数量会影响。与患者人数较多的中心相比,患者较少的医疗中心发生输尿管撕脱的比率高出 12 倍以上(0.5% 比 0.04%)[24]。与输尿管套叠类似,输尿管撕脱通常发生在将太大而无法取出的结石套入套石篮内,然后暴力将其取出时发生输尿管撕脱。在取出套石篮的过程中,输尿管会被卡住,然后被撕脱,随着套石篮和镜子一起被拉出。如果发现到这一点,则必须马上中止操作。与输尿管套叠和撕脱有关的另一个可能的并发症是"鞘效应",即直径比尖端大的近端卡在较窄的远端输尿管内,摩擦导致黏膜分离。当碎石块沿着输尿管镜镜体被卡住时,退镜过程中也可能会发生脱套。

对于输尿管套叠、撕脱、鞘效应,使用合适的技术是最好的预防措施。当套石时,输尿管黏膜壁必须始终保持在视野范围之内。任何时候如果遇到阻力,则必须中止操作,避免暴力,并应该检查输尿管的完整性。特别应该强调的是,应该避免在视野范围外套石[6],并且严禁暴力操作。一旦发生输尿管套叠或撕脱,放置输尿管支架不可取,也不能保证充分引流,因为输尿管已经失去了连续性。因此,紧急放置肾造瘘管是明智的选择,并需要开腹或腹腔镜手术来进行修复。修复的类型取决于损伤的位置和程度、当时的医疗条件和外科医生的经验[40]。修复的方式包括输尿管膀胱再植术、膀胱腰大肌悬吊或 Boari 肌瓣、回肠代输尿管、自体移植或肾切除术[40]。因此,我们不主张一期修复,而是肾造瘘后二期手术,以便与患者充分讨论各种治疗方式。

手术失败和备选方式

手术失败的定义是指在最初的治疗过程中无法进入到输尿管和找到结石。手术失败和更改手术方式都被视为并发症,总发生率分别为 1.6% 和 0.1%[4]。有研究表明:结石位置和手术量确实影响并发症的发生率,手术失败在近端(2.8%)位置比在中段(1.9%)、远端(0.7%)或多个部位(0.7%)更常见[5,41]。同样,与手术量大的中心相比,手术量少的中

心手术失败更常见(2.3% 比 1.5%),更改手术方式方面也有同样的结果(0.4% 比 0.01%)[24]。尽管手术失败和更改手术方式都被列为并发症,但在某些情况下它们应该被视为合适的治疗,特别是在反复尝试输尿管镜检会导致损伤的病例中。

设备故障

设备故障可以包括保障安全完成 URS 必需的任何设备的故障,可以是辅助设备,例如手术台、定位装置和透视设备;内镜工具,例如激光发射器、激光光纤和套石篮;以及输尿管镜本身。我们将重点关注内镜下的操作工具,特别是套石篮和镜体。内镜工具故障或损坏的确切比率目前尚不清楚,在临床中也不是特别常见。但是如果发生这种情况,熟悉处理策略非常重要。然而,镜子的使用时间是有明确定义和可量化的,也就可以进行适当的计划和准备。

套石篮故障　目前套石篮最小可以做到 1.9F,这可以改善灌注;柔软的尖端可以防止损伤黏膜。套石篮由镍钛组成,可以在不影响强度的情况下获得更大的灵活性[42]。事实上,它们也是当前 EAU 指南推荐的唯一的取石用网篮[7]。尽管它们具有较好的临床应用价值,但比较容易损坏,特别是在使用激光直接击打的情况下[43]。因此,当套石篮被打坏时,应该立即将篮中结石释放,然后可以将篮子收回到输尿管镜内,如果无法收回镜内,则可以在直视下小心地将篮子取出输尿管外[40]。取出过程中,必须始终小心篮子的末端损坏后的齿状物,防止其卡在输尿管中[40]。

另一种可能与套石篮有关的情况是,如果它被用来抓取比输尿管大的结石,则需要进行调整。如前所述,如果用力过大,就可能会发生输尿管套叠或撕脱。这种情况下,可以松开篮子放下结石,但有时又无法放出。在这种情况下,一种办法是拆分篮子;通常,篮子外壳的外端可以拧松(或剪断篮子手柄处的钢丝),这使得篮子的外部保护层可以通过镜子移出,同时内部篮子钢丝保持在原位。这可以增加篮网的开口直径,便于放出结石。在前述情况下,则可以通过镜子将其取出,并将结石留在原位。

如果这种方法还不能放出篮子里的结石,那么还可以使用两种方法。一种方法是将一根 200μm 的激光光纤沿着工作通道进入,然后将套石篮内的结石击碎,当结石被击碎成 2~3mm 的碎片时,套石篮就可以释放出其内的结石,然后移出套石篮。当采用这一办法时,因为工作通道内有激光光纤和套石篮两个工具,所有灌注将受到较大影响,且镜子的可操作性也受到限制。另一种办法是将套石篮完全拆卸后,镜子完全退出,然后将镜子重新进入到结石位置[40],然后自镜子工作通道内置入钬激光并将结石击碎,从而将篮子安全移出。这种 1.9F 的 Escape 套石篮,专门设计用来套取结石,置入套石篮后,镜子工作通道还可以置入 200μm 的激光光纤,从而粉碎结石[44]。

镜子损坏和使用寿命　URS 的损坏主要是在镜头和纤维束的老化、工作通道的损坏或弯曲功能受损。2005 年对四家 URS 主要制造商(ACMI、Olympus America、Karl Storz、Richard Wolf)的调查中发现,URS 的维修部位分别为工作通

道、镜子的弯曲轴、偏转装置和目镜,比例依次为 52%、27%、15% 和 8%[45]。在工作通道损坏的情况下,42% 是由激光引起的,20% 是轴体损坏,20% 是光学系统损坏[45]。各部位损伤的其他主要原因包括器械插入和退出、镜子过度弯曲、灭菌和存放等过程[45]。

通过了解 URS 损坏的常见原因,就可以改进措施来预防或减少镜子的损坏,从而提高镜子的使用寿命。特别要注意的是避免在镜子尖端或在工作通道内激发激光,防止损坏光纤维和工作通道。同样,当镜子处于极度的弯曲状态时,尽量不插入其他工具有助于保护工作通道。

使用寿命是指维修次数以及该镜子的手术例数。以 Olympus 的 P5 纤维 URS 为例,其在美国一个中心对所有 643 例病例进行了为期 3 年(2011—2014 年)的检查[46],四根软性 URS 共进行了 31 次维修,平均每两次修复之间进行了 21 次手术。不过对于新一代的电子 URS,有研究表明其更耐用。在 2012—2013 年间,对一家机构、一名外科医生使用单一型号的电子 URS(Storz Flex-X$_C$)进行的回顾性研究中,直到维修之前,三根软镜分别能够开展 96 例、151 例和 159 例手术[47]。

使用寿命因镜子的制造商、使用地区、外科医生、消毒技术和消毒人员、病例复杂情况而异。因此,了解你所使用镜子的平均寿命是非常重要的。这也有利于统筹适当的库存,

以便在任何情况下,都可以保证有符合条件的镜子使用。根据我们的经验,这个过程最好是和镜子制造商的专业人员对医院里镜子使用和洗消人员在流程和设备使用方面进行标准化来实现。最近推出的一次性电子输尿管镜进入市场,为临床提供了另一种选择。它消除了许多与使用寿命和清洗消毒等有关的问题,因此可能会提高这款镜子的价值。

术后早期并发症

在来自不同国家不同中心的 CROES 研究中,超过 11 000 名 URS 术后患者的并发症发生率为 3.5%(表 27.2)。在这些发生并发症的患者中,78%(占总患者数的 2.8%)为轻度并发症(Clavien Ⅰ 级或 Ⅱ 级),19%(占总患者人数的 0.62%)为重度并发症(Clavien Ⅲ、Ⅳ 或 Ⅴ 级)。Clavien Ⅴ 级的并发症(5 名患者,占总患者人数的 0.02%)分别为脓毒症、肺栓塞、心搏骤停、多器官衰竭和致命性心律失常[4]。

感染性并发症

术后即刻并发症最常见的是发热,发生率约为 1.8%。有明确尿路感染的较少见,发生率约为 1.0%,进展为脓毒症

表 27.2　术后早期并发症的预防和处理

并发症	发生率[a]	预防	处理
出血	0.4%	合理的内镜技术	观察 留置输尿管支架
膀胱痉挛	0.4%	避免放置输尿管支架管	拔除输尿管支架 抗胆碱类药物 α 受体阻滞剂
发热	1.8%	尿常规或尿培养阴性 单剂量抗生素	抗生素
泌尿系感染	1.0%	尿常规或尿培养阴性 单剂量抗生素	抗生素
脓毒症	0.3%	尿常规或尿培养阴性 单剂量抗生素	液体复苏 抗生素 细菌培养 影像学检查 感染源控制
静脉血栓栓塞	0.02%	早期下床活动 高危患者的机械或药物性预防	早期识别 抗凝
脑血管病	0.02%	术前医学评估	早期识别
急性心肌梗死	0.01%	术前医学评估	早期识别
死亡	0.02%	术前医学评估	早期识别

(^aAdapted from de la Rosette J, Denstedt J, Geavlete P, et al. The Clinical Research Office of the Endourological Society Ureteroscopy Global Study: indications, complications, and outcomes in 11,885 patients. J Endourol. 2014 Feb;28(2):131-9.)

的情况更少见,发生率为 0.3%。也有脓毒症导致患者死亡的报道[4]。

由于 URS 术后感染性并发症很常见,因此对于泌尿外科医生来说,知道如何预防、识别和治疗这些并发症非常重要。根据指南建议,术前尿常规检查和尿中段尿细菌培养是必要的,菌尿和尿路感染均应在 URS 之前进行充分的抗感染治疗[6-8]。术前单剂量[7,18]抗生素或持续时间少于 24 小时的抗生素通常就足够[19]。抗生素的使用应根据术前培养、该地区的耐药菌谱或指南推荐进行调整。给药时间应反映所选药物的药代动力学,氟喹诺酮类药物要在手术前 120 分钟给药(大多数其他药物为 60 分钟)[8,19]。尽管有这些指南建议[7,19],但最近分析 CROES 研究中的 URS 病例显示,不管是肾结石还是输尿管结石患者,与接受治疗的患者相比,未接受治疗的患者在发热或泌尿系感染方面没有显著差异(发热:1.1% vs 0.5%;尿路感染:0.6% vs 0.4%)[48]。感染性并发症的危险因素包括女性、伴有克罗恩病、抗凝剂的使用、结石负荷较大和 ASA 分级大于 II 级。虽然这项研究确实挑战了目前通用的临床建议,但我们仍然建议在手术开始前单次使用抗生素。

在所有的感染相关并发症中,脓毒症是最可怕的,如果不及早发现,它的死亡率很高[49]。脓毒症是感染的全身反应,严重的脓毒症是脓毒症合并器官功能衰竭或组织灌注不足。早期识别是治疗的关键。因此,所有泌尿科医生都应该熟悉脓毒症的评估和治疗,脓毒症可能在处理梗阻、感染的泌尿系统时发生。目前的指南建议在开始抗感染治疗之前进行初步液体复苏和细菌培养,并行影像学检查以确定可能的感染源,在第一个小时内使用广谱抗生素,并确保进入所有感染可能来源的组织,尽量在 12 小时以内控制感染[49]。在 URS 手术中,如果发现脓毒症,则应立即中止手术,留取标本进行细菌培养,并放置输尿管支架管或经皮肾造瘘术减压。

心肺并发症

心肺并发症是术后早期极罕见的并发症。在最近的 CROES 全球研究关于 URS 的分析中,静脉血栓事件、脑血管意外或短暂性脑缺血发作和急性心肌梗死的发生率分别为 0.02%、0.02% 和 0.01%[4]。虽然罕见,但这些并发症可能是致命性的。因此,预防仍然是最好的办法。对于静脉血栓栓塞事件,指南建议对于风险极低的患者,无需采用常规药物预防或机械预防,而是建议早期下床活动[20]。然而,应考虑个别患者的因素,特别是对风险较高的患者,应强烈考虑药物预防或机械预防。尽管有这些指南推荐,但常规临床实践中仍经常使用间歇性气动加压预防血栓。为了预防心脑血管事件,应该在 URS 前请相关科室医生会诊,通过优化患者的诊疗过程从而管理患者的手术风险。

其他并发症

这些并发症包括出血和膀胱痉挛,两者的发生率均为 0.4%[4]。大多数出血在临床上可能并不严重,因为在 URS 后需要输血的患者极其罕见。出血通常是自限性的,如果不能自行止血,通常也只需留置输尿管支架就可以控制出血。膀胱痉挛可能是一个被低估的并发症,膀胱痉挛可能和手术本身相关,但更多的是与术后留置输尿管支架管有关。为了避免膀胱痉挛,可以不放置输尿管支架管。根据目前的指南,未发生并发症的 URS 术后,可选择不放置输尿管支架[6,7,9]。尽管指南中有这一建议,但在 CROES 研究所有实施 URS 的患者中,超过 80% 的病例还是放置了输尿管支架[4]。如果放置了输尿管支架管,可使用 α 受体拮抗剂和抗胆碱药物减少膀胱痉挛,目前尚不清楚哪一种药物效果更佳,或者联合使用是否更有效[50,51]。

术后晚期并发症

在 CROES 多中心研究中,URS 患者术后 3 个月内的再住院率为 8.4%(表 27.3)。再住院原因主要有腰痛(1.1%)、输尿管支架不适(0.9%)和输尿管梗阻(0.5%)。另外,输尿管狭窄是严重的并发症,通常需要开放或腹腔镜手术治疗。幸运的是,这种晚期并发症非常罕见,报告的发病率仅为 0.3%[4]。

表 27.3   术后晚期并发症的预防和处理

并发症	发生率	预防	处理
再次入院	8.4%	合适的内镜技术	早期识别病变
输尿管狭窄	0.3%	合适的内镜技术	术后影像学检查 内镜下扩张或切开 开放或腹腔镜下手术
输尿管支架管结痂或遗忘	未知	避免留置输尿管支架管 患者指导 输尿管支架管登记	术后影像学检查 内镜下拔除支架管

(ªAdapted from de la Rosette J, Denstedt J, Geavlete P, Keeley F, Matsuda T, Pearle M, et al. The Clinical Research Office of the Endourological Society Ureteroscopy Global Study: indications, complications, and outcomes in 11,885 patients. J Endourol. 2014 Feb;28(2):131-9.)

输尿管狭窄

输尿管狭窄的形成可能是由于黏膜和固有层下损伤导致血管受损、纤维化，最终导致管腔狭窄。损伤发生的机制多种多样，医源性的原因可能有导丝放置、镜子操作、能量误伤、器械插入或结石取出等造成的穿孔，也可能是由于嵌顿性结石本身引起。既往研究发现，嵌顿结石嵌顿部位发生穿孔后的输尿管狭窄发生率为 24%[52]。此外，所有的结石嵌顿时间都超过 2 个月，这表明穿孔和嵌顿时间都是输尿管狭窄形成的危险因素。然而，在最近的研究中，输尿管狭窄的发生率明显降低，仅为 7.8%。结石大小、有无嵌顿、嵌顿持续时间、嵌顿部位或黏膜损伤/穿孔都与输尿管狭窄的形成有关[53]。此外，数据还显示，输尿管狭窄的形成与结石的位置[5]或术前有无留置输尿管支架[31]无关。输尿管软镜的输送鞘似乎也不会增加术后的并发症[26]。尽管文献中有相互矛盾的报道，但预防仍然是最好的办法。因此，应该始终遵循前面讲述的标准、规范的内镜技术，以防止输尿管损伤，从而避免发生输尿管狭窄。

虽然罕见，但及时发现输尿管狭窄很重要，特别是一些没有症状的梗阻的情况。根据目前的指导方法，建议术后进行影像学检查，以明确结石的清除情况和肾积水缓解程度[15]。首先应该进行肾脏超声检查，然后再根据检查结果决定后续检查方式。虽然输尿管狭窄的发生率很低，但狭窄而没有症状的梗阻情况更少见，最近有研究比较了常规进行影像检查和只对有症状的进行影像检查的效价比[54]，结果发现：只在出现症状后才进行检查能为每个患者节省 130 美元，但却面临每 100 名患者最多失去两个肾脏的风险。因此，作者得出结论，常规术后进行影像学检查是合理的，虽然会增加成本，因为它可以避免肾单位的丢失[54]。

确定存在输尿管狭窄后，修复的方法将取决于损伤的位置和程度、医疗条件以及外科医生的经验[40]。输尿管狭窄的内镜治疗一般仅限于治疗无缺血、非放疗导致、良性、长度小于 1.5cm、同侧肾积水较少、肾功能良好、既往无内镜手术失败史的狭窄患者[10]。如果不能选择内镜手术，则可能需要进行开放或腹腔镜手术修复。手术方式包括简单的输尿管膀胱再植术、膀胱腰大肌悬吊术或膀胱 Boari 肌瓣、回肠代输尿管、自体肾移植，以及肾切除术——这是不得已的做法，但目前较少选择该术式[40]。

输尿管支架遗忘

输尿管支架留置的最佳时间应该是对患者安全的最短时间。输尿管支架本身也会引起并发症，包括刺激性排尿症状、感染、血尿、移位、产生石痂、梗阻和肾单位丢失等[55]。一项研究分析了结痂的形成时间，发现结痂形成率在输尿管支架留置小于 6 周、6~12 周和大于 12 周分别为 9.2%、47.5% 和 76.3%[56]。即使在放置不到 3 个月的支架中，也有 30% 的管腔堵塞率，但临床上梗阻的发生率仅为 4%。因此，为了完全消除支架相关并发症的发生，应按照目前指南的建议，常规 URS 后不放置输尿管支架[6,7,9]。但是，如果放置了输尿管支架，需要对患者进行随访并保证及时拔除输尿管支架。此外，对输尿管支架进行登记对于确保及时随访和提醒医院人员也有一定价值。患者依从性差是一个比较普遍的危险因素[55]，这些患者在随访中应该格外关注。

当输尿管支架结痂后，取出通常比较复杂，需多次内镜手术[55,57,58]。但是，在取出输尿管支架之前，建议对患者进行 CT 检查，以确定石痂对近端和远端卷曲的影响程度[57]。一旦明确了结石负荷，就应该首先处理远端弯曲段的结石，通常通过膀胱镜进行碎石。一旦尾段石痂处理后，近端的卷曲就可以处理了。URS 和经皮肾都可选择，选择何种方式取决于 URS 与结痂的支架能否在同时置于输尿管中以及需要清除结石的负荷。

结论

虽然 URS 的适应证越来越广，但并发症越来越少，发生的并发症也是轻微的，通常都可以保守治疗。为了将并发症的发生率降到最低，正确的患者选择、病例准备和良好的内镜技术都是至关重要的。当术中并发症发生时，应及早识别，然后进行适当的处理，通常是中止手术和放置输尿管支架。术后早期和晚期并发症虽然很少见，但可能比较严重，特别是感染和狭窄，因此手术后有必要进行定期随访。

（明少雄 译）

参考文献及自测题

第 28 章 经皮肾手术并发症

DANIEL WOLLIN and OJAS SHAH

要 点

1. 出血是经皮肾手术(PRS)最常见的并发症,可发生在术中或术后。通常都是保守治疗,必要时需要进行输血;如果遇到更严重的出血,可能需要进行血管栓塞或开放手术探查。

2. 对于术后迟发性出血的患者,应高度怀疑动静脉瘘或假性动脉瘤;虽然保守治疗失败的患者应该进行血管造影和选择性栓塞治疗,但大多数情况下这种并发症是可以保守处理的。

3. 如果肾镜检查发现肾周或肾窦脂肪,应怀疑集合系统穿孔;一旦发现穿孔,应留置肾造瘘管后终止手术。

4. 肿瘤种植是经皮肾尿路上皮癌切除术的一种潜在但罕见的并发症;通过选择低级别、非侵袭性肿瘤的合适患者,可以将风险降至最低。

5. 肺和胸膜是最有可能受到损伤的肾周结构;建议在 PRS 手术结束时行胸部透视检查,以排除明显的胸腔积液或气胸;除非患者出现肺部损伤的迹象,否则术后不需要进行胸部 X 线检查。

6. 结肠损伤风险较高的患者包括先天畸形如马蹄形肾、结肠扩张患者,或以前有结肠手术史的患者。

7. 在病情稳定的结肠穿孔患者中,治疗方法是将肾造瘘管退回至结肠,放置输尿管支架管和导尿管,并使用广谱抗生素、给予低残渣饮食,大部分患者可通过这种方法治愈。

8. 术前尿培养阴性不能预测结石或肾盂尿培养阴性;如果明确有感染或怀疑有感染(鸟粪石、碳酸磷灰石),建议患者在手术前 1 周开始使用抗生素(氟喹诺酮、呋喃妥因)。很少有研究推荐术后长期使用抗生素。

9. PRS 可以采用多种体位,每个体位都有不同的优点和缺点。无论选择什么样的体位,所有受力点都应该铺上软垫,且要避免关节过度屈伸,这都可以减少与体位相关的损伤风险。

10. PRS 对肾功能的影响很小;许多接受经皮肾镜取石术(PCNL)的患者,尤其是鹿角形结石患者,其肾功能随着时间的推移而恶化,这很可能是由结石引起的。

经皮肾手术(percutaneous renal surgery,PRS)通常用于治疗各种泌尿系统疾病,从结石到上尿路上皮癌。尽管手术经验不断增加、技术不断进步,但并发症仍然可能发生。及时发现并发症并及时治疗可将影响降到最低。本章回顾了在 PRS 围手术期可能发生的并发症,并提出诊断、治疗和预防措施。

出血

术中出血

接受 PRS 治疗的患者有较高的术中出血和输血的危险。不同时期的输血率为 1%~34% 不等[1-7]。有几个因素已被证明与输血风险的增加有关,这些因素包括手术技术、外科医生经验、术前贫血、高龄患者、结石表面积增加以及需多通道者[4,6,8]。术中并发症如盏颈撕裂或肾盂壁撕裂被证明可显著增加失血量。其他可预测增加 PRS 期间失血的因素包括糖尿病、较长的手术时间和较厚的肾实质厚度[6,8]。

适当的术前检查是降低术中出血风险的必要措施。围手术期抗凝是一个存在争议的话题,应该在适当的时间内停用抗凝剂,使得抗凝剂的药效尽可能消退。然而,随着抗凝药物使用人群的增加,目前正在进行研究来评估使用抗凝药物进行 PRS 的安全性。已有证据表明,一些药物如阿司匹林不一定需要停用,虽然他们在围手术期都停用了。有研究对 321 名患者进行了回顾性分析,结果显示围手术期使用阿司匹林并不增加出血发生率[9]。虽然目前尚无关于这些药物的管理指南,但适当的停药和其他抗凝治疗的替代使用可使 PRS 不增加出血或血栓栓塞并发症[10,11]。有研究评估了在静脉血栓栓塞事件风险极高的患者中放置可移除的下腔静脉滤器的围手术期安全性和有效性,完全停用这些药物,未发生出血和血栓事件,但这种办法对患者来说,不是一个令人满意的选择[12]。

手术技术是一个可变的危险因素,如果遵循一定的原则,可以降低严重出血的风险。对于俯卧位手术,应该从后组肾盏穹窿部进入集合系统。这样可避免损伤穹窿部附近的血管,而且还应该选择能够最直接接触到目标结石的后组肾盏[13]。通道建立后,扩张时只能到集合系统的边缘,注意不要在内侧扩张太深,否则会增加肾盂壁撕裂和肾门血管损伤的风险。有文献报道,肾盂穿孔是严重失血的危险因素[4]。

不同扩张方法对失血的影响目前尚有争议。有研究发现,与筋膜系列扩张器相比,使用球囊扩张器失血更少、输血率更低[14]。最近,腔道泌尿外科协会经皮肾镜取石术研究小组发现球囊扩张和更粗的扩张鞘与出血和输血风险增加相关,尽管多因素分析中只有扩张器尺寸仍然有相关性[15]。另一项研究表明,金属系列扩张器的失血量明显大于球囊扩张器或筋膜扩张器[6]。还有研究报道筋膜系列扩张器与球囊扩张相比失血量更大[8]。然而,另外一项研究报告了 300 例使用金属扩张器扩张的患者,没有一例需要输血[16];还有

研究报道,在各种扩张方法中,包括使用 25F 或 30F 筋膜扩张器扩张,在失血方面没有差异[4,17,18]。通道建立和扩张的技术还在进一步研究中,包括一种利用等离子双极汽化肾组织来建立通道的方法,该方法在减少手术失血量方面是安全有效的[19]。

通道建立和扩张完成后,需放置工作鞘。通道和鞘的大小可能是出血最大的危险因素之一,无论多大的通道,都必须时刻注意保持鞘在集合系统内,以限制肾实质出血[20]。刚性器械通过工作鞘时,过度的撬动可能损伤肾实质和血管,因此术中应尽量避免。学者建议采用软性肾镜或建立另外的经皮肾通道[21]。研究报道:建立多通道或使用可弯曲器械降低了 PCNL 治疗鹿角形结石的患者的输血率。在合适的肾盏建立通道,或在必要时建立多个通道,可减少失血量和并发症发生率[22-24]。通过鞘清除石头碎片时也须小心,因为不规则的碎片会撕裂外鞘,继续操作可能会导致大量出血[25]。

当通道建立和鞘放置到位后,有一些出血也是比较常见的。但是,当出血严重影响手术视野时,应采取一定措施。首先,手术医生应该评估工作鞘的位置,如果鞘的尖端已经缩回肾实质,那么简单地将工作鞘重新放回集合系统内就可以改善出血。如果这种手法不能改善出血,或者工作鞘开始位置是正常的,那么就需要采取其他的干预措施。用 30F 的扩张球囊在通道中压迫 10~20 分钟,随后放置一根粗的肾造瘘管(24~28F),通常可以控制出血。如果仍有出血,可以夹闭肾造瘘管 2~3 小时,使血液凝固并压迫出血血管,甘露醇可引起肾包膜内的肾肿胀来加速这一过程,这可能有助于压迫肾造瘘通道内的血管[4,26]。如果患者没有持续出血的迹象,则可打开肾造瘘管引流。

如果这些操作还不能止血,则可以在皮肾通道内置入一个专门的肾造瘘管[27]。这个造瘘管有一球囊可充气,同时还可引流尿液。肾造瘘管气囊通常充气 2~4 天。上述措施通常能有效控制皮肾通道周围血管的出血。肾静脉损伤也可能引起严重出血,这种出血可以用压迫的方法加以控制。有研究报告了 4 例肾静脉损伤的并发症患者通过在静脉损伤点用充气球囊导管成功处理[28]。此外,还有研究报道了一种"三明治"方法止血成功的经验,即留置两根肾造瘘管,一根是放入集合系统内充气的球囊,另一根在通道内皮下;在球囊之间的区域注射止血剂,止血效果良好[29]。当这些措施都无效时,或者怀疑有重大的动脉损伤时,应立即进行肾动脉造影和选择性栓塞。

顺行肾盂切开术

行经皮肾盂内切开术时切开肾盂输尿管连接部(UPJ),有一定的出血风险。有研究报道了系列顺行肾盂内切开术的病例,其输血率为 1.3%[30]。对于继发性 UPJ 梗阻或异位肾脏的患者,建议术前使用 CT 或磁共振血管成像(MRI)来了解血管解剖,还有学者建议使用腔内超声[31,32]。Hendrikx 及其同事报告了腔内超声的使用经验,结果发现超声发现的交叉血管发现率比 CT 血管造影高 15%,并得出结论,使用超声能更好地预防出血[32]。当 UPJ 切开引起大出血时,应

将 24F 球囊充盈置于该区域并压迫 10 分钟。如果球囊放空后出血仍无法止住，或患者血流动力学变得不稳定，应该进行肾动脉造影检查和选择性栓塞。少数情况下，上述措施还不能够成功止血，可能需要开放手术探查并行肾切除术。

无管化经皮肾手术

在过去的 10 年里，无管化 PRS 变得更加普遍。无管化 PRS 的优点是疼痛减轻，恢复更快，住院时间缩短[33,34]。据报道，无管化 PRS 的输血率约为 5%，而结石清除率在 83%~93% 之间[33,35,36]。尽管在肋骨上通路和较大结石负荷的患者中，PRS 均已获得成功，但在手术结束时存在持续出血的患者应该留一根肾造瘘管来控制和监测出血情况[33,36,37]。

一些技术也已经应用于无管化 PRS，以最大限度地减少出血和输血风险。Jou 和他的同事报道了沿皮肾通道和集合系统内对出血点进行电灼的经验[38]。结果发现：这种方法可显著降低输血率；33.7% 的患者皮肾通道未见明显出血，且不留置肾造瘘管。当存在持续出血时，该研究还是建议留置肾造瘘管。

止血纤维蛋白胶可喷洒在皮肾通道上以帮助止血。Shah 及其同事报道了蛋白加热密封胶的使用情况[39]，研究中前瞻性地比较了在手术结束时使用蛋白加热密封胶和没有使用蛋白加热密封凝胶的无管化 PRS 手术患者。结果发现，两组之间的血细胞比容变化没有显著差异，其他研究结果也基本一致[40]。但在一项关于通道闭合方法的小型前瞻性试验显示，接受明胶基质止血密封剂的患者术后疼痛初期增加[41]。此外，必须注意避免将蛋白密封剂注入集合系统中，因为其可能形成固体凝块，引起集合系统梗阻[42]。总而言之，这些药物是安全的，但成本很高，且没有明显获益[43]。

术后出血

术后前几周患者仍然有发生大出血的风险[5,7,44]。大多数术后出血的患者可以保守治疗，但约 1% 的患者需要微创治疗[5,7,14,44]。如果患者出血时肾造瘘管仍然在位，可以采

用上述讨论的措施，需要注意的是，大直径肾造瘘管（>18F）的出血并发症要比小直径造瘘管低[45]。如果在拔除肾造瘘管时出现大出血，应在透视下放置大直径肾造瘘管进行填塞压迫，放置了肾造瘘管后，则应将其夹闭，并让患者卧床休息，必要时给予输血。对于需要持续输血或血流动力学不稳定的患者，应进行肾动脉造影并进行选择性血管栓塞。

延迟出血通常发生在术后 1~3 周[5,7,44]。对这些患者进行血管造影检查发现，最常见的出血原因是节段动脉破裂、动静脉畸形、假性动脉瘤和动静脉瘘[1-3,5,7,46]。选择性栓塞术治疗这些情况效果良好（图 28.1）。在造影和栓塞时，必须拔除肾造瘘管，以便定位出血位置。如果肾血管造影栓塞不成功，则可能需要进行开放手术，以进行血管修复或肾切除术。El-Nahas 及其同事报道了 10 余年共 2 909 例患者（3 878 例 PCNL 手术）中的 39 例（1.3%）严重围手术期出血需要进行肾动脉造影和栓塞治疗的患者情况[7]；这些患者中有 29 例在出院前出现严重出血，其余 10 例患者出院后平均 6.3 天出现出血；肾动脉造影和选择性栓塞术成功治疗了 39 例患者中的 36 例，其他 3 例患者行开腹探查，其中 1 例行肾切除术。研究发现：上盏穿刺、孤立肾、鹿角型结石、多次穿刺和术者经验不足都是严重出血的重要危险因素。在另一个研究中，Srivastava 认为结石大小是唯一可预测严重血管相关并发症的危险因素。还有研究表明，无管化手术也与术后出血相关[47]。

Kessaris 及其同事报道，在 10 余年间接受 PRS 治疗的 2 200 例患者中，17 例（0.8%）患者需要进行肾动脉造影和栓塞治疗严重出血[44]。这些患者中出血有 24% 在术后即刻（<24 小时）发生，41% 在术后早期（2~7 天）和 35% 在术后晚期（>7 天）发生；使用线圈、可吸收的明胶海绵或铂微线圈进行超选择性或选择性血管造影栓塞术均可取得良好疗效；该研究报告的 17 例选择性或超选择性栓塞术患者中 15 例取得成功[44,46]。血管栓塞术的失败与经皮肾穿刺部位的数目、造影术中发现有两个以上出血部位以及仅使用明胶海绵有关[48]。

PRS 术后围手术期出血的另一原因是肾周出血（图 28.2），当发现血常规血红蛋白减少但肾造瘘管和膀胱均引出清亮

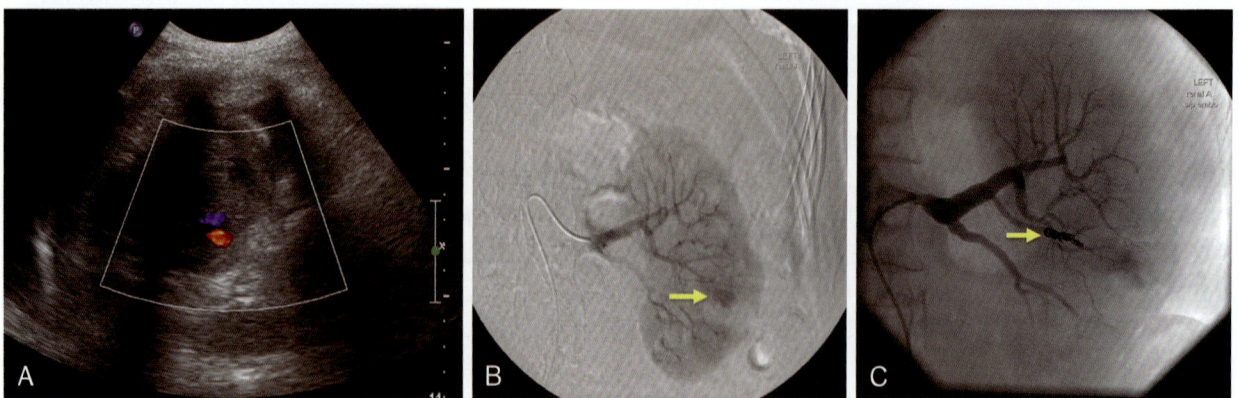

图 28.1　假性动脉瘤和血管损伤需要选择性血管栓塞。A. 肾脏超声检查显示血管病变的"阴阳"征。B. 肾血管造影显示肾中极血管假性动脉瘤（箭头）。C. 选择性栓塞假性动脉瘤，可见栓塞所使用的弹簧圈（箭头）(B, C courtesy of Dr. Brian Eisner.)

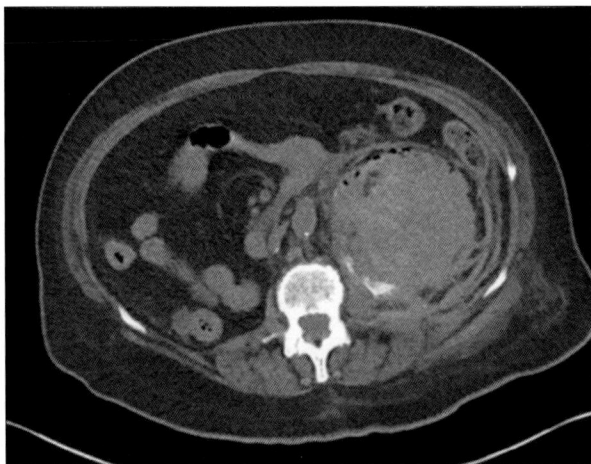

图 28.2　放射透视下尝试经皮肾造瘘管置入后左肾周和被膜下血肿

尿液的患者应怀疑发生这种并发症。这种情况通常发生在通道建立困难或肾实质较薄的患者中,肾外发生出血不进入集合系统。工作鞘位置位于肾实质外是另一个可能的原因。

另一种潜在的风险是冲击波碎石术后随后进行二期 PCNL 的"三明治疗法"。在这些情况下,进一步的通道和集合系统内操作可能会加剧由冲击波碎石术引起的包膜下或肾周出血。怀疑有这种情况的患者应进行 CT 检查,一般可通过监测血红蛋白、定期体格检查、血流动力学参数和必要时的影像学检查来保守治疗,因为出血通常局限于腹膜后间隙;必要时可进行输血治疗;如果持续出血、血流动力学不稳定,则需要进行手术探查,当然,这种情况极少见。

集合系统损伤

穿孔和外渗

PRS 手术中任何时间都可能发生集合系统穿孔(**图 28.3**)。穿孔后工作鞘位于集合系统外时,大量的流体会外渗。此外,诸如微通道经皮肾镜碎石术等新的手术方法,可能会导致肾盂压力显著升高,从而导致穿孔[49]。Lee 等报道 582 例 PCNL 患者中,7% 发生了穿孔和外渗[50]。如果能看到肾周或肾窦脂肪以及其他周围结构,或者患者的腰腹部出现膨隆,则应怀疑穿孔;大量的液体会迅速积聚在腹膜后间隙或腹腔中(不常见);在手术过程中,这些液体可能会导致患者通气困难,液体吸收后继发电解质紊乱、血流动力学异常以及术后肠梗阻[51]。

如果患者伴有呼吸窘迫、逾期未自发缓解的肠梗阻或怀疑积液伴有感染,则需要 CT 或超声引导下经皮穿刺引流。术中确认穿孔后,应考虑及时终止手术。如果手术接近完成,且患者情况稳定,可以用低流量灌注下继续完成手术;继续进行手术会出现结石移动到集合系统外以及经皮切除

尿路上皮癌期间肿瘤细胞播散,这两种情况都将在本章后续部分讨论。手术结束后,应留置肾造瘘管。大多数穿孔可在 72 小时内愈合,但应谨慎地观察 7 天,并通过肾造瘘管行顺行造影检查,以确认穿孔是否愈合,待穿孔愈合后再进行结石清除或肿瘤切除手术。极少数情况下,可能需要进行开放手术修复或肾切除术[50,52]。通过术中注意通道建立和扩张技术(例如防止将工作鞘置于球囊或扩张器之外、避免通过狭窄的漏斗部置入工作鞘)、注意将工作鞘保持在集合系统中、碎石过程保持视野清晰、透视监视下放置和拔除肾造瘘管等方法可减少穿孔的发生。

输尿管撕脱

输尿管撕脱是 PRS 极为罕见的并发症。它通常是由于试图用套石篮将较大的嵌顿输尿管结石套出而引起的,但也可能在 UPJ 的扩张、切开以及肿瘤切除而发生[50,53]。此外,进行顺行输尿管镜检查时输尿管镜进镜过程中,可能会发生输尿管损伤,但极其少见(通常发生在预先未留置输尿管支架管或者输尿管较狭窄的患者中)。输尿管镜的近端轴的直径大于头端,因此近端轴在输尿管中可能很紧;退出输尿管镜时,输尿管组织会黏附在镜上,并可能在输尿管被镜子"抱住"的区域造成损伤。如果发生这种情况,则需要非常轻柔地退镜,并且通过镜子内通道或在输尿管下方邻近镜子的方向注入润滑剂,通常可以安全地退出输尿管镜。如果输尿管镜向输尿管远端进镜治疗结石时,如果较大的结石碎片或大量的结石碎片留在输尿管镜附近,理论上也可能发生这种情况。退出输尿管镜时,输尿管与这些结石碎片的摩擦会产生阻力,因此需要格外小心,轻柔地退出输尿管镜以避免造成撕脱性损伤。

一旦发生这种情况,要求立即进行开放手术探查,但必要时可以先留置肾造瘘管作为临时过渡,使患者情况比较稳定。如果肾造瘘术不能充分引流患肾尿液,则有时需要经皮放置引流管于尿性囊肿中。通过将结石击成足够小的碎片、合适的腔内肾盂切开术、腔内输尿管切开术以及其他切除技术,可以避免这种并发症。此外,当输尿管狭窄而镜子无法进入时,可以进行扩张,或者留置输尿管支架管被动扩张后,再进行二期手术。

结石碎片移到肾和输尿管外

肾脏和输尿管外结石碎片一般不会有任何后果,只要尿液和结石无感染且距离集合系统和输尿管足够远,不会引起输尿管周围炎症及随后形成的狭窄(**图 28.4**)[54,55]。文献中也有结石碎片移动到腹膜内的报道,为了防止进一步的腹腔内并发症,成功地进行了开放手术清除结石。在大多数情况下,不应该尝试进行内镜下取出,因为这可能会加大穿孔面积。避免集合系统穿孔,如果已发生穿孔,及时识别并中止手术,以及应用适当的结石清除技术,以最大程度地减少这种并发症的发生。

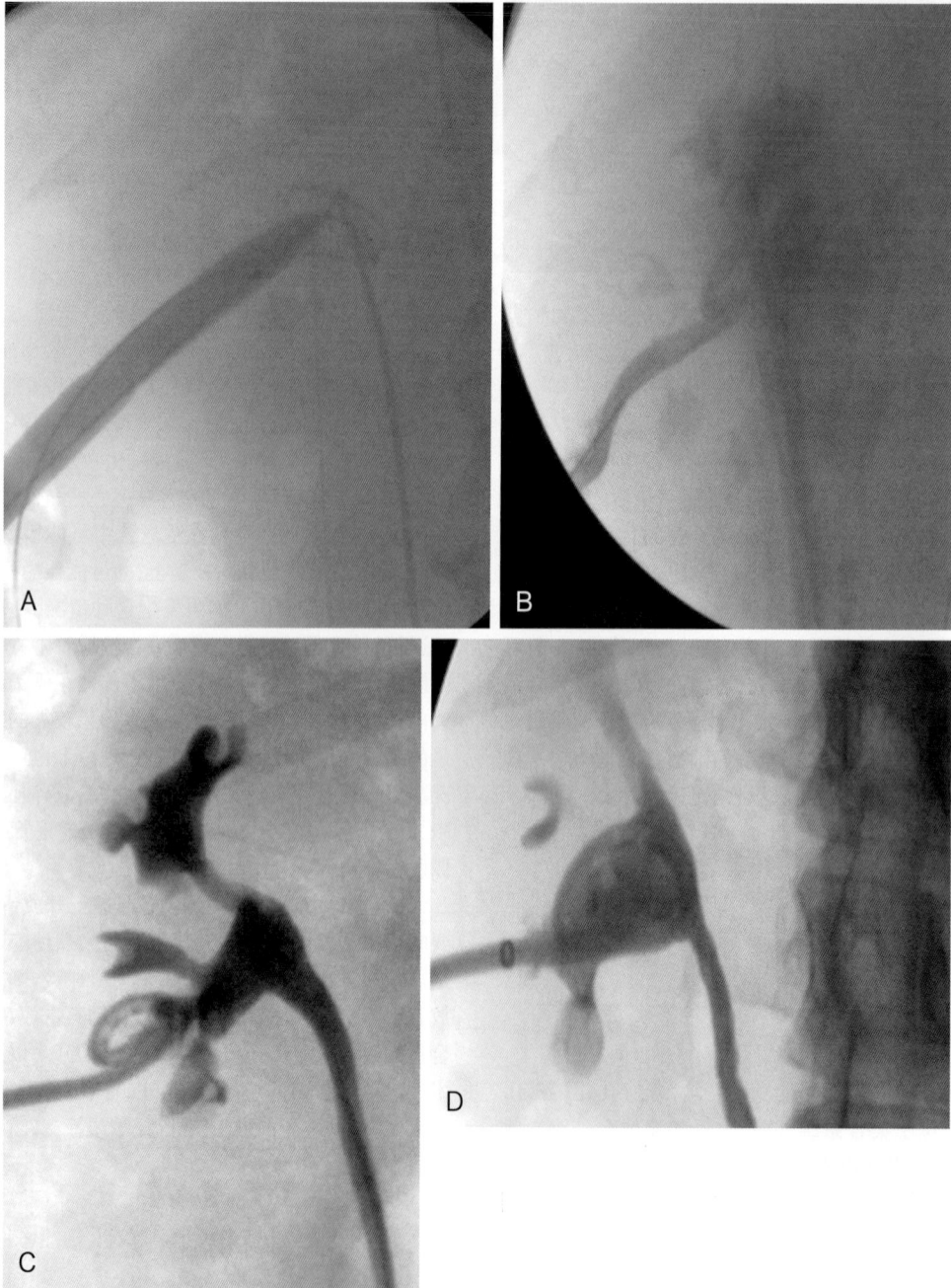

图 28.3 肾盂损伤或穿孔伴外渗。A. 沿导丝用球囊扩张建立通道。B. 术中发现穿孔,造影显示有外渗。C. 术后 36 小时造影示肾盂愈合。D. 拔除肾造瘘管后 1 周,肾造影显示渗出完全消失
(Courtesy of Dr. Brian Eisner.)

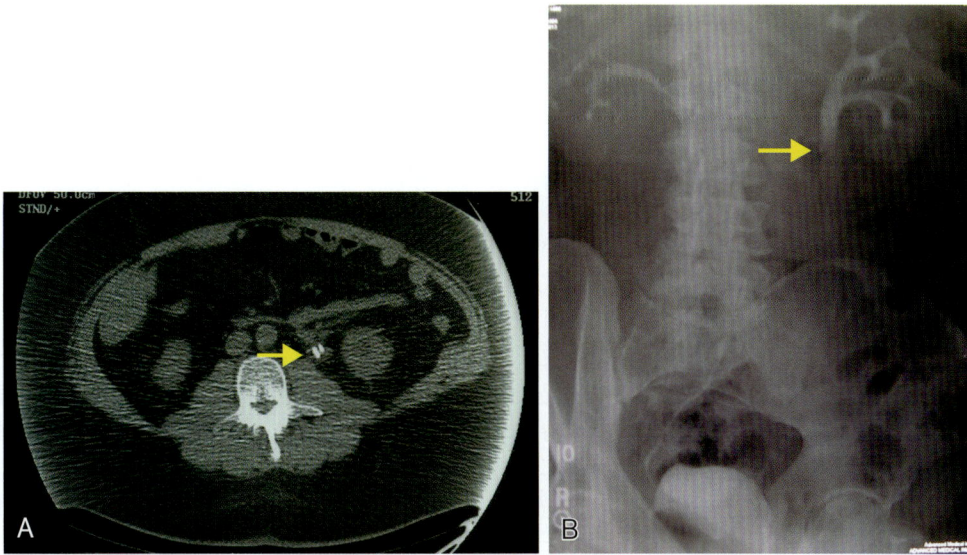

图 28.4 左侧输尿管外结石。A. 术后 CT 显示输尿管近端有一结石碎片 (箭头),邻近输尿管支架。B. 术后静脉肾盂造影显示结石碎片位于左侧输尿管近端,造成轻度外周压迫 (箭头),但远端无明显肾积水和造影剂外渗 (Courtesy of Dr. Joshua Wein and Dr. Rupa Patel.)

狭窄

PRS 后狭窄的发生很少见,发生率 <1%。最常见的狭窄部分是输尿管近端和 UPJ[1,2]。结石嵌顿后继发的炎症反应、碎石过程中的损伤、输尿管周围尿外渗或结石外移都会引起狭窄。有皮肤尿流改道病史并用 PRS 治疗近端输尿管结石的患者,由于继发于感染或者其他局部因素的强烈炎症反应 (闭塞性肾盂肾炎),导致发生狭窄的风险更高[57]。输尿管狭窄可能是无症状的,对行 PRS 的患者应常规进行评估并进行术后影像检查[58]。PRS 后发生的大多数输尿管狭窄可以采用腔内手术进行治疗,前提是狭窄<1cm 并且未接受放疗。但是,对于狭窄范围较大的患者或腔内手术治疗失败的患者,可能需要开放或腹腔镜手术进行重建。

盏颈狭窄

盏颈狭窄是一种罕见的并发症,可在 PRS 后发生[2,59,60]。Parsons 等报道了 PCNL 后盏颈狭窄的发生率为 2%[61];研究还发现手术时间长、结石负荷较大需要多次手术以及术后肾造瘘管留置时间较长都是发生盏颈狭窄的独立危险因素;该研究还推测,加重局部炎症的可能因素包括长时间使用器械或使用高能量碎石。盏颈狭窄通常在 PRS 后的第一年发现。Goel 等报道了一例盏颈闭锁患者的情况,该病例在 PRS 后 2 周出现发热、上极梗阻,静脉肾盂造影上看不到该肾盏的形态[62];后来该患者进行了肾造瘘术,最后顺行用钬激光建立新的漏斗通道。对于盏颈狭窄,应通过腔道内镜手术进行治疗,当腔内途径不成功时,可进行开放手术。对于无症状且肾功能无影响的患者,可以选择密切观察。

异物残留

用于经皮肾手术的设备可能会在肾脏集合系统中破裂,这种情况可能发生在手术的任何阶段,包括术后出血行肾动脉造影和选择性栓塞过程中[63]。Lynch 等报告了一例患者在通道扩张过程中塑料手术巾被误弄进集合系统中,而 Kaba 等报道了一例患者透视下发现 2cm 的输尿管导管碎片移动到左肺内,可能是通过血管循环进入的[64,65]。在手术过程中和手术结束时应仔细检查设备,确保没有损坏或缺失。应该尽最大努力去找到并清除异物,因为其会起到类似核一样的作用,导致周围结石形成、感染或肾脏内肉芽肿反应。

通常可以在刚性或软性肾镜下用抓钳或套石篮取出异物。如果异物不透射线,可在 X 线透视下清除异物。如果是在拔除肾造瘘管后发现异物,可以通过逆行输尿管镜手术取出;但如果失败,则可能还是需要经皮肾镜下取。在器械老化之前更换器械可以减少这种并发症;小心操纵导丝、激光光纤及其他碎石设备、套石篮和引流管也可以使这种并发症的发生率降至最低。术后,由于纤维和炎性组织的向内生长,肾造瘘管的头端可能会被截留在集合系统中。如果发生这种情况,可以在逆行输尿管镜或经皮肾镜下取出该组织和异物[66]。

肿瘤播散

肾造瘘管通道的肿瘤播种是经皮肾切除尿路上皮癌的潜在但罕见的并发症。已有报道切除低分化肿瘤术后肿瘤原位浸润性生长的情况[67]。更常见的是,其和尿路上皮癌患者泌尿系梗阻后的经皮肾穿刺引流术有关[68-70]。不少行经皮肾肿瘤切除的研究均无长期随访的证据[71-74]。通过选择低级别、非侵袭性肿瘤的合适患者,可以最大程度地减少这种并发症。术中应特别注意保持工作鞘的正确位置,保持低压灌注,选择合适大小的肾造瘘管以保持低压引流,同时尽可能缩短手术时间。

肾皮肤瘘

　　PRS 后极少发生肾皮肤瘘窦道形成[75]。其形成通常是由于输尿管水肿、结石、血块或狭窄导致输尿管远端梗阻引起的。目前已经有泌尿生殖系结核患者发生迟发性肾皮肤瘘的情况[76]。尽管一般来说不需要使用纤维蛋白胶来促进瘘管的愈合,但有应用的报道。通过放置输尿管支架或清除结石缓解远端梗阻一般可使瘘管闭合,同时无需在瘘管部位进行其他治疗[77]。

能量造成的损害

　　碎石术和消融性能量在设计等方面的不断进步有助于 PRS 的开展。虽然这些进展提高了疗效和安全性,但不应低估与能量相关的并发症发生的可能。能量引起的体内损伤范围可以比较轻微,但也可能比较广泛。为了避免这些并发症,在使用每种能量之前,外科医生应全面了解其性能和用法。

　　超声碎石术是 PCNL 常用的能量碎石技术[53]。该设备可能会发生集合系统或输尿管穿孔的情况,特别是如果探杆对组织施加过大的压力时。探杆可能被碎屑堵塞,从而导致过热,引起热伤害。如前所述,碎石设备还可能会折断。也有超声碎石探杆的头端折断并迁移到左肺动脉的个案报道[78]。

　　由于开发了具有更高安全性的新型设备,PCNL 很少使用液电进行碎石[79]。与液电碎石术相关的最常见并发症是集合系统穿孔和出血,处理方法如前所述。

　　钬激光常常用于碎石、狭窄切开以及上尿路肿瘤消融。尽管已证明激光具有良好的安全性,但有时仍然会发生并发症[80];包括出血,集合系统穿孔和热损伤等。有研究报道,激光产生的热量会与氢气相互作用,并会在集合系统中产生爆炸,从而导致穿孔和出血[81]。术中可以通过谨慎的技术以及适当的能量设置来最大程度地减少并发症,但能量设置目前尚未标准化。PCNL 期间通常能量设定范围为 0.5~3.0J 和 6~30Hz;一项研究表明,较高的能量设定与损伤风险增加有关,因为发现 6/38 患者出现近端输尿管术后狭窄[82]。

　　PCNL 有时也使用气动碎石和混合设备碎石(气动和超声)[83-85]。这些设备也存在较小的穿孔和出血风险。

　　PRS 期间使用电灼和电切除术来切除肿瘤并控制出血。患者应确保接地线以防止灼伤。仅使用非导电材料与集合系统和输尿管接触,以防止可能导致热伤害的电流散布。与相邻血管结构保持正确的方向可以最大程度地减少出血风险。进行电灼或电切术时,通常使用无菌甘氨酸作为冲洗液,这伴有液体吸收和继发性低钠血症的风险。保持最低的灌注压并限制手术时间可以最大程度地降低这种风险。可以将双极电外科器械与无菌生理盐水冲洗一起使用,从而降低液体吸收引起的低钠血症的风险。

邻近脏器损伤

肺和胸膜

　　肺和胸膜是 PRS 期间最容易损伤的肾周结构[1,2]。据报道胸腔内并发症的发生率为 0.3%~15.3%[86-90];这些并发症包括气胸、胸膜积液、血胸和肾胸膜瘘(图 28.5)。与肋缘下入路相比,这些并发症在肋缘上入路更常见[86,88,89,91]。Hopper 等人的研究中,随机抽取了 43 名患者在最大吸气和呼气时进行 CT 成像,并进行预测,结果发现,在最大呼气量时,通过第 11 肋缘上入路,右侧和左侧胸膜及肺部损伤的概

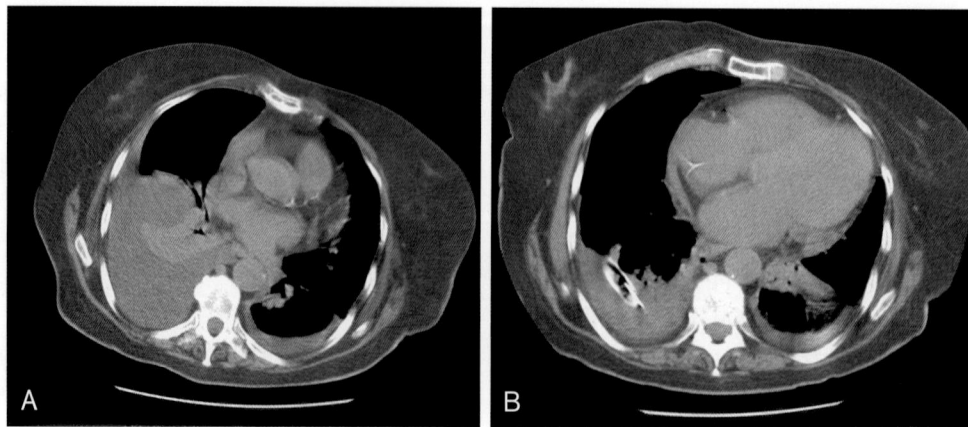

图 28.5　胸腔积液。A. 胸部 CT 显示右侧胸腔积液。B. 胸腔积液采用胸腔闭式引流 (Courtesy of Dr. Dean Assimos.)

率分别为 86% 和 79%[92]。研究还发现，通过第 12 肋缘上入路，右侧和左侧胸膜和肺损伤的概率为 29% 和 14%。该研究中的发生率均显著高于临床实践，既往临床研究报告的肋缘上入路损伤发生率在 3.3%~15.3%，尽管有一个研究报道肋缘上入路的 4 例患者中有 3 例发生了胸腔积液[86-88]。

Munver 等分析了他们在 PRS 时肋缘上入路的经验[89]。所有患者的 300 个通道中，有 98 个（32.6%）位于肋缘上，其中 73.5% 位于第 12 肋缘上，26.5% 位于第 11 肋缘上。肋缘上入路总的并发症发生率为 16.3%（第 11 肋上，34.6%；第 12 肋上，9.7%），显著高于肋缘下入路的 4.5%。该研究中，八种胸腔内并发症中的七种发生在肋缘上入路，包括六种在第 11 肋缘上入路时发生的并发症。在最近的一系列研究中，Lojanapiwat 等报道，第 12 肋缘上入路比肋缘下入路胸腔积液的发生率显著增高（15.3% vs 1.4%），但 El-Karamany 等报道的肋缘上入路的胸膜积液的发生率为 10%[88,93]。

研究表明，不同的手术体位可能会改变胸膜损伤的风险，俯卧位可以使肾脏向下移位，从而减少肋骨上方通道的需要[94]。此外，仰卧位时，当对肺进行鼓气使肾脏移位时，可以在肋下穿刺上盏，从而避免了可能的胸腔内损伤[95]。

如果肋上通道损伤了壁层胸膜，则应使用工作鞘，以阻止液体和空气进入胸膜腔。建议在 PRS 手术结束时进行常规的术中胸部透视检查，以评估是否存在明显的胸腔积液或气胸，如果透视结果正常且患者无肺部损伤迹象，则术后不需要进行常规的胸片检查[96]。在呼气阶段和吸气阶段，可以使用冠状位、矢状位 CT 和三维重建进行术前计划，以避免胸腔内并发症[97]。

术后经常可见到观察到胸腔容量小、无症状胸腔积液或气胸患者。当患者出现肺部损伤或呼吸变得不稳定时，可能需要进行胸腔闭式引流，尽管最近的研究表明小切口的胸腔引流管可能与传统胸腔管一样好[98]。鸟粪石结石患者 PRS 术后，如果发生胸腔积液，应放置胸管，以防止感染的冲洗液和尿液引起脓胸。如果上述干预措施失败或出现复杂的胸腔积液或脓胸，则需要进行胸腔镜检查或正式开胸手术，但这种情况比较少见[99]。

肾胸膜瘘可以在术中、术后即刻或术后 1~2 周出现。术后即刻，尽管进行了胸腔闭式引流，但胸腔积液仍持续存在，就要怀疑出现了这种并发症。接受过 PRS 且出现呼吸急促无论有无腰痛症状的患者都应怀疑出现了迟发性肾胸膜瘘。最好是进行逆行肾盂造影来进行诊断。治疗措施包括通过胸腔闭式引流排空胸腔积液，并通过输尿管支架或肾造瘘管引流肾脏尿液[91]。

肋间血管可在肋上入路时被撕裂，导致胸腔积血。如果发生这种情况，可能需要进行胸腔引流和开胸术。为了将风险降到最低，应在肋骨上方直接进入以避开肋间血管。

结肠

结肠穿孔是 PRS 的一种罕见并发症，报道发生率不到 1%[50,53,100-102]。这种低发病率的可能原因是结肠很少位于肾后。Hadar 等通过 CT 检查分析了肾脏与结肠的关系，发现结石患者肾后结肠的发生率大概 0.6%[103,104]。结肠损伤高风险的患者包括先天性解剖异常的患者，如马蹄肾和其他形式的肾融合和异位，以及因空肠回肠旁路术、部分回肠旁路术、神经损伤等导致的结肠扩张。其他可能的危险因素包括下极穿刺、左侧手术、既往结肠手术史、年龄较大和女性[100,105]。El-Nahas 等回顾了他们 5 039 例 PCNL 手术的经验，并尝试总结结肠穿孔的危险因素[101]；所有患者中共发现 15 例结肠穿孔（0.3%）。多因素分析确定其中重要危险因素是老龄患者和马蹄肾患者。

尽管有学者提出仰卧位 PCNL 是结肠损伤的危险因素，但目前文献数据表明仰卧位 PCNL 中结肠损伤的比例与俯卧位相似（0.5%）[106]。建议 PRS 术前进行 CT 扫描，大多数情况下都可以检查出肾后结肠，并且 CT 可用于指导这些患者的经皮肾穿刺[107]。但有一点，患者常常俯卧位进行经皮穿刺，这时术前的仰卧位 CT 在 PRS 规划中的实用性就需要评估。Chalasani 等让患者术前进行了俯卧位 CT 扫描，结果发现肾后结肠的发生率增加（265 个肾脏中的 16.2%），明显高于先前对肾后结肠发生率的估计，表明术前俯卧位 CT 有助于手术计划的制定[108]。

结肠穿孔的早期识别和诊断至关重要。当诊断或治疗延迟时，可能会发生严重的感染相关并发症。结肠穿孔的迹象包括气体或残渣物质通过肾造瘘管或其周围排出，术中出现腹泻或便血以及腹膜炎征象[100,101,105,109]。这些患者通常有发热症状；患者还可表现为肾造瘘管拔除后通道内排出粪便样物质[110]。有学者建议在手术结束时沿肾造瘘管进行顺行肾盂造影，以评估有无结肠穿孔[101]。

大多数结肠损伤患者，如果穿孔局限于腹膜后且患者无脓毒症或腹膜炎的迹象，则可保守治疗（图 28.6）[101,111]。一旦损伤后，应放置输尿管支架和导尿管，并将肾造瘘管退回结肠内；也有些学者建议不必留置输尿管支架，仅将肾造瘘管退回结肠就足够[100]。患者应使用广谱抗生素并给予少量的低残渣饮食。应当在 7~10 天内通过位于结肠的造瘘管进行系列检查，如果没有发现肾瘘的证据，则可拔除结肠造瘘管[112,113]。如果患者穿孔到腹腔内，且伴有腹膜炎或脓毒症，一般保守治疗失败，就需要进行开放手术治疗。诊断的延迟可能会增加开放手术治疗的需求[101]。

小肠

十二指肠的第二部分和第三部分与右肾下极和肾盂相邻，在 PRS 期间可能会损伤，但这种情况很少见[114]。如果在通道扩张、放置工作鞘、清除结石或切除肿瘤时发生肾盂穿孔，则可能发生十二指肠损伤。如果内镜下可见肠黏膜及其内容物，则要怀疑十二指肠损伤，通常可在术中或术后从肾造瘘管进行造影检查，如十二指肠看到造影剂即可诊断。大多数患者需要进行开放手术探查，尤其是穿孔面积较大或伴有脓毒症、腹膜炎的患者。损伤较小、临床症状稳定的患者可以保守治疗。保守治疗包括抗生素、胃管引流和肠外营

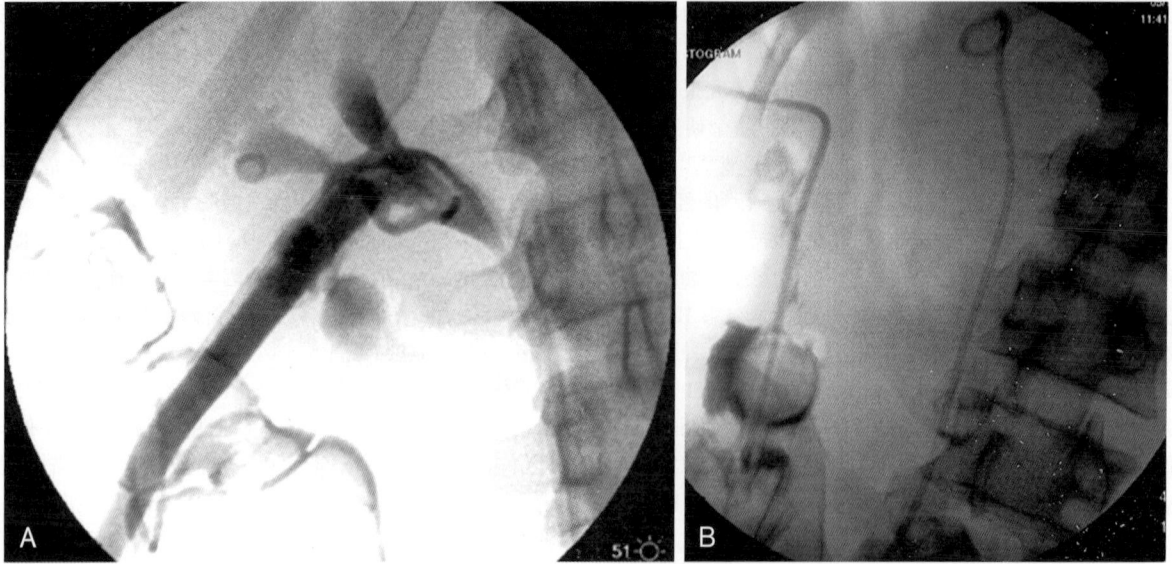

图 28.6   结肠损伤。A. 术后肾造影显示大肠内有造影剂。B. 拔除肾造瘘管,留置输尿管支架管和导尿管后放置结肠引流管。7 天后,结肠造影证实无外漏,拔除结肠引流管,患者痊愈。

养。肾造瘘管应准确地放置在集合系统中,或者退回到肠管中,并使用其他方式进行充分的尿液引流。损伤 10~14 天通过肾造瘘管进行集合系统造影,并进行上消化道 X 线检查,以评估瘘口是否闭合。

肝脏、胆囊、脾脏

PRS 期间肝脏较少受损伤。Hopper 等研究了肝脏和肾脏之间的关系,并报告了使用不同路径通道的肝损伤风险[92];结果提示,第 11 和第 12 肋间入路的肝损伤风险最小。在吸气过程中,第 10 至第 11 肋入路的肝损伤风险增加到 14%。肝肿大会增加肝脏受伤的风险,对于这部分患者,应考虑采用 CT 引导下建立通道以最大程度地减少肝损伤风险。如果术后诊断为肝损伤,则应将肾造瘘管放置 7~10 天,以使通道成熟;此后,可以小心地拔除造瘘管,但是一旦发现大量出血,应立即将其重新插入。另外,可以通过造瘘管滴注纤维蛋白制剂提高止血效果。在拔除肾造瘘管时,逆行放置输尿管内支架管可能有助于预防肾胆瘘的发生。通道建立过程也会发生胆囊损伤,与肝损伤的危险因素相似。患者出现腹膜炎迹象,伴或不伴脓毒症,通常在腹腔镜或开腹手术期间被诊断,患者可通过胆囊切除术治疗[106,115]。

PRS 期间脾脏损伤非常罕见,这可能是由于脾脏的位置所致[116,117]。Hopper 等还分析了肾脏与脾脏之间的关系,并指出呼气末时经第 11 至第 12 肋建立通道无穿过脾脏的风险,在吸气时风险为 13%[92];当使用第 10~11 肋入路时,这种风险增加到 33%。在脾肿大患者中,损伤风险更高。脾脏损伤可能导致大量内部出血,严重时还可能导致低血容量性休克。诊断一般可通过 CT 或超声确定。少部分脾裂伤的患者可以进行保守治疗(卧床休息,保持引流管夹闭,监测

血流动力学,极少需要脾栓塞术),但大多数患者仍需行脾切除术[1,2,106,117]。

淋巴液

PRS 期间集合系统的穿孔可能会导致相邻淋巴管破裂,从而导致乳糜尿[118]。该并发症的处理包括充分尿液引流、给予患者完全肠外高营养直至乳糜尿消失。如果是迟发性乳糜尿,可以给予低脂、中长链甘油三酯饮食;生长抑素也可能有助于乳糜尿的治疗[119]。如果患者持续存在乳糜尿,也可以尝试通过逆行滴注硝酸银或聚维酮碘来进行硬化疗法[120,121]。对于其他难治性病例,还可进行肾蒂淋巴结结扎术[122,123]。

医疗并发症

感染和脓毒症

对于所有尿路感染的患者,在接受 PRS 之前必须进行充分的抗生素治疗,因为存在菌血症和脓毒症的风险,因为细菌会渗入肾盂静脉系统。尿路感染患者应在手术前至少 1 周开始抗生素治疗。对于尿细菌培养阴性的患者,不少泌尿外科医生也会类似地给予术前 1 周或更长时间的预防性抗生素治疗,但这种用法目前存在争议。Mariappan 等报道了结石>2cm 或肾盂扩张的尿细菌培养阴性的患者使用预防性抗生素的结果[124],结果发现:在这些患者中,环丙沙星预防 1 周可显著降低 PRS 后发生尿源性脓毒症的风险。后续

的研究使用呋喃妥因预防也得到了类似的结果[125]。另外也有研究比较了术前尿培养阴性的患者在手术室中接受单剂量抗生素和继续使用抗生素直至肾造瘘管拔除的患者感染情况，结果发现术后发热、菌尿或菌血症的发生率无显著差异[126-129]。

术前尿培养阴性并不能保证患者不发生菌尿或尿源性脓毒症。Rao等人的研究证实没有菌尿的患者可能仍会发生菌血症和内毒素血症[130]。这可能是因为尿液培养阴性结果不能预测肾盂尿或结石培养阴性[131]。Margel等研究发现，尿液培养阴性的患者中有25%的人结石细菌培养呈阳性[132]。在这些患者中，结石细菌培养中发现的最常见的细菌是革兰氏阳性菌。据报道42%的培养物中存在肠球菌。在另一项研究中，Mariappan等发现，只有5.6%的患者的膀胱尿液培养结果为阳性，而肾盂尿或结石培养的阳性结果为42.6%[133]。研究还发现，肾盂尿和结石细菌培养阳性与膀胱内尿细菌培养的阳性结果相比，尿源性脓毒症的风险显著升高。研究结果还表明，与术前尿培养相比，结石细菌培养阳性与术后尿源性脓毒症病因病原体相关性更高[134]。PCNL术中很重要的一点就是将肾盂尿液和结石送去进行细菌培养以帮助预测和指导发生尿源性脓毒症的发生和治疗。

多项研究尝试确定术前具备哪些因素的患者术后尿源性脓毒症风险增加，以更好地指导抗生素的预防使用。除了之前提到的尿液和结石细菌培养阳性以外，研究还指出结石负荷增加、反复发作的尿路感染史以及尿液中含有多重耐药菌是术后尿源性脓毒症的危险因素[135-137]。

进入集合系统后可能会遇到脓性尿液的情况。发生这种情况时，正确的做法是留置肾造瘘管、充分引流，并留取标本进行细菌培养，同时给予患者合适的抗生素治疗，二期再治疗结石。即使采取了这些预防措施，当二期手术治疗结石时，患者仍有可能会出现脓毒症[138]。

据报道经皮肾镜结石手术患者中有0.6%~1.5%可发生脓毒症[1,2,53]。术后应密切监测患者全身感染的体征或症状，包括变化生命体征、精神状态和实验室检查。尽管术后白细胞升高和发热很常见，但白细胞升高可能是PRS后患者脓毒症的征兆。其他检测（例如乳酸水平和降钙素原）可能有助于术后脓毒症的早期诊断[139-141]。这些患者应积极进行抗生素治疗和液体复苏以及其他支持性措施，如激素和血管活性药物治疗。如果患者对这些措施没有反应，建议使用CT检查来评估有无相邻结构的损伤或其他可能导致脓毒症的并发症。对于有风险的患者，如免疫功能低下或糖尿病的患者，或输尿管支架置入时间过长的患者，应考虑真菌性尿路感染[142]。此外，在术前或围手术期使用抗生素治疗的患者，仍可能在术后出现全身炎症反应综合征（SIRS）或脓毒症，同样需要采取合适的支持措施，例如液体复苏、密切监测以及可能的血管活性药物支持治疗。

容量超负荷

PRS期间灌注液可能被吸收进体内。集合系统的穿孔和出血也可以显著增加液体的吸收量[143]。术中对灌注液的入量和出量进行仔细监测有助于发现这一问题。液体吸收和随后容量超负荷的迹象包括高血压和低氧血症。只要视野清楚，就尽量保持最低灌溉压，这样可以最大程度地减少液体吸收。工作鞘的使用可以降低肾盂肾盏集合系统的压力，从而减少液体的吸收。限制手术时间以及遇到明显的集合系统穿孔时及时中止手术也可以减少这种并发症。应尽可能使用生理盐水灌注，以减少低钠血症的发生。可使用利尿剂来治疗体液过多的高容量患者。

低体温

已有研究证实核心体温在PRS期间会降低。发生体温过低，定义为核心体温<36℃。核心体温的降低由多种原因导致，包括麻醉后的血管舒张、手术时间长、裸露的体表、室温低以及使用室温或低灌注液。体温过低的后果包括血小板功能受损、酶促药物清除率改变和寒颤，导致氧气消耗量显著增加。耗氧量增加和输氧量减少会导致心脏缺血或心律不齐。采取如使用温水灌注、减少患者裸露皮肤、使用保暖毯，以及使患者尽可能保持干燥等措施，可以减少发生体温过低的风险[144,145]。

体位相关的损伤

接受PRS的患者摆放正确的体位非常重要。患者通常采取俯卧位，这可能导致臂丛神经和其他周围神经受伤、肩关节脱位和皮肤损伤。所有的受力点都应铺上软垫，而且患者的体位应避免对关节造成压力。如果怀疑神经麻痹，应及时进行神经系统评估。大部分损伤都可能通过保守疗法（例如物理疗法）治疗。

一些研究主张采取仰卧位进行PCNL。仰卧位PRS易损伤邻近器官，尤其是结肠[146,147]。近年来，已有多项研究和荟萃分析，比较了仰卧位与传统俯卧位两种体位的情况，各项研究结果不一致，但最近的研究表明术后并发症发生率、住院时间、手术时间均相似；但仰卧位PRS可能导致结石清除率偏低[148,149]。有研究注意到仰卧PRS术中麻醉参数可得到改善，包括心率、血压和呼吸道峰值压力，尽管其临床意义尚不清楚[150]。但是，Siev等最近的一项研究表明，在非肥胖和肥胖患者中，从仰卧位到俯卧位吸气末压力不会增加，也没有显著变化[151]。Manohar等证明肥胖和高危患者均可以安全高效地开展仰卧位PCNL[147]。超声辅助有助于通道的建立。

气体栓塞

在PRS中曾报道发生过气体栓塞[152,153]。这种并发症可能发生在将空气注入集合系统以辅助辨认解剖结构或者是由于超声碎石机中的气流逆行进入而发生；Lipkin等报告了150多例气体肾盂造影检查，但无一例气体栓塞[154]。气体栓塞的术中体征包括低氧血症、心动过缓、潮气末二氧化碳下降,甚至是心肺停搏。这是需排除其他原因,并可以通过超声心动图进行术中诊断。处理包括暂停手术,将患者置于左侧卧位,头部和胸部向下倾斜。留置中央静脉针以吸引空气。患者术后需密切监测、正性肌力支持以及支持性护理,有些脑部受损的患者还需进行高压氧治疗[155]。

深静脉血栓形成和肺栓塞

既往研究报道,接受 PRS 的患者中有 1%~3% 发生深静脉血栓[53,156]。预防血栓栓塞性疾病的弹力袜和序贯加压装置有助于最大程度地降低深静脉血栓形成的风险。同时应鼓励患者术后早期下床活动,以帮助降低风险。如果术后确实发生了深静脉血栓,治疗则旨在防止血栓的播散和栓塞事件的发生[157]。治疗措施包括抗凝治疗,虽然术后即刻通常会担心出血;这些患者可能需要放置下腔静脉滤器。但是,对于肾造瘘通道成熟的患者,抗凝治疗通常耐受性良好。

死亡

与 PRS 相关的术后死亡极为罕见,据报道死亡率为0.2%[158]。大多数报道的患者死亡是由心肌梗死或肺栓塞引起,这种并发症通常发生在高危患者中。仔细的术前评估和患者准备对于预防出现死亡至关重要。对于高危患者,术中侵入性监测和术后心脏监测可早期诊断从而预防死亡的发生。

肾功能减退

PRS 对肾功能的影响极小。PRS 术前和术后的影像学报告显示,在通道部位存在小的实质性瘢痕[159,160]。Chatham等用核素扫描评估了 PCNL 前后患者肾功能的变化[161],结果显示 84% 的患者肾功能稳定或得到改善;16% 的患者肾功能恶化,虽然有其他研究提示了通道部位的肾功能的确出现局灶性降低[162]。Handa 等发现 PRS 术后 1 天血清肌酐显著增加 0.14mg/dL(12.4μmol/L),术后约 72 小时恢复正常[163,164]。进一步研究了 PRS 术后同侧和对侧的肾脏反应,显示双侧肾脏肌酐清除率降低,同侧肾脏显示出更严重的反应。这种损伤似乎也可以在术后 72 小时内缓解[165]。

研究表明,肾功能正常和受损的患者在接受 PRS 后的1~2 年内血清肌酐率无明显变化[166,167]。Dawaba 等通过核素肾图评估了接受 PCNL 的儿童肾功能情况,结果发现 52.8%的肾单位肾小球的选择性肾小球滤过率(GFR)保持稳定,肾单位的 GFR 增加为 41.7%,GFR 降低的为 5.6%[168]。

鹿角型结石患者的肾功能恶化风险增加是比较特殊的。Teichman 等报告接受 PRS 治疗的鹿角型结石患者中有 25%的肾功能下降[169],同时得出孤立肾、复发性结石、高血压、完全鹿角型结石、尿流改道和神经源性膀胱是肾功能恶化危险因素。同样的结论在其他研究中也有报道[170,171]。这些结论证实了这样一个观点,即患者肾功能恶化与手术无关,而可能与结石病以及基础疾病相关。尽管如此,最近还有研究讨论了多通道对肾功能的影响[170]。

PRS 后急性肾功能衰竭很少见。它通常继发于无法控制的出血;其报道的发生率在 0.1%~0.3%[53,172]。接受 PRS治疗的鹿角型结石患者的远期肾衰竭比例约为 1.6%[173]。

结论

PRS 与可能会出现多种并发症,包括出血、集合系统和肾脏的损伤、邻近器官的损伤、感染或脓毒症甚至死亡等。选择合适的患者(可能需要评估功能状态)和术前检查可以最大程度地帮助减少这些并发症[174]。患者术前的咨询(包括讨论、线下或网上教育资料)也可以使患者充分了解手术的复杂程度和建立术后期望。手术技术在预防并发症方面起着重要作用,在手术的每个步骤中都必须小心。有经验的外科医生将能够最大程度地降低这种复杂手术的风险;事实证明,增加病例数量可以降低 PRS 的并发症发生率[175]。及时发现问题至关重要。大多数复杂情况都可以保守处理。

(明少雄 译)

参考文献及自测题

第29章 体外冲击波碎石术并发症

NADYA E. YORK and JAMES E. LINGEMAN

要　点

1. 高血压,尤其是控制不佳的高血压,是体外后冲击波碎石术(ESWL)后血肿形成的危险因素。
2. 石街通常无症状,一般保守治疗就可解决。根据患者的临床状况以及是否伴有脓毒症或肾脏功能恶化决定是否需要积极治疗。
3. 对于常规且术前尿常规检查无感染的患者,不建议使用抗生素;感染性结石患者 ESWL 后脓毒症更为常见。
4. 心脏心律失常与心电不同步的 ESWL 相关,暂停碎石后通常可自行恢复。
5. 肺部损伤多见于儿童,可通过在躯干预防性铺棉垫来加以预防。
6. 尽管胃和十二指肠糜烂很常见,但胃肠道损伤需要干预的情况极为罕见。
7. ESWL 是否可引起新发性高血压仍然存在争议;在老年患者和接受双侧 ESWL 的患者中较常见。
8. 将频率降低至 60 次/min,逐步增加电压,同时治疗过程中短暂的暂停均可以降低肾损伤的风险。

自 1980 年引入体外冲击波碎石术(extracorporeal shock wave lithotripsy,ESWL)以来,它通过在门诊中提供有效的非侵入性治疗而彻底改变了肾结石的治疗方法。击碎结石的能量也可能伤害肾脏组织和周围结构。不过严重的并发症很少见。本章回顾了可能发生的并发症和相应的预防策略。

血肿

向肾脏聚焦冲击波能量会导致某种程度的急性肾损伤,包括组织间出血和中小肾动脉和静脉的破裂[1,2]。尽管治疗后经常出现短暂性血尿,但 ESWL 也可能导致肾内出血(血肿),并可能延伸到肾周组织。血肿一般在治疗后的影像学检查才能发现,也很少有临床意义[3-6]。图 29.1 显示了 ESWL 后发生的肾周血肿的 CT 图像。

众多文献报道肾血肿的发生率在 0.28%~4.1%[3-6],最常见的危险因素是高血压,尤其是在控制不佳的高血压。

Knapp 等报道了 ESWL 后血肿的总发生率为 0.66%;高血压控制良好患者的发生率为 2.5%,而血压控制不佳的患者为 3.8%[7]。其他高危因素包括老年、肥胖、糖尿病、凝血功能障碍、血管性疾病[4,8,9]、口服激素类药物、动脉硬化、肾功能受损、高 CT 值结石和治疗时存在尿路梗阻[10-14]。

血肿的临床体征包括剧烈的腰痛或腹痛、心动过速、低血压和贫血。血肿通常是自限性的,支持性治疗措施如补液、止痛药和输血等疗效明显;极少数需要进行外科干预,肾功能不全或者死亡更是少见[3-6,15]。必要时可以进行上尿路的影像学检查(CT、MRI 或超声)来诊断。

大多数血肿都会慢慢自发消退。在一项针对 19 名患者 21 侧肾脏 ESWL 后血肿的研究中,随访 5 年(平均随访 19.6 个月),其中 85.7% 的血肿完全消退,9.5% 的血肿变小,而 4.8% 的血肿没有改变。先前无高血压的患者没有出现新发的高血压[16]。但是,其他研究发现,ESWL 18 个月后,仍有 36% 的 ESWL 后血肿仍然存在[3]。Page 肾是一种罕见的高血压病因,其原因是血肿压迫了肾实质[17-19]。极少数情况

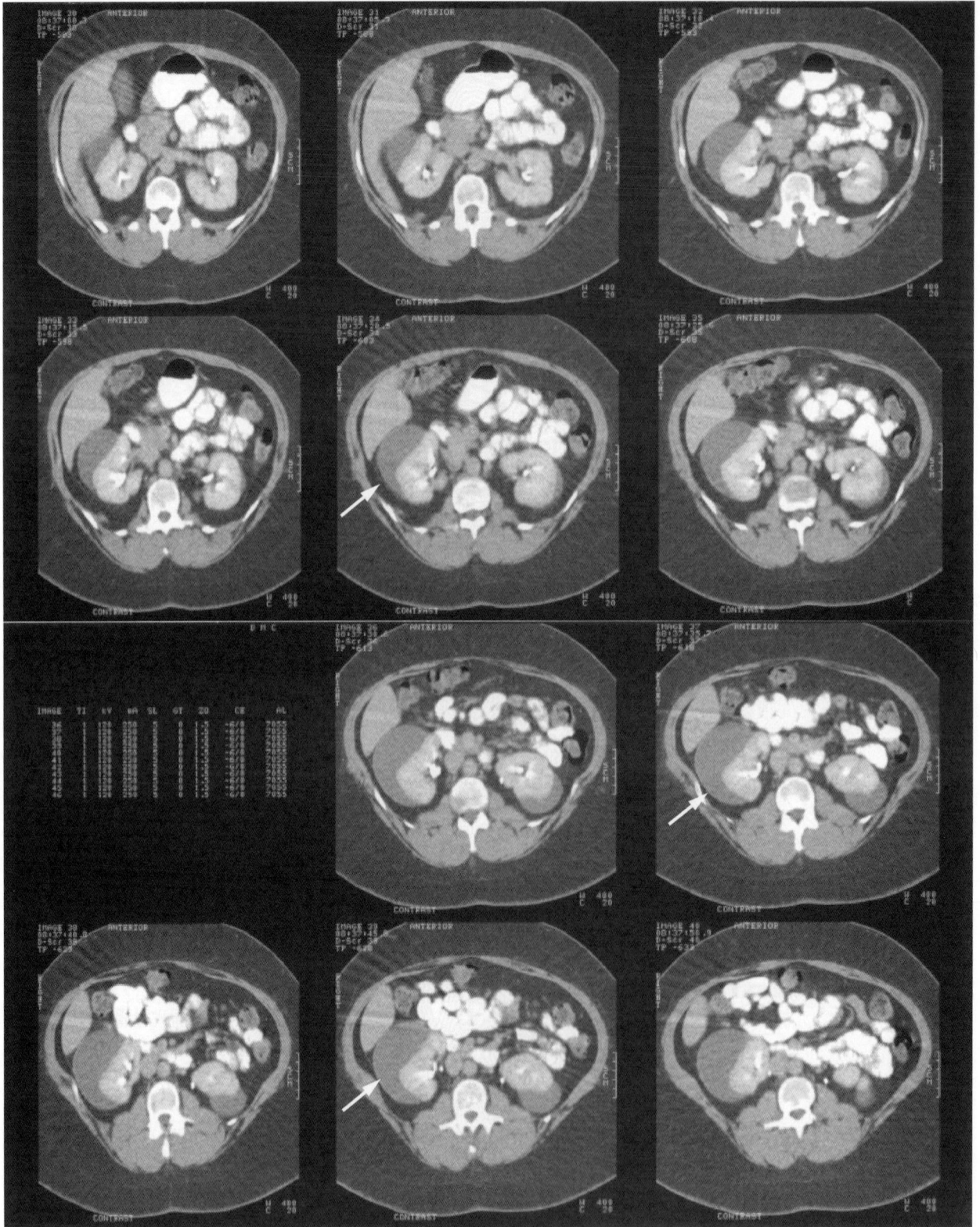

图 29.1 ESWL 术后右肾周血肿（箭头）CT 影像

卜,对于压迫肾实质影响肾脏组织灌注从而引起 Page 肾的大血肿,切开 Gerota 筋膜减压血肿是一种选择。对这种处理措施的回顾性研究显示,长期肾功能损害方面并无差异[20]。

血肿可以通过适当地使用冲击波能量、控制好血压、确定无血小板和凝血功能障碍来预防。在动物模型中,在给予治疗剂量的能量之前,向肾脏施加少量的较低能量冲击波(慢加速电压)可以减轻出血性损害[21];推测可能是最初的较低能量冲击波会引起血管收缩[22]。该结论已在 2015 年发表的一项大型随机试验中得到了证实,该试验采用逐步电压梯度降低了包括血肿在内的肾脏损伤[23]。

另一个比较关注的问题是 ESWL 患者的围手术期抗凝治疗。关于进行 ESWL 时血栓风险管理的指南目前较少,且数据多为回顾性、证据等级较低[24];比如,关于 ESWL 时服用阿司匹林的研究仅有一项[25]。ESWL 潜在的出血风险和部分患者的血栓风险必须进行平衡。Bourdoumis 等人[26]的综述中阐明,抗凝剂需在手术前 5 天停用,但要采用其他药物桥接。但是,包括阿司匹林在内的抗血小板药物至少要在 7 天前停用。如果认为血栓形成风险过高而无法停止抗凝治疗,则首选输尿管镜检查,因为这种情况下 ESWL 并发症较高且疗效较差[27]。接受抗凝治疗的患者应进行围手术期风险分层,并需要麻醉科、泌尿外科和心血管内科进行多学科评估。

石街

石街指的是 ESWL 后输尿管中结石碎片的堆积,通常发生在结石较大的患者中,尤其是大于 2cm 的结石。约四分之三的石街发生在输尿管的远端;石街的发生率在 2%~10%[28-31]。**图 29.2** 是右侧近端输尿管石街的 X 线图像。部分石街患者没有症状,部分患者可能会出现如腰痛或腹痛、

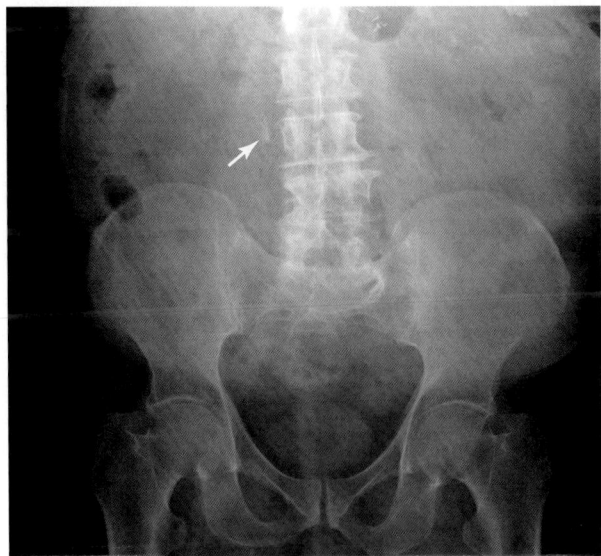

图 29.2　ESWL 后右输尿管上段石街(箭头)的 X 线影像

恶心、呕吐等症状。Weinerth 等报道,在 19 例较大石街(占总输尿管长度的三分之一以上)的患者中,有 5 例无症状[32]。避免石街发生的方法包括选择合适的患者,以及对于大于 2cm 的结石选择其他的治疗方法[31,32]。

症状轻微、肾功能正常且无脓毒症迹象的患者可以保守治疗,因为 48%~63% 的石街可自行排出[33,34]。但是,需要密切随访这些患者,以确保石街确实已经排出,否则可能会影响肾功能。

持续性的石街、伴有临床症状或并发症(脓毒症、肾功能不全)的患者需要进行减压。经皮肾造瘘术(PCN)是一种选择,一项研究显示仅通过 PCN 就使得 75% 的石街排出[35]。PCN 在发生严重脓毒症时特别有用,因为它不需要全身麻醉,从而避免了低血压的风险。在对于不适合立即行输尿管镜手术的患者,输尿管支架置入也是另外一种选择。输尿管镜手术治疗输尿管石街成功率接近 100%,但不经常使用[33,34];重复 ESWL 治疗输尿管石街的成功率也高达 80%~90%。

α_1 受体阻滞剂的使用不会消除石街;但是,接受此类药物治疗可能会更好地控制疼痛[36]。在部分<3cm 的结石患者中,先行输尿管支架置入术可以预防石街的发生,但对更大的结石无效,并且也不会提高结石清除率[28,30]。此外,置入支架的患者通常会出现明显的不适症状[37]。最后,不建议对 ESWL 治疗的输尿管结石常规置入支架[38];但是,解剖或功能上孤立肾患者必须考虑置入输尿管支架[39]。

脓毒症

ESWL 后脓毒症的总体发生率低至 1%[40,41],除非患者有明确的已治疗或未治疗的尿路感染,或者感染性结石。结石较大的患者,特别是鹿角型结石患者的脓毒症风险较高[42]。结石较大的患者尿液中内毒素较多,与脓毒症的风险较高相关[42,43]。术前尿培养阳性、有症状的尿路感染、留置输尿管支架和肾造瘘管会增加 ESWL 术后发热的风险,这部分患者术前需进行抗生素治疗[41]。怀疑结石伴感染的患者应接受广谱抗生素治疗,因为结石和尿液细菌培养结果可能不一致[44]。即使 ESWL 之前的尿培养结果为阴性,鸟粪石患者的菌血症发生率为 2.6%,而含钙结石患者的菌血症发生率为 1.3%[45]。炎性因子 C 反应蛋白(CRP)的升高也是菌血症的预测因子[45,46]。鉴于完全清除感染性结石和鸟粪石非常重要,这部分患者就要考虑如 PCNL 或输尿管镜这些替代的治疗方式[47]。

对尿培养无细菌生长的患者在 ESWL 前预防性应用抗生素是有争议的。Pearle 等进行的荟萃分析显示,接受预防性抗生素治疗的患者,ESWL 后 UTI 的发生显著减少[48]。然而,Lu 等人 2012 年进行的另一项荟萃分析则显示,在这种情况应该反对常规预防性应用抗生素[49]。目前,常规的、不复杂的 ESWL 病例,尿常规检查无细菌的患者均未接受预防性抗生素治疗。

心律失常

不管是频率与患者心电图 R 波同步还是不同步的 ESWL，都有心率失常的报道，但不同步 ESWL 患者心律失常更常见。最初的碎石机 Dornier HM3 需要进行门控，因为水浴使冲击波能量未聚焦的部分从椭圆形孔口球形扩展，并穿过心脏，导致很高比例的室性心律不齐。用干式碎石机可以解决这个问题。Zanetti 等报道，在 269 例无心律失常史且接受了不同步 ESWL 的患者中，心律失常的发生率为 8.8%[50]。尽管有 59% 的发生心律不齐的患者，在冲击波治疗暂停后，恢复为正常的窦性心律，但仍有 36% 的患者需要频率和心率 R 波同步，以防止心律不齐复发，而<1%（1 名）的患者需要阿托品来治疗顽固性心律失常。尽管有一项研究表明右侧肾结石 ESWL 更可能发生心律不齐，但总体而言，心率失常的发生和治疗的左右侧、电击的次数或强度、给予的麻醉剂之间没有相关性[51]。

Greenstein 等在 125 例不同步的 ESWL 手术中，发现有 18.4% 的患者有无症状的室性早搏[52]；早搏未发现与患者的年龄或性别、是否有心脏病、结石的大小或位置、输尿管支架或肾造瘘术的存在、麻醉和电击次数相关。有趣的是，右侧的 ESWL 后更常再次观察到心律失常。

Winters 等研究了不同步 ESWL 患者术后即刻的情况。在 82 例患者中，有 21% 发生了心律不齐；除 2 例患者外，其余均为良性的心律不齐，随后频率同步后心律不齐均成功转复。冲击波能量低于 20kV 时未发生心律失常。碎石完成后 1 小时内未见心电图变化[53]。

Ounnoughene 等比较了碎石过程中同步和不同步的情况；25 例无心脏病史的患者接受了 ESWL 的同步和不同步碎石治疗。在同步阶段，未出现心律失常；在不同步阶段，25 例患者中有 7 例出现心律不齐，但均无症状，碎石完成后心律失常自发消退[54]。

Cass 对 3 288 名有 / 无心律失常病史的患者进行了比较。其中，已知心律失常的患者采用不同步，而无已知心律失常的患者采用同步。在无已知既往心律失常组中，有 1 名患者在不同步期间出现了恶性心律失常[55]。

这些研究表明，心律不齐的发生主要与 ESWL 中冲击波和心律 R 波频率不同步有关。这种心律不齐对后续影响极小。大多数心律失常是良性的，可通过同步解决，因此，在有心律不齐的情况下建议冲击波频率和 R 波同步。值得注意的是，由于心律不齐的发生率较低，因此小儿患者群体无需进行同步[56,57]。

最后，在进行 ESWL 治疗之前，可能需要对心脏起搏器进行重新设定，并咨询心内科医生。起搏器应距离冲击波能量的聚焦点至少 5cm[58]。

血管损伤

极少数情况下，继发于 ESWL 的出血可导致血流动力学不稳定，这是血管栓塞甚至是外科手术的指征[12,59,60]。ESWL 后曾有报道出现腹主动脉瘤破裂[61,62]。但是，尚不清楚冲击波能量本身是否促进了破裂。在一项体外研究中评估了冲击波能量对动脉粥样硬化性血管的影响，ESWL 后主动脉瘤组织的组织学变化极小[63]。

有研究报道，较小的腹主动脉瘤（直径<5.5cm）患者接受了平稳的 ESWL[64]。肾钙化动脉瘤大小<2cm 且血管移植的患者也已成功进行了 ESWL[65,66]。有研究建议至少保证动脉瘤和结石距离为 5cm，且动脉瘤不在冲击波的路径上[65]。但是，鉴于动脉瘤破裂的潜在极其严重的后果，有必要进行仔细的术前评估。

最后，有报道称 ESWL 后患者在门静脉、肾静脉和髂静脉中出现静脉血栓形成。但是，这些患者静脉血栓形成的确切原因还无法确定[67-69]。

周围脏器损伤

冲击波可能会穿过肺实质并造成损害。有报道称 ESWL 会引起肺挫伤[70]，通常表现为咯血或低氧血症。在大鼠和兔子的动物模型中，ESWL 可引起肺部的冲击波伤[71,72]。因肺实质更靠近冲击波路径，儿童更容易引起肺部损伤，当然，成人中也可能会发生[73]。ESWL 中可以给儿童胸部垫上聚苯乙烯泡沫并穿上空气背心，来防止这种情况的发生，尽管目前资料仍然有限[74]。

ESWL 期间，冲击波可以穿过骨骼肌。尽管研究表明，接受 ESWL 的患者血清和尿液中的肌肉衍生酶增加，但目前仍未见任何关于治疗后临床上明显的肌肉损伤或横纹肌溶解的报道[75,76]。实际上，冲击波能量还可能对某些肌肉骨骼疾病如足底筋膜炎和钙化性肌腱炎等有治疗作用[77,78]。

ESWL 治疗肾脏和近端输尿管结石后，经常可见轻度肝损伤。有研究报道血清胆红素、天冬氨酸转氨酶和谷氨酸脱氢酶（肝细胞损伤的标志物）都有增加[79,80]；但是，肝被膜下血肿和肝破裂等严重并发症极其少见[10,81-83]。肝被膜下血肿和肝破裂的征兆包括低血压、心动过速、贫血、腹痛和肠梗阻。如果怀疑有肝损伤，应进行影像学检查（超声、CT、MRI）。密切观察被膜下血肿的患者，如果发生肝破裂，可能需要积极干预。

接受 ESWL 治疗肾结石的患者有数例脾脏和胰腺损伤的报道，但比较少见；其他症状多变，包括腹痛、腹膜炎、脓毒症和休克等。脾损伤在治疗左肾结石中更为常见，而胰腺损伤通常在右侧手术后发生。目前已有 ESWL 治疗 18mm 左肾上盏结石[84]和 2cm 左肾盂结石[85]后出现脾脏破裂的报道，2 例患者均行进行了脾切除术。脾损伤后也可能产生感染性后遗症。一例左肾下盏结石 ESWL 治疗后出现了贫血、白细胞增多和发热，并伴有脾脏血肿的感染，最后需行脾切除术和脓肿引流术[86]。虽然可以通过观察处理部分 ESWL 引起的脾脏和胰腺损伤的患者，但已有报道这种观望的疗法可导致贫血和脓毒症死亡[87]。

ESWL 治疗上尿路结石时,胰腺也可能会受到损伤。已经有肾结石 ESWL 治疗后出现胰腺炎的报道[88],且发生了胰腺损伤的组织学改变[89]。正如预期的那样,胰管结石的 ESWL 引起的胰腺炎发生率更高,并且可能发生更严重的胰腺损伤[90,91]。已有报道称 ESWL 1 年后出现胰腺假性囊肿,需要进行手术治疗[92]。其他器官的血肿,甚至胸椎硬膜外血肿也会发生,但发生率极低[93]。

ESWL 过程中可能会损伤胃、十二指肠、大小肠。Maker 等进行了文献回顾,发现在接受 ESWL 的 3 423 名患者中 10 例(0.34%)发生肠穿孔;其中有 6 例小肠穿孔、3 例结肠穿孔和 1 例胃空肠吻合术后裂开;10 例患者均进行了开放手术修复[94]。俯卧位接受治疗的患者发生此伤害的风险可能更高。该文献回顾还报道了 1 例左输尿管嵌顿性结石患者 ESWL 治疗后出现左输尿管结肠瘘,并接受了肾输尿管切除术治疗。另还有报道 12 名胃肠道轻度损伤患者,损伤包括盲肠溃疡、结肠血肿和血便,都不需要手术[94]。Al Karawi 等对 40 名接受 ESWL 治疗的患者,分别在治疗前和治疗后进行了食管胃十二指肠镜检查,评估了 ESWL 对上消化道损伤的可能性。ESWL 后 32 例(80%)中发现新的胃或十二指肠糜烂[95]。尽管明显的胃肠道并发症极少发生,但在 ESWL 后发生腹膜炎的患者中均应高度怀疑损伤的可能,必须进行及时评估和治疗。

ESWL 过程中由于充水的声耦合垫温度过高导致皮肤烧伤的情况已有报道[96]。此外,输尿管结石 ESWL 治疗后输尿管狭窄很少见,一篇荟萃分析报道其发生率约为 0%~2%[38]。

尿瘘

有零散的患者 ESWL 后出现尿瘘的报道,包括肾皮肤瘘、肾盂十二指肠瘘、输尿管结肠瘘和输尿管阴道瘘。这些情况大多数发生在鹿角结石或未确诊的黄色肉芽肿性肾盂肾炎患者中;在大多数情况下都进行了肾切除术。这部分患者原发性的肾脏病变是其发生尿瘘的最可能的诱发因素[94,97-102]。

高血压

ESWL 是否会诱发高血压的问题仍然存在争议。两者之间的联系最早在 20 世纪 80 年代后期报道,随后的几年中发表了许多相互矛盾的研究。相关研究概述见**表 29.1**[103-116]。

某些患者因素和治疗方法与高血压的发展有关已经得到证实。Janetschek 等报告称,年龄>60 岁是新发高血压的危险因素;他们还发现,老年与多普勒超声检查测得的肾血流指数升高相关[109]。

在一项随访时间长达 19 年的研究中,Krambeck 等报道,接受 ESWL 治疗的结石患者与未接受 ESWL 的结石患者相比,高血压的发病率更高;接受双侧 ESWL 的患者发生高血压的风险则更高。但是,形成高血压的风险与发出的冲击数量或冲击波强度不相关[113]。Krambeck 等还报道,接受 ESWL 的患者更容易患上糖尿病,并且与冲击波次数和强度呈正相关,而和治疗的左右侧无关系。在另一项研究中,

表 29.1 高血压和体外冲击波碎石的相关报道

研究	随访时间/月	冲击波次数	平均次数	高血压发病率变化	舒张压变化
Liedl 等,1989[103]	40	未记录	1 043	无变化	未记录
Williams 等,1988[104]	21	800~2 000	1 400	升高	升高
Puppo 等,1989[114]	12	1 100~1 900	1 380	无变化	无变化
Montgomery 等,1989[106]	29	110~3 300	1 429	升高	无变化
Lingeman 等,1990[107]		未记录	1 289	无变化	升高
Yokoyama 等,1992[108]	19	1 500~3 000	未记录	未记录	升高
Janetschek 等,1997[109]	26	2 600~3 000	2 735	升高(60~80 岁组)	升高(60~80 岁组)
Jewett 等,1998[110]	24	未记录	4 411	无变化	无变化
Strohmaier 等,2000[111]	24			升高	升高
Elves 等,2000[112]	26.4	未记录	5 281	无变化	无变化
Krambeck 等,2006[113]	228	500~4 500	1 125	升高	未记录
Eassa 等,2008[115]	43.6	未记录	未记录	升高	无变化
Sato 等,2008[116]	204	400~2 300	928	无变化	未记录

El-Nahas 对 70 名儿痛患者进行了为期平均 5 年的随访[117]，结果发现没有高血压或糖尿病的证据，但是有研究表明接受 ESWL 后儿童肾脏生长减少[118]。

既往研究表明，ESWL 与高血压之间的相关性还存在争议，可能有研究设计和对照设置等原因。另外，高血压是多因素相关性疾病，有相关性也不等同于因果关系。当然，肾结石患者这个整体，患高血压的风险较高[119-123]。从临床的观点来看，ESWL 对血压产生影响的风险很小，但高血压控制不佳的患者需要进行考虑。

肾功能不全

肾脏收到冲击波能量后受到一定程度的急性损伤，部分原因是由于施加了空化和剪切力[124]。向肾脏输送冲击波能量而导致的肾血流量减少可能会导致肾脏缺血，这也可能导致肾损伤[125]；动物模型研究表明，这会导致氧自由基的产生，进一步促进损伤。直接冲击波损伤也会引起急性肾功能不全。Koga 等在反复进行 ESWL 治疗后检查了犬的肾脏，发现组织缺氧程度和间质毛细血管破裂与电击次数呈正相关[126]。

虽然结石形成有引起肾功能不全的风险，但目前没有证据表明 ESWL 会促进其发展。Krambeck 等通过长期随访，发现接受 ESWL 治疗的患者中，并未发现肾功能不全的发生率升高[113]。上述研究中的大多数患者接受了一种或两种 ESWL 治疗。目前尚不能充分确定重复性 ESWL 对肾功能的影响。

有部分关于患者 ESWL 术后出现肾衰竭的研究报道，肾脏活检证实存在补体固定和抗肾小球基底膜抗体[127,128]。因为在连续进行的 59 例 ESWL 治疗的患者中未发现与肾小球肾炎相关的自身抗体数量增加，Westman 等质疑了 ESWL 在肾衰竭的发展中起作用[129]。

尽管动物模型已经证实较小或发育欠佳的肾脏似乎更容易受到冲击波损伤，但对接受 ESWL 的儿童进行的许多纵向研究表明，随着时间的推移，肾脏功能或生长没有受到影响[130]。不过 Lifshitz 等人进行的一项研究确实报道了接受 ESWL 治疗的儿童肾脏生长减慢[118]。由于儿童结石治疗选择有限，ESWL 在该群体中仍是可接受的治疗方法。

已有关于肾功能不全或孤立肾患者 ESWL 的研究。Chandhoke 等发现，孤立肾或血清肌酐水平<3mg/dL(265.2μmol/L) 患者的 ESWL 后，肾功能保持稳定。仅血清肌酐水平>4mg/dL (353.6μmol/L) 的患者在 ESWL 后出现肾功能恶化，提示继续受到原发性肾脏疾病的损害[131]。

毫无疑问，冲击波能量会引起肾脏损伤，治疗后 1 周肾脏组织活检存在急性肾组织损伤的证据[132]，且治疗后立即出现肾血流量减少[133]；特别是肾乳头容易受到冲击波的损伤，出现出血引发的炎症反应和随之形成的瘢痕环[134]。在动物[135]和人[136]的研究中都注意到了 ESWL 后实质性瘢痕形成的证据。然而，在大多数患者中，这种肾脏外伤对肾脏

功能似乎没有长期的显著影响[109,137]。但还需要设计更好的纵向研究来评估重复性 ESWL 的影响，尤其对于最易受肾损伤的患者。

同时，正确地使用 ESWL 应该有助于限制肾功能的任何下降。这包括密切监测梗阻性并发症。一些人主张使用自由基清除剂，如别嘌醇、硝苯地平、维拉帕米和甘露醇，以限制急性肾损伤[138-141]。药物保护的经验太有限，因此目前还不建议使用。其他在动物和人体中的研究显示，以较低能量的冲击波进行预处理可通过血管收缩减轻肾脏损伤[21,23]。

糖尿病风险

ESWL 后患糖尿病的理论上的风险是由于胰腺与肾脏的解剖位置距离较近，尤其是右肾。如上所述，已经在 ESWL 后的胰腺组织中注意到了胰腺血肿和组织学改变[89]。在猪的动物模型中，尽管专门聚焦于靠近胰尾部的肾实质，但未证明单次 ESWL 会增加患糖尿病的风险[142,143]。类似地，经过 9 年和 17 年随访的人体研究都表明糖尿病风险并未增加[116,144]。

生育影响

理论上讲，传递到输尿管远端结石的冲击波能量可能会损伤性腺组织。已经有动物模型确定，冲击波能量传递给卵巢的急性影响。Recker 等证实，冲击波能量传递到大鼠卵巢后，出现少量的被膜下出血、表层细胞脱皮、微绒毛消失。但是，这些是一过性的，在 35 天后都消退了[145]。McCullough 等研究证实将冲击波能量传递到卵巢的大鼠中有正常的生殖能力。同时，在子代中没有发现畸形情况[146]。

对女性患者的研究集中在 ESWL 后的生殖能力。两项研究评估了女性输尿管远端结石接受 ESWL 治疗的情况，发现其没有生育问题，且其子女中没有遗传异常[147,148]。虽然如此，运用 ESWL 治疗女孩或者育龄期女性的输尿管远端结石，仍然存在争议，特别是因为 ESWL 治疗在这一群体中可能引发的医疗法律问题。

接受 ESWL 的男性患者的性腺功能也进行了评估。Perisinakis 等比较了输尿管近端和远端结石 ESWL 的性腺组织的辐射剂量，发现远端结石的患者 ESWL 期间睾丸的辐射暴露高出四倍。研究者推论这将使患儿的遗传缺陷风险增加四倍，但是总体的致畸风险仍然极低[149]。接受 ESWL 治疗的输尿管远端结石的男性患者其精液质量也变差。不过，这种作用是自限性的，参数在 3 个月内恢复到基线水平[150,151]。有报道称接受 ESWL 治疗的男性远端输尿管结石患者出现了短暂性的血精症，反映了其对男性生殖道的影响[152]。

尽管有 ESWL 治疗妊娠 25 周女性近端输尿管结石的个案报道，但妊娠仍然是 ESWL 治疗的绝对禁忌证[153]。上述个案报道属于特殊情况，尽管已充分告知了患者相关风险，但患者仍然坚持选择 ESWL 治疗。

可能的远期并发症

目前已证明 ESWL 会导致急性肾损伤，主要是血管损伤并伴有肾实质出血继发的炎症、纤维化和肾功能丧失[136,154-156]。如上所述，目前尚无证据表明这种损伤会转化为长期的肾功能不全。但是，越来越多的证据表明，反复进行 ESWL 可能会增加后续的结石形成风险[157,158]，特别是磷酸钙成分的结石[159,160]。例如，在猪的动物模型中，ESWL 会对延髓造成损伤，从而导致 pH 升高；这反过来会增加形成磷酸钙结石的风险[161]。磷酸钙结石尤其是钙磷石，较难治疗，因此结石的后续发展必须小心[162,163]。目前进一步的探讨其发病机制和临床意义的研究正在进行中。

减少并发症风险的策略

减少 ESWL 治疗并发症的方法较多。首先，在一项猪的动物研究中，ESWL 以每分钟 60 个冲击波的速度与每分钟 120 个冲击波的速度相比显著减小了急性出血性损伤的大小[164]。一项荟萃分析也证实了每分钟 60 次的较慢速度也可以改善人类结石的治疗结果[165]；不过，减少冲击波频率会增加治疗时间。其次，在猪和人体研究中，逐渐升高电压（例如在低压下施加 100 次电击）也有降低血肿形成的风险[23,166]。这可能是由于肾脏血管收缩的保护作用，且已经通过肾阻力指数的升高证实[21,167,168]。在一项随机试验中，升高电压对结石清除的影响与改善的效果冲突，但在另一项随机试验中则无这种现象[169,170]。最后，初始低压冲击后（约 3 分钟）的暂停会放大电压斜坡的保护作用，这应包括在常规治疗方案中[171,172]。

当前的标准是在低至中度的声压下处理，并尽可能减少冲击波，以最大程度地减少急性和持久性组织损伤，并以缓慢的冲击波速率（60SW/min 或更慢）来增加结石破裂并减少组织损伤[172]。接下来，治疗仪头端与患者的有效耦合可改善能量的传输并减少所需的冲击波数量。例如，2% 的耦合缺陷在结石模型中可减少碎裂多达 20%~40%[173]。一种有效的方法是将水罐中的凝胶直接以小堆的形式涂抹到治疗头的中心，而后将垫子压向患者。通过增加垫子的水膨胀压力，可以进一步分散凝胶[172]。

由于肾损伤的程度与脉冲幅度和冲击波数有关[172]，因此有必要定期监测结石碎裂的情况，以避免过度治疗[174]。减少患者运动和呼吸偏移的策略（例如充分麻醉）可以更好地将冲击波传递到目标结石。控制血压并避免使用抗凝剂将减少血肿的风险。避免输尿管远端梗阻对肾脏也有保护作用[175]。选择小于 2cm 的结石进行 ESWL，将减少石街和潜在的远端输尿管梗阻的风险[176]。关于术前尿培养正常患者是否应用抗生素预防感染，一项荟萃分析显示，对于无输尿管支架、导尿管或感染性结石的患者，常规应用抗生素并未减少患者 UTI 和脓毒症的风险[49]。

最后，长期的不良反应风险增加与多种碎石术相关。建议选择合适的患者，并在 ESWL 治疗困难的病例中考虑选择其他治疗方法。

结论

ESWL 对于肾结石患者是一种安全有效的治疗方法。它的无创具有多个优点。但是，与任何治疗方法一样，ESWL 也可能会导致并发症。选择合适的患者、良好的准备和正确的技术可以限制并发症的发生。

（明少雄 译）

参考文献及自测题

第六部分

腹腔镜/机器人手术并发症

第30章 腹腔镜手术的注意事项

MATTHEW D. GRIMES, BRETT A. JOHNSON, and STEPHEN Y. NAKADA

要　点

1. 对于选择得当的患者,腹腔镜手术具有极佳的效果和较低的并发症发生率。
2. 仔细摆放患者体位以及对特定神经肌肉的损伤相关知识的储备,对于预防、发现和处理这些损伤至关重要。
3. 腹腔镜外科医生必须熟悉手术入路,快速辨别以及处理相关并发症,并且能够在需要的时候中转开放手术。
4. 腹腔镜外科医生应了解所使用的器械,工具和电外科技术。同时,他们也应该意识到直接损伤、绝缘失效和电容耦合的危害。
5. 永远都要考虑到左肾根治性切除术中对肠系膜上动脉损伤以及解剖右性腺静脉时对下腔静脉损伤的潜在风险。
6. 肠道损伤需要及时诊断和处理。

引言

自 1991 年完成首例腹腔镜根治性肾切除术以来,外科技术的扩展使腹腔镜技术几乎可以应用于泌尿外科的每个手术[1]。实际上,鉴于可以使患者疼痛减轻、住院时间缩短、术中失血量减少、降低某些病例的技术难度,腹腔镜手术已成为许多此类手术的标准操作。当最初引入腹腔镜时,并发症的发生通常归因于新技术带来的困难和外科医生的经验不足。然而,大宗的现代泌尿外科腹腔镜系列手术结果显示,术中及术后总体并发症发生率分别为 4.7% 和 17.5%,这与以往的手术结果类似,因此表明并非所有并发症都可以通过技术进步和经验来规避[2]。

尽管腹腔镜技术常常类似于开腹手术,但两者在患者选择,手术器械、手术技巧以及腹腔镜独有的并发症方面存在诸多显著差异。泌尿外科腹腔镜手术医师应当责无旁贷的了解这些因素,以便在可能的情况下预防并发症,并在出现并发症时迅速识别同时予以专业的处理。在本章中,我们旨在概述泌尿外科腹腔镜手术的特殊注意事项和独特并发症,重点是针对其进行诊断以及处理。

患者选择及麻醉注意事项

恰当的选择手术患者对于确保良好的手术效果十分关键,并且对于决定最佳手术方式时显得尤其重要。从以往来看,腹腔镜手术有几个绝对禁忌证;但是,现在腹腔镜手术可以安全的应用到几乎所有的患者。尽管腹腔镜的作用及其相对安全性不断扩大,某些特定的患者因素如不可控的出血倾向、活动性的肠穿孔或梗阻、广泛的既往手术史或弥漫性腹膜炎病史等均会增加并发症发生的风险,外科医生在腹腔镜手术前应当仔细考量。

在西方世界,肥胖已经成为了普遍现象。虽然以往认为肥胖是腹腔镜手术的绝对禁忌证,但现代的研究表明,尽管肥胖患者的总体并发症发生风险更高,但使用腹腔镜手术方法并不会增加这种风险[3,4]。正确摆放肥胖患者的体位具有挑战性,但对于预防肥胖患者无论采用何种手术方法均具有较高发生风险的深静脉血栓、神经失用症以及横纹肌溶解同样至关重要[5]。对于肥胖患者,通常需要特殊的手术台和器械,并且外科医生必须清楚了解常用器械受患者体重的限制。当体位处在头低脚高的 Trendelenburg 卧位时,肥胖患者会出现横膈压力升高，导致呼吸顺应性下降，随后出现机械通气困难[6]。如果麻醉团队在给患者通气时遇到困难，则通常需要降低气腹压力，尽管这样做可能会增加手术的技术难度。与头低脚高的 Trendelenburg 卧位相反，从血流动力学和呼吸两方面来说，肥胖患者对于侧卧位的耐受性良好[5]。更多相关内容请参见第 9 章。

腹腔镜手术中使用的二氧化碳气腹会对有心肺疾病患者带来独有的风险。二氧化碳具有高度溶解性，易于扩散到肺外组织和体液中，即使在术后数小时也可能导致高碳酸血症发生。慢性阻塞性肺疾病(COPD)的患者可能无法通过增加通气量改善高碳酸血症，因此应在术后密切监测动脉血气变化。COPD 并非腹腔镜手术的绝对禁忌证，但在严重 COPD 和/或预期手术时间较长的情况下，应考虑采用开放手术的方法[7]。氦气是一种生理惰性且不可燃的气体，不会导致高碳酸血症，可以用作二氧化碳的替代物。尽管氦气比二氧化碳贵得多，但它可用于挽救因严重的高碳酸血症可能被中止或转为开放手术的病例[8]。

尽管对于怀孕患者应仔细考虑手术的适应证，但怀孕本身并不是腹腔镜手术的绝对禁忌证。对怀孕患者初次进入腹腔进行腹腔镜手术，手术通道的位置和长时间的气腹是需要特别考虑在内的因素。第一个进入腹腔的位置应远离妊娠子宫，通常选择在肋骨下缘与锁骨中线的左上象限的 Palmer 点。放置通道时应当尽量偏向头侧，并在直视下进行，以最大程度地减少损伤子宫的风险。气腹压应设置为 10mmHg，并且不应增加到超过 15mmHg，因为妊娠子宫已经影响了静脉回流。另外，应避免长时间的气腹状态，因为高碳酸血症可能会对胎儿产生有害影响[9,10]。

体位

关注患者合适的体位对于将腹腔镜手术围术期的神经损伤和横纹肌溶解的风险降至最低至关重要。在对 4 000 项保险索赔的案例进行研究后发现，与神经损伤有关的并发症占所有腹腔镜手术相关索赔的 16%。其中，尺神经损伤最常见(28%)，其次是臂丛神经损伤(20%)[11]。与手术体位相关的神经损伤机制包括拉伸、压迫和局部缺血。尺神经损伤通常与外部受压有关，它常发生在缺少肌肉及骨骼的保护的肘前隧道内的肱骨内上髁。尺神经损伤可导致患侧第 4 指的内侧半和整个第 5 指的感觉缺失。肌肉无力会导致拇指内收困难。由于掌指关节第 4 和第 5 指的过度伸展以及指间

关节的屈曲，可能会看到典型的"爪形手"[12]。需要注意给予肘部适当的衬垫以避免造成局部压伤，尤其是在使用支臂板架时。当手臂被固定并处于外展位时，特别是在大角度的头低脚高 Trendelenburg 卧位并使用肩托时，臂丛神经受到拉伸伤害的风险最高[11]。臂丛神经损伤的表现差异很大，但最常见的体征包括肩部感觉障碍和上臂外展障碍。

很大一部分的下肢体位并发症与腓神经从侧面走行经过腓骨头时受压有关[13]。腓骨损伤表现为足外侧感觉异常，无法进行背屈(足下垂)。坐骨神经损伤比较少见，主要是由截石位时髋关节过度屈曲引起的。坐骨神经的这种损伤在膝盖弯曲程度最小时容易发生，因为在这会使坐骨神经被过度牵拉。坐骨神经损伤表现为后腿和足部感觉异常以及足部伸展和屈曲无力。为避免这些下肢的受伤，必须对患者的截石体位小心摆放，以确保腿部的重量在脚后跟处得到支撑，并且没有髋关节的过度外旋和屈曲，并在腿的外侧进行适当地衬垫(表 30.1)。

腹腔镜手术后的横纹肌溶解症是一种严重且可能危及生命的并发症，据报道其发生率从 4.9%(腹腔镜肾脏手术后)至 0.13%(超过 50 万患者的泌尿系手术后)不等[14,15]。在外科手术中，横纹肌溶解症最常见继发于长时间的直接压力作用于软组织所导致的骨骼肌结构改变和坏死。一旦压力被释放，细胞就会发生缺血再灌注损伤，裂解细胞的胞内成分就会释放到体循环中。这会引起对肾小管有直接毒性作用的肌红蛋白尿，并可导致严重的急性肾功能衰竭，尤其是在肾脏切除手术中发生时。横纹肌溶解的临床症状是肌红蛋白尿、肌肉无力、疼痛和急性肾功能衰竭，患者肌酸激酶(CK)升高，通常在 1 000~100 000IU/L。

Gelpi-Hammerschmidt 等尝试对术后横纹肌溶解的发生风险进行量化，他们发现如果有手术时间超过 5 小时、机器人手术、肥胖、男性患者、Charlson 合并症指数>2 这 5 个因素中的 3 个，那么患者术后发生横纹肌溶解的发生率为 1.8%[15]。其他公认的危险因素包括已存在的肾脏疾病，术中大量失血以及体位因素如骨突出部位保护欠佳、手术台的弯折和暂停肾脏透析。最近的一项研究还表明，与腹腔镜手术或开放的肾脏手术相比，机器人手术的横纹肌溶解发生风险更高，这可能是由于手术时间相对较长[16]。横纹肌溶解通常是灾难性的并发症，可以导致严重的伴发病并占用较多的医疗资源[15]。因此，一旦临床怀疑存在横纹肌溶解症，就应积极有侧重地进行充分水化及碱化尿液治疗，同时应第一时间开始肾脏替代治疗。尽管横纹肌溶解症的并发症较少见，但骨筋

表 30.1 常见的神经损伤定位

神经	位置	损伤机制	影响
尺神经	肘内侧	肘部内侧外压	第 4、5 指感觉异常，"爪形手"
臂丛	腋窝	手臂过伸或外展	上肢无力，感觉异常
坐骨神经	大腿内	髋关节过度屈曲，尤其在膝关节伸展时	下肢后侧无力，感觉异常
腓神经	小腿外侧	外压腓骨头，髋外旋	外侧足和足下垂，感觉异常

膜室综合征是危及生命的并发症之一,需要进行筋膜切开减压手术。如果是涉及截石体位超过5个小时的手术,应当谨慎使用加压血液驱动装置,因为这有可能增加骨筋膜室综合征的发生风险[17](知识框30.1)。

入路损伤

腹腔镜手术时建立第一个腹腔手术通道常常是最危险的步骤,之前已经描述过有许多建立通道的方法,每一种的目标都是将损伤的可能性降至最低(图30.1)。这些技术可大致分为"开放法"和"闭合法"两种:"开放法"是将穿刺套管在直视下置于腹腔中;而"闭合法"是在建立气腹之前将穿刺套管盲穿进入腹壁。其中,最常用的是"开放法"的Hasson方法和"闭合法"的Veress气腹针法。但是,也可以使用其他技术,包括套管直接穿刺、套管径向扩张、通过手辅助通道进气以及光学穿刺套管。没有任何一种腹腔镜手术

知识框30.1　横纹肌溶解发生的危险因素

- 机器人手术(独立风险因素)
- 手术时间超过5小时
- 肥胖
- 糖尿病
- 男性
- 未充分铺垫
- 长时间使用肩托

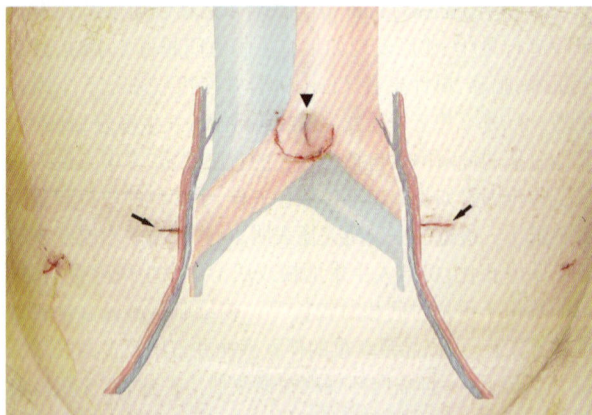

图30.1　主要腹部血管。该图显示了主要腹部血管及下腹部上行动脉与表面标志的位置。这张带有血管走向的患者照片中显示了腹部主要血管的位置。脐部(箭头)作为主动脉和下腔静脉分叉的浅表标志。在冠状面上以0°~30°的直接进针或插管方式进入,会增加穿刺主动脉、右髂总动脉或左髂总静脉的风险。下腹部上行动脉向内上方走行,最终进入腹直肌内部。在腹股沟处或稍低于脐部的副中线位置放置通道(箭头),如在盆腔手术中频繁使用的情况(例如腹腔镜前列腺切除术),会增加对这些血管造成损伤的风险
(Copyright S. F. Matin, 2007.)

通道建立方法是绝对安全的,专家们不认为有哪种方法可以提供最安全,最便捷,最可靠的途径进入腹腔。由于缺乏高质量临床数据,因此使得这一争议更加复杂。

外科医生应该适应使用多种建立腹腔镜手术通道的方法。由于Veress气腹针是盲穿进入,因此在整个过程中应当小心(知识框30.2)。气腹针在使用前应检查针头以确保弹簧回弹正常。放置气腹针后,可采用多种操作以确认针在腹膜腔内:首先,应该通过针孔抽吸以确保没有血液或血管内液体或内脏损伤;其次,将抽有盐水的注射器从气腹针针头上迅速移开,残留在针头中的盐水应迅速滴入腹部,即所谓的"抽吸试验"。如果盐水不能流入腹腔,则表明针头可能不在腹腔内或插入某些组织结构内从而限制了盐水的流入。最初给气时,腹腔内压力不应超过6mmHg,并且较高的气腹压力和/或测量压力的快速升高可能表明气体进入了腹膜外。吹气过程中时可能需要拍打腹部;出现不对称的鼓音可能代表在腹膜外或结肠进气。如果这些步骤中的任何一个引起了对内脏损伤的担忧,则应将气腹针留在原位,并制备其他手术通道。一旦建立好新通道,应检查气腹针穿刺位点是否有任何损伤迹象。气腹针对肠道和膀胱的损伤通常可以保守处理,而穿刺套管对这些部位的损伤则需要手术处理。

建立第一个手术通道时,可以使用可视的穿刺套管配合0°腹腔镜在直视下完成,有没有充气均可。穿刺时应当在直视下观察腹壁各层(皮下脂肪、前筋膜、腹直肌、腹直肌后鞘、腹横肌和腹膜),以确保在腹腔内的位置。可视穿刺套管的尖端通常沿径向扩张,因此旋转套管对于通过腹壁各层十分重要。如果在充气之前采用该技术,则第一个穿刺通道的定位应偏离中线之外,以便可以看到腹壁各层。其余通道应在直视下穿刺,并且在插入套管之前应去除在穿刺位置附近看到的所有粘连[18]。

开放法被认为是非常安全的,因为外科医生可以一直在直视下操作;然而,气腹漏气可能会使其更加复杂并变得更具技术挑战(知识框30.3)[18]。该技术类似于微型腹腔镜手术:在脐附近切开一个小切口,并向下延伸至筋膜。切开筋膜,打开腹腔,用钝性闭孔器放置套管。一旦进入腹腔内,就将筋膜缝合以固定Hasson套管,然后给球囊充气使其在套

知识框30.2　气腹小贴士

- 检查针头,确保弹簧加载的钝尖工作正常
- 在进行气腹针穿刺之前切开皮肤
- 穿刺后,抽吸观察是否有血液或胃液
- 在充气之前进行盐水滴注试验
- 观察充气压力,如果初始压力达到6mmHg,停止并更换气腹针
- 叩诊腹部以检查不对称的鼓音
- 如果担心气腹针的位置,请将气腹针保持在原位,获取另一个通道,并用腹腔镜观察气腹针的位置

管和腹膜边缘之间形成密闭,从而可以建立气腹[19]。

2015 年,Cochrane 协作组纳入了所有可用的前瞻性随机对照试验(RCT),比较了不同腹腔镜入路技术并发表了一篇系统评价。在三项共纳入 795 名患者的 RCT 研究中,比较了"开放法"和"闭合法"腹腔镜入路技术,发现内脏或血管损伤的发生率没有显著差异[20-22]。在同一研究中发现,与"闭合法"相比,"开放法"中的入路失败、腹膜外充气以及网膜损伤发生风险更低,但作者同时也指出,获得这一结论的所有研究样本量都偏少或极少[20-24]。可视的穿刺套管在无充气状态下进入腹腔(穿刺套管直接进入)变得越来越流行,主要是因为最早的研究证明了其具有卓越的安全性和效率。一份囊括 5 个 RCT 系统评价的 Cochrane 研究报告指出,穿刺套管直接进入技术的血管损伤发生风险更低,但在内脏损伤方面并无差异[20,25-28]。参见**表 30.3** 对第一穿刺通道建立方法比较的随机对照试验总结。

另一个有争议的地方是对于防止术后疝气形成,关闭腹腔镜套管穿刺位点切口的必要性。穿刺孔疝的绝对发生率尚不清楚,但是根据一些大型的外科手术估计,其发生率在0.65%~2.80%,并且这一数字相对保守[29]。尽管并不常见,但这种疝气可能导致小肠梗阻或嵌顿,因此是腹腔镜手术中发病率和死亡率的一个严重来源。针对刀片式穿刺套管的初步研究结果支持关闭穿刺部位筋膜的必要性,因为缝合12mm 套管穿刺部位后,疝气发生率从 8.0% 降至 0.22%[29-32]。由于无刀片和径向扩张套管的发展,使得术者可以无创地分离腹壁,因此关闭筋膜的必要性尚不清楚。一项比较刀片式和无刀片式穿刺套管的随机前瞻性研究发现,在没有危险因素的情况下常规关闭筋膜不是必要的[33]。另一项针对 747例患者使用径向扩张套管进行腹腔镜 Roux-en-Y 旁路手术的研究报告发现,在未闭合的脐外部位没有疝气出现;然而,尽管闭合了筋膜,但在 Hasson 法打孔的脐部,疝气发生率为1.2%[34]。作者同样得出结论,无需常规关闭脐外的套管穿刺部位。

必须对穿刺孔疝的发生保持高度怀疑,因为临床体征和体格检查结果可能会对其掩盖。最近一项对单中心 1 055名接受机器人辅助腹腔镜或腹腔镜肾脏手术患者的回顾性研究证实了这一点[35]。作者描述了 7 个疝的发生(0.66%),所有这些疝均发生在未闭合筋膜的 12mm 套管穿刺部位。7名患者中有 6 名出现肠梗阻的症状和体征,并且均需要手术干预。尽管疝的诊断是通过横断面成像进行的,但在手术过程中发现 7 名患者中有 4 名存在筋膜内疝(发生在腹横肌和腹内斜肌筋膜之间),而体格检查中却没有明显的疝气证据。

目前,我们的做法是关闭所有 12mm 套管穿刺部位并在直视下移除所有套管,以最大程度地减少疝气发生的风险。

小血管损伤

血管损伤是泌尿外科腹腔镜手术最常见的术中并发症,在大量研究中报道其发生率为 2.6%~19.8%[2,36,37]。这些损伤大部分发生在建立穿刺通道时或者术中组织分离时。血管损伤的类型包括腹壁血管损伤,大血管损伤或肠系膜动脉损伤。

腹壁下血管是最常见的小血管损伤发生部位,在腹腔镜疝修补术中的发生率为 2.5%[38]。尽管对腹壁血管系统的损伤不太可能威胁生命,但它可能会引起相当大的概率中转开放手术、输血以及需要额外的方法或手术处理。由于腹壁下血管在腹直肌鞘侧面的固定解剖位置,使得它们在放置第二个穿刺套管的过程中总有受损伤的风险。下腹部区域的腹壁下血管的损伤是最常见的,因为上腹部血管以丛状存在于上腹部,而不是易碎裂的离散血管形态[39]。

腹壁下血管损伤最常发现于置入 trocar 过程中,有时在移除 trocar 后也可发现,包括延迟出现的腹壁或直肌鞘血肿。避免腹壁血管损伤的技术包括:使用最小的穿刺器,对体壁进行透照以识别和避免损伤大血管,取适当的皮肤切口以避免置入穿刺器过程中用力过大,垂直置入穿刺器,不要将穿刺套管朝中线倾斜,以及在腔镜直视下放置各个套管[39]。特别是在肥胖患者中,使用带有局部麻醉剂穿刺针头有助于避免轻微的血管损伤。另外,局部麻醉剂的浸润同样有助于减轻术后疼痛。

多种止血技术可用于腹壁下血管损伤的处理,首先可通过倾斜腹腔镜套管来直接压迫出血的血管,其次可直接缝合腹壁切口,或通过使用带有 CarterThommason 装置或 Keith针的腹腔镜器械采用经腹途径来缝合结扎出血血管。无论采用那种处理方式,通常都需要间断的水平褥式缝合或八字缝合以控制出血。另外也可将 Foley 导尿管穿过腹壁筋膜放置于腹腔内,充满气囊,然后紧贴腹壁牵引来压迫 24~48 小时或直到出血停止。

腹壁血管损伤也可导致延迟性腹直肌鞘血肿,最常表现为可触及的腹部肿块和严重的腹痛[40]。虽然所有患者都有发展为腹直肌鞘血肿的风险,但接受术前抗凝治疗的患者风险更高。计算机断层扫描是诊断直肌鞘血肿的首选影像学检查[40]。多数腹直肌鞘血肿是自限性的,但需要仔细监测和观察,如果必要时可予以止血药物。需要注意的是抗凝患者中,出血性休克的发生率达 37.5%,死亡率高达 25%[41]。在病情危急下,选择性动脉栓塞优于手术探查,因为手术探查具有不确定性及术后并发症风险。

大血管损伤

虽然腹腔镜手术中严重的血管损伤很少见,但其是术中死亡的最常见原因,高达 15%,仅次于麻醉并发症[39,42]。虽然泌尿外科文献中没有这些损伤的具体发生率,但在普通和妇科外科文献中,大范围的发生率在 0.03%~0.30% 间[39]。大多数血管损伤发生在最初用 Veress 气腹针建立气腹时(39.8%),但也可能发生在放置第一根套管针(37.9%)或第二根套管针(22%)的时候[43]。有趣的是,一个大型的法国研究发现,虽然总体并发症的发生率随着外科医生经验的增加而降低,但血管损伤的发生率却保持恒定在 0.02%,与外科医生的经验无关[44]。

腹膜后脉管系统的解剖结构使主动脉远心端和髂总血管在脐周腹腔镜手术期间受伤的风险最高(见**图 30.1**),因为在瘦弱的患者中,这些血管距离前腹壁可近至 2cm。动脉损伤是最常见的,而且静脉损伤通常与动脉损伤同时发生[45]。关于妇科腹腔镜检查期间血管损伤的回顾性分析表明,远端主动脉损伤最常见(25%),其次是右侧髂总动脉损伤(21%),其余动脉损伤集中在双侧髂外动脉和髂内动脉之间(29%)[45-47]。下腔静脉损伤的发生率约为 11%[45-47]。在右肾切除术中,下腔静脉损伤常发生于性腺静脉的解剖分离过程中。术中将性腺静脉与输尿管充分分离可以避免组织牵拉张力过大而将性腺静脉从下腔静脉表面撕脱[48]。

腹腔镜检查起始阶段发生的血管损伤最常见的征象是腹膜后血肿,腹腔腔内积血可根据损伤的部位和性质不同而有所区别[39]。其他血管损伤表现包括低血压和失血性休克,以及二氧化碳栓塞导致呼气末二氧化碳减少。最后,如果腹腔内有明显出血,血红蛋白吸收可见光可能会导致腹腔镜视野不佳,这是可能的血管损伤的另一个线索[39]。

虽然腹腔镜手术期间处理严重术中出血的原则与开放手术基本相同,但具体技术有所不同。如果血管损伤部位明显,可以使用腹腔镜抓钳等器械施加直接压力进行初步控制。需注意不要因误操作或使用器械不当造成邻近脏器结构损伤或加重血管损伤。大出血一旦获得初步控制,即可通知麻醉团队进行适当的液体复苏并确保血液制品的可及性。气腹压力可增加至 20mmHg,以帮助压迫静脉出血,然而这种操作有导致静脉气体栓塞的风险。如果出血得到充分控制,腹腔镜手术视野内清晰度尚可,可进行腹腔镜下的分离操作以进一步暴露损伤部位。一旦确定了出血部位,就可以使用电灼烧、手术夹、切割闭合器、缝线结扎或止血材料等手段控制出血点。为改善术野暴露并方便更多的器械进入,可以增加额外的切口或延长切口,包括采用手辅助的方式。

如果腹腔镜技术下无法控制出血或发现血管损伤需要进行标准的血管重建,以上情况有必要转为开腹手术。迅速做出转开放手术这一决定非常重要,因为即使是经验丰富的手术团队也可能需要相当长的时间才能完成开腹转换,而在此期间患者会处于失血性休克的风险。在所有腹腔镜手术中,开放手术器械都应随时备用,而且对于难度较大的病例在开始时就规划好开放切口的位置,因为在这些病例中,转

开放手术的可能性更大。如果正在使用腹腔镜或机器人器械提供直接压力,则在转换过程中应保留这些器械并保持腹腔积气,以帮助止血和填塞。应充分规划开放切口选择,以获得最佳的血管暴露视野。最好的方式是扩展现有的切口,因为腹腔镜器械或腹腔镜本身可用于暴露和协助延长切口。

肠系膜上动脉损伤

内脏血管损伤是腹腔镜肾脏手术中需要重点预防的事件之一,尤其是肠系膜上动脉(superior mesenteric artery, SMA)和腹腔干的损伤。Brunet 等人的解剖研究表明,左肾动脉和 SMA 的动脉开口及腹腔干和 SMA 的动脉开口的平均距离分别为 11.3mm 和 3.8mm[49]。这种解剖学上的近距离使这些血管结构在腹腔镜肾脏手术中面临很高的损伤风险,尤其是在肾脏或肾上腺肿块体积较大、肾脏与周围组织粘连严重以及血管的正常解剖结构受压形变的情况下。肾脏血管的解剖变异较常见,Kaneko 等人指出 21.1% 的肾动脉有多个起源,而主动脉和肠系膜血管的畸变则极为罕见[50,51]。因此,术前必须复查影像,以确定所有的肾动脉分支走行,当手术中发现血管走行与术前影像不一致时,在血管结扎前要格外谨慎。在难度较高的腹腔镜手术中,可将生殖静脉作为引导,以确定肾门血管的解剖位置。虽然肾门暴露困难及手术进展失败是从腹腔镜转为开放式的常见原因,但在开放左肾切除术中,只有 7% 的 SMA 损伤发生在腹腔镜操作期间,这表明开放式手术并不能完全避免这些损伤[52-55]。

术中可通过识别出血位点、失血性休克的体征、肠道缺血导致的代谢性酸中毒加重以及休克和大量液体转移至肠道导致的少尿来发现 SMA 受损。肠缺血的表现包括浆膜颜色改变、动脉搏动消失、肠蠕动降低等,这些表现可能出现的较晚或根本不会出现,这取决于 SMA 损伤或结扎的水平[56]。肠系膜动脉损伤的术后症状通常表现为剧烈的上腹部疼痛并伴随上述表现;但术后疼痛可能会被掩盖。由于未被发现的 SMA 损伤通常会导致急性肠缺血和死亡,因此高度怀疑血管损伤至关重要,尤其是左侧肾脏手术,如果对肠系膜血管损伤有任何疑问,应立即请血管外科会诊。

电外科

泌尿外科一直处于医疗技术的前沿。了解手术技术的工作原理对于安全操作和解决出现的问题至关重要[57]。虽然“电灼”一词经常被错误地使用,但它实际上是指用直流电加热探针,进而烧伤组织(如便携式眼烧灼棒),在现代外科技术中很少使用。电外科或透热疗法是指对组织本身施加电流,在手术室中最常用。

单极是最常用的电外科模式。这种技术通过电路传递交流电,从发生器到电极(铅笔或仪器),再到患者,然后通过回流电极(“接地垫”)回到发生器。单极电外科技术的核心是电流密度的概念。单极电流密度在电极与患者组织接触点处最高,离电极越远则越低。由于组织加热的速度与电流密度的平方成正比,因此只有靠近电极尖端的组织才会被加热。因此,电极与组织的表面接触越小,电流密度就越大,组

织被加热和干燥的速度就越快。相反,电极尖端与组织之间的表面接触越大,组织的加热和解剖速度就越慢。

单极电外科损伤是由于无意的直接接触、直接耦合、回流电极应用不当、绝缘失效或电容耦合导致电流无意中作用于组织而造成的。无意的直接接触是不言自明的,通常发生在仪器不可见时电极被激活。当电极与金属仪器接触,而金属仪器又与组织接触时,就会发生直接耦合。有意直接耦合的一个例子是将单极电流施加到一把抓住出血血管的镊子上。在这种情况下,组织接触面积小,电流密度高,施加到组织上的能量也高,从而导致血管凝固。相反,如果镊子意外接触到紧邻手术区域以外的表面,如腹壁,则电流密度低,施加到预定组织上的能量也低(称为"接地")。最后,如果回流电极位置不当,接触到的表面积较小,从而产生高电流密度区域,可能会无意中伤害组织,那么直接耦合就会造成伤害。在腹腔镜手术过程中,无意的直接耦合也可能通过类似的机制发生,例如电流无意中耦合到腹腔镜镜头上,而镜头也接触到肠道。在这种情况下,电流会耦合到腹腔镜的金属鞘上,直接作用于肠道,可能造成严重伤害。腹腔镜和机器人器械通常会对器械的非可见部分进行绝缘保护;但必须保持警惕,因为用力操作或制造缺陷都可能导致绝缘失效,从而造成潜在的破坏性伤害。

当导体(金属设备或组织)与有源电极平行但不直接接触时,就会发生电容耦合。这将导致电极在另一导体中产生电流,其大小取决于电极与导体之间的距离和绝缘程度。同样,组织损伤的程度取决于所施加的电流密度。使用金属机器人套管可以形象地说明这一概念。单极电流通过金属套管内的机械臂时会在金属套管中产生电流。这通常是无害的,因为金属套管与腹壁的接触面积大,电流密度最小。最大的伤害风险发生在金属套管穿过塑料外套管时,在这种情况下,金属套管穿过腹壁时是绝缘的,任何接触区域(如肠道)都会有很高的电流密度,很可能造成伤害。为避免此类伤害,必须确保所有金属套管"接地"良好,即与皮肤有大面积接触,且不通过绝缘套管[13](图 30.2~30.4)。

双极电流是另一种流行的电外科手术方式,电流作用于靠近的两个电极之间的靶组织。由于双极电流不会通过患者全身,因此不需要回流电极(接地垫)[58]。传统的双极器械无法分割组织,因为无法安全地提供必要的电压,因而受到限制。不过,现在有多种市售器械通过使用具有实时阻抗反馈的双极电流以及机械压迫和/或刀片横断来克服这一限制。LigaSure(Covidien)、ENSEAL(Ethicon)和 PK Trissector(Olympus)就是此类设备的代表。PK 技术的独特之处在于它使用脉冲双极能量,可对组织进行间歇性冷却。这些更先进的双极设备采用阻抗检测技术,可在施加足够电流和机械压缩时进行检测。这样就可以使用较低的电压,从而最大限度地减少热扩散,并可结扎较大的血管(表 30.2)。这些装置是缝合结扎的安全替代方法,但增加的成本可能无法通过节省手术时间来抵消[59]。要使这些装置正常工作,保持无张力的机械压迫至关重要[60]。

超声波技术,如"谐波手术刀"(harmonic scalpel),在腹腔镜手术中非常流行。这些器械不通过组织电流,而是使用超声波"刀片"产生机械能和热量来凝固血管和分割组织[60]。刀尖振动产生的压力变化可使细胞水分蒸发,从而使剥离温度(50~80℃)比电外科技术低得多,从而最大限度地减少烧焦和对周围组织的热扩散(表 30.2)。与电外科器械不同的是,必须记住谐波手术刀的刀片在两次使用之间仍会保持高温,如果器械无意中接触到组织,可能会造成伤害。因此,在交替进行冷热解剖时必须小心谨慎。谐波手术刀的缺点是

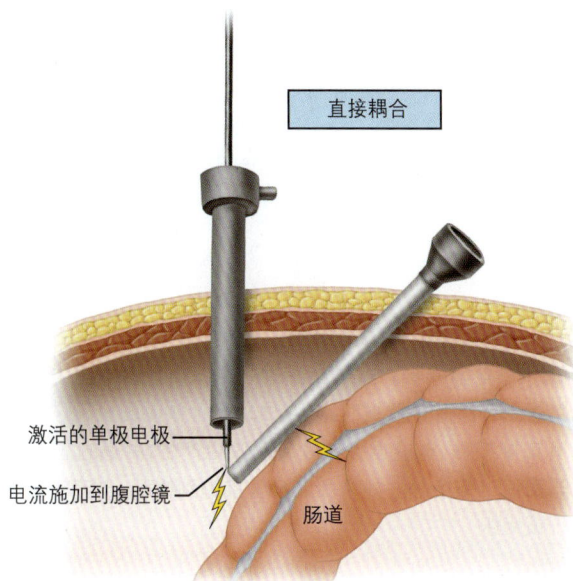

图 30.2　直接耦合。在开放式手术中,通过将电极与金属器械接触,可将电流施加到镊子上,同样,电流也可直接施加到腹腔镜等金属物体上。当有源电极与金属物体接触或接近接触,而金属物体接触到组织时,就会发生这种情况

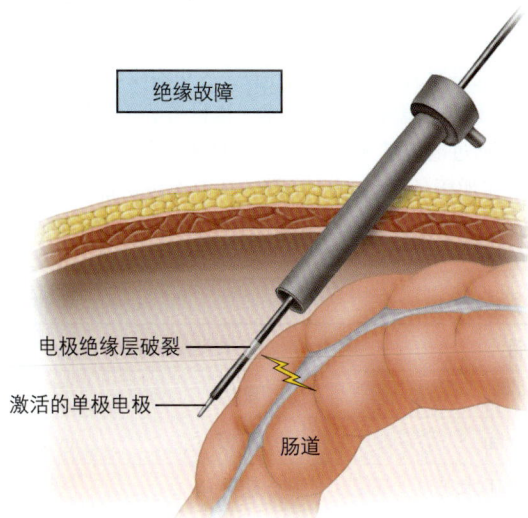

图 30.3　绝缘故障。除工作元件外 单极腹腔镜器械沿整个设备导电。制造故障或强行使用都可能导致绝缘层破裂。绝缘层破损。如果该区域与组织接触,电流将无意中作用于该组织

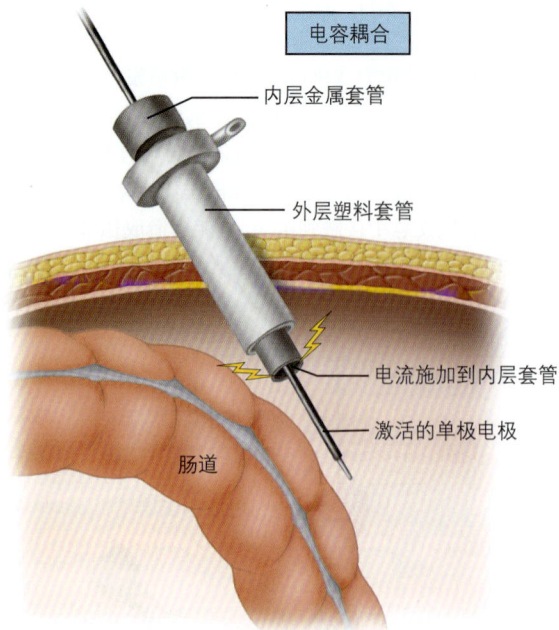

电容耦合

内层金属套管

外层塑料套管

电流施加到内层套管

激活的单极电极

肠道

图 30.4　电容耦合。当电流通过外层塑料套管中的内层金属套管内的腹腔镜器械时，最能体现这种效应的风险。即使没有直接接触，电流也会在金属套管中产生，并通过塑料电极与回流电极绝缘。如果金属套管接触到组织，电流就会作用于该组织

一次性成本增加，而且封堵 5mm 以上血管的能力有限。外科医生在使用这种器械时可能还需要改变自己的技术。

Thunderbeat 设备（Olympus）结合了双极能量和谐波能量，既有超声波技术的切割优势，又有双极能量的凝固优势。虽然初步研究称赞该技术与其他测试仪器相比具有多功能性，解剖速度更快，爆破压力相似，热扩散也可接受，但它是一种相对较新的设备，缺乏比较研究[61,62]。

氩气束凝固器是一种在开腹手术中应用广泛的设备，但不适用于腹腔镜和机器人手术。该设备的工作原理是将单极电流通过电离氩气，形成等离子体束。该设备会排出大量气体，在加压环境（如腹部不充气）中无法正常工作。有报告称，在腹腔镜手术中使用氩气会导致氩气栓塞。如果绝对

有必要使用氩气束凝固器，则应在使用过程中排出端口[63]（见**表 30.2**）。

单极电流对植入神经调节器、鞘内泵、心脏起搏器或起搏器等电气设备的患者会构成风险。这些设备容易受到电磁干扰，这取决于电极的位置、电流的路径以及电流的功率和类型。由于电外科电流从电极到电极（即从手持仪器到接地垫）通过患者，当设备远离电流路径时，干扰风险最低。在骨盆手术中，单极电流被认为对植入心脏设备的患者是安全的，如果将回流器放置在下肢，电流会从骨盆流经患者下肢并远离设备。外科医生应注意，连接仪器和发生器的电线带有电流，因此会发出电磁干扰。电线应放在植入装置对面的位置。也就是说，如果患者有心脏装置，电线应从患者的脚部引出。如果情况允许，最好使用双极电流或超声波能量，因为这些方式不会通过患者传输电流。如果无法做到这一点，则应使用成功完成病例所需的最低功率，因为凝固电流比切割电流会产生更多干扰。此外，应在术前和术后对植入设备进行评估，以检查是否有错误代码并确保其正常运行[64]。

机械故障

腹腔镜手术能否顺利进行一定程度上取决于使用设备是否可靠，腹腔镜外科医生必须做好处理医疗设备故障的准备[65]。有大量文献涉及活体肾脏切除术中使用手术夹结扎肾脏血管后的出血并发症[65]。鉴于这些数据，锁定夹（如Hemo-o-lok Teleflex Medical）自问世以来一直是腹腔镜肾切除术中肾门控制的主流。然而，2005 年 4 月，由于担心夹子失效，制造商提出了供体肾切除术中肾动脉结扎的禁忌证。此后不久，在 2008 年，一项多机构回顾性研究对 1 695 例腹腔镜肾切除术（包括 486 例供体肾切除术）中的锁定夹进行了研究，结果显示肾动脉上没有出现夹子失效的情况，并得出结论：之前的失效很可能与操作不当有关[66]。这一点在供体肾切除术中尤其明显，因为移植外科医生试图尽可能多地保留肾动脉的长度。在使用锁定夹时，提高安全性的技巧包括使用多个夹子、留出 1~2mm 的血管袖带、将组织保留在夹子中心、避免组织进入夹子内、在闭合前观察血管周围是否完全的剥离，以及使用大小合适的夹子[67]。如果使用得当，自锁夹被认为是固定肾门的安全措施。

腔内切割吻合器（Endo GIA）是控制结扎和分割肾动脉

表 30.2　电外科器械比较

设备	技术类型	组织温度	热扩散	血管闭合	备注
Bovie	单极	200~400℃	可变	可变	回流电极
Bipolar	双极	>100℃	2~22mm	可变	无返回电极
谐波手术刀	超声波	80℃	1~4mm	5mm	切割能力最强,使用最快
ENSEAL（Ethicon）	阻抗控制双极+机械压缩	~100℃	1.1mm	7mm	容器密封强度非常大
LigaSure（Covidien）	阻抗控制双极+机械压缩	~100℃	1.8mm	7mm	极少烧焦
PK Trissector（Olympus）	脉冲控制双极	~100℃	6.3mm	7mm	间歇性组织冷却可形成均匀的凝固

表 30.3　比较常用腹腔镜初始入路方法的随机对照试验摘要[81-83]

血管损伤

技术比较	研究、作者、年份	开放式		封闭式		Peto OR(95% CI)
		事件	总数	事件	总数	
开放式与封闭式	—	—	—	—	—	
开放式套针与直接套针	Angiol,2013	0	107	0	187	n/a
开放式与气腹针闭合法	Angioli,2013	0	108	0	193	N/A
	Peitigen,1997	0	26	0	24	n/a
	Cogliandolo,1998	0	75	1	75	0.14(0~6.82)

技术比较	研究、作者、年份	直接套管		气腹针闭合法		Peto OR(95% CI)
		事件	总数	事件	总数	
直接套针与气腹针闭合法	Agresta,2004	0	275	0	323	
	Angioli 2013	0	187	0	193	
	Inan,2014	0	30	0	30	
	Karaca,2014	0	200	3	200	0.13(0.01~1.30)
	Prieto-Diaz-Chavez,2006	0	42	3	42	0.13(0.01~1.27)

内脏损伤

技术比较	研究、作者、年份	开放式		封闭式		Peto OR(95% CI)
		事件	总数	事件	总数	
开放式与封闭式						
开放式套针与直接套针	Angiali,2013	0	107	0	187	n/a
开放式与气腹针闭合法	Peitigen,1997	0	26	0	24	n/a
	Angiali,2013	0	108	1	193	0.21(0~12.51)
	Cogliandolg,1998	1	75	1	75	1.00(0.06~16.14)

技术比较	研究、作者、年份	直接套针		气腹针闭合法		Peto OR(95% CI)
		事件	总数	事件	总数	
直接套针与气腹针闭合法	Agresta,2004	0	275	0	323	n/a
	Angioli,2013	0	187	1	193	0.14(0~7.04)
	Inan,2014	0	30	0	30	n/a
	Karaca,2014	1	200	0	200	7.39(0.15~372.4)

OR,比值比。

(Adapted from "Laparoscopic entry techniques(Review), " The Cochrane Collaboration.)

和静脉等大血管的理想工具,并被广泛、安全和有效地用于此目的[67]。然而,此类器械的故障也时有发生,据回顾性研究报告,腔内切割闭合器的故障发生率为 0.2%~1.7%[68]。大多数故障不是由于设备故障,而是使用不当,如术者试图通过钛夹、锁定夹或叠在另一条闭合线上吻合。这些故障可以通过充分的解剖以及在预计会使用切割器的区域(如在肝脏解剖时)使用超声刀或先进的双极装置来避免。失败的另一个原因是切割闭合器外侧的滑动装置卡住了邻近组织。如果发生故障,外科医生必须决定是开腹还是进行腹腔镜手术[69]。如果在缝合过程中发生故障,应将切割器留在原位,

并使用第二个切割器或锁定夹进行近端控制。建议使用多个 10/12mm trocar 口,以便在使用切割器时更加灵活。

内脏损伤

内脏损伤在腹腔镜手术中很少发生,但发病率和死亡率很高。在腹腔内脏中,肠道是最常见的损伤部位,最近一项妇科文献的荟萃分析报告显示,腹腔镜手术中肠道损伤的发生率为 0.13%。小肠更容易受伤,其次是结肠。据文献报道,肠道损伤最常发生在腹腔镜初始入路过程中(55%)和电外科解剖过程中(29%)。粘连溶解过程中或使用肠道抓取

器时损伤较少见[70,71]。直肠损伤的发生率在腹腔镜机器人手术中约为 0.2%。既往直肠损伤都是通过近端转流治疗，但现在大多数情况下都主张进行一期修补，而不进行结肠造口术。据文献报道，在直肠损伤病例中应用结肠造口术的总体比例仅为 32%[72]。最近的一篇综述中指出，虽然肠道准备可降低手术难度，但对降低根治性前列腺切除术中直肠损伤的风险及后续的结肠造口并无益处。

如果在术中发现肠道损伤，可以通过腹腔镜手术进行处理，但如果腹腔镜手术不能进行更好地修复，外科医生应考虑转为开腹手术[70]。肠道轻微损伤可进行原位修补，但大面积损伤可能需要进行部分肠道切除和肠道转流。在评估潜在损伤可能时，应注意检查肠道的前、后壁，以评估是否存在贯穿性损伤可能。如果怀疑有肠道损伤，建议术中行普外科会诊。重要的是在急性期评估电外科损伤的真实程度仍具有挑战性，因为热损伤的程度通常不会立即显现。电外科手术的凝血作用可能会暂时封闭穿孔，从而使术中识别肠道损伤更具挑战性。

腹腔镜手术中高达 75% 的肠道损伤在术中未被发现，在术后 4~10 天才被确诊[60]。肠道损伤的临床症状包括套管部位局部剧烈的腹痛、腹胀、腹泻和白细胞减少，随后因脓毒症而出现急性心肺衰竭。值得注意的是，这些体征，尤其是局部腹痛和白细胞减少症，与经典的内脏穿孔描述不同，可能会造成诊断混乱和延误[73]。如果临床上担心有肠道损伤，应立即使用口服造影剂进行轴向成像。需要注意的是，游离空气不是一个可靠的征象，因为它是近期腹部手术的典型征象。

对于任何腹部内重要脏器的损伤，均建议咨询普外科医生，以确保进行适当的评估和处理。腹腔镜手术期间可能会发生实体脏器的损伤，包括肝脏、脾脏或胰腺。肝脏的损伤通常是由于右侧肾脏或肾上腺手术中的牵拉造成的[74]。肝脏和脾脏的损伤通常可以通过直接加压、使用凝固电流和/或使用止血剂进行保守处理。虽然有关腹腔镜手术中先天性脾脏损伤的数据有限，但对钝性脾脏损伤的研究很充分，并可总结出许多处理原则。很少有患者需要进行脾脏切除术，术后延迟性脾脏出血可通过脾动脉栓塞处理。如果有必要进行脾脏切除术，也可以通过腹腔镜实现[75]。胰腺损伤最常见于左侧肾脏和肾上腺腹腔镜手术后。腹腔镜手术中胰腺损伤的总发生率约为 0.2%，但在左侧肾脏和肾上腺手术中为 2%~8%，尤其是在肾脏和肾上腺占位体积较大的情况下，可能会干扰胰腺和腹膜后的正常解剖结构，增加损伤的风险[76]。在这种情况下，应留置引流管，术后可跟踪检测引流液中的淀粉酶和脂肪酶水平。术中未被发现的胰腺损伤可导致严重的术后并发症，因此对于术后长期回肠梗阻和腹痛的患者应高度怀疑胰腺损伤可能。对此类患者应进行血清淀粉酶检测，如果临床需要，还应进行轴向成像检查。

膀胱损伤同样可能发生在剖腹探查或入路探查时，其处理方法与外伤类似。当突然出现严重血尿或 Foley 引流袋充气时，应考虑膀胱损伤。Veress 气腹针损伤可采用保守治疗，或不使用 Foley 带尿管。如果直接损伤发生在经腹膜途径的腹腔镜手术中，则为腹膜内损伤，应进行初级修补并放置尿管引流。如果需要切除膀胱，应使用可吸收缝合线，并留置引流管。如果膀胱损伤不确定，可通过 Foley 导尿管逆行注入亚甲蓝生理盐水，以确定膀胱穿孔。输尿管损伤的可能性可以通过静脉注射靛蓝、亚甲蓝或荧光素后监测染色尿液的流动情况，或逆行肾盂造影来评估。

胸膜/膈肌损伤

腹腔镜解剖肾上腺或肾脏上极时可能会造成胸膜和横膈损伤，估计发生率为 0.6%[77]。与开腹手术不同，腹腔镜手术中使用腹腔积气会增加气胸的可能性，即使胸膜损伤较小。即使无法直接看到胸膜损伤，外科医生也可以通过注意到横膈向下隆起时失去正常的凹陷来发现损伤[78]。患者也可能出现气道压力升高、潮气末二氧化碳升高和血氧饱和度降低。这些损伤可通过腹腔镜手术处理，方法是切除胸膜并将胸腔积液排出。麻醉师在缝合时，将患者的肺部扩张到生命容量(吸气末期屏住呼吸)。如果患者在术中情况不稳定，必须立即排出腹腔积气，也可能需要进行针刺或胸腔闭式引流。对于术后持续存在症状的气胸，可选择介入放射科置管行胸腔引流[74]。

结论

随着腹腔镜手术在泌尿科的角色不断扩大，泌尿科医师必须了解这些手术特有的并发症，并擅长处理这些并发症。在本章中，我们讨论了适当选择腹腔镜手术患者的重要性、其特有的麻醉风险，以及避免手术中定位相关神经损伤的方法。我们回顾了腹腔镜入路技术，强调了没有一种入路方法可完全避免血管或内脏损伤风险，腹腔镜外科医生必须熟练掌握多种方法，才能进行安全有效的手术。同时本章节解释了电外科等基本技术的关键原理，并介绍了这些原理在新型设备中的应用。随着技术的不断发展，泌尿科医生必须将这些技术安全地应用到实践中，从而始终走在创新的前沿。

(彭程 译)

参考文献及自测题

第31章 机器人辅助外科手术的注意事项

STEVEN V. KHEYFETS and CHANDRU P. SUNDARAM

要 点

1. 外科医生应在签署知情同意期间明确传达机器人手术可能带来的所有风险和获益,以及手术可能涉及转为传统腹腔镜或开放式手术的可能性。
2. 患者体位的选择旨在确保患者安全的情况下,最大限度地暴露手术靶器官。压迫性周围神经病变与关节压迫、使用肩撑、手术时间过长以及长时间处于 Trendelenburg 体位有关。
3. 气腹时,腹内压升高可能导致不同的腹腔内器官影响,包括继发于腹主动脉受压及二氧化碳介导的交感神经刺激引起的心率及全身血管阻力增加。
4. 美国泌尿外科协会建议在机器人和微创手术中使用间歇式气动压缩(IPC),以协助预防静脉血栓栓塞(VTE)。
5. 腹腔镜器械在主刀医生视野以外的区域穿行可能引起内脏器官和血管的损伤。因此建议腹腔镜器械垂直进出体内,助手应识别并记忆器械到目标手术区域的路径,以便后续进出器械。

引言

在过去的 15 年中,机器人辅助腹腔镜手术彻底改变了微创手术的格局。与传统腹腔镜相比,该技术具有显示效果更好、立体三维视图、7 个自由度、无支点效应以及更符合工效学等优势。本章节主要探讨外科医生在行机器人手术时必须牢记的注意事项。

患者选择和准备

在进行任何机器人手术前都需进行详细的术前评估,包括病史和体格检查。详细审阅患者相关的实验室检查和放射影像学检查,具有明显心脏或肺部基础疾病的患者应咨询专科医生进行手术风险分层和优化。同时应获得患者的知情同意,告知患者与手术相关的潜在风险和益处,并清楚地表明手术可能有转为传统腹腔镜或开放手术的可能性。根据外科医生的经验,各种上、下尿路手术均可以通过机器人完成。一般经腹腔泌尿外科机器人手术的禁忌证与腹腔镜手术类似,包括既往广泛的腹部/盆腔手术或放疗病史,以及不能耐受手术的严重合并症,如不可纠正的凝血功能障碍,严重的心肺疾病或多器官衰竭。选择合适的机器人手术系统时,必须考虑患者的解剖异常,身体特征和特定的手术需求,其中优选达芬奇 Xi 系统(Intuitive Surgical Inc., Sunnyvale, CA)。

机器人手术团队

一支经验丰富的机器人团队对手术的成功至关重要,需要良好运用各机器人手术技术以创造一个良好的手术环境。在手术开始前,应进行逐项检查,以确保所有相关设备能正常工作。在患者进入手术室之前,要确保达芬奇手术系统的所有关键部件,包括外科医生控制台、机器人推车和仪器(相关的其他用途和适当的绝缘性能)以及视听连接正常工作。当然,某些特定手术要求机器人推车、麻醉设备和仪器台要固定在手术台周围的特定位置。此外,有些手术需要特定的术中设备,例如,如果手术需要术中实时超声,那么手术团队必须确保 TilePro(Intuitive surgical Inc., Sunnyvale, CA)的功能正常;这涉及将超声波机器的数字输出电缆连接到达芬奇机器人控制台的数字视频接口(DVI)或S-video视频输入口[1]。

患者体位

患者体位旨在确保患者安全的情况下,最大限度地暴露手术靶器官。对于下尿路手术,如机器人辅助腹腔镜根治性前列腺切除术(robotic-assisted laparoscopic radical prostatectomy,RARP)或机器人辅助腹腔镜膀胱切除术(robotic-assisted laparoscopic cystectomy,RARC),应将患者的手臂固定在两侧,并使用Yellofins elite支撑器和Lift-Assist辅助装置(Allen Medical,Acton,MA)将下肢置于低截石位置,同时注意避免髋关节过度外展、屈曲和伸展(图31.1)。小心覆盖所有压力点,然后应将患者暂时置于25°~45°的陡峭Trendelenburg卧位,并确认此姿势是否能保证呼吸顺畅。对于机器人经腹腔肾脏手术,作者的偏好是将患者置于改良的侧卧位(即45°半侧卧位)(图31.2~31.4),并将手术台

向外侧旋转以使患者与地面形成大约90°角。在这种体位下,重力有助于大肠和小肠内侧的游离。手术开始时,大多数患者会被转为仰卧位,以便在脐部建立气腹。插入中线套管后,患者在手术的剩余时间被旋转至90°侧卧位。对于病态肥胖患者,应避免使用脐部和中线套管,而是从侧方建立气腹。患者的同侧手臂应垫好并固定在胸部和腹部旁,以免干扰机器人的头侧臂。患者小腿屈曲,大腿伸展,此时有必要在所有压力点放置足够的衬垫,并轻微弯曲手术台,以增加肋缘和髂骨嵴之间的角度,从而增加下腹部空间,利于四机械臂机器人手术的顺利进行。对于机器人腹膜后入路肾脏手术,与传统的开放性肾手术类似,患者采取完全侧卧位,

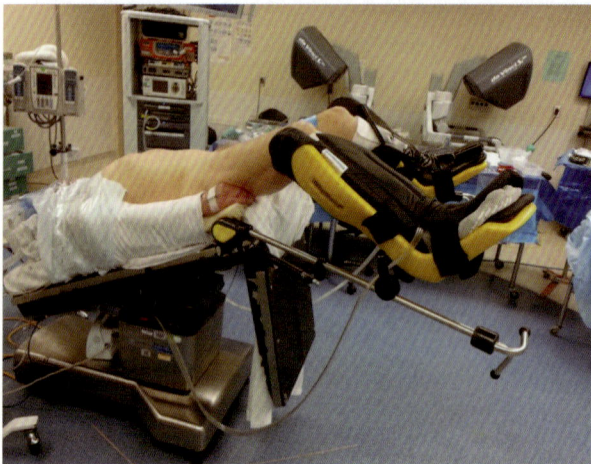
图31.1 机器人前列腺根治性切除术体位

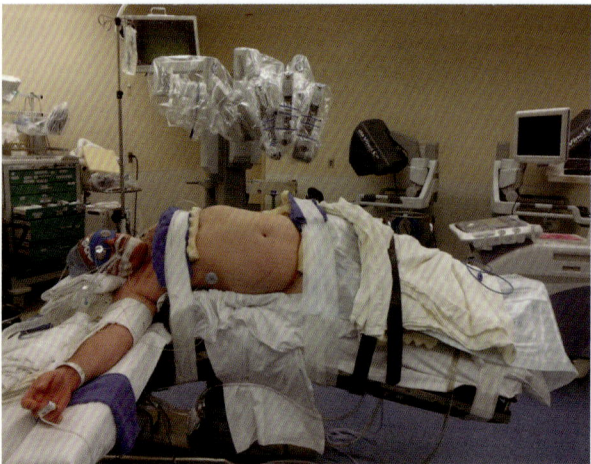
图31.3 机器人经腹入路肾脏手术的适宜体位为部分侧卧位,患侧手臂固定在髋部内收位

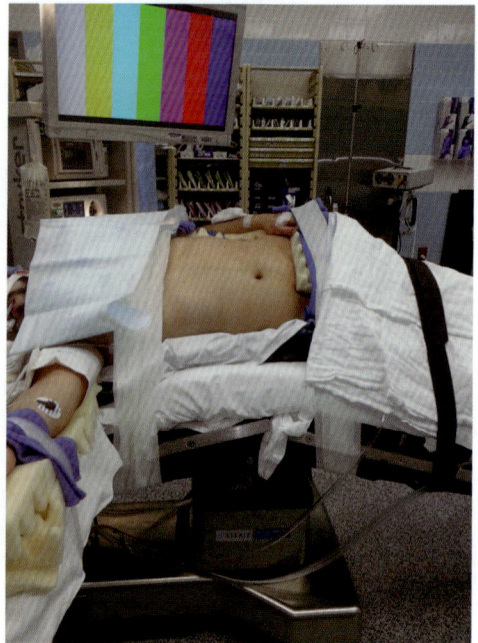
图31.2 机器人经腹入路肾脏手术的适宜体位为部分侧卧位

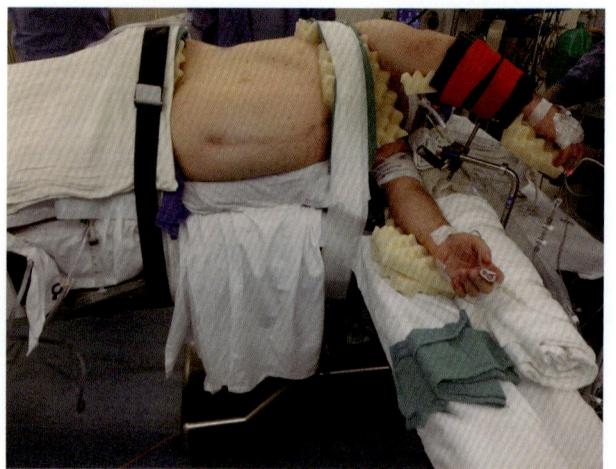
图31.4 机器人腹膜后入路肾脏手术的适宜体位为完全侧卧位,患侧手臂固定在头侧

并使用腋下衬垫以防止胸腰丛损伤。此外,手术台应完全弯曲,以提供最大的腹膜后操作工作空间。

但长时间保持这些过度的姿势易使患者发生多种体位相关的并发症,包括眼部不适、面部和喉部水肿、各种神经病变、腹腔间隔室综合征、横纹肌溶解(rhabdomyolysis,RM)、深静脉血栓形成和皮肤完整性受损等[2]。

最近,一项以美国全国大规模开放式抽样调查研究了开放和机器人手术中眼部相关的并发症发生率。数据显示,机器人子宫切除术发生角膜损伤的风险是开放式手术的6.5倍。然而,当比较开放与机器人前列腺切除术时,角膜损伤发生率没有统计学差异[3]。据称角膜损伤的几个危险因素包括长时间的、陡峭的头低足高位导致的眼压升高、角膜长期暴露导致干燥以及机械性创伤。在这项研究中,非裔美国人种是一项保护因素。此外,Wen等人[4]对另一个大型全国住院患者样本进行了分析,纳入患者接受了开放、腹腔镜和机器人辅助前列腺切除术的一种,比较了不同术式之间体位相关并发症的发生率。这项对175 699名男性的研究显示,总体并发症发生率为0.79%,其中最常见的是眼部相关并发症(包括视力障碍、单侧眼盲和角膜异物),其占总体并发症的51%。其余并发症(49%)与神经损伤、腹腔间隔室综合征有关。接受腹腔镜前列腺切除术(OR=2.88)和有多个基础合并症(OR=2.34)的患者术后发生体位相关并发症的风险最高。相比之下,与开放手术相比,机器人手术的体位相关并发症发生率并不高。

与机器人手术相比,开放手术的总体眼部并发症以及视觉威胁性眼部并发症(即视力丧失)更为常见。与未发生体位相关不良事件相比,体位并发症的发生导致住院时间增加3倍,住院费用增加4倍。和预期相符的是,机器人前列腺切除术与开放手术相比,由于较长的手术时间,导致体位相关并发症的风险增加,这在既往的研究中也有所阐明[5-7]。虽然这项研究无法纳入计算手术时间,但其通过大规模样本得出的结论仍具有一定的推广价值[4]。

四肢定位相关的损伤包括臂丛神经损伤和周围神经病变。处于Trendelenburg卧位时,患者可能因重力而发生意外移动;这在肥胖患者群体中尤其容易发生,并可能导致相关神经病变和潜在的机器人trocar口部位腹部损伤、切口扩大和术后trocar口疼痛增加,当患者在手术台上向下移动时,而机器人套管应保持在固定位置[2,8]。多种术中固定措施可以防止患者体位滑动。在几项回顾性研究中,肩部固定装置已经被确定为通过压迫或拉伸导致臂丛神经损伤的危险因素[4,5,9-11],特别是上肢外展至超过90°的体位[10,11]。然而,Gainsburg等人报告称,针对575名RARP患者的研究中发现,对于体重超过75kg的患者,肩锁关节周围应用马蹄形肩关节固定约束并没有增加臂丛损伤的证据。胸带也被用于防止患者处于头朝下的陡峭位置时向下移动;然而有证据显示其可降低肺顺应性[12]。除此之外,一些外科中心通过应用防滑泡沫垫来防止患者体位移动[5,13]。

下肢周围神经病变可表现为术后疼痛、虚弱和感觉缺陷/改变,被认为是由关节的长期屈曲、外展和外旋,或压力点受压所致[14]。截石位手术时间超过2~4小时已被证明是导致下肢神经病变的危险因素[14-16]。有趣的是,高体重指数(BMI)被认为是预防压迫相关神经病变的保护因素[14,15]。在泌尿外科机器人辅助骨盆手术中,下肢神经病变的发生率不足2%,Manny等人[17]报告了接受RARP或RARC的患者中下肢神经病变的发生率为1.7%,而Koc等人[14]报告了在一系列RARP患者中下肢神经病变的发生率为1.3%。此外,Warner等人15报道了一项包含198 461名以截石位接受各种外科手术的患者回顾性研究,报告称下肢周围神经病变率为0.028%(每3 608名患者中包含1名),最常见的是腓总运动神经病变(78%)。与截石位置相反,在患者髋关节过伸以便与患者侧推车对接行RARP时,分开的腿部位似乎会增加股神经性瘫痪的风险[14]。尽管大多数周围神经病变在术后数周到数月内会好转,但有些病变可能会持续更长时间甚至成为永久性病变[14-17]。

面部和喉部水肿是下尿路机器人手术中头低位的并发症表现之一[9],而面部充血则是由于长时间处于陡峭的Trendelenburg卧位所致,在这部分手术过程中,可通过限制静脉注射来减少充血。此外,在手术结束前给患者补充血容量也十分重要。另外,喉和咽部水肿也与长时间的Trendelenburg卧位有关,极端情况下可能导致患者拔管后出现呼吸窘迫,需要重新插管[8,18]。同样,在截石位置进行限制性液体管理(<2 000mL)也被认为可以减轻喉头水肿[9]。

机器人手术导致的腰肌和下肢术后RM和间室综合征(健康腿的间室综合征)是极为罕见的并发症,通常与长时间的侧卧或截石位置有关[19-23]。手术导致的横纹肌溶解被认为是由于骨骼肌长期受压所致,与血流减少、坏死及骨筋膜室综合征有关,最终导致骨骼肌破裂,并释放肌红蛋白和肌酸磷酸激酶(CPK)。在排除其他病因后,当CPK水平比正常水平高2~3倍时,应警惕RM的可能,患者可能在受伤部位出现压痛、水肿、肌肉疼痛和深色尿液,或者可能没有症状。急性肾功能衰竭可能导致30%~40%的患者,并被认为是由肾小球滤过减少、肾小管内红细胞管型阻塞、沉淀的肌红蛋白引起的肾小管阻塞以及通过含铁血红蛋白的直接肾毒性作用所致。建议大量饮水使尿量达到200~300mL/h,并将尿液碱化以防止急性肾功能不全,筋膜室综合征需要请骨科进行紧急会诊以进行筋膜切断术[22,24]。

Pariser等人[22]最近报道了一项迄今为止最大样本量的回顾性研究,共纳入1 016 074名接受了大型泌尿外科手术(前列腺切除术、肾癌根治术、肾脏部分切除术和膀胱癌根治术)的患者,该研究调查了RM发生的危险因素。这项研究显示RM的总发病率为0.1%(共870名患者)。接受根治性前列腺切除术的患者术后RM的发病率最小;接受根治性/部分肾切除术和根治性膀胱切除术的患者RM的发生率分别为2.66和3.69(P<0.001)。RM的危险因素包括男性、年轻患者、糖尿病、肥胖、既往患有慢性肾病及围手术期出血,而微创手术与RM发生无明显相关。研究结果显示RM组的住院时间和总费用明显增加,66.3%的RM患者发生急性肾损伤,住院死亡率为6.4%。在另一项以人群为基础的大型研

究中，Gelpi-Hammerschmidt 等人[25]对比了开放、腹腔镜和机器人肾脏手术后 RM 的发生率，结果显示 RM 的总发病率极低，为 0.001%；而与腹腔镜手术相比，机器人入路的 RM 发病风险高出两倍以上。RM 的其他重要危险因素包括肥胖、男性、基础合并症多及手术时间大于 5 小时，而经历过术后 RM 的患者更可能患有其他非致死性并发症，住院时间将延长两倍。Deane 等人[26]测量了患者在侧卧位时，不同程度的体位下手术台表面对皮肤施加的平均压力。男性（不论 BMI 高低）、BMI>25、屈曲位（与平卧位相比半屈和全屈）和侧卧位与较高的界面压力相关。在手术台上添加硬垫并不能显著降低皮肤表面压力，而放置凝胶垫则能显著增加平均 1.61mmHg 的皮肤界面压力；因此，作者认为在肾手术中，没有必要在正常的手术台床垫上放置额外的保护材料。

多篇文献中报道了机器人盆腔手术后静脉血栓栓塞（venous thromboembolism，VTE）事件的发生率。近期 Tyritzis 等人[27]对前瞻性数据库（LAPPRO）进行了多中心分析，报告了 3 544 例接受开放性（ORP）和机器人（RARP）根治性前列腺切除术的患者队列中 VTE（即深静脉血栓形成和/或肺栓塞）的发生情况。结果显示，在 ORP 组中，VTE 的总发病率为 18 例（2.2%），而在 RARP 组中为 16 例（0.6%）。重要的是，当实施淋巴结清扫术（lymph node dissection，LND）时，VTE 发生的风险增加了 8 倍。总体而言，与 RARP 相比，ORP 与高 VTE 风险显著相关（超过三倍）。当不考虑 LND 时，ORP 和 RARP 相比，VTE 事件发生风险并无显著差异。当考虑 LND 时，ORP 导致术后 VTE 的发生率是 RARP 的三倍以上。VTE 发生的独立危险因素包括既往血栓形成史、晚期疾病（pT4）和 Gleason 评分≥8 分。Liu 等人[28]的报告显示 5 319 例 ORP 术后 VTE 的总发生率（1.79%）与腔镜根治性前列腺切除术（0.82%）相似。Abel 等人[29]对 549 例接受 RARP 的患者进行了单中心回顾性分析，结果显示术后 VTE 的总体发生率为 1.8%，其中 VTE 发生的重要预测因素包括手术时间长、高 BMI 和输血。术前使用普通肝素预防与 VTE 或出血事件发生无显著相关。Secin 等人[30]在一项多机构研究中报告了 VTE 的总体发生率为 0.5%（31 例事件），其中包括 5 951 名接受微创前列腺癌根治术（包括腹腔镜和机器人）的患者。VTE 的危险因素包括有血栓形成史、吸烟、手术时间延长、二次手术、住院时间延长及前列腺体积较大。术前或术后预防性使用肝素与室性心动过速无显著相关性（P=0.7）。事实上，与未使用肝素预防相比，术前使用肝素预防后 VTE 发生率无显著改善。术前预防性使用肝素与术中失血量增加（P<0.005）及住院时间延长（P<0.005）相关。在本研究中，LND 并不是 VTE 发生的重要危险因素。其他关于 RARP 系列报道的术后 VTE 发生率也大致相似（低于 2%）[31,32]。Saily 等人[33]报道了 400 例 RARP 患者（术前和住院期间接受肝素抗凝以及术后 15 天内口服抗凝剂达比加群治疗）中出血事件和 VTE 的发生率，数据显示 1 例患者（0.25%）发生 VTE，9 名患者（2.3%）出现明显的术后出血，8 名患者需要接受输血治疗。

在机器人肾脏手术中，鲜有文献报道关于药物预防 VTE 的安全性和相关临床应用。目前美国国家外科质量改善计划（NSQIP）数据库显示微创手术后 VTE 发生率总体较低，其中微创部分肾切除术为 0.23%，而微创根治性肾切除术为 0.42%。在另一项研究中，再入院患者的 VTE 发生率增加 12 倍以上（P=0.001）[34]。但关于 VTE 预防的措施并没有在此次国家注册审查中明确。最近，Kara 等人[35]进行的一项大型单中心回顾性研究，比较了 984 例机器人肾部分切除术（RPN）患者的围手术期结果，其中 222 例患者在任何时间（术前或术后）接受预防性药物治疗（pharmacologic prophylaxis，PP）（皮下肝素或依诺肝素），762 例患者未接受 PP 治疗。术后 VTE 的发生率无显著差异，其中 PP 组为 1.8%，而非 PP 组为 2.1%（P=0.75）。同样，不良出血事件的发生率也不具有可比性，PP 组和非 PP 组的发生率分别为 3.1% 和 5.6%（P=0.13）。大多数（93.3%）VTE 发生在术后 1 个月内；因此，根据先前的随机对照试验的结果，作者得出结论，住院患者的仅用药物预防无助于降低 VTE 发生，且接受机器人辅助肾部分切除术的患者中，应考虑长期的 PP 方案（术后 30 天内）[36,37]。目前，美国泌尿外科协会建议在腹腔镜和机器人手术中使用间歇式气压加压（IPC），主要针对可能从预防措施中受益的 VTE 高风险患者[38]。

气腹的影响

建立气腹的各种技术（即 Veress 针、Hasson 技术或其他改良的混合方法）、套管针放置方法及其潜在的并发症（例如血管损伤/器官损伤），以及避免并发症的要点在本文的其他章节进行了详细讨论。一旦成功建立气腹并开始进行机器人手术操作时，与麻醉团队的沟通就变得至关重要，因为气腹导致的腹内压升高，会对腹腔内脏器产生多种影响。从心血管系统的角度分析，心率和全身血管阻力都会因腹主动脉受压和二氧化碳介导的交感神经刺激而增加[39]。而腹腔内压力增加则会对下腔静脉造成机械压迫，导致心脏灌注减少，最终导致心输出量减少，这在低血容量状态下尤为明显。另外值得注意的是，反向 Trendelenburg 卧位能导致下肢血液静脉回流增加，而 Trendelenburg 卧位则会增加心脏前负荷[39-41]。气腹同样可引起呼吸系统改变，包括肺功能储备能力降低、膈肌移位受限和肺不张风险增加。将患者置于 Trendelenburg 卧位会推动横膈膜向头侧移位，进一步降低肺顺应性，通气-灌注不良增加，此时需要更高的气道压力来维持稳定的潮气量[42]。此外，腹内压升高也会对肾脏灌注和功能产生下游影响。肾血流量和肾功能的减少（通过测量尿量、肾小球滤过率和有效肾血浆流量）是气腹诱导和持续期间的一种短暂变化[43]。而为了限制气腹继发的不利的血流动力学和生理变化，我们的首选是在机器人操作过程中保持 12~15mmHg 或更低的充气压力，而在静脉出血或手术暴露不良的情况下，可暂时增加充气压力至 20mmHg。

团队沟通

一旦实现气腹、端口安置和患者侧推车对接,当主要外科医生从手术台转移到控制台开始手术的机器人部分时,手术室所有成员之间的有效团队沟通就显得至关重要。床边外科医生负责协助主治医师完成多项任务,包括腹腔镜器械通道、腹腔镜组织回缩和操作、手术区域的吸引和冲洗、机器人器械交换、监督潜在的内外部机械臂碰撞,以及气腹的维护。如果腹腔镜器械通道在主治医生视野以外的区域,可能会引起内脏器官和血管损伤;因此,腹腔镜器械应在直视下插入体内,床边外科医生应识别并记忆器械到目标手术区域的空间路径,以便后续插入。当腹腔镜手术器械通道受阻时,床边外科医生应立即出声提醒,并在直视下收回和重新定向,以避免损伤周围结构。同样地,尽管患者侧的机械臂是为了在交换时保留仪器在体内位置的记忆,但在重新进入时,床边助手应始终将器械置于直视下,因为肠道或其他结构可能会在不经意间转位到重新插入的路径中。当然,由于可能导致严重的体内损伤,机器人器械不应强力抵抗遇到的阻力;相反,问题(如无意中将机器人端口从腹膜取出)应通过床边助手和主控医生之间的沟通来确定,并以协调的方式进行补救。如果紧急转换为开放手术,主控外科医生和手术组所有成员之间应进行明确的沟通;床边医生应迅速、安全地从患者身体上取出所有器械,并卸下患者侧推车,改为立即使用开放式器械,并应制订开放式切口计划[44,45]。

机器人系统故障

文献中机器人系统故障进行了描述。尽管目前尚无报告系统故障的标准方法,但美国食品药品监督管理局(FDA)的制造商和用户设施设备体验(MAUDE)数据库提供了一种工具,允许医疗专业人员自愿和匿名报告与设备故障或故障有关的、影响患者安全的不良事件。

Friedman 和 Lendvay[46]使用 MAUDE 数据库对 2009—2010 年间的达芬奇机器人仪器故障进行了最新分析,共检测到 565 个仪器故障。他们按照从最常见到最不常见的顺序将这些故障分为五类:机械臂腕/尖端、烧灼器、轴、电缆和外壳故障。手腕或工具尖端故障是最常报告的仪器故障类型,共有 285 例;其中 150 个涉及钳子或工具尖端断裂,影响了 108 个单极手术弯剪。在大多数此类事件中,工具尖端断裂进入了患者体内,随后被安全取出。据报道,烧灼失败是第二常见的故障,共发生 184 起;其中 174 起涉及电气故障,其中大多数(90%)包括可见的电弧或热损伤组织,最常见的(125/174)与单极手术弯剪有关。而第三种最常见的仪器故障类型则与轴功能障碍有关(76 个事件),包括保护材料从轴上断裂或轴断裂(36 个故障),或观察到轴上有明显的划痕,或无意中材料从轴上脱落(19 个故障),以及完全的整轴断裂(8 次故障)。电缆故障是第四常见的仪器故障类型,共发生

29 起事件;其中 28 起事件涉及仪器远端刀尖侧的电缆磨损或断裂。最不常见的仪器故障类型涉及 7 起外壳故障事件,包括 2 起仪器无法从机械臂中取出的事件,1 起尽管有足够的寿命但仍无法记录的故障仪器事件,1 起清洗管被推入外壳的事件,最后 1 起则是钳口无法打开和关闭。

Lucas 等人[47]在 2003—2009 年间对 MAUDE 数据库进行了早期审查,发现共有 1 869 例不良事件报告,其中 991 例与达芬奇(dVS)有关,878 例与早期达芬奇(dV)平台有关。与 Friedman 的研究相似,Lucas 等人也将仪器故障确定为最常见的机器人故障类型,2007—2009 年间发生了 995 起(74.2%)事件,2003—2006 年间报告了 379 起(72.3%)事件。老一代 dV 系统与患者仪器高碎片化率(27.8% 比 7.5%)和电弧(32.9% 比 12.7%)显著相关。与机器人控制台和患者侧推车相关的报告故障在 2007 年后显著减少。在 2007—2009 年期间,报告了 71 次(5.3%)控制台故障,而在 2003—2006 年期间则报告了 49 次(9.4%);同样,在 2007—2009 年期间共报告了 91 次(6.8%)患者侧推车故障,而 2003—2006 年期间则报告了 57 次(10.9%)。此外,与新一代的 dVS 系统相比,老一代的 dV 平台有着更高的控制台,且与患者侧推车故障更为相关。此外,两个系统之间报告的相机故障事件也具有可比性。随着时间的推移,转为开放手术的比例明显降低,而手术操作失败的比例随着时间的推移而增加。作者还分析了系统故障与患者预后之间的关系。导致患者受伤的机器人平台故障在 2003—2008 年间没有显著变化。尽管 2009 年因 137 个机器人故障造成的 33 起事件中,患者受伤率(24.1%)明显高于往年,但人们认为这是由于当年数据收集不完整造成的人为夸大。与 2003—2006 年(1/70 000)相比,2007—2009 年期间(1/16 000)的患者死亡人数显著增加。同样,这可能也是由于 2009 年不完整的数据收集所导致的错误上升率;然而,作者也注意到,这也可能是术者进行更复杂的手术操作的意愿所导致的。Andonian 等人[48]回顾了 2000—2007 年间的 MAUDE 数据库,报告了 189 起与机器人故障相关的不良事件;他们估计,如果在这段时间内执行了大约 50 000 个机器人程序,则整个设备故障率为 0.38%。

虽然 MAUDE 数据库为报告设备相关的不良事件提供了一个有效的工具,但由于向数据库报告完全出于自愿,因此很容易出现漏报不利的机器人系统故障的情况,因此也有着很大的局限性[47]。

Buchs 等人[49]对一个前瞻性维护的数据库进行了一次单机构回顾性审查,该数据库包含 526 例连续进行的普通外科手术。总的来说,确定了 18 例(3.4%)设备故障,其中 9 例(50%)与机器人器械故障有关,4 例(22.2%)与手臂故障有关,3 例(16.7%)与控制台故障有关,2 例(11.1%)与视神经系统功能障碍有关。18 例中有 2 例(11.1%)为不可恢复性故障,1 例(0.2%)需要转为传统腹腔镜检查。Chen 等人[50]在对一个机构 400 例泌尿外科病例的回顾中报告了相似的机器人设备故障总发生率(3.5%);他们的研究指出,机器人手臂故障是设备故障最常见的原因(78.6%)。

Kaushik 等人[51]对 176 名进行 RARP 的泌尿科医生进

行了为期 5 年的国际调查,探讨了机器人机械故障率和后续处理,其中总共有 100 名(56.8%)外科医生报告 说遇到了无法恢复的故障,这些事件根据他们的手术时间进行了进一步划分。在手术开始前,共有 80 例机械性故障,其中 46 例(57.5%)重新安排手术,15 例(18.8%)和 12 例(15%)分别采用开放式和腹腔镜手术。前列腺切除术转为开放手术者占41.2%(31/23),其中腹腔镜前列腺切除术转为开放手术者占31.7%。在完成尿道-膀胱吻合术前报告了 32 例机械性故障,大多数病例(62.5%)以传统的腹腔镜方式完成;选择腹腔镜方式完成尿道-膀胱吻合术与接受的训练显著相关。一般来说,机器人故障与外科医生水平显著相关,但实际上系统故障率在受过专业培训的泌尿科医师和未受过专业培训的泌尿科医师之间并没有显著差异。据报道,机械臂故障是最常见的(38%)机器人故障类型,但有趣的是,只有 68.8% 的接受调查的泌尿科医师报告说,他们将讨论潜在的机器人系统故障作为术前患者咨询的一部分。本研究的局限性包括调查形式和相关的固有记忆偏差,是故障事件的回顾性收集;然而,它没有进一步阐明机器人故障的发生率,因为没有记录总病例的绝对数量。

Kim 等人[52]报告了一项涉及 1 797 例机器人手术的多部门、单一机构分析,泌尿外科(779 例;43.4%)和普通外科(855 例;47.6%)占其中的大多数,共发现 43 例(2.4%)机器人故障,其中 24 例(1.3%)与机械或系统错误有关,19 例(1.1%)与仪器故障有关,3 例(0.17%)需中转为开腹或腹腔镜手术。

Nayyar 和 Gupta[53]对 340 例连续机器人泌尿外科手术进行了回顾性单机构分析,共报告 37 例(10.9%)机器人故障,其中大多数故障归因于机器人仪器故障(23/37 故障)。总体而言,28/37(76%)事件能够在术中得到纠正,从而成功完成机器人辅助手术,2 例事件(0.6%)需要转换,没有患者因机器人设备故障而受伤。

目前,已有若干研究专门探讨了 RARP 中的机器人系统故障。Lavery 等人[54]对 11 个高容量中心进行了多机构调查,评估了 RARP 期间严重(不可恢复)机器人故障的频率。在研究期间,共调查了 8 240 例,报告了 34 例(0.4%)不可恢复的故障,且在这 34 例严重故障中,24 例中止并重新安排手术,8 例转为传统的开放式手术,2 例通过腹腔镜技术完成。光学元件(34%)和机械臂(34%)故障是导致机器人系统故障的最常见原因。Zorn 等人[55]对两名泌尿科医生在一个机构进行的共 725 例 RARP 进行了回顾分析,共发现 4 例

(0.5%)机器人系统故障,而所有故障均发生在患者进入手术室之前,其中光学系统故障 3 例,电源系统故障 1 例。所有 4 个病例都被中止并重新安排手术。Borden 等人[56](2007 年)发现,机器人装置的整体故障率为 2.6%(9/350 例),其中 3 例需要转为开放/腹腔镜手术。

因此,可见文献中机器人设备故障的发生率不尽相同,从低至 0.4% 到高至 10.9% 不等,而研究之间的差异可能继发于不同程度的外科医生学习曲线、单一或多机构中心,以及所研究的机器人的特定类型。由于许多机器人系统故障可以在术前检测到,所以机器人系统故障对患者造成直接伤害的比率实际很低,因此在患者到达手术室之前定期进行术前安全检查以确保所有机器人部件功能齐全就显得至关重要。机器人系统故障的术中处理是通过首先确定故障原因(例如机器人仪器故障、机械臂故障、控制台故障、光学系统故障)并判定故障是否可恢复或不可恢复来执行的,而可恢复的仪器故障可能仅需要更换仪器就可以解决问题。通常,碰撞或意外的快速移动机械臂所导致的故障错误是可恢复的,可通过抓住机械臂并将其重置到正确位置来纠正,另外,手术过程中应注意错误代码,以便向达芬奇技术支持报告。如果无法通过系统重启解决无法恢复的故障,则可联系达芬奇手术技术援助团队尝试解决。如果解决不了,则应取出机器人器械,并将机械臂和患者侧推车卸下,转而为腹腔镜或开放手术做准备。因此,尽管机器人平台故障的发生率较低,但与患者讨论这种可能性仍至关重要,因为这会对患者的手术过程产生影响。

结论

随着微创领域显而易见的技术进步,显然外科医生必须加以了解并将其作为有利工具纳入手术工具盒。避免机器人手术相关并发症的关键是了解该技术及其缺陷,并继续采用有效的核心手术技术和原则。

(彭程 译)

参考文献及自测题

第32章 机器人辅助腹腔镜前列腺癌根治术并发症

ALON Y. MASS and SAMIR S. TANEJA

要 点

1. 机器人辅助腹腔镜根治性前列腺切除术(RALRP)的患者必须有足够的肺活量和良好的体型,以便在手术过程中实现最大的 Trendelenburg 卧位。
2. 避免使用脚带、适当的填充物和肩部支撑,可以降低 RALRP 期间神经和压力损伤的风险。
3. 无法识别的肠损伤最常见的原因是仪器在相机视野外移动。
4. 盲置套管针有可能损伤主动脉、髂总动脉、肠系膜、肠和膀胱。
5. 通常可以通过完成横断,略微增加充气和直接缝合残端来控制由背静脉复合体切口引起的出血。
6. 膀胱尿道吻合术中的可控性尿漏通常可以通过导管引流进行保守治疗,但持续性尿漏应引起关注,以免造成输尿管损伤。
7. 输尿管损伤可发生在淋巴结剥离期间,邻近精囊带,但通常发生在膀胱颈横断期间。
8. 除粪便污染、大面积损伤、肠壁失活或先前接受过放疗的情况外,可通过机械辅助腹腔镜修补来治疗直肠癌。在前述这些情况下,应考虑造口改道。

在过去的十年中,前列腺癌的外科治疗得到了迅速发展,已经从一种最常见的由一名熟练的泌尿科医师进行的开放手术,发展为一种更容易被多个训练有素的人员共同进行的微创手术,而无论是否有机器人辅助,在腹腔镜下进行的前列腺癌手术比例都在全球范围内呈持续增长的趋势。在许多情况下,机器人辅助的选择是特定医疗系统内的辅助功能,但使用机器人通常能够缩短学习曲线,并有助于不熟悉腹腔镜、非辅助手术入路的外科医生进行微创手术。

因此,机器人辅助腹腔镜前列腺癌根治术(robotic-assisted laparoscopic radical prostatectomy,RALRP)成为治疗局限性前列腺癌的首选手术技术,到 2009 年,美国有 60% 的患者采用该技术治疗[1],而到 2016,这一比例可能会更高。

早期证据表明,RALRP 有助于减少术后失血量、降低输血率和麻醉需求[2],但仍有人担心因外科医生缺乏经验而导致的灾难性并发症、高昂的医疗费用,以及术后功能并未证明得到明显改善。但最近的数据则显示了更长期的和更具临床意义的结果,如长期癌症控制、功能恢复和健康相关的生活质量。数据表明,这些效果至少相当于,并可能优于传统的开放性根治性前列腺切除术(open radical prostatectomy,ORP)后的效果[3-5]。

值得注意的是,在大多数有 RALRP 技术经验的外科医生手中,该手术已成为一个常规手术,而其主要的一个吸引力在于,在大多数情况下,无论解剖变异、腺体大小或既往手术史,都允许患者接受该手术。因为这些因素往往会增加手术的复杂性,因此外科医生的经验仍然是决定手术成败的关键因素。尽管大多数外科医生对 RALRP 手术驾轻就熟,但并发症的风险仍然存在,而且考虑到现行的手术数量,对潜在并发症的回顾、处理和预防策略至关重要。

术前注意事项

与任何外科手术一样,在考虑 RALRP 之前,确定手术候选资格是术前评估的重要组成部分。手术的一般禁忌证可能与排除麻醉的一般合并症或预测治疗失败可能性高的癌症相关危险因素有关。手术的肿瘤适应证超出了本章的范围,但鉴于选择标准的广泛差异,最终选择 RALRP 在很大程度上取决于手术外科医生和机构的治疗偏好和策略。一般而言,腹腔镜入路的患者发生手术相关的心肺和麻醉不良并发症风险相对较低。在某些情况下,与肺部疾病相关的麻醉考虑,以及与腹腔镜检查期间发生的各种生理特殊性相关的血流动力学、心血管和代谢变化的补偿能力或不能判定为相对禁忌证。在 RALRP 期间保持陡峭的 Trendelenburg 卧位可能会进一步增加呼吸压力,而有潜在呼吸疾病、病态肥胖或解剖异常的患者可能无法很好地接受这种手术入路。

既往腹部和盆腔的手术史、患病过程或既往放射治疗也可能影响腹腔镜机器人辅助入路的适宜性。虽然没有明确的指南,但腹腔或盆腔粘连的存在肯定会增加暴露和手术工作空间的难度,决定是否继续进行腹腔镜检查取决于外科医生的经验和熟练度。

一般来说,我们并没有发现既往腹腔内手术是 RALRP 的禁忌证,但由于需要腹腔镜松解粘连以创造工作空间,手术时间明显延长。当然这些患者中,也可以考虑腹膜外入路 RALRP,但这种入路对技术经验的要求较高,并且腹膜外空间的发展可能也会受到切口粘连的限制。在这些患者中,在实际操作中转换为开放性手术入路是可能的,因此,术前有必要安排好有 ORP 经验的外科医生,同样地,在先前复杂的腹腔内手术或感染(即穿孔性憩室炎、创伤、脓肿等)的情况下,根据外科医生的经验水平,可以考虑建议 ORP 而不是尝试 RALRP。

既往的盆腔手术,包括膀胱手术、单纯前列腺切除术、下腹部补片置入术、肾移植术或血管移植术,可能会增加松解腹膜外粘连的难度,从而 RALRP 过程中对前列腺的入路。根据我们的经验,网片是最常遇到的障碍,仔细回顾以往的手术报告可能会有助于手术计划。当网片放置局限于腹股沟深环或前腹壁时,沿网片表面烧灼很容易造成膀胱脱落,因此必须小心,避免从侧面进入网片,或穿过网片进入前腹壁,以避免血管损伤。在这方面,处理腹股沟环上腹膜外放置的网片时,RALRP 比 ORP 处理得更好,因为在开放或腹膜外入路时,当试图进入 Retzius 间隙时会更容易遇到和穿过网片。而这之中最麻烦的是网片延伸到髂骨边缘和血管的情况。在这些情况下,考虑到血管损伤的风险,我们通常不尝试盆腔淋巴结剥离,而仅向上蒂的根侧释放膀胱。通常,在这些情况下,网片不会延伸到髂骨远端血管之外,通过简单地从网片上释放,就可以获得足够的膀胱活动度。

在以往的膀胱手术中,膀胱周围的粘连可能更为严重,并且在活动时经常发生膀胱损伤,而通过向膀胱内滴注稀释的亚甲基蓝可轻松识别容易修复的小损伤。在有肾移植或盆腔血管移植史的患者中,RALRP 可能是禁忌证,但这主要取决于手术医生的经验水平。如果进行 RALRP,应避免在膀胱移动过程中大量使用电灼器,因为血管或移植输尿管的意外损伤可能会产生严重后果。我们以前曾对有肾移植史的男性进行过 RALRP,术前解剖评估是必要的,在这些患者中,同种异体移植物通常位于膀胱的正上方,而输尿管则进入膀胱穹顶。应谨慎地沿前腹壁进入耻骨后间隙以避免该区域。

放射治疗后的腹腔镜机器人辅助前列腺切除术可能特别具有挑战性。在以预期的纤维化、粘连和改变的解剖特征为特征的复杂病例中,进行腹腔镜手术的决定应基于风险评估和外科医生的经验。总的来说,我们发现通过机器人辅助手术进行挽救性前列腺切除术比开放式更简单。

病态肥胖本身并不构成 RALRP 的禁忌证,但其同样也是值得考量的术前因素。具体而言,外科医生应注意,由于在设置气腹时难以进行通气,这些患者中可能无法完全呈 Trendelenburg 卧位。此外,可能需要将端口放置稍微向下移位,通常在脐下方,以便允许机器人臂进入骨盆的最尾部。与开放式根治性前列腺切除术一样,接受腹腔镜机器人辅助前列腺切除术的患者应接受适当的围手术期抗生素和深静脉血栓预防。在所有接受 RALRP 的男性患者中,我们都使用加压袜和术前皮下注射预防性剂量的肝素作为常规处理。

体位并发症

第 9 章和第 31 章详细讨论了体位并发症。达芬奇 Si 系统(Intuitive Surgical,Sunnyvale,CA)通常用于改良低截石位的患者,往往需要患者呈一个陡峭的 Trendelenburg 卧位。机器人通常位于两腿之间,允许机器人系统的操作部件靠近患者,操作臂和照相机朝向骨盆目标,包括前列腺、膀胱、精囊、尿道和泌尿生殖膈。另一种方法是采用侧对接方法,其中机器人以相对于盆腔的一定角度定位,允许充分暴露并使患者能够灵活地保持仰卧位或截石位的姿势。自临床上逐渐习惯使用 Xi 系统后,我们更多使患者呈陡峭的 Trendelenburg 卧位姿势接受治疗,因为这种方法能使与使用脚带相关的下肢隔室综合征和会阴神经损伤的风险降至最低。

密切注意体位对于防止压力或牵引相关的神经损伤非常重要。因此,所有的压力点应充分防护,手术团队,包括麻醉师和护理人员,应确保在无菌皮肤准备和覆盖前处理潜在损伤区域。在 SI 体位中,患者腿部的重量应通过足跟和脚后跟传递,在小腿和大腿外侧应施加最小的压力,并应解剖上伸髋和股关节,以尽量减少股神经损伤的风险,而如有必要,下背部应接以腰部支撑。如果机械臂放在患者一侧,则应将腕关节和手肘垫好,并应注意保护患者的手和手指,以免因放置手术台、机器人设备或辅助手术团队而继发受伤。当患者的臂不收拢时,应使臂和肩达到自然的解剖位置,以防止臂丛神经损伤。提供充分的肩关节支撑,但不压迫肩关节,是避免臂丛神经牵拉损伤的关键。

一旦患者姿势确定,则应将其固定在手术台上,以防止在手术过程中移动。我们通常在覆盖前观察患者是否处于 Trendelenburg 卧位,以确保不会发生滑动,这个可以相对容易地通过在患者的胸口使用填充带来实现。此外,使用具有高摩擦系数的高密度填充物,如 Pink Pad(Xodus Medical, Inc.)[6],也有助于防止患者在 Trendelenburg 卧位时滑动,还可以防止压疮和神经损伤。在开始手术前,应仔细观察患者的气道压力、面部肿大和身体状况,以及观察在充气前是否能够耐受这个体位,无法忍受则可能表明肺活量储备有限,躯干重量过大撞击横膈膜,或上半身静脉回流不良。如发生这些罕见情况,则表明患者可能并不适合进行机器人前列腺切除术,此时可以考虑终止手术。Trendelenburg 卧位的其他影响可在第 9 章和 31 章中进行回顾。

在定位机器人系统的操作元件时,必须注意确保机器人和患者之间不会发生意外接触。机器人和患者之间的唯一接触是通过工作端口进行的,任何时候机器人的任何其他移动或静态元件都不得对患者的核心或四肢施加压力。其中,手术过程中最常见的潜在接触区域是工作部件(机械臂)和患者大腿之间,而当机械臂连接到工作端口时,可以通过向上转动机械臂并使其远离患者来避免这种接触。值得注意的是,这些并发症在使用达芬奇 Xi 系统时可能不太常见,因为患者是仰卧位,而不是低截石位,但在这种情况下,当机器人被插入或取出时,脚和下肢可能会受伤。

一个无法避免但十分严重的实际问题是需要在患者面部和气管插管附近放置设备(电缆、光源、摄像头、吸管)。这在考虑放置这些腹腔镜附件时应十分小心,如果可以避免,应将其从患者头部区域移开。然而,在腹腔镜机器人辅助前列腺切除术中,这些附件往往不能避免放置在相关手术区域,而在这些情况下,可考虑在气管插管固定后,在患者脸上放置保护性泡沫屏障。这有助于防止面部损伤,如角膜擦伤,也可以降低手术过程中气管插管意外移位的风险。同样地,沿着地板铺设的绳索应整齐地盘绕并加以防护,以避免无意中从机器人或内镜塔上拉扯或断开。手术过程中发生的此类事件可能会导致视野丧失或机器人故障。

严重系统故障虽然不常见,但仍有可能发生,此时需要中止机器人辅助手术并转换为直接腹腔镜手术或开放式前列腺切除术。最近对 176 名执行 RALRP 的泌尿科医生进行的一项调查报告显示,57% 的受调查者在手术前或手术中曾经历过达芬奇机器人系统"无法恢复的术中故障"。在某些情况下,系统报错能阻止使用机器人入路进行手术(58% 的病例重新安排手术时间,19% 进行开放手术,15% 进行腹腔镜手术)。但有些时候,这些系统错误发生在术中,需要中途转为开腹或单纯腹腔镜检查。总的来说,接受过专业培训的泌尿科医生在统计学上更倾向于转为单纯的腹腔镜手术,而不是开放手术[7]。尽管关于系统故障估计的信息有限,但这种系统特有的并发症对患者和癌症相关健康结果的影响仍需测量。

手术并发症

插入端口/充气

腹腔镜手术的并发症在第 30 章和第 31 章中作了额外的回顾。腹腔镜机器人辅助根治性前列腺切除术可以通过经腹膜或腹膜外途径进行,虽然经腹膜入路更常用,但一些外科医生还是更喜欢腹膜外入路,因为这样可以避开腹膜内容物。但这种情况下,工作空间一般较小,且颅骨进入高位淋巴结的途径可能受到限制,因此这两种方法各有利弊,也都在手术过程中面临着不同的挑战。但无论采用哪种方法,通常都是通过脐周或脐下皮肤的小切口进入腹膜或膀胱周围。

经腹腔入路采用腹腔内入路,通过壁腹膜的最终切口二次进入耻骨后、膀胱外间隙。通过 Veress 针头进行腹腔内吹气,然后盲插入初始摄像头端口,或使用 Hasson 技术直接切开并显示腹膜切口,即可进入腹腔。虽然我们通常在所有病例中都倾向于使用 Hasson 插入技术,因为这种技术在先前的腹腔内手术(可能存在肠粘连)病例中体现了更强的适应性。但操作时最好是选择直接可视化,遵循标准的腹腔镜原则,并在充气前必须确认腹腔位置。在肥胖患者中,当使用 Hasson 技术时,套管针尖端很容易被移到腹膜前间隙。初始腹内压过高表明可能位置不正,在此情况下不应开始充气,而是应该在腹内充气前重新定位、取出和更换器械。Veress 针和充气后初始套管针的非可视化通过与胃肠和血管结构的潜在损伤相关。如果放置 Veress 针头后怀疑有损伤,应延迟充气,并在进入轨迹中小心取出针头,以避免将穿透性损伤转化为可能更严重的撕裂伤。在这些情况下,或在先前中线切口的情况下,可以在放置中线套管针之前,从侧面插入 Hasson 套管针,以显示中线的粘连,并进行腹腔镜粘连松解术,或检查可疑损伤。一旦在不同位置建立了安全通道,应仔细检查初次进入和潜在伤害的区域。如果是针头插入造成的小穿透性损伤,通常不需要对肠或膀胱进行额外的处理[8]。而如果发生比套管针相关的损伤更严重的损伤,通常需要进行腹腔镜或开放式修复。这时由外科医生自行决定是否需要修复或转为开放手术。

腹膜外入路比经腹膜入路的入路位置稍低,但操作一致。这种方法的潜在好处包括减少与腹腔内压力增加相关的麻醉问题,避免腹膜内容物和所有相关的术中和术后后果(肠梗阻),以及减少手术过程中缩肠的需要。此外,虽然套管针对肠道的损伤风险有所降低,但因工作空间缩小而导致的膀胱损伤或血管损伤仍然是一个潜在问题。考虑到工作空间更小,因此在放置端口之前必须小心开发腹膜外空间,特别是在放置机器人工作端口的头部和侧面区域。球囊扩张器用于直接拓展膀胱前间隙,其可能导致小的骨盆血管撕裂或撕脱。这通常是没有问题的,除非在有既往盆腔手术病史或继发于以前的盆腔炎的情况下。在这些情况下,融合的组织平面可导致腹膜与盆腔血管粘连,从而在充气时造成更严重的血管损伤。而在膀胱前间隙拓展不理想的情况下,工作空间会受到限制,导致操作工作元件的能力相对降低,并转化为更困难的外科解剖环境。因此有必要在手术初始放置端口以获得适当的空间,但不适当的放置可能导致隐匿或明显的侵入腹膜内,并在整个手术过程中引起腹膜内渗漏。在腹腔内充气的情况下,腹膜鼓胀会进一步限制工作空间。在腹腔内通气的情况下,可以在腹腔内放置一个5mm的端口进行减压,而如果发生大面积腹膜内二氧化碳泄漏,则应改为腹膜内途径。

在手术过程中,由于套管针的放置或向腹膜前间隙的移动、手术时间过长或套管针周围的二氧化碳泄漏,可能会出现皮下气肿。阴囊气肿是很常见的,并且其在长时间的情况下,可能会向上腹壁迁移并累及颈部和面部的皮下组织。此问题与二氧化碳泄漏至腹膜外空间的程度直接相关,而手术时间延长、使用高充气压力及筋膜口周围充气泄漏可能会加剧此问题,其中痉挛是主要的临床症状。当皮下气肿与高二氧化碳血浓度相关时,可能需要延迟拔管以使二氧化碳和氧气的分压恢复正常。保持腹腔内压力≤15mmHg有助于减少这种并发症。

考虑到在Hasson入路中需要相对较大的筋膜开口,许多设备,包括Applied Medical的Kii气囊钝头系统,可以有效降低整个手术过程中套管针周围漏气的可能性[9]。该装置的工作原理是将筋膜口密封地夹在外部可移动的凝胶锥和腹膜口后的内部球囊之间。或者,可以使用一种预先准备好的"荷包"束状针收紧套管针周围的筋膜进入点,减少空气泄漏的趋势。但我们发现其在Si和Xi系统内实际使用效果都不佳,需要经常使用气球端口。

虽然不常见,但在腹腔镜检查中,气体栓塞及导致心肺塌陷的风险仍然较高。考虑到二氧化碳在血液中的溶解性,因此与其他填充物相比,使用二氧化碳时能降低发生栓塞的概率[10]。在进入未识别的、损伤的和充气的血管时,CO_2栓塞可能迅速沉淀并可能导致诸如急性心血管衰竭的灾难性后果。这是CO_2吹入环境导致气体栓塞的最常见原因。典型迹象包括潮气末二氧化碳突然增加,同时氧饱和突然下降,潮气末二氧化碳随后减少[10]。此类情况应立即紧急处理,需立即停止通气,并使患者重新保持在左侧卧位姿势,以尽量减少右心室血流量。此时,患者应该用100%氧气进行通气,并在极端情况下,可能需要吸入空气栓塞。

肠损伤

小肠或大肠的穿孔是与初始盲套管针放置相关的最常见损伤,通常与肠粘连或套管针插入时向下成角有关。此时有必要迅速确认损伤,而有关手术处理的决定主要取决于外

科医生的经验和损伤的严重程度。在粘连固定肠道损伤的情况下,解除粘连是正确评估和修复损伤的关键。此外,肠栓可以拉长和扩大损伤的范围,而修补手术,无论是否有机器人辅助,都可根据外科医生的熟练度在腹腔镜下进行,或通过转为开放式手术进行。如果转为开放手术,可以考虑完成前列腺切除术,如果术中未发现粪便溢出,则通过标本提取部位修复肠道。在这种情况下,谨慎的做法是,根据肠道修复的一般原则,在修复前用缝合线隔离肠道。而因为避免了腹膜内容物,所以腹膜外入路对腹膜内结构的损伤并不常见。尽管如此,小肠和大肠损伤可能继发于在建立通道期间无意进入腹膜、热损伤或无意牵引腹膜腔内的固定肠段。肠道损伤的延迟确认可能是灾难性的。患者往往在术后2~7天内常出现腹膜炎、脓毒症和腹腔脓肿。

膀胱损伤

在建立通道的过程中也可能发生严重的膀胱损伤。套管针造成的膀胱损伤通常相当明显,且易于直接修复,可通过用稀释亚甲基蓝膀胱内滴注来发现可疑的针囊损伤,而与窄口径针头相关的小穿透伤可以选择保守处理[8]。使用Foley导尿管进行尿路减压可降低受伤风险,在腹腔镜手术前应进行此常规操作。

腹膜后血管损伤

大血管损伤是罕见的,在最近的荟萃分析中,使用Veress针入路和Hasson入路的腹腔镜病例中发生大血管损伤的比率分别为0.044%和0.03%[11,12]。由于位于脐周套管针插入点的正下方,因此大动脉和普通髂血管是最常见的受伤血管结构。这些主要结构的损伤可导致灾难性出血,但通常可通过及时干预挽救此类损伤。肠系膜血管也可能受到损伤,导致肠系膜血肿,随后可能出现血管损伤和肠缺血。严重出血的临床症状是低血压,其次是代偿性心动过速。套管针进入大血管后,取下闭孔器或拔出套管针并插入摄像头时,往往很容易造成损伤。如果套管针未被取出或操作,则应在保持套管针留在原位的情况下,通过管腔更换一个钝性闭孔器,同时准备转为开放式和修复手术。虽然通常情况下很明显,但在某些切向血管损伤的病例中,血液可能在肠系膜下分离,造成出血不明显,即使在腹腔检查时也是如此。此时应迅速进行紧急剖腹手术以对血管进行控制和修复。

上腹部/腹壁血管损伤

套管针插入通常也会导致胃下动脉和静脉或其分支受伤。在插入时,可通过目测检查或在端口移除时识别伤害。一般而言,当血管直接可视,端口距中线>6cm[10],并且侧端口在直视下放置,可以实现伤害风险最小化。对于身形较瘦的患者,使用腹腔镜光透照腹壁有助于确定合适的入路位置。使用脊髓针定位套管针的经腹过程也有助于防止损伤胃上下血管。

对于已确认的下腹壁损伤,应立即行腹腔镜手术或采用切割技术进行处理。当可进行腹腔镜结扎或电灼时,应避免

产生额外的皮肤切口或端口,在某些情况下,伤害的位置可能在不产生额外端口的情况下就得到充分控制。这些病例可以通过有效地处理额外的端口和通过随后的内部结扎来加以处理。当难以进入出血部位时,可在已识别出血象限内进行8字法缝线处理(皮肤表面),以实现封闭和控制。此时,内镜缝合设备就显得非常有用,因为它们允许全层经腹缝合,所以是我们在术中发现腹壁出血时首选的治疗方法。未识别或处理不当的上胃下血管出血可发展为严重的直肌鞘血肿,导致临床显著疼痛、急性失血、贫血症及可能的失血性休克。

术中手术并发症

由于手术技术的原因,RALRP 术中发生的特定并发症与 ORP 术中发生的并发症相似,与术中插入或充气无关,但其原因及处理方法可能不同。第 42 章详细回顾了 ORP 的并发症,由于作者为同一人,因此可能与本章内容有很大的重叠。盆腔淋巴结清扫术的并发症详见第 40 章,本章不予介绍。

出血

与 ORP 相比,RALRP 的一个主要特点是手术过程中出血量相对较少。一般来说,虽然在手术过程中的任何时候都可能发生出血,但与 ORP 相比,出血的严重程度相对较低,因此改善了术中视力,并从而提高了控制小出血点的能力。与 ORP 相比,RALRP 的出血优势在于两种方法之间的出血量差异:最近对 2 506 名患者进行的前瞻性研究发现,RALRP 和 ORP 的平均失血量分别为 185mL 和 683mL[13]。而另一项类似显著手术失血差异(207mL 对比 852mL)的研究也显示,与 ORP 组相比,RALRP 组的围手术期输血率低(4.3% 对比 30.3%),这可能有助于缩短住院时间(1.8 天对比 2.9 天)[14]。但值得注意的是,这对外科医生的依赖性很高,在后一项研究中报告的高输血率跟外科医师实施 ORP 的经验丰富程度密切相关。

出血来源与开放手术相同:覆盖在前列腺和膀胱的前后表面的背静脉复合体和 Santorini 复合体,下囊泡和前列腺近端血管蒂,神经血管束在前列腺的后外侧,顶端前列腺血管和膀胱颈。RALRP 期间出血减少的一个原因是工作空间充气提供的气压。在传统的充气压力下,前列腺周围的小血管,甚至是背静脉复合体,在很多时候可以被切断而不出现大出血。这是一个重要的认识,因为延迟出血的一个常见原因是在手术过程中,由气压控制没有出血的小血管因为放气而不再受控制进而发生出血。因此,在手术完成后,在 5~8mmHg 的低吹气压力下进行检查可以有效防止延迟出血。

背静脉复合体的分离可以在手术早期或晚期进行。如果在膀胱颈分割和前列腺动员之前进行,背静脉应直接用 2-0 微乔线进行 8 字法缝线处理或在某些情况下使用 Endo-GIA 吻合器进行控制。背静脉的充分缝合结扎需要对相邻

的盆内筋膜的充分分离,以便复合物在缝合线内的中心聚集。在分割后背静脉回缩的情况下,静脉残端的直接翻转通常是可行的。我们通常在膀胱颈分开并完全调动整个腺体后,将背静脉复合物分开。这样做,可以在不预先结扎缝合线的情况下将复合物急剧分开,从而允许最大的前手术边缘,同时避免过度的剥离或在尿道周空间放置缝合线。在分离不受控制的背静脉时,可能会发生出血,特别是仅部分横断时,此时应避免拉伸或牵拉静脉,避免过度抽吸或减少充气压力,如有必要,可将充气压力瞬时增加至 20mmHg,以最大限度降低出血量。后一种操作通常是安全的,但如果可见大的开放性静脉窦,则必须谨慎,因为依然存在发生空气栓塞的可能性。分离后,我们通常以连续的方式观察背静脉复合体的边缘,仅合并静脉复合体的边缘,以避免深部缝合。然后将后耻骨骨膜结合到连续闭合缝线中,并将复合物悬挂到耻骨联合上。一般而言,无论使用何种分离技术,RALRP 中的背静脉复合体出血都不应过多。

总的来说,为了尽量减少对邻近神经结构的损伤而对前列腺周围层进行锐性剥离和非热性移动处理,往往会增加术中和术后出血的风险。前列腺外侧筋膜的高位前部松解需要将筋膜从前列腺外侧表面移开,但由于筋膜通常与吻周静脉复合体紧密相连,故切断小静脉的情况时有发生。对此,我们通常采用逆行神经血管束的方法,该方法由我们的开放技术(图 32.3)改良而来,通过释放前列腺的侧筋膜,并将其从后侧前列腺锐利而直接地移动到 Denonvillier 筋膜的水平,从而使神经束从侧面移位(图 32.1)。然后,切取 Denonvillier 筋膜,进入直肠周间隙(图 32.2),并将棉质海绵填充到缺损处,以填充从动员的神经束和侧筋膜流出的静脉(图 32.3)。前列腺切除后,沿神经血管束或前列腺侧筋膜出现的出血通

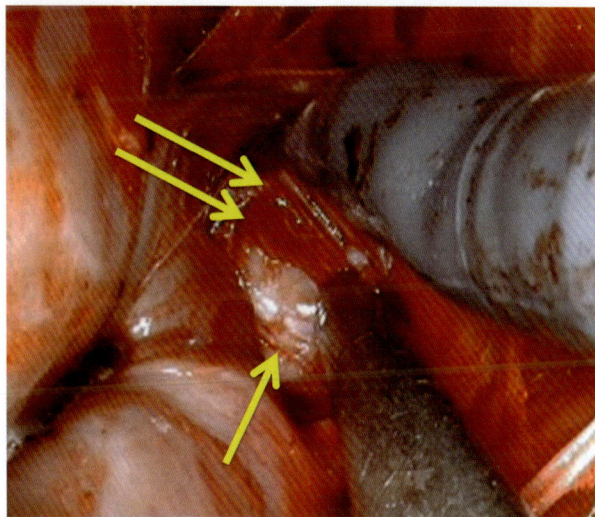

图 32.1　Taneja 的逆行神经血管束解剖技术。在分割尿道或膀胱颈之前,先切开盆腔筋膜,将前列腺从侧壁游离至会阴筋膜水平。然后切开侧面筋膜,将其从前列腺的后外侧表面反折过来。神经血管束以额外筋膜方式向外侧反折(双箭头),暴露出在神经束内侧的 Denonvillier 筋膜(单箭头)

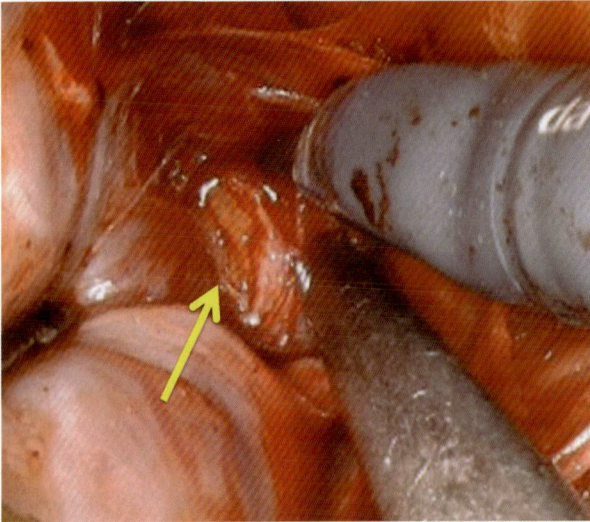

图 32.2 Taneja 的逆行神经血管束解剖技术。将 Denonvillier 筋膜进行锐性分割,暴露前列腺后间隙的会阴直肠脂肪(箭头)

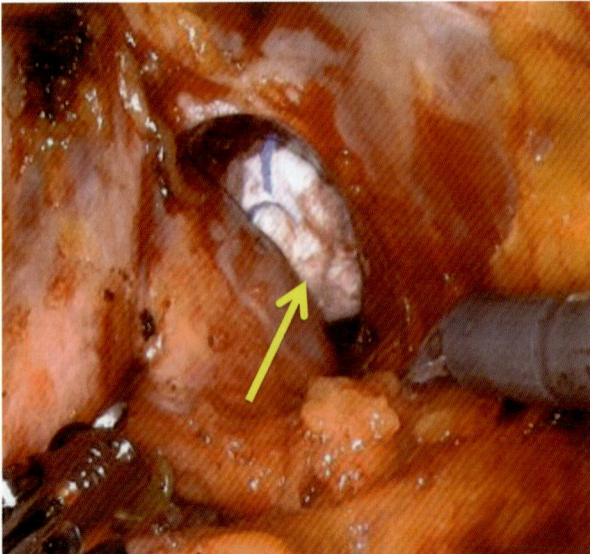

图 32.3 Taneja 的逆行神经血管束解剖技术。在切除前列腺之前,将一块棉球海绵填入缺损处,以对神经血管束止血,直到前列腺被切除

常可通过 3-0 薇乔线连续或间断缝合于重新覆盖的筋膜层,或根据需要通过使用双相电灼谨慎地点凝来控制。

当建立膀胱颈后平面时,分割膀胱颈,特别是膀胱与前列腺的外侧附着,可导致从膀胱周围延伸的 Santorini 神经丛和延伸至膀胱颈的动脉分支明显出血。大量使用双极烧灼或抢先放置夹子可以血液避免从这个位置渗出,但这可能会严重影响视野。一旦出现横断血管出血,它通常会在部分分开的膀胱颈内缩回,而致使控制小出血点的努力白费,因此最好在膀胱颈和前列腺蒂完全切除后再进行此操作。前列腺蒂出血并不罕见,但在手术过程中可适当使用夹片以避免过度烧灼,以尽量减少出血。当蒂分开后,小的静脉出血通

常会随着对切割血管的牵引力释放而停止,因此此时选择直接缝合结扎分离的蒂比尝试夹闭或烧灼收缩的血管更好。

精囊蒂是潜在出血的最后一个点。精囊分支的动脉供应来自胃下动脉的膀胱下循环,因此,血管收缩可能是术中或术后延迟出血的原因,而为避免电灼传导到神经血管束,最好使用夹直接控制蒂部,但如果发生撕脱和收缩,可选择暴露后用双相电灼进行点凝。

内脏损伤:膀胱、肠道和直肠

RALRP 期间的内脏损伤可包括肠道、膀胱和直肠的损伤,其机制多种多样,但无论损伤部位如何,早期识别和修复都是治疗的关键原则。解剖或活动过程中的直接损伤通常能被术者注意到,而由于器械脱离视野、热损伤或牵引损伤引起的损伤则可能被忽视,而后在内脏渗漏或感染时才出现。

膀胱损伤通常发生在膀胱活动期。经腹膜入路中,分离脐尿管和进入耻骨后间隙可能导致无意的膀胱切开,此类损伤最常发生在既往盆腔手术、有疝气网片者,或进入不正确平面、太靠近逼尿肌的情况下。在腹膜外前列腺切除术中,膀胱周围间隙的充气也存在类似的膀胱损伤风险。腹腔镜前列腺切除术后并发症发生率<2%,采用两层缝合加膀胱减压可有效控制并发症[15]。在多次膀胱切开术的情况下,或者当手术解剖分离失误而损伤了膀胱前部时,可能需要额外的修复。

膀胱的移动应很大程度上在无血管的平面上进行,在脐尿管完全分离后可确定(图 32.4)。当穿过该平面到盆内筋

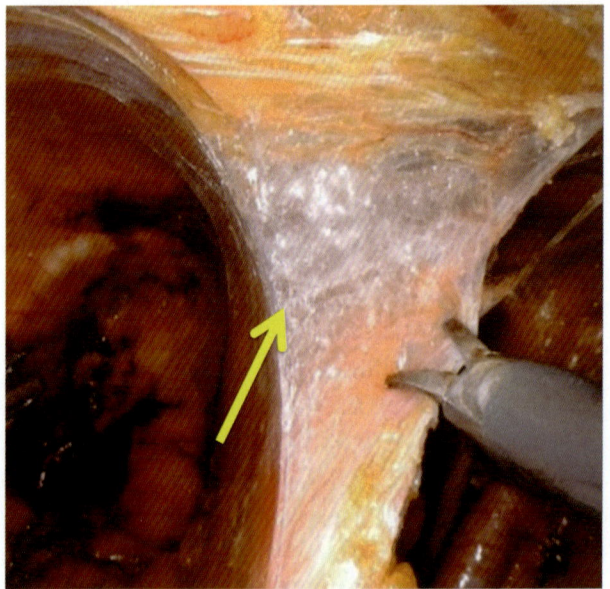

图 32.4 在将膀胱从前腹壁分离时,在切断脐尿管后,识别出膀胱周围脂肪与后直肌脂肪之间的无血管平面,以避免膀胱切开和损伤上腹血管支。这个平面(箭头)延伸至耻骨联合水平

膜的水平时,过多的出血可能表明进入了邻近上腹血管的周围空间或后直肠脂肪。在盆腔结剥离术中,早期的膀胱侧移通常用于确定合适的平面,从而促进脐尿管的释放。在滑动疝的情况下,膀胱壁可能延伸到疝缺损中,因此应在早期识别疝,并在进一步移动膀胱之前减少内容物,从而避免无意间切开膀胱。

手术过程中的任何时间都可能发生小肠、结肠或直肠损伤。因此在处理肠管时,由于机器人器械的力量往往被低估,因此需要直截了当地收缩,而不是抓住和拉动。而且由于粘连或腹膜附着引起的任何肠的拴系都可能导致肠壁的浆膜或全层损伤,且通常,当机器人器械移出视野时,或当助手的器械移入和移出视野时,都可能会发生伤害。因此,在建立骨盆工作空间的过程中,确保肠道保持良好的活动性以及确定好从辅助口到手术野的路径至关重要。因此,机器人仪器应保持平稳,执行短而可控的运动,并与摄像头平行。

由于乙状结肠癌常黏附在盆腔边缘的左盆腔侧壁上,因此建议广泛解除外侧附着物并向内侧翻折,以将直肠乙状结肠降至膀胱顶以下。位于膀胱后囊壁的小肠应被扫出盆腔,直至上腹,并松解所有拴系粘连。当脐尿管分开时,膀胱浆膜层和脐尿管可在颅骨回缩时用于保护下面的肠道。

除了直接损伤外,烧灼损伤也是一种常见的、且更难识别的肠道损伤机制。当从单极器械将灼伤传导至邻近结构时,会发生电弧伤害,此时应仔细检查仪器上覆的护套,以避免烧灼的意外传导,并限制烧灼传导至尖端,以便更好地控制。当烧灼损伤确实发生时,可通过组织检查来确定修复的必要性。明显缺乏微血管再填充的烫伤组织提示组织已失活,应考虑通过复叠式和间断浆肌层缝合加强进行预防性修复,或者在严重受伤的情况下,进行肠切除和初次修复。对肠道热损伤的延迟识别可能产生灾难性后果,患者通常在手术后 3~10 天出现发热、白细胞增多、脓肿形成、腹膜炎和/或脓毒症。

直肠损伤在 RALRP 期间的发生率为 0.2%~1.0%,通常发生在直肠前间隙解剖或精囊移动期间。损伤多见于既往有经直肠前列腺切除术、盆腔放疗史或前列腺周围炎症的患者,如多次经直肠前列腺活检或前列腺炎[16]。此外,重度或局部晚期疾病的患者需要更广泛地切除神经血管束,因此更有可能出现直肠前壁和侧壁的直肠损伤。因此,对于直肠损伤风险较高的患者,手术前最好考虑进行机械性肠道预防。

与其他肠段一样,直肠的热损伤也会产生严重后果,导致脓肿形成,并导致伴或不伴继发性脓毒症的直肠尿道瘘。当移动精囊或从直肠前壁提起前列腺时,应小心避免使用烧灼。在大多数中、低风险前列腺癌病例中,我们倾向于在前列腺后方建立平面时,穿过 Denonvillier 筋膜层,而在高危患者中,则倾向于切除两层 Denonvillier 筋膜,在这些情况下,沿着直肠浆膜在直视下进行锐利和钝性分离可以避免意外的牵引损伤。

对于大多数<2cm 的直肠小损伤,采用机器人辅助的方法进行直接双层修复是可行的。在这种情况下,可以使用封闭的黏液层,然后用浆肌层缝合进行复叠式的修复,并可在将盆腔充满水后,用活塞式注射器将空气注入直肠的方式,来测试修补的密封性。可以给予广谱抗生素 48 小时,但在没有过多的大便污染的情况下,不需要使用长时间的抗生素。修复后,需要在修复和膀胱尿道吻合之间插入组织。这可以通过将脐尿管、膀胱浆膜或后腹膜外翻,通过后囊壁并将其锚定到切断的腹侧直肌上,或使用后囊壁腹膜作为带蒂的皮瓣来实现。或通过后缝合法将逼尿肌围圈锚定在腹侧股直肌上,也能达到这个目的。

如果直肠损伤较大或不规则,直肠壁失活,既往放疗史,或粪便过多,应考虑手术会诊,并在修复时通过环形结肠造口进行近肠转流。在某些情况下,可考虑经或不经修复的直肠癌手术。在复杂直肠损伤的情况下,如果不能转移粪便流,则在修复失败的情况下,可能导致盆腔脓肿和脓毒症。

输尿管损伤

输尿管损伤是 RALRP 中极不常见的并发症,大量报道的发生率仅在 0.046%~0.3%。作者认为,基于以往的腹外科手术、前列腺炎和盆腔放疗史来看,在解剖困难的情况下,或在广泛的淋巴结清扫术中,通常会发生输尿管损伤,而针对这些患者的治疗,为便于识别和防止损伤,可使用预置输尿管支架[17]。

在盆腔淋巴结清扫时,上膀胱蒂的移动可导致输尿管损伤,而值得注意的是,输尿管位于上蒂的中间,因此可以通过限制在蒂外侧进行解剖来避免损伤(图 32.5)。精囊剥离时也可能发生无意的热损伤,当进入三角区时,肾盂向外侧和深部延伸至膀胱的顶端。然而,输尿管损伤最常发生在膀胱颈切开时的开口处。危险因素包括巨大的正中叶或膀胱颈癌浸润,需要广泛切除。同样地,分节后过度牵引会导致后膀胱颈断裂,使开口非常接近切割边缘。

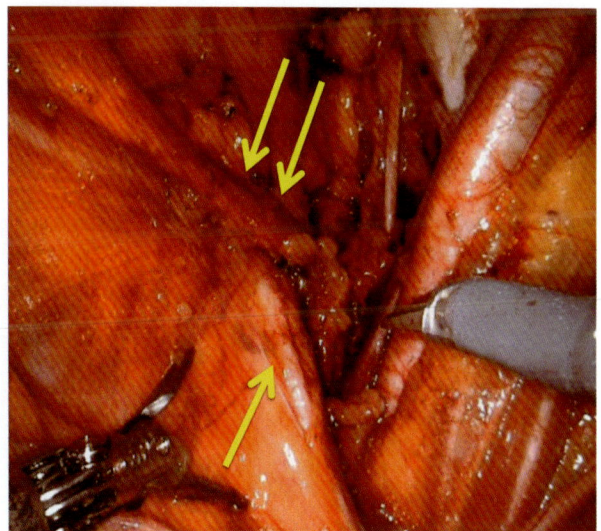

图 32.5　在进行盆腔淋巴结清扫时,输尿管(单箭头)经过髂嵴并位于上膀胱脚(双箭头)下方,进入后膀胱间隙。限制在上膀胱脚的外侧进行解剖有助于避免意外的输尿管损伤

第 14 章和第 43 章详细讨论了输尿管损伤的处理。膀胱外输尿管损伤通常通过将输尿管重新植入膀胱顶来加以治疗，而同样地，根据保留在膀胱壁的输尿管长度，壁内输尿管的横断可能也需要重新植入。在输尿管口或远端壁内输尿管横断的情况下，或膀胱颈切缘靠近输尿管口的情况下，放置双 J 支架，然后切开壁内输尿管，使输尿管口向颅骨移动，提供从输尿管口到膀胱颈切缘的足够距离，以允许膀胱颈闭合或吻合。

手术时未能辨认出输尿管损伤可导致延误的并发症。受伤的输尿管可能在手术后数天内出现尿漏，或因肾积水、尿管瘤、感染或脓毒症而出现延迟间隔。腹膜内尿外渗患者，血肌酸可能升高。

同样，膀胱尿道吻合术时无意中结扎输尿管口可导致梗阻引起血清肌酐的短暂升高。因此，术后早期血清肌酐的任何升高都应考虑进行横断面成像或超声检查，以排除肾积水和/或尿管瘤。仅在极少数情况下，萎缩、积水的膈肾是术后输尿管损伤引发的延迟并发症。

神经损伤

神经损伤可能是由于患者体位、填充不当和手术时间延长引起的，约 1.3%~1.7% 的 RALRP 病例会发生神经损伤。在采用推车固定于患者两腿之间的机器人前列腺切除术中，股神经损伤相对更常见，而腓总神经损伤则与背侧截石位置的 RALRP 相关。目前尚不清楚在使用达芬奇 Xi 系统的 RALRP 病例中，患者处于仰卧位和 Trendelenburg 卧位时周围神经损伤的发生率是否降低 [18,19]，尽管通常认为推车位于侧面与患者仰卧位可以降低这种风险。

第 9 章详细讨论了神经损伤的处理。

术后早期并发症

出血

RALRP 术后出血虽然不常见，但依然可分为术后早期出血（术后立即发生）或延迟出血（第 3~4 天发生）两种情况。一般来说，这两种情况有重叠之处。在康复室出现严重低血压、少尿或心动过速，无论有无出血量增加，都可能提醒外科医生注意未控制的腹腔内出血的可能性。在这些情况下，想要早些康复，就必须考虑接受手术。而最常见的是，这种出血可能来自髂窝，原因是在淋巴结炎节段的病床内有不受控制的血管、不受控制的上消化道出血或未识别的肠系膜损伤。如果提前进行再手术，可考虑采用机器人辅助方法，包括重新插入端口、检查、清除凝块，如有必要，可转换为进行开放式手术。而在腹腔镜探查的情况下，因为充气会减少静脉回流，导致低血容量状态下的低血压，因此输血至关重要。

更显然的是，术后出血不会导致失血性休克。在一项对 317 例 RALRP 患者的研究报告中，仅报告了 5 例患者以腹壁出血/血肿的形式出现延迟出血，扩散至下肢，其中所有患者均可通过输血保守治疗。作者认为这类出血的来源很可能是上腹下血管的端口放置创伤，或者是血管直接撕裂伤，或者是机械臂运动引起的极度紧张 [20]。术后出血延迟的患者通常在术后前 1~3 天表现出少尿、心动过速和偶尔出现对液体的反应性降压。即使进行输血，血细胞比容也表现出持续下降。横断面成像通常会显示不同量的盆腔积液，以及皮下和腹膜内的血液，但这通常对我们的治疗没有帮助。在这些情况下，保守治疗、输血、输液和卧床休息，通常就足够了，出血往往在 3~4 天内消退，而重新探查通常没有帮助，因为通常无法识别腹膜或骨盆内的离散出血部位。而且在接下来的几天里，阴囊、腹股沟皱褶和侧腹处可能会出现瘀斑，但不用担心，这是先前的出血消散的表现（图 32.6A-C）。

吻合口尿漏

尿路膀胱吻合口尿漏（urethrovesical anastomotic leak，UVAL）的发生率因手术技术和外科医生经验而异，通常并不常见。正如最近在开放式、腹腔镜和机器人入路中对 UVAL 进行的一项综合评估所述，手术后即刻发生率最高（高达 78%），约 3 周后趋于稳定且相当低（8%~14%），表明此后无需继续留置导管 [21]。特别是对于 RALRP，一项大范围的调查研究显示，根据术后膀胱造影术，第 7 天的 UVAL 发生率为

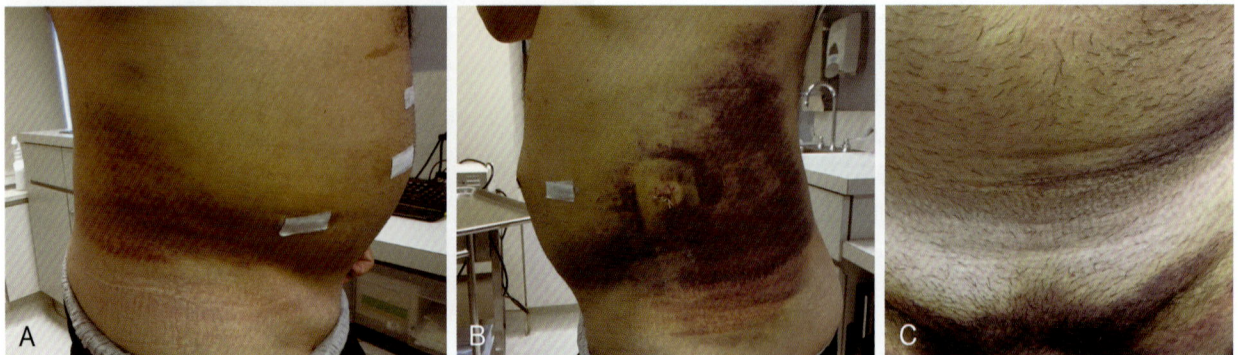

图 32.6　术后腹壁血管出血可能导致显著的瘀斑沿着腰部侧面（A 和 B）和腹股沟皱褶（C）追踪。这种出血通常是自行缓解的，并且随着观察而解决

67/442（13.6%）[22]。

目前已经有人提出了一些具体的技术,试图减少 RALRP 期间 UVAL 的发生率。一项研究将 116 个连续的 RALRP 随机分为单层或双层尿道膀胱吻合。虽然在 1 周的膀胱显像中,单层组的 UVAL 发生率在统计上较高,但这与长期尿漏、膀胱颈挛缩或尿失禁率无关[23]。少数研究小组已研究了倒钩状塑料"自扣"缝合器即 V-Loc[24] 在完成尿道膀胱吻合中的作用。研究发现,与标准技术（8 分钟对比 13.5 分钟）相比,使用 V-Loc 缝合线可显著缩短吻合时间[25]。另一组在使用这种新型缝合线后 UVAL 没有差异[26],第三组发现使用 V-Loc 可以缩短时间、节省最多成本,但在 UVAL、膀胱颈挛缩或失禁率方面没有变化[27]。

根据我们的经验,临床上显著的尿道吻合口瘘是罕见的,主要取决于吻合中使用的特定技术。如果使用连续缝合技术,缝合线之间出现间隙或黏膜接合不良的可能性非常低。且在大多数情况下,无需逐渐变细,能够适应尿道与膀胱颈之间管腔口径的差异,都是与间断缝合吻合相比的技术优势。缝合一般采用简单的连续技术,从后向前进行,对膀胱颈的缝合要比对尿道的缝合先进。我们从 6 点钟位置使用两根带倒钩的缝合线。为了产生外翻和接合,缝合线应该包含尿道的全厚度和比膀胱颈上的肌肉更多的黏膜。这种技术不仅降低了泄漏的风险,也同样大大降低了挛缩的风险。

如果在术后早期怀疑有渗漏,通常考虑是引流量增加引起的,此时可以测量排泄液体中的肌酐来确认是否存在泄漏,而通常对应只需要长时间的导尿和引流,无需进一步干预。对于引流量很高而导管输出量非常少的情况,可以轻微牵引导管,但应通过 CT 或膀胱显像确定导管的位置,以排除完全断裂脱离。此外,高引流量应提醒外科医生注意发生输尿管损伤的可能性。

虽然并非所有情况下都需要进行膀胱显像,但在拔管前建议可以进行一次膀胱显像,而且一些作者建议在 RALRP 后,只需在术后第 8 天拔出导管即可,几乎不需要进行膀胱显像[22]。在以持续性尿漏为特征的病例中,输尿管损伤或瘘应被视为除吻合口漏以外的潜在来源。在这种情况下,横截面尿路相位成像可能是有益的。在经腹膜前列腺切除术的情况下,吻合口尿漏可能导致尿梗阻延长,据报道约有 3% 的病例[28]。在极少数情况下,拔管后怀疑因腹胀、肠梗阻或发热而出现尿漏。腹膜内尿可通过重吸收导致血肌酸水平升高,但对肠功能的影响难以测量。约 0.4% 的病例可见尿漏伸入腹腔,导致尿路腹水,偶尔需要 CT 引导下引流[22]。虽然腹膜内渗漏可以通过长时间插管解决,但如果腹水过多,肠梗阻严重或继发感染,应考虑腹腔引流。

淋巴囊肿

RALRP 期间的盆腔淋巴结清扫（PLND）被认为可以提高淋巴结阳性和阴性患者的肿瘤特异性生存率。淋巴结清扫的适当范围应与术前疾病特征直接相关。当进行标准

PLND,尤其是延长 PLND 时,诸如淋巴囊肿、闭孔神经损伤（见上文）、深静脉血栓形成和主要血管损伤等并发症的风险都会增加。目前对 RALRP 术中 PLND 的评估显示,PLND 引起的并发症在 0%~8% 之间。症状性淋巴囊肿是 PLND 后最常见的并发症,发生率为 0%~7.9%,但普遍认为轻微的亚临床淋巴囊肿更常见[29]。

传统观点认为放置原发性盆腔引流管可以降低有症状的淋巴囊肿的发生率。然而,最近对机器人 PLND 患者的研究表明,当不放置盆腔引流管时,淋巴囊肿的发生率并不会增加[30]。最近的许多研究也评估了止血剂、结扎装置和结扎夹在预防产生淋巴囊肿方面的应用。一项研究测试了各种能量装置对猪胸导管的密封能力,发现与单极能量装置相比,双相或超声波装置在密封大淋巴通道方面明显优于单极能量装置[31]。有研究表明,添加止血剂虽然成本很高,但效果轻微。一位作者认为,对于大多数有经验的外科医生来说,细致的 PLND 处理加上使用双极烧灼和小心放置止血夹足以防止症状性淋巴囊肿的形成[32]。最近有一项新技术显示,通过旋转并推进同侧膀胱外表面周围的腹膜至盆腔的附着部分并将其固定至膀胱本身,可以制造出一个"腹膜间置膜",从而大大降低淋巴囊肿形成的发生率[33]。

淋巴囊肿的治疗（第 40 章将详细讨论）,取决于淋巴囊肿的大小和位置、淋巴囊肿是否感染以及是否出现症状。大多数淋巴囊肿的大小会随着时间的推移而减小,从而不需要人为干预,但是那些仍然伴有明显症状的淋巴囊肿通常需要更多的侵入性治疗。经皮穿刺通常可以解决症状性淋巴囊肿,而无需长时间引流,且在症状再次累积的情况下,经皮引流管放置通常也可缓解疼痛症状,用于排出感染的液体,降低晚期 DVT 的发生率。然而,长时间的高输出量淋巴囊肿可能需要用硬化剂（如碘、酒精、滑石、博来霉素或四环素）和氟布林密封剂（如 Tisseel）来加以治疗。大空腔的硬化可导致房化,因此应将其仅用于大量、长时间漏液的容量大、引流良好的空腔。在某些情况下,例如在分房性淋巴囊肿中,另一种选择是对淋巴囊肿进行腹腔镜囊肿造口术[32]。

尿路和伤口感染

尽管在前列腺切除术和相关的延长导尿术后尿定植是常见的,但症状性尿路感染（UTI）通常不是显著或普遍的问题。根据最近对一系列连续 1 000 例 RALRP 患者的调查中发现,没有患者出现临床上显著的尿路感染[34]。围手术期尿路感染的风险可以通过多种措施降至最低,包括:术前使用适当的抗生素,术后尽早停止治疗以降低选择性耐药和艰难梭菌感染的风险,使用镀银抗菌导管,并在术后早期进行适当的导管护理。一些医生在拔管时也给予一次性或短时间的抗生素治疗。在 729 名行腹腔镜前列腺癌根治术的患者中,与不服用抗生素的患者（7.3%）相比,在拔管前后服用抗生素的患者发生尿路感染的可能性（3.1%）较低[35]。

术后伤口感染是 RALRP 另一少见的感染并发症。在 1 000 例 RALRP 患者中,0.4% 发生伤口感染[34]。其促因包

括皮肤准备不理想、无菌手术技术不足、手术时间过长、术前抗生素施用时机不理想、抗生素覆盖范围选择不当、活动性感染或定植时的手术治疗、直肠或肠道损伤,以及皮肤闭合前伤口冲洗不足。

血栓栓塞并发症

对 RALRP 的大范围研究显示,临床上显著的静脉血栓栓塞(VTE)事件发生率非常低。例如,5 951 例 RALRP 患者中发生血栓栓塞的概率仅为 0.5%。研究发现,当前吸烟、手术时间过长和前列腺体积过大是发生室性心动过速的独立危险因素[36]。另一组发现,在 RALRP 期间进行盆腔淋巴结清扫术的患者发生深静脉血栓形成(DVT)或肺栓塞(PE)的风险显著较高(DVT 的 RR=7.80;PE 的 RR=6.29)[37]。尽管腹腔镜下气腹和腔内压力增加会导致盆腔手术和相对静脉淤滞的相关风险,但与开放入路相比,深静脉血栓形成似乎并不常见。在一项针对 94 709 名接受开放性 RP 或 RALRP 的男性的研究中发现,接受 RALRP 的男性发生 VTE 的比较优势比为 0.61(95% CI 0.45~0.99)。

关于使用围手术期肝素预防 VTE 存在一些争议。上述对 94 709 名男性的研究发现,接受 DVT 预防(机械,药物,或两者)的患者发生 VTE 的可能性较小(OR=0.67;95%CI 0.50~0.88)[38]。两项比较单用序贯压缩装置(SCD)与使用 SCD 及肝素的研究发现,二组患者的 VTE 发生率并无差异[39,40]。在前列腺切除术患者中,我们通常在诱导前开始常规使用围手术期皮下肝素,并在出院前停用 SCD。DVT 的管理在第 4 章中进行了详细讨论。

端口疝

一般来说,腹腔镜手术后端口部位疝是一种相对罕见的并发症,发生率约为 1%。大多数外科医生主张关闭位于弓形线下方>10mm 的端口部位,以防止经腹膜入路术后小肠卡压和疝。一项针对 498 名患者的研究发现,在关闭 12mm 端口后,端口部位疝的发生率为 0.4%,这些患者均接受了 6 个端口部位(2 个 12mm,3 个 8mm 和 1 个 5mm)的 RALRP[41]。

在移除最终摄像头端口之前,可以通过目视检查端口进入部位和筋膜闭合来防止来自端口部位的肠疝。可以在套管针拔出后使用内镜缝合装置按 8 字缝合法进行缝合。Carter-Thomason 缝合装置可用于简单的 8 字缝合,此外,许多公司最近推出了新的设备来帮助缝合端口[42]。例如,WECK-EFx 筋膜内闭合系统可以实现重复缝合。一项研究将 Carter-Thomason 闭口器与 WECK-EFx 系统进行了比较。

他们发现,EFx 在修补缺陷所需的时间、安全性和设备方面都优于 Carter-Thomason 装置,而在保持气腹方面则优于 Carter-Thomason 装置[43]。一项关于腹腔镜术切口缝合中皮肤黏附剂与缝合剂的荟萃分析发现,皮肤黏附剂除了能提高患者满意度外,还可减少创面感染,减少创面开裂[44]。

如果肠道确实陷入端口部位,则应进行腹腔镜检查,同时外部手动减少肠襻。然后应检查所讨论的肠道部分,如果不可行,可能需要进行肠切除术。当使用腹膜外方法时,端口通常不需要筋膜闭合,因为腹膜内容物包含在腹膜内,不能通过端口部位突出。中央切口通常延伸用于取出样本,应小心关闭,以确保足够的缝合强度和筋膜并置,防止筋膜裂。

术后晚期并发症

腹腔镜机器人辅助前列腺切除术后的功能性并发症和肿瘤结果是大多数外科医生和患者特别感兴趣的问题,但鉴于报告方法的多样性,缺乏大型多中心数据集以及长期随访的依从性差,因此很难解释清楚。尽管如此,最新的数据则表明,RALRP 术后晚期的后果,如尿失禁和勃起功能障碍,即便效果不是特别好,至少也与开放性 RP 相当。或许从直观上看,外科相关因素似乎比患者相关因素更为重要。尽管并发症可能或不可能因入路(经腹膜与腹膜外[45])或其他重要临床因素(如身体质量指数[46,47])而有所不同,但外科医生的经验似乎是决定术后并发症可能性的主要因素,因为 RALRP 一直以来都被证明具有较长的学习曲线[48-50]。

尿失禁

大多数系列报道称尿失禁恢复良好。一些经验丰富的小组早期报告报告说,1% 的病例有 12 个月的尿失禁[51],而另一些则报告>70% 的病例恢复了基线泌尿功能,90% 的病例使用更标准的评估方法进行了主观控制[52]。最近的一系列研究显示了类似的结果,1 年间,2 625 名患者报告的控尿率为 78.7%[53]。另一组最近研究了超过 4 000 名患者,发现在年龄≥70 岁、BMI≥35、前列腺重量≥80g 的情况下,RALRP 后 1 年的控尿率分别从 95.1% 下降至 85.6%、87.8% 和 85.8%。抢救后 1 年的控尿率为 51.3%[54]。

与开放手术相比,调整后的优势比为 1.08,有利于 RALRP 组,尽管这并不显著[53]。对一位经验丰富的外科医生所进行的 1 552 次连续 RALRP 或 ORP 的研究发现,从第 182 例病例开始,RALRP 的控尿评分超过了 ORP,这表明要获得类似的功能结果,得有相当长的学习曲线[55]。

许多研究小组评估了各种技术,以期早日实现尿失禁的恢复,包括:后壁缝合,将膀胱逼尿肌裙部固定在直肠尿道,背静脉复合体悬吊在耻骨骨膜。例如,一项研究描述了 252 名接受了全解剖重建(TAR)技术的患者,在 RALRP 术后 24 周的控尿率为 98%[56,57]。

阳痿

性功能的恢复不确定性似乎更高,正如公开系列报道所述,问题更为棘手。在一项 RALRP 荟萃分析中,12 个月和 24 个月的效能分别为 54%~90% 和 63%~94%。同一项研究比较了 RALRP 和 ORP 患者的效力率,发现 RALRP 患者

12 个月效能的优势比为 2.84[58]。在上述 2 625 例患者中，70.4% 的患者在治疗 12 个月后仍有一定程度的勃起功能障碍。这与 ORP 组相似，ORP 组 12 个月时勃起功能障碍发生率为 74.7%[53]。

　　一组回顾性研究了在神经血管束上放置或不放置反牵引的情况下进行 RALRP 的男性患者的效能结果。他们发现，当外科医生不使用反牵引时，6 个月时的效能显著增加，但在 12 个月时没有观察到差异[59]。另一组分析保留双侧神经的 RALRP 术后的勃起功能，172 例患者采用顺行神经保留方法，172 例患者采用逆行方法。他们发现，与顺行入路相比，逆行入路与 3、6 和 9 个月时的效能增加相关，勃起率和控尿率没有变化[60]。如前所述，我们经常采用逆行神经保留技术，在神经束上施加少量或无牵引力（见图 32.1~32.3）。

肿瘤结局

　　根据阳性边界、生化复发和疾病进展的比例，RALRP 后的癌症控制已经被证明与 ORP 相当，甚至更好。而在对 483 例连续的 RALRP 患者进行的 10 年随访，结果显示生化无复发生存率、无转移生存率和肿瘤特异性生存率分别为 73.1%、97.5% 和 98.8%[61]。另一组则评估了多个学术中心的 282 名 RALRP 患者和 621 名 ORP 患者的生化无复发生存率，发现 3 年或 5 年随访期间无差异（HR=0.98）[62]。此外，还有一项研究对 669 例 RALRP 患者和 357 例 ORP 患者进行了回顾性分析，所有患者的手术和病理组织学分析均由同一位外科医生和病理学家进行。结果显示他们的整体阳性率在统计上相似，RRP 和 RALRP 分别为 18% 和 14%。当仅分析前列腺外疾病患者（26.9% 对 35.6%）或进行了双边神经保留手术的男性（8% 对 12%）时，RALRP 患者的边缘阳性率也较低，但在统计学上相似[63]。通过一项人口水平的研究使用倾向性评分来比较使用 SEER 医疗保险数据的在 13 000 年名患者的肿瘤结果发现，与 ORP 组相比，RALRP 患者的阳性边缘率在统计学上较低（13.6% 对比 18.3%，HR 0.70；P<0.001），RALRP 患者术后接受肿瘤相关治疗的概率在统计学上较小（OR=0.75）[64]。一般而言，鉴于缺乏证明 RALRP 优于 ORP 的随机比较数据，可以假设肿瘤控制的效果是相当的。

　　由于 RALRP 术后大多数阳性边缘出现在心尖和后外侧解剖平面，一些作者提出了一些技术以降低这些区域的边缘阳性率。一位作者描述了一种在根尖剥离过程中使用颅骨牵引和 30° 晶状体的技术，其可以将总的边缘阳性率降低 3%[65]。

（彭程 译）

参考文献及自测题

第 33 章　机器人盆底重建手术并发症

NIRIT ROSENBLUM and DOMINIQUE MALACARNE

要　点

1. 机器人盆底重建术前的风险分层应侧重于肺功能不全、子宫增大或盆腔粘连,以及骶骨畸形(如马蹄肾或骶骨异常),以最大限度地减少机器人阴道-骶骨固定术的手术并发症。

2. 对临床或隐性压力性尿失禁的术前评估可协助盆底外科医生在术前适当地指导患者进行尿失禁外科手术治疗的选择,以降低机器人阴道-骶骨固定术的手术并发症。

3. 以下几点可协助患者体位的正确摆放,包括注意 Trendelenburg 体位相关的神经损伤、视网膜损伤和肺功能不全。利用防滑及限制移动的工具来避免机器人系统对接后患者的体位变动。

4. 骶前出血是与骶椎固定术中最常见且具有致死性的手术并发症。在骶骨游离的过程中必须仔细解剖,尤其要充分了解异常的血管走行。左侧髂总静脉是最常见的血管损伤部位,其因气腹的影响,在术中常被误认为前纵韧带。

5. 术中骶前出血往往难以通过加压、局部止血材料填塞来控制,一般需要在血管外科帮助下中转开放手术。在转开放手术的过程中,必须时刻保持骶骨出血部位的局部压迫止血,首先使用机械臂压迫,然后再使用腹腔镜器械。在中转过程中,除积极准备血液制品外,还须与麻醉和护理人员进行及时沟通。

6. 放置阴道操纵器(如海绵棒、EEA 调节器或阴道支架)有利于在阴道前壁和膀胱之间的适当平面进行分离,可避免在机器人骶颈固定术中切开膀胱。在机器人盆底手术完成时,需进行膀胱镜检查以确保没有损伤膀胱或输尿管。

7. 结肠功能障碍是机器人盆底重建术后常见的并发症。排便障碍和便秘是最常见的表现。术后首次排便的平均时间为 3 天,应该与患者沟通并交代肠道功能恢复的过程。

8. 尽管罕见,但术后可能发生严重且可危及生命的椎间盘或骶骨感染。对于严重的腰背痛伴发热或脓毒症迹象的患者,应立即进行腰骶部影像学检查。在放置骶骨缝线时,外科医生必须避开 L_5-S_1 椎间盘间隙,并且前纵韧带的缝线深度不应超过 2~3mm。

　　随着人口预期寿命的不断增加,与高龄相关疾病的发病率也在不断上升。骨盆器官脱垂(pelvic organ prolapse,POP)是一种与衰老、绝经、怀孕和分娩相关的常见疾病。POP 的外科手术修复是目前 70 岁以上的住院女性最常见的外科治疗手段[1],且手术比例将持续上升。对于有症状的 POP 患者,腹骶联合固定术被认为是治疗的"金标准"[2]。同时许多患者首选微创下骶骨联合固定术及其他妇科手术治疗方案[3,4],这对于患者和外科医生来说均能获益。多种研究已经比较了微创手术与开放手术的优劣,结果表明微创手术同样是安全和有效的,且能显著降低并发症发生率[5-7]。近期发表的两项研究(证据等级 1 级)比较了开放手术和微创手术的围术期数据,结果显示微创手术具有并发症发生率低、失血量少、住院时间短和恢复时间快等优势[8,9]。以上数据均支持微创技术应用于骶骨联合固定术及 POP 的其他手术治疗。

微创手术有其特有的围术期并发症，也对术前谈话和术前准备提出了一些特殊的要求。外科医生应熟练掌握微创手术的相关技术及潜在的并发症情况，并了解预防和处理的方法。本章将重点描述女性盆腔手术特有的围手术期并发症，并讨论其安全有效的处理方案。

术前准备

在确定机器人骨盆重建术的手术候选人时，外科医生必须在诊室内评估期间收集关键信息（**表 33.1**）。考察可能增

表 33.1　机器人盆底重建手术的术前注意事项

病史和体格检查	■ 对腹腔充气/头低脚高位的耐受性进行彻底评估： ● 吸烟史、运动耐量、肥胖情况 ● 心肺/肾脏疾病 ● 颅内压增高 ● 体循环血容量不足状态 ■ 对腹部进行检查，包括瘢痕、疝，以及了解先前盆腔手术、解剖变异的情况 ■ 子宫活动度、附件肿块： ● 子宫血管通道向侧面移动≥2cm ■ 术前肠道准备需谨慎（根据外科医生偏好进行）： ● 柠檬酸镁、聚乙二醇
体位	■ 正确使用躯体填充物 ■ 关节弯曲至最大角度为 30° ■ 使用防滑材料以减少神经损伤风险： ● Pink Pad、板条格板（蛋格垫）、手术用豆袋 ■ 垫住面部、贴合眼睛以减少面部损伤： ● 直接面部创伤导致 20% 的角膜擦伤 ■ 注意头低脚高位角度的陡峭程度： ● 较小的倾角可能会减少发病率，而不会对手术时间、可见性产生负面影响（Ghomi 等人的意见）： ■ 用于最佳骶骨可视化的 30° 摄像头： ● 如果从脐到耻骨联合的距离小于 15cm，则摄像头端口应位于脐部上方 ■ 在插入穿刺器时进行直接观察和腹部检查： ● 端口出血最常见的原因是下腹壁动脉穿孔 ● 13.55% 的肠穿孔发生在腹腔内进入过程中 ■ 使用 8mm 或 5mm 辅助端口以减少疝的风险

加机器人手术特有的并发症风险的因素时，重点关注病史和体格检查是必要的。在考虑使用腹腔镜或机器人手术时，病史应包括以下问题：患者运动耐量，吸烟史，是否存在心肺或慢性肾脏疾病，以及既往骨盆手术史。外科医生应该对有这些情况的个体腹腔内二氧化碳吸入的血流动力学和代谢的影响有很好的了解。应当考虑腹腔镜或机器人手术的可能禁忌证，例如颅内压升高或基线低血容量状态，尤其是当手术时间可能延长时。如果在手术期间患者无法忍受生理压力，例如肺功能残留能力受损，则应特别建议肺功能不全的患者改为开腹手术[10]。有充分的文献记载，患者可以从手术前戒烟中获益，鼓励患者在手术后 8 周内戒烟可能是有益的。研究证明，呼吸功能可以得到改善，术后出现肺不张和吸入性肺炎的风险也可降低，已知的风险与不能耐受气腹或陡峭的头低脚高位有关[11]。尽管研究表明腹腔镜术后的肺部并发症可能比剖腹手术并发症要少，但外科医生应清楚，患有心肺合并症（例如慢性阻塞性肺疾病）的患者有特定风险。报道还发现肺部并发症的风险与年龄更大和手术时间更长有关[12]。在决定骨盆重建手术的途径时，应考虑这些因素。

体格检查应包括评估腹部瘢痕和是否存在任何腹疝，特别是是否患者之前曾做过多次腹部手术。这样当计划采用机器人手术方法时，就可以预见端口放置和盆腔粘连疾病的潜在困难。应特别注意脐疝，因为脐在机器人手术中常被作为穿刺部位。此外，双侧盆腔评估，必须评估子宫的活动性和大小。应该尝试触诊子宫下段与子宫颈交界处的宽度，并评估该段子宫向对侧盆腔侧壁的移动程度。通常，每侧 2cm 或更大的侧向活动提示腹腔镜可充分进入子宫血管。还应考虑阻塞性肌瘤或骨盆粘连的情况，因为这些特征会限制子宫的活动性，并妨碍微创盆腔手术的成功。在子宫下段施加头部压力，并尝试将子宫从下骨盆中抬出，有助于了解周围的空间。该技术可能会被患者的身体习惯所抑制。有时，可能需要盆腔成像以充分评估子宫大小和其他可能导致腹腔镜检查更加困难的盆腔病理。

肥胖症本身不应排除微创手术。但是，由于这种情况对呼吸和胃肠道动力学的影响，它会使腹腔镜或机器人盆腔手术更具挑战性。肥胖患者，特别是 BMI>40 的患者，容易发生气体交换不良和胃排空延迟，增加了手术期间和术后呼吸功能受损和误吸的风险。肥胖通常还与中枢性肥胖增加有关，这可能会影响患者的最佳体位、套管针的放置以及术中的可视度[13,14]。在为患者提供微创手术建议时，考虑这些危险因素是必要的，并应在围手术期间分配出额外的时间来确保优化患者体位。

外科医生应询问盆腔解剖结构的任何已知异常情况。解剖变异，如马蹄肾、移植肾或任何骶骨异常，都可能使机器人阴道骶骨固定术变得更加困难或成为禁忌。了解这些潜在的结构改变应进行充分的影像学检查，以便更清楚地了解盆腔解剖结构的任何变化或异常。然后，外科医生可以在进行盆腔手术时对器械放置或手术技术进行任何必要的修改。

当进行任何脱垂手术时,应筛查压力性尿失禁,如果存在,则需要讨论可能伴随的抗失禁手术。外科医生应该考虑进行伴随手术而增加手术时间的风险和好处,以及这可能造成的潜在并发症。相反,即使没有压力性尿失禁的存在,也应该讨论阴道骶骨固定术后新发压力性失禁的可能性。理想情况下,术前应对患者进行隐匿性压力性尿失禁的筛查,以减少脱垂,以便进行适当的建议和手术计划。管理预期是至关重要的,患者应该清楚,在微创阴道骶骨固定术中放置尿道悬带可能比单纯的悬吊手术尿失禁治愈率更低[15]。

传统上,术前机械性肠道准备(mechanical bowel preparation,MBP)已被用作提高手术区域可视性和改善术中肠处理的一种方法。理论上,这种做法可降低肠损伤的发生率,减少微创手术时间。更具体地说,肠道准备可使机器人阴道骶骨固定术中骶骨的可视性更佳。近年来,文献中有证据反驳了机械肠道准备在妇科微创手术中必要的观点[16,17]。在最近一项对跨外科专业的高质量试验的系统回顾中,MBP 或直肠灌肠没有或几乎没有益处,并且没有对围手术期结果有负面影响[18]。这些数据促使外科医生在进行微创脱垂手术时考虑MBP 的风险和益处。在这种做法似乎有益的外科手术中,使用柠檬酸镁或 Miralax 结合 64 盎司(约 1.9L)Gatorade 的制剂似乎是耐受性最好的[17]。我们通常推荐一种改良的术前机械性肠道准备,来改善机器人手术期间的盆腔可视性,尽量减少术中对肠道的操作,并改善术后肠道功能的恢复。我们在手术前一天应用流体饮食,以及一瓶柠檬酸镁和两剂口服比沙可啶。

患者体位和手术准备

术中有很多技术可被采用,以使外科医生能在进行机器人骨盆重建术时降低并发症的风险(见**表 33.1**)。在选择最合适的手术室时,麻醉师和手术团队之间保持持续的交流是至关重要的,因为每个病例都可能要根据病房布局、器械选择和其他人体工程学的考虑而进行调整。对于腹腔镜和机器人辅助下的脱垂修复术,患者的正确体位是必要的,以维持最佳的手术暴露和防止神经肌肉损伤。这些手术技巧的一个明显的关注点是患者处于头低脚高位时在手术台上滑动。这可能导致皮肤破裂和神经性损伤,以及由于患者体位的偶然变化引起的过度拉伸而导致切口延展和通过穿刺部位形成疝。神经损伤在肥胖患者中有所增加,他们最常患有的是尺骨和坐骨神经病变[14]。外科医生应确保上下肢都有适当的填充物。当患者被置于背部截石位时,膝关节应以60° 的最大角度弯曲。任何更大的屈曲都会增加股神经受压的风险。手臂应收于患者一侧,所有压力点都应得到充分保护。不伸展手臂或使用肩部阻滞物会增加臂丛神经损伤的风险,这些做法应该避免[19]。近期证据表明,使用防滑材料(如蛋格垫、手术豆袋或凝胶垫)可最小化移位风险,从而减少神经牵拉损伤的可能性,即使对于 BMI>30 的患者也是如此[20]。在将防滑材料放置于手术台上后,患者应直接置

于该材料上,而不应再铺巾于其间。这种直接接触可提供最佳的摩擦系数,防止患者滑动,特别适用于盆腔重建手术中的陡峭 Trendelenburg 体位。

还应考虑面部创伤和角膜擦伤的风险,特别是在进行机器人手术时。患者的脸可能靠近机器摄像系统和仪器,特别是当穿刺部位在脐部之上或在头低脚高位时使用 30° 度俯视镜时。在这些情况下,机器摄像系统可能离面部只有几厘米远,应该用面罩或黏性眼罩,以防止面部创伤。直接创伤是导致高达 20% 的角膜擦伤的原因,大多被认为是由于兔眼即眼睑闭合不全导致的[21]。为了避免这种围手术期并发症,可以在麻醉诱导后用胶带封住眼睛。考虑这些潜在的不良事件,并与麻醉团队讨论如何将风险降到最低很重要。

无论是进行腹腔镜手术还是机器人辅助盆腔手术,传统上使用头低脚高位对实现足够的盆腔和骶骨暴露都是必要的。与传统腹腔镜相比,机器人手术与使用头低脚高位相关性更明显。虽然在医学文献中没有对于盆腔手术中应用头低脚高合适角度的共识,但专家们通常呼吁采用"陡峭"的头低脚高位,通常为 25°~45°。虽然这一直是接受机器人盆腔手术患者的常规体位,但最近有数据表明,在不使用这种陡峭角度的体位的情况下,妇科手术也可以有效地进行,因为这种陡峭角度往往导致并发症发病率增加,特别是在老年人或肥胖人群中。在 Ghomi 等人近期的一篇文章中,20 名妇女接受了机器人辅助妇科手术以治疗良性疾病。手术包括全子宫切除术和宫颈上子宫切除术以及阴道骶骨固定术。外科医生不清楚头低脚高位的应用角度,但被指示选择能使他们获得足够手术暴露区域的体位角度。在每个病例手术结束时测量头低脚高体位的角度,结果显示使用头低脚高体位的平均角度为 16.4°,没有患者在 24° 以上。操作时间中位数为 87.5 分钟,无手术转开腹,无围手术期并发症,并且患者平均 BMI 为 28.5[22]。

虽然没有其他同类研究,但这些数据否定了常规坚持陡峭的头低脚高体位的做法,如果不是绝对必要,外科医生应注意每个病例的患者个体化体位,以尽量减少发生与头低脚高体位的过陡的放置角度有关的并发症。因为在某些报道中,头低脚高体位与视网膜并发症相关,所以任何有视网膜疾病或既往接受过视网膜手术的患者都应格外小心。

对腹壁解剖有清晰的认识对于端口的正确放置是至关重要的,以避免在病例中这部分发生血管损伤。机器人和腹腔镜端口通常以 W 型或直线放置,最小长度为 10cm,以便有足够的空间和优化利用所有端口并尽量减少手臂碰撞。为了优化骶岬的可视化,如果脐到耻骨联合的距离小于 15cm,则摄像机端口应放置在脐上方。使用一个 30°(向上)的机器人摄像机来放置四个额外的端口往往有助于充分评估盆腔是否有侵入性粘连,也有助于确定端口位置并确保避开腹壁血管。端口部位出血的发病率约为 0.7%[23],最常见的原因是腹壁下动脉穿孔。如果确实发生了穿孔,最好将有问题的套管针留在原处,以指示受伤血管的位置。如果被切断血管的两端都可以被识别,则应尝试使用双极烧灼来烧灼两端。如果这样不成功,可以应用 Foley 导尿管填塞的

方法。10 或 12F 型号的 Foley 导尿管应通过 5mm 套管针插入,并用约 10~15mL 的无菌水充盈。套管针只有在球囊充满后才能取出,然后应施加牵引力,以使球囊能填塞穿刺部位[24]。使用脐带钳或止血钳在稳定的牵引力下夹紧导管是有帮助的,如有必要,可以在术后保持其位置,直到血止住为止。如果这两种方法均不能阻止穿刺部位出血,则可以使用 CT 或 CT-1 针用 0 号薇乔线间断缝合腹壁。应将一根缝合线放置在套管针的两侧,并绑在外部。观察 12~24 小时后即可将这些缝合线移除,在此期间应将套管针留在原处。

我们首选使用 8mm 的附件口是,文献显示,较小的附件口与较大的附件口相比,前者可以减轻术后疼痛和降低穿刺部位疝的风险。在美国妇科腹腔镜医师协会进行的一项调查中,发现有 86% 的病例在 ≥10mm 端口放置部位会发生穿刺部位疝,而在 ≤8mm 的端口放置部位,发生穿刺部位疝的病例仅 3%[25]。最近,Paraiso 等人在比较接受机器人和腹腔镜脱垂手术患者术后疼痛评分时,讨论了使用较小端口降低术后疼痛的主张。那些进行腹腔镜手术的患者承受套管针切口更少且更小,这与更低的术后疼痛评分相关[26]。鉴于此,我们通常在进行微创盆腔脏器脱垂手术时使用最小尺寸的端口。对于机器人阴道骶骨固定术,一旦放置端口并对接了机器人,就应该以 3、2、1 的连续顺序在摄像机显示下引入器械,以提高效率;如果已经放置了手臂 1,则很难旋转摄像机来进行手臂 2 和 3 的放置。最后,应彻底评估每个手臂的活动范围,以使机器人骨盆手术中的手臂碰撞降到最低。这些技术问题中有许多已经被新的达·芬奇 Xi 机器人解决了,它有一个更小和更轻的摄像机和更细的手臂,能增大活动范围和减少碰撞问题。

术中并发症

肠道并发症

机器人盆底重建术特有的并发症可以通过知识和预防来避免(知识框 33.1)。在机器人阴道骶骨固定术手术中,我们倾向于从骶骨岬开始切开,以便首先完成手术中更困难的部分。这种 30°(向下)的摄像机是某些外科医生的首选,以便更好地观察骶骨岬。手术的这部分要求乙状结肠向左盆腔侧壁充分回缩,以保持骶骨岬的最佳可视化。然而,在动员之前,如果陡峭的头低脚高位尚未完成,外科医生就应该彻底检查腹部,并将小肠移入上腹部。盆腔手术期间发生的肠损伤,尽管仅有约 0.5% 的病例发生,但最常发生于进入腹腔时的小肠(55%),而发现肠损伤过晚可导致平均 3% 的病例死亡[27]。出于这个原因,必须注意这种并发症,并花额外的时间来评估腹部进入过程中的任何潜在损伤。如果发现肠穿刺损伤,建议对整个肠进行逐步检查,以确保不存在其他损伤。最常见的非入口相关肠损伤的原因通常是热损伤,而这些更可能被忽视。

知识框 33.1　机器人盆底重建术中注意事项

- 端口出血
  - 尝试在引起损伤的套管针(trocar)原位对受伤的血管进行电凝止血
  - 可尝试使用 12F Foley 导管通过套管针进行填塞
  - 可在套管针位点的两侧放置缝线,并在外部系紧,24~48 小时后拆除
- 肠道损伤
  - 使用扇形牵引器、附件缝合、ENDOLOOP 结扎器有效地牵引肠道
  - 如果发现损伤,可以使用薇乔或带倒钩的缝线进行修复
  - 修复应分为两层,缝线应沿着肠道的长轴放置,以防止狭窄
- 腹前池出血
  - 应清晰勾画中后腹主动脉和侧后腹主动脉血管
  - 评估骶/髂血管的可变性,特别是在前纵韧带左侧
  - 首选治疗方法是用 Ray-Tec 或棉片直接施加压力
  - 应随时准备止血剂(Floseal,Surgicel)和腹腔镜血管钉
- 泌尿道损伤/阴道切开
  - 使用 EEA 调节器或阴道支架,以便正确观察膀胱阴道交界处
  - 如果已确定了正确的平面,则该交界处的解剖应无血液
  - 在 RASC 术前可以将 25mg ICG 溶于 10mL 无菌水到输尿管,以识别输尿管
  - 膀胱/阴道损伤应使用薇乔或带倒钩的缝线进行双层重叠修复
  - 如果发生阴道切开,不应将网片直接放置在切开位置

小浆膜或肌层缺损应使用双层缝合技术中的 3-0 延迟可吸收缝线来修复[28]。最近,倒刺缝线也被用于肠道和膀胱损伤的修复,效果良好。据描述,单层 3-0 倒刺缝线用于治疗血清肌损伤,而双层 3-0 倒刺缝线用于全层缺损。此外,一些外科医生将先使用单层倒刺缝线进行修复,然后再使用双层连续或中断的延迟可吸收缝线[29]。在小肠修复过程中,应垂直于肠的长轴放置缝合线,以防止形成狭窄。相反,应谨慎修复大肠切口以免在组织上产生任何张力。鉴于这个水平的管腔较大,狭窄形成的可能性较小;然而,直肠-乙状结肠水平的任何缝合张力都可能破坏修复的完整性。虽然有些损伤可以通过腹腔镜修复,但一些肠损伤可能需要剖腹手术[27]。在确定损伤时,与同事在术中讨论很重要,因为在某些病例中可能需要切除和临时转移。上述并发症可以通过恰当的头低脚高的患者体位、适当的移动技术,以及使用钝工具作为辅助来最大程度地避免。小肠应该首先被翻出来,这样大肠才能将小肠固定在盆腔外。在腹腔镜手术中使用扇形牵引器也可能会有所帮助。在肥胖患者中,可能有

存在多余的直肠乙状结肠，需要进行头侧的移动和/或回缩。Scheib 等人描述了利用辅助针穿过网膜附件，以及随后将结肠悬吊到前腹壁或左上象限，以将肠从手术区域移除。尼龙绳套扎也可以类似的方式来使用，且可以通过端口引出并临时固定[14,30]。

出血相关并发症

机器人脱垂手术（即阴道骶骨固定术）的另一个重要并发症是骶前出血。虽然罕见，但这种并发症可能危及生命。必须确定骶骨中部和外侧以及髂总血管，髂总血管是阴道骶骨固定术中最常见的出血部位。虽然与腹部和腹腔镜手术相比，机器人阴道骶骨固定术与更低的总失血量相关，但最近的一项 Meta 分析报告腹腔镜和机器人阴道骶骨固定术中血管并发症发生率为 0.4%，具体为左髂静脉切开[31-33]。考虑到这一点，外科医应优先将骶骨岬作为标志，最好在髂总动脉分叉处以下确定（图 33.1）。在这个过程中，应让助理外科医生来帮助触觉反馈。当切开覆盖在岬上方的腹膜时，应注意骶前间隙血管样本的变异。骶骨和髂血管的位置可能有显著的变化，特别是在左侧骶骨前纵韧带[34]。许多外科医生宁愿一层一层地完全暴露韧带和血管以尽量减少损伤。左髂总静脉有一个高度变异的过程，由于气腹的影响，它看起来扁平而发白，所以很难辨认，很容易被误认为是前纵韧带。

如果遇到骶前血管损伤，有充分的文献表明，传统的止血措施往往是无效的，这可能是由于在截石位时静水压力的增加，以及静脉丛相对骶骨骨膜的位置固定。当发现出血时，应与手术团队进行有效的沟通，并立即用最近的钝器对该区域直接施加压力很重要。旁边的外科医生可以递一个 Ray-Tec 或类棉海绵到出血部位，这也可以用来直接按压出血部位至少 5 分钟。如果持续出血，应考虑使用局部止血剂。Germanos 等人描述了三例联合使用止血基质（Baxter，Hayward，CA）成功治疗骶前出血的病例，止血基质应直接用于出血部位，然后将可吸收的止血剂（Surgiel Fibrilar；Ethon，Somerville，NJ）作为止血垫应用在顶部[35]。局部止血剂使用时应同时用纱布暂时压紧止血基质。也可以放置腹腔镜钉或夹子，使在血管损伤容易获取。文献中描述的另一种方法是利用可吸收的止血材料（Surgicel），然后把止血材料用腹腔镜紧固件固定在适当的位置。然后将这些紧固件锚定在骶骨上，以对出血区域施加有针对性的压力[36]。这些技术只能用于相对较小的骶骨血管。在常见的髂总静脉损伤的情况下，正规的血管修复是阻止出血的关键。

当这些微创方法失败时，外科医生应该准备好转为开放的过程。如果机器人手术正在进行，团队应该有一个"紧急解除对接"协议。考虑到失血的程度及可能需要激活输血协议，外科手术团队和麻醉团队应始终不断地沟通。在准备转换为剖腹手术时，必须保持使用纱布、类棉海绵或钝器按压，以防止进一步出血。当机器人正脱离对接时，可以先通过机器人手臂，然后通过腹腔镜穿过穿刺部位来完成。血制品应准备好并带至手术室。应准备血管器械并要求术中进行血管外科手术会诊。

泌尿系统并发症

尿路损伤虽然罕见，但它是机器人脱垂手术的一个可能的并发症，而许多泌尿生殖损伤在手术时无法识别。微创阴道骶骨固定术与膀胱损伤率相关，损伤率为 0.4%~3.3%，在子宫切除术后阴道穹隆脱垂患者中膀胱损伤率高达 10%[32,37]。其中有些可能是由于与较新的机器人辅助技术相关的学习曲线所致，重要的是要认识到膀胱损伤的可能性，并准备好识别和处理这一并发症。输尿管损伤似乎很少发生，并且缺乏文献来确定腹腔镜脱垂修复期间确切的输尿管损伤率。也就是说，腹腔镜子宫切除术与输尿管损伤发生率相关，损伤发生率为 0.02%~0.54%，且发生率在次全子宫切除术和全子宫切除术之间没有显著性差异[38,39]。

为了尽量减少泌尿生殖道损伤的风险，外科医生应该掌握最常见损伤部位的解剖知识。此外，术前风险分层和术中评估输尿管和膀胱完整性在准备和预防尿路并发症中是必不可少的。必须解决患者特有的危险因素，如既往盆腔手术史和异常解剖。在准备腹腔镜子宫切除术时，既往有三个或三个以上剖宫产史者的膀胱切开率高达 20%[40]。关于损伤类型，在全子宫切除术中，膀胱穹隆最常涉及损伤，而输尿管损伤最常见的部位是在靠近子宫动脉或骨盆边缘、靠近漏斗部盆腔韧带处。确定膀胱阴道连接处对避免膀胱损伤至关重要。放置海绵棒或阴道端对端吻合器（EEA）有助于动员阴道和检测阴道和膀胱之间的平面。这种切除应该是不流血的，并且容易识别乳晕组织。如果遇到出血，外科医生应该怀疑是否是膀胱壁完整性受损。膀胱充气也证明有助于确保正确的切除。如果膀胱损伤，应在切除完成后用 2-0 或 3-0 可吸收缝线进行双层闭合。使用倒刺缝合或两种类型的结合也可成功进行膀胱修复[29]。随后，应进行膀胱逆行充盈以确保充分闭合。我们建议将导尿管留置 5~14 天，具体取决于缺损的大小和位置。输尿管的经腹腔鉴定通常可以在盆腔边缘水平进行，从这一点可以推断输尿管位置。这项技术应该在任何可能的情况下常规进行，以减少输尿管损伤的风险；然而，在解剖异常的患者或做过多次腹部手术的患者中，这可能比较困难。在这些情况下，使用预防性输尿管插管可降低高危手术过程中损伤的风险，虽然常规使用是有争议的，但这种做法不应该取代细致的外科手术技术[41]。最近，Siddinghi 等人[42]描述了使用吲哚菁绿（ICG）对输尿管进行术中鉴别。在开始手术之前，将 25mg ICG 溶于 10mL 无菌水中，并通过 6F 输尿管导管注入每个输尿管。吲哚菁绿注射液对 10 例妇科手术中每一例输尿管通过蛋白结合进行了可逆性染色。在术中或术后最多 2 个月内没有不良事件，费用约为每 25mg 吲哚菁绿 100 美元。进行机器人辅助脱垂修复手术时，这项技术可以用于预测异常解剖或高风险脱垂病例；当治疗有尿路损伤的危险因素（如诊断为子宫内膜异位症，既往有多次腹部手术、异位输尿管插入或泌尿集合管

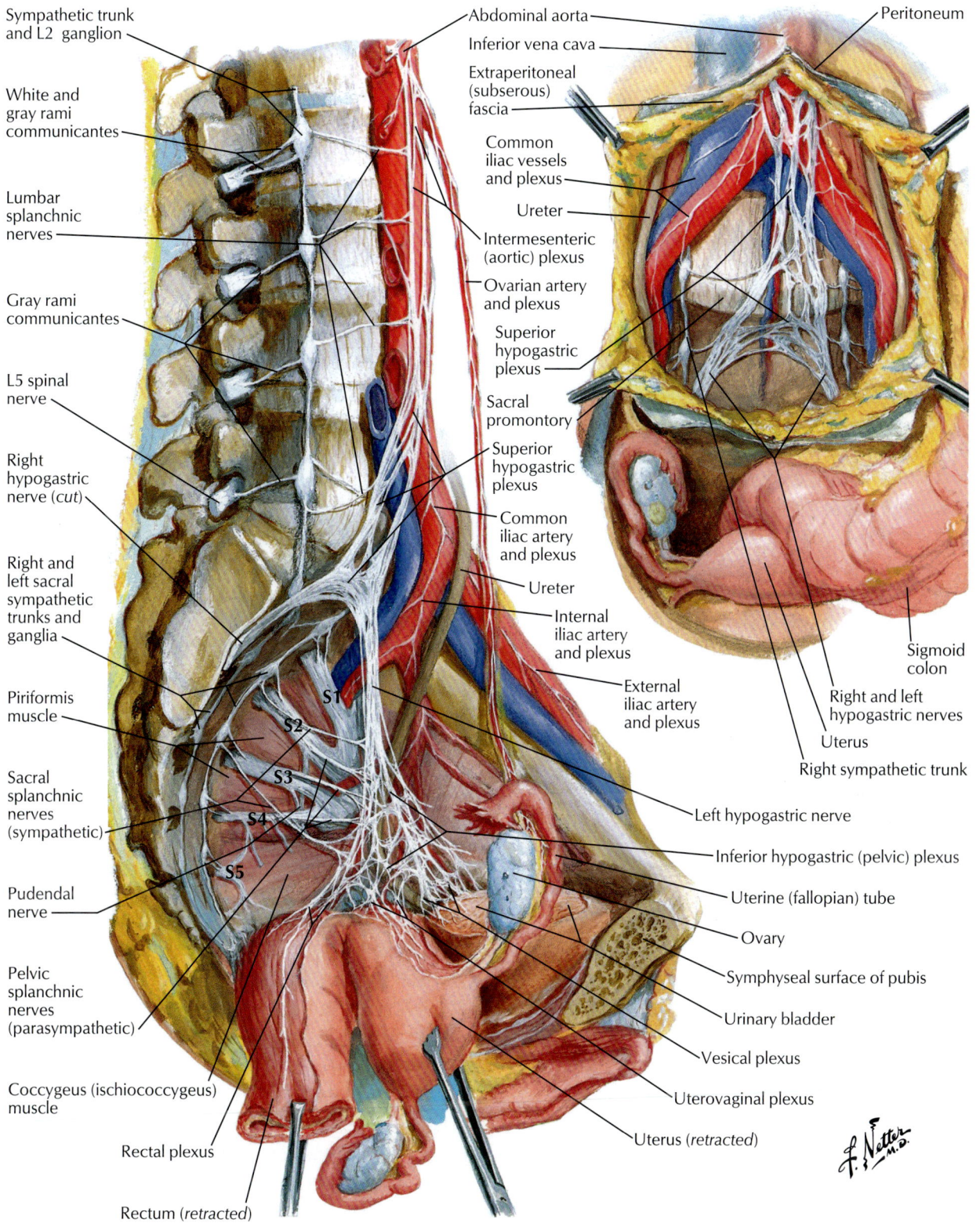

Figure 33.1 Sagittal and coronal depictions of sacral promontory vascular anatomy. (From Netter's Atlas of Human Anatomy. 6th ed. 2014 © Elsevier; Plate 389)

（由于版权方要求，本图以英文原图的形式呈现。）

系统重复)的患者时,这项技术应该被视为是一个人备用技术的一部分。如果在术中发现输尿管损伤,则应充分动员输尿管,并在输尿管造口术前使用 4-0 可吸收缝线切除损伤节段。然后可以进行体内或膀胱镜输尿管支架的放置。已使用机器人技术描述了这种修复的良好成功率[43];然而,输尿管修复可能需要输尿管再植入或剖腹手。

阴道并发症

最后,阴道切开术被认为是微创盆腔脏器脱垂修复的一种相当常见的并发症,并与机器人辅助阴道骶骨固定术中阴道穹窿脱垂患者的发病率有关,发病率为 0.4%~24%[32,33]。这种并发症的发生与术后阴道网片暴露有关,因此,在进行阴道解剖时,采取预防措施最为重要[44]。为尽量减少阴道切开术的风险,辅助人员可以在阴道内放置端对端吻合器或阴道支架,然后从前方或后方将支架抬高。这使得控制台的外科医生可以在进行阴道切开时适当地划定膀胱阴道和直肠阴道平面。在子宫切除术后阴道穹窿脱垂的病例中,注意袖口关闭部位也很重要,因为这通常是最薄的腹膜区。因为手术中更有可能在这里进行阴道切开术,所以这一区域的解剖应该在清晰的平面被识别后进行[45]。作者的偏好是,在任何可能的情况下都要保持腹膜完整,并且我们通常在进行机器人子宫切除术时放弃从宫颈残端切除后腹膜。我们倾向于保持腹膜的完整性,以减少网片挤压的风险,因为在这个区域进行额外的解剖并不是很有帮助。在进行阴道切开术的病例下,必须用第二层缝线加固这个区域。此外,网片不应该直接放置在任何阴道切开部位。我们通常继续进行宫颈上子宫切除术联合阴道骶骨固定术,而不是全子宫切除术,以进一步降低网片暴露或挤压风险,除非患者已经知道宫颈病理或其他需要切除宫颈的医学指征。优选 Gore-Tex 缝线用于前后网片固定,因为它们的单丝结构使阴道挤压的可能性更小。

术后并发症

尽管在采用开放手术的成功率中,总体发病率仍然较低,恢复时间通常较短,但机器人阴道骶骨固定术的术后并发症确有发生[6,8,9,32,37,46]。为了能预见这些并发症并及时加以解决,应该先认识常发生的问题(知识框 33.2)。

感染性并发症

术后手术部位感染(postoperative surgical site infection,SSI)在微创子宫切除术和阴道骶骨固定术中发生率约为 2%~4%,并且这种并发症与术中/术后输血和更长得手术时间无关[37,47]。这些特征很可能代表着需要更长、更复杂的手术。伤口感染的可能原因包括在较长的病例中未能改变抗生素剂量,组织和/或套管针操作时间的延长,违反无菌技术

知识框 33.2　机器人盆底重建术后并发症

- **外科切口感染**
  - 术中如果超过 4 小时或者出血量超过 1 500mL,应重新给予头孢菌素药物
  - 体重超过 120kg 的患者在使用头孢唑林时,应使用 3g 的初始剂量,而不是标准的 2g 剂量
  - 术后用于治疗切口感染的抗生素应针对革兰氏阳性菌
- **静脉血栓栓塞(VTE)**
  - 对于 60 岁以上的患者,应考虑使用低分子量肝素(LMWH),因为他们被认为是高风险人群,VTE 风险为 20%~40%
- **肠道并发症**
  - 术后排便困难、排便受阻和出口性便秘是最常见的肠道功能障碍类型,不应期望患者在手术后的头 3 天排便
  - 应避免对直肠阴道隔进行广泛解剖,以减少肠道失神经化
- **网片并发症**
  - 网片应尽量平放,并紧贴骶岬,以减少直肠肛门功能障碍
  - 为降低网片外翻率,优先选择宫颈之上的子宫次全切除术
  - 使用轻型 I 型网片可降低植入物感染风险
- **新发性应激性尿失禁**
  - 术中应进行阴道检查以评估前/顶部过度纠正,因为这可能导致新发性应激性尿失禁

的风险增加,以及热或血糖失调的可能性增大。外科医生应该时刻注意时间并与麻醉团队讨论是否需要改变抗生素剂量。应查看抗菌药物预防指南。最常见的情况是,头孢菌素用于微创盆腔脏器脱垂修复。一般情况下,应在 4 小时后或术中失血>1 500mL 时改变剂量。另外,大于 120kg 的患者在使用头孢唑啉时应接受 3g 的初始剂量,而不是 2g 标准剂量。手术室助手也应协助定期评估套管针的位置或是否需要重新定位以减少可能导致术后手术部位感染的病例的组织损伤[48]。如果确实发生了伤口感染,则应开始使用覆盖革兰氏阳性菌的抗生素,因为这些细菌通常与进行妇科/泌尿妇科手术的患者引起的手术部位感染有关[49,50]。手术部位周围的任何红斑区域都应明确标出。尽管术前常规使用消毒擦洗剂已引起争议,但有证据表明该技术降低了手术部位感染使用的抗生素耐药率,对于有诱发伤口感染危险因素的患者可考虑使用该技术[50-52]。

血栓栓塞性并发症

另一个需要注意的术后并发症是静脉血栓栓塞,在治疗良性疾病的妇科手术中,发生静脉血栓栓塞的风险大约

14%[53]。虽然对于接受骨盆重建术的患者的静脉血栓栓塞(VTE)预防尚未达成共识,但应该注意的是,这些患者中许多仅仅是大于 60 岁就可被定义为"高风险人群",其静脉血栓栓塞发生风险为 20%~40%[54]。AUA 和 ACOG 都建议在接受高风险手术(入阴道壁修复术和骶肠固定术)的"高危"人群中使用抗凝治疗[55,56]。考虑到接受盆腔脏器修复术的患者的平均年龄,应强烈考虑这些建议,并且应权衡术中肝素的获益与个体出血风险。除非患者有禁忌证,否则应常规使用气动压缩装置,而与其他抗凝治疗无关。如果怀疑有静脉血栓栓塞,则应计算患者检查前的发生概率,并进行诊断检查。Davis[57]对妇科手术中静脉血栓栓塞的诊断和治疗的临床模型做了简要概述。这些算法在选择治疗方法和疗程时可能会有所帮助。

肠道并发症

微创阴道骶骨固定术后的肠道并发症可从便秘痛到继发于暴露腹部网片的肠黏附性肠梗阻。虽然肠梗阻发生率很低,从 0.4%~1.7% 不等[37],但肠功能障碍的总发生率远远超过此,在最近对机器人辅助阴道骶骨固定术的 Meta 分析中发病率为 5%~14%。最常见的功能障碍类型是排尿困难、排便障碍和出口便秘[31]。最近的研究表明,同时进行后脱垂修复不会增加肠功能障碍的发生率,并且这些症状可能与阴道骶骨固定术的手术技术有关,必须尽可能将网片放平于骶骨岬上,避免附着在提肛肌上,以减少术后肛门直肠功能障碍。应避免广泛切开直肠阴道隔,以降低直肠去神经损伤的风险。此外,在这一区域的预期管理也很重要。患者应了解平均初次排便时间大约为脱垂手术后 3 天。最近的一项随机对照试验显示,与更严格的肠道方案相比,平均排便时间没有差异。此外,两组排便都比较痛,术后麻醉摄入量较高的患者,与排便相关的术后疼痛评分也较高[59]。这些数据令人信服,并且表明在这一领域需要更多的研究。由于文献中对减少肠功能障碍尚未达成共识,因此我们尝试使用各种技术来减轻这一术后问题。麻醉药品是导致便秘的已知的原因之一,为了减少麻醉药品的使用,我们每 6 小时使用一次酮咯酸,作为一种常规治疗方案,麻醉药仅用于突发性疼痛。当过渡到 PO 方案时,鼓励患者每 8 小时使用一次800mg 布洛芬或 1g 苯乙胺。此外,术后患者开始服用一日两次的大便软化剂和一日 1~2 次的粉末状泻药,并鼓励坚持这一方案,直到排便得到改善。恶心和呕吐经常引起术后回肠或小肠梗阻问题。通常,可以通过流质饮食或鼻胃管保守治疗。有时梗阻持续存在,需要重新手术,对于这种干预的决定应视具体情况而定。外科手术也可能再次导致肠梗阻,并且存在着关于是否是肠梗阻的争论,大多数情况下,直接与网片放置或曝露有关。在最近的一篇综述中,外科医生发现无论阴道骶骨的网片是否用腹膜覆盖,梗阻率类似[60]。相反,一个病例系列讨论了两个延迟梗阻的病例,延迟梗阻可直接归因于用于再次腹膜覆盖阴道骶骨网片的倒刺缝线[61]。这些都是需要考虑的重要点。在我们的机构中,我们使用倒刺缝线来常规地使阴道骶骨网片再次被腹膜覆盖;然而,我们必须确保在每次缝合后都收紧组织,以减少暴露倒刺缝线,并且我们通常将缝合末端切开与腹膜组织齐平,以减少发生这种并发症的风险。

合成网片相关并发症

各种其他网片并发症也可能出现,包括骨盆疼痛或呼吸困难、网片感染和网片挤压。患者应被广泛地告知这些网片相关并发症的可能性,以及由于网片并发症需要重新手术的风险低但确实存在,最近的一篇综述文章中发现其发生率为 2.9%[62]。微创阴道骶骨固定术相关的网片挤压发生率大约为 2%~3%[33,37],并且显示在有机硅涂层的聚酯和聚四氟乙烯网状材料中有更高的挤压发生率[62]。因此,不建议使用这些网片类型。除非在脱垂修复时有医学指征显示需去除宫颈,我们通常联合微创阴道骶骨固定术进行宫颈子宫切除术,以避免更高的网片挤压率[62]。虽然与阴道脱垂修复术相比,阴道骶骨固定术的疼痛和焦虑更少,但这些问题仍然会发生。如果疼痛发生在没有网片挤压和保守措施,如镇痛药、局部激素治疗,或局部肌炎注射失败,那么重新进行手术去除网片可能是必要的。在评估这些患者时,鉴别诊断应包括肠或膀胱网片糜烂、缝线糜烂、腰骶椎间盘炎和骨髓炎。可能的诊断检查应包括而不限于膀胱镜检查、结肠镜检查、CT 扫描和 MRI。有病例报告支持这些工具在评估阴道骶骨固定术厚疼痛时的效用[63]。虽然极其罕见,但伴随急性感染迹象的背部和/或臀部疼痛可能意味着化脓性脊柱炎。这类腰骶部感染需要立即注意,并且可能危及生命。必须避开 L_5-S_1 椎间盘,定位骶岬并避开骶神经,骶神经最常见于距骶骨上表面约 3cm,距中线 1.5cm[64]。把缝线放置于骶岬或其下方,以避开椎间盘间隙,如果无法做到,外科医生应该注意前纵韧带 1~2mm 厚处,将缝线放置到不深于此的地方,以避开椎间盘本身[65]。这种并发症往往需要重新手术并移除网片和缝线,然后延长广谱抗生素的疗程。

新发性尿失禁

最后,在微创手术中,新发压力性尿失禁可能伴随阴道骶骨固定术发生,这些患者中需要进一步行中尿道悬吊放置的可能远远超过 10%[31]。如果患者没有这一症状的特点,我们通常进行临床评估,以评估是否是隐匿性压力尿失禁。此外,在这种情况下考虑同时进行的抗尿失禁手术时,我们在实践中采用了"共享决策"模型。在阴道骶骨网片固定时评估阴道前部和顶部支撑以确保前部没有发生过度矫正很重要。如果阴道前壁组织出现张力或尿道口张开,则可能需要考虑做出调整。

结论

总的来说,阴道骶骨固定术,无论是通过腹腔镜还是机器人途径，都是一种非常安全和有效的盆腔器官脱垂修复方式。随着微创技术对患者和外科医生都越来越具吸引力，这些手术模式正在迅速成为新的金标准。微创阴道骶骨固定术在安全性和可行性方面具有可比性，这些参数只会随着外科医生效率的提高而不断改进。然而，至关重要的是要认识到微创阴道骶骨固定术可能伴随一系列特有的并发症，以便我们有能力避免手术陷阱，并在发生时为处理复杂情况做好最佳准备。掌握了微创阴道骶骨固定术相关并发症的外科医生提供了共识，以制定最佳操作方法，这有助于降低这些

并发症的发生率，并提高患者对这些手术的总体满意度。

（彭程　译）

参考文献及自测题

第 34 章 腹腔镜及机器人肾切除术并发症

NIRIT ROSENBLUM and DOMINIQUE MALACARNE

要 点

1. 在选择腹腔镜肾脏手术患者时,应谨慎评估患者肥胖状态,因为肥胖可能导致通气困难、体位相关并发症(包括神经损伤和横纹肌溶解症),以及手术时间延长的风险。

2. 在经腹腔途径的腹腔镜肾脏手术中,患者体位应为 45°~60° 的斜卧位,手术台呈折刀样,使患者体重分布于髋部,而不是上臂肌群或骶前区。

3. 脊柱侧弯。明显的脊柱弯曲或较大肿瘤的压迫会改变腹主动脉的解剖结构或肾脏的位置,同时会导致肾门血管、肠系膜上动脉、肠系膜下动脉及肠系膜的旋转,从而有潜在的血管损伤可能。

4. 在游离肾脏的过程中,肝脏和脾脏的损伤常可通过止血材料、氩气刀和压迫止血来处理,但这些实质脏器的损伤增加了术后出血的可能性。胰腺尾部的损伤通常可以通过充分引流进行保守处理。

5. 侵犯肾门或肾门淋巴结的巨大肿瘤常会增加肾动脉分离的难度。对于此类疾病,术前血管栓塞是值得考虑的选择。

6. 对与不明原因的腹痛和白细胞减少的患者建议进行 CT 检查,这可能是内脏损伤的早期预警信号。

7. 微创手术中吻合器吻合失败是一种危及生命的并发症,通常因为夹子嵌入吻合器所致。

8. 客观的评分标准可以辅助腹腔镜肾部分切除术的手术决策(如 RENAL 评分),但最终的决定在很大程度上取决于外科医生的经验和技术水平。

9. 充分引流是肾部分切除术后的尿液渗漏的常见治疗手段。输尿管支架及肾造瘘术仅用于输尿管梗阻或持续性大量尿外渗的情况。

10. 术区假性动脉瘤或动静脉瘘是腹腔镜或机器人肾部分切除术后延迟性出血最常见的原因,可选择血管造影和选择性动脉栓塞作为早期干预措施。

自 1991 年 Clayman 首次报道腹腔镜肾切除术以来[1]，腹腔镜和机器人肾脏手术的适应证得到了极大扩展。虽然最初认为腹腔镜技术最适合良性疾病，但目前的适应证已扩展至恶性肿瘤，如针对肾癌的根治性肾切除术，肾部分切除术以及针对肾癌伴静脉癌栓的下腔静脉癌栓取出术。随着腹腔镜技术练习整合至泌尿外科住院医师培训计划中，腹腔镜手术得以越来越广泛地应用于临床实践，这对于研究生培训工作、外科技术及机器人辅助外科技术的发展具有重要意义[2,3]。机器人辅助系统具有 3D 可视化视野及操作灵活的机械臂，使其在需要缝合及精确操作的重建手术中具有优势。尽管手术费用较高，机器人肾部分切除术在美国的普及仍十分迅速且安全可行[4]。事实证明，医院购买外科手术机器人与肾切部分除术的比例升高有关[5,6]。

考虑到开放手术的手术并发症率及切口疼痛程度较高，腹腔镜手术显著减少了患者疼痛感，加快了康复时间，降低了并发症发生率，从而使患者获得了更好的临床结果。外科医生的操作技术和临床经验是腹腔镜下肾根治性切除术和肾部分切除术成功实施的保障，同时医生需要具有良好的判断能力以筛选合适的手术患者。许多技术可用于预防腹腔镜肾脏手术相关的并发症，良好的解剖学基础及坚持不懈的腔镜基本功训练有利于避免一些常见的并发症发生。并发症的早期鉴别和积极处理是确保患者良好预后的关键。

术前准备

患者筛选

患者情况、肿瘤特征以及手术医生的技术和经验是选择合适的手术患者时必须仔细考虑的因素。和其他外科手术一样，详细地询问病史和体格检查是确定手术适应证和麻醉耐受能力的重要步骤。拟接受腹腔镜手术的患者需具备足够的肺功能储备，以耐受气腹下横膈的移位所带来的呼吸系统的变化。具有潜在风险的肺部疾病史、肥胖或解剖畸形是腹腔镜手术治疗的相对禁忌证。尤其应谨慎选择肥胖症患者，肥胖可增加体位相关、通气功能障碍相关和肿瘤/肾脏游离显露相关的并发症发生率。在可行的情况下，一般应在手术前一周停用抗凝药，因为持续抗凝会增加机器人肾部分切除术的出血风险[7]。研究证实 81mg 的阿司匹林不会增加术中出血的风险，因此我们中心经常在围术期继续使用阿司匹林抗凝[8]。术前一天要进行肠道准备，目的是避免术后便秘。对于肾肿瘤患者，外科医生须考虑采取何种手术方案，肾部分切除术还是根治性肾切除术，开放手术还是微创手术，以及采用机器人技术还是单纯腹腔镜技术。以上决定在一定程度上取决于外科医生的临床经验和个人偏好，但以下几个因素应仔细考量。在选择微创手术方案之前，必须仔细分析肿瘤的大小和局部侵犯程度，但这一评估因素还受实践中外科医生的临床经验所影响。研究结果表明，对直径达

15cm 的肾肿瘤仍可行腹腔镜下根治性肾切除术，但微创手术的顺利实施也取决于肿瘤的解剖定位。对于肿瘤侵犯肾门或与周围结构及大血管的关系密切的患者，会增加控制肾脏血管的难度，甚至有可能在游离肿瘤与肾脏的时候发生大出血。因此对于此类解剖结构复杂的肿瘤，术前血管栓塞可能有助于微创手术的安全实施。腹腔镜技术已被证明可成功切除延伸至腔静脉的癌栓，但是该术式具有一定挑战性，需要大量的临床经验和腔镜技术的积累。第 38 章对肾部分切除术的肿瘤学适应证进行了总结。开放手术或微创手术并不是选择保留肾单位手术的指征，是否行肾部分切除术在一定程度上取决于肿瘤的大小、病灶的解剖部位、患者的年龄、预期寿命和肾功能，以及外科设备。保留肾单位手术的绝对适应证包括孤立性肾肿瘤，双侧肾肿瘤及患有肾功能不全的肾癌患者[9]。对于腔镜下肾部分切除术，肿瘤的浸润深度和解剖部位可影响手术切除及缝合重建的难度，由于肾部分切除术的大部分并发症都与重建有关，因此需要综合评估手术风险并根据术者经验决定采取何种手术方式。

机器人技术在肾脏外科手术中的应用尚有争议，但在肾脏恶性肿瘤领域，机器人辅助肾脏手术作为一种安全可行的技术，已成为腹腔镜手术的替代方案，并可提供与传统腹腔镜手术方法相同的肿瘤控制效果和并发症率。此外，机器人辅助肾部分切除术具有术中失血少、热缺血时间短的优势，有助于最大程度地保留功能性肾单位。同时对于处理复杂性肾肿瘤，机器人手术也更具优势[10,11]。由于二者具有相似的术后恢复过程和预后情况，我们很难评价两种治疗技术孰优孰劣。但得益于机器人手术具有缝合精确、快捷以及第三机械臂的灵活稳定等优势，需要复杂重建工作的泌尿外科手术或许更适合采用机器人技术。因此对于单纯性肾切除术、肾囊肿去顶减压术、根治性肾切除术以及任何单纯的根治性手术，我们建议选择腹腔镜手术进行。同时，机器人肾输尿管切除术中可以顺利做到输尿管和膀胱袖状切除，而无需开放下关闭膀胱切口，因此可以根据外科医生的个人偏好来考虑不同术式的选择。几项大型的回顾性研究表明，机器人肾部分切除术拥有比腹腔镜手术更低的并发症发生率[12,13]。然而，并不是所有的研究结果都是一致的[14,15]。大部分数据支持机器人肾部分切除术具有更低的开放中转率、根治中转率，更短的热缺血时间、住院时间以及更小的术后肾功能损伤。这主要得益于机器人手术具有更快的重建速度，以及机器人下可以选择性阻断肾动脉 2、3 级分支，甚至在某些病例上应用免阻断技术，从而大大缩短了热缺血时间。总之机器人手术在肾部分切除术中的应用具有独特的优势，而近几年我们中心开展的肾部分切除术均是在机器人操作下完成的。

手术规划

拟接受微创肾切除术或肾部分切除术的患者必须进行单独评估，以确定最佳的入路和手术方案。解剖因素的评估是最重要的，选择最佳方法时必须考虑不同患者的肾脏解剖变异。明显的脊柱侧弯及大血管、肾门血管继发性扭转

的患者存在肠管、肠系膜和血管损伤的风险,手术前须通过CT 或 MRI 下血管造影技术仔细评估目标器官的解剖结构(图 34.1A-D)。同时术前应充分评估解剖异常的肾血管,以确保在术中能安全地控制肾门(见图 38.1)。为确保术中肾门阻断完全,避免术中创面出血,需游离足够长度的肾动静脉。了解左肾静脉的走行也很重要,由于左肾静脉从肾门发出向后下走行于腹主动脉后方,这将会为术中牵拉抬高左肾门造成操作难度。

除了腹腔内脏器的解剖变异,肿瘤的大小及其与周围组织的解剖关系也是术前评估的重点。对于计划行根治性切除的巨大肾肿瘤,应评估其原发灶位置,是否存在肿瘤滋养血管,以及是否合并静脉癌栓。处理侵犯肾门后唇偏下极的肿瘤具有一定挑战,因为术中难以在控制肾门血管之前充分游离肿瘤,同时肾下极受组织牵拉难以抬举会加大肾门暴露的难度。位于肾上极的肿瘤术中通常可以早期控制肾门,但必须仔细评估肿瘤与周围脏器(脾、胰、肝)的粘连或浸润情

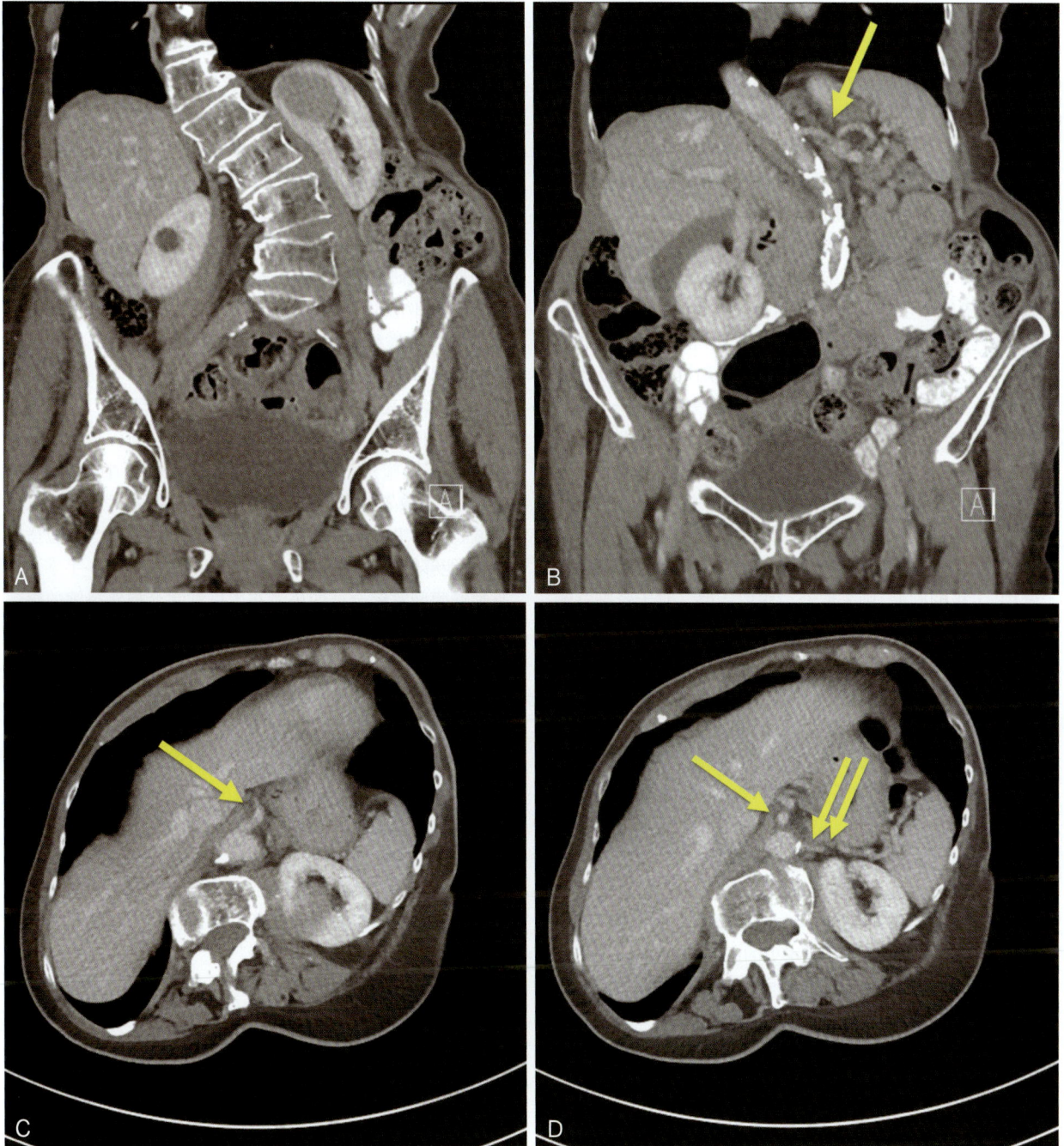

图 34.1　一名 83 岁的女性,患有严重的胸椎脊柱侧凸(A),导致肾脏向上和向内移位。由于脊柱侧凸,主动脉向外侧旋转,导致肾门环曲(图 B 中单箭头),剑突腹动脉根部向外偏移(图 C 中单箭头)和肠系膜上动脉向外偏移(图 D 中单箭头),肾动脉向后偏移(图 D 中双箭头)。在这种情况下,进行肾门解剖期间肠系膜动脉受损的风险很高,存在被切断的风险

况,必要时可考虑切除局部或整块受侵犯器官,充分评估风险后,也可考虑在纯腔镜下行受累器官切除术。最后,当肿瘤体积巨大并累及肾门组织时,早期控制肾动脉会有一定困难,可考虑行术前血管栓塞以缩小肿瘤体积,减少出血风险。磁共振血管造影术是评估静脉癌栓的有效手段,对于 CT 提示静脉管径扩张的病例可考虑进一步完善 MRI 检查。局限于肾静脉的癌栓通常可以在腹腔镜下安全地处理,如果癌栓侵及下腔静脉,则需要机器人等先进的技术手段进行干预,同时需要术者具有丰富的操作经验和腔镜技术。本书在第10、37 章详细讨论了腔静脉癌栓取栓术相关的技术细节。

　　肿瘤的位置及大小与肾部分切除术的围手术期并发症发生率密切相关[16,17]。术前必须评估肿瘤的大小、浸润深度以及瘤体与肾脏内部结构的关系,一些描述性评分方法(例如 RENAL 评分系统、PADUA 评分系统)将上述解剖特征进行了量化并应用于临床实践[16,17]。该评分系统通过术前 CT 或 MRI 检查来评定肿瘤的大小、位置、浸润深度及与集合系统的关系,将不同因素进行量化评分并相加计算总分,从而客观评价肾脏肿瘤的手术难度以指导临床决策[18]。同时 RENAL 和 PADUA 评分系统均与机器人手术的热缺血时间、尿漏率和术后严重并发症发生率相关[16,17,19]。采用开放术式还是微创术式多取决于外科医生的经验和技术水平,我们中心对几乎所有肾部分切除术病例都采用机器人辅助腹腔镜手术,包括孤立肾肿瘤、多发肾肿瘤或中央型肾癌。

　　最后需要考虑选择经腹腔还是经后腹腔途径完成手术,两种方法各具有优势和局限性,并且都易于在机器人下开展。通常将 Brodell 线作为解剖标志,依据肿瘤的解剖定位选择合适的手术入路。根据我们的经验,对于所有靠近肾脏前唇的肿瘤优先选择经腹腔入路,而对于靠近肾脏后唇且位于肾中、上极的肿瘤,则采取经后腹腔入路。对于肾脏背侧下极的肿瘤,两种入路都可选择。经腹腔入路时很容易通过旋转肾下极来减少暴露难度。当选择经后腹腔入路单纯腹腔镜技术处理背侧下极肿瘤时,通常难以获得满意的视野和操作角度,但机器人可以解决这一问题。

　　经腹腔入路具有操作空间大、解剖标志清晰的优势,但术中需要游离肠管,增加了肠道损伤的风险。尤其对于既往有腹部手术史的患者,经腹腔入路可能会延长患者手术时间和住院时间[20,21]。虽然经后腹腔入路的操作空间较小,但更贴近肾脏表面背面,远离腹腔,因此肠管损伤的风险较低,尤其适合既往腹部手术史的患者,因为经后腹腔入路可避免腹腔内的粘连。但对于有后腹腔手术史的患者,后腹腔的扩张可因组织牵张和脉管组织活动度有限而导致血管损伤。

手术并发症

患者体位相关并发症

　　与体位相关的并发症在第 9 章已有详细讨论。总体而言,机器人手术中与体位相关的并发症率高达 6.6%[22]。与腹腔镜肾脏手术相关的体位并发症包括由牵拉引起的神经损伤,其中臂丛神经损伤、室间隔综合征和继发性横纹肌溶解症(以臀部肌肉多见)最为常见。最初报道的经腹腔途径进行的肾脏微创手术采取的是折刀状 90° 完全健侧卧位。随后外科医生意识到这种极限体位并没有降低操作和暴露的难度,同时增加了神经肌肉受伤的风险[23]。现在更常用的体位是改良斜侧卧位(45° 斜卧位而不是 90°),而无需摇床或抬高肾脏。但当选择经后腹腔入路时,通常需要选择完全健侧卧位并最大程度摇床以扩大肋骨和髂嵴之间的间隙(图 9.5A)。

横纹肌溶解

　　横纹肌溶解是泌尿外科术后罕见的并发症(0.1%),但与根治性前列腺切除术相比,肾切除术的发生率可能更高[24]。微创手术使横纹肌溶解的 OR 值增加 1.41。侧卧位时男性具有比女性更高的皮肤-表面接触压力,这在一定程度上与横纹肌溶解的发生风险相关[23]。Reisiger 等报道了 7 例在腹腔镜肾切除术后发生横纹肌溶解的病例(发生率<1%)[25]。一项回顾性研究(纳入 6 项病例报告和 2 项病例研究)回顾分析了 13 例发生与腹腔镜肾切除术相关的横纹肌溶解的病例资料[15]。横纹肌溶解对于解剖性孤立肾(既往行腹腔镜肾切除术)的患者影响深远,有 4 名孤立肾患者需要进行血液透析治疗,其中 1 名进展为永久性肾功能不全。

　　预防横纹肌溶解需要注意患者体位摆放,避免对臀部和髋前区域施加过大压力。如果患者需要半斜位,应以 45°~60° 角放置患者,使压力作用于髋部而不是臀部或骶前区域。肥胖患者体位的摆放具有一定的挑战性,当体位摆好后,应能够轻松地从手术台和臀上区域之间插入一手掌。患有臀筋膜间室综合征的患者在术后常常会抱怨持续的臀部和下肢痛,尤其是在康复室麻醉清醒后,当患者出现上述不适时,应高度怀疑臀筋膜间室综合征。通常肌酸磷酸激酶(CPK)和肌红蛋白尿升高往往在临床症状出现之后,为了减少肌肉组织的坏死,应考虑尽早进行筋膜切开术。根据我们的经验,室间隔内压和轴位影像学检查的意义有限,并不能作为疾病排除标准。随着臀部肌肉的肿胀增加,由于神经卡压而导致的下肢麻木也随之而来。对于严重的病例,可出现尿色变深,尿肌红蛋白试验阳性。建议根据患者临床表现进行及早治疗,大量补液和碱化尿液可以减轻横纹肌溶解对肾功能的损伤。其危险因素包括男性、肌肉发达、肥胖以及手术时间过长[23,25]。

神经损伤

　　据报道神经损伤在腹腔镜肾脏手术中的发生率约 1%~3%,包括运动神经或感觉神经损伤[26-28]。机器人手术与腹腔镜手术略有不同,因为它通常使用更多的器械耗材和角度更大的 Trendelenburg 体位。机器人手术相关体位性损伤增加可能是因为机械臂阻挡了医护人员的视线,使患者的滑动或机械臂的压迫难以被及时发现。机器人肾部分切除术中神经损伤的发生率高达 6.9%[22]。完全侧卧位时对腋窝压力的增加会导致臂丛损伤,在上位肋骨下面放置一个软缎可防止腋窝受压,从而有效避免该并发症(图 9.5)。在机器人手术中,我们使用了一种支撑患者上半身的道具,在手臂内侧有一个雕刻的凹槽,起到保护臂丛神经的作用。腕下垂和足下垂发生于患者的手、脚没有足够长的垫子支撑时,固定在手术台上的刚性手臂支架对于手腕的支撑作用优于枕垫。近年来在机器人手术中,我们用折叠枕垫将患者上臂固定在手术床一侧,以便为器械臂留出更多的活动空间,并将泡沫和枕垫牢靠填充于患者脚部。手术团队的所有成员在手术开始前仔细将患者体位摆放并固定良好,在患者受压部位适当填充用于预防神经肌肉损伤。

运动神经损伤是常见的与手术体位相关的神经系统并发症,一旦发生应立即请神经外科医生协助会诊处理。感觉神经异常可能与手术切口相关(即便是腹腔镜手术的小切口),也更可能与腰方肌和腰大肌的手术解剖损伤有关(髂腹股沟神经、髂腹下神经和生殖器股神经)。与切口相关的神经损伤在所难免,但术中解剖造成的神经损伤可以通过加强解剖认知来避免。感觉异常通常是暂时的,口服加巴喷丁或阿米替林可以改善相关症状。

其他并发症

睾丸或阴囊损伤可能由于两腿之间的压迫造成。巩膜水肿可在依赖眼内发展。长时间的外科手术后,背部或关节疼痛并不少见。尤其存在肌肉、骨骼疼痛病史的患者似乎更容易在相同部位发生明显的术后疼痛。最后,在长时间的治疗过程中,肺可能存在萎陷的风险。一般说来,减少手术时间可避免以上多数并发症的发生。

肾脏游离相关并发症

腹腔镜手术中一些严重的并发症常常发生在肾脏游离和暴露的过程中。肾脏周围血管结构的损伤会导致危及生命的出血及器官切除。延迟性内脏损伤同样会带来严重后果。因此在分离过程中保持基本的操作原则是至关重要的,充分了解肾脏的解剖结构和解剖变异可避免由于周围组织或器官损伤引起的并发症。

处理右侧肾脏时,需要游离肝脏、右半结肠、十二指肠,对于部分患者还需要游离胰腺(见图 34.1)。沿着筋膜间隙轻柔地游离并在器官表面钝性分离可避免脏器损伤。术中损伤最常见的原因是由于肿瘤进展、瘤体周围炎症反应及既往手术史导致的十二指肠、肝脏与周围组织粘连。这种情况下最好进行锐性切开,以免在钝性分离的时候造成组织撕扯。对于左侧肾肿瘤,沿结肠旁沟打开侧腹膜及脾结肠韧带是暴露肾门的必要步骤。脾脏的适当游离是必要的,可最大程度减少结肠的横向张力,这将有利于暴露肾上级和向内牵开左半结肠。在游离外侧脾脏时进入错误的平面会发生胃大弯损伤。同样,游离脾脏内侧缘的时候,有损伤脾动静脉的风险,通常沿着 Gerota 筋膜腹侧表面进行脾脏腹侧面的分离可以避免此类问题。离断脾结肠韧带可增加肾静脉和主动脉旁间隙的暴露空间,而对于脾门的过度牵拉可能导致胰腺撕裂,肾上腺损伤,如果器械热能通过中结肠传递,则会在 Treitz 韧带水平损害十二指肠。

任何患者都存在术中损伤周围的器官和血管的风险,最常见原因是不同患者的解剖学差异(包括患者体型、生活习惯或肿瘤负荷),导致术者在分离过程中迷失层面。例如患有主动脉瘤或脊柱侧弯的患者可能存在主动脉转位,导致肠系膜动脉向外侧旋转,而肾动脉向背侧旋转(见图 34.1A-D),从而在分离左肾门的过程需要跨过肠系膜上动脉。对肾门区域血管走行暴露不充分会增加术中血管吻合器误伤大血管的风险,在游离肾门附近结构时,保持肾周平面可以避免对腔静脉、主动脉及周围分支血管的损伤。既往腹部手术史或门静脉高压症所致的腹膜后静脉曲张同样会造成术区解剖关系混乱。

血管损伤

左侧生殖静脉通常汇入左肾静脉。如果术中需要,通常可以用夹子或双极电凝结扎此静脉。对于伴有生殖静脉曲张的经产妇,术中可能需要血管吻合器离断增粗的生殖静脉。在没有充分游离的情况下,牵拉周围组织会造成静脉撕裂并引起出血,此时可用外科夹或双极电凝控制出血。由于该血管直径较短,一般使用单极电凝也能达到控制效果。髂动脉损伤多发生在游离输尿管远端或下段结肠过程中。

不常见的血管损伤包括肠系膜下动脉(常见原因是在肾脏下极肿块压迫使血管解剖移位)、肠系膜上动脉(常见原因是肾脏上极肿块压迫所致),以及肠系膜下静脉(发生于结肠系膜分离过程中)。术中怀疑肠系膜上动脉损伤时需请血管外科会诊,因为可能诱发肠道缺血。肠系膜下动静脉损伤可直接结扎出血血管。主动脉损伤很少见,通常发生在肾动脉粥样硬化性患者的动脉游离过程中,由于腹腔镜下很难控制主动脉出血。如发生损伤需改开腹手术或手动辅助手术。

术中视线不清楚或正常解剖关系破坏都会增加术中管损伤的风险。此外,镜头的清晰度和真实呈现也会影响腔镜下对血管的识别。当术中解剖关系破坏严重时有必要改用手辅助入路或开放手术,这样可以为外科医生提供更直接的触觉反馈。

由于右侧生殖静脉直接汇入下腔静脉。因此右侧血管损伤比左侧更为严重。为避免术中损伤性腺静脉应在腔脉外侧进行分离。术中牵拉静脉的动作很容易在生殖静脉汇入下腔处形成假性动脉瘤?或直接撕裂下腔静脉。左侧的肾上腺中央静脉汇入肾静脉,术中通常很容易游离并控制,而右侧的肾上腺中央静脉则直接汇入下腔静脉。特别是在行巨大肿瘤的肾根治性切除术中,如果术中不能辨别并结扎该血管,有发生血管破裂出血的风险。由于静脉结构脆弱,下腔静脉相比腹主动脉更容易损伤。下腔静脉周围组织的游离应以锐性分离为主或仅用非常温和的钝性分离。当下腔静脉发生破裂,首先予以按压止血并增加气腹压,根据外科医生技术水平决定选择腔镜下缝合血管或将中转开放手术。如果下腔静脉被吻合器的钉子损伤建议中转开放[29]。改行开腹手术时应注意保持对损伤部位的压迫,同时准备好所需的开放器械。

由于后腹腔入路下视觉相对不直观,对于早期开展后腹腔镜肾脏手术的外科医生,术中应时刻辨别特征性的解剖标志[30],一旦掌握其中的暴露规律,对于肾门的控制将会变得相对简单。腰大肌表面可以作为暴露肾门的重要解剖学标志,新手常犯的错误是游离肾门的过程中过于贴近腰大肌平面,使分离层次过深从而进入大血管背侧,导致难以控制的主动脉或腰椎血管出血[31,32]。应时刻保持腹腔镜镜头的观察角度正确,术中镜头视野方向的偏离会导致严重并发症,例如在将下腔静脉误认为肾静脉并将其错误地夹闭[29]。生殖静脉和输尿管也是重要的解剖学标志,术中相对容易辨识和显露,并可沿这些标志物向近端游离寻找肾门。经后腹腔入路处理输尿管损伤、血管损伤,甚至内脏损伤的方式和其他入路相似,但有限的腹膜后空间可能会增加操作难度。在某些情况下,肾脏标本完全取出后,可经标本切口按开放手术的方式来处理并发症。

肠道损伤

在游离暴露左侧肾脏的过程中需下垂降结肠。而对于右侧肾脏,由于结肠已经位于肾脏内侧,通常只需要切开右肾上方的腹膜即可。与热损伤相关的结肠损伤发生率大约为1.5%[33]。为避免热损伤,术中应沿着Toldt线在肠缘外侧切开侧腹膜,并钝性牵拉肠管。如果术中发生结肠的热损伤,在首次探查过程等中会低估损伤的程度,但随着手术的进行,这种损伤可能会变得更加明显。脆弱的十二指肠需要从右侧肾门区域向内侧牵开并下垂以免损伤。此外,小肠和大肠在肠管游离和器械进出腹腔的过程都有潜在的损伤风险。

对于肠管轻微的浆膜层损伤,可予以Lembert缝合处理损伤部位,恢复肠管表面光滑性。对于肠壁的全层损伤,目前通用的做法是采取一期缝合修补(甚至是结肠),但妥当的处置应包括请普通外科医生会诊协助处理[34]。腔镜下可采用非可吸收缝合线分两层闭合全层损伤的肠管。或者改手动辅助入路将损伤肠段切除或予以修补[35,36]。术中避免肠道损伤的措施包括:避免电灼肠管,最大限度地减少对肠道的牵拉以及小心地各个孔道进出器械。

脾脏损伤

据文献报道,腹腔镜左侧肾脏手术中脾脏损伤的发生率约为1.3%[33]。轻度的热损伤或撕裂伤通常可采用止血材料和压迫止血来处理[37,38]。严重的脾脏损伤需要行脾切除术。即使是术中处理良好的脾脏轻度损伤,也应挺警惕术后延迟性出血的风险[39],早期临床表现包括上腹疼痛、低血压、少尿以及化验结果提示血细胞比容降低。出血形式包括包膜下血肿或腹腔内出血,严重者可导致低血容量性休克。部分患者需要进行补液,支持治疗和输血[39],但情况严重的患者需要行脾栓塞或脾切除术。接受脾栓塞或脾切除术的患者术后应给予适当的疫苗接种。

胸膜损伤

对于左侧肾脏手术,在脾脏向内侧旋转、暴露左肾上极的过程中,膈肌和胸膜可能会产生电灼伤或锐性切割伤。对于右侧病例,胸膜损伤常发生于翻肝过程中。对于轻微的胸膜损伤,可将吸引器置入胸腔内,吸出胸膜腔内气体后用丝线缝合或夹闭膈破口。如果在手术结束时进行,如果在排出腹腔内空气和移除端口后移除吸入导管,则可能没有必要关闭膈。在手术结束时,需要麻醉医生进行强力通气鼓肺,将胸腔内的二氧化碳排出体外。如果胸膜破损很大或仅用缝线不能完全闭合破口,需在手术结束时放置胸腔闭式引流管。如果感觉腔内缝合困难,必要时可改开放手术[40,41]。

胰腺损伤

胰腺的尾部和左侧肾门关系密切,避免在这一区域过度性的牵拉或电灼烧可以防止胰腺损伤。术中胰腺损伤常常发生在胰尾背侧,一般难以直接损伤胰管。必要时可请肝胆外科会诊评估是否考虑胰腺远端切除。通常怀疑胰腺损伤时,充分引流是适当的干预措施。如果进食后引流液没有明显增加趋势则可拔除引流管。不明原因的胰腺损伤通常表现为腹痛、恶心、呕吐、发热和相关化验结果异常[42]。轻微损伤通常可以通过禁食水、全肠外营养和经皮穿刺引流等保守治疗手段控制。在严重的情况下,需咨询普通外科医生作进一步处理。胰腺损伤恢复期较长但预期结果一般良好。

肝胆损伤

术中肝脏的热损伤和轻度撕裂通常不需要任何处理,但肝包膜撕裂或肝实质的较大撕裂伤需要用氩束冷凝器凝固或放置止血材料[39]。有时在分解粘连的过程中会损伤胆囊,建议咨询普通外科医生行胆囊切除术[43]。

乳糜性腹水

腹腔镜左侧肾脏手术术后少见的并发症是淋巴漏(伴乳糜性腹水形成),主要原因是游离过程中损伤淋巴管[44-46]。最常发生于术中同时进行主动脉旁淋巴结清扫术时。使用双极电凝装置可能会降低淋巴漏的风险,术中对于较粗的淋巴管可以直接烧闭或夹闭。通常乳糜性腹水可选择全肠外营养、低脂饮食(食物中宜含中链甘油三酯)和生长抑素等保守治疗措施,但有时需要外科手术干预以结扎渗漏的淋巴管。研究证实生物黏合剂的使用也可降低术后淋巴漏的风险[47]。

手术特有的并发症

肾部分切除术

出血

与开放性肾部分切除术不同,术中或术后出血是腔镜下部分肾切除术最常见的手术特有的并发症。避免术中出血的原则与开放性肾部分切除术没有太大区别(见第38章中概述),但一些技术上的差异值得考虑。与开放性肾部分切除术不同的是,仔细评估肿瘤位置、与肿瘤脉管系统的关系以及浸润深度对于实施肿瘤完整切除至关重要。

在切除肿瘤过程中,对于肿瘤体积较大、位置较深度且延伸到皮髓交界处的肿瘤,术中通常采用肾动脉阻断的方式切取肿瘤。对于局限在肾皮层且肿瘤体积相对较小(<3cm)的肿瘤,术中免阻断肾动脉技术是可行的,特别是在机器人手术系统的辅助下。需要注意的是,采取免阻断技术具有潜在的术中出血的风险。对于腹腔镜肾脏部分切除术来说,对肾脏的充分游离十分重要,肾周脂肪游离范围应远超肿瘤边界,这样可避免在切除缝合过程中周围组织对肾脏不必要的牵引而增加创面出血的风险。选择带有坡度的弧形切口可使创面的渗血顺着切口留下,从而尽可能保持术区视野干净。如果在擦镜头之前遇到轻度出血,则可以随时夹闭肾动脉(前提是已暴露出肾动脉并在肾脏切开之前已经做好准备)。如果术中需要阻断肾动脉,我们通常在进行肾实质切开前给予甘露醇以保护肾功能。

在肾动脉完全阻断的情况下,如果切取肿瘤的过程中出现创面持续搏动性出血表明可能存在术前未被识别的肾动脉分支。在这种情况下完成肾部分切除术需要清晰的视野以保证肿瘤切缘阴性。当视野不清的时候可尝试通过腹腔镜多普勒探头对遗漏的肾动脉分支进行定位并阻断。如果出血比较多可放置腹腔下肾蒂阻断夹。很少有需要中转开放手术的情况。在动脉阻断良好的情况下,肾皮质创面相对干净,一般只有少量渗血或残血。但进入肾窦区域后可能会产生静脉破裂出血,特别是在右侧病例。这种情况通常可以通过牵拉肾门来控制静脉反血,如果失败,可以考虑放置静脉夹。

在某些情况下,当动、静脉均阻断后,肾脏创面仍会大量出血。除了没有识别的肾动脉分支外,更常见原因是肾内静脉系统高压导致的出血(继发于某些细小动脉的供血)。这时去除静脉夹可以达到止血目的。

肾实质重建时需要缝扎创面中心较大的血管,压迫肾实质以及通过灼烧或压迫来控制较小的皮质血管。在开放手术中,切开时直接缝合单个血管以避免回缩是可取的。但在腹腔镜或机器人肾部分切除术中难以实现这种操作。在腹腔镜肾部分切除术中,我们描述了一种单程缝合技术,并随后应用于机器人辅助手术中。该技术符合重建的所有基本原则[48],技术细节包括:缝针通过肾被膜进入创面(图34.2),用 Hem-o-Lok 夹将线尾固定在肾被摸上,缝合线连续穿过肾脏创面中心部位以缝扎集合系统和较大的血管断端(图34.3),然后通过对侧包膜边缘从缺损中前进。出针后缝合线的自由端用 Hem-o-Lok 夹固定于对侧肾包膜上(图34.4)。缝合的径向张力使可避免创面中央的血管回缩并压缩周围肾实质。通过在 X 构型中放置两条这样的缝合线,压迫指向切除缺损的中心(图34.5)。在移除夹子后,我们可以根据需要在缺损中心以类似的单一平面方式增加额外的缝合线,以最大限度地增加压迫。除非缺陷非常大,否则通常不需要这样做。到目前为止,这项缝合技术已经连续在 500 多个病例中开展,

仅发现 1 例由于假性动脉瘤而引起迟发性出血,并且没有动静脉瘘形成。

尽管创面中持续渗出的小血管可以通过灼烧或氩气刀来控制,但我们更喜欢在术中使用湿电极(Tissue Link,Medtronic)。也可通过添加组织黏合剂或止血材料来支持创面重建。外科医生应注意与使用凝血酶产品有关的潜在过敏反应,特别是既往手术史(通常是心脏手术)中使用过该类产品的患者。过敏反应会引起凝血功能紊乱,甚至危及患者的生命。使用该类产品之前,外科医生必须详细了解患者的手术史,必要时需要追溯先前的手术记录或耗材清单,以确定能够安全地使用止血材料[49,50]。

肾部分切除术后延迟性出血相对少见,出血时机可发生于术后任何时间点,最长可达术后 60 天。假性动脉瘤形成和动静脉瘘是最常见的术后延迟性出血的病因。根据我们的临床经验,动静脉瘘引发术后出血的时机比假性动脉瘤略早,可能是由于缝合精准性欠缺,二者在微创手术中的发生率比开放手术更高。患者常见的临床表现为突发性肉眼血尿,而腹膜急性出血导致的休克相对不常见。对于术后出现出血或休克表现的患者,外科医生应高度警惕假性动脉瘤或动静脉瘘可能并行血管造影。虽然多普勒超声(图 34.6)或 CT 具有很好的诊断准确性,但血管造影除了可以识别瘘管所在位置外,还能通过选择性血管栓塞进行治疗(图 34.7A-C)[51]。

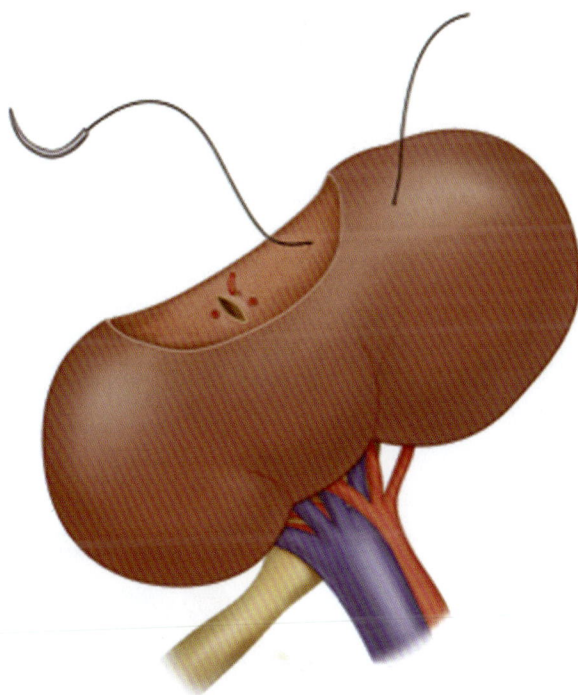

图34.2　Taneja 式腹腔镜/机器人肾修补术技术。在小圆针上通过 2-0 薇乔缝线穿过外侧肾囊膜,距切除区域切缘约 2cm,进入肾缺损的基底部位。缝线的末端打了结,并预先装载了一个 5mm 的锁定血管夹(Hem-o-Lok 夹)以固定缝线在外侧肾囊膜上(Courtesy of Division of Urologic Oncology, Department of Urology,New York University Langone Medical Center,New York,2009.)

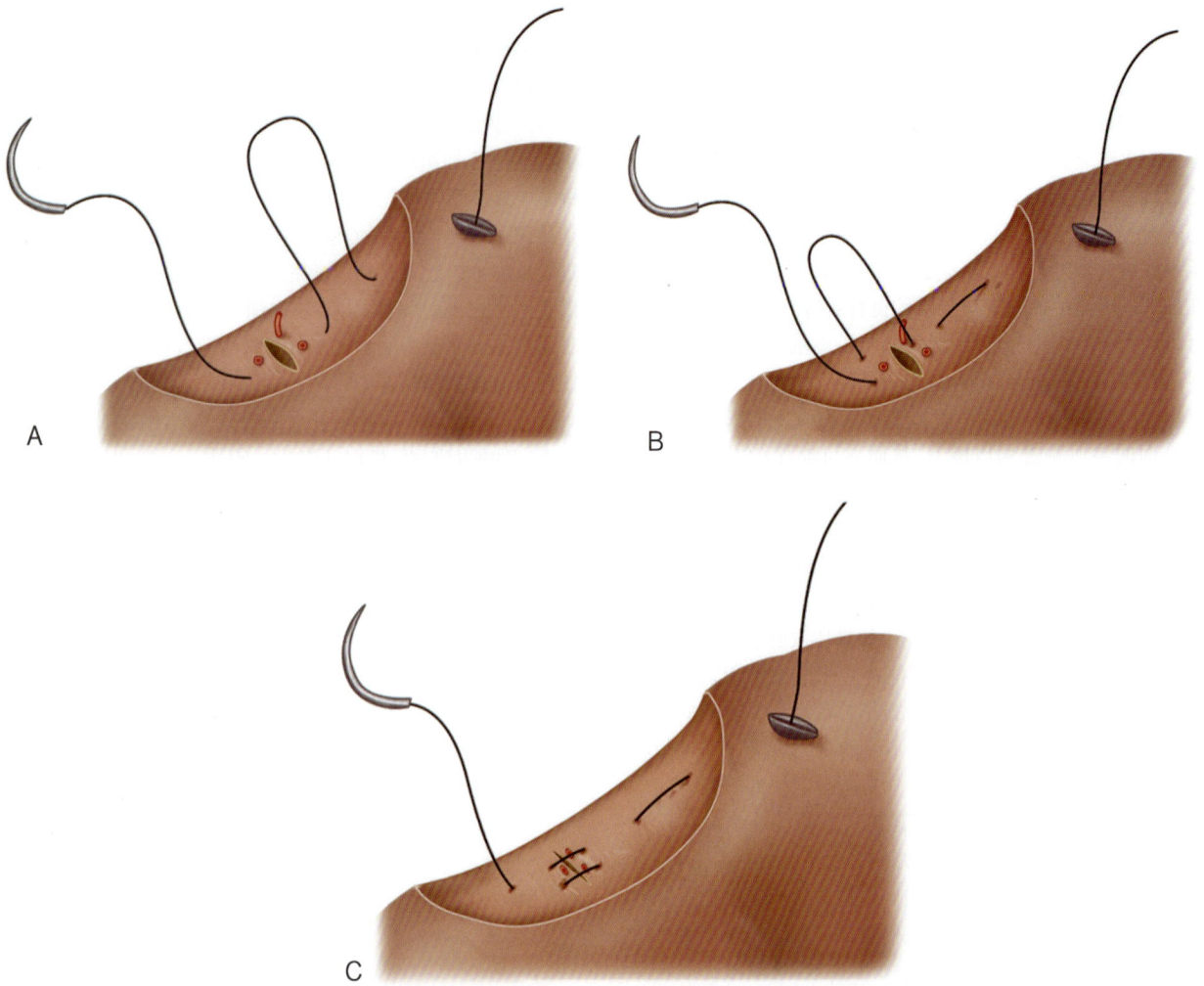

图 34.3   Taneja 式腹腔镜/机器人肾修补术技术。A-C. 缝线以连续缝合的方式通过肾缺损的最深部分，注意将集合系统开口纳入缝合直至闭合完成。周围的肌肉动脉分支或中心静脉切口也被纳入缝线中，以提供中央压迫，肾窦在闭合过程中也进行重叠以实现压迫。对于未进入集合系统的情况，缺损的中央最深部分使用类似的连续缝合进行闭合 (Courtesy of Division of Urologic Oncology，Department of Urology，New York University Langone Medical Center，New York，2009.)

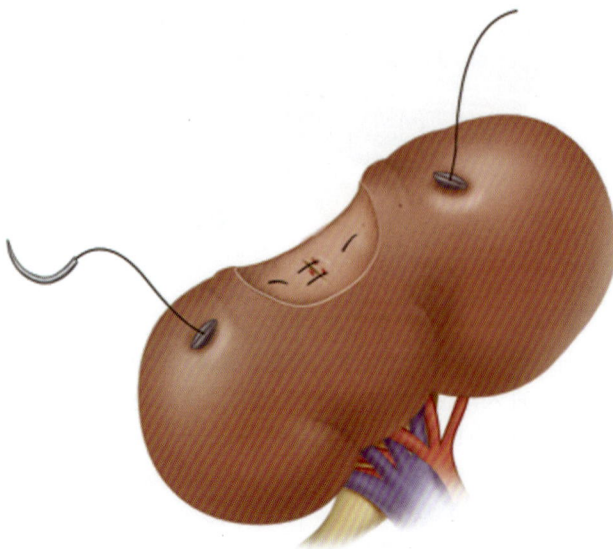

图 34.4   Taneja 式腹腔镜/机器人肾修补术技术。在手术医生将缝线前端绷紧的同时，针头穿过切缘的外侧肾囊膜，从进入点的相对位置穿出切除区域。使用一个锁定血管夹 (Hem-o-lok 夹) 夹紧缝线，压缩缺损，并将缝线锁定在相应位置。通过沿着缺损中央部位的方向夹紧缝线末端，实现对切除缺损的压迫 (Courtesy of Division of Urologic Oncology，Department of Urology，New York University Langone Medical Center，New York，2009.)

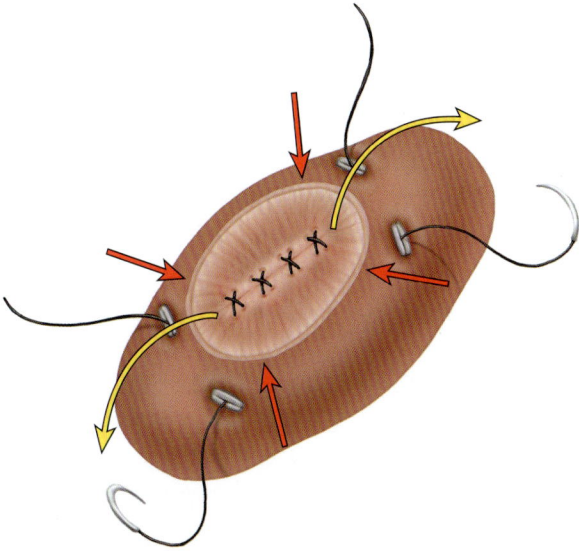

图 34.5　Taneja 式腹腔镜/机器人肾修补术技术。通过采用两个这样的缝线以 X 形配置,压迫力可以指向切除区域的中心。缝线的径向张力将中央血管牵引至缺损区域(黄色弯箭头),而不是让它们退缩,同时还可以压迫周围的肾囊膜(红色箭头)

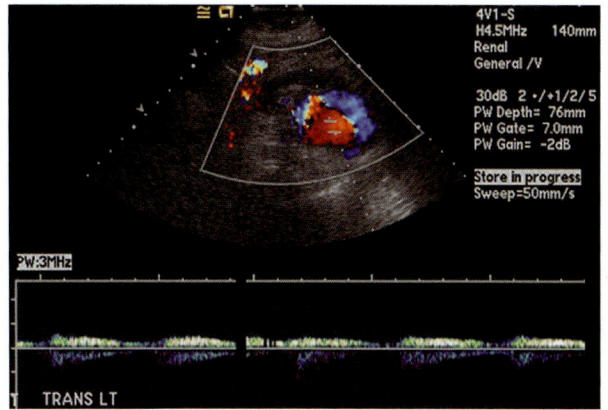

图 34.6　双重超声显示腹腔镜肾部分切除后动脉和静脉血液湍流混合的"阴阳"征象(Courtesy of Michael Stifelman, MD.)

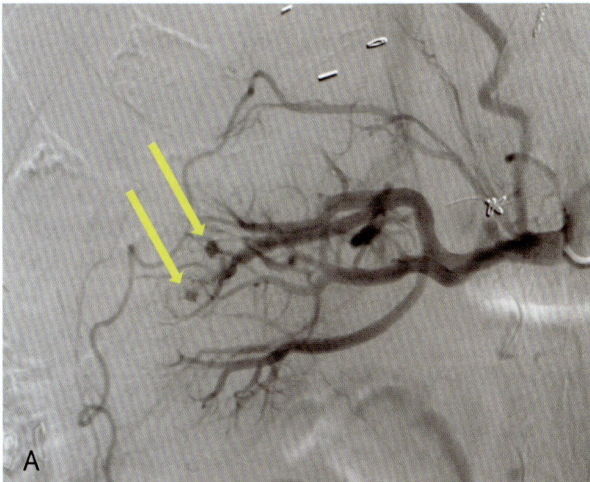

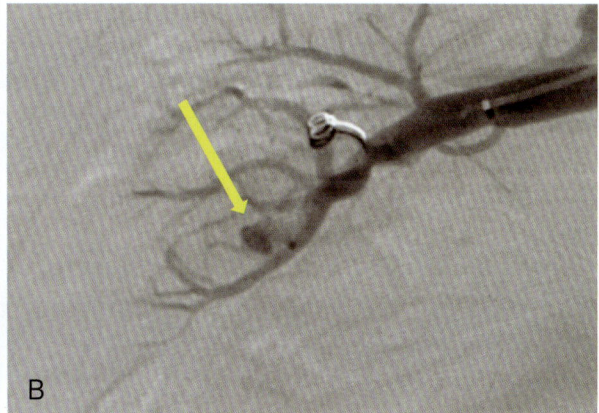

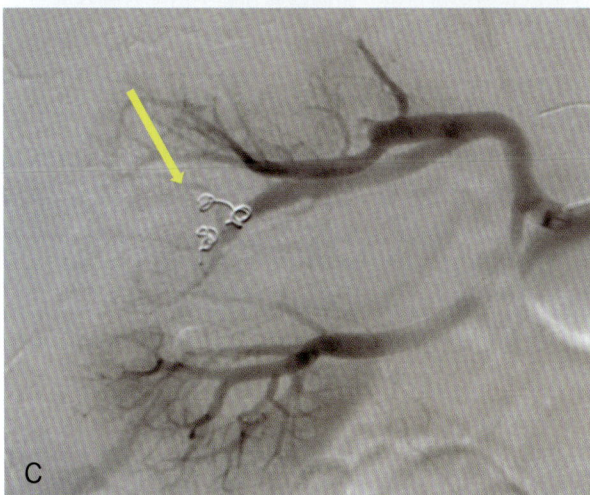

图 34.7　一名 75 岁男性患者出现明显血尿,经过机器人辅助腹腔镜肾部分切除术治疗右侧肾脏三个肿瘤后的 10 天进行了血管造影。后分段动脉的一个中枢支显示一个 3mm 的假动脉瘤和相邻的肾盏-动脉瘘(图 A 黄色箭头)。经选择性栓塞该分段后,相邻的动脉分支显示出动静脉瘘(图 B 黄色箭头)。经选择性栓塞这两个分支后,没有进一步的出血点(Courtesy of Michael Stifelman, MD.)

尿漏

一项大型多机构回顾性研究中报道了腹腔镜肾部分切除术后患者尿漏的发生率大约为 3%~5%[52-55]。另一项大型多机构回顾性研究的数据表明 0.78% 的患者在机器人辅助肾部分切除术后发生尿漏[56]。在第 13 章和第 38 章中详细讨论了尿漏的处理原则,腹腔镜或机器人辅助肾部分切除术后尿漏的处理原则与开放手术没有太大区别。由于腹腔镜肾脏手术更多地通过经腹腔途径完成,因此术后尿源性腹水和继发性肠梗阻的风险更高。与尿漏相关的风险因素包括:肿瘤大小、肿瘤和肾门解剖结构的关系、手术时间、术中热缺血时间和以及术中是否修复肾盂[56]。

如果术中有集合系统损伤,术后应该在术区附近留置引流管 1 根,同时膀胱内留置 Foley 导尿管 1 根。术后持续记录引流情况,如引流管内无尿液引出,术后 1~2 天可考虑拔除引流管。我们在拔管之前常规检测引流液的肌酐水平。

腹腔镜肾部分切除术后相关的尿漏大多发生在术后早期,表现为引流液持续增加,经化验检测发现与尿液成分一致。一旦发现尿漏,应立即进行超声或腹部 CT 检查,以排除肾积水、输尿管损伤和尿源性腹水。如无上述异常,可安排患者带管回家休养,留置引流管数星期,保证术区持续引流,促进漏口愈合。随着引流量的下降,可以缓慢退管使引流通道逐渐愈合。我们通常不会放置输尿管支架或选择肾造瘘术,除非因梗阻因素而肾积水。对于下极尿漏并导致输尿管近端或输尿管肾盂连接处大量尿液积聚的患者,可选择放置输尿管支架或肾造瘘术以避免输尿管周围组织纤维化和继发性梗阻的风险。持续高容量(>500mL/d)的尿漏表明可能伴有组织的解剖异常或坏死,这种情况也可以考虑放置支架或选择经皮肾造瘘术。对于持续性尿漏伴有腹腔积液的患者需要在超声或 CT 引导下经皮穿刺置管引流[55,57]。

延迟性渗漏较为少见,在术后随访过程中应注意排除术后延迟性尿漏的发生。我们使用术后超声作为排除肾部分切除术后延迟性尿漏的检查手段,但其诊断效率相对有限。此外对于无症状的尿漏患者,在没有感染或梗阻的证据下检查输尿管的完整性和通畅性也不是不合理的。随着时间的推移,尿漏通常会自愈。

肾功能损伤

长时间的肾脏热缺血可导致术后急性肾小管坏死和急性肾功能衰竭。尤其对于肾部分切除术绝对适应证(孤立肾、肾功能不全)的患者,肾热缺血损伤的问题更值得关注。对于解剖位置比较深的肿瘤,由于缝合重建相对复杂,从而导致术中热缺血时间延长。考虑到外科医生缝合技术的学习曲线,建议早期选择小体积的外生性肿瘤以熟悉手术操作并积累经验[58]。

虽然有研究指出肾脏热缺血耐受时间最长可达 60 分钟,但适宜的热缺血时间应控制在 30~45 分钟内。对于术前预计会因手术难度而延长热缺血时间的患者,以下几种方法

可减缓热缺血损伤:①虽然甘露醇对肾功能保护作用仍存争议,但我们中心常规在阻断肾门之前静脉注射 12.5g 甘露醇,然后在阻断肾门后再给 12.5g 以降低热缺血损伤[59]。②"零缺血"技术,即肿瘤特异性的动/静脉阻断,需要配合术中仔细游离动脉分支和适时的降压措施[60]。③选择性/节段性肾动脉阻断动脉技术[61],④早期肾动脉非阻断技术[62]和全程肾动脉非阻断技术[63]。但研究结果表明不完全肾动脉阻断技术对于术后 3 个月以上肾功能的改善作用相对有限[64,65]。此外,体内冷缺血技术已经应用于机器人肾部分切除术的临床实践中[66]。

得益于目前手术技术的进步,利用腹腔镜或机器人辅助技术已经能够对大多数复杂肿瘤、孤立肾肿瘤、多发肾肿瘤和既往患有肾脏疾病的患者安全地完成肾部分切除术。对于存在术后急性肾小管坏死高危因素的患者,肾动脉免阻断技术具有一定的应用前景。二次机器人肾部分切除术具有一定挑战性,有研究指出,二次手术与术中失血量、住院时间以及尿漏率的增加有关[67]。对于初次肾单位保留手术后局部复发的患者,二次机器人肾部分切除术可以安全有效地实施[68]。

虽然肾脏恶性肿瘤通常发病年龄较高,而且与年轻患者相比,老年人的合并症更多且 EGFR 通常更低,但数据显示接受机器人肾部分切除术的老年患者没有增加围手术期并发症的风险[69,70]。机器人肾部分切除术后 30 天内再次住院的比率约为 4.5%[71]。术后出血是再次住院的最常见病因,其比例超过 25%。

供体肾切除术

腹腔镜是供体肾切除的首选方法,可能是由于肾移植活体亲属供体数量增加的主要原因[72]。在几个系列大型研究中报告了 4%~6% 严重并发症率[73-75]。虽然供体肾在解剖学上是正常的,但在保证供体生命安全的同时,需要切取有足够长度输尿管和血管的功能性器官用于受者的移植吻合,这增加了发生并发症的潜在风险。左肾是最常作为供肾切除的器官。血管损伤相关的并发症会影响供体肾的使用寿命,在不使用夹子的情况下结扎肾静脉的小分支,可以降低由于夹子松开而造成风险。腹腔镜肾切除术中涉及吻合器故障的最常见原因是吻合器穿过夹子[76]。在已报道的供体肾切除术系列中[73],8 例病例中有 6 例因吻合器使用失败而导致血管损伤,需要改行开腹手术[51]。

其他文献报告的供体肾切除术中血管的损伤包括在游离过程中肾血管撕裂、夹子从肾动脉残端脱落等[77]。大量关于 Hem-o-Lok 夹在腹腔镜供体肾切除术中闭合动脉后滑脱的报道导致美国食品药物监督管理局(FDA)禁止在这一过程中使用 Hem-o-Lok 夹来控制肾动脉[78]。尽管这一禁令仅限于腹腔镜供体肾切除术,Hem-o-Lok 夹仍然可用于腹腔镜单纯肾切除或肾根治性切除术,但使用时应考虑夹子放置位置距离动脉残端的长度。

以下几个方面会影响受者移植肾的功能情况。输尿管损伤可导致输尿管膀胱吻合长度不足。为了确保输尿管远

端有足够的血液供应以防止吻合口狭窄,许多泌尿科医生在取肾的过程中保留了与输尿管伴行的生殖静脉[79]。移植肾功能延迟恢复与许多因素有关,包括移植肾热缺血时间延长和血管痉挛。同时,移植肾功能延迟恢复与移植物的总体存活率相关[79]。手动辅助手术可以最大限度地减少热缺血时间[80],同时手动辅助取标本比标本袋相对更安全。有相关文献报道了与取标本相关的肾破裂损伤和血肿的病例[81]。利尿剂和罂粟碱的使用最大限度地减少了肾脏的血管痉挛,降低了移植肾功能延迟恢复的发生率[55]。腹腔镜供肾切除术后,高达 2% 的患者报告了睾丸疼痛、腿部麻木或其他阴囊问题(尤其在年轻患者),这可能与性腺静脉结扎及髂腹股沟或生殖股动脉损伤相关[82]。

单纯肾切除术

　　单纯肾切除术包含了一大类良性疾病,包括黄色肉芽肿性肾盂肾炎、其他感染性原因(结核病)、多囊肾病、无功能肾(慢性肾积水、肾盂成形术失败、反流性肾病)或肾萎缩。一项对腹腔镜肾脏手术并发症的荟萃分析表明,单纯肾切除术中转开腹手术的发生率最高,为 3.7%[33]。其并发症发生率高的主要原因是炎症反应增加了手术难度,以及因肾脏体积增大和变形而导致操作空间相对局限。相对其他腹腔镜肾脏外科手术,单纯性肾切除术具有更高的结肠损伤风险,人群中损伤风险接近 1%,因为炎症反应导致肠管游离牵开相对困难[83-87]。腹腔镜单纯肾切除术中结肠动员时的一个常见陷阱是将结肠分离到结肠系膜内。很容易发生“彻底的”解剖而不被术者发现。这种解剖增加了血管损伤的风险(包括肠系膜和对侧肾脏血管)[29]。识别这种不正确的解剖的一个线索是发现指向结肠的血管。大的肠系膜开口不需要关闭。小的开口可能需要关闭以防止可能的内疝。

　　如果确实发生结肠损伤,应该依据损伤的程度指导治疗。治疗的范围可以从浆膜损伤手术结束时对该区域的复查,到腹腔镜修复或切除全层撕裂。根据经验和术中会诊的机会,腹腔镜治疗可能是可行的,或者这种损伤可能需要转换为开放手术进行修复并完成手术。

　　单纯肾切除术遇到的第二个潜在问题是肾门部位解剖的复杂性。如黄色肉芽肿性肾盂肾炎或肾结石引起的慢性肾积水,严重的肾门周围炎症反应增加了肾动静脉的游离难度。虽然我们倾向于术中分别结扎肾动脉和静脉,但考虑到肾门部位分离的难度,最好的做法是先用阻断夹夹闭肾动脉,然后血管闭合器从阻断夹远心端离断肾门。虽然此方法不推荐作为常规操作,但闭合器的低动静脉瘘风险使得整体离断肾门策略得以安全实行[88,89]。

　　动静脉瘘并不是肾门组织整体离断的主要风险,闭合器由于钳夹组织太多、太厚而导致闭合失败才是首要风险。因此术中需要对肾门区域进行足够地游离以使得组织厚度变薄,才能安全地使用血管闭合器。考虑到肾门血管出血具有危及生命的风险,如果腔镜下不能顺利地分离肾门区域,必要时可考虑改用手动辅助或开放手术。如果闭合失败,可再次用阻断器钳夹肾门进行暂时止血,在肾门血管的近心端再次尝试用血管闭合器进行闭合,同时要注意解剖结构的辨识以避免视野不清导致误伤大血管[85]。

　　穿行肾切除术的适应证主要是良性病变,因此可靠近肾脏的区域进行游离。虽然术中贴近肾包膜游离可以获得更清晰的解剖暴露,但在靠近肾窦的区域会遇到多支肾动、静脉分支,需要异常小心。术中通过寻找生殖筋脉并沿其方向向肾门区域游离,可避免遭遇过多的血管分支并游离出足够长度的肾动、静脉。

　　另一个常见的问题是手术进展不顺利,虽然这并非传统意义上的并发症,但当手术时间远超预期时间的时候改用手动辅助或开放手术是合适的选择。手术进展不顺利的常见原因是由慢性感染、肾造瘘管留置时间太久及既往肾脏或输尿管手术造成的分离困难[85-87]。

　　腹腔镜单纯性肾切除术后主要的风险是感染和脓肿形成,特别是对于黄色肉芽肿性肾盂肾炎患者。手术前应留取患者尿液标本送检尿培养,根据结果进行抗感染治疗。术中需要在术区留置引流管。慢性反流性肾病合并感染的患者,术中需用夹子确切结扎输尿管残端。已经采取术前预防措施的单纯性肾切除术患者,术后仍有感染性并发症的风险,尤其是对于合并糖尿病等内科疾病的患者。

结论

　　把握好微创肾脏手术适应证和良好的临床判断能力,可降低围术期并发症发生率并最终改善患者临床结局。丰富的手术经验、扎实的解剖学基础以及对基本操作技术的熟悉可以协助避免一些常见的术中并发症。更重要的是术中及早辨别并及时处理不良征象以获得最佳的手术效果。

(彭程 译)

参考文献及自测题

第 35 章　上尿路重建手术并发症

LEE C. ZHAO, KIRANPREET K. KHURANA, and
MICHAEL D. STIFELMAN

要　点

1. 所有上尿路重建手术均可在微创技术下安全、有效地开展。
2. 术前手术策略的制定是上尿路重建手术的关键,包括针对术前影像学成像以及根据不同需求选择不同的重建策略。
3. 在上尿路重建过程中尽量减少对组织的操作,是降低输尿管狭窄和尿性囊肿风险的关键。
4. 上尿路重建后最大限度地引流(包括留置输尿管支架、经皮术区引流管和膀胱内留置导尿管)可降低术后尿漏及尿性囊肿形成的风险。

自 20 世纪 90 年代末以来,微创技术在泌尿外科手术中的应用愈加广泛。体内缝合重建是腹腔镜下最具挑战的操作之一,而机器人手术技术的应用使该操作得以安全、高效地实施。上尿路重建手术包括但不限于以下手术方式:肾盂成形术、输尿管吻合术、腔静脉后输尿管修复术、输尿管再植术、腰大肌悬吊或 Boari 皮瓣修复术、回肠代输尿管术、输尿管松解术和自体肾移植术。颊黏膜移植输尿管成形术是在一种新型术式,应用范围包括因输尿管长段狭窄而不适宜进行输尿管端端吻合术,或由于放射治疗导致的输尿管纤维化,或输尿管存在多段狭窄。最近已有学者报道了机器人辅助腹腔镜下自体肾移植术的安全性和可行性[1]。

虽然手术技术的进步可以将该类手术的并发症降至最低,但不可否认的是除了技术因素外,患者个人状况也和并发症的发生相关。熟悉开放手术操作对于任何微创手术都是至关重要的,可确保在需要时能及时中转开放手术。本章节回顾了术前准备的注意事项和手术并发症的处理原则。

术前准备

手术规划

术前上尿路重建手术策略的制定依赖对疾病相关解剖的深入了解。肾盂成形术的术前检查应包括计算机断层扫描(CT)或磁共振成像(MRI),以评估有无异位血管。肾图和尿路造影可以评估肾功能和积水梗阻程度。如计划行微创下输尿管松解术,应考虑术中行腹膜后组织病例活检以排除恶性肿瘤可能。

手术前可进行机械性肠道准备以增加操作空间,改善术野暴露。如计划术中取部分肠管代输尿管也应在术前完善肠道准备。

是否进行微创手术主要取决于外科医生的偏好和经验。关于腹腔镜技术与机器人技术之间的对比,很少有数据表明一种技术明显优于另一种。腹膜或腹膜后入路的选择主要取决于外科医生的偏好[2-5]。一项研究比较了经腹膜后途径和经腹腔途径机器人肾盂成形术的围术期数据和临床疗效[5]。数据显示二者的平均手术时间相似,均无术中并发症。经腹膜后组有 2 例术后复发,而经腹腔组无一例复发。值得注意的是,复发病例发生在术者早期前 10 例患者中。尽管手术空间有限且学习曲线陡峭,但对于有腹部手术和肥胖的患者,后腹腔入路相对更安全[6]。

术中并发症

围手术期护理的一般原则适用于拟进行上尿路重建手术的患者,包括使用弹力袜、预防性应用抗生素和摆体位时对身体受力点进行软物填充减压。

与入路和气腹相关的并发症将在第 30 章进行讨论。本节主要描述与微创重建手术相关的并发症及其处理原则。

微创肾盂成形术

腹腔镜肾盂成形术于 1993 年被首次报道并成为标准治疗方案[7,8]。1999 年 Sung 等首次报道了机器人辅助腹腔镜肾盂成形术[9],已经发表的大量研究证实了这项技术的可行性和临床优势[10-13]。

一项纳入 147 名接受腹腔镜经腹腔途径肾盂成形术患者的回顾性研究中报告了 2 例肠损伤,其中包括 1 例小肠浆膜层损伤和 1 例结肠钳夹伤[14]。另一项大型回顾性研究的结果显示,接受经后腹腔途径肾盂成形术的患者没有出现任何术中并发症[4]。一项纳入 140 名患者的多中心回顾性研究报道了 1 例机器人肾盂成形术中脾脏轻度撕裂伤,术中成功通过压迫止血和局部止血药物覆盖处理[15]。在一项纳入 131 名患者的研究中,只有 1 例因技术上的难度而中转开腹手术[16]。一项纳入 168 例接受机器人肾盂成形术的多中心研究结果表明没有术中并发症的发生[17],同时该研究中有 21 例(13%)病例是二次手术患者。

已发表的文献显示腹腔镜肾盂成形术中转为开放比例约为 1.6%[2-4,18]。Rassweiler 和同事[19]发表的 1 项大型经后腹腔途径腹腔镜肾盂成形术的报道中,只有 1 例中转开放手术,原因是吻合口张力太大。Mufarrij 等[15]发表的一项纳入 140 例机器人肾盂成形术的研究中没有中转开放的病例发生,而另一项研究结果显示 131 例中有 1 例中转开放[16]。

腹腔镜或机器人肾盂成形术中大出血的风险较低。通过术前充分的影像学评估辨别异位血管走行,可最大限度地减少血管损伤的风险。然而根据我们的经验,影像检查结果可能并不完全可靠,血管成像存在假阳性和假阴性结果。

腔镜下缝合重建是腹腔镜肾盂成形术最具挑战性的技术。虽然腔镜技术的改进可降低缝合相关并发症的发生率(如狭窄、尿液外渗),但与患者体质相关的因素(如糖尿病病史、二次修补术)仍会对并发症带来显著影响。无张力吻合技术可以降低输尿管缺血和缝线断裂相关并发症的风险。术中创造安全缝合的长度可以减少对正常组织过多的牵拉

和钳夹,包括肾下极固定术和肾盂"操纵"装置。输尿管或肾盂也可放置牵引线以减少对组织的钳夹,降低术后组织缺血的风险。

放置跨吻合口输尿管支架可最大限度地减少尿漏风险。支架置入术相关的并发症包括黏膜下隧道和脱入膀胱或肾脏。如果进行顺行放置输尿管支架,膀胱中可注入 300mL 亚甲蓝,见染料回流则可确认支架的远端进入膀胱,也可进行膀胱软镜检查,以确认输尿管支架位置正确[20]。

微创输尿管重建术

腹腔镜和机器人输尿管重建术主要针对创伤、狭窄、肿瘤和解剖异常等各种适应证[21-25]。手术类型包括输尿管吻合术、输尿管再植术(联合腰大肌悬吊术)、Boari 皮瓣修补术、回肠代输尿管术、输尿管松解术和下腔静脉后输尿管修补术等[26]。

腹腔镜输尿管吻合术被首次报道用于治疗浸润性子宫内膜异位症,没有明显的术中并发症,也没有转开放手术[27]。随后机器人手术也被证明可以安全可行地实施输尿管吻合术[28,29]。输尿管吻合术的特殊性在于保护输尿管的供血和降低潜在的组织缺血风险,术中确保吻合前输尿管切缘血运良好。Lee 和同事[30]报道了一种新的技术可术中协助定位输尿管并降低术中输尿管损伤的风险,作者将吲哚菁绿顺行和逆行进入输尿管,并在重建过程中使用近红外荧光进行输尿管可视化。最近有学者将这一技术进行改进,将吲哚菁绿进行静脉注射来评估输尿管组织血流灌注程度。如果输尿管组织灌注不良呈现深色,如果灌注良好则呈现亮绿色。这项技术后来被推广使用以减少与组织缺血相关的并发症[31-33]。

所有进行输尿管修复手术的患者都推荐放置输尿管支架,可在术前或术中逆行放置,也可在术中腹腔镜下直视放置。如果输尿管的长度不足以进行一期吻合,可以采用腰大肌悬吊或 Boari 皮瓣等技术来增加输尿管远端的长度。如果上述方法失败,则可选择颊黏膜或肠管作替代代或行自体肾移植。术前了解患者的腹腔内解剖结构和病变范围是确保手术策略安全实施的保障。

有限的数据表明输尿管重建术的术中并发症风险很低。腹腔镜和机器人输尿管再植之间的并发症发生率无明显差异[21,25,34]。Boari 皮瓣修补术[35,36]、输尿管吻合术[37]、输尿管结石取出术[38,39]、回肠代输尿管术[40]以及下腔静脉后输尿管修复术[23,41,42],均没有发现明显的术中并发症。一项针对机器人输尿管吻合术的研究报告了 12 例在机器人 trocar 放置过程中,由于粘连导致的肝和胆囊损伤,需要同行行胆囊切除术[43]。另一项研究报告了 1 例(1/16)患者在接受机器人输尿管手术时中转开放。该患者有胰腺切除病史,需要中转开腹以完成输尿管远端切除再植和腰大肌悬吊治疗[44]。

一项研究比较了 130 名患者的开腹、腹腔镜和机器人输尿管再植术围术期数据[45]。在腹腔镜组,术中并发症的发生率为 5%,包括输尿管意外损伤进行修补、肠管损伤行小肠

切除术、阑尾损伤行阑尾切除术。在腹腔镜队列中有 2% 的患者中转开腹，1 例行开放小肠切除，另 1 例由于腔镜下操作困难中转开放。在机器人或开放队列中没有报告并发症发生或中转手术方式。机器人手术具有更好的视野和更灵活的操作臂的优势，使得暴露和缝合更加便捷，最大限度地降低了术中并发症发生的风险。另外两项研究总共比较了 35 例机器人输尿管再植术和 65 例开放输尿管再植术的围术期数据，结果表明机器人组的出血量和住院时间显著低于开放组[46,47]。这些报告表明，机器人输尿管重建术可以取得和开放手术相似的治疗效果，同时在出血量和住院时间上更具优势。

微创输尿管松解术

腹腔镜输尿管松解术由 Kavoussi 等人在 1992 年首次报道[48]。由于触觉反馈消失，对于伴有腹膜后纤维化的患者行腔镜手术具有一定挑战。然而已报道的一系列研究结果显示腹腔镜输尿管溶解术的并发症率均相对较低[49,50]。如果广泛的纤维化导致腹膜后解剖辨识困难，术中可通过借助吲哚菁绿或腔内超声识别输尿管[51]。

输尿管损伤是腹腔镜输尿管松解术的潜在并发症，术中根据输尿管损伤的部位和范围决定采用微创或开放术式进行修补。术中行网膜包裹或腹膜内化可以保护输尿管吻合口。血管损伤、气胸和皮下气肿是微创输尿管松解术中罕见的并发症[35,52,53]。

文献报道腹腔镜输尿管松解术中转开放率约为 15%[35,49]，常见原因是由输尿管周围组织纤维化、血管损伤和术中其他紧急情况导致腔镜下操作困难需要中转开放。

有研究报道了机器人输尿管松解术的安全性和可行性，并且没有发生术中并发症[51]。具有高清视野、高自由度机械臂的机器人设备有助于术中精细解剖，更好地识别输尿管以尽可能降低并发症风险。

微创颊黏膜移植输尿管成形术

1984 年首次在动物模型中报道了将黏膜移植物用于输尿管成形术[54]。目前已有多项研究成功报道了开放下应用颊黏膜治疗输尿管狭窄的病例[26,55-57]。在一项纳入 5 例患者的研究中，颊黏膜移植术适用于狭窄段长度在 3.5~5cm 的替代治疗，并且没有术中并发症发生。所有患者平均随访 24 个月，成功率为 100%。在一项研究中，对 4 例患者进行了机器人颊黏膜输尿管成形术，并且没有术中并发症。术中操作技巧总结如下：使用网膜或肾周脂肪作为血管床供吻合口；同时进行输尿管镜检查以定位狭窄段；静脉注射吲哚菁绿可协助确认输尿管血供情况；缝合重建期间使用输尿管软镜检查吻合口，防止将缝线置入输尿管后壁并确认吻合口缝合严密不漏水。

微创自体肾移植术

最近报道了 1 例将完全自体肾移植术应用于因内镜下结石治疗失败（输尿管穿孔）导致输尿管狭窄的患者[1]。肾切除术的热缺血时间为 2.3 分钟，冷缺血时间为 95.5 分钟，手术时间为 34 分钟。患者于术后第 1 天行多普勒超声显示血管吻合通畅，在拔除尿管及引流管后于当天出院。术后 6 周拔除输尿管支架，输尿管支架拔除 2 周后行静脉尿路造影检查显示吻合口无渗漏或梗阻[1]。

术后并发症

腹腔镜或机器人手术的并发症大多发生在术后[2-4]。部分术中损伤可能要等到术后才能发现相关征象。对于查体或常规检查不能解释的征象应作进一步评估。CT 对于大多数微创手术后不明原因的疼痛、发热、白细胞增多或血细胞比容降低的病因诊断具有良好的准确性[58]。有关泌尿外科微创手术的常见术后并发症，包括套管针穿刺部位疝气、感染、肠梗阻或肠道损伤、出血及内科并发症等，请参阅第 30 章。本节重点讨论微创下上尿路重建手术相关的术后并发症。

微创肾盂成形术

几项涉及机器人肾盂成形术后并发症的相关文献总结，请参阅表 35.1。由于不同研究之间对并发症定义没有标准化，因此研究结果可能不具有可比性。总体并发症率代表了轻度并发症和重度并发症的发生率之和。

腹腔镜肾盂成形术的术后并发症发生率约为 2%~22%[19,59,60]。一项荟萃分析显示腹腔镜肾盂成形术的术后并发症发生率为 8%，主要包括血肿、尿漏、肾盂肾炎、肠管损伤、一过性肠梗阻、血栓性静脉炎和肾盂输尿管连接部（ureteropelvic junction，UPJ）吻合口狭窄等[61]。同时并发症发生率会随着手术经验的积累而逐渐降低[59]。经后腹腔途径腹腔镜肾盂成形术的术后并发症发生率约为 13%[2-4]。

已报道的机器人肾盂成形术的术后并发症发生率也相对较低，大约为 3%~11% 不等[10,15,17,20,62]。主要包括：尿路感染、肠梗阻、输尿管支架移位或错位、尿漏、术后出血、输尿管梗阻复发和手术体位相关并发症。术后发生的肾盂肾炎可予抗菌药物治疗[16]。支架移位或错位需要在全身麻醉下复位，术中可以通过膀胱软镜直视下确认输尿管支架末端位置来预防此类并发症的发生。尿漏的处理一般需利用导尿管、输尿管支架或肾造瘘管充分引流尿液。如果尿性囊肿形成，可通过经皮穿刺置管引流结合上述尿液引流措施进行治疗。术后出血可导致肾盂内形成凝块，需放置输尿

表 35.1 机器人辅助腹腔镜肾盂成形术术后并发症

文献	样本量	术后并发症发生率(例数)	术后并发症(例数)
Hopf et al. (2016) [101]	129	13.9%(18)	Clavien I 级(3), II 级(5), III 级(10)
Sivaram et al. (2012) [17]	168	6.6%(11)	肠梗阻(4),输血(3),肾盂肾炎(1),尿液泄漏(3)
Mufarrij (2008) [28]	140	7.1%(10)(主要) 2.9%(4)(次要)	主要并发症:支架迁移(7),血栓梗阻,臀部间室综合征需要筋膜切开术,肾盂肾炎/梗阻 次要并发症:发热性尿路感染,尿液泄漏(2),脾脏撕裂伤(手术中)
Schwentner et al. (2007) [10]	92	3.3%(3)	术后出血进入肾盂/结肠,并伴有尿液渗漏,需要更换支架和经皮肾盂造瘘引流术。术后 2 天出现集尿系统出血,最初保守治疗后,3 个月后需要开放性肾盂成形术。切除的肾盂未充分闭合,并且尿液渗漏过多,需要经腹腔探查和肾盂初级闭合术
Weise and Winfield (2006) [62]	31	6.5%(2)	无发热的尿路感染,伴有肠梗阻的尿液泄漏(非手术治疗)
Palese et al. (2005) [102]	35	11.4%(4)	需要口服抗生素治疗的尿路感染,需要静脉注射抗生素治疗的肾盂肾炎(2),臀部间室综合征
Patel (2005) [103]	50	2%(1)	21 天后支架取出后出现肾绞痛,需要重新放置支架(逆行盆腔造影显示吻合口广泛通畅)
Bernie et al. (2005) [104]	7	28.6%	需要静脉注射抗生素治疗的发热性尿路感染,吻合口处出血引起明显血尿,需要重新入院和保守治疗
Gettman et al. (2002) [11]	9	11%(1)	需要开放性探查和修复未完全闭合的肾盂的尿液泄漏

管支架[17]。术中闭合吻合口前通过冲洗肾盂可最大限度地降低发生此类并发症的发生。肾盂成形术后复发率较低,对于复发或手术失败的病例需要行二次肾盂成形术或内镜下狭窄段切开术[20]。和体位相关的并发症包括臀部坏死和横纹肌溶解症[15]。可通过缩短手术时间和减少手术床弯折角度来预防,尤其对于肥胖患者,可通过调整床位角度及加用肩垫和臀垫减少躯体主要受力点的压力。另一个罕见的并发症是肠损伤,在有结肠炎病史的患者中高发[16]。

另一项纳入 92 例机器人辅助腹腔镜肾盂成形术的研究中,有 3 例(3%)患者出现了需要再次干预的早期并发症[10]。其中第 1 例患者调整了输尿管支架位置并行经皮肾造瘘术,以治疗与血块相关的肾盂梗阻、尿外渗和肾绞痛症状。第 2 例患者在术后出现血尿,保守治疗失败后进行了开放手术治疗。第 3 名患者由于肾盂吻合口闭合不充分导致术后持续尿外渗,进行了开放下二次肾盂成形术。这位患者曾接受过针对 UPJ 的相关治疗,但具体治疗方案未提及。该研究纳入患者中有 2 例既往接受过肾盂成形术,9 例曾行内镜下切开治疗或输尿管镜检查,但术后均无明显并发症发生。一项纳入 31 例机器人辅助腹腔镜肾盂成形术的研究中,1 例患者术后出现尿路感染,1 例患者术后发生尿漏伴肠梗阻选择保守治疗[62]。

出血或血肿形成也是微创肾盂成形术后主要并发症之一。Soulie 等[2]报告指出 61 例接受腹腔镜肾盂成形的患者中有 2 例术后发生了腹膜后血肿。Rass-weiler 等[19]报告了在 143 例接受腹腔镜肾盂成形术的患者中有 5 例出现术后血肿。二次手术的指征包括血流动力学不稳定或血细胞比容急剧下降。经皮引穿刺引流适用于症状不缓解或合并感染的患者流[2-4]。CT 扫描通常是诊断术后血肿的最佳影像学检查方法[5,8]。延迟出血同样值得警惕,有文献报道了 1 例腹腔镜肾盂成形术后 1 个月的患者因延迟性出血再次入院接受相关治疗[14]。

尿外渗是微创肾盂成形术后的另一常见并发症,发生率约为 2.3%[14,60],即使在精确缝合重建并留置输尿管支架的情况下,该类并发症仍可能发生。尿性囊肿的临床表现主要是侧腹痛、发热或肝功能功能异常[58]。Soulie 等[2]报道了在 61 例患者中有 2 例发生了术后尿性囊肿。Rassweiler 等[19]报道了在 143 例腹腔镜肾盂成形术的患者中有 2 例发生术后尿外渗。二次肾盂成形术和先天性畸形可能是尿漏的危险因素[11,12]。

持续增加的术区引流量和引流液肌酐水平升高是术后

早期诊断尿漏的主要依据。如果尿漏持续存在,需要延长引流管留置时间,必要时可重新调整引流管的位置[14,63]。CT静脉排泄尿路造影是术后早期诊断尿漏的首选方法,延迟期图像可显示尿漏的部位。对于尿漏的患者,通常予留置输尿管支架 2 周以上的保守治疗措施,同时膀胱内留置导尿管以协助减低上尿路引流的压力。如果保守治疗失败,则对于已经形成的尿性囊肿行穿刺引流术[64]。随后可进行缓慢退管并定期复查腹部影像学以确保引流充分。反应性的胸腔积液由尿漏刺激膈肌引起,如果出现相关症状或考虑合并胸部感染,则需要进行胸腔引流。术中可在关闭集合系统的时候通过控制缝合张力降低术后尿漏的风险[65]。通常尿漏没有明显的后遗症,但可能会引起输尿管周围组织的瘢痕形成。很少病例需要二次腔镜手术来缝合未完全闭合的集合系统,必要时可考虑再次手术治疗[66]。

微创肾盂成形术后可能发生输尿管支架管阻塞。Rassweiler 等[19]报道了在 143 名腹腔镜肾盂成形术患者中有一例出现术后支架梗阻。对于该类并发症,可选择放置第二个支架管或更换支架,也可以选择放置经皮肾造瘘管。对于输尿管支架移位的患者,需进行输尿管镜检查并根据术后时间长短决定是否取出支架管或重新定位[67]。如果术后晚期发现吻合口下方支架移位,则需要再次手术处理,并在离开手术室之前仔细确认双 J 管支架在位[67]。如取出支架管后发生急性尿路梗阻,则需要重新置入支架或放置肾造瘘管。如果患者在支架移除前出现同侧腰部疼痛,应进行影像学检查(例如肾脏、输尿管、膀胱),以确保支架处于正确位置。

输尿管支架移除后,UPJ 处狭窄导致梗阻的发生率为 2.5%~3.6%[68]。根据症状、感染情况及血清肌酐浓度决定是否需要支架植入或肾切除管放置来缓解这些患者的梗阻[59,64]。部分患者可以尝试保守治疗策略,例如球囊扩张术或肾盂内切开,然后最终可能需要二次肾盂成形术。根据患者的解剖情况,可尝试其他技术,如输尿管肾盏吻合术(适用于吻合的肾盂不足的情况)。输尿管支架通常在修补后 4~6 周取出,6~8 周时通过肾脏 CT 或静脉肾盂造影评估吻合情况。腹腔镜和机器人肾盂成形术的成功率都很高,术后早期吻合部位狭窄并不常见[10,69]。Mufarrij 和同事[15]报道了在 140 例机器人肾盂成形术后的患者中有 3 例出现需要治疗的术后狭窄,其中 2 例患者行肾盂内切开,1 例行二次肾盂成形术。研究者将该类术后并发症归因于组织缺血或技术因素。

微创输尿管松解术

文献报告的腹腔镜输尿管松解术的术后并发症相对较轻,包括肠梗阻、附睾炎、尿潴留和切口红斑[35]。在一项纳入 5 例腹腔镜输尿管松解术的研究中,1 名患者在围手术期发生了输尿管尿漏,经过放置输尿管支架及留置导尿管保守治疗后痊愈[51]。该文章也描述了 5 例机器人输尿管松解术,并没有术后并发症的发生[51]。另一项研究涉及 17 例机器人输尿管松解术(21 个肾单位),报告了一例未察觉的电凝伤害导致肠皮瘘,需要进行肠切除手术[70]。

输尿管松解术的术后并发症与前文所列的肾盂成形术类似,可能包括尿液渗漏和输尿管阻塞,这是由于输尿管的再次纤维化或缺血性变化引起的。一项研究中,40 例接受输尿管松解术的患者中有 7 例(18%)因持续梗阻而进行了第二次手术,包括经输尿管内切开术、输尿管-输尿管吻合术、回肠输尿管和自体移植[20]。另一项研究显示了类似的次级干预率,21 个肾单位中有 3 个(14%)接受机器人输尿管松解术的患者需要重新进行机器人输尿管松解术并进行输尿管重植、机器人输尿管输尿管吻合术和激光输尿管内切开术。腹腔内化和网膜包裹术可以帮助降低复发性梗阻的风险,尽管这些手术在技术上具有挑战性。如果可能,应努力诊断和治疗纤维化的潜在原因。输尿管支架的放置可以有助于减少术后尿液泄漏和梗阻的风险。

输尿管操作时可能会出现不寻常的并发症。我们的一位患者在机器人输尿管松解术并腹膜包裹术后发生了输尿管中段漏。我们进行了支架放置,但患者出现了反复的腰痛,肾脏扫描显示部分机械性梗阻。输尿管镜检显示轻度输尿管中段狭窄以及一枚 Weck 夹在输尿管憩室腔内,可能是在输尿管穿孔和泄漏时进行腹膜包裹时放置的。我们进行了气囊扩张和支架植入,随后的输尿管镜检显示憩室得到封闭;然而,患者可能需要进行进一步的激光输尿管内切开术和气囊扩张以处理复发性狭窄。

微创输尿管再植术

腹腔镜和机器人输尿管再植术已被证明是安全的,术后并发症率低。一项针对远端输尿管狭窄、内镜治疗无效的病例研究中,接受腹腔镜再植术的患者未报告任何术后并发症[34]。另一项针对低风险输尿管尿路上皮细胞癌进行远端输尿管切除和再植术的病例系列中,未观察到重大术后并发症[21]。然而,输尿管重建术后出现较小的并发症并不少见。一项研究报告了 16 名患者的观察,在术后 90 天内有 75% 的并发症发生。其中 62% 的并发症属于 Clavien Ⅰ~Ⅱ级,包括尿路感染、肺炎、肠梗阻、吻合口愈合延迟、股神经损伤导致暂时的腿部无力和疼痛、腹痛延长和角膜侵蚀。13% 的并发症属于 Clavien Ⅲb~Ⅳa 级,包括尿液泄漏、腹膜炎和无症状心肌梗死[44]。在一项研究中,有 2 例(13%)患者在机器人输尿管再植或输尿管-输尿管吻合术中需要转为开放手术[71],还有一个 Clavien Ⅲb 级的并发症未能及时识别而造成肠穿孔,需要额外手术。尽管存在并发症,但在平均术后随访时间为 6.4 个月的观察中,全部患者的临床和影像学疗效均达到 100%。一项更近期的研究对 31 名接受输尿管再植术的患者进行了观察,报道了 100% 的影像学和症状疗效,术后并发症的 Clavien Ⅰ~Ⅲ级发生率为 13%[20]。随着对腔内尿路重建经验的增加,机器人手术途径在后全膀胱切除输尿管肠道狭窄的挑战性案例中也取得了成功[72,73],并将越来越多地得到应用。

在最小侵袭再植术后,吻合口处可能出现狭窄。一项对 61 名小儿患者进行机器人腹腔外再植的研究显示,93 个输尿管中有 10% 的并发症发生率,包括 5% 的输尿管梗阻、3% 的尿液泄漏,以及 2% 的因恶心和呕吐而需要重新入院[74]。最初可以通过肾脏超声和排泄性尿路造影进行诊断,并在取出尿管时确认排尿情况,以降低再次出现梗阻的风险。一般情况下,需要放置输尿管支架来引流梗阻的系统,但有时可能需要经皮肾造瘘管放置。对于狭窄,可以保守治疗和扩张,但最终可能需要进行吻合口修整。术后由于水肿而导致的梗阻可能发生,并且一般通过术后 4~6 周的支架引流来减少;然而,在取出支架后也可能出现暂时性的梗阻,可能需要再次放置支架数周[21]。

输尿管再植术后可能发生尿液泄漏,可以根据之前讨论的方法进行最大程度的引流,并考虑经皮引流管的放置。在取出支架时,应进行膀胱造影以确认无泄漏。再造吻合口时尿液反流可证实吻合处通畅,前提是进行了可反流的吻合。如果进行了非反流吻合,则可进行利尿肾功能显像、CT 尿路造影或经静脉肾盂造影等检查以确认输尿管与膀胱吻合口无阻塞。

微创输尿管-输尿管吻合术

腹腔镜或机器人输尿管-输尿管吻合术的术后主要并发症包括吻合口狭窄和尿液泄漏。然而,已发表的研究中腹腔镜和机器人输尿管-输尿管吻合术的术后并发症率很低[71,75,76]。在一项针对盆腔输尿管外伤进行输尿管-输尿管吻合术的小规模研究中,手术约 13 个月未观察到任何并发症[77]。中段输尿管狭窄也可以通过腹腔镜手术进行修复,结果良好且未出现并发症[22]。在一项机器人输尿管重建的研究中,8 名患者接受了机器人输尿管-输尿管吻合术。术后 Clavien Ⅲ 级并发症发生率为 25%;然而,影像学及症状疗效达到 100%[20]。

阻塞的后腔静脉输尿管已通过腹腔镜和机器人技术切除疾病部分,并进行了输尿管-输尿管吻合术,术后未发生并发症[42,78,79]。这种手术可以安全地进行腹腔镜和腹膜后两种方式[80]。

腹腔镜和机器人输尿管手术可用于治疗尿路上皮肿瘤,并已证明是安全、可行的。对于低级别尿路上皮癌,近输尿管段切除术和输尿管盆腔吻合术,以及远端输尿管切除术加输尿管再植术都已成功实施且没有出现并发症[81,82]。短期随访的肿瘤学结果令人满意。应谨慎选择患者进行任何微创手段治疗输尿管恶性肿瘤性疾病,同时应遵循开放手术的原则。

微创膀胱瓣输尿管成形术

腹腔镜膀胱瓣输尿管成形术被用于治疗输尿管远端长段狭窄[83,84]。在一项小型系列报道中,1 例有盆腔放疗史的患者术后拔除尿管后出现了尿漏并发症[83]。另一项对 8 名机器人膀胱瓣输尿管成形术患者进行的小型研究中报告了 1 例术后吻合口漏,并采用延长支架管留置时间进行了保守处理[85]。

膀胱瓣输尿管成形术后一般留置 Foley 导尿管 7~10 天,并通过膀胱造影确认无尿漏后方可拔除,以最大限度地降低

尿漏的风险。对于有骨盆放射史的患者,Foley 导管的放置时间应该延长至 2 周以上,以最大限度地促进吻合口愈合。输尿管支架一般放置 6 周,以使输尿管完全愈合。

在一系列小型回顾性研究中报道了 1 例机器人膀胱瓣输尿管成形术中需要中转开放的病例[71]。其中一项较大的关于机器人输尿管重建手术的研究中,评估了单中心 55 例接受机器人辅助腹腔镜腰大肌悬吊和 Boari 皮瓣的输尿管膀胱再植术的患者资料。结果显示无术中并发症发生,中位出血量为 50mL,平均住院时间 1.6 天,中位随访时间 181 天,手术失败 3 例(5.3%),术后并发症 2 例(3.6%)[86]。1 例患者术后数小时因出血需要剖腹探查,另 1 例因术后血氧饱和度降低及多种合并症需要转入重症监护病房继续治疗。

微创颊黏膜移植输尿管成形术

在一项关于机器人输尿管重建术的大型研究中报告了 2 例机器人颊黏膜移植输尿管成形术。术后 4~6 周行逆行肾盂造影,支架取出后 2~3 个月行 Lasix 肾扫描。在术后平均 8 个月的随访过程中,该 2 例患者的梗阻及临床症状都得到了有效缓解[20]。一项纳入 5 例开放下口腔黏膜移植输尿管成形术的研究中,有 2 例患者发生术后早期并发症,包括发热(予抗生素及解热镇痛药后好转)及肠梗阻(予保守治疗)[55]。该研究纳入的所有患者术后每月行超声检查,在术后第 3、9 及 12 个月时行静脉尿路造影,检查结果提示所有患者的输尿管重建成功[55]。在另一项研究中,2 例(2/7)行开放下颊黏膜移植输尿管成形术的患者在中位随访 18 个月时发生尿路梗阻[56]。为了避免术后并发症的发生并及时鉴别诊断,有学者在 4 例机器人颊黏膜移植输尿管成形术的研究中报道了其术后随访监测的方法,包括术后 2 周拔除 Foley 导尿管前行膀胱造影检查,术后 6 周拔除输尿管支架前行逆行或顺行肾盂造影,在输尿管支架取出后行超声检查,并在术后 3 个月时做肾脏 CT 扫描以确保输尿管通畅[33]。

微创回肠代输尿管术

Gill 等首次报道了对 1 例孤立肾合并输尿管尿路上皮癌的患者行腹腔镜输尿管全切术+回肠代输尿管术[40]。围术期无并发症发生,证实了该技术的安全性。术中对于肠道的操作和缝合可能会出现相关并发症,包括肠粘连、肠梗阻和肠漏。这些并发症的处理将在第 11 章节中详细讨论。已发表的其他 5 项腹腔镜回肠代输尿管术相关临床研究共纳入 13 例患者[87-91],其中术后并发症包括:需要剖腹探查的肠内疝[89],需要引流经皮穿刺置管的尿漏、肺炎,以及需要剖腹探查、肠切除吻合的肠吻合口漏[90]。已经发表的 2 例机器人回肠代输尿管术[92,93]的病例报告没有显示围手术期并发症。

微创输尿管吻合术

已经有研究报道了腹腔镜输尿管吻合术的安全性和可

行性,同时没有并发症发生[38]。机器人辅助手术可以极大地简化手术缝合的难度[39,94,95]。

微创输尿管断端吻合术

文献报道了对3例小儿患者行腹腔镜输尿管断端吻合术,术后无明显并发症[96]。为确保拔除Foley导管前无渗漏,建议在吻合口附近留置引流管。文献报道开放输尿管断端吻合术的尿漏发生率约为6%[81]。

输尿管梗阻在开放输尿管断端吻合术中不常发生,在腹腔镜下尚未见报道[81,97-99]。支架既可以放置在受体输尿管内,也可以放置在吻合口上,尽管一些研究者认为,在吻合过程中置入输尿管支架更有利于维持输尿管通畅及前壁缝合[96]。总体而言,开放下输尿管断端吻合术的手术并发症率较低[100],且很少发生术后尿路梗阻。技术经验丰富的术者行腹腔镜或机器人输尿管断端吻合术的并发症率可能也同样较低。

结论

对于有经验的医学中心,微创泌尿系重建术是开放手术

的安全、有效的替代技术。微创输尿管重建术的术中和术后并发症发生率普遍较低。腹腔镜下缝合技术的缺乏是影响该手术体系推广到基层医院的主要障碍。随着机器人技术的不断普及患者日益增长的微创需求,这些技术在泌尿外科实践中具有良好的应用前景。

然后有关微创输尿管重建手术技术的文献报道大多是回顾性研究。需要进行前瞻性的对照研究来评估微创技术相对于传统手术方法的优势,同时需要更长的随访时间来评估远期疗效。此外,许多关于泌尿系统重建手术及相关并发症的文献报道都没有使用标准化的并发症定义。标准化的定义将有助于提高我们对该类手术并发症流行病学的理解,并为降低手术风险提供策略依据。修改并发症分类标准以反映真实的泌尿外科手术情况可增加该报告的实用性。

(彭程 译)

参考文献及自测题

第36章 机器人膀胱切除术并发症

ANGELA B. SMITH, JEFFREY W. NIX, and RAJ S. PRUTHI

要 点

1. 机器人膀胱切除术后的并发症很常见,在30天和90天时估计发病率分别为44%和59%,与开放式膀胱切除术相类似。

2. 通过实施加速术后康复(ERAS)策略,包括大量的术前、术中和术后操作,可有效减少机器人膀胱切除术后并发症。

3. 可以应用手术检查清单来核查机器人膀胱切除术的手术设备和设置,从而识别机器人膀胱切除术的错误并避免可预防的术中并发症。

4. 通过仔细处理输尿管,避免张力和挤压损伤,明智且审慎使用单极和双极电灼术,可以避免输尿管分离术中的并发症。

5. 通过使用30°镜头,明智且审慎使用热能,尽可能晚地分离前膀胱附件,可以帮助进行后壁分离。

6. 通过在外分支和内分支之间的深层凹陷(也称为Marseille空间)跟随腰大肌,可以仔细观察髂外静脉,并且更好地促进闭孔淋巴结的闭孔肌分离。

7. 为了防止损伤,在机器人淋巴结清扫过程中,在夹住和结扎闭孔神经之前,必须进行目视确认。

8. 机器人膀胱切除术中的血管损伤可以通过使用迷你腹腔海绵直接加压来处理,避免了机器人器械的直接加压(可能会导致进一步损伤),并可进行机器人缝合。

9. 机器人膀胱切除术和开放式膀胱切除术的静脉血栓栓塞风险相似,应遵循美国泌尿外科协会(AUA)预防深静脉血栓最佳实践声明的处理方式,并尽可能采用延长的4周预防。

10. 机器人膀胱切除术后的并发症,如血栓栓塞、淋巴囊肿、肠梗阻和吻合口漏,与开放式膀胱切除术相似,也可以进行类似的处理。

引言

膀胱癌是美国男性中第四常见的癌症,女性中第十二常见的癌症,每年有74 000例新诊断病例[1]。虽然75%的新增诊断涉及的是非肌层浸润性膀胱癌,但约25%的患者被诊断为肌层浸润性膀胱癌,一种侵袭性恶性肿瘤。如果不加以治疗,肌层浸润性膀胱癌(muscle invasive bladder cancer,MIBC)的2年生存率仅为15%[2]。由于其高死亡率,MIBC和高风险非肌层浸润性膀胱癌都需要积极治疗。治疗选择包括根治性膀胱切除术或三联治疗(采用积极的经尿道膀胱肿瘤切除术、化疗和放疗)。传统上,根治性膀胱切除术已成为侵袭性膀胱癌的标准治疗方法,但其并发症发生率高且难以恢复。

开放式根治性膀胱切除术(open radical cystectomy,ORC)的并发症发生率从 28% 到 64% 不等[3,4],在采用严格标准化报告的研究中,报告发生率较高[4]。最常见的并发症包括胃肠道并发症,其次是感染性和创伤相关并发症。为了尽量减少 ORC 的发病率,我们引入了腹腔镜膀胱切除术。此后不久,机器人手术的发展完善了腹腔镜膀胱切除术这一更具挑战性的技术,并最终为机器人辅助膀胱切除术打开了大门,使其成为传统开放式手术的可行替代方案。自从 2003 年首次报道机器人辅助根治性膀胱切除术(robot-assisted radical cystectomy,RARC)研究以来[5],对机器人膀胱切除术的使用随着机器人体内尿流改道应用的加入而增加。随着这一应用的增加,关于机器人膀胱切除术和开放式膀胱切除术并发症对比的文献也随之增加,而且其中即使采用了严格的报告标准,并发症发生率的结果差异仍很大[4,6]。

在北卡罗来纳大学和阿拉巴马大学,人们专注于通过简化围手术期路径、确保合适的设备和材料以及完善术中技术来减少并发症。术后恢复途径的改善已经减少了并发症的发生,并且还增强了治疗老年患者(这些老年患者需要治疗侵袭性 MIBC)的能力。通过强调这些"经验教训",本章重点回顾了机器人膀胱切除术的术中和术后并发症以及降低这些并发症发生率的方法。更具体地说,该综述将提供与传统开放式方法和新型机器人方法相关的并发症之间的比较、并发症的预测因素,以及向机器人膀胱切除术过渡时学习曲线的重要性。本章将总结能避免术中并发症的策略,常见术中和术后并发症的处理,以及对初次使用和使用经验丰富的机器人膀胱切除术外科医生的建议。

围手术期及术后并发症综述

关于 RARC 术后围手术期和术后并发症的数据逐渐成熟。尽管这些研究中有许多都包括单中心分析,但也有一些其他的多中心研究报告陆续报道。RARC 术后并发症发生率差异很大,这可能反映了手术技术、经验和术后护理之间的差异。此外,一些并发症可能发生在当地的非三级医院,可能没有得到系统地收集或报告。在过去,许多研究并没有遵循标准化报告指南,如纪念斯隆-凯特琳癌症中心(MSKCC)分级或改良的 Clavien-Dindo 分级系统[4,7]。然而,当前发表研究经常会使用这些标准化的标准来报告并发症。

国际机器人膀胱全切术联盟最近的一项多机构研究,使用 MSKCC 分级系统描述了 RARC 手术后的并发症[8]。在接受 RARC 手术、有可用并发症数据,且至少随访 90 天的 939 名患者中,分别有 41% 和 48% 的患者在手术后 30 天和 90 天内出现并发症。大约 19% 的患者出现了严重并发症,最常见的是胃肠道、感染和泌尿生殖系统并发症(分别为 27%、23% 和 17%)。在多变量分析中,作者发现年龄增长、新辅助化疗和接受输血是严重并发症的独立预测因素。

为了总结关于 RARC 并发症的大量文献,最近的一项系统综述确定了超过 105 篇文章,这些文章描述了各种单机构和多机构 RARC 研究中的围手术期和术后并发症[6]。RARC 的术中并发症总发生率为 3%,但 30 天和 90 天的并发症发生率分别为 44%(范围 26%~78%)和 59%(范围 15%~79%)。在接受 RARC 和体外尿流改道术的患者中,总体 90 天并发症发生率为 59%(严重并发症为 15%)。对于 RARC 结合体内尿流改道术的患者,30 天和 90 天的并发症发生率相似,分别为 67% 和 59%。体外和体内新膀胱并发症发生率略有不同,这可能与患者选择、外科医生经验和其他因素有关。体外尿流改道术并发症发生率高达 77%,而体内尿流改道术的总体并发症发生率在 30 天内略低,为 45.7%,在 30~90 天内为 30%(没有研究探讨过 90 天的总体并发症发生率)。然而,其严重并发症发生率(28%)要高于体外尿流改道术。RARC 体外尿流改道术患者[6]的总体再入院率为 19%,但在一项针对 RARC 体内新膀胱患者的小型单一机构研究中,再入院率高达 75%[9]。

机器人与开放式根治性膀胱切除术的比较

鉴于 RARC 是一项相对较新的技术,将其围手术期结果与 ORC 金标准进行比较引起了人们极大的兴趣。一些单一机构的研究比较了连续的 ORC 和 RARC 病例系列,同时试图控制选择偏倚和其他因素。密歇根大学的研究人员对年龄、性别、改道和临床分期使用了 1∶2 匹配分析,将 RARC 和 ORC 并发症进行了比较[10]。30 天轻微或严重 Clavien 并发症以及 30 天再入院的比率在两种手术技术之间没有差异。这些结果已经在两个单机构随机对照试验中得到了证实。

北卡罗莱纳大学进行了第一次比较 ORC 和 RARC 的随机试验,并将 20 名 ORC 患者和 21 名 RARC 队列患者进行了比较[11]。虽然方案设计为一项非劣效性研究,但研究比较了淋巴结数量,还评估了几个次要终点,包括并发症发生率。ORC 和 RARC 的总体并发症发生率没有差异(分别为 50% 和 33%;$P=0.28$)。然而,与 ORC 相比,RARC 的估计失血量明显较少(258mL vs. 575mL;$P<0.000\,1$)。在一项多变量分析中,控制了年龄、体重指数(BMI)和病理阶段,机器人组患者有并发症发生率降低的趋势,但未达到统计学显著性($P=0.050\,3$)。

纪念斯隆-凯特琳最近发表的一项随机对照试验比较了开放式和机器人膀胱切除术之间 90 天的 2~5 级并发症。在 118 名随机患者中,60 名被随机分配到 RARC,58 名被随机分配到 ORC,RARC 患者和 ORC 患者的 90 天并发症发生率分别为 62% 和 66%[12]。RARC 组的估计失血量较低,平均为 159mL($P=0.03$),但 ORC 组的手术时间较短,平均为 127 分钟($P<0.000\,1$)。由于其主要结果(并发症发生率)没有差异,试验提前结束。此外,治疗组之间的高级别并发症没有差异。每组的并发症类型相似,最常见的是感染性并发症。两种技术之间发现的唯一一差异是伤口并发症,与 RARC(3.3%)相比,在 ORC(14%)中更常见。一项多机构随机试验

已经完成数据计算,将于 2017 年报告 ORC 和 RARC 的并发症情况,为特定方法的任何可能益处提供更多证据[13]。

在使用医保报销数据库的大规模研究中,最近公布的一项基于人群的研究使用了 Premier 数据库(一个全付费医院出院数据库)的数据来比较 34 000 名 ORC 患者和 2 100 名 RARC 患者之间的并发症[14]。RARC 量从 2004 年的 0.6% 增加到了 2010 年的 12.8%,组间严重并发症发生率(定义为级别≥Clavien 3 级)相似(17% vs.19.8% ORC vs. RARC; P=0.42)。然而,与 ORC 相比,RARC 的轻微并发症发生率降低了 46%(P=0.03)。经校正相关混杂因素后,二者再入院率相似,分别为 20% 和 18%(P=0.35)。基于这一研究和其他研究,一致性的共识是,采用 ORC 或 RARC 技术进行手术的高级别并发症发生率没有区别,但 RARC 的轻微并发症可能较低,因为其伤口并发症的风险较低。

机器人膀胱切除术并发症的相关因素

在最近的一项系统回顾和累积分析中,评估了患者特征、手术方面和改道类型对 RARC 并发症的影响[6]。在该分析中,两项研究评估了 BMI 对 RARC 并发症的影响,两项研究都未能根据患者特征确定任何差异[15,16]。然而,一项更大的多机构研究发现,即使在控制其他相关特征的情况下,较高的 BMI 仍预示着高级别的并发症[8]。另一项评估再入院预测因素的研究发现,在多变量分析中,较高的 BMI 可预测 30 天和 90 天的再入院率[17]。其他似乎可预测 RARC 术后并发症的患者特征包括年龄较大[8,18]、使用新辅助化疗[8]和术前肌酐升高[18]。能预测并发症的术中变量包括输血需求[8]、尿流改道[8]、估计失血量较高[18]和显著的静脉输液量>5L[18]。

鉴于在众多研究中,年龄是 RARC 术后严重并发症的一致独立预测因素,人们也专门对 80 岁以上患者的术后并发症进行了评估。在北卡罗来纳大学,119 名患者被分为老年组和年轻组(61 名患者<70 岁,38 名患者≥70 岁)[19]。老年患者和年轻患者的术后结果或并发症发生率方面没有发现显著差异。另一项维克森林大学的单一机构研究旨在比较老年患者的 ORC 和 RARC 预后[20]。在 40 名患者中,平均分为 ORC 和 RARC 队列,术前特征相似,RARC 组的主要并发症发生率较低(10% vs. 35%;P=0.02),表明 RARC 手术可以安全地在年龄较大的患者中进行,尽管患者是通过精心挑选的。

尿流改道也会影响 RARC 并发症的发生率,为了评估这种关系,来自希望之城癌症中心的一项单机构研究分析了 209 名 RARC 患者,其中 68% 的患者接受了尿流改道术[21]。在 90 天内,77.5% 的患者出现并发症,32% 的患者发生主要并发症。多变量分析显示,与回结肠膀胱术和原位新膀胱术相比,接受回肠尿流改道术的患者不太可能出现并发症,尽管在尿流改道术患者中发现并发症增加。尿流改道术患者也更容易发生尿路感染,类似于开放式膀胱切除术患者。

除了患者特征和手术技术以外,RARC 术后并发症的一个重要预测因素就是外科医生的经验。在许多单机构和多机构研究中,学习曲线被评估为 RARC 术后并发症的预测因子[6]。不同的报告机构结论各有差异,有些人认为并发症发生率随着医生经验的增加而降低[22-24],而其他人则认为无差异[25-27]。在一项评估 60 个连续病例的单机构研究中,90 天的并发症从最初 20 例的 70% 降至最后 20 例的 30%[22]。与这些发现相反,罗斯威尔帕克癌症研究所的一个更大的病例系列(包括 164 名患者)显示了稳定的长期并发症发生率,结果没有差异[26]。体内尿流改道术后的并发症也显示了关于学习曲线影响的混合结果,一些研究显示了 30 天和 90 天时随经验发生的改善情况[23,24],而其他研究在报告的前 100 个病例中显示出几乎没有变化[27]。相互矛盾的结果可能与既往机器人操作经验、外科医生技能、机构支持、患者选择和许多其他因素有关。然而,所有的研究都证实,学习曲线可以通过经验来克服。事实上,患者量较大的中心似乎并发症发生率较低。在国际机器人膀胱根治术联盟(IRCC)对 800 多名接受体外或体内尿流改道的患者进行的一项大型研究中,高容量中心(定义为病例超过 100 名的机构)具有较低的 RARC 术后总体并发症发生率(P=0.002)[28]。

围手术期准备

患者选择

老年患者要面临治疗癌症并发症的风险,但时间年龄和生理年龄并不等同。癌症与衰老研究组(CARG)的癌症治疗专家 Arti Hurria 博士定义了一种工具,用于预测老年癌症患者的治疗毒性,特别是化疗[29]。该工具纳入了常见的预测特征,如年龄、肿瘤类型、治疗复杂性和实验室值。例如,72 岁以上的患者毒性风险增加,这表明 70 岁是一个阈值,在该阈值时治疗风险显著增加。另一个重要的风险预测因子包括贫血,它与老年癌症患者的住院率、死亡率和功能状态下降独立相关。在自我报告和提供者观察的功能评估中,第一轮化疗前就有基线贫血的患者更有可能存在日常生活活动能力(ADL)的损伤和残疾[30]。

接受机器人膀胱切除术的患者与 CARG 研究的患者群体具有相似的基线特征,但尚不清楚这是否能转化为机器人膀胱切除术人群中的相似结果。IRCC 指出,年龄增长、新辅助化疗的使用和接受输血与并发症增加相关[8]。尽管输血率与术中失血密切相关,但 IRCC 证明只有输血(而非术中失血)与术后并发症相关。因此,术前贫血——可能作为整体功能状态的标志——可能是导致 RARC 患者并发症的潜在原因。作为我们围手术期路径的一部分,我们在术前环境中仔细评估了患者的术前贫血情况,尽管这并不会排除 RARC 的患者,但这些患者能在围手术期受到更密切的监测。

除了实验室检查外,其他术前特征还包括整体老年评估要素,如身体功能、心理健康和社会支持[29]。癌症与衰老中心(mycarg.org)在线提供老年评估工具,该用具可用作术前评估的辅助手段。在我们的机构中,我们经常使用这个工具,并且已经认识到它在患者选择和风险咨询方面的价值。

目前还有其他围手术期风险计算器,如美国外科医师协会(ACS)外科手术风险计算器。ACS手术风险计算器是根据国家外科手术质量改进计划数据库中的400多家医院和140万个外科手术收集的数据开发的[31]。该计算器允许用户输入具体的术前特征,如年龄、BMI和性别,以确定患者术后30天发病率和死亡率的风险(riskcalculator.facs.org/RiskCalculator/)。该风险计算器的优势包括易用、使用快速、易于与患者共享,以及被患者理解的图形输出,有助于实时知情同意程序。有了许多可用的工具,医疗提供者可以利用这些工具进行患者选择和咨询。然而,在缺乏严格的研究对比的情况下,每个计算器与其他计算器相比的预测能力是未知的。

围手术期路径

尽管患者选择是围手术期治疗的第一步,但优化围手术期护理对于降低RARC术后并发症风险而言至关重要。加速术后康复(ERAS)倡议为高危患者提供了减少并发症的更好机会。我们的试验包括在开始新辅助化疗前进行临床访视,在此过程中评估患者的总体表现状态,进行全面的老年评估,并强调各种能实施膀胱切除术前改善健康状况的机会。整个ERAS协议的全部细节见表36.1。ERAS学会发布了另一个易于遵循的根治性膀胱切除术后围手术期护理方案[32]。我们的机构使用这些指南为膀胱切除术患者建立了标准的指令集,因为这种做法已被证明对于接受机器人膀胱切除术的患者有益处。南加利福尼亚大学对200多名接受标准方案和强化恢复方案的患者进行了比较,结果显示接受强化恢复方案的患者使用的阿片类药物较少,且住院时间较短[33]。几个机构显示了类似的发现,并将这些路径作为优化膀胱切除术后护理的方法[34]。

手术设备和设置

除了与患者相关的围手术期优化以外,手术设备和设置也有助于在RARC期间最大限度地提高成功率和降低风险。表36.2中列出了有用的仪器和设备,并会在本章中详细描述。手术清单也可以提供额外的保护。关于机器人泌尿外科手术特有的手术安全参数的发展在一项系统综述中用严格的方法进行了描述。该综述提供了一个优秀的安全检查表,可用于识别机器人程序中的任何错误,包括RARC[35]。还有一些安全项目包括患者安全性、设备和仪器检查以及机器人的安装(表36.3)。

另一个有助于手术室内操作成功的建议是执行二次暂停,以明确任何新技术或对技术的适应。通过用语言描述技术上的变化可以促进整个手术室团队共同关注患者,无

表36.1   术后快速康复策略

时间	术后快速康复策略
术前	术前咨询和教育
	营养咨询
	优化医学合并症状况
	戒烟、戒酒,鼓励进行体育活动
	不进行肠道准备
	开始使用爱维莫潘(一种阿片样受体拮抗剂)
术中	弹力袜
	麻醉诱导前使用低分子量肝素
	预防性使用抗生素(如果手术时间较长,则需要重新给药)
	围手术期液体管理-避免过度补液和维持血流动力学控制
	保持正常体温
	不使用鼻胃管(手术期间使用口胃管,在手术结束时拔除)
	输尿管支架植入
	腹腔内引流管放置
术后	爱维莫潘的使用持续到肠功能恢复
	早期康复活动
	非阿片类镇痛药
	根据需要嚼口香糖
	早期口服膳食进展(术后第一天少量饮水,术后第二天逐渐增加清液摄入量,术后第三天可恢复正常饮食)
	手术后连续使用依诺肝4周预防血栓形成
	营养咨询
	必要时早期去除引流管
	输尿管支架在10~14天内拔除,并配合抗生素预防

论外科医生的学习曲线处于早期还是晚期,这都会是有获益的。这种二次暂停也可以使麻醉师有机会反馈患者的最新情况,使护士得以检查患者固定位置发生的变化,还能使外科医生评估进展是否足够顺利,以判断是否继续推进机器人操作。

Trocar(套管)的放置也会对机器人手术的成功产生很大影响[36,37]。为了确保成功,摄像机端口应该放置在脐上方至少两指宽处,以便于观察淋巴结清扫的头侧范围和体内肠道情况。如果考虑体内改道,第四臂应该放在患者的左侧,以便使用机器人缝合。然而,如果要使用腹腔镜缝合器(有助手),机器人第四臂应该放在患者的右侧,以便在缝合钉发射时尽可能减少肠道的痉挛。为了降低体外和体内尿流改道之间的学习曲线,在下中线处增加一个12mm的Trocar有助于肠段的缝合[36]。此外,在肠段切除程序中,将过高的Trendelenburg体位降低15°~20°能更好地完成体内改道工作。

表 36.2 机器人膀胱切除和淋巴结清扫的有用工具

类型	产品名称	注释
常规	• EA 尺寸套装 • 润滑油 • AirSeal 腹腔充气系统 • 迷你腹腔海绵	• 直肠损伤 • 在手术过程中,预润滑金属丝穿过支架,以便于支架的轻松拆除 • 稳定充气,如果需要可以持续吸引,避免在开放性阴道切口的女性病例中泄气;此外,由于端口上没有阀门,更容易移除淋巴结样本 • 必要时可加压用于血管损伤
机器人	• 机器人夹钳 • 机器人血管封闭器 • Cadiere 镊子 • 双窗镊子 • 机器人钉替器	• 助手在操作中更容易调整角度;按次计费而不是按病例计费,所以相对较便宜 • 非常适合 pT3 患者的血管操作,热传导少,夹持器不会过热 • 夹持力较小,如果需要进行体内转运操作,其表现非常出色 • 同样夹持力较小,适用于肠道,表面积较大,有助于缩回多余的乙状结肠或松弛的膀胱 • Si 型只有 45mm 非血管负荷,而 Xi 型有 45mm 和 30mm 负荷,并有绿色、蓝色和白色可选
缝合	• 预切 6 英寸 3-0 或 4-0 Prolene 线 • 预切 6 英寸 4-0 或 5-0 可吸收线 • 大号带线 Hem-o-lok 夹	• 在发生血管损伤时准备好修复 • 用于行 ICUD 时尿管支架的固定 • 用于输尿管标记,全长使其能够完全伸出切口,因此在进行微创切口进行体外分流时容易识别
女性病例	• V Care 举宫器	• V Care 举宫器有助于助手进行子宫的活动,使阴道切口有更好的展露,并维持气腹

表 36.3 机器人膀胱切除术安全清单

项目	定义	失败	检查
请确保患者正确固定	在头低脚高位时,将患者以适当的预定位置固定在床上,以防止滑动	在长时间头低脚高位时,患者未固定并滑动,可能导致伤害或延误。扣带过紧可能导致伤害	在准备手术之前,在斜坡式头低脚高位上放置患者后,请检查确认没有滑动。麻醉和手术团队确认垫子没有过紧
检查故障设备	提前检查所需的手术设备。如果需要,检查 TilePro 设备是否功能正常,进行机器人初步检查	患者在麻醉状态下等待故障排除	提前检查所有可能需要的手术设备
机器人正确对接	将机器人放置在适当位置,以使机器人臂最适合特定的手术案例	Si 和 Xi 系统有不同的对接特性。团队/供应商如果未能认识到这一点,可能会导致伤害、延误或中途切换设备	团队/供应商和实习生都熟悉并审查不同系统之间的对接差异
准备好便于更换的器械	紧急和常规情况下需要的器械应解开捆绑以提高效率	无法快速获得器械可能会延迟手术并对患者造成伤害	手术室设置应设计得便于更换常用器械
报告设备问题	在手术中出现的任何与机器人相关的设备问题都应报告,以防止在下一个病例中出现问题	如果不这样做,可能会导致延误,因为到寿命了的器械被重新处理并放回托盘中,还会增加下一个病例的成本	手术结束时的清单包括向相关人员报告问题并检查器械的使用寿命

(Adapted from Ahmed K, Khan SA, Hayn MH, et al. Analysis of intracorporeal compared with extracorporeal urinary diversion after robot-assisted radical cystectomy: results from the International Robotic Cystectomy Consortium. Eur Urol 2014; 65: 340-7.)

术中并发症及处理

输尿管分离

　　最初的输尿管识别通常从左侧开始。外科医生应尽可能将 Toldt 的白线移向头侧,以便于观察近端髂总动脉分离。为了保持血液供应,我们将输尿管向头部移动到这个位置,但不要太高。在分离过程中,小心处理输尿管是至关重要的,因此在分离过程中,不能直接抓取输尿管,也不能用第四臂或助手施加过大的张力。保留输尿管附近的输尿管周围脂肪可保留外膜血液供应,并避免随后的输尿管狭窄(图 36.1)。在输尿管分离过程中,对左侧输尿管的识别可能具有挑战性,尤其是对于肥胖患者。为了便于在这些具有挑战性的病例中进行输尿管离断,应该在乙状结肠和直肠的侧面将后腹膜的内侧小叶"骨骼化"。这项技术经常能显示脂肪组织内的输尿管。如果第四臂位于患者右侧,双抓取钳(ProGrasp)在解剖过程中会有所帮助,因为它的表面积大,可以回撤多余的乙状结肠。

　　在远端分离输尿管的过程中,外科医生在开始会遇到膀胱前部蒂状结构,这通常会显示供应远端输尿管的膀胱上动脉的侧支。在这一点上,如果想尝试体外改道术,可用一根大的附有全长缝线的 Hem-o-lok 夹住输尿管,这有助于后期对输尿管的识别(图 36.2)。在离断之前,将一个远端夹子放置在输尿管膀胱侧可以在进行蒂结扎时提示外科医生,以防止其无意中进入膀胱。

　　作为最后的注意事项,我们建议在输尿管分离术中谨慎而明智地使用单极和双极电灼术。通过将 Bovie 设定值降低至 25W/25W 进行切割和凝固,可以避免意外的热损伤。外科医生必须注意脉管闭合装置的横向热扩散和钳口温度分布。横向热扩散的程度因设备类型、功率设置和应用时间而异。单极电灼术具有最高的温度和最大的热扩散程度[38]。据估计,EndoWrist One 脉管闭合器的横向热扩散范围只有 1~2mm,与 LigaSure 一致[39]。

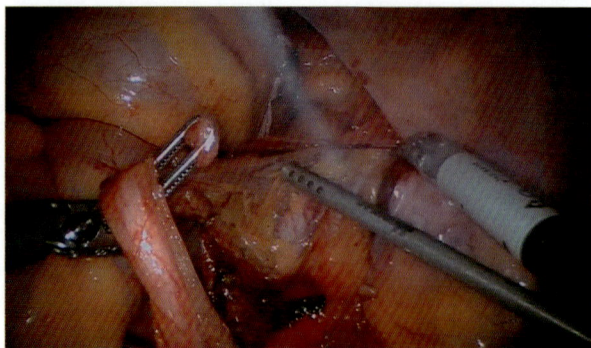

图 36.1　机器人辅助根治性膀胱切除术中,对右输尿管进行切割时保留了外膜

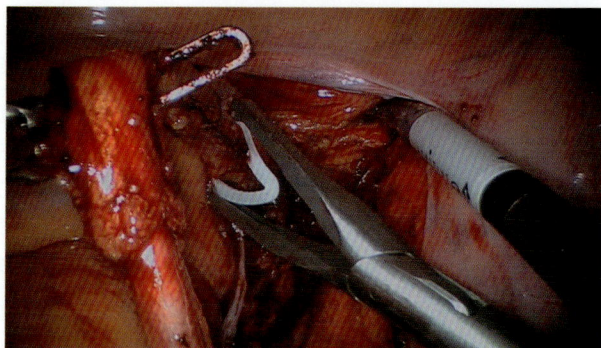

图 36.2　在接近膀胱处对右侧输尿管进行远端切断时,使用夹子和缝线进行标记

分离膀胱后壁和蒂部

　　许多外科医生选择先进行淋巴结清扫术。然而,对于处于学习曲线早期的患者,在输尿管移动和离断后立即进行后表面分离可能是更好的选择。对于具有机器人前列腺切除术后表面入路经验的外科医生来说,早期分离后表面往往是一个自然的过程。一旦输尿管被远侧分离至膀胱水平,切口会在腹膜边缘的返折处水平延伸穿过后腹膜。然后分离面就可以在直肠膀胱筋膜的后面,直肠前壁的表面,以确保在后面有足够的组织边缘。为了避免向前移动时无意中造成直肠损伤,应尽可能向远端进行分离。如果使用的是 30° 的镜片,切换到 30° 向上通常就可以分离至前列腺尖部。这些操作将建立直肠平面以及血管蒂的内侧。

　　处于学习曲线早期的医师可能出现的一个常见错误是提前分离膀胱。由于张力对防止直肠损伤至关重要,所以在后壁分离前就分离膀胱前壁附件会使这一步骤更具挑战性。我们通常会在腹膜返折处使用助手解决张力问题:微向头侧向后拉动在直肠上产生张力,同时机器人第四臂拉起膀胱后壁。

　　正如热能对输尿管分离很重要一样,在后壁分离时也必须仔细使用热能。可以通过使用 EndoWrist One 脉管闭合器的优势将温度和热扩散最小化。在猪模型中的研究表明,使用这种装置,在直径最大 7mm 的血管上,破裂压力远远高于收缩压范围的三倍[39]。因此,如果有需要的话,可以使用脉管闭合器进行整个膀胱蒂分离以及前列腺蒂分离,并且这样热扩散最小。或者,还可将脉管闭合器用于骨盆内筋膜水平,然后使用 Hem-o-lok 夹进行无热结扎前列腺蒂(图 36.3)。其他用于血管蒂的工具还包括夹子、LigaSure 装置或利用机器人工具或腹腔镜缝合器的缝钉。如果使用腹腔镜缝合器,重要的是要注意轴的长度。我们通常使用的腹腔镜缝合器有一个 440mm 的轴,有助于进入骨盆深处(图 36.3)。在学习曲线的早期,应该谨慎使用这种缝合器,因为它需要更大、更精确的分离平面和仔细的缝合,以防止发生切缘阳性或直肠损伤。

　　如果直肠损伤发生在 RARC 期间,它往往会发生在后壁分离和蒂结扎期间。虽然直肠损伤很少见,但这种损伤通常

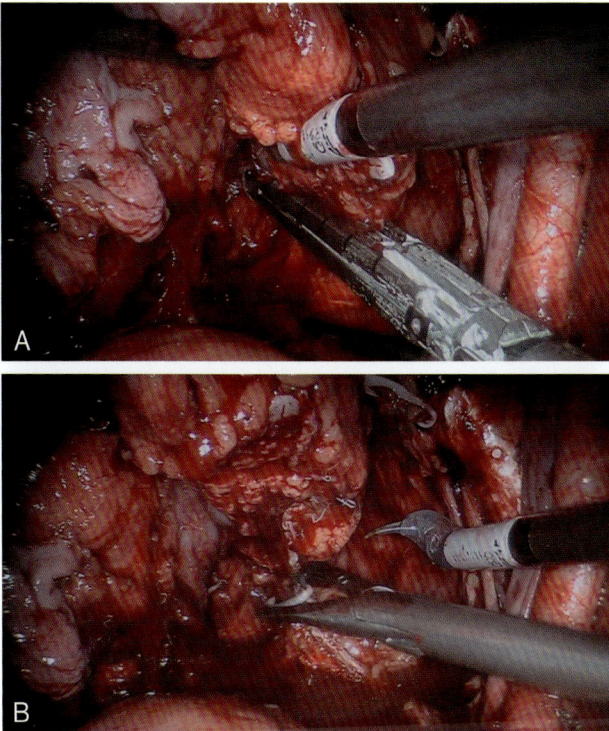

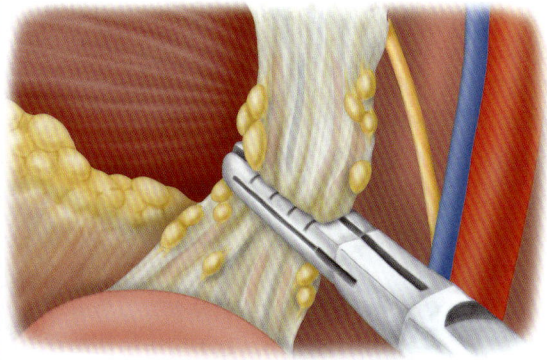

图 36.3　A. 在男性患者机器人膀胱切除术中，对右侧韧带进行切割时使用了闭合器。B. 在男性患者机器人膀胱切除术中，使用闭合器切割前列腺韧带后，使用了 Hem-o-lok 夹延展韧带

会在术中被发现，并且在许多情况下可以利用机器人进行修复。直肠修复应首先明确缺损的边缘，并评估损伤机制。如果怀疑有热损伤，外科医生必须考虑将缺损清理至健康的出血肠壁，以确保边缘无损伤且对合良好。美国创伤外科协会（AAST）有一个直肠损伤分级表（RIS），可用于创伤期间直肠损伤的管理（表 36.4）。AAST 的建议包括对 RIS Ⅰ 至 Ⅲ 级损伤进行一期修复。作者建议使用 3-0 单丝可吸收缝线进行一次缝合，但不建议在骨盆深处放置引流管，因为这不是必要的，还可能增加瘘道风险[12]。该队列中的患者未进行肠道准备；如果污染不严重，可以进行一期修复，通常无需改道。在泌尿科和妇科文献中也提出了类似的建议，强调在不需要结肠造口改道的情况下，采用间断缝合的初级双层修补方法[40,41]。我们的机构在这些罕见的病例中使用了 3-0 V-Loc 简单连续缝合，效果非常好。在修复后，我们建议用抽吸冲洗器中的液体填充骨盆，并用导管或直肠镜进行空气灌

肠来测试修复情况。

打开膀胱前间隙和分离前列腺

当完成后壁分离时，可以从前腹壁分离膀胱。在学习曲线的早期，利用 30° 向上镜片有助于观察脐尿管。新的 Xi 机器人可以通过控制台实现快速切换，但旧版机器人切换镜头可能需要额外时间。在手术的这一部分，仔细注意膀胱周围脂肪是很重要的，可以避免产生阳性边缘。另一方面，如果在分离脐内侧韧带后腹膜活动过宽，腹壁下血管也会受到损伤。利用机器人第四臂或助手的充分牵引，可以轻易防止腹壁下血管损伤。如果发生意外伤害，简单的血管结扎就足够了。

严格遵循用于机器人前列腺切除术的方法完成前壁分离的剩余部分。一个重要的区别是要仔细将尿道分离至导管水平。如果实施新膀胱术，我们建议限制性电灼并最大化尿道长度。一旦遇到导管，可以在导管上放置一个超大的 Hem-o-lok 夹，并向远端切割。然后，切割导管可用于头部回缩，以移动其余的后壁附件。在剩余的分离过程中，应注意任何残留的直肠附件，以避免发生热损伤或直肠穿孔。

淋巴结清扫术

帕萨迪纳共识小组（PCP）提出了机器人膀胱切除术中淋巴结清扫范围的建议，该手术至少应覆盖髂总血管分叉处淋巴结、生殖股神经外侧淋巴结，包括膀胱侧壁至骨盆侧壁的淋巴结，以及向远端延伸至股管的淋巴结。闭孔神经周围的所有淋巴结也应该被清除。常见的髂淋巴结和骶前淋巴

表 36.4　美国创伤外科协会（AAST）直肠损伤分级量表（RIS）

分级		描述
Ⅰ	血肿	挫伤或无血管化的血肿部分厚度，
	撕裂伤	无穿孔
Ⅱ	撕裂伤	<50% 周径
Ⅲ	撕裂伤	>50% 周径
Ⅳ	撕裂伤	全层厚度并向会阴扩展
Ⅴ	血管性损伤	血管灌注中断的段落

结不是标准清除区域,而是可选的,当然也可以通过机器人的方法实现(图 36.4)[37]。手术的这一部分涉及了几种不同的结构,通常有受伤的风险。

通常情况下,分离开始时侧重分离处的侧边缘。分离至腰大肌筋膜并一直到动脉外侧边缘,有助于早期识别并保留生殖股神经。如果生殖股神经不小心被切断,由于其体积小,修复困难,并且考虑到其仅仅作为一个感觉神经,相关性较低,因此不推荐修复。髂外动脉的前表面在其大部分路径中没有分支,但是随着分离向远端进行,旋髂深静脉将穿过动脉的前表面,这会有损伤的危险。如果发生旋髂静脉损伤,需要进行简单的结扎。

在前壁和侧壁分离之后,在动脉的后部进行分离。此时,我们将分离动脉后部,以便从肌肉和髂外血管后壁分离淋巴组织。如果能在后壁识别并跟随腰大肌,就可以轻易去除后外侧的淋巴附着,同时在外分支和内分支之间的凹陷处,也称为 Marseille 空间,保留良好的血管控制(图 36.5)。通过使用这种方法,可以仔细观察髂外静脉,并更好地促进淋巴结的闭孔肌分离。

然而,如果医生不熟悉这一理论,就可能会在后入路中损伤闭孔神经,并且在分离内侧淋巴组织的过程中也可能损伤闭孔神经。为了避免损伤,推荐在结扎前找到闭孔神经。在神经附近使用单极电灼术时应格外小心,因为它可以传导电流并刺激神经。如果使用电灼术,我们建议将切割和凝固的能量降低到 25W/25W,以减少侧向热扩散,类似于在输尿管分离术中进行的操作。更可取的是双极或脉管闭合器,它能

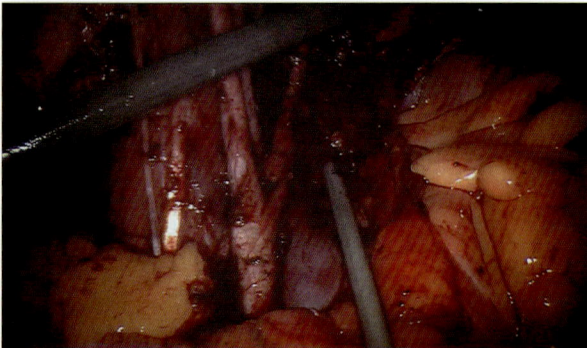

图 36.4　机器人辅助淋巴结扩大切除术

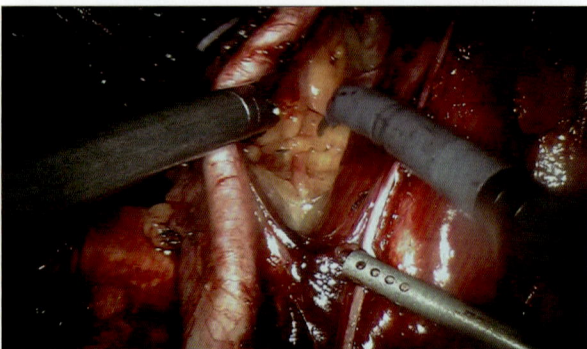

图 36.5　在 Marseille 空间进行后外侧淋巴结切除

更好地最小化热扩散和神经传导。如果闭孔神经因部分横断而受损,在任何情况下都应立即进行修复。简单的 5-0 间断单丝缝合就足够了,但是一些外科医生更喜欢 4-0 或 6-0 缝合。应尽可能将缝线置于神经外膜,以重新近接神经末端。在全厚度横切的情况下,端部可以以无张力的方式结合在一起,应以与上述类似的方式进行初次重新对位。如果末端不能以无张力的方式近接,那么就可以使用腓肠神经移植物[42]。

血管损伤最常发生于 RARC 的淋巴结清扫过程中。最近的一项研究分析了非血管外科手术中的大血管损伤,发现 63% 的损伤发生在肿瘤外科手术中,其中泌尿外科病例的发生率最高,为 29.6%[43]。大多数报告的损伤是部分撕裂伤,最常见的损伤血管是髂血管。在大多数情况下采用一级修复,没有出现损伤相关的并发症[43]。髂动脉通常更容易修复,但髂静脉修复常具有风险性,因为难以识别头低臀高体位过高和气腹导致的静脉边缘。如果外科医生准备好了机器人器械和预切的 Prolene 缝线,修复就相对简单了。

血管损伤修复的初始阶段需要控制出血。必须考虑机器人器械的抓握强度,因为有些工具如果用于抓握血管,会对血管造成严重损伤。应该在手术室准备迷你腹腔海绵,因为预计到这种可能的并发症,可以在出血部位直接施加压力,而不用担心机器人器械造成进一步伤害。如果外科医生能够对伤口施加直接压力来控制出血,那么将头部从控制台上移开能将机器人臂锁定在适当的位置并保持压力,同时由团队安排修复所需的材料。如果失血量很大,而目前是通过压力控制出血,则必须与麻醉部门沟通,以确保在尝试修复前患者能够承受更多的失血。如果在循环稳定的患者中对损伤进行了适当的控制,可以尝试机器人修复。应该确定控制损伤的方法。如果大动脉或大静脉出现全层热损伤,考虑到近端和远端控制、清创术和更复杂修复的要求,应强烈考虑血管外科医生的介入。如果第四臂具有双抓取钳或具有低抓持强度的类似器械,则在将缝合线传递给机器人外科医生时可用它来直接抓持血管,并且器械可快速更换为持针器。如果撕裂伤导致出血而影响视野时,可以采用一个小的腹腔镜 Bulldog 钳来获得暂时性的近端和远端控制。最后,在大多数情况下,髂内动脉损伤可以被结扎而不会造成严重后果。如果可以用简单的缝合进行修复,那么可以尝试;否则,可以接受结扎操作。

女性膀胱切除术特有的问题

如果要进行子宫切除术,在手术的子宫切除术部分期间,V Care 举宫器可以是辅助助手移动子宫的极好工具。举宫器还为外科医生提供了应该在哪里进行阴道切开术的最佳范围。如果使用 AirSeal 充气系统,将保持气腹状态。然而,如果充气系统不可用,当阴道切口闭合时,举宫器可以帮助维持气腹状态。

女性患者的膀胱颈和尿道解剖是不同的,如果外科医生在后壁分离时不加以注意,可能会无意中进入膀胱或阴道前壁。如果不使用举宫器,可以使用润滑海绵棒填充阴道的潜

在空间,并在分离过程中帮助轻松识别其边界。一旦这些阴道边界被确定,蒂就变得明显,并且可以用与男性膀胱切除术相似的方式进行结扎(图 36.6A,B)。当详细说明膀胱和阴道之间的平面时,人们总会建议把错误限制在靠阴道侧,以避免无意中进入膀胱。任何阴道切开术都必须小心关闭,剩余的尿道残端也应该关闭,以防止持续的尿道或阴道引流。少数情况下会出现持续渗漏,可能需要重复手术,但这通常会随着时间的推移而自愈。为了帮助阴道切口适当愈合,我们建议在手术后立即放置雌激素浸泡的纱布,并在第二天移除。此外,前两周进行局部雌激素治疗可以帮助愈合。

尿流改道术

许多与 RARC 相关的并发症都与尿流改道有关。尽管许多机器人外科医生在体外进行改道,但体内尿流改道(intra-corporeal urinary diversion,ICUD)也是另一种选择。不管采用哪种机器人方法,改道类型也对并发症发生率有很大影响,研究表明,与回肠膀胱术相比,接受新膀胱或回结肠膀胱术患者的并发症发生率更高[21]。不管采用哪种方法,在移除机器人之前,应该对左侧输尿管进行隧道化处理,因为这对于通过小切口进行体外手术来说是一个挑战。锁定抓具可以放在右侧辅助端口(或未对接的右侧机械臂)中,并穿过去放在左边。然后抓持器可以小心地将长缝线固定在输尿管上(图 36.7A),并小心地将输尿管引向右侧(图 36.7B)。之后的步骤就可以类似于开放式手术来进行体外改道。出于本章的编写目的,我们将把本节的剩余部分集中在叙述机器人体内尿流改道上。

体内回肠膀胱术目前通常由机器人手术医生进行。当

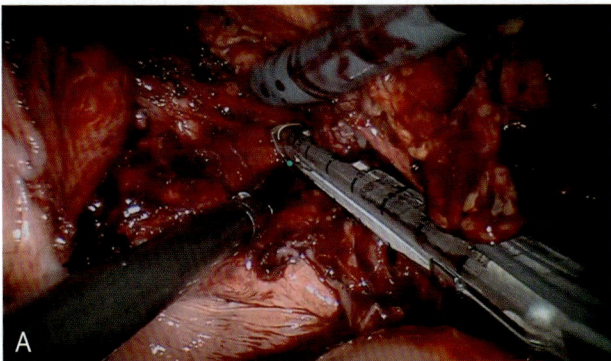

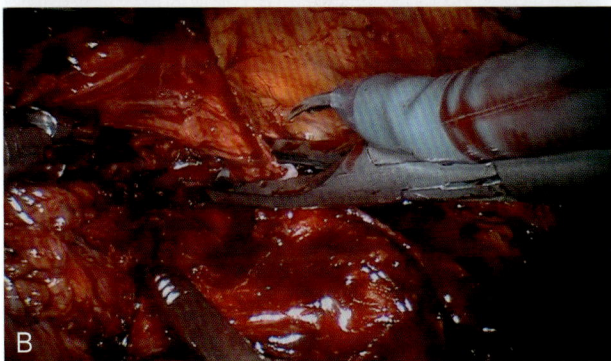

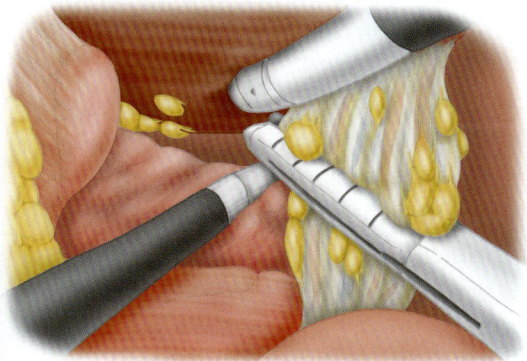

图 36.6　A. 在女性患者机器人辅助的保留阴道膀胱切除术中,使用吻合器进行右侧血管束切断。B. 在女性患者机器人辅助的膀胱切除术中,在使用钉合器切断后,使用 Hem-o-lok 夹延伸血管束

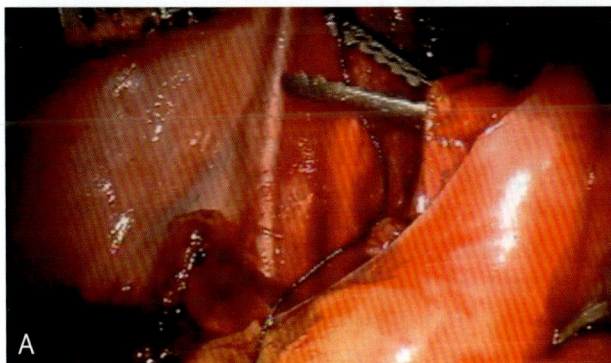

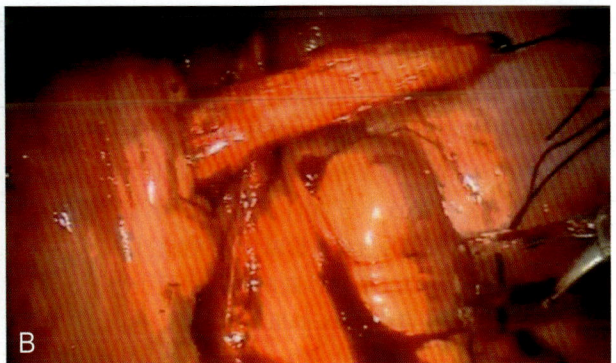

图 36.7　A. 抓取左侧输尿管缝线,在结肠系膜下进行通道切开。B. 左侧输尿管已成功切开,并被引导至右侧,便于进行体外(或体内)尿液引流

试图从体外改道变为体内改道时,在耻骨联合附近的附加端口可以在处理肠吻合时,以及为输尿管执行 Wallace 板时,允许缝合器更容易接近和成角。通过对输尿管进行长缝合(如输尿管解剖部分所述),将这些缝线穿过附加端口并将其定位以便于缝合,可以将输尿管置于轻微张力下。另一个简单的改良是牵拉缝线(marionette stitch),用 Keith 针穿过腹壁,穿过肠段的远端,然后穿回腹壁(不打结)。牵拉缝线能允许尿道移动,有助于在肠段操作,并有助于尿道末端和输尿管的定位,可应用于输尿管肠吻合术[36]。当进行肠切除术时,我们建议斜切肠以去除更多的肠系膜上肠壁,尤其是在肠系膜循环不良的情况下。

体内新膀胱(intracorporeal neobladder,ICNB)术式也可以进行,但在首次采用这种方法时可能会有挑战性。我们建议减少 Trendelenburg 体位的斜度,它会促进新膀胱向尿道残端的下降。在肠切除前应确保肠系膜有足够的长度,使新膀胱能到达尿道。当确定足够的长度时,通过肠的肠系膜侧的窗口放置牵引环也是有帮助的,并且优于在肠壁中的牵引缝合,因为牵引缝合会导致损伤。在缝合肠段之前进行新尿道吻合术的 Van Velthoven 技术可以使机器人外科医生轻松过渡到 ICNB。我们更喜欢两种 V-Lock 缝线,它们的两端打结,类似于机器人前列腺切除术吻合缝线。ICNB 术中最常见的并发症是无法获得无渗漏吻合。为了充分间隔缝线,我们建议在试图闭合后壁之前,每隔 5~7cm 缝合。然后,可以以一个改良的 U 形袋结构闭合前壁,在最头部为烟筒形回肠留下一个间隙。这就允许支架沿输尿管向上通过,输尿管通常以 Wallace 技术连接。其余的孔在支架周围闭合,通过前腹壁取出支架,并在术后立即放入造口袋中。

我们建议在两种改道手术后都要放置输尿管支架,以帮助愈合和防止尿液泄漏。使用 5-0 铬的外部长缝合可以防止支架被意外移除。如果考虑 ICUD,我们建议首先掌握机器人切除部分,以减少手术时间和时间相关的并发症。

术后并发症及处理

静脉血栓栓塞症

恶性肿瘤根治性膀胱切除术的固有风险是术后深静脉血栓形成(deep venous thrombosis,DVT)和／或肺栓塞。当代 ORC 研究系列中血栓栓塞风险预计占所有并发症的 1%~4%[3,44,45]。一项使用国家外科手术质量改进计划数据的回顾性研究评估了 2005 年至 2011 年间 1 307 名接受膀胱切除术的患者。约 6% 的患者被诊断为静脉血栓栓塞(venous thromboembolism,VTE),平均诊断时间为术后 15 天[46]。在被诊断为 VTE 的患者中,55% 的患者为出院后诊断,在该系列研究中,VTE 的 30 天死亡率为 6%。与 VTE 相关的具体危险因素包括高龄、手术时间较长和脓毒症病史。另一项大型研究使用了 Marketscan 数据库中的索赔数据,将分析时间

延长至 90 天,以确定膀胱切除术后的 VTE 风险。在 1 581 名接受膀胱切除术的患者中,10% 的患者在膀胱切除术后 90 天内被诊断为 VTE(3.8% 的患者在出院后 30 天内诊断,3.3% 的患者在出院后 31~90 天内诊断)。与 VTE 风险相关的危险因素包括原位新膀胱尿流改道、出院移至熟练的护理机构,以及膀胱切除术后住院时间延长[47]。

虽然这些研究对静脉血栓栓塞的高风险提供了广泛的概述,但编码限制妨碍了确定手术方法对 VTE 风险影响的能力(以及比较 RARC 与 ORC 的能力)。RARC 后可能增加 DVT/血栓栓塞率的其他危险因素可能与 Trendelenberg 体位、背侧截石位和气腹时间的延长有关[48]。为了确定 RARC 是否增加了 VTE 的风险,纪念斯隆-凯特林的一项随机临床试验对 118 名 RARC 和 ORC 患者进行了比较。结果显示二者之间血栓栓塞并发症无差异(分别为 8.3% 和 8.6%)[12]。

为了确定体外或体内改道是否影响血液系统风险,IRCC 的一项分析评估了 2003 年至 2011 年间在 18 个国际中心接受 RARC 结合盆腔淋巴结清扫术的 935 名患者。在 768 名接受体外改道的患者和 167 名接受体内改道的患者中,术前变量如年龄、性别、BMI 和术前化疗之间没有差异。此外,体外改道(9%)和体内改道(10%)患者之间的血液并发症发生率没有差异[28]。但是,关于血液并发症包括出血和静脉血栓栓塞风险,没有特别提到特定的 DVT 或 VTE 风险。

尽管与 ORC 相比,RARC 的 VTE 风险没有明显增加,但无论采用何种方法,膀胱切除术后 VTE 风险仍然很高。为了更好地概述 VTE 预防的必要性,美国泌尿外科协会(AUA)提出的泌尿外科手术患者预防 DVT 形成的最佳实践声明强调,要同时根据手术类型和患者风险因素对患者进行风险分层(表 36.5)。鉴于大多数接受 RARC 治疗的患者年龄都在 40 岁以上,且有多种危险因素(如癌症、化疗、吸烟),我们机构常规采用 DVT 预防。在麻醉诱导前的一小时内,为每位患者皮下给予一剂低分子量肝素,并在患者固定体位前和整个住院过程中激活下肢压迫装置。正如先前的研究指出,至少半数的静脉血栓栓塞事件发生在出院后。与预防 1 周相比,腹部或骨盆癌症手术治疗后给予 4 周依诺肝素预防是安全的,并且显著降低了血栓形成的发生率[49]。因此,我们常规提供延长的依诺肝素预防措施,以防止 RARC 出院后 4 周内出现 VTE 并发症。

伤口感染/切口裂开

伤口感染和开裂并不是传统 ORC 手术后的罕见并发症,虽然其中许多可以保守治疗,但有些需要再次手术并延长住院时间[50,51]。ORC 后伤口感染的发生率约为 3%~6%,但在某些系列中可能更高,而裂开风险低得多,为 1%~3%[44,52]。日本的一项单机构研究评估了 ORC 后的手术部位感染。感染的预测因素包括年龄增长、皮下脂肪增厚和皮下闭式引流管缺失(肥胖患者)——这降低了随后手术部位感染的风险。虽然这一点在 RARC 还没有研究过,但对于那些有较大切口和体外改道的患者,可以考虑采用这一方法[53]。

表 36.5 深静脉血栓形成的危险因素

手术
肥胖
吸烟
静脉曲张
腹腔静脉导管插入术
外伤
运动不足、瘫痪
恶性肿瘤
肿瘤治疗（如化疗、放疗、激素治疗）
先前的深静脉血栓形成史
年龄增长
含雌激素的口服避孕药/激素替代治疗
选择性雌激素受体调节剂
急性医学疾病
心脏或呼吸衰竭
炎症性肠病
肾病综合征
骨髓增生性疾病
周期性夜间血红蛋白尿
遗传性或获得性血栓性疾病

(From Geerts, W.H., Pineo, G.F., Heit, J.A., et al.: Prevention of venous thromboembolism. Chest 2004;126(3):338S-400S.)

与 ORC 相比，RARC 术后伤口感染的发生率似乎较低，大多数机器人研究系列报告伤口感染率为 1%。在一项随机临床试验中，将 ORC 与 RARC 进行比较，RARC（38%）和 ORC（29%）之间的总体感染并发症没有显著差异（P=0.3）。然而，RARC 术后的伤口感染发生率（3.3%）明显低于 ORC（14%）（P=0.04）[12]。

手术部位感染和切口裂开的风险因素包括一系列因素：既往吸烟史、糖尿病、心肺疾病和营养不良[54-58]。此外，失血过多并伴有低血容量可减少组织氧合，从而通过损害组织完整性而影响伤口愈合[59-61]。与 ORC 系列相比，RARC 的失血量较低，这可能是许多系列中伤口感染率较低的原因。无论采用哪种方法，我们都试图通过使用标准的术前抗生素预防措施（<24 小时）以及确保术前尿液培养阴性来最大限度地减少手术部位感染。

淋巴囊肿

鉴于盆腔淋巴结清扫是 RARC 手术治疗膀胱癌的一部分，所以淋巴囊肿是手术后的一个潜在并发症。在 ORC 系列中，淋巴囊肿的发病率约为 1%~4%，其中大多数是自限性

的[62,63]。很少有研究将淋巴囊肿作为 RARC 后的并发症进行研究。在一项评估 50 名患者 RARC 术后早期并发症的单个机构研究中，仅发现一例淋巴囊肿（2%）并通过经皮引流成功治疗[64]。在另一项调查 RARC 结合体内新膀胱术后并发症的单个机构研究中，总体淋巴囊肿发生率为 5/70（7%），1.4% 的患者无症状（并接受保守治疗），其余 4 名患者（6%）因伴随症状接受引流治疗[65]。这些数据表明，RARC 的淋巴囊肿率与 ORC 相当，可能可以同等看待。

关于标准盆腔淋巴结清扫术（pelvic lymph node dissection, PLND）和扩大盆腔淋巴结清扫术的优点之间的争论仍在继续。虽然标准 PLND 的定义包括髂总分叉（头侧）、旋髂静脉（远侧）、生殖股神经（外侧）和下腹部血管（后侧，包括闭孔窝）的边界，但扩大 PLND 还包括主动脉分叉的淋巴结以及骶岬前的骶前淋巴结[66]。一项对 92 名接受 ORC 的连续入组患者进行的研究，将患者平均分为标准和扩大淋巴结清扫术组，在 30 天的严重或轻微并发症发生率中没有发现差异[67]。我们鼓励在 RARC PLND 手术中仔细钳夹淋巴管（根据需要使用钛夹施放器或 Hem-o-lok 夹），以将随后形成淋巴囊肿的风险降至最低（图 36.8）。

有症状的患者可能会出现肠梗阻、发热、腹痛、下肢浮肿和胃肠道症状，这些症状是由邻近器官的肿块压迫效应引起的。淋巴囊肿压迫盆腔静脉也会增加血栓栓塞事件的风险[68,69]。通过影像学结果可以证实诊断。超声检查可能显示一个无回声的囊状结构，其中可能包含薄的分隔或碎片，而计算机断层扫描（CT）经常显示一个薄壁低密度病灶，其 Hounsfield 单位值为负。CT 示壁增厚可能表明淋巴囊肿已感染。

如果淋巴囊肿进展——这在我们的经验中是罕见的，大多数似乎是自限性的。如果患者出现症状（疼痛、淋巴囊肿感染或血管受压），我们发现简单的引流管放置就可以解决大多数病例。如果这也失败了，其他操作还包括滴注硬化剂或腹腔镜下淋巴囊肿造袋术[70,71]。如果淋巴囊肿较大，应评估经皮引流获取液体进行细菌培养和肌酐分析，以排除尿液渗漏。单纯引流的成功率约为 80%，许多患者只需要几天到一周就能解决[68]。

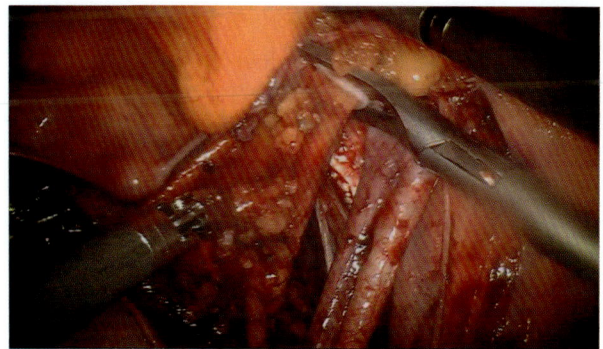

图 36.8 在淋巴结清扫过程中使用 Hem-o-lok 夹，以预防后续淋巴囊肿的形成

肠梗阻

术后肠梗阻,定义为胃肠道协调运动的延迟,是根治性膀胱切除术后常见的并发症,无论手术类型是开放式还是机器人方式。术后肠梗阻的病理生理学原因是多因素的,并且在肠手术后更常见。几个导致肠梗阻的原因包括与肠道操作相关的抑制性神经反射,大量的神经递质和炎症因子,包括一氧化氮(一种初始麻痹的重要介质),以及由几种肽(如P物质和血管活性肠肽)引起的黏膜通透性增加[72]。术后肠梗阻被发现是膀胱切除术后住院时间延长的主要原因之一[73]。

虽然历史上ORC系列的延长性肠梗阻发生率大约有15%~20%,但RARC肠梗阻率似乎在某些系列中相似,而在其他系列中较低。在一项针对104名ORC和35名RARC患者的单机构研究中,RARC和ORC患者的肠梗阻率相似(分别为26%和30%)[74]。另一项单机构研究发现,RARC术后的肠梗阻率为4/50(8%)[64]。一项关于209名行RARC治疗的连续患者的较大研究发现,总体肠梗阻率为22%,体外改道和原位改道之间的肠梗阻率相似[21]。在一项调查RARC体内新膀胱术并发症的单个研究中,肠梗阻率仅为6%(n=4/70)。在这4名患者中,2名患者接受保守治疗,1名患者接受小肠灌肠治疗,1名梗阻性肠梗阻患者接受再次手术治疗[65]。

不管膀胱切除术的方法如何,随着术中恢复方案的增加,肠梗阻的发生率有所改善[3,44]。最近一项对机器人膀胱切除术中恢复方案的回顾表明,恢复方案的提高可以减少术后肠梗阻,其中可能包括术前营养的优化、肠道准备的减少、碳水化合物的摄入、麻醉药物使用的减少以及术后饮食改善的结构化计划[75]。可以减少RARC患者肠梗阻的其他措施包括使用爱维莫潘。一项多中心随机对照试验显示,143名患者服用爱维莫潘,137名患者服用安慰剂,结果表明术后肠梗阻相关发病率显著降低(分别为8.4%和29.1%;P<0.001)[76]。

术中护理也可以降低肠梗阻发生率。硬膜外麻醉可以减少对阿片类药物的需求,但有额外的副作用,如血管扩张、体位性低血压和灵活性降低。另一种方法是使用直肠肌鞘导管,它可以直接对切口进行疼痛控制[77]。

如果在RARC之后,尽管采取了预防措施,但仍出现了长期肠梗阻,治疗方法与ORC的传统方法相似。仔细纠正电解质失衡有助于恢复肠功能,并应考虑其他原因(包括腹腔内脓肿或尿性囊肿的可能性,这可能会导致全身性腹膜炎)。如果肠梗阻持续,我们建议使用鼻胃管进行肠减压,以控制恶心和呕吐症状,并能更好地界定肠梗阻的缓解。如果放置了鼻胃管,需要补充排出的液体以保持液体稳态。对于那些对保守治疗无效的病例,必须对小肠梗阻采取进一步的影像学检查。

吻合口瘘和肠外瘘

尽管罕见,根治性膀胱切除术后的其他胃肠道并发症还包括吻合口瘘和肠外瘘。大多数回顾性研究显示ORC和RARC患者胃肠道并发症之间没有差异,但没有关于肠漏或瘘管的具体评论。在一项纳入800多名接受体外或体内RARC改道术患者的研究中,20%的患者出现胃肠道并发症,但体内组的发生率较低(10%对23%;P<0.001)[28]。然而,研究没有按手术类型对这些并发症进行分层(例如,肠梗阻 vs. 吻合口瘘或肠外瘘)。类似地,一项来自纪念斯隆-凯特林医院的随机对照试验显示,RARC和ORC的总体胃肠道并发症没有显著差异(分别为23%和29%),尽管也没有关于胃肠道并发症类型的具体细节记录。在一项单机构研究中,在35例RARC和104例ORC病例中明确了胃肠道并发症的类型,总体胃肠道并发症相似[74]。没有关于肠外瘘、肠漏或直肠损伤的病例报告。

需要进行额外的研究来确定RARC伴或不伴体内改道术后发生吻合口瘘和肠外瘘的风险,但鉴于现有文献中的低发生率,这些发生率可能仍然较低。

结论

虽然RARC是一个相对较新的手术,但病例数量正在逐渐增加,许多外科医生正在采用这种技术。其并发症的发生率似乎与开放式手术很相似,只是根据术中的挑战、患者的体位和切口的不同而略有不同。本章回顾了RARC围手术期常见的并发症以及避免这些并发症的方法。清楚地了解每种并发症的表现、预防和治疗,可以确保外科医生在学习过程中尽早获得成功。

虽然RARC术后常有并发症发生,但是许多围手术期并发症都可以通过充分的准备来避免。对RARC技术的透彻理解以及对围手术期路径、适当设备和机构支持的坚持,可以成功地减少RARC术后并发症。

(彭程 译)

参考文献及自测题

根治性手术并发症

第 37 章　肾切除术并发症

THENAPPAN CHANDRASEKAR, MARC A. DALL'ERA, and
CHRISTOPHER P. EVANS

要　点

1. 经腹切口(经中线、肋缘下或者人字切口)的优点,包括能快速暴露肾蒂和大血管。
2. 由于肋间神经的损伤致腰部肌肉松弛,从而致使高达 23% 的患者在术后出现腰部下陷。
3. 预期肾门的解剖困难或经腹入路寻找动脉困难的病例,术前肾动脉栓塞可能有帮助。
4. 脾脏损伤最常见的原因是对脾附着物的过度牵拉导致脾包膜的撕裂。
5. 在胰腺损伤的病例中,如果发现胰管的损伤,远端胰腺切除术是首选的治疗方法。
6. 如果出血使肝脏损伤的修补操作困难,则可通过阻断肝蒂完全控制肝脏血液流入。
7. 减少老年患者并发症发生率的围手术期策略包括减少手术时间、尽早输血和选择性放置胃管以降低肺炎发生率。

　　手术切除肾脏早在 1861 年就有报道。然而,第一例有计划的肾切除术可能是在 1869 年由 Gustav Simon 对一名输尿管阴道瘘患者实施的[1]。由于早期经腹肾切除术导致腹膜炎的发生引起患者较高的死亡率,经腰切口一度成为肾切除手术的首选入路,直到 20 世纪 50 年代,出现了有效的抗生素预防感染的发生。在 1969 年,Robson 和他的同事发表了一篇开创性的文章,描述了他们通过胸腹联合入路的方法来治疗肾肿瘤。该文章提出早期控制肾血管,完整切除肾和肾上腺,完整保留 Gerota 筋膜以及扩大淋巴结清扫,与单纯肾切除术相比可使患者生存获益[2]。

　　Robson 及其同事提出的治疗原则仍然是治疗类似肿瘤的基础。然而,从那时起,影像技术的发展提高了对肾脏较小病灶的检出率,从而导致了更多早期肾肿瘤的发现。这种变化也许部分地解释了肾切除术手术量的增加以及手术死亡率的改善。外科技术发展,包括腹腔镜和机器人手术的应用,麻醉技术的提高,新型抗生素问世,以及有效的重症监护,都有助于提高手术疗效。由于当今开放性肾切除术主要应用于直径较大或更为复杂的病灶,因此可能有更高的并发症发生风险。

术前注意事项

心肺因素

一些可能危及生命的心肺并发症见于所有外科手术操作,包括低血容量性休克、心肌梗死、肺炎、肺栓塞和肺功能不全。肾脏手术可通过多种病因加重心肺系统的负担,包括患者体位的影响和失血。大多数肾肿瘤生长缓慢这一特征,给术前优化心肺功能留出了一定时间,包括术前行冠状动脉或颈动脉血管再通术的可能性。但手术出血的风险需与这些干预措施后开始的抗凝的风险相平衡。

肾切除术患者手术体位通常为侧卧位,这种体位可能严重加重心肺系统的负担。首先,大血管上的压力可能会降低前负荷,增加后负荷,从而降低心输出量。其次,侧卧位是患者通气受限。膈肌运动受限以及通气-灌注失调导致的氧气交换较少共同导致了低氧血症的发生。以上对于心肺功能的影响也许会使某些代偿能力差的患者无法耐受这种体位。

这些问题需要医师仔细地术前评估患者的肺部疾病和心脏状况。如果对患者心肺状况有疑问,应及时请心血管内科及肺科会诊。术前预防措施和术中有创性监测可提高部分患者的安全性。术中失血和大的血流动力学变化的潜在可能导致患者需要术前配血。而且,自体献血回输作为一种可行方式应该告知患者。

泌尿因素

术前的尿路检查应包括手术部位的影像学检查,重点是肿瘤范围、对邻近脏器的影响、是否存在癌栓以及血管解剖。医师应评估者的总肾功能和对侧肾功能。在计划手术前,应进行尿液分析,如有必要,应进行尿培养和药敏实验,以确保尿路无菌。如果发现患者存在尿路感染,需使用能够充分覆盖致病菌的抗生素。

患者准备

一般的术中预防措施对于避免任何外科手术常见的并发症非常重要。严格遵守循证医学证据可确保取得最好的预后。应早于术前 30 分钟开始抗生素预防。在手术前应建立两个大静脉通路,同时考虑是否需要动脉压监测和中心静脉通路。根据 2008 年 AUA 指南关于"预防泌尿外科手术患者深静脉血栓",推荐术前应用肝素以降低深静脉血栓发生的风险。同时,除非存在开放性溃疡等禁忌证,否则对于患者术后双下肢应该使用弹力袜或者进行气压治疗[3]。一些证据表明,如果下肢存在开放性溃疡等禁忌证,对上肢进行气压治疗也许仍然可以提供一些抗血栓作用。必须小心地将放置患者体位,压力点均应有充分填充的垫子保护。与特定位置相关的因素将在后面讨论。

肾脏因素

肾切除术使得人体维持血压稳态的机制中的一个重要器官被移除。肾切除术后高血压的发生率<8%,通常是低危高血压,并且高血压一般能被控制[4]。从长期来看,一些肾脏捐献者会发生高血压,但是在配对的对照组或兄弟姐妹中,高血压的发生没有明显差异[5]。

术后急性肾功能不全可能由多种因素共同造成:切除了大部分机体功能肾单位,直接或间接操作引起对侧肾动脉痉挛以及与患者体位相关的横纹肌溶解症。术后急性肾功能不全通常是一过性的,但对于某些患者可能需要透析。

患者远期随访中,根治性肾切除术已被证实与肾功能不全的发生相关,因此所有接受肾切除术的患者都应注意肾功能不全的发生,即使是在对侧肾脏功能正常的患者中[6]。

手术入路

目前已经报道了许多用于肾切除术的手术入路方式。这些入路可分为前入路、侧入路和后入路。具体手术入路的选择应根据患者的身体状况、肾脏病变的大小和位置、是否并存其他同时计划的手术、是否进行淋巴结清扫以及外科医生的经验。

手术部位核对

(美国)联合委员会报告指出手术部位错误的发生率正在增加,在 2011 年达到顶峰,一共报道了 152 起事件。但是从那之后,报道手术部位错误的事件连续减少,在 2014 年共报道了 67 起事件[7]。大约 10% 被报道的案例发生在泌尿外科。回顾 2005—2010 年向 AJCC 报告的 7 147 起突发事件,其中956 起事件(13.4%)是由手术部位错误引起的。2011 年世界卫生组织(WHO)发布了手术安全核查表,此表有助于减少手术部位错误事件的发生(表 37.1)[8]。严格遵守旨在防止此类事件发生的原则对于优化患者的管理是必不可少的。

前入路

无论是经中线、肋缘下或者人字切口(图 37.1),前入路的一个主要优点是能快速暴露肾蒂和大血管。这一优点对于预防肿瘤种植可能并不像最初想象的那样重要,但是易于暴露和解剖环境熟悉仍然是其优势。其他适合前入路的情况包括:创伤的患者,不能耐受侧卧位的患者,多囊肾计划行双侧肾切除术的患者,体积大或者位于上极的肿瘤,双侧肾肿瘤,伴下腔静脉癌栓的左肾切除术患者,以及其他需要行双肾切除术的患者。通过前入路也可对腹部是否存在

表 37.1　WHO 手术安全核对表

麻醉诱导前	切开皮肤前	患者离开手术室前
（至少要护士、麻醉师核对）	（护士、麻醉师、手术医师核对）	（护士、麻醉师、手术医师核对）
患者是否已经确认了其身份、手术部位和名称，是否已签署手术同意书？ □ 是	□ 确认团队的所有成员要自我介绍其姓名和职责	**护士口头确认：** □ 手术名称 □ 清点完毕手术器械、敷料和针头 □ 标记手术标本（大声朗读标本标签，包括患者姓名） □ 是否存在需要解决的设备问题
是否已标记手术部位？ □ 是 □ 不适用	□ 确认患者姓名、手术名称和手术部位	
麻醉机和麻醉药品是否核对完毕？ □ 是	**手术前 60 分钟内，是否给患者注射了预防性抗生素？** □ 是 □ 不适用	**手术医师、麻醉师和护士：** □ 手术后，该患者在康复、治疗方面的特别注意事项？
是否给患者进行血氧饱和度监测，该仪器运转是否正常？ □ 是	**预期的关键事件**	
患者是否有	**手术医师：** □ 手术的关键步骤是什么？ □ 手术需要多长时间？ □ 预计的手术失血量是多少？	
既往过敏史？ □ 否 □ 是	**麻醉师：** □ 患者有没有特殊的注意事项？	
是否存在气道困难/误吸的风险？ □ 否 □ 是，所需设备/辅助人员已就位	**护理团队：** □ 消毒（包括消毒指示带结果）完成没有？ □ 设备有没有问题？ 有没有其他的注意事项？	
是否存在失血量>500ml（儿童>7ml/kg）的风险？ □ 否 □ 是，已建立两条静脉通道/保留中央静脉导管，已备好液体	**是否已展示必需的影像资料？** □ 是 □ 不适用	

（Adapted from Mahajan RP. The WHO surgical checklist. Best Pract Res Clin Anaesthesiol. 2011 ; 25 : 161-8.）

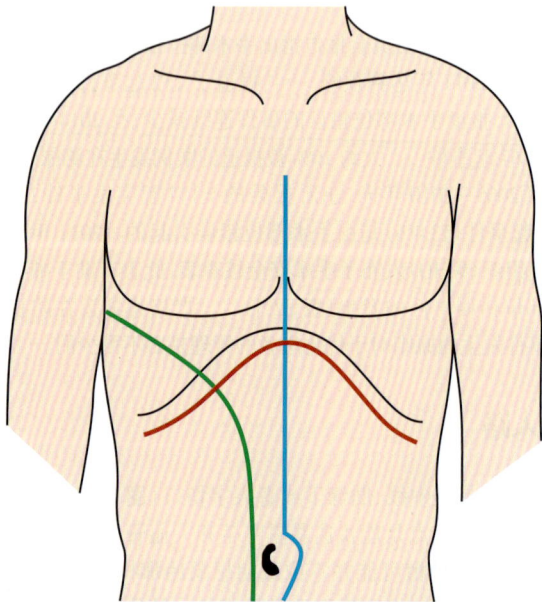

图 37.1　前入路切口示意图。如果需要暴露胸腔内的下腔静脉，可将正中切口（蓝色）向上延伸。如果需要完整的人字形切口，肋下切口（红色）可以延伸到中线。胸腹联合切口（绿色）可以很好地暴露肾上极和胸腔内的下腔静脉

转移进行探查。一些研究者提倡行肾切除术时同期行扩大淋巴结清扫，该操作通过前入路最容易进行。

前入路的缺点是缘下或者人字切口需要横断多个肌群。如果手术是经腹腔进行的，肿瘤的种植或感染的播散都可能比经腹膜后造成更严重的后果。如果手术计划在后腹腔进行，前入路也许不是最好的选择，因为手术过程中可能会意外进入腹腔。经腹腔手术术后可能出现腹腔粘连，远期有发生小肠梗阻的可能。在一些病例报道中，肠梗阻发生率大约为 2%[9]。由于腹膜外和腹腔脂肪过多引起手术困难，肥胖患者也许不适合经前路行肾切除术。

侧入路

侧入路可能更适合于不太复杂的肾切除术。此入路经后腹腔，避免进入腹腔或胸腔。必须特别关注患者的体位和保护受压点。将臀部贴在手术台上太紧会导致臀部坏死。侧入路切口可经第 10 或第 11 肋间，也可以直接切除第 10、11 或者 12 肋。如果需行肋间切口，切口应紧贴肋骨上缘，以避免损伤走行于肋骨下缘、位于腹内斜肌层和腹横肌之间的神经血管束。肋间神经的损伤会引起腰部肌肉松弛，从而使高达 23% 的患者在术后出现腰部下陷（图 37.2）[10]。这种情况可能很难与真正的疝相区别，后者是一种比较少见的

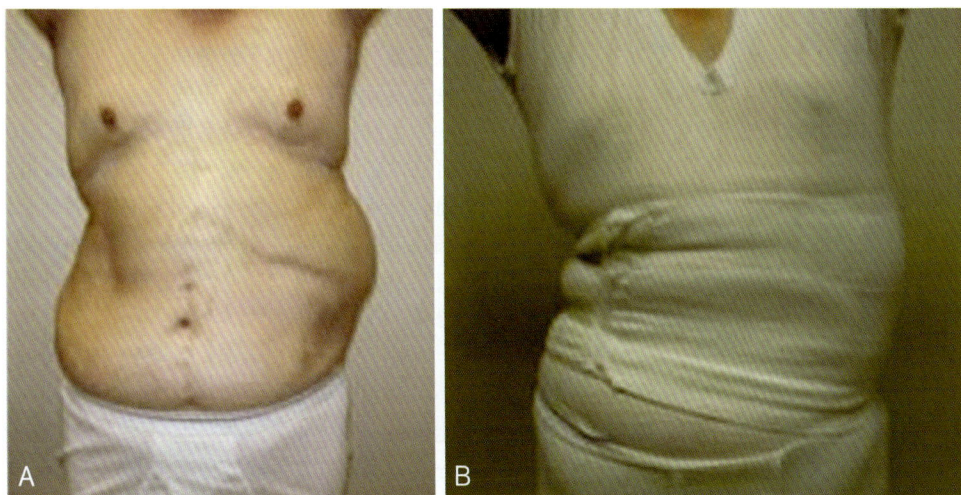

图 37.2　A. 患者为 63 岁男性,因继发性淋巴瘤行正中切口左脾切除术,因 T3b 肾细胞癌行侧切口肾切除术。虽然手术切缘是阴性的,但通过肋骨下切口连续切除了两次的肾癌在膈肌和肾床部位复发。尽管随后修复了腰部切口疝,但患者仍然存在腰部松弛,其中部分原因是肋间神经被切断。B. 照片显示使用腹部黏合剂治疗腰部松弛

并发症,需要手术治疗以防止嵌顿。营养不良、糖尿病和其他伤口愈合不良的危险因素容易导致疝的形成。CT 扫描有助于切口疝的诊断。术后侧入路切口引起的疼痛可能很明显,特别是在深吸气时。由于神经炎或肋间神经受到缝线或周围瘢痕组织的挤压,疼痛可能成为一个长期的问题。这种并发症可以通过小心地缝合肌肉层来预防。术后疼痛通常会随着时间的推移而减轻。多数术后切口疼痛的患者不需要特殊处理,但是一些患者需要局部注射类固醇来止痛。

胸腹联合入路

　　胸腹联合入路是一个大切口手术,现在通常用于直径较大或者复杂的根治性肾切除术。大切口可以探查腹腔、后腹腔和胸腔,能够对任何可疑病变进行活检或楔形切除。胸腹联合入路对肾上极暴露效果极好,因此当预期肾上极病灶广泛时,可使用此入路。肾癌伴腔静脉瘤栓长至膈肌上方或者右心房时,手术可能需要进入胸腔,此时右侧胸腹联合切口可以很好地暴露胸腔内的下腔静脉和右心房。该入路缺点是并发症较多。大切口使患者术后容易感染和产生严重的不适。该入路的特点使得肿瘤的种植或者感染的播散会使腹腔和胸腔同时受到影响。当使用左侧胸腹联合切口时必须小心,以避免切开膈肌时损伤脾脏。如果肋软骨不能用不可吸收的缝线牢固地固定,肋软骨前方的分离可能会引起术后严重的疼痛。该入路术后罕见的并发症包括膈神经损伤引起的半膈肌麻痹和肋软骨不愈合引起的"咔嗒"不适感[11]。

腰背入路

　　腰背入路的一个明显优点是减少了术后疼痛。腰背入路能够在不切断任何肌群的情况下进入后腹腔,从而将手术创伤降至最低,减少患者术后不适。该入路伤口裂开比较少见,因为仅仅只切开了一层非常坚韧的腰背筋膜。该入路的缺点主要是提供的暴露有限。由于该入路对肾蒂解剖困难,因此不合适肾血管手术和复杂的根治性肾切除术,包括肿瘤体积较大、上极病灶、可疑肿瘤侵犯周围组织或伴有瘤栓生长。分离第 12 肋的肋头辐状韧带可以加强肾脏上极暴露。然而,这种操作有损伤肋间神经血管束的风险。由于腰背入路暴露不充分,该入路比前入路或侧入路使用少。目前,腹腔镜手术已广泛取代腰背入路,前者能够很好地减少切口大小和改善术后疼痛。

术中并发症

出血

　　肾切除术前不常规进行血管造影。因此,预防术中大出血需要准确了解肾脏解剖和血供,以及常见的变异。

肾动脉解剖

　　在大多数患者中,单支肾动脉从主动脉侧方分出进入肾门。在右侧,右肾动脉通常在下腔静脉后方走行。多支肾动脉并不少见,在一些报道中指出>25% 的患者可出现多支肾动脉[12]。多支肾动脉通常在下腔静脉前方走行。肾动脉是终末循环。如果肾动脉或其任何分支闭塞,就会发生肾脏或相应节段的缺血性梗死。

　　因为性腺动脉、肾上腺动脉和膈下动脉邻近解剖区域,所以这些血管很容易损伤。膈下动脉是主动脉的分支,通常具有向下走行的分支,该分支供应一部分肾上腺血供。肾上

腺动脉在腹腔干的水平从主动脉发出分支,向外侧行进至肾上腺。其他的肾上腺动脉分支通常起源于肾动脉。性腺动脉在肾动脉下方从主动脉侧方分出。有时性腺动脉也会从肾动脉分出。右性腺动脉通常在下腔静脉的前方走行。

肾静脉解剖

与动脉循环相比,肾脏的静脉引流有许多侧支血管。右肾静脉直接汇入下腔静脉,通常没有分支。左肾静脉通常有性腺静脉、左肾上腺静脉和腰静脉汇入,然后走行于主动脉前方加汇入腔静脉。肾静脉通常走行于相应肾动脉的前方。多支肾静脉不如多支动脉常见,但约1%的患者会存在多支肾静脉,这种变异通常发生在左侧。肾静脉可以分支,一支走行于主动脉前方,另一支走行于主动脉后方,有时仅仅保留走行于主动脉的一支[13]。肾静脉系统广泛的侧支循环可以防止静脉回流不畅的发生,例如防止肿瘤瘤栓形成阻塞肾静脉引起肾损害、肾功能衰竭或其他症状。由于左肾静脉侧支循环较多,左肾静脉被结扎后,左肾可能不会充血坏死。而右肾静脉则缺少侧支循环。

出血量统计

传统上,根治性肾切除术被认为是一种较容易出血的外科手术。肾肿瘤的新生血管和侧支循环丰富。曾经大多数行肾切除术的患者需要输血,平均输血量高达2L[2]。现在,随着技术进步肾切除术平均失血量为300mL,输血率仅为15%[14]。与良性病灶相比,肿瘤患者行肾切除术时出血的可能性更大[15]。手术技术的提高将会降低低血压、贫血和输血等相关并发症的发生率。术前必须建立足够的静脉通道,以便快速复苏和输血。

术前栓塞

术前栓塞是一个好的选择,当肿瘤血供非常丰富时

(图37.3)。从理论上讲,肾脏栓塞应该可以减少失血,但是大多数研究发现并不是这样[16,17]。一些术者认为栓塞可以使分离肾脏变得更容易,因为栓塞后在梗死组织周围会形成一个水肿平面。动脉栓塞也允许更早地结扎肾静脉。预期肾门解剖困难或者行前入路时,动脉暴露相对困难,提前行血管栓塞可能会有所帮助。例如邻近肾动脉大的肾门肿瘤、病灶包裹肾动脉或者大的静脉瘤栓的患者,需要行肾动脉栓塞。早期结扎肾静脉或者移动肾脏可使肾动脉得到更好的暴露。

对于瘤栓的患者(稍后讨论),栓塞可能会使得瘤栓缩小[18]。更重要的是,在肾静脉闭塞的情况下,术前栓塞也许能使在肾周脂肪中围绕肾脏的提供侧支循环的静脉与肾脏分离。术前栓塞可能会使手术变得简单一些。虽然术前不常规进行栓塞,但术前栓塞可能有助于治疗体积较大且血供丰富的肿瘤。

栓塞的常见并发症为栓塞综合征,包括恶心、呕吐、发热和腰疼。肾切除术应在栓塞后48小时内进行,以尽量减少这些症状的发生。另一种选择是在栓塞前放置胸腔硬膜外导管,这是我们常规使用的策略。栓塞可能导致术后肠梗阻。因此,术前一定程度的肠道准备或流质饮食可能是有帮助的。更为严重的并发症是急性肾功能衰竭,可能是由栓塞剂的反流引起对侧肾脏意外被栓塞引起。其他器官被意外栓塞也偶尔会发生,并会导致严重的并发症,如心力衰竭和脊髓损伤。肾肿瘤伴瘤栓的患者行术前栓塞引起猝死偶有发生[19]。据报道,在不能手术的患者中,使用栓塞行姑息治疗的死亡率≤3.3%[20]。而且术前栓塞的实际并发症发生率可能更低。

但是值得注意的是,术前栓塞对患者是否获益从未在随机对照试验中被证实[17,21]。Subramanian及其同事在对255名患者的回顾性研究中,发现术前接受血管栓塞的行根治性肾切+下腔静脉瘤栓取出术的患者输血率更高,手术时间

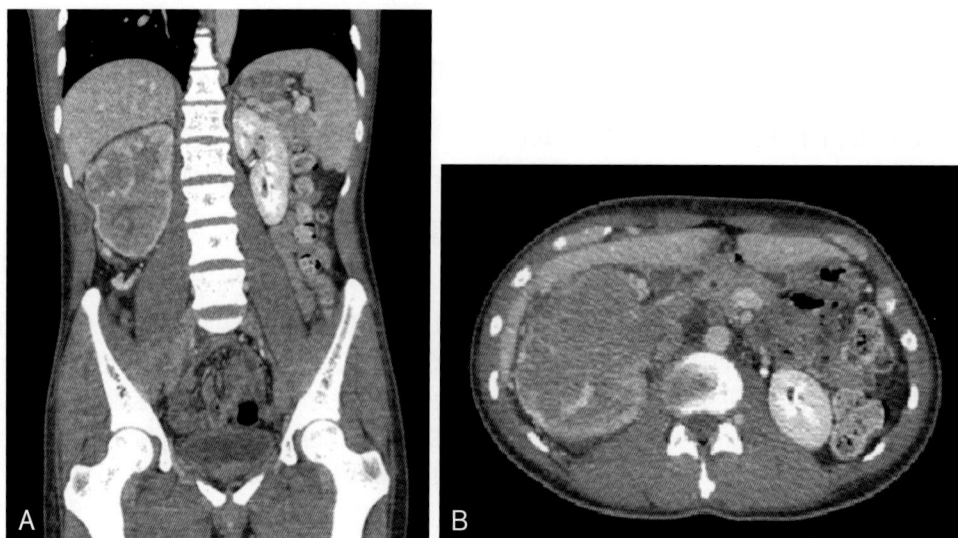

图37.3　这是一位26岁T3a期肾肿瘤的男性患者,手术前经栓塞治疗。图示冠状位(A)和轴位(B)成像

更长,术后并发症更多,住重症监护室住院时间更长,围手术期死亡率更高,但是在术中并发症或住院时间方面没有差异[21]。但是如前所述,这是一项回顾性研究,到目前为止还没有前瞻性研究的报道。

血管解剖

Robson 及其同事最先提出在行根治性肾切除术时需要早期控制和结扎肾血管来防止肿瘤血源性扩散。无论采用何种入路,都应该首先结扎肾动脉以防止肾脏淤血。需要仔细地解剖去确认肾动脉的位置。根据手术入路的不同,腹腔干、肠系膜上动脉、对侧肾动脉和腰部血管都可能被误认为肾动脉。如果误伤以上血管中的一支,立即识别并修补该血管可降低后续并发症的发生率。有条件时,建议咨询血管外科专科医生指导处理。当接近肾动脉时,应注意防止上述主动脉的分支损伤。肾上腺动脉分支特别容易误伤。虽然肾上腺动脉很细,但是出血量可能很大。

有些手术术中解剖困难时,可造成肾动脉可以被结扎但离断肾动脉困难的情况。可以先不离断肾动脉,一旦肾静脉结扎和离断,肾动脉的暴露也许会更好。如果肾动脉结扎后肾静脉没有缩小,则可能存在多支肾动脉。

必须小心处理肾静脉,因为可能会有腰静脉从背侧汇入肾静脉,尤其是左肾静脉。静脉壁较薄使得这些腰静脉容易撕裂。腰静脉撕裂后远端会缩回肌肉内,使得止血变得十分困难。首先要认识到这一点才能更有效地避免该类并发症的发生。在某些患者中,术前影像学检查可能会有帮助[22]。如果腰椎静脉显影,应避免采用一些暴露术野困难的手术入路。如果这些静脉发生撕脱,立即压迫出血点并完成肾脏切除可以改善术野并且促进止血。8 字缝合肌肉来缝扎出血部位通常有效。缝扎后可以在缝扎部位填塞止血材料进一步促进止血。

血肿

根治性肾切除术后的血肿形成可能使患者的术后恢复延迟。不仅由于后腹腔能够体容纳大量液体聚集,而且巨大的肾肿瘤切除后留下的大的空间也允许大量出血聚集在此而不引起症状。术后应该仔细随访患者的血细胞比容和血压,应该意识到健康的个体可能要在失血高达血容量的 25% 以上时才会出现明显症状。即使是小的血肿也可能被感染并形成脓肿,因此需要确保手术野干净。

肾切除术后不常规留置引流管。当术中发生明显的低血压时,一些血管可能发生痉挛,这可能会导致术后迟发出血。术后留置引流管 1~2 天可早期识别术后出血。

邻近脏器损伤

脾脏

脾损伤是腹部手术一个众所周知的并发症,左肾切除术是引起医源性脾损伤的第三大原因[9]。脾损伤发生率

为 2%~26%,但是大多数近期报道脾损伤发生率大约为 1%~5%[23,24]。

脾损伤的危险因素包括腹部手术史、肥胖、高龄、左肾体积大(例如多囊肾)和肾上极病灶[25]。大多数病例报道显示供体肾切除相关脾切除与肿瘤根治性左肾切除合并脾切除的比率非常不同。Cooper 及其同事推测这种差异反映了不同的手术目的[25]。供体切除术仅有 1%~2% 的脾切除风险[25,26],而且腹膜后入路出现脾损伤的风险更小。

预防脾损伤首先要仔细规划手术入路,认识到充分暴露左肾上极的重要性[27]。有多种方式引起脾损伤。最常见的原因是对脾脏附着物的过度牵拉导致脾包膜的撕裂。此外,肾脏大肿瘤切除过程中可能会撕裂脾包膜,如果牵开器力量过大也可能会造成脾脏损伤。此外,胸腹联合入路分离膈肌过程中导致脾脏损伤是罕见的原因。

要避免脾脏损伤,需要了解脾脏周围解剖。脾脏附着的周围结构包括膈肌、结肠、胃和肾(分别通过脾膈韧带、脾结肠韧带、脾胃韧带和脾肾韧带)。最表浅的脾脏韧带是由 Lord 和 Gouretich 最先描述的脾-网膜韧带[28]。早期分离脾脏下方的脾结肠韧带和脾肾韧带可以安全地移动脾脏,但需要避免过度拉扯。一些研究人员提倡结肠网膜移位术或从横结肠的中点到脾曲分离大网膜。Mejean 及其同事的回顾性研究表明,脾脏并发症的发生率降低,是由于早期和完整地分离结脾结肠韧带而增加了脾脏的活动度[29]。这些研究人员进一步发现肋下切口优于正中切口,因为能避免对脾韧带的过度牵引[23]。

脾损伤很容易通过这个富血供的器官的出血来识别。脾损伤传统的治疗方法是立即行脾切除术。越来越多的创伤外科修补术的经验表明,大量的脾脏是可被挽救的。浅表的脾撕裂伤可用氩气刀或止血材料治疗。建议使用止血海绵填塞止血,并重复检查是否还存在出血。深部的脾撕裂伤可能需要止血材料或补片来包裹填塞出血部位。在脾修补术或脾切除术完成之前,可以通过按压靠近胰腺尾部的脾血管来控制术中的大量出血。

脾切除术的术后处理包括接种肺炎球菌、嗜血杆菌和脑膜炎球菌疫苗。一些研究人员提倡术前对需要接受左肾切除术且有脾切除风险的患者接种疫苗,因为与术后接种疫苗发生感染的风险相比,术前接种的发生率更低[25]。脾切除的患者一旦发生脓毒症比免疫功能正常的人要严重许多,而且脓毒症的发生率是免疫功能正常的人的 10 倍以上。脾切除患者术后如留置了引流管,应尽快拔除以降低严重感染的风险。

胰腺

与肾脏邻近的其他器官损伤相比,胰腺损伤比较罕见。开放供体肾切除术的胰腺损伤发生率<1%[26]。行右肾切除在分离十二指肠降部的过程中可能会发生胰腺损伤。但是大多数胰腺损伤都发生在胰尾部,因为胰尾靠近左侧肾门。胰腺的牵拉、周围结构的撕裂和直接的撕裂都可能造成胰腺损伤。术中胰腺挫伤也可能导致术后发生胰腺炎或出现无

症状的淀粉酶和脂肪酶升高。危险因素可能包括腹部手术史、肾脏周围组织的炎症、较大的病灶或任何其他导致解剖困难的原因。

胰腺损伤的预防包括在左肾上极内侧分离时沿着 Gerota 筋膜与腹膜之间的平面进行分离。胰腺的识别、游离和小心牵拉将有助于避免胰腺任何的撕脱伤。

一旦识别胰腺撕裂伤，就需要立即进行修补。检查胰管有无损伤非常重要。如果没有发现胰管损伤，只需用不可吸收的缝线缝合胰腺包膜并用大网膜包裹受损部位。如果损伤累及胰管，行胰腺远端切除术可能更合适。如果条件允许，应立即请普外科医师会诊。行胰腺远端切除术并封闭受损的胰管，随后用胰腺包膜封闭胰腺残端。在这种情况下，术后需要放置引流管。

接受胰腺操作的患者的需术后监测淀粉酶和脂肪酶水平，尤其是在患者开始进食后。任何胰腺严重损伤的患者都需要放置胃管。术后早期应考虑肠外营养。如果胰腺炎的症状和体征无法缓解，应立即行 CT 扫描。如果发现可能存在胰瘘，则需要通过介入的方法进行抽吸。漏出的液体应送检测定淀粉酶、脂肪酶、pH、革兰氏染色和培养。感染性漏出液则提示存在坏死性胰腺炎，需紧急行剖腹清创和引流。如果漏出液未发现感染，应留置经皮引流管并行肠外营养使肠道休息。使用奥曲肽可减少胰腺分泌，在某些情况下可能会有帮助。起始量为 50μg 皮下注射每日三次，根据漏出量，可增至 200μg 每日三次[30]。

十二指肠

十二指肠损伤最常发生在分离右肾前内侧时。十二指肠降部最容易受到损伤。紧邻 Treitz 韧带的十二指肠远端损伤较少见。远端损伤通常发生在左结肠系膜内侧到肠系膜下静脉之间，由于此处肠系膜很薄，也可由热损伤或直接撕裂引起损伤。

十二指肠损伤相当罕见，在一个病例报道中，344 例右肾切除术中只有 1 例发生了十二指肠损伤[23]。危险因素可能包括腹部手术史、肾脏周围组织的炎症、较大的病灶或任何其他导致十二指肠分离困难及粘连的原因。

十二指肠损伤的预防包括小心地解剖和使用牵引器。必要时，可分离十二指肠使其远离手术区。

应仔细检查十二指肠是否有撕裂伤和血肿。十二指肠撕裂伤应采用双层缝合，并用网膜或空肠来覆盖加强。如果发现十二指肠血肿，应切开引流以防一过性的小肠梗阻发生。随后行十二指肠修补，并用大网膜或空肠组织覆盖。如果发生更大范围的损伤，应考虑请普外科医师会诊。标准的术前预防性抗生素使用仅覆盖皮肤微生物，因此应该考虑增加使用覆盖革兰氏阴性杆菌和厌氧菌的抗生素，特别是在没有进行肠道准备的患者中。术后应维持胃肠减压直到肠蠕动恢复。

肝脏

一般来说，肾切除术中肝损伤相对少见。许多大宗病例

研究中都未报道出现肝脏撕裂伤。肝损伤的常见原因为行右肾切除术时过度牵拉。预防措施包括使用牵开器，必要时分离三角韧带和冠状韧带以增加肝脏的活动度。

一旦发现肝损伤，或在切除原发性肿瘤时导致的肝撕裂伤可以用氩气刀进行治疗。对于较大的缺损，肝针配合 2-0 丝线或 1 号铬肠线行水平褥式缝合可能更合适。如果出血使肝脏修补困难，可通过 Pringle 手法达到完全阻断肝血流的目的（图 37.4）。在肝门处分离肝动脉和门静脉，并交叉阻断。对肝脏供体的研究表明，10~30 分钟的间断阻断肝血流随后交替开放肝血流 5 分钟，肝脏不会发生明显的缺血性损伤[31]。如果肝脏损伤的程度有术后引发胆漏的风险，则需留置引流管。

如果发现及时且治疗得当，医源性肝损伤术后恢复并不困难。如果出现明显的胆漏，建议经皮穿刺引流。漏出液较少时通常可采取保守治疗，漏出液较多时可能需要微创技术进行干预。

结肠和胃

胃、结肠、空肠或回肠的损伤非常罕见，通常是能量器械造成的意外的热损伤。危险因素可能包括腹部手术史、肾脏周围组织的炎症、较大的病灶、肾脏肿瘤侵犯周围脏器或任何其他导致解剖困难的原因。预防措施包括术前肠道准备，因为存在肿瘤侵犯周围结构使得切除困难或必要时需切除肠道的可能性。任何空腔脏器的修补应采用双层缝合，有条件时可用网膜覆盖加强。如果出现结肠内容物意外流出，应使用无菌水行广泛冲洗并留置引流管，在术后开始预防性使用能覆盖革兰氏阴性杆菌和厌氧菌

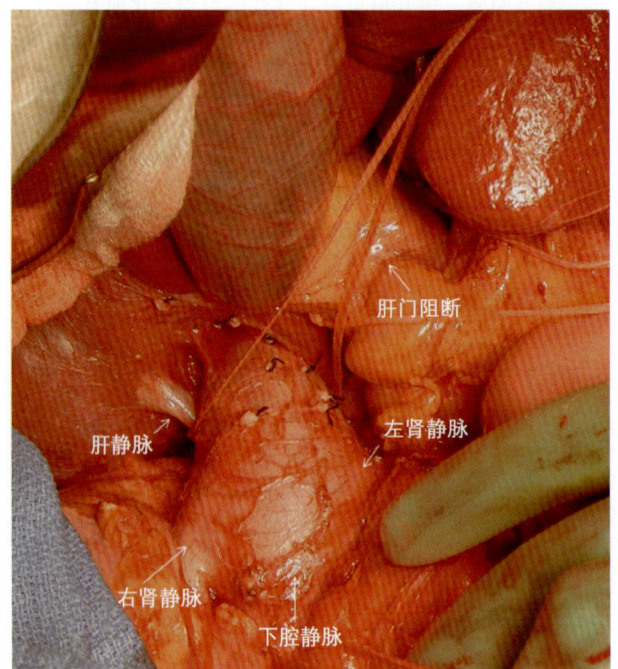

图 37.4　图片显示通过 Pringle 手法游离肝门的技术。血管束带牵引右肾静脉和肿瘤上下的下腔静脉

的抗生素。

肾上腺

Robson 及其同事提出根治性肾切除术应包括同侧肾上腺的切除以维持 Gerota 筋膜的完整性[2]。影像学的进步使术前能够对肿瘤体积、范围和肾上腺是否受累进行评估。而且由于越来越多的患者是早期偶然发现的肾肿瘤，因此需要重新评估肾肿瘤常规行肾上腺切除的做法是否合适。病理标本研究显示肾上腺浸润的发生率与肾肿瘤原发灶的分期有直接关系。如果术前 CT 没有发现肾上腺的异常，T1/2 期肾肿瘤侵犯肾上腺的概率一般<2%。上极病灶、多发性和临床分期 T3/4 的肾肿瘤侵犯肾上腺的发生率更高（T3 发生率为 7.8%，T4 发生率为 40%）[32-35]。此外，多达三分之一的肾上腺受累患者显示存在广泛的肾上腺结节或转移性疾病的证据[36]。但是大多数专家一致认为当肾上腺在术前影像学上发现异常或术中发现异常时，可行肾上腺切除[37]。

基于已报道的数据，一些外科医生在有些患者中施行保留肾上腺的根治性肾切除术，以避免将来发生对侧肾肿瘤需切除肾上腺时导致肾上腺功能不全。在保留肾上腺的根治性肾切除术患者中，游离肾脏时可能会导致肾上腺损伤。通常，存在一个清晰的层面可将肾上腺与肾脏分开。如果没有很好地找到该层面，牵拉肾脏可能会引起肾上腺包膜撕裂导致大量出血。肾上腺轻微损伤可使用缝合或凝闭血管来处理。但是使用这些方法进行肾上腺止血作用有限，肾上腺切除往往是最好的解决方案。无论是否计划行肾上腺切除，血供丰富的肾上腺在行肾切除术的过程中都有损伤风险。

膈

无论采用何种入路，膈和壁胸膜穿孔引发气胸是肾脏手术可能的一个并发症。随着更多采用侧入路，气胸发生率可能会增加。侧入路经第 12 肋骨下切口发生医源性气胸的概率很低，经第 11 间隙和第 10 间隙切口的发生气胸风险为中危。最近病例报道显示气胸的总体风险从 1%~10% 不等。一般来说，需要行胸腔闭式引流的气胸患者大约为 1%[38-41]。

预防包括仔细注意附着于肋骨上的膈的解剖学特征。例如对于肾部分切除术这类需要打开 Gerota 筋膜的手术，该部位的组织可以用来缓冲侧切口上方的牵开器的牵张力。许多外科医生术后常规安排患者行胸片检查，以评估患者是否存在气胸及是否需要留置闭式引流。然而有些文献研究了术后常规行胸片检查的必要性，最后得出的是没有必要的结论[42,43]。虽然前面叙述了各种手术入路导致气胸的发生率不同，但是气胸一般是在术中发现。研究人员发现只有大约 1% 的接受肾切除术的患者存在术中遗漏具有潜在临床意义的气胸。这些气胸中的许多都可自愈，没有任何不良后果。因此研究人员认为常规行胸片检查是不必要的。如果术中发现胸膜损伤或术后出现下列情况，如中线移位、有气胸症状或体格检查怀疑气胸时，术后应行胸片检查[42]。

如果术中发现胸膜损伤，应用海绵覆盖损伤部位以防血液从手术区进入胸腔。在手术结束时，可以使用 10~12F 的

Robinson 管从胸膜破损部位吸出进入胸腔的气体，并对该导管周围行荷包缝合。将该导管的远端置入水中，并请麻醉医生鼓肺至 40mmHg。此时应注意血压，因为鼓肺过程中会导致心脏前负荷降低。随后拔除该导管，打结以封闭胸膜缺损部位。如果胸膜缺损太大以致上述技术不能封闭胸膜缺损部位时，应该行胸腔闭式引流。如果没有发现胸腔出血，可以留置较小的胸引流管，甚至可以于第 2 肋间留置猪尾导管。在受损部位腹侧行仔细缝合封闭膈肌有助于胸膜愈合。术后在拔除胸引流管之前，应连续进行直立呼吸末胸片摄片检查以确保气胸完全治愈。

感染

目前，肾切除术后感染发生率约为 3%~5%（不含浅表切口的感染）[39]。为最大限度地限制感染播散，术前须确保患者不存在尿路感染。术前尿培养阳性则需要使用一段时间敏感抗生素抗感染治疗。任何手术都有出现术后感染的可能性，术后感染包括伤口感染、脓肿、肺炎、肾盂肾炎、胆囊炎，以及由抗生素使用诱发的感染，如艰难梭状芽孢杆菌结肠炎。我们的讨论集中在与肾切除术相关的特异性感染上。

肺炎

肺炎是一种常见的手术后院内感染，接受了肾切除术的患者更容易感染肺炎。与良性病灶行肾切除术的患者相比，肿瘤性病灶行肾切除术的患者有更高的肺炎发生率[15]。一定程度的肺不张在接受全麻的患者中普遍存在，尤其对于手术体位为侧卧位的患者。切口位置靠近膈肌和术中分离辅助呼吸的肌肉会使术后出现深呼吸时疼痛。这种情况使液体持续瘀积于萎陷的肺段，而这些液体可作为病原体的理想培养基。大手术还可能引起免疫系统抑制，从而使患者更易感染。

手术后肺炎的预防包括术前评估肺功能。如果对患者身体状况有任何疑问，或者患者有阻塞性、限制性或严重感染性肺部疾病的病史，应请呼吸科医生会诊。术前通过适当的治疗可以解决和降低这些危险因素。术后适当的止痛、刺激性肺活量测定和早期活动对于迅速改善肺不张和降低肺炎的风险非常重要。

脓肿

脓肿形成是泌尿外科手术中罕见的并发症（一项系列病例报道中肾癌患者脓肿发生率为 1.7%）[23]。脓肿的危险因素与伤口感染相似，包括术前尿路感染、术中进入胃肠器官、进入肾实质或集合系统，以及术后肾出血。除了避免这些危险因素外，适当的冲洗、预防使用抗生素和留置引流管（如有必要）可降低脓肿的发生率。存在感染危险因素的情况下，术后出现不明原因的发热应行腹部 CT 检查排除脓肿。如果

发现脓肿,应经验性使用抗生素抗感染的同时行经皮穿刺脓肿引流。当获得细菌培养及药敏结果时,需根据结果调整使用敏感抗生素。随着介入操作精确性的提高,已没有必要行脓肿开放清创术。

特殊人群

癌栓

　　肾细胞癌常常侵犯血管。10%~25% 的肾癌患者存在癌栓[44,45]。这种血管受侵犯可表现为下肢水肿、精索静脉曲张、腹部浅静脉曲张、蛋白尿、肺栓塞、右心房肿块或受累肾脏功能丧失。如果发现肾癌患者合并癌栓,术前准备应包括 MRI 扫描及其他影像学检查,以评估癌栓的近心端位置(图 37.5)[46-50]。术前 MRI 检测准确测量了癌栓范围在大约 98% 的癌栓患者中[51]。如果术前 MRI 检查时间和手术时间间隔超过两周,对于Ⅱ级和Ⅲ级癌栓患者,应考虑行额外检查,如超声、经食管超声心动图或重复 MRI 检查,以明确癌栓位置是否发生改变。侵入性操作如腔静脉造影应用较少。

　　对于癌栓患者,幸运的是癌栓并不一定意味着转移,癌栓完全切除后患者的生存比肾肿瘤侵犯 Gerota 筋膜的患者要好。虽然一些中心描述了低级别癌栓的微创治疗技术,但癌栓仍然是开放手术的主要适应证之一[52]。对于Ⅲ级或Ⅳ级癌栓的患者,存在行体外循环的可能,因此术前对心肺系统进行充分评估是必要的。

　　癌栓生长到肝静脉上方的一个不常见并发症是布-加综合征或者肝静脉流出道梗阻。布-加综合征的典型急性表现包括突发腹水、肝肿大、右上腹疼痛和肝功能异常。布-加综合征在肾癌合并癌栓的患者中少见,癌栓患者典型表现是以上症状逐渐出现[53]。布-加综合征需迅速行手术治疗以解除肝静脉梗阻,从而尽可能地保留肝实质。尽管进行了手术干预,但是严重的临床症状通常提示不可逆转的肝损伤和肝衰竭的发生。最大宗的肾癌伴腔静脉癌栓引发布-加综合征的病例报道显示 7 例重症患者中无一例生存时间超过 6 周。5 例轻症患者的生存时间可能与肾癌伴腔静脉癌栓未导致布-加综合征的患者相似[53]。鉴于预后较差,医生应谨慎选择对呈现布-加综合征的腔静脉癌栓患者进行手术治疗。

　　腔静脉癌栓切除术的外科技术已经发生了许多变化。由于研究者一致认为癌栓近心端的水平决定了手术入路的选择,所以术前影像学的准确评估对癌栓患者非常重要。目前为止,至少已经提出了六个癌栓分级系统[54,55]。当今可能最广泛使用的是梅奥分级,该分级依据癌栓与肾静脉开口、肝静脉和膈肌的关系将癌栓分为四级[56]。不同的梅奥分级对应不同的手术入路。

　　选择手术入路的基本原则如下:
1. 充分暴露原发病灶
2. 充分暴露下腔静脉
3. 暴露对侧肾静脉
4. 游离肝脏的能力
5. 切口延伸的能力,必要时可延伸至胸部
6. 完全控制癌栓的近心端及远心端以避免肺栓塞
7. 尽可能避免体外循环
8. 保护侧支循环

　　癌栓近心端及远心端下腔静脉、双肾静脉和门静脉应用止血带和橡皮管阻断(见图 37.5)。最好事先结扎要回流到需切开的一段下腔静脉的所有腰静脉。取栓前下腔静脉的血管控制顺序为癌栓远心端的下腔静脉、对侧肾静脉和腰静脉,最后是癌栓近心端的下腔静脉。阻断完成后,当切开下腔静脉时如果存在未被发现的腰静脉大量出血,可以用海绵棒在下腔静脉后方阻断腰静脉或者用 Kittner 装置在下腔静脉内阻断腰静脉。止血带可以收紧以阻断主要静脉回流。或者可以使用 Satinsky 钳和血管钳。虽然一些血管外科医生不喜欢在下腔静脉上使用钳子,但我们使用这种方法没有遭遇过任何问题。

　　结扎肝短静脉可以增加肝脏的活动度,并可多游离 4cm 的肝下下腔静脉。该技术有助控制肝下下腔静脉以及旋转肝脏到下腔静脉的左侧,从而更好地暴露右侧肾上腺和肝后下腔静脉(图 37.6)。

　　当癌栓生长到右心房时,通常需要打开胸腔。该手术可通过胸骨正中切口、胸腹联合切口或人字形切口向剑突延伸。也可以通过一个胸骨旁小切口进入胸腔。癌栓的范围以及癌栓是否侵犯下腔静脉或右心房决定了完全切除癌栓

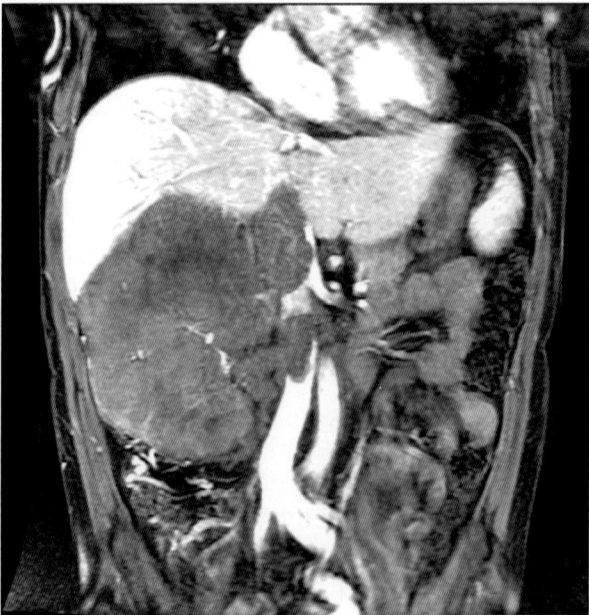

图 37.5　一位 52 岁男性患者被发现两支右肾静脉中都存在癌栓,且癌栓都延伸到下腔静脉。这张 MRI 确认了癌栓的近端范围

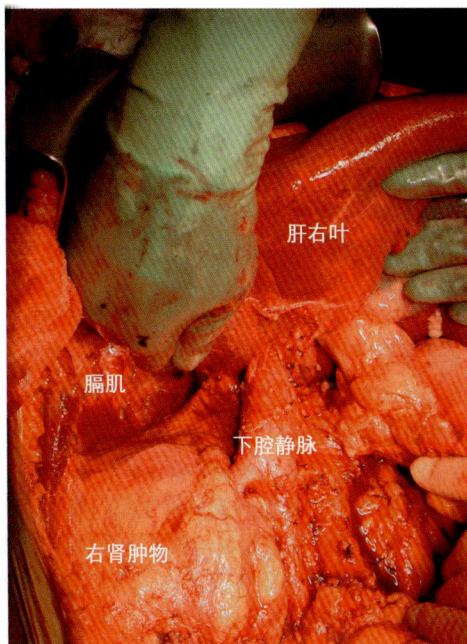

图 37.6　肝脏向左旋转以显露肝后下腔静脉。注意结扎的肝静脉

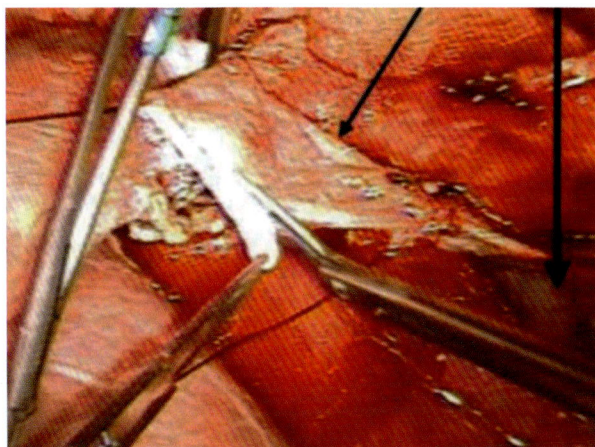

图 37.7　去脂心包重建下腔静脉。细箭头指示缝合处在下腔静脉上的移植物的内侧边缘。粗箭头指示下腔静脉低于移植物

所需的手术时间。反过来手术时间也取决于是否需要静脉转流、低温、心搏骤停以及失血[54]。有些团队已经创造经腹入路而不需要体外循环就可以切除高分级癌栓的技术[57]。无论采用哪种手术方式,最应避免的并发症是癌栓碎裂导致肺动脉栓塞。

在重建静脉血流之前确认癌栓已完全切除是至关重要的。已经报道的清除残余癌栓的各种方法,包括手动挤奶法、放置 Foley 尿管通过癌栓后打气囊并拉出癌栓,以及使用膀胱软镜的直视下方法[58]。

肾切除加癌栓取出术的患者一些并发症继发于不恰当的下腔静脉重建。心脏前负荷降低可能会导致某些代偿能力有限的患者发生心力衰竭。对侧肾静脉回流减少可能引发需要透析的急性肾功能不全。这种情况可能逆转随着静脉侧支循环的建立。如果与下腔静脉粘连的癌栓切除后导致下腔静脉缺损无法修补时,可使用移植材料重建下腔静脉。如果打开了胸腔,去脂肪的心包膜可用作自体移植材料(图 37.7)。

体外循环可能会引起小幅增加的并发症。大多数与体外循环相关的并发症主要由两种不同的机制引起。首先,体外循环通过多种生化机制导致全身炎症反应。这些机制一般是通过血液与体外气体及体外循环机的接触而引发。炎症介质(补体、细胞因子)激活白细胞、血管内皮细胞和血小板,引起损害器官的全身反应[59]。其次,体外循环可从脂蛋白聚集体、气体栓子和其他颗粒物中产生多个小栓子。这会影响器官的毛细血管床,特别是心脏、脑、肺和肾脏。健康的个体代偿能力强时通常不会产生任何问题,但存在以上器官合并症的患者可能会受到严重影响[59]。正在进行的研究集中在克服这些困难上。

体外循环术后的其他并发症通常是可控的。肝素化及鱼精蛋白中和肝素不充分导致的出血可能广泛存在。体外循环后患者也可能经历持续的体温失调。除了体外循环的并发症外,深低温停循环技术会导致机体结构的缺血性损伤,而且其中一些损伤可能是不可逆的。神经组织特别容易受到这种损伤,可能会导致暂时性的神经功能障碍、卒中以及死亡。这些并发症在根治性肾切除术中一般很少见[60]。预防措施包括缩短手术时间以降低缺血风险。尽管存在这些额外的风险,深低温停循环技术可能会降低肝脏和对侧肾脏热缺血的风险。增加指示下操作和手术时间可能会降低癌栓栓塞的风险[60]。

近期的一项国际大样本多中心研究报道了在Ⅲ~Ⅳ级癌栓切除术中使用体外循环并不显著影响患者的肿瘤特异性生存或总生存[61]。

减瘤性肾切除

来自西南肿瘤学组和欧洲癌症研究和治疗学会的两项前瞻性研究表明,在免疫治疗之前进行减瘤性肾切除术具有一定的生存获益[62,63]。肾肿瘤本身引发的症状如疼痛和血尿,导致患者可能需要行姑息性肾切除术,即使在存在广泛转移的患者中也是如此。然而对于一般情况较差的患者,建议采取保守治疗,比如予以对症止痛及肾血管栓塞。

一篇文章比较了肾癌伴腔静脉癌栓患者行减瘤性肾切除术和无转移的肾癌患者行根治性肾切除术的并发症发生率和死亡率。Zisman 及其同事发现与接受根治性肾切除术的无转移肾癌患者相比,接受减瘤性肾切除术的肾癌伴癌栓患者的手术并发症没有增加[29]。

局部复发

临床病例报道显示在未发生肿瘤转移的情况下,孤立肿瘤病灶局部复发的发生率<2%[64-66]。任何 T 分期的原发肿瘤都可能受到影响。局部复发是来自阳性切缘肿瘤的残留、淋巴结肿瘤的残留、肾上腺肿瘤的残留，还是属于一种肿瘤转移的形式，目前尚有争议[67,68]。切缘阳性在开放肾切除术中很少见。仔细解剖以避免肿瘤的种植可降低局部复发的风险。显然对于切缘阳性及手术切口存在肉眼可见的肿瘤种植的患者需要密切随访，因为手术切除是肾癌唯一有效的治疗方法。

在没有肿瘤转移的患者中，完全切除局部复发的病灶可使高达 40% 患者实现长期生存[64,69]。一些研究人员建议对这些患者进行辅助免疫治疗以提高预后[2]。对于能够完全切除复发病灶的患者，复发间隔时间越长，患者预后越好。

复发病灶的切除引发的并发症可能很严重。广泛切除可能的肿瘤复发病灶也许需要邻近器官的完整切除，因此可能会增加并发症、感染和围手术期死亡率的风险。尽管早期研究显示了行复发病灶的切除术有较高的死亡率[70,71]，但是近期研究报道的并发症发生率为 13%~45%[64,68,72,73]。由于对肿瘤局部复发及转移的患者行手术治疗，并发症发生率较高且生存获益有限，因此对这些患者应慎重采用手术治疗[74]。任何辅助治疗，包括化疗、免疫治疗、外照射或术中放疗均未显示出疗效[68]。随着肾肿瘤系统治疗的进展，对转移性疾病的合适的推荐建议无疑将发生重大变化。

供体肾切除术

围绕活体供肾切除术的伦理问题在一定程度上取决于该手术的并发症及死亡率。目前，美国大多数活体供肾切除术都采用微创技术进行。在其他一些国家，采用小切口进行手术。由于供肾切除术对供体没有直接的医疗益处，因此必须提高供体的预后转归。研究人员估计供肾切除术患者围手术期死亡率约为 0.03%，主要并发症发生率约为 1%~4%[5,75-77]。这些比例远低于行肾切除术的肾癌患者，反映了手术的可选择性和良好的术前准备。

术后对侧肾脏代偿性增大使肾小球滤过率维持在术前 2/3~3/4 水平。虽然大多数供体术后血压正常或出现易于控制的轻度高血压，但是供体的长期后遗症是血压升高，尤其是收缩压升高。此外，13%~22% 的患者与术前相比出现蛋白尿[5,78]。据我们所知，目前还没有研究表明供体肾切除术的这些并发症对临床有任何显著影响[78-80]。

开放供肾切除术的手术方法与单纯肾切除术相似。不同的中心采用不同的手术入路。腹膜外入路降低了术后出现腹腔粘连及小肠梗阻的风险。早期报道小肠梗阻的发生率为≤2%[26]。采用经腹前切口可能更容易精细解剖肾蒂并保留所有肾血管，尤其是在存在任何异常血管的情况下。分离输尿管时必须小心，避免损伤从肾门到输尿管近端的侧支血管。这些血管维持移植器官的血液供应，其损伤可能导致输尿管坏死。在钳夹肾血管之前充分游离肾脏，以最大限度地减少热缺血时间。在移植肾中，也许需要使用罂粟碱以避免可能的肾动脉痉挛。

老年患者

随着人口老龄化，老年人的定义一直在变化。病例报道中老年人的年龄截点已从 60~65 岁转移到 70~75 岁。曾经认为老年患者接受肿瘤根治手术获益很少，因为与手术相关的并发症及死亡率被认为超过了手术获益。当今对包括肾癌在内的许多肿瘤的治疗来说，这种观念已经彻底改变了。研究显示在老年患者中，肾切除术的并发症发生率及死亡率并没有显著升高[81]。实际上，老年患者大多数额外的问题可能与随着年龄增大伴随疾病较多有关。这些合并症通常可以在手术前进行管理，以获得最佳的治疗效果。

降低手术并发症的围手术期策略包括缩短手术时间、早期输血以及留置胃管以降低肺炎的发生率。腹膜外入路可降低肠梗阻的发生率且使患者更早恢复正常饮食，恢复正常饮食对老年患者可能十分重要。术后 24~48 小时的重症监护可以更早地发现可能的并发症[74,82]。

移行细胞癌

当前标准治疗方式对于大多数上尿路移行细胞癌是肾输尿管全长切除术+膀胱袖状切除术。低级别、低分期的病变可能可以更保守地处理[33]。在一些中心，越来越多的肾输尿管全长切除术是在腹腔镜下进行的。但是开放肾输尿管全长切除术仍然为复杂病例提供了更好的暴露。开放手术可以采用许多不同的手术切口。单一切口包括中线切口或中线和肋下的联合切口。另外也可以采用两个切口，如侧切口或肋下切口联合用于输尿管远端分离的 Gibson 切口或低位中线切口。在某些情况下，远端输尿管可以在内镜或腹腔镜下切除。最理想的情况是整个标本的完整切除，但是一些中心采用离断输尿管的方法使后续切除变得更简单。肾脏的分离与行根治性肾切除术完全相同。在大多数情况下，可保留肾上腺。应行膀胱袖状切除术，因为一项研究显示膀胱袖状切除术降低了肿瘤复发率[22]。

肾输尿管全长切的并发症与根治性肾切除术相似。膀胱切开相关的其他并发症很少见，如尿性囊肿或瘘管形成。另外，膀胱袖状切除可能会引起对侧输尿管开口损伤。这种并发症可能导致无尿，由于对侧输尿管开口梗阻引起。小心的分离可以防止这种并发症。对侧输尿管开口损伤处理包括逆行支架置入（如果可能）或行肾造瘘术（如果支架置入失败）。

（谢永鹏 译）

参考文献及自测题

第 38 章 开放肾部分切除术并发症

MARC A. BJURLIN and SAMIR S. TANEJA

章节大纲		
术前注意事项		梗死
手术计划		漏尿
一般并发症		肾功能受损
开放并发症的发生率		再次手术
特殊并发症		结论
切缘阳性		参考文献及自测题
出血		

要 点	
	1. 掌握肾动脉解剖是进行肾部分切除术的基础。
	2. 开放和腹腔镜肾部分切除术的并发症发生率与术者经验相关,但只要仔细注意细节,两者并发症发生率都是可接受的。
	3. 出血和漏尿的风险应该与长时间阻断肾动脉导致肾功能障碍的风险相平衡。
	4. 通过术中超声辅助来了解肾动脉解剖从而计划肾部分切切缘,并应从远离肾门的位置开始,以最大限度地降低肾梗死的风险。
	5. 识别和直接缝合切缘上损伤血管,避免在切口床深处缝合。
	6. 发生漏尿时,应将引流管置于能够完全引流肾外尿液的位置。除非出现输尿管梗阻,否则很少需要置入支架管。

自 1869—1870 年 Simon[1] 和 1887 年 Czerny[2] 首次报道以来,肾部分切除术已经被用来治疗许多不同的泌尿系疾病。自 20 世纪 90 年代初以来,肾部分切除术的主要应用是替代根治性肾切除术用于治疗小肾肿瘤[3-22]。有些机构现在支持将肾部分切除术作为治疗小肾肿瘤(cT1a,<4cm)的标准治疗方法[23,24]。肾部分切除术已被证明对局限于肾脏的早期肿瘤在控瘤上是安全的。最近,人们致力于在微创肿瘤切除术中复制开放肾部分切除术的技术,从而缩短术后恢复时间及并发症。随着越来越多的肾肿瘤被偶然发现,更多的早期肾肿瘤的诊断促使研究者扩大了肾部分切除术的适应证并增加了其应用[25-27]。尽管有了这样的变化,在全国范围内肾部分切除术的应用仍然很少,甚至对于小肾肿瘤也是如此,这可能反映了大部分医师认为肾部分切除术相较于根治并发症增加了的看法。

术前注意事项

肾部分切除术的绝对适应证包括孤立肾肾肿瘤、双侧肾肿瘤或患者存在氮质血症如行根治性肾切除术术后需接受透析。尽管有这些适应证,对于符合绝对适应证的某些患者选择行根治性肾切除术后规律透析也许是控瘤最有效方法。

相对适应证包括容易引起肾脏损害的某些疾病、既往患肾脏疾病、肾结石、反复肾脏感染、轻度氮质血症和和遗传综合征相关的多灶性肿瘤。选择性肾部分切除术是指患者没有上述危险因素,肾功能正常,影像学上对侧肾脏无异常。研究表明与部分肾切除术相比(稍后讨论),根治性肾切除术患者的肾小球滤过率(GFR)总体下降幅度更大[28]。因为根治性肾切除引起了与控瘤无关的较高的并发症发生率和死亡率,将来考虑行选择性肾部分切除术的动力可能会更大。

在考虑对患者行肾部分切除术时,要考虑的患者因素包括整体健康状况和耐受手术的能力,是否存在合并症易引起肾脏疾病、出血或需要抗凝,以及基线肾功能。虽然围手术期抗凝的需要并不能排除肾部分切除术,但它确实增加了术后出血的风险,因此这可能是考虑对患者行根治性肾切除术的一个原因。重复肾、位置异常和血管异常等肾脏解剖变异在手术计划中是重要的考虑,但它们不是排除肾部分切除术的因素。对于任何适应证,先前的肾脏手术史都必须仔细评估以确保肾部分切除术是可行的。最后,术者的习惯可能会影响手术入路和手术干预的决定。

回顾性研究表明,接受肾部分切除术的患者比接受根治性肾切除术的患者有更好的长期肾功能[2-31]。研究人员先前已经证明接受肾部分切除术的患者,术后肾小球滤过率>45mL/min 或>60mL/min 的可能性更大[28]。这些研究结果表明接受肾部分切除术的患者,可能会因保留肾功能而间接降低其与肿瘤无关的并发症和死亡的风险。肾小球滤过率降低与心血管相关死亡率或其他疾病之间存在显著的正相关关系。一些研究人员提出,相比肾部分切除术,接受根治性肾切除术的患者心血管或非肿瘤性死亡的风险更大[18,19,32]。这一发现是否与选择偏移有关,仍需在前瞻性研究中证实。尽管如此这一发现是颠覆性的,建议在技术上可行的大多数患者中考虑行选择性肾部分切除术,扩大适应证可能是有价值的。

在选择肾部分切除术的候选患者和计划手术过程中,肿瘤的考虑是必不可少的。在决定肾部分切除术是否合适时,肿瘤的大小和位置应在外科医生的技术经验和舒适度的框架内加以考虑。在这些肿瘤中,可以获得良好的切缘并且不会损害剩余肾脏的血供。曾经对于小于 4cm 的外生型肿瘤,选择性肾部分切除术被认为是合适的。在早期病例的回顾性分析中,肾部分切除术对于内生型肿瘤和较大的肿瘤的控瘤效果较差。该类患者中大多数可能没有肾部分切除术的选择性适应证。随着外科医生技术水平的提高,选择性肾部分切除术的适应证已经扩大到包括内生型肿瘤和 T1b 期(4~7cm)肿瘤。到目前为止,在这些病例中未见报道存在控瘤效果明显下降。

手术计划

肾部分切除术需要对动脉解剖以及肾脏血供和集合系统的关系有深入了解(图 38.1)。这些知识可以规划肾脏缺

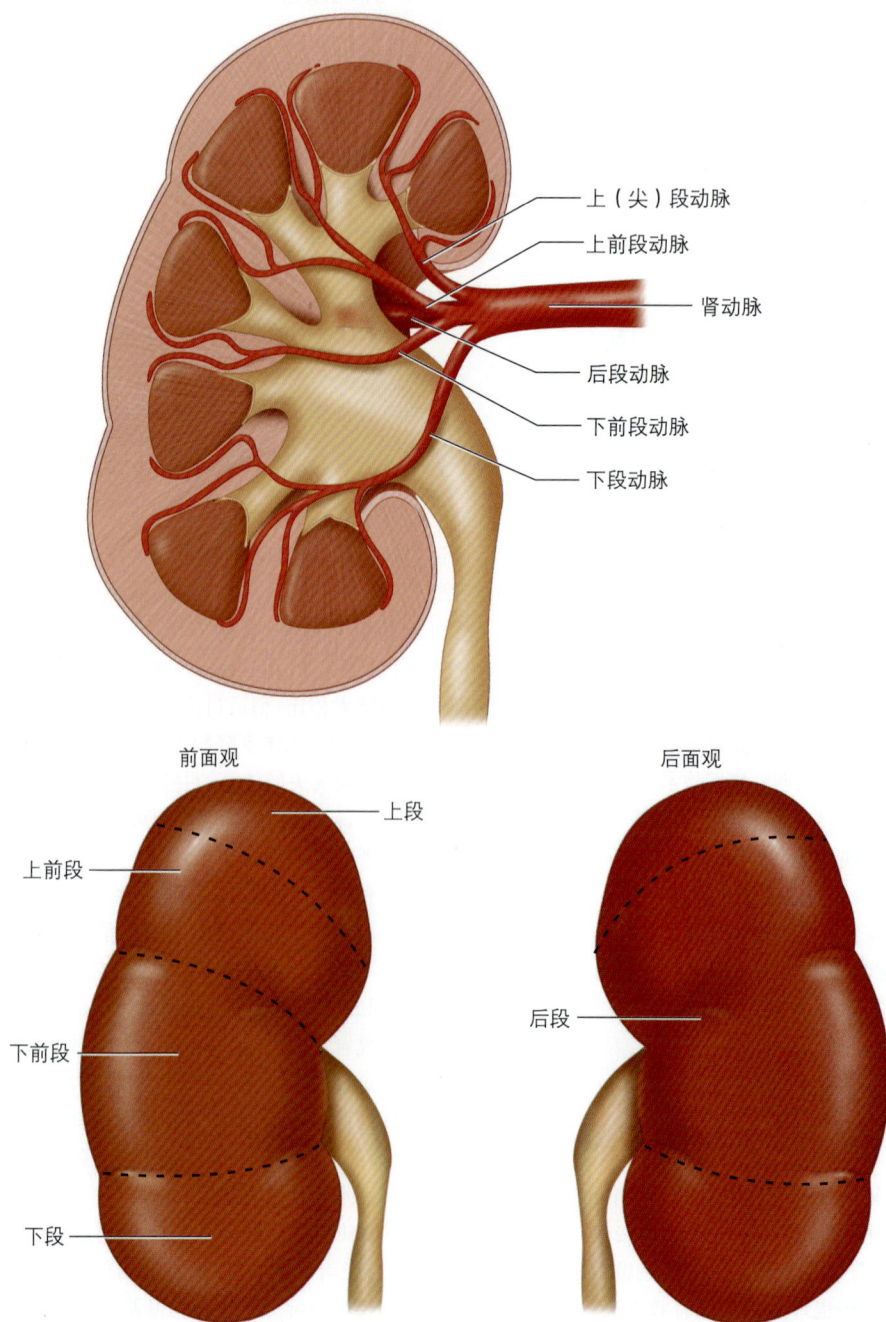

图 38.1 肾的动脉血供有五个主要的节段分支。有时当肿瘤局限于单支肾段动脉时,选择性肾段动脉阻断也许是可行的,从而降低肾脏缺血的风险。切除肿瘤时,避免损伤肾段动脉以防止周围肾组织梗死。同样在肾脏重建过程中,了解缺损部位血流供应方向也是必不可少的

血的必要性,切缘控制的切除路径,以及必要的静脉和集合系统修复的可能性。一些研究小组证明了术前使用计算机断层扫描(CT)或磁共振成像(MRI)进行三维图像重建的实用价值[33]。这些方式在识别多病灶、异常血管结构以及身段静脉瘤栓方面非常有价值。

近年来,通过一系列将肿瘤位置与肾内结构联系起来的空间评分系统,对肾部分切除术的解剖学考虑因素进行了客观化。最常用的肾部分切除术评分系统[34a]在第 34 章进行了详细介绍,评分与肾部分切除术并发症的风险相关。评分对于选择肾部分切除术的候选患者以及确定最佳手术方法都非常有用。

手术切口的规划很重要。肾部分切除术可以通过各种切口进行(图 38.2A-C 和 38.3A 和 B),包括传统的侧切口、肋骨下切口(腹膜内)、胸腹联合切口或最近描述的"迷你侧切口"(肋骨下腹膜外)[34b]。我们倾向于通过腹膜外入路第 11 肋上切口进行开放性肾部分切除术。这种入路的优点包括能够在后腹腔填塞术后出血和控制漏尿,减少术后肠梗阻并提供好的暴露以拉伸肾脏和解剖肾门。缺点包括疼痛增加导致术后深吸气受限,胸膜损伤的风险,以及在肋骨分离过程中牵拉肋间神经而引起的失神经隆起。肋骨下切口是可行的,但我们发现该切口很难将肾脏牵拉到皮肤水平,而通过侧切口则很容易的进行肾门分离。"迷你侧切口"可能是这两种切口的折衷选择,充分利用了各自的优点。

当前,手术前的另一个考虑是手术方式的选择,包括腹腔镜、机器人辅助腹腔镜或者开放手术。手术方式选择很大程度上是基于外科医生的偏好和经验,因为已经有证据表明

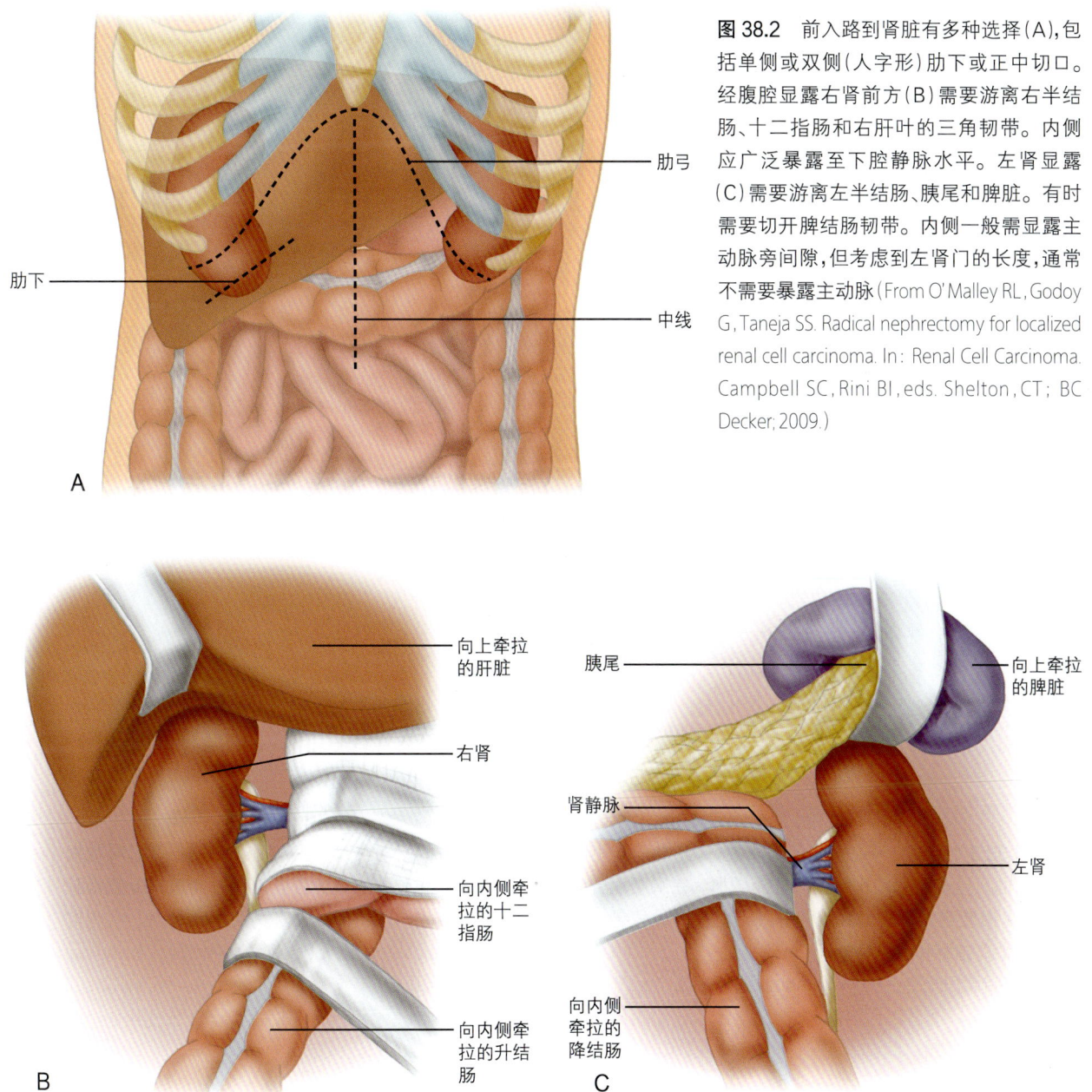

图 38.2 前入路到肾脏有多种选择(A),包括单侧或双侧(人字形)肋下或正中切口。经腹腔显露右肾前方(B)需要游离右半结肠、十二指肠和右肝叶的三角韧带。内侧应广泛暴露至下腔静脉水平。左肾显露(C)需要游离左半结肠、胰尾和脾脏。有时需要切开脾结肠韧带。内侧一般需显露主动脉旁间隙,但考虑到左肾门的长度,通常不需要暴露主动脉(From O' Malley RL, Godoy G, Taneja SS. Radical nephrectomy for localized renal cell carcinoma. In: Renal Cell Carcinoma. Campbell SC, Rini BI, eds. Shelton, CT; BC Decker; 2009.)

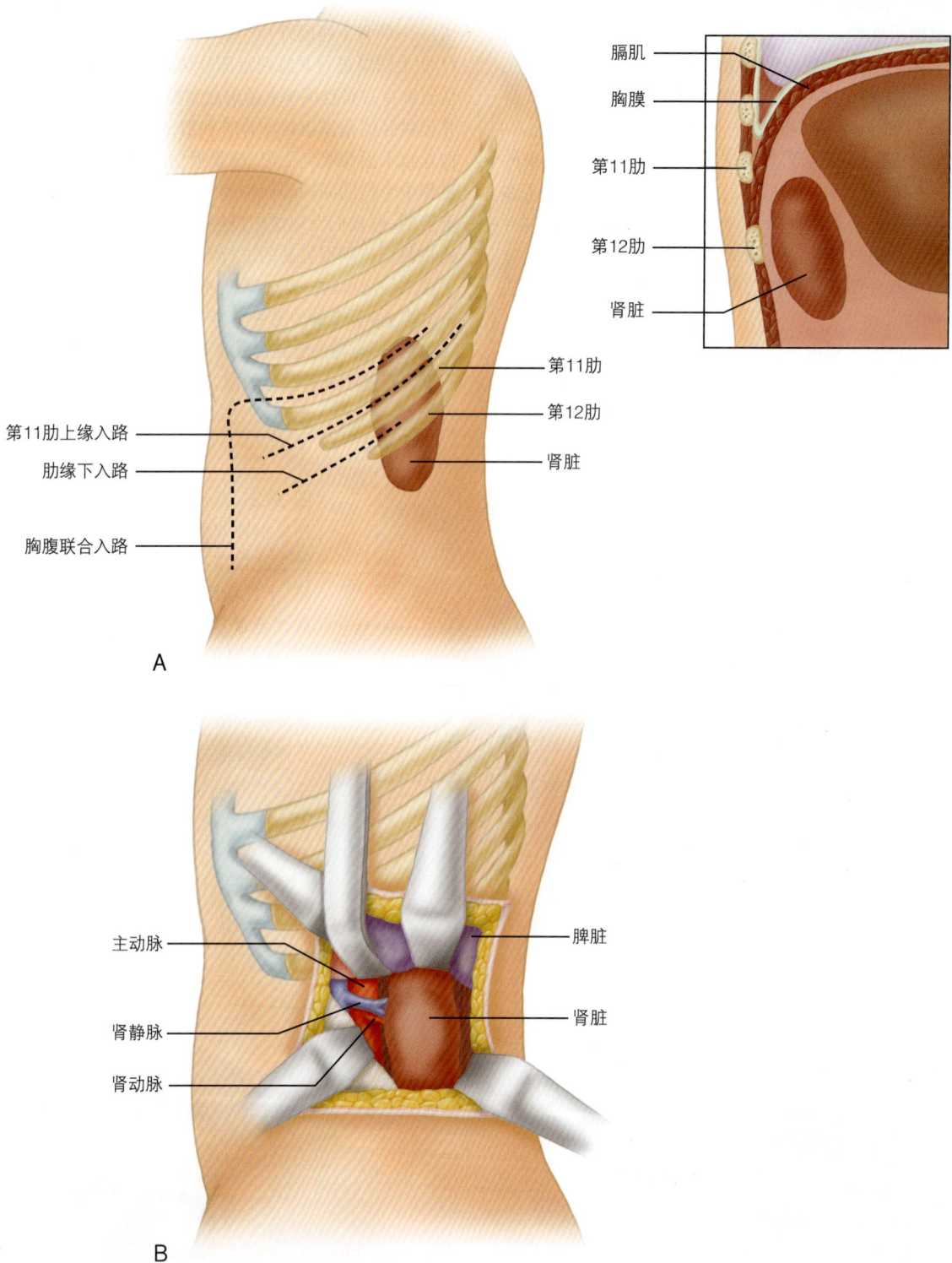

图 38.3　侧切口可在多个肋间隙进行，伴或不伴肋骨切除（A）。在进行侧切口时，由于胸膜的解剖结构，胸膜损伤的风险随着肋间水平的降低而增加。在胸腹联合入路中，有意进入胸腔和邻近的腹腔。通过侧入路显露肾脏（B），腹腔内的结构如脾脏和肝脏不能直接观察到，但可能会受到牵拉损伤。左侧清晰可见胰尾和脾门。右侧可见十二指肠和下腔静脉 (From O'Malley RL, Godoy G, Taneja SS. Radical nephrectomy for localized renal cell carcinoma. In: Renal Cell Carcinoma. Campbell SC, Rini BI, eds. Shelton, CT; BC Decker; 2009.)

大多数肿瘤通过任何一种方法处理都是安全。第 34 章中详述的一些考虑因素可能会起作用。一般来说,处理内生型肿瘤、与肾内结构关系复杂的肿瘤、多灶性肿瘤、大肿瘤或孤立肾,开放手术对于大多数外科医生是理想的选择。对于不善于使用微创技术的外科医生来说,开放手术显然更安全。在选择候选患者时,应特别考虑与切口相关的并发症。

一个好的准则是外科医生根据肿瘤的大小和位置,在自己技能范围内估计肾脏重建的缺血时间。虽然肾脏耐受缺血的理想时间没有明确的定义,但我们根据经验采用 30 分钟作为基准时间。如果估计微创手术肾缺血时间明显需要 30 分钟以上,我们会考虑开放肾部分切除术。当采用腹腔镜经腹腔手术时,最难显露和切除的肿瘤是位于内侧后方的肿瘤。在这种情况下,如果外科医生熟练掌握后腹腔镜手术,可以考虑行后腹腔镜手术,否则开放手术是一个合理的选择。据报道,即使是在一些大中心,对于孤立肾肿瘤,腹腔镜肾部分切除术相比开放肾部分切除术并发症更多,这些研究表明在大多数情况下,这类手术最好是采用开放的方式进行[35]。

鉴于腹腔镜肾部分切除术术后患者恢复更快,近年来在我们中心,对大多数患者我们更倾向采用腹腔镜手术,仅仅对多灶性肿瘤或者明显内生型肿瘤采用开放手术。我们发现对于有肾部分切除手术史的患者,采用腹腔镜方式进行再次手术更容易。

一般并发症

与肾脏手术、切口和合并症相关的一般并发症在本书的其他地方讨论。本章主要关注与肾部分切除术相关的并发症。肾部分切除术的主要并发症包括出血、漏尿、肾功能不全、血管瘘或畸形、切缘阳性、肾梗死,极少数情况下还会出现肾功能丧失。

肾部分切除术的学习曲线对于泌尿外科来说仍然是一个主要的挑战,但在最近的肾部分切除术的病例中并发症正在改善。事实上,一些病例对比了肾部分切除术与根治性肾切除术相关的并发症、住院时间和费用显示没有明显差异,同时指出保留肾单位的手术可以最大限度地保留肾实质并且几乎不会增加额外的并发症[5,8,15,36,37]。一项全国住院样本的研究,纳入了 2001—2008 年 2 037 家医院 49 983 名肾肿瘤患者,患者接受了开放根治性肾切除术(35 712 例)、腹腔镜根治性肾切除术(5 327 例)、开放部分肾切除术(8 944 例),结果显示并发症发生率仅有轻微差异(分别为 27.0%、22.6% 和 24.0%)[38]。Becker 等人利用 SEER 数据库(1992—2005)分析了 2 277 名年龄大于 65 岁的 T1 期肾癌患者,这些患者分别接受腹腔镜根治性肾切除术、开放肾部分切除术或腹腔镜肾部分切除术,发现 30 天的死亡率没有差异[37]。这样的观察是基于大医疗中心的经验,培训基层泌尿科医生降低肾部分切除术的并发症风险仍然是一个挑战。

开放并发症的发生率

传统上肾部分切除术的关键技术挑战一直是平衡血管控制以减少术中大出血的风险和因长时间阻断肾血管造成的缺血性损伤的风险。在大多数开放手术中,出血是最常见的术中并发症[39-42]。其他重要的术后并发症包括尿瘘(0%~17.4%)、急性肾功能衰竭(0%~26%)和术后出血(0%~4.5%)[40-45]。

在开放肾部分切除术的早期经验中,报道的并发症率很高,一个病例报道显示并发症发生率为 30.1%。在该病例报道中,出血是第四大常见并发症,而急性肾功能衰竭更为常见,发生率为 42.3%[7]。在预防出血和肾功能障碍方面,外科医生面临的挑战是如何把缺血性损伤控制在尽可能小的程度并进行有效的重建。认识到长时间阻断肾动脉对肾功能的有害影响,外科医生采取了更保守的控制出血的策略并改进了重建技术。随着手术医生经验的增加,开放性肾部分切除术的并发症已经下降。一个病例报道对比了 1 049 例连续的开放性肾根治或开放性肾部分切除术,接受肾部分切除术的患者中 9% 的患者发生并发症,包括尿瘘(5.5%)、急性肾功能衰竭(1.3%)、肾周脓肿(1.1%)、气胸(0.8%)和腹膜后出血(0.8%)[46]。Thompson 及其同事比较了 1995 年前和 1995 年后接受肾部分切除术的患者,结果显示两组患者出血的发生率分别为 1.5% 和 1.2%[47]。急性肾功能衰竭的发生率也要低得多(分别为 3.8% 和 1%),其中在 1995 年前手术的患者中 2% 需要透析,而在 1995 年后手术的患者中只有 0.6% 需要透析[47]。曾经尿瘘或漏尿在某些早期病例报道中也是常见的并发症(57.6%)[7],而在一家机构的 1 118 例肾部分切除术的回顾性研究中,有 52 例患者观察到发生了漏尿,发生率为 4.4%[48]。显然肾部分切除术的学习曲线降低了并发症。

Van Poppel 及其同事在一项前瞻性Ⅲ期多中心试验中对比了肾部分切除术和根治性肾切除术的并发症[40]。这些研究人员发现肾部分切除术组的严重出血(定义为失血量>1L)发生率为 3.1%,漏尿的发生率为 4.4%,而根治性肾切除术组的严重出血发生率仅为 1.2%[40]。肾部分切除术组和根治性肾切除术组分别有 4.4% 和 2.4% 的患者因并发症需要再次手术[40]。由于考虑到肾部分切除术保留肾功能的潜在好处,尽管围手术期和术后早期并发症发生率较高,肾部分切除术仍被认为是安全和可取的[40]。现今我们行肾部分切除术并发症的发生率极低,手术遵循本章后面概述的特定技术概念。只要注意细节,对于大多数早期肾肿瘤患者来说,肾部分切除术是非常安全的。

特殊并发症

切缘阳性

肾癌的肿瘤学疗效依赖于部分切时肿瘤切缘阴性。虽然研究人员已经证明切缘的厚度似乎不是预测无复发生存率的重要因素,但切缘为阴性仍然至关重要[49]。从技术上讲,单纯的肿瘤剜除当然是最简单的方法,但在我们看来,它增加了微小残留病的可能性。

　　肿瘤切除路线的规划在很大程度上取决于肿瘤的位置和皮质下肿瘤的范围。以外生性为主的肿瘤可以在肿瘤底部周围的浅部切口切开。以内生性为主的肿瘤需要真正切除一部分肾以确保足够的切缘。我们发现在开放和腹腔镜肾部分切除术中,术中超声对规划肿瘤切除路线最有用(图 38.4)。超声波从正常肾皮质穿过到达肿瘤中心,能测量肾皮质下肿瘤的范围。然后医生可在此基础上规划肿瘤切除路线。

在肿瘤切除过程中,阻断动脉有助于直接观察肿瘤切除的进展情况。这一特征在腹腔镜肾部分切除术中可能是最重要的,因为触觉反馈较少可以用于评估在肾脏中操作的部位相对于肿瘤的位置。切入肿瘤或离肿瘤太近的切口,可以从切口前缘近端 1~2cm 处开始,通过重复切口切入更深处。在腹腔镜肾部分切除术中,我们使用了肾脏中的视觉标志来指导我们保证了足够的肿瘤切缘。例如术前影像学提示肿瘤距离肾窦或集合系统 10mm 内(图 38.5A),则这些结构的视觉进入证实了切缘足够(图 38.5B)。

　　对切缘的冰冻切片分析被广泛用于确认切缘足够,虽然这种分析可以让外科医生和患者放心,但它在预测肿瘤疗效方面可能是不准确的。取样误差和切除过程中人为过大范围使得这种切缘分析技术价值不大。

出血

　　由于肾部分切除术需要在肿瘤切除过程中离断多条血管,因此可能直觉上认为出血是一个潜在的后果。出血可以发生在手术中、术后即可和手术后几天或几周后的迟发性出血。术中出血通常发生自切除肿瘤过程中,但如果暴露过程中没有仔细解剖血管,可能会从分离肾门过程中发生。在这方面,术前了解个体肾血管解剖是必不可少的。在肾部分切

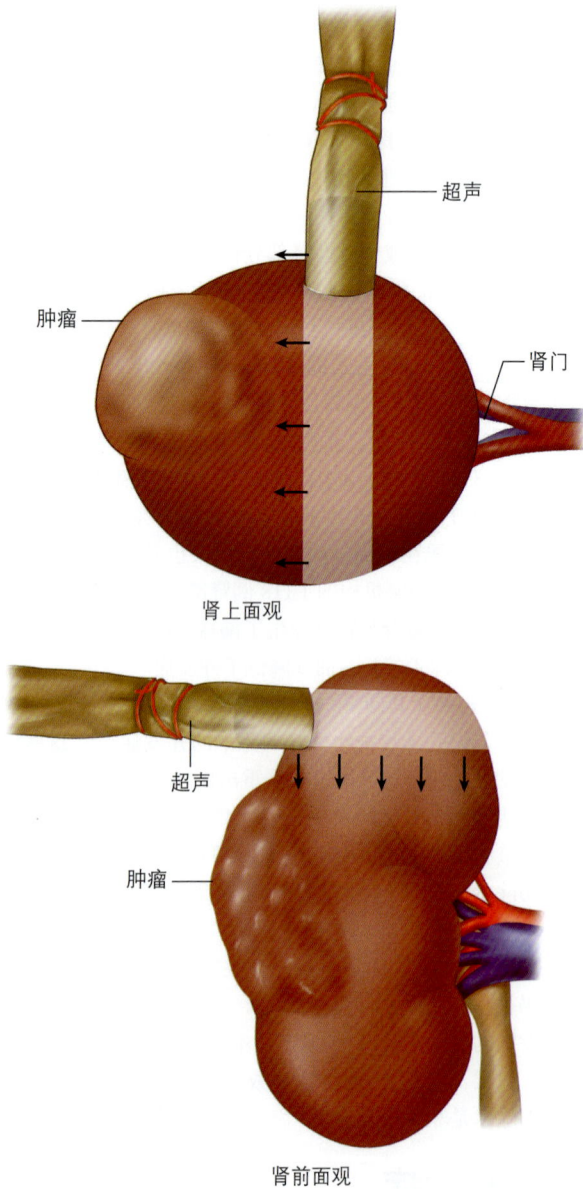

图 38.4　超声扫描定位肿瘤时,探头在每个方向(箭头指向探头移动的方向)穿过肿瘤,以确定皮质下肿瘤的范围并决定最佳的切除路径。肿瘤通常可以从肿瘤可见的外生部分向切向或侧向延伸。探头可以横向或纵向(就像车轮的辐条)穿过肿瘤,以全面评估肿瘤的范围

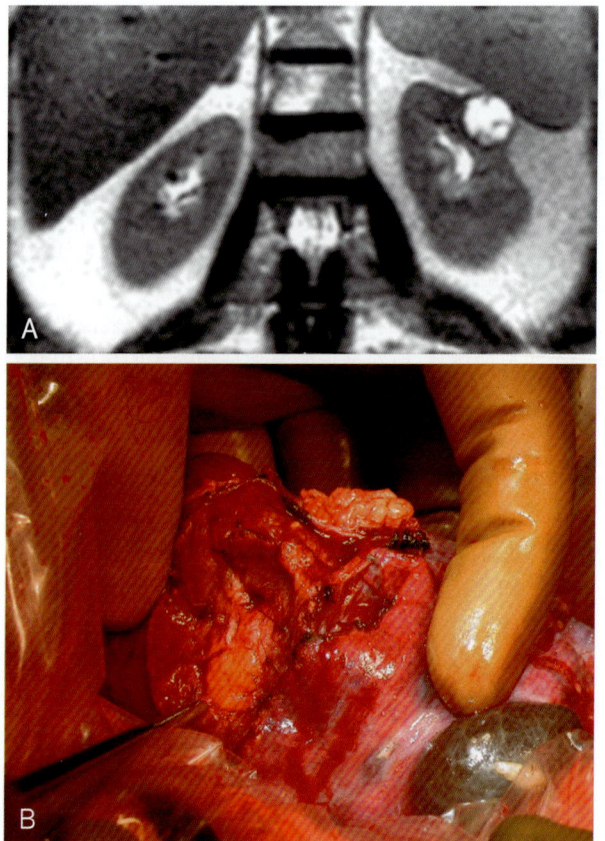

图 38.5　观察肿瘤在肾窦 10mm 以内的位置(A),在切除过程中显露肾窦(B)对确保切缘充分是必要的

除术中,出血一直是人们普遍担心的问题。对于大肿瘤和中央型肿瘤,采用选择性栓塞或体外切除肿瘤随后进行自体移植,以试图提供清晰的切缘和减少出血。在当代如果坚持血管控制和肾脏重建的基本原则,这些技术通常是不必要的。

肾脏重建的基本原则如下:

1. 关闭集合系统;
2. 肾实质内小血管的缝合和凝闭;
3. 在离断大血管过程中预防血管回缩;
4. 压迫缺损以协助静脉填塞。

每条原则都可以使用各种工具和技术达成,只要注意做到每一项,就能取得好的结果。

切除过程中的肾实质出血通常通过阻断肾动脉或静脉来处理。在大多数开放的肾部分切除术中,阻断动脉就已足够,因为通过肾门牵拉和手动压迫很容易实现静脉填塞。尽管阻断了肾动脉,但仍有大量出血这可能表明存在分支动脉,如果不容易识别,在开放和腹腔镜手术中都可以放置肾门交叉阻断夹。当在左侧进行这个动作时,在放置夹子之前应该知道主动脉、肾上腺、胰腺和肠系膜上动脉的位置。在右侧必须避开十二指肠和肝门。如果在静脉阻断完好的情况下仍有大量出血,则应怀疑持续动脉血流入引起的肾静脉高压。在这些病例中,松开静脉阻断可以减少出血。

有许多修复切开的肾血管的技术。4-0 条可吸收缝线的直接缝合结扎术通常是首选。我们发现在肾实质切开过程中识别血管并在离断前缝合它们是最有效的。用小 Freer 器械(图 38.6A)分离肾实质,在识别血管(图 38.6B)后,直接缝合结扎血管,并用肌腱切开剪刀离断血管。以这种方式,可以控制和重定向切除路径(图 38.7)。

如果在移除动脉夹后出现大量出血,应考虑静脉受压或肾蒂扭曲的可能性损害静脉回流。如果静脉没有受损,那么应该在压迫缺损部位的同时进行出血的缝合修复。应该避免再次阻断动脉,因为会增加缺血再灌注损伤的风险。

对于术后即刻出血的病例,初始处理应选择保守治疗,输血、卧床休息和连续监测血细胞比容。扩大的腹膜后血肿可以通过使肾实质缺损部位移位而加重出血。因此,如果需

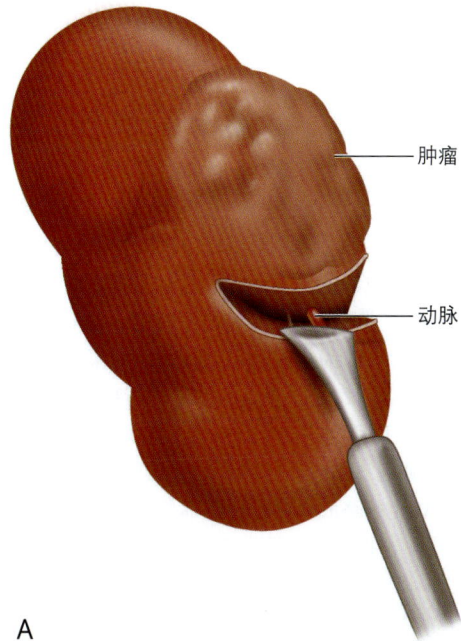

A

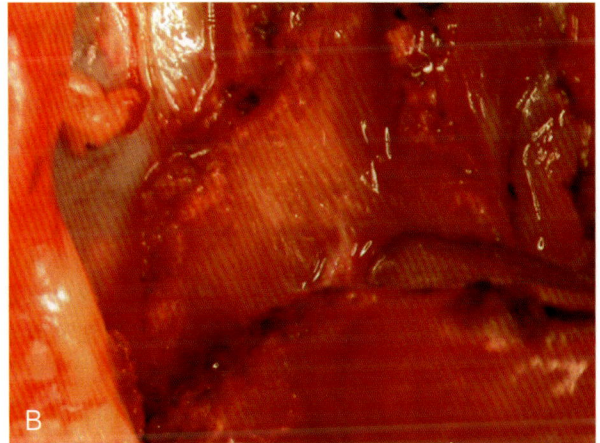

B

图 38.6 使用 Freer 器械分离肾实质(A),可以看见供应肿瘤的动脉分支(B)。一旦识别血管,就直接缝合结扎,从而避免深部缝扎可能损伤或结扎该血管近端或相邻血管(B, From Nieder A, Taneja SS. The role of partial nephrectomy for renal cell carcinoma in contemporary practice. Urol Clin North Am. 2003;30:536.)

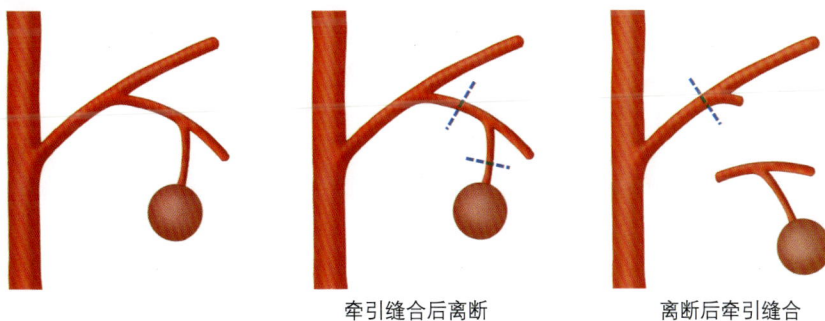

牵引缝合后离断   离断后牵引缝合

图 38.7 当供应肿瘤的血管分支从上一级血管暴露并被牵拉时,通过结扎和离断进入肾部分切除标本的小血管,可以避免损伤上一级血管(从而使得肾梗死的范围最小),并可以定向控制切口的深度和方向

要多次输血,血流动力学不稳定,或者血细胞比容对输血没有反应,那么应该及早考虑血管造影和选择性栓塞。在这些患者中,与肾损伤不同的是必须将注意力集中在切除部位,在那里可以栓塞任何可见的血管,即使它们不是活跃的出血。间歇性出血很常见,血管造影上可能看不到出血。

对于出院后迟发性出血的患者(血尿或腰部血肿),动静脉瘘或假性动脉瘤的可能性很高,应该及早进行血管造影。如果怀疑发生率低,或者如果出血很少并且患者血流动力学稳定,那么可以首先进行超声扫描(见第 34 章图 34.6)或磁共振血管造影(MRA),因为这些是无创检查。如果没有发现异常出血仍然存在,那么无论如何都需要进行血管造影术。选择性血管栓塞在管理这些并发症中非常有效[50]。我们有时会看到肾外血肿通过集合系统减压而导致的延迟性血尿。在这些病例中,MRI 尿路成像显示切除部位上有一个小的充满液体的缺损(闭合性尿瘤)。

梗死

在进行肾部分切除术时,保留肾段的血管供应是避免肾梗死的关键。虽然梗死的功能意义尚不清楚,但可以肯定的是,随着时间的推移梗死组织可能会减少剩余的肾脏储备。较大的梗死节段会导致肾素介导的高血压,如果修复的集合系统的很大一部分失去了血液供应,这种情况会促进渗漏。

避免肾梗死的发生依赖于肾动脉解剖知识。考虑到肾动脉末端血流的性质,最大限度地保留近端血管应该是切除的目标。当病灶位于两极时,最好是垂直切开而不是沿切线方向切开,但如果病变主要位于前段或后段血管系统内,那么通过切线方向切开可以保留大量的实质。在前段和后段,我们发现,从远离肾门的实质切口开始,向肾脏中心切开,可以在动脉分支进入标本时识别它们,从而避免放射状梗死(图 38.8)。我们发现,从肾门开始向外切开会导致主干损伤的可能性更高,从而促进额外的肾脏梗死(图 38.9A-D)。

沿着规划的切除路线分离肾实质,单个血管在进入标本时被识别,被缝合结扎离断,以避免因血管回缩而需要进行深缝合(见图 38.6 和 38.7)。这项技术在腹腔镜手术中更难实施,由于腹腔镜手术中通常使用的缝合技术,在腹腔镜肾部分切除术中发生放射性梗死的可能性更高。我们已经采用了一种改良的缝合技术(在第 34 章中描述)来降低主要梗死或血管并发症的可能性。

肾梗死的一般处理是观察。对于有严重高血压或因肾梗死而持续漏尿的患者,应行肾切除术。

漏尿

泌尿外科文献中报告的漏尿率取决于术者的定义。这一定义差异很大,从术后漏尿>72 小时到漏尿持续时间>3 个月不等。我们通常将肾部分切除术后尿瘘定义为手术后尿漏持续 4 周以上。尽管如此,术后持续任何时间的漏尿都必须由医师进行适当的管理。采用引流、预防感染和避免输尿管梗阻的原则通常可以解决漏尿。第 13 章和第 34 章还讨论了肾部分切除术后漏尿的处理。

仔细关闭集合系统通常可以防止尿漏。在切除床较大的情况下,或在切开肾的前段或后段切除肿瘤时,可能无法辨认出小的肾盏损伤,这些通常是持续性漏尿的部位。通常关闭集合系统是用 4-0 可吸收编织线间断缝合。这之后是第二层叠瓦式缝合,试图将缺损部位周围的实质拉在一起,从而减少切口的张力(图 38.10)。

两项技术改进大大降低了开放肾部分切除术的漏尿率:①通过肾盂逆行灌注亚甲基蓝;②在肾实质切口处使用一层组织黏合剂。组织黏合剂的使用在腹腔镜肾部分切除术中是最重要的,因为小的肾盏损伤通常很难识别。我们采用了一种标准化技术,用纤维蛋白密封剂渗透明胶海绵,将其塑形于切除缺损部位,然后通过凝血酶浸润将其激活。在缺损处填充额外的止血材料,使用 3-0 非编织可吸收缝线水平褥式缝合将肾脏折叠在止血材料上,缝合需包含肾包膜。

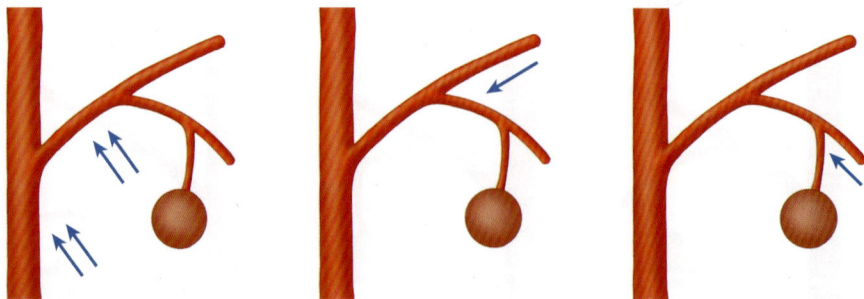

图 38.8 肾部分切除术切口从肾门向外(双箭头)通常会损伤供应超出计划切除范围肾实质的较大血管。从而引起更大范围或者邻近节段性肾梗死的风险相对较高。切向肾门(单箭头)只允许离断那些供应被切除的肾实质的血管,从而降低更大范围肾梗死的风险

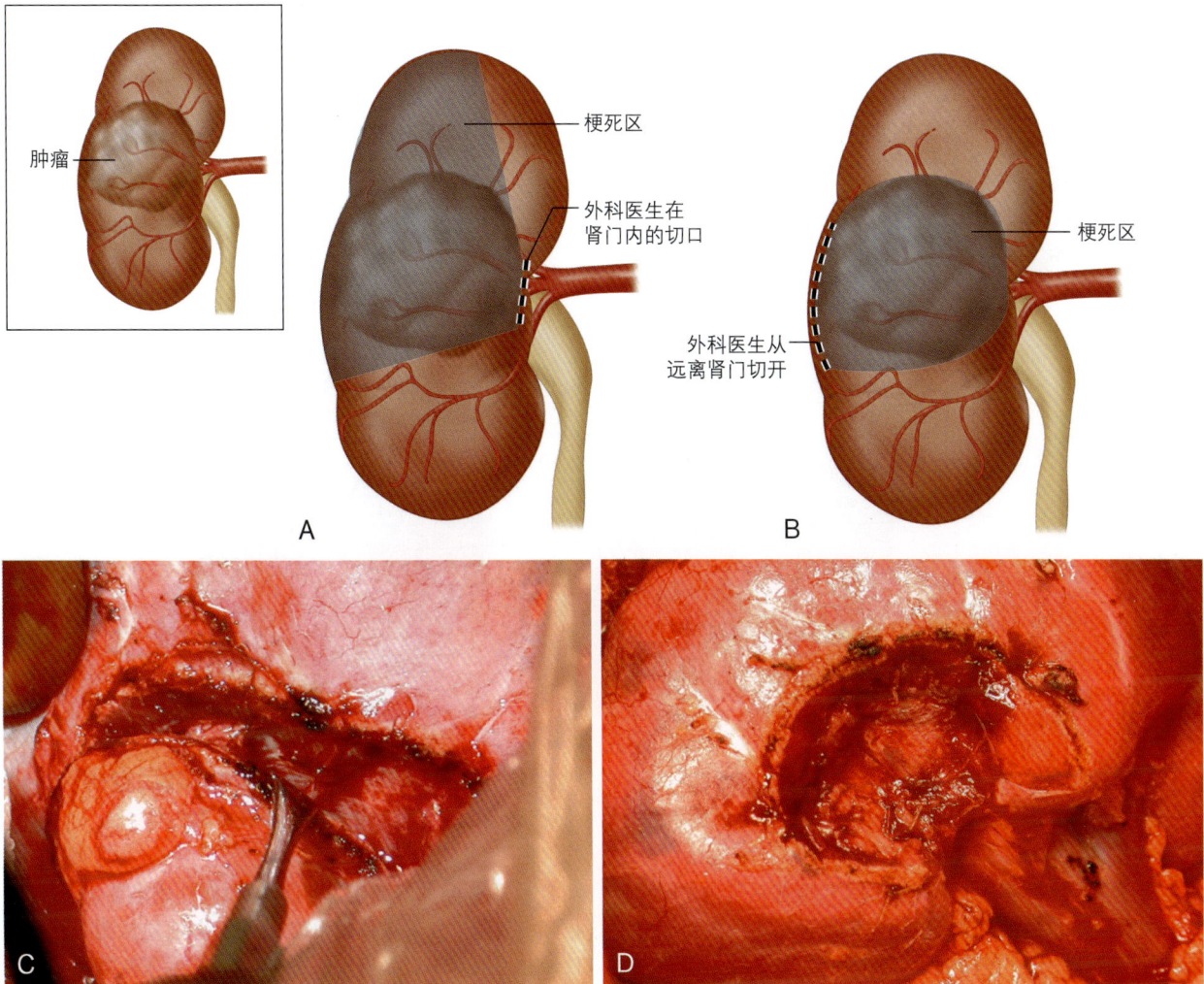

图 38.9　肾脏肿瘤切除的方向会影响残存肾脏供血动脉分支受损的可能性。由于肾门区域存在肾动脉和更多的上级动脉分支，我们通常倾向于从与肾门相对的肿瘤一侧开始切除。在前段或后段肾段动脉区域手术时，这一点尤其重要。A. 如果从肾门部位开始切除时，经常可以看到缺损周围的放射状肾梗死。B-D. 当从远离肾门部位开始切除时，较大的上级血管被保留，从而使得周围的肾脏保持良好的灌注

　　尿漏有两种表现形式。早期漏尿通常在恢复室变得明显并持续，而延迟性漏尿在术后 5~14 天出现，并可能出现症状。目前尚不清楚大多数延迟漏尿是否只是因为引流不充分和缺乏症状而在早期没有被识别出来。有一种老观点认为漏尿经常发生在最初的 24~72 小时，随后就会消失，这一观点并不完全正确。事实上，大多数择期肾部分切除术的肾脏重建应该是不会发生漏尿的。早期漏尿通常表示集合系统关闭不良或未能识别集合系统的损伤，根据我们的经验，这种漏尿很少会在最初几天内停止。

　　如果手术后超过 48 小时，每班引流量>30~40mL，则怀疑早期漏尿。术后前 24 小时引流多可能导致怀疑存在漏尿，但是除非并发感染，血清肌酐因重吸收而显著升高，或者孤立肾患者无尿，否则不需要干预。在这些情况下，可能会怀疑存在尿路梗阻，需早期行影像学检查。超过 48 小时的尿漏通过测量引流液相对于血清的肌酐水平来确认。如果引流液是纯尿液，肌酐水平一般会大于 30mg/dL（2 652μmol/L）。当引流液肌酐水平略高于血清肌酐水平时，那么至少有一部分引流液是尿液，很可能存在尿漏。轻微的肌酐升高可能提示尿漏已解决，一些稀释的尿液仍留在腹膜后。在确认存在尿漏后，我们通常立即进行超声扫描或 CT 平扫以保证引流管在合适的位置，没有未引流的尿性囊肿存在，并且肾脏有良好的引流。

　　如果所有这些原则都得到满足，患者可以在固定好引流管的情况下出院预防性使用抗生素。每周对患者进行电解质和肾脏超声检查，以排除尿性囊肿加重或引流管移位。如果存在不能引流的液体，需调整引流管的位置使其紧挨着漏尿部位。这种操作可以实现在增强 CT 的协助下。理想的引流管位置是紧靠肾脏，以便形成引流通道。在漏尿多的情况下，可以将引流管负压去除，但有必要在几天内进行后续超声扫描，以排除二次引流的可能性。

　　迟发性漏尿通常表现为腰部疼痛、发热或切口留液。对于发热的患者，评估应该包括完整的血细胞计数并人工鉴别、血和尿培养，以及胸片，以确定其他潜在的感染源。如果

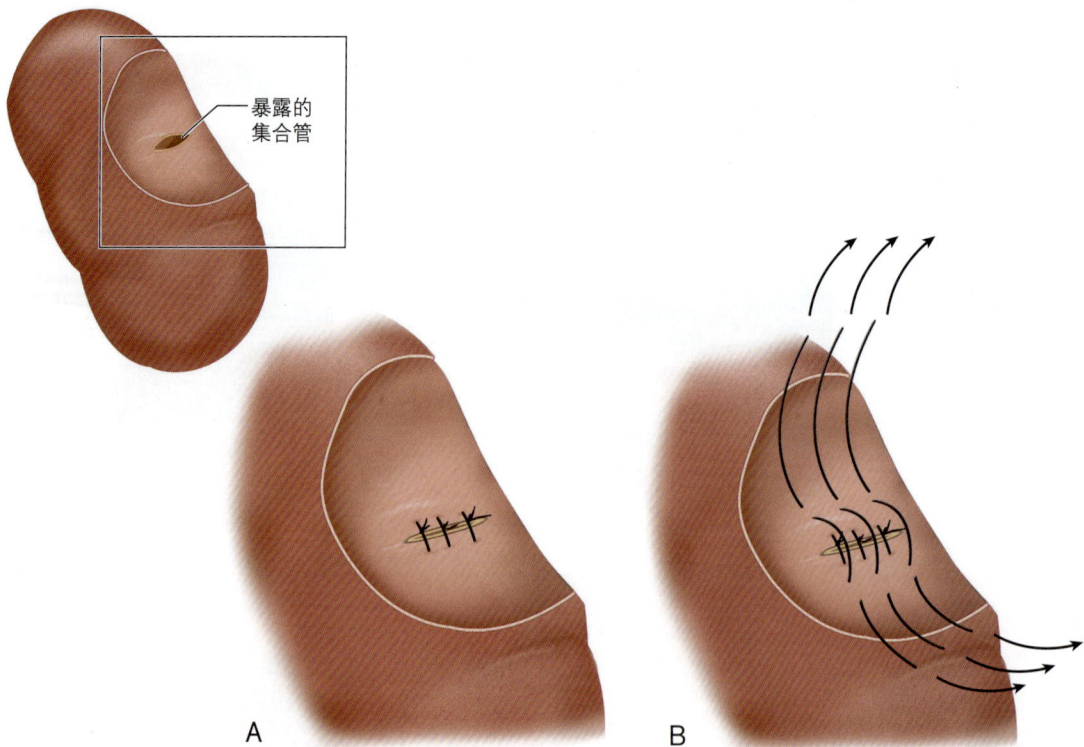

图 38.10　双层集合系统闭合包括两层间断的可吸收线缝合。第一层（A）关闭集合系统的边缘，而第二层（B）试图覆盖正常肾实质以消除第一层的张力。使用间断缝合而不是连续缝合可以降低集合系统撕裂的可能性

肾功能可以接受碘造影剂，可行增强 CT，应包括排泄期图像以识别尿液外渗。超声也可以用来识别肾周积液。在经皮穿刺引流前，应使用广谱抗生素。引流管最佳的位置是紧靠肾脏，但在感染存在的情况下，最大限度的引流是首要目标，以达到退烧目的。

在没有感染的情况下，应该进行类似的肾功能评估和影像学检查，以确定引流情况。在经皮穿刺引流时，最初瘘管引流量较多，因为肾脏外部存在一个很大的潜在空间。随着时间的推移，最大限度的肾脏引流对于促进顺行引流是必要的。一般来说，除非有证据表明存在输尿管梗阻、集合系统内的血块或碎片，或者集合系统开口非常大，否则不需要输尿管支架。根据我们的经验，支架最初常常会使尿漏恶化，原因可能是反流。当尿漏持续存在时，尤其是在有高压排尿的男性身上，随身携带导尿管是必不可少的。我们通常避免放置支架，除非绝对必要，因为大多数尿漏都会通过长时间的引流而愈合。

尿漏的解决通常需要在肾脏周围的潜在间隙中形成瘢痕。当瘢痕组织填充在引流管周围形成引流通道时就会发生这种情况。我们通常倾向于对引流管不加负压引流，以促进集合系统内顺行的尿流。去除负压引流后，36~48 小时内的超声扫描将确认肾脏或引流通道周围没有尿液聚集。如果有，则应重新使用负压引流。尿液聚集阻止了形成引流通道，并延迟尿漏的愈合。在 2~4 周的时间里，如果引流恰当，应该已经形成了引流通道，在确认没有尿性囊肿后，引流管可以向后移动 2~3cm，使引流通道在引流管尖端和肾脏之间

闭合。每隔 48~72 小时，引流管可以向外拔出 2~3cm，直到拔除引流管。在聚集拔出引流管的过程中，应检测是否有尿性囊肿形成及患者是否发热，一项研究提示尿性囊肿在引流通道内复发。在引流量较多（>300mL/24h）的情况下，在尝试拔出引流管之前，可能需要更长时间的观察（≤12 周）。引流量较少时需要最少的观察，然后才能实现关闭。在这一点上，尿漏的愈合是一个由外科医生主动发起的过程，而不是一个被动的生理过程。

输尿管损伤也可能导致尿漏。应避免过度剥离肾盂、肾下极和输尿管近端，因为这会导致去血管化、缺血和坏死，并在被剥离的部分随后形成瘘管。手术完成后，应将脂肪插入肾下极和上段输尿管之间，以避免粘连、瘢痕形成和随后出现输尿管狭窄。

肾功能受损

考虑到剩余肾脏的代偿能力，测量肾部分切除术后的肾功能结果是最困难的。传统的观点认为，肾部分切除后的肾功能障碍与肾动脉阻断时间的长短和切除肾实质数量的多少有关。事实上，许多因素可能会影响手术肾脏的功能，包括术中血压变化、液体复苏以及肾脏的积极处理。术中失血可能导致低血压和组织氧合降低，导致肾功能障碍的风险较高。对于有两个肾脏的患者进行手术时，术后氮质血症的风险和透析的必要性取决于剩余肾脏的功能储备。患有糖尿病、高血压和已知血管疾病的患者更有可能在术后出现一过

性氮质血症。孤立肾的患者也会受到这些因素的影响，但显然肾动脉阻断时间对氮质血症风险的影响比有两个肾脏和肾功能正常的患者更大。

在双侧肾功能正常的患者中，报告的开放手术后急性肾损伤的发生率为 4%[51]，而慢性肾脏疾病的发生率为 2%~8%[47,51]。腹腔镜系列中类似的患者出现肾功能不全的比例可以忽略不计[52-54]。在孤立肾患者中，开放手术后急性肾损伤的发生率更为明显，介于 13%~38% 之间，而慢性肾脏疾病的发生率为 3%~30%[45,55,56]。在 103 例孤立肾的肾部分切除术的病例报道中，Ghoneim 等人报道有 8 名患者发生急性肾功能衰竭，但不可改变的因素，如年龄和术前 eGFR 可以预测术后长期 eGFR，而可改变的因素，如缺血时间则不是术后长期 eGFR 的预测因子[57]。在腹腔镜的病例中，这些数据没有一致的报道。Gill 和他的同事[58]分析了在克利夫兰诊所接受腹腔镜肾部分切除术的最初的 430 名患者，观察到在 22 例孤立肾患者中，其中 2 例中转开放，1 例患者（4.5%）需要临时透析，而慢性肾脏疾病的发病率为 13%。

目前已经提出了几种减少肾缺血的方法。在阻断肾动脉之前和之后不久使用渗透性利尿剂，如甘露醇，被认为可以减少组织中氧自由基的积累。同样，在缺血期间对肾脏降温被认为可以降低组织损伤的可能性。在开放的肾部分切除术中，我们使用了这两种方法。肾脏被放在肠袋中，开口系带松弛于肾脏周围。加入冰屑后，袋子用来将冰固定在肾表面。肾动脉阻断后，需要 5~10 分钟的时间才能使得肾脏内的核心温度达到最低。我们通常在此期间开始对肾脏进行手术，以减少总缺血时间，但有其他外科医生主张在切开肾脏之前会先等待整整 5 分钟。

一般来说，我们不会阻断肾静脉，因为牵拉肾蒂通常足以减少静脉回流。研究人员认为静脉血液的逆行循环可能在动脉阻断时允许低水平的组织氧合。这种可能性也被建议用于腹腔镜肾部分切除术[59]。

一种代替肾动脉阻断的方法是手动压迫肾实质。这项技术在开放性肾部分切除术中非常有效，特别是对于肾上下极的病灶。在腹腔镜手术中，这项技术可以通过手辅助来应用，但这种方法更麻烦，因为需要单手缝合。即使没有阻断肾血管，也应将血管完全分离，以防需要紧急阻断。然后，可以通过用手挤压肾实质产生足够的压力以控制出血来进行手术。

由于孤立肾患者发生氮质血症的风险较高，我们通常尽可能避免对这些患者进行动脉阻断[35]。在大多数情况下需要开腹手术，但对于小的外生性肿瘤的患者，可以考虑不阻断动脉的腹腔镜手术。

术后应注意避免或尽量减少肾毒性或有害药物的使用，比如血管紧张素转换酶抑制剂、非甾体抗炎药和氨基糖苷类药物。高危患者包括孤立肾、大肿瘤切除（>50%）、缺血时间过长、既往存在肾功能不全和严重血管疾病的患者，应该做好暂时甚至永久血液透析的心理准备。

再次手术

尿漏很少需要再次手术，但在持续性输尿管梗阻导致长期尿漏、复发性脓肿或严重腹腔内尿漏（腹腔镜）的情况下，可能需要再次手术。如果明确梗阻是复发或持续性渗漏的原因，可以通过临时留置支架管或重建来解决梗阻。在难治性尿漏的情况下，无论是由于持续性梗阻还是肾梗死，通常都会进行肾切除术，特别是如果最初的手术是选择性的。当介入技术不能控制术后出血时，需要再次手术以止血。在大多数情况下，因尿漏或出血而再次手术会导致肾切除。

结论

肾部分切除术切除肿瘤已成为泌尿外科医师需要掌握的一项越来越重要的技术。长期获益可能比最初认为的更大。仔细的术前影像学检查以了解肾脏解剖、关注患者和肿瘤相关的危险因素，以及细致的手术技术是获得良好手术结果的关键。如果遵循外科技术的基本原则，并发症的发生率应该能控制在相对较低水平。

（谢永鹏　译）

参考文献及自测题

第 39 章　肾上腺手术并发症

MICHAEL DANESHVAR and GENNADY BRATSLAVSKY

要点

1. 肾上腺偶发病灶的处理必须以循序渐进的方式进行,以便正确诊断病灶。
2. 随着影像学和实验室检测技术的进步,医生能够针对可疑的肾上腺病灶做出正确的评估和设计具体的管理计划。
3. 肾上腺手术有发生各种并发症的风险,但只要做好术前准备和术中管理,这些并发症是可以避免的。
4. 肾上腺肿块的外科治疗已经从开放手术为主逐渐转变为微创的腹腔镜和机器人手术,这带来了更好的康复且没有开放手术的并发症。
5. 对于小的肾上腺肿块,肾上腺部分切除术可以带来极好的肿瘤学和功能学上的结果,在特定的患者中可能特别有益。

随着横断面成像技术的广泛使用,肾上腺肿块的检出率持续增加高达 4%[1]。多达 8% 的尸检中发现肾上腺肿瘤[2]。虽然必须做检查的确切大小存在争议,但美国国立卫生研究院的共识和最近的建议指出,检查应该针对大于 1cm 的肿块进行[2,3]。需要肾上腺检查的最常见情况通常始于腹部或胸部横断面成像偶然发现肿块。为了规范肾上腺肿块的诊断和治疗,必须首先进行适当的检查(图 39.1)。然而,医生和机构之间没有标准化和统一的方案。

检查的最初目标是确定病变是否是腺瘤,以及肿块是否具有生化活性。功能性或生化活性的肾上腺肿块是指那些能够分泌激素的病灶,包括嗜铬细胞瘤、醛固酮瘤和产生皮质醇或雄激素的肿瘤。无功能性肿块是单纯增大的肾上腺肿块,但不分泌任何激素,最常见的包括乏脂质的腺瘤或囊肿[4]。

本章旨在阐明肾上腺肿块的检查和干预措施,以及如何避免肾上腺肿瘤诊断中的误区和并发症。

全身检查和影像学检查与肾上腺偶发瘤

肾上腺病变的一般诊断方法通常基于三大支柱:临床怀疑、有针对性的影像学检查和激素评估。虽然病史和临床检查可能会提供可疑病灶的证据,但应该进行影像学和激素评估,以便将病变分类为可能的良性或非良性,以及是否具有生化活性。如果最初的影像学检查无法确定病灶,临床诊断和激素检测后可能需要额外的影像学检查,然后才能确定治疗计划。在讨论特定诊断的生化检测之前,有必要进行合适的肾上腺影像学检查评估肾上腺病灶。

影像学检查不仅在肾上腺病变的监测中起着至关重要的作用,而且在将这些病变定性为腺瘤或可疑恶性肿瘤方面也起着至关重要的作用。计算机断层扫描(CT)、磁共振成像(MRI)和正电子发射断层扫描(PET)通常是检测肾上腺异常的三种影像学方式[1]。每种方式都特别利用了诊断肾上腺肿块所必需的不同生理学原理:确定肿块中细胞内脂质浓度、洗脱率和代谢活性[5]。首先,病灶大小本身可能提供很大的信息。如果在影像上发现有问题的病灶直径大于 4cm,则恶性肿瘤的可能性增加,仅根据病灶大小标准就可以提示需干预治疗[4]。肾上腺肿块的生长速度也可以提供有价值的信息,因为良性腺瘤的生长速度比恶性肿瘤慢[6,7]。与任何其他肿瘤一样,肿瘤的质地(囊性 vs 实性)、形状和轮廓可能会有所帮助,与恶性肿瘤相比,良性病变看起来更平滑,边界更好。

在所有的检查中,CT 平扫期可能最能提供有价值的信息。在 CT 值<10Hounsfield 单位(HU)的情况下,恶性肿瘤的可能性很小,患者最有可能患有肾上腺腺瘤[8,9]。然而,

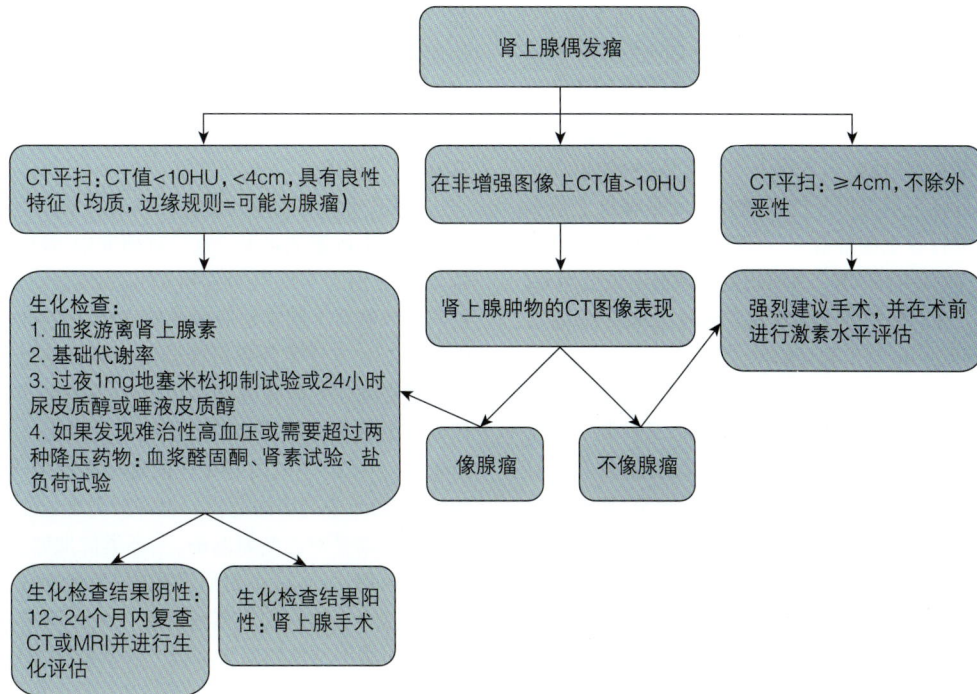

图 39.1　肾上腺偶发瘤患者的诊断评估流程图。CT,计算机断层扫描;HU,亨氏单位

如果平扫时肾上腺的 CT 值>10HU，则恶性肿瘤的可能性增大，应该进行进一步的影像学检查。如果患者肾功能良好，CT 增强扫描计算的造影剂清除率将有助于鉴别脂质贫乏的腺瘤和潜在的恶性病变。绝大多数肾上腺腺瘤的 CT 值小于10HU，而大多数恶性肿瘤的平扫 CT 值大于 30HU[10,11]。值得注意的是，脂质贫乏的腺瘤 CT 值也可以高于 10HU，这表明许多 CT 值大于 10HU 的病变仍然是良性的[12]。因此建议进行肾上腺增强 CT(或 MRI)检查。

增强 CT、MRI 或 PET 有助于区分良恶性病灶。在行肾上腺肿块增强 CT 时候，平扫期之后是增强期和 10~15 分钟的延迟期。在评估特定时间间隔(造影剂洗脱)清除率的研究中，与非腺瘤性或恶性病灶相比，腺瘤性病灶的清除率要快得多。有研究表明早在 3 分钟就可以观察到病灶内造影剂廓清[5]。通常在延迟 10 分钟的增强 CT 上，超过 50% 的造影剂清除率提示腺瘤诊断[4]。有时当 CT 不能确定病变时，利用化学位移 MRI 来进一步分类病变是合适的[13]。化学位移 MR 成像检测器官内是否存在脂质，被认为是区分腺瘤和转移瘤的一种敏感方法[14,15]。与 CT 相比，MR 成像通常更昂贵、更耗时，因此使用频率较低[4]。最后，PET 扫描(使用[18]F 脱氧葡萄糖即 FDG)可能有助于在特性的病例中识别病灶的代谢活性，并基于葡萄糖利用和不同的 FDG 摄取来探索代谢活性较低的良性肿瘤与代谢活性较高的恶性肿瘤的差异[4]。其他的 PET 示踪剂在肾上腺肿块的进一步检查和鉴别中正变得有用[16]。

肾上腺影像学检查将有助于初步区分病灶良恶性。代谢检查最终将提供更明确的诊断。然而有时只有在手术切除后才有可能做出明确的诊断。

醛固酮增多症

醛固酮瘤(aldosterone-producing adenomas,APA)约占肾上腺偶发瘤的 2%[12]。虽然通常无特异性，但症状可包括肌肉痉挛、虚弱、头痛和与多尿相关的多饮。APA 患者可能患有多种(通常为三种)降压药难以治疗的高血压。此外，部分患者可能出现低钾血症(通常血清钾<3.5mEq/L)和高钠血症。

在表现为顽固性高血压或需要几种药物治疗的高血压患者中发现肾上腺肿块通常会导致对患者行 APA 的进一步检查。APA 或醛固酮增多症的诊断本身包括筛查和确诊试验两步法[17]。首先，计算血浆醛固酮浓度(PAC,单位 ng/dL)与血浆肾素活性(PRA,单位 ng/mL)的比率。为了进一步提高特异性，可获得血浆醛固酮浓度和醛固酮肾素比值(ARR)[18,19]。由于肾素和醛固酮水平可能受到多种药物的影响，正确进行筛查试验是很重要的。一些属于盐皮质激素受体阻滞剂的药物，如螺内酯和依普利酮，必须在筛查试验前 4~6 周停用[20]。怀疑 APA 抽取血液样本时，ARR 是最敏感的测试。抽血应在患者早晨下床超过 2 小时和坐位 5~15 分钟后进行[20]。

在获得最初的血浆醛固酮和肾素水平后，通过盐负荷试验进行进一步的测试[20]。在摄入 1 茶匙盐和添加含盐食品 72 小时后，或者盐水抑制试验(以 300~500mL/h 的速度注入等渗盐水,总共 4 小时)后，测量 24 小时的尿醛固酮水平。对于心力衰竭、严重高血压以及那些已经服用多种降压药的患者应格外小心。如盐负荷试验未能将尿 24 小时醛固酮水平抑制到正常水平，则可证实原发性醛固酮增多症的诊断。

最终在根据临床和实验室检查诊断出原发性醛固酮增

多症后,治疗计划至关重要。虽然横断面成像(通常用 CT)对确定肾上腺结节的位置很有帮助,但肾上腺静脉采样是确定疾病的左右侧和区分单侧和双侧疾病必需的检查[21]。这样做是为了避免错误地切除患者对侧的无功能腺瘤,而肾上腺的小结节增生(在横断面成像上不易看到)可能正在产生醛固酮。进行肾上腺静脉采样的最佳时间是在早上禁食状态下。未能进行肾上腺静脉采样确定左右侧可能会导致 APA 的外科或内科治疗不当。一项研究特别指出当仅用 CT 而没有进行肾上腺静脉采样来确定左右侧时,25% 的患者接受了不必要或不适当的肾上腺切除术[21-23]。

决定需要进行手术后,术前患者应开始使用盐皮质激素受体拮抗剂。该方法既纠正了术前低钾血症,又控制了高血压。最后,在研究原发性醛固酮增多症的诊断时,我们还必须意识到继发性醛固酮增多症可见于肾动脉狭窄、恶性高血压、妊娠、心力衰竭和肝硬化患者。

库欣综合征

库欣综合征以糖皮质激素过多为特征,表现出典型的皮质醇增多症的症状和体征。仔细询问患者的病史可以发现以下症状或体征:疲劳、睡眠障碍、抑郁、体重增加、高血压和易擦伤。在体格检查中患者呈现向心性肥胖、满月脸、皮肤菲薄、痤疮、紫纹、多毛和近端肌肉无力和消瘦。由于糖皮质激素过量的最常见原因通常是外源性类固醇的摄入,医师应该进行彻底的调查排除皮质醇过量的潜在医源性来源。

虽然临床诊断是库欣综合征诊断的一个组成部分,但生化评估是最重要的,包括筛查和确诊试验。有三种简单的筛查试验可用于早期怀疑高皮质醇血症的患者。第一种是深夜唾液皮质醇测定,用于筛查库欣综合征。规律睡眠的患者在睡前收集唾液样本,并在实验室进行测定。夜间皮质醇升高诊断库欣综合征的灵敏度和特异度接近 90%~95%[24]。第二种是进行过夜 1mg 地塞米松抑制试验(DST)。小剂量地塞米松抑制试验是在晚上 11 点口服 1mg 地塞米松,在第二天早上 8 点检测血浆皮质醇水平。小剂量地塞米松抑制试验还用于鉴别库欣综合征和库欣病[25]。第三种筛查试验是 24 小时尿游离皮质醇(UFC)水平。上述三项试验中的任何一项都必须系统和及时地进行,才能获得准确的结果,从而避免错误的结果或错误的诊断。

一旦发现库欣综合征患者皮质醇水平升高(排除库欣病诊断),恰当的术前计划至关重要。患者伴随糖尿病和高血压必须得到适当的治疗。由于长期升高的皮质醇水平可能导致免疫抑制,术前必须注意预防性使用抗生素。由于下丘脑垂体轴长期受到抑制,影像检查可能显示对侧肾上腺萎缩。应在所有患者中术前给予应激剂量的类固醇,但要注意逐渐减量[26]。

嗜铬细胞瘤

体格检查时表现严重的间歇性高血压、心悸、心动过速、焦虑发作、体重减轻、出汗和脸红的患者应怀疑嗜铬细胞瘤。患者的家族史也很重要,因为嗜铬细胞瘤不仅仅零星发生而是可以遗传或与几种遗传综合征相关,如 VHL 病、Ⅱ型多发性内分泌肿瘤、家族性副神经节瘤综合征、神经纤维瘤(NF-1)和 B、C 或 D 亚单位琥珀酸脱氢酶缺乏综合征(SDHB、SDHC 或 SDHD)。

首先,嗜铬细胞瘤的生化证据确认来源于检查血浆游离甲氧基肾上腺素的水平。在一项研究中,该试验的灵敏度和特异度分别为 96%~100% 和 87%~92%[27]。虽然测定血浆游离甲氧基肾上腺素是最敏感的试验,但在收集这些样本时必须小心。有许多因素可能会影响测试结果(表 39.1)。通常患者必须建立静脉通道,并仰卧在安静的房间里 30 分钟。任何疼痛或焦虑都可能严重影响试验结果。此外应该指导患者在至少 24 小时内避免任何咖啡因的摄入,并避免服用知识框 39.1 中列出的药物。也许最需要记住的最重要和最常见的药物是对乙酰氨基酚、三环类抗抑郁药和解充血药。或者也可以进行 24 小时尿液采集(虽然现在不常用),进行尿甲氧基肾上腺素和香草扁桃酸(VMA)测定。虽然这项试验不如血浆中游离的甲氧基肾上腺素敏感,但它特异性更高(VMA 特异度 93%~97%)[27]。

随着临床检查高度怀疑和生化检查的进一步确认,嗜铬细胞瘤的下一步检查往往是解剖和功能成像的结合。在过去,对怀疑嗜铬细胞瘤的患者增强 MRI 是解剖成像的首选方法,因为担心增强 CT 使用的含碘对比剂可能诱发嗜铬细胞瘤肾上腺危象[28]。然而现今使用的非离子碘对比剂的 CT 是安全的,并且提供了极好的解剖细节。对于先前对造影剂有过敏反应的患者、孕妇或者儿童,MRI(通常在 T2 序

表 39.1　生化检测的推荐条件

患者准备工作	避免拟交感神经药物(包括麻黄素、苯丙胺、尼古丁) 避免干扰药物(包括拉贝洛尔、索他洛尔、对乙酰氨基酚、甲基多巴、抗抑郁药) 隔夜禁食,不摄入含咖啡因或含咖啡因的饮料
甲氧基肾上腺素的采血条件	仰卧状态,休息 30 分钟后 [a] 样本采集到置于冰上的肝素话试管中 如果在 3 个月内测量,则在 -20℃的冰柜中储存血浆
尿液中甲氧基肾上腺素的采集条件	采集在没有添加剂或只有硫酸氢钠的容器中 将尿液采集器置于低温处 储存前在实验室将尿液酸化至 pH=4

[a] 如在坐位抽取血液样本,而化验结果呈阳性,请在仰卧休息 30 分钟后再次抽血。

(Van Berkel A, Lenders JW, Timmers HJ. Diagnosis of endocrine disease: biochemical diagnosis of phaeochromocytoma and paraganglioma. Eur J Endocrinol. 2014;170(3):R109-R119.)

列上很亮)仍然是一种有用的成像方式[29,30]。可以进行几项功能性影像学检查,如间碘苄胍(MIBG)试验和各种类型的 PET 扫描。虽然对嗜铬细胞瘤的每种成像方式的详细回顾超出了本章的范围,但对于接受 MIBG 扫描的患者必须小心,在患者暴露于放射性碘之前,应向患者提供过饱和碘化钾(SSKI)滴剂(甲状腺保护措施)。

嗜铬细胞瘤术前准备的重要性怎么强调都不为过。它包括患者依从性、术前超声心动图(以评估心脏功能和排除心肌病),以及麻醉团队的评估。药物准备是在手术干预前 2~3 周使用 α 肾上腺素受体阻滞剂酚苄明 10mg 每天两次,并逐渐缓慢增加剂量。推荐剂量的酚苄明从 10mg 每天两次开始,最多可达到每天 400mg,直到患者出现无法耐受的副作用(如心动过速或鼻塞)。在心动过速的情况下可以使用 β-受体阻滞剂,但只能在充分 α-受体阻断之后。甲基酪氨酸(α-甲基酪氨酸)250mg 每天三次,分次剂量增加到 1.5g,也可作为酚苄明的辅助制剂用于术前准备。甲基酪氨酸抑制儿茶酚胺合成级联反应中的限速酶酪氨酸羟化酶。最后,应当鼓励患者充足的液体和盐摄入来进行扩容用以纠正嗜铬细胞瘤的缩血管效应以及血管内容量耗竭[31]。

肾上腺癌

肾上腺皮质癌是一种少见的侵袭性肿瘤,预后差[32]。肾上腺皮质癌中有 2/3 具有分泌激素的活性,另外大约 25% 的肾上腺皮质癌在影像学检查发现大于 6cm[33,34]。如本章先前所述,当平扫 CT 上发现肾上腺偶发瘤的 CT 值大于 10HU 时,应怀疑为肾上腺皮质癌。当肾上腺肿块较大(>6cm)或平扫 CT 的 CT 值>30HU 时,肾上腺皮质癌可能性更大[12]。临床上由于邻近腹部结构或器官受压,患者可能会表现为腰痛、腹部不适或腹胀但没有特定症状。有分析激素活性的肿瘤可能使患者表现为女性男性化、高皮质醇血症或男性女性化等症状。因此,与其他肾上腺肿块类似,肾上腺皮质癌的评估也包括激素活性的评估。在手术干预之前生化检查必须包括全面的激素评估,因为可能需要在术前或术后补充激素以防止肾上腺功能不全或肾上腺危象。在影像学检查中,肿瘤的一些特征可能导致怀疑其为恶性肿瘤的可能性更大,如肿瘤形状不规则以及局灶性坏死导致的肿瘤强化不均匀。如果高度怀疑肾上腺皮质癌,术前应进行检查明确是否存在转移灶。肾上腺皮质癌术前准备包括整合由经验丰富的影像科医师、外科医师和麻醉医师组成的团队,以及一系列计划从确定手术范围(因为一些肿瘤可能侵犯周围结构或器官)到建立足够的血管通路和准备充足可用的血液制品。

肾上腺转移癌

肾上腺肿块检查的一个常见缺陷是无法识别原发肿瘤的转移。虽然原发性肾上腺肿块最常见,但肾上腺也是常见的肿瘤转移部位[35,36]。一旦基本上排除了肾上腺转移癌,不同的诊断方法将指导肾上腺肿块循序渐进的检查(见图 39.1)。相反怀疑肾上腺转移癌不妨碍完成肾上腺肿块的生化检查。例如一项研究评估了有原发性肿瘤病史且考虑肾上腺转移癌的患者,发现这些肾上腺肿块中多达 24% 是嗜铬细胞[37]。这进一步强调了任何肾上腺肿块都应该进行生化检查的重要性。

最重要的术前注意事项和小贴士

1. 对于疑似醛固酮腺瘤的患者,完成选择性肾上腺静脉采样是至关重要的,因为肾上腺上存在结节和醛固酮水平升高不能诊断原发性醛固酮增多症患者的病灶部位。我们建议进行选择性肾上腺静脉采样,因为影像学上发现的肾上腺结节可能是无功能性腺瘤,而功能性微腺瘤可能存在于影像学检查正常的对侧肾上腺。因此选择性的肾上腺静脉采样对于避免手术部位错误是至关重要的。

2. 对于疑似皮质醇瘤的患者,评价皮质醇过量的长期影响是至关重要的。由于皮质醇的慢性免疫抑制作用,注意术前血压控制和抗生素的使用是必不可少的。由于对侧肾上腺经常受到抑制,皮质醇瘤术中和术后不可预料的并发症的最重要的预防措施是术前应用应激剂量的皮质醇。围手术期皮质醇应用逐渐减量应能严格控制血压以及避免肾上腺危象,同时允许对侧肾上腺恢复其功能,并从皮质醇过量造成的抑制中恢复过来。

3. 对于疑似嗜铬细胞瘤的患者,术前准备的重要性怎么强调都不为过。最重要的是围手术期的准备(最常见的是使用 α-受体阻滞剂,特别是酚苄明),应该逐渐加量直到收缩压降至 100mmHg 以下或患者出现心动过速。只有在这个时候才应合用 β-受体阻滞剂。在使用 α-受体阻滞剂期间,患者扩容通常伴随高钠饮食和大量口服液体摄入。有时患者必须入院接受静脉补液和血压监测。最后,由于儿茶酚胺诱发心肌病的可能性,建议术前超声心动图以获得基础心功能,因为心肌病已被证明即使在儿童和年轻人中也会发生。术前了解心功能将有助于随后进行的手术的术中和麻醉管理。

4. 在任何手术之前与麻醉团队的交流是至关重要的,以便对可能出现的术中并发症或血压问题有恰当的准备。我们预期的复杂嗜铬细胞瘤的典型配置(图 39.2)如

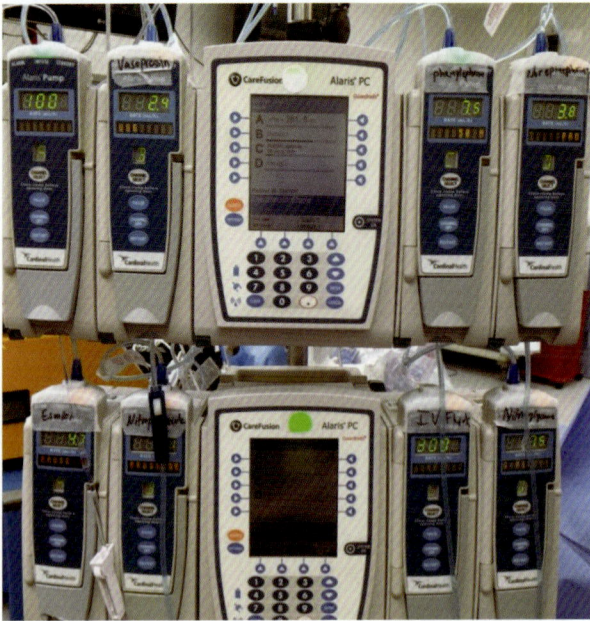

图 39.2   嗜铬细胞瘤手术典型的麻醉配置

下：加压素、去氧肾上腺素、去甲肾上腺素、艾司洛尔、硝普钠和硝酸甘油。虽然可能不需要用到所有这些药物，但使它们随时可用特别是对于高血压控制不佳的复杂病例来说，也许具有挽救生命的作用。最后一旦嗜铬细胞瘤被切除，手术团队需要识别血压下降的最初迹象，需要使用升压药和静脉大量补液。再一次强调，术前准备越充分手术就越安全。

手术入路与术中并发症

任何手术入路或者技术的并发症都是多种多样的。最常见的并发症是出血、邻近器官损伤、感染、术后伤口愈合和肺部问题。无论采用何种入路，肾上腺手术都需要注意肾上腺及其血管的周围解剖。因此术前熟悉肾上腺解剖及其周围结构是非常必要的。

随着腹腔镜和机器人手术的应用，肾上腺手术技术也随之发展。虽然没有一种技术可以完全避免手术并发症，但最近的研究表明采用微创手术可以减少大多数不良后果[38]。现今这些新技术是过去几十年来使用的开放手术方法的补充[30]。本节将描述肾上腺手术不同的手术入路以及面临的最常见的并发症。

不同手术入路的基本描述

肾上腺切除术可以通过经腹腔或者经后腹腔入路进行。肾上腺肿瘤的潜在病理过程和手术医师的偏好通常决定了不同的手术入路。经腹腔或者经后腹腔入路均可通过开放或微创技术来进行。开放的经腹腔入路包括正中切口、胸腹联合切口或肋下切口。肋下前入路是治疗大肿瘤的理想选择，并为单侧大肿瘤提供了充分暴露的术野[39]。该入路也可用于双侧肾上腺肿瘤，通过人字形延长切口以充分暴露双侧肾上腺。胸腹联合入路是进入肾上腺的最具侵入性的方法。尽管胸腹联合入路可用于治疗大肿瘤或侵袭性肾上腺皮质癌，但是过去该入路因干扰腹腔脏器引起长时间的肠梗阻、引起切口部位疼痛增加以及引起由于需要放置胸引流管造成的肺部并发症[40,41]。此外当采用经腹腔入路时，无论是使用开放还是微创技术，在分离肾上腺时都可能损伤胰尾。这需要放置引流管以便进行引流液分析和相应的饮食调整（从低脂饮食到全肠外营养和奥曲肽）[42]。经后腹腔入路是通过腰背部切口实现的。后腹腔手术的优点是对腹腔脏器干扰较少，因此术后肠梗阻较少。后腹腔手术在存在腹部手术史的患者也具有优势，腹腔粘连可能会使经腹开放或微创手术变得复杂或受限[28]。重要的是当遭遇患者肥胖时，开放和腹腔镜手术患者摆侧卧位将会为术区提供张力，从而使器械的切开或放置变得更容易。

随着微创技术的出现，肾上腺开放手术越来越少。Brandao 等人最近进行的一项荟萃分析包含 8 个回顾性研究和 1 个随机对照研究共纳入 600 名患者，发现与腹腔镜手术相比，机器人肾上腺手术住院时间明显缩短且术中失血量更少[38]。与 Brandao 等人的研究相似，最近的研究表明与腹腔镜肾上腺切除术相比，机器人肾上腺手术出血更少，但是手术时间取决于外科医师的手术经验[43]。此外在微创入路的选择中，一些人认为与经后腹腔肾上腺切除术相比，经腹腔入路提供了更大的操作空间以及更熟悉的腹腔解剖，并且可能更容易切除大肿瘤[27,29]。

然而无论采用哪种方法，腹腔镜和机器人肾上腺手术都是安全和有效的手术方式，与开放手术相比，微创手术患者满意度更高，术后住院时间更短，手术痛苦更少[44,45]。仅看微创技术时，机器人手术与腹腔镜手术相比，前者具有三维手术视野、稳定的手术平台以及操作更加符合人体工程学等优势[46]。然而如果没有严格的手术医师培训以及训练有素的机器人手术室团队的协助，机器人手术是不能进行的。尽管微创手术有其特定的优势，但开放手术仍适用于较大的肾上腺肿瘤或术前检查高度怀疑为肾上腺皮质癌的肿瘤，尤其适合怀疑邻近器官或结构受累的肿瘤。有时需要从微创手术中转开放，以促进肿瘤的完整切除，包括区域淋巴结清扫和任何受累器官的切除。这进一步强调了外科医师在开放技术方面具有全面性的重要性（就像任何微创手术技术一样）。例如与肾上腺皮质癌有关的大肿瘤可能需要沿着下腔静脉切除或部分切除周围器官[47]。因此，在术前应该制订详细的手术计划。

肾上腺部分切除术

肾上腺部分切除术可以通过以上任何一种肾上腺全切的方法来实现。最近肾上腺部分切除术因其潜在的长期获益和公认的功能结果而广受欢迎和关注。虽然最初肾上腺部分切除术用于双侧肾上腺受累的患者或者那些由于各种遗传性疾病而有双侧肾上腺丧失风险的患者,但新的数据表明肾上腺部分切除术可以用于对侧肾上腺正常的小的孤立肾上腺病灶的患者[48]。最近有关肾上腺疾病的综述表明,在排除那些由于遗传风险而有双侧肾上腺病变风险的患者后,对侧肾上腺出现病变的终身风险约为 1%[49]。虽然最初采用开放技术行肾上腺部分切,但是最近文献表明肾上腺部分切除术从开放技术转变到微创技术[48]。机器人和腹腔镜肾上腺部分切除术改变了肾上腺手术的术中和术后的结果。实际上相比于传统的腹腔镜手术,机器人辅助肾上腺部分切除术允许术者应用机械臂进行术野的充分暴露[50]。机器人的术野暴露和在有限的空间内灵活转动机器臂的能力,允许在肿瘤切除过程中对肿瘤进行最小限度的游离和操作,同时可能保留残留肾上腺的血供[50]。肿瘤的大小、手术的时机和肿瘤的位置也扮演了关键的角色在决定是否进行肾上腺部分切除术[51]。知识框 39.2 中总结了肾上腺部分切除术的手术并发症。总体而言,肾上腺部分切除术的并发症并不能取代肾上腺全切的并发症,肾上腺部分切除术的总体并发症发生率约为 3%[48]。肾上腺部分切除术的一个显著缺点是残留的肾上腺可能发生新的病变或先前病变复发。在迄今为止评估肾上腺部分切除术手术效果的纳入样本量最大的综述中发现,复发率仅为 3% 且绝大多数患者术后不需要补充激素[48]。Pedziwiat 等人的研究表明进行机器人或腹腔镜肾上腺全切时,并发症的风险取决于许多变量(不仅仅涉及术者和手术团队),这些并发症对于肾上腺部分切除术来说没有也不应该不同[52]。有趣的是,肾上腺部分切除术的长期结果相当令人鼓舞[48,51]。随着肾上腺部分切除术进一步被接受,这种手术可能会成为大多数肾上腺小肿瘤的标准治疗方案。

知识框 39.2　腹腔镜肾上腺部分切除术的并发症

患者总数(百分比/%)	363(100)
并发症	27(7.4)
腹部松弛	5(1.4)
出血	5(1.4)
肺炎	3(0.8)
气胸	3(0.8)
伤口感染	3(0.8)
感觉过敏	2(0.6)
脓毒症	1(0.3)
肠梗阻	1(0.3)
术后引流管移位	1(0.3)
大网膜疝	1(0.3)
高血压	1(0.3)
肾静脉损伤	1(0.3)

(From Kaye DR, Storey BB, Pacak K, Pinto PA, Linehan WM, Bratslavsky G. Partial adrenalectomy: underused first line therapy for small adrenal tumors. J Urol. 2010; 184 (1): 18-25.)

最重要的术中注意事项和小贴士

1. 进行右肾上腺手术时,我们更喜欢采用微创经腹腔入路,因为更容易到达右肾上腺区,对该解剖熟悉且能提供更大的操作空间。当患者处于轻微的头低足高侧卧位时,肝脏移向头侧与右外侧三角韧带分离,允许手术层面分离肾上腺肿块。值得注意的是首次进入下腔静脉上方的外膜切口时,不需要游离结肠或肾脏也不需要解剖肾血管。由于患者取侧卧位,右肾上腺中央静脉移位到更靠腹侧的位置,使其识别、分离和结扎变得非常简单。静脉两端各上一个夹子可以很好地防止出血。行右侧肾上腺部分切除术时,可以使用夹子钳夹肾上腺实质从而获得理想的止血效果和可视性。如果遭遇出血,可以在右肾上腺中央静脉汇入下腔静脉的末端行缝合结扎,或在肾上腺一侧使用额外的夹子甚至可以使用 LigaSure 闭合器止血。

2. 进行左肾上腺手术时,我们也倾向于采用微创经腹腔入路。与右侧肾上腺手术不同,我们通过游离左结肠、脾脏和胰腺进行内脏转位以便看到左侧肾上腺。识别左肾静脉可以更早和更容易地识别左肾上腺静脉。与解剖学课本的典型插图不同,通常有多支左肾上腺静脉起源于左肾静脉。这些静脉可以很容易地分离与结扎以避免出血。使用夹子甚至双极可以很容易地控制来自主动脉、膈肌或 Gerota 筋膜内的左侧肾上腺的额外血供。也许行左侧肾上腺手术时,技术上最关键的手术步骤之一是游离脾脏并使脾脏向右侧翻转,该步骤常常可以看到胃。当患者取侧卧位时,脾脏、胰腺和左侧的内脏因自身重量而向右侧移位。在内脏翻转后切开 Gerota 筋膜可确保避免损伤结肠、胰腺、脾脏或脾脏血管。

术后并发症与患者管理

无论采用何种手术入路,一般术后外科处理指南适用于肾上腺切除术后和肾上腺部分切除术后的患者。这些推荐包括:早期下床活动,皮下注射肝素及使用序贯加压设备预防深静脉血栓形成,使用刺激用肺活量计,以及适当的疼痛控制。术后应仔细监测生命体征和实验室检查,包括血细胞计数和电解质。大多数医师建议对功能性肾上腺肿块行手术治疗的患者术后进行 ICU 或密切监测以便快速认识肾上腺危象,在需要时提供快速干预的机会[53]。虽然所有类型的肾上腺肿瘤都可以看到常见的手术并发症,如出血、感染、邻近结构和器官的损伤或气胸,但对特定疾病的并发症的具体认识是最重要的。虽然所有类型的肾上腺肿瘤都可以看到一般常见的手术并发症,如出血、感染、邻近结构和器官的损伤或气胸,但是对特定疾病的并发症的具体认识是至关重要的(知识框 39.3、39.4)。

知识框 39.3　肾上腺全切手术并发症

内源性类固醇分泌不足

类固醇依赖,有剂量调整问题

情绪变化、腹泻、腹胀、恶心、消化不良、食欲增加、消化性
　溃疡、肾上腺抑制、念珠菌病、多毛症、眼压升高、免疫
　抑制、高血压、水肿、低钾血症

易疲乏

对压力和感染的抵抗力下降

骨质疏松风险增加

不受控制的体重增加

(Modified from Kaye DR, Storey BB, Pacak K, Pinto PA, Linehan WM, Bratslavsky G. Partial adrenalectomy: underused first line therapy for small adrenal tumors. J Urol. 2010; 184 (1): 18-25.)

知识框 39.4　肾上腺手术的术后并发症

原发性醛固酮增多症

低钾血症:继发于术后即刻并持续的钾丢失

高钾血症:继发于对侧肾上腺分泌醛固酮失调

库欣综合征

类固醇替代不足导致皮质醇减少症

继发于骨质疏松症的骨折

高血糖

伤口愈合不良

感染风险增加

嗜铬细胞瘤

肿瘤切除后继发于 α-肾上腺素能阻滞引发的低血压

一般并发症

出血

　下腔静脉

　肾上腺动脉

气胸

胰腺炎

肺炎

呃逆

(From Vaughan ED Jr. Complications of adrenal surgery In: Taneja SS, RM Ehrlich RM, Smith RB, eds. Complications of Urologic Surgery. 3rd ed. Philadelphia; WB Saunders; 2000: 362-9.)

醛固酮增多症

原发性醛固酮增多症患者术后管理需要监测电解质和补充氯化钾使其血钾维持正常以及监测血压防止发生低血压。根据血压监测结果可以停用降压药和盐皮质激素受体拮抗剂。一个需要注意的罕见并发症是术后由于对侧肾上腺代功能受抑制而引起的盐丢失和高钾血症[54]。

嗜铬细胞瘤

嗜铬细胞瘤患者接受了肾上腺切除术或肾上腺部分切除术需要在外科 ICU 严格检测以防止发生低血压和低血糖。手术的副作用在很大程度上取决于术前阻滞的质量,主要是由于过量的儿茶酚胺迅速减少而引起[55]。术后仔细监测血容量状况,缓慢减少补液以使血管内血容量达到充分平衡。术前准备使用的药物(常用酚苄明)在手术后立即停止使用。

库欣综合征

皮质醇分泌过多反馈抑制下丘脑垂体轴从而抑制促肾上腺皮质激素(ACTH)的产生。这反过来可能导致对侧肾上腺萎缩。因此糖皮质激素不仅必须在术前使用,而且必须在术后充分补充以补偿对侧肾上腺分泌的不足。最初推荐使用高应激剂量的类固醇药物,然后逐渐减少。充分的激素补充必须持续到下丘脑垂体轴和对侧肾上腺功能恢复为止,这有时可能需要几个月的时间[20]。促肾上腺皮质激素试验可以测量肾上腺对促肾上腺皮质激素刺激的反应,是判断是否能够减少激素补充的一个很好的指标[56]。有库欣综合征的双侧肾上腺切除术的患者可能需要终生补充激素。在术后由于这些患者可能存在伤口愈合困难以及感染的风险,他们应该受到密切的监测。长期补充激素可能会出现类似库欣综合征的副作用,包括导致病理性骨折的骨质疏松症,以及肥胖、儿童生长迟缓、糖尿病和眼科问题[57,58]。

最重要的术后注意事项和小贴士

1. 强烈考虑将任何肾上腺手术后的患者转入 ICU 过渡,因为术后有可能出现低血压且需要经常监测生命体征。

2. 如果患者出现低血压迹象,除了补液和常规术后实验室检查外,还应该进行激素注射(100mg 氢化可的松)。在围手术期与照护患者的医护人员的沟通非常重要。

3. 对于长期存在的高皮质醇血症接受激素快速减量的患者或任何因孤立性肾上腺病变而接受手术的患者,应强烈考虑促肾上腺皮质激素试验,以评估肾上腺对促肾上腺皮质激素(ACTH)刺激的反应。

4. 在长期高皮质醇血症或孤立肾上腺的情况下接受手术的患者出院时,应开出氢化可的松 20mg 的处方并指示患者始终随身携带该药,如果患者在任何疾病、创伤或潜在的其他手术中感到虚弱或怀疑有低血压或与肾上腺危象一致的症状,应立即口服 20~60mg 氢化可的松。这些患者需要与未来遇到的每一位医师交流潜在的肾上腺危象风险,即使在相对较小的应激(如简单的感冒或感染)的情况下也要对自身状况保持警惕。

肾上腺手术的要点：并发症的预防

1. 知道你在处理什么（全面的代谢检查）。

2. 别忘了对平扫 CT 值>10HU 的肿瘤进行造影剂清除率的评估。

3. 在有其他肿瘤病史的患者中，怀疑肾上腺转移瘤可能，但不要忘记肿瘤患者仍然可以形成原发性肾上腺肿瘤（全面的代谢评估）。

4. 别忘了嗜铬细胞瘤患者的术前准备（首先使用 α-受体阻滞剂）。

5. 对所有肾上腺手术患者建立充足的静脉通路。

6. 对于分泌皮质醇的肿瘤患者，不要忘记给予应激剂量的激素，并在手术后小心地逐渐减少剂量。

7. 在右侧肾上腺手术中注意从下腔静脉后外侧发出的右肾上腺中央静脉。

8. 术后应积极考虑将患者转入 ICU 过渡，并对低血压和静脉补液无效（使用应激剂量类固醇）的患者考虑肾上腺危象可能。

9. 即使对侧肾上腺正常，也要考虑保留肾上腺（肾上腺部分切除术）。

（谢永鹏　译）

参考文献及自测题

第40章　淋巴结清扫术并发症

DMITRY VOLKIN and WILLIAM C. HUANG

> **要　点**
> 1. 淋巴结清扫术是许多泌尿系恶性肿瘤手术的重要组成部分,具有治疗和诊断双重效益。
> 2. 对腹膜后和盆腔解剖的全面了解,对于避免淋巴结切除术导致的严重并发症至关重要。
> 3. 通过提供更好的视觉效果和操作灵活性,微创手术可能有助于降低某些临床情况下的并发症发生率。

　　淋巴结清扫术是指通过手术切除引流器官或肿瘤的淋巴结,这是治疗泌尿系恶性肿瘤的关键步骤,有两个主要目标。首先,它提供诊断信息,可用于患者分期,指导后续治疗。其次,它提供了清除癌组织的治疗效益,因为癌组织可能隐藏在这些淋巴结中。

　　淋巴结清扫术的淋巴结阳性率很大程度上与清扫足够数量淋巴结所需的解剖范围有关。大量的研究正致力于开发能够在手术前可靠识别癌性淋巴结的检测或成像技术,使只有癌性淋巴结成为靶点。尽管已经取得了许多重要进展,但目前技术的阴性预测能力还不足以取代外科淋巴结清扫术。

　　本章将着重于解剖学的思考和外科技术,以避免淋巴结清扫术常见的并发症。我们将讨论常见并发症的发生率及其发生时的相应处理。同时我们就微创手术在淋巴结清扫除术中的应用做了总结。

腹膜后淋巴结清扫术

　　自 1914 年 Hinman 发表第一篇治疗性睾丸癌手术的

报告以来,腹膜后淋巴结清扫(retroperitoneal lymph node dissection,RPLND)在睾丸癌的治疗中发挥了十分重要的作用。过去一个世纪以来,这项技术已经发展并得到了实质性的改进。尽管在影像学和系统治疗方面取得了进展,RPLND 仍被用于治疗局限性和转移性生殖细胞肿瘤。

　　历史上,尽管 RPLND 在 I 期和 II 期非精原生殖细胞肿瘤(nonseminomatous germ cell tumor,NSGCT)中的成功率分别接近 100% 和 95%,但仍有一些患者被阻止选择 RPLND 作为主要治疗方案[1,2]。这可能是多种因素综合作用的结果。首先,RPLND 是一种腹腔的大手术,具有显著的手术相关并发症和 7 天或更长的住院时间。其次,这是一个不常见的手术,通常由大型学术或癌症中心的泌尿科医生完成。然而随着近年来微创机器人辅助 RPLND 的发展,只要肿瘤结果被证明是非劣效的,这类手术就有可能得到更多的应用。

　　虽然采用 RPLND 治疗 NSGCT 将是本章讨论的重点,但它也被应用于睾丸癌以外的许多临床情况。通常在肾癌的肾切除术会同时进行 RPLND,此外 RPLND 已被证明对上尿路上皮癌的肾输尿管切除术患者有益。目前对于这两类手术的淋巴结清扫解剖范围并没有很明确的定义[3,4]。

腹膜后淋巴结清扫术的并发症

应注意的是,RPLND 的并发症因手术环境的不同而不同。化疗后进行的 RPLND 由于强烈的结缔组织增生反应(通常出现在腹膜后)可能更具挑战性。这些患者的并发症发生率明显高于初次 RPLND[5]。微创化疗后腹膜后淋巴结清扫(post-chemotherapy RPLND,pcRPLND)可能更具挑战性。一项早期研究中的转开放手术比例高达 78%,但随着这项技术经验的增加,转开放手术变得越来越不常见[6-9]。一项由有经验的团队发表在 2013 年的报道显示 100 例患者中只有 1 例转为开放手术[10]。

射精失败

由于 RPLND 通常是较年轻的患者进行的,保存生育能力是一个重要的考虑因素。男性性高潮的释放过程是一种由交感神经系统协调的复杂反射,参与这种反射的神经在手术操作时处于危险状态。值得庆幸的是,只有一侧交感神经的损伤通常不会导致顺行性射精的丧失[11]。这一生理学原理是过去几十年来 RPLND 技术发展的基础。

了解腹膜后神经解剖是预防损伤的关键。交感神经链平行于腰大肌和脊柱之间的大血管。右交感神经链在下腔静脉后,左交感神经链在主动脉后外侧。在 L_1 和 L_2 水平,交感神经链发出节后交感神经纤维,也称为腰内脏神经,在主动脉前表面上形成肠间丛(图 40.1)。主动脉丛由四个两侧对称的神经节组成:右侧和左侧精索神经节、左侧肠系膜下神经节和右侧下腹前神经节(图 40.2)[12],通常位于髂总动

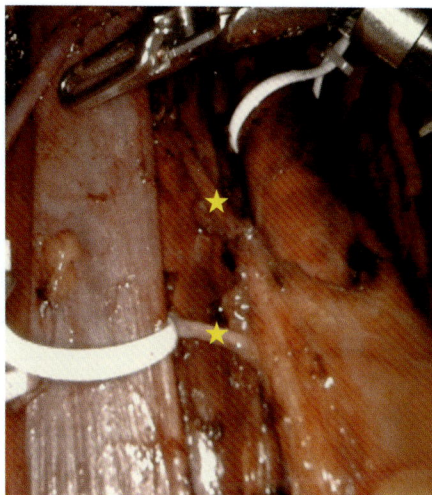

图 40.1　机器人 RPLND 中,下腔静脉和主动脉被骨骼化并被血管束带包绕。横穿主动脉的神经节后交感神经纤维得以保留

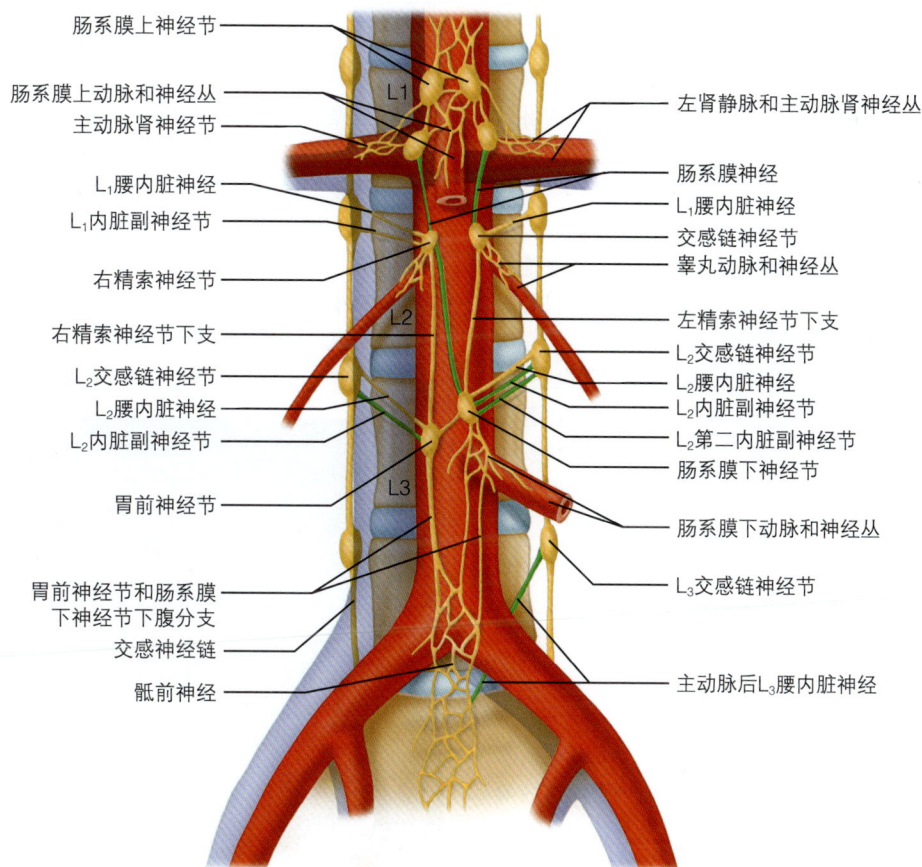

图 40.2　主动脉丛交感神经节 (From Beveridge TS, et al. Anatomy of the nerves and ganglia of the aortic plexus in males. J. Anat. 2015;226(1):93-103.)

脉之间,最终支配盆腔脏器。

在手术过程中对这些神经结构的损伤可能导致术后顺行射精失败。为了防止损伤,在控制腰椎血管时必须非常小心,因为腰椎血管与交感神经链密切相关。此外,在主动脉上进行"游离和翻转"前必须用血管束带将左侧的节后交感神经纤维进行隔离。这与下腔静脉形成对比,下腔静脉的前表面没有明显的神经组织。

虽然在早期、宽边界双侧 RPLND 中顺行射精失败是较常见的结果,但最近的一系列报道显示 85%~100% 的患者保留了顺行射精,迄今为止最大的机器人 RPLND 报道保留了 91% 患者的顺行射精[9,13-15]。部分原因是由于采用了神经保留技术,其中交感神经链、神经节后纤维和腹下神经丛的识别和仔细解剖。这些也是建立改良 RPLND 模式的结果,旨在切除同侧所有潜在的病灶和着床区,同时限制对侧特别是肠系膜下动脉下方的游离。这种特殊的改良模式不应为了保持顺行射精而影响肿瘤的控制。

在手术前,应询问患者的生育计划,并可以提前进行精子储备。如果术后出现顺行射精失败,服用伪麻黄碱可能有助于鉴别真正逆行射精的患者(与排精失败相比)[16]。排精失败的患者,电刺激采精可以使 87% 的男性成功地产生活动的精子[17]。如果不能以这种方式获得活动精子,睾丸精子取出通常是最后的办法。

淋巴囊肿

与身体其他部位一样,腹膜后淋巴管与血管系统密切相关。髂总淋巴结的淋巴汇入到位于下腔静脉和主动脉两侧的左右腰淋巴结。来自降结肠、肾脏、输尿管和睾丸的淋巴也汇入这些淋巴结。这些淋巴结的输出管道形成腰淋巴管,然后与肠淋巴管连接,形成近端胸导管。

胸导管的起始处形成一个囊状扩张,称为乳糜池,位于右膈肌脚和主动脉之间的 L_2 或 L_1 椎体的前面。乳糜池的大小和形状在不同患者之间具有变异,通常情况下,只有一个淋巴管丛与胸导管相连。

在清扫时控制腹膜后淋巴管是防止淋巴相关并发症(包括淋巴囊肿和乳糜性腹水)的最重要技术。除上述淋巴管以外,当从左肾静脉下方将十二指肠和胰腺游离时,应特别注意结扎许多淋巴管。在靠近 Treitz 韧带的胰腺尾部操作时也是如此。

淋巴囊肿是 RPLND 时淋巴管损伤后淋巴液在腹膜后积聚形成。较小的淋巴囊肿在 RPLND 后比较常见,通常无临床症状,无需治疗。然而,较大的淋巴囊肿可能导致腹胀不适;或者淋巴囊肿压迫腹膜后的其他结构,如输尿管或下腔静脉;或淋巴囊肿合并感染,则具有临床意义。

如果临床考虑出现术后淋巴囊肿,应行 CT 或其他横断面影像学检查。通常,淋巴囊肿呈现为腹膜后内含液体的薄壁囊性结构。如果囊肿内有明显的分隔、囊壁强化或气性成分,应高度怀疑脓肿或感染性淋巴囊肿,尤其是伴随发热的情况下。可以采取经皮穿刺引流和抗生素治疗。非感染性淋巴囊肿的处理将在盆腔淋巴结清扫术章节进行讨论。

乳糜性腹水

术中损伤腹膜后较大的淋巴结构,即主要的淋巴干或乳糜池,可能导致持续的淋巴液泄漏,超出再吸收能力。这种液体将在腹腔内积聚,导致腹部逐渐膨隆和患者不适。这被称为乳糜性腹水。在某些情况下,这还可能由于腹内压增加对膈肌的压迫或淋巴液泄漏到胸腔本身而导致呼吸困难。后者通常是由于在食管后间隙解剖过程中损伤了胸导管[18]。

乳糜性腹水可以在任何指征下的肾周淋巴结清扫术后发生,包括肾细胞癌(图 40.3)。在生殖细胞肿瘤中,这是一种相对罕见的并发症,但其发生率因肾周淋巴结清扫术的类型而异。在初次肾周淋巴结清扫术中,发生率约为 2%,而在二次肾周淋巴结清扫术中,发生率为 2%~7%[5,19,20]。在腹腔镜肾周淋巴结清扫术中,乳糜腹水的发生率范围为 1%~7%[10,21,22]。需要在二次肾周淋巴结清扫术中切除下腔静脉的患者发生乳糜腹水的风险更高,这可能是由于周围静脉压力增加并传递至淋巴系统。在 603 例接受二次肾周淋巴清扫术的患者系列中,所有发生乳糜腹水的患者中有一半在手术时进行了下腔静脉切除[5]。

如果 RPLND 术后怀疑有乳糜腹水,患者应行经皮穿刺引流,并将引流液送检。高淋巴细胞、蛋白质和甘油三酯水平可助于明确诊断。由于大部分乳糜是由从膳食脂肪转化而来的乳糜微粒组成的,首先应将这些患者的饮食改为高蛋白、低脂肪的饮食。膳食脂肪应主要由中链甘油三酯组成,这些甘油三酯可以直接转运至门静脉循环。这种饮食方式限制了乳糜流入淋巴管,促进损伤血管的自发闭合。尽管恢复的时间不定,但通常需要数月或更长时间才能通过保守措施完全恢复。这可能会导致反复穿刺引流,同时等待腹水的消失。是否留置引流管是有争议的。主张留置引流管的人认为留置引流管能够了解引流量,避免重复穿刺,而反对者则担心感染和腹膜炎的发病率增加。

如果乳糜性腹水不能通过限制脂肪的饮食来改善,二线

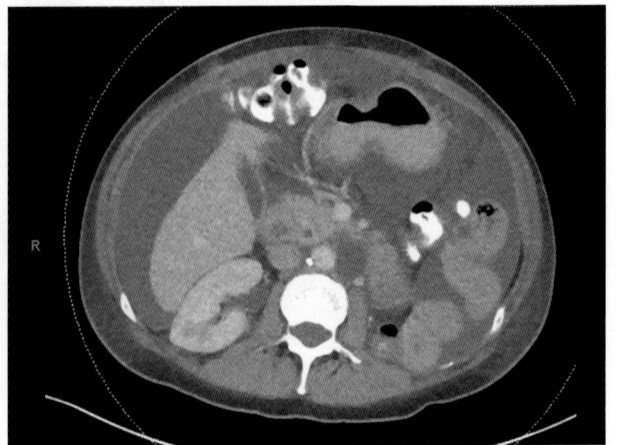

图 40.3　晚期肾癌行左肾切除及腹膜后淋巴结清扫 2 周后的乳糜性腹水

方案是完全肠内休息和完全肠外营养。Evans 等人报道 77% 的患者通过肠外营养和穿刺(有或无腹腔引流管)可以使乳糜性腹水消失[20]。许多研究也支持使用奥曲肽(生长抑素类似物)作为另一种减少肠淋巴液的方法。应以 100μg 的剂量开始,一天三次皮下注射,可以通过持续输注最大达 12mg[23]。奥曲肽已被证明是有效的,既可以单独使用,也可以与完全肠外营养和中链甘油三酯饮食联合使用[24-27]。

如果这些保守措施都不能改善腹水,可能需要更激进的方法。双足淋巴管造影和注射碘化罂粟籽油已被证明可以改善乳糜漏,特别是那些轻症乳糜漏(仅在淋巴管造影术后的 CT 上看到,而不是在 X 线摄影上)(图 40.4)[28,29]。每天的引流量(在引流管在位的情况下)可以预测淋巴管造影的清晰度。一项研究显示在保守治疗后漏液小于 200mL/d 的情况下,97% 的患者淋巴管造影成功[30]。如果淋巴管造影本身不能解决漏液,它仍可作为手术结扎渗漏淋巴管之前的一种有效的辅助方法。既往文献报道难治性乳糜性腹水的其他方法包括局部放疗、硬化治疗和静脉分流术。然而最后一种方法与显著的并发症发病率相关,应在所有保守措施失败后再应用[20,32-35]。

血管并发症

RPLND 最可怕和潜在致命性的并发症是血管损伤。血管损伤具体处理办法在第 10 章进行了详细讨论,这里我们仅讨论 RPLND 特有的损伤。虽然在生殖细胞肿瘤手术中很少见,但对于接受化疗后 RPLND(pcRPLND)的患者或接受有显著腹膜后淋巴结肿大的肾切除术的患者,大血管损伤是一个十分重要的风险。

在 pcRPLND 手术中,导致这种风险增加的因素有两方面。患者化疗后腹膜后的严重炎症反应,使得筋膜平面的解剖更加困难。此外,pcRPLND 更有可能在更大的、晚期的肿瘤中进行,其中一些肿瘤可以侵犯邻近的器官或血管结构。一项纳入 2007 年至 2012 年间接受 RPLND 患者的全国性研究显示,接受化疗后 19% 患者术中因并发症需要额外的手术如

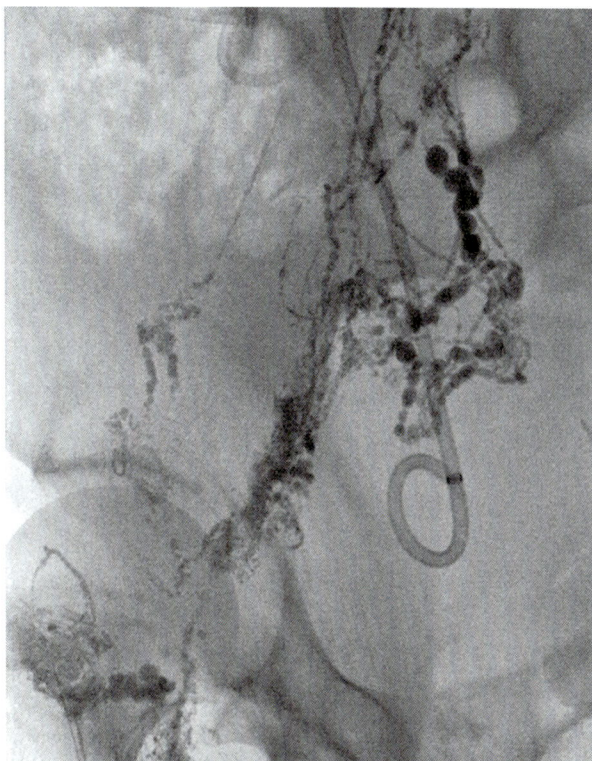

图 40.4　非精原性生殖细胞肿瘤行腹膜后淋巴结清扫术(RPLND)后顽固性乳糜性腹水患者的罂粟籽油淋巴管造影

肾切除术或血管重建,而原发性 RPLND 的比率为 1%[36]。

在行 pcRPLND 前,对患者和所有术前影像进行彻底评估是至关重要的。体格检查中提示血管侵犯的线索包括下肢水肿和建立良好的腹部侧支循环。在 CT 扫描中,一个巨大的肿瘤毗邻主要的血管结构,尤其是右侧,提示血管重建可能是必要的(图 40.5)。虽然不是标准的治疗方法,但磁共振成像可能有助于进一步明确血管解剖和腹膜后肿块侵犯邻近结构的可能性[37]。

在所有病例中,进行 pcRPLND 的外科医生必须清楚血

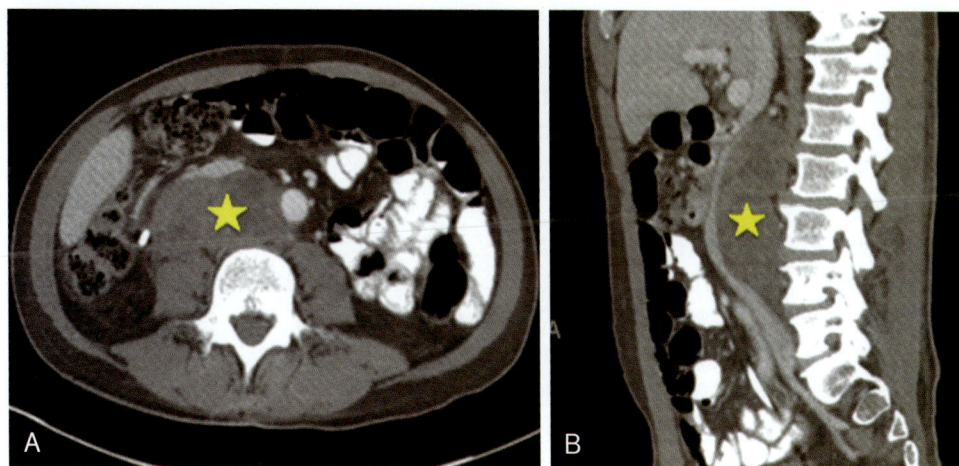

图 40.5　巨大肿块位于下腔静脉(星形)背侧的轴位(A)和矢状位(B)视图。肿块压迫静脉又使其向前移位

管解剖的变异并且必须熟悉血管控制的技术。鉴于手术的复杂性,pcRPLND应尽可能由三级医院的经验丰富的外科医生来进行。如有必要,可请血管外科医生来帮助进行复杂的重建。

静脉并发症

静脉出血是pcRPLND的一个重要问题,尤其是在处理侵犯下腔静脉及其分支的右侧巨大肿瘤时。尽管应小心避免对静脉的损伤,由于腹腔和盆腔有丰富的侧枝供应,大多数主要的静脉(包括下腔静脉)的损伤通常不需要进行重建就可以应对。但肠系膜上静脉、门静脉和右肾静脉是例外,这些血管发生损伤必须需要重建[38]。

最常见的困难是结扎汇入到下腔静脉的易脆的腰静脉。通常认为腰静脉在每个腰椎水平汇入下腔静脉,但仍在数量及位置上存在明显的变异。一项印第安纳大学研究对102例RPLND进行了腰椎静脉的解剖检查[39]。作者注意到,肾下腰椎静脉的数量可能在0~4支(右)或1~4支(左)范围变化。此外,相当多的患者有2支或2支以上的腰静脉在汇入下腔静脉前合并成一个共同的主干,43%的患者有一个腰静脉汇入左肾静脉。

腰静脉在结扎过程中容易因过度牵拉而撕裂或因用力过大而离断。为了最大程度暴露术野,下腔静脉在轻微牵拉的同时,腰血管应通过缝合结扎或血管夹处理。如果一个腰椎血管撕裂,它往往会徜回后壁肌肉组织或椎体孔,导致难以控制的出血。出现这些情况时,外科医生可以使用海绵棒压迫腰大肌至对应的椎体水平,从而压迫下面的腰静脉和腰升静脉。如果不能直接控制出血的血管,可将腰大肌与下面的椎旁韧带进行缝合,通常可以控制出血,避免对腰大肌后结构进行探查。

与右肾静脉不同,左肾静脉的走行较长,通常有多根分支。主动脉旁巨大肿瘤的游离会遮挡生殖静脉、肾上腺静脉或腰静脉的汇入处,导致左肾静脉损伤。小的撕裂伤可以用5-0的不可吸收缝线修补。如果血管被离断、撕碎或有较大的撕裂,重建的适应证并没有很明确。

关于左肾静脉结扎的许多数据来自血管外科文献。Mehta等[40]发现,48例腹主动脉瘤修补术和左肾静脉结扎术与213例肾静脉完整的患者术后肾功能结局相似。左肾静脉结扎术后肾功能的稳定至少在术后1年内得到证实[41]。然而,其他作者认为,如果可能的话应尝试重建左肾静脉,以便更好地保持术前肾功能[42]。

尽管上述研究有助于了解左肾静脉结扎的大致发生率,但在腹膜后恶性肿瘤的情况下左肾的血流动力学和引流情况是不同的。在腹膜后肿块慢性阻塞左肾静脉的病例中,侧支血管通常发育良好,结扎后患者可能耐受良好。也就是说,术前肾功能不全或孤立左肾的患者可能会从修复重建中获益。同样,如果在手术过程中离断了引流左肾的侧支血管,则应重建左肾静脉。值得注意的是,结扎右肾静脉而不重建基本会导致右肾功能的丧失。

在肾细胞癌和生殖细胞肿瘤中,一小部分病例肿瘤可能累及包裹下腔静脉、侵犯血管壁,或形成血管内癌栓。此外,在进行pcRPLND时,化疗后严重的结缔组织增生反应可能使从下腔静脉壁剥离肿瘤成为不可能。在这些情况下,整体切除部分下腔静脉可能是必要的。在一项纳入955名pcRPLND患者的大型研究中,Beck和Lalka报告6.8%的患者需要行肾下方下腔静脉切除术,这其中近三分之一的患者存在腔静脉癌栓[43]。

为完整的肿瘤切除和提高生存率,由于丰富的侧支静脉血流,肾下方下腔静脉可以被切除。然而,接受腔静脉切除术的患者可能出现严重的急、慢性疾病。静脉回流减少导致外周静脉压升高,导致淋巴液分泌增加和出现术后乳糜性腹水的风险。外周静脉压升高也会导致下肢水肿和难治性慢性溃疡。最后,由于压力增加和湍流造成,静脉血栓栓塞事件可能发生。

下腔静脉切除的发生率与下腔静脉闭塞的时间和程度密切相关。在急性闭塞的情况下,侧支血管还没有很好的形成,大多数患者将遭受严重的疾病。Donaldson等人探讨了急性下腔静脉结扎预防肺栓塞患者的长期预后,结果显示61%的患者术后有一定程度的腿部肿胀;在同组中,30%的人出现了对加压袜反应不良的淤滞性溃疡或水肿[44]。

与之相对,在切除闭塞的下腔静脉后,静脉血流动力学似乎只有微小的变化[45]。许多作者已经证明,切除被肿瘤累及的下腔静脉后患者并不会导致出现明显的长期疾病。Spitz等报道11例患者在RPLND同时切除下腔静脉术后6个月后,有4例在出现下肢症状,但这些症状一般较轻[46]。Beck和Lalka在研究中显示,在20例患者中,长期随访后只有2例有中度和1例有严重疾病[43]。Blute等人在他们的研究中称,没有患者有妨碍他们工作的疾病,70%的患者不需要加压长筒袜进行长达8小时的日常活动。此外,他们的研究显示下腔静脉切除术后侧支循环继续形成,许多患者术后疾病评分有所改善[47]。这已在其他研究中得到证实[48]。

根据现有证据,对于慢性完全或接近完全闭塞的患者,下腔静脉重建不是必要的。术前磁共振血管造影有助于明确肿瘤的累及程度和下腔静脉的闭塞程度,以及侧支血管的代偿程度[49]。如果下腔静脉不能重建,在手术过程中保留这些侧支血管至关重要,因为它们负责结扎下腔静脉后侧支引流汇入奇静脉和半奇静脉。

在下腔静脉仅部分闭塞的情况下,有多种选择方案。如果可行的话,一部分下腔静脉可以被切除并进行修补。公认的观点是下腔静脉可以缩小到原来直径的50%,而并不会产生严重后果。此外,补片移植可用于较大的修补。这些类型的情况通过微创手术得到了成功的治疗,总体发生率较低[50]。

如果必须完全切除下腔静脉并进行重建,可以使用生物或合成的移植物。用聚四氟乙烯移植重建是最常见的方法,并可以预防几乎所有患者的下肢并发症[51,52]。然而,接受移植的患者术后静脉血栓栓塞事件发生率更高,而且移植体本身会导致血栓形成[53]。此外,移植显著增加了手术时间。深入考虑的是,接受下腔静脉切除术的患者通常患有晚期疾病,其中许多患者可能需要术后化疗,导致免疫功能受损,这至少在理论上增加了移植物感染的风险。

静脉畸形

进行 RPLND 的外科医生应掌握腹膜后静脉解剖的可能变异。这些变异可能会使本已困难的解剖进一步复杂化,尤其是在术前影像学上没有预料到或检测到的情况下。最常见的解剖异常是双腔静脉、左侧下腔静脉、环绕主动脉的左肾静脉(主动脉肾静脉环)或主动脉后左肾静脉。完全性解剖转位也是可能的,但非常罕见。

根据尸检研究,2%~3% 的人有双腔静脉。左主干通常与左肾静脉汇合,穿过主动脉后或前的中线,汇入右主干,然后正常升入胸腔。通常,右侧主干占优势,但也存在变异[54-56]。

腔静脉或左侧腔静脉的移位是罕见的变异,发生在大约 0.5% 的患者中。如果存在,腔静脉将在左侧上升,直到肾血管水平通常会穿过主动脉前的中线和肠系膜上动脉的尾端,然后上升到胸腔。转位的腔静脉也可能穿过主动脉后部,但这种情况并不常见。

如果不注意,肾脏的异常引流也可能是个问题。在高达 8% 的人群中,左肾静脉存在前支和后支环绕主动脉,也被称为主动脉肾静脉环。一个不太常见的变异是主动脉后左肾静脉,发生在大约 3% 的人群中[57]。主动脉后左肾静脉的识别尤其重要,因为它可能被误认为腰静脉然后被结扎。值得注意的是,也可能存在不止一支右肾静脉。

动脉并发症

预防动脉损伤的最好方法是对血管解剖有一个充分的了解。与静脉系统不同的是,绝大多数情况下,离断的大动脉应进行修复。唯一的例外是肠系膜下动脉,它可以被离断以便更好地暴露主动脉。除非患者患有严重的动脉粥样硬化性血管疾病,否则左半结肠将通过边缘动脉和 Riolan 弓接受侧支血供。

在进行 RPLND 暴露腹膜后时,十二指肠和胰腺与小肠、盲肠和右半结肠一起呈倒楣状。在放置自锁式牵开器之前,应特别注意确保肠系膜上动脉(superior mesenteric artery, SMA)不受压或损伤。在游离肝门上肿块时同样需要谨慎处理此处的 SMA,防止其受损伤。未能及时发现 SMA 损伤将导致肠缺血和灾难性后果。

在大约 1/4 到 1/3 的患者中,多条肾动脉可一致地出现[37,39]。副肾动脉或极肾动脉可起源于肾门水平或在距肾动脉主干尾侧的某处。出现在肾门右肾副动脉可通过腔静脉前方,且损伤风险较高,尤其是在术前影像学检查中未发现的情况下。修理这些较小的血管是非常困难的,所以最好避免损伤。

由于左侧淋巴管引流略低于肾门,肾动脉主干损伤通常较常见于左侧。化疗后严重的纤维组织增生反应或切除巨大的左侧肿块时可能导致肾脏被切除。在最近研究中,有 10%~14% 的 pcRPLND 患者需要进行肾切除术,主要是在左侧[36,58]。在切除主动脉及腔静脉间巨大肿块时右肾动脉易受损伤。

虽然主动脉损伤很少见,但可能需要切除和替换。在迄今为止最大的研究中,1 250 例 pcRPLND 手术中仅 1% 需要主动脉置换[59]。然而,一个较小的、近期的研究报道了高达 9% 的比例,这可能与选择的患者相关[58]。当在切除紧密粘连的肿块时达到血管外膜下平面时,则需要进行修补。血管外膜与肿块一起被切除将使主动脉壁变薄,可能导致术后主动脉瘤或破裂出血。因此,如果在手术过程中血管外膜的大部分被剥离,用人造移植物进行主动脉置换通常是一个好方法(图 40.6)[60]。

胃肠道并发症

胃肠道并发症相当罕见,术中小心处理肠道和放置牵引器可以避免。有时,十二指肠翻动可导致术后胰腺炎,表现为恶心和呕吐伴淀粉酶和脂肪酶水平升高,大多数可通过保守饮食调节来改善。

同样,过度肠管操作或浆膜擦伤可能导致术后肠梗阻。

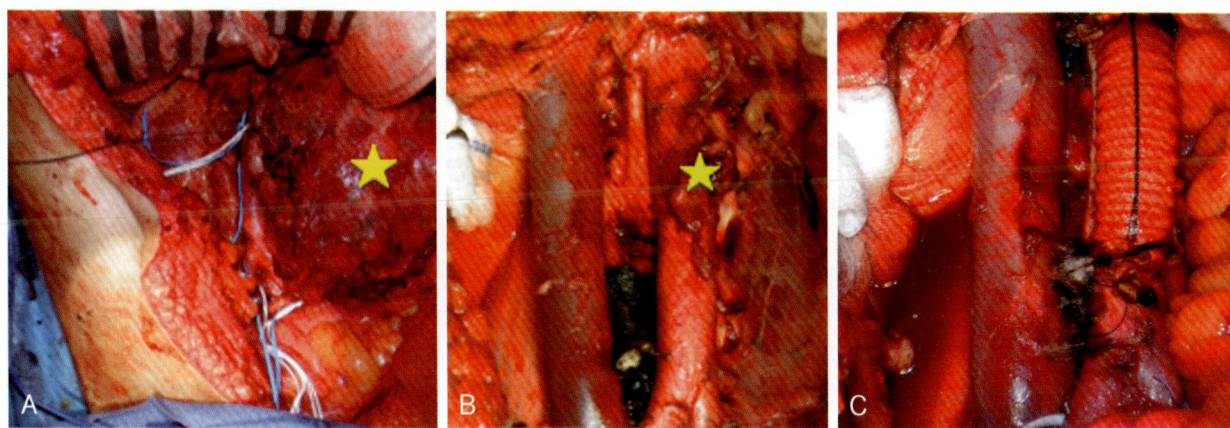

图 40.6　A. 转移性睾丸癌(星形)患者的主动脉旁巨大肿块。B. 不能从主动脉外膜壁完全切除的肿块(星形)。C. 切除受侵犯的主动脉,并用聚四氟乙烯(PTFE)移植

大约 2% 的 pcRPLND 患者可能出现,并且游离范围的增加而更容易发生[5]。保守治疗、胃肠减压通常可有效的改善这一并发症。

肠管也可能发生直接损伤,特别是 pcRPLND 将十二指肠从腹膜后紧密粘连的肿块分离时。如果肠管被切开,应进行两层缝合。此外,可将网膜放置在受损伤的肠管和大血管之间以防脓肿或主动脉十二指肠瘘形成。在 RPLND 结束前,检查肠道是很重要的步骤,以便及时修补发生损伤的肠管。最后,腹膜后层应轻柔地重新关闭,以避免肠管粘连到腹膜后血管的前表面。

盆腔淋巴结清扫术的并发症

盆腔淋巴结清扫是肌层浸润性膀胱癌、高危前列腺癌和晚期阴茎癌治疗的重要部分。盆腔淋巴结清扫术(pelvic lymph node dissection,PLND)在显著增加诊断和治疗价值的同时,也增加了相当大的风险,包括额外的手术时间以及淋巴清扫术特有的并发症,如淋巴囊肿、深静脉血栓形成(deep vein thrombosis,DVT)/肺栓塞(pulmonary embolism,PE)、神经损伤,或少见的盆腔大血管损伤。

在现今,PLND 是一种相对粗犷、无差别的方法,因为淋巴结清扫时并不知道哪一个(如果有的话)实际上是癌性淋巴结。在当前的影像学时代,许多学者尝试通过在术前识别可疑淋巴结来辅助 PLND。遗憾的是,CT 和 MRI 对诊断淋巴结转移的敏感度较低,并不能用来可靠地筛选 PLND 患者[61,62]。新的影像学检查方法,如 ^{11}C-胆碱和 ^{18}F-氟甲基胆碱 PET/CT 显示了初步的成效,但最新的研究并没有发现其对前列腺癌或膀胱癌的诊断效力比传统影像学方法更高[63-65]。

因此,PLND 仍然是确诊和清扫转移淋巴结的金标准。在下一节中,我们将讨论 PLND 特有的并发症。阴茎癌手术的并发症将在本章的后面部分进行讨论。在探讨每种并发症之前,我们将首先讨论在前列腺癌和膀胱癌治疗中缺乏 PLND 的标准定义,因为这是解释每种并发症发生率的一个重要影响因素。

前列腺癌根治术相关考虑

在根治性前列腺切除术中是否进行 PLND 在不同外科医生和医学中心之间存在显著差异,这些不一致源于美国泌尿外科协会(AUA)、欧洲泌尿外科协会(EAU)和国家癌症综合网络(NCCN)在指南声明中缺乏标准化。尽管 EAU 和 NCCN 都同意高危前列腺癌患者应接受 PLND,但对于中危患者进行 PLND 存在不一致的看法。AUA 则更模糊,只说明盆腔淋巴结清扫术"通常是在淋巴结受累风险更高的患者进行"[66,67]。淋巴结清扫的范围在三项指南中也没有标准化。只有 NCCN 和 EAU 推荐行扩大淋巴结清扫[67,68]。

关于前列腺癌中 PLND 范围的定义在不同文献中也具有显著差异。局限性 PLND 的定义不一,从仅切除髂外静脉和闭孔神经之间的淋巴结到更广的范围,包括闭孔神经下方和髂内血管周围的淋巴结。然而,一些作者称这为标准清扫,甚至是扩大 PLND。最常见的扩大 PLND 的定义通常是从闭孔窝周围以及髂外、髂内和髂总血管直到与输尿管交叉处的淋巴结。扩大的清扫将包括骶前淋巴结,这也被部分学者称之为超扩大 PLND。

许多外科医生认为,随着 PLND 范围的增加并发症的风险也随之增加。由于描述定义范围的不一致,研究这一问题的文献会出现相互矛盾的情况,难以解释。尽管如此,许多研究显示扩大 PLND 伴随的并发症发生率较高,其中大部分是术后淋巴囊肿形成[69-71]。另一方面,至少一项由 Heidenreich 等纳入 203 例患者的研究表明,扩大 PLND 的并发症发生率与标准 PLND 相当[72]。另一项研究报告称,需要干预的淋巴囊肿的发生率在标准 PLND 组中实际上更高[73]。

PLND 的肿瘤学价值不在本章的讨论范围。然而,尽管扩大 PLND 可能增加潜在的风险,关于前列腺淋巴引流的定位的许多研究证明了局限性清扫不能充分控制潜在的前列腺着床区[74,75]。一项研究指出,在淋巴结阳性的前列腺癌患者中,高达 63% 的阳性淋巴结不在标准 PLND 的范围内[74]。因此,近年来许多文献已支持进行扩大 PLND。

膀胱癌根治术相关考虑

淋巴结清扫在肌层浸润性膀胱癌根治性膀胱切除术中进行是目前公认的治疗标准。虽然主要由回顾性研究组成,最近一项纳入近 20 000 名患者的系统综述显示,PLND 比无 PLND 更能改善肿瘤预后。尽管合适的命名方法有待商榷,许多人认为扩大 PLND,即从所有盆腔淋巴结清扫至腹主动脉分叉处,这种清扫在研究中已被证明具有肿瘤学优势。然而,超扩大 PLND,包括主动脉旁和腔静脉旁至肠系膜下动脉淋巴结的清扫,并没有令人信服的证据证明比扩大 PLND 更具优势[76]。

遗憾的是,正如根治性前列腺切除术一样,不同医学中心进行的 PLND 的范围有很大的异质性。此外,目前关于根治性膀胱切除术中 PLND 的范围与并发症发生率相关的数据有限。就我们而言,膀胱癌根治术中的 PLND 与前列腺癌根治术中的 PLND 并发症没有明显差异。因此,以下小节适用于这两种临床情况。

神经损伤

闭孔神经、生殖股神经和股神经在盆腔穿行,在行 PLND 时有损伤的风险。闭孔神经和生殖股神经与盆腔淋巴结密切相关,易受直接损伤。与之相对,在手术过程中,由于体位或暴露,股神经更容易受损。损伤任何这些神经都可能产生虚弱的症状从而导致患者严重的痛苦。在某些情况下,严重神经损伤可能导致终身残疾。我们将在后文讨论每种类型损伤的病因和预防。不同神经损伤的处理原则都是相似的,最后将一起讨论。

闭孔神经

闭孔神经起源于腰丛 L_2~L_4 脊神经前支,穿过腰大肌纤维,在骨盆边缘穿入腰大肌内侧缘;然后沿着骨盆外侧壁,深入髂外血管、髂内血管和输尿管外侧,浅至闭孔血管;它最终通过闭孔管和闭孔血管离开骨盆,为大腿内侧肌肉(使腿内收)提供运动神经支配;它还为大腿内侧的皮肤提供感觉神经支配。值得注意的是,闭孔神经并不支配盆腔内的任何结构,因此并没有神经分支在 PLND 时有受损风险。

闭孔神经本身在切除神经周围含有纤维脂肪淋巴结的组织时可能受到损伤。损伤可以以多种方式发生,包括部分或完全离断、器械或钳夹的直接挤压伤、过度牵引或靠近神经的电手术。临床症状的严重程度将取决于损伤的类型和程度。

闭孔神经病变最常见的表现是大腿内侧感觉改变,从感觉丧失到感觉异常和疼痛。这些症状可以从腹股沟一直延伸到膝盖内侧。它们可能因伸展神经的动作而严重,包括腿的伸展和外展。内收乏力和大腿内旋有不同程度的表现。严重的虚弱可以表现为步态异常,特征是同侧髋关节外展和外旋异常[77]。肌电图有助于明确诊断[78]。

预防闭孔神经损伤的最有效方法是掌握神经的解剖及其与盆腔其他结构的关系。在闭孔窝内分离和放置钳夹时应特别小心;在进行游离之前,应控制小的侧支血管。最后,近端和远端淋巴结的分离应在整个神经可视化之后进行。

在大多数研究中,闭孔神经损伤的发生率不到 1%[79,80]。然而,患者可能没有报告无明显不适的轻微症状,因此,真实发生率几乎肯定会更高。虽然这种损伤很少见,但更可能发生在先前接受过化疗或盆腔放疗,或肿瘤累及闭孔淋巴结的患者身上,与上述情况相关的炎症反应使从淋巴组织中分离神经变得更加困难。

严重损伤,如部分或完全离断,术中识别时,应在手术时用显微外科技术进行修复[81,82]。如果由于断端的收缩而无法行端端无张力一期吻合术,自体腓肠神经也可以使用达到良好的效果[83,84]。只要神经及时修复,一般术后 1 年即可恢复运动和感觉功能。

对接受了物理治疗仍患有持续严重虚弱和/或疼痛的患者的治疗目前知之甚少。有一些文献显示,手术探查可识别出一种未被确认的神经严重损伤。即使是在最初的损伤数月后进行神经修复,也能提高内收肌的力量[85]。

生殖股神经

生殖股神经起源于腰丛的 L_1 和 L_2 脊神经根,贯穿腰大肌纤维,然后它沿着腰大肌的前表面走行,在那里分为生殖支和股支;股支在腹股沟韧带下穿行,为大腿内侧上部提供感觉神经支配;生殖支进入腹股沟管,为男性阴囊前壁皮肤和女性阴唇提供感觉神经支配,它还为男性提供支配提睾肌的运动纤维。

在盆腔淋巴结清扫术中,生殖股神经损伤最有可能发生

在髂总血管和髂外血管外侧的部位。预防损伤的关键是开始近端淋巴结清扫,并牵拉髂内血管,以便可视化神经。它可能与血管周围的淋巴结组织密切相关,因此应仔细地进行游离。

股神经

股神经起源于腰丛 L_2~L_4 脊神经前支,穿过腰大肌纤维,在外侧缘走行,然后,它在腰大肌和髂肌之间的凹槽中穿行,直到它通过腹股沟韧带下方,从而支配在髋关节弯曲和伸展的肌肉。它还提供支配下肢前部和内侧的皮肤分支。

股神经损伤最常见的是由于在骨盆中使用自锁式牵开器不当,尤其是在暴露骨盆外侧进行淋巴结清扫时。过度牵引、腰大肌压迫骨盆侧壁,或用牵开器直接压迫神经,都可能损伤神经。由于神经从腹股沟韧带下面穿过,长时间或截石位使神经受压也会导致股神经损伤。最后,有一些文献显示神经内的部分动脉缺血也可以导致神经病变,这在左侧似乎更常见,因为旋髂深动脉的侧支血供左侧较少[86]。

自锁式牵开器的作用在妇科相关文献中的比较研究得到了较好的阐述[87,88]。例如,Goldman 等[88]对 6 000 多名进行了经腹子宫切除术的女性患者数据进行分析,发现当不使用自锁式牵开器时,股神经损伤的发生率从 7.5% 下降到 0.7%。在泌尿外科相关文献中也有许多病例研究记录了开放性根治性前列腺切除术或膀胱切除术后股神经损伤,并将自锁式牵开器作为其中的病因[89-92]。

在开放淋巴结清扫术中预防股神经损伤的最佳方法是小心、规范地放置自锁式牵开器。当放置正确时,牵开器只能收缩直肌,而不会对腰大肌施加压力。应使用尽可能短的桨片,并在桨片和肌肉组织之间放置折叠的海绵垫作为缓冲。外科医生应在放置时和手术时定期检查位置是否正确。

当使用机器人入路时,股神经损伤的风险主要源于患者在背侧取石术中的体位,或为方便对接机器使分开的腿台而造成髋关节处伸展[93]。虽然这种损伤也可能发生在没有进行淋巴结清扫的前列腺根治术中,但 PLND 会增加手术时间。长时间的背侧取石体位,特别是双腿超伸、外旋和髋关节弯曲,是术后下肢神经损伤的一个公认的危险因素[94]。幸运的是,现在有了新的机器人平台,患者能够保持仰卧,而机器人停靠在患者旁边,而不是在脚下。这样可以将这些患者发生股神经损伤的风险降到最低。

股神经损伤最常见表现为术后即刻难以行走,同时股前内侧感觉改变。最明显的临床症状是股四头肌无力和髌骨反射缺失或减弱[95]。如患者诉明显疼痛,同时有出血倾向或正在接受抗凝治疗,应进行横断面显像检查以排除神经周围血肿[96]。

盆腔神经损伤的处理

不管损伤了任何神经,都应该遵循一些基本的处理原则。神经科医生和康复专家应尽早参与术后出现神经症状

患者的治疗,这对于作出正确的诊断和在必要时立即进行物理治疗是很重要的。从正确记录基线体征和症状的角度来看,这一点也很重要,从而能够在治疗期间准确评估患者的临床病程。

治疗通常包括多模式、多专业的方法。运动功能障碍的主要治疗方法是物理治疗,应该在术后立即开始。感觉功能障碍如疼痛或感觉异常通常采用分步治疗,首先使用非甾体抗炎药,其他口服药物基本上是与所有形式的神经性疼痛通用的药物,包括阿片类药物、三环抗抑郁药、选择性 5-羟色胺/去甲肾上腺素再摄取抑制剂和抗癫痫药物,也可使用局部利多卡因贴片。更有创的方法通常包括使用麻醉药物进行神经阻滞[97]。

症状缓解的时间过程不定,取决于损伤的严重程度。轻微的感觉异常可以在几天到几周内消失。或者,明显的运动无力可以持续数月、数年,或者在某些情况下,无限期地持续下去。虽然恢复取决于多种临床因素,肌电图可以作为一个有用的预后工具,如果肌电图提示解剖性失神经支配,某种形式的残疾可能会持续。

淋巴囊肿

盆腔淋巴囊肿的形成是盆腔淋巴结清扫术后常见的并发症(图 40.7)。淋巴囊肿是由没有上皮衬里的纤维壁围成的淋巴液。与血管不同,淋巴管壁内不含平滑肌,因此不会因损伤或离断而收缩。淋巴液从损伤的淋巴管持续流至狭窄的空间是淋巴囊肿形成的机制。

虽然淋巴囊肿在盆腔手术后很常见,但只有一小部分在临床上表现出来。研究显示患者在手术后立即接受影像学检查,其中腹腔镜手术后淋巴囊肿的形成率为 30%~53% 不等[99-102],而开放手术后淋巴囊肿的形成率为 15%~61% 不等[101,103]。无症状淋巴囊肿的巨大差异可能是由于患者特征和检查方法不同所致,与 CT 相比,使用超声检查通常会检测到较少的淋巴囊肿。有症状的淋巴囊肿不太常见。不同

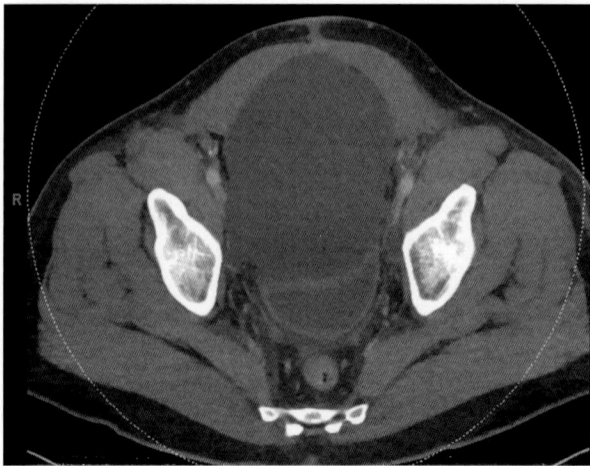

图 40.7   前列腺癌根治术和盆腔淋巴结清扫术后膀胱前巨大盆腔淋巴囊肿。患者表现为腹胀和尿频

研究的数据不同,但腹腔镜和开放淋巴结清扫术的数据似乎相当(0%~8%[100,104-106] vs 3%~10%[72,101,104,107])。

有许多临床和外科因素与淋巴囊肿形成的风险增加有关。以前认为,经腹腔的微创手术可以减少淋巴液在封闭空间内积聚防止淋巴囊肿的形成。一些回顾性研究支持了这一观点[108,109],包括一项基于人群数据的患者研究,其中淋巴囊肿形成率为 1.3%,而微创组为 2.2%[110]。遗憾的是,由于患者选择及 PLND 范围的差异很大,回顾性数据很难解释这一现象。目前没有随机试验来比较这两种方法,因此并没有明确的结论。

有人可能认为扩大 PLND 需要更广泛的游离和清扫更多的淋巴结,术后发生淋巴囊肿的风险会更高。同样,数据也是有争议的。Musch 等在纳入 1 380 例患者的回顾性队列中发现接受扩大 PLND 的患者发生淋巴囊肿的风险增加了三倍[79]。然而其他回顾性研究显示并没有显著差异[73,111]。

对围术期应用肝素有可能是淋巴囊肿形成的危险因素也进行了探讨,结果不一。一些早期的研究报道了在接受肝素预防抗凝的患者中淋巴囊肿形成的增加[112,114]。然而最近研究表明,这种风险与那些没有接受肝素的患者相当[115,116]。大多数泌尿科医生的共识是继续使用肝素预防 DVT 和 PE,即使增加了淋巴囊肿形成的潜在小风险,特别是在根治性膀胱切除术后。

最后,在手术结束时留置盆腔引流管被认为是防止淋巴囊肿形成的一种方法,它为漏出的淋巴液提供了引流途径。Danuser 等[108]证明如果引流管留到术后第 7 天,淋巴囊肿的风险会显著降低。然而大多数外科医生在术后的头几天内就会拔除引流管以尽量减少患者的不适和其他并发症。此外,其他研究显示没有留置盆腔引流管的患者淋巴囊肿的风险并没有增加[117,118]。

大多数有症状的淋巴囊肿在开始时是模糊的腹胀感。随着它们逐渐增大,压迫盆腔内的解剖结构,从而引起各种临床症状。胃肠道症状有结肠压迫导致便秘、肠梗阻导致恶心和呕吐。泌尿系统症状包括膀胱压迫引起的尿频,或者少见的肾盂积水和输尿管压迫引起的腰痛。压迫骨盆内的神经可导致特定神经分布的疼痛或下肢无力。最后,淋巴囊肿可以影响生殖器和下肢的静脉回流,导致水肿或 DVT。发热伴淋巴囊肿是典型的重叠感染征象,需要及时引流。

考虑到淋巴囊肿症状的表现多样性,前列腺切除术或膀胱切除术后需较高的怀疑水平才能做出诊断。通常情况下淋巴囊肿在体格检查时是不明显的,直到它们变得很大,这时才可能在下腹部发现有肿块。超声成像操作简单,对患者没有电离辐射,可以很容易地发现大的淋巴囊肿,表现为无回声。然而,它也十分依赖于操作者的水平,不如腹部/盆腔 CT 敏感,后者是诊断的金标准。

许多淋巴囊肿会随着时间的推移而消失,可以得到预期的疗效,特别是症状比较轻微的。需要注意的是,淋巴囊肿可以压迫盆腔静脉,进而导致深静脉血栓形成和其他疾病。对于那些需要干预的淋巴囊肿,有多种选择。大多数盆腔淋巴囊肿很容易通过介入放射科医生进行经皮穿刺引流和留

置引流管,可使患者症状的迅速缓解。引流液的细胞计数显示以淋巴细胞为主,引流液肌酐与血清肌酐水平相当(尿性囊肿则肌酐较高)。引流管放置后,应记录引流量,直到较少时再拔除。据报道,经皮穿刺引流的治愈率约为 50%~97%,引流管平均需放置 3 周左右[119-121]。

如果引流液持续很多,提示有持续性的淋巴漏,可使用硬化剂如乙醇[122]、聚维酮碘[120,123]、多西环素[124]、纤维蛋白密封胶[125]等注射到淋巴囊肿内。注射硬化剂确实能成功地治疗大多数单纯引流无效的患者,特别是在多次注射硬化剂后。值得注意的是对于多房淋巴囊肿的总成功率要低得多,需要其他不同的方法[121]。

腹腔镜开窗减压术是经皮穿刺引流的一种有效替代方法[126-128]。开窗减压术包括切开淋巴囊肿的顶部以形成囊液进入腹膜的窗口,既可以作为初次治疗(特别是在多房淋巴囊肿的情况下),也可以在经皮穿刺引流和注射硬化剂无效后使用。一项大型研究显示其成功率高达 97%,其中患者中有一半是难治性病例[128]。这种方法通常是安全的,但输尿管、膀胱或盆腔血管有损伤的可能性。

目前已经有一些可能有助于预防术后淋巴囊肿的手术技术。其中一些方法包括在 PLND 区域使用 FloSeal[129],在腹膜外 PLND 行腹膜开窗[109],在股骨管和闭孔窝附近使用 TachoSil 手术补片[130],以及将膀胱处壁腹膜翻转至骨盆深处[131]。这些方法显示出一定的优势,但都是小规模的、单中心研究,没有得到大规模的验证。目前,这些技术的应用仍有争议,虽能减少潜在的症状性淋巴囊肿发生,但同时这些技术成本高昂,并增加了手术时间。

无论是否使用特殊技术或材料来预防淋巴囊肿的形成,PLND 时保持良好的手术原则很重要。在分离淋巴结时,应注意避免过度牵引,以免撕裂小淋巴管。离断淋巴管,尤其是在淋巴结的近端和远端粗大的淋巴管,应小心地用外科夹夹闭。这在微创手术中可能会更好实现,因为精细淋巴管的完整范围的可视化非常好。

血栓栓塞事件

深静脉血栓栓塞(DVT)和肺栓塞(PE)是前列腺癌根治术和膀胱切除术中罕见但可能致命的并发症。值得一提的是,在根治性前列腺切除术中行 PLND 显著增加了 DVT 和 PE 的风险[132,133]。一项研究显示,与不进行 PLND 的前列腺切除术相比,进行 PLND 的前列腺切除术的 DVT 的风险增加了 8 倍,PE 的风险增加了 6 倍。此外,在接受淋巴结清扫术的患者中,因 PE 再住院的风险要高出许多倍,尽管因 PE 再住院的绝对风险很低,约为 1.3%。接受开放和机器人前列腺切除术加 PLND 的患者在 DVT 或 PE 方面没有差异[134]。

血栓栓塞事件风险的增加不应妨碍外科医生在淋巴结转移风险增加的前列腺癌患者中进行 PLND。然而,保持警惕是很重要的。任何术后出现氧饱和度降低或呼吸系统不适的患者都必须立即进行彻底的评估。美国临床肿瘤学协会目前建议对所有将进行腹腔或盆腔大手术的癌症患者进行术前药物预防,并持续至少 7~10 天[135]。

需要留心的是大多数血栓栓塞事件发生在出院后[132-136]。因此,有些中心对膀胱切除术的患者常规使用额外 1 个月的血栓预防药物。在根治性前列腺切除术和 PLND 后,额外的血栓预防药物不是常规使用的,但对一些具有额外危险因素的男性中可能是必要的。

血管损伤

盆腔淋巴结与盆腔的主要血管结构密切相关。有发生血管损伤的可能,但很少见。总体来说,小心仔细地解剖和将血管结构牵拉远离手术区域是最重要的。如果由于严重的炎症、淋巴结肿大或组织层面改变而不能安全地进行 PLND,应考虑中止该手术,尤其是在获益较低的情况下,如低风险前列腺癌。如果获益明显且必须要进行 PLND,让血管外科医生一起参与以防需要复杂的重建是明智的做法。

在机器人盆腔淋巴结清扫术中,有报道过由于电灼电流的无意传输导致血管损伤的发生。这被认为仅次于单极电剪的绝缘护套(称为端盖附件 TCA)失效而引起的损伤[137]。TCA 故障导致电弧电流可能损坏周围结构,已被证明几乎只发生在第一代 TCA 中,并且在手腕角度增加的情况下更可能发生。到目前为止,2012 年发布的第二代 TCA 尚未发现此类问题[138]。

腹股沟淋巴结清扫术的并发症

阴茎癌是以一种可预测的、循序渐进的方式沿着阴茎的淋巴引流途径进行扩散的。癌细胞转移到浅表淋巴结,然后是腹股沟深部淋巴结,最后到同侧盆腔淋巴结。手术切除这些淋巴结是治疗侵袭性阴茎癌重要的一部分,淋巴结阳性或阴性提供了十分有价值的预后信息[139-141]。同样重要的是,即使在临床上淋巴结并没有被侵犯,腹股沟淋巴结清扫(inguinal lymph node dissection,ILND)也具有生存优势,可以治愈相当一部分男性[142-144]。

在过去几十年中,ILND 的适应证已经得到了发展。20 世纪 80 年代中期以前,大多是对临床可触及的肿块进行"标准版"ILND,其边界是髂前上棘和耻骨结节的上缘连接线、距髂前上棘尾侧 20cm 的垂直线、距耻骨结节内侧尾侧 15cm 的线以及从下连接两条垂直线的水平线。深至股血管阔筋膜区的淋巴结组织也被切除,这样清扫基本上与盆腔淋巴结是连续的。大隐静脉在汇入股静脉处通常被结扎,缝匠肌移位以暴露出股血管。

由于高达 80% 的患者被过度治疗,1980 年代中期开始的临床阴性腹股沟清扫,采用一种比当时使用的标准版 ILND 更缓和的技术[141]。1988 年,Catalona 提出了针对临床阴性腹股沟患者的"改良版"ILND[145],显著减少并发症,至今仍在使用。与标准版范围相比,Catalona 提出的改良版是外侧与股动脉外侧边缘交界、上方为精索上方的外斜肌、内侧为内收长肌、下方为卵圆窝远端的阔筋膜的一个较狭窄的区域,大隐静脉得到保留,缝匠肌不需要移位,使用较小的皮肤切口,使手术的并发症明显降低。

与此同时,为尽量以最低创伤来检测临床隐匿性转移,动态前哨淋巴结活检被提出[146]。这种方法依赖于癌细胞的淋巴扩散是逐步发生的,先转移到前哨淋巴结,然后再转移到更远的淋巴结这一现象。只有前哨淋巴结术中冰冻切片呈阳性时,才进行正式的腹股沟淋巴结清扫术。虽然这项技术最初的假阴性率高得令人无法接受,但经过多年的改良,一些大型专科中心最近的研究显示假阴性率已经低至5%~7%[147,148]。

目前,ILND有三种适应证。第一种是在临床阴性淋巴结患者中进行,称为预防性ILND,许多泌尿科医生愿意选择改良版ILND进行手术,而某些专科中心选择动态前哨淋巴结活检。第二种适应证是有临床明显淋巴结的患者。在这些情况下,通常使用同侧或双侧腹股沟的标准清扫。最后一种适应证是在大体积、固定的肿块,通常是在新辅助治疗后,被认为是一种姑息性的清扫,可能包括大段受累的腹股沟皮肤、精索、腹股沟韧带、睾丸或其他局部组织。最后一种情况通常需要局部皮瓣来覆盖创面(图40.8)。

ILND的并发症很大程度上取决于清扫的适应证和范围[149,150]。多项大型研究显示,标准清扫后的并发症是比较常见的。尽管最近一项纳入340病例的研究报告了10%的并发症发生率,大多数研究中的并发症的总体发生率为41%~82%不等[149,151-154]。相比之下,改良清扫有更低的并发症发生率,约7%~33%[149,152]。近年来,微创方法被采用以降低ILND的并发症[155]。Tobias-Machado等人对10例患者行ILND,在一侧腹股沟采用微创方式,对侧腹股沟则采用开放手术方式,结果发现总的并发症发生率是20% vs 70%,皮肤并发症发生率是0% vs 50%[156]。机器人ILND的经验还尚不成熟,但初步研究是有希望的[157-158]。

皮肤并发症

ILND术后早期并发症主要为皮肤感染或皮肤坏死伴或不伴有伤口裂开(图40.9)。两者都是在发展皮瓣过程中发生缺血的结果。在分离过程中,供应表面皮肤的股动脉分支常被结扎,因此皮肤活力取决于在浅筋膜中走行的细小吻合支。此外,还有淋巴引流受损,通常形成于死区皮瓣隆起的黏液肿和血肿,这些都可以导致感染的发展。

为了减少皮肤并发症的风险,应该遵循必要的外科原则。术前应用广谱抗生素,术野应彻底清洗和准备。无论使用何种方式(标准版或改良版),都应注意将皮瓣的活动限制在分离所需的范围内。当皮瓣抬高时应使用精细的皮肤钩,并保留浅层筋膜的最大厚度,同时确保没有留下淋巴结组织。在手术结束时,皮瓣应固定在下筋膜上,以减少死区和减少皮肤边缘的张力。应保持细致的止血,防止血肿形成。最后,重要的是在关闭前清除皮肤边缘的坏死组织。

大多数情况下,没有裂开的伤口感染采用口服或非肠道抗生素治疗。皮肤边缘坏死和轻微皮瓣坏死通常可以通过局部伤口护理和床边清创来处理。有证据表明,负压伤口治疗可以加快愈合时间[159]。较大的缺损可能需要在手术室进行清创,一旦组织开始肉芽肿化,就需要用中厚皮片覆盖。对于术后有高坏死风险的大面积缺损患者,可在ILND时用阔筋膜张肌瓣、股前外侧皮瓣或垂直直肌瓣进行一期重建[160]。

微创ILND的一个主要优点是在很大程度上避免了皮肤并发症。在腹部或大腿远端的腹腔镜切口,避免了腹股沟皱褶附近的大切口,似乎能显著降低感染率。一项纳入249例阴茎癌行微创腹股沟淋巴结清扫术的回顾性研究报告仅1.2%的病例出现伤口感染[155]。许多小规模的泌尿科文献甚至报道微创技术不会出现皮肤并发症[156,161]。我们初步经验显示,在7例机器人腹股沟淋巴结清扫术中没有皮肤并发症出现。

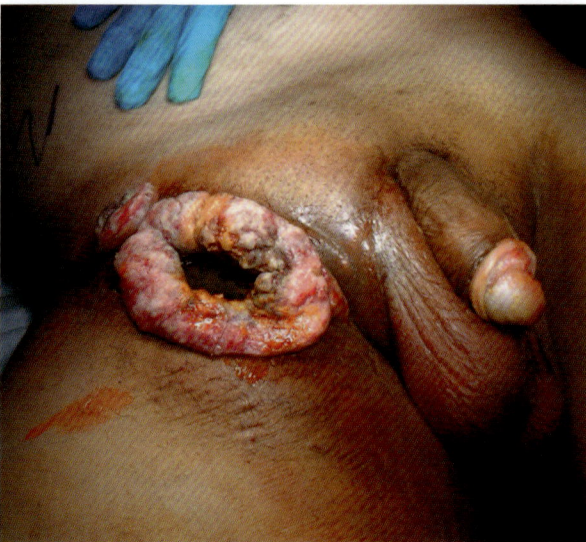

图40.8　阴茎鳞状细胞癌伴巨大坏死性腹股沟肿块

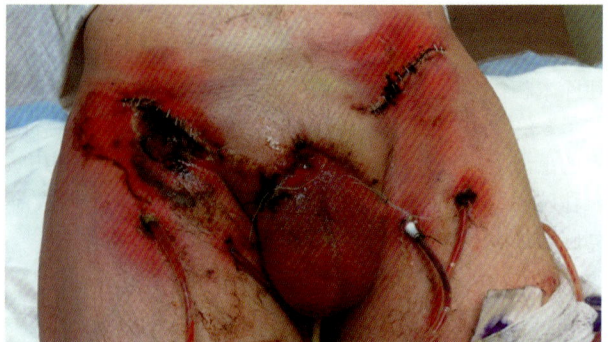

图40.9　阴茎癌根治术和腹股沟淋巴结清扫术后双侧广泛蜂窝织炎及伤口坏死

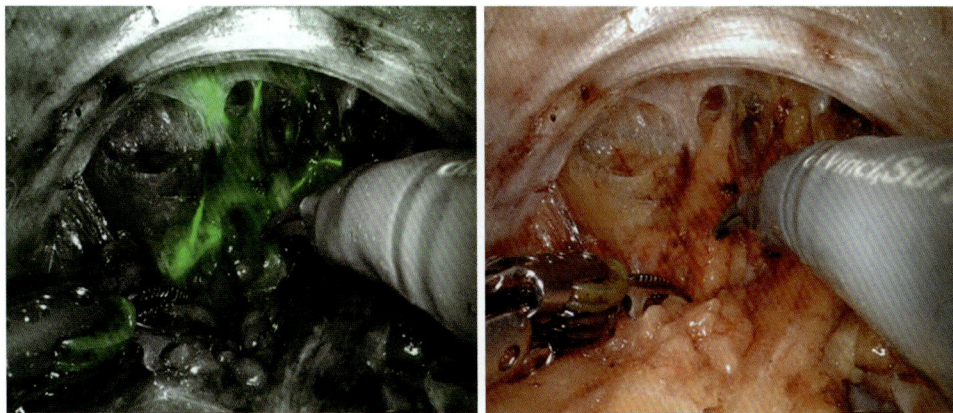

图 40.10　在阴茎根部注射吲哚青绿,以使机器人腹股沟淋巴结清扫时淋巴组织可视化

淋巴并发症

ILND 过程中淋巴管道的破坏可导致少数患者淋巴囊肿的形成。为了防止淋巴囊肿和黏液肿,大多数泌尿科医生在手术结束时会留置一根或多根引流管,尽管没有随机试验来支持这一做法[162]。引流管通常是在每天引流量低于30~50mL 时被拔除。如果拔除引流管后出现淋巴囊肿,则当感染或有症状时需再次引流。对于持续性或复发性淋巴囊肿,大多数情况下,注射亚甲蓝找到开放的淋巴管道并随后结扎可以成功的[163]。关于淋巴囊肿的处理的详细讨论,请参阅前面关于盆腔淋巴结清扫的章节。值得注意的是,在ILND 淋巴结清扫范围内应用纤维蛋白封闭剂似乎并不能降低淋巴囊肿的发生率[164]。

ILND 最显著的长期并发症是慢性淋巴水肿,大约发生于 4%~22% 患者中[149,152,154,165,166]。临床表现为患肢肿胀,通常伴有肿胀、角化过度和乳头状瘤病。它会导致严重的疾病,许多患者会感到疼痛、沉重、功能受损和反复感染。症状可能很严重,会影响患者活动,妨碍患者工作。

业内对淋巴水肿发生的危险因素和预防技术有着广泛的关注。更大范围的腹股沟淋巴结清扫、盆腔淋巴结清扫、辅助放射治疗和高 BMI 均是危险因素[151,167]。保留大隐静脉被证明可降低淋巴水肿的短期和长期发病率[168,169]。大多数泌尿科医生推荐腿部抬高和下肢加压袜作为治疗淋巴水肿术后预防方法,然而,Stuiver 等人最近进行的一项随机对照试验并没有显示其优势[170]。我们中心的机器人 ILND,我们分别在阴茎根部注射吲哚青绿(ICG)和同侧足第一内蹼注射亚甲蓝观察肿瘤和同侧下肢的引流淋巴管。随后仔细结扎引流肿瘤的淋巴管可防止淋巴囊肿的形成,避免损伤引流足部淋巴管可潜在地降低该肢体淋巴水肿的发生率(图 40.10)。

慢性淋巴水肿的治疗是困难的,然后显微外科治疗的进展显示了其在难治性病例的一些前景。治疗应该从下肢压迫装置和淋巴按摩开始,这些是保守治疗的基础[171]。由于肌肉收缩通常负责协助淋巴的流动,定期运动也可能有帮助[172];肥胖患者减肥可能会降低与淋巴流动相反的静水压[173]。对于尽管采取了保守措施但仍有严重情况的患者,可考虑选择淋巴管-静脉吻合术和淋巴结血管化转位术[174]。选择合适的患者,这些方法可以减少加压袜的使用,并可防止蜂窝织炎的发生[175]。

深静脉血栓形成

标准腹股沟淋巴结清扫的 DVT 发生率高达 6%~12%[152,176,177]。手术前常规应用间歇性气压加压装置可以帮助降低这种风险。对于不需同时进行皮瓣重建的患者,推荐早期活动。由于可能引起术后黏液肿、血肿或淋巴囊肿,围手术期应用肝素尚具争议性。不同中心对抗凝观点不一,目前并没有高质量的研究支持或反对肝素在临床中的使用。在我们诊疗中心,我们在 ILND 之前常规使用皮下肝素。

(陈路遥 译)

参考文献及自测题

第41章 膀胱癌根治术和尿流改道术并发症

JAMES M. MCKIERNAN and CHRISTOPHER B. ANDERSON

要 点

1. 根治性膀胱切除术并发症发生率高。
2. 现今报告标准按器官系统对并发症进行分类,并根据严重程度对其进行定义。
3. 并发症有多种危险因素,包括合并症和年龄。
4. 一些措施,包括快速康复途径、限制的液体方案、腹腔镜手术和转诊到大型中心,可能有助于减少并发症。

引言

50 多年来,根治性膀胱切除术(radical cystectomy,RC)加尿流改道一直是高危膀胱癌的首选治疗方法[1]。最初时,RC 有大约 14% 的死亡率,超过 50% 的患者出现早期并发症[2]。随着麻醉、分期、患者选择和外科技术的进步,许多手术结果都有所改善。然而,RC 仍有一定的短期和长期并发症。

RC 患者通常是老年人,伴有多种内科合并症[3-6]。手术需要 4~7 个小时,住院时间约 6~17 天[7-12]。由于手术的复杂性和患者相关因素,29%~68% 的患者出现术后早期并发症,1%~10% 的患者术后死亡[3-23]。

对于 RC 术后报告的并发症范围太宽有多种原因。然而,最重要的是确定、分类和描述并发症的方法。2002 年,Martin 等提出了几种可用于评估外科并发症报告质量的标准(**知识框 41.1**)[24]。这包括定义并发症类型和严重程度的要求,可使用例如 Clavein-Dindo 分类系统(见**表 8.2**)[25]等方法进行完成。这些标准规范了并发症的报告,并使得不同中心数据间有了更精准的对比。当根据这些标准评估一些报告 RC 并发症的研究时,并发症报告的质量很低[26]。

使用规范报告标准并将术后时期延长到 90 天,RC 之后可以观察到明显更多的早期并发症[5]。此外,尽管报告术后发病率的人群水平研究对其数量庞大和可概括性很有用,但它们对检测、分级和分类 RC 后可能发生的大量并发症的敏感性有限,导致较低的并发症率[8,17,18]。报告结果在

知识框 41.1　外科并发症的质量报告标准[24]

计算定义数据的方法
建议随访的时限
纳入的门诊患者信息
并发症的定义
死亡率和死因
发病率和总并发症
纳入的手术特定并发症
严重程度
住院时间数据
分析中包含的风险因素

第 8 章中详细讨论了。在此,我们描述了 RC 队列中较常见和严重的术后早期并发症的发生率,并探讨诊断、治疗和预防方法。

发病率及危险因素

采用现代报告方法,49%~68% 的患者在手术后 90 天内至少出现一种并发症(**表 41.1**)。延长测量并发症的时间是至关重要的,因为近 20% 的患者在 30 天后会出现并发症,其中部分是严重的并发症[5]。密切的门诊随访很重要,因为超过一半的并发症发生在出院后,包括在门诊或在随后的再入院期间[5]。RC 后的大多数并发症是轻微的(Clavien Ⅰ-Ⅱ级),但是 13%~22% 的患者出现了严重的并发症(Clavien Ⅲ-Ⅴ级)(见**表 41.1**)。出现并发症的患者往往住院时间更长、费用更高[4,5,7,11]。

术后并发症的最常见危险因素是患者的合并症。一项大型的回顾性研究显示,美国麻醉师协会(ASA)评分为 3 或 4 分的患者其并发症风险增加 50%(OR 1.5;95%CI 1.04~1.82;P=0.02,多因素分析)[5]。一项日本大型的研究也

表 41.1　基于机构队列的 90 天根治性膀胱切除术并发症总结

并发症	Shabsigh[5]	Takada[12]	Schiavina[11]	Novara[7]	Hautmann[3]
年份	1995—2005	1997—2010	1995—2009	2002—2006	1986—2008
数量	1 142	928	404	358	1 013[c]
总体	64%	68%	52%	49%	58%
轻微[a]	51%	51%	34%	36%	36%
严重[a]	13%	17%	17%	13%	22%
器官系统分类					
胃肠道	29%	26%	15%	17%	15%
感染	25%	30%	11%	7%	24%
伤口	15%	21%	5%	7%	9%
泌尿生殖系	11%	15%	8%	7%	17%
心脏	11%	<1%	8%	8%	—
肺部	9%	1%	6%	5%	—
出血	9%	<1%	6%	16%	—
血栓栓塞	8%	<1%	4%	4%	—
神经系统	5%	2%	3%	3%	—
其他的	3%	3%	9%	1%	—
手术相关	1%	<1%	1%	0%	—
二次手术[b]	14%	11%	7%	10%	—
返回手术室	3%	9%	—	—	—
放射介入	11%	3%	—	—	—
死亡率	3%	2%	5%	3%	2%

[a] 轻微并发症:Clavein Ⅰ-Ⅱ级;严重并发症:Clavein Ⅲ-Ⅴ级。

[b] 返回手术室和介入放射。

[c] 仅包括原位新膀胱患者。

报道了类似的结果[12]。年龄增长也与任何并发症和严重并发症的风险相关[3,12,17,18]。一项研究显示,70 岁以上患者的并发症增加了 40%[12]。其他并发症的危险因素包括更长的手术时间[12]、可控尿流改道术[5]、女性[5]、高分期肿瘤[3]、术中失血多[5]、高体重指数(BMI)[19]。高年资医师与大型医院与 RC 后的低发病率和死亡率相关[4,17,27,28]。新辅助化疗似乎不会增加围手术期的并发症[29,30]。

一些术前干预措施可以减少大型手术的并发症发病率,包括戒烟和戒酒[31,32]、营养支持[33]、缩短禁食时间[34]、碳水化合物负荷[35]和运动计划[36]。未来的研究需要更好地了解术前干预或"预处理"对 RC 患者术后结局的影响。

各个器官系统的并发症

术后并发症可大致分为 11 类不同的器官系统(见表 41.1)。最常见的并发症是胃肠道、感染、伤口和泌尿生殖系统相关并发症。

胃肠道并发症

胃肠道并发症是最常见的术后并发症之一,发生在 15%~29% 的患者中(见表 41.1);此外在第 11 章中也有广泛的介绍。大多数胃肠道并发症可归因于肠梗阻,但也可能发生小肠梗阻、吻合口漏、胃肠道出血和艰难梭菌性结肠炎。胃肠道并发症主要是由尿流改道引起的,但部分是由于术中肠道的处理和翻动。

肠梗阻

根据定义,7%~23% 的 RC 患者术后出现肠梗阻[3,5,11,12]。肠梗阻是由于蠕动障碍引起的功能性小肠梗阻,通常定义为术后第 5 天肠道功能丧失、因恶心、呕吐或腹胀留置鼻胃管或转为禁食状态[3,5]。肠梗阻是 RC 后最常见的住院时间延长的原因[37]。RC 术后肠梗阻的危险因素包括较高的 BMI、年龄增长、较长的手术时间和全身麻醉[38]。肠梗阻通常由于肠道功能丧失表现为腹胀,但可能进展为腹痛、恶心和呕吐。

肠梗阻被认为是由于刺激、炎症、操作或药物作用对小肠神经支配的损害而发生的,并且有一些诱发因素[39]。腹腔手术肠管的翻动是肠梗阻最常见的诱因。一些药物特别是阿片类药物和抗胆碱能药物也会影响,此外还有代谢异常,包括低钾血症、低钙血症、低镁血症和低钠血症等。

肠梗阻的主要治疗是支持治疗,包括静脉补液、纠正电解质异常和避免违规用药。对于呕吐或明显腹胀的患者,通常可以留置鼻胃管减压。尽管被广泛推荐,但没有证据表明早期积极的步行可以治疗或预防肠梗阻。目前有一些治疗方法已经被研究用于治疗或预防术后肠梗阻。

促胃肠动力药被广泛用于预防和治疗肠梗阻,但支持其有效性的数据相对较少[40]。大多数促动力药的研究都是在

结直肠手术后进行的,尽管他们的结论可能对 RC 患者具有普适性。甲氧氯普胺是通过对上消化道胆碱能和多巴胺受体的作用实现促动力效果的。在一项针对 RC 患者的小型研究中,甲氧氯普胺与较少的恶心和呕吐相关(3% vs 12%,$P=0.01$),但在肠道功能恢复、肠梗阻发生率和出院时间方面没有差异[41]。另一项研究发现,与早期鼻胃管拔除相结合,甲氧氯普胺可以使 RC 患者术后肠道功能更快恢复[42]。红霉素是一种大环内酯类抗生素,由于其对胃肠道胃动素受体的作用而被用作促动力药。一项小型研究对 22 名 RC 患者随机选择从术后第 1 天开始接受小剂量红霉素或安慰剂静脉注射,结果发现在肠道功能恢复方面并没有差异[43]。这些结果与普通外科的其他随机研究结果一致,表明红霉素在治疗或预防术后肠梗阻中疗效有限[40]。

爱维莫潘是一种外周阿片类 μ 受体拮抗剂,可拮抗阿片类药物对胃肠道的作用。它被美国食品药品监督管理局(FDA)批准用于在肠切除和一期吻合术后加速胃肠道恢复。最近的一项多中心随机研究探讨了在 RC 患者中使用爱维莫潘以加速胃肠功能恢复和降低住院时间[44]。共 280 名患者在术前 30 分钟~5 小时随机接受爱维莫潘或安慰剂,并持续到出院当天或术后第 7 天。结果显示爱维莫潘组的患者提前 1 天恢复胃肠功能(第 5.5 天 vs 第 6.8 天,$P<0.0001$),住院时间更短(7.4 天 vs 10 天,$P<0.01$),术后肠梗阻相关的并发症发病率更低,包括使用鼻胃管减压和延长住院时间。爱维莫潘具有良好的安全性,并可能与 RC 术后更低的住院费用相关[45]。

甲基纳曲酮是另一种阿片类 μ 受体拮抗剂,被 FDA 批准用于治疗阿片类药物引起的慢性便秘。虽然甲基纳曲酮尚未在 RC 患者中进行研究,但有两个随机对照试验研究其在结肠手术后肠梗阻治疗中的应用[46]。两个均是多中心研究,对接受节段性结肠切除的患者术后随机分为静脉注射 12mg 或 24mg 甲基纳曲酮或安慰剂。两项研究纳入了超过 1 000 名患者,但都没有显示甲基纳曲酮治疗的患者有更快的肠道功能恢复或出院时间。胃生长素激动剂[47]、胆碱能药物[48]甚至针灸[49]都被研究用于减少术后肠梗阻,但没有显示出有明显疗效。

由于肠梗阻被认为是由于小肠交感神经和副交感神经的失衡引起的,胆碱酯酶抑制剂新斯的明在治疗术后肠梗阻方面显示出一定的优势[40]。一些中心在 RC 术后常规使用新斯的明,虽然这种药物并没有在 RC 患者中进行专门的研究[50]。由于阿片类药物对胃肠道蠕动的抑制作用,限制阿片类药物用于控制术后疼痛也被证明是减少术后肠梗阻的一种手段。静脉注射对乙酰氨基酚、硬膜外麻醉和给予非甾体抗炎药如酮咯酸,均是减少阿片类药物使用的有效方法,可能有助于减少肠梗阻[51-54]。

液体过量可能导致肠壁水肿和抑制肠道功能,而液体限制可导致肠道功能更快恢复[55]。最近研究纳入 166 名 RC 患者,随机分为常规液体组和限制液体组[56]。限制液体组患者术中液体量显著减少(1.7L vs 4.3L,$P<0.0001$),胃肠道并发症相对减少 84%(6% vs 37%,$P<0.0001$),主要由于减少

了肠梗阻(0% vs 10%)和便秘(2%vs 22%)的发生。

　　基于咀嚼对肠动力有促进作用的现象,口香糖被研究作为术后肠梗阻的治疗方法。Kouba 等将 51 名 RC 患者从术后第 1 天开始咀嚼口香糖与 51 名不咀嚼口香糖的患者对比[57]。结果发现咀嚼口香糖的 RC 患者的胃排空时间(2.4 vs 2.9 天,$P<0.001$)和首次排便时间(3.2 vs 3.9 天,$P<0.001$)稍快。咖啡对胃肠道也有刺激作用,另一项研究将 80 名结肠切除术后患者随机分为饮用咖啡或水[58],喝咖啡的患者首次排便时间较短(60 小时 vs 74 小时,$P=0.006$),但在住院时间和术后并发症方面并没有差异。

　　为了减少胃肠道并发症,常规的胃管或鼻胃管减压常用于 RC 术后。一项大型回顾性研究将 221 名术后使用预防性鼻胃管的 RC 患者与 199 名未使用预防性鼻胃管的 RC 患者进行了对比[59]。虽然鼻胃管患者的住院时间往往较长,但在首次排便时间或胃肠道并发症方面两者并没有差异;近 20% 没有预防性鼻胃管的患者最终需要留置鼻胃管,15% 的拔除鼻胃管的患者需要重新留置。这些研究得到了大型荟萃分析和 Cochrane 综述的支持,均未能证明开腹术后常规预防性鼻胃部减压的获益,反而增加了肺部并发症的风险[60,61]。

　　为避免胃肠道并发症,RC 患者在肠道功能恢复时通常不进食或不喝水。考虑到大手术的分解代谢作用,一些中心在肠道功能恢复前使用肠外营养支持。Roth 等将 157 例 RC 患者随机分为术后 5 天、从术后第 1 天开始,或早期肠内进食的常规处理[62]。接受肠外营养的患者有更多的并发症(69% vs 49%,$P=0.013$),包括更高的感染并发症(32% vs 11%,$P=0.001$),但胃肠功能恢复无明显差异。欧洲临床营养和代谢学会目前的指南指出,肠外营养对肠内营养不可行或不可耐受的营养不良的患者有益或对胃肠功能受损且不能耐受至少 7 天肠内进食的患者有益[63]。

　　最新的证据支持胃肠道手术后早期肠内进食的安全性[64]。一项针对 RC 患者的回顾性研究发现,与肠外营养和禁食相比,早期肠内进食有较少的术后并发症和较短的住院时间[65]。一项 Cochrane 综述发现,与那些在肠功能恢复前不进食的结肠手术患者相比,在 24 小时内进食的患者术后并发症(包括肠漏、伤口感染和住院时间)的风险并没有增加[66]。因此,早期肠内进食的策略可以提供所需的营养,并且似乎与更高的并发症率没有相关性。

　　通常在 RC 之前采用机械性肠道准备,目的是通过减少粪便负荷和减少胃肠道和感染并发症来有利于手术。根据一些结直肠相关文献中的荟萃分析,由于没有证据显示可以减少吻合口漏、伤口感染或胃肠道并发症,机械肠道准备的使用受到了质疑[67,68]。一项回顾性研究比较了 105 例接受机械性肠道准备和 75 例没有机械性肠道准备的的 RC 患者的胃肠道和感染并发症[69]。在术后艰难梭菌感染、伤口感染、严重腹部或胃肠道并发症两者并无差异。另一项回顾性研究比较了 37 例接受机械性肠道准备与 33 例没有机械性肠道准备的 RC 患者[70]。两组患者在排气时间、首次排便时间、住院时间或严重并发症方面没有差异。当使用结肠段进行尿流改道时,机械性肠道准备可能会有帮助,但当使用回肠改道时,可以安全地省略这一步骤。

　　有人假设,RC 后胃肠道并发症可能是由于肠道与去腹膜化的盆腔之间的相互作用,导致肠道炎症和粘连形成。Roth 等随机将 200 名 RC 加扩大 PLND 患者分为腹膜在骨盆背外侧壁上重新固定和没有重新固定两组[71]。结果显示腹膜的重新固定组的肠道功能的恢复更快、并发症更少和术后疼痛更少,但对住院时间没有影响。一项随访研究表明,腹膜再固定的患者的长期肠道功能更好[72]。这些学者认为这是一种安全、有效、简便的方法,可降低术后胃肠道并发症的发生。

　　标准化路径和快速康复方案在 RC 术后应用以减少并发症已经 10 余年了,根据循证医学证据,可以加速恢复肠道功能以及减少住院时间[37]。这些方案在术后恢复方面取得了有意义的进展,这是通过结合多种干预措施的最大益处实现的[73]。2010 年 Pruthi 等描述了他们在 RC 项目中的经验,该项目采用了多种循证策略,包括即刻拔除鼻胃管、使用胃复安、尽量减少麻醉镇痛、早期肠内进食和使用口香糖[41]。尽管这不是一项对比研究,80% "快速通道" 患者在术后第 5 天出院,平均肠道功能恢复时间为 2.2 天。一项德国的研究将 RC 患者按 2:1 随机分为快速康复途径(N=62)和常规护理(N=39)[74]。快速康复途径包括有限的肠道准备、术前营养支持、早期肠内进食、即刻鼻胃管拔除、早期活动和使用促动力药。快速康复组患者生活质量更好,住院并发症更少,镇痛需求更少,但肠梗阻和住院时间方面两组无明显差异。最后,南加州大学学者描述了他们在 110 名 RC 患者中使用快速康复方案的经验[75]。快速康复方案(术前、术中、术后干预)包括患者教育、无肠道准备、使用爱维莫潘和促动力药、减少术中静脉输液量和麻醉镇痛、无预防性鼻胃管使用和早期肠内进食。接受该方案治疗的患者的中位通气时间和住院时间分别为 2 天和 4 天。然而 30 天的并发症发生率为 65%,此外 21% 的患者因脱水或感染而再次入院。当与外科专业知识相结合时,快速康复方案可能会降低胃肠道并发症的发病率并降低住院时间,然而,它们似乎不会减少总体并发症或再入院率。

小肠梗阻

　　肠梗阻是最常见的胃肠道并发症,然后大约 7% 的 RC 患者会出现小肠梗阻[5]。因为两种并发症都有相似的表现,腹部计算机断层扫描(CT)结合口服造影剂通常有助于诊断小肠梗阻,其特征是扩张的肠管在远端压迫下出现一个转折点。大多数小肠梗阻是由肠内粘连或肠水肿引起的。小肠梗阻的初步治疗包括静脉补液和电解质替代等支持性治疗、鼻胃管减压和肠管休息。虽然这些在解决小肠梗阻方面可能有效,但通过生命体征、连续检查和定期血液检查来监测肠缺血或穿孔的迹象至关重要,尤其要注意白细胞计数。如果梗阻不能通过保守措施解决,可能需要腹部探查。

艰难梭菌性结肠炎

　　艰难梭菌性结肠炎(*Clostridium difficile* colitis,CDC)是

由革兰氏阳性菌艰难梭菌引起的。CDC 既往是 RC 术后一种罕见的并发症,发生率不到 3%[5,12,76,77]。然而,最近的一项研究发现 CDC 在 RC 术后 90 天内有 8.8% 的患病率,并随时间的推移而增加[78]。CDC 与住院时间延长、患者并发症、费用增加以及高达 10% 的患者再入院率有关[77,78]。

CDC 的诊断是在出现结肠炎症状,如腹泻、腹痛和白细胞增多,以及粪便艰难梭菌毒素或培养阳性的情况下做出的。极少数患者会出现 CDC 的严重表现,如伪膜性结肠炎或中毒性巨结肠。

CDC 的主要危险因素是治疗使用的抗生素被认为会破坏正常肠道菌群,特别是氟喹诺酮、克林霉素、广谱青霉素和头孢菌素[79]。抗生素使用的持续时间也是一个重要的危险因素。最近的一项研究发现,RC 患者平均接受 10 天的围手术期抗生素治疗,越长的抗生素使用时间增加了 60% 发生 CDC 的风险[76]。另一项研究发现,接受 7 天以上围手术期抗生素治疗的患者发生 CDC 的概率加倍[78]。其他 CDC 的危险因素包括高龄、免疫抑制、长期抑酸治疗和较长的住院时间[80]。

避免艰难梭菌传播的两个最重要的方法是尽量减少不必要的抗生素和细致的手卫生(用肥皂和水清除细菌孢子)。目前的指南推荐根据疾病的严重程度来治疗 CDC[80]。应考虑停止使用违规的抗生素并咨询感染病专家。轻度至中度感染的患者应每日三次口服甲硝唑 500mg,持续 10~14 天;重度感染的患者应每日四次口服万古霉素 125mg,持续 10~14 天。复杂的病例可能需要更大剂量的万古霉素口服、甲硝唑静脉注射、万古霉素灌肠或其他抗生素。严重感染或中毒性巨结肠的患者可能需要结肠切除术。

吻合口漏

肠吻合口漏发生在不到 2% 的 RC 患者中[5,7,8,12]。肠漏的严重程度不一,但有导致严重并发症和死亡率的风险[3,81]。有几种导致吻合口漏的危险因素,包括主动吸烟、肥胖和免疫抑制[82]。精细的手术操作和无张力及良好血供的吻合是避免肠漏必需的。吻合口漏在临床上通过全身感染或体格检查发现腹膜炎等征象而被诊断,影像学上可以通过在 CT 扫描上看到口服造影剂的渗漏。一些肠漏可以通过肠道休息和抗生素保守治疗;然而大多数患者需要探查,普外科的会诊是必要的。

急性假性结肠梗阻

急性假性结肠梗阻(Ogilvie 综合征)是由肠麻痹引起的结肠功能性梗阻,可能是由于自主神经支配失衡所致[83]。这是一种 RC 术后罕见的并发症,确切原因尚不清楚。在影像学上,许多急性假性结肠梗阻患者的肠管扩张到降结肠的某个转折点。大多数可以通过保守治疗得到改善,包括鼻胃管和肛门减压、纠正电解质失衡、避免便秘药物,然而有出现结肠穿孔的小风险。保守治疗 2~3 天无效以及盲肠显著扩张(>12cm)或长期梗阻(>3 天)的患者可能需要更积极的治疗。由于急性假性结肠梗阻发生的原因可能是副交感神经

支配的缺失,小剂量(2mg)新斯的明是一种有效的治疗方法[84]。新斯的明可引起过量胆碱能供应的全身表现,如流涎、出汗、支气管痉挛和心动过缓,需要心电监护。对于新斯的明无效或禁忌使用者,可以考虑内镜下减压术[83,85]。结肠缺血或穿孔患者需要行结肠切除术。

感染并发症

感染在 RC 后也很常见,发生率高达 30%(见表 41.1)。第 7 章详细介绍了感染的预防和管理。大多数感染发生在泌尿道内,然而 RC 患者也有腹腔内感染和脓肿的风险,通常来自肠道微生物。感染症状从低烧或轻度白细胞增多到严重脓毒症。外科医生在监测感染症状时必须保持警惕,并且对感染相关性检测时必须有一个低阈值,包括血液和尿液培养、胸部成像或必要时腹部成像。初始治疗包括静脉补液和广谱抗生素,并最终根据培养结果进行调整。早期的源头控制是关键,包括腹腔引流或解除尿路梗阻。

目前虽没有随机临床试验来检验预防性抗生素预防 RC 患者感染的有效性,但是美国泌尿外科协会和欧洲泌尿外科协会都建议在切皮 1 小时内使用预防性抗生素,并且术后不要持续超过 24 小时[86,87]。一线预防抗菌素包括第二代(即头孢唑林、头孢西丁、头孢呋辛)或第三代(即头孢曲松、头孢他啶、头孢噻肟)头孢菌素、或氨曲南加甲硝唑或克林霉素[86]。抗生素的选择也可以参考以前的培养结果和抗菌谱。

泌尿生殖系统并发症

泌尿生殖系统并发症发生在 8%~15% 的患者中,通常与尿流改道有关[5,11,12]。与尿流改道有关的泌尿系统并发症在第 13、45、46 和 47 章中有更详细的介绍。早期尿流改道相关并发症主要为输尿管梗阻和尿漏。

输尿管梗阻

早期输尿管梗阻发生在 4%~10% 的 RC 患者中,可引起腰痛、感染和肾功能不全[5,12]。出现此类症状应考虑行上尿路成像。梗阻最常发生在输尿管-间质部吻合口,并能通过精细的外科技术加以预防。治疗需要解除梗阻,通常需要经皮肾造口管。虽然不是所有的外科医生都会使用,但在输尿管-间质吻合术时放置的输尿管支架可以促进愈合、避免吻合口漏、加快恢复,然而没有证据表明它们可以减少狭窄或早期梗阻[88,89]。

尿漏

尿漏在近 4% 的 RC 患者发生,可能来源于输尿管吻合、回肠流出道近端、原位新膀胱缝合壁或原位新膀胱尿道-膀胱吻合[5,12],早期漏尿可通过腹腔内增多的引流液来检测(与尿液一样的高肌酐)。未被引流出的尿漏入腹腔可导致化学性腹膜炎、肠梗阻和腹胀。当腹腔尿液被吸收时,血清肌

酐通常会升高。治疗尿漏需要尿路通畅引流和减压,可使用经皮引流管、肾造口管或 Foley 导管。许多漏尿可仅通过保守治疗来解决。

有一些罕见的尿流改道相关的早期并发症,如造口坏死、造口挛缩和新膀胱穿孔。一般来说,这样的并发症可以通过导管或肾造口引流等非手术治疗达到延迟修复。

伤口并发症

伤口并发症的发生率高达 21%,其中大部分是感染[5,12]。与伤口有关的并发症在第 9 章中有更详细的介绍。

伤口感染

RC 和控制进入胃肠道的尿流改道被认为是一种清洁-污染的手术,估计有 4%~10% 的伤口感染风险[87]。随着胃肠内容物溢出,手术受到污染,风险增加到 10%~15%。总体而言,9%~19% 的 RC 患者术后出现伤口感染[5,12]。伤口感染的症状包括疼痛、红肿、发热、白细胞增多和脓性引流,然而早期感染可能无临床症状。伤口感染的危险因素包括患者合并症、较长的手术时间、开放手术、伤口分类、恶性肿瘤、营养不良、糖尿病、吸烟、输血和肥胖[90-93]。

减少伤口感染的方法包括围手术期抗生素预防、皮肤消毒、腹部封闭技术,如切口灌洗、组织接近以消除死区、皮下引流以减少液体积聚[94]。用于术前皮肤消毒的皮肤制剂基于碘或氯己定。最近的一项随机试验观察到,与使用聚维酮-碘皮肤制剂的患者相比,使用氯己定-乙醇皮肤制剂的患者在清洁-污染的手术后,手术部位感染减少了 40%[91]。术中低体温及术后高血糖均是伤口感染的危险因素,预防这些可能有助于减少手术部位的感染[95,96]。目前尚不清楚脱毛是否会降低手术部位感染的风险;但如果进行脱毛,则应使用电动刮刀[97]。机械肠道准备与减少伤口感染无关[70]。

一些中心实施了围手术期护理措施以成功减少手术部位感染[98]。这些措施包括一些基于循证的实践,如抗生素预防、血糖控制、适温和适当脱毛,以及在关腹时采取的项目,包括更换手套和手术衣、伤口冲洗和使用一套干净的器械[98]。

伤口感染的立即治疗是切开、清洗和包扎伤口并使用抗生素。虽然许多患者会感染革兰氏阳性菌,但也会发生革兰氏阴性菌感染,这就需要进行伤口培养和早期使用广谱抗生素。伤口包扎将成功地治疗大多数感染,但需要长期的局部伤口护理和二次愈合。

皮肤分离和筋膜裂开

其他伤口并发症包括血清肿、皮肤分离和筋膜裂开。皮肤分离通过局部伤口护理来治疗,包括包扎或负压敷料。在没有坏死组织和感染的情况下,根据伤口的大小,伤口在数周内会发生二次愈合。

筋膜裂开在许多研究报道中是罕见的(<1%),然而一项最近研究观察到在 RC 术后有 3.2% 的发病率[5,7,12,99]。在这

项研究中,裂开发生在术后 11 天(中位数),并且所有裂开的患者也伴有伤口感染[99]。裂开的预测因素包括肥胖、慢性阻塞性肺疾病(COPD)和伤口感染。筋膜裂开通常需要二次手术和腹壁闭合,因为有去除脏器的风险。虽然患者因素可能影响筋膜裂开的形成,但与筋膜闭合时的外科手术技术密切相关。

有几种可以闭合腹部筋膜的方法,包括使用连续缝合或间断缝合和选择永久性、编织可吸收、单丝可吸收缝合线等。筋膜必须以无张力的方式闭合。最近的一项试验将患者随机分为间断编织可吸收缝合线或连续可吸收单丝缝合线两组,缝合线/伤口长度比为 4/1[100]。两组术后 1 年出现切口疝或伤口并发症(包括筋膜裂开)无明显差异。然而一项荟萃分析发现,与间断缝合相比,使用连续可吸收缝合线闭合的疝气的发生率更低[101]。特别是关于使用连续单丝可吸收缝合线的中线闭合技术,最近的一项随机试验表明,较小的筋膜缝合间距(5mm)与较大的间距(1cm)相比,术后 1 年发生切口疝的风险显著降低(13% vs 21%;OR 0.52;95%CI 0.31~0.87;$P=0.013\,1$);但是,在筋膜裂开或伤口并发症上没有差异[102]。我们的经验是高危患者可以从 4~6 周的预防性外固定缝线中获益。

出血并发症

RC 术中失血量在 600~1 300mL,患者中 29%~82% 需要输血[7-12,19]。输血的危险因素包括女性[16]、较高的 BMI[103,104]、较低的术前血红蛋白[105]、高分期肿瘤[105]。输血有输血反应和传染病传播的风险,在 RC 术后接受输血的患者也可能增加术后并发症[106]、疾病复发和死亡的风险[105,107]。RC 术中出血主要发生在侧蒂或背侧静脉复合体。在女性中,阴道旁组织血管供应丰富,也可能是出血的来源。早期控制血管是避免过度出血的关键。

有几种方法可以控制血管蒂,包括夹子和扎带、吻合器和能量装置。一项随机试验表明,与传统技术相比,使用吻合器结扎血管蒂时,RC 期间的失血和输血更少[108]。最近,同一批研究人员将 RC 患者随机分为使用吻合器或 LigaSure (一种电热双极组织结扎装置)结扎组织,两组在失血量、手术时间或输血需求方面没有差异;但是器械相关的花费上 LigaSure 组更低[109]。

有多种局部止血剂可以帮助辅助控制静脉出血[110]。RC 时使用局部止血剂是很常见的[111]。

减少术中液体的策略已显示出减少术中失血的前景。为了减少围手术期输血,Bern 等将 166 名 RC 患者随机分为术中限制性补液组和常规治疗组[112]。限制性补液组术中失血量显著减少(800mL vs 1 200mL,$P<0.000\,1$),输血率减少(33% vs 60%,$P=0.000\,6$)。这种效应可能是通过降低盆腔静脉压力而产生的[113]。术中自体回输红细胞已在 RC 中成功应用[114]。

对于难以控制的严重盆腔出血或凝血病患者,盆腔可以被压迫填塞直到患者苏醒和稳定时。在某些情况下,盆腔可

以压迫填塞并暂时关腹,后续再行手术。在这些罕见的情况下,尿液可以通过输尿管外支架管引流。

归根结底,预防出血需要充分了解血管解剖及其变异,以及任何盆腔解剖情况下对于血管控制及术野暴露方面的经验。最常见的情况是,由于解剖变异、肿瘤较大和侵犯和既往手术史或放疗史,盆腔的解剖结构发生扭曲时,容易发生出血。在这些情况中,外科医生的耐心和对解剖学原则的坚持,对避免在游离膀胱蒂、盆底及背静脉时出现难以控制的出血至关重要。

血栓栓塞并发症

静脉血栓栓塞(VTE)发生在 1%~8% 的 RC 患者术后 90 天内[5,7,11,12]。大多数 VTE 事件是深静脉血栓(DVT),然而肺栓塞(PE)可发生在 3% 的患者中,是术后死亡的重要原因[5,81,115]。VTE 的危险因素包括高龄、高 BMI、个人或家族有 VTE 病史、恶性肿瘤、吸烟、较多合并症和不能活动[116-118]。长时间腹部或盆腔开放手术的患者有极高的 VTE 风险。

预防性使用低剂量普通肝素(LDUH)和低分子量肝素(LMWH)可降低 VTE 的风险,包括致命性 PE 和死亡,但增加非致命性出血[117]。LDUH 和 LMWH 在 VTE 预防中同等有效。机械性 VTE 预防,采用序贯加压装置或弹力袜,也被证明能降低 DVT,但没有证据表明它能降低致死性 PE 或死亡的风险[117]。与单纯的药物预防相比,机械性预防发生 DVT 风险增加了 80%,但出血风险降低了 60%[117]。与单纯

药物预防相比,药物预防和机械预防的结合可进一步降低 VTE 风险。

美国胸科医师学会和美国泌尿外科协会当前的指南推荐对外科患者进行 VTE 风险的个体化评估(表 41.2)[117,118]。RC 患者通常是老年人,患有恶性肿瘤,需要长时间开腹手术,并且在恢复期间活动受限,这使他们处于 VTE 的最高风险类别[117]。这些患者应在手术前开始使用预防性 LMWH 或 LDUH,并在整个住院期间继续使用,除非出血风险过大。也推荐同时使用机械预防和早期活动。

最近的一项研究描述了 1 300 多名 RC 患者中 VTE 的患病率和发生时间[119]。术后 30 天内 VTE 的发生率为 6%,50% 以上的 VTE 发生在出院后。另一项大型中心研究也报道了类似的出院后 VTE 较高发生率[120]。长达 12 周的 DVT 风险增加使部分学者建议长期使用药物预防[117]。腹部或盆腔肿瘤手术后,与 1 周的疗程相比,使用 4 周的预防性低分子肝素至少可以减少 50% 的 DVT 形成[117,121]。美国胸科医师学会目前建议延长高危患者使用低分子肝素的时间[117]。本书第 4 章还详细讨论了 VTE 的预防策略。

心脏并发症

RC 被认为有较高的术后重大心脏事件的风险[122],多达 11% 的 RC 患者术后会发生心脏相关并发症[123]。心脏并发症可与显著的疾病率和死亡率相关[81,124]。术前心脏评估和围手术期心脏管理在第 3 章中进行了详细介绍。围手

表 41.2　胃肠、泌尿、血管、乳腺和甲状腺手术患者术前静脉血栓栓塞风险分层和治疗建议

风险分层	风险评分 [a]	VTE 风险(无预防时)	推荐预防措施
极低危	0	<0.5%	仅需早期活动
低危	1~2	1.5%	机械预防,推荐序贯加压设备
中危	3~4	3.0%	药物预防 [b] 或机械预防,推荐序贯加压设备 或 如果出血风险高,最好机械预防,推荐序贯加压设备
高危	≥5	6.0%	药物预防 [b] 和机械预防 或 如果出血风险高,最好机械预防,推荐序贯加压设备 [c]
极高危			药物预防 [b] 和机械预防,以及出院后长时间低分子肝素 LMWH 或 如果出血风险高,最好机械预防,推荐序贯加压设备 [c]

[a] Caprini 风险评分:

1 分:41~60 岁,小手术,BMI>25,腿部肿胀,静脉曲张,妊娠或产后(<1 个月),不明原因或反复自然流产史,口服避孕药或激素替代,脓毒症(<1 个月),严重肺部疾病包括肺炎(<1 个月),肺功能异常,急性心肌梗死、充血性心力衰竭(<1 个月)、炎症性肠病、内科患者卧床休息;

2 分:年龄 61~74 岁,关节镜手术,大手术(>45 分钟),腹腔镜手术(>45 分钟),恶性肿瘤、卧床>72 小时、固定石膏(<1 个月)、中心静脉通路;

3 分:年龄≥75 岁,室性心动过速病史,室性心动过速家族史,因子 V 莱登突变,凝血酶原 20210A 突变,狼疮抗凝剂,抗心磷脂抗体,血清同型半胱氨酸升高,肝素诱导血小板减少,其他先天性或获得性血小板增多症;

5 分:卒中(<1 个月),选择性关节置换术,髋关节、骨盆、或腿部骨折(<1 个月),急性脊髓损伤(<1 个月)。

[b] LDUH 和 LMWH 均可用于药物预防。

[c] 一旦出血风险降低,可添加 LMWH 或 LDUH。

术期心脏并发症的高危因素包括高危冠心病、术后 3 个月内卒中、术后 6 个月内冠状动脉支架置入术、肾功能不全、糖尿病、充血性心力衰竭、心房颤动、外周血管疾病、高血压、严重主动脉狭窄、男性、年龄>75 岁[124]。最常见的心脏并发症是心律失常,其中房颤最为常见[123]。已知有心血管疾病或心血管疾病危险因素的患者术后心脏并发症的风险很高,应进行全面的术前心脏风险评估[123,124]。

除非出血风险高得令人无法接受,否则冠心病,特别是有冠状动脉支架的冠心病,应使用低剂量阿司匹林维持治疗[122]。心脑血管病患者的围手术期抗血小板治疗应由内科医师、麻醉师和泌外科医师联合决定[122,125]。术前服用 β 受体阻滞剂和他汀类药物的患者应在围手术期继续服用这些药物[122]。其他可能降低心脏事件风险的因素包括疼痛控制、避免低血压、限制性静脉液体[56]。

虽然贫血可能进一步损害心血管疾病患者的心肌供氧,但对于接受非心脏手术的高危患者,放宽输血阈值并无明显益处[126]。此外,输血与 RC 术后感染风险增加和不良生存结果相关,因此支持更保守的输血阈值[107,127]。当前建议对有心血管病史的无症状患者采用限制性输血策略,当血红蛋白<80g/L 时考虑输血[122]。

肺部并发症

RC 术后肺部并发症发生率高达 9%[5]。最常见的并发症是肺炎和呼吸窘迫,其他并发症包括需要长时间插管或再插管的呼吸衰竭、胸腔积液和气胸[5,11,12]。腹部手术后肺部并发症的危险因素包括患者合并症增加、依赖性功能状态、COPD、阻塞性睡眠呼吸暂停(OSA)、吸烟、低白蛋白和高龄等[128]。其他与手术相关的危险因素包括手术时间延长、全身麻醉和住院时间延长。

已知或疑似肺部疾病的患者可能需要术前肺功能评估和肺功能优化。肺功能检查可识别术后肺部并发症风险增加的患者,并有助于指导术中和术后的管理[128]。术前肺功能优化包括戒烟和戒酒,以及治疗潜在的气道阻塞和呼吸道感染[129]。第 2 章详细介绍了术前肺部评估和围手术期特殊肺部并发症的处理。

神经系统并发症

RC 术后神经系统并发症发生率不到 5%。周围神经病变和谵妄是最常见的神经系统并发症,但也有卒中和癫痫的报道[5,7,11]。

谵妄

谵妄在老年住院患者中更为常见。术后谵妄的危险因素包括先前存在的认知或精神障碍、患者合并症增加、功能状态差、高龄和多种药物史,特别是精神药物和抗胆碱药[130]。一项对 49 例老年 RC 患者的前瞻性研究中,近 30% 的患者术后出现谵妄,平均持续约 2 天,通常发生在术后早期[131]。年龄增加与谵妄风险增加相关,有谵妄经历的患者再次入院的概率更高。大多数患者出现注意力不集中和思维混乱等急性精神状态变化。有谵妄危险的患者应定期进行精神状态评估,不应服用苯二氮䓬类药物或抗胆碱药。

神经损伤

盆腔神经损伤可发生在 RC 或 PLND 期间,盆腔一些神经为下肢提供运动和感觉神经支配,并与盆腔血管和淋巴区域密切相关。闭孔神经(L_2~L_4)穿过髂外静脉下的闭孔窝。闭孔神经为大腿内侧提供运动神经支配,使髋内收。在清扫闭孔淋巴结的过程中,闭孔神经及其血管被骨骼化,损伤可能继发于烧灼、过度牵引或意外撕裂。闭孔神经损伤导致髋关节不能内收以及大腿内侧小面积感觉麻痹。髋内收的问题会导致行走和驾驶困难。治疗主要包括术后物理治疗,然而也有尝试立即再吻合或神经移植,并取得了很好的效果[132,133]。

生殖股神经(L_1~L_2)在腰大肌上走行,并作为 PLND 的外侧界线。这条神经支配覆盖在股骨三角上的一小块皮肤以及男性阴囊、女性阴唇和阴阜的感觉。这是一条相对较菲薄的神经,如果不仔细辨认,很容易被损伤或与髂外淋巴结一起被切除,如果由于过度牵引而损伤,可能需要几个月才能恢复感觉[134]。

最后,股神经(L_2~L_4)为股四头肌提供运动功能及大腿前部和小腿内侧的大部分感觉。它在腰大肌外侧和腹股沟韧带下面。虽然在 RC 时通常看不到股神经,但由于自锁式牵开器对腰大肌的侧向牵引,股神经可能被压迫,或在截石位时被拉伸[135]。股神经损伤可导致髋关节屈曲无力、小腿伸直和各种感觉缺陷。在截石位时避免过度的髋关节屈曲、外展和外旋以及小心放置自锁牵开器可避免神经损伤。根据损伤的机制,使用早期物理疗法预防肌肉萎缩通常是有效的,许多患者的神经功能会恢复。

仔细的暴露、了解解剖标志和控制止血可以预防神经损伤。拉伸伤可以在几个月内恢复,伴有运动障碍的神经损伤最好早期采取物理治疗。

术中并发症

在大型医学中心,不到 1% 的患者会出现术中并发症[5]。RC 术中并发症包括肠管或直肠损伤以及主要血管或神经损伤。基于大规模人群的数据研究显示大约 3% 的 RC 患者因邻近器官的意外穿刺或撕裂伤而复杂化,这与较高的住院死亡率、住院时间和花费相关[77]。直肠损伤在 RC 中并不常见,更可能发生在既往有盆放疗史的患者[136]。小的直肠损伤伴有极小粪便污染,可分多层闭合,并用网膜或腹膜组织覆盖。对于原位新膀胱的患者,组织间置术对防止形成瘘尤为重要。部分直肠损伤在普通外科医生会诊的情况下通过一期缝合和粪便分流得到很好的处理。RC 术后残留异物很少发生,不到 0.1% 的病例[137]。任何主刀 RC 手术的泌尿科医生必须了解这些潜在的术中并发症,了解如何处理这些并发症,并知道何时需要其他外科专家来会诊。

二次手术

二次手术并不少见,约 2%~14% 的患者需要在术后早期再次手术或介入治疗[5,7,8,12,19]。一项瑞典的多中心研究显示,13% 的 RC 患者需要在术后再次手术[8],有 12 个指征需要再次手术,其中最常见的是伤口裂开(5%)、伤口感染(2%)和肠梗阻(2%)。一项意大利研究报道了 7% 的再干预率,其中伤口裂开和肠梗阻是返回手术室的两个最常见的情况[7]。一项希腊的回顾性报告显示,RC 术后 30 天内腹部探查率为 9%[138]。在 14 例(3%)因肠梗阻探查的患者中,大约一半的人有肠粘连和肠吻合的问题,只有一个患者(0.2%)被发现有内疝。

高达 11% 的患者在术后需要介入放射干预,其中近一半发生在出院后[5]。大多数介入放射干预用于腹腔内脓肿或淋巴囊肿的引流,或因为尿漏或尿路梗阻而行经皮肾造口术。

再入院

RC 患者术后 90 天内有将近三分之一的患者将出现在急诊室,19%~27% 的患者需再入院[5,7,22]。大多数再入院发生在头几周内,然而有 11% 的患者在术后 31~90 天内再入院[15,139]。再入院患者的中位住院时间大约是 3~7 天[15,139]。最常见的再入院原因是肠梗阻、肾盂肾炎、尿路感染、尿路梗阻和康复不佳[15,22,139]。再入院的危险因素包括较多的医学合并症、术后并发症、女性和为了更好的护理[15,22,139]。了解哪些患者有再入院的风险可能影响首次出院的时间和安排。高危患者可能需要在术后早期进行更密切的门诊监护、家庭护理或在康复医院暂时停留。

例如 RC 这样的复杂手术越来越集中到大型医学中心,因此患者将越来越有可能回到当地医院来处理术后并发症。患者再入院于非接受手术时的医院,其术后死亡率增加,部分原因可能是护理分散[140-143]。三级转诊中心进行 RC 的外科医生必须致力于与患者沟通,及早发现并发症,并在入院时尽一切努力将患者送到指定医院。此外,对于外科医生来说,重要的是了解哪些资源可供当地患者使用,并建立一个可信任的机构网络,这些机构可以治疗或收治无法前往指定医院的患者。

死亡率

RC 术后患者住院期间的死亡率可能高达 2%,在术后 90 天内,死亡率将至少增加到 9%[17,21]。大多数死亡发生在出院后[5]。大多数死亡归因于心血管并发症包括心肌梗死和心律失常或脓毒症和多器官系统衰竭[3,7,11,12,81]。大多数死于脓毒症的 RC 患者有尿源性或肠漏[3,7]。

一些模型已经用来预测术后死亡率的风险[20,21,144]。基于人群水平的大数据显示,1.1% 和 3.9% 的 RC 患者分别在 30 天和 90 天内死亡[20]。高龄、肿瘤晚期、非尿路上皮的病理是预测 90 天死亡率的风险增加的因素,最高危患者的死亡率估计为 25%。在另一项针对老年 RC 患者的人群水平研究中,90 天死亡率超过 10%,并且随着年龄更大、多发性合并症、更晚期、更低的社会经济地位和未婚状态而增加[23]。80 岁以上的伴有晚期肿瘤及多种合并症的老年 RC 患者的 90 天死亡率接近 25%。

一些医学机构也建立了预测模型。在一项纳入 1 000 多名 RC 患者的大型医学中心研究中,90 天死亡率为 2.8%[144]。老年人,尤其是 70 岁以上以及 CCI 指数大于 2 与死亡率独立正相关,其中最高风险组在 90 天内死亡风险约为 6%。采用多中心 RC 患者数据创建列线图以估计 90 天死亡率[21],结果显示有 9% 的患者在 90 天内死亡;年龄越大、ASA 评分越高、医院容量越小和转移性疾病均与较高的 90 天死亡率相关。

有术前营养不良迹象的患者,其术后死亡率也增加。在538 名 RC 患者中,近 20% 的患者有术前营养缺乏的迹象,表现为低白蛋白、低 BMI 和至少 5% 的非主观体重减轻[145]。营养缺乏患者在多变量分析中其 90 天死亡率增加了近三倍(17% vs 5%),其中低白蛋白可能是最重要的预测因素。

关于医院规模与术后死亡率之间的反比关系已经得到了很好的描述[27]。这种关联的确切原因尚不清楚,但可能与潜在的结构或过程相关的体制因素有关[146,147];大型医学中心也对可能危及生命的术后并发症准备得更充分。

特殊人群

老年人

约 25% 的 RC 患者年龄在 75 岁以上[8]。之前的研究确定年龄是术后并发症[3,5,8,12,17,18]和死亡[148]的独立危险因素。因此,RC 可能在老年患者中未得到充分应用[149]。但是一些中心的研究特别探讨了老年患者的术后结果,并显示老年患者可以在 RC 后状态很好。

在一项大型回顾性队列研究中,大约 35% 的 RC 患者年龄在 70 岁以上、5% 的患者年龄在 80 岁以上[150]。年龄的不同其围手术期死亡率并没有显著差异;但是,年龄越大的患者在 90 天内出现并发症的发生率更高、住院时间更长。虽没有对合并症状态进行纳入分析,但作者认为,选择合适的老年患者可以很好地耐受 RC 手术。一项大型德国研究显示了 70 岁以上和 70 岁以下患者之间并发症发生率的差异[151]。70 岁以上的患者更有可能伴有合并症,在纳入合并症状态后,依然有较高的术后并发症风险。

一项最近的研究描述了年龄小于 80 岁(N=1 025)和大于 80 岁(N=117)的 RC 患者术后并发症[152]。老年患者伴有更多的合并症,更不太可能去行肠管尿流改道和 PLND。尽管老年患者更可能需要重症监护病房、住院时间更长和更高的 90 天死亡率 (2.7% vs 6.8%),但与年轻患者相比,他们有类似的轻微 (55% vs 51%) 和严重 (17% vs 13%) 并发症的风险。然而老年患者更容易出现神经和心脏并发症[152]。在调整术前特征后,65 岁以上患者的并发症风险没有增加。

虽然老年患者在大型中心治疗时可能有相似的并发症风险,但他们通常需要独特的术前评估。除了全面的病史和体格检查,特别注意心脏和肺的危险因素外,术前老年风险评估还包括认知功能评估,酒精和药物使用、功能状态、营养评估和虚弱[130,153]。虚弱定义为萎缩和体重减轻、耐力差或疲劳、无力、步行速度慢和体力活动水平低,在老年患者中更为常见[153]。虚弱的患者有发生术后并发症的高风险[154]。老年患者也更容易依赖和肌肉减少,这两种情况都与较高的发病率和死亡率有关[153,155,156]。术前咨询老年病医师可能有助于明确高危患者并协助术后管理。

放射治疗后

对包括膀胱、前列腺、结直肠和妇科在内的盆腔恶性肿瘤的放射治疗可导致靶区内和靶区周围组织的显著变化,如解剖平面的改变和严重组织增生反应。放疗也可以改变组织血供和妨碍正常愈合。由于这些影响,既往有盆腔放疗史的 RC 患者的围手术期发病率很高[157]。

放疗后,RC 通常需要更长的时间,同时可能与更多的术后并发症有关,包括二次手术和再入院[158]。一项纳入 148 名接受大剂量骨盆放射治疗后的 RC 患者的研究显示,近 80% 的患者在最初 90 天内出现并发症,包括 32% 的严重并发症和 6% 的死亡率[159]。尽管这项研究不是对比研究,作者认为这类患者的并发症发生率高于其他 RC 研究。然而一项大型回顾性研究比较了 426 名没有接受过盆腔放疗的 RC 患者和 420 名接受过盆腔放疗的患者,发现术后死亡率和并发症之间并没有显著差异[157]。

30% 的膀胱癌患者在选择保留膀胱的疗法包括外照射疗法,需要行挽救性 RC 手术[160]。在 91 例保留膀胱的综合治疗失败并需要挽救性 RC 的患者中,69% 的患者在 90 天内出现并发症,其中 16% 的患者出现严重并发症[160]。近年来接受治疗的患者术后并发症的风险似乎有所降低。然而很少有患者进行 PLND,而且几乎所有患者都未采用肠管尿流改道,这表明 PLND 和肠管尿流改道在放疗后更加困难。

尽管文献中没有明确描述盆腔放疗后并发症的高风险,但有理由相信有放疗史的患者进行 RC 可能更困难,并且可能会发生更多并发症。

机器人膀胱癌根治术

腹腔镜技术在 RC 中的应用越来越多,机器人辅助根治性膀胱切除术 (robotic-assisted radical cystectomy, RARC) 目前约占美国所有 RC 的 13%[161]。RARC 的结果及并发症在第 36 章进行了详细描述。与开放手术相比,RARC 有望降低发病率,加速 RC 的恢复。已经有一些关于 RARC 的回顾性和前瞻性的研究以及四项随机对照试验对比了开放性 RC 和 RARC 的手术结果和并发症[162-166]。

第一项临床试验纳入了 41 例患者,并随机分为 ORC 或 RARC 组;结果发现 RARC 组手术时间更长,但失血更少且肠道功能恢复时间更早[165]。两组的住院时间无明显差异,但 RARC 后并发症可能较少。一项多中心研究将 40 名患者随机分为 ORC 组和 RARC 组,他们在早期并发症方面没有显著差异[166];RARC 组的失血量较少但输血率没有差异;然而,RARC 组的肠道功能恢复稍快且住院时间超过 5 天的患者较少。最近的一项试验将 118 名患者随机分为 ORC 或 RARC 组,观察到 RARC 组的并发症发生率或住院时间并不低,但术中失血少、手术时间长、费用高[163]。最后一项随机试验纳入 59 名患者,随机分为 ORC、RARC 和腹腔镜 RC 组的患者,分别由不同的医生主刀[164]。ORC 患者术后 30 天出现更多低级别的并发症,但 90 天并发症发生率无明显差异。如前所述,RARC 患者的手术时间更长、失血量更少、恢复固体食物的速度更快;然而,住院时间更长,并且通气时间没有差异。

综上所述,迄今为止的临床随机试验普遍认为 RARC 有较少的失血和较长的手术时间,但在术后并发症方面并无明显的优势。一些中心研究显示,RARC 可能有更好的结果,这可能部分是由于患者的选择和外科医生的经验[162,167]。虽然 RARC 的价值仍有争议,但随着不断的经验积累和外科技术的改进,RARC 有可能会降低 RC 的发病率。

结论

尽管有半个多世纪的 RC 治疗经验,但其术后发病率仍很高。大多数 RC 患者术后早期出现并发症,但大多数并发症较轻。有几种方法可以帮助减少术后并发症,包括快速康复途径、限制液体方案、腹腔镜手术途径和转诊到大型医学中心。实施 RC 的外科医生应了解可能发生的术后并发症的范围,并准备好及时诊断和治疗并发症。

(陈路遥 译)

参考文献及自测题

第42章 耻骨后前列腺根治术并发症

JAMES S. WYSOCK,SAMIR S. TANEJA,and HERBERT LEPOR

要点

1. 进行开放根治性前列腺切除术时,出血率因术者经验和技术而异。术前应用促红细胞生成素或自体献血可大大降低异体输血的可能性。
2. 在前列腺根治术中,优先控制背静脉复合体可大大减少术中失血。盆内筋膜的充分切开至膀胱颈处有助于对跨过前列腺底部的背静脉丛进行精准彻底的分束。
3. 前列腺外侧筋膜在腺体前外侧表面的早期分离有助于在尿道游离前对神经血管束进行游离,从而减少对神经血管结构的牵拉。
4. 在尿道吻合术中,无张力黏膜对位是避免膀胱颈挛缩的关键。
5. 术后出血引起的盆腔血肿导致尿道吻合处的牵拉,可能导致尿外渗,最终导致膀胱颈挛缩。在这种情况下,延长留置导尿管时间是必要的。
6. 在大多数情况下,根治性前列腺切除术时直肠损伤不需要结肠造口。肠道准备、抗生素、规范的直肠关闭、大网膜或腹膜辅助的直肠闭合术、网膜或腹膜瓣间置术都有助于避免结肠造口。
7. 对术后尿控和性功能结果的长期满意度有赖于与患者详细沟通以评估危险因素并设定期望值。
8. 出血等并发症严重影响泌尿系统功能,因此应尽一切努力降低这些并发症的发生率。

1983年Walsh[2]详细描述了解剖性保留神经的耻骨后前列腺根治术(radical retropubic prostatectomy,RRP),彻底改变了这项技术。因此,在当今前列腺特异性抗原筛查的时代,根治性前列腺切除术也逐渐进入泌尿科医生的舒适区,可满足越来越多的手术需求[1]。尽管有许多治疗局限性疾病的选择,根治性前列腺切除术仍然是泌尿外科治疗的金标准。

随着手术技术的改进和泌尿外科医师经验的增加,根治性前列腺切除术的并发症发生率似乎有所下降[3,4]。根治性前列腺切除术后的手术并发症受许多因素的影响,包括外科医生的经验、患者的年龄和合并症、前列腺的大小、盆腔的解剖、前列腺癌的体积,以及术前激素的使用或放疗。术中并发症包括出血、直肠损伤、神经损伤,以及罕见的输尿管损伤。术后早期并发症包括尿漏、感染、深静脉血栓或肺栓

塞、导尿管脱落。延迟的术后并发症通常给患者造成最大的困扰,这些症状包括尿失禁、阳痿、排尿功能障碍和膀胱颈挛缩。

术前考虑

不同前列腺癌患者的年龄、疾病侵袭性和治疗目标各不相同。目前,局限性疾病的治疗方法包括主动监测、根治性前列腺切除术、放射治疗和局部或全腺体消融术。局限性前列腺癌治疗方式的选择是多因素的,需要广泛的咨询。对患者来说,现实的术前期望是术后满意度的关键决定因素[5]。术前教育时要求全面回顾所有合理的治疗方案及其潜在并发症和相关结果。

一般来说，拟行根治性前列腺切除术的患者应该处于一个健康的状态。在现代前列腺切除研究中，心肌梗死、肺炎、脑血管意外和死于这些原因的风险非常低[4,6-9]，可能是与患者选择适当、外科医生经验和改进的麻醉技术相关[7-9]。选择健康的外科手术患者十分重要，不仅从为了避免麻醉相关并发症的观点，也因为手术切除相对于放射治疗的相对优势在于治疗效果的持续时间[10]。

术前评估因合并症不同而不同。患有严重高血压、冠心病和糖尿病的患者应接受体格检查，以确保这些疾病得到最佳管理。如果有深静脉血栓或肺栓塞的个人或明显家族史，建议进行血液学检查，以确定这些不良事件的遗传倾向。对于有冠状动脉支架、瓣膜替换术、心房颤动或脑血管意外的患者，应咨询心脏病专家或神经科医生，确定术前和术后抗凝治疗计划。

对于没有明显动脉粥样硬化性心血管疾病史、术前勃起功能障碍史或动脉粥样硬化性心血管疾病家族史的男性，可建议行心内科会诊，以确定隐匿性疾病。勃起功能障碍可能是严重动脉粥样硬化性心血管疾病的第一个症状。

睡眠呼吸暂停是一种经常未被诊断、与肥胖相关的疾病。睡眠呼吸暂停可能影响术后疼痛的管理。因此，肥胖男性应询问是否有睡眠呼吸暂停的症状。

预期寿命大于 15 年的患者是理想的适合手术方式的人群，因为他们可能同时获得生存和预防转移的益处，即使是低危疾病。在评估患者的寿命时，泌尿科医生必须仔细权衡疾病的严重性和患者的健康状况。高级别的癌症在短期内更可能导致疾病相关的发病率，可能需要对寿命相对较短的患者进行更积极治疗，而辐射疗法或主动等待可能对中分化疾病和健康状况相对较差的个体更为重要。

在这方面，Albertsen 和其同事[12]描述了患有不同级别前列腺癌的患者在 15 年的诊断中与癌症相关的死亡风险。在未经治愈性干预的情况下，Gleason 评分为 2~4 的患者的预估死亡风险为 4%~7%，Gleason 评分为 5 的患者为 6%~11%，Gleason 评分为 6 的患者为 18%~30%，Gleason 评分为 7 的患者为 42%~70%，Gleason 评分为 8~10 的患者为 60%~87%。显然，与低级别疾病患者相比，高级别疾病患者行根治性前列腺切除术的预后较差，但预后的预测必须与疾病相关的死亡风险相平衡。

在选择根治性前列腺切除术的患者时，应明确是否有排尿功能障碍及前列腺的大小。术前有明显梗阻性排尿症状的患者，在根治性前列腺切除术后，这些症状实际上可以得到缓解，并降低随后出现急性尿潴留的风险[13,14]。术前前列腺体积与手术切缘负相关，并与失血量和输血率直接相关[15]。相反，此类患者尤其是前列腺肥大患者，在放疗后可能出现排尿症状恶化或进展为尿潴留。根治性前列腺切除术后排尿症状的缓解所带来的生活质量的改善实际上可能超过轻度压力性尿失禁所带来的损害[5,16,17]。Lepor 等探讨了根治性前列腺切除术对下尿路症状的长期影响[5,17]。术后 10 年的随访显示绝大多数术前有中/重度下尿路症状（LUTS）的男性症状持续缓解，而术前有轻度 LUTS 则没有

进展。

根治性前列腺切除术是唯一一种与主动等待进行比较的治疗方法。斯堪的纳维亚前列腺癌合作组的第 4 项研究表明，接受根治性前列腺切除术的男性死于前列腺癌的绝对风险比主动等待 12~15 年随访的男性降低了约 6%，根治性前列腺切除术也能降低发生远处转移的风险。对于诊断时年龄<65 岁的男性来说，这种风险降低的幅度最大[18]。

仔细评估患者的日常活动和职业可能有助于明确压力性尿失禁对拟行手术患者的潜在影响。尽管严重尿失禁的发生率有了显著的改观，但患者应该充分认识到压力性尿失禁的性质和潜在影响。同样尽管有保留性神经的手术方式，阳痿的风险也应该被仔细评估。影响勃起功能保留的术前因素包括年龄、基线性功能、糖尿病病史、术前使用磷酸二酯酶抑制剂和性神经保护的程度[19]。虽然勃起功能障碍领域的药理学进展减轻了前列腺癌根治术后阳痿的影响，但对有固定性伴侣、当前关系的稳定性以及对勃起功能障碍的文化态度在手术前应仔细评估。

根治性前列腺切除术的并发症对生活质量的总体影响是许多中心的一个重要研究课题。未来的重点将是根据手术并发症对生活质量的潜在影响，在术前确定不太适合行手术的患者。

术中并发症

出血

RRP 时出血最常见于分离阴茎背静脉复合体时。在 Walsh 描述前列腺癌根治术解剖入路之前，在未控制的静脉复合体进行分离过程中经常会遇到严重的出血。有时这样的出血严重到需要切除耻骨前阴茎体，并找到 Buck 筋膜下已收缩的、未控制的静脉复合体进行结扎。

尽管外科技术有了进步，但在背静脉复合体的分离和其他手术步骤中仍然存在大量出血的可能性。一系列前列腺癌根治术相关研究的平均术中失血量变化很大，范围从 579mL 到>2L 不等，可能受手术技术、是否保留神经、手术时间和外科医生经验等影响[7,20,21]。一些外科医生提出了多种围手术期血液管理方法，以尽量减少输血的需要，当代研究报道的异体输血率在 2.4%~21% 不等（除去自体献血）[21-26]。因为出血行二次手术极为罕见，两个大型研究报道的发生率分别为 0.3%[26]和 0.6%[9]。

之前的研究表明自体献血可以降低异体输血的风险。一些研究人员质疑献血的必要性[24,27,28]。Koch 和 Smith[24]报告 124 名未接受术前自体献血的前列腺癌根治术患者术中出血导致的总输血率为 2.4%，因为大多数外科医生不太可能"有幸"在术中和术后遇到如此小概率的出血，所以建议对接受根治性前列腺切除术的患者采取某种形式的预防性治疗。

自体献血的缺陷之一是所有患者都会有明显的术前和术后贫血。据估计,自体献血的内源性反应产生大约一个单位的红细胞[29]。由于输注自体血的潜在风险,输注自体血和异体血的适应证相似。那些有明显出血并需要三个储存单位红细胞替代的患者才能从自体血液中获益,因此自体献血的影响是以显著的术后贫血为代价适度减少异体输血。

Sultan 等报道称恢复工作和体力活动取决于出院时血红蛋白和拔除导尿管的时间[30]。因此,需要有同时降低异基因输血率和减少术后贫血的血液管理策略。

Chun 及其同事建议使用术前注射促红细胞生成素代替自体献血[29]。患者在术前血细胞比容<48%的情况下注射 1~2 次促红细胞生成素[29]。平均而言,术前 7~14 天注射 600U/kg 时,血细胞比容增加 3%。使用这种方法,研究者证明了在捐献自体血的患者与同种异体输血的风险相同。基于安全性、有效性和剂量范围的研究,我们目前推荐对基线血细胞比容<48%的男性,在术前 7 天和 14 天注射促红细胞生成素 300IU/kg[31,32]。红细胞刺激组术后血红蛋白明显高于自体献血组;红细胞刺激蛋白的短期和长期心血管和肿瘤安全性已得到证实[33,34]。

尽管无论选择何种控制技术都可能发生背静脉复合体出血,但一些解剖技巧有助于避免大量出血。耻骨联合下的背静脉复合体在前列腺和膀胱颈的前表面形成扇形之前在膜部尿道上形成一束静脉,在未控制时,可能会发生不同程度的出血。耻骨后前列腺切除术的最初步骤包括分离背静脉复合体:在膜尿道和复合体之间使用直角夹钳,然后用手术刀进行锐利分割。近年来,我们选择在分离前将复合体近端和远端先进行结扎。

背静脉复合体被盆内筋膜反折所覆盖。为了有效地控制复合体内所有的静脉,必须沿前列腺前外侧沟切开盆内筋膜;清除覆盖在前列腺前表面的前列腺周围脂肪组织后可以显示控制背静脉复合体所需的结构。切开盆内筋膜是在前列腺对侧轻轻牵拉时在前列腺和肛提肌之间的凹槽中进行的(图 42.1A)。切口范围必须至前列腺尖部和膀胱颈以允许邻近静脉的充分游离,较小穿支血管可用手术夹控制。

盆内筋膜的交叉点最终汇成耻骨前列腺韧带,位于静脉复合体的两侧边缘,其前表面与耻骨融合。我们通常不切断耻骨前列腺韧带,除非它们侧向扇形并妨碍了控制背静脉复合体的远端缝合操作。切开耻骨前列腺韧带可能有助于将静脉复合体从耻骨上分离,尤其是在大腺体压迫背静脉复合体、前叶体积大的大腺体上、当耻骨前列腺韧带延伸到前列腺的前表面时特别有用。在这些情况下,我们只切断暴露所需的耻骨前列腺韧带部分。保留耻骨前列腺韧带可以在一定程度上固定静脉残端、避免回缩和出血失控。

在腺体的两侧切开盆内筋膜并电灼浅背静脉后,深静脉复合体就可集中成束进行控制(图 42.1B)。一种方法是使用有角度或直长的 Allis 夹钳插入两侧筋膜切口,静脉复合体然后在前列腺中部水平成束,注意应包括所有静脉但避免前列腺包膜损伤。成束的困难可以通过进一步近端切开

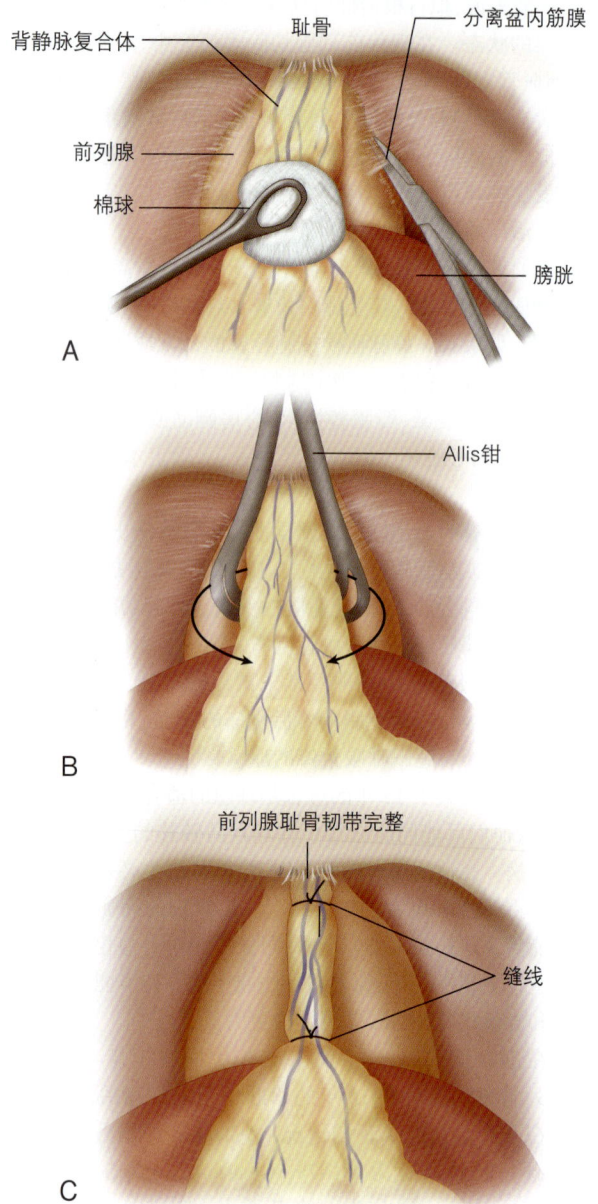

图 42.1 背静脉复合体的控制技术。A. 盆内筋膜在前列腺的两侧锐性切开,切口从前列腺底部延伸到耻骨前列腺韧带。B. Allis 夹钳用于将背静脉复合体集中束扎。最初的聚束是在前列腺中部,靠近前列腺尖部。通过将夹钳的下颚插入两侧的盆内筋膜切口,从而合并所有静脉,使其在前列腺上方扇形。C. 在背静脉复合体中近端和远端成束缝合。前列腺前表面显示没有额外在腺体上的静脉。第一针缝扎位于夹钳水平的近端。第二针缝扎位于耻骨前列腺韧带的远端,在背静脉复合体周围,尽可能远离尾端,而不需要切断耻骨前列腺缝合线(From Tareen B, Godoy G, Taneja SS, Complications of Radical Retropubic Prostatectomy, in Complications of Urologic Surgery: Prevention and Management, 4th Edition, Taneja SS (ed), Saunders Elsevier, Philadephia, PA, 2010.)

盆内筋膜来帮助。一旦钳夹到位,采用宽弯针加 2-0 聚乳酸910(薇乔)缝合线将静脉复合体在钳夹水平进行控制。在近端静脉结扎时取下夹钳,接下来在尽可能靠近远端静脉复合体周围进行缝扎(图 42.1C)。可通过夹钳放在顶端并轻轻地下压前列腺的尖部,从而充分暴露膜状尿道上延伸出的远端静脉。双重缝扎固定到位,以防止其在切开时滑落;或者将近端韧带缝合固定在中叶,可以起到与 Allis 夹钳相同的作用。

然后在近端和远端缝合线之间锐性切开背部静脉复合体(图 42.2)。背侧复合体内有一个明显的剥离平面,注意不要损伤前列腺包膜。助手用海绵棒将前列腺从头侧牵拉,并在静脉组织切开后轻轻地将其从耻骨上移开。外科医生可能会在切断远端缝合线的那一侧时出错,而不是损伤前列腺。如果切断远端缝合线,应完成背静脉复合体的完全分离,然后直接缝合结扎背静脉复合体残端。按顺序切开背静脉复合体,直到暴露前尿道,应尽量保持尿道前壁的厚度。

另一种方法和开放手术的优点是能够在拇指和示指之间触诊前列腺尿道连接。然后在这个精确的位置通过McDougal 夹钳,以引导背静脉复合体的分离,从而在最大限度地保留横纹肌体的同时分离整个复合体。

出血可以贯穿整个手术过程。出血通常起源于神经血管束床(如进行审计保留)、精囊动脉或膀胱颈。外科医生必须在确保止血的同时尽量减少对神经血管束的损伤。使用

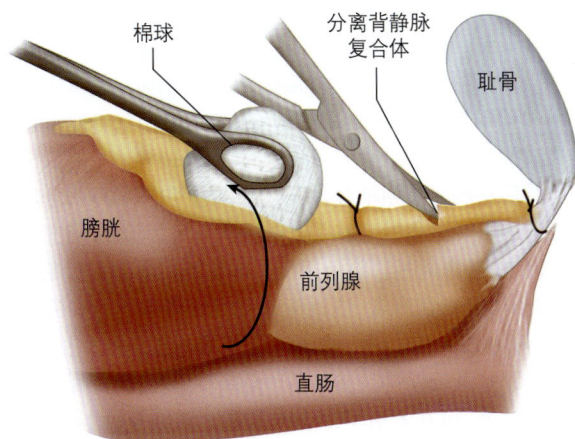

图 42.2　背静脉复合体的分离是从切断近端和远端缝合线之间的中央成束组织开始的。海绵棒是当背复合体切开时用来旋转腺体背向和向头侧远离耻骨联合的。这样做时,背复合体被旋转到视野中,随后分离。在背静脉复合体内进行顺行游离,直到膜性尿道旋转进入视野。必须小心避免前列腺前叶的损伤(From Tareen B, Godoy G, Taneja SS, Complications of Radical Retropubic Prostatectomy, in Complications of Urologic Surgery: Prevention and Management, 4th Edition, Taneja SS(ed), Saunders Elsevier, Philadephia, PA, 2010.)

纱垫填塞盆腔是一种有效的方法,可以减少分离时盆腔出血,同时也可以压迫静脉也能减少出血。前列腺蒂通常在分离前直接结扎,因此不会成为出血的主要来源。神经血管束的出血有时可以通过在分离前切断前列腺穿通支来控制,但这通常是徒劳的。在非保留神经的手术中,与其在神经血管束回缩后再试图缝合结扎残端,神经血管束的早期结扎可以省去大量的麻烦。当遇到持续出血时,通常最好继续进行手术,因为手术时间可预测累积失血量。电灼或钳夹神经血管束可能会无意间损伤神经,因此应避免。

一些研究者提倡顺行前列腺根治术的方法以避免早期出血,但一般来说,如果能通过早期控制背静脉复合体尽快完成手术,这一提倡是不必要的[35]。

根据作者个人近 5 000 例手术的经验,仅有一个病例中出现术中无法控制的出血,后通过大量纱垫填塞盆腔来关闭,第二天再取出纱垫,以保持吻合口的完整性。

严重的危及生命的出血通常发生在手术完成后的几个小时内。外科医生面临着立即返回手术室还是尝试保守治疗希望出血能自然停止的决定。盆腔里的明显出血导致长期住院和导管引流,增加了狭窄的可能性。如果出血导致血流动力学不稳定,我们建议立即返回手术室控制出血,清除盆腔血肿,必要时重新吻合[36]。这可以加快恢复,减少术后狭窄和尿失禁的可能性。

直肠损伤

在接受根治性前列腺切除术的患者中,直肠损伤发生率为 1%~3.6%[4,6,9,37,38]。直肠损伤的危险因素包括小体积前列腺、既往放疗史和既往经尿道切除术或活检时出血过多导致的前列腺周围炎症。挽救性前列腺切除术是术中直肠损伤发生率最高的手术,报告率为 6%~15% 不等[39,40]。在大多数患者中,立即修复损伤可获得良好的结果,且无长期后遗症。

在切开后尿道后,外科医生会看到直肠尿道肌和其下面的 Denonvilliers 筋膜。最好将这一层单独分开,从而进入直肠旁间隙,并切除时留出足够的后缘。如果外科医生在手术中过于胆怯,强烈牵拉前列腺尖部,会导致 Denonvilliers 筋膜从后顶端剪断和从腺体分离。如果外科医生在到达这个平面时过于激进,直肠可能会发生锐性损伤。一般来说,直肠损伤是由过度地试图用指尖直接展开后平面所致。如果直肠尿道没有完全分开,或者如果平面不容易通过钝性分离而分出来,附着的直肠壁可能被撕裂。如果腺体的尖部不容易从直肠上提离,最好进行锐性分离。也可以先切开盆内筋膜的脏层,从侧面开始游离前列腺和直肠之间的平面。手术区域因出血过多而模糊不清,会妨碍清晰观察组织平面。因此在进行尖部游离时,最好进行充分止血。

当直肠损伤确实发生时,通常可以在没有大便的情况下进行修复缺损[37,41,42]。患者应为此进行术前灌肠。在损伤处去除失活组织后,直肠壁黏膜层和肌层应进行两层缝合。腹膜上可以开一个小口子,在直肠修补术和膀胱尿道吻合术

之间拉下并插入一个网膜瓣。尽管这种操作不是常规必要的,但如果外科医生担心直肠闭合术的可行性,它可以提供额外的安全措施。腹膜或直肠旁脂肪的带蒂皮瓣也有类似的作用。如果出现大面积损伤,直肠壁明显失活或离断或出现严重脏污,应慎重考虑在进行直肠壁修复的情况下,同时进行临时性结肠造口术。在既往有放疗史的情况下,这种方式是可取的。

直肠损伤修复术后发生直肠尿道瘘的风险很低[42]。延长肠道休息时间、手术时扩肛,以及使用广谱抗生素都被认为是降低瘘率的潜在辅助手段。瘘管形成和发病的最大风险来自未被及时发现的直肠损伤[37]。如果直肠瘘确实形成,并且患者一般情况良好,可以尝试使用膀胱引流和少渣饮食进行保守治疗。复杂的病例或有放疗病史的患者可能需要进行暂时性的结肠造口术[43]。

输尿管损伤

前列腺根治术中输尿管损伤很少见,发生率为 0.05%~1.6%[6,9,44,45]。其最常见于进行膀胱颈的分离时;尽管许多外科医生提倡扩大淋巴结清扫术,但在淋巴结清扫术中,输尿管可能会在髂血管分叉以上受损。在中叶较大的情况下,必须小心避免损伤输尿管开口。我们更愿意采用保留部分膀胱颈入路,这样做时,必须小心避免误入三角肌群。

应在行膀胱颈切开时时常规静脉注射靛蓝胭脂红,以观察双侧输尿管口喷尿,这特别适用于没有太多前列腺切除经验的外科医生,同时这对于所有外科医生来说也是一个很好的习惯。有时候,既往行经较激进的尿道前列腺切除术的患者,其输尿管口可能在分离膀胱颈时受损。我们的简单解决方案是做一个长度约为 1cm 的输尿管切开术,插入一个输尿管支架。

在极少数情况下,在精囊后方游离时会损伤输尿管。输尿管通常进入膀胱后壁前外侧至精囊尖端,并向三角肌上方的中线走行。因此,应避免在精囊床上盲目缝扎。如果怀疑输尿管损伤,可通过 3F 管减轻担忧。在极少数情况下,台上逆行肾盂造影会有帮助。

如果发现输尿管损伤,应立即行输尿管膀胱吻合术。输尿管的切开端被拉入膀胱腔内适合位置,固定并缝合到膀胱黏膜。不需要太长的黏膜下隧道。膀胱尿道吻合术应先完成,以避免输尿管吻合术时张力过大。类似的,如果有张力,应选择 Boari 瓣以避免膀胱尿道吻合的过度张力。总之,对于有经验的外科医生来说,输尿管损伤仍然非常罕见。当正常解剖边界和组织因严重炎症和纤维化而改变时,需要提高手术警惕。例如,在 1 500 例连续的开放性根治性前列腺切除术中,唯一一例输尿管损伤发生在有广泛盆腔纤维化的未确诊的血吸虫病患者[9,32]。

神经损伤

在盆腔手术时,闭孔神经和股神经可发生损伤,这些损

伤在第 40 章进行了详细讨论。

早期术后并发症

尿漏

在我们中心,在拔除导尿管之前要行膀胱造影。术后第 3~4 天和第 7 天,明显尿外渗的发生率分别为 9.9% 和 13.3%[46,47]。绝大多数吻合口在术后第 3 天基本上是水密的,这表明纤维蛋白堵塞而不是胶原沉积有助于早期吻合口的完整性。在膀胱造影有轻微外渗的情况下,导尿管可以安全地取出[48]。虽然术中评估吻合口完整性可能有助于减轻外科医生的担忧,但早期吻合口的完整性已被证明与尿外渗的程度并无相关性[47]。因此水密吻合并不会促进吻合口愈合和尿管的早期取出。Fenig 和他的同事们观察到术后失血与术后膀胱造影上的外渗程度有关[49],而术中失血与外渗程度并无相关,这一发现使得研究人员得出结论:术后失血引起的血肿可能会影响膀胱尿道吻合结果。随后的一项量化吻合口周围血肿体积的研究表明,如果吻合口周围血肿体积<37mL,到术后第 7 天,所有吻合口都是不漏水的[50]。因此止血是影响吻合口完整性的主要(有时是唯一)因素。

有明显盆腔血肿的患者通常在术后第 3~5 天排便困难后在导尿管周围出现明显出血。导尿管周围出血的停止表明血肿已经消失。在大多数严重的术后出血病例中,盆腔引流通常很少,除非吻合口有明显裂开。

当盆腔引流管持续有引流液时,有必要通过测量引流液肌酐和葡萄糖来确定引流液是尿液还是淋巴液。如果盆腔引流或膀胱造影显示有明显的尿漏,通过持续的导尿管引流和耻骨后穿刺引流相结合,可以在短时间内使漏口闭合。根治性前列腺切除术后可使用负压吸引引流,但如果确实发生了渗漏,应考虑通过移除负压吸引球并转换为重力引流。此外,如果渗漏持续存在,应逐渐外拔引流管以确保引流管尖端没有插入到吻合口中。如果患者有明显的血尿,定期温和冲洗导尿管可以保持引流通畅。血凝块潴留,或血凝块导致的导管堵塞,可在术后早期引起尿漏。持续超过 7~10 天的渗漏会引起外科医生关注,但应保持稳定的通畅引流途径。重新探查手术几乎没有必要。

由于盆腔血肿或血清肿导致吻合口完全断裂是罕见的。即使在这种情况下,如果吻合口有导尿管作为支架,也会愈合,当然,那样的话膀胱颈挛缩的可能性会很高。如果完全断裂在术后相对较早出现,可考虑在血肿或血清肿清除的同时进行吻合口的手术修补;如果手术后经过了很长时间,外科医生可能会发现因组织易碎性和变形而使吻合技术变得困难。

在尿漏伴发热或盆腔疼痛时,应考虑引流不充分引起盆腔积液的可能性。如果确实是,可采用断层成像和经皮穿刺

引流来解决这个问题。

尿路和伤口感染

前列腺癌根治术后的感染性并发症相对少见，发病率为 0%~3% 不等，大多是伤口感染[4,9,38,51,52]。早期发现伤口感染对减少激进性治疗的必要性至关重要。一般有感染风险的患者包括那些有过多的腹部血管瘀和有大量尿外渗的患者。

根治性前列腺切除术的预防性抗生素使用基本上与其他腹部手术患者相同。抗生素的覆盖范围应该是广谱的，并应针对皮肤菌群。我们通常在麻醉诱导时使用第一代头孢菌素，并在手术后维持 24 小时。由于患者术后需留置尿管 1 周，一些外科医生在术后提倡在尿路预防性使用抗生素。术后长期使用抗生素是有争议的，其益处还没有明确的证据。尽管如此，鉴于新鲜切口、少量尿外渗的风险以及导管相关继发感染的风险，我们通常在导管取出后 2 天前使用氟喹诺酮。

手术前最好进行尿培养。对已知感染者，术前应给予充分治疗。然后，这些患者应使用针对性预防抗生素。

伤口感染可发生在任何患者，但一般情况下，有明显尿外渗、出血或皮下脂肪过多的患者风险最大。对因肥胖而有感染风险的患者，使用筋膜上皮下负压引流可以防止血清肿的形成并减少感染的风险。此外，皮肤的相对松散有利于浆液和浆液性液体的排出，从而减少了液体积聚的风险。在这种情况下，应避免皮下缝合关闭"死区"。

当感染确实发生时，最好打开切口并让其二次愈合。在极少数情况下，可能需要定期清创去除失活组织。感染的筋膜应仔细检查有无裂开，腹膜外下中线切口很少见裂开。如果发现持续性伤口渗液，应考虑尿漏或盆腔脓肿的可能性。

肺栓塞和深静脉血栓

血栓栓塞并发症仍然是盆腔肿瘤手术的重大并发症。尽管第 2 章和第 4 章讨论了深静脉血栓和肺栓塞的诊断和治疗，但常规预防措施是根治性前列腺切除术的重要组成部分。在前列腺根治术研究中，深静脉血栓或肺栓塞的发生率为 0.4%~3.1%[4,6,9,38,51,52]，这与腹部和盆腔肿瘤手术的 1%~5% 的报告率基本一致[53]。许多讨论关注于对处于静脉血栓栓塞的高风险的患者常规使用肝素预防性治疗。一项纳入 1 373 例 RRP 的回顾性研究中，Koya 和 Soloway 及其同事[54]发现，当他们仅使用序贯加压设备而没有肝素预防时，只有 3 例出现深静脉血栓，没有发生临床肺栓塞。Lepor 和同事[26]在他们的 1 000 例研究中发现同样的低发病率，因此是否使用预防措施仍然存在争议。

导尿管脱落

偶尔由于导尿管故障或损坏，根治性前列腺切除术后，Foley 导管可能会脱落。这种并发症在术后 7 小时比术后 7 天明显更令人关注。在术后早期（<48 小时），尝试盲插导尿管是不明智的。采用软性膀胱镜，通过软性导丝，并沿导丝使用导尿管是最安全的方法。虽然操作时不一定需要患者处于麻醉状态，但对术后早期的患者来说可能是最舒适的。

如果不能穿过吻合口，或者吻合口中断，那么在超声引导下放置耻骨上膀胱造口术可以暂时缓解。如果不放置导尿管，患者将有很高的风险出现膀胱颈狭窄及携带耻骨上造瘘管。在极少数情况下，如果不能通过吻合口，则应再次手术更换导尿管，并重建吻合口。尽管再次手术几乎没有必要，但当有指征且吻合口至少部分完整时，应首先尝试通过经尿道留置导尿管并手动引导其进入膀胱。如果这不可行，最好简单地进行膀胱造口术，并尝试顺行通过导管，然后导线可以通过导管，最终逆行将导尿管通过，此技术优于拆除并重建膀胱尿道吻合口。

同样，在出现异常严重的血尿或血凝块潴留的情况下，外科医生应考虑采用开放式或封闭式耻骨上膀胱造口术，而不是更换导管。膀胱造口术可以维持尿路引流，而导尿管则继续作为膀胱尿道吻合的支架。

在术后晚期（>2~5 天），只要患者没有出现尿潴留，就可考虑将导尿管拔出。逆行尿道造影可以明确尿道是否闭合。或者，在这一时期，通常可以在床边轻柔操作导尿。对于那些处于术后 1~2 天的患者，可尝试床边膀胱软镜检查（使用导丝），但应避免盲插导尿管。在患者处于麻醉状态时，一次失败的尝试可能会导致一次失败。

关于盆腔淋巴结清扫术后淋巴囊肿的危险因素和治疗选择的讨论，请参阅第 40 章。

迟发性术后并发症

勃起功能障碍

前列腺癌根治术后的勃起功能障碍是 Walsh 提出改良解剖入路 RRP 的主要动力。在了解包含海绵体神经的神经血管束解剖之前，前列腺癌根治术后罕有勃起功能。现在，随着神经保留技术的应用，研究人员报道，在接受双侧性神经保留手术的男性中 63%~68% 的患者和在接受单侧性神经保留手术的男性中 41%~50% 的患者具有勃起功能。Marien 等报告了一项对勃起功能更为严格和可靠的评估研究[55]。所有患者均签署知情同意书，参与一项长期前瞻性结果研究，使用经验证的自填问卷在随访期间的基线和预先确定的时间点评估性功能，其中手术外科医生不参与数据采集、输入或检索。这项研究报告了接受双侧和单侧性神经保留手术的男性的勃起功能率分别为 61% 和 47%。大多数报道系列来自著名医学中心，而社区医院报道的比率通常较低，为 11%~30% 不等[1,56,57]。

术后勃起功能评估是决定前列腺癌手术结果的关键因素。使用一个有效的设备来测量性功能是至关重要的[58]。勃起功能显然不是一个二元变量，它应该被视为一个分级现象。术前勃起功能下降是性神经保留术后勃起可能性的重要决定因素。

影响术后勃起功能保持的因素有很多。年龄是双侧保留性神经前列腺切除术成功与否的主要决定因素。保留双侧性神经的前列腺根治术后，50 岁以下男性的勃起率为86%~91%，50 岁以上男性为 75%~80%，60 岁以上男性为58%~60%，70 岁以上男性为 25%~42%[2,4,6,59]。虽然很难定量，但术前勃起功能是年龄相关的勃起最大的预测因子。历史上，勃起功能的报告是在术后 18 个月。Lepor 等观察到，19.8% 的患者在术后 2~4 年勃起功能会有明显到中等程度的改善[60]。长期研究表明，在一部分患者中，勃起功能最晚会在第 7 年时有进一步的改善[61]。勃起功能有长期改善提示该患者的勃起功能有恢复的迹象。在术后 2 年后没有勃起功能的男性不太可能恢复勃起功能。

除了影响术后勃起功能障碍的患者特征外，海绵体神经保留以外的某些技术因素也可能影响这一结果。我们认为过度的牵拉、操作或局部烧灼神经血管束会极大地影响性功能恢复的可能性。识别神经束并小心保护其周围组织对避免神经损伤极为重要。牵引或热损伤引起的神经麻痹可能会逆转，但越来越多的证据表明术后勃起功能障碍的时间延长可能会增加永久性阳痿的可能性。

有时，当分离背静脉复合体和/或尿道周围组织时，外科医生会在尿道外侧的空间内遇到出血情况。这种并发症通常是由于部分回缩在提肌下的静脉分支撕裂所致。在控制出血的过程中，应注意避免电灼和/或深部缝合。缝合进针应在直视下用 3-0 或 4-0 可吸收缝线将血管固定到周围的提上肌。在这个位置太深的缝扎会对同侧的神经血管束或勃起机制造成看不见的损伤。

如本章前两版所述，为了避免腺体顶端牵拉时海绵体神经的牵拉损伤，我们对 Walsh 的性神经保留技术进行了改进。在深背静脉复合体分离后，前列腺外侧筋膜在前列腺的前外侧被显示（图 42.3A）。将上覆的提上肌纤维从顶端直接推离而形成前列腺-尿道连接部。用直角夹钳从前列腺包膜上抬起筋膜并切开，在进行这个动作时，应注意避免损伤前列腺包膜。一旦切开，切开的筋膜的外侧边缘就从腺体上提离，在前列腺和前列腺外侧筋膜内容物（包括海绵体神经束）之间形成一个平面，沿该平面钝性和锐性剥离结合直至前列腺尖部和前列腺尿道交界处。以这种方式，在分离尿道和牵拉前列腺尖部前，神经已经完全从前列腺尖部脱离。

前列腺外侧筋膜和前列腺之间的平面很容易通过钝性分离来游离，但偶尔也需要锐性分离。在将筋膜从前列腺后外侧反折时，应暴露神经血管束的内侧，以允许 Denonvilliers 筋膜穿过并进入直肠周围间隙（见图 42.3B）。沿着该平面将前列腺旋转，可以使后尿道和直肠尿道的分离变得简单。有时该平面稍粘连，在这种情况下，应考虑前列腺癌外侵犯的可能性或前列腺活检后残留的纤维化。在这些病例中，后平面应在尿道切断后分离，并应考虑从侧缘和尖部切缘处取术中冰冻活检[62]。

人们一直关注使用行为和药物治疗来达成阴茎康复，以增加 RRP 后出现勃起功能的可能性。越来越多的证据表明，神经再生过程中可能发生平滑肌萎缩。动物研究表明，在医源性海绵体神经损伤后，磷酸二酯酶抑制剂的使用可保持平滑肌功能[63]。争论的焦点是每日使用磷酸二酯酶抑制剂还是按需使用磷酸二酯酶抑制剂也能达到同样的效果。许多研究报道在根治性前列腺切除术后使用磷酸二酯酶-5 抑制剂的疗效显著提高，包括采用按需给药、每日给药、术后立即

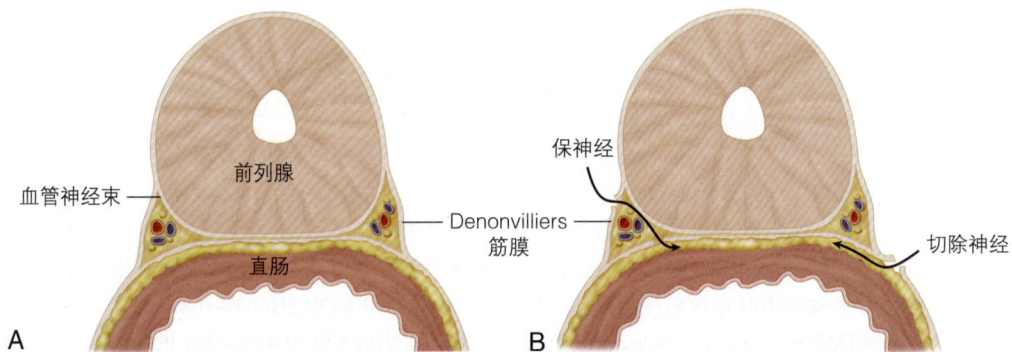

图 42.3 神经血管束游离可用于保留或广泛切除。A. 解剖上，神经血管束通过前列腺外侧筋膜交叉与前列腺分离，并通过 Denonvilliers 筋膜与直肠分离。前列腺外侧筋膜伸出直肠外侧背侧至神经血管束的位置。B. 在神经保留操作中，外侧筋膜在前列腺的前外侧表面释放，然后从腺体的后外侧走行，直到暴露在 Denonvilliers 筋膜中。神经血管束释放时，直肠前壁上的 Denonvilliers 筋膜后层的切口可使前列腺与神经血管束完全分离。进入 Denonvilliers 筋膜后平面，可以使前列腺顶点从直肠抬高，这样在尿道游离和前列腺尖部牵拉时，就不会对神经施加张力 (Modified from Goad JR, Scardino PT. Modifications in the technique of radical retropubic prostatectomy to minimize blood loss. Urol Clin North Am. 1994；2：75.)

给药和在术后继续给药[64,65]。在我们中心，我们常规给术后第一年的患者每天给药 50mg 西地那非或 5mg 他达拉非。我们认为两性亲密度在勃起功能恢复过程中也可能"萎缩"。因此，我们建议对有性交行为的夫妇进行早期的海绵体内注射干预。

尿失禁

对于患者和外科医生来说，尿失禁仍然是根治性前列腺切除术最令人恐惧和沮丧的并发症。尽管现代外科研究报道与早期报道相比，总的尿控率明显提高，但仍有一小部分患者出现尿失禁。进一步说明这项并发症令人沮丧的情况是缺乏任何可靠的术前或术中预测术后尿失禁的指标[66]。

现代外科研究报道的尿控率为 80%~97%[2,4,6,16,38,67-69]。根据外科医生的经验和技术不同，对尿控的定义可能不一。尿控的定义不应该是完全控制，因为报道中 14.2% 的患者在术前即有一定程度的尿漏[66]。Lepor 和 Kaci 对经验证的问卷的相关反馈评估术后尿控能力和患者对尿控的自我评估[66]。在术后 2 年，100% 的患者宣称偶尔会有尿漏或者 24 小时内使用一个尿垫，他们均认为自己是可尿控的。因此，使用这个定义是合理的，但需要和患者术前仔细地解释和咨询，以加强对这个定义的理解。年龄也会影响尿控。Catalona 等[4,6]报告 70 岁以下男性的尿控率为 96%，而 70 岁以上男性的尿控率为 87%。然而与此相反，Lepor 等没有发现年龄与尿控恢复之间的显著相关性[16]。此外，失禁率的报告通常来自根治性前列腺切除术的卓越中心，而基于社区的系列报道通常报告的总尿控率较低[1,38-40,57,58]。

保留性神经对尿控的影响仍有争议。Marien 和 Lepor 在他们的长期前瞻性结果研究中评估了 1 110 名患者的尿控恢复情况，并报告性神经保留程度或勃起功能恢复与尿控率之间没有关系[70]。

为了尽量减少术后尿失禁的风险，保留外括约肌至关重要。在外括约肌区尽量减少盲目夹闭、尿道周围分离和过度止血缝扎是保存括约肌的关键。由于这个原因，我们更喜欢在没有夹钳的情况下进行尖部解剖，所有的缝合都在直视下进行，并且没有过度控制尿道周围区域的静脉渗血。

如本文前两版所述，在背静脉复合体的分离后，膜性尿道暴露出来。通过保留耻骨前列腺韧带的大部分完整性，尿道至耻骨联合的正常悬吊得以保留。越来越多的证据表明尿控与尿道长度有关，应尽最大努力保持尿道海绵状组织及其周围鞘层的完整厚度。限制前路锐性分离仅到导管首先被触诊处，就可以实现这个目标。这种触诊方法使切开变得精准，并体现了开放根治性前列腺切除术的独特优势。前尿道变薄是我们进行背静脉复合体分离的一个潜在缺陷，而通过这种方式就可以避免。

如前所述，我们在尿道离断前进行性神经保留。手术完成后，神经束从前列腺尿道连接的后外侧释放。在前列腺尖部轻轻牵拉，外侧尿道暴露，尿道的离断开始于前列腺-尿道交界处远端 5mm 处（图 42.4）。尿道的前三分之二被切开，露出下面的导尿管。此时进行前、侧吻合口缝合，需包括尿道海绵体和黏膜层。接下来，导尿管被撤出，后尿道即可暴露。我们认为此时进行后吻合口缝合最佳，有助于缝合时包括直肠尿道和尿道黏膜，由于尿道两侧的神经血管束已经被释放，此时可以通过后吻合口缝合。

当外科医生在术后评估尿失禁患者时，应进行仔细地历史评估，以明确失禁的性质。如后文所述，先前存在的逼尿肌肥大、不稳定膀胱和膀胱壁顺应性降低均可能导致术后排尿功能障碍。有时，这些情况会导致急迫性尿失禁。第 50 章将讨论前列腺根治术后压力性尿失禁的处理方法。一般来说，压力性尿失禁的外科手术治疗应在保守治疗失败 10~12 个月后再考虑。严重尿失禁持续时间≥6 个月、不太可能完全缓解的患者，可考虑早期干预。

膀胱颈挛缩/吻合口狭窄

膀胱颈挛缩或膀胱尿道吻合口狭窄是前列腺根治术的常见并发症，其发生率为 0.5%~17.5%[4,20,52,68,71-73]。吻合口狭窄的定义不一。一些专家不认为"吻合口梗阻"可以通过单纯的扩张狭窄来有效改善。在大多数病例中，如果将吻合口狭窄定义为需要进行尿路扩张，其发生率约为 5%~10%。这种并发症通常发生在导尿管拔除后 3 个月内[73]。手术技术上无缺陷且恢复顺利的患者中也可能出现吻合口狭窄。有证据表明有一部分患者在手术切口瘢痕增多的情况下容易发生吻合口狭窄，这表明当皮肤愈合或膀胱/尿道吻合时，可能存在瘢痕体质的遗传倾向影响[72]。当患者抱怨尿失禁恶化，急迫性或频率增加，或尿流量减少时，应考虑诊断迟发

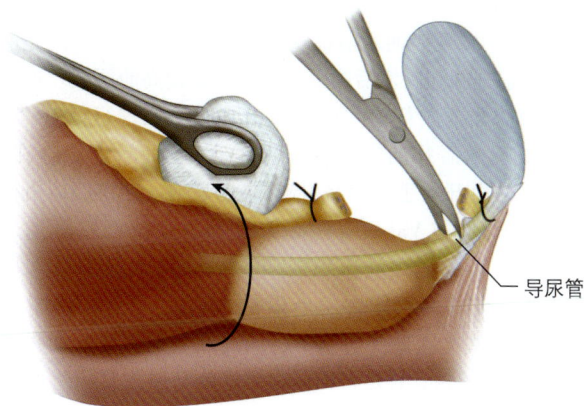

图 42.4　膜性尿道的切开。神经血管束完全释放后，尿道从前方切开。注意保持尿道的完整厚度，不要一层一层地切开尿道壁。这样导尿管就显露出来了（From Tareen B, Godoy G, Taneja SS, Complications of Radical Retropubic Prostatectomy, in Complications of Urologic Surgery: Prevention and Management, 4th Edition, Taneja SS (ed), Saunders Elsevier, Philadephia, PA, 2010.）

导尿管

性膀胱颈挛缩。

多因素可能导致吻合口早期挛缩,包括吻合口尿外渗、黏膜对合度差、缝合反应和缺血。CaPSURE 数据库的一项大范围回顾研究显示,发生狭窄的患者年龄更大、体重指数更高[71]。另一项研究显示,术后失血增加容易形成吻合口狭窄[73]。尽管这些因素是无需解释的,但有些如缺血和黏膜对合不良可能在术后不易识别,因此在术中完成吻合时,注意这些问题是最重要的。膀胱颈过度菲薄或游离,特别是当翻动膀胱前壁时,可引起缺血,应该避免。应使用无反应特征的缝合线,如可吸收单丝线。

直到最近,许多外科医生提倡黏膜对合术以减少吻合口狭窄的风险。这需要在膀胱颈逐渐变细处行黏膜外翻缝合,以避免膀胱颈逐渐变细的部分狭窄。吻合口缝合线可以放置在膀胱颈腔内,以进一步外翻黏膜,最大限度地使黏膜在吻合口处对合。在机器人根治性前列腺切除术中,没有任何证据表明吻合口狭窄的发生率增加,也就无需膀胱黏膜外翻。事实上,有人认为机器人入路的一个优点是较低的吻合口狭窄发生率[74]。在机器人入路过程中,不需要进行缩小膀胱颈操作。机器人手术时将膀胱颈重建减至最小,仅次于开放手术根治性前列腺切除术后的狭窄率[75]。我们继续将膀胱颈黏膜外翻止血,不会影响吻合口狭窄率。

轻度并发症

腹股沟疝是 RRP 的另一种并发症,其发生率为 10%~20%[76,77]。原因并不清楚,许多研究者推测腹股沟疝发病率增加的原因是中线较低的切口。Stranne 等[77]比较了一组不同的下中线手术和一组非手术的患者,发现腹股沟疝的发生率在 24 个月时有显著差异。Lepor 和 Robbins[78]回顾了 1 300 名接受 RRP 的患者,发现有 13% 的腹股沟疝发生率,这一发现表明术前检查对疝的诊断不足可能是先前报道的前列腺切除术后腹股沟疝发生率较高的原因。通过在经腹膜外入路行前列腺癌根治时对疝进行修补[26],研究发现术后疝的发生率仅为 8%[78]。疑问仍然存在:这些疝是由开放手术入路引起的,还是本已存在但体格检查时未发现的? Valsalva 状态 MRI 和直立位经腹腹股沟超声已被证实可发现临床隐匿疝[79]。如果术前疝是采用 Valsalva MRI 和腹股沟超声诊断的,则前列腺切除术后疝气的发生率降低到<1%[80]。因此开放根治性前列腺切除术不会引起疝,只是将临床上隐匿疝转变为临床上可识别的疝。

性交或射精期间的尿失禁是 RRP 常被忽视的并发症。研究通常关注尿失禁的程度,并将其与更大的麻烦和更显著的生活方式变化联系起来[81]。Aboussaly 和 Gill 及其同事[82]描述了他们处理 26 例患者的术后射精时尿失禁的经验,并报告说,虽然尿失禁的量通常很小,但严重影响了生活质量,导致社交尴尬和患者焦虑。Koeman 等[83]惊讶地发现,在 14 个抱怨"性高潮减弱"的患者中,有 7 个也抱怨了非自愿的

尿失禁。根据我们的经验,高潮尿失禁的发生率会随着时间的推移而减少[84,85]。患者认为性活动中的失禁是主要问题的比率,在第 3 个月和 24 个月时分别是 22.4% 和 12.1%。在某些情况下,高潮尿失禁的发生与压力性尿失禁无关。有趣的是,当压力性尿失禁和高潮尿失禁并存时,高潮尿失禁通常在男性吊带或人工括约肌放置后消失[84,86-88]。如果高潮尿失禁不伴有压力性尿失禁,高潮尿失禁是否会对类似的手术治疗产生反应尚不清楚。

RRP 后性高潮的变化是另一种并发症,而通常不会与患者沟通或在关注患者是否具有勃起功能时而忽视。除了"干性高潮",许多患者认为他们的性高潮是"减弱"或持续时间不同。有学者认为缺乏前列腺和精囊的收缩可能是造成这种现象的原因。

Bishoff 和同事的一项电话调查报道显示,在接受 RRP 的男性中,大便失禁的发生率≤5%[88]。尽管这种并发症的发生率通常在接受经会阴根治性前列腺切除术的患者中较高,其他研究者认为,Bishoff 和他的同事所报道的大便失禁的发生率要低得多,RRP 和经会阴根治性前列腺切除术在这方面没有显著差异[87]。一项研究显示,在接受观察等待和接受 RRP 的患者中,肠道症状在两组间没有差异[89]。

挽救性前列腺切除术

在放射治疗后选择根治性前列腺切除术的适合患者可能很困难。总的来说,手术结果的癌症控制率相对较低,尽管经过了适当的选择,一些研究者报告 10 年临床无癌生存率为 60%~70%,无生化复发生存率为 30%~43%[62,90,91]。研究人员估计,这些患者中有多达三分之二患有晚期病理疾病(pT3a 或以上)[39,62]。Stephenson 和 Eastham[92]提出,对于术前前列腺特异性抗原水平为 4ng/mL、4~10ng/mL 和>10ng/mL 的患者,挽救性 RRP 的 5 年无进展率分别为 86%、55% 和 28%[62]。

接受挽救性手术的患者,其直肠损伤的可能性高于接受原发性根治性前列腺切除术的患者,报告中的发生率为 6%~15%[39,40,93]。纤维增生反应通常会出现在前列腺后方的切除平面,为了避免对直肠的损伤,外科医生应该使用锐性分离来游离该平面。对于已知的直肠炎或因放疗导致直肠血供差的患者,如出现直肠损伤的情况,应特别考虑结肠分流造口术。在合适的肠道准备下,可以考虑一期修补损伤,但考虑到放疗导致伤口愈合不良的倾向,外科医生应对选择分流造口选择较低的阈值。一种选择是首先修补缺损,但要将一段乙状结肠升到筋膜上位置。如果直肠愈合不困难,乙状结肠可以回落到腹部,再行较小的手术将筋膜闭合。如果直肠损伤不愈合,可以在床边行 Turnbull 环形造口。

除术中困难外,接受放疗后前列腺切除术的患者比接受原发性前列腺切除术的患者更容易发生尿失禁和深静脉

血栓形成。大多数研究报告尿失禁率>50%。因此，仔细选择癌症治愈的可能性应该是挽救前列腺切除术的基本原则。在这种情况下，我们并没有大力提倡姑息性切除术来控制局部区域，我们认为基于肿瘤学原则的患者选择是必要的。

（陈路遥　译）

参考文献及自测题

第八部分

重建手术并发症

第43章 输尿管重建术并发症

MITCHELL HUMPHREYS and SEAN MCADAMS

要 点

1. 上段和中段输尿管血供来自肾动脉、腹主动脉、性腺动脉以及腰动脉;而盆腔段输尿管血供来自双侧髂动脉分支。

2. 中上段输尿管狭窄的位置和长度可以通过顺行和逆行输尿管造影术明确诊断。若行膀胱-腰大肌悬吊固定术或膀胱皮瓣术,应在术前测量膀胱容量。

3. 若术中探查发现可保留的有活性的输尿管长度少于术前预估,术者需提前做好相关备选手术方案,包括:膀胱-腰大肌悬吊固定术、膀胱皮瓣术和肾脏下降固定术,以保证输尿管吻合口没有张力。

4. 肾移植或尿流改道术后早期输尿管吻合口狭窄多是因输尿管血供不足所致。内镜下治疗大于2.0cm 的输尿管狭窄成功率不高,合适的手术方式应采用输尿管再植术。

5. 血管闭合器械可引起迟发性医源性输尿管热损伤。若术中能早期发现输尿管热损伤,则应该先行切除距离损伤边缘1cm 的病变段输尿管再行输尿管修复术。

6. 输尿管修复术后应该常规放置输尿管内引流支架管和外引流管,以便监测术后吻合口漏。

7. 双侧输尿管吻合分流术的禁忌证包括复发性结石患者以及既往有肾盂或输尿管尿路上皮癌的患者。为减少对输尿管的影响,应该在肠系膜上动脉平面上方将病变侧输尿管游离至健侧输尿管行吻合术。输尿管支架管应该放置在病变侧输尿管内而无需置入健侧输尿管。

8. 对于全段输尿管狭窄患者,可同时行膀胱皮瓣术和肾脏下降固定术辅助输尿管桥接修复。肠代输尿管和自体肾移植术也可作为备选方案。对于肾功能不足15% 的患者则应行患肾切除术。

9. 膀胱-腰大肌悬吊固定术应使用可吸收缝线同时需避免卡压股神经和生殖股神经。若出现神经卡压症状,一般等缝线自行溶解吸收后可逐渐好转。

10. 肠代输尿管的禁忌证包括:血肌酐水平 ≥2.0mg/dL(176.8μmol/L) 的患者或者既往有炎症性肠病、放射性肠炎或肠吸收功能障碍病史的患者。

11. 输尿管重建手术已进入机器人时代,对于经验丰富的外科医生来说,机器人手术效果与开放手术相似。但是最终的手术方式应根据患者的情况和外科医生的技能来决定。

由于创伤、癌症、复发性结石、医源性损伤或先天性畸形的影响,可能需要对输尿管进行重建手术。输尿管重建的目的是恢复输尿管的连续性,解决梗阻,保护肾功能,同时尽量减少复发率。鉴于输尿管在腹膜后走行距离较长,不同部位输尿管的损伤处理存在差异,因此外科医生必须了解不同的输尿管重建修复技术。

本章回顾了上段和下段输尿管的外科解剖和输尿管损伤的病因,为制定不同病理类型和病变部位的输尿管手术方案提供了一个框架,并讨论了术前和术中的注意事项以及术中和术后并发症的识别和处理。医源性输尿管损伤引起的并发症在第 14 章中有详细介绍,而外伤性输尿管损伤引起的并发症在第 15 章中有详细介绍。虽然不可能详细说明所有的重建手术,但本章将重点讨论最常用输尿管手术的相关原则。第 35 章详细介绍了机器人辅助腹腔镜输尿管重建术。在当前的时代,每一种术式都已经能够通过腹腔镜或机器人辅助的微创手术来完成,因此输尿管微创手术的相关特点也将会予以讨论。

外科解剖

正常输尿管的长度通常为 22~30cm,根据位置的不同,输尿管管腔直径为 1~3mm[1,2]。正常输尿管有三个生理性狭窄部位,分别位于:肾盂输尿管连接处、跨髂动脉分叉交叉处和输尿管膀胱连接处。输尿管损伤可发生在输尿管的任意位置,但是上段输尿管可能更容易受到严重的损伤或破坏,因为它比远端或壁内段输尿管具有更少的肌肉支持和更少的黏膜细胞层。

输尿管起始位于肾门血管的后方。当它向脚侧走行时,输尿管位于性腺血管的后面和髂腰肌的前面,然后跨过髂总动脉分叉进入骨盆。盆腔输尿管长度占全部输尿管的三分之一。此时腹膜位于输尿管前面。在输尿管膀胱连接处上方,男性输精管横行走行在输尿管前方。在女性中,输尿管在阔韧带内的子宫动脉的后面走行,随后在距离宫颈交界处两侧约 2cm 处走行,最后在到达膀胱壁内段之前贴近阴道走行。

输尿管的动脉和小动脉在输尿管外膜中纵向分布走行。中上段输尿管的血液供应主要来自肾动脉、腹主动脉、性腺动脉和腰动脉,而盆腔段输尿管由髂动脉及其分支(膀胱动脉、子宫动脉、直肠动脉)提供血供(**图 43.1**)。

输尿管损伤的病因及流行病学研究

手术方式的选择与输尿管损伤的机制和患者的因素关系密切。输尿管损伤或梗阻可能由尿路上皮癌、肾结石、腹膜后纤维化、辐射、感染(结核、血吸虫病)、钝性或穿透性

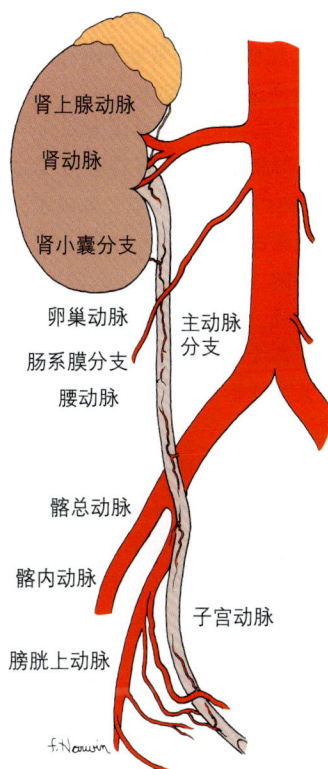

图 43.1　输尿管的血供示意图。输尿管上段的穿支动脉向输尿管内侧发出,而输尿管下段的穿支动脉向外侧发出 (From Smith RB, Skinner DG, eds. Complications of Urologic Disorders. Philadelphia: WB Saunders; 1976: 131.)

创伤或医源性原因引起。输尿管外伤将在本书中其他章节讨论。因尿路上皮癌引起的输尿管狭窄通常需要全部切除病变侧肾脏及全长输尿管,而重建手术(最常见的是输尿管部分切除加输尿管-输尿管吻合术或输尿管-膀胱再植入术)仅限于远端输尿管的低级别尿路上皮病变。Wolf 等认为若手术(如子宫切除术)或放射治疗后导致的输尿管狭窄应该定义为缺血性狭窄,而继发于输尿管结石或先天性解剖异常的输尿管狭窄则应该定义为非缺血性狭窄。缺血性狭窄往往引起输尿管纤维化和瘢痕形成,因此不太可能通过内镜手术进行输尿管修复[3]。较长段输尿管狭窄可能是由结核病、血吸虫病、淀粉样变性、软斑和白斑等疾病引起[4],因此详细询问病史和仔细体格检查对诊断和治疗有重要意义。

随着腔内手术和腹腔镜手术的增加,医源性输尿管损伤变得越来越常见。有研究报道,输尿管镜手术的穿孔率为 1%~5%[5],其中 0.2% 需要行开放手术修复输尿管且迟发性输尿管狭窄的发生率高达 5%[5,6]。因输尿管镜手术频率高,是目前医源性输尿管狭窄最常见的原因。

输尿管损伤及其处理将在第 14 章详细讨论。有研究报道,在结直肠或妇科手术中,输尿管损伤的发生率在 0.1%~7.6%,超过 80% 的损伤在手中未被发现[7]。一项 Cochrane 研究发现,腹腔镜子宫切除术的患者发生输尿管或膀胱损伤的概率是开放式手术的 2.5 倍[8]。使用达芬奇机器人手术系

统行子宫切除术的患者,术中输尿管损伤发生率为 1.7%[9]。在子宫切除术中,输尿管损伤常见于结扎离断子宫动脉的时候,亦可见于缝合阴道残端的时候。

医源性输尿管损伤可由电凝设备或超声刀、吻合器、缝线或穿刺套管等引起。若泌尿外科医生当被要求台上会诊协助处理输尿管损伤时,必须详细了解输尿管的损伤机制和引起损伤的能量来源。若缝线误扎输尿管,通常可以简单地将缝线切断松解,而能量器械引起的输尿管损伤则需要更复杂的外科修补。热损伤可能是由于电流产生的蒸汽,或是由于"热"仪器无意中与输尿管接触而造成的。损伤效应可能需要几天才能形成,因此往往导致损伤无法及时被发现。

术中膀胱镜检查有助于发现诸如输尿管夹闭和横断的损伤,便于术中及时修复,减少术后迟发性并发症的发生。Gilmour 发现,术中膀胱镜检查能明确发现妇科手术中约90% 未确认的输尿管损伤,并且 69% 的情况是容易处理的,大多数是通过简单地去除误扎输尿管的缝合线即可[10]。亚甲蓝或 10% 荧光素钠染料可用于协助膀胱镜评估输尿管中尿液是否能正常流出。若怀疑有输尿管损伤,逆行肾盂造影或输尿管镜检查是最终明确诊断的有效方法。术中膀胱镜检查可能不适用于检测输尿管热损伤或迟发性输尿管狭窄引起的输尿管缺血。

诊断和术前计划

取决于不同的损伤类型和严重程度,发现输尿管损伤或狭窄的时间通常需要几天到几周[11]。输尿管横断导致尿外渗的患者可能在术后几天内出现尿性囊肿,并可继发因化学性腹膜炎引起的肠梗阻。输尿管夹闭伤可能是无症状的,部分患者可能在 1 周内出现腰背部疼痛或由于肾盂肾炎导致的发烧。热损伤导致迟发性组织坏死,有时术后 3 周方能确诊。输尿管狭窄可能需要几个月的时间才能形成,因此症状轻微,甚至没有症状,即"无声梗阻"[12]。

一旦发现损伤,全面评估和周密的手术计划是成功修复的关键。在大多数情况下,逆行尿路造影和放置输尿管支架管是一线治疗方案,必要时可以使用输尿管镜作为辅助。这些操作能够了解损伤程度和范围,有利于手术计划的制定。当不能逆行放置输尿管支架管时,则需行肾造瘘术并做顺行尿路造影,可以同期或择期经肾造瘘管顺行放置输尿管支架管。当患者有症状或怀疑有感染性尿囊肿时,应放置外引流管并收集积液。若患者输尿管损伤时间不到 1 周并且一般情况稳定,应考虑立即手术修复。如果患者不稳定,有感染迹象,或损伤时间超过 1 周,建议延迟 6 周充分控制感染后再行输尿管修复。

术前应评估双侧肾功能和输尿管的解剖结构。可以使用肾图检查评估病变侧的相对肾功能。如果相对肾脏功能低于 15%,且是慢性损伤,或手术会影响健侧肾功能,那么治疗方案则应考虑患肾切除术。接受输尿管重建术的患者

术后可能有残余肾积水和反流,因此术前肾图为监测治疗成功提供了功能基线,也为术后患肾影像学改善不明显需要进一步治疗时提供了参考依据。对于近端和中段输尿管狭窄,同时结合顺行和逆行造影检查可以明确病变部位(图 43.2)。留置输尿管支架可人工扩张梗阻段输尿管。我们认为,若术前用肾造瘘管替换支架管并在 1~2 周后行影像学复查,可以有效避免人工扩张,更准确地鉴别狭窄节段。由于盆腔段输尿管损伤多采用输尿管再植术行手术修复,那么顺行输尿管造影或计算机断层扫描(CT)的延迟期尿路造影能提供足够的参考信息。如果考虑行膀胱皮瓣手术,应在术前确定膀胱容量,对于低容量膀胱的患者应考虑其他手术方案。

手术注意事项

手术方式因部位、损伤机制、病史和其他患者因素而异。图 43.3 概述了根据不同损伤位置对输尿管进行外科重建手术的选择原则。术前应充分考虑到患者的体位以及切口类型,必要时可行开放手术全面显露肾脏和全长输尿管。对于腹腔镜和机器人手术来说,由于手术穿刺套管放置位置的限制,上段输尿管的解剖往往比较局限。尤其是对于需要充分游离肾脏行下降固定术或者需保留的有活性输尿管长度比术前预计更靠近头侧时。选择性输尿管重建手术的禁忌证包括未经治疗的尿路感染或出血性病变。

术中修复输尿管的首要考虑是确定输尿管损伤的部位。漏尿和纤维化可导致正常组织平面的丢失。一般而言,在病

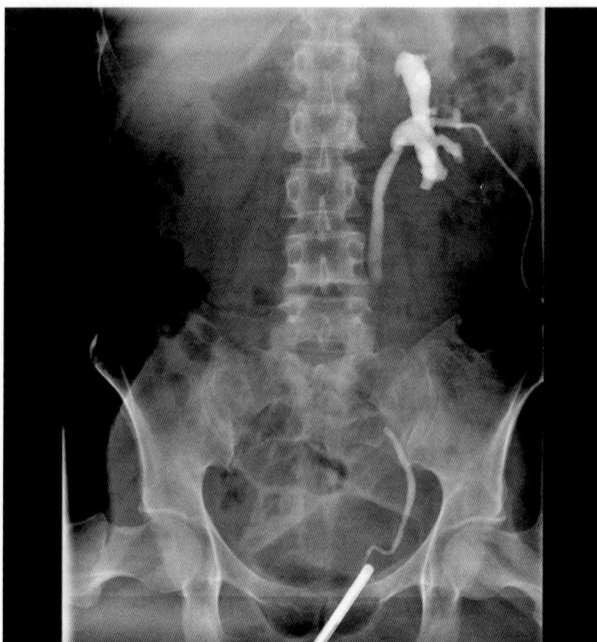

图 43.2 同时顺行和逆行输尿管造影显示左输尿管中段从第四腰椎到骨盆边缘水平的损伤伴近端输尿管积水。这种损伤是由急诊肠道手术造成的

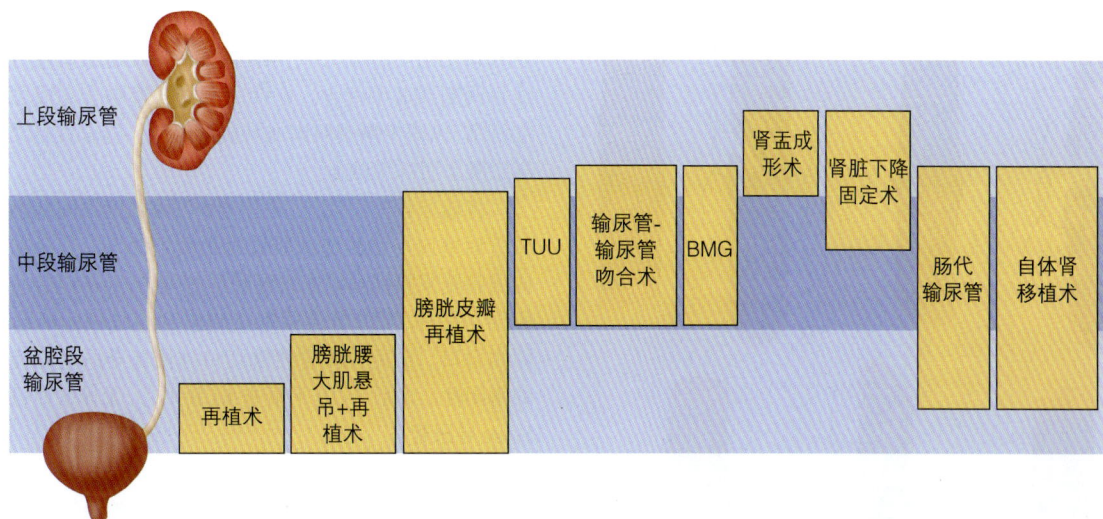

图 43.3　基于不同损伤位置的输尿管重建手术方案的选择。TUU,双侧输尿管吻合分流术;BMG,口腔黏膜输尿管移植成形术

变段输尿管的远心端或近心端开始游离输尿管,包括输尿管周围所有正常组织,然后沿着游离好的输尿管寻找具体病变位置。如果患者留置有肾造口管,可以从造瘘管里顺行注射液体帮助鉴别病变位置。输尿管损伤机制也需要重视。例如,大多数妇科手术的损伤发生在输尿管远端。在这种情况下,我们在髂总血管前方定位盆腔段输尿管,那么损伤几乎总是在这个位置的远端。在任何情况下,都应该利用已知的解剖标志物来定位输尿管。

输尿管过度游离或处理不当可导致缺血坏死或输尿管狭窄。在重建失活的输尿管时,关键是在吻合口中的输尿管必须是具有活性的。失活的输尿管的特征包括:颜色苍白、易碎、输尿管周围增厚及瘢痕形成、切口边缘缺乏血供。知识框 43.1 列出了成功的输尿管重建手术的原则,这些原则适用于本章详述的所有手术,无论采用何种方法。

知识框 43.1　输尿管重建手术的原则

- 游离输尿管时操作需轻柔,以保持输尿管的血供(外膜)。
- 对损伤的输尿管边缘进行清创,直到发现有正常血供部位为止;需做好行多部位输尿管重建手术的准备。
- 将输尿管边缘修整平滑以保证吻合口通畅。
- 黏膜对黏膜吻合能促进吻合口愈合,减少漏尿风险的发生。
- 应保证无张力且密闭吻合输尿管,同时放置输尿管支架管。避免输尿管扭转或受到其他组织结构的挤压。
- 吻合应使用可吸收缝合线,以避免不可吸收缝合线出现钙化的风险。
- 避免在感染或纤维化区域行输尿管修复手术。
- 在手术部位放置外引流管,以监测和控制任何潜在的漏尿。

手术方式

输尿管-输尿管吻合术

输尿管-输尿管吻合术(ureteroureterostomy,UU)用于内镜下修复失败的、较短的(2~3cm)上、中段输尿管缺损。使用 UU 进行无张力修补以避免狭窄的形成是至关重要的。术中切除病变段输尿管后才能明确做无张力输尿管吻合需要游离的输尿管范围。充分游离肾脏并行肾脏下降固定术有助于降低吻合口张力。需根据输尿管病变位置来制定手术切口或腹腔镜手术穿刺套管放置的位置。同时要充分游离病变段输尿管近心端和远心端组织。切除病变段输尿管后,将两侧输尿管残端分别劈开 5mm,两端劈开口应呈 180°夹角。图 43.4 展示了最大化管腔直径的吻合技术。据报道,开放手术的成功率超过 90%[13,14]。Lee 等报告了对 12 例平均输尿管狭窄长度为 2cm 的患者行机器人肾脏下降固定术合并输尿管-输尿管吻合术,术后中位随访时间为 10 个月,其中 11 例患者手术成功[15]。

输尿管-膀胱吻合术(输尿管再植术)

输尿管膀胱吻合术的适应证包括膀胱输尿管反流、输尿管远端梗阻和远端 3~4cm 输尿管的横断。目前有输尿管抗反流和非抗反流修复法,同时经膀胱和膀胱外修复法都有报道。有回顾性研究报道,对于输尿管抗反流和非抗反流修复法来说,两种手术方式在保留肾功能和减少术后输尿管狭窄上没有明显差异[16]。腹腔镜和机器人输尿管再植术的疗效已得到证实[17],其能有效减少术中出血和缩短住院天

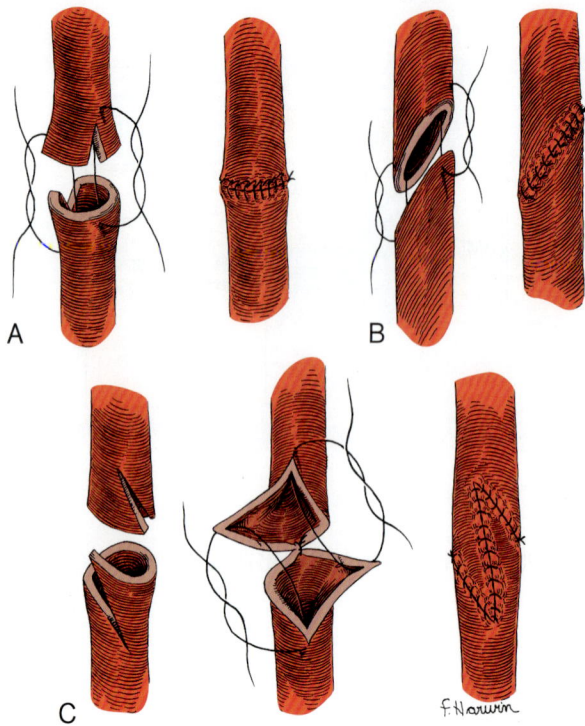

图 43.4 最大化管腔直径的输尿管-输尿管吻合术：A. 输尿管边缘劈开。B. 斜型吻合术。C. Z 型成形术（From Smith RB，Skinner DG，eds. Complications of Urologic Disorders. Philadelphia：WB Saunders；1976：137.）

数[18]。由于机器人辅助前列腺切除术的普遍采用，许多泌尿科医生由于其相似的设置和熟悉的骨盆解剖结构，在进行这一手术时上手较快。与前列腺切除术相比，机器人的手术切口通常会稍微向头侧移动。

膀胱-腰大肌悬吊固定术

膀胱-腰大肌悬吊固定术需要将病变侧膀胱游离下降并固定在同侧腰大肌肌腱上，目的是缩短所需的输尿管长度并降低输尿管膀胱吻合术的张力。该技术常用于输尿管远端三分之一损伤或切除术后的再植术，可用于桥接长达 6~8cm 的输尿管缺损。若活性输尿管长度较短，可以同时结合膀胱-腰大肌悬吊固定术以及膀胱皮瓣术或肾脏下降固定术。该术式的相对禁忌证包括：因骨盆放疗导致的膀胱固定、膀胱萎缩或未经治疗的膀胱出口梗阻。术前膀胱造影或膀胱测量有助于确定膀胱容量。

术中，首先向膀胱内注入约 200mL 的液体。膀胱游离范围应保证膀胱穹窿部能越过同侧髂血管到达腰肌。必要时可切除对侧膀胱上动脉以减轻膀胱游离牵拉力。然后将膀胱前壁斜向切开。此外横切纵缝膀胱前壁（Heineke Mikulicz 法）可以进一步将膀胱向头侧牵拉。输尿管远端留置牵引线将有助于将输尿管下降至膀胱，减少对输尿管组织的不必要操作。输尿管应吻合在膀胱穹窿的上外侧以保证输尿管的

走行距离最短。然后将膀胱缝合固定在同侧腰大肌上，减少吻合口张力。将腰大肌（含肌腱）和膀胱逼尿肌用可吸收缝线行间断或 8 字缝合。应在所有缝线都吻合完成之后再一起打结，以减少撕裂肌肉或膀胱的风险。缝合线打结过紧可导致腰大肌纤维缺血。

将输尿管前壁切开，采用 4-0 可吸收缝线间断吻合。输尿管后壁应与膀胱逼尿肌做减张固定缝合。其余吻合缝线应做膀胱浆膜层和输尿管黏膜层的缝合，而不缝合膀胱逼尿肌层。另外，可以将输尿管浆膜层和膀胱做间断缝合以加固吻合口。分两层闭合膀胱切口并留置导尿管以确保膀胱的密闭性。术后 7~10 天复查 KUB 平片，无异常即可以拔除 Foley 导尿管。

尿外渗是最常见的并发症，常规解决方法是留置导尿管等外渗切口自行愈合。股神经或生殖股神经损伤虽然不常见，但通常是由于膀胱-腰大肌悬吊固定术引起的。上段股神经在腰大肌深面潜行，其下段神经通常在膀胱-腰大肌悬吊固定点位置附近走行于腰大肌表面。如果行膀胱-腰大肌悬吊固定时肌肉缝合较深，就有可能导致股神经卡压。患者通常表现为腿部无力、步态困难或无法爬楼梯。对患者行体格检查可以发现髋关节屈曲和膝关节伸展力降低。其他症状包括大腿前内侧区感觉减弱以及髌骨反射异常。如果不能明确股神经损伤，一般可以通过神经内科会诊和肌电图检查确诊。生殖股神经沿腰大肌腹侧与输尿管伴行，同样容易发生卡压症状。压迫或损伤生殖股神经的典型症状是同侧大腿前部感觉麻木，同时在男性中伴随阴囊外侧麻木，或女性中出现阴阜区麻木。Kowalczyk 等做了小规模临床研究发现，使用可吸收缝线的患者，股神经卡亚症状会随着缝线的吸收溶解逐渐缓解；但是使用不可吸收缝隙的患者症状不会自行消失，往往需要通过再次手术解决神经卡亚症状[19]。若怀疑神经损伤，可行物理治疗和尽早活动患肢减轻症状。

膀胱皮瓣术

Boari 膀胱皮瓣术于数十年前已广泛应用于输尿管重建。若单纯行膀胱-腰大肌悬吊固定术无法提供无张力吻合，那么可以结合该术式进一步减张。膀胱-腰大肌悬吊固定术配合膀胱皮瓣术可以桥接 12~15cm 的输尿管缺损。这种技术的最大优点是不会危及对侧肾单位或肠道功能。而且它不受肾功能情况、肠道疾病或复发性结石疾病的限制。膀胱皮瓣术最常用于治疗下三分之二段输尿管狭窄，其成功率为 71%~91%[20,21]。Morey 等报道了 20 例行该术式治疗输尿管狭窄术后一年随访的资料。其中手术成功率为 90%。对于上段输尿管狭窄的病例，作者同时行膀胱皮瓣术和肾脏下降固定术予以治疗[22]。

首先应充分游离并注水扩张膀胱，以确定膀胱切口的位置和长度。必须注意避免损伤为皮瓣提供血液供应的同侧膀胱中动脉和下动脉。为避免缺血，皮瓣底部的最小宽度应为 4cm，皮瓣长度与底部宽度的比例为 3：1（图 43.5）。切除失活段输尿管后应粗略测量其长度，并在膀胱上按此距离做

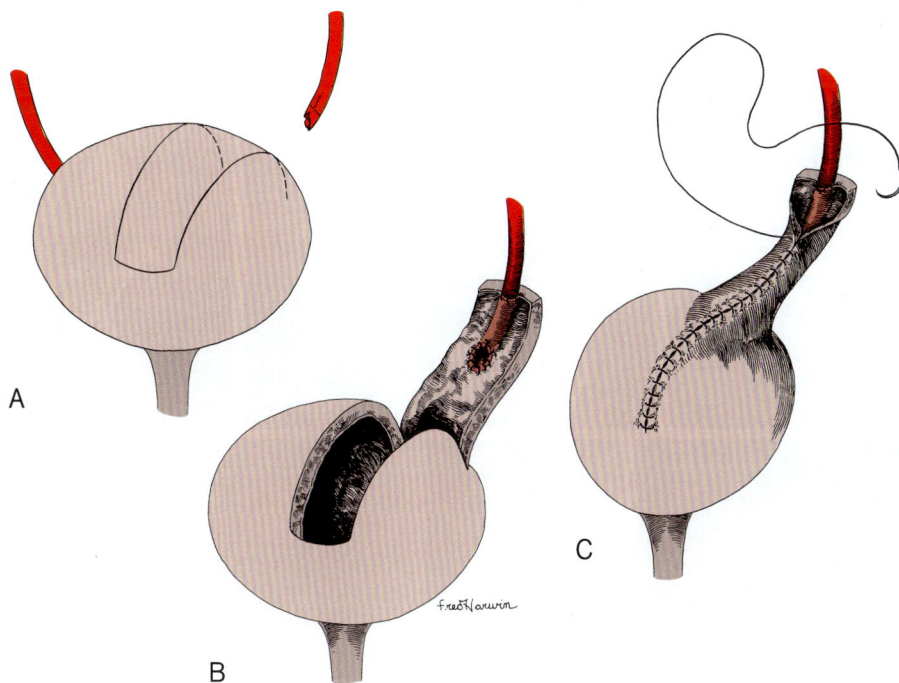

图 43.5 膀胱皮瓣术。A. 在膀胱后壁裁剪一个锥形膀胱皮瓣。B. 黏膜下输尿管再植入术。C. 关闭膀胱皮瓣 (From Smith RB, Skinner DG, eds. Complications of Urologic Disorders. Philadelphia: WB Saunders; 1976:142.)

标记。皮瓣一般采用 U 形切口,若输尿管缺损距离较长可行 L 形切口做螺旋皮瓣。将皮瓣头侧固定在腰大肌上能够让输尿管-膀胱皮瓣吻合口更加稳固。

可将输尿管和管状皮瓣做端端吻合,或先将输尿管与距离皮瓣后壁边缘 1cm 处做吻合,再管状缝合膀胱皮瓣形成输尿管隧道以抗反流。虽然是否做抗反流处理并不会影响手术效果,但是抗反流缝合法避免了输尿管吻合口缝线与膀胱皮瓣闭合缝线之间的交叉,可降低尿外渗的风险。建议分两层管状闭合膀胱皮瓣,并可提前游离部分腹膜以覆盖吻合口。

已有研究报道腹腔镜或机器人辅助的微创技术用于治疗输尿管中下段狭窄并且取得了良好的效果[23,24],与开放式重建术相比,微创手术的出血量和住院时间明显减少[18]。对于上段或较长输尿管狭窄,微创手术往往会比较受限,这时可以将微创手术与开放手术相结合,比如腹腔镜下游离肾脏,然后行开放手术做膀胱皮瓣术和输尿管再植术。达芬奇 Xi 系统提供了无需机器人重新对接的多象限接入能力,与以前的机器人系统相比,它可能允许更大范围的输尿管修复操作。

膀胱皮瓣术的并发症包括皮瓣缺血坏死、管状皮瓣的狭窄、术后肠梗阻和尿外渗(**图 43.6**)。膀胱皮瓣术并发症的发生率很难估计,目前相关研究的病例数均较少(每项研究不到 20 个患者),其并发症发生率为 8%~25%[18,22-24]。在游离膀胱或缝合膀胱管状皮瓣时需注意避免损伤对侧输尿管。因膀胱容量变小导致的术后膀胱刺激症状报道较少,而且容易用抗胆碱药治疗[22],但缺乏包括术后尿动力学评估在内的相关研究。

肾脏下降固定术

肾脏下降固定术通常配合输尿管-输尿管吻合术或膀胱皮瓣术以消除吻合口张力[22]。肾脏下降固定术搭配输尿管-输尿管吻合术可以桥接 3~4cm 的输尿管缺损。若输尿管缺损长度为 8~10cm,则需要完全游离肾脏并将其放置于髂窝内。肾脏的游离程度往往受限于肾静脉的解剖结构,因此左侧肾脏游离下降的活动度可能更大。肾脏的游离应该同时包括对上段输尿管及输尿管周围组织和血管的游离。应充分保留在上段输尿管、肾动脉和肾下极部位的肾周和肾门周围脂肪组织,以确保来自肾动脉的输尿管血供得到维持。在肾脏移植手术中,该区域被称之为"金三角"区域[25],若遭到破坏后会引起输尿管血供不足。这也可以解释为什么 70% 肾移植术后输尿管吻合口狭窄发生于远端三分之一的位置[26]。

口腔黏膜输尿管移植成形术

口腔黏膜是一种优良的游离移植物,因为它有一层很薄的固有层和丰富的毛细血管网,常被泌尿科医生用于尿道重建,并且具有良好的远期疗效。移植物取自内颊或内唇,最长可达 6cm。目前已有多项关于口腔黏膜移植物修复输尿管狭窄的报道。这项技术适用于需要行输尿管-回肠吻合分流术或自体肾移植术的情况,即用于较长的近端

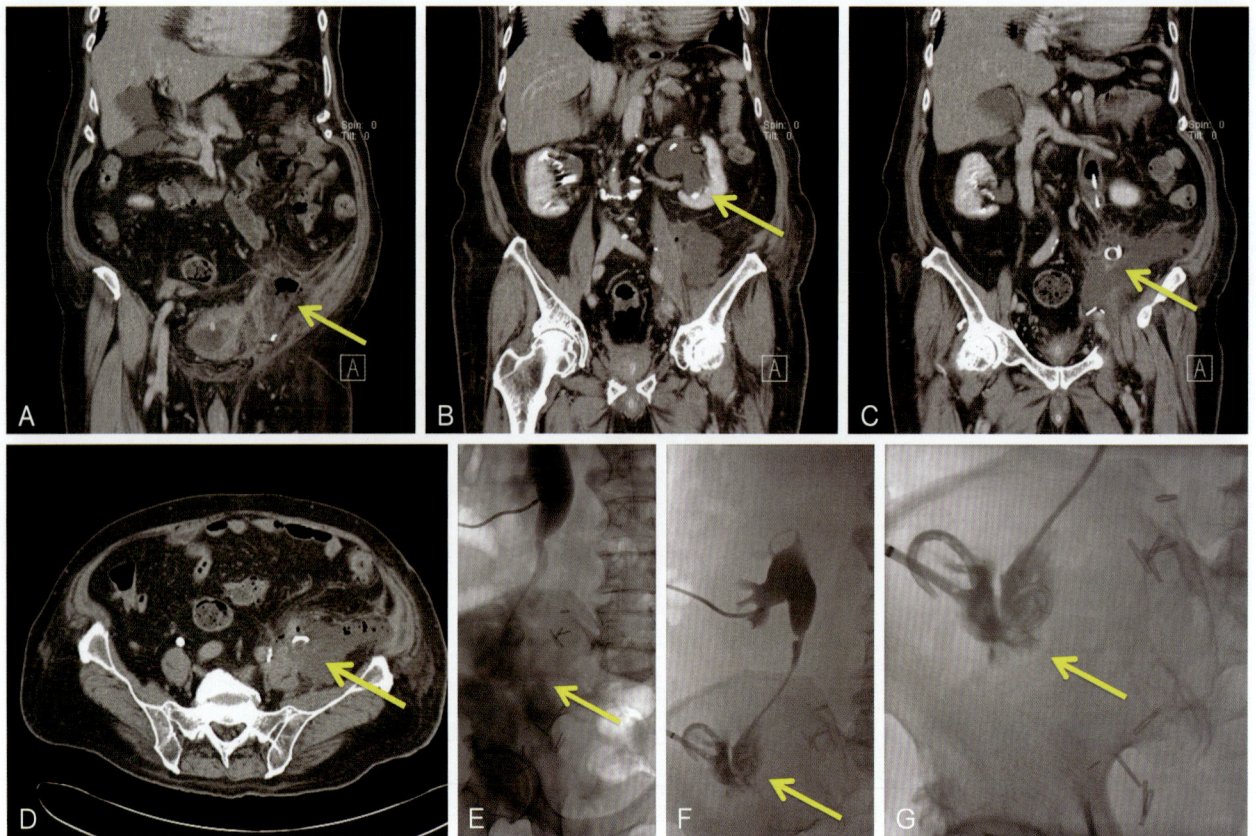

图 43.6　78 岁男性患者,因输尿管远端尿路上皮癌接受输尿管远端切除术。术后 10 天出现发热,左下腹不适逐渐加重。患者血白细胞增多和左下腹压痛明显。CT 尿路造影显示:A. 膀胱皮瓣周围有炎性渗出液(黄色箭头)。B. 左肾积水(黄色箭头)。C 和 D. 双 J 管远端可见巨大尿性囊肿形成(黄色箭头)。行左肾造瘘+顺行造影术可见:E. 显示骨盆造影剂自由外渗(黄色箭头)。将经皮引流管置入尿性囊肿(F 和 G)中,可见引流管和远端支架管位于同一体腔中,与膀胱皮瓣没有关系(黄色箭头)
(Courtesy of Samir Taneja, MD.)

输尿管狭窄修复。该术式目前有不同的改良版本,包括背侧或腹侧的移植物嵌接和移植物管状节段的插入后行端端吻合。

与皮瓣不同,移植物被移植到新的组织上后没有自身血液供应。因此,对于口腔黏膜移植物来说,需要考虑新环境特有的并发症与从周围组织"获取"或建立新的血液供应的能力。清创损伤和缺血的输尿管组织,同时将口腔黏膜移植物"剃薄",将增加移植物的存活能力。利用大网膜包被移植物可以增加血管的分布,减少缺血性并发症如吻合口狭窄或裂开的风险[27]。移植物可能发生收缩,因此建议收获比输尿管缺损段更大的口腔黏膜移植物,然后在吻合时根据需要修剪移植物大小。

此外还需要注意口腔黏膜移植物收获的并发症和围手术期处理。必须小心避免来自腮腺的斯坦森导管和靠近外嘴唇的组织,因为这可能导致术后嘴部挛缩。口腔黏膜移植物的收集应由有尿道成形术经验的泌尿科医师或颌面外科医师进行。口腔黏膜移植物采收的并发症较少见,其发生率为 3%~4%[28]。最常见的并发症包括供区疼痛、瘢痕、口周感觉异常和下颌张开障碍[29,30]。据报道,多达 26% 的患者在术后 6 个月时出现口周麻木[30]。

双侧输尿管吻合分流术

对于中下段输尿管,因疾病或损伤部位输尿管较长而无法行输尿管膀胱再植术的患者,双侧输尿管吻合分流术被证实是一种行之有效的手术方式。当由于膀胱无法游离或骨盆固定而导致无法行膀胱-腰大肌悬吊固定术或者膀胱皮瓣术的时候,就应该考虑采用双侧输尿管吻合分流术。该手术需要病变侧具有足够长的有活性的输尿管才能与对侧输尿管做吻合术。因此,如果术中发现病变段输尿管长度比术前预估的更长,那么医生和患者都应该提前准备好替代手术方案以备不时之需。

对于双侧输尿管吻合分流术来说,一旦出现吻合口并发症或健侧输尿管发生远端梗阻,往往会影响双侧肾脏功能。因此,该术式的绝对禁忌证包括:输尿管或肾盂的尿路上皮癌和复发性尿石病。以下情况也应该避免采用该术式:既往有生殖泌尿系结核史、健侧输尿管有反流或者梗阻、严重的慢性肾功能不全或复发性肾盂肾炎。术者也需要注意患者有无包括重复输尿管畸形等影响手术的其他异常情况。

病变侧输尿管需要在保留血供的前提下充分游离。通过腹膜后隧道法将病变侧输尿管放置于对侧健康输尿管旁。整体移植同侧性腺血管可改善转位输尿管的血供。需要注意的是,病变侧输尿管要逐渐向下走向健侧输尿管,这样可以保证病变侧肾脏尿液能顺利下排而不导致肾积水。如果可能的话,病变侧输尿管最好要在肠系膜下动脉上方走行,以避免腹主动脉和肠系膜下动脉对输尿管的挤压。这种挤压可导致输尿管出现纤维化和狭窄,并在术后 2~4 年内出现迟发性输尿管梗阻[31,32]。应减少对健侧输尿管的不必要游离以保证输尿管的血供,避免健侧输尿管损伤。将健侧输尿管劈开 1.5cm,病变侧输尿管劈开 1.5~2cm。将两侧输尿管行端侧吻合,同时需要保证吻合口无张力且完整密闭。健侧输尿管不能出现扭转或者成角。输尿管支架管应该放置在病变侧输尿管内以避免吻合口狭窄。当然,双侧输尿管同时放置细支架管(4.8F)也是一种可行方案。术后行 KUB 平片检查明确支架管的位置是否合适。

通过研究发现,开放双侧输尿管吻合分流术的并发症发生率从 6% 到 25% 不等[32,33]。Noble 等人回顾了在他们的机构进行的 253 例该术式的手术资料。其中 16 例(6%)患者出现短暂性漏尿,5 例患者在吻合口远端的共用段输尿管出现并发症[34]。由于可能出现迟发性输尿管狭窄,因此必须对双侧肾功能进行长期随访,特别是如果共用段输尿管可能受到初始损伤过程的影响(放射纤维化、盆腔恶性肿瘤等)。

肠代输尿管

肠代输尿管常用于广泛输尿管损伤的修复,尤其是当其他修复手段无效或既往多次输尿管手术导致无法获取正常输尿管等极端情况。该术式较适用于因放疗导致输尿管血供破坏,但肠道血供仍保持正常的输尿管损伤。尽管结肠和阑尾均可以用于替代输尿管,回肠才是输尿管的最佳替代器官。既往肠代输尿管多用于因结石反复发作而致输尿管损伤的修复。但是随着内镜技术的进步,该术式的适应证早已不限于此[35]。对于双侧输尿管疾病,可将回肠摆成“7字形”或“反向7字形”修复输尿管,亦可利用阑尾代替右侧输尿管同时左侧输尿管使用回肠替代。肠代输尿管术不能用于有肾功能不全,肌酐>2mg/dL(176.8μmol/L)的患者,否则会引起因肠道重吸收尿液而导致的严重代谢紊乱[36,37]。该术式的禁忌证还包括既往有克罗恩病、放射性肠炎以及小肠吸收功能障碍。患者的膀胱排空功能需正常以避免肠道分泌物堵塞膀胱出口。腹腔镜和机器人等微创手术也可以用于肠代输尿管的修复[38,39]。

手术时最重要的步骤是测量需要被替代的输尿管的长度。手术目标是在保证无张力吻合的前提下尽可能选取较短长度的肠子。肠道选取过长容易引起替代的输尿管扭结、梗阻,从而导致肠代输尿管的扩张,加剧了肠道重吸收尿液。因此肠道长度的选取适宜即可,过犹不及。另外,可以考虑同时行膀胱皮瓣术或膀胱-腰大肌悬吊固定术以减少截取肠道的长度。可以适当截取比缺损段输尿管略长的小肠,然后再行二次修建。这样可以避免因肠道截取不足导致吻合口

张力过大甚至需要再次截取肠道的可能。避免截取终末段回肠,因为这样可能引起维生素 B_{12} 缺乏和胆汁吸收障碍。截取的肠段需要将肠液清洗干净,而且要按照肠道蠕动方向来做输尿管的替代。若肠道方向弄错,可能会导致尿液瘀阻,输尿管扩张,并加剧尿液再吸收。肠代输尿管置于肠道吻合口的后方,对于左侧的肠代输尿管,需要在肠系膜上开口,然后将输尿管通过该口放置于腹膜后。系膜开口应足够大(约 5cm),以避免肠代输尿管的血供不足。若近端输尿管仍有活性且非结石患者,可将输尿管与肠管行端侧吻合。一般来说都是将肠代输尿管直接与肾盂吻合即可。是否行抗反流吻合远端输尿管并不重要,因为没有抗反流机制不会导致肾功能恶化[36]。

有研究报道该术式的成功率为 81%~100%[36,37,40]。40% 的患者在术后 30 天内出现轻度并发症(Clavien Ⅰ~Ⅱ级)[35]。Armatys 等人报道了 99 例患者行该术式的长期随访资料,其中 3% 患者出现输尿管狭窄,6% 患者出现瘘管形成。放疗是引起并发症的高危因素。相对于其他输尿管修复手术,该术式的肠梗阻发生率更高。肠道重吸收尿液可导致慢性肾功能损伤和高氯性代谢性酸中毒[35]。在两项回顾性分析中,患者在肠代输尿管术后并没有出现肾功能恶化,第三项研究报道 75% 的患者血清肌酐下降或保持稳定[35,36,41]。对这些患者的长期随访应包括定期超声检查、代谢指标和维生素 B_{12} 水平的检测。复发性肾盂肾炎或术后肾功能恶化的患者应评估尿潴留或高压排尿的情况,并根据需要进行处理。

自体肾移植术

对于有严重输尿管缺损、孤立肾、严重肾功能不全或尝试其他修复失败的患者,自体肾移植应被视为肾切除术前的最后选择之一。其适应证与肠代输尿管相似。但是禁忌证并不包括肾功能不全和炎症性肠病。术前肾血管造影(CT血管造影)对血管解剖有重要意义。严重血管疾病患者应考虑髂动脉造影,以排除受体血管明显的动脉粥样硬化。此外建议行髂静脉造影排除长期腹膜后纤维化或放疗患者的静脉阻塞。通常采用腹腔镜手术行肾切除术[42],而移植术的部分根据肾移植的标准概念建议行开放手术。若近端输尿管较短,可行膀胱皮瓣术吻合肾盂和膀胱。在肾切除术中,必须尽量提供足够长的静脉和动脉,以降低自体肾移植的难度。

术后早期并发症包括血管吻合口出血、肾动静脉血栓形成、远端肢体栓塞或尿外渗。肾动脉或静脉血栓形成可能是由于术后低血压引起的,应避免自体肾移植术后少尿情况的发生。若通过超声明确诊断血栓形成,需立即行挽救性手术治疗。尿外渗是自体移植最常见的并发症,在手术时放置双J支架管可以降低该风险。最常见的晚期并发症包括肾动脉狭窄、输尿管狭窄和输尿管膀胱反流。肾动脉狭窄可表现为高血压或肾功能损害。可通过肾脏CT扫描或血管造影明确诊断。输尿管狭窄可按本章其他部分讨论的方法

处理。长期来看,大约10%的肾单位会在自体移植后丧失功能[43,44]。

输尿管-肠吻合口狭窄

输尿管-肠吻合口狭窄的发生率为3%~14%,左侧多见[45-47]。缺血是其主要病因,可能与输尿管过度游离或骨骼化有关。左侧输尿管在肠系膜上动脉下方成角走行也是病因之一。Bricker和Wallace法吻合输尿管和肠道已有文献报道并没有差异[46,48]。但是抗反流吻合的狭窄发生率更高[49]。典型的临床表现包括侧腹疼痛、感染、肾功能下降和肾盂积水。可以通过核素造影来明确诊断。吻合口狭窄可能在术后数月内出现,目前研究报道狭窄最迟可于术后6年出现[50]。因逆行操作十分困难,可尝试顺行法内镜下修复吻合口狭窄。球囊扩张的成功率不足30%[51,52]。狭窄内切开效果更好,成功率为50%~80%;左侧效果不如右侧明显[47]。行左侧输尿管吻合口狭窄内切开时需仔细操作,避免损伤乙状结肠系膜或髂血管。基于以上原因,行开放或机器人手术修复左侧输尿管狭窄是较好的选择[53]。术者需熟悉尿流改道的相关解剖,避免血管蒂或对侧输尿管损伤。尿流改道的手术原则与常规输尿管手术相同,包括无张力吻合、吻合口密闭防水、留置输尿管内支架管和外引流管。若有活性输尿管长度不足,需要额外截取更长的肠管做尿流改道术。开放手术的修复成功率高达80%,超过1cm的狭窄和左侧输尿管狭窄是修复失败的危险因素[47]。

肾移植术后输尿管吻合口狭窄

2%~10%的肾移植患者术后出现输尿管梗阻,多见于术后第一年内,少数可于术后几周内发生。术后早期的梗阻往往是短暂的,仅通过支架植入术即可成功处理,而3个月后发生的梗阻通常需要手术干预才能解决[54]。Lich-Gregoir法和Politano-Leadbetter法行输尿管再植术的早期并发症发生率相似,分别为2.1%和2.8%[25,55,56]。当输尿管长度不足时,移植输尿管有时会被缝合到受体输尿管上。移植性输尿管梗阻的初期处理是通过肾造瘘管或留置输尿管支架来保证肾脏的充分引流。内镜介入球囊扩张的成功率约为50%,激光或电切开狭窄的成功率更高。如果初始内镜干预失败,重复内镜手术的成功率仅接近25%[57]。了解移植解剖,遵守输尿管重建手术的原则,是保证手术成功的关键。异体肾移植的并发症与自体肾移植类似,不同的是异体移植患者免疫抑制,需完全依赖移植的肾脏。

输尿管松解术

输尿管松解术是指手术切除包裹压迫输尿管周围的纤维组织。病变通常是因腹膜后纤维化引起。这种纤维化的发生有多种原因,最常见的是特发性的,它会导致沿着主动脉和髂动脉的瘢痕组织形成,最终生长在输尿管周围,导致

中间化和梗阻发生。在影像上,输尿管可能不会因包膜而出现扩张,但典型的表现是肾盂积水,并以排尿期膀胱尿道造影证实梗阻。这个过程可能是单侧的,也可能是双侧的。除输尿管松解外,建议将腹部和盆腔输尿管从炎症过程中移开,一侧或腹膜内移位,最好使用大网膜包裹,以防止复发或进展。网膜包裹也增加血液流向输尿管。输尿管松解可采用开放或腹腔镜(机器人)方式。报道的成功率接近83%~92%[58-60],与开放手术相比,腹腔镜输尿管松解术具有相似的疗效和较短的恢复期[59]。术前应提前2~4周放置输尿管支架以帮助识别输尿管。输尿管依赖于其近端和远端血液供应,因此完全游离输尿管后存在缺血性狭窄的风险。在复杂病例的解剖过程中避免损伤输尿管外膜尤其需要注意。沿着输尿管和纤维组织之间的干净平面松解可以减少梗阻的复发。输尿管切开术是一种常见的并发症(11%),一旦发现需立即修复[61]。主要的并发症如髂血管或大血管的损伤也会发生。在开放手术中,输尿管大网膜包裹会增加晚期肠梗阻的比率[62],但腹腔镜手术没有此并发症的报道[59,61]。当松解较困难或部分输尿管已被切除,输尿管松解术可以配合诸如膀胱皮瓣术、肾脏下降固定术、肠代输尿管术或自体肾移植术来提高手术成功率。

术后输尿管支架内引流术

一般而言,在所有涉及输尿管吻合或输尿管广泛动员的外科手术中,都建议放置输尿管内固定支架。对于输尿管膀胱造口术和输尿管肾盂交界处的修补,在缝合时放置较长的支架有助于使支架线圈远离吻合口。支架移位可发生在扩张的输尿管或过度操作的修复中,通常在患者出现症状时通过影像学确诊。如果移位发生在术后早期,可以考虑放置肾造管,以避免逆行支架操作对输尿管吻合口的损伤。大多数输尿管手术的支架置入时间为4~6周。不建议常规使用抑制性抗生素来放置输尿管支架,但可以考虑在移除支架前口服抗生素预防,以降低菌血症的风险。

肾造瘘管通常在手术时就位。决定在手术时摘除肾造瘘管是外科医生的首选,但在确定修复成功之前,最大限度地引流肾单位可能是更好的选择。在无明显疼痛或肾管周围渗漏的情况下,或在肾镜检查后确认顺行引流,可以在"封盖"试验后摘除肾造瘘管。当放置了留置支架时,建议在放射学指导下取出支架,以确保留置的输尿管支架不会移位进入肾造瘘管,因为这可能导致漏尿和瘘形成。

外部引流是输尿管重建手术过程中一个有用的辅助手段,可用于监测和控制潜在的尿液泄漏。引流应放置在相关独立区域,而不是直接在吻合口上方,因为这可能会加剧漏尿。渗漏应怀疑持续高输出,并可通过检查液体肌酐水平来确认。如果发现泄漏,应继续最大限度地引流,包括膀胱引流。在微创手术时代,通常在术后第1天或第2天出院前拔除引流管,然后才会出现典型的缺血性坏死渗漏。如不引流,渗漏可导致尿肿,有些患者无症状,而有些患者则出现腹痛、发烧或肠梗阻。如有怀疑,可选择延迟期(尿路造影)的

腹部和骨盆 CT 检查。延迟图像可能揭示尿液泄漏的存在和位置。延长泌尿系统的最大引流时间将提供解决问题的机会。任何尿囊瘤都可以考虑 CT 或超声引导下经皮引流，如果怀疑感染则应强制进行。当吻合口附近有吸引引流时，可停止吸引以促使尿液通过自然或重建途径排出。如果吻合口出现长时间的漏尿，可能需要放置肾造瘘管，以便近端导尿。

Foley 导尿管通常在输尿管修补后放置，在 Boari 膀胱皮瓣术后则必须放置。对于不涉及膀胱切开术的手术，通常在术后第 1 天移除 Foley 管。Foley 管移除后应监测外部引流量的增加。如果增加的引流量被确认为尿，则需要延长膀胱引流时间。同样，如果患者在移除 Foley 后出现症状性腹痛，则应继续引流。膀胱造影术可以在移除 Foley 管之前进行，以确保包括膀胱切开术在内的手术的愈合，特别是有放射史、糖尿病或免疫抑制史的患者。

一般并发症及处理

漏尿

从手术开始就持续的尿外渗很可能是由于技术错误造成的，通常需要长时间的引流才能治愈。对于明显的或持续的泄漏，除了输尿管内支架外，可能还需要放置肾造瘘管。在这种情况下，63%~95% 的瘘管可以愈合，而不会出现狭窄或肾脏损害[63-66]。相反，手术后几天开始的渗漏可能是缺血性坏死引起的。尽管缺血性狭窄形成的风险增加，重复手术修复的可能性增加，但引流仍是治疗的主要方法。

输尿管狭窄

对于大多数重建性输尿管手术，术后 3 个月可进行利尿剂肾扫描，以确定修复的通畅性。复发性梗阻是一个长期的风险，因此建议在修复后的前 1~2 年内每 6 个月检查一次肾脏超声。当尿路造影、肾脏扫描或 Whitaker 试验（肾盂压测定）证实梗阻时，可确认术后输尿管狭窄形成。

在可能的情况下，应考虑进行输尿管重建手术后的腔内介入治疗。这些可能包括顺行或逆行球囊扩张、热刀或冷刀切口、激光切口或带导管系统的切口。本章之前已经讨论过内镜手术的成功率。一般来说，由于吻合口狭窄在本质上是最常见的缺血性的，因此，与发生于完整输尿管的结石病或医源性损伤继发狭窄相比，内镜干预对吻合口狭窄的成功率较低。球囊扩张和肾盂内切开术需要全层破开或切开尿路上皮，通过促进再上皮化而愈合。这个过程需要充足的血液供应。原本狭窄的输尿管受益于从头尾两侧充足的双重血液供应，而无网膜侧的肠段、再植输尿管或膀胱瓣都没有足够的血供，就不足以促进再上皮化。

（艾青　译）

参考文献及自测题

第 44 章 肾移植术并发症

NICHOLAS G. COWAN, JEFFREY L. VEALE, and H. ALBIN GRITSCH

要 点

1. 随着肾脏移植的需求持续增长,泌尿科医生将越来越多地参与移植供体和受体的护理。
2. 肾动脉是同种异体移植物输尿管血供的唯一来源,因此术中保留包括下极分支动脉在内的所有肾脏动脉分支对于保证移植后输尿管的活性至关重要。
3. 输尿管膀胱吻合术后留置输尿管支架管相关并发症的风险相比于不留置支架管低至 1/4。
4. 若因输尿管缺血导致漏尿发生,内镜下局部处理效果不佳且会延误治疗时机。因此最佳方案为早期手术探查修复。
5. 受体在移植术后若因尿反流引起复发性肾盂肾炎,应长期接受抗生素治疗。若效果不佳,应考虑内镜下或开放手术治疗。

对于免疫抑制的肾移植患者来说,轻微并发症有时能威胁生命安全。目前,超过 10 万名患者被列入国家肾移植候诊名单,约 45 万名患者正在接受透析治疗[1]。因此,肾移植的需求继续上升。2013 年,美国进行了约 11 878 例尸体供肾和 5 721 例活体供肾移植手术。社区泌尿科医生和普通外科医生将越来越多地参与移植供体和受体的护理。及早发现肾移植并发症可预防严重的发病率和死亡率。本章主要探讨如何预防和治疗肾移植术后并发症。

简要手术步骤

为避免肾移植并发症,术前应仔细筛查患者是否患有心脏病和严重的外周血管疾病。然而,由于终末期肾病最常见的病因是糖尿病和高血压,许多患者已经存在这些问题。进行性肾功能不全的患者在需要肾替代治疗之前,应先咨询肾科医生和肾移植计划。

开放供肾切取术常用经腹膜后途径切口,这样较易显露肾门血管。供肾需要同时切除肾周脂肪和全部肾血管分支。供肾在重新灌注前需要用纱布包裹持续放入冰盐水中保存。移植肾静脉与髂外静脉吻合,肾动脉与髂动脉吻合。如果可能的话,可以用供体主动脉的补片来促进动脉吻合。静脉注射呋塞米和甘露醇可减轻缺血再灌注损伤。吻合成功后取下冰垫和血管夹。移植物要小心放置以避免血管扭结。输尿管需置于精索下方,与膀胱黏膜吻合后留置输尿管支架管。建立黏膜下隧道可以防止尿液反流发生。

围术期复杂情况的处理

多支血管的处理

在尸体肾移植中,可以使用 Carrel 主动脉补片技术保留全部肾动脉分支。对于间距较远的肾动脉分支,可以使用 Carrel 主动脉补片技术裁剪合并这些动脉分支。但是在活体肾移植中,每个动脉分支都需要分别与受体血管单独吻合。如果两只分支肾动脉粗细相同,可以先使用"裤腿合并"技术,再将合并的肾动脉与受体血管相吻合。当分支血管的直径或长度不同时,可以采用端-侧吻合法合并血管。其他的处理策略包括:①利用受体腹壁下动脉与供肾动脉行端-端吻合;②将供肾的动脉分支与受体髂内动脉吻合。若上述方法均不合适,大多数移植中心都有来自已故捐赠者的血管库,可以帮助血管重建。在任何情况下,都应保留供肾动脉下极分支,避免输尿管坏死。

如果有多支供肾静脉,应使用最主要的供肾静脉。因为静脉的侧支循环,其他细小供肾静脉可结扎。如果两条静脉分支粗细一致,既可以用"裤腿合并"技术缝在一起,也可以单独与受者髂静脉吻合。对于右侧尸体肾,保留包括腔静脉在内的肾静脉有助于延长静脉长度。

围术期抗凝治疗原则

机械性心脏瓣膜、心房颤动和其他增加静脉血栓形成和肺栓塞风险的疾病患者需要抗凝治疗。对于接受华法林的已故供肾移植患者,手术时国际标准化比值(INR)应校正为<2.5。对于有凝血障碍史或吻合口血栓形成风险增加的患者(外周血管疾病或多个小血管需要血管重建),应桥接肝素抗凝。为了减少术后出血的风险,预防移植物血栓形成,可以先用 500U 小剂量肝素,然后每小时持续输注 100U。

受体严重外周血管性疾病的治疗

受体患者即便在术前完善了诸如 CT、MRI 以及详细的体格检查等检查,术中仍可能意外出现影响骨盆血管系统的严重周围血管疾病。大多数钙化血管沿着髂外动脉或髂总动脉有一个软点,可用于吻合动脉。无损伤 Fogarty 血管钳可以夹闭斑块区域,减少血管内膜损伤。在极少数情况下,可使用两个 Fogarty 动脉气囊导管对动脉进行内部闭塞。待吻合结束后再将气囊放气取出。

移植物灌注不良

移植吻合结束松开血管钳时,肾实质应呈粉红色伴适当膨大。在肾门和肾实质内可以探测到多普勒超声动脉信号。对于同种异体尸体肾移植,灌注通常是斑片状的,约 10 分钟达到均匀灌注。肾动脉的搏动应与髂外动脉的搏动相似。移植肾须避免血管扭曲。如果将肾门置于中间,会降低经皮穿刺活检时血管损伤的风险。在血管吻合术前规划移植肾放置的最佳位置,可以减少移植物定位的困难。移植肾很少放在骨盆的低位或腹腔内,因为这样会使移植肾的影像学和活检更加复杂。局部或外膜内注射罂粟碱或维拉帕米可以缓解动脉痉挛;但是需警惕有低血压和心脏骤停的危险。

出血

在显露髂血管、结扎移植肾小分支血管和精细血管吻合的过程中,若止血确切,术中失血可以控制在 250mL 之内。用肝素化盐水冲洗供肾血管,结扎外渗部位的血管可以减少失血。如果再灌注时失血过多,应重新应用血管夹并仔细检查移植物。

吻合口出血通常可以通过精细缝合来控制。如果血管被撕裂,可能需要拆除血管吻合口并在体外操作台上重建血管。因此,手术护士应始终保持体外操作台随时可用。此外,当移植肾在原位且静脉吻合完成时,不要将 Collin 或 UW 溶液注入移植肾动脉。否则,由于这些溶液的钾含量高,患者可能会发生心脏阻塞和心脏骤停。吻合口渗血可以使用局部血管按压和放置止血纱布来止血。

免疫抑制毒性

肾移植中使用的免疫抑制药物可能会加重或诱发恶性疾病、感染、糖尿病、血液病、神经毒性和代谢紊乱等并发症。参与肾移植患者护理的外科医生必须了解这些复杂因素,因为它们可能会影响手术的最佳操作和结果。与心脏或肝脏移植不同,透析提供了另一种肾脏替代疗法。如果出现严重并发症,可能需要通过停止免疫抑制来挽救受者的生命。

心血管疾病的处理

终末期肾病患者患心血管疾病的风险很大。糖尿病是导致肾移植最常见的疾病,几乎所有肾衰竭患者都会发生高血压。与终末期肾病相关的其他心血管危险因素包括细胞外液量增加、贫血、高血浆同型半胱氨酸水平和血栓形成因子。此外,尿毒症可能加速动脉粥样硬化的形成,蛋白尿与高脂血症有关。正在接受透析和服用钙盐作为磷酸盐结合剂的患者可能会出现血管钙化,这可能会使移植手术的技术方面复杂化[2]。继发性甲状旁腺功能亢进和钙磷乘积超过 70 是钙质疏松症的危险因素。高磷血症常与巩膜充血、瘙痒和营养不良结晶引起的外周血管疾病有关。免疫抑制可导致葡萄糖不耐受(皮质类固醇和钙调神经磷酸酶抑制剂)和高脂血症(西罗莫司和钙调神经磷酸酶抑制剂)加重心血管危险因素。心血管疾病是导致移植肾丢失和移植后死亡的主要原因。仔细的术前评估是避免心血管并发症的最佳方案。

泌尿系统并发症

尿外渗

输尿管远端缺血是引起尿外渗最常见的原因,导致输尿管膀胱吻合术处漏尿。同种异体移植的输尿管仅依赖于肾动脉的血供,因此保留所有的肾动脉分支(尤其是下极动脉)是保证输尿管存活的关键。谨慎地切取供肾,保证无张力输尿管膀胱吻合的前提下保留最短长度的输尿管,也有助于确保输尿管远端足够的血液供应。行 Lich-Gregoir 法做输尿管膀胱吻合术并留置输尿管支架管,其尿外渗及其他泌尿系统并发症的发生率最低[3-5]。在行输尿管再植术前可以使用抗生素溶液充盈膀胱。充分分离膀胱黏膜,保证输尿管在抗反流隧道里能顺利蠕动,不会形成狭窄。可以通过往膀胱里注水来测试吻合口是否漏尿。这个操作很重要,因为有误将输尿管与卵巢囊肿、阴道或腹膜增厚的皱褶相吻合的报道[6]。

一般来说,大多数的尿外渗发生在移植术后早期,表现为移植物压痛和尿量减少。伤口引流增多也是一个常见的表现。有时通过超声检查进行诊断,但确诊需通过引流液的肌酐分析、核医学扫描或膀胱造影(图 44.1)进行确认。肾盏、肾盂或输尿管损伤引起的上尿路外渗可以通过增强扫描或肾造瘘术顺行造影来诊断。轻微的膀胱吻合口漏尿可留置导尿管引流。顺行输尿管支架和肾造瘘管的放置也可以提供足够的引流。如果漏尿是由输尿管缺血引起的,则内镜下局部处理效果不佳且会延误治疗时机。因此,尽早手术探查修复是最好的解决方案。修复的方法取决于渗漏的程度和组织血管的情况。膀胱漏尿可以原位缝合,导尿管放置≥1周,并通过复查膀胱造影确认没有漏尿。输尿管漏尿的最佳治疗方法是切除远端缺血段输尿管,行输尿管膀胱再植术并留置支架管。如果输尿管长度不够,膀胱肾盂吻合术(有时需要腰大肌固定悬吊或膀胱皮瓣术)和输尿管输尿管吻合术都是可行的选择。

尿路梗阻

移植术后输尿管梗阻的常见原因包括:导尿管堵塞、血凝块堵塞、输尿管水肿、缺血性输尿管纤维化(狭窄)、输尿管扭转或淋巴囊肿、尿性囊肿和血肿引起的外源性压迫。其他

较少见的原因包括结石、前列腺增生、神经源性膀胱、脓肿、排斥反应和尿道狭窄。由于移植肾缺乏神经支配,梗阻可能是无痛的。然而,对于尿量减少、移植物肿大或压痛、血清肌酐水平升高的患者,应怀疑有梗阻发生。超声检查肾积水增多可提示梗阻(图 44.2),但有时也并不一定能看到明显积水。若大量使用利尿药,术后早期超声扫描可出现集合系统的轻度扩张并随后消退。巯基甘氨酸(MAG3)利尿剂肾扫描有助于确定是否存在生理性梗阻。

通过放置经皮肾造瘘管和顺行置入支架管,可以迅速解除尿路梗阻且术后血清肌酐浓度会逐渐降低。随着时间的推移,一些小的梗阻性病变可以通过近端分流和支架置入来解决。结石、血凝块以及<1cm 的狭窄可以通过内镜下治疗[7]。复杂的尿路梗阻需要开放手术修复。大于 2cm 的输尿管狭窄应做病变段切除并将剩余健康输尿管行膀胱再植术或输尿管吻合术(图 44.3)。淋巴囊肿、血肿或尿性囊肿引起的外源性输尿管梗阻通常可以通过外引流成功治疗。

一般来说尿路梗阻的发生是可以避免的。接受透析时无尿的老年男性可能伴有前列腺增生。移植术后,这些患者可接受 α 受体阻滞剂或 5α 还原酶抑制剂治疗。如果临床怀疑有排尿异常,应进行膀胱残余尿测定,以检测是否有尿潴留。只有患者排尿足量才能行经尿道前列腺切除术(TURP),否则可能导致膀胱颈挛缩或尿道狭窄。当移植肾功能恢复和患者减少免疫抑制剂的服用,内镜手术的并发症会逐渐减少。在排尿功能障碍得到彻底纠正之前,患者可自行间歇导尿,且尿路感染的风险较小。应避免长期留置导尿管。

尿液反流

虽然它本身不是一种并发症,但理论上避免尿液反流进入同种移植肾能够减少肾盂压力和发生肾盂肾炎的可能,避免移植肾功能受损。目前已有相关研究结论支持这一观

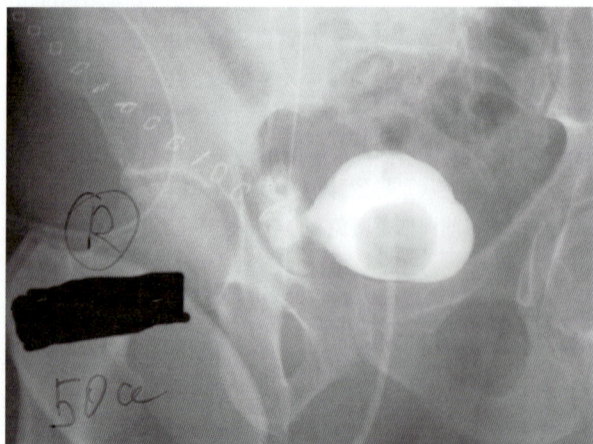

图 44.1　膀胱造影提示膀胱漏尿。可见无尿患者 10 年后膀胱容量显著缩小

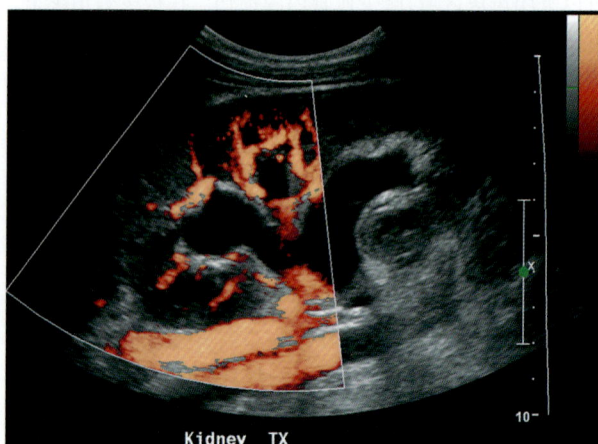

图 44.2　肾超声诊断肾积水。这张图片提示移植肾尿路梗阻。在多普勒图像上注意到流向肾皮质的血流减少,髂血管清晰可见

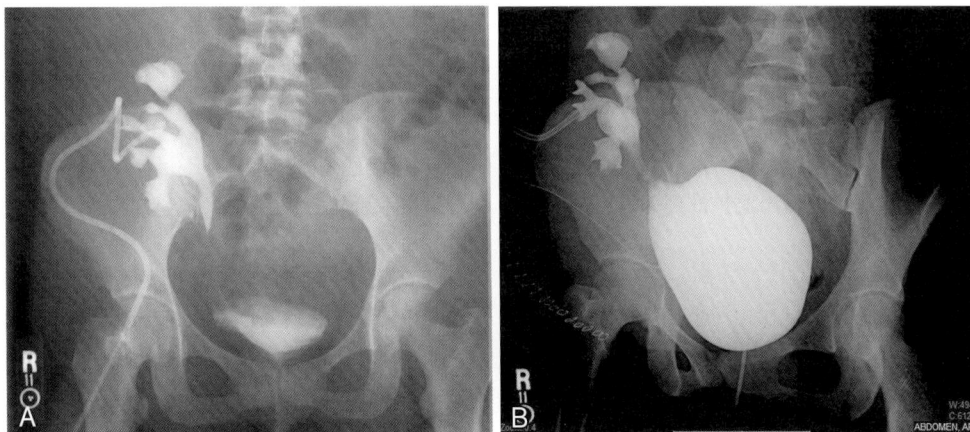

图 44.3　A. 经肾造瘘管顺行造影术可见远端输尿管狭窄。B. 肾盂膀胱吻合术后的顺行肾造影显像

点[8-10]。当然也有研究学者提出相反观点[11-16]。在治疗复发性尿路感染时，通常会伴有无痛性尿液反流入移植肾。手术时应尽可能构建直径为输尿管 5 倍的逼尿肌隧道。大多数肾移植外科医生更喜欢使用 Lich-Gregoir 膀胱外输尿管吻合法并留置输尿管支架管技术[17,18]。当输尿管长度受损或患者膀胱容量不足时，反流吻合术是可接受的选择。接受肾移植后出现复发性肾盂肾炎并经影像学检查证实为反流的受者，应首先进行长期的抗生素预防治疗（**图 44.4**）。如果药物治疗无效，那么需要考虑接受内镜或开放手术治疗。尿动力学检查可以帮助确定潜在的膀胱功能障碍，并据此制定最佳治疗方案。

血尿

一般来说，大多数肾移植受者在术后早期都会出现某种形式的血尿。轻度血尿往往会在几天内自然消退。中度血尿可发展成血栓，堵塞导尿管，可通过人工冲洗或持续膀胱冲洗来解决。如果持续膀胱冲洗不足以清除血尿，则需要膀胱镜下电灼止血。

出血的源头通常是输尿管残端。输尿管残端的血管应在吻合前用可吸收缝线结扎。尿激酶具有天然的抗凝特性，

也可能是导致部分持续性血尿的原因。移植后 6 个月以上的血尿应作全面评估。

血管并发症

血肿形成

围手术期出血通常是由肾门内的小血管引起的，这些小血管可能由于血管痉挛而在术中无法识别。术后早期密切观察生命体征，连续测定血细胞比容，是检测出血的必要手段。大多数肾周小血肿是无症状的，但较大的血肿可产生明显的腰肋部疼痛、下肢水肿和静脉或输尿管梗阻。腹膜后血肿通常是填塞性的，可以保守治疗；但是，血肿不断扩大和输血超过 4 个单位通常需要行手术探查。

移植物破裂或吻合口漏可导致大出血。移植物破裂可能是由于缺血再灌注损伤或严重排斥反应引起的肿胀所致[19]。术中应对破裂的移植肾取病理活检。如果肾实质活性尚可且可以止血，那么可以用聚乳酸网包裹移植肾而不用行移植肾切除[20]。除非吻合口感染，否则迟发性吻合口

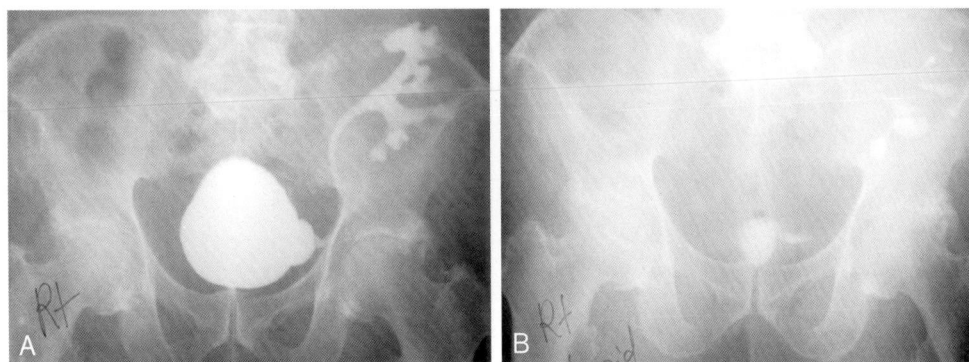

图 44.4　排泄性膀胱尿道造影。A. 移植肾可见尿液反流，输尿管吻合处有憩室形成。B. 排尿后有造影剂残留

出血较罕见。在这种情况下,通常需要切除移植肾来止血。如有必要,髂动脉也可以结扎,由此造成的跛行可以通过外科血管搭桥手术来缓解[21]。手术止血探查时,除非发现该区域有活动性出血,否则不要轻易清除腹膜后脂肪的血块,因为在该区域止血操作非常困难。超声检查能可靠地检测到肾周积液,但 CT 能更好地评估出血扩散到邻近组织的程度(图 44.5)。

如果选择保守治疗,那么应该停止阿司匹林和抗凝药物。输血治疗维持血细胞比容≥20%。对于大多数透析患者来说,因为尿毒症抑制血小板功能,所以出血时间异常[22]。静脉注射 1-去氨基-8-D-精氨酸加压素(DDAVP,0.3μg/kg)能刺激血管内皮细胞释放Ⅷ因子,促进凝血。DDAVP 半衰期为 8 小时且可诱发快速过敏反应。持续 5 天静脉滴注结合雌激素(Premarin,0.6mg/kg)也可以减少尿毒症患者的出血时间[23]。肾衰竭患者中维生素 K 缺乏相当普遍,患者营养状况较差,所以其他凝血指标异常应予以及时纠正。

肾动脉狭窄

移植肾动脉狭窄(transplant renal artery stenosis,TRAS)是最常见的血管并发症之一,据报道发生率为 1.6%~12%[24-27]。TRAS 多发生在移植后 3 年内。症状包括肾素介导的难治性高血压,外周水肿增加,有或没有使用血管紧张素转换酶抑制剂的同种异体移植肾功能下降,以及移植肾有瘀斑形成。当超声检查收缩期峰值流速为>200cm/s 并伴有湍流时,提示有肾动脉狭窄。多普勒动脉小慢波形(tardus-parvus 波形)也高度提示 TRAS(图 44.6)[28]。移植肾动脉收缩期峰值速度升高在术后早期是常见的,但通常会逐渐恢复正常[29]。

血管造影是诊断金标准。CT 血管造影和磁共振血管造影(图 44.7A)都可以用来诊断。对于肾功能不正常的患者需谨慎使用造影增强剂。在某些情况下,二氧化碳造影剂可以减少造影剂的肾毒性负荷。有证据表明,钆造影剂与透析患者肾源性系统纤维化的发生有关[30]。

任何导致内膜损伤或血流紊乱的因素都可能导致肾动脉狭窄,临床医生应尽量避免知识框 44.1 中列出的 TRAS 的病因。如果术后 1 个月内发现肾动脉狭窄,手术修复血管吻合口通常是最佳选择。超过这个时间段,经皮腔内血管成形术(PTA)(见图 44.7B)通常是首选治疗方法。与单纯 PTA 治疗相比,单纯支架治疗或球囊前扩张治疗在通畅率(73% vs 90.4%)、再介入率(18.9% vs 9.1%)和技术成功率(93.1% vs 97.1%)等方面具有优势[31,32]。PTA 失败或血管成形术无法到达的病变很少需要再次手术矫正。经腹腔途径是显露血管的最佳手术入路。TRAS 血管重建的外科技术包括:

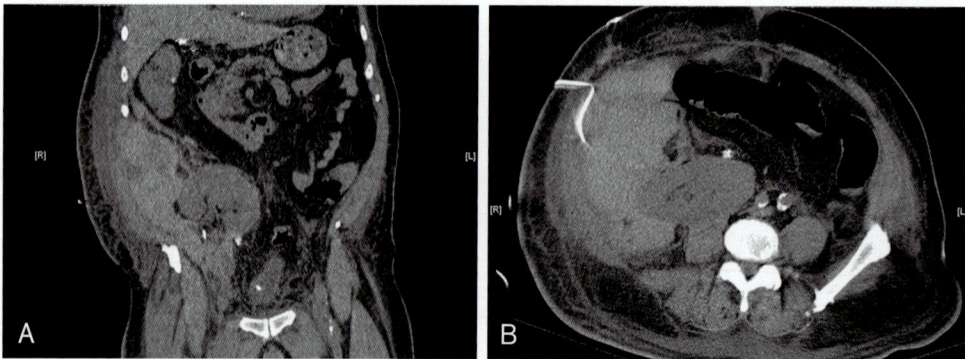

图 44.5   A. CT 扫描可见冠状位上肾移植侧巨大血肿形成。B. 横断面 CT 增强扫描显示,即使是位置良好的引流管也不能阻止血肿的形成

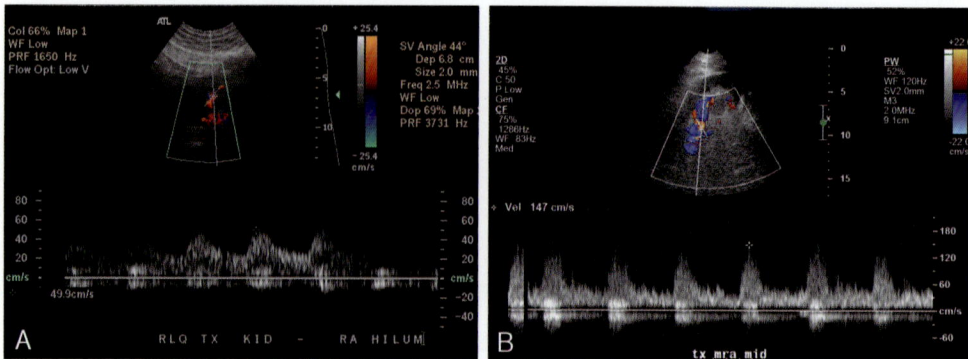

图 44.6   A. 多普勒超声扫描显示肾门峰值降低(49.9cm/s)和早期收缩期峰消失的 tardus-parvus 波形。B. 正常的峰值和波形

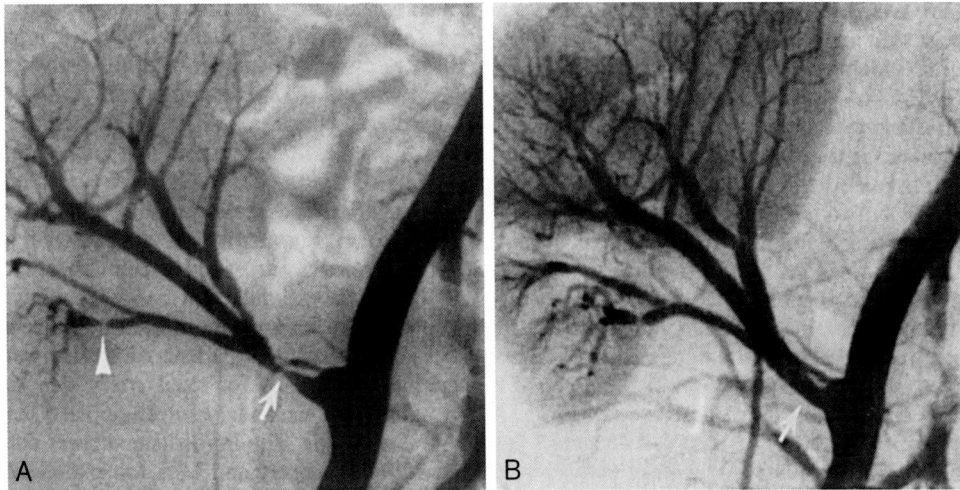

图 44.7　移植肾动脉狭窄的经皮腔内血管成形术。A. 髂外动脉造影显示移植肾近端动脉严重狭窄。与髂外动脉行端侧 Carrel 补片法吻合修复。同时可见肾内下极支动脉（箭头）明显狭窄。B. 球囊血管成形术后，近端肾动脉通畅（箭头）(With permission from Jordan ML, Holley JL, Zajko AB. Renal vascular hypertension in the transplant patient. In: Novick A, Scoble J, Hamilton G, eds. Renal Vascular Disease. London: WB Saunders; 1996: 279.)

知识框 44.1　移植肾动脉狭窄的病因

- 受体动脉粥样硬化
- 供体动脉粥样硬化
- 缝合技术失误致吻合口狭窄
- 供肾切除术时损伤动脉
- 肾动脉扭曲
- 供体和受体血管大小的差异
- 供体动脉排斥反应
- 钳夹时误伤血管
- 灌注泵插管损伤

1. 切除狭窄段动脉及动脉再通术；
2. 吻合口远端横断移植动脉及端侧再植术；
3. 自体大隐静脉旁路移植或 Gore-Tex 移植；
4. 开放扩张术；
5. 静脉补片血管成形术。

手术矫正的成功率在 55%~92% 之间，移植物丢失率 ≤20%，死亡率 ≤5.5%[33]。

肾动脉血栓形成

肾动脉血栓形成多见于儿童。有血栓形成倾向（抗心磷脂抗体、蛋白 C 或 S 缺乏或血小板增多）的移植受者发病率增加。这种并发症也可能发生在有供体血管疾病的肾脏，或供体肾脏有多条小动脉在移植前需要复杂的工作台手术予以处理（马蹄肾、小儿整块供体肾脏）。肾动脉血栓形成通常发生在移植后 72 小时内。

移植时必须仔细检查移植肾血管的内膜完整性。应该使用精细的血管缝合材料来建立一个内膜对位吻合。如果同种异体移植物灌注不正常，可使用血管钳重新夹闭受体血管，将吻合口拆除，用含 1 000U/L 肝素的冷冻林格乳酸溶液冲洗肾脏，然后再次吻合。如果需要广泛重建受体血管，应将同种异体移植物取出，并将其置于冰冻液中保存。在动脉吻合术前给予 500U 肝素能减少动脉血栓形成风险。在住院期间以每小时 100U 的速度持续使用乙酰水杨酸也可能有助于预防那些有明显危险因素的患者出现这种并发症。

对于迟发性动脉血栓形成，有时很难及时做出诊断以挽救移植肾脏。这种并发症通常与严重的急性排斥反应有关。患者可能会突发无尿且没有任何不适症状。因为血小板被移植肾消耗，会出现血小板减少和高钾血症以及肌酐突然升高。可以通过超声或肾扫描诊断肾动脉血栓形成，其表现为移植肾无血流。一旦诊断明确，患者将接受急诊手术行动脉切开和血栓清除术。有时候动脉血栓形成导致移植肾失活，则需要进行移植肾切除术。

肾静脉血栓形成

肾静脉血栓形成一般发生在术后早期。应避免肾静脉血栓形成高危因素，包括肾静脉扭结或成角、静脉吻合口狭窄、术中或术后低血压、高凝状态、急性排斥反应、深静脉血栓形成并，肾盂周围积液压迫肾静脉等。前述在动脉血栓形成的讨论中，预防性肝素化对降低肾静脉血栓形成风险也可能有效。如果术中发生静脉血栓形成，移植物将出现紫绀和肿胀。有时候用手能触及肾静脉内的血栓块。

与动脉血栓形成的手术治疗相同，可以行血栓切除术和血管再吻合术治疗静脉血栓。小心使用血管钳，避免血栓脱落进入全身循环。多普勒超声、肾扫描或静脉造影能够诊断延迟的肾静脉血栓形成。迟发性肾静脉血栓形成(发生于移植术后 4 周以上)通常是深静脉血栓进入肾静脉的结果。静脉注射链激酶或抗凝溶栓治疗可能有效。晚期静脉血栓形成通常是在移植肾长时间缺血后导致的,需要行肾切除术。

深静脉血栓形成和肺栓塞

肺栓塞是美国医院患者中最常见死亡原因,需尽量避免发生[34]。肾移植术后第一年内静脉血栓发生率为 1%~3%[35]。肺栓塞发生率的差异可能是由于预防及检测方法不同造成的。静脉血栓形成的危险因素包括:静脉夹闭造成的血流淤滞、血管吻合造成的内皮损伤、过度游离盆腔组织、糖尿病、钙调神经磷酸酶抑制剂、长期静止不动、高同型半胱氨酸血症、因尿性囊肿、血肿、淋巴囊肿引起的静脉排空减慢,或者错误的肾脏放置位置。高危受者可加用皮下肝素进行预防。使用低分子量肝素应特别小心,因为部分肝素经肾脏代谢。达特肝素是合适的替代品,它已经被成功使用,并且不依赖于肾脏代谢[36]。

淋巴囊肿形成

淋巴囊肿通常出现在移植肾的内侧,报道的发生率为 36%[37]。游离供体肾脏的时候可能会损伤收集髂血管周围的淋巴管,导致淋巴囊肿形成。有些淋巴囊肿可引起疼痛、输尿管梗阻、排尿刺激症状、因肾或髂静脉压迫导致深静脉血栓形成或腿部肿胀。可以通过超声检查(图 44.8)和使用无菌技术抽吸液体来明确诊断。淋巴液颜色清澈,淋巴细胞计数高,蛋白质含量高,肌酐浓度与血清相似。

较小且无症状的淋巴囊肿不需要治疗。穿刺抽吸可以解决问题,但不鼓励重复抽吸,因为可能导致感染发生。经皮置管引流加注射如聚维酮碘[38]或纤维蛋白胶[39]等硬化

剂已有成功报道。对于房性淋巴囊肿、靠近肾门以及无法安全穿刺的淋巴囊肿,最好通过囊肿去顶减压术进行治疗。该手术可以通过腹腔镜或开放手术来完成[37,40]。术中注意避免误伤移植肾的输尿管。膀胱镜下放置输尿管支架或术中超声扫描能提示输尿管的位置。囊壁开口必须足够大以防止肠疝形成。可以将大网膜放在囊壁切口处以防其闭合复发。

减少不必要的盆腔解剖和结扎淋巴管可以减少淋巴囊肿的发生。术后早期避免使用免疫抑制剂西罗莫司。此外,在手术结束时常规放置引流管,能够有效减少淋巴囊肿形成概率[41]。

动静脉瘘形成

在移植手术中,移植肾活检容易导致动静脉瘘的形成。动静脉瘘形成的其他原因包括创伤、感染、动脉瘤破裂和移植肾功能恢复前肾节段血管损伤。在后一种情况下,受损血管所覆盖的肾实质的节段性肾梗死也可能导致肾下盏漏尿。动静脉瘘可表现为高血压、血尿或移植肾瘀斑形成。可以通过彩色多普勒超声检查(图 44.9)或血管造影(图 44.10)明确诊断。大多数肾活检后瘘管很小,可自行愈合。超声探头的局部压力可能会减少血流,从而导致局部血栓形成。选择性血管栓塞术是治疗持续性动静脉瘘的首选方法[42]。在行超声引导下移植肾皮质活检术前纠正异常的出血时间和血小板计数可降低动静脉瘘的发生率[43]。

移植排斥反应

只有来自同卵双胞胎捐献者的肾脏没有排斥反应的风险。受体不需要接受免疫抑制药物治疗,并且移植肾可以正常工作超过 40 年。除此之外所有移植肾都会被受体排斥,

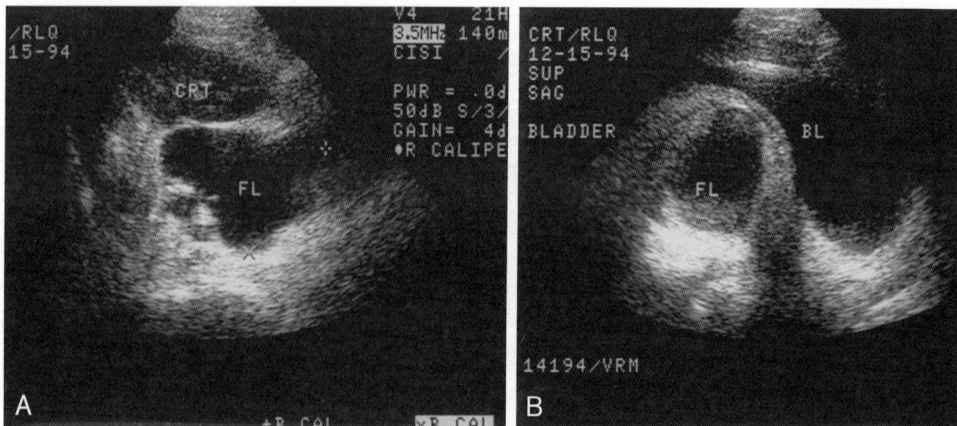

图 44.8　移植肾淋巴囊肿的超声检查。A. 淋巴囊肿(FL)位于肾移植(CRT)的内侧。B. 淋巴囊肿伸入骨盆并移位膀胱(BL)。尝试用聚维酮碘硬化淋巴囊肿治疗失败,但通过开放囊肿开窗手术治疗成功

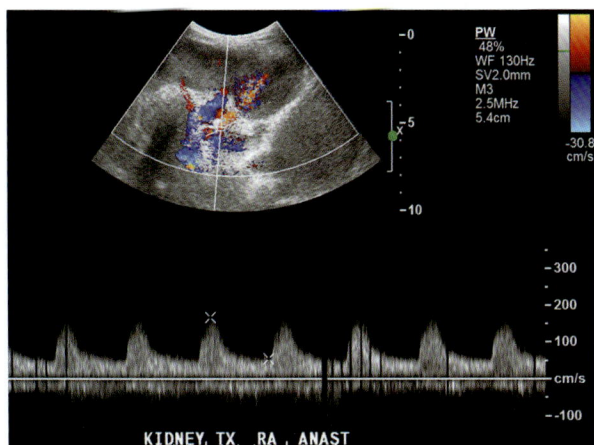

图 44.9　移植肾活检术后的多普勒超声检查。肾上部区域的斑点提示瘘管形成

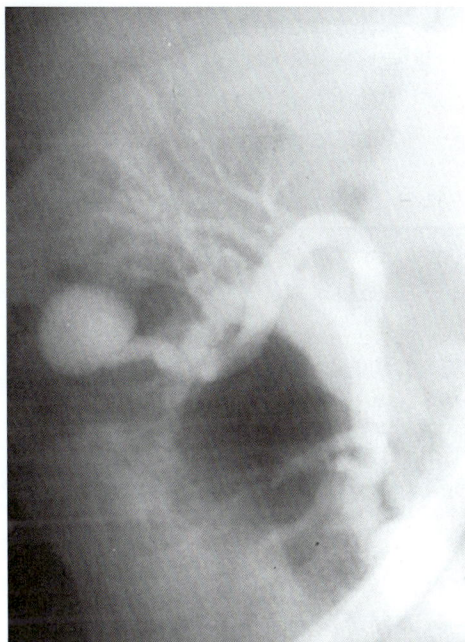

图 44.10　移植肾后动静脉瘘的血管造影。注意肾静脉的显影。可以通过选择性栓塞治疗此瘘管

需要免疫抑制治疗。移植排斥反应分为三大类：超急性、急性和慢性。

超急性排斥反应通常在恢复灌注后立即出现。移植肾在最初灌注良好后，突然出现发绀、变软和水肿。必须排除导致动脉供血不足的其他原因，包括血管位置扭结、内膜瓣形成或低血压。术中肾活检能明确诊断，镜下可见肾小球和肾小管周毛细血管内有多形核白细胞，并伴有广泛的血管血栓形成。这种排斥反应是由于预先形成的细胞毒抗体对移植物的内皮细胞产生反应而造成的。

超急性排斥反应通常可以通过交叉配型试验检测受者血清中对供者淋巴细胞的抗体来预防。这种检查通常在肾移植前进行。交叉配血试验阳性或血型不合的受者接受血浆置换、静脉注射免疫球蛋白和有效免疫抑制等治疗后方能行肾移植手术。超急性排斥反应的治疗效果不佳，最终会导致移植肾失活丢失。

急性排斥反应在同种异体移植后的第一年内的发生率为 10%~40%[44,45]。在保持免疫抑制的情况下，其症状常表现为血清肌酐水平升高。移植肾活检可明确诊断。鉴别诊断包括脱水、缺血再灌注损伤、药物肾毒性、梗阻和肾盂肾炎。急性排斥反应通常是免疫抑制方案不足或患者依从性差造成的。监测受体免疫反应能够让医生随时调整免疫抑制剂的用量，避免对移植肾造成不可逆的损伤[46]。大约 90% 的急性排斥反应是细胞介导的，特征为间质和管状上皮的淋巴细胞浸润。10% 的急性排斥反应是抗体介导的，其特征是肾小管周围毛细血管出现补体沉积（C4d）。血管排斥反应是指由细胞介导或抗体介导的排斥反应引起的动脉炎症。已经制定了肾移植活检分级的标准指南，用于指导免疫抑制的治疗[47]。

移植术后 1 年内发生的急性排斥反应成功逆转率约 80%[2]。急性细胞排斥反应可用大剂量甲泼尼龙、抗淋巴细胞抗体或增加钙调神经磷酸酶抑制剂的剂量治疗。对于抗体介导的急性排斥反应，大多数临床医生赞成通过血浆置换快速清除循环抗体，并用静脉注射免疫球蛋白中和剩余抗体。

大多数肾移植术后都会出现慢性排斥反应。移植肾活检可见动脉粥样硬化、间质纤维化和加快的肾小管萎缩。其发病机制尚不完全清楚，但可能与抗原依赖或非抗原依赖介导的血管损伤机制有关。血清肌酐浓度会缓慢升高。引起急性排斥反应的免疫因素在慢性排斥反应的中也起了作用，但慢性移植物肾病这一最新的术语能更准确地描述这种疾病性质。高胆固醇血症、高血压、免疫抑制性肾毒性、缺血再灌注损伤和感染都与发病有关。相关临床试验正在开展，以研究停止或预防慢性排斥反应的发生。不建议通过增加免疫抑制来治疗该病。

（艾青　译）

参考文献及自测题

第45章 尿流改道术并发症

ALEXANDER P. KENIGSBERG, JAMIE A. KANOFSKY, and SAMIR S. TANEJA

要　点

1. 膀胱癌根治术中尿流改道术是并发症最易发生的地方。
2. 根据肠系膜血管弓走行方向选择合适的肠段行尿流改道术可以减少肠缺血坏死和肠道吻合口瘘发生的概率。
3. 肠段长度的选择需保证行皮肤造口术时,应避免肠系膜过短牵扯肠管导致无法到达皮肤。
4. 肠道造口前需提前在腹壁做好准备工作,避免造口回缩。
5. 按时清洁护理皮肤造口。安排造口师定期检查能减少造口狭窄的风险。
6. Bricker 法和 Wallace 法输尿管-肠管吻合术都可以降低并发症发病率,手术关键是保持无张力吻合术以及保留输尿管的血供。

1851 年,伦敦的 John Simon 爵士在狗身上尝试输尿管乙状结肠吻合术。他认为手术"几乎总是致命的,因为腹膜会受到很大的危害"[1]。尽管尿流改道的尝试可以追溯到 1851 年,但直到 1950 年,Bricker 才报道了回肠用于"盆腔摘除术后的膀胱替代术"[2]。尽管回肠通道术是最简单和最受欢迎的尿流改道方式,但是他的并发症较多[3]。术前医生应该将各种尿流改道术的优缺点给患者做详细介绍。需要考虑的关键因素包括患者的年龄和一般身体状况、身体的灵活性、患者对于手术的预期、肠道状况、肠道长度、术前是否接受放疗以及肾功能储备情况。

构建尿流通道可能会引发许多不可预见的并发症。大体可以分为早期并发症(手术时间≤30 天)和晚期并发症两大类。据报道,早期并发症的发生率为 20%~56%[4],包括肠梗阻、瘘管形成、吻合口瘘、伤口感染、伤口裂开、环状坏死和肾盂肾炎。晚期并发症的发生率为 28% 到 81%[4],包括肠梗阻、肾盂肾炎、肾功能恶化、输尿管-肠管吻合口狭窄和梗阻、皮肤造口狭窄、造口疝、结石形成、代谢异常和肿瘤复发。

Turner 及同事经过随访手术患者生活质量后发现,88%~95% 的患者总体满意,17%~19% 的患者对于生活习惯的改变难以接受[5]。就性功能而言,30% 的患者出现性冷淡,20% 的患者出现性欲下降[6]。Hart 等研究发现 57% 的患者认为尿流改道术后的造口扣带装置日常护理比较麻烦[7]。Dutta 等研究发现只有 85% 的患者不后悔选择回肠通道尿流改道术[8]。

从生活质量的角度来看,选择何种尿流改道术仍然存在争议。2005 年的一项荟萃分析研究认为目前没有足够证据表明哪一种尿流改道术明显占优[9]。在另一项较新的荟萃分析研究中发现行原位新膀胱术的患者生活质量相较回肠通道术的患者有明显提高[10-13]。一般来说,对比原位新膀胱术,行回肠通道尿流改道术的患者更多。是否选择原为新膀胱,不仅需要考虑患者的个人意愿,还需要参考其他因素,诸如患者肾功能水平以及术后是否能够较好地维护和护理原位新膀胱。

根据我们的经验,在接受回肠通道术的最初阶段,患者通常会出现生活质量下降或抑郁症状。这主要是由于生活习惯的改变和日常活动受限导致的。随着时间的推移,术后1~2 年内大多数患者会逐渐适应。少数患者出现皮肤造口护理困难、造口设备不合身或者漏尿,那么他们将更难以适应手术对他们带来的变化。若术前患者因出血、疼痛或排尿困难导致一般身体情况较差,行回肠通道术可以在术后早期就极大改善患者的生活质量。

围手术期的准备工作

对于麻醉、心肺及血管栓塞等并发症,本章不做详述。术前需对患者行详细的心肺功能评估。

现代观点认为患者可以在家自行术前肠道准备。Wolff等人研究发现,患者行灌肠和饮食控制之后,抗生素剂量使用多少对于肠道准备效果的影响没有明显区别[14]。因此他们认为术前没有必要大剂量预防性使用抗生素,从而降低围手术期结肠炎发生的风险。我们习惯术前两天开始嘱患者清流饮食开始肠道准备。术前 2 天服用硫酸镁,术前一晚行两次生理盐水(快速)灌肠。另一个方案为术前 1 天嘱患者饮用不超过 1 加仑(约 3.8L)的聚乙二醇电解质溶液直到大便澄清。不鼓励常规使用抗生素制剂预防感染。

肠袢部位的选择

根据早期经验,空肠现已经很少用于尿流改道术。尽管从手术效果来看和回肠通道术类似,但是会导致水和盐的流失,出现严重的代谢并发症。Golimbu 和 Morales 进行了犬类和人类空肠尿流改道术模型的疗效评估[15,16]。他们分析了30 位行空肠尿流改道术的患者资料。这些患者既往曾有放疗史、多次骨盆手术史或输尿管远端、回肠或结肠状况不佳的情况。他们发现使用空肠的主要并发症是电解质异常和水分流失。由此引起的低氯、低钠和高钾代谢性酸中毒等症状在增加盐和液体摄入量后通常都能改善。此外由于会出现液体移位的严重后果,空肠尿流改道术如今很少被使用,只有在没有其他选择可行的情况下才应该考虑这种方法。

使用回肠或结肠行尿流改道术效果类似。总体来说,因碳酸氢盐丢失和活性氢离子或铵重吸收导致代谢异常的患者会出现高氯代谢性酸中毒[17]。影响代谢异常严重程度的因素包括尿与肠接触时间(肠通道的长度)、肠通道引流情况(皮肤造口大小)和患者的肾功能情况。其他代谢异常包括氨升高引起的脑病、低钙血症引起的虚弱、低镁血症引起的神经肌肉功能障碍以及儿童的骨软化或生长迟缓。骨软化症患者会出现骨痛、肌肉无力、磷酸盐减少、碱性磷酸酶升高和骨内骨质过多。第 5 章详细讨论了回肠或结肠尿流改道术代谢异常的生理特点和处理。一般来说,酸中毒很容易通过各种药物治疗纠正[18]。

尽管结肠和回肠尿流改道术的功能和代谢结果大体相似,但 Mogg 等研究发现,由于结肠肌肉组织较厚,很少蠕动,

腹腔内操作更简化,因此结肠手术优于回肠尿流改道术[19]。在对 48 例患者的回顾中,有 16 例患者出现并发症,包括:4例出现结石,2 例出现输尿管狭窄,8 例出现胃溃疡,2 例出现尿性腹膜炎。

Morales 和 Golinbu 评估了 46 个行结肠通道尿流改道术的患者,其中 39 例使用的是横结肠[20]。其中死亡率为 15%。早期并发症包括肠梗阻 3 例(6.5%),肠吻合口瘘 2 例(4%),双侧输尿管梗阻 1 例(2%)。晚期并发症包括急性肾盂肾炎8 例(17%),造瘘口脱垂 6 例(13%),其中 4 例(8.5%)需要手术修复。此外,6 例(13%)有输尿管-肠道吻合口梗阻。在评估患者上尿路功能时,32% 的术前肾功能正常患者出现术后肾功能恶化,37% 的术前肾功能异常的患者得到改善,25%的术前肾功能异常的患者进一步恶化。所有使用肠内乳头技术行输尿管抗反流吻合的患者,术后均无肾损害出现。

回肠通道尿流改道术的并发症发生率与结肠相似。Jahnson 和 Pedersen 报道了 124 例回肠通道术的患者资料,平均随访时间小于 20 年[21]。在 124 例患者中,48% 有早期并发症,包括尿或肠吻合口漏、尿或肠梗阻、伤口裂开、感染或心血管意外。围手术期死亡率为 6%(4 例死于败血症,2例死于心肌梗死,1 例死于尿毒症)。研究者还发现术前放疗与伤口感染率之间存在关联。此外,研究者报告了 52% 的晚期并发症发生率,包括 22% 患者出现输尿管梗阻或狭窄。

Singh 等评估了 93 名因良性疾病接受回肠通道术治疗患者的术后并发症,平均随访时间为 5 年[22]。患者死亡率为2.1%。术后并发症主要与造瘘口有关(31%),10% 的患者出现造口疝,4.3% 出现造瘘口回缩或狭窄。7% 的患者出现输尿管-肠道吻合术并发症。此外,34% 的患者有上尿路积水扩张,其中 10% 为双侧病变。

Shimko 等评估了 1 057 名患者的手术资料,这些患者大多数接受了回肠膀胱尿流改道术的根治性膀胱切除术(1.1%为结肠尿流改道),中位随访 6.3 年[23]。平均每个患者有 2.3例并发症出现,平均发生在术后 1.1 年。20.3% 的患者出现肠并发症,20.2% 出现肾并发症,13.9% 出现造口疝,2.1% 出现吻合口狭窄,9% 需要再次手术。15.3% 的患者发生了与结石相关的并发症。

一般来说,回肠和结肠尿流改道术有相似的结果。由于回肠通道在技术上较简便,故仍然被广泛采用。选择结肠通道尿流改道术的影响因素包括:骨盆放疗后回肠或远端输尿管的情况、既往手术史、手术时切除的输尿管长度,或回肠末端有炎性肠病。当外科医生对结肠或直肠进行整块切除时,乙状结肠通道术可以避免两次行肠吻合术,或者无需行肠吻合,如果采用结肠造口术的话。最后,如果需要上腹部造口,使用横结肠行尿流改道可以减少肠道游离的技术难度。对于准备行结肠通道尿流改道术的患者,需足量使用钡灌肠以排除结肠恶性疾病或其他异常病变的可能。在接受回肠尿流改道术的患者中,钡灌肠不是必要的,但它可能有助于排除潜在的远端异常性梗阻。

目前组织工程技术有望减少肠道尿流改道术的并发症风险。Bivalacqua 等在猪模型上,通过将平滑肌细胞接种

到 PLGA 支架上,发明了一种新的组织工程人工尿流通道(NUC)[24]。由于该技术前景光明,目前已开展人体多中心 I 期临床试验,来验证 NUC 的安全性。然而,关于 NUC 的使用仍然存在许多问题,包括哪些材料最适合用于构建 NUC,哪些外科技术最适合用于维持 NUC 的血液供应和保证尿流通畅。

肠袢长度的选择

如前所述,肠袢的截取长度与储尿囊引起的代谢异常密切相关。通常截取长度为 10~12cm 的肠袢较为合适。对于肥胖患者,因为皮下脂肪较厚,需要截取更长的肠袢。充分游离肠系膜根部可以进一步增加肠袢的长度和可活动性,但需要注意保留供应回结肠近端的分支血管。此外,截取掉肠袢远端多余肠管也是一种可行的方法(图 45.1)。

术者需要注意储尿囊在皮肤造口通道内的摆放位置。储尿囊肠袢需尽量保持平直,避免肠道扭曲影响尿液的引流。在皮肤造瘘口内放置乳胶引流管有助于保持肠袢的平直。

对于腹壁薄或体型小的患者,肠袢的长度应尽可能短一点。选择合适长度的输尿管做输尿管-肠袢吻合术可以让输尿管尽可能走行于侧腹壁,从而减少储尿囊在患者腹腔内的长度。将储尿囊近端肠袢固定于骶骨岬部或者行腹膜后外侧切口,可以有效减少输尿管-肠袢吻合口的张力。

对于肾储备受损的患者,如血清肌酐浓度升高或肌酐清除率<50mL/min,外科医生应尽量将储尿囊长度限制在腹壁厚度所需的最短长度。虽然输尿管皮肤造口术是肾功能不全患者尿流改道的一种选择,建议最好至少插入一小段肠袢,以避免术后出现的造口回缩和狭窄。对于严重肾功能损害的患者,建造合适的储尿囊尽可能缩短尿液的转运时间,不会进一步加剧患者肾功能的恶化。

皮肤造口位置的选择

皮肤造口位置的选择可能是尿流改道术手术最重要的准备步骤。造口位置是否合适和手术的远期效果密切相关。术前应标记造口的位置,以确保造口扣袋安装的舒适以及患者造口护理的方便。

嘱患者通过躺下、坐着或站着等不同体位,寻找腹部的平坦区域标记造口部位。术前可用永久性标记笔或皮下穿刺针标记造口部位。尽量避免腰带、异常皮肤皱褶和诸如瘢痕、骨性突起、凹陷或隆起等腹壁畸形。术前让患者戴模拟造口扣袋,同时仔细评估造口位置以确保足够的腰部活动性。造口应该在脐下腹直肌外侧缘水平脐下脂肪丘的顶部,并且患者能够直视到造口(图 45.2)[25]。

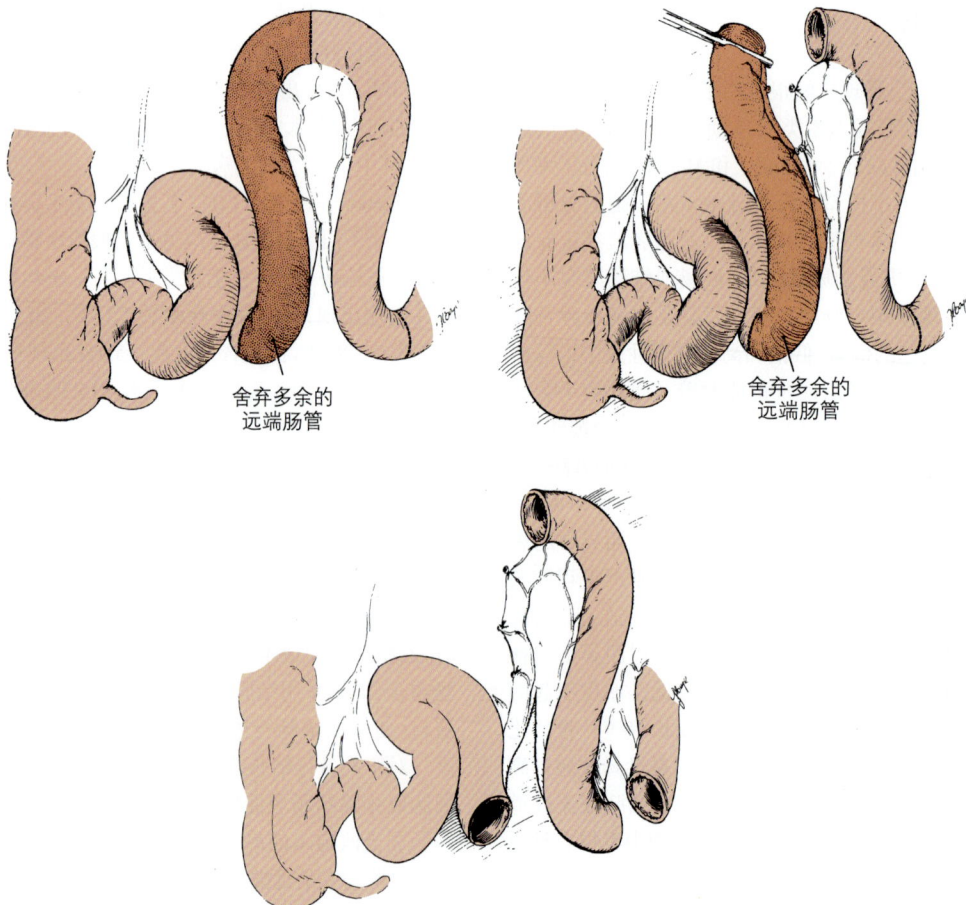

图 45.1　Daniel 技术:切除远端肠袢(From Ehrlich R. Ileal conduit. J Urol. 1973;109:994.)

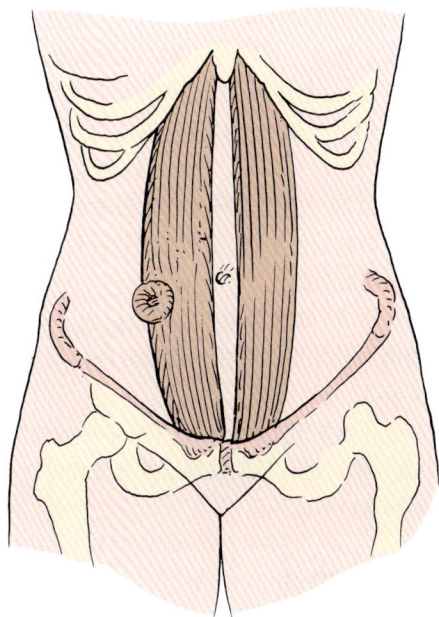

图 45.2　造口位置的选择

在极少数情况下,可以选择脐上部位造口以避免腹部隆起。这样可以让患者清楚地看到造口,并方便更换造口扣袋。这时储尿囊肠袢通常会完全进入腹膜后右结肠后方。肠袢的肠系膜可置于结肠后位或经右结肠系膜置入右结肠旁沟内。最后使用横结肠做尿流改道术也是一种可行方案。

术前患者应为术后的造口护理做好充分准备。20 世纪 50 年代,造口治疗师的出现大大降低了造口并发症和永久性缺陷的发生率[4]。Bass 等通过研究发现,接受术前指导的患者与未接受术前指导的患者(43.5%)相比,总造口并发症较少(32.5%)[26]。因此,我们强烈建议所有的术前指导和造口标记都由造口治疗师完成。

体外行尿流改道术与腹腔镜下体内尿流改道术的比较

随着机器人腹腔镜技术的广泛应用,许多外科医生正选择采用机器人进行根治性膀胱切除术[27]。Menon 等报道的早期机器人辅助膀胱癌根治术采用的体外构建储尿囊尿流改道术,其主要考虑是为了缩短手术时间[28]。评估体内尿流改道术(intracorporeal urinary diversion,ICUD)安全性和有效性的初步研究表明,ICUD 与体外尿流改道(extracorporeal urinary diversion,ECUD)相比,并发症发生率较高[29]。这主要归因于学习曲线,其导致许多外科医生继续使用体外尿流改道技术。

但是随后的研究表明,体内尿流改道术更具前景。Ahmed 和来自国际机器人膀胱切除联合会(IRRC)的同事研究了 167 例行 ICUD 的患者资料,其中 106 例接受了回肠膀胱术[30]。与 768 例 ECUD 患者相比,ICUD 患者的手术耗时相当。但接受 ICUD 的患者术后 90 天并发症明显减少,术后胃肠道并发症(如肠梗阻)也明显减少。他们还注意到术后 30 天和 90 天的再入院率较低,但作者承认,ICUD 组患者

可能存在选择偏差。

Koupparis 等人的研究结果同样令人鼓舞[31]。他们的研究表明,ICUD 患者的并发症发生率低于 ECUD 患者(31% 对 48%),并且 ICUD 患者的住院时间明显短于 ECUD 患者(8 天对 13 天)。根据我们的经验来看,通常开放性膀胱癌根治术和体外尿流改道术的住院时间为 4~6 天,少数严重患者住院时间达到 10 天。ICUD 能否真正缩短住院时间仍存在争议,并其可能受到手术方式、经验和护理差异的影响。

考虑到 ICUD 在住院时间、患者体液丢失和并发症发生率上的优势,手术医师能否迅速克服该技术的学习曲线就显得至关重要。Desai 及同事通过研究发现,对于 37 例行 ICUD 的患者,最后 10 例手术的操作时间显著少于最初 9 例的时间[32]。有文献报道该术式的学习曲线大概为 30 例[33,34]。

总之,关于 ICUD 的优势和安全性仍然存在争议。虽然最近的研究结果令人欣慰,但仍需要通过前瞻性试验来比较两种技术并发症的优劣。需要注意的是,有时候很难区分腹腔镜技术在 ICUD 并发症中发挥的作用。

并发症的处理

储尿囊相关并发症

储尿囊坏死虽少见,一旦发生将是灾难性的。通常是由于储尿囊肠管急性缺血引起,常继发于肠系膜损伤、扭转或血液供应不充分。术后早期,吻合口有时呈暗黑色。这种变色通常是由筋膜开口上方的局部水肿导致的静脉淤血引起的。在几天内,这种现象通常会消失。将乳胶管插入储尿囊内将尿液通过造口排出。术后 48 小时可取出乳胶管。

在选择肠段时,术者应确定一个清晰的动脉血供并予以保留。同时保留的肠系膜动脉应与回盲动脉分开,以维持肠吻合口的血液供应。应小心处理肠系膜,避免出现肠系膜扭曲或拉伸。在关闭截取肠袢上方的肠系膜缺损时,应避免肠系膜管道内的动脉撕裂或合并。

储尿囊肠袢的急性坏死通常表现为造瘘口呈暗褐色且渗出增多,或伴有代谢性酸中毒、高磷血症或早期休克等症状。患者可能没有不适症状,但术后的几天内可能会出现暗黑色的造瘘口。尽管很少见,但是在严重酸中毒的情况下,就算造瘘口外观正常,仍应考虑储尿囊肠袢出现腹壁下节段性梗死的可能。治疗方法包括早期手术探查,切除并替换病变节段肠袢。储尿囊的慢性缺血可导致肠袢僵硬、顺应性差或造瘘口狭窄。慢性缺血可表现为上尿路积水扩张,系因尿液引流不畅所致。在这种情况下,通常需要再次手术行尿流改道术。

结石形成

行回肠通道尿流改道术的泌尿系结石发生率为 5%~20%[35-37]。肾结石最常见,储尿囊内也可形成结石。Gilbert 等研究发现,行回肠通道尿流改道术的患者结石发生率高于

其他手术方式的患者[38]。结石形成机制包括尿滞留、尿液与肠道接触和感染发生。储尿囊排空延迟或尿液滞留可延长尿液与肠黏液的接触时间。这种情况导致氯化物和碳酸氢盐交换增加，发生代谢性酸中毒。当骨缓冲机制试图纠正酸中毒时，会出现高钙尿。当尿液发生碱化则有利于结石形成。此外，感染尿素裂解菌会释放氨，并可能促进氯-碳酸氢盐交换和进一步结石形成[37,39]。预防结石形成通常使用碳酸氢盐或柠檬酸钾碱化血清、防止残余尿（必要时导尿）、防止感染（使用抗生素）、酸化尿液（维生素C）以及使用噻嗪类药物增强近端肾小管钙的再吸收。

此外，据报道结石也可以是由残留的吻合器钉或不可吸收的缝合线形成的。因此，手术是应避免吻合器钉残留在储尿囊肠腔里面。上尿路结石可采用体外冲击波碎石术、经皮肾镜取石术或逆行技术（如果可行的话）治疗。体外冲击波碎石术可能很难进行，因为这些结石通常是感染性的且体积较大。然而，Cohen和Streem等人研究报告了体外冲击波碎石95%的成功率（偶尔需要第二次治疗）[40]。经皮肾镜取石成功率100%，是治疗大体积肾结石的首选方法。

储尿囊内形成的结石可采用内镜下激光碎石术进行治疗。可通过一个膀胱软镜行手术治疗。暴露的钉或钉线引起的结石应予以折断，以避免粘连肠壁穿孔。仔细寻找结石形成的原因，如果发现任何吻合器钉，应通过内镜取出。

肿瘤形成

自从行尿流改道术以来，储尿囊内肿瘤形成就有报道。1929年报道了第一例输尿管乙状结肠改道术相关的癌症，据报道，输尿管乙状结肠改道术后癌症的发病率为6%~29%[41]。事实上，行输尿管乙状结肠改道术的患者发生肿瘤的风险是普通人群的400~7 000倍。Husmann和Spence等研究发现，行尿流改道术后26年，有70%的患者发生了肿瘤[41]。但是结肠或回肠储尿囊通道内肿瘤发生率小于1%[42]。自1950年以来，已经报道了4例回肠储尿囊通道肿瘤发生的病例[43,44]。当然这些肿瘤也可能是原发性小肠肿瘤的形成。

储尿囊肠袢肿瘤的起源尚不十分清楚。Gittes等认为输尿管乙状结肠改道术的癌变与尿液、粪便、尿路上皮和愈合的吻合线有关[45]。他认为，如果没有粪便，使用插入泌尿道的肠段不会导致肿瘤的形成。这一理论后来受到了挑战。其他可能因素包括染色体异常、N-亚硝胺、氧自由基、感染和慢性炎症。肿瘤也可能是这些因素的早期病变[42]。

有3例患者被报道发生了储尿囊内类癌[46,47]。有患者在行回肠通道尿流改道术后9个月发生了移行细胞癌。Mulholland及同事发现了在与输尿管完全分离的肠黏膜上发生2级移行细胞癌的病例[48]。对于所有接受回肠通道尿流改道术的患者，由于膀胱切除术后上尿路移行细胞癌的发生率为2%~9%，因此也必须定期复查肿瘤复发的病情[49]。

肠道并发症

尿流改道术后发生的肠道并发症一般与回肠切除吻合术有关。当构建回肠储尿囊时，外科医生一般选择一段离回盲瓣10~15cm的肠袢。尽管回肠末端得到保留，但仍可能出现吸收不良综合征，尤其是切除肠袢较长时。术后早期腹泻通常是长期使用抗生素和胆盐吸收不良的结果。这种并发症通常在4~6周内自发改善。应鼓励患者大量喝水，并应避免使用运动抑制剂。应检查肠道有无艰难梭菌生长。在严重或持续性腹泻的病例中，口服考来烯胺有利于大便成形并缩短肠内容物转运时间。

术后维生素B_{12}缺乏可由吸收不良引起。术后6~12个月应定期监测血药浓度。在手术后长时间出现贫血的个体应评估维生素B_{12}是否缺乏。

吻合口瘘和肠梗阻是回肠改道术后常见的并发症，已在第11章中有详细讨论。早期发现这些并发症可以减少二次肠切除或回肠造口术的风险。

皮肤造口的并发症

由于造口容易发生并发症，因此皮肤造口是尿流改道手术中最重要的环节。此外造口是否合适会极大影响患者的生活质量。造口部位的准备、储尿囊经腹壁置入造口通道内、造口的成熟等，都要非常谨慎细致地进行。毫无疑问，在那些需要建造储尿囊的患者中，在做中线切口之前可以进行造口部位的准备。这项技术可以让外科医生将腹部肌肉组织在解剖位置与皮肤开口对齐，使用术前标记的造口部位而不会混淆。

造口准备的要点包括以下几方面：①腹壁切口大小适中，既能够容纳储尿囊通过而不至于引起缺血，但同时能够对肠袢提供舒适的支撑作用；②储尿囊穿过腹直肌鞘避免造口疝形成；③造口需充分隆起，以适应扣袋设备的安装（图45.3）。详细的造口准备细节本章不做讨论，仅就关键注意事项进行说明。

造口术后早期并发症多于血供不足有关。延迟或晚期的造口并发症很常见，这些并发症包括造口疝和脱垂、造口回缩、局部皮炎和造口狭窄。因此，造口并发症是尿流改道术后二次手术最常见的原因。Bricker等研究发现，在543例行回肠通道术的患者中，26%的因为造口相关并发症接受了二次手术[50,51]。Cass等的研究发现57%的二次手术都是因为造口问题造成的[52]。Klein等研究发现5%患者接受了二次手术翻新造口[53]。这些研究人员发现，末端造口和环形造口在并发症上没有区别。

Cheung研究了322例行皮肤造口患者资料，其中123例接受了回肠通道术[54]。总体造口并发症大于60%，其中横结肠造口术并发症最高，达到73%。回肠通道造口术并发症为62.6%。平均随访6年后，研究人员发现造口狭窄发生率为7.3%，造口疝为27.6%，造口脱垂为4.1%，造口外凸为20.3%。造口狭窄平均发生时间为123个月，造口疝为22个月，其中23%的造口疝发生在术后第一年[54]。

造口疝或脱垂

据报道，回肠通道术造口疝的发生率为4.5%~13.9%[55],

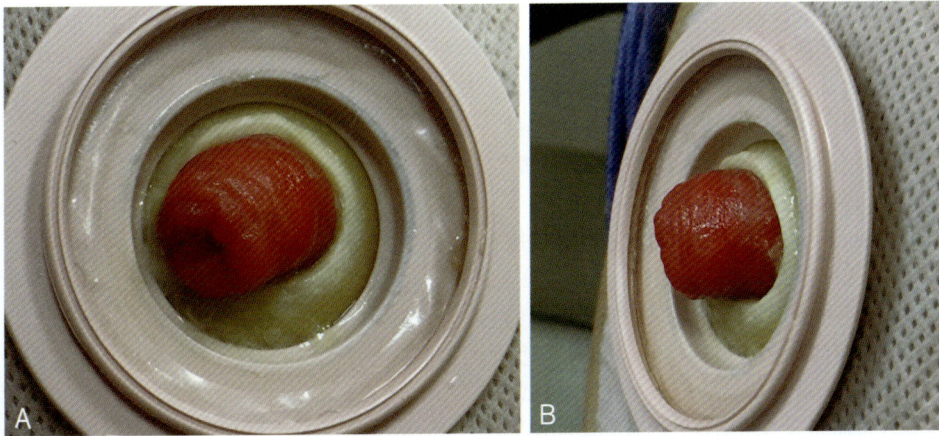

图 45.3 正确构建的回肠通道造口。A. 造口扣袋大小合适。B. 造口突出皮肤 1.5~2cm 且周围皮肤显露小于 1/8 英寸 (3.2mm),这样有利于造口扣袋的安装

但术后两年影像学上诊断造口疝的比率高达 50%[56]。潜在的致病因素包括肥胖、伤口感染、慢性咳嗽、使用类固醇激素、营养不良和腹胀。大多数患者无症状,但 10%~20% 的患者可能出现包括疼痛、扣袋设备不合适、造口外观欠佳和潜在的肠绞窄[37]。早期研究表明,在接受回肠末端造口术而不是回肠环形造口术的患者中,造口疝的发生率较高。但后期其他研究显示两种方法的造口疝发生率相似[53,56]。

当储尿囊肠袢和周围组织间出现间隙时容易发生造口疝[58]。腹壁筋膜在手术时遭受暴力牵拉时可以出现筋膜缺损[57]。常见的错误是将造口置于腹直肌筋膜外侧,导致周围筋膜逐渐松弛。Sjodahl 等研究发现,在 130 例行肠道皮肤造口术的患者中,经腹直肌筋膜造口的疝发生率为 2.8%,而经腹直肌外侧行造口的患者疝发生率为 21.6%[58]。因此手术时术者需注意一定要在腹直肌鞘内侧行皮肤造口术。在做中线切口前先切开筋膜切口,可以确保对齐所有筋膜层。可以间断或连续加固缝合肠袢浆膜层和腹壁筋膜后层,但能否减少造口疝发生尚不清楚。如果做加固缝合,需要注意避

免肠袢置入腹壁通道时不能扭曲,同时腹壁后层的缝线不会牵拉表皮水平的造口肠管。总之,固定缝线需要距离储尿囊肠袢边缘 3~4cm 才行。

修复造口疝可能十分困难,只有在患者有症状的情况下才考虑手术治疗。保守治疗的方法包括:使用腹带加固腹壁,让造口疝缩小(**图 45.4**)。手术治疗的方案可能比较复杂,包括在别处重新造口或使用合成材料修复筋膜缺损。需要注意的是,未经治疗的造口疝有恶化可能,早期修复在技术上可能更容易。

Rubin 等报道了 94 例手术修复造口疝患者的研究资料[59]。他们发现行筋膜修复术后复发的患者占 76%,而重新造口的患者复发率为 33%。对于复发的造口疝患者,用合成材料进行筋膜修补的复发率最低(33%)。总的来说,72% 的患者在旧的造口处出现额外的腹疝,或复发的瘤旁疝,或在剖腹切口处出现疝。与手术相关的并发症也很高;63% 的患者术后至少有一次并发症。研究人员最终得出结论,造口疝很少危及生命,如果可能的话,应避免修补,因为手术成功率低,并

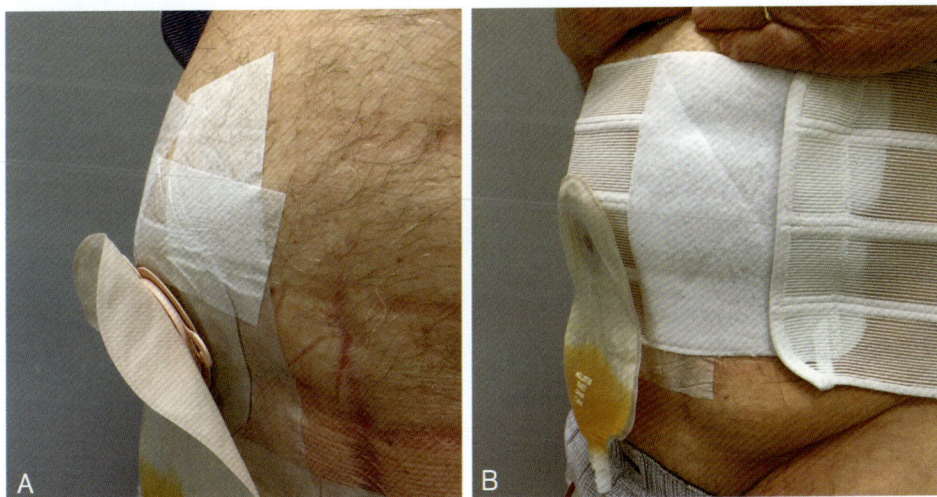

图 45.4 一位无症状造口周围疝患者的腹部照片。A. 患者没有出现造口回缩或扣袋安装困难,也没有近端梗阻和疼痛症状。B. 腹带有助于控制造口疝进展

发症和复发率高。

在另一个造口疝修复的研究中,Kaufman 等报道了一项无需行开腹切口修复造口疝的技术[60]。将旧造口肠袢从皮肤完全剥离直至肠袢根部,松解粘连组织。在患者的对侧做一个十字切口,用长海绵钳将肠袢送到这个新的造口位置,然后从体表往体内进行游离。由于体内操作并非在直视下完成,具有一定的盲目性,因此建议选择体内粘连较轻或腹内反应较小的患者开展这种手术。

Leslie 报道了一种使用合成包裹物闭合筋膜缺损的技术[61,62]。将皮肤从中线向侧面的方向切开,显露造口旁10~15cm 的筋膜组织。保留造口的皮肤组织。充分显露缺损的筋膜,切开腹膜并将储尿囊与周围腹腔内容物之间彻底游离。直接缝合筋膜缺损或使用可吸收补片进行修补。然后在距离储尿囊 8~10cm 的距离使用不可吸收网片包裹肠袢并和筋膜做固定缝合。轻微重叠边缘有助于造口肠袢保持外凸形状。合成材料的选择需要慎重,应避免粘在肠道上,因为随着时间推移,这些材料可能会侵蚀进入储尿囊肠袢内。Gore-Tex 材料适合于手术修复使用。

有文献报道预防性使用补片可以降低造口疝的发生率[63-66]。但具体到尿流改道术的研究较少。Styrke 等开展了一项 10 年随访研究,他们在 114 例手术患者腹膜前方放置补片且不做任何固定缝合[67]。随访 35 个月后,他们发现造口疝的发生率为 14%,且无一例患者出现补片相关并发症。Donahue 等在 40 例 BMI>30 的患者体内预防性放置了补片,他们发现术后通过影像学诊断的造口疝发生率为 18%,但仅 1 例患者出现临床可见的造口疝,没有补片相关并发症出现[68]。目前需要通过前瞻性研究明确预防性补片是否安全有效,并将其最适合使用的患者分层。

在考虑治疗性或预防性的网片放置时,应注意避免网片边缘与肠浆膜直接接触。我们认为,补片是否会随着时间推移进入储尿囊肠袢内,以及使用补片治疗患者的长期随访结果会很大程度上影响补片修补技术在造口疝治疗上的开展应用。

造口狭窄

据报道,造口狭窄的发生率为 0.7%~19%[55]。Frazier 等报道了从 1970 到 1980 年间 675 例在美国北卡罗来纳州杜克大学接受手术治疗的患者资料[69]。总体造口狭窄率为2.8%。导致狭窄的因素包括筋膜或肌肉收缩、造口缺血、造口回缩、尿液碱化、角化过度和局部皮肤改变。

造口狭窄最常见的病理生理特征通常在术后早期出现。造口收缩会导致扣袋设备变得不合适,进而会刺激皮肤溃疡,导致局部皮肤角化过度(图 45.5),最终导致造口狭窄(图 45.6)。此外,扣袋底盘漏尿可导致局部皮肤刺激(图 45.7A)和浅表疼痛(图 45.7B)。

另外,由于术中筋膜开口不够大也可以导致造口出现狭窄,甚至后期出现储尿囊受压扭曲。神经系统疾病患者的腹壁肌肉痉挛也会引起类似的情况。使用解痉药能够缓解。当造口出现狭窄,会继发一系列并发症,如尿路梗阻、尿液反

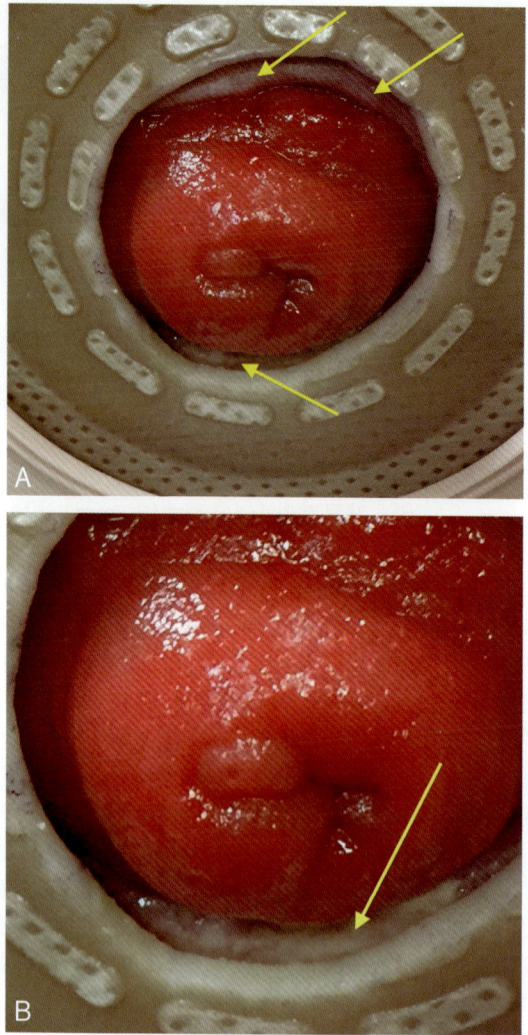

图 45.5　造口扣袋安装得不合适。A. 周围皮肤(黄色箭头)暴露于尿液中。B. 角化过度(黄色箭头)。最终会导致造口狭窄

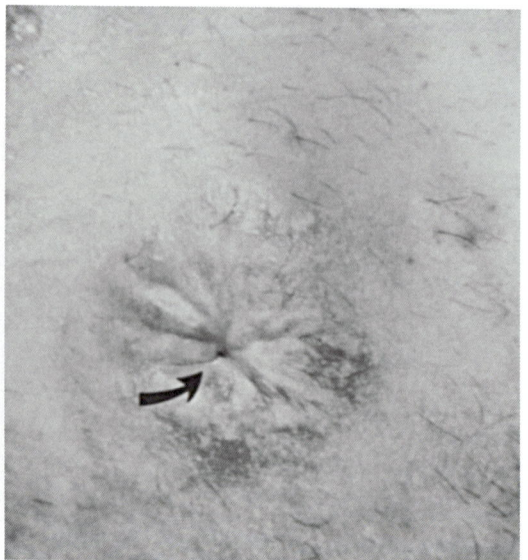

图 45.6　造口狭窄(箭头)

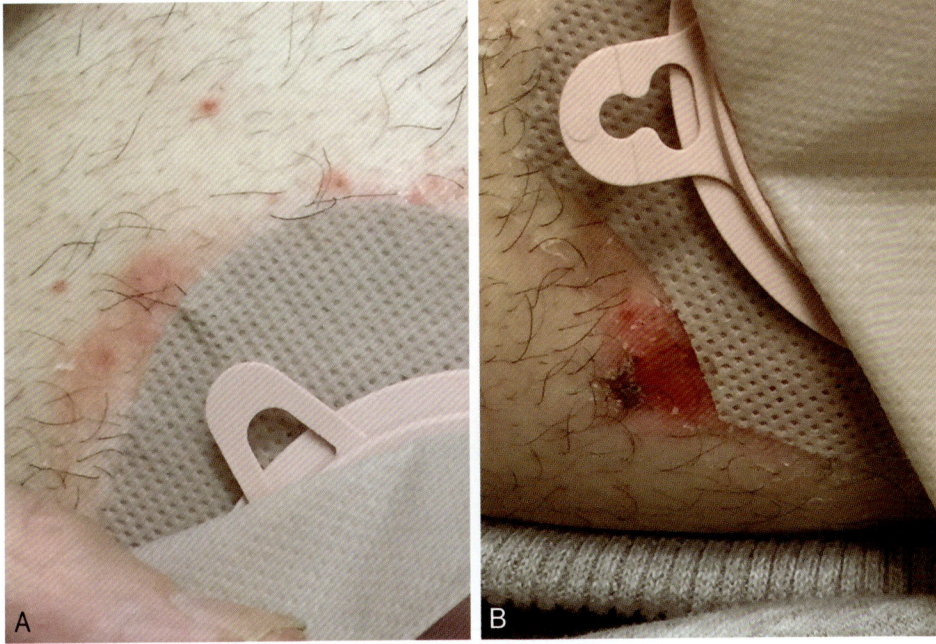

图 45.7　造口扣袋漏尿引起皮肤刺激症状。A. 表皮刺激反应。B. 表皮脱落

流扩张、尿路感染以及肾功能损害。

　　做皮肤造口时，医生必须评估皮肤上方是否有足够的血液供应和足够的黏膜乳头，以确保扣袋设备的正确安装。成熟的造口应该延伸到皮肤边缘以上 1~2 英寸（2.5~5cm）的地方。如果造口太长，会影响储尿囊内尿液引流。扣袋应不超过气孔的 1/16~1/8 英寸（1.6~3.2mm），以尽量减少尿液与皮肤的接触。造口的成熟度和合适的位置是决定成功与否的最关键因素。

　　巨大的肠系膜可以阻止造口的正常成熟。将缝线直接放置在肠系膜边缘可以使远端肠边缘折叠在肠系膜上。一些研究者提倡结扎远端 5cm 以内的肠系膜以防止造口弯曲，但会增加造口缺血的风险，故通常并不必要。从肠系膜边缘去除多余的侧脂肪，可以沿着肠壁轻轻地挑出脂肪。

　　将储尿囊固定在腹直肌筋膜上以防止造口收缩是有争议的。一般来说，如果储尿囊的体内部分没有张力，就不会发生回缩。肥胖和术后扩张可明显影响这种情况。当储尿囊穿过筋膜层时，可以将储尿囊浆膜层和腹直肌前筋膜开口的边缘做两道三针减张固定缝合。也可在腹直肌后鞘做加固缝合。缝线应保持无张力，否则可能导致肠壁缺血。

　　我们中心报道过一种改良的造口成熟技术[70]。该技术能够保证储尿囊肠祥更对称的外翻、吻合口无张力以及造口回缩可能下降低。该技术报道于 2009 年，并命名为"Taneja技术"。具体步骤参见**图 45.8~45.10**。

　　角化过度的特征是皮肤增厚、硬化和上皮增生。可以通过在储尿囊内留置引流管较少尿液残留，以避免尿与皮肤接触。同时每天两次使用加热灯局部照射，灯需距离皮肤 12英寸（30.5cm）。在严重角化过度的病例中，外照射也被认为

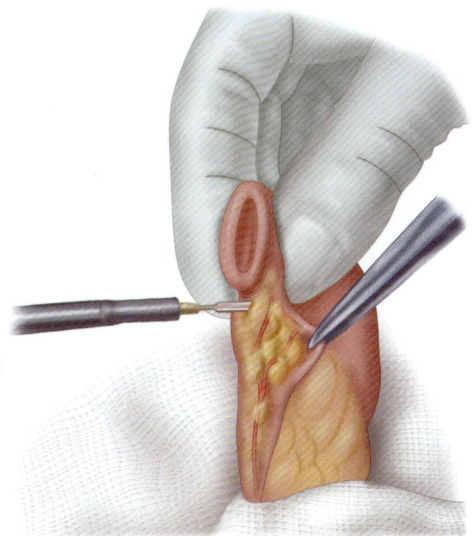

图 45.8　Taneja 造口成熟技术。剔除肠祥脂肪组织，保留肠祥血供

是有益的[48,71]。细菌和真菌感染可影响造口功能。持续暴露在碱性尿液中会导致造口结痂，上皮化，最终导致造口狭窄[25,72]。治疗方法包括每天四次服用 500mg 维生素 C，或每天两次用 0.25% 醋酸清洗。早期的局部皮肤护理伴酸化尿液可以防止角化进一步进展。若出现造口明显回缩，则建议早期行手术切除角化皮肤。

　　手术修复狭窄或回缩造口的方式较多。总体来说，需要在造口周围做局部环形切开。具体步骤参见**图 45.11** 和**45.12**。其他手术方式包括狭窄造口切开原位缝合或移位缝合。可参考**图 45.13** 和 **45.14**。

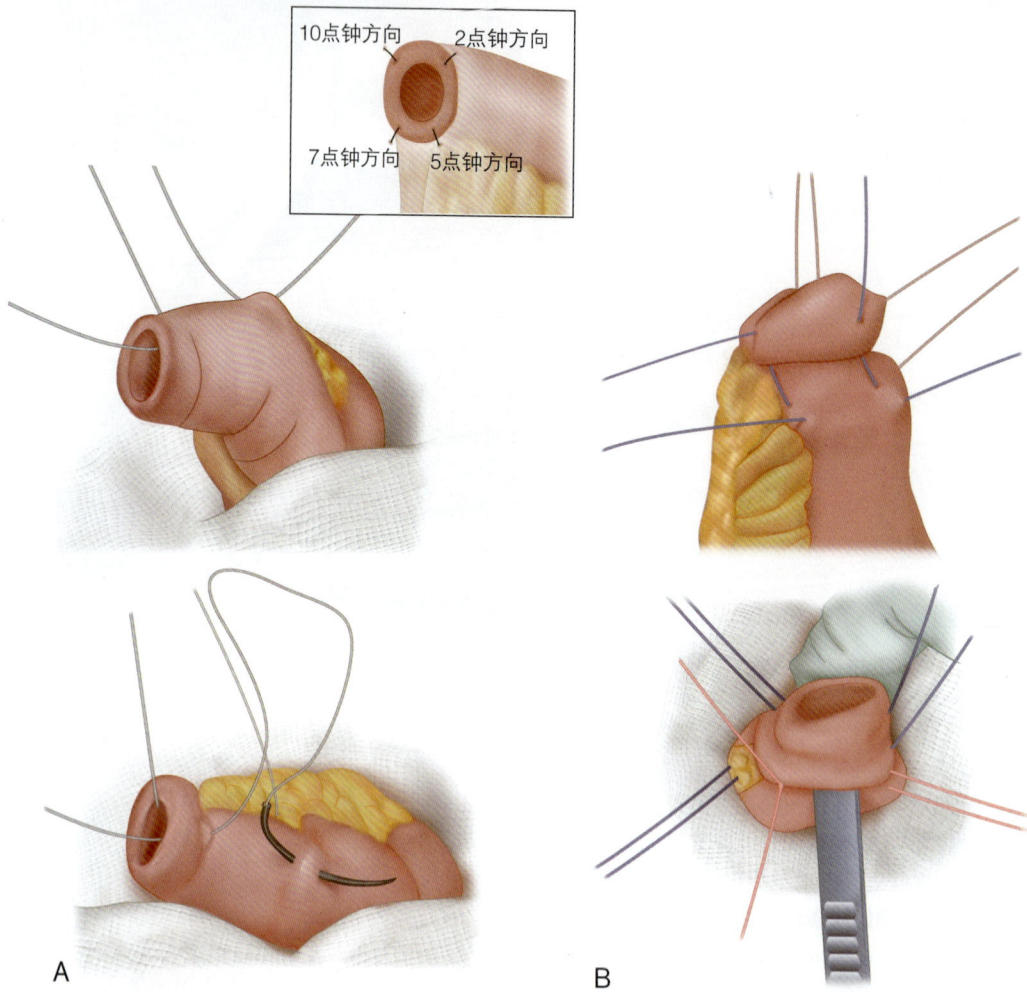

图 45.9 Taneja 造口成熟技术。A. 通过黏膜外翻和远端肠管套叠创建造口。从切开的肠缘向距离边缘约 4 厘米的浆肌层放置缝线。B. 如果将系膜位置视为 6 点钟方向,则外翻缝线应放置在 2、5、7 和 10 点钟位置,以最大限度地使黏膜向外翻至系膜边缘,并避免在系膜中放置缝线

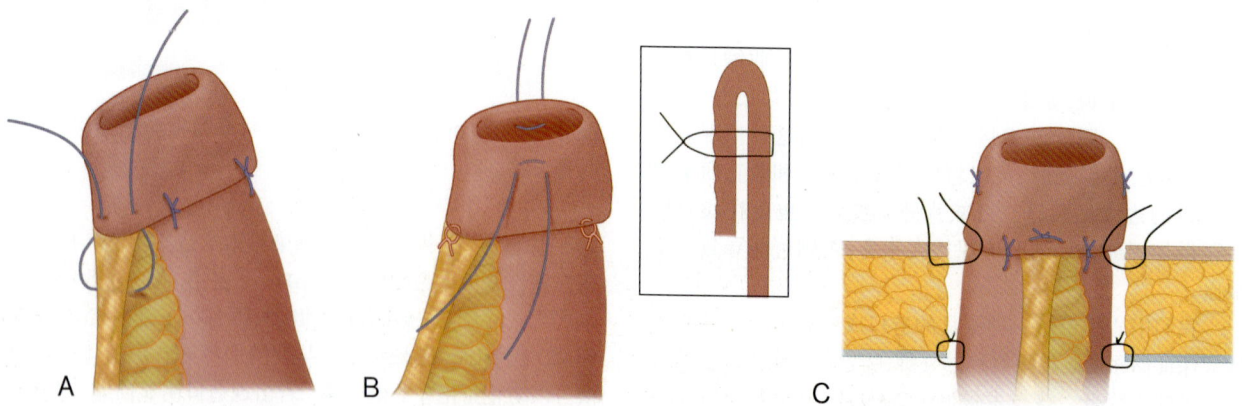

图 45.10 A 和 B.Taneja 造口成熟技术。通过使用 U 形缝合在系膜边缘进行缝合,使黏膜越过系膜外翻(图 B 中的插图)。通过从腔内到外部表面的贯穿缝合固定造口的套叠部分。C. 在腹壁移位时,将造口边缘与皮肤吻合,并在距外翻造口边缘约 3cm 处放置筋膜缝合

输尿管肠道吻合口并发症

在游离输尿管时,保持输尿管周围外膜是保证输尿管充分供血的关键。在建立吻合术之前,外科医生必须确定每条输尿管有足够的长度。此外,当将造口放在右侧时,外科医生必须将左侧输尿管通过乙状结肠下方移位至右侧,并避免

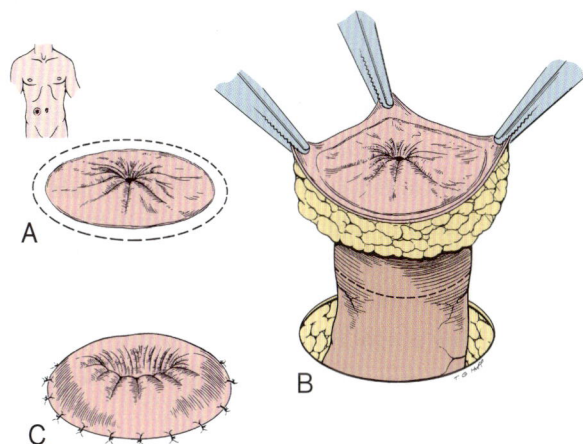

图 45.11　远端截肢后的重建。A. 在造口周围进行环形切开。B. 进行造口及远端通道的游离和远端段的截肢。C. 制作新的造口

锐性成角和输尿管扭结。这些是建立输尿管-肠道吻合术的基本原则。

目前存在多种输尿管肠道吻合技术。肠袢部位的选择、输尿管的扩张程度和外科医生的个人喜好是决定因素。Bricker 报道了将输尿管劈开后和肠管行端-侧吻合的方法[2]。Wallace 随后报道了将输尿管合并在一起后于肠管行端端吻合的方法[73]。吻合成功的关键包括肠管长度合适且血运丰富、输尿管与肠管黏膜对黏膜水密性缝合以及充分游离输尿管保证无张力吻合。最后,采用术者拿手的吻合方式可以最大程度保证手术的成功。

主流吻合方式有抗反流吻合以及非抗反流吻合。是否有必要行抗反流吻合尚待商榷。另外吻合口内是否留置支架管也有争议。我们中心常规放置支架管,原因如下:①它确保了吻合口的通畅,特别是在术后立即出现水肿时。②必要时它提供了逆行收集肾脏和集合系统尿液的途径。③可以增加造瘘口的尿液引流。

目前有单 J 管和双 J 管两种支架管可选。我们习惯使用双 J 管,因为它保证了储尿囊内尿液经过,防止了术后早期吻合口干燥的发生。

Regan 和 Barrett 比较了有支架和无支架吻合口狭窄和渗漏的发生率。与没有支架的患者相比,有支架的患者有更低的狭窄和渗漏率[74]。这是一项小规模的研究,随访时间相对较短,不能排除技术因素和选择偏差的影响。

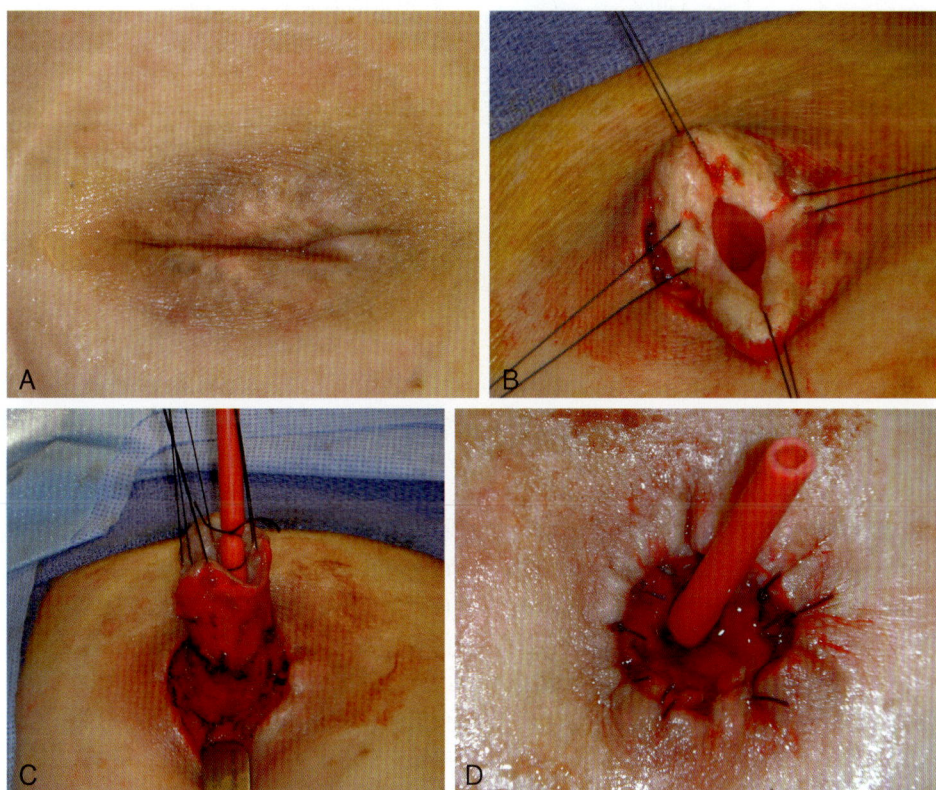

图 45.12　造口翻修的示例。A. 由于慢性回缩和炎症导致的完全狭窄造口。B. 通过在瘢痕处放置牵引线并提升远端通道来切除狭窄环。C. 通过越过腹直肌筋膜的游离延长通道。D. 切除狭窄环并平整残余通道后,造口成熟

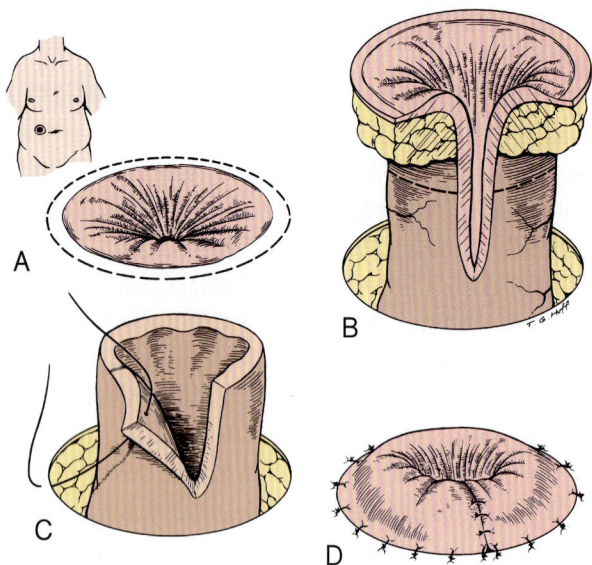

图 45.13　回缩造口的重建。A. 皮肤切开。B. 切除远端段。C. 制作用于分叉袖状造口的劈裂。D. 最终的造口

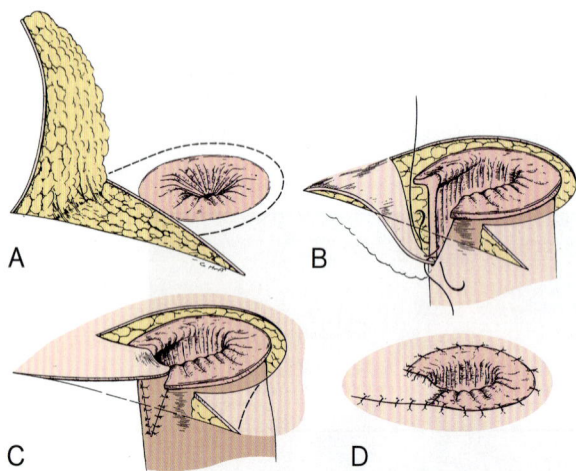

图 45.14　皮肤嵌入重建。A. 游离旧造口和皮瓣。B. 劈裂造口。C. 嵌入皮瓣。D. 皮肤边缘重新对齐

吻合口漏尿

吻合口漏尿的发病率为 1.9%~5.5%，但相关死亡率却接近 48%[75]。导致吻合口漏尿的因素包括手术技术差、既往放射治疗、复发性癌症、造口水肿或阻塞、造口外血肿或浆膜瘤、盆腔脓肿。正常术后也可能会发生少量吻合口漏液，往往可以自愈而没有任何后遗症。术中，外科医生应尽一切努力创建一个水密的吻合口，以防止吻合口周围形成尿性囊肿，尿性囊肿可能继发感染。

我们常规在通道分流手术中使用 Bricker 型吻合。在输尿管劈裂过程中，在劈裂的顶端或角落处放置三个直接相邻的 4-0 号铬制锚定缝线。通常，这是吻合口最依赖的部分，因此最有可能漏尿。然后以 3~4mm 的间距间断缝合。始终使用内置支架。

当造口尿液减少而腹腔引流增多时，需警惕吻合口漏尿的可能。若未留置输尿管支架管，还可能出现近端肾积水和腰肋部疼痛。其他症状包括：脓毒症、肠梗阻、腹壁切口渗尿、血清氨升高，或血尿素氮（BUN）升高而血清肌酐浓度没有随之升高。最后一个征象是腹腔内尿液吸收的结果。此外，还可以测量引流液中的肌酐水平。当引流液为尿液时，肌酐水平通常明显高于血清肌酐水平。在一项对 1 120 个回肠膀胱术的研究中，Hensle 等发现 BUN 升高是最可靠的漏尿指标[76]。

一旦怀疑存在漏尿，可通过环状造影、静脉肾盂造影（intravenous pyelogram, IVP）、计算机断层扫描（CT）、实时透视下的动态环状造影或向输尿管支架内注射对比剂来定位漏尿部位。CT 环状造影也有助于确定漏尿的程度。漏尿通常起源于输尿管肠吻合口，但也可能来自环的中部或后部。作者认为，实时透视下的环状造影对于定义漏尿的性质和严重程度最为有用。在 Hensle 及其同事的研究中[76]，左侧输尿管吻合口是最常见的漏尿部位。还必须检查造口，因为水肿可能导致造口梗阻，增加腔内压力，增加后压，最终导致漏尿。

最初应采用保守治疗的方法。包括在造口内留置导管充分引流（必要时负压吸引）、用经皮肾造口管或输尿管支架引流尿液，营养支持和抗生素预防。在有支架管的情况下，大量漏尿应首先通过经皮肾穿刺引流来控制，以尽量减少尿外渗。在没有输尿管支架的情况下，如果没有经皮肾穿刺引流，严重的漏尿不会自行愈合。顺行支架置入是一种选择，但外科医生应特别小心，以免进一步破坏吻合口。

术后 7~10 天发生的延迟性漏尿通常是缺血性输尿管坏死的结果。早期的保守治疗仍有价值，经皮肾造口术是此类治疗的重要辅助手段。如果在近端引流的情况下仍有大量漏尿，可能需要早期手术探查，因为这提示输尿管严重坏死。如果近端引流减少，手术修复仍有可能是必要的。但是建议观察等待 6~10 周让炎症消退更加可行。

如果患者对保守治疗没有反应，必须尝试早期手术探查和修复。Hensle 建议如果没有发现任何改善，应在 72 小时后修复[76]。而 Coleman 和 Libertino 建议等待时间不超过 3 周[77]。影响等待观察的因素包括：患者一般情况、漏口大小、漏液多少、是否有持续性感染、症状是否加重。

早期漏尿行手术修复时建议重建新吻合口。在现有吻合口上额外加固缝线往往效果不佳，不建议这么做。强烈建议在新吻合口内放置支架。应识别并关闭回肠上的先前开口。为了便于术中解剖和游离，可以在通道中放置一个球囊内有 3~5ml 液体的 Foley 导尿管。输尿管的顺行性支架置入也有助于定位、游离和修复吻合口[77]。外科医生应预期到组织非常脆弱，修复应集中在识别为有活力的、炎症最小的输尿管边缘，黏膜对合以及无张力的吻合口。由于组织状态，往往无法实现完全水密的闭合。Eyre 及其同事[75]建议在修复过程中将远端输尿管送冷冻切片检查，以评估组织坏死或小血管阻塞情况。然而，在存在急性炎症的情况下，这一状况可能难以评估。

迟发性漏尿(10~14 天)患者通常有输尿管缺血性坏死。这种并发症可涉及不同长度的输尿管,在严重情况下,可延伸至肾盂。采用的修复技术应根据缺损的长度来决定。完全切除失活输尿管后可以行回肠转置术、双侧输尿管吻合分流术或自体肾移植术。轻中度吻合口缺损可以游离储尿囊后直接缝合关闭。对于有严重输尿管坏死、危重病或脓毒症或多发性合并症的患者,如果对侧肾功能正常,外科医生应特别考虑肾切除术。在手术探查前,如有必要,可进行肾脏扫描以评估双侧功能。如有可能,应根据患者的整体情况进行肠道准备。

吻合口狭窄

输尿管肠道吻合狭窄发生率为 1.5%~18.4%[35]。Bricker 等在他们最初的 54 例手术患者里发现有 3.75% 患者因输尿管肠道吻合口狭窄行二次手术治疗[50]。另两个研究报告他们的吻合口狭窄率为 6.5% 和 7%[52,69]。Madersbacher 等报道 131 例患者中有 13 例(10%)因吻合口狭窄导致上尿路积水[78]。Gburek 等发现 66 例患者有 5% 出现吻合口狭窄[79]。最近 Gilbert 等研究发现术后两年吻合口迟发性狭窄的比率为 8%,并且相比可控性尿流改道术,行回肠通道尿流改道术患者吻合口狭窄发生比例更高[38]。狭窄形成的可能原因包括吻合口张力、输尿管缺血、放疗、漏尿和感染。如有漏尿发生,输尿管肠道吻合周围会出现致密反应导致吻合口外源性瘢痕形成。出现肾功能下降(血清 BUN 和肌酐水平升高)、肾积水、腰痛、尿量减少、发热或脓毒症的患者都应考虑吻合口狭窄。

超声、CT、IVP、襻造影都可以用来诊断吻合口狭窄。IVP 和襻造影可以定位狭窄部位和长度。其他检查如三维重建 CT、CT 尿路造影或磁共振尿路造影都可以辅助诊断。对于肾功能不佳或无功能肾的患者,顺行肾盂造影可以明确狭窄病情。Hudson 报道 IVP 的诊断率为 81%[80]。无尿液反流并不能证明有吻合口狭窄存在。该研究发现 84% 的尿流梗阻发生在左侧肾脏,可能与左侧输尿管游离范围更大或左侧输尿管在从乙状结肠下方转置于右侧腹膜后时张力过大有关系。同时需要注意狭窄的吻合口发生肿瘤的可能性[81]。

首先应在内镜下检查储尿囊内有无肿瘤形成。若患者有肾经皮造瘘通道,可以顺行内镜下检查明确狭窄的性质和程度。治疗方案分为开放手术和内镜下手术两种。内镜下顺行或逆行手术治疗本章不做详细讨论,但需要注意的是,除非狭窄段较短且病变不复杂,否则内镜下治疗的成功率不高。

对于小于 1cm 的简单吻合口狭窄,患者应考虑首选内镜下治疗。我们推荐行顺行内镜下手术,因为此时患者有肾脏造瘘管,手术会更加安全。如果有内镜下超声辅助手术更好。避免非直视下切除狭窄段,因为有误伤肠道或血管的可能性。术后留置输尿管支架管 6 周。如果狭窄段长度超过 1cm,则建议行开放手术修复。

开放手术修复输尿管肠道吻合口狭窄时,建议提前顺行放置输尿管支架管。由于漏尿或感染的影响,远端输尿管常

被包裹在纤维化组织中,顺行放置支架管有助于术者辨认输尿管的位置减少误伤概率。同理也可以在储尿囊内放置乳胶管用来起指示作用。游离远端输尿管同时注意保护近端输尿管的血供。若输尿管周围瘢痕组织较重,建议切除输尿管狭窄段,适度游离近端输尿管,但需要充分游离储尿囊肠襻,将储尿囊尽量向固定的输尿管方向游离。建议将远端输尿管切缘送术中冷冻活检,一旦证实有肿瘤形成,那么需要进一步手术切除更长段输尿管保证吻合口无瘤。对于较长段输尿管狭窄,手术方式包括回肠转置、双侧输尿管吻合分流或者自体肾移植术。极少数情况下需要行肾脏切除术。

如果输尿管肠道吻合口狭窄没有及时诊断导致肾脏无功能,需要手术切除肾脏及全长输尿管。因为无功能肾脏有继发肿瘤的可能,所以必须行手术切除以防后患。

肾脏相关并发症

术前应完善血 BUN 和肌酐检测明确患者肾功能水平。储尿囊尿流改道术的目的之一就是保护肾功能。对于血肌酐>2.5ng/mL(221μmol/L)或影像学发现肾脏病变的患者,使用较短肠襻储尿囊有助于减少尿液滞留,降低电解质紊乱的风险。

肾盂肾炎与肾功能损害

早期肾盂肾炎的发生率为 1.8%~3.1%,晚期肾盂肾炎的发生率为 3.1%~13%[35,69]。最近有研究报道肾盂肾炎的发生率逐渐降低,可能与手术技术提高以及围手术期抗生素使用有关。Bricker 等研究报道早期手术患者肾盂肾炎发生率不超过 33%[50,51]。Madersbacher 团队的研究数据为 23%[78]。他们发现在 131 例手术患者中,15 例出现急性或反复发作的肾盂肾炎(11%);其中 13 例是因为吻合口狭窄、造口狭窄或泌尿系结石导致肾盂肾炎发生。10 例患者(7%)出现反复发作泌尿系感染但尚未出现临床诊断的肾盂肾炎。5 例患者(4%)出现尿脓毒症,其中 4 例患者伴随上尿路积水扩张。Gburek 团队研究发现早期肾盂肾炎发生率为 6%,而晚期肾盂肾炎发生率为 2%[79]。

Gilbert 等研究了 1 565 例患者的手术资料,80% 患者接受了回肠通道尿流改道术[38]。术后 5 年内,超过 16% 患者出现肾功能损伤或不全。作者发现行回肠通道术患者发生肾脏并发症的比例高于行可控性尿流改道术的患者。该结论可能存在选择偏差,因为术前肾功能不佳的患者可能手术时不会选择性可控性尿流改道术。但是不管怎样,对于术前肾功能有损伤的患者,回肠通道尿流改道术仍是首选方案。

抗反流与非抗反流吻合术的对比

抗反流吻合是否具有优势现在尚存在争议。尽管有实验认为尿液反流会影响肾功能[82],但缺乏临床证据支持。Kristjansson 等通过研究发现,两种吻合方式在肾小球滤过率和吻合口狭窄发生率上没有区别[83,84]。两种方式都会出现 15% 左肾输尿管-肠道吻合狭窄。但是在非抗反流吻合术

的患者里,出现细菌尿和肾脏瘢痕形成的比例更高。大多数接受抗反流吻合患者肾积水程度较轻[85,86]。Stein 等对 105 例接受结肠通道抗反流吻合术的患儿随访 16.3 年,其中肾盂肾炎发生率为 65.3%[87]。Skinner 及同事开展了一项关于正位新膀胱术中对比抗反流和非抗反流温和技术的随机对照研究[88]。他们发现两种技术在是否引起上尿路积水或损害肾功能上没有区别;但是抗反流吻合患者接受二次手术的比例更高。

在成人患者中,大多数接受的是非抗反流吻合技术。已有研究证实两种吻合技术在肾功能损伤以及非常重要的长期肾小球滤过率上没有显著差异。对于行非抗反流吻合术的患者,若术后反复出现肾盂肾炎伴肾功能损伤,可以考虑接受二次手术改行抗反流吻合的结肠通道尿流改道术。

尿粪分离的结肠造口术

对于需要接受全盆腔脏器切除术(total pelvic exenteration, TPE)的患者,尿粪分离的结肠造口术(double-barreled wet colostomy, DBWC)可以避免在皮肤留下两个造口。该技术由 Carter 于 1989 年第一次报道,患者腹壁上仅有一个造口但是可以同时引流尿液和粪便[89,90]。游离距离皮肤造口点 10~15cm 的乙状结肠,然后将其穿过筋膜层、腹直肌层并固定于左侧腹壁下,最后将双侧输尿管再植于远端结肠上。该技术保留了完整的小肠,无需行肠道吻合以恢复连续性。

相比于初始的输尿管结肠吻合造口术,该技术显著降低了腹泻等并发症的发生率和死亡率[91]。尿粪分离技术也避免了两次行皮肤造口的必要,且不涉及小肠吻合。

Kecmanovic 等分析了 38 例接受 DBWC 手术患者的资料[92]。他们发现术后 15.7% 患者出现相关并发症,但没有患者出现死亡。有 2 例患者出现输尿管结肠吻合口狭窄和储尿囊坏死的晚期并发症。Chokshi 比较了 53 例接受 TPE 手术的患者资料,其中 43 例行 DWBC,10 例行回肠通道尿流改道[93]。他们发现 DWBC 组患者术后并发症发生率比 Kecmanovic 的研究结果中的数据更高。当两组患者在并发症发生率和死亡率上没有显著差异。但是 DWBC 组有 26% 患者出现肠瘘,回肠通道组则没有出现这种并发症。两组在肾盂肾炎、漏尿或尿性瘘管形成的发生率方面没有显著差异。

尽管需要通过前瞻性研究进一步检验 DWBC 手术相较于其他尿流改道术在并发症和生活质量上的优劣,但对于接受全盆腔脏器切除术的患者来说,DBWC 仍是最佳的尿流改道方式。

回肠通道术的细菌学

Guinan 报道了回肠通道术的细菌学研究[94]。在 10 例患者中,有 9 例患者的回肠在被截取前已经完全清洁消毒至无菌,1 例患者回肠内有真菌。术后 74% 的患者尿培养有细菌存活。常见致病菌包括变形杆菌、假单胞菌和大肠杆菌。67% 患者术后 IVP 检查发现储尿囊感染病变,但尿液分析和培养结果之间没有显著相关性。这种影像学变化在变形杆菌或假单胞菌感染是最为明显。

因此,对于无症状细菌的尿的术后患者,不建议行抗生素治疗以避免抗生素耐药出现。但对于变形杆菌或假单胞菌感染的无症状细菌尿患者,尿培养结果超过 10^5 则需要接受治疗。若患者出现肾盂肾炎或发热及血白细胞增高,就需要接受更强效的抗感染治疗。对于无症状细菌尿患者,医生应注意保证储尿囊引流通畅、尽可能减少尿液反流降低肾盂肾炎发生的可能。

其他并发症

尸检发现重复输尿管的比例占 0.3%~2.5%[95,96]。这类患者在接受回肠通道手术时手术效果会受到影响。术前需仔细判读影像学资料提前发现这种解剖异常。手术时可以将两条重复输尿管分开吻合,或采用 Wallace 技术合并吻合。储尿囊-肠管瘘形成相对少见。若出现造口尿量减少、严重水样腹泻和粪尿,需警惕肠道瘘管形成[97]。

造口静脉曲张是另一种罕见的并发症。静脉曲张通常见于肝硬化或转移性肝病患者。这些患者通常表现为皮肤黏膜交界处的血尿,通常可以通过纠正潜在的凝血病来治疗。

有时出血需要通过电凝止血。经颈静脉肝内门体分流术已被用于纠正潜在的门静脉高压和止血[98]。

(艾青　译)

参考文献及自测题

第46章 可控性经皮尿流改道术并发症

EILA C. SKINNER and DIMITAR ZLATEV

要 点

1. 选择合适的患者接受可控性尿流改道术十分重要。
2. 构建储尿囊需注意以下细节以减少并发症的发生:
   - 仔细游离拟构建储尿囊的肠袢并完全去管化;
   - 输尿管-肠管直接吻合发生狭窄风险最低;
   - 输入袢肠段应尽量短直,术中应测试储尿囊可控排尿功能是否正常,留置导尿管是否困难。
3. 早期漏尿的处理包括:留置导尿管引流、经皮穿刺引流尿性囊肿、必要时行肾造瘘术引流。需避免行二次手术。
4. 多数储尿囊术后会有细菌生长,但出现临床症状的泌尿系感染不多见。迟发性无症状细菌尿无需治疗。
5. 可控尿流改道术后出现尿失禁有时需要手术修复。具体手术方式应根据尿流改道术的类型而定。
6. 储尿囊和肾结石在所有可控尿流改道术后都可发生。通常可以通过内镜下或经皮肾镜手术处理。
7. 储尿囊急性破裂少见但后果严重。早期发现并及时手术探查修复是关键。
8. 输入袢狭窄可以导致双侧肾积水,严重会影响肾功能。
9. 行可控尿流改道术患者需定期复查有无上尿路梗阻、储尿囊或肾结石形成。

引言

70% 行膀胱癌根治术和尿流改道术的患者术后会发生并发症,其中 10%~15% 为高分期并发症[1,2]。膀胱及肠道切除相关并发症在所有类型尿流改道术中均可出现。相关内容在第 41 章已做详细讨论。大约半数早期并发症以及 3/4 的晚期并发症都和尿流改道术有关[3]。目前不同研究比较三种主流尿流改道术并发症得出的结论相互矛盾。有研究认为他们在早期并发症上没有区别[4,5]。最近有研究比较了机器人下膀胱癌根治术+体外构建储尿囊尿流改道术与回肠通道术以及原位新膀胱术的并发症,他们发现前者在早期和晚期并发症的发生率高于后两者,且晚期并发症患者接受二次手术的可能性更高。由于可控性尿流改道术后患者不必使用尿不湿和皮肤造口扣袋,尽管该术式并发症较多,患者仍愿意承担手术相关风险。本章主要针对这些内容进行讨论。

术前应对患者行详细术前评估并告知患者可能的尿流改道术式及术后恢复情况。适合行可控性尿流改道术的患者必须有正常的心肺功能和肾功能(GFR>40),同时具备术后个人护理储尿囊的能力[6]。可控性尿流改道术方式较多,包括原位新膀胱术以及经皮尿流改道术。可控经皮尿流改道术适合于有意愿接受可控性手术但不适合行原位新膀胱术的患者。手术适应证包括以下几点：

1. 患者有接受可控尿流改道术的意愿；

2. 外尿道括约肌功能不全；

3. 严重的尿道狭窄；

4. 患者不愿意或不能通过尿道导尿；

5. 患者有慢性膀胱或尿道疼痛或严重间质性膀胱炎；

6. 膀胱肿瘤侵犯前列腺间质（原位新膀胱术的相对禁忌证）；

7. 患者曾接受过根治性前列腺切除术或膀胱颈区域的高剂量放射治疗（原位新膀胱术的相对禁忌证）；

8. 术中尿道切缘冰冻活检为阳性。

诸如漏尿和输尿管梗阻这些常见并发症可见于所有类型尿流改道术中。但是可控性经皮尿流改道术有特定的并发症。手术需要使用回肠或者结肠并配合可控排尿相关技术。本章暂不讨论各种手术方式的详细操作技巧。常见经皮可控尿流改道术包括：Indiana 储尿囊及相关改良技术[7]，带输入袢的右结肠储尿囊术或管状回肠造口术[8]，经皮 T 型储尿囊术[9]。与开放膀胱癌根治术+Indiana 储尿囊术相比，采用机器人系统在手术效果以及早晚期并发症上和开放手术没有显著差异[10]。我们还会讨论经皮 Kock 储尿囊术的相关并发症[11]。因该手术可导致严重并发症，现在美国已很少开展。代谢相关并发症在第 5 章已做讨论。

并发症的预防

精细操作是预防术后并发症的关键。肠袢长度的选择应保证储尿囊有足够的容积。通常需要截取 44cm 的小肠或者 26~30cm 的结肠来构建储尿囊。若结肠长度不足 26cm，可使用部分回肠来增加储尿囊容积。

游离肠袢时应避免损伤肠系膜血供。对于既往有肠道手术史患者尤其需要小心。这类患者手术的关键是拆除之前存在的肠道吻合口。若重新选择新肠袢，可能在游离过程中不慎损伤新旧肠袢间的血管导致缺血情况的发生。若术中需要利用阑尾，应检查阑尾的长度和周长是否足够。切除阑尾尖部以确保盲肠腔通畅，因为在部分老年患者中，有时盲肠腔是闭合的。同时需注意保护阑尾的血供[8]。

游离段肠袢应沿着长轴全部剖开去管化以保证储尿囊内低压（**图 46.1**）[8,12]。总体来说，肠管需要折叠后尽量缝合成球形，这样能够保证储尿囊有足够容积且保持囊内低压。缝合最好使用可吸收缝线或可吸收吻合器钉，否则易造成术后结石形成。分单层或两层缝合储尿囊以保证不漏尿，并可通过往囊内注水进行测试其水密性。

抗反流机制通常被认为在可控尿流改道中非常重要，因为细菌定植率非常高[13]。常用的抗反流机制包括隧道化的输尿管吻合、回盲瓣、Kock 套叠乳头瓣或额外浆膜层隧道（T 型袋）[14,15]。一些作者还报告了反流性吻合的良好

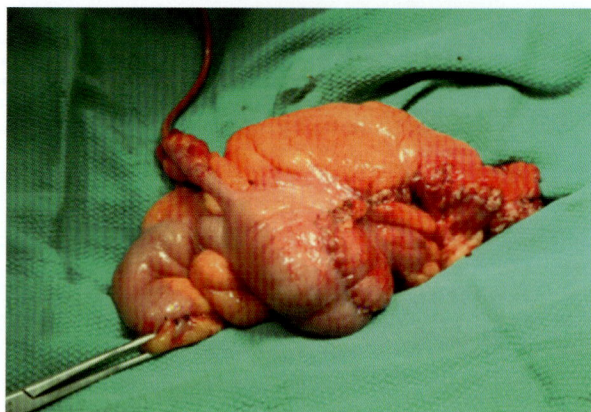

图 46.1   用于构建右结肠储尿囊和阑尾造口的右侧结肠和远端回肠肠管。整个右结肠段应沿一条结肠带切开，以将肠道完全去管化。流入段远端回肠（由 Allis 钳夹持）用 Parker-Kerr 缝合法闭合，其余部分保持完整以便植入输尿管。阑尾（插入红色 Robinson 导管）将作为通向脐部的可插管造口。回盲瓣起到防反流的作用

结果[16]。

输尿管吻合的技术选择取决于所使用的肠段。我们在吻合过程中使用留置缝线以操作输尿管，避免用镊子夹持。早期和晚期狭窄率最低的输尿管吻合方式是端-侧输尿管回肠吻合，长期狭窄率低于 3%[17]。这是作者采用的标准吻合方式，适用于 Kock 袋、Studer 和 T 型袋回肠新膀胱，以及带有阑尾造口的右结肠袋（使用远端回肠作为流入段）。类似的非隧道化直接吻合至结肠的狭窄率为 6%~7%[16]。LeDuc 方法似乎在抗反流技术中具有最低的狭窄率，尽管不同研究结果有所不同[18]。隧道化吻合至结肠带的狭窄率为 10%~12%[17]。既往输尿管手术或放射治疗会增加后续狭窄的风险。对于接受过盆腔放射治疗的患者，应从放射野上方取输尿管，并尽量使用未受照射的肠段进行植入。

构建可插管的流出段和造口时需要仔细注意。无论使用何种控尿机制，流出段的长度对控尿没有影响。因此，它应该尽可能短且直，以避免任何可能影响插管的冗余。在构建流出段的每一步，外科医生都应通过导管确保其通畅无阻。

造口狭窄的最小化可以通过在切开皮肤时制作 V 形皮瓣，并在流出段与皮肤成熟定型时将皮瓣嵌入反系膜侧来实现[19,20]。无论造口位于右下腹还是脐部，均需进行此操作。对于脐部造口，切除大部分脐瘢痕有助于减少后期狭窄的风险。

最后，合理放置导管、支架和引流管可以最大限度地减少术后早期尿漏相关的问题。所有肠段早期都会分泌大量黏液，需要管理这些黏液以确保导管持续引流。我们常规使用 24F 硬双腔血尿导管引流储尿囊，经皮穿刺放置于造口旁几厘米处。仅在造口处放置一个小的 12F 或 14F 红色 Robinson 或 Foley 导管作为占位器。Foley 导管不易脱落，但

需要保护,以防气囊拉扯控尿机制。我们使用 8F 儿科喂养管作为输尿管支架,并将其与储尿囊内的大血尿导管绑在一起,待储尿囊愈合后一并移除。或者,支架可以穿过肾脏进入储尿囊并通过储尿囊壁和皮肤外引流。最后,在盆腔靠近储尿囊处放置负压引流管,以引流出缝合线处可能漏出的尿液。该引流管可留置至储尿囊愈合。指导护理人员及患者和家属定期冲洗大导管,以保持其畅通无阻。

机器人辅助手术的应用

最近已经有应用机器人系统行可控性经皮尿流改道术的报道。Torrey 等报道了 34 例患者接受了机器人下膀胱癌根治术+腹腔镜下游离结肠+体外构建 Indiana 储尿囊手术,目的就是为了尽可能减少手术切口大小[10]。这些患者术后早期和晚期并发症,诸如住院时间、输血率等与开放手术报道的情况一致。相较于回肠通道术或者原位新膀胱术,行机器人膀胱癌根治术+可控性尿流改道术患者早期和晚期并发症发生率都更高[1]。Goh 等最近报道了全机器人下 Indiana 储尿囊尿流改道术[21]。目前使用机器人行可控性经皮尿流改道术的报道不多[22]。

早期并发症

在接受膀胱癌根治术和可控性尿流改道术的患者中,40% 的早期并发症为尿流改道术相关的并发症[3,23]。可控性尿流改道术和回肠通道术的早期并发症发生率基本接近[24-26]。

漏尿

术后最初几天出现效率漏尿比较常见。只要尿液能被引流出体外就影响不大。只要持续引流,轻度漏尿总能自愈,只是早晚的区别。定期冲洗储尿囊引流管可以加速恢复时间。需要注意的是,引流管不要放置得离储尿囊太近,以免影响尿液引流。

若漏尿引流不通畅,可能导致腹胀、肠梗阻、尿量减少、发烧或血尿素氮上升等严重并发症。一旦出现可以采取以下措施处理:

1. 立位 X 线检查调整引流管位置。该检查可以同时明确尿外渗范围。

2. CT 扫描明确腹腔或盆腔积液情况。如果有积液出现,可能需要额外穿刺置管引流。如果行增强扫描可以进一步明确漏尿部位。

如果漏尿严重且持续时间长,可能由单侧或双侧输尿管引起,或者是尿从体表伤口渗出或瘘到其他部位(如肠吻合口或阴道残端),则可能需要用单侧或双侧肾造口管引流尿液。减少储尿囊内尿液有助于漏口的愈合。肾造瘘管必要时可以留置数周。拔造瘘管前可以做顺行造影观察漏口愈

合情况。即便非常严重的漏尿,采用肾造瘘最终都可以解决问题。因此能有熟练的介入放射科医生来协助处理漏尿并发症就显得非常关键。

术后早期漏尿应尽量避免行二次开放手术修复。由于早期验证反应,手术修复的难度非常大。只有一种情况应考虑手术治疗,那就是巨大无法引流的漏尿不能通过经皮穿刺成功引流。对于持续性漏尿,应该至少在术后 8~12 周等局部炎症反应消退后方可考虑手术治疗。

储尿囊输入袢坏死

如果术中游离肠袢及构建储尿囊输入袢等操作仔细轻柔,极少会发生储尿囊输入袢坏死。输入袢远端血供比较脆弱,所以术后早期黏膜边缘出现轻度发黑比较常见。如果怀疑有输入袢坏死,可以使用膀胱软镜检查明确诊断。若镜下可以看到输入袢黏膜颜色正常,则不需要修复输入袢。但是如果输入袢完全坏死往往需要再次手术重新构建储尿囊输入袢[23]。

插管相关并发症

可控性尿流改道术后出现肠道黏液分泌很常见。所有经皮造口的储尿囊都应定期冲洗来清除黏液。黏液堵塞引流管可以通过积极冲洗解决。血尿和血凝块在术后早期一般不会有严重影响。持续冲洗和纠正凝血异常会有一定帮助,很少需要通过内镜下电凝处理出血。如果导管移位或必须在术后早期更换,则应进行荧光膀胱造影以确认新导管的正确位置。

泌尿系统感染

发热性尿路感染在术后早期患者中较为常见,尤其是在导管仍在的情况下。回顾性分析 30 年来 27 例膀胱切除术患者围手术期死亡,其中 8 例是由严重脓毒症引起的。这些患者中有许多有漏尿或肠漏,而且在住院期间都有再手术[27]。真菌感染和耐药细菌感染在住院患者中已变得更为常见,可导致严重的发病率和死亡,特别是没有及早发现的情况。由于高抗药性微生物的诱导,一般不会长期使用抗生素,但我们一旦发现发烧的症状就会重新使用抗生素。住院患者在住院第一周后发热或白细胞增多时,我们通常会在治疗中添加抗真菌药物,即使是在没有其他明显感染部位的情况下,也不必等到尿液培养物生长出酵母菌。必须怀疑术后急性病患者体内的耐药菌,并进行相应的治疗。

肠管-储尿囊瘘管形成及其他肠道并发症

肠管-储尿囊瘘管形成的临床表现为尿液引流袋中出现粪便,同时可伴有发热或疼痛。通常是由于肠道吻合口瘘或

者术中未发现的肠道损伤所致。推荐的处理措施是充分的肠道休息及肠外营养补充。需行 CT 检查明确有无局部积脓形成。同理,由于术后早期炎症反应较重,不建议行手术探查。推荐若瘘管 4~6 周后仍未自愈再行手术探查[28]。无症状瘘管形成有时可以在术后定期影像学复查中发现。如果没有感染或腹泻等临床症状,一般可以通过保守治疗。

其他早期肠道并发症包括肠道通气延迟、部分或全部肠道梗阻、胃肠道出血(通常来自于胃或十二指肠溃疡)、艰难梭菌性小肠结肠炎、肠瘘引起的盆腔脓肿形成。这些症状在所有类型尿流改道术中或所有涉及肠道的手术中都很常见。由于采用加速康复外科(ERAS)的治疗措施,肠道通气延迟的情况今年已有明显改观。这些措施包括:术前不做肠道准备、液体摄入的精细化调控、减少麻醉药物用量并增加阿片类拮抗剂(爱维莫潘)的使用[29]。这些并发症如果能够通过内镜下或者经皮穿刺技术处理,那就尽量避免行手术探查。综上所述,这些类型的胃肠道并发症约占膀胱切除和尿流改道术患者早期并发症的 30%[1,2]。

普通并发症以及与尿流改道术无关的并发症

许多早期的术后并发症是膀胱切除术本身造成的,跟尿流改道术无关。这些并发症包括出血、血栓性事件和诸如心脏或肺部相关并发症。接受膀胱切除和尿流改道术的患者平均年龄近 70 岁,而且 80 岁以上的患者比例越来越高。吸烟史常导致心脏和肺部病变。其他增加并发症的问题包括糖尿病、营养不良、肥胖、活动受限和肾功能不全。普通并发症占膀胱切除术后早期并发症的一半以上[3]。术前调整其他脏器功能十分重要。

晚期并发症

感染发生

行可控性尿流改道术患者间断性插管导尿容易引发细菌尿[6,26,30]。相反,如果没有上尿路梗阻或者结石形成,一般很少会发生肾盂肾炎和脓毒症等晚期并发症。因此对于无症状的细菌尿患者避免不必要地预防性使用抗生素非常重要。

若患者出现感染症状,则需要排查尿液排空功能是否正常、是否有肾积水和储尿囊及肾脏结石形成。少数情况下,没有解剖结构异常的患者也可以出现尿液异味、储尿囊区疼痛或发烧。这种表现似乎更常见于有间质性膀胱炎病史的患者,而不是肿瘤患者。建议每天用盐水(甚至是非常稀的漂白液)冲洗储尿囊。慢性低剂量使用抗生素可能有帮助。一个比较有效的方法是每月一到两次使用短疗程抗生素治疗(磺胺或氟喹诺酮治疗 2~3 天)。长疗程使用抗生素容易导致耐药发生。

尿失禁

可控性尿流改道术后发生尿失禁的比例大约为 15%[31]。有时候这种所谓的尿失禁是输入袢残留的肠黏液或者尿液引起的。持续性尿失禁大多是由于可控性排尿机制失效。有报道使用注射硬化剂的方法治疗尿失禁,但是完全治愈率较低[32,33]。轻度尿失禁可以通过定期插管导尿、使用尿不湿或者外接设备收集尿液,重度尿失禁则通常需要手术修复[31]。术前诊断方法除了需要了解具体储尿囊构建的手术方式外,还需要行内镜或 X 线检查储尿囊。使用结肠行可控性尿流改道术的患者还需要行尿动力学检查,因为储尿囊内可能有高压波,可以通过回肠补片行储尿囊扩大术进行修复。以下是不同尿流改道术具体的处理要点:

1. Kock 储尿囊皮肤造口　该术式现已较少用于美国。尿失禁是由于肠套叠乳头瓣膜功能不全引起的,可能是瓣膜拔出、乳头瓣膜上有结石或瓣膜中点有瘘(如外伤性导尿所致)。利用可弯曲内镜能够观察到输入袢瓣膜的病变。去管化的回肠由于囊内低压,一般无需行尿动力学检查。有时候通过将瓣膜乳头重新缝合至储尿囊后壁或者取出结石后尿失禁能够减轻或好转。但一般情况下推荐重新构建输入袢(T 型输入袢或 Mitrofanoff 原则)以保证可控性排尿机制的正常有效[34,35]。

2. Indiana 储尿囊及相关变体　该术式出现尿失禁通常是回盲瓣功能不全导致的。另一个常见原因是结肠去管化不充分导致储尿囊内高压,所以需要行尿动力学检查明确诊断。手术修复的需要完全游离储尿囊并用缝线加固回盲瓣膜,如果术前尿动力学检查提示有囊内高压,可以使用回肠补片进行修复[36]。当然也可以手术重新构建一个输入袢。内镜下在回盲瓣附近的输入袢基底部皮下注射胶原,有时可获得一定的改善。

3. 阑尾或锥形隧道回肠尿流改道术　这些术式尿失禁发生率较低。可能是由于阑尾底部加强隧道的丢失或留置导管对阑尾的侵蚀所致。内镜和尿动力学检查可以确定高压收缩,有助于明确病变。修复可以通过在阑尾底部建造一个新的隧道(使用二尖瓣关闭原理)或通过制造一个变细的回肠段新输入袢来实现。在阑尾底部的黏膜下层注射胶原蛋白也有帮助。

4. 浆膜外隧道(T 型输入袢)　尿失禁可能是由于日常导尿的创伤导致的[14]。膀胱镜检查或膀胱造影有时很难明确病变。如果储尿囊是由结肠制成的,术前应进行尿动力学研究,以确定有无高压收缩。为了修复可控排尿机制,要么用缝线加固隧道,要么新建一个输入袢。

储尿囊结石形成

结石形成的发生率为 5%~10%,且随着时间越长发病率越高[37]。使用外科吻合器容易导致结石形成[36],但没有外源性异物也可以继发结石[38],其原因可能与肠黏液产生、慢性细菌尿以及尿排空异常致尿滞留有关。患者术后应每年定期复查影像学检查,一旦发现小结石形成,可以行内镜下手术处理。

经皮尿流改道术的结石发生率高于原位新膀胱术,可能与细菌尿以及尿排空异常致尿滞留有关[39]。随访时间越长,结石分辨率越高,且既往有储尿囊结石形成史的患者更易复发结石,因此需要规律随访复查。应鼓励这些患者经常冲洗导管,并补充枸橼酸钾以减少结石形成[39,40]。

对于有血尿、疼痛、导尿困难、尿失禁或反复症状性尿路感染的患者,应怀疑有结石形成的可能。结石几乎都是不透射线的,可以在膀胱造影或 CT 扫描中发现。对于泌尿科医生来说,亲自阅片非常重要,因为许多放射科医生不熟悉这种重建的解剖结构,很容易忽略平片上储尿囊内的结石(图 46.2)。CT 检查更容易发现小结石形成(图 46.3)。MRI检查对结石不敏感。

如果不进行处理,这些石头会逐渐变大,并且随着更多的石头分层沉积而变得坚硬,因此应在初次诊断时彻底清除结石。治疗的目的是去除所有的碎片,避免损害储尿囊或其可控排尿机制。大多数储尿囊结石可以通过内镜手术碎石

取石。多功能内镜(包括硬镜和软镜)以及高效能源(如电液、超声波和气压碎石机和钬激光)的使用,使得即使通过小的气孔也能有效地碎裂和清除结石。体外冲击波碎石不推荐用于储尿囊结石,因为该术式无法清除所有碎片以防止结石复发。

小结石可以通过膀胱软镜直接取出。套石篮配合激光碎石可以有效保护可控性排尿机制。由于软镜比硬镜细,因此不适用于较大结石的碎石操作。

对于较大的结石,硬性内镜由于通道更大,可以有效地碎裂和清除结石碎片。直视下,硬性内镜通常可以安全地通过造口插入储尿囊内。碎石操作应轻柔。在操作过程中,可以使用 Amplatz 型检修护套保护乳头免受仪器重复插入造成的损坏。该设备通过连续流动灌溉降低了袋内的压力,提高了手术能见度。经造口内镜检查后出现永久性尿失禁的情况极为罕见[41]。由于发生水肿有些患者可能内镜操作后很难立即导尿,这是硬镜比软镜更可能出现的并发症。术后在输出袢留置导管 24 小时,使水肿消退,可能会有帮助。

在某些情况下应避免使用硬镜手术。阑尾造口对于大多数硬镜来说太窄,限制了手术操作。这种小结石可以用膀胱软镜取出。较大的结石或位于储尿囊内困难部位的结石使用经皮穿刺碎石处理较好[42,43]。安全穿刺通道应避开肠管,使储尿囊尽量贴近腹壁上。如果之前手术有留置的穿刺通道是可以再次利用的。使用超声或者 CT 引导可以安全建立穿刺通道[44]。成功穿刺后可以使用球囊或其他扩展套件扩展通道。Amplatz 鞘可以提供充足的灌注,有助于冲洗和清除结石碎片。所有的结石碎片必须在手术结束时从囊中取出或冲洗出来,一旦残留,它们可以黏附在肠黏膜上,成为结石复发的病灶。

如果没有定期复查,可能会导致巨大结石形成(图 46.4)。

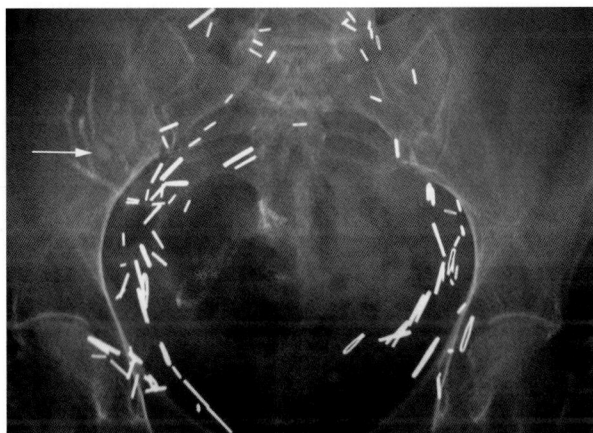

图 46.2　Kock 回肠乳头瓣(箭头所示)的手术钉上隐约可见小结石。缺乏经验的放射科医生可能会漏掉这些结石

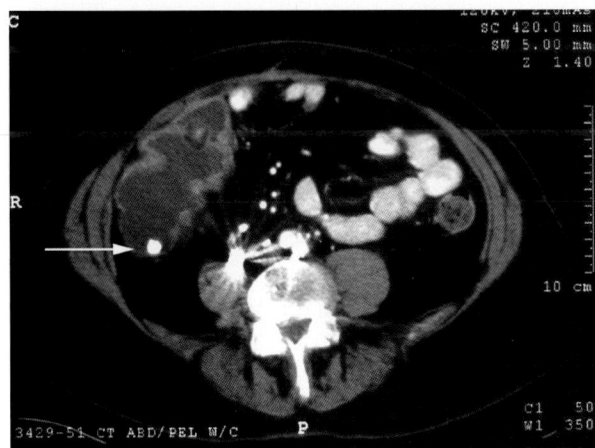

图 46.3　CT 平扫显示储尿囊中 1cm 的结石(箭头)

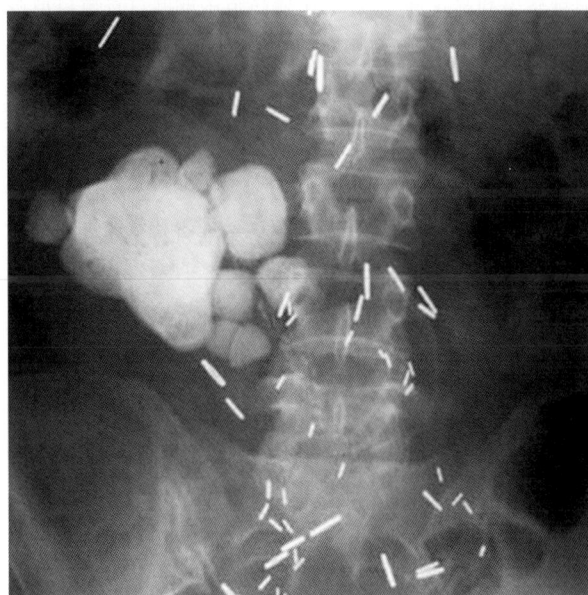

图 46.4　可控性经皮储尿囊内巨大结石形成。采用开放手术在造口侧方或者上方切开小切口取石比内镜下处理更佳

如果结石大于 3~4cm,内镜下处理难度较大且效率偏低。此时采用开放手术在造口侧方或者上方切开取石是最佳方案[45]。

肾结石形成

在 Kock 储尿囊尿流改道术中,乳头瓣膜上的金属吻合器钉可能被反流液带至肾脏从而导致结石形成。肠段间置和慢性细菌定植尿素酶产生菌引起的代谢紊乱也会使患者易患结石[46,47]。对于行经皮储尿囊尿流改道术的患者,治疗肾结石的方法包括体外冲击波碎石和经皮肾镜取石[45]。在极少数情况下,可以通过造口进行逆行输尿管镜,但解剖结构的改变使进入上集合系统变得非常困难和不可靠。

治疗方案取决于结石的大小和位置。虽然还没有确定这个患者群体的绝对大小标准,但体外冲击波碎石术对较小结石更有效。体外冲击波碎石术的总成功率为 80%;然而,超过 40% 的患者需要多次治疗[48]。较大的结石、鹿角形结石和输尿管内的结石通过经皮肾镜或顺行输尿管镜经皮取石术更可靠地处理。

输尿管-储尿囊吻合口梗阻

输尿管肠管吻合口狭窄的处理在第 45 章有详细介绍。如前所述,输尿管吻合术的类型与术后梗阻的风险直接相关,抗反流技术的狭窄率最高。据报道,Leadbetter 技术采用输尿管-肠管间断吻合,术后狭窄率最低[49]。输尿管梗阻可以偶然发现,可以在尿流改道术后多年才发生,并可以是无症状的。因此,对于行尿流改道术的患者来说,即使癌症复发的风险已经过去,也需要终生随访肾积水情况。梗阻还可以表现为疼痛、感染或肾功能不全。鉴别诊断包括缺血性狭窄和复发癌。通过 CT 尿路造影或顺行肾造口造影(图 46.5)、细胞学检查或内镜活检,可以在一定程度上区分这些疾病。

开放性修复仍然被认为是治疗的金标准,长期成功率在 76%~93%[50-53]。然而,开放修复术的发病率较高,因此内镜技术通常是治疗的第一道防线。

可控性经皮尿流改道术后发生输尿管狭窄通过内镜下处理通常采用经皮肾造瘘顺行处理,如果通过储尿囊逆行操作难度非常大。内镜治疗方法包括球囊扩张、输尿管内切开术和金属支架置入术等。受不同因素影响,手术成功率差异较大。Wolf 等研究发现,肾功能水平对于手术成功率影响较大,在所有同侧肾单位功能低于 25% 的患者中,行内镜下输尿管狭窄内切开术往往会失败。这些研究者还观察到,在失败的手术后重复输尿管内切开术只有在至少出现部分影像学反应和使用类固醇注射时才被考虑[54]。在回顾有关根治性膀胱切除术后输尿管间质狭窄的内镜治疗方法的文献中,Kurzer 和 Levelele 得出结论:年龄<60 岁、右侧狭窄、长度<1cm、轻度至中度扩张、使用≥12F 支架且支架植入超过 6 周是输尿管内质切开术后成功的有利因素[55]。比较各种

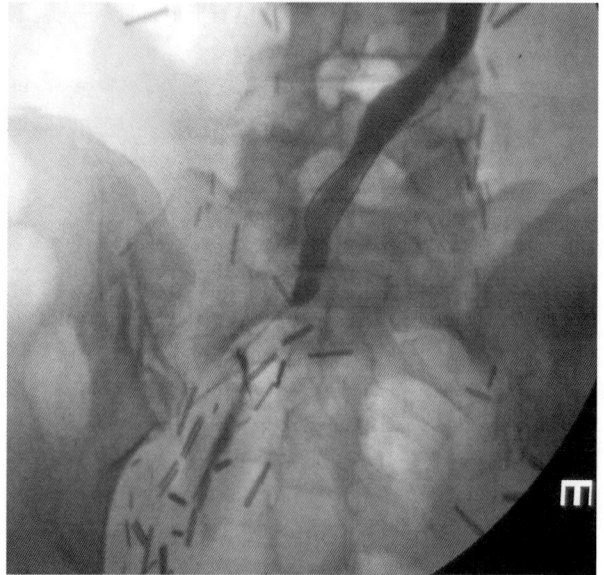

图 46.5　顺行造影可见输尿管回肠吻合口狭窄形成。仅见少量对比剂通过狭窄部位。这些狭窄更常见于左侧,通常是由远端输尿管缺血所致。然而,仍应进行细胞学检查和刷检活检以排除复发的尿路上皮癌

术式的成功率,球囊扩张术为 18%,输尿管内切开术为 63%,金属支架术为 83%。似乎没有某一种切割方式(如激光、电刀、冷刀)相比其他更具优势。这些研究人员还指出,与最初的一期修复相比,多次内镜尝试后的开放性修复的成功率更低,发病率更高[55]。在最近一项涉及 74 名非恶性输尿管肠道吻合口狭窄患者的研究中,Schondorf 和他的同事研究发现,开放式手术干预比微创内镜干预(开放式 91% 对比内镜 26%)产生了更好的整体效果,特别是对于大于 1cm 的狭窄尤为明显(开放式 86% 对比内镜 6%)[52]。作者认为,只有 1cm 及以下的输尿管狭窄(50%)行内镜介入治疗的成功率是可以接受的,大于 1cm 的输尿管狭窄应以开放性手术翻修为主[52]。

造口狭窄以及插管引流困难

有 10%~30% 的患者在没有皮肤狭窄的情况下会出现造口狭窄以及插管引流困难[31]。当阑尾用于输入袢时,皮肤层面的造口狭窄尤其常见,部分原因可能是阑尾尖端的供血不足[20,56]。脐部的造口位置通常也会导致狭窄。可以尝试以下顺序步骤来管理此问题:

1. 自行造口扩展并放置造口导管数天以增加被动扩张皮肤;
2. 自行狭窄皮肤边缘切口或结疤组织切除术;
3. 门诊手术采用新型皮瓣行 Y-V 成形修复术;
4. 造口彻底翻新术。

对于困难病例来说,造口翻新术是最成功的方法,有最好的长期效果。由于输入袢(阑尾或回肠)通常在原手术后

几个月明显延长,因此可以向下移动至筋膜,切除旧的皮肤黏膜边界,并用插入式皮瓣构建新的吻合口。

导管插入困难是最令人烦恼的问题之一,并引起患者显著的焦虑。若没有皮肤狭窄出现,通常是由于从皮肤到储尿囊的输出肢弯曲导致。内镜检查有助于明确问题根源。无法插管导尿是紧急情况。多数急诊科医生对这种情况没有处理经验,应尽早请泌尿科医生会诊处理。最初可以使用 14F 或 16F 导尿管充分润滑后插管。如果皮肤造口尚能撑开,使用软性内镜配合导丝引导有可能会成功。如果初始插管失败,应尽快行经皮穿刺造瘘引流储尿囊尿液。这样能减轻患者痛苦,同时有可能让扭曲的输入袢肠管伸直。经皮穿刺造瘘可使用 18G 或 16G 血管导管(如用于中心静脉置管用的导管),穿刺点应选取在原造瘘口的右上方几厘米处,这样可以避免损失右侧结肠和小肠(图 46.6)。可以使用床边超声引导穿刺。一旦导尿管的尖端在储尿囊中,就可以取出针头,囊中的液体通过软塑料导尿管排出。如果经皮穿刺导尿仍不成功,囊袋不扩张,可通过导管放置金属丝,扩张导管,允许经皮放置导管进行临时引流,直到吻合口可以手术修复。

如果皮肤造瘘口可以撑开,但导管无法继续深入,这通常是由储尿囊肠管迂曲或筋膜正上方的外翻造成的,而不是肠袢的真正狭窄。更换导管通常可以解决这个问题。应该让患者尝试几种不同的导管,看哪一种最容易使用。有时患者的体位会影响导尿管的通过;因此可以尝试通过更换体位辅助成功插管。

如果更换导管不能解决问题,则需要进行开放性手术翻修。我们通常取下整个造口,通过旧的中线切口游离储尿囊,切除多余的迂曲肠管,重建造口。该手术程序非常重要,应确保转流的其他所有方面(例如控尿机制、输尿管吻合)都能正常工作或可以在同一时间进行修复。外科医生应做好切开一段新的肠管重建储尿囊的准备。

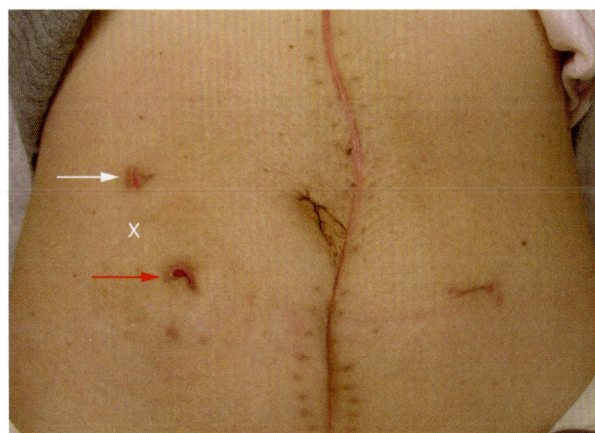

图 46.6　行膀胱切除术+肾输尿管全长切除术+右侧结肠储尿囊+阑尾造口术患者术后 6 个月的腹部照片。红色箭头为原始皮肤造口处,白色箭头为新的皮肤造口处。X 位于两者之间,可以在此处安全行经皮穿刺引流储尿囊尿液

控尿机制的完全重建可能需要几种不同的技术,应由在可控尿流改道方面有广泛经验的外科医生执行。有用的技术包括使用逐渐变细的回肠段通过 Mitrofanoff 技术隧道进入右结肠袋的新肌层,或使用 T 型袋技术构建带有逐渐变细的额外浆膜层隧道的回肠补片[15]。这两种机制都可以在切除旧的非功能性流出段后添加到成熟的右结肠储尿囊中。如果储尿囊最初是由回肠制成,则可以使用新的短段回肠构建新的 T 型流出段。

改行非可控尿流改道术

在很少见的情况下,对于有问题的可控尿流改道术,最好的处理方法是将其转换成一个持续的非可控尿流改道术。单纯切除可控排放的输入袢并将储尿囊本身与皮肤造口连接效果不佳,因为这种机制容易造成不良的造口,有很高的疝或脱垂风险甚至排空不良。如果存在一个输入袢(例如 Studer 输入袢),则可以切除掉其他部分储尿囊肠管,并将输入袢肠管作为回肠造口。在切除其余储尿囊肠管时,必须注意不要破坏输入袢这一段肠管的血液供应。在没有输入袢肠管的情况下,最好完全切除所有储尿囊肠管,从回肠的一个新段构建回肠导管。

输入袢抗反流机制

提供抗反流机制的必要性是有争议的,因为细菌在这些储尿囊中的定植率非常高[6]。常用的抗反流机制包括 Kock 套叠乳头瓣、输尿管隧道吻合术、回盲瓣或浆膜外隧道(T 型储尿囊)。然而,这些机制(除回盲瓣外)由于抗反流瓣狭窄或输尿管狭窄,有出现迟发性上尿路梗阻的危险,不如直接行非抗反流吻合的效果好[16,36]。

Kock 储尿囊使用了套叠的回肠乳头瓣,这是一种非常有效的抗反流机制。最初,除了用于维持乳头瓣膜的手术钉上偶尔出现结石外,很少有其他问题与这种机制有关。然而,随着长期的随访,研究人员发现,晚期乳头瓣狭窄很常见,甚至可能发生在术后 10 年的时间[57]。这个问题有时直到出现严重的双侧输尿管积水甚至肾衰竭才被发现。可以通过顺行造影明确诊断,能够看到扩张的输入袢肠管和造影剂延迟排空到储尿囊内。通过内镜检查可以看到这些狭窄的乳头瓣膜呈白色和瘢痕状,只有一个可能需要静脉注射亚甲蓝才能识别的针孔样通道。治疗方法包括用成角导尿管和金属导丝引导,然后用热刀切开狭窄的乳头,直到输入袢的尿液能自由引流至储尿囊内。球囊扩张术可以在直视下使用。这种手术的主要风险是切口边缘出血,可以通过精确凝固来止血。虽然有时会出现复发性梗阻,但切开瓣膜通常对解决梗阻非常有效。大多数接受瓣膜切开术的患者都会出现反流,这种反流可能是由高容量、低压的成熟储尿囊造成的,通常不会引起问题。

T 型储尿囊的浆膜外隧道机制通过保留输入袢肠管足够的血供,能够一定程度上改善 Kock 储尿囊容易出现的迟

发性狭窄问题[58]。对于有放疗史或在构建过程中远端输入襻逐渐变细的患者，狭窄仍偶有发生。因此有学者在输入襻上方关闭隧道的时候，不再"锥形化"输入襻肠管，以避免狭窄发生[59]。晚期狭窄的风险在更多的患者经历长期随访后才会知道。处理方法同 Kock 储尿囊类似，都是行内镜下狭窄切开术。

输入襻狭窄偶有发生，多是由于回肠段中点本身的纤维化引起的(图 46.7)。这些病例与回肠通道术的长期随访所见的晚期纤维化和缺乏蠕动非常相似[60,61]。随着可控性尿流改道术患者的存活时间越来越长，这些问题出现的概率可能比现在观察到的更高。通常需要使用一段新的肠管替换整段输入襻肠管予以治疗。

储尿囊急性破裂

自发性经皮可控性储尿囊破裂相当少见，具体的发病率尚不清楚[6,62]。Mansson 和他的同事对在斯堪的纳维亚半岛进行的手术的研究显示，在 1 070 名接受经皮尿流改道术的患者中，有 17 名患者自发破裂，发生率为 1.6%[63]。早期破裂非常罕见，仅出现在术后数周内不接受导尿管引流尿液的患者中。迟发性破裂诱因不明，更可能发生在先前接受过放射治疗的患者身上。

患者在就诊时通常有急性严重腹痛和腹胀。自行插管导尿不能从储尿囊内引流出较多尿液。未能及时诊断往往会因为出现腹腔脓毒症而导致患者死亡。尽管会出现假阴

性，但是膀胱造影能够辅助诊断[39]。CT 膀胱造影可能更有帮助。在 CT 扫描中发现的任何急性腹痛和腹水患者，即使没有实际的外渗，也应怀疑破裂。一般建议手术修复，尤其是因为这些储尿囊中的尿液几乎总是被细菌定植。

造口周围疝

约有 4% 的经皮尿流改道术的患者出现造口周围疝，但随访时间较长的患者其发病率可能会增加[64]。这些疝可以出现在造口周围的任何部位，多见于老年人、肥胖者或吸烟者。这些高危患者通常也有腹部切口的腹中线疝。造口周围疝可导致插管困难或尿失禁。必要时，可尝试在筋膜水平处的造口周围放置半圆形永久性网片进行修复。这个手术对患者来说相对简单，因为它不需要完全剖腹或粘连松解术。疝也可以通过腹腔镜进行修补。在这两种方法中，必须小心避免将网片直接贴在输入襻肠管的壁上，因为这可能导致网片的侵蚀。不幸的是，此类修复术后复发并不少见。最安全的修复方式是将造口移位，这需要行开放手术将储尿囊完全游离松解，甚至有时候需要重新构建新的输入襻肠管。

迟发性肿瘤形成

输尿管乙状结肠造口术中晚期恶性疾病的发生，平均潜伏期为 25 年，是导致美国放弃该手术的因素之一。然而，在几乎所有其他类型的尿流改道术中，也有晚期恶性疾病的报道，包括回肠导管术和使用回肠和结肠的可控性尿流改道术。这种恶性肿瘤的风险尚不清楚，但似乎很低[65]。最主要的原因是现在接受膀胱切除术和可控性尿流改道术的患者大多是老年人，患有浸润性膀胱癌，预期寿命有限。

接受可控性结肠尿流改道术的患者有发生晚期腺癌的报道，其潜伏期相较于接受输尿管乙状结肠分流造瘘术的患者要短[65,66]。因为结肠容易形成良性和恶性息肉，所以这些肿瘤很可能在尿流改道术前就已经存在了(图 46.8 和 46.9)。

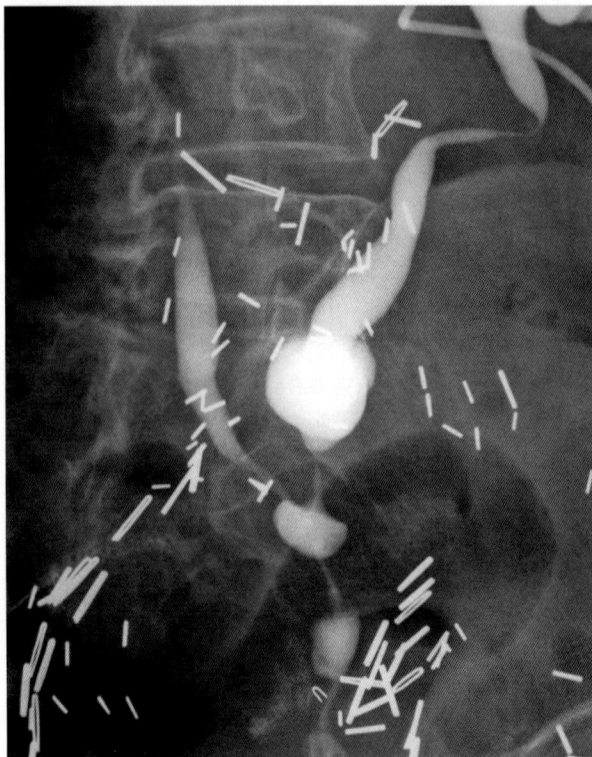

图 46.7　回肠原位新膀胱患者输入襻肠管中段狭窄，诊断时距改道术已有 11 年

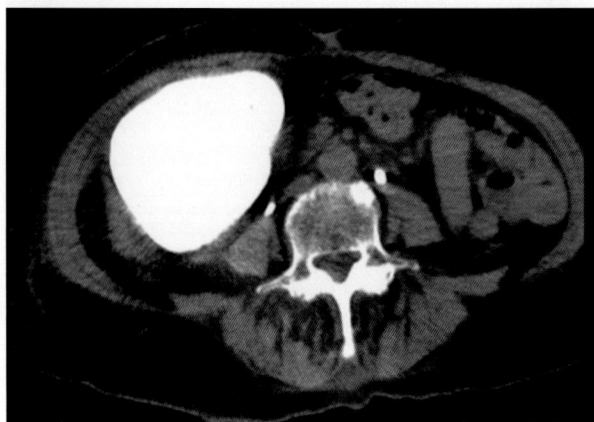

图 46.8　CT 膀胱造影显示没有漏尿或瘘管形成

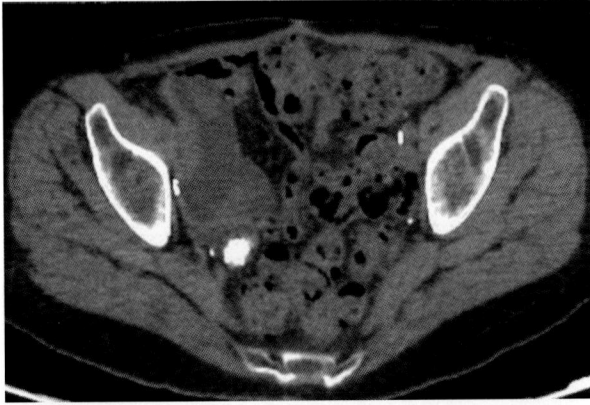

图 46.9　CT 检查可见储尿囊内有 1.5cm 的结石形成

结论

　　对于合适的患者来说,经皮可控性尿流改道术是除了回肠通道术或可控性新膀胱术的合适的备选方案。这些手术在技术上具有挑战性,术后并发症也很常见。进行可控性尿流改道术的外科医生必须对这些手术的病理生理学有很好的了解,并熟悉其并发症的诊断和处理。

(艾青　译)

参考文献及自测题

第 47 章　原位新膀胱术并发症

SANJAY G. PATEL and MICHAEL S. COOKSON

要 点

1. 能否选择正确的病例可能是决定原位新膀胱术最终成败的最重要因素。
2. 原位新膀胱术的绝对禁忌证包括严重的肾脏疾病、严重的肝功能障碍、肠管炎性病变、放射性肠炎、括约肌功能障碍、严重的尿道狭窄病变、无法进行新膀胱护理以及肿瘤控制的相关禁忌。
3. 大多数新膀胱尿道吻合口漏经保守治疗后会自行愈合,但对黏液潴留所致的出口梗阻进行评估是预防新膀胱穿孔的关键。
4. 输尿管肠吻合口狭窄在非抗反流吻合方式中较少见。处理这种狭窄最佳的方法是顺行内镜检查,否则可能需要手术治疗。
5. 关于患者潜在的新膀胱排尿功能障碍(包括夜间尿失禁、压力性尿失禁和充溢性失禁)方面的病史必须在术前充分了解,以便使功能预后与患者的期望相一致。

自 19 世纪以来,泌尿外科医生一直使用肠管来完成根治术后的尿路重建。然而,其目的已经从一个简单为保留肾功能的尿流改道转变为解剖和功能保留且还原生理解剖的可控排尿。事实上,想要保留自然控尿机制,同时满足患者避免皮肤造瘘或间歇性导尿的要求,达到患者排尿接近正常状态的愿望,推动了原位新膀胱术的发展。原位回肠新膀胱术最早由 Lemoine[1] 在 20 世纪早期首创,并由 Camey 和 LeDuc 推广-[2],已被广泛地改进以获得良好的患者满意度和可被接受的低并发症率[3-6]。

制备原位新膀胱的术式较多[7-12]。回肠因其易于重建,储尿压力较低,尿液吸收较少,相比于大肠黏液产生较少,是常用肠段的选择。最常见的回肠储尿方式可分为两种类型:Studer 和其团队[13]描述的 U 型回肠新膀胱和 Hautmann 及其同事首先描述的 W 型新膀胱[3,10]。理想的原位新膀胱的基本要求为:宽敞的低压储尿囊,且在不影响癌症控制的情况下提供可控的排尿。Studer 和 Hautmann 术式都很容易通过构建输入段完成输尿管与回肠的吻合。

随着当代外科医生对机器人手术越来越熟悉和熟练,机器人根治性膀胱切除术的应用也越来越广泛。虽然膀胱切除部分通常是在腔内进行,但由于技术要求较高且所需手术时间较长,许多外科医生不选择在腔内进行尿流改道。目前,机器人腔内新膀胱术已经得到改进,如改良的 Studer 技术[14],随着时间的推移,机器人腔内新膀胱术将得到越来越广泛地应用。

多个大样本研究报道了开放性原位新膀胱的手术并发症和长期预后[15-17]。机器人腔内新膀胱术具有与开放手术相似的并发症发生率[18]。开放和机器人原位新膀胱术的随机对照研究尚未完成,机器人技术对比开放术式的优势所在尚无定论。大多数潜在的并发症在本章概述的诊断和治疗方案中进行了讨论,这也适用于所有原位新膀胱尿流改道术。如前所述,与其他类型的尿流改道术式相似,本章节介绍了典型的术后早期并发症,包括持续性漏尿、肾盂肾炎和肠梗阻等肠并发症;也讲述了晚期并发症包括输尿管-回肠以及新膀胱-尿道吻合口狭窄、尿瘘和尿石症等。此外,还针对原位新膀胱术特有的问题和并发症,包括患者选择问题、排尿功能障碍和尿失禁展开了讨论。

原位新膀胱术患者的选择及禁忌证

　　幸运的是，现如今膀胱癌已进入相当一部分患者可长期生存的时代。我们进行泌尿外科手术时，需将长期预后视为选择治疗方案的一个重要组成部分。随着麻醉和手术技术的进步，根治性膀胱切除术即使在高龄和严重的合并症患者中也是可行的[19-21]。在进行原位新膀胱手术时，正确的患者选择可能是决定手术最终成败的最重要因素。患者在尿路管理上必须具有高度自律性，且具备医疗、生理和心理方面的基本素质，必须有高度的积极性和自我导尿的能力，并且必须遵守必要的随访方案[12]。因此，严重精神障碍患者不应进行原位回肠新膀胱术。

　　无论选择任何尿流改道术，术前通过咨询专业的造口管控护士，学习导尿方法，都可以极大地帮助患者在生理和心理上做好施行新膀胱术的准备。如果术中因素导致了原位新膀胱术无法实施而改行非可控性尿流改道术，皮肤造口管控护士应在患者腹壁上标记合适的造口位置。

　　尽管一些以前被认为是新膀胱术禁忌证的危险因素，如高龄等，随着技术的改良发生了变化，但原位新膀胱术的绝对禁忌证仍然存在（表 47.1）。合理的肿瘤学原则应始终优先于尿流改道方式的选择，最重要的是在新吻合口处达到外科切缘阴性。对于女性，肿瘤未累及膀胱颈或尿道的患者可行原位新膀胱尿流改道术。在男性，前列腺基底或前列腺尖受累是原位新膀胱尿流改道术的绝对禁忌证。研究人员强烈推荐术中对尿道切缘进行冰冻切片分析，然后再进行原位回肠新膀胱术[22]。对于以尿道原发性肿瘤为基础同时行尿道切除术的患者，原位新膀胱术是绝对禁忌证。

　　严重的良性尿道疾病如严重的尿道狭窄也被认为是绝对的禁忌证。此外，外括约肌功能障碍、横纹肌体严重受损或尿道功能不全的患者也应排除在原位新膀胱术之外。此外，严重的急性或慢性炎症性肠病影响到所选肠段也是原位新膀胱术的禁忌证[23]。一般来说，对于严重的肾或肝损伤患者，不应进行可控性尿流改道[24-26]。个别病例报告虽然提倡对于选择性肾功能不全患者的使用可控式尿流改道[27,28]，然而，对于任何程度肾损害的患者，对新膀胱尿流改道术相关的代谢性酸中毒的长期耐受性通常很差[29]。在大多数成年人患者中，只有当血清肌酐浓度<2mg/dL（176.8μmol/L）时，才应进行原位新膀胱尿流改道术[30]。

　　拟行可控性尿流改道术的患者应具有正常的肝功能，因为氨和氯化物的再吸收可加重肝损伤并可诱发肝性脑病[24,31]。一些外科医生认为压力性尿失禁是原位新膀胱尿流改道术的绝对禁忌证[16]。然而，如后文所述，对于原位新膀胱尿流改道术患者压力性尿失禁的治疗技术越来越被认可。

　　如前所述，以前认为不宜选择原位新膀胱尿流改道术患者的几个因素，如肥胖、高龄、腹部手术或盆腔淋巴结转移，单独不再被视为绝对禁忌证[12,32,33]。事实上，随着人口的老龄化，老年人膀胱癌的治疗正成为一个越来越重要的问题。Clark 及其同事[19]证明，即使在明显高龄的患者中，也可以进行根治性膀胱切除术并进行原位尿流改道，而不会增加手术死亡率或尿流改道相关并发症。

　　尽管 BMI 较高的患者有较高的输血率[34]和术后并发症发生率[35]，但研究者普遍认为体重本身并不影响癌症特异性生存率，不是进行膀胱切除术和可控性尿流改道术的绝对禁忌证[36]。在严重肥胖的患者中，因过多的前腹部脂肪使其难以构建低张力的皮肤造口，新膀胱可能是一个更好的尿流改道方式。此外，避免对病态肥胖患者实施皮肤造口可能会避免造口并发症如造口旁疝的发生。多项研究表明，有淋巴结受侵病例的局部盆腔复发率约为11%，而单纯的淋巴结阳性并不妨碍原位新膀胱尿流改道的实施[12,33]。对于接受过盆腔放疗的患者，必须非常小心地在照射范围之外选择肠段。挽救性膀胱切除新膀胱尿流改道术在技术上具有挑战性，但在某些病例中已被证明是可行的选择[21,37-39]。但是，术前应向患者提供咨询，告知挽救性膀胱切除新膀胱尿流改道术后尿失禁发生率接近25%，以及将来有需要行人工尿道括约肌置入术的可能[12]。

表 47.1　原位新膀胱的绝对禁忌证

基础疾病	肿瘤学
肾功能不全	膀胱颈受累：女性患者
血清肌酐>2.0mg/dL（176.8μmol/L）或肌酐清除率<60mL/min	前列腺尿道或尖部受累：男性患者
	需要同时切除尿道
严重的肝功能障碍	尿道切缘阳性
肠道功能不全	
炎症性肠道疾病	
放射性小肠炎	
外括约肌功能障碍	
严重尿道狭窄	
严重精神障碍	

手术并发症

　　正确的术前准备和精细的手术技术是预防手术并发症的关键。尽管目前在泌尿外科和结直肠外科手术中存在争议[40]，但研究者承认在未做良好肠道准备而进行肠道手术的泌尿系统患者中，其伤口感染的发生率，腹腔脓肿形成率，肠吻合口漏发生率与术前进行系统性肠道准备的患者相比均有增加[30,41]。系统性肠道准备的方法较多[42]，目前的治疗方案通常为大量口服聚乙二醇溶液。但并非所有的患者都能轻易接受这种治疗，因为除了恶心、呕吐和腹部痉挛这些肠道准备的常见副作用外，患者还必须摄入大量的液体。由于上述副作用以及由大量腹泻引起的脱水，老年患者可能无法完成该方案。因此，一些患者可以通过术前入院快速肠道准备,如口服磷酸钠盐溶液,达到相同的系统性肠道清洁,但摄入的液体量要小得多[43,44]。来自结直肠和泌尿外科学文献的最新证据表明,未进行系统性肠道准备的患者不会增加并发症(浅表感染、筋膜裂开或吻合口漏)的风险[45]。在接受膀胱切除术和尿流改道的患者中,已经不再使用术前系统性肠道准备[46,47]。抗生素的肠道准备通常与机械清洗结合使用,包括手术前一天定时给予新霉素和红霉素或甲硝唑[48,49]。然而,按照普通外科和结直肠外科文献中推荐,术前可不必用口服抗生素进行肠道准备,因为目前已有强力的静脉注射抗生素[50]。

美国国家外科感染预防工程的一份建议性声明概述了围手术期针对手术部位感染预防性使用抗生素[51]。工作组认可在手术切开 60 分钟内给予抗生素,并建议在术后 24 小时内停止预防性使用抗生素。尽管该委员会没有具体讨论泌尿外科手术,但头孢菌素类药物被推荐使用在一般腹部、结肠、心脏、骨科、妇科和血管外科手术中。为了减少肠道手术中的伤口感染率,第二代或第三代头孢菌素(如头孢西丁 2g)的术前静脉注射应在手术一小时内实施。对于对 β-内酰胺类抗生素过敏的患者,围手术期可应用万古霉素(1g 静脉注射)和克林霉素(600~900mg 静脉注射)作为替代。美国泌尿外科协会关于泌尿外科手术的最佳实践声明,建议使用第二代或第三代头孢菌素或氨基糖苷+甲硝唑或克林霉素作为一线预防使用抗生素[52]。Pariser 等人在 2 年的时间内对膀胱切除后 30 天内的阳性培养数据进行分析,发现在膀胱切除前将围手术期抗生素方案从单纯的头孢西丁改为万古霉素、庆大霉素和氟康唑,可降低术后感染率和随后的发病率[53]。因此,可以对围手术期抗生素方案进行改进,以对应不同医院和区域抗生素耐药性特征。

静脉血栓栓塞的发生率在接受根治性膀胱切除原位新膀胱术的患者中约占 1%~6%[54-58]。有研究提倡对泌尿外科主要手术方案加入静脉血栓栓塞的预防[59-61],因为在癌症患者中深静脉血栓形成的发生率较高[62]。术前和住院期间应使用低分子量肝素或低剂量普通肝素。分级加压袜和间歇气压加压可与全身抗凝联合使用。关于血栓栓塞治疗用于预防深静脉血栓形成的最佳时间尚存在争议[59]。在出院后是否继续抗凝治疗取决于个别患者的情况,并需特别考虑到患者的病史、年龄和活动能力[63]。

术中严格遵守一般原则,如保护肠道血供、轻柔处理组织、避免肠道内容物溢出、仔细定位肠段和重新排列肠系膜,对避免肠道相关并发症至关重要。对于某些有明显肠粘连或肠系膜较短的患者,将新膀胱置入骨盆内较困难。尝试将新膀胱放置在合适的解剖位置并与尿道吻合可借助多种手法[10],但如果这些方法也无能为力,则应改行输尿管皮肤造瘘或回肠膀胱尿流改道术。

肠道并发症

早期肠道并发症通常与肠切除及肠吻合有关,包括吻合口瘘、肠瘘、肠梗阻或长时间的肠梗阻。这些情况通常在术

后早期表现为伤口感染或腹部脓肿,如果未被发现,则可能发展为脓毒症。所幸,这些并发症相对少见,但可能是影响早期主要发病率和死亡率的原因,也凸显了早期诊断和治疗的必要性。

麻痹性肠梗阻导致是肠道功能延迟恢复最常见的原因[64]。这一并发症的发生率因患者、时期和定义的不同而异,但一般接近 20%。在一项研究中,304 例接受根治性膀胱切除术的患者中,半数患者接受了新膀胱尿流改道术,在这些患者中,肠梗阻是延长住院时间的最常见原因,出现临床症状的患者占到了 18%[57]。这些病例大多是通过保守治疗治愈的。保守治疗包括早期活动、纠正电解质异常、鼓励适度使用麻醉性镇痛药物。鼻胃管不作为常规治疗进行,而只针对伴有明显腹胀或呕吐的患者。在其他研究中,也不提倡常规留置免鼻胃管,且在膀胱切除尿流改道术后应早期拔除鼻胃管[65-67]。

虽然现有发表的证据并不充分[68,69],但是对于长期延迟肠内营养的患者,应考虑使用完全肠外营养,以避免造成临床营养不良和病情恶化[70]。最近的研究表明早期进食或肠外营养可能不会影响肠功能的恢复[71,72],因此,进食或肠外营养可能是持续肠梗阻患者的最佳选择。接受膀胱切除术的患者也应常规使用质子泵抑制剂或组胺(H$_2$)受体阻滞剂,以降低胃 pH,这将有助于预防临床意义重大的胃出血[73]。尽管一些外科医生赞成使用甲氧氯普胺作为一种辅助手段,通过促进肠道蠕动来防止术后恶心和呕吐,但对照试验中没有大量证据支持这种方法[74]。

肠梗阻在术后早期并不常见,既往发病率在 1%~15%[30,64,75]。肠梗阻患者可能会出现腹痛、腹胀、恶心、呕吐和停止排便。由于机械性肠梗阻会引起脱水和电解质紊乱,充分的液体补充至关重要,特别是不能忽视经鼻胃管丢失的液体量。

初始的影像学检查通常包括卧位和立位腹部平片,典型表现为仰卧位时的肠管扩张(图 47.1),以及直立位时的气液平面。无法确定的肠梗阻可借助计算机断层扫描(CT),包括口服造影剂或上消化造影等检查,来进一步确定机械性梗阻的部位。与麻痹性肠梗阻一样,大部分部分机械性肠梗阻通过保守治疗可得以缓解,只有少数患者需要再次手术[56,64,76,77]。肠梗阻最常见的原因是粘连,然而筋膜疝和腹内疝也可能是诱因。除了仔细关闭肠系膜开口外,一种新型的透明质酸和羧甲基纤维素生物可吸收膜(Seprafilm)也可用于术中,以减少明显的肠粘连[78]。

对于迟发性肠相关并发症的患者,即使没有明显的影像学表现,在鉴别诊断时也应考虑肿瘤复发的可能性。当需要手术探查时,应进行组织活检以除外肿瘤复发。

肠吻合口漏或肠破裂是一种潜在的严重并发症,占泌尿外科重建手术患者的 1%~5%[79]。导致吻合口破裂的原因包括手术技术、肠缺血、既往放射治疗史、全身类固醇使用史、炎症性肠病以及远端肠梗阻等。避免吻合口破裂的措施包括:充分的肠道准备、在操作前对肠段进行冲洗以防止肠内容物过多而溢出到腹腔内、使用未经放疗照射且血供良好的肠段以及在吻合口上覆盖大网膜[30,79]。营养不良或慢性肺

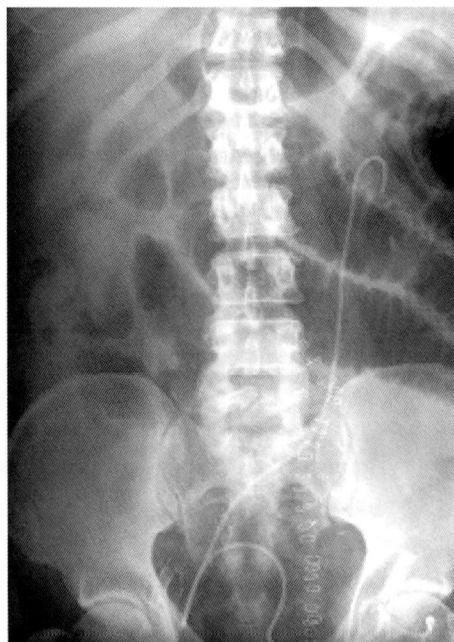

图 47.1　膀胱切除术后腹部平片显示部分小肠梗阻。注意小肠明显扩张，远端结肠局部集气。该患者为孤立肾，因此仅留置一根输尿管支架管

病患者以及输血超过 2U 红细胞的患者似乎也更容易发生吻合口相关并发症[80]。

隐匿性吻合口漏可导致脓毒症并发症，包括脓肿形成、伤口裂开和瘘形成。这种可能性强调了及早认识和迅速纠正的重要性。患者出现术后早期发热、血象增高和腹痛时应积极进行腹部（口服和静脉造影剂）CT 扫描，以明确吻合口漏和可能出现的脓肿。为了防止发生脓毒症，应该尽早使用广谱抗生素，而且患者应该早期禁食。虽然大多数情况下，脓肿可以通过介入放射科行经皮穿刺引流，但外科医生必须对肠坏死的潜在风险保持高度警惕和怀疑，必要时需急诊再次手术[79]。

为构建新膀胱而切除>60cm 的回肠可能会减少胆汁酸的再吸收，这往往是不能通过肝脏得以充分代偿的，从而导致胆汁盐、脂质和维生素 B_{12} 的吸收不良和严重腹泻[81]。此外，患者草酸盐水平可能升高，从而增加尿路结石形成的可能。考来烯胺已被用于结合多余的胆汁酸从而治疗腹泻，但长期治疗患者耐受性差[82,83]。注意回盲瓣的保留和适当使用<60cm 的肠道是预防吸收不良后遗症的最佳策略。

原位新膀胱尿流改道术可导致尿液与肠黏膜长时间接触。据报道，在不到 10% 的患者中，由于采用回肠构建新膀胱，铵、氢离子和氯化物被重新吸收，钠和碳酸氢根在腔内消耗，可导致高氯代谢性酸中毒[24,84]。术后早期用碳酸氢钠（2~6g/d）治疗有助于预防盐分丢失、低血容量和酸中毒[16]。患者通常在最初几个月后便终止上述治疗，因为在肾功能正常的患者中很少见持续性严重酸中毒。然而，每年监测电解质状态有利于及时发现和避免酸中毒所致的长期并发症，如骨质疏松。

尿道吻合口并发症

回肠新膀胱术可并发新膀胱-尿道吻合口持续漏尿，表现为术后引流量较大。针对原位新膀胱尿流改道的大宗病例研究表明，早期尿道吻合口瘘发生率为 2.1%~6.6%，而远期尿道吻合口瘘发生率<1%[16]。另有报道提示吻合口瘘发生率约为 3%~7.7%，仅少数病例需要二次手术[56,85,86]。新膀胱尿道吻合口漏，多可在持续减压引流下自然闭合。

在评估吻合口瘘时，外科医生必须排除出口梗阻的原因。黏液阻塞引起的尿潴留发生率在 1.2%~4.6%，但可导致吻合口漏和新膀胱穿孔的罕见潜在的严重并发症[16,87]。无论是否在新膀胱内放置耻骨上引流管（我们不再常规使用）与导尿管联合引流，术后早期定期冲洗新膀胱可减少黏液潴留，有助于新膀胱排空，减少新膀胱尿道吻合口漏，使愈合更佳。

确保导尿管处于正确的引流位置，没有从新膀胱移出进入尿道也较为重要。我们通常使用带有 10mL 球囊的 20F 或 22F 尿管，并注水至 15mL，使球囊呈球形。术后早期需留置较大型号的导尿管来冲洗黏液或血凝块。间断性调整位于吻合口缝合线上的引流管的位置可能有助于降低引流管本身造成尿瘘的概率[87]。为了确保尿道吻合口的完全闭合，可以在拔除引流或导尿管前进行膀胱造影。对于长时间的漏尿或因尿外渗而导致代谢紊乱的患者，可以放置双侧经皮肾造瘘管，并放置导尿管和盆腔引流。预防尿道吻合口瘘可以通过细致的黏膜对黏膜对合无张力缝合和避免由于导尿管因素或黏液堵塞而导致的新膀胱过度充盈来实现。

新膀胱尿道吻合术后的另一个并发症是吻合口狭窄，常表现为新膀胱排空困难，该并发症发生率约为 2.4%~9%[16,56,58,86,88,89]。新膀胱排空障碍需要膀胱镜检查和 X 线检查来区分排尿功能障碍和新膀胱尿道梗阻。排尿功能障碍通常是由于新膀胱的大小或形状，以及新膀胱颈部的位置、长度或角度不合适；或近端尿道神经受损所引起。相反，新膀胱尿道梗阻是由吻合口狭窄、远端尿道梗阻、局部肿瘤复发、膀胱结石或阻塞性黏膜瓣膜引起的[88]。

膀胱镜检查是直接观察膀胱颈和定量评估吻合口狭窄的主要诊断方式。其他诊断方法，如经直肠超声、超声检查残余尿、膀胱造影、盆腔 CT 或磁共振成像，可进一步帮助鉴别功能性排尿障碍和吻合口狭窄。

吻合口狭窄的治疗方法有：保守治疗，持续或间歇性导尿；膀胱颈扩张，经尿道膀胱颈口冷刀、电刀或钬激光切开术。尽管许多狭窄可以通过经尿道切开或切除术来处理，但组织活检并排除肿瘤复发仍然是至关重要的。此外，需要通过密切随访确定早期复发性狭窄，并确保适当的排空以防止新膀胱破裂。对于因出口梗阻导致新膀胱过度扩张的患者，应指导其进行间歇性导尿，以确保适当排空，因为新膀胱的张力可能不会恢复到先前的水平。这种方法也可以用来检查吻合口狭窄是否复发，以及吻合口是否通畅。

输尿管回肠吻合口并发症

回肠尿流改道术中最为棘手的并发症之一是输尿管回肠吻合口的破裂或狭窄。在这里再次强调,基本的外科原则对于减少或预防吻合口并发症至关重要。在游离输尿管过程中,必须注意不要破坏远端输尿管的血供,并且必须保留输尿管足够的长度,以减小对吻合口造成张力。当左侧输尿管在乙状结肠肠系膜下通过时,必须小心避免扭转。此外,应尽量使用可吸收线完成密闭吻合,将输尿管远端适度劈开以确保吻合所需的足够管腔直径,在进行劈开的输尿管尖端对合吻合时需格外小心。

输尿管-肠吻合口漏的发生率随着术中常规将软硅胶支架管置入输尿管-肠吻合口而显著降低[90],这种技术现在几乎被普遍使用,该方式相关报告的漏尿率约为3%[56]。另有研究报道了在新膀胱尿流改道术后放置自体输尿管支架的方式,其并发症的发生率与前述相似[91]。当然,单用支架并不能消除输尿管-肠吻合术的并发症,当支架放置不当或无意中缝合到输尿管时,会导致额外的并发症。此外,梗阻或感染性并发症包括尿脓毒症也可由输尿管支架阻塞所引起。

输尿管支架管通常在盆腔引流管拔除前取出。当引流量增加或发现伤口渗尿时,尤其是在尿量减少的情况下,则怀疑有吻合口漏。怀疑有漏尿应立即进行评估。第一步通常是检测引流液或渗出液的肌酐含量。如果检测肌酐浓度高于血清肌酐浓度,则需进一步行影像学检查如CT扫描或膀胱造影等,以确定尿外渗的部位。通常首先考虑治疗保守,充分引流新膀胱,也可考虑放置经皮肾造瘘管,以持续的闭式负压引流,同时密切监测。如果渗漏持续存在,可尝试通过肾造瘘口顺行放置支架管。术后早期很少需要手术治疗。

输尿管-肠吻合口漏尿可导致输尿管周围纤维化,易形成狭窄。其他原因如吻合口张力过大、输尿管缺血、感染和肿瘤复发等也可造成狭窄。输尿管-肠吻合狭窄的发生率在2%~9%之间[16,30,56,75,86,92]。输尿管狭窄也可以发生在离吻合口较远处,即左侧输尿管穿过肠系膜下动脉的地方。

对特定输尿管-肠吻合技术的探讨本章节不予以详述,但对于抗反流或非抗反流吻合术那个更适合原位新膀胱尿流改道术,仍存在相当大的争议[12,87,93]。基于非抗反流机制的论点主要是反流的尿液导致的肾盂肾炎可对肾功能造成的潜在危害[8]。支持非抗反流吻合方式的主要观点认为,抗反流吻合术具有较高的梗阻发生率;这些支持者还认为新膀胱是一个低压贮尿器,且尿液通常是无菌的。在一项平均50个月的随访研究中,通过对没有抗反流机制的新膀胱患者的肾功能进行分析,发现对肾功能并没有不利的影响[94]。然而,上尿路功能的损害可能需要历经几十年而非几个月[95]。

其他有关研究还表明,由于使用抗反流技术造成的狭窄和梗阻所造成的上尿路功能受损程度更高[95,96]。在一项大样本研究中,超过350例接受LeDuc抗反流吻合术的Hautmann新膀胱的患者,在54个月的平均随访中,其输尿

管-肠吻合狭窄率为9.3%[97]。Abol-Enein和Ghoneim[98]回顾了300例采用黏膜下隧道抗反流技术的Hautmann新膀胱患者,其狭窄发生率为3.8%,但随访时间不详。

在一组纳入166例Kock回肠新膀胱术的研究中,术者采用Wallace法行非抗反流输尿管-回肠端端吻合术,经过2.7年的随访,其狭窄发生率仅为0.6%[99]。一项纳入32例患者采用Bricker法行非抗反流输尿管-回肠吻合术的研究中,其单侧吻合口狭窄发生率不到1%[100]。另一项研究对130例接受了Bricker法非抗反流输尿管回肠端侧吻合并行Hautmann新膀胱术的患者进行了回顾性分析,在20个月的平均随访期内仅发现三例输尿管-肠吻合狭窄[101]。因此,虽然抗反流吻合的狭窄率总体较低,但在大样本研究中,包括抗反流或非抗反流输尿管-肠吻合狭窄的发生率差别很大。

到目前为止,还未开展针对不同的吻合技术进行的设计合理、前瞻性强、随机性强、数量合适、随访时间足够长的研究。我们相信,一种简便的非抗反流端侧吻合术对于低压新膀胱是足够的,其较低的吻合口狭窄率也令术者满意。

无论采用何种术式进行输尿管-肠吻合,及时诊断和治疗吻合口狭窄对维持肾功能至关重要。输尿管-肠吻合狭窄的患者多无症状,通常在常规复查行影像学检查时发现肾积水,但输尿管新膀胱狭窄的患者可能会出现腰痛、肾盂肾炎或肾功能不全。

输尿管-肠吻合口狭窄可通过静脉肾盂造影(IVP)、CT或顺行肾造口造影诊断,如果梗阻程度较高,可行经皮肾造瘘置管治疗(图47.2)。在开始相关治疗之前,必须排除肿瘤复发的可能。通常是通过放射学、内镜和细胞学的综合检查来评估。此外,还应考虑患侧肾功能的情况,对于重度肾功能不全(<15%)的患者,应考虑行单纯性肾切除术。

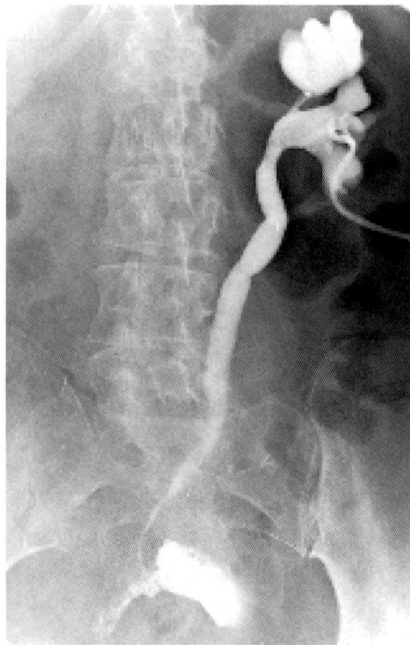

图47.2　输尿管-回肠狭窄。注意造影中输尿管远端狭窄处近端集合系统扩张。部分造影剂仍可通过狭窄进入新膀胱

相关技术已经被应用于输尿管-肠吻合狭窄的治疗,如球囊扩张、内镜下顺行和逆行切开、开放性翻修术等[87,102]。除考虑恶性病变外,在确定最佳手术策略时需考虑到狭窄段长度及既往是否存在放疗史。使用腔内球囊扩张术治疗输尿管-肠吻合狭窄既往有所报道,但长期随访成功率一般不超过29%[102]。内镜下狭窄切开术的近期成功率约为70%[103],但其长期随访效果不是很理想,术后 3 年有效率仅为 32%。

当患者肾功能保持良好时,较短(<2cm)的输尿管远端狭窄的治疗效果最好。置入≥12F 的支架 4 周以上也可提高成功率。相关数据还表明,手术切口后狭窄床局部注射类固醇(曲安奈德)可改善疗效。对于肾功能<25% 的患者,内镜治疗的成功率普遍较低。

开放手术切除狭窄部分并修补吻合口成功率最高,但要权衡技术上的困难和潜在的手术风险。吻合口翻修的辅助方法是在吻合口狭窄处顺行放置支架管,以帮助术中辨认输尿管。这项技术特别适用于致密粘连和纤维化的病例,在这种情况下,最初辨认出输尿管是非常困难的。同样,在新膀胱内放置导管,以便术中识别。因双侧输尿管吻合口距离较近,必要时同时修复对侧输尿管吻合口。此外,在解剖过程中必须注意避免对侧非狭窄输尿管的损伤,因为瘢痕和纤维化可能会改变输尿管的解剖结构。

确认并切除输尿管狭窄段后,将输尿管末端劈开重新吻合至正位新膀胱上。一般来说,新膀胱较输尿管可取的组织更为富余,因为输尿管通常被包裹在纤维化组织中。通过冰冻切片病理分析输尿管狭窄切除段对排除恶性病变具有重要意义。如果是巨大的输尿管缺损,可能需要行回肠替代术、输尿管输尿管吻合术,甚至是肾切除术。这些患者应进行充分的机械和抗生素肠道准备,以尽量减少并发症,并最大限度地增加术中手术方式的选择。

输尿管-肠吻合狭窄开放手术修复的成功率接近90%[87,104]。毫无疑问,由于乙状结肠肠系膜下的行程路径较长,左输尿管-肠吻合狭窄常较难修复。在某些情况下,右输尿管-肠吻合狭窄可以通过完全腹膜外化来修复。

尿石症

新膀胱尿石症可由多种因素引起,如代谢紊乱、残留黏液、尿潴留和慢性感染等[105]。目前的观点是,除非需要长期置管,否则新膀胱与可控皮肤造瘘术相比,很少有结石定植[106]。用裸露的金属吻合钉构建的储尿囊尿石症发生的概率要高得多。在原位 Kock 新膀胱中,裸露的永久性金属吻合钉用于建立乳头瓣,据报道,在 3 年的随访中,其尿石症的发生率为30%[99]。而在 Kock 新膀胱术中使用可吸收的吻合钉构造输入段乳头瓣可使结石的发生率降低到 4%[107]。

在最近的一些报道中,未在新膀胱构建中使用吻合钉的患者尿石症发生率在 0.5%~3%[98,108],较前明显降低。对于新膀胱内结石负荷不大的患者,可以采用经尿道手术,但一些研究者更倾向于经皮或开放入路手术,以避免对新膀胱的控尿机制造成损害。

上尿路结石也是尿路改道术后常见的并发症。慢性扩张引起的尿流淤积可能是结石形成的主要原因。大多数上尿路结石出现在左侧,可能与左侧输尿管的游离和移位有关[109]。目前治疗包括了从冲击波碎石到经皮肾穿刺取石的所有治疗方法[109-112]。手术策略的制定取决于结石负荷、位置、可能的成分、解剖关系,以及外科医生喜好等。即使采用了非抗反流吻合,在原位新膀胱尿流改道术后进行逆行内镜碎石也非常困难,通常需使用其他方式联合治疗。因此,几乎所有需要内镜治疗的输尿管和肾盂结石都是通过顺行经皮肾穿刺技术进行的。

菌尿和肾盂肾炎

原位新膀胱尿流改道术后的菌尿发生在 40%~80% 的患者中[113-115]。菌尿的发生与残余尿[116]和进行自我导尿[117]密切相关。对新膀胱菌尿的治疗仍然存在争议,因为其中大约一半的患者为无症状的感染。

在对 66 例新膀胱患者的前瞻性研究中,术后 2 个月至4 年进行尿液分析和培养[114],其中 55 例患者正常排尿,11例患者由于术后残余尿量高,每天至少进行一次间歇性导尿。在正常排尿的患者中,78% 的患者至少有一次尿检呈阳性,50% 的患者在培养中发现有细菌生长。总体来看,26 例(39%)和 8 例(12%)患者分别有尿路感染和尿脓毒症。可控排尿患者的 5 年尿路感染和尿脓毒症发生率分别为 58% 和18%。多因素分析显示,尿培养>100 000 个菌落形成和女性是预测尿路感染的唯一因素。复发性尿路感染是尿脓毒症的唯一预测因素。研究人员仅推荐对复发性尿路感染患者预防性使用抗生素,但不提倡在没有症状的情况下仅凭尿培养阳性而采用药物治疗。但是,由于结石形成的潜在风险较高,建议对有尿素裂解菌的患者进行治疗[160]。

大约 6% 的新膀胱患者在尿流改道后的一段时间内发展为明显的肾盂肾炎[16]。在没有梗阻的情况下,上尿路感染可根据培养结果而使用特异性抗生素加以控制。

瘘管形成

当原位回肠新膀胱术的指征扩展到女性患者时,外科医生逐渐开始关注新膀胱阴道瘘的发生率[118,119]。幸运的是,多个系列研究显示,新膀胱阴道瘘的形成率<5%[98,120,121](图 47.3)。减少瘘管形成的外科手段有避免缝合线重叠和在阴道前壁切开或部分切除时将大网膜置入作为间隔。在肿瘤控制不受影响的情况下,尽量避免切除过多阴道并保留阴道前壁[121,122]。大多数女性新膀胱后形成的瘘管需要手术治疗,通常必须完全游离且随后将大网膜或肌皮瓣的置入,否则往往无法修复。

新膀胱尿流改道术后的一个严重的并发症是肠皮肤外瘘或新膀胱肠瘘。这些并发症可能会导致死亡,因此必须及时诊断和治疗。如前所述,营养不良、吻合口瘘、手术过程中组织血管受损、类固醇类药物的使用、多发性内科合并症和

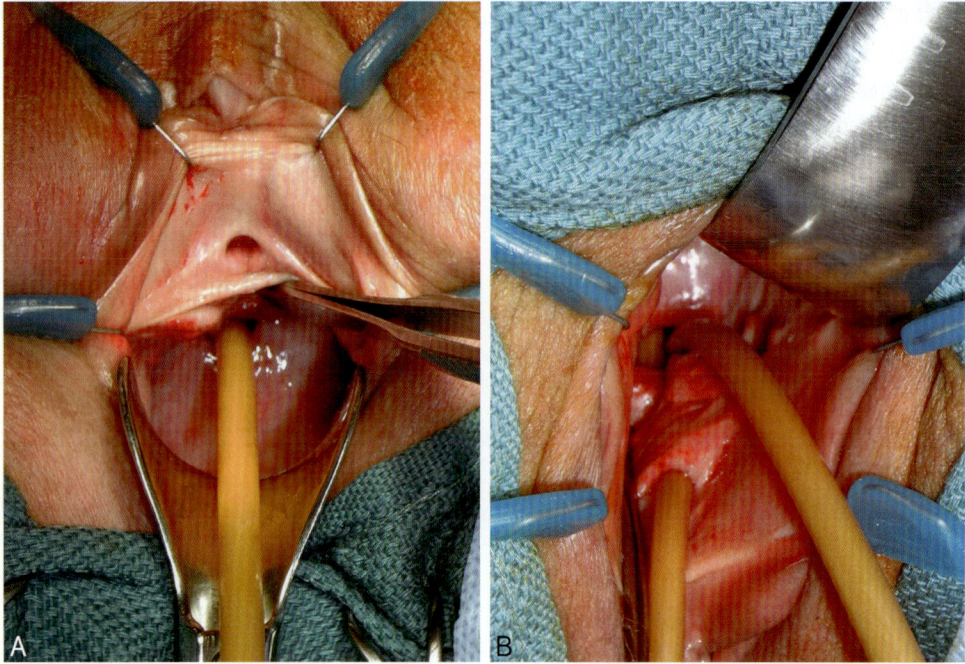

图 47.3　截石位（A）和俯卧位（B）下的新膀胱-阴道瘘。导尿管通过瘘管进入新膀胱。俯卧位图片包含尿道置管

肠道准备不充分等都是瘘形成的诱因[64]。肠皮肤外瘘常在术后 4~7 天出现，但在随访期间可随时出现。患者通常表现为发热、白细胞增多、代谢紊乱和蜂窝组织炎症状，这些症状发展为肠道内容物直接经皮肤溢出。

为防止脓毒症的发生，应迅速使用广谱抗生素，并进行腹部 CT 扫描，排除腹腔脓肿。在支持治疗且稳定后，瘘管造影可显示瘘管情况，并确定是否继续保守治疗。出现明显腹膜炎症状时，必须探查有无肠分流。在没有感染的情况下，如果患者有充分的肠道休息和营养补充，无论给予低渣饮食还是全肠外营养，60%~80% 的肠外瘘会自行闭合。其余的患者在确诊后 6 周内最好采取手术治疗。

小肠或大肠与新膀胱之间的瘘管发病较隐匿，可能表现为气尿、粪尿、腹泻和一般腹部症状。诊断方式通常为传统或 CT 膀胱造影（**图 47.4**）。在没有产气微生物的情况下，在 CT 扫描中发现无气腹操作患者的前腹部存在游离气体，则应高度怀疑瘘的形成。同样，经保守治疗，包括新膀胱导尿管引流和全肠外营养肠管旷置，可以治愈小的瘘管[123,124]，但明确的手术治疗往往是必要的[125]。术中，外科医生应取瘘管部位的组织活检，以排除肿瘤复发所致。较为罕见的新膀胱尿流改道术后血管瘘也曾有报道，并成功的经血管内修复[126]。

排尿功能障碍

与不可控尿流改道术相比，原位新膀胱术后患者的生活质量改善明显，但对于严重排尿功能障碍的患者，这种生活质量的改善可能并不理想[127]。在一小部分患者中，日间尿失禁的范围可从轻度压力性尿失禁到完全尿失禁，但在近

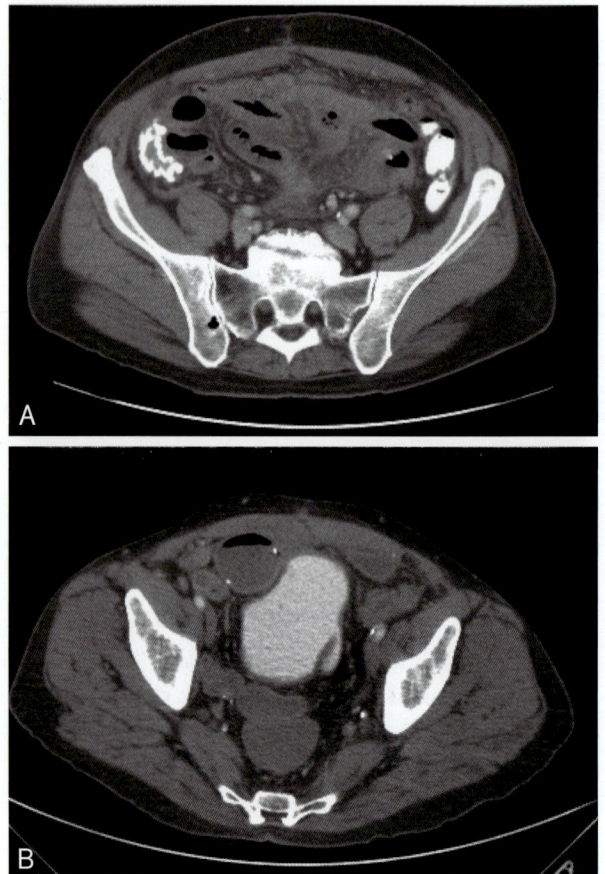

图 47.4　CT 膀胱造影显示新膀胱肠瘘。A. 注意新膀胱前的积液中有气体，提示有瘘。B. 膀胱造影显示新膀胱左侧的瘘管

90% 的新膀胱患者中,可以实现完全的日间控尿[16],仅有约 20%~50% 的患者有一定程度的夜间尿失禁。另外,大约 8% 的患者可能会发生充溢性尿失禁或因残余尿量过多而需自我导尿[87,128]。充溢性尿失禁在女性中更为普遍,这是由于新膀胱向下移动时新膀胱与尿道之间的角度过小,这一比例在女性中高达 15%[129]。尿潴留后尿失禁也特别常见,因尿潴留时膀胱可能会过度膨胀,从而导致无法恢复其自然张力。

不同手术系列中排尿功能障碍的严重程度和发生率的比较可受到定义、终点、手术技术和随访时间变化的影响。此外,临床上很少使用有效的仪器来评估症状。鉴于这些局限性,一项对 2 000 例原位新膀胱患者的回顾性研究清楚地揭示了相关的排尿功能障碍的情况。Meta 分析显示,4%~25% 的原位新膀胱患者因尿液不完全排空而进行间歇性自体导尿,日间尿失禁约占 13%。

与其他类型的尿流改道一样,术者必须保持一般外科原则,以最大限度地获得最佳的功能预后,并减少并发症率。构建的新膀胱必须能够在低压条件下容纳足够体积的尿液,且尿液吸收率不可过高[12]。根据拉普拉斯定律,压力与半径成反比,因此储尿囊球体形状的内在数学原理决定了达到理想容量所需的最佳肠道长度[83]。理想情况下,选择一段长度为 50~55cm 的肠道较为合适。如果肠段太短,容量就会过低,将不可避免地出现尿失禁和尿频[130]。同样,如果选择的肠段太长,会导致排空不良和尿潴留。排空不良不仅需要终身自体导尿,还会导致膀胱扩张和严重的新膀胱穿孔并发症[131,132]。

一份关于大样本男性新膀胱排空不良的报告显示,机械性排尿障碍发生率为 8% 而功能性排尿障碍发生率为 3.5%[88]。研究者指出,需密切关注储尿囊的排空情况,以防止新膀胱过度膨胀,这对排尿功能的影响比所选肠段长度和相应的初始容积更深远。

在膀胱切除术中,应特别注意保留尿道和盆底横纹肌,以保护尿控机制[12,133]。对于男性患者,前列腺尖部的处理应该以类似前列腺根治性切除术的方式进行。对于女性患者,尿道和未受累的膀胱颈应予以保留。此外,可以在膀胱后壁和阴道前壁进行解剖平面游离,以保留尿道的神经支配。此外,轻柔地处理和保留阴道组织、肛提肌和盆底筋膜也很重要。最后,将新膀胱颈置于骨盆内最适合的位置,确保排尿时膀胱出口呈漏斗样。

尿流动力学检查现在已被广泛应用于确定新膀胱患者排尿功能障碍的原因。事实上,尽管肠道被去管化[134],但其不受抑制的收缩可导致几乎一半的新膀胱尿失禁(图 47.5)[135,136]。这些患者经常受益于抗胆碱能药物的应用,以减少新膀胱过度活动。在新膀胱置入术后出现新的压力性尿失禁的女性可考虑采用改良的悬吊带植入术,以避开先前手术的区域[137]。

除了辅助治疗外,术中小心地保护神经血管似乎有助于男性和女性患者性功能的保留[138-140]。然而,一些分析表明,保留性功能的膀胱切除术可能会违背肿瘤控制原则[141]。

尿道及盆腔肿瘤复发

根据现有的统计,膀胱根治性切除术后尿道肿瘤复发的概率为 10%[142],但报道的包括男性和女性患者在内的回肠新膀胱术后尿道肿瘤复发率为 0.5%~5%[143-146],这种差异可能是由于患者选择偏倚和在构建原位新膀胱前未对尿道切缘进行冰冻切片分析评估所造成的[147,148]。虽然通常提倡在原位新膀胱术后进行膀胱镜检查或尿流细胞学检查,大宗研究表明,大多数尿道肿瘤复发的患者实际上因出现的症状(分泌物、疼痛、可触及的肿块)而就诊,且细胞学检查结果阳性并不影响分期和存活率[149,150]。此外,尿流细胞学检查的敏感性极低[151]。

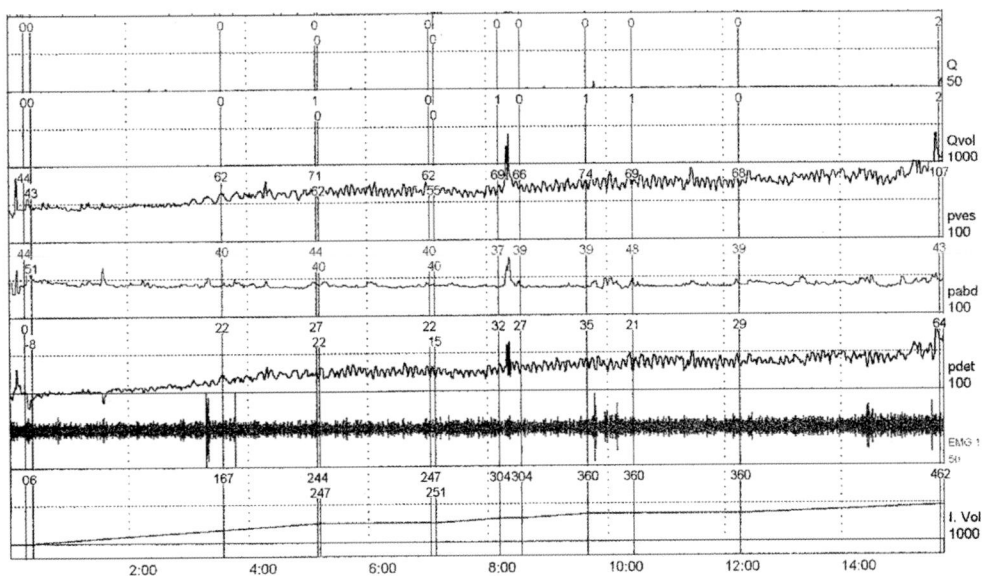

图 47.5　排尿功能障碍的新膀胱患者的尿动力学检查。注意新膀胱在逼尿肌压力(pdet)测试过程中的过度波动,这提示新膀胱过度活动。EMG,肌电图;pabd,腹压;pves,膀胱总压;Qvol,排出的尿量

大多数肿瘤复发出现在膀胱切除术后 5 年内[152]，但由于尿道肿瘤在初次手术治疗后的 15 年内都可被发现，因此需要进行终生复查[153]。这些肿瘤是否真的来自于原发肿瘤的复发，或是由已知的与尿路上皮癌相关的环境改变导致的再发尚不清楚。然而，一旦发现尿道肿瘤复发，相关治疗将取决于复发的类型。对于浸润性尿路上皮癌，尿道切除术和将原位尿流改道改为不可控尿流改道是首选的治疗方法。原位癌患者经卡介苗（BCG）治疗，有效率为 83%[154]。浅表的肿瘤复发也可经内镜切除处理[143,155]。

盆腔肿瘤复发发生在约 7% 的接受膀胱切除术患者中[156]，但大规模的分析表明，局部复发对新膀胱功能造成损害需行手术切除的病例为少数[16]。Freeman 和其团队[157]发现，在一项以男性为主的原位新膀胱术患者的研究中，总的局部复发率为 11%。在另一组组织学特征不良的患者中，有相似的盆腔复发率（14%）[158]。在这些研究中，1/2~2/3 的盆腔肿瘤复发患者尽管死于该疾病，但新膀胱功能没有造成过大影响。在另一项研究中，尿流改道的类型并没有影响盆腔复发患者的并发症风险、对挽救性治疗的反应和总体生存率[159]。在极少数情况下，由于新膀胱受局部肿瘤侵犯，需翻修为回肠膀胱或其他姑息性尿流改道。

在两项独立的研究中，女性膀胱切除术后盆腔肿瘤复发率<5%，但在这两项研究中，复发的均为非移行细胞癌患者[119,160]。在一项对鳞状细胞癌患者的研究中，盆腔肿瘤复发率为 12%[161]。因此，女性鳞状细胞癌患者和非尿路上皮癌患者可能有较高的局部复发风险，可能不适合保留阴道。在膀胱切除术中保留阴道前壁行原位新膀胱术，其局部肿瘤复发率为 5%[121]。

新膀胱破裂

据报道，有 1.5%~4.3% 的患者发生原位新膀胱自发性破裂[131,162]。这种并发症最常见的原因是急性或慢性新膀胱过度扩张。然而，其他原因也见于器械、导管损伤、黏液潴留和药物或酒精作用引起的器官感觉改变。必须指导易出现过度扩张或黏液分泌过多的患者在每 4 小时进行一次间歇性导尿中，以避免这种罕见但偶尔危及生命的并发症。原位新膀胱术后的患者应该佩戴医疗警报器，以便在紧急情况下通知医务人员。

自发性原位新膀胱破裂通常表现为急性腹痛伴腹胀和尿量减少。在感染的情况下，患者可能出现腹膜炎或脓毒症。这时应首先尝试新膀胱留置导尿管。之后可以进行膀胱造影以评估是否有尿外渗。除了腹部和盆腔的标准 CT 扫描外，CT 膀胱造影也可显示新膀胱情况。如果 CT 扫描显示腹腔内大量可能为尿液的游离液体，即使在膀胱造影没有外渗的情况下，也应保持警惕。

新膀胱破裂的表现和总体临床特征在一定程度上决定了治疗的方式。无明显腹膜炎或脓毒症症状的患者可通过保守措施进行治疗，包括导尿管引流、应用广谱抗生素、密切监测生命体征和尿量等[163]。然而，对于精神状态变差、顽固性疼痛、血流动力学不稳定，或者明确腹膜炎的患者，应予急诊手术探查。剖腹探查引流腹水，修补破裂的新膀胱，术后应放置大号腹腔引流管和导尿管。一般来说，当并发症的任何可能原因都得到纠正后，导尿管可在术后 3 周拔除。之后仍需密切检测患者，以确保新膀胱损伤不再发生。

（张鹏 译）

参考文献及自测题

第48章 膀胱扩大成形术与神经源性膀胱手术并发症

HIMANSHU AGGARWAL, CATHERINE J. HARRIS, and GARY E. LEMACK

要 点

1. 在手术指征合适的患者中,膀胱扩大术是一种安全、耐受性好、有效的手术。

2. 术后远期吻合口瘘虽然少见,但却是膀胱扩大术的早期并发症。通过持续膀胱引流和定期冲洗并排出黏液,可以预防和最终纠正该病。最初保守治疗失败的吻合口瘘可能需要行经皮上尿路分流术治疗。

3. 膀胱扩大术后容易形成结石。定期清除尿液中的黏液并适当处理尿液中的尿素分解菌,有助于预防结石的形成。

4. 膀胱扩大术后穿孔是一种罕见但可能致命的并发症。对于膀胱扩大术后病情严重的患者,应保持高度怀疑。CT 膀胱造影是鉴别膀胱穿孔扩大的最佳检查方式,膀胱穿孔需要手术修复。

5. 既往膀胱扩大术与膀胱癌的关系尚不清楚。虽然没有对这些患者进行癌症监测的标准化指南作为依据,但建议在手术后 5~10 年开始进行膀胱镜检查。如出现肉眼血尿,应及时进行膀胱镜检查。

引言

Von Mikulicz 于 1889 年首次描述了利用肠段扩大膀胱的手术。然而,直到 20 世纪 50 年代,Couvelaire 的一份报告描述了结核性挛缩膀胱的扩大术后,这种方法才得到更广泛的应用。膀胱扩大术是目前公认的增加膀胱容量的技术[1]。然而,在 2000 年膀胱 A 型肉毒毒素(onabotulinumtoxin A, BTX)注射术被报道为膀胱过度活动症的有效微创治疗方法后,膀胱扩大术(也称为扩大膀胱成形术)的手术量减少了[1,2]。在英国,膀胱扩大术的数量从 2000 年的 192 例减少到 2010 年的 120 例,在美国的手术数量从 2000 年到 2009 年减少了 25%[1,3]。今天,膀胱扩大术的适应证包括顺应性受损、膀胱容量小的患者,以及行为、药物和膀胱内治疗失败的顽固性逼尿肌过度活动[4]。尽管回肠膀胱扩大术是最常用的,但从胃到结肠的肠段目前都可用于膀胱扩大术[1]。

膀胱 BTX 注射术最初由 Shurch 等报道用于脊髓损伤术后患者的逼尿肌过度活动与尿失禁治疗[2]。随后的三期临床试验表明,神经源性膀胱患者的尿失禁、尿动力学参数和生活质量均有改善[5,6]。同样的疗效也可见于非神经源性的膀胱过度活动症患者[7]。BTX 注射治疗需要每 3~12 个月重复注射一次,5 年后疗效趋于稳定[8]。最常见的并发症是尿路感染和尿潴留。有人认为,对于需要更频繁注射的患者(间隔<5.1 个月),膀胱扩大成形术可能是更具经济效益的长期治疗方案。然而,这假定并发症率低于 14%[9]。因此,对于 BTX 注射治疗效果不满意或需要频繁注射的患者,膀胱扩大成形术仍然是一种可行的治疗选择。

神经调控是另一种治疗方案,用于膀胱过度活动患者,这些患者保守治疗和药物治疗效果较差,也不愿意承担 BTX 间歇导尿的风险。骶神经调控和胫后神经刺激是非神经源性膀胱过度活动患者的治疗选择。在接受骶神经调控治疗的患者中,50% 的患者在 5 年内保持了 50% 的改善[8]。与神经源性膀胱扩大术后 80%~100% 的总控尿率和特发性逼尿肌过度活动 78%~90% 的总控尿率相比,5 年时骶神经调节治疗的总控尿率或治愈率接近 15%[1,8]。总的来说,尽管有新的治疗方法,但膀胱扩大成形术仍然是治疗膀胱过度活动的一个必要和可行的选择。

本章的目的是讨论如何预防膀胱扩大成形术出现的各种并发症的发生,在初始手术过程中避免这些并发症的技术,以及可用于治疗并发症的方法。两个不同的人群进行了膀胱扩大成形手术:年轻的神经源性膀胱疾病患者,如脊柱裂患者;以及在晚年发展神经源性膀胱疾病的老年患者,如脊髓损伤后,或与辐射或特发性原因相关的挛缩膀胱患者。

短期并发症

相对较少的早期并发症与膀胱扩大手术有关。接受膀胱扩大术的患者有心血管、肺、胃肠道和血栓栓塞等围手术期事件的风险,可见于任何腹部手术,无特异性。对美国外科学院国家质量改进计划儿科数据库 2012—2103 年的数据查询显示,在 97 例进行膀胱扩大术的患者中,有 18.6% 的患者在手术后 30 天内出现并发症。其中最常见的并发症为尿路感染(urinary tract infections urinary tract infections,UTI),占 9.3%,其次为伤口并发症(7.8%),包括 3 例浅表感染和 1 例伤口裂开。6 例(6.2%)需要输血或有出血并发症,1 例脓毒症,8 例(8.3%)需要再次手术。再手术包括剖腹探查、膀胱尿道镜检查、翻修和肠吻合探查。30 天内并发症事件的风险增加与手术时间、手术次数和高手术风险评分相关[10]。文献报道老年人群手术死亡率高达 2.7%。较高的死亡率也与额外的外科手术有关。常见的早期手术并发症包括 1.9%~10.3% 的肠道梗阻和 6.4% 严重伤口感染的风险[11]。有 3% 的手术患者需要输血治疗[11,12]。

术后早期膀胱吻合口漏的发生率极低(**图 48.1**)。133 例患者中有 2 例在术后第 2 天和第 5 天分别出现,每例都需要手术探查和修复[13]。早期膀胱吻合口漏可通过膀胱造瘘持续引流来预防。膀胱周围的空间应该无积液。增大的膀胱应定期冲洗以排出黏液,并将黏液堵塞的风险降至最低。黏液塞可堵塞导管,导致新膀胱排尿引流困难,吻合口可能有渗漏。小的吻合口漏应充分引流,增加自行愈合的时间。当保守治疗不能治愈临床上有意义的吻合口瘘时,需要经皮双肾引流。在少见情况下,缺血肠段会导致吻合口瘘,在这些情况下,保守治疗不会成功。必须行剖腹手术,切除不能存活的肠道部分,重复吻合[4]。

脊髓脊膜膨出患者膀胱扩大术后发生特殊并发症的风险可能会增加。膀胱扩大术后脑室腹腔(ventriculoperitoneal,VP)分流感染的风险在 0%~20%。围手术期应给予适当的抗生素,并应将肠道内容物溢出到腹腔的风险降至最低。术前应治疗尿液感染[14]。在膀胱扩大术之前,可考虑将腹膜外 VP 分流术转换为脑室胸膜分流术;然而,关于此方法的数据有限[14]。另一种预防分流感染的技术是使用腹膜外入路,它允许相当一部分的手术应在腹膜外进行,从而将分流术暴露

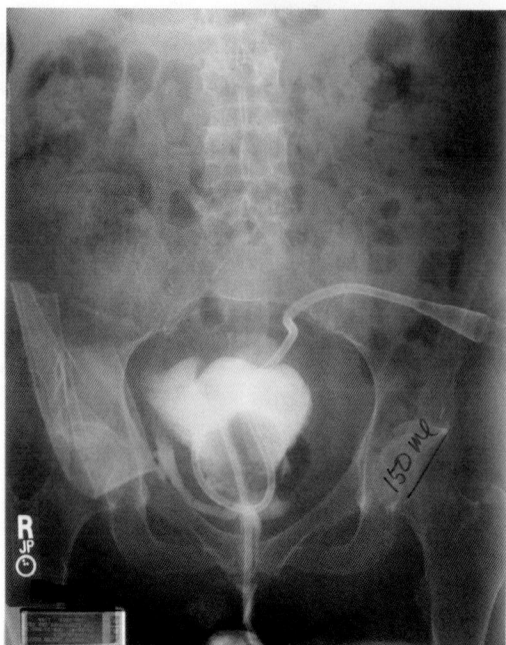

图 48.1   膀胱造影显示膀胱扩大术后早期漏

于潜在感染的可能性降至最低。感染的 VP 分流术的症状可能是意识模糊的和部分小肠梗阻。其他症状和体征包括发烧、头痛、嗜睡、视力和精神状态改变以及癫痫发作。除了显著的发病率外,分流感染还与未来分流感染和功能障碍、智能障碍甚至死亡的风险较高有关[14,15]。如果怀疑分流感染,则应开始使用广谱抗生素(万古霉素,常与利福平联合使用),并开始神经外科会诊[15]。

在手术中,外科医生也应该能够识别乳胶过敏反应的迹象和症状。这种过敏最常见于脊髓脊膜膨出患者,常表现为与接触腹腔内容物的手术手套中的乳胶反应有关的血压急剧下降。由于这种潜在的威胁生命的并发症在这一患者群体中存在已知风险,大多数中心现在要求对脊柱裂患者进行手术的外科医生必须佩戴非乳胶手术手套,并使用不含乳胶的导管和不含乳胶的手术引流管。如果术中确实发生了反应,建议包括立即中断与可能的抗原的接触(更换手套,外科引流管,以及可能被污染的器械),大量冲洗现场,迅速完成或终止手术程序,扩大容量,以及麻醉团队对过敏反应进行适当的复苏和管理。

患者的膀胱颈功能也应与膀胱成形术的评估一起考虑。如果发现功能不全,我们倾向于进行筋膜膀胱颈吊带。如果膀胱颈功能长度不足,可通过腹部切口进行膀胱颈缝合,以扩大膀胱成形术。如果进行膀胱颈闭合,必须非常小心地分层闭合,最好是不重叠缝合,并插入大网膜等以防止瘘管的形成。考虑到与不能导尿和膀胱颈闭合相关的潜在死亡率,良好的社会支持和依从性对于膀胱颈闭合的患者就显得极为重要[16]。

远期并发症

膀胱扩大术的远期并发症包括菌尿/尿路感染、代谢变

化、结石形成、膀胱穿孔、肠功能障碍、大小便失禁,以及潜在的肿瘤形成风险[17]。最近一项对 2 831 例膀胱扩大术的 10 年累计远期并发症发病率研究报告了膀胱破裂(2.9%~6.4%)、小肠梗阻(5.2%~10.3%)、膀胱结石(13.3%~36.0%)、肾盂肾炎(16.1%~37.1%)、肾盂肾炎(16.1%~371%)、膀胱结石的累积发病率(2.9%~6.4%)、小肠阻塞(5.2%~10.3%)、膀胱结石沉积(13.3%~35.1%)和二次扩大手术(5.2%~13.4%)[12]。

菌尿/尿路感染

尿液细菌定植和无症状菌尿是膀胱扩大术后患者非常常见的发现。大多数研究估计其发病率在 65%~100% 之间[11]。对间歇性导尿术(intermittent catheterization,IC)的需要使得这些患者易于出现菌尿。非神经源性原因接受膀胱扩大术的患者更有可能自行排尿,因此细菌尿的风险因素较少。膀胱扩大术后患者菌尿的其他危险因素包括残余尿量大和存在黏液,黏液可能藏有细菌[1,11,18]。

与无症状菌尿相比,有症状的 UTI 较少见,据报道发病率为 4%~49%[19,20]。神经源性膀胱(neurogenic bladder,NGB)患者可能有不明的 UTI 症状,如痉挛增加、尿液恶臭或浑浊,或伴随的自主神经反射障碍症状,而不是典型的 UTI 症状,如尿急尿频和排尿困难。在这些情况下,获得尿培养并根据培养进行治疗是适当的。由于缺乏明确的症状,临床上并不总是能直接确定何时应该使用抗生素,在许多情况下,即使在培养上发现菌尿,也应劝告无症状的患者不应根据尿味和颜色的变化而选择抗生素治疗,除非在培养基上已发现尿素分解生物体。在这种情况下,由于与肾结石有关,大多数临床医生建议治疗细菌感染。可给予 3~5 天的短程抗生素。如果患者有症状,则需要 7~10 天的较长病程。在这种情况下,要避免不必要使用抗生素,最重要的是做好患者教育。

复发性尿路感染对于膀胱扩大术前基线水平的 NGB 患者来说可能是一个重要问题。这些患者术后感染是术前膀胱疾病的延续,还是膀胱扩大术本身的结果,并不总是清楚的。尽管如此,尽管接受 NGB 膀胱扩大术的患者需要间歇性导尿术(IC),但与术前状态相比,这些患者中发生术后尿路感染的病例较少[21]。这一发现可能与肠道分泌免疫球蛋白 A 有关,这种分泌可防止细菌黏附于上皮细胞[22]。

治疗复发性症状性尿路感染的第一步是对上尿路和下尿路进行影像学检查,以排除潜在的感染源,如结石和异物。应鼓励经历症状性尿路感染的患者在 IC 期间定期冲洗膀胱。这种操作可能有助于清除黏液,黏液可能含有细菌,会使根除感染变得更加困难。此外,患者使用一次性导管套件进行 IC 可能有益,不过支持这一做法的数据尚存在争议。同样,几乎没有证据表明亲水性导管有助于降低 UTI 复发的风险[23]。最近的一项综述报道中,包括 31 项关于 IC 的不同试验得出的结论是,没有令人信服的证据表明,UTI 的发病率受使用无菌或清洁技术、涂层或未涂层导管、一次性(无菌)或多次使用(清洁)导管、自我导尿或他人导尿或任何其他策略的影响[24]。

尽管缺乏证据,但是我们还是提倡使用抗生素冲洗来帮助减少复发感染的发生率。我们推荐给那些在所有其他保守方法失败后仍有抗生素耐药 UTI 的患者使用庆大霉素,每周冲洗两到三次。经膀胱灌注庆大霉素的吸收风险较低,并且已被证明是高效的。它具有长时间的稳定性,没有特殊的储存条件,只有严重的膀胱炎才有可能增加经膀胱的吸收[25,26]。

使用蔓越莓补充剂已被证明在预防女性复发性症状性尿路感染方面有适度的益处。浓缩蔓越莓补充剂可能有一定的作用,并且被常规使用的,不过与神经源性亚群的临床实践相关的数据很少[27]。

抑制性("预防性")抗生素的使用已经在 IC 患者中进行了研究,这些患者有复发尿路感染的风险。最近一项综述得出的结论是,对于接受 IC 治疗的患者,只有有限的证据表明接受预防性口服抗生素可以降低无症状菌尿的发生率。然而,有微弱的证据表明预防性使用抗生素可以降低症状性菌尿的发生率。抗生素预防的可能益处必须与可能的不利影响进行权衡,例如产生抗药性细菌。这些风险不能从目前可用的试验中可靠地估计出来[28]。

结石

在小肠/大肠进行膀胱扩大术患者中,结石疾病的发生率为 10%~50%[17,29,30](图 48.2)。膀胱或肾结石患者有 50% 的复发率,可控性尿道患者的结石发生率较高,膀胱或肾结石的患者被发现有 50% 的机会复发。在复发性肾结石的患者中,40% 的患者是继发感染性结石后的非感染性结石。与

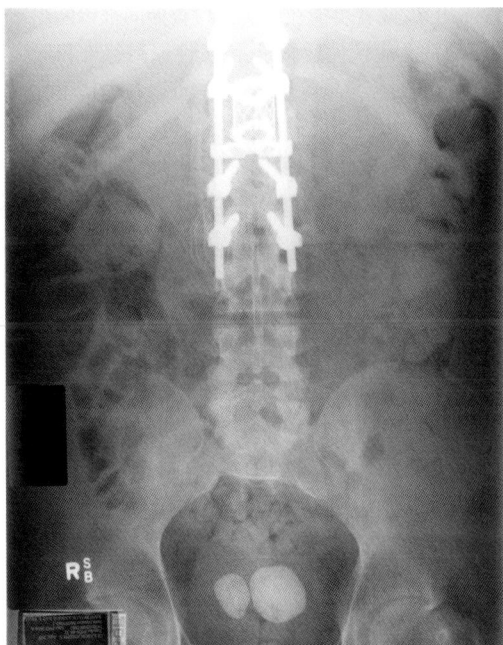

图 48.2　泌尿系统 X 线平片。这名 45 岁的 T₆ 脊髓损伤患者在 6 年前行膀胱扩大术,现在有巨大的膀胱结石

能够自发排尿的患者相比,需要通过自然尿道进行 IC 的患者的结石发生率高出 5 倍,如果通过可控性尿流改道吻合口进行 IC,则结石的发生率高出 10 倍[33]。因为这种重建可能会出现不完全的尿排空和尿潴留,以及在进行 IC 的患者中细菌尿的发生率较高。复发的尿路感染和伴随的膀胱颈手术也是膀胱增大患者结石形成的重要危险因素[34,35]。异物,如裸露的钉,通常可作为结石形成的核心。据报道,胃膀胱成形术患者的结石发生率较低,可能是因为尿液 pH 较低,黏液产生较少,细菌尿的发生率较低[36]。一项对接受过膀胱扩大术的儿童的研究发现,膀胱结石是最常见的感染性结石,鸟粪石是最常见的成分,占 55.2%,其次是磷酸钙(28.7%)和纯碳酸盐磷灰石(10.5%)。肾结石最有可能是磷酸钙(46.7%)、鸟粪石(36.7%)或纯草酸钙(13.3%)。总体而言,在膀胱结石的患者中,22.7% 也发生了肾结石[32]。

有几个小组研究了膀胱结石形成的原因。Khoury 和同事[37]将结石形成者的黏液与非结石形成者的黏液进行了比较,并报告了形成结石的患者的黏液中钙磷比例明显更高($P<0.05$)。这一发现表明黏液可能是结石形成的核心,清除黏液可以最大限度地减少未来的结石形成。Hensle 和同事[31]调查了膀胱扩大术(有无造瘘)后的儿童人群,发现接受预防性冲洗方案的患者结石形成的发生率有统计学意义的降低(43% vs 7%;$P<0.001$),预防性冲洗方案包含 240mL 生理盐水和 120~240mL 硫酸庆大霉素溶液(240~480mg 庆大霉素/1L 生理盐水),每周两次[31]。然而,使用其他黏液调节剂(N-乙酰半胱氨酸、阿司匹林、尿素、雷尼替丁和奥曲肽)来减少每个膀胱扩大术患者的黏液是值得怀疑的,我们不推荐使用,因为包括随机试验在内的多项研究中没有显示常规使用这些药剂的任何好处[38]。

大多数结石患者更有可能在对 NGB 的常规 X 线随访中被诊断出来,或者可能在膀胱镜检查期间被诊断出来。然而,结石的常见症状包括血尿、复发性尿路感染和尿失禁恶化。对结石的治疗是清除结石,通常可以在内镜下完成。对于较大的结石,可能需要进行开放或经皮肾镜操作。对于尿道太小而不能容纳标准内镜设备的儿童患者,应考虑经皮膀胱切开取石术。同样,对于先前接受过 Mitrofanoff 手术(或其他膀胱造瘘,如 Monti 手术)的患者,可能不允许足够大的内镜通过,不足以充分治疗膀胱结石。Amplatz 套装可用于扩张耻骨上通道,以准备用激光或液气压碎石术和取出进行适当的碎石(如果需要)[39]。手术医生必须清除所有残石,因为任何残留的结石都有可能成为复发性结石的病灶。在任何类型的内镜取石过程中,由于较薄的肠道被用于膀胱扩大术,因而存在出现穿孔的潜在风险;因此,术后应留有临时导尿管。

穿孔

穿孔是膀胱扩大成形术后潜在威胁生命的并发症,见于 3%~13% 的患者[12,13,40-42]。膀胱扩大成形术穿孔的危险因素包括:不允许尿液"弹出"的有力的膀胱出口,复发性泌尿系

感染,需要用 IC 排空膀胱,以及慢性过度扩张,这经常见于没有遵守适当计划进行 IC 的患者[43]。与其他肠段相比,胃膀胱成形术或回肠膀胱成形术自发性穿孔的发生率较低[41,42]。膀胱扩大术后穿孔的原因包括慢性过度扩张和随后的血管损害继发的肠缺血,可导致破裂[44]。肠去管化对于消除蠕动波是必不可少的,已被认为是肠坏死的潜在来源,也是缺血和坏死肠段穿孔的潜在原因[40]。膀胱扩大中发生的无抑制膀胱收缩产生的高压也可能是穿孔的潜在原因[44]。然而,大多数接受适当膀胱扩大术的患者应该会有显著且持续的逼尿肌压力降低,降到可接受的水平,因此如果遵循适当的 IC 方案,则不应存在穿孔的风险[45]。

穿孔最常见的症状是急性腹痛,但其他常见症状包括恶心、呕吐、少尿和发热,以及继发于膈肌刺激的肩部疼痛。检查应显示有腹膜征象的腹部肿胀。NGB 患者穿孔的发病率和死亡率可能更高,因为潜在的神经问题继发的感觉通路的改变可能导致识别延迟。膀胱造影可能显示外渗;然而,约 24% 的患者可能结果正常[13]。由于某些 NGB 患者缺乏初始症状,再加上有假阴性的可能性,因此如果行膀胱扩大术的患者突发急诊病情加重,应高度怀疑这种损伤。CT 尿路造影在识别穿孔增大的膀胱方面可能优于膀胱造影,尽管可能有阴性结果,但阴性结果不应取代临床判断[43]。

一旦诊断为膀胱穿孔,患者应接受积极的静脉补液和广谱抗生素,并进行紧急腹部探查以修复损伤。穿孔部位要么是肠与膀胱壁的交界处,要么是扩大部分。仅有少量的报告通过保守方法治疗膀胱扩大术后穿孔,通过引流管引流出腹腔积液。然而,由于穿孔在这一患者群体中经常被延迟诊断,所以保守治疗应该留给血流动力学稳定且没有症状进展或恶化迹象的患者[46]。

肿瘤

膀胱扩大术后患者患癌的实际风险尚不清楚。然而,在 15 年的随访中,膀胱扩大术后患者的癌症发生率为 0%~1.2% 不等[11,47]。大多数肿瘤是在最初的外科手术后 10 年内诊断出来的;然而,据报道,癌症也发生在膀胱扩大术之后的 50 年内[48]。接受胃膀胱成形术的患者似乎有更高的癌症风险[49,50]。

膀胱扩大术后肿瘤形成的潜在危险因素包括扩大的肠道补片的慢性炎症、复发性 UTI 和尿潴留[51-53]。复发性 UTI 的相关性可能与肠道和感染对尿硝酸盐的影响有关,这些硝酸盐最终转化为亚硝胺。亚硝胺与输尿管和输尿管乙状结肠造口相关的肿瘤有相关性[54]。腺癌是扩大膀胱中最常见的肿瘤,通常见于肠和膀胱的吻合口区域[47];然而,也有报道称为移行细胞癌。

对肿瘤必须保持高度怀疑。膀胱扩大术后患者进行常规 IC,通常有良性来源的显微镜下血尿。但是,肉眼血尿的患者应及时进行膀胱镜检查。虽然没有对这些患者进行膀胱镜检查和监测的标准指南,但目前已经提出了每年一次的膀胱镜检查方案,该方案在扩张术后 5 年[55]或 10 年后开始进行[47]。也有人建议对这些患者进行定期细胞学检查,以

筛查异常;然而,细胞学检查在经历了膀胱扩大术的患者中往往是不可靠的,因为常继发于慢性定植状态[33]。

代谢异常

高氯代谢性酸中毒是接受回肠或结肠段膀胱扩大术的患者中最常见的代谢异常。这一发现是由于肠段对氨和氯化铵的重吸收以及碳酸氢盐的分泌[20,56]。然而,需要口服碳酸氢盐治疗的症状性酸中毒只在 16% 的患者报道过[11]。高氯酸中毒的治疗包括使用碱化剂。预防性碱替代应在碱过量低于 -2.5mmoL/L 时开始,目的是避免临床明显酸中毒的长期并发症[57]。肾功能不全会导致不能处理过多的酸负荷,这会导致接受完全尿路重建的患者出现症状性酸中毒。因此,血清肌酐水平高于 2.2mg/dL(194.5μmol/L)[58]、需要下尿路重建的患者,应建议接受导尿治疗,而不是膀胱扩大术,以尽量减少尿液和肠道的接触时间。

慢性酸中毒的一个潜在问题是骨对酸负荷的缓冲作用,从而导致骨脱矿。这可能是儿童的一个重要问题,可能会潜在地影响骨骼生长。事实上,Mundy 和 Nurse[59]注意到有 20% 接受结肠成形术的儿童的生长速率减半。有趣的是,在接受回肠膀胱成形术的患者中没有观察到对线性生长的负面影响[59,60]。这一发现的原因可能是回肠,而不是结肠,能够重新吸收钙。Boylu 和同事[61]使用骨密度来评估回肠膀胱成形术前后有无神经源性疾病的儿童患者。这些研究人员得出结论,骨矿密度的任何变化都与潜在的神经系统疾病及其运动后果有关。骨矿物质密度的降低目前认为不是与膀胱扩大术后相关的代谢变化的继发性变化[61]。

胃膀胱成形术可首选用于潜在肾功能不全的患者,因为使用胃段扩大膀胱不会产生额外的酸负荷。然而,胃膀胱成形术后可发生血尿-排尿困难综合征。症状包括膀胱痉挛、血尿、排尿困难、耻骨上或阴茎疼痛。这种并发症在 26%~37% 的接受胃膀胱成形术的患者中已被注意到,并且与用于增强的胃段产生的酸对膀胱黏膜的刺激有关。这种综合征通常可以用组胺(H₂)阻滞剂来处理[62,63]。主要是由于胃膀胱成形术后这种综合征的高发生率,现在很少进行这种手术。

据报道,在使用回肠段进行膀胱扩大术的成人中存在维生素 B₁₂ 缺乏症,特别是在使用较长段(>60cm)的情况下[64]。在儿童中,大多数情况下,使用回肠段膀胱扩大术和回肠段替代后,在长达 8 年的随访期后,维生素 B₁₂ 水平没有下降[65]。然而,一项研究表明,在使用回肠段的术后 7 年后,维生素 B₁₂ 缺乏的风险增加[66]。由于肝脏中大量的维生素 B₁₂ 储备可以预防维生素 B₁₂ 缺乏的症状超过 2 年。血清维生素 B₁₂ 水平应从膀胱扩大术后的第 5 年开始每年检查一次。治疗可以是口服和/或肌内注射;然而,一项随机研究表明,口服治疗(2mg/d)与静脉治疗(肌内注射 1mg)同样有效[67]。

肠道功能紊乱

通过大肠丢失胆汁酸引起的胆原性腹泻是膀胱扩大术后肠功能障碍的一个潜在来源。这些患者中有许多正在接受 NGB 的膀胱成形术,并且可能也有神经源性肠功能障碍。膀胱扩大术后肠功能障碍的其他可能原因包括回盲瓣切除后远端回肠被结肠细菌定植,以及由于切除末端回肠而导致胆汁酸吸收不良。这可能导致经过结肠的不能被充分再吸收的水和电解质负荷增加,因此导致腹泻。此外,增加的胆汁酸负荷可以通过增加肠道动力而使问题复杂化。与回肠或回盲部扩大膀胱相比,乙状结肠扩大的患者较少出现术后肠功能障碍,这一发现似乎加强了回肠切除术与某些类型的术后肠道功能障碍之间的联系[68]。尽管存在这种联系,但回肠更常用,因为它提供了比乙状结肠段更低的储藏压力和更好的顺应性[69]。

从文献回顾来看,膀胱扩大术后肠功能障碍的总体患病率并不完全清楚。在对 113 例膀胱成形术后 3 年随访的患者的回顾中,Singh 和 Thomas[68]注意到 30% 的患者持续存在肠功能障碍,包括粪便频率增加(38%)、粪便稠度变松(38%)、大便失禁发作次数增加(23%)[68]。Husmann 和 Cain[70]在回顾 63 名患者,并注意到 23% 的患者粪便可控性改善、74% 的患者粪便控制无变化,3% 的患者粪便控制恶化。Herschorn 和 Hewit 回顾了 59 名患者,中位随访时间为 76 个月,18.6% 的患者报告肠功能障碍,尽管这 11 名患者中有 7 名术前也有肠道问题[71]。

肠功能障碍的治疗包括低脂饮食和标准口服止泻治疗(通常是洛哌丁胺)。阴离子交换树脂(考来烯胺)可用于难治性病例。由于长期使用考来烯胺与脂溶性维生素 A、D 和 K 的吸收不良有关,因此应定期检查维生素水平。尽管进行了积极治疗,但在这些患者中仍有相当一部分持续存在肠功能障碍。术前仔细咨询和评估肠道功能可减少对患者术后满意度的影响。

尿失禁

膀胱扩大术后持续性尿失禁可由几个问题引起。只在夜间发生的渗漏往往是多因素造成的。潜在的原因包括尿道静息压降低、夜间多尿,以及括约肌对膀胱收缩无法产生增加静息张力反应。术前未能诊断出口功能不全可导致压力性尿失禁症状。对于使用轮椅的 NGB 患者,这种并发症经常表现为转院或释放压力的过程中出现尿液渗漏。患者也可能因膀胱扩大不足而继发漏尿。这种并发症可能是由于使用肠段过短、扩大段肠段的血液供应受损,这两种情况中的任何一种都可能导致容量或顺应性降低,或肠道收缩。

膀胱扩大术后持续性尿失禁的评估通常包括完成排尿日记和尿动力学检查。排尿日记对于识别潜在的可逆原因非常有帮助,例如液体摄入过多和 IC 频率过低。如果排尿日记没有发现问题,可以通过尿动力学检查评估膀胱和尿液流出,以确定漏尿的原因。括约肌功能不全的潜在治疗方法包括耻骨阴道吊带、膀胱颈重建、膀胱颈闭合和人工尿道括约肌。一项对 11 名此类患者进行的随访至少 45 个月的研究显示,仅插入膀胱颈人工尿道括约肌袖套就足以在 8 名 (73%)患者中实现可控排尿[72]。

在 Valsalva 漏点压力较低或神经源性尿失禁且预计术后无法自发排尿的患者中,可以在膀胱增大时同时进行造瘘膀胱颈重建手术[73]。在 2 831 名儿童患者中,16.8% 同时接受了膀胱颈手术[12]。在同时接受膀胱颈部吊带的患者中,88% 实现了白天 4~6 小时和夜间 6~8 小时的完全被动尿控,并且没有压力性尿失禁。其并发症包括 2 例伤口裂开,后来自行闭合。膀胱颈吊带在适合的患者中通常是安全有效的[73]。在一系列关于膀胱扩大术和人工尿道括约肌放置的研究中,总共放置了 195 个括约肌,其中 35% 是因为感染失败,5% 是因为组织萎缩,25% 是因为机械故障。盆腔脓肿、直肠穿孔、深静脉血栓栓塞、急性尿潴留、尿道狭窄、假膜性结肠炎等并发症的发生率为 7%。同时,括约肌感染的风险升高了[74]。

如果最初的手术不能充分扩大膀胱,可以考虑使用抗胆碱能药物。肉毒杆菌毒素在高压 NGB 患者中的使用也取得了相当大的成功,尽管还没有将这种药物用于膀胱扩大术后治疗失败患者中的报道[75]。如果这种方法不能解决问题,有报道称有 5 例先前接受胃或结肠的膀胱扩大术失败的患者成功进行了回肠膀胱扩大术再次手术[76]。

妊娠

接受膀胱扩大手术的年轻女性未来的潜在风险为妊娠及分娩。最常见的孕期并发症为泌尿系统感染及肾盂肾炎。其他风险包括早产、肾功能不全及输尿管梗阻[77]。在对 15 例膀胱扩大术患者的回顾中,Hill 和 Kramer[78]报告 60% 的患者发展为肾盂肾炎,25% 的患者发生早产。因此,需要进行频繁的尿检,并及早积极治疗感染。

对于膀胱扩大术后的患者,应该通过阴道还是剖宫产分娩,目前还没有达成共识。Hill 和 Kramer[78]建议单独接受膀胱扩大术的患者采用标准阴道分娩。对于同时接受膀胱颈重建手术的患者,研究者建议继续进行剖宫产,以最大限度地减少对可控排尿机制的潜在干扰。然而,其他研究人员不认为这是一个问题,他们报告说,阴道分娩对所有先前有膀胱扩大术的患者来说都是安全的,即使是那些以前有膀胱颈重建的患者也是如此[79,80]。如果考虑剖宫产,产科医生必须了解重建的解剖学(包括所使用的节段),并且应该有泌尿科医生准备术中会诊。

结论

对于小容量膀胱和难治性膀胱过度活动的患者以及顺应性受损的患者,当其他保守治疗策略失败时,膀胱扩大术仍然是一种可行的选择。尽管如此,5%~42% 的患者需要在扩大膀胱成形术后再次手术,28% 的患者将在手术后 30 天内经历并发症,包括尿路感染、伤口并发症、小肠梗阻和输血[1,10]。相当常见的远期并发症包括有症状的尿路感染和膀胱或肾结石。虽然不常见,但也可能发生膀胱穿孔和癌症,因此患者需要在膀胱扩大成形术后进行终身泌尿科监测。

(吕香君　译)

参考文献及自测题

第49章 女性尿失禁手术并发症

LEAH CHILES and ERIC S. ROVNER

要 点

1. 尿道聚丙烯吊带的普及改变了压力性尿失禁(SUI)手术治疗中常见的并发症类型。
2. 术中套管针在尿道中段吊带时损伤膀胱并不少见,更换套管针可以将并发症发生率降至最低。
3. 目前,很少或没有关于总体并发症发生率数据,支持某一种选择尿道中段吊带优于另一种吊带(如耻骨后吊带与经闭孔尿道中段吊带);然而,各种手术报告了各自特有的并发症。
4. 经闭孔尿道中段悬吊术与耻骨后悬吊术比较,后者梗阻性并发症较多见,而神经肌肉并发症多见于经闭孔入路。
5. 新的排尿症状,包括膀胱过度活动症状或 SUI 手术后反复尿路感染(UTI),可能提示医源性膀胱出口梗阻(BOO),这在许多患者中是一个非常困难和微妙的诊断。
6. 重视手术技巧、手术经验和抗泌尿系感染,及手术后仔细的尿路内镜检查是减少围手术期和术后并发症的重要因素。
7. 逼尿肌内注射肉毒杆菌毒素和骶神经调节已成为治疗顽固性膀胱过度活动症和急迫性尿失禁的主要手段。

压力性尿失禁(stress urinary incontinence,SUI)每年影响 4%~10% 的女性,估计在成年女性中患病率高达 50%[1]。尿失禁被定义为非自愿漏尿的主诉[2]。尿失禁患者可能有许多相关问题,包括由于感觉到缺乏自制力、丧失独立性和缺乏自尊而导致的抑郁,他们经常因为害怕"意外"而减少活动[3,4]。尿失禁和相关的膀胱过度活动也可能对未经治疗或治疗不足的患者产生严重的医疗和经济影响,包括会阴皮炎、压疮恶化、尿路感染和跌倒[5]。由于这些原因,许多患有这种疾病的人开始寻求治疗。外科手术在某些类型的尿失禁的治疗中起着重要作用。尿失禁的外科手术是在美国泌尿外科最常见的手术之一。因此,了解如何避免和必要时如何治疗与这些外科手术相关的并发症是很重要的。

尿失禁类型

简而言之,尿失禁可能是由尿道(包括膀胱出口和尿道括约肌)或膀胱的异常引起的,也可能是由两种结构的异常共同引起的(**表 49.1**)[6]。随着尿失禁的发展,异常可能导致尿道或膀胱的活动不足或过度。

尿道收缩无力导致压力性尿失禁。尿动力学检查发现压力性尿失禁的渗漏点与腹内压增加而没有逼尿肌收缩有关[2]。

女性尿失禁手术矫正是针对以下任一项:①重新定位尿道或创建支撑平面,或以其他方式将尿道和膀胱颈稳定在支撑良好的耻骨后位置,以适应腹内压力的变化(即吊带);②产生粘连或压缩,或以其他方式增加由固有括约肌单元(即尿道周围注射)提供的影响尿道和膀胱颈支撑的尿道闭合力。

表 49.1　尿失禁的功能分类

异常	临床尿失禁类型
膀胱过度活动	急迫性
膀胱活动不足	充盈性
尿道过度活动	充盈性
尿道活动不足	压力性

急迫性尿失禁是指与尿急症状相关的非自愿性漏尿,定义为难以推迟的突发性强迫性排尿欲望[2]。尿动力学评估显示,这种疾病一般归因于逼尿肌过度活动。相性膀胱过度活动(非自发性膀胱收缩)和紧张性过度活动(顺应性降低)都可能导致尿失禁。对这些患者进行仔细的尿动力学评估可能是必要的,以确定下尿路生理,评估上尿路恶化的风险,并寻找共存的尿道或括约肌尿失禁。

这些患者大多采用行为矫正、盆底理疗和口服药剂相结合的方法进行治疗。然而,对于顽固性疾病的患者,手术治疗的目标要么是减少或消除膀胱过度活动和紧迫感,要么是提供足够大小的储尿囊,用于低压储存充足的尿液。

尿失禁手术类型

除特殊情况外,尿失禁的手术修复是可选择的。手术治疗症状性尿失禁的决定应该主要基于这样的前提,即患者的困扰程度或生活方式的不便程度达到需要进行选择性手术,并且非手术治疗要么是不能耐受的,要么是无效的。因此,在进行这些择期手术期间或之后出现并发症时,对外科医生和患者都特别麻烦。在某些情况下,这些并发症可能危及生命,或者可能严重恶化症状或生活质量。因此,外科医生应该在术前清楚地描述和劝告患者关于潜在的并发症。然而,幸运的是,尿失禁手术治疗的并发症并不常见,当它们发生时,通常是可以治疗的。

压力性尿失禁手术

手术治疗 SUI 的目的是增加尿道闭合力,以防止腹压升高期间尿液从尿道流出,同时保持自主的、低压的和完全的膀胱排空。这种治疗可能包括耻骨后或经阴道尿道上支撑或加压(吊带)、尿道周围注射(例如胶原蛋白)或环向加压(人工泌尿生殖道括约肌)(表 49.2)。每个手术过程中改善尿道闭合力从而恢复尿控的确切方式还不是很清楚。尽管如此,已经设计了 100 多种不同的手术来治疗女性 SUI。

多年来,经腹腔膀胱尿道固定术(包括 Marshall Marchetti-Krantz 即 MMK 膀胱尿道固定术和 Burch 悬吊术)是女性 SUI 非常流行的干预措施。这些手术的目的是通过将尿道旁或膀胱旁筋膜固定到固定的耻骨后结构来提升或在某些情况下简单地防止尿道和膀胱颈的旋转下降。此外,这些手术还可以提供一个稳定的"背板",在腹内压力增加时,尿道和膀胱颈在其上受到压缩。

表 49.2　压力性尿失禁手术治疗选择的目标

手术选择	目标
前路修补	尿道复位或折叠括约肌
耻骨后入路 　MMK 膀胱尿道固定术 　Burch 悬吊术	在增加腹内压期间重新定位或稳定尿道或创建支撑尿道压缩的"背板"
阴道针悬吊式 　Stamey 　Raz	与耻骨后入路相同,避免了腹部大切口和相关的并发症
吊带 　自体的、尸体、人造的、 　　阴道壁等 　无张力阴道吊带及其 　　他聚丙烯尿道吊带	与耻骨后入路相同,有或没有直接尿道闭合或加压 尿道中段动态支撑
人工尿道括约肌	间歇性尿道动态闭合和加压
药物治疗(注射剂)	改良尿道闭合手术

建议采用经阴道或"针状"悬吊术替代耻骨后手术治疗膀胱尿道过度活动所致的尿道尿失禁。这些技术在很大程度上已经失效,特别是在 1997 年发表了一项全面的荟萃分析之后,该分析表明,与吊带和耻骨后悬吊术相比,这些手术的长期耐用性较差[7]。随后的美国泌尿外科协会(AUA)指南文件甚至没有在更新中包括这些手术方式,因为没有新的文献报道这些术式[8]。因此,本章将不再进一步讨论。

骨锚定技术在 20 世纪 90 年代作为一种可供选择的缝线固定方法问世,既适用于经阴道针吊术,也适用于某些类型的吊带。许多专有的固定系统已经开发出来,包括经阴道和耻骨上输送骨锚定系统,所有这些系统都将固定在金属螺钉上的缝线输送到正线两侧耻骨支的皮质骨中。对这些辅助手术最初的热情近来有所降低,原因是与其他技术相比缺乏可证明的长期持久益处,以及成本和潜在的相关发病率,包括骨髓炎和耻骨骨炎。骨锚固技术在很大程度上已不再受欢迎[9-11]。

经阴道吊带手术最初是在 100 多年前被描述的。筋膜吊带通常放置在膀胱颈和尿道近三分之一的水平,使用术中从患者身上获取的自体组织(如前直肌鞘、阔筋膜)或异种或异体筋膜。筋膜可以是全长的(从腹壁延伸到耻骨后间隙,在尿道下,然后回到腹壁)或矩形(延伸到两侧的耻骨后间隙,但固定在前腹壁上,并将缝线连接到吊带的两端)(图 49.1)。

尿道中段聚丙烯吊带(MUS)已成为美国最常见的吊带手术类型[12]。这种流行可能是由于:该手术的并发症低、技术简单和速度快,其长期耐用性和安全性,以及快速恢复和康复的特点。这些吊带有许多专有类型可供选择,它们在完全无张力、微创的技术上是相似的,它们被放置在中段尿道下面。根据设备的选择,这些吊带可以通过阴道切口,采用耻骨上或经闭孔入路。美国食品药品监督管理局(FDA)在 2008 年和 2011 年发布了关于经阴道网片放置的通知。2008

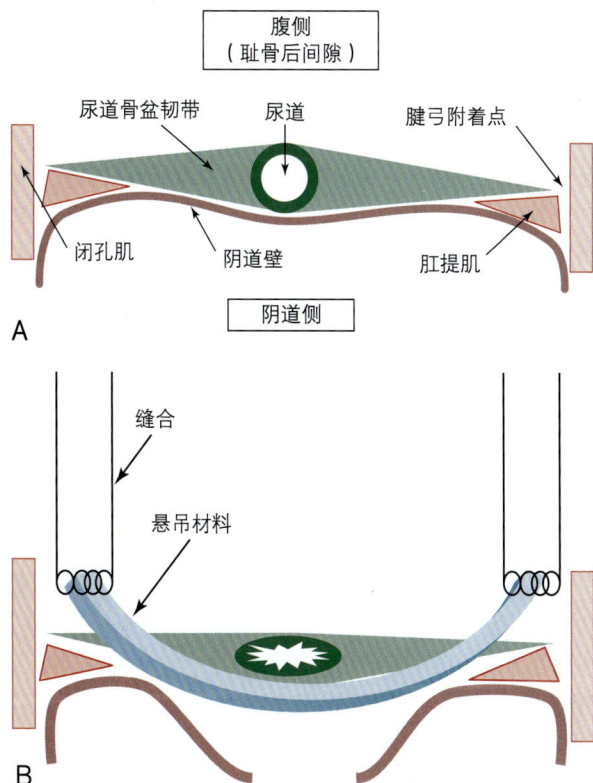

图 49.1　筋膜吊带置入前(A)和置入后(B)阴道冠状面解剖示意图

年 10 月,FDA 发布了一份关于使用经阴道网片治疗盆腔器官脱垂(pelvic organ prolapse,POP)和 SUI 的公共卫生通知[13], 2011 年 7 月,FDA 发布了一份关于经阴道网片治疗 POP 而不是 SUI 的严重并发症的安全沟通[14]。这些 FDA 声明的影响相当广泛,包括医疗法律后果和正在进行的全国性诉讼。随着 FDA 继续对经阴道网片治疗 SUI 的文献进行审查,它重申标准聚丙烯网片 MUS 在治疗 SUI 方面是安全和有效的[15]。尽管 FDA 发表了声明,但没有强制召回任何经阴道网片产品。由于许多复杂的因素,有几家网片制造商自愿撤回了部分或全部 POP 和/或 SUI 网片产品。

尿道周围注射药物用于治疗女性 SUI 已有数十年的历史。大多数尿道周围药物是在直接膀胱镜引导下逆行注射的,这是一种以手术室为基础的手术。尽管已经提出了阻塞机制或改善的"密封"效应,尿道周围注射剂对控尿的有利作用的确切机制还没有很好的定义明确[16]。此外,大多数这些注射剂的最终失败机制还不是很清楚,尽管人们认为生物重吸收、颗粒迁移和括约肌器械的持续退化可能是促成因素。一般来说,这些药剂是安全的,具有良好的初期疗效,但缺乏长期持久性。

人工尿道括约肌在一些中心被用作女性 SUI 的主要治疗方法。然而在美国,这种设备只很少用于女性患者。

急迫性尿失禁手术

骶神经调控、逼尿肌内注射肉毒杆菌毒素和膀胱扩大成形术已被用于急诊尿失禁的外科治疗。骶骨神经调控自 20 世纪 80 年代以来一直在使用,但最终于 1997 年被 FDA 批准在美国用于尿频、尿急和急促尿失禁的治疗。分期植入技术或基于诊室的周围神经评估是骶神经调控的第一步。在任何一种情况下,良好的反应都会导致永久性植入物的植入脉冲发生器和神经刺激器导线电极。低频刺激 S_3 神经根可调节下尿路和盆底的神经活动。骶神经调控发挥治疗作用的确切机制尚不清楚。

2011 年,FDA 批准逼尿肌内注射 A 型肉毒毒素(botulinum toxin,BTX)治疗难治性神经源性逼尿肌过度活动,2013 年 FDA 批准将其用于难治性特发性逼尿肌过度活动[17]。BTX 由肉毒梭菌产生,是已知的最有效的生物神经毒素。目前用于特发性逼尿肌过度活动的批准剂量为 100 个单位,神经源性逼尿肌过度活动的批准剂量为 200 个单位。毒素通过膀胱镜用一根细长的针注射到逼尿肌,包括一系列 20~30 次注射。这种治疗最常见的是使用局部麻醉在门诊进行。

BTX 被认为通过切割胞质内蛋白 SNAP-25 来抑制突触前胆碱能神经肌肉接头处乙酰胆碱的释放,从而产生传出运动麻痹效应。SNAP-25 阻断了突触小泡与突触前膜终末的结合和融合。这会阻止乙酰胆碱以及其他各种神经递质和神经肽释放到突触中。临床上,这会导致肌肉无力、收缩力减弱,并在注射后约 3~14 天出现受影响部位的肌肉萎缩。这种效应在 3~12 个月内是可逆的,但是平滑肌随着时间的推移恢复收缩的机制还不是很清楚,也不能用轴突萌发来完全解释。BTX 降低尿急的作用机制也可能涉及调节排尿反射传入肢体的某些方面[18]。

虽然现有文献不多,但随着 BTX 和神经调节疗法的广泛使用,作为治疗急迫性尿失禁的肠膀胱扩大成形术似乎已变得越来越少使用[19]。与在尿路中使用肠道相关的进一步讨论和并发症将在本教科书的其他地方进行回顾,此处不再进一步讨论(见第 48 章)。

手术并发症的预防

虽然大多数与女性尿失禁手术治疗相关的并发症是可以治疗的,并且通常是可逆的,但最好的情况是防止或最大限度地减少不良结果的可能性。这一过程从术前开始,在诊断评估和体格检查期间就开始。在确定尿失禁患者的最佳手术治疗方案时,应考虑许多因素。这些因素包括尿失禁的起源和类型、膀胱容量、肾功能、性功能、内科合并症、渗漏的严重程度、是否存在相关情况,如阴道脱垂或并发需要手术矫正的腹部或盆腔疾病、以前的腹部和盆腔手术,以及患者是否适合并愿意接受手术的风险。所有这些因素都可能影响手术治疗的选择和手术并发症的风险。

正确选择不适合尿失禁手术的病例非常重要。一项研究发现,手术失败的最常见原因是糟糕的手术技术,其次是错误的手术适应证[20]。这两个因素在术前肯定都可以解决和最小化。必须确定 SUI 的诊断,才能建议采用出口增强来治疗 SUI。其他可能类似 SUI 的诊断应该明确排除,包括瘘管、输尿管异位、膀胱结石、尿道憩室和 UI 溢出。充盈性尿失禁,特别是继发于神经源性或肌源性疾病者,可能被误认为 SUI,这种误诊可能导致不适当的干预和手术治疗失败。患者的病史应与体格检查结果一致,并由体格检查结果确认,如果合适,还应进行放射或尿流动力学检查。

首先应解决可逆因素。对于绝经后雌激素减退的阴道萎缩患者,局部雌激素替代可降低术后阴道伤口裂开或吊带材料脱出的发生率[21]。手术干预前还应治疗泌尿系感染和生殖道感染(如念珠菌病)。在进行择期手术治疗之前,应在术前评估和纠正营养障碍。最后,任何医疗合并症(如糖尿病控制、高血压)都应该进行治疗。

另一个与并发症风险相关的术前因素是特定程序的手术经验[22,23]。不应低估诸如尿道吊带等"简单"程序的"学习曲线",医生所完成的手术病例数量可能与并发症风险相关[24,25]。

手术并发症

SUI 手术领域发展迅速。如前所述,手术类型已经从经阴道针悬吊术和耻骨后悬吊术发展到各种类型的吊带,最常见的是尿道中段聚丙烯吊带。与短短几年前的并发症相比,这一转变对当代实践中出现的并发症类型有影响。因此,接下来的大部分讨论都与尿道中段吊带并发症有关。

手术入路选择

由于比较术式和入路的随机对照试验数量有限,特别是在单一类别(如尿道中段吊带)中,不可能确定不同类型的外科手术中某种并发症的相对风险。目前,没有已发表的文献提供足够的证据来仅根据并发症发生率推荐一种最佳的术式或入路。然而,重要的是要认识到,某些类型的并发症更有可能发生在某种手术中。例如,在一项随机对照试验(RCT)中,Albo 和他的同事[26]比较了 Burch 悬吊术和耻骨阴道吊带,在这项试验中研究发现,在接受吊带手术的女性中,尿路感染、排尿功能障碍和术后急迫性尿失禁的风险更大,但在 Burch 组中,意外膀胱切开的风险更大。2010 TOMUS 随机对照试验比较了比较耻骨后悬吊术与经闭孔尿道悬吊术的疗效[27]。耻骨后组需要手术的排尿功能障碍的比率较高,但经闭孔组的神经症状更严重。这些发现已经被其他几项研究证实,并被记录在 2015 年 Cochrane 关于尿道中段吊带的综述中[28]。

危险因素

根据术前危险因素,如年龄、肥胖、先前的手术治疗和收缩功能受损,来预测术中和术后并发症也很困难。文献中的大部分数据都来自回顾性研究。关于阴道吊带暴露,一项对

1 439 名妇女的研究发现,年龄较大、糖尿病、吸烟、阴道切口>2cm 以及出现复发性阴道切口会增加阴道吊带暴露的风险[29,30]。一些研究表明手术史可能是术中膀胱损伤的危险因素[22,23,31]。这可能与先前 SUI 手术的类型有关:既往的耻骨后手术,如 Burch 或 MMK,可能会导致耻骨后瘢痕形成和膀胱损伤的风险[31],而先前的经阴道手术,如 Kelly 折叠术,可能不会侵犯耻骨后间隙。虽然没有标准来评估和确定哪些患者会有术后排尿功能障碍,但有理由推测,术前有排尿功能障碍(排空期功能障碍)的女性术后排尿功能障碍和尿潴留的风险会更高[22]。

压力性尿失禁手术并发症

术中并发症

出血　在 SUI 手术中失血超过 200mL 的风险很小,发病率为 0.22%~8% 不等,其中自体筋膜吊带的风险最大[8],经闭孔尿道中段吊带的出血风险最小[8,32]。输血的风险为 0.6%~9% 不等,其中尿道吊带报告的风险仅为 0.6%~2%,Burch 吊带术的风险为 7%~9%[8,22]。

良好的手术技术可以最大限度地降低手术治疗 SUI 期间出血的风险,但不能完全消除。多条血管穿过骨盆深部,包括耻骨后间隙的大静脉通道。闭孔窝、骨盆侧壁(包括髂血管)和膀胱血管有损伤的风险,特别是在尿失禁的阴道外科治疗期间,因为在套管针或针通过期间缺乏对这些结构的直接观察。大血管损伤可能导致危机生命的风险。术中未发现危及生命的出血,可能会导致术后耻骨后大量血肿[33,34]。

耻骨后膀胱颈悬吊术中的出血通常很容易通过烧灼、缝合结扎和(如果需要)直接按压来观察和控制。有时,可能需要海绵棒和牵引器的重新调整才能最佳地显示出血的血管。耻骨后解剖对大多数泌尿外科医生来说是非常熟悉的,在这些手术过程中很少出现出血方面的问题。

与耻骨后手术中的出血相比,经阴道手术中的出血有时可能更有问题,更难控制。最初将阴道壁从下面的筋膜中剥离时,应尽量减少出血。在早期解剖中遇到的出血可能表明膀胱壁或尿道壁内的手术平面过深和不正确。在这种情况下,必须立即识别和重新评估,以避免不慎进入尿路,并最大限度地减少出血。确定这种情况后,应在正确的手术平面上进行解剖,在再次手术过程中,可能很难识别。

在经阴道 SUI 手术过程中,另一个常见的出血发生在横穿盆腔内筋膜时。从阴道侧进入耻骨后间隙或从腹侧放置耻骨上针或套管针可能与大量出血有关,原因是盆腔内筋膜穿孔。同样,了解解剖学特征,仔细注意技术,保持反牵引,正确定位穿孔剪刀(尖端弯曲远离膀胱)或套管针使其分别在三个平面上,可最大限度地减少出血(图 49.2)。在这个动作中,最初的静脉出血并不少见,尽管这可能会让手术医生感到不安,但出血很快就会消散,而不需要进一步的操作。

如果出血持续且很快,阴道可能会被填塞。手动抬高阴道前壁,并用外科医生的手、海绵棒或牵引器将其直接向前

修复,并首先用可吸收缝线分两层缝合。尿道可以通过留置≥14F 导管修复。除了导尿管外,没有必要留有引流管。修复的完整性可以通过注射器将生理盐水注射到导尿管附近的尿道通道中,同时将气囊紧贴在膀胱颈上。如果不能认识到损伤或不能正确修复,会有发生尿道阴道瘘的风险。

在尿道中段吊带手术的套管针放置过程中也可能损伤尿道,如经阴道悬吊术或膀胱囊肿修补术。在最初解剖时充分牵引,保持足够的暴露,以及掌握足够的解剖学知识有助于避免尿道损伤。

尿道吊带放置过程中尿道穿孔的发生率很低,为 0.2%~2.7% 不等[8,23,27,32],然而,如果在放置合成吊带的过程中出现伴随的尿道损伤,建议修复尿道并中止吊带手术,直到尿道完全愈合[7]。在尿道损伤的 SUI 手术中,自体吊带被认为是比合成物吊带更安全的选择,但几乎没有任何数据支持这一点。

耻骨后手术中尿道很少受伤,因为中段和远端的三分之一受到耻骨联合的保护。

膀胱损伤　术中膀胱损伤可能发生在经腹和经阴道 SUI 手术过程中。尿路损伤的可能性随外科医生的经验[23,36]以及手术入路的不同而有很大的不同。几项研究已经报道,在放置或尿道中段吊带的针或套管针通过期间,膀胱穿孔率为 1%~8%[8,22,32,37]。大多数文献证明,在中段尿道吊带手术中,耻骨后入路的膀胱损伤风险(3%~6%)高于经闭孔悬吊手术(0.4%~0.7%)[23,32,37,38]。二次手术几乎肯定与中段尿道吊带手术患者的尿路损伤风险更高相关[23,31]。

术中使用膀胱软镜对膀胱和膀胱颈进行仔细的内镜检查(包括膀胱出口区域的检查),或使用 70° 镜的膀胱硬镜,可在中段尿道吊带术中诊断出膀胱损伤。检查是在套管针通过之后,但在展开尿道中段吊带之前,充分充盈膀胱的情况下进行的。应该先充盈膀胱,然后进行检查,以确保在膀胱壁的褶皱中不会有小的损伤。为避免在套管针穿刺过程中受伤,应清楚地触诊尿道,排空膀胱,并清楚地描绘出骨盆解剖结构。如果术中发现膀胱损伤,应在排出膀胱后取出套管针并重新插入。然后重新检查膀胱,以确保套管针的重新通过是成功的。

套管针造成的膀胱损伤通常不需要一期缝合,术中处理时也没有显示出长期的不良后遗症[37]。套管针膀胱损伤后膀胱的 Foley 导管引流尚未得到广泛研究,也缺乏评估长期导尿必要性的公开数据。Crosby 等人[39]对 30 例耻骨上尿道悬吊术时行套管针损伤膀胱的患者进行了回顾性研究,发现80% 的患者在手术当天通过了排尿试验,出院时拔除导管。未通过排尿试验的 20% 的患者留置导尿管出院,并在 4 天内成功排尿。在 6 周的随访中,没有患者经历排尿功能障碍或刺激性膀胱症状,也没有患者需要额外的干预性治疗。虽然不是强制性的,但对于有较大膀胱损伤的患者,可能需要延长留置导尿,以避免漏尿、瘘管形成和盆腔脓肿。此外,如果膀胱损伤后有明显的肉眼血尿,可能需要导尿和持续膀胱冲洗。

在经阴道耻骨阴道吊带术或尿道松解术中,故意穿刺盆

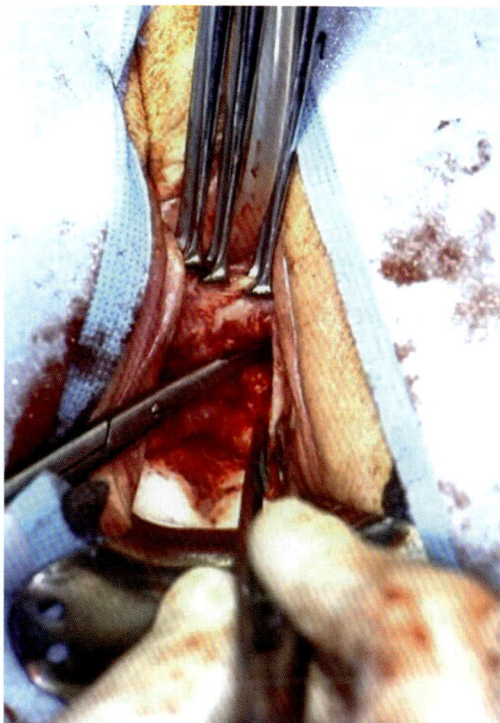

图 49.2　正确的解剖平面。剪刀指向患者同侧肩部,对阴道壁进行反牵引

压缩在耻骨后联合上几分钟是非常有帮助的。这些动作可有效地填塞耻骨后间隙的出血。使用经阴道途径“追逐”出血点是不可取的。只有极少数情况下才能以这种方式确定和控制确切的出血点。

经阴道探查出血会导致持续的失血,因为外科医生正在努力解决相对较差的暴露和可视化问题。在大多数情况下,包扎和压迫可以达到足够的控制,如果不能,外科医生应该迅速完成手术,关闭切口,并填塞阴道[35]。偶发情况下,除了阴道填塞,在气囊过度充气的情况下,通过尿道插入 Foley 导尿管,然后进行牵引,可以增加安全性。对手动压迫长时间无反应的快速出血可能提示大血管损伤,这要求医生在介入放射学中行耻骨后探查或考虑血管栓塞术。

尿路损伤

在 SUI 的外科手术过程中,尿道、膀胱或更罕见的情况下输尿管可能会受伤。处理这些伤害的关键是立即识别和修复。未被识别的尿路损伤导致的长期后遗症对患者可能是毁灭性的,并可能对医生产生潜在的医学法律上的重大影响。

尿道损伤　在阴道侧,尿道损伤可能发生在最初从下面的筋膜上剥离阴道壁的过程中。如前所述,过深的解剖,特别是在二次手术过程中,有可能造成尿道损伤。这种损伤通常是意外出血的先兆。在切开前放置导尿管有助于术中识别尿道,在尿道损伤的情况下,当导尿管在手术视野中可见时,可以立即识别出导尿管。

如果怀疑尿道损伤,可以进行尿道镜检查。尿道应立即

腔内筋膜以进入耻骨后间隙是很常见的。这种穿刺手法通常是用弯剪锐性完成的。外科医生在此操作过程中必须注意下尿路解剖,以避免受伤。当剪刀穿入耻骨后间隙时,将骨盆筋膜反拉到远离术野的一侧,这将有助于避免受伤。如果发生损伤,这种情况下的下尿路穿孔通常比尿道中段吊带时套管针通过时的穿孔更大。损伤应分两层隔离闭合。可以放置耻骨上引流管,并引流数天以确保愈合。此外,在这种情况下应该评估输尿管通畅性,因为损伤可能到三角区的近端。

耻骨后手术对膀胱的损伤通常局限于膀胱前壁。这种并发症通常很容易识别和修复。术后留置导尿管是必须的。在 Burch 或 MMK 手术过程中,缝线可能会不经意地穿透膀胱或尿道腔。术中膀胱镜检查确认这些损伤,并及时拆除和更换缝线[40]。

输尿管损伤　尿失禁外科治疗中输尿管损伤并不常见。报道的所有尿失禁手术的输尿管损伤发生率为 0.18%~4%[8,32]。随着尿道中段吊带的出现,这些损伤变得更加罕见(0.18%~1.22%)[32]。然而,在 Burch 或 MMK 手术或阴道脱垂修补中,输尿管可能会扭曲或阻塞。实际上,所有这些损伤都可以通过术中膀胱镜检查来识别。静脉注射活性染料,如亚甲蓝,可明显显示输尿管,确认输尿管通畅。疑似输尿管损伤通过逆行肾盂输尿管造影确诊。这些损伤大多与缝合位置有关。当发现输尿管损伤时,可以通过拆除有问题的缝线和放置临时留置输尿管支架来治疗。输尿管离断时需要输尿管膀胱吻合术。

术中膀胱镜检查　膀胱镜检查是一种发病率低的手术,几乎不需要额外的时间、精力或资源。然而,在进行膀胱镜检查时会产生一些额外的费用,而且医生需要接受下尿路内镜检查方面的高级培训。然而,SUI 手术后仔细的下尿路膀胱镜检查使外科医生能够评估几乎所有的下尿路损伤。如果静脉注射活体染料,也可以通过观察输尿管流出物来排除输尿管损伤。在最新的 AUA 女性压力性尿失禁手术治疗指南中,术中膀胱镜检查是所有接受吊带手术的患者的治疗标准。膀胱充盈时必须进行检查,并应仔细注意膀胱颈的 2 点和 10 点位置以及膀胱颈内部,因为在 SUI 手术过程中,这些位置是大多数下尿路损伤发生的位置。

缺乏膀胱镜检查经验导致术中漏诊穿孔的比率很高[36]。如果术中发现穿孔,如有必要,下尿路可以迅速修复和引流。未识别的尿路损伤可导致感染、脓毒症、瘘管形成、结石和其他并发症[41]。经闭孔带可合并下尿路损伤的概率为 0.4%~0.7%[23,37,38,41],因此术中膀胱镜检查也应在这些病例中进行。

肠道损伤　关于 SUI 手术过程中肠损伤的多个报告已被报道[42,43]。幸运的是,这种并发症是罕见的。肠损伤可能发生在 Burch 或 MMK 手术的耻骨后剥离过程中,自体吊带或尿道松解术中进入耻骨后间隙时,或在尿道中间吊带手术中穿针者或套管针通过时。这些损伤可能是严重的并发症,导致脓毒症、脓肿,甚至死亡[29]。不幸的是,这些损伤中的大多数直到术后才被认识到,那时它们会导致相当大的发病

率。肠道损伤的最初症状和体征可能很轻微,包括低烧、腹痛和肠梗阻。如果怀疑肠道损伤,应迅速进行诊断性评估,包括腹部平片和直立腹部 X 线片,以确定腹腔内游离空气的存在和横断面成像。开腹手术,修复肠损伤,可能还有肠切除是确定治疗的必要手段。在某些情况下,可能需要临时近端肠道分流手术。

术后并发症

排尿功能障碍和尿潴留　膀胱出口梗阻(bladder outlet obstruction,BOO)可能发生在 SUI 手术后。这种并发症表现为完全尿潴留时间延长,排尿后残余尿量持续升高,或者表现为各种困扰和分类不清的下尿路症状,包括梗阻症状和尿急或尿失禁和反复尿路感染。这最后两个群体很难识别,而且许多研究者通常没有识别他们患有 BOO。不同术式术后排尿问题的发生率是不同的,很难比较。2014 年发表的一项荟萃分析发现,Burch 悬吊术中<6 周的尿潴留率较高(17%),其次是阴部阴道吊带术(12%),>6 周时这一组数字分别降至 7.6% 和 7.5%,而两组的尿道中段吊带术的尿潴留率均为 2.3%~3.1%[32]。虽然 Burch 术式中尿潴留的发生率较高,但干预的需要为零。同时,尿道中段悬吊术排尿功能障碍的发生率,包括尿潴留(16.6%)为 1%~3%[26,27,32]。排尿功能障碍的发生率,包括尿潴留(16.6%)[22]和中尿道吊带手术后的急迫和急迫尿失禁的发生率在大约 2%~25%[42-46]。在 TOMUS 多中心前瞻性研究中,经闭孔带与耻骨后尿道悬吊术相比,梗阻性并发症更少[27]。这一点已被其他研究证实,并在 2015 年 Cochrane 关于尿道中段吊带的综述中进行了总结[28]。微创的尿道中段悬吊术是无张力的,因此,它们可能导致术后排尿功能障碍的总体发生率低于其他类型的开放式 SUI 手术也就不足为奇了。

如果患者术前排尿动力学相对正常,尿潴留的发现就使梗阻的诊断变得相当简单。一个可能的例外是主要通过盆底放松排尿的患者。女性患者可能在膀胱内压力没有明显增加的情况下排尿,在这些患者中,即使出口闭合力(如吊带引起的)仅有轻微增加,也可能导致尿潴留。在许多其他患者中,诊断 BOO 是极其困难的。尿动力学检查,特别是影像尿动力学检查,通常是诊断性的,但在许多情况下可能没有帮助,因为经典的"高压-低流量"模式可能不存在。Nitti 和他的同事认为,尿道狭窄的离散区域合并近端尿道扩张的影像学发现可高度提示女性 BOO 并具有潜在的诊断意义[47]。然而,尽管如此,没有压力-流率尿动力学标准可以准确预测尿道松解后的成功排尿。

目前已经开发出各种诊断女性 BOO 的标准,但没有一个是绝对被接受的"金标准"。对于非典型尿潴留的患者,术后出现刺激性排尿症状、反复尿路感染和尿流不良可强烈提示 BOO 的诊断。体格检查可能是完全正常的,或提示阴道中段悬吊过长("天鹅颈畸形"),或尿道缺乏活动度。新发脱垂不应视为术后 BOO 的原因。SUI 手术后,未被识别并因此无法修复的膀胱囊肿可能导致 BOO。

在考虑手术干预术后尿潴留之前,应考虑许多暂时性原

因。这些可能与医源性 BOO 和手术的机械效应无关。在术后即刻,疼痛是延迟排尿的常见原因。同样,术后麻醉性止痛药的止痛也可能抑制排尿。这些影响是暂时的,在大多数情况下,术后几天的导尿期可以恢复正常排尿。术后暂时性尿潴留的其他潜在原因包括患者静卧、手术部位水肿和耻骨后血肿。

延长排尿困难的治疗方案包括:重复排尿试验,开始间歇性导尿,切开吊带或尿道松解术。一些研究人员建议对于术后排尿功能障碍,在尝试二次手术前进行小于 3 个月的保守治疗[48]。大多数患者在手术后 1~2 天内恢复正常排尿。然而,一些患者可能会延误 1~2 周,而有 SUI 手术史或伴随脱垂修复的患者可能进一步延长[49,50]。对 BOO 进行干预的时间延长可能与长期的、潜在的不可逆转的膀胱功能障碍有关,即使在成功的尿道折叠手术之后也是如此[46,51]。

与尿不尽、尿等待和尿流力差等梗阻症状相比,尽管技术上取得了成功,但尿失禁术后因医源性诱导的 BOO 导致的膀胱过度活跃症状获得改善的可能性较小[52]。在一系列研究中,82% 的梗阻患者尿道松解术后排尿症状得到缓解,而过度活跃的膀胱(储存)症状只有 35% 得到缓解[53]。在本系列研究中,干预时间的增加与尿道松解后膀胱过度活跃症状的持续没有相关性。

一旦诊断为 BOO,选择包括长期间歇性导尿术、经阴道或耻骨后尿道松解术或经阴道切开吊带。在进行吊带切开时必须小心避免尿道损伤,因为尿道壁可能覆盖在绷紧的吊带上,并可能在解剖和分离吊带以进行切断时无意中损伤。一般来说,从吊带手术到吊带切开的时间越长,在二次手术探查过程中就越难找到吊带。在分离和切断吊带后,切割吊带的边缘通常分开 1~2cm,这表明预后结果令人满意。自体筋膜悬吊术引起的医源性梗阻通常也是以这种方式治疗的[54]。然而,从历史上看,一些研究人员一般在等待长达 3 个月后才选择做手术(图 49.3)。

对于经阴道切开失败的患者,或由于 BOO 原因而接受非吊带术的患者,可以进行尿道松解[55]。通过经阴道或耻骨后入路[55-57]进入耻骨后间隙,从耻骨联合后表面锐性剥离尿道,剥离周围的瘢痕。吊带或其他耻骨后附着物在耻骨后间隙中被分离。骨盆侧壁的侧向附着物可根据需要切开,以供先前接受 Burch 或阴道旁修复的患者使用。此外,研究还描述了一种经阴道、口上入路进行尿道松解的方法,该方法可能特别适用于那些以前接受过 MMK 手术的患者[57]。

9%~28% 的患者可能会出现尿道松解或吊带切口后的 SUI 症状复发[46,58,59]。患者应该在术前就这种可能性进行咨询,因为有些患者可能希望继续进行间歇性导尿,而不是去冒复发 SUI 的风险。

阴道暴露和尿路侵蚀　阴道暴露是指术后在阴道内发现暴露的吊带材料;侵蚀是指术后一段时间内在尿道内发现材料,而术中清楚地证明该物质不在尿路内。这些并发症在尿道中段吊带的发生率为 2.5%~4.7% 不等[8,29,32,60]。

阴道内材料的暴露可能与手术技术、感染或植入材料的

物理特性有关。暴露的物质可能位于前阴道切口线的中线,或穹窿处的阴道前外侧壁,或介于两者之间的任何地方。中线暴露说明伤口裂开。侧向暴露可能是由于吊带放置时未发现的阴道壁穿孔或损伤造成的。

患者通常有症状,并有提示吊带暴露的主诉,包括阴道分泌物异味、阴道斑点、阴道疼痛和性交困难。患者可能在术后几天到几个月出现。在体格检查中,暴露的物质通常是可见的,但体格检查也可能只是发现相关线索(图 49.4)[61]。肉芽组织提示暴露的存在。裸露的人造网状物通常在阴道内可以触摸到,尽管患者的不适可能会妨碍全面的检查。

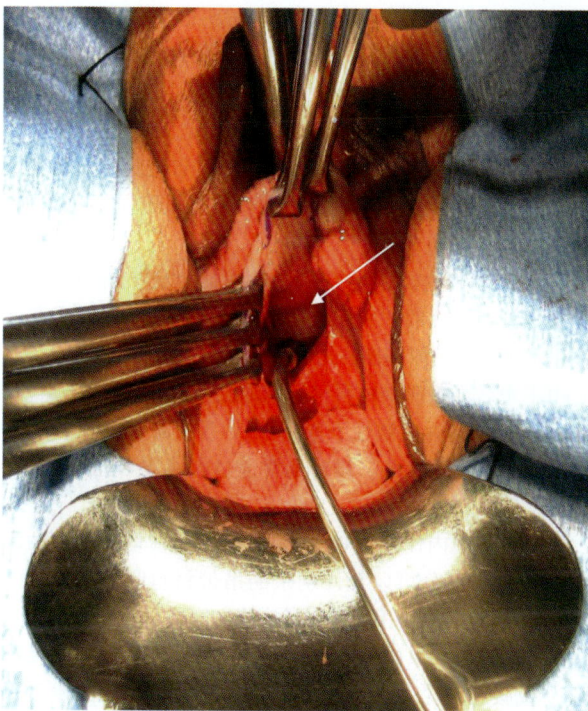

图 49.3　经阴道筋膜吊带切口,吊带是在吸引器尖端和白色箭头之间的一个发亮的组织带

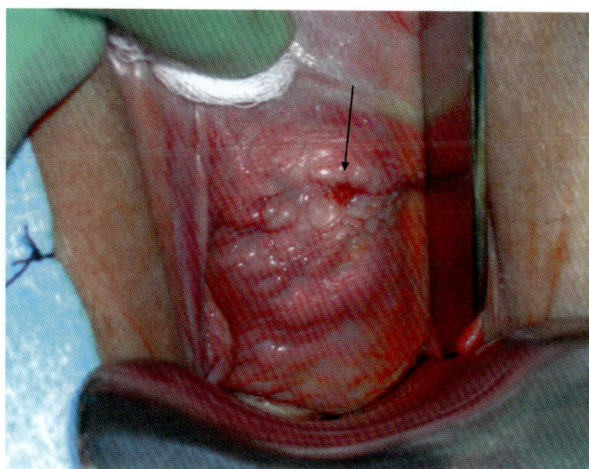

图 49.4　该患者阴道前壁可见一小块肥厚肉芽组织(黑色箭头),提示阴道暴露

暴露的因素包括植入材料的物理性质、宿主阴道组织的质量、吊带张力、伤口愈合和感染[62]。看起来复丝材料比单丝材料暴露的风险更大[63]。与此相一致的是，在美国目前只有单丝经阴道网片产品可用。此外，孔径足够大以允许成纤维细胞和巨噬细胞浸润以及随后的组织生长（通常认为大于75µm）是防止暴露的重要因素[64]。除聚丙烯吊索外的合成材料，如Stamey膀胱颈悬吊枕，在多年前被临床放置用于治疗SUI，最终可能会感染并形成引流窦，或可能成为盆腔感染或反复发作的泌尿系统感染的病灶[65]。

在没有疼痛等明显症状的情况下，小的阴道吊带暴露可以通过保守治疗愈合，包括应用局部雌激素乳膏长达6周[66]。通过广泛移动和旋转覆盖暴露材料的阴道壁皮瓣，可以在手术室通过大量冲洗和二次闭合来管理较大的暴露。一些有较大暴露，或有明显疼痛或性交困难的患者，可以切除和切除不同数量的吊带外露部分和旋转阴道壁皮瓣闭合缺损。

应在阴道手术后的4~6周内强烈劝告避免阴道性交或使用阴道卫生棉条，以避免阴道切口破裂和随后的吊带材料外露。

合成材料、生物材料或自体材料可能会发生尿路侵蚀[67]。这是一种毁灭性的并发症，与阴道外露不同，几乎总是要通过手术来处理。尿路侵蚀是由术中遗漏的尿路穿孔所致，还是由手术后某些时候材料移行到尿路所致，目前尚不清楚。患者可能会主诉刺激性下尿路症状、反复尿路感染、血尿、排尿困难和盆腔疼痛。确诊通常通过内镜作出（图49.5和49.6A，B）。

对于膀胱内侵蚀，内镜下剪刀或激光横切被侵蚀的吊带的膀胱内部分可以允许剩余的吊带材料收缩到尿路之外[68-72]。然而，内镜手术有持续疼痛和合成材料反复侵蚀到尿路的风险。如果该手术失败或在技术上不可行，则需要开腹[73]或腹腔镜[74]探查，去除侵蚀的物质，闭合尿路，术后引流。尿道内侵蚀的网状吊带的植入术通常可以完全通过阴道途径完成[75]。

神经肌肉损伤 有几条神经穿过骨盆深部以及下腹部软组织内的浅层。在女性患者的SUI手术过程中，这些神经有受伤的风险。定位可能导致股神经的伸展或压迫损伤。

这种并发症会导致大腿前部的感觉改变，在更严重的情况下，会导致髋关节屈曲无力。在定位过程中应尽量减少大腿的严重外展和外旋，以避免这种并发症。

当患者处于截石位时，直接压迫可损伤腓神经。对膝关节外侧的箍筋和腓骨头部之间的腓神经施加侧向直接压力，可能会导致腓神经瘫痪和脚下垂[76]。这种损伤也可能发生在腓骨头部压迫箍杆固定器的情况下，因为腿部在放入支架后会向外旋转。髂腹股沟和髂腹下神经可能因耻骨上套管针的放置或解剖而损伤，导致耻骨上区域疼痛[77]。

与耻骨后入路的比较，经闭孔悬吊术后更有可能发生腹股沟疼痛或神经症状[27,28,78]。在大多数系列中，发病率为6.4%~17%不等[28,79-81]，大多数将在几周内得到缓解[82,83]。疼痛可能继发于内收肌损伤或神经损伤，因此这种方法对运动多的人或运动员可能不太可取。除了避免吊带放置过程中的技术错误外，通过增加髋关节屈曲度来定位患者的腿，还可以在套管针和闭孔神经血管结构之间提供更大的距离[84,85]。

疼痛 一些患者在尿道悬吊术后数月至数年出现阴道和/或盆腔疼痛，但没有网眼暴露或侵蚀的证据。所有可能与吊带放置或SUI手术相关的疼痛患者最初都应采用保守

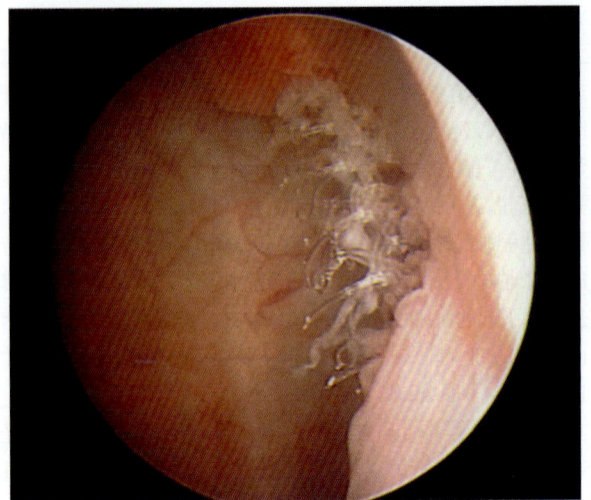

图49.5 聚丙烯吊带膀胱内侵蚀

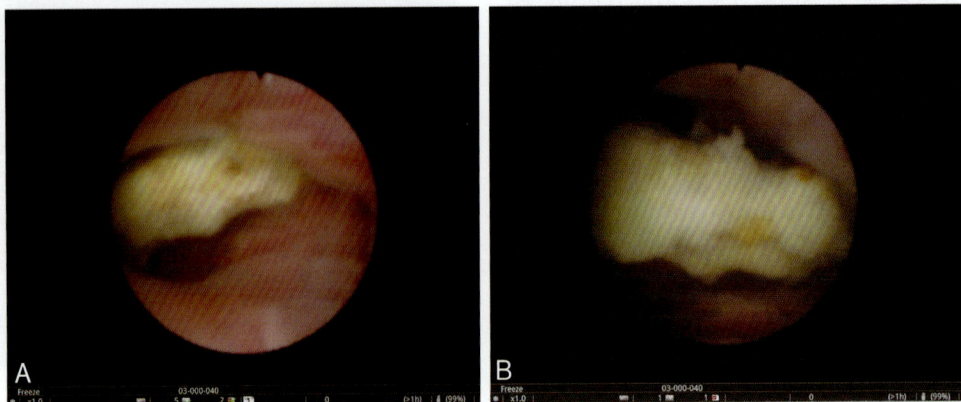

图49.6 A. 中段尿道吊带侵蚀尿道处的钙化。B. 中段尿道吊带侵蚀膀胱颈处的钙化

措施进行治疗。这些可能包括单独或联合使用非甾体抗炎药、理疗、盆底按摩和阴道雌激素霜。必须进行仔细的体格检查，以评估阴道"带状"和触摸这些"带状"或套管针部位在耻骨上或大腿内侧的可重现疼痛。检查时发现的疼痛，尤其是与阴道吊带有关的疼痛，虽然并非总是如此，但通常对切除有良好的反应。在切除的时候，经常会发现吊带过度紧张，或者有过多的瘢痕和纤维化。不建议在没有相关并发症的情况下移除无症状网片，因为可能会出现与周围组织损伤和/或 SUI 复发相关的副作用[86]。

有全盆腔疼痛，在吊带放置后，检查时不能重现，对保守措施没有反应的患者，可能对切除合成材料有反应，也可能没有反应。在这种情况下，在特殊情况下，只有在吊带放置和疼痛发作之间存在时间关系的情况下，才应极其谨慎地选择继续手术。全身性疼痛通常很难治疗，可能对吊带切除有反应，也可能没有反应，应该就这一潜在的结果对患者进行详细彻底的告知。

在所有因疼痛而手术切除吊带的病例中，是否必须取出整个吊带都是有争议的。移除整个耻骨后或经闭孔吊带是一项很大的外科手术，有可能导致非常严重的后果。这一广泛的手术范围是否在所有情况下都是必要的，目前还没有很好的定论。或者，仅移除吊带的经阴道部分可能足以治疗许多患者的疼痛。通常，当体格检查可以定位疼痛时，我们倾向于只切除疼痛已定位的部分。如果适用，包括双侧耻骨下支水平的吊带材料，可改善高达 80% 的患者的疼痛[87]。这可以作为一种日间外科手术进行，并可避免与移除吊带盆腔部分相关的潜在主要并发症，如神经肌肉损伤、主要血管损伤和出血，以及尿路损伤。如前所述，与耻骨后尿道悬吊术相比，经闭孔尿道悬吊术更有可能伴有腹股沟疼痛或神经症状[27,28,88]。顽固性疼痛的患者通常需要切除经闭孔尿道悬吊术的吊带臂，这在技术上可能具有挑战性。有些研究已经描述了在这些困难的情况下移除剩余吊带的创新方法[83]。

性功能障碍　从历史上看，压力性尿失禁手术对性功能的影响一直存在争议，报道也不一致。一些研究人员发现，在手术治疗 SUI 后，女性的性功能和性交失禁有所改善[89-92]，而另一些人则报告恶化[93]，也有人报告没有性功能的改变[94-98]。SUI 手术后发生性功能障碍或性交困难的风险很低[28,93]，但任何这样的症状都应该通过彻底的体格检查来评估，因为它可能与阴道瘢痕形成、缩紧或狭窄，或网状吊带暴露有关[99]。

性交困难只是性功能障碍的一种形式，但它可能发生在尿失禁手术之后。SUI 的手术治疗改变了阴道解剖结构。阴道轴可以移动，从而改变阴道角。阴道周缘狭窄可能是由于在脱垂修复过程中过度剪剪阴道壁，或者仅仅是由于异常瘢痕造成的。沿阴道前壁的解剖可能会导致神经损伤和神经瘤的形成。可能存在其他定义不清且知之甚少的导致术后性功能障碍的因素。

其他术后并发症　SUI 手术后发生尿瘘是相当罕见的。然而，术中输尿管、膀胱或尿道未被识别和修复的损伤可能分别导致输尿管阴道瘘、膀胱阴道瘘或尿道阴道瘘。术中认识到损伤是预防瘘管形成的关键，因此仔细的术中内镜检查

和确认尿路通畅的重要性怎么强调都不为过。

新发阴道脱垂，包括膀胱膨出和小肠膨出，也可能发生在尿失禁手术后。阴道轴的改变，特别是开放的耻骨后手术，如 Burch 或 MMK，可能会导致解剖学上的变化，使患者容易术后阴道脱垂。预测哪些患者会发生术后阴道脱垂是非常困难的。

尿道扩张剂

一般情况下，经尿道周围或经尿道注射扩张剂的发病率较低。尿路感染、短期排尿功能障碍[100]，包括尿潴留和血尿，在所有尿道注射药物中均可见。尿道扩张注射后，短暂性排尿困难和排尿后短期残余尿量升高的情况并不少见。对于那些有持续性症状的个体，应排除尿路感染。羟基磷灰石钙（Coaptite）与上述相同的并发症有关。此外，一项研究报告了两名患者与 Coaptite 注射有关的严重不良事件，包括阴道侵蚀和膀胱三角区下注射药物的报道[101]。据报道，也有两名患者注射 Coaptite 后的尿道脱垂在局部切除后痊愈[102,103]。除了更常见的不良事件，硅胶颗粒（Macropltique）报告的即刻尿潴留率为 6%~10%[104,105]，碳珠（Durasphere）与局部淋巴和尿道周围移行、尿道周围脓肿，以及少数情况下的尿道脱垂有关[106-108]。尿道注射制剂包括聚四氟乙烯（特氟龙）和碳涂层小球的远端和全身迁移已有报道。这些合成材料在淋巴结、肺和其他器官中的长期影响尚不清楚[109]。

急迫性尿失禁手术并发症

A 型肉毒毒素

尽管 A 型肉毒毒素的潜在毒性很大，但使用它几乎没有并发症的报道。局部和自限性并发症如血尿、排尿困难、疼痛和感染的发生率可接受；然而，最令人担忧的潜在并发症——呼吸抑制，在尿路注射 A 型肉毒毒素的情况下尚未报道。据报道，在非神经源性逼尿肌过度活动的患者中，尿潴留和排尿后残留量增加的比例分别为 5%~16% 和 35%~60%[110,111]。由于 A 型肉毒毒素的药理作用在注射后 3~14 天内不明显，注射 A 型肉毒毒素后立即尿潴留很可能与药物本身无关，而与包括器械在内的其他因素有关。其引起的尿潴留或排尿功能障碍通常发生在注射后 1~2 周。Kuo 和他的同事[110]报道，急性尿潴留的危险因素包括：男性，年龄大于 75 岁，基线残余尿量>100mL。关于膀胱底部或三角区注射肉毒杆菌引起尿潴留风险的文献数量有限；然而，现有的文献并未显示风险增加[110,112,113]。

关于使用 A 型肉毒毒素制剂 Dysport 的全身性不良反应的零星报告已经被临床注意到，这种制剂目前在美国是不可用的。这些反应发生在小于 6% 的个体中，包括全身性肌肉无力和性欲减退，而且似乎与剂量有关，因为在使用较低剂量的这种材料时没有报道过这些反应[114]。Botox 是目前唯一一种美国 FDA 批准用于泌尿外科治疗的肉毒毒素。据报道，在美国使用肉毒杆菌制剂出现了 1 例轻度手臂无力；然

而,这是在非泌尿科使用后发生的。

骶神经调控

与骶神经调控相关的几种并发症已经有了很全面的文献报道。总体而言,已报道的再次手术或切除率为≤16%~32%[115-117]。White 及同事[118]报告了 202 名患者的不良事件(表49.3);在这些患者中,创伤和导线移位继发的装置故障是最常见的。刺激器部位的疼痛是许多系列中最常见的并发症[116,117,119,120]。体格检查可能会发现设备周围的液体收集需要引流或感染,需要移除植入式脉冲发生器(IPG)。如果患者的疼痛位置在触诊设备时是可重现的,并且对保守措施没有反应,则患者应该接受 IPG 的外科复位治疗。一般来说,将该装置重新定位到臀部或下腹部的上位或下位可以改善疼痛。对于那些在 IPG 部位有疼痛但在触诊时没有重现的患者,应该关闭设备一段时间,并重新检查患者。如果疼痛消失了,那么就应该开始进一步的检查。虽然不被认为是一种并发症,但患者应该清楚地知道,植入装置后无法接受腰椎、骶骨或骨盆 MRI 检查。如果这些区域的 MRI 检查是必须的,那么如果患者愿意的话,可以选择在 MRI 检查后再重新植入该装置。

结论

在过去的 20 年里,尿失禁的外科治疗有了很大的变化。随着尿道中段聚丙烯吊带的发展和普及,SUI 手术治疗中出现的并发症类型也发生了变化。值得庆幸的是,这些并发症并不常见,在目前使用经阴道网片的环境下,FDA 重申,标准的聚丙烯网状尿道吊带在治疗尿失禁中是安全有效的[15]。必须选择适应证合适的患者,因为可以防止或最大限度地减少不良后果的风险。如果出现上述复杂情况,我们希望本章成为您实践中的宝贵参考。

(吕香君 译)

表 49.3　202 例骶神经调控(分期植入)相关不良事件分析

不良事件	发生率
继发功能障碍	8.9%
移位	5.9%
无疗效	3.5%
感染	3.5%
刺激点疼痛	2.9%
血肿需手术探查	1.5%

(Adapted from White WW, Mobley JD, Doggweiler R, et al. Incidence and predictors of complications with sacral neuromodulation. Urology. 2009;73:731-35.)

参考文献及自测题

第50章 男性尿失禁手术并发症

TEMITOPE L. RUDE, DANIEL HOFFMAN, and VICTOR W. NITTI

要 点

1. 大多数术中并发症如果能在手术时发现并进行治疗,就无关紧要,但是尿道损伤通常需要中止手术。

2. 为了便于发现未识别的尿道损伤,可以在尿管旁边或通过尿管逆行移动时注入生理盐水或稀释的靛蓝胭脂红。

3. 人工尿道括约肌(AUS)管应用套橡胶管的夹子夹住,并注意不要用锐器或针伤害该装置。损坏设备可能会导致设备中的流体泄漏和机械故障。

4. AUS的早期感染,以及男性吊带的最有可能的感染,通常是植入时细菌污染的结果。

5. AUS的侵蚀通常是由于长时间的导尿术,或重复的尿道内镜操作引起的。先前有AUS置入或放射治疗的患者风险增加。

6. 尿潴留是AUS或男性吊带术后的晚期并发症,需要内镜检查感染或侵蚀,并评估尿道和膀胱颈是否狭窄或挛缩。

7. 尿道吊带后的急迫性尿失禁应进行评估,以区分是梗阻还是压力性尿失禁的复发。

8. 放置男性吊带后的医源性梗阻很少见,但并非不可能。

9. 感染男性吊带的患者可能出现慢性轻度症状,如轻微的会阴疼痛或肿胀,或间歇性窦道流液。

10. AUS是一种机械设备,需要长期佩戴,有更换和维修的风险。

引言

压力性尿失禁(stress urinary incontinence,SUI)是良性前列腺增生或前列腺癌手术治疗或盆腔放疗后的潜在并发症。对于男性来说,SUI对生活质量有重大影响[1,2]。前列腺根治术后的大部分尿失禁,以及前列腺增生或放射治疗引起的一些尿失禁,都是括约肌功能不全的结果[3,4]。

人工尿道括约肌(artificial urinary sphincter,AUS)是目前治疗男性SUI的金标准方法,最初开发于1983年。男性吊带是在20世纪90年代开发出来的,作为不需要机械操作的尿失禁的替代品,并在2010年超过了尿失禁手术,成为最常见的手术[5]。充气气囊加压装置是治疗男性尿失禁的最终选择,2002年后应用于美国以外的地区。

在这一章中,我们讨论了可能影响潜在并发症的患者术前评估。然后,我们简要描述了男性尿失禁最常见的手术方式,为读者理解某些并发症发生的时间和原因提供背景知识。最后,我们讨论了在手术过程中遇到的潜在并发症(表50.1)。

术前评估

传统上,大多数泌尿科医生都同意,在对前列腺切除术后到尿失禁进行手术治疗之前,应该对患者进行大约12个月的随访。然而,患者手术后第一年出现的尿失禁和合并症的渐进性恢复,预测他们最终可能可以获得尿控[6,7]。现在,对于没有看到暂时性改善的严重病例,建议更早进行干预,例如在6个月时[8,9]。

对前列腺切除术后大小便失禁患者的评估应包括详细的病史和体格检查。病史的重要方面包括诱发因素和相关症状(频率、紧迫性、夜尿症、排尿无力)。基于典型尿垫使用情况的尿失禁严重程度及其对生活质量的影响对评估至关重要,尤其是这些主观反应与24小时尿垫测试数据直接

相关[10]。病史应说明患者在前列腺手术前的排尿症状,以及神经系统疾病或症状史、放射治疗、其他手术史,以及以前尝试治疗失禁的情况。在体格检查时,应指导患者进行Valsalva试验,以证明压力性尿失禁的存在,并且应该进行重点神经学检查。

当对大小便失禁的严重程度有疑问时,我们会进行24小时的尿垫试验,以进行客观的评估,并帮助指导我们与患者就手术选择和结果预期进行讨论。在Fisher等人的一项研究中,术前预测男性会阴吊带手术成功的唯一因素是24小时垫片重量小于423g。重度尿失禁和极轻度尿失禁患者使用男性吊带的效果较差[11]。极轻度尿失禁患者满意度较低的原因被认为是由于该组患者的期望值非常高。

尿动力学检查在前列腺切除术后尿失禁的评估中是可选的,被认为是在没有证据提示SUI的情况下,当患者有明显的膀胱过度活动时,或者在怀疑膀胱顺应性受损的情况下最有用的方式。尿动力学检查可以确定病因,并指导男性尿失禁的治疗[12]。尿动力学评估的主要目标是确定括约肌功能不全和/或膀胱功能障碍的存在,评估梗阻,以及评估逼尿肌收缩能力。至关重要的是,这项研究必须再现患者的症状,在这种情况下,患者的症状表现为大小便失禁。当进行尿动力学检查时,我们遵循Huckabay等人描述的方案,其中包括在使用和不使用导尿管的情况下进行评估[13]。该尿动力学检查方案针对前列腺切除术后SUI不随导尿管就地渗漏的男性亚组[4],并允许记录这些男性的括约肌功能不全。此外,没有导尿管时的尿流率可以验证那些根据压力-流量分析怀疑有梗阻的患者的最大尿流率。一些人建议记录后尿道活动的程度,以确定患者是否会从男性吊带的支持中受益[14]。

男性尿失禁手术方式

人工尿道括约肌

自1983年引入AMS800设备以来,其设计持续改进,在2008年推出了抗生素涂层,并在2010年推出了3.5cm袖套尺寸的设计。目前有各种植入AUS的技术(图50.1)。根据国际尿控协会AUS共识小组的推荐,会阴切口和下腹切口(横向切口或纵切口)都是经典的手术入路。也有报道通过单一的阴囊切口放置[15]。传统方法是在放置Foley导尿管后,进行会阴正中切口,露出球海绵体肌。球海绵体肌可以劈开或保留,我们的做法是劈开肌肉。对尿道进行圆周解剖。在海绵体和尿道之间开一个2cm的口。先用肉眼检查尿道是否有损伤,然后再对尿道进行冲洗。这可以通过血管导管将生理盐水注射到导尿管旁的尿道中来完成,从而避免了拔除导尿管。或者,当导管被压迫时,可以将尿囊抽出到远端尿道,并通过导管注入生理盐水。然后测量尿道,并放置合适大小的袖套。

表50.1　男性尿失禁手术并发症

	术中并发症	早期并发症	晚期并发症
人工尿道括约肌	海绵体损伤	血尿	感染
	尿道损伤	尿潴留	侵蚀
	设备损伤	早期感染	尿道萎缩
	出血	早期侵蚀	机械故障
			尿潴留
男性吊带	出血	血尿	感染
	尿道损伤	尿潴留	侵蚀
	闭孔神经损伤	感染	急迫性尿失禁
		疼痛	梗阻
		感觉异常	持续疼痛
			持续感觉异常

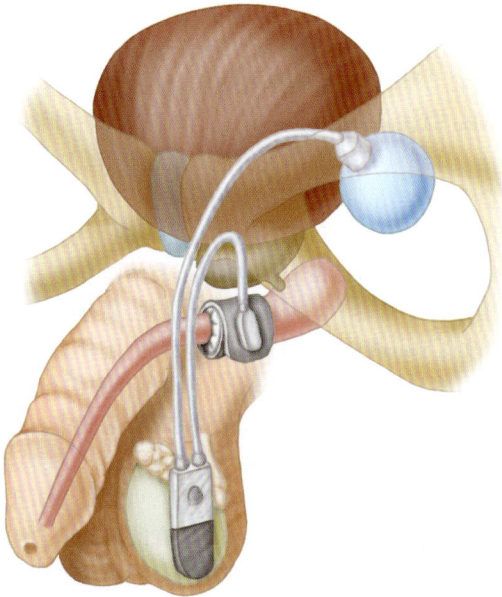

图 50.1　人工尿道括约肌（With permission from Trost L, Elliott DS. Male stress urinary incontinence：a review of surgical treatment options and outcomes. Advances in Urology. 2012：2012：289489.）

我们使用下腹部横向切口放置储水囊，也可以选择正中切口。储水囊可以放置在腹膜外、腹膜内或耻骨后间隙。我们向内侧收缩直肌，打开横筋膜，将储水囊放置在耻骨后间隙。通常，使用 61~70cmH$_2$O 压力的储水囊并装满 23mL 生理盐水。袖套上的管子穿过耻骨进入耻骨上切口。最后，在耻骨上切口和同侧半阴囊之间形成一个平面，并在泵的位置形成一个口袋。然后连接组件，设备循环完成并保持停用状态。

男性吊带

在过去的 20 年里，男性吊带一直是一个活跃的研究和创新领域，也是人工尿道括约肌最常用的替代方案。过去已经制造类各种各样的吊带，医生可能在日常实践中如翻修病例中会遇到。吊带可分为固定吊带和可调节吊带（**图 50.2**），后者允许在吊带置入后进行调节。固定吊带有着最强的循证医学证据推荐。

固定性男性吊带

骨锚定吊带　InVance 骨锚定吊带（American Medical Systems，Minnetonka，MN）在美国不再有商业供应；但是，它

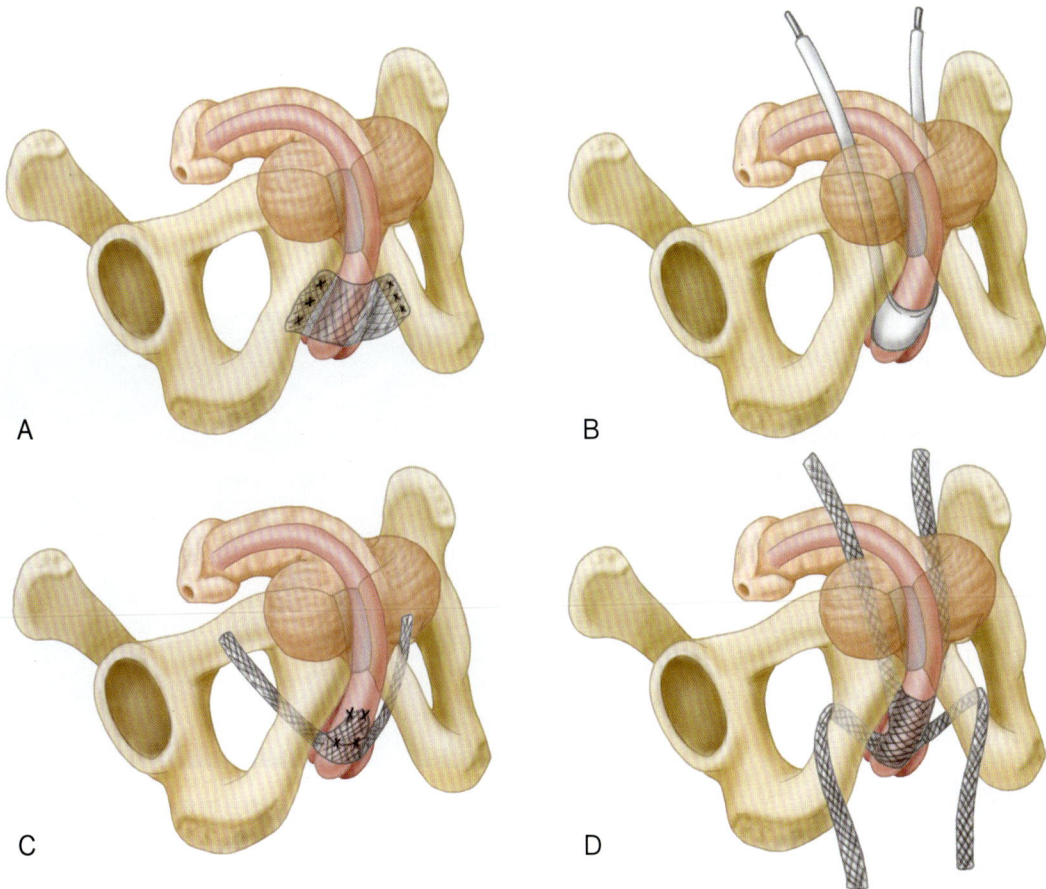

图 50.2　男性吊带。A. 骨锚定吊带（BAS）。B. 可调节耻骨后吊带（ARS）。C. 经闭孔吊带（TMS）。D. 双臂吊带（quadratic）（With permission from Trost L，Elliott DS. Male stress urinary incontinence：a review of surgical treatment options and outcomes. Advances in Urology. 2012：2012：289489.）

仍然令人感兴趣，因为临床上仍然可以遇到骨锚定吊带的并发症。它的设计是为了压缩球状尿道，并将其固定在耻骨上。如果遇到翻修病例，重要的是要注意三个用钻头将聚丙烯缝线固定在两侧耻骨支内骨锚的位置。第一个放在耻骨联合和耻骨支的交界处，第二个放在第一个下面3cm，最后一个在两个之间。

经闭孔吊带 理论上，经闭孔尿道悬吊术（RTS）通过重新定位近端尿道来恢复尿控。张力导致球部的近端移动，进而影响尿道腔的闭合，并使尿道膜部向后移动[18]。虽然这一理论得到了支持，但也有可能大部分对大小便失禁的影响是由近端球部的压缩引起的。这种吊带在有一定程度的可控性（以垫的重量或Valsalva泄漏点压力>100mmHg定义）的男性中最有效[19]。文献报道在1~3年随访后，19例RTS已被证明具有持久的成功率，改善率为53%~90%[20-24]。

AdVance吊带（Boston Scientific Corporation，Marlborough，MA）自21世纪初推出以来，已成为最常用的男性吊带类型。放置Foley导尿管，做会阴正中切口。确定球海绵体肌，将其在中线劈开，并从尿道中分离出来。尿道解剖至会阴体和泌尿生殖隔水平，将尿道与会阴体部分分离。在内收肌长肌附着点下方约2cm，外侧约1.5cm处的皮肤上做一个标记。可以使用脊椎针来确保闭孔窝位于标记的水平，并在皮肤上做一个小切口。螺旋通道器穿过皮肤、闭孔窝、闭孔外肌和闭孔膜。触诊尿道、球海绵体和球海绵体肌形成的三角形，并将套管针引导到示指上。对侧行类似的手术。进行膀胱镜检查是为了确保膀胱或尿道没有损伤。然后将吊带固定起来，并通过皮肤穿出。在中线的远端缝合，并施加张力以抬高尿道。重复膀胱镜检查以评估尿道粘连情况[18]。

I-Stop TOMS吊带（CL Medical，Lyon，France）在欧洲已有商业化销售，但是没有被批准在美国使用。手术过程与AdVance吊带相似；不过，这种吊带的两边各有两个横吊臂[25]。

双臂吊带 双臂吊带Virtue Sling（Colopast，Humlebaek，Denmark）于2012年推出。最初的假设是，吊带比以前的吊带产生更大的尿道压缩，从而提供更好的可控效果[26]。吊带导致近端尿道移位和球尿道受压。如果将吊带固定在尿道上，可以在术后早期防止松动，形成瘢痕，效果会更好[27]。

在吊带放置过程中，尿道从会阴体中剥离，而球海绵体肌保持完整。使用吊带通道器，每只臂从降支的内侧穿过同侧腹股沟。耻骨前臂引入器从耻骨联合上方2cm处放置，每条距离耻骨联合中线侧方2cm，会阴侧向出口。在调节适当张力之后，释放四个吊带臂。吊带可以进一步固定。这种固定方法将1年成功率从41.9%提高到了70.9%。有57.1%的严重尿失禁患者获得了成功[27]。

可调节男性吊带

关于这些吊带的相对和绝对疗效的数据由单机构描述性研究组成，具有不同的纳入和排除标准以及成功的定义[28]。鉴于一级疗效数据的匮乏[6,29]，干预措施的选择取决于患者和医生的偏好，这应该通过与每个手术相关的并发症概况来了解。

可调式耻骨后吊带 可调节耻骨后吊带（ARS）提供耻骨下支撑，并由耻骨后网状臂锚定，据报道成功率为72%~85%[17,30,31]。最常用的ARS是Argus可调式男性吊带（Promedon SA，Cordoba，Argentina）。用一根特殊的针将吊带从会阴切口穿过紧邻耻骨下面的筋膜。在膀胱镜直视下，通过移动垫圈来调整吊带，直到感觉到充分的尿道壁黏合[30,32]。

用于放置男性可调式吊带的Reemex系统（Neomedic International，Spain）也在Sousa-Esacon及其同事的一项多国研究中进行了描述[31]。根据他们的描述，装有横向牵引线的60°改良Stamey针以逆行方式在两侧到耻骨上切口的水平。然后将线拉过，将单丝吊衣与球海绵体肌肉齐平，并将吊带缝合到位。这些线被放入变压传感器装置中。它有一个允许调整螺纹的外部调节器。

可调式经闭孔吊带 自2009年起，可调式经闭孔吊带系统（ATOMS；AMI，Vienna，Austria）已在欧洲上市[34]。中心硅胶垫安装在尿道和球海绵体的表面。网状臂连接在螺旋套管针上，绕过耻骨下支。然后将网状物缝合到硅胶垫的近端，以稳定系统。钛端口穿过耻骨隧道，放置在左侧耻骨上皮下位置，并带有两条锚定缝线[34,35]。

可调式球囊装置

主动可调式尿控治疗系统（ProACT；Uromedica，Plymouth Minn；图50.3）是用于前列腺切除术后尿失禁的一种微创治疗方法。ProACT最近被批准在美国使用，尽管它在世界其他国家已经普遍使用了几年，在小的现代研究中有55%~68%的满意度[36-38]。患者截石位，将50~100mL的对比剂注入膀胱。通过会阴切口，以前使用Kelly夹穿孔盆底[39,40]；然而，现在使用组织扩张器促进尿道周围空间扩张[41]。然

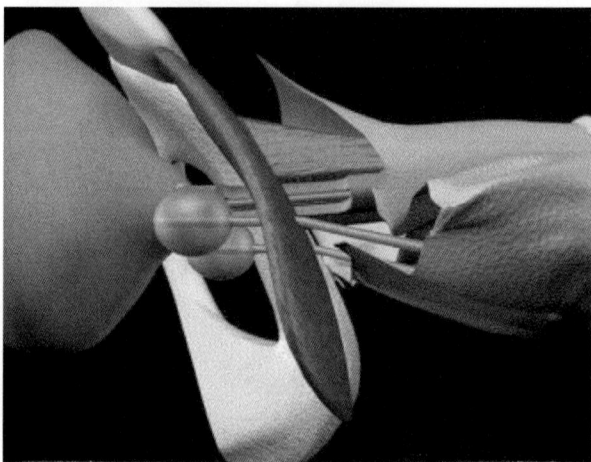

图50.3 主动可调式尿控治疗系统装置，与膀胱颈和泌尿生殖隔的关系（With permission from Trigo-Rocha F, Gomes CM, Pompeo AC, Lucon AM, Arap S. Prospective study evaluating the efficacy and safety of Adjustable Continence Therapy (ProACT) for post radical prostatectomy urinary incontinence. Urology. 2006;67 (5):965-9.）

后将两个气囊放在膀胱颈下方,两侧背向尿道。气球内装满 1~5mL 造影剂和无菌水。膀胱镜检查以确定气囊位置并排除尿道损伤。气囊端口放置在阴囊的双侧阴囊筋膜下方。这允许经皮针进入,用于气球之后的充气或放气[39,40]。

术中并发症

人工尿道括约肌

大多数手术中的并发症如果能在手术时被发现并进行治疗,就是无关紧要的。例外情况是尿道受伤,在大多数情况下需要中止手术。

出血

最显著的 AUS 放置出血是由于海绵体或海绵体损伤造成的。从上腹部或腹膜后放置储水囊也可能发生出血。

海绵体损伤

在实施 AUS 置入术时,在松解游离尿道时,可能会发生海绵体损伤。海绵体损伤可能会导致大量出血,从而影响视力。充分暴露是识别损伤的关键。一旦确定了损伤,就可以用可吸收缝线修复。

尿道损伤

尿道损伤是另一个潜在的术中并发症,不应忽视。尿道损伤通常发生在海绵体最薄的背部。要检测出未被识别的尿道损伤,可以在 Foley 导管旁边或通过 Foley 导管逆行移动时注入生理盐水或稀释的靛蓝胭脂红。如果发现尿道损伤,应采用可吸收缝线进行多层修补。大多数外科医生会放弃放置 AUS,并将 Foley 导管留置一段时间。在极少数情况下,如果损伤很小,并且远离预定的植入地点,可以放置袖套,但这一操作必须非常小心。如果有任何关于修复的问题,或者如果袖套不能放在离受损位置较远的地方,那么应该中止手术。海绵体损伤但不累及尿道通常是无关紧要的,特别是当它发生在海绵组织较厚的腹侧时。可以简单地缝合起来,以控制出血。当发生在背部即海绵体较薄部位时,常伴有尿道损伤。

设备损伤

还必须小心以避免对设备造成任何伤害。损坏设备可能会导致液体从设备中流出并损坏。管子要用套橡胶的夹子夹,注意不要用锋利的工具或针扎伤设备。如果注意到设备损坏,则应更换受损部件。当液体从系统中泄漏时,无法识别的损坏将导致设备故障。

男性吊带

吊带放置的术中并发症很少见,最常见的是骨锚式吊带

出血。从理论上,闭孔神经损伤似乎是可能的,但在经闭孔和双臂吊带放置方面尚未见报道。

出血

男性吊带放置过程中大量出血是罕见的,主要研究中没有输血的报道[11,16,17,24,27,42,43]。在解剖过程中可能会发生海绵体损伤和出血。通过放置经闭孔吊带,可能会有主或副闭孔血管出血。当尿道被切开到会阴体时,在放置经闭孔吊带时,遇到出血并不少见。它的发生是由于海绵体的轻微损伤,可以用可吸收缝合线(例如,4-0 聚羟基乙酸线)缝合。同样,在放置经闭孔吊带时,穿刺针穿过闭孔窝的路线上的小血管时可能会因损伤而导致出血。当这种情况发生时,吊带的收紧可以控制出血。损伤主要的闭孔血管比较少见。

尿道损伤

骨锚式吊带造成的尿道损伤在文献中没有报道,但肯定是可能的,应该按照上述 AUS 的治疗方法进行治疗。

据 Romano 等人报道,Argus ARS 的"潜在"尿道穿孔率为 6%。术中通过重新定位针头解决了这一问题,没有导致进一步的并发症[30]。在经闭孔尿道吊带术中,尿道损伤很少见,尽管有可能因针头造成,这通常发生在膀胱颈附近[43]。因此,吊带术后的膀胱镜检查是必不可少的。如果发现这种损伤,应将针头或吊带取下。损伤通常不在容易修复的位置,因此根据损伤的大小,治疗最长可用导尿管引流 7 天。根据损伤的部位和大小,可由外科医生酌情在相同的设置中更换吊带。

早期术后并发症

人工尿道括约肌

血肿

阴囊血肿是 AUS 植入术后常见的轻微并发症。血肿通常在没有干预的情况下自然消退,很少需要处理。

尿潴留

另一个常见的早期并发症是术后水肿引起的尿潴留[44]。接受 AUS 置入的患者发生术后尿潴留的风险增加[45]。为了避免这个问题,我们有时会留一根 14F 导尿管过夜。吻合口狭窄的膀胱颈扩张继发于暂时性肿胀,是尿潴留超过 24 小时的危险因素。如果发生尿潴留,第一步应该是检查设备,以确保袖套处于打开位置时停用。如果需要插管,应谨慎使用 10~14F Foley,并将导尿时间控制在最短,最好在 48 小时以内[9,46]。此外,如果更换导尿管有最轻微的困难,应在内镜引导下进行或放置耻骨上导管。如果患者在 48 小时后仍不能排尿,可以考虑放置耻骨上造瘘管[47]。

早期感染

早期感染可能发生并可能表现为泵周围的红斑、硬结或水肿，以及阴囊、腹股沟或会的脓性引流、发热或疼痛。早期感染最典型的原因是植入时的细菌污染。早期感染最常见的生物体是金黄色葡萄球菌和表皮葡萄球菌，甲氧西林耐药率不断上升[48]。2008年引入抑制剂的目的是通过提供抗生素涂层来减少早期感染。然而，公布的唯一临床数据没有显示使用4年来AUS感染率的变化[49]。

早期感染的另一个潜在原因是无法识别的尿道损伤。尿道镜检查应在取下装置时进行[9]。发生感染需要取出整个装置，并在至少3个月后重新植入。在某些情况下，可以考虑在取出时进行更换，如Bryan等人所描述的那样，在用抗生素进行侵袭性伤口冲洗后，可以考虑更换[50]。

早期侵蚀

侵蚀可以在感染或不感染的情况下发生。这可能是因不明原因的医源性尿道损伤、尿道变薄或术后早期更换Foley导尿管所致[51]。尿道糜烂可能表现为：阴囊或会疼痛或肿胀，阴茎尖端疼痛，反复大小便失禁，排尿困难，血尿或血性分泌物。如果发生侵蚀而没有感染，则可以在套筒取出时将管道封口。如果与感染有关，则应移除整个设备。在糜烂处用可吸收缝线修复尿道，留置Foley导尿管。尿路造影（VCUG）是为了确保尿道在拔除导尿管之前已经愈合，并在重新植入时为袖套选择了不同的位置。

男性吊带

血肿

术后血肿是一种罕见的事件。有两项研究报告说，136名患者中有1名和50个患者中有2名出现血肿，所有病例都自行吸收了[21,52]。

急性尿潴留

经闭孔尿道悬吊术的术后尿潴留风险为3%~21%，而ARS为14%[17]。在二次男性吊带的最初研究中，没有发生术后尿潴留[27]。术后疼痛和炎症可能与早期尿潴留有关。事实上，急性尿潴留在一定数量的病例中是可以预期的，而且更多的情况下是一个不利的早期结果，而不是真正的"并发症"。尿道后经膀胱吊带一般有较高的急性尿潴留率，可能需要长达12周的时间才能解决[17]。已有报道吊带导致长期尿潴留，但这仍是极其罕见的事件[43]。

疼痛和感觉异常

术后疼痛和感觉异常在所有类型的男性吊带中都有报道，在我们的经验中，这是男性吊带最令人失望的方面。它们被认为是会阴浅神经损伤的结果。文献中因术后不适的不同标准和分类而对术后疼痛发生率和严重程度有不同解释。例如，在几项大型队列研究中，从4%到超过50%的患者在BAS或RTS后报告会阴臀部疼痛，但都在3个月后消失[16,17,53,54]。值得注意的是Romano等人据报道，放置AUS后21%的排尿困难伴随会阴不适或中度疼痛，在服用止痛药和非甾体抗炎药1~2个月后缓解或变得非常轻微。在Hoda等人的可调式经闭孔悬吊术系列中，68%的患者出现会阴和大腿疼痛或感觉异常[34]；然而，这种疼痛也被给予非甾体抗炎药保守治疗了长达4周。据报道将调整压力降低到45cmH2O也可以降低术后会阴痛的风险[30]。在保守治疗6个月后，只有2例报告持续不适[27]。

持续性疼痛应进一步评估。我们会在适当的情况下进行CT和/或骨扫描。在剧烈或持续疼痛的情况下，应考虑取下吊带。

感染

男性吊带术后早期感染是可能的。和AUS一样，它可能是植入时细菌污染的结果。当使用硅胶涂层植入物时，装置感染更为常见。随着聚丙烯的出现，这已成为一种不常见的并发症，大多数情况下可以保守处理。一个单一系列确实报告了99名患者中有4名患者早期感染[34]。虽然早期感染在文献中仍然很少见，但骨锚定吊带（BAS）最有可能出现早期感染[17]。在一项前瞻性研究中，与连续36名患者相比，在可调节耻骨后吊带（ARS）放置中，单会阴切口与双切口方法相比，早期皮肤感染明显减少[33]。

可调式球囊装置

据报道，ProACT置入后有1%~6%的患者发生急性尿潴留。治疗包括通过注射口从气囊中抽取少量溶液。感染、侵蚀、气囊移位和破裂也有报道，但没有具体说明发生的时间[36,39-41]。这些问题将在迟发性并发症中讨论。

迟发性或远期并发症

人工尿道括约肌

无论是翻修手术还是植入术，大多数迟发性AUS并发症需要手术干预。据报道，在大型同期系列研究中，重复手术干预率为31%~53%，随访时间超过5年[55-57]。因此应该向患者解释植入后每年4%~5%的已知翻修率。

感染和侵蚀

大系列研究报告的感染率为0%~14%不等[55,58-62]。大多数报告了盆腔放疗后患者较高的感染率，包括对15项系统回顾性分析的研究[46,63-65]。在早期感染中，最常见的培养病原体是皮肤菌群，晚期感染发生在植入后4个月以上，被认为是由继发于其他来源的菌血症的血源性播种造成的[47,66]。

晚期感染最常见的是阴囊疼痛,但也可能存在红斑。感染最常见的治疗方法是移除设备的所有部件[43]。进行膀胱镜检查以排除尿道侵蚀。所有的部件都被取出,伤口按照七部法大量冲洗,并植入了一个新的装置[50]。

　　侵蚀率为 2.2%~6.5% 不等,中位时间为 20 个月[55,58-61]。常见原因包括长时间导尿[51]、多次导尿而不停用袖套,或重复使用尿道内镜操作。侵蚀风险较高的患者包括有高血压和冠状动脉疾病病史的患者,以及既往放疗、AUS 翻修(特别是因侵蚀)和尿道支架的患者[61,67]。一项横跨 30 年的患者队列研究没有发现任何侵蚀的术前风险因素[56]。因侵蚀而翻修的患者术后排尿可控率比因其他原因翻修的患者更差。

　　尿道侵蚀的潜在表现包括:会阴或阴囊疼痛或肿胀,阴茎尖端疼痛,反复尿失禁,排尿困难,血尿或血性分泌物。侵蚀通常发生在尿道,但也可能发生对皮肤的侵蚀。尿道侵蚀通常发生海绵体背侧最薄的地方,但可以出现在任何地方,尤其是与创伤相关的地方(图 50.4 和 50.5)。发生尿道侵蚀时,至少要摘除袖套。如果有任何感染相关的怀疑,应该移除整个设备。如果侵蚀部位容易接近,可以用可吸收缝线修复。背部侵蚀是最常见的,通常不进行修复,只要导尿一段时间就可以愈合;然而,立即修复尿道被证明可以降低狭窄形成的风险,增加 AUS 再植入术的概率[68]。在任何一种情况下,导尿管都会留置到闭合,这在 1~2 周后通过排尿膀胱尿道造影得到证实。3~6 个月后再植入。在重新植入之前,要进行膀胱尿道镜检查,以确保充分愈合,并排除先前侵蚀部位形成狭窄的可能性。新的袖套被放置在远离侵蚀部位的位置。经海绵体袖套置入[69]和生物移植物的利用可以帮助支撑尿道,减少侵蚀的复发。

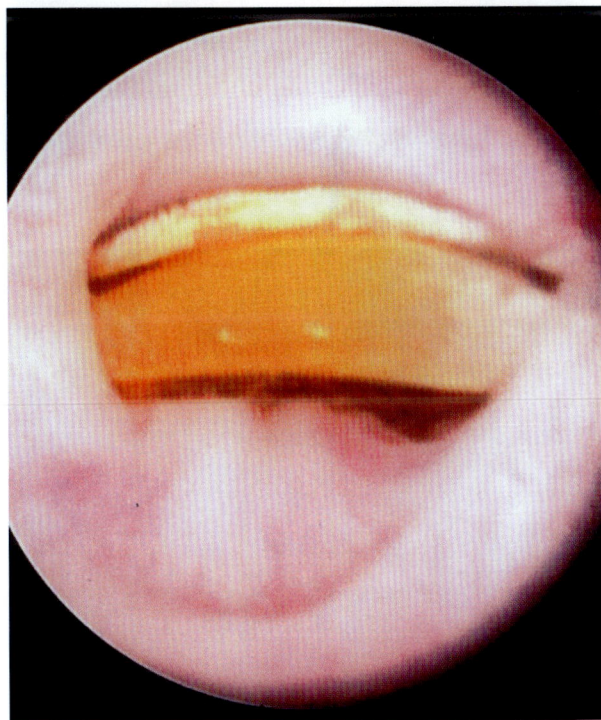

图 50.4　人工尿道括约肌尿道侵蚀(膀胱镜检查);颜色表明这可能是一个长期的侵蚀

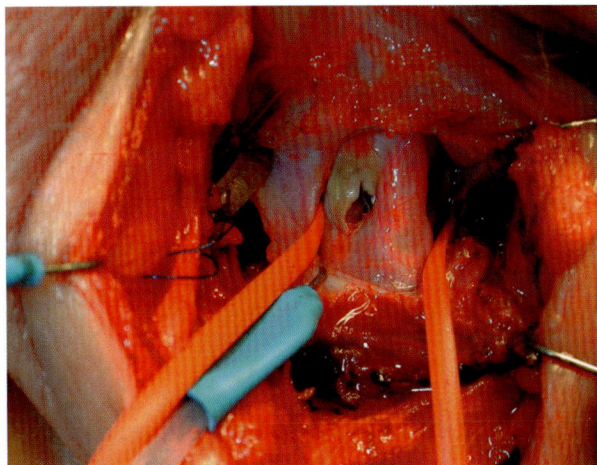

图 50.5　人工尿道括约肌尿道侵蚀(术中视野)

复发性尿失禁

　　复发性尿失禁可由膀胱或括约肌功能障碍引起。如果是由于括约肌功能不全,那么很可能与尿道萎缩或器械的机械故障有关,后文将对此进行讨论。如前所述,复发性尿失禁也可能是感染或侵蚀的表现。如果不清楚尿失禁是由膀胱还是括约肌功能障碍引起的,那么尿动力学评估可能会有所帮助。当对有 AUS 的患者进行尿动力学检查时,在插入导管之前,应该在袖套放气的情况下停用该装置。导管就位后,应重新启动 AUS 进行充气和压力测试。

　　尿道萎缩　尿道萎缩占非机械性 AUS 手术的很大一部分。据报道,尿道萎缩的比率为 0%~14%[56,58-61],这随随访时间的不同而不同。

　　尿道萎缩表现为新发的尿失禁。检查表明泵工作正常。膀胱尿道镜检可能显示尿道粘连不全,尿道可能显得细小苍白。对于尿道萎缩,已经提出了多种治疗方案,包括:缩小袖套尺寸[70],将袖套放置在更近的位置[71],放置串联袖套[72],增加储液压力,或者经体放置袖套[69]。自从引入 3.5cm 袖套以来,减小袖套尺寸已经成为一种更有效的治疗方案,这种袖套除了解决尿道变薄的问题,还减少了近端尿道的口径,允许在尿道的未受影响部分周围放置袖套[73]。此外,一份报告显示,在夜间解除袖套的患者中,继发于尿道萎缩的复发性尿失禁从 21% 下降到 10%[74]。

　　如果可能的话,我们更倾向于将缩小袖套作为治疗尿道萎缩的一线方法。第二种选择是将袖套移到另一个位置,通常是在近端。Rahman 等人[75]的研究表明,使用额外的袖套并不能改善泄漏点的压力,人们应该把重点放在装置的近端位置,以实现完全的尿道闭合[76]。

　　机械故障　机械故障可能包括其中一个组件泄漏、管扭结、泵故障和接头分离。大规模的病例研究中报告的机械故障率为 6%~25.3% 不等[56,58-61]。机械故障率的下降超过 50% 得益于制造 AUS 的材料的改进和窄袖套的引入[59]。机械故障通常表现为反复尿失禁,但也可能出现尿潴留。检查时通常会发现泵很难压缩,有部分减压,或者需要太长时间充气。盆腔超声也可以用来测量储水囊的体积,以评估是否有泄漏。术前超声诊断液体状态的敏感度和特异度均为100%。当压力调节气囊充满时,可进行的处理包括袖套缩小、经躯体袖套放置和全切除/置换。出现任何设备泄漏的情况,都应进行进行全套组件的拆卸/更换[77]。目前已有评估部件泄漏的术中方法,包括欧姆测试和体积压力测量。如果识别出了特定组件的故障,则可以更换该组件。如果找不到有问题的位置(如泄漏点)或设备使用年限超过 5 年,则应拆卸和更换所有组件。

尿潴留

尿潴留是术后晚期并发症,需要内镜检查以评估 AUS 和膀胱颈是否有挛缩或尿道狭窄。后两者通常是前列腺手术的结果,而不是 AUS 本身的,但这些都需要检查。排尿困难或尿潴留也可能是 AUS 侵蚀或晚期感染的征兆。尿潴留也可能是机械故障的结果。

男性吊带

感染和侵蚀

BAS 的感染率高达 15%,而 ARS 的感染率为 4%~6%,RTS 为 0%~3%[27,78]。本系统综述中的没有研究报告 BAS 或 RTS 的尿道侵蚀,Reemex系统和 Argus ARS 的侵蚀率分别为1.9% 和 12%[78](图 50.6 和 50.7)。涉及 Reemex 系统的最新系列报告 64 名患者的晚期感染率为 4.7%,没有尿道侵蚀[79]。在文献中最长期的队列中,经过 3 年的随访,没有发现 RTS 感染或侵蚀的情况。我们的患者通常会在术后 6~9 个月随访,我们已经注意到,感染患者通常表现出慢性的、轻度的症状,包括轻微的会阴疼痛或肿胀,或者窦道间歇性地排出少量液体(图 50.8),而不是急性或全身症状。几年前,我们曾见过患有慢性感染并在吊带形成引流窦道的患者。目前还没有明确的吊带感染或侵蚀的危险因素[47],包括盆腔放疗,这与 AUS 置入后的不良结果相关。然而,我们建议患者在采取吊带治疗措施之前,对潜在增加的风险进行仔细咨询,尤其是有过放疗病史的患者。

取出吊带是治疗感染或侵蚀的经典方法。然而我们发现,尽管受到感染,但由于尿失禁的改善,一些患者非常不愿意接受吊带取出手术。我们尝试在其中两名患者中使用之前描述的挽救 AUS 的冲洗方案来重复使用吊带,但是失败了,两个吊带随后都需要取出[50]。此外,我们还有一位患者,由于不愿取下吊带,他间歇性使用抗生素和电灼疗法治疗慢性窦道,时间超过 10 年。随着窦道的消退,感染最终在临床上消失。

新发急迫性尿失禁

据我们所知,首次描述的新发急迫性尿失禁是 1 名患者(1.6%)在放置 BAS 后 6.5 个月出现新的急迫性尿失禁[11]。从理论上讲,这是由球尿道受压导致的膀胱出口阻力增加

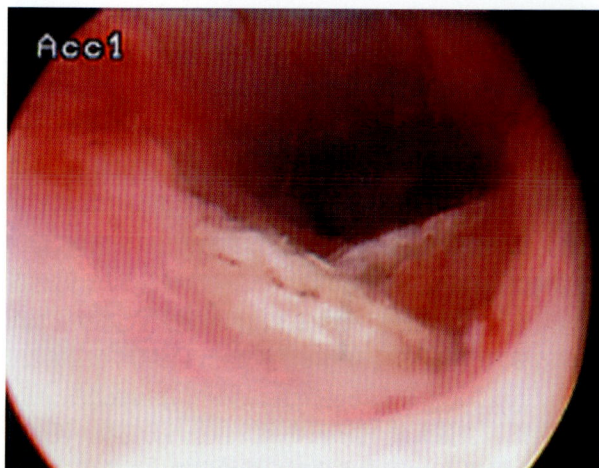

图 50.6　被侵蚀的男性吊带(膀胱镜检查)

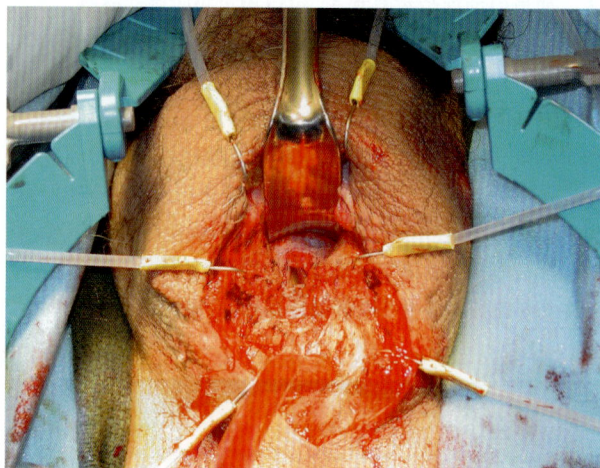

图 50.7　被感染的男性吊带,有肉芽组织和窦道形成

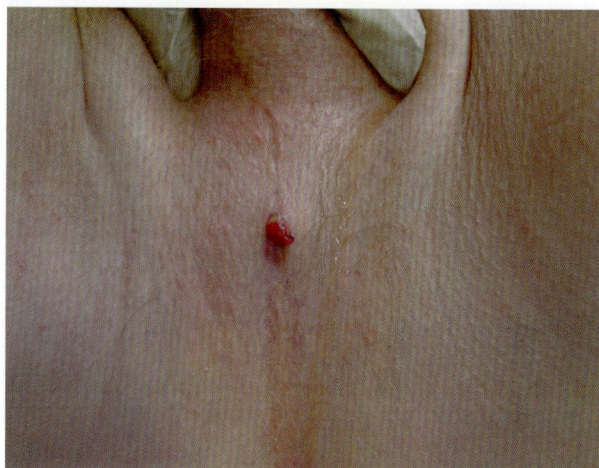

图 50.8　被侵蚀的男性吊带(术中视野)

所致。自那以后,高达 14% 的新发急迫性尿失禁被报道在
BAS 中出现,而在其他类型的吊带中没有报道[17]。所有新发
急迫性尿失禁都应该进行评估,以排除可能的梗阻或反复出
现的压力性尿失禁。评估时可以使用尿流率和残余尿量;但
是如果需要明确诊断,可以使用尿动力学测试。如果没有梗
阻的证据,建议进行抗胆碱药物试验。在一个研究中,一名
患者因顽固性症状接受了吊带松解术[52]。

梗阻

　　放置吊带后的医源性梗阻并非不可能。长期的术后随访
发现 RTS 术后有 7%~8% 的患者会发生排尿困难,处理方法是
取出或者松解吊带[80,81]。第一年后未见新的并发症发生[80]。

　　为了解决梗阻并保持一定程度的可控性,可以松解吊
带。吊带可以在中线部分切断(图 50.9)。如果这样不起作
用,则可以完全切断。其他选择包括拆卸和更换吊带或松开
吊带的一侧,而在我们的经验中,后者并不是一种选择,因为
多余的吊带通常在吊带放置时就被切除了。

长期疼痛和感觉异常

　　大多数患者在放置骨锚定吊带(BAS)后会疼痛,然而,
大多数已发表的文章报道术后 3~4 个月疼痛消失[16,53]。我
们发现 8.1% 的患者经历了长时间(>3 个月)的感觉异常或
会疼痛[11]。此外,Fassi-Fehri 等人报告称有 12% 的人长期
疼痛需要止痛治疗[52]。根据我们的经验,BAS 术后长期感
觉异常的患者通常会出现阴囊症状。我们的大多数患者在
密切随访和抗炎后得到了有效的治疗。然而,对于有严重持
续性疼痛的患者,我们会进行骨扫描和 CT 扫描,以评估是否
有骨性或感染性并发症。疼痛可能是吊带感染的一种表现。
在我们的研究中,有一位患者持续疼痛到需要摘除吊带的地
步。尽管影像学结果正常,但吊带在取下时已被感染。

　　同样,耻骨后吊带术后的持续性疼痛非常罕见;据我们所
知,只有两项研究报告疼痛>3 个月,5%~6% 的人在放置 ARS
后出现长期疼痛,3% 的人在 RTS 后出现长期疼痛[17,82]。

骨质疏松并发症

　　BAS 置入后有发生骨性并发症的潜在风险。英语文献
中没有关于这种情况的报道;法语文献中描述了 1 例病例
报告[83]。

复发性尿失禁

　　骨锚固悬吊术后复发性尿失禁应进行尿动力学检查,并
拍骨盆 X 线片以确定是否有骨锚定。Comiter 报告 4.2%(2/48)
的患者出现了骨锚移位[16]。当骨锚移位不是反复压力性尿
失禁的原因时,其他治疗选择包括膨胀剂、重复放置男性吊

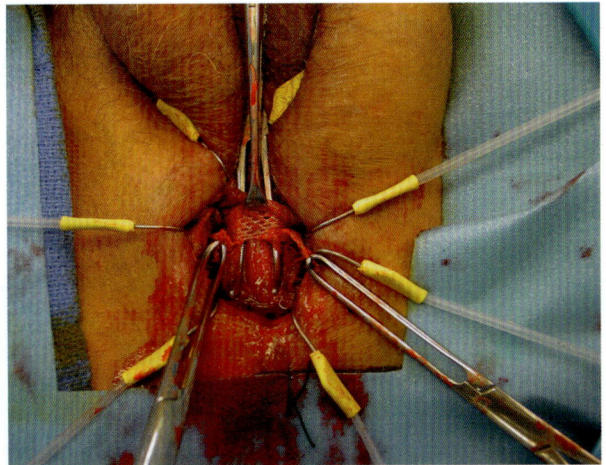

图 50.9　将完整吊带与尿道成直角后,切断吊带直至张力解除

带(如果认为加压不足)或放置 AUS。

　　放置 ARS 后的复发性尿失禁可通过再紧固术进行治疗。
与其说这是手术并发症,不如说这正是可调节式吊带的作用
所在。利用 Reemex 系统,这可以在门诊的基础上完成。有
放射史的患者更有可能需要调整[17,79,84]。

结论

　　人工尿道括约肌、男性吊带、可调式球囊装置 ProACT 目
前尚未在美国应用),是目前治疗前列腺手术后括约肌功能
不全的手术选择。每种手术都有可以接受的并发症发生率,
只要注意细节和细致的手术和无菌技术,就可以将其降到最
低。应告知患者与手术相关的潜在并发症。除了较小的并
发症外,AUS、男性吊带和可调式球囊装置都有感染和侵蚀
的风险,可能导致需要更换或移除植入物。此外,AUS 是一
种机械设备,固有存在机械故障的风险,需要设备翻修或更
换。虽然通常不严重,但接受男性吊带手术的患者也应该意
识到可能会出现长期疼痛和/或感觉异常。了解自己的治疗
方案并充分了解潜在风险和并发症的患者在手术后更有可
能感到满意。

(吕香君　译)

参考文献及自测题

第51章 尿道重建术并发症

JOEL GELMAN and ERIC S. WISENBAUGH

要 点

1. 尿道狭窄疾病的治疗前评估通常包括尿道镜检查、逆行尿道造影、排尿膀胱尿道造影和远端狭窄的尿道探条测量。在对患者进行全面评估和讨论治疗策略之前,不应使用膀胱镜或其他器械进行扩张治疗。
2. 狭窄复发是尿道扩张或直视尿道内切开术(DVIU)最常见的并发症。由于反复内镜治疗后复发率高,扩张失败或 DVIU 后的标准治疗一般为开放手术重建。
3. 有利于尿道重建手术成功的因素包括瘢痕切除后近端和远端的残端劈开至 30F 和无张力吻合。
4. 与组织移植尿道重建并发症相关的因素包括使用的皮肤毛发过多、移动皮瓣的血供受损和/或移植物在受体床上固定不充分。
5. 与苔藓样硬化症相关的狭窄不应采用远端扩张的"保守"治疗,因为如果远端梗阻得不到缓解,可能会从远端狭窄进展为全尿道狭窄。

尿道狭窄的并发症

观察始终是一种管理选择,在对患者进行咨询并给予知情同意时,必须重视告知观察的潜在并发症。患者常表现出阻塞性排尿症状,因此,如果患者认为只有排尿阻塞性症状才是观察的唯一潜在障碍,那将是一个错误的结论。

远端梗阻可导致高压排尿。膀胱通过小梁增厚来代偿,并且梗阻近端的尿道可出现扩张(**图 51.1**)。前列腺尿道的高压排尿可能导致尿液逆行渗入到前列腺导管。正常情况下,造影剂在逆行尿路造影中不会渗入到前列腺导管中,但这一情况在尿道狭窄的患者中并不少见。尿液通过导管的逆行流动可导致一些并发症,如复发性前列腺炎或附睾炎。最终,随着尿液容量和尿潴留的增加,导致憩室的形成和/或膀胱失代偿。也可发生继发性尿反流伴或不伴有复发性肾盂肾炎。最终,未经治疗的尿道狭窄可导致急性或慢性肾衰竭,不过这并不常见。

苔藓样硬化症(lichen sclerosis,LS)也称为干燥闭塞性阴茎头炎,是一种累及阴茎皮肤、阴茎头和尿道的疾病(**图 51.2**)。患者常出现进行性尿道狭窄,通常最先发生在远端尿道。在 LS 患者的尿道造影中,常常可见到造影剂在

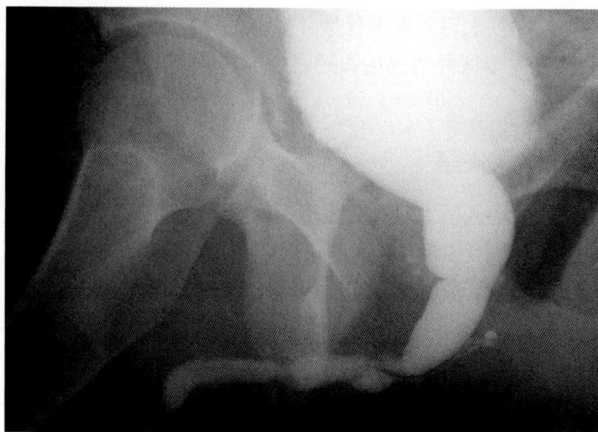

图 51.1 膀胱尿道造影可见后尿道近端明显狭窄及球部明显扩张

Littre 尿道周腺外渗(**图 51.3**),这种尿液渗入到尿道周围腺体的机制可能与近端尿道狭窄进展有关。对于保守治疗的 LS 患者,首次逆行性尿道造影并诊断为>20cm 的全尿道狭窄并不罕见(**图 51.4**)。临床诊断为 LS 的患者,若有局限于远端尿道的狭窄,最好采用开放分期尿道重建或扩大尿道口切开术[1,2]。总之,观察治疗的并发症包括但不限于前列腺炎、膀胱失代偿、尿潴留、继发性膀胱输尿管反流、肾盂肾炎、肾功能受损以及除阻塞性症状外狭窄的进展。

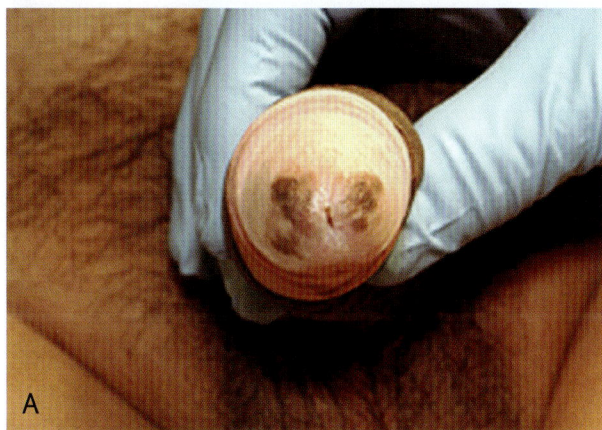

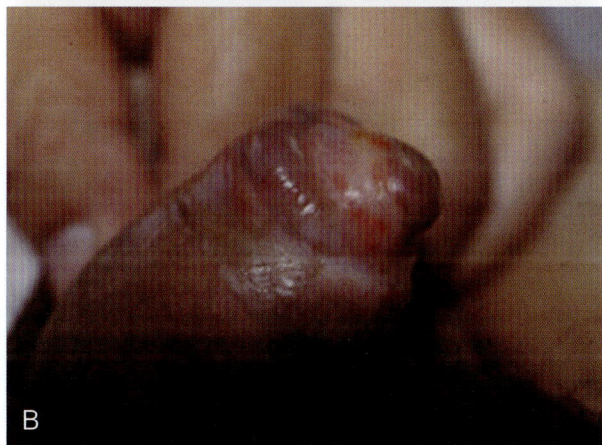

图 51.2 苔藓样硬化症可表现为皮肤白皙和尿道口狭窄(A)或更严重的畸形,包括冠状沟完全消失、阴茎长度和周长的减小(B)

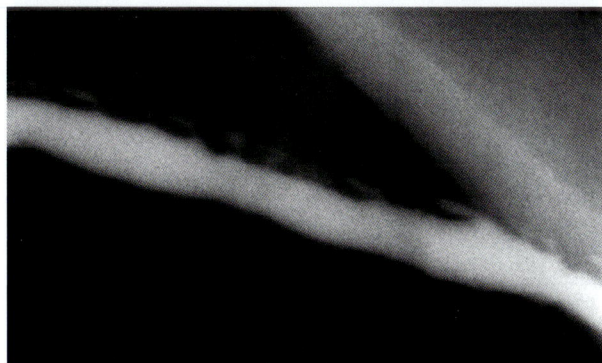

图 51.3 逆行性尿道造影,造影剂外渗至 Littre 尿道周腺

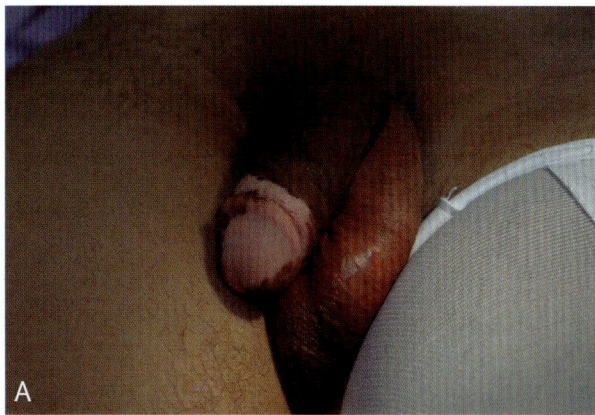

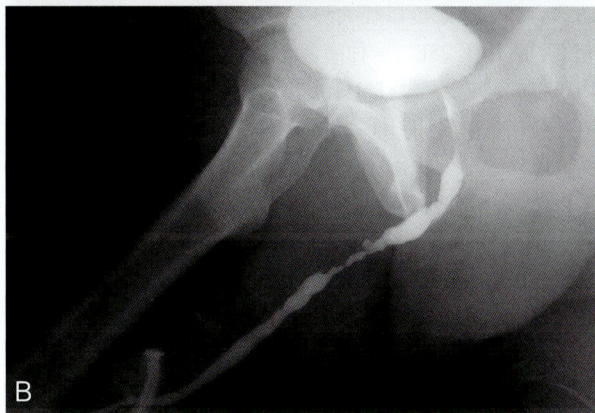

图 51.4 同一例苔藓硬化患者的阴茎外观(A)和逆行尿道造影(B)

诊断性检查相关并发症

对已知或可疑尿道狭窄的诊断性检查包括尿道探条测量、尿道镜检查、逆行尿道造影(retrograde urethrography,RUG)和排尿期膀胱尿道造影(voiding cystourethrography,VCUG)。测量尿道口和舟状窝口径时正确实施的探条测量不会扩张尿道,因此通常与并发症无关。进行尿道镜检查时,最常见的并发症是尿道损伤。这种创伤有时是主动造成的,术者试图利用镜头扩张以便于整体观察狭窄情况,并进镜入膀胱。这种情况意味着在首先评估狭窄程度并告知患者所有治疗选择之前进行扩张治疗。如果患者适合行开放性修复术,手术必须安排在镜检或其他扩张治疗后几个月,因为开放重建术最好在狭窄成熟和稳定时进行。

尿道造影对于评估狭窄的长度和确切位置是非常有必要的,因为尿道镜检查通常只能确定狭窄的远端。尿道造影可产生的并发症有伴或不伴脓毒症的尿路感染和造影剂外渗。造影前应行尿液检查,以确保尿液是无菌的,如发现菌尿应先进行治疗。不适当的操作和检查与较高的并发症率有关。在作者所在医院,使用平板成像进行诊断测试,其中包括 RUG 和 VCUG。患者采取斜卧位,拍摄平片后,将纱布包裹在冠状沟上,把阴茎拉直。将连接到锥形适配器的 60mL 注射器放入尿道口以形成密封,在注入造影剂期间执行 RUG。然后类似地以逆行方式缓慢填充膀胱,直到患者有排尿的冲动,在患者排尿时进行 VCUG。

缓慢注入造影剂,很少会渗入海绵体或静脉系统。但是,这一并发症还是可能会发生(**图 51.5**)。脓毒症与外渗有关,当外渗发生时,给予预防性抗生素。在放射成像中心使用替代技术进行成像时,我们发现与不良技术相关的并发症发生率很高。

RUG 通常是通过将导管插入尿道中并注水使球囊膨胀随后通过导管进行造影剂注入来进行的。我们测量了充水 1~3mL 后 12~16F 导管的球囊的口径。仅注入 2mL 水时,球囊的口径>50F(**图 51.6**),甚至仅注入 1mL 水也会产生 39F 的球囊。阴茎尿道口径大约为 30F,除了阴茎头和舟状窝,它们通常小于 25F。这种痛苦的 RUG 技术通常会扩张并损伤正常的尿道。强行插入导管通过狭窄段会有损诊断的价值并会损伤尿道(**图 51.7**)。

此外,操作上的错误可导致狭窄的长度和位置的错误诊断,这种误诊可能影响后续的治疗。例如,如果患者未处于斜位摄片,则可能明显低估狭窄的长度(**图 51.8**)。此外,如果阴茎没有伸展,狭窄的长度可能会被低估。

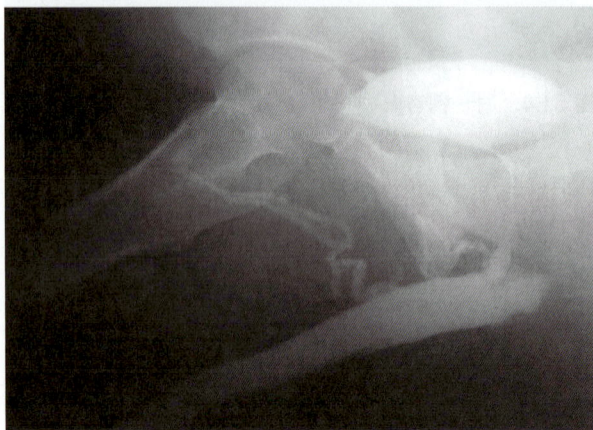

图 51.7　通过强行尝试推进导管进行注射获得的逆行尿道造影。无法评估前列腺尿道和膀胱颈

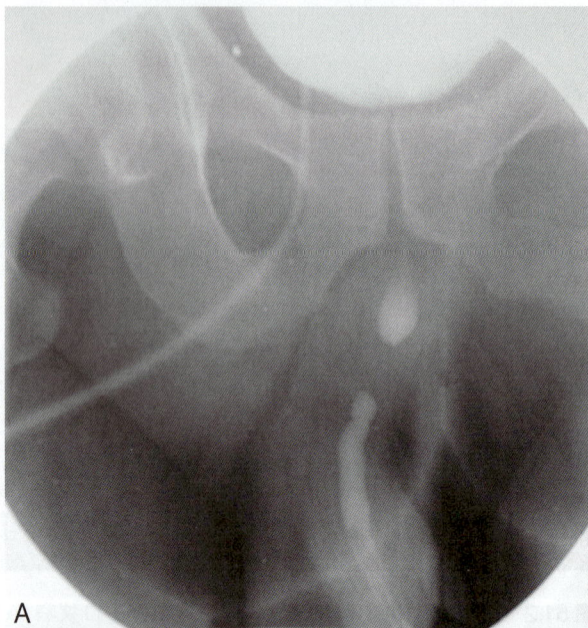

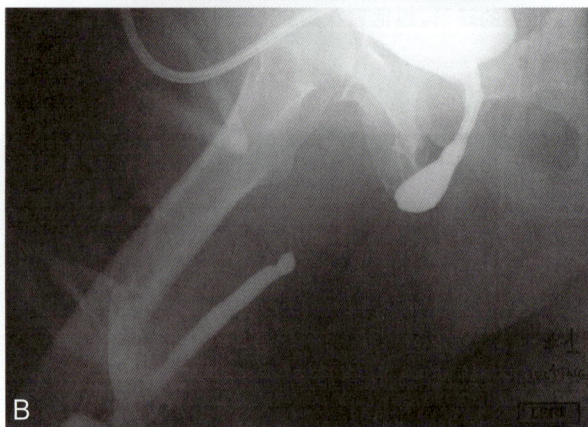

图 51.5　逆行尿道造影注射时海绵体和静脉系统的外渗

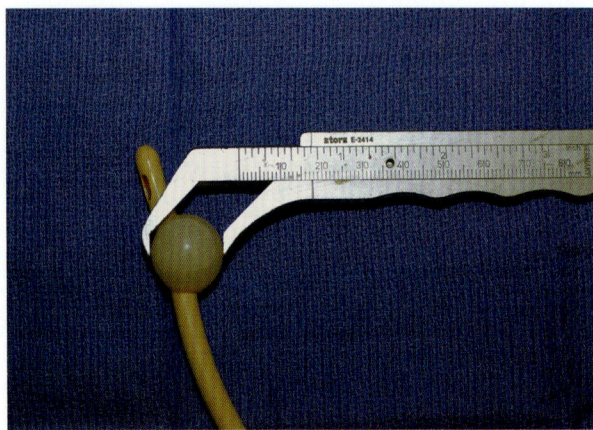

图 51.6　注入 2mL 水后的 Foley 导管。球囊口径>50F(直径 1.7cm)

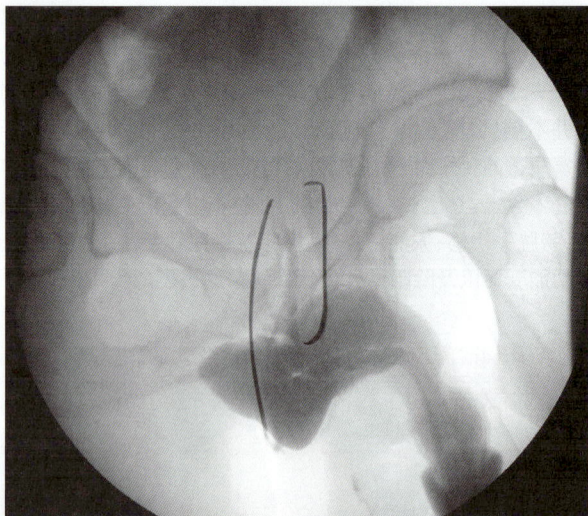

A

B

图 51.8　A. 患者仰卧位造影提示 2cm 的闭塞。B. 对同样的患者进行重复检查,将其置于适当的斜位,证实其闭塞长度为 8cm

当行 RUG 时，正常的后尿道为闭合状态，该区域变窄是正常的现象。任何后尿道病变都不能通过逆行注射尿道造影来诊断或排除。然而，在排尿过程中，膀胱颈和后尿道通常是广泛开放的，并且经常被水力扩张，如图 51.1 所示。后尿道通畅可确认没有膀胱颈和膜部尿道狭窄。无骨盆骨折外伤或前列腺手术史或放射治疗史的前尿道狭窄患者很少有病变发生在球部尿道近端。然而，球部尿道狭窄的患者也可能有瓣膜狭窄，尤其是在有内镜治疗史的情况下。当未进行 VCUG 时，不完全的造影可能导致诊断错误，影响治疗结果。

尿道扩张的并发症

尿道扩张是治疗尿道狭窄的常用方法。扩张技术包括使用金属探子、丝状尿道探子、导管和高压气囊。理想情况下，扩张应在没有尿路感染或菌尿的情况下进行。术中并发症有假道形成、出血、尿道穿孔、直肠损伤和尿道扩张口径不理想。直视下球囊扩张可减少这些严重并发症的风险[3]。术后早期并发症包括脓毒症和尿潴留。

尿道穿孔通常伴有明显出血，可以通过轻柔地插入留置导尿管来治疗。使用膀胱软镜插入柔性导丝可以引导尿管的置入。当尿管置入有可能会造成新的损伤时，可选择留置耻骨上膀胱造瘘管。

尿道扩张术后最常见的长期并发症是狭窄复发，多次扩张后复发的狭窄可能更长、更密集。理想情况下，扩张只是为了拉伸瘢痕组织，但实际上它会撕裂狭窄区域，术后尿道轻微出血也证明了这一点。伤口愈合后会有比治疗前更多的瘢痕组织。扩张术是一种可选的治疗方法，尽管仅适用于微小的海绵状纤维化相关的狭窄[4]。尿道鳞状细胞癌并不常见，然而，频繁扩张和自我导尿引起的慢性刺激与发生这种恶性肿瘤的风险增加有关。有慢性刺激史的患者，如果在尿道镜或造影上发现尿道阴囊瘘、阴茎异常勃起或尿道黏膜异常，应怀疑是鳞癌。

尿道内切开术的并发症

奥蒂斯(Otis)刀通常用于盲切开尿道狭窄，再置入内镜便可使用冷刀或激光进行直视下尿道内切开术(direct vision internal urethrotomy, DVIU)。将瘢痕切开至尿道海绵体会增加尿道的内径，通常随后会放置导尿管。与扩张术一样，直接的并发症包括出血，出血通常通过留置尿管来处理，并且往往是自限性的。对尿道的损伤可能会妨碍随后留置尿管，从而改行耻骨上膀胱造瘘。也可能发生血液或冲洗液外渗到阴囊或阴茎，通常通过保守治疗可以解决。然而，如果随后需要行开放性修复术，尿道周围组织的外渗会使尿道的游离变得复杂。早期并发症包括尿路感染和脓毒症。

最常见的并发症是狭窄复发。除尿道切开的位置以外，沿尿道周缘可见上皮细胞。在愈合过程中，上皮化的结果是有利的，可促进尿道管径的稳定增加。然而，更常见的情况是以创面挛缩为主，导致狭窄复发。

DVIU 术后的实际复发率在文献中没有明确给出，因为发表的多篇关于 DVIU 的报道不包括长期的客观随访。然而，我们已经知道并明确证实，只有在狭窄不复发、长度小于1~1.5cm 且相关性海绵体纤维化程度最低的情况下，才有可能采用尿道切开术进行长期治疗[4,5]。重复尿道切开术的狭窄复发率极高，对于较长的狭窄或切开术后复发的狭窄，首选治疗方式是开放手术重建[6,7]。研究人员报告说，在多次 DVIU 失败后需要开放性重建的患者，其成功率低于首次进行开放性手术治疗的患者[8,9]。

据报道，DVIU 和扩张术都增加了尿道成形术后复发的风险，可能是由于海绵体纤维变性程度的加重或狭窄段的延长[10,11]。作者在自己的经验中还没有发现先前的扩张或 DVIU 会影响尿道成形术的结果，但观察到内镜治疗后狭窄可能延长，使原本狭窄可以切除一期吻合的患者不得不需要组织移植重建。

DVIU 的其他并发症包括勃起功能障碍，可能是静脉闭塞性的，因为深层尿道背侧切口可延伸至阴茎海绵体，并形成血管分流[12]。据报道，这种并发症可以通过开放性尿道松解和脂肪垫人成功治疗[13]。在一项 meta 分析中，勃起功能障碍的总发生率为 5.3%[14]。DVIU 术后高流量性阴茎异常勃起也有报道，可采用栓塞成功治疗[15]。除 12 点钟位置外，选择多个切口可能会降低这种并发症的发生率。尿失禁通常不是尿道切开术的并发症，除非膀胱颈已经受损(如根治性前列腺切除术后)或将膜部尿道不完整患者的膀胱颈切开时，切口涉及尿道膜部。

内镜治疗后尿道损伤的并发症

对于骨盆骨折并发的后尿道膜部断裂的患者，行 RUG 并发现尿道部分撕裂时，应立即尝试放置导尿管以及耻骨上膀胱造瘘管，二期行尿道吻合重建术。除非膀胱颈损伤，否则不建议立即行开放尿道重建术[16]。

对于一般情况稳定的患者，可立即行尿道会师术，也可在受伤后一周内患者情况稳定后实施。该术式包括内镜下顺行和逆行尿道内固定，以放置导尿管。随着盆腔血肿被重吸收，损伤愈合，导尿管有希望引导尿道准确对合，这样患者就可以避免再行尿道重建术。尿管拔除后可能出现尿道狭窄，会师术也可减少狭窄长度或错位愈合，有利于后续修复手术。虽然这一术式可能有益处，但一次会师成功的概率尚不明确[17-19]。因此，通过一期会师术或耻骨上膀胱造瘘二期重建术来紧急处理后尿道断裂将是非常合理的治疗措施。

一期尿道会师术最常见的并发症是导尿管拔除后出现尿道狭窄或尿道完全闭塞。一期尿道会师术的一个显著缺点是，为避免开放性重建术，复发性狭窄通常通过 DVIU 和自体导尿来处理，导致患者接受多次手术，显著推迟了狭窄的治疗时间[20]。当拔除导尿管后出现复发性狭窄时,标准的治疗方法是择期开放后尿道重建术,一般在拔除尿管后约3个月后进行。

在过去,对于闭塞性尿道狭窄延迟开放重建术的内镜替代疗法是"光引导切割"手术。这项技术同时进行顺行和逆行膀胱镜检查,在另一个膀胱镜的光照引导下行"中心穿透"切口切开闭塞尿道,直至恢复尿道连续性。该术式失败率很高,不作为首选来推荐。

尿道支架的并发症

自2013年1月起,UroLume支架(American Medical Systems,Minnetonka,MN)已退出市场,并不再生产,但已放置这些支架的患者在将来仍可能会受到并发症的困扰。最常见的并发症包括疼痛、感染、尿失禁,以及支架内或支架近端或远端的复发性狭窄[21]。全尿道狭窄也可发生在尿道下裂患者中[22]。有关支架置入后发生的复发性狭窄治疗,对于较短的近端狭窄,可以通过切开将支架取出、狭窄切除和一期吻合术来成功处理。对于较长的狭窄,可通过组织替代重建术来成功处理。个体化开放性重建术通常可以一期进行,且具有较高的长期成功率[23]。

开放手术的并发症

开放性尿道重建手术包括切除一期吻合术和皮瓣或移植物组织移植重建。本章的剩余部分将讨论与患者体位、球前和球后段狭窄的切除修复、移植物获取、组织移植重建相关的并发症。

患者体位

涉及尿道口、舟状窝和阴茎尿道的远端狭窄常取患者仰卧位修复。如果注意防护压迫点,一般不会发生体位性并发症。相反,更多的近端尿道狭窄通过会阴途径修复,需要患者取截石位,而且通常是过截石位置(图51.9)。这个体位可能产生许多并发症,包括神经功能障碍(尤其是腓神经),一般是一过性的,但也可能是永久性的,此外还包括背部疼痛、筋膜室综合征、横纹肌溶解症[24-26]。

改良的体位可以减少这些严重并发症的发生。改良的Skytron手术台(Gerald Jordan,MD)提供骨盆倾斜模式、改良的马镫靴允许下肢额外伸展防止髋关节或膝关节屈曲以及由此造成的神经牵拉。对马镫靴进行适当调整可以减小对小腿的压力,并降低筋膜室综合征的风险,这种情况在确诊时通常通过紧急筋膜切开来处理。研究人员已经表明,截石位所持续的时间与室间隔综合征、神经失用和横纹肌溶解症的发生风险有关[27,28]。因此,在可能的情况下,手术过程中的任何部分(有时进行颊部移植物切除)如不需患者取过截

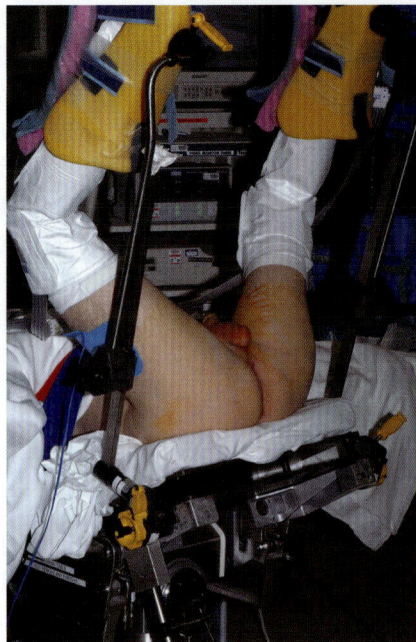

图51.9　过截石位

石位,则应取仰卧位进行。通过术前获得适当的影像,来帮助外科医生准确地计算需要多少颊部移植物(如果有的话),之后再取截石位。神经失用通常为一种暂时性感觉障碍,多表现在小腿和脚背部。一项报道显示,在185例患者中发现12例神经失用,这是迄今为止最常见的体位相关并发症,但只有1例较为严重[24]。正常感觉通常在2~3天内恢复,无需特殊治疗。然而,更严重和长期的残疾可能伴随运动功能障碍,包括但不限于足背屈曲功能受损。

横纹肌溶解症是长期过截石位导致的一种潜在的严重并发症,表现为疼痛性肌肉损伤,血清肌酸激酶水平明显升高,尿液呈深棕色并可检测到肌红蛋白,急性肾衰竭伴少尿和血清肌酐升高。通过积极治疗可以预防肾损伤,治疗方式包括水化和碱化尿液,严重者需临时透析。此外,深静脉血栓形成和肺栓塞已被报道为过截石位可能的并发症。然而,一项针对126 891名接受泌尿外科手术的患者进行的大规模人群研究发现,事实上,与仰卧位相比,截石位导致这些并发症的风险更低[29]。

耻骨上膀胱造瘘术

耻骨上膀胱造瘘对于骨盆骨折合并尿道损伤的初步治疗至关重要,在一些中心进行前尿道重建时也经常放置耻骨上膀胱造瘘管。潜在的好处包括术后可以使用更小的导尿管,同时保持较好的膀胱引流,如果其中一根导管堵塞,可以建立一个辅助的膀胱引流。潜在的并发症包括出血和膀胱后部损伤。经皮耻骨上膀胱造瘘管留置最严重的并发症是肠损伤。在耻骨上置管时,最重要的是将膀胱充分扩张,可以通过软膀胱镜在狭窄的远端用盐水缓慢逆行灌注来实现。导管置入耻骨联合中线的头侧,不应超过2~3cm,对于有下

腹部或盆腔手术史的患者,应考虑开放手术置管或超声引导下置管。

后尿道断裂切除一期吻合术

后尿道狭窄切除吻合术后最常见的并发症是狭窄或闭塞的复发。手术成功意味着整个尿道的持久广泛通畅,无需任何其他后续的干预。在尿道手术开展较成熟的中心,后尿道重建术(包括初始治疗和翻修)的成功率为90%~98%[30,31]。提高手术成功率的因素包括围手术期使用培养特异性抗生素、完整切除瘢痕、近端和远端尿道段被劈开至大于30F并且保证周围黏膜健康以及无张力修复[32]。

促进无张力修复的操作包括沿三角韧带的海绵体中线游离,并在必要时进行耻骨下切除。据报道,在极少数情况下,海绵体改道可以减小张力。研究人员在相关文献中强调,后尿道重建术包括其他尿道重建术最好是由经验丰富且专长于尿道狭窄手术的泌尿科医师来完成,因为较差的手术效果会增加后续手术治疗的复杂性和难度。

作为手术失败的早期并发症(图51.10),长期复发的彻底闭塞很可能是由狭窄近端暴露和瘢痕切除不充分造成的。所幸,这些患者通常可以通过重复切除修复进行较高成功率的挽救性治疗[33]。研究发现,翻修手术在之前失败的手术中非常成功,这表明外科医生的经验可能与手术的成功有很大关系。离散型非闭塞性吻合口狭窄复发也可以通过尿道切开术成功治疗。与DVIU初始治疗狭窄的低成功率相比,该技术用于治疗吻合口狭窄的成功率较高,可能是因为这些离散的复发性狭窄与海绵体的显著纤维化无关[34]。

后尿道重建术的潜在并发症是前尿道缺血性狭窄[35]。前尿道有双重血供。球动脉向海绵体内的前尿道提供顺行的供应;此外,背动脉逆行供应阴茎头和前尿道。后尿道重建在切断尿道时不得不损伤球动脉。因此,前尿道主要由背动脉供血。如果该部位的双重血供因动脉损伤而受损,缺血性狭窄可成为后尿道重建的并发症[36]。

血管评估使外科医生能够识别出有可能发生这种并发

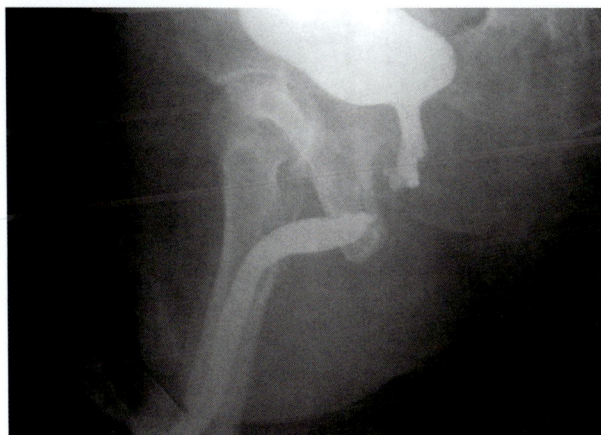

图51.10　先前接受不成功的后尿道重建患者的尿道成像。

症的患者。勃起功能正常的患者,尿道有足够的血供。一项关于药物阴茎勃起的双联研究发现,外伤后阴茎勃起功能障碍的患者有双侧动脉血供不足。严重血供障碍的患者应进行阴部动脉造影,当双侧背动脉明显受损时,应在尿道重建前进行阴茎血运重建(一般是上腹部下动脉至背动脉)。一项研究报告了在接受血管重建术的双侧阴部内深动脉完全阻塞患者中成功的尿道成形术[37]。

在骨盆骨折和继发尿道断裂的男性患者中,神经或血管损伤引起的勃起功能障碍并不少见[35]。尽管勃起功能障碍是后尿道重建的一种可能并发症,但阳痿通常继发于原发性的损伤。尿道重建通常能治愈尿道狭窄,但不能解决原发损伤引起的勃起功能障碍,而勃起功能障碍是最常见的长期困扰患者的泌尿外学问题。最近的meta分析发现,34%的骨盆骨折后尿道损伤患者在尿道成形术前出现了新发勃起功能障碍,而只有3%的患者在尿道成形术后出现了新发勃起功能障碍[38]。

尿失禁也是尿道重建的一个可能并发症。然而,通常这种并发症的出现,至少部分与原发的损伤有关。典型骨盆骨折后尿道损伤的部位是膜性尿道。尿道的外科重建不涉及靠近前列腺尖部的剥离,并且解剖位置明确地位于膀胱颈的远端。当膜性尿道受损但膀胱颈完整时,自动停止排尿的能力会受到影响,但通常可保留尿控。因此,假设尿道吻合术是在距尿道近端一定距离的前列腺精阜的最远端区域进行的,则后尿道再造后的尿失禁(如果存在)与相关的膀胱、神经或膀胱颈损伤有关,而与重建手术无关。如果尿道重建后出现尿失禁,建议进行尿动力学评估。

其他潜在的并发症包括出血,不过应该很少需要输血。伤口感染是开放性尿道手术的潜在并发症。浅表伤口感染应及时发现,如有波动感应及时切开引流。抗生素是治疗蜂窝织炎的有效方法。

近端尿道狭窄切除一期吻合术

对于相对较短的尿道球部狭窄,狭窄切除和一期吻合术一直是开放手术的首选。当在尿道重建专科中心进行手术时,成功率高达98.8%[39]。1~2cm长的狭窄非常适合切除修复,但更长的切除可能导致阴茎缩短或勃起时阴茎下弯。然而,只要对于近端尿道海绵体具有足够弹性的患者,就可通过一期修复来治疗较长的球部尿道狭窄,而不会出现阴茎下弯[40]。

前尿道狭窄切除修补成形术与后尿道修补有许多共同的并发症,包括狭窄复发、体位性并发症、出血和感染以及尿道下裂等。其他已报道的性功能相关并发症包括了射精功能障碍和阴茎头饱满度或感觉的改变[41]。必须指出的是,作者在自己的经验中没有发现这些并发症是这种技术常见的或特有的。瘘管和憩室的形成在切除修补术中并不常见,因为海绵体可在周围提供支持并防止憩室形成,会阴皮肤通过皮下脂肪与尿道腔分离,球海绵体肌(尤其是近中线球部尿道周围的球海绵体肌)和尿道海绵体在沿尿道腹侧部最饱满。

移植物获取

当尿道重建需要组织移植时,目前最常用的移植材料是颊黏膜。虽然可以使用下唇和舌头,偶尔也可以使用上唇的黏膜作为其他移植材料的来源,但最常见的还是从侧颊部获取[42-44]。舌黏膜取材后会出现短期言语障碍和舌音不清,当从下唇特别是上唇提取移植物时,畸形和紧绷是更大的问题,因此最好从侧颊部提取移植物。当获取侧颊部移植物时,在第二上磨牙附近显露 Stensen 管,然后在该管开口下方获取需要的移植物(图 51.11)。

Stensen 管损伤是颊黏膜移植术后可能出现的并发症,但若对其进行了正确识别,通常可以避免这一并发症。与口腔黏膜移植相关的发病率之前有所报道[45]。在该报告中,大多数患者术后出现了比预期更严重的明显疼痛,术后并发症还包括 9% 的患者出现了持续 6 个月以上的眶周麻木,以及术后初期的张口困难和流涎变化。一个患者出现黏液潴留样囊肿,需手术切除。一些外科医生缝合关闭了获取区域,而另一些医生则不予关闭。然而,最近一项对 50 名患者的随机对照试验显示,那些获取部位未关闭的患者在术后 6 个月时早期疼痛评分较低,更早恢复完全饮食,更早恢复完全张口,并可减少困扰患者的口周麻木[46]。

除颊部移植物外,其他可用于尿道重建的自体移植物材料是中厚皮瓣(split-thickness skin grafts,STSG),通常从大腿和颞肌筋膜处获取。任何移植物的获取都可能与出血、瘢痕、挛缩(通常不包括中厚移植物)和感染有关。不过,这些移植物的获取引起的发病率通常不高。

组织移植重建

一般来说,所有的组织移植重建和狭窄修复,可能并发狭窄复发、尿道皮肤瘘、排尿后尿滴沥和性功能障碍。

明显的尿失禁通常不是前尿道重建的并发症,因为手术是在膀胱颈和尿道外括约肌的远端进行的。然而,尤其是组织移植重建后,尿道不能正常收缩,排尿后尿道重建段内聚集的尿液可在排尿后流出[47]。由于移植物床的坚固性不如背侧尿道的好,这一现象在进行尿道腹侧修复的患者中可能更为严重,因为相比于选择尿道背侧为移植床,腹侧移植床更为不坚固[48]。对于这种并发症的患者,应指导其在排尿后用手从阴囊后部向尿道口"挤奶"式排尿。

前尿道重建术后可发生性功能障碍,但一项研究表明,尿道成形术后勃起功能障碍的发生率并不高于包皮环切术后[49]。然而,另一项研究表明,患者对尿道成形术的满意程度不仅与梗阻症状的缓解有关,还与不出现阴茎下弯或没有束缚有关[50]。当阴茎皮肤被反复用于修复尿道下裂手术失败后的复发性狭窄,以及随后失败的挽救性治疗时,患者会面临性功能严重受损的风险(图 51.12)。重要的是,医生在反复尿道重建过程中,不要显著降低阴茎的伸直和勃起的长度;如果尚未彻底解决任何阴茎下弯,则不要在分期修复过程中继续进行管状化修复。

其他并发症可包括出血、伴或不伴脓毒症的尿路感染、伤口感染以及修复失败。然而,特殊的并发症通常与皮瓣和移植物重建有关。

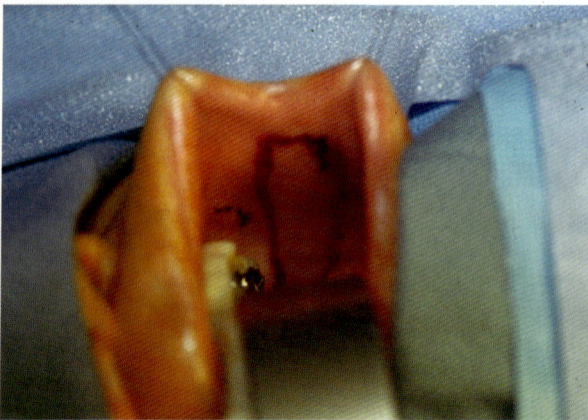

图 51.11　识别 Stensen 导管后标记颊黏膜获取区域

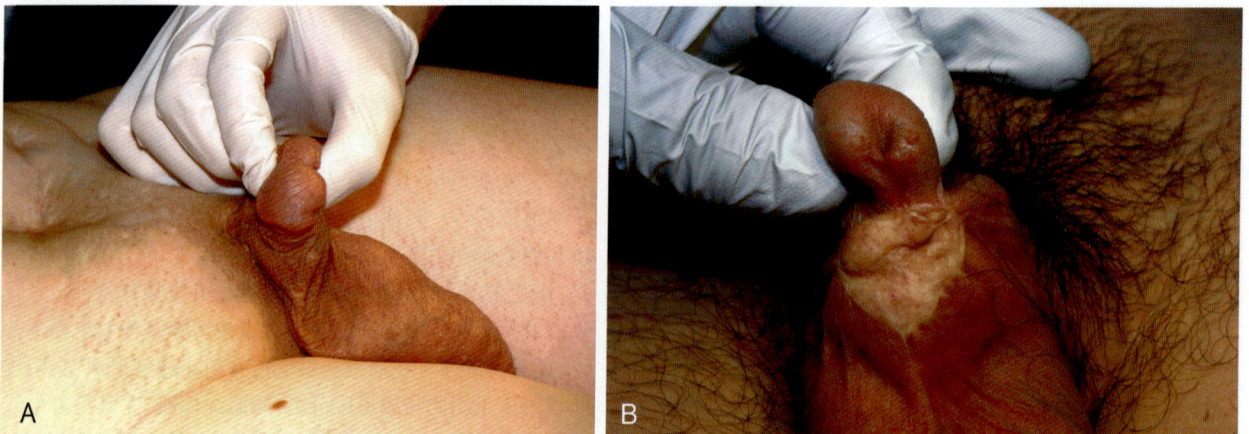

图 51.12　A 和 B. 这两名患者之前接受过多次失败的尿道下裂修复手术。如图所示,伸展的阴茎长度小于 2 英寸(约 5cm)

皮瓣修复

严格定义上的皮瓣提取保留了其血液供应,因为皮瓣围绕血管蒂移动,并被重新移植以增加尿道的口径。最常用的皮瓣是阴茎皮瓣。阴茎皮肤的血供由阴部外浅动脉的分支供应,这些血管沿着组织流向皮肤深处和 Buck 筋膜表层。血供是轴向的,而不是随机的,并且存在区域性。在提取阴茎皮瓣的过程中,在光学放大镜下,沿筋膜浅丛和深丛之间形成一个组织平面。需要仔细注意技术细节,以便维持皮瓣和剩余阴茎皮肤的血液供应。

皮瓣提取的潜在并发症包括阴茎皮肤缺血,尤其是远端皮肤缺血和皮瓣缺血[51],在接受阴茎环形筋膜皮瓣的患者中,有 4% 的患者出现阴茎皮肤脱落,3% 的患者出现尿道皮肤瘘[52]。阴茎远端皮肤缺血坏死的处理,一般采用清创术和创面护理。一般来说,阴茎皮肤是足够多余的,因此少量阴茎皮肤的丧失并不会造成功能障碍。对于先前接受过皮瓣修复并出现复发性狭窄的患者,一些外科医生可能会再次提取阴茎皮瓣。然而,一旦使用皮瓣,阴茎皮肤的血液供应不再是轴向和区域分明的,而是随机分布的。因此,反复使用皮瓣可导致更高的由皮瓣缺血造成的失败和复发性狭窄的形成。

尽管目前还不常用于尿道替代,阴囊皮肤也可用于尿道重建。阴囊皮肤作为皮瓣旋转时,必须是无毛的。此外,皮肤必须在拉伸时做标记,以避免由于皮肤累赘而形成相关的尿道憩室(图 51.13)。阴茎皮瓣也必须是无毛的。一般情况下,包皮和阴茎末梢的皮肤是没有毛发的。但是当使用皮瓣时,在备皮和覆盖之前,应在光学放大镜下评估皮肤,以确保仅选择无毛皮肤。当使用带毛皮肤修复尿道时,毛发会在重建的尿道腔内生长(图 51.14),可能会成为感染、结石形成或复发性梗阻的诱因[53]。

移植物重建

移植物在供体部位从血供中分离出来,转移到受体床上。移植物可通过移植过程获得血供。最初,移植物通过被动扩散吸收养分,这一过程称为吸吮。然后,产生新生血管,称为嵌合。可能出现的并发症是移植失败。良好的手术技术可显著降低移植失败的可能性。移植体必须牢固地贴紧受体床。否则,通过在移植物内形成小缝隙以允许血液逸出,可以使移植物从受体床上抬高并阻碍新血管形成,从而造成了移植失败。此外,由于在吸吮和嵌合过程中移植物的移动对移植物的存活不利,因此,现在经常使用多条可吸收的细缝线将移植物缝合到受体床上,以提供更紧密的固定。

颊部移植物可用于一期重建,如尿道背侧、腹侧或两侧,也可用于分期修复。中厚皮瓣一般只用于口腔黏膜不够时的分期修复。颊黏膜是一种比中厚皮瓣更好的移植材料,因为颊黏膜移植的成功率比皮肤移植的高,而且由于皮肤的弹性比颊黏膜差得多,颊黏膜移植导致的阴茎下弯发生

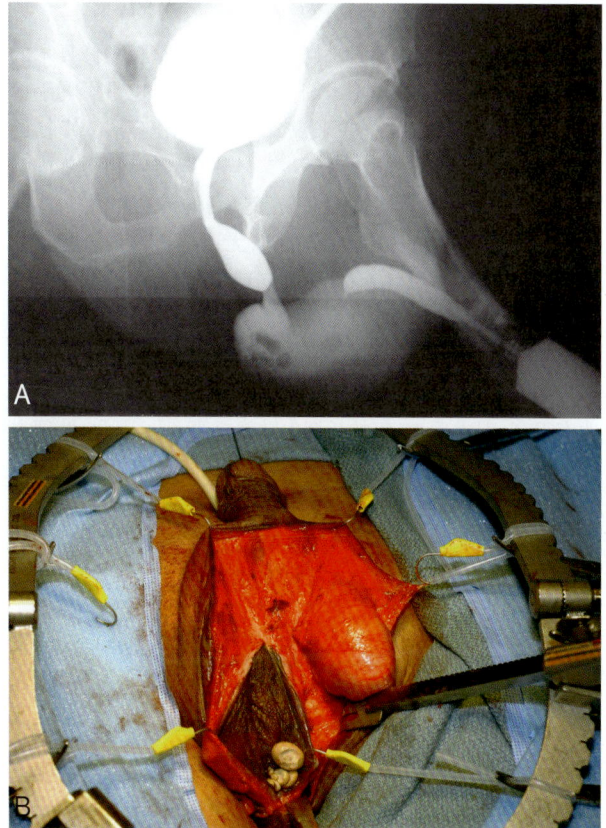

图 51.13 A. 逆行性尿道造影显示,一名曾接受过一期阴囊皮肤管状组织转移尿道修复的患者,其阴茎近端和球部尿道远端憩室明显扩张,并存在充盈缺损。B. 术中巨大憩室内多发结石

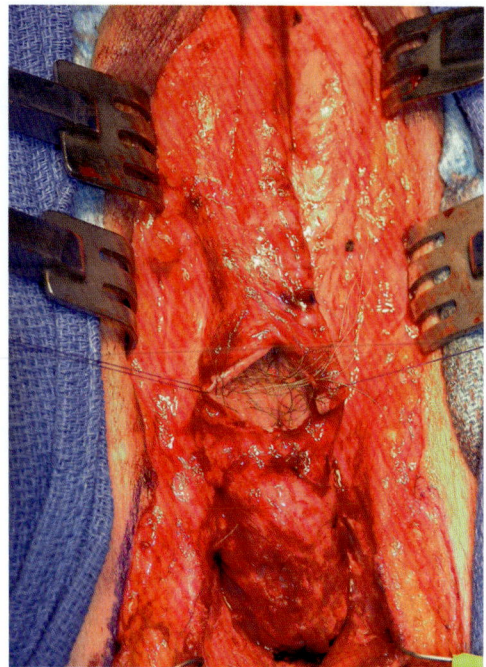

图 51.14 使用带毛发的生殖器皮肤重建后,尿道内腔内发育的毛发

率低[50]。然而,颊黏膜的供应是有限的。

与其他尿道重建技术一样,狭窄复发是移植物修复术的主要并发症。除了关注手术细节外,手术选择也是影响手术成功率的一个因素。总的来说,移植组织用于原位修复的成功率高于管状重建的成功率[54]。与中厚皮瓣和阴茎皮瓣相比,应用颊部黏膜移植物似乎有更高的成功率[55]。正如Barbagli 和其团队最初描述的那样,无论移植物是放置在背侧,还是填充在海绵体上,无论横向或纵向放置,颊部黏膜移植物的手术效果都很好[48,56]。

与苔藓样硬化症相关的尿道狭窄疾病以往通常采用阴茎皮瓣修复。然而,研究人员发现,虽然皮瓣手术的短期成功率很高,但术后 10 年的长期失败率极高[57]。因此,处理方式上的转变已经转向使用生殖器外组织的分期修复[58]。苔藓样硬化症是一种令人沮丧的疾病,即使在高技术的成功分期修复后,也可能复发并导致狭窄复发。对于复杂的病例,建议选择扩大的尿道口切开术或近端尿道造口术,作为最合适的手术治疗方法[2]。

在无尿道下裂的患者中,应用颊黏膜重建尿道时,很少出现憩室和尿道皮瘘的形成,因为尿道周围支撑良好,阴茎皮肤与尿道腔被海绵体分离。然而,当进行分期修复和皮瓣移植时,尤其是对于尿道下裂(尿道下裂是一种与远端尿道海绵体发育不良相关的疾病)患者,尿道皮肤瘘是一种更常见的并发症[59]。这些瘘持续存在时,可以先闭合,但之后可能复发。复发性瘘管可能需要更复杂的插入鞘膜瓣的闭合术来修复。

结论

当使用现代技术正确进行尿道重建时,通常可获得较高的长期成功率和较低的并发症发生率。对于所有的修复术,狭窄复发是最常见的并发症。有多项研究纳入术后 3~12 个月尿道镜或造影随访结果以评估短期疗效。尿道切开术或扩张术后进行这种检查的频率较低,但由于内镜治疗的狭窄复发率比开放治疗高,因此肯定没有减少这种检查的可能性。早期复发率低表明技术上是成功的。然而,长期随访显示,即使客观地证实了短期成功率高,狭窄也可能在手术后 5~10 年或更长时间内复发,尤其是对于苔藓样硬化症和替代性尿道成形术后的患者[60]。因此,建议进行定期随访,因为先前提到的狭窄并发症也可能是因未发现和未治疗而产生的。

(张鹏 译)

参考文献及自测题

第52章 勃起功能障碍与 Peyronie 病（阴茎纤维性海绵体炎）手术并发症

BOBBY B. NAJARI and JOHN P. MULHALL

要 点

1. 阴茎假体手术感染率为 1%~8%，仍然是一个值得关注的问题。
2. 在感染的情况下，强烈建议移除假体。在一项研究中，55 名患者中有 45 名患者的假体即刻再植入获得长期成功。
3. 尽管阴茎假体手术有潜在的并发症，但满意率仍然很高。
4. Peyronie 病的手术应该在适当选择的患者身上进行，以期获得良好的治疗效果。
5. Peyronie 手术的并发症包括血肿形成、阴茎感觉下降（麻醉、感觉障碍）、勃起功能障碍、可触及缝合材料带来的不适、阴茎皮肤坏死、阴茎长度缩短和复发。

引言

勃起功能障碍和 Peyronie 病（即阴茎纤维性海绵体炎）的外科治疗一直是为提高患者生活质量的选择性手术。因此，这类手术相关的并发症尤其令患者失望，令外科医生沮丧。告知这些手术可能出现的并发症对于确保患者充分知情及决定是否继续手术至关重要。充分了解与这些手术相关的可能并发症也将有助于外科医生预防和熟练处理这些并发症，从而优化手术效果。

阴茎假体手术

阴茎假体通常有两种类型：可塑型（半刚性、非膨胀、非液压）和可膨胀型（液压）装置。可塑设备有一个外壳，外壳的中心是金属或塑料。这种假体是成对的固体装置，植入海绵体，可产生恒定的阴茎硬度。该装置的主要优点是易于植入，而缺点为阴茎持续僵硬，既不像正常勃起也不像松弛，难以隐藏，且增加了装置侵蚀的风险。

液压装置有两种：两件式和三件式。自 1973 年推出以来，液压式阴茎假体在设计和制造上经历了多次变化。AMS（American Medical Systems，Boston Scientific，Marlborough，MA）有两种液压设备（图 52.1）。Coloplast（Minneapolis，MN）仅生产三件式设备（图 52.2）。为了提高设备的功能和使用寿命，开发人员已做过许多改进。这些改进包括但不限于：采用一个储液囊或泵锁定阀，以防止自动充水；使用抗生素或抗黏附涂层以减少感染；使用 Parylene（一种聚二甲苯聚合物）涂层用于 AMS 三件套装置，以提高汽缸寿命，并改进阴囊泵，以提高患者的使用便捷性。

AMS 两件式装置（Ambicor）包括两个汽缸，其远端 2cm 由固体硅胶制成（图 52.3）。汽缸与位于阴囊内的球形泵相连。泵的压缩导致液体从汽缸的底部转移到中间部分，并随之产生刚性。放水机制包括简单弯曲汽缸中轴，液体返回储液囊。三件式充气植入物有成对的汽缸、一个小的阴囊泵和一个大容量的储液囊。这一设备有更大的软性轮廓，使阴茎

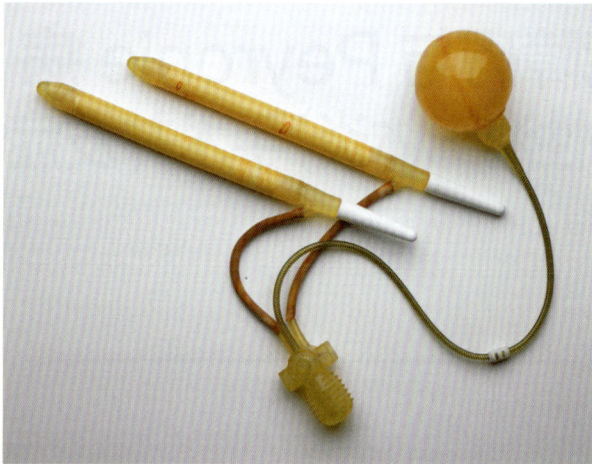

图 52.1　AMS 700 系列三件式充水植入物

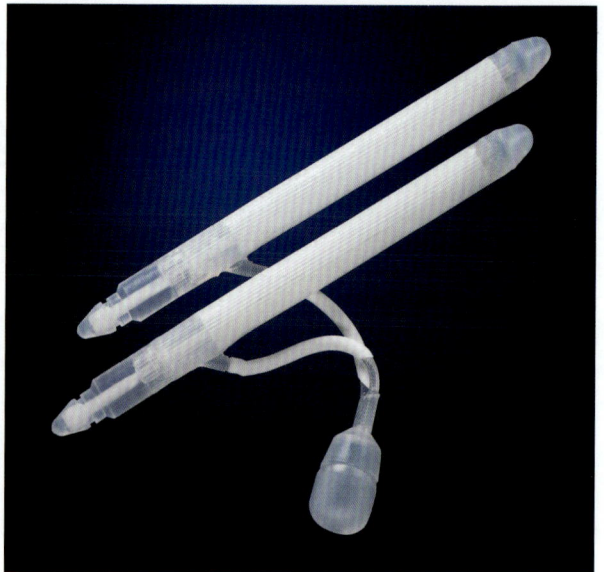

图 52.3　AMS Ambicor 两件式阴茎植入物

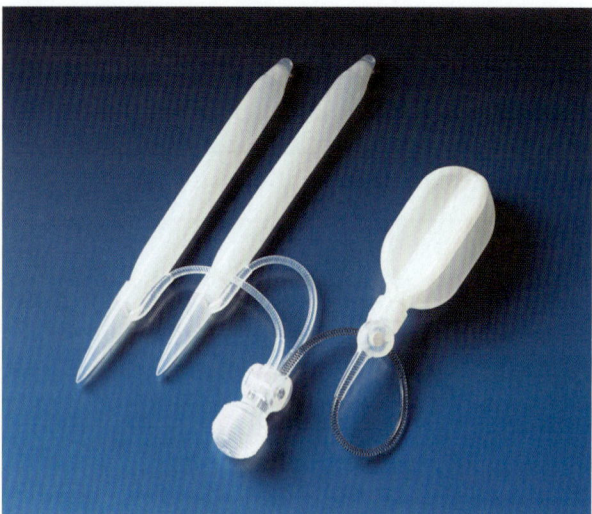

图 52.2　Coloplast Titan 系列三件式充水植入物

知识框 52.1　考虑采用两件式假体的患者人群

已接受或计划接受肾移植手术

既往双侧腹股沟疝修补手术（特别是补片置入）

脊髓损伤史并使用安全套导管（实心远端 2cm 汽缸支撑安全套导管）

既往前列腺癌根治术的患者（在 5%~10% 的男性中，难以游离足够的空间来防止自体充水）

老年男性手的敏捷性下降，难以掌握三件式装置的使用机制

勃起更自然。

理想的阴茎假体可允许患者控制何时勃起，并允许阴茎的松弛和勃起尽可能接近自然的状态。为了达到这样的目的，必须将液体转移到可膨胀的汽缸中以实现勃起，也能将液体从汽缸中移出以使其松软。因此需要一个带储液器的装置，并将储液器放置在耻骨后间隙中，当该腹膜外空间不存在时也可以将储液器放置在腹膜腔内。

将储液器放置在腹直肌后、腹横筋膜前的肌肉下位置是在有骨盆手术史的男性中安全放置三件式装置的一种方法[1]。Stember 等人报道，与传统放置于耻骨后间隙相比，使用这种肌肉下技术的可触及储液器疝出率和翻修率更高[2]。

作者主张尽可能放置三件式装置，通常使用 Coloplast 设备，但其他中心使用 AMS 三件式装置，效果也很好。在某些人群中，我们考虑植入 Ambicor 两件式装置（知识框 52.1）。其他机构在其中一些人群中使用三件式设备，获得了出色的安全性和满意度。

对于患有阴茎纤维化并且接受二次（重复性）假体植入的男性，作者的做法是植入窄的三件式器械，通常联合使用 Cavernotome（UROAN 21，Baleares，Spain）或海绵体组织锐性切除。使用 AMS700 设备的中心的外科医生建议，对于以前有过汽缸侵蚀或交叉的男性，应该使用 CX/CXR 而不是 LGX 汽缸，因为在这些情况下应避免长度膨胀（LGX 设备可能会发生这种情况）。

向患者解释两件式设备相比三件式设备的优点，使其能够做出更明智的选择。作者坚持要求所有的患者阅读相关的文献，观看设备指导视频，并与接受过植入手术的患者交谈。患者在接受手术之前，还要常规和外科医生进行一次长时间咨询。确保患者在进行植入手术前有实际的期望，是确保术后高满意度的关键。特别需要强调阴茎假体手术的感染率、再手术率，以及阴茎长度缩短。

感染

与假体手术相关的感染是一个重要的问题。既往报道的初次阴茎假体手术感染的发生率在 1%~8% 之间（表 52.1）[3,4]。

表 52.1　阴茎假体感染并发症

第一作者	年份	患者数量	感染率/%
未使用抗生素涂层			
Montague	1987	15/556	2.7
Radomski	1992	2/107	1.9
Wilson	1995	24/823	2.0
Jarow	1996	2/114	1.8
Garber	1998	6/360	1.7
Wislon	1998	15/333	4.5
Montague	2001	7/285	2.5
Carson	2004	31/1 944	1.6
Wolter	2004	10/482	2.1
Drogin	2005	3/94	3.2
使用抗生素涂层			
Carson	2004	15/2 261	0.7
Abouassaly	2006	1/55	1.8
Wilson	2007	1/83	1.2
Dhabuwala	2011	9/339	2.7
Shaw	2011	1/100	1.0
Eid	2012	16/1 858	0.9
Villaeal	2012	1/48	2.1
Song	2013	1/201	0.5
Stember	2014	8/131	6.1
Antonini	2016	3/180	1.7

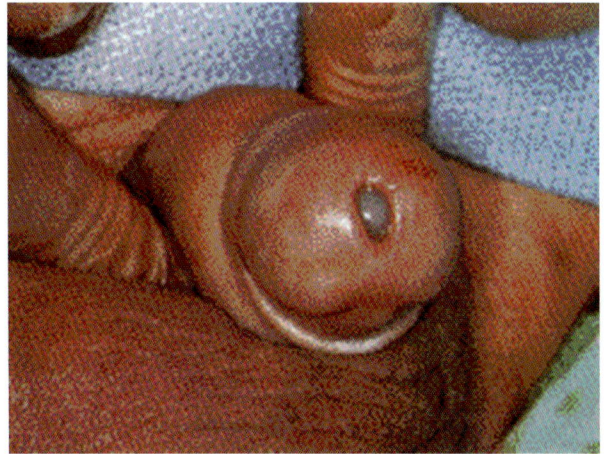

图 52.4　假体汽缸经尿道口侵蚀

组延迟的假体感染病例，这些感染可能是由远处病灶的血源性细菌传播引起的[3]。所有 6 名患者都接受了假肢植入术，无手术并发症，并且在感染前有较长的良好使用。该系列中的所有设备均已移出。

如果阴茎假体出现感染，则必须切除。仅系统性地使用抗菌药物是不能消灭所有致病菌的。在超微结构水平上，细菌产生的生物膜包围着植入装置，从而从根本上降低了抗菌药物穿透细菌所在区域的能力[14]。此外，人体产生一个包裹假体的纤维囊。这种纤维囊具有最小的血供，这一特点也降低了抗生素的渗透效率。

一旦假体被移除，外科医生必须决定是在几个月后重新植入另一个假体，还是进行修复手术。传统上，在取出假体后，用抗生素溶液对该区域进行大量的冲洗。一些专家将留至原位引流管，然后封闭切口。这似乎是一个选择的问题，因为没有循证医学能够说明这个问题。在术中伤口和血液培养的基础上，对患者进行适当的全身抗菌药物治疗。如果放置引流管，可以每天用抗生素溶液冲洗两到三次，持续几天。新的阴茎假体可在 2~6 个月后重新植入。

另一种方法是在去除移植物的同时，立即重新植入一个新的假体。在程序上，感染的假体的所有部分都需被移除，伤口用大量的抗生素或抗菌剂溶液冲洗，患者准备好后再次铺单，植入新的假体[15]。这样做的好处是，可以更容易地插入汽缸，并且可以避免因为汽缸被移除没有立即更换而导致的继发于海绵体纤维化的阴茎缩短[15,16]。Mulcahy 报道称，在 55 名男性中，有 45 人（82%）在感染的情况下接受了阴茎修复术，并获得了较好的长期成功率[16]。

有时，外科医生可能会认为只有假体汽缸或泵被感染，而储液囊并没有。虽然有争议，但在这种情况下，作者偶尔尝试仅翻修汽缸（作为支架防止阴茎缩短），随后再评估泵和储液囊的植入，获得了成功。建议的排除标准有免疫功能受损、脓毒症、组织坏死和身体内大量脓液[15]。其他相关指征包括汽缸侵蚀和糖尿病控制不佳等。Habous 等人还报告了对 37 名局部感染的男性使用口服抗生素的保守治疗[17]。然而，这种方法只应用于了解这不是标准治疗的依从性高的

使用抗生素涂层装置的现代技术使感染率下降到约 1%[5]。研究人员报告说，在二次和三次手术中，感染率有所增加[6]。此外，在糖尿病控制不良（糖化血红蛋白>11.5%）、脊髓损伤或有尿路感染史的患者中，假体相关感染率也有所增加[7-12]。

皮肤细菌通常是造成手术伤口污染的原因。历史上，与阴茎植入物感染相关的最常见细菌是表皮葡萄球菌。最近对 25 家机构的假体感染进行的一项研究表明，73% 的阳性培养物生长革兰氏阳性菌，39% 生长革兰氏阴性菌，25% 生长多种细菌[13]。强毒力细菌，如耐甲氧西林金黄色葡萄球菌（MRSA）、铜绿假单胞菌、肠球菌、普雷沃菌属（类杆菌亚种）和真菌与阴茎植入物感染有关。阴茎植入物感染的患者通常在术后 1~8 周出现发热、疼痛和假体肿胀，通常（但并不总是）伴有脓性伤口引流。感染的其他症状和体征包括触诊时植入物部分持续疼痛、白细胞计数升高、红细胞沉降率升高、蜂窝织炎、发热、寒战、侵蚀（**图 52.4**）或假体部分（导管或泵）固定在阴囊壁上。虽然不常见，但在手术后的第一年内，感染可能在 8 周后出现。这种感染通常由表皮葡萄球菌引起，并无疼痛表现。

传闻称，有报道指出植入物感染可发生在植入术后数年。这种现象被认为是由于外科手术或牙科手术后血液传播的细菌漏入血液而造成的。Carson 和 Robertson 描述了一

患者。

2001 年,Montague 和他的同事对 491 名接受三件式阴茎假体的患者进行了回顾性研究[18]。这项研究者报告了这些患者的感染率和危险因素。491 例患者中,发生 10 例感染(2.0%)。其中 7 例感染发生在第一次假体植入者,3 例感染发生在第二次假体植入者。糖尿病在充气阴茎假体感染的发展过程中仅为次要的因素,因为总共 10 例感染患者中有 3 例来自 137 名糖尿病患者,其余的感染发生在没有糖尿病的患者身上。令人不解的是,这项研究并没有发现第一次和第二次假体植入者之间或者在糖尿病患者和非糖尿病患者之间的感染率有统计学上的显著差异,这项结果与 Jarow[4] 和 Lynch 及其同事发表的研究结论并不一致[19]。

Jarow 报道称,与第一次插入可充液阴茎假体相比,接受二次假体重建术与假体翻修术的患者感染率更高(分别为 21.7%、13.3% 和 1.8%)[4]。这一发现与 Montague 及其同事的研究结果相反[18]。Jarow 发现令人信服的证据,不仅再次手术与更高的设备相关感染率有关,而且复杂的体腔重建进一步增加了充液性阴茎假体术后感染的机会[4]。

糖尿病是植入物感染发生的危险因素之一,也是性医学领域的研究热点。现代医学最早的一份报告指出,糖尿病患者的感染率为 22%,而没有糖尿病的患者的感染率为 6.7%[19]。Wilson 及其同事随后的报告未将糖尿病(不论平均糖基化血红蛋白水平如何)与较高的假体感染风险联系起来[20,21]。

考虑到许多假体是由低手术量外科医生植入的,基于人群的研究有助于获取可能与高手术量外科医生报告不一致的结果。利用纽约州 14 969 名男性的数据库,Onyeji 和他的同事报告了 2.3% 的移植体感染并发症发生率[22]。Grewal 等人使用加利福尼亚的数据库报告了 1 824 例原始阴茎植入物,发现感染率为 3.2%[23]。

抗生素浸渍假体

为了降低假体相关感染的发生率,人们开发了特殊的改良型植入物。AMS 推出了 InhibiZone 假体(涂有利福平和米诺环素),Colplast 在其 Titan 假体上推出了一种具有低摩擦、抗生素吸收涂层的设备。在非随机研究中,这两种涂层都能降低植入物相关感染的发生率。

2004 年,Carson 回顾了接受混合有利福平和米诺环素的 AMS 阴茎植入物的患者和接受未经处理的假体的患者之间的感染率差异[24]。报告称,非涂层植入物的感染率最初为 1.59%,在有涂层的植入物中,感染率在 12 个月时下降到 0.2%[24]。这些数据基于外科医生在外科手术时填写的患者信息表。因此,这一数据不是从随机研究中产生的,外科医生对设备类型也没有设盲。

2006 年,Abouassaly 及其同事评估了使用 AMS 抗生素涂层假体(涂有利福平和米诺环素)进行假体置换对机械故障的感染率的影响[25]。虽然研究人员排除了临床感染假肢的挽救手术,但 55 名患者中,仅有 1 名在 32 个月的随访期内发生了术后装置感染。研究人员得出结论,在这些男性患

者中,植入涂有抗生素的充液阴茎假体可能会带来较低的感染率[25]。

在一项大型研究中,Wilson 等人报道称,InhibiZone 涂层的可充液阴茎假体在多种情况下均减少了感染[26]。具体而言,在 467 例接受 InhibiZone 涂层的植入物的患者中,非糖尿病患者的 223 例首次植入物术后没有发生感染,而 83 例糖尿病患者中有 1 例发生了感染,39 名接受了植入物翻修的患者中发现了 4 例感染,123 例男性患者中有 4 例在进行返修手术结合抗生素冲洗后发生了感染[26]。

抗生素涂层对感染率的影响也得到了基于人群研究的支持。Onyeji 等人报道称,纽约州的感染率从使用抗生素涂层之前的 4.2% 下降到使用抗生素涂层后的 1.5%[22]。

机械故障

虽然感染可能是最严重的阴茎假体并发症,但机械故障仍然是再次手术的最常见原因(表 52.2)[27]。故障的常见原因是汽缸局限性膨大、连接管泄漏、储液器泄漏、汽缸泄漏和连接器断裂。据报道,5 年的故障率为 15%,10 年的故障率为 30%[28]。在发生故障的情况下,我们认为,如果首次植入时间超过 2 年,直接更换整个设备是明智的,因为这种方法可能可以增加设备寿命。阴茎植入装置的频繁更新和修改使得很难科学地确定其真实的机械寿命。

Levine 和他的同事回顾了 131 名接受两件式 AMS Ambior 阴茎假体的男性患者的可靠性、并发症和患者满意率[29]。10 名患者出现并发症,其中 6 名是由机械故障引起的。从历史上看,Ambior 阴茎假体有很高的满意率和可靠的功能性。

Carson 及其同事对 AMS 700 CX 三件式阴茎假体的可靠性和满意度进行了一项综述,中位随访期 47.7 个月,分两个阶段[28]。第一阶段回顾了 372 名患者的医疗记录,第二阶段对 207 名患者进行了电话回访。病历复查发现,3 年后,该设备的功能可靠性为 92.1%,5 年后为 86.2%。79% 植入了设备的患者每月至少使用两次,88.2% 的人会向亲戚或朋友推荐植入物。调查人员得出结论,AMS700CX 阴茎植入物是可靠的,提供了极好的患者和伴侣满意度,并且术后发病率较低。

Ferguson 和 Cespedes 前瞻性地评估了 AMS Dura-II 可塑阴茎假体的长期可靠性和患者满意度[30]。在这项研究中,对 94 名接受 Dura-II 装置植入的患者进行了前瞻性检查,并要求他们完成关于性行为、假体功能、性交满意度和总体生活质量的标准化问卷。在近 6 年的随访期内,76% 和 87% 的患者报告支架的硬度和易隐蔽性令人满意。87% 的男性通过植入假体提高了生活质量,88% 的男性会向朋友推荐这种假体。可塑阴茎假体似乎和充液模型一样有效和令人满意。患者的选择和接受者的期望无疑在决定满意结果的可能性方面起着很大的作用。

Wilson 和他的同事发表了一项对 2 384 名患者进行的大样本、长期、历史性的前瞻性研究,以评估四种不同液压阴茎假体(Mentor Alpha 1、Mentor Alpha NB、AMS 700 CX 和 AMS

表 52.2　阴茎假体的机械可靠性

第一作者	年份	患者数量	假体型号	机械故障率/%
Fishman	1984	113	AMS 700	1.8
Hackler	1986	46	Mentor 3 组件	0
Wilson	1988	29	AMS 700	14
Furlow	1988	120	AMS 700	8.3
Merill	1988	301	Mentor 3 组件	6
Knoll	1990	94	AMS 700 CX	6.4
Sternkohl	1991	46	Mentor 3 组件	28
	1991	43	AMS 700 CX	5
Fein	1992	80	Mentor Mark II	0
Wilson	1993	64	Mentor 3 组件	18.8
Lewis	1993	275	AMS 700 CX	4.7
Quesada	1993	214	AMS 700 CX	1.9
Goldstein	1993	112	Mentor Alpha I	3.6
Lewis	1995	56	Mentor Alpha I	1.8
Wilson	1999	410	Mentor Alpha 1 原型	5.6
		971	Mentor Alpha 1 增强型	1.3
Montorsi	2000	200	AMS 700 CXM	4
Young	2001	273	AMS 700 CXM	7.3
Levine	2001	131	Ambicor	4.6
Dhar	2006	455	AMS 700 CX/CXM	19
Wilson	2007	2 384	AMS 700 CX	32
Kim	2010	113	AMS 700 CX/CXM	12
Song	2013	201	AMS 700 CXM	2
Ji	2015	74	AMS 700 CXM	13.5

700 Ultrex)的机械和总体无翻修使用率[31]。随访 10 年和 15 年,机械可靠性分别为 79.4% 和 71.2%。较新的 Mentor Alpha 模型将 10 年使用率提高到≤88.6%。据报道,AMS CX 设备的较新版本在 3 年内无机械故障率为 97.9%。2007 年进行的这项大型研究进一步证明了现代充液阴茎假体具有优异的机械耐久性。Ji 等报道称,在韩国使用 AMS CXM 模型的 74 名患者中,在 10 年和 15 年时,长期机械可靠性比率分别为 76.5% 和 64.8%[32]。

Onyeji 及其同事报告说,在纽约州完成的 14 969 例植入物中,非感染性再手术率为 4.1%,中位随访时间为 95.1 个月[22]。Grewal 等研究了 1 824 例患者,报道了 4.17% 的相似的非感染性返修率;但是,他们的随访期至多为 4 年,没有报道中位随访时间[23]。

为了阐明植入阴茎假体后患者满意度的时间顺序,我们在术前以及术后 3、6 和 12 个月使用国际勃起功能指数

(International Index of Erectile Function,IIEF)问卷对男性进行了前瞻性评估。研究人员还在术后 3、6 和 12 个月进行了勃起功能障碍治疗满意度调查表(Erectile Dysfunction Inventory of Treatment Satisfaction,EDITS)问卷调查。对 96 名男性的研究发现,6 个月和 12 个月的评分高于基线,但通过 IIEF 满意度域测得的 12 个月满意度在统计学上更高。这项首次开展的研究表明,对阴茎植入物的满意度在 6 个月后进一步提高,但更重要的是,它为医生提供了向患者传授的其他信息[33]。

糜烂/侵蚀

假体部件的侵蚀并不少见。设备可能会通过表皮(汽缸或储液器)或白膜(汽缸)侵蚀,使其位于皮下。当皮肤发生糜烂时,设备本身就被感染,可能是由于轻度感染而被侵蚀。这一并发症的处理方法取决于侵蚀的性质。

海绵体远端部分的体外糜烂可能是由于医源性海绵体扩张过猛或汽缸型号过大而引起的[34]。有远端感觉减退的患者,如有脊髓损伤或糖尿病的患者,其远端糜烂的发生率可能会增加[35]。此外,我们还在既往接受过盆腔放疗的患者中看到过这种并发症。

海绵体远端糜烂修复的技术包括通过半圆形切口为汽缸尖端创建一个新的口袋,用于已发生或即将发生的远端糜烂。在海绵体汽缸侧面挤压的情况下,Mulcahy 描述了创建一种新的体腔来重新安装假体装置的方法[36]。在这种情况下,作半环切切口并暴露汽缸尖端。下一步,在汽缸的近端作一个 3 英寸(7.6cm)的外侧纵向海绵体切开。然后横向切开纤维鞘的后壁,形成一个新的解剖平面。最后,汽缸被插入到这个新的腔内。

阴茎脚穿孔

近端(阴茎脚)穿孔并不少见,尽管文献中没有相关数据。这种并发症通常是由于近端扩张过猛或方向错误所致,以致扩张器穿孔于会阴被膜内。如果术中发现穿孔,则不存在长期问题,但是在植入时未能发现这一并发症则可能导致汽缸近端从阴茎头移到会阴。

某些手术方法的目的是在不直接修复阴茎脚外膜的情况下防止汽缸近端滑脱。从历史上看,这一目标是通过将汽缸的近端包裹在由合成或可用的天然材料(如身体心包或肠黏膜下层)制成的"筒袋"中实现的(图 52.5)。然后将筒袋缝合到被摸上,以防止汽缸的近端移位。第二种方法是用不可吸收的单丝缝线将后端延长器(如果使用)缝合到被膜上。然后将假体的汽缸牢固地安放到后端延长器中。解决这个问题的一种较新的方法是在汽缸近端的出口管子周围简单地使用缝合吊床。此方式中的简单 U 型缝合可防止近端汽缸移位。

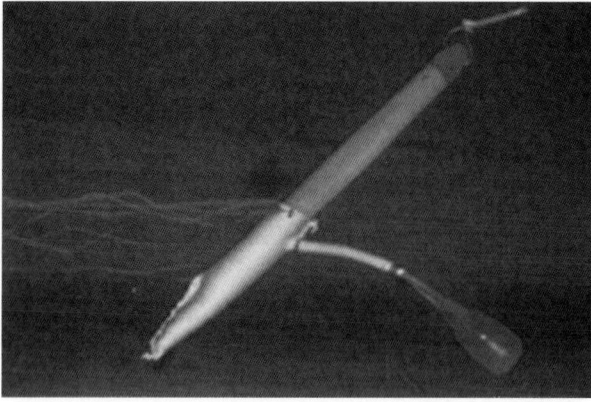

图 52.5　在汽缸的后端周围形成一个筒袋,以防止阴茎脚部穿孔时的近端移位。筒袋可使用现成的材料,如尸体心包或肠黏膜下层

超音速飞机畸形/阴茎头过度活动

阴茎头过度活动/超音速飞机(supersonic transporter,SST)畸形是指阴茎头弯曲或下垂,最常见的是从勃起的阴茎干向下弯曲或下垂(偶尔也会向上)。这种情况可能导致难以穿透或刺激阴茎体末端的组织。该畸形可能是由于假体汽缸大小不当、海绵体扩张不充分或阴茎头过度活动所致。这一问题可以通过冠状沟下切口,将阴茎头与阴茎体远端分离来解决。在小心避免神经血管束损伤的情况下,阴茎头随后被重新定位在阴茎体上更近端,并使用两条不可吸收的缝线(1号聚酯纤维线,Ti-Cron,Tyco Healthcare,Waltham,MA)以水平褥式缝合的方式在中线两侧进行固定。最理想的情况是缝合线通过阴茎体的白膜和阴茎头下表面的筋膜[37,38]。

阴茎坏死

阴茎假体植入术后最严重的并发症是阴茎坏死。这种罕见的并发症通常是由局部感染引起的;然而,加压包扎或长时间使用导尿管可能有助于坏死的发展[39]。遵守以下基本原则可能有助于避免这一问题:

1. 手术区域严格无菌;
2. 限制留置导尿管的时间;
3. 避免绷带缠绕压迫阴茎;
4. 选择适当尺寸的阴茎汽缸;
5. 避免汽缸长时间膨胀。

虽然我们无法预测哪些患者会出现这种问题,但积极的治疗可能会挽救生命。治疗包括取出假体,冲洗阴茎体,清除坏死组织。必须注意保存尽可能多的活性组织(并避免截肢),以便将来行阴茎重建。在阴茎浅层坏疽的情况下,避免假体取出是可能的,但不推荐[40]。高压氧、热敷或应用血管扩张剂可增强灌注促进愈合,但医学文献中没有关于这些处理方式的数据,因此它们是纯经验性治疗。

阴茎血管手术并发症

血管手术包括阴茎血运重建和阴茎脚部结扎手术治疗静脉漏。血管手术是唯一有可能在不需要药物或设备支持的情况下永久恢复自发性勃起的治疗方式。具体地说,外科手术的目的是增加单纯动脉供血不足引起的勃起功能障碍患者的海绵体动脉灌注压和流量。理想的患者是没有其他血管危险因素的纯动脉性勃起功能障碍的年轻人。

自从 1973 年由 Vaclav Michal 及其同事首次描述以来,阴茎血运重建术经历了许多改进[41]。许多改良已由 Michal 及其同事[42]、Virag[43]、Hauri 和 Creso 及同事[44]、以及 Hatzichristou 和 Goldstein[45]描述。在阴茎血运重建手术领域没有发生进一步的革命性变化,专家之间也不存在关于标准技术的共识。

阴茎血运重建术的并发症发生在大约 25% 的患者中[46-48]。术后动脉出血合并血肿形成可能是由于微血管吻合破裂所致。这是性交或手淫过程中血管吻合口反复拉伸和撕裂造成的。在作者的实践中,建议术后至少 6 周内不要进行涉及勃起的性行为。

另一种罕见的并发症是阴茎头充血,当背静脉动脉化时(腹壁下动脉或背动脉与背深静脉吻合)可能发生[46,48]。治疗方法是远端结扎背深静脉。阴茎感觉减弱可能是由背神经损伤引起的,但由于背部血管解剖过程中使用了手术显微镜,所以这种情况并不常见[49]。

在大型的治疗中心,已经重新开始实施针对静脉漏的阴茎脚静脉结扎术。为了纠正阴茎脚部静脉的孤立静脉漏,该手术需要用脐带结扎(或排除)近端的海绵体[50,51]。关于这一手术的两项更有影响力的研究是由 John MulHall 和 Tom Lue 及其同事进行的。Mulhall 和他的同事[50]描述了使用跨阴囊入路的手术,而 Lue 和同事[51]倾向于采用 3 英寸(7.6cm)的腹股沟阴囊入路。这些研究中最常见的并发症是阴囊血肿、感染和持续的勃起功能障碍。作者处理过 1 例脐带感染患者,将其移除了。作者现在所有患者术前、围手术期和术后均口服抗生素治疗。

Peyronie 病手术并发症

Peyronie 病是一种白膜纤维性疾病,导致阴茎畸形、阴茎疼痛和一些患者的勃起功能障碍[52]。这种疾病的病因和病理生理学尚未完全阐明[53-55]。该病患病率估计为 1%~8.9%[56,57]。最初由 Williams 和 Thomas 在 1970 年描述了 Peyronie 病的自然病史[58]。在这项小型研究中,研究人员报道了 50% 的自然缓解率[58]。作为这项研究的结果,许多 Peyronie 病患者接受了保守治疗的方式。在后来的报道中,Gelbard 和他的同事描述了 13% 的接受非手术治疗的患者阴茎弯曲的治疗情况[39]。

2006 年,作者报道了对 246 名未经治疗的 Peyronie 病患者的自然病史的分析[60]。在 18 个月的平均随访期间,12% 的男性曲度改善,40% 保持稳定,48% 恶化。这份报告中最重要的信息是,曲率的平均改善是 15°,但在曲度恶化的患者中,平均变化是 22°。这些文章和其他文章表明,Peyronie 病导致的阴茎弯曲自发性消退并不常见。

Peyronie 病有两个阶段:急性(炎症)期和慢性期。急性期过后最好手术矫正阴茎畸形,通常情况下选择在发病后 12~18 个月进行。在慢性期,阴茎弯曲已经稳定,虽然阴茎斑块可能突出和钙化,但它与阴茎疼痛无关。这是手术干预的最佳时机。

适应证

Tornehl 和 Carson 公布了 Peyronie 病的手术干预指征[61,62]。在我们的实践中,我们告知患者没有绝对的曲度矫正指征。然而,如果患者能对以下任何问题给予肯定回答,而且他已经处于最初出现症状后≥12 个月,并且畸形稳定≥3 个月,那么他就被认为是手术矫正阴茎畸形的候选对象:

1. 患者是否讨厌自己阴茎的外观?
2. 患者是否无法发生插入性性关系?
3. 如果患者能够发生插入性性关系,体验是否过于繁琐或不满意?

病灶内治疗

虽然 Peyronie 病的手术治疗可以在一次治疗过程中纠正畸形,但病灶内治疗的创伤性较小,可能会吸引一些患者。病灶内治疗的制剂有维拉帕米、干扰素 α-2b 和胶原酶组织性梭状芽孢杆菌。只有局灶内胶原酶溶组织梭状芽孢杆菌被 FDA 批准用于治疗 Peyronie 病。

皮损内注射的维拉帕米是一种钙通道阻滞剂,被认为可以抑制成纤维细胞的形成。其用于治疗稳定期疾病的证据好坏参半[63]。然而,它可以用于急性期,促使 60% 的患者曲度稳定和 20% 的患者曲度减少[64]。并发症包括 15% 的患者出现注射部位疼痛,25% 的患者出现淤青,以及 10% 的患者出现头晕/恶心[63]。

病灶内注射的干扰素 α-2b 是一种被认为可以抑制成纤维细胞增殖的细胞因子。它能使阴茎曲度减少 13.5°,适用于病情稳定、曲度>30 度且无斑块钙化的男性[65]。应告知患者 40%~100% 的患者将出现流感样症状和轻微的阴茎肿胀[63]。

病变内胶原酶溶血性梭状芽胞杆菌注射适用于病情稳定、30°<曲度<90°的患者。曲度平均改善 35%,75% 的患者曲度改善>25%[66]。85% 的患者出现过不良事件,包括 80% 的淤青、50% 的肿胀和 50% 的阴茎疼痛。此外,0.5% 的男性出现了海绵体破裂,因此建议在每次治疗后 2 周内不要进行性行为。

手术方式

一旦决定进行手术干预,外科医生必须在最大勃起硬度、基础勃起功能和阴茎尺寸的基础上,根据体格检查(畸形的性质和大小)选择最合适的曲度矫正方法。矫正由 Peyronie 病引起的曲度改变的外科手术可分为三大类。有关这些类别的完整叙述,读者可参考 Tornehl 和 Carson[62]在 *Urologic Clinics of North America* 发表的文章:

1. 折叠术:Nesbit 术(白膜折叠术),16 点技术,海绵体折叠术,Kelami 海绵体成形术,或切口海绵体成形术,Yacchia 术;
2. 斑块处理:移除或切开斑块,然后用合成或非合成移植物材料覆盖白膜缺损;
3. 阴茎假体植入术。

针对不同患者选择正确的手术方式是优化结果的关键。患有复杂畸形或阴茎缩短的患者不适合进行阴茎折叠术。既往有勃起功能障碍或轻度单纯性弯曲的患者不适合进行斑块切开和移植手术。勃起功能正常的患者可能不应该接受阴茎假体植入手术,除非他们有复杂的畸形或明显的沙漏形畸形。

折叠式手术最好用于先天性阴茎弯曲的患者。该手术方式时间短,相对简单,对现有勃起功能影响不大。斑块切除技术用于复杂畸形、沙漏形畸形、勃起功能正常或既往阴茎缩短的患者。遗憾的是,这种方法的缺点是勃起功能退化或功能障碍、背神经卡压或损伤,以及阴茎神经感觉改变。阴茎假体在 Peyronie 病中的应用仅限于既往有中重度勃起功能障碍尝试口服和注射药物无效的患者。

阴茎折叠术并发症

折叠术的并发症包括血肿形成、阴茎感觉下降(麻木、感觉障碍)、勃起功能障碍,以及术后可触摸到的缝合材料的困扰。作者在神经血管束提起后进行所有的背侧折叠术[67,68]。这种方法最大限度地降低了术后阴茎感觉减退的风险。作者建议切开 Buck 筋膜,用小型放大镜显示阴茎背侧神经束。在缝合时使用编织的不可吸收缝线(1 号聚酯纤维线),因为这种材料触感较少,可能会减少患者因缝合线结造成的困扰。

在 1998 年,Pryor 报道了从 1977 年到 1992 年使用 Nesbit 术进行阴茎折叠术的 359 名患者的数据[69]。调查人员令人信服地辩称,这种技术可以获得患者较高的满意率(≤90%),同时将术后并发症降至最低。研究人员发现,Nesbit 术相关的阴茎缩短在这些患者中并不是一个严重的问题;只有 6 名男性因为这一问题而无法完成插入式性交[69]。

一项更新的研究纳入了西班牙的 68 位患者,并证实了其他报道的结果[70]。在平均 36 个月的随访中,20% 的患者阴茎缩短>1.5cm,但 85% 的男性对 Nesbit 术的美容效果感到满意。手术并发症微乎其微;两名男性出现包皮过长,两名男性需要第二次手术治疗复发的弯曲[70]。这些研究和其他研究的相关结果包含在**表 52.3** 中。

表 52.3 阴茎折叠术结果

第一作者	年份	患者数量	中位随访时间/月	缩短率/%	复发率/%	满意率/%
Sulaiman	1994	78	50	NR	4	18
Ralph	1995	185	180	NR	3	90
Savoca	2000	157	72	14	NR	88
Gholami	2002	132	31	41	15	85
Syed	2003	42	84	76	10	50
Savoca	2004	218	89	17	NR	83.5
Bokarica	2005	40	81	100	NR	NR
Moyano	2006	68	36	20	2.9	85
Greenfield	2006	68	29	NR	NR	98.5
Taylor	2008	90	72	69	NR	93
Hudak	2013	154	14	78	NR	95
Cantoro	2014	89	103	22.5	NR	91
Papagiannopoulos	2015	159	17	NR	17.4	93.8

NR,未报道。

斑块切除手术

基于斑块的手术并发症的风险很低。早期并发症包括血肿(移植物上和移植物下)的形成,很少发生感染。在使用促勃起药物进行人工勃起时,可以通过使用防水缝合线、小直径缝合针和窄头针来限制血肿的形成。中晚期并发症包括阴茎皮肤坏死、阴茎长度损失和复发。阴茎皮肤的丢失(比较罕见)是由环状皮肤切口引起的。因为阴茎干的皮肤和阴茎头的皮肤有单独但吻合的血供,作者主张使用单个环切切口。如果需要的话,可以做一个阴囊横向切口,以提供通向近端阴茎体的通道。

术后短期内弯曲的复发是缝合失败(我们使用 4-0PDS 线)或移植物尺寸不足导致的。移植时必须使用不可吸收或延迟吸收缝线,因为勃起过程中形成的曲面张力远远超过部分吸收的聚乳酸(Vicryl,ethicon,Somerville,NJ)或合成聚酯(Biosyn,Syneture/US Surgical,Norwalk,CT)材料的抗张强度。

最佳移植物材料的选择一直是争论的话题。合成材料(例如 GORE-TEX)具有重要的历史意义,但自体和尸体(经过加工、预先包装)移植物很容易获得,提供的并发症更少。自体材料(如颊部、真皮、外膜、静脉),虽然需要考虑是否可用,但引起的宿主反应和感染风险最小,并需要辅助程序才能获取。

由 Montorsi 领导的一个意大利小组评估了 50 名 Peyronie 病患者使用静脉移植物的长期结果[71]。据报道,在平均 32 个月的随访中,40 名男性(80%)的阴茎弯曲完全消失,7 名男性(14%)的轻微残余曲度为≤30°,3 名男性(6%)的曲度复发。手术并发症包括阴茎感觉减退、阴茎血肿、伤口感染

和腺体缺血。对于大多数男性来说,斑块切开加静脉壁移植能够取得满意的临床效果[71]。Wimpissinger 等人报告了 30 名接受静脉壁移植的男性术后 10 年的结果,其中 43.3% 的人报告感觉到阴茎缩短,20% 的人经历了阴茎敏感度降低,23% 的人出现了疾病复发[72]。

与自体移植物不同的是,加工或预先包装的材料(心包、硬膜、肠黏膜下层)可专门根据合适的移植物大小量身定做,最大限度地减少了宿主的炎症反应,并避免了采集组织的需要。Levine 和 Estrada 发表了他们利用尸体心包作为移植物的经验[73]。在 4 年的时间里,40 名男性接受了利用心包移植物的阴茎弯曲矫正术。术后,98% 的男性阴茎伸直,95% 的男性有插入性性交,12 名(30%)患者需要药物辅助才能达到插入性性交的勃起质量。最有趣的是,在这些患者中没有发生重大并发症[73]。

Breyer 和 Lue 及他们的同事[74]回顾了在 Peyronie 病中使用肠黏膜下层矫正阴茎弯曲的结果和并发症。19 例患者接受背膜切开或切除,小肠黏膜下层移植术。在这些患者中,37%(7/19)有明显的复发性阴茎弯曲,而 5/19(26%)有复发的 Peyronie 病斑块。研究人员报道了 37% 的并发症发生率,包括移植物部位血肿和移植物感染,以及在一名患者中因 Peyronie 病复发而再次手术[74]。尽管小肠黏膜下层易于使用,但较高的并发症发生率使这种材料的使用变得不太理想。这些研究和其他研究的结果见表 52.4。

阴茎假体手术

当患者同时患有 Peyronie 病和勃起功能障碍,对勃起药物治疗无效时,可视为植入手术的适应证。阴茎假体置入的一般并发症在前文中已列出,但阴茎建模值得特别说明。建

表 52.4　斑块切开移植手术结果

第一作者	年份	患者数量	移植物	缩短长度/%	矫正率/%
Kadioglu	1999	20	静脉	–	75
Montorsi	2000	50	静脉	40	80
Knoll	2001	12	小肠	0	100
Egydio	2002	33	心包	–	88
Levine	2003	40	心包	–	98
Lue	2007	19	小肠	63	63
Knoll	2007	162	小肠	5	91
Hsu	2007	48	静脉	–	90
Taylor	2008	81	心包	59	91
Sanalone	2011	157	心包	–	88
Papagiannopoulos	2015	113	–	–	81.6
Yafi	2016	26	纤维蛋白	–	85
Wimpissinger	2016	30	静脉	43.3	86.7

模或塑形需要强力弯曲阴茎,以便在术中充气后曲率仍然存在的情况下折断或破开 Peyronie 病斑块。这种方法在 1994 年被 Wilson 和 Delk 采用,最初的成功率为 86%[75]。

具体的技术是先将装置部分充气,然后用橡皮套止血器交叉夹住导管。用类似于双手折断小树枝的动作,将阴茎强制弯曲到与曲率相反的方向维持 90 秒。之后再重复 90 秒。将装置放空,然后重新充水将汽缸重新插入阴茎体内[76]。当可能需要阴茎建模时,某些装置是不可取的。鉴于 AMS Ultrex 的周长和长度扩张能力,当强制变形时,可能会导致局限性膨大的风险增加。此外,Ultrex 装置缺乏伸直阴茎曲率的轴向刚度[77]。Wilson 及其同事的随访研究证实,与单独植入相比,植入和建模似乎提供了永久性的伸直,而不会增加返修率[76]。

阴茎体建模的主要并发症是尿道撕裂,约 4% 的病例会发生尿道撕裂[76]。这种溃烂通常是可视的,可以用精细的可吸收缝线修复(表 52.5)。

同时实施阴茎折叠术或斑块处理和阴茎假体植入可能对患有更严重的 Peyronie 病和勃起功能障碍的男性有帮助。Egydio 和他的同事报道称,在接受环形和纵向移植物覆盖的男性中,感觉减退的概率为 4.8%,感染率为 1%[78]。Rolle 等报道称,在 28 名有严重阴茎缩短并接受滑动技术的男性中,显著出血率为 3.5%,感染率为 7%[79]。

表 52.5　阴茎植入手术治疗 Peyronie 病的结果

第一作者	年份	患者数量	手动建模/%	成功矫正/%	装置
Levine	2000	46	54	100	两件套、三件套
Wilson	2001	104	100	–	Alpha 1700 CX
Usta	2003	42	74	26	–
Akin-Olugbade	2005	18	20	100	–
Levine	2010	90	79	79	两件套、三件套
Garaffa	2011	129	29.1	84	Titan 或 AMS 700
Chung	2013	138	–	92	Titan 或 AMS 700
Papagiannopoulos	2015	62	–	90.3	–
Yafi	2016	24	80	100	Titan 或 AMS 700

结论

阴茎假体置入术与患者的高满意率相关。阴茎假体感染和功能障碍是最常见的术后并发症;然而,设备改进和手术技术的进步持续降低了这些并发症的发生率。外科医生还必须意识到并知道如何应对其他术中和术后并发症,如阴茎脚穿孔、糜烂和阴茎头下垂等并发症。

Peyronie 病的外科治疗在该病的治疗中继续发挥着至关重要的作用。与各种手术治疗方案相关的并发症是决定对每个患者采取哪种方法的一个重要因素。阴茎长度、基础勃起功能和畸形程度是选择术式时要考虑哪种手术技术最适合患者的重要因素。

(张鹏 译)

参考文献及自测题

第53章 睾丸、输精管、附睾和阴囊手术并发症

JAMES WREN and ROBERT BRANNIGAN

要　点

1. 阴囊手术是泌尿科最常见的手术之一。通过合理的手术计划、细致的手术技术和周到的术后护理，可以将并发症的风险降到最低。

2. 术前应在适当的时间点停止使用抗凝剂，术后应使用带冰的阴囊纱布敷料压迫，以降低阴囊手术后出血和阴囊血肿形成的风险。

3. 即使患者输精管结扎术成功（即输精管切除术后精液分析测试中可见无精子或罕见的非能动精子），其未来授孕的风险仍为 1/2 000。这种并发症是由输精管再通所致。

4. 手术显微镜的使用不仅提高了技术效果，而且降低了显微外科手术如显微精索静脉曲张切除术和显微睾丸取精术的术后并发症风险。

5. 阴囊超声是一种无创、廉价、易行的影像学检查方法，在阴囊手术并发症出现时可提供宝贵的信息。

引言

阴囊及其内容物的手术占门诊手术的很大比例。尽管许多手术都被认为是小手术，但仍有可能出现严重的并发症，这可能会给患者和医疗系统带来巨大的痛苦和成本。

解剖

了解阴囊的解剖结构及其内容物对于实施安全有效的手术来治疗阴囊内病变和最小化并发症是至关重要的。

阴囊是一个双层的肌肉皮囊，由外层皮肤和内层平滑肌肉膜组成[1]。肉膜层与 Scarpa 筋膜连续，构成阴囊壁的皱

褶。通过剥离皮肤和肉膜,外科医生可以看到精索外筋膜,它是腹外斜腱膜的薄层结缔组织的延续。通过解剖精索外筋膜可见提睾肌筋膜,它是腹内斜肌和腹横肌腱膜的延续。最内层的阴囊筋膜层是精索内筋膜,是腹横筋膜的延续。解剖阴囊内三层筋膜(精索外筋膜、提睾肌和精索内筋膜)可见睾丸鞘膜。睾丸鞘膜是一个封闭的腹膜囊,由靠近精索内筋膜的壁层鞘膜和靠近睾丸的脏层鞘膜组成。

睾丸表面除与附睾相连的后外侧表面外,几乎完全被脏层鞘膜包围[2]。附睾由头部、体和尾部组成,与输精管相连。

熟悉阴囊、睾丸、附睾和输精管的血供对于降低术中并发症的风险至关重要。阴囊的血供分为阴囊前动脉和阴囊后动脉,前动脉来自股动脉的阴部外支,阴囊后动脉来自阴部内动脉的会阴支[1]。阴囊静脉引流与动脉伴行。睾丸的血供来自睾丸动脉(来自主动脉)、输精管动脉(来自膀胱下动脉)和提睾肌动脉(来自腹壁下动脉)。睾丸静脉的主要引流是通过蔓状静脉丛进入睾丸静脉,而后右侧引流到下腔静脉,左侧引流到肾静脉。静脉引流的其他途径包括附睾静脉和提睾肌静脉[3]。右侧睾丸的淋巴引流途径是腔静脉旁、主动脉间腔静脉,以及少量的主动脉旁淋巴结的淋巴引流。左侧睾丸引流至主动脉旁和主动脉间淋巴结[2]。

阴囊手术的一般注意事项

涉及阴囊及其内容物的手术适用于各种适应证,包括恶性肿瘤、感染、不孕、避孕、疼痛和美观问题。常见的非手术特异性阴囊手术并发症包括血肿、鞘膜积液、感染和慢性疼痛(表53.1)。

阴囊手术最常见和最容易预防的并发症之一是术后血肿形成。鉴于阴囊及其内容物血管分布密级,在关闭白膜、睾丸鞘膜、筋膜、肉膜和阴囊皮肤层之前及过程中,必须仔细止血。任何未被识别的血管渗出或痉挛的血管遗漏都可能导致相当大的血肿形成。

对于大多数阴囊手术,可通过垂直阴囊正中缝切口或横向半阴囊切口显露阴囊内容物。在阴囊关闭过程中,即使使用水平褥式缝合,阴囊褶皱的宽容性也可使缝合获得良好的美容效果。

出血伴血肿形成是服用抗血小板和抗凝药物的患者可以减少的主要并发症。一般来说,抗血小板药物和非甾体抗炎药(NSAID)应该在手术前大约一周停用,并征得专科医生的批准。阴囊手术前也应停用抗凝剂,根据临床指征使用桥接疗法。同样,重要的是要让专科医生参与这些药物管理的任何变化。本书第4章中讨论了有关血液外科手术注意事项的其他内容。

术前阴囊备皮应该在手术时进行,而不是在前一天晚上进行,以减少手术部位皮肤感染的风险[4]。去除多余的阴囊毛发有助于观察组织,避免毛发与缝合材料缠绕。当进行脱毛时,使用剃须刀比使用推剪感染的风险更低[5]。

术前、术后的抗生素应用取决于手术。

阴囊手术的麻醉可由全身麻醉、脊髓麻醉、硬膜外麻醉或局部麻醉(有或无镇静)提供。在实践中,全身麻醉和局部麻醉是最常用的麻醉形式,具体取决于手术过程。

常规使用在许多阴囊外科手术中的局部麻醉通过精索阻滞给药,是需重点掌握的。通过精索阻滞,许多手术都可以在患者清醒的情况下在门诊进行。精索阻滞通常使用0.5%布比卡因和1%利多卡因1:1的10mL混合液。先在阴囊皮肤预定切口处注射2~3mL局部麻醉剂,以形成皮丘。分散患者注意力,如轻轻晃动周围的组织,可以用来帮助减少与注射相关的不适。然后用拇指和示指分离输精管,用25G(或更小)的针在其周围注射大约5mL的局部麻醉液。在退出针头的同时,再注射2~3mL的局部麻醉剂。在注射过程中应避免针头"进出"的反复推进,因为这种方法增加了血管损伤、出血和阴囊血肿形成的风险。在缝合过程中,可以将额外的局部麻醉剂注射到睾丸鞘膜与肉膜之间,或肉膜与皮肤的间隙中。皮肤浸润麻醉可以在皮肤关闭后进行。

阴囊手术常见并发症

术后血肿形成是所有阴囊手术的共同风险,但其发生率随阴囊损伤程度的不同而不同。阴囊血肿通常是由于伤口闭合时止血不充分引起的,通常是由于痉挛的血管显露不充分所致。非扩张性血肿可以在休息和阴囊压迫的情况下保守治疗,通常使用阴囊纱布敷料、冰袋和三角腹带。虽然诊断明确,但大多数专家通常会在出现血肿时进行阴囊超声检查,以确定血肿的特征并量化其大小(图53.1)。血肿通常

表 53.1　阴囊手术常见并发症发生率

阴囊手术并发症	输精管结扎术	精索静脉结扎术	取精术	输精管复通术	鞘膜积液切除术	精液囊肿切除术	睾丸切除术
积水	<1%	1%~2%(显微手术)7%(非放大手术)	<1%	<1%	1%~6%(复发)	5%~10%	–
阴囊血肿	1%~2%	1%~2%	1%~2%	1%~2%	1%~5%	1%~5%	1%~2%
感染	1%~2%	<1%	<1%	<1%	1%~4%	1%~4%	1%
慢性疼痛	1%~15%	<1%	<1%	<1%	<1%	<1%	1%~2%

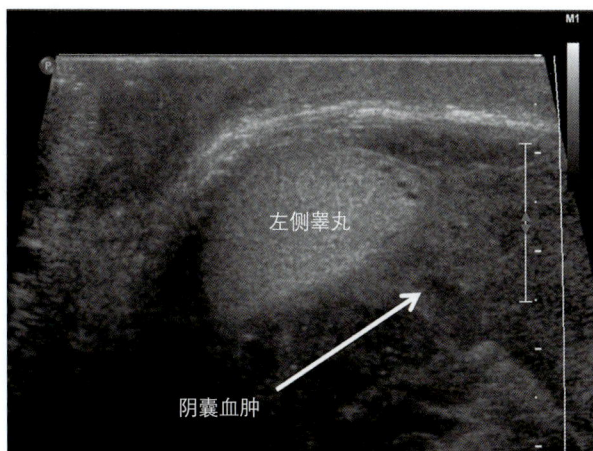

图 53.1　超声图像显示左睾丸周围有阴囊血肿

在接下来的几周和几个月内不需要手术干预就会消失,可以通过体格检查密切观察。扩大或伴随感染的血肿需要外科手术以清除血肿并止血。大多数情况下,在手术探查过程中不会发现可疑的血管。清除血块后,应留置烟卷引流,以确保愈合过程中引流通畅。输精管结扎术、精索静脉曲张切除术和输精管结扎再通术后出血的风险为 1%~2% 不等;鞘膜积液抽吸和硬化剂注射的出血风险可达 4%;附睾囊肿切除术的出血风险可高达 5%;鞘膜切除术的出血风险为 1%~5% 不等[6]。虽然睾丸切除术后可能会发生出血,但只有 2% 的患者需要干预。更令人担忧的是经腹股沟睾丸切除术时由于精索回缩而导致腹膜后出血的风险。尽管这种情况很少发生严重的出血,但即使是小血肿也可以在后续 CT 上表现得类似复发性疾病。术前 CT 或术后 MRI 结合减影序列有助于避免这一问题。

阴囊手术后,阴囊血肿和术后出血的风险可以通过使用阴囊敷料来减轻,该敷料可以对阴囊周围施加直接压力(图 53.2)。对于慢性炎症或大的阴囊积液,可以使用经阴囊烟卷引流来帮助降低血肿的风险。

大多数阴囊外科手术术后感染的风险都很低,而在术后血肿的情况下感染的风险最大。预防性抗生素的使用应根据具体情况而定;抗生素常规用于鞘膜积液和睾丸切除术,但很少用于输精管结扎术等。对于高危患者,如免疫功能低下的患者或糖尿病患者,可以由外科医生自行决定是否使用抗生素。感染应该积极治疗,以防止 Fournier 坏疽。

输精管结扎术

输精管结扎术是唯一一种永久性男性避孕方法,在美国每年有 50 多万名男性接受这种手术[6]。尽管它是一种快速、低风险和成本效益高的避孕方式,但与女性输卵管结扎术相比,它仍然是一种未得到充分利用的永久性避孕方式。在美国 15~45 岁的夫妇中,17% 的女性伴侣选择接受输卵管结扎术,相比之下,只有 6% 的女性依赖男性伴侣进行输精管结

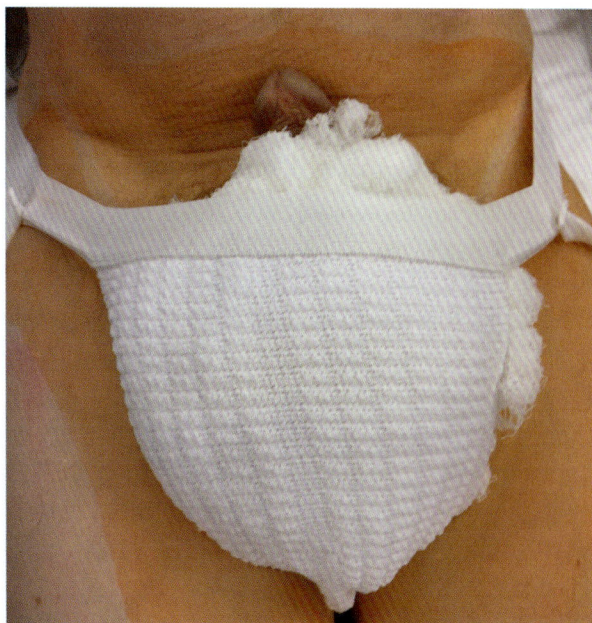

图 53.2　阴囊支撑加压敷料由大量纱布组成,纱布固定在阴囊周围,并由三角腹带固定到位。这种加压敷料将术后出血和阴囊血肿形成的风险降至最低

扎术[7,8]。尽管输卵管结扎术的成本、手术时间和并发症风险更高,但由于许多因素,包括文化差异和对输精管结扎术的认识有限,输卵管结扎术仍然是使用率更高的永久性绝育手术[8]。

输精管结扎术前的谈话对于患者和医生为手术做好准备是必不可少的,医生需告知患者可能的并发症。一些地区要求谈话至少在输精管结扎前 1 周(纽约要求至少 1 个月)进行,以便让患者有时间考虑治疗方案。医生需要完整的病史和体格检查,以及必要的谈话以评估他对未来生育的兴趣、他对手术的认知和期望,以及术后避孕要求。研究表明,10%~19% 的男性希望在输精管结扎术后生育,大约 6% 的男性在 5 年后接受输精管结扎再通手术[9-11]。这强调了在术前谈话期间告知患者输精管结扎的永久性的重要性。虽然"输精管结扎术后后悔"通常不被认为是一种手术并发症,但适当的告知可能可以避免对不确定自己未来实际生育愿望的患者进行手术。

输精管结扎术前会诊中对输精管的检查对于确保解剖结构有利于在局麻下进行手术至关重要。由于病态肥胖、高位睾丸、精索脂肪瘤或阴囊发育不全而导致解剖结构困难的患者,最好在静脉镇静或全身麻醉下进行手术。这种方法有助于优化患者的舒适度和手术的技术可行性。

输精管结扎术手术技术

输精管结扎术通常在医生办公室或门诊手术中心进行,通常在局部麻醉下进行。患者在温暖的房间里仰卧姿势,以允许阴囊放松。预防性使用抗生素不是必需的(尽管一些大

手术量的外科医生确实会使用)。对于右利手的外科医生，当站在患者右侧时，用拇指(前面)、中指和示指(后面)分离右侧输精管。阴囊中上段输精管应隔离在阴囊高位，然后使用上述局部麻醉液行精索阻滞。正如美国泌尿外科协会输精管切除术指南中所描述的那样，可以使用"微创输精管结扎术"(minimally invasive vasectomy，MIV)分离输精管，如"无手术刀输精管结扎术"(no-scalpel vasectomy，NSV)。NSV 入路手术时间更短，感染、出血和血肿形成的风险更小[12]。

无手术刀输精管结扎术是用锋利的弧形止血钳代替手术刀进行的。在完成精索阻滞后，使用弯曲锋利止血钳的单臂完成皮肤分离，然后用止血钳扩张皮肤。止血钳可通过肉膜和血管周围鞘继续解剖输精管。固定输精管，并用血管钳通过切口将其取出。将 1.5~2cm 的输精管从鞘中分离出来，锐性切除一段 1cm 的输精管。根据目前的美国泌尿外科协会(AUA)指南，该切除节段不需要送去进行病理检查。输精管用止血夹或 2-0 丝线双重结扎。管腔末端的闭塞通过电灼输精管边缘和管腔来实现。筋膜间置可通过固定精索筋膜之间的睾丸和腹侧输精管末端。这种结扎、烧灼和筋膜间置的组合已被证明可以降低输精管结扎失败率[13]。由于烧灼后伤口收缩到 2mm，因此不需要缝合皮肤[14]。

输精管切除术后，可以采取以下步骤促进愈合，并将并发症的风险降到最低。应用阴囊冰袋、阴囊纱布敷料和阴囊加压绷带大约 24 小时，以减少疼痛以及肿胀和血肿的风险。5~7 天内应该限制运动和剧烈的体力活动，但如果患者不服用麻醉剂，1~2 天后可恢复驾驶。输精管结扎术后 7 天内患者应避免射精。乙酰氨基酚镇痛药通常足以用于术后疼痛治疗。根据 AUA 输精管结扎术指南，在强制性的输精管结扎术后精液分析(post vasectomy semen analysis，PVSA)测试在输精管结扎后的任意时间点确认无精子，或在一份混合良好、未离心的新鲜输精管结扎术后精液样本中发现罕见的不活动精子(<100 000/mL)之前，患者应使用另一种避孕方式，这非常重要。过去的建议是需两次 PVSA 阴性[15]。患者对精液分析阴性要求的依从性很低，在目前研究中，尽管向患者进行了口头和书面说明，但只有 50% 的患者提供了一项或多项阴性精液分析结果[16]。男性实现无精子 PVSA 的时间段是不确定的，通常需要至少 20 次射精[17]。2016 年英国最佳实践指南建议，第一次 PVSA 应至少在手术 12 周后进行，并在离体 4 小时内进行分析[18]。输精管结扎术后>12 周进行的 PVSA 有 93% 的可能性为阴性[15,19]。重要的是要告诉患者，即使在 PVSA 测试结果无精子的情况下，仍然存在再通的风险，因此未来导致妊娠的风险为 1/2 000[20]。

特殊并发症的处理

与输精管结扎术相关的常见并发症见表 53.1。

睾丸动脉损伤/误扎　输精管结扎术过程中可能会发生睾丸动脉损伤/误扎。在大多数情况下，来自提睾肌动脉和输精管动脉的侧支血脉可满足睾丸血供。然而，应该注意避免睾丸动脉损伤或误扎，因为这些侧支血管结构可能并

非所有男性都发育良好。此外，先前接受过疝修补术、采用 Fowler-Stephens 入路的睾丸固定术或精索静脉曲张切除术的男性可能在这些手术过程中有意或无意地结扎了睾丸动脉、附睾动脉和/或精索动脉。对于有这种手术史的男性，在输精管结扎术中应特别小心避免动脉损伤，以免导致睾丸缺血。关于输精管切除术中血管损伤背景下的睾丸动脉修复，目前尚无大量发表的资料。

输精管结扎失败　输精管结扎失败的定义是 PVSA 上出现可活动的精子，可分为早期和晚期。早期失败发生在 0.3%~13% 的输精管结扎术中，这是由于早期再通或技术不当，未能分割输精管[21]。如果在 8~16 周的第一次 PVSA 上发现活动精子，可每 4~6 周重复精液分析，因为超过 50% 的男性可能会发生早期再通的自发阻塞，导致"延迟的输精管结扎成功"[21]。如果在输精管结扎后 6 个月以上仍能观察到活动的精子持续存在，则表明输精管结扎失败，需要再次进行输精管结扎术。

"晚期失败"　这种并发症是由绝育手术后数月甚至数年输精管再通所致。在输精管结扎术后精液分析中，无精症或有罕见不活动精子的男性导致妊娠的风险为 1/2 000[22,23]。

精子肉芽肿　在输精管结扎男性中发生率不到 5%[20]，是由睾丸输精管末端的精子渗漏引发的炎症引起的，虽然它们可能发生在任何类型的输精管结扎后，但最常见的是由睾丸侧输精管末端开放的手术所致。精子肉芽肿可能是可触及和有症状的，但疼痛通常是暂时的。在极少数的患者中，相关的不适可能发展成慢性。对于有症状的精子肉芽肿患者，口服非甾体抗炎药保守治疗在减轻炎症和压痛方面通常有效。但是，如果持续疼痛或肉芽肿持续增大，可以考虑手术切除精子肉芽肿。

输精管结扎后疼痛综合征(post vasectomy pain syndrome，PVPS)　据报道，高达 15% 的患者伴有 PVPS，但这些男性中只有 1% 的人感觉会影响他们的生活质量[24]。在患有 PVPS 的男性中，只有大约 1% 的人选择接受额外的手术干预[25]。疼痛最常见的原因是伴或不伴有炎症(附睾炎)的慢性附睾充血，其他原因也包括神经卡压、神经瘤或精子肉芽肿形成。可用的外科干预措施包括输精管结扎再通术、附睾切除、精索去神经、精子肉芽肿切除术，如果其他方法都失败了，还可以进行睾丸切除术。在严格筛选的 PVPS 患者中，输精管结扎再通术已被证明可使 82% 的患者疼痛改善，三分之一的患者报告他们的疼痛完全缓解[26,27]。附睾切除对于患有 PVPS 男性患者减轻疼痛的成功率有 93%，接近 25% 接受此手术的男性报告所有疼痛都得到了解决[28]。精索去神经术越来越多地用于治疗慢性阴囊疼痛，包括 PVPS。在 PVPS 的情况下，有 76% 接受精索去神经治疗的患者疼痛得到缓解，其余 24% 的患者不适感有所改善[29]。

瘘管形成　是一种罕见的并发症，可以为输精管静脉瘘或输精管动脉瘘[30,31]。输精管静脉瘘可能表现为最初的术后血肿，几周或几个月后进展为血尿。其机制被认为是由夹子或缝合部位的慢性炎症导致瘘管的形成。膀胱镜检查可显示同侧射精管喷血。治疗包括阴囊探查、结扎和瘘管切

除术。输精管动脉瘘也很少见,但当缝线穿透动脉导致输精管-动脉连接时可能会发生。这些患者需要阴囊探查,如果可能的话,尽量保留动脉结构。

长期注意事项

多年来,关于输精管结扎术与发生侵袭性前列腺癌的风险之间可能存在的联系,已经出现了一些争议。然而,到目前为止的证据表明,输精管结扎与前列腺癌的未来风险之间没有相关性[15,32]。同样,在 20 世纪 80 年代的小病例对照研究之后,人们开始关注输精管结扎与睾丸癌之间的联系[33,34]。然而,随后一项涉及近 74 000 名输精管结扎男性的大规模人群分析发现,在这种情况下,睾丸癌或先前存在的睾丸癌加速进展的风险没有增加[35]。

在对输精管结扎的猴子进行研究后,人们开始担心输精管结扎术与冠心病风险增加之间的关联,因为在这些猴子身上发现了晚期动脉粥样硬化[36,37]。作者猜测输精管结扎术后抗精子抗体免疫复合物可能导致动脉粥样硬化。但绝大多数证据都没有发现输精管结扎术与未来患冠心病风险之间的联系,甚至有一项研究表明,接受输精管结扎术的男性患冠心病的风险实际上更低[15,38,39]。

原发性进行性失语症是额颞叶痴呆的一种罕见变异,研究者在一项小病例对照研究中发现其与先前的输精管结扎史和抗精子抗体有关[40]。抗精子抗体与痴呆症之间的联系尚未在更大规模的研究中得到进一步证实,也没有任何抗精子抗体与严重的免疫相关疾病有关[41,42]。

在对 14 000 名输精管结扎术和未做输精管结扎术的男性进行回顾性研究后,未发现输精管结扎术与总死亡率的增加相关[43]。

AUA 关于输精管结扎术的指南规定,鉴于缺乏证据支持上述疾病与输精管结扎术之间的联系,因此无需与患者讨论上述问题。

精索静脉曲张手术

精索静脉曲张是精索内蔓状静脉丛的异常扩张。精索静脉曲张是男性不育最常见的手术矫正形式,在美国每年大约有 37 000 例精索静脉曲张结扎术[44]。估计有 15% 的普通男性有临床症状明显的精索静脉曲张[45-47]。精索静脉曲张与精液质量降低(特别是精子密度和活动度)、性腺功能减退和睾丸萎缩有关[48,49]。左侧和双侧精索静脉曲张占大多数,单侧右侧精索静脉曲张应推荐腹膜后造影以排除右性腺静脉病理性阻塞的可能。精索静脉曲张大多是无症状的,但也可能表现为疼痛或阴囊肿块。

手术适应证

手术指征包括临床体格检查可触及的精索静脉曲张,包括:

1. 不育男性的精液检查异常,其配偶无妇科问题,或有可纠正的妇科疾病;
2. 目前没有尝试怀孕但精液检查异常并有手术意愿的男性;
3. 同侧睾丸体积差异;
4. 精索静脉曲张相关症状(当患者直立或坐立时引起的可重现的疼痛),通常在患者仰卧时缓解。

精液检查正常的无症状男性或亚临床(未触及)精索静脉曲张患者不应施行精索静脉曲张结扎术。

精索静脉曲张结扎术

治疗措施包括手术矫正和经皮介入栓塞术。手术选择包括通过开放的腹膜后或腹腔镜途径进行高位结扎,或通过腹股沟和腹股沟下途径进行低位结扎。

开放式腹膜后入路最初由 Palomo 在 1948 年描述,通过在髂前上棘内侧 3~4cm 的切口分离腹股沟内环上方的精索内血管[50]。通过 Campers 和 Scarpa 筋膜向下进行游离,之后打开腹外斜肌、腹内斜肌(小心避开髂腹股沟神经)和腹横肌。一旦进入腹膜后,便可识别、结扎和离断血管。腹膜后技术复发率很高(高达 15%),因为它不能结扎精索外血管。由于淋巴管与周围血管被整块结扎,鞘膜积液的形成率也高于其他方法。睾丸萎缩并不常见,因为侧支动脉可通过精索外动脉和输精管动脉供应。将精索内血管结扎离断后,逐层关闭腹壁。腹膜后入路的优点是速度快,通常只需要结扎一到三条静脉。

腹腔镜手术的结果与开腹腹膜后手术相似,因为它的目标是结扎内环上方的精索内血管。虽然保留动脉的腹腔镜技术已经被报道,但大多数腹腔镜手术不能保存动脉或淋巴管。结果,复发率和积液发生率与腹膜后开放入路相似。考虑到这种方法是经腹腔内的,腹腔镜手术也有损伤内脏和血管的危险。

显微外科开放入路在很大程度上取代了开放的非显微外科手术,因为显微手术可以优化静脉、动脉和淋巴管的识别和游离。显微手术有助于降低复发率和睾丸萎缩、鞘膜积液等并发症的风险。

显微外科腹股沟入路通过外环上方 3~4cm 的切口进行,向下解剖至并穿过腹外斜肌。识别精索并牵引至皮肤表面。然后,显微镜视野下操作,以协助观察、识别和保存动脉和淋巴管。此外,手术显微镜还有利于识别和结扎精索内外静脉。腹股沟入路不保留筋膜,与腹股沟下入路相比,这可能会增加一些患者的术后疼痛和恢复时间。

显微外科腹股沟下入路是一种避免通过外部腱膜剥离的筋膜分离手术。在外环上做一个 3cm 的切口,然后通过 Campers 筋膜和 Scarpa 筋膜向下进行解剖,直到精索被暴露(图 53.3A)。然后分离精索,并通过切口部位将其带出。一些外科医生会将整个睾丸送到切口外,以便识别、结扎和离断引带静脉[51]。打开精索内外筋膜,显露精索内静脉、睾丸

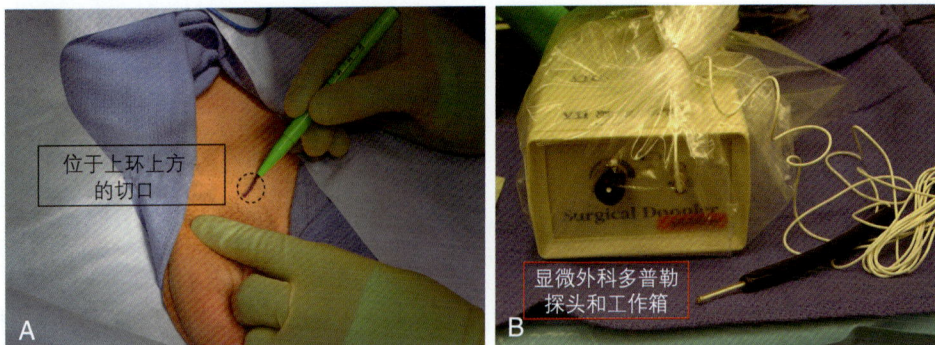

图 53.3　A. 术中照片显示左侧腹股沟下切口部位,标记在左侧外环上。腹股沟下入路用于显微外科腹股沟下精索静脉曲张结扎术,与腹腔镜、腹膜后和腹股沟入路相比,该技术复发率和总体并发症发生率较低。B. 微血管多普勒超声(20MHz)有助于显微外科精索静脉曲张结扎术中动脉血管结构的识别和保留

动脉、淋巴管和输精管。解剖学研究表明,由于需要结扎的静脉数量较多,以及需要保留的动脉分支数量较多,更远端的腹股沟下入路手术耗时稍长。尽管如此,腹股沟下入路已经成为大多数专科医生的首选,因为它减少了术后疼痛程度和恢复时间,并可最大程度降低复发率,避免鞘膜积液形成和睾丸萎缩[52,53]。显微外科多普勒装置可用于术中帮助识别和保留睾丸动脉。该设备对于最大限度地降低睾丸动脉损伤、误扎睾丸动脉和睾丸功能潜在损失的风险是极其重要的(图 53.3B)。

特殊并发症的处理

与精索静脉曲张手术相关的常见并发症见表 53.1。

虽然精索静脉曲张切除术不是真正的阴囊内手术,但许多与阴囊内手术相同的并发症在精索静脉曲张结扎术过程中和之后也会出现(表 53.1)。然而,精索静脉曲张切除术的一些并发症是独一无二的,这些并发症随手术方式的不同而不同。

保留筋膜的腹股沟下入路术后相关疼痛程度最低,恢复工作时间最快,中位时间为 8 天[54]。腹腔镜手术具有类似的快速恢复期和相对较轻的术后疼痛。开放、肌肉分离的腹股沟路径和腹膜后路径手术术后相对疼痛更明显,恢复工作时间更长。

髂腹股沟神经损伤　可导致阴囊和大腿内侧感觉异常或疼痛。这些症状通常在保守治疗的情况下在几周到几个月的时间内消失。腹股沟入路后髂腹股沟神经卡压可能会引起剧烈疼痛。对于神经阻滞后可缓解的持续顽固性疼痛的患者,神经切除术或显微外科精索去神经术都被证明可以改善疼痛症状[55,56]。精索静脉曲张持续或复发可能发生在未能结扎内、外精索静脉系统中的静脉侧支时。腹股沟下显微手术入路复发率最低(0%~2.6%),开放非显微腹股沟入路复发率较高(5%~17%)[51,54,57]。开放腹膜后入路和腹腔镜手术的复发率相对较高,为 5%~15%。这种高比率是由于只在内环水平上结扎了精索内静脉,而未经处理的精索外静脉

可能会导致曲张静脉持续或复发。

结扎的精索静脉曲张在手术后的几个月内仍然可以触摸到,这是很常见的。在怀疑精索静脉曲张复发/持续的情况下,行阴囊超声显示 Valsalva 操作时静脉扩张并血流逆转,可证实这一诊断。如果有复发/持续性的证据,那么治疗方案包括通过显微外科腹股沟下/腹股沟入路或放射栓塞术进行再次手术。如果采用显微外科方法进行再次手术,可以考虑结扎睾丸引带血管,以降低复发/持续的可能性。

鞘膜积液　精索静脉曲张结扎术后鞘膜积液的形成是由于有意或无意地结扎淋巴管造成的[58]。显微外科手术方式发生鞘膜积液的风险最低(0%~0.69%),这是因为增强了淋巴管的可辨度,有利于淋巴管的保留。与较低的腹股沟下入路相比,开放的非显微外科腹股沟入路(3%~30%)、腹膜后入路(15%~25%)和腹腔镜入路(5%~15%)的鞘膜积液风险明显较高[51,54,57]。无症状的少量鞘膜积液可以保守处理,而大的有症状的鞘膜积液可能需要干预,这取决于患者的受困扰程度。术后鞘膜积液患者中,10%~15% 的患者需要进行鞘膜积液手术[59]。

睾丸间质水肿　有趣的是,淋巴管结扎在极少数情况下会导致睾丸急剧增大,这是由于活检证实的睾丸间质水肿所致[60]。这种由水肿引起的假性肥大与精子发生受损有关。在精索静脉曲张结扎术后的 6 周~6 个月内的睾丸快速增大,应该怀疑假性肥大,尤其是青春期男性,因为生理上的"追赶生长"在精索静脉曲张引起的睾丸大小不一致的青少年中会存在相当长的时间。

睾丸萎缩　是由于睾丸动脉血供(睾丸动脉、精索外动脉和输精管动脉)的损伤引起的,并且很少见,在所有的术式中发生的比例不到 1%[52,61]。动脉结扎率最低的是显微外科手术入路,因为更好地显示、识别和保留了动脉。在腹膜后开放和腹腔镜手术中,精索内动脉通常与静脉一起结扎。然而,睾丸灌注是通过侧支血管动脉和精索外动脉供血来维持的[62]。Chan 等报道了精索静脉曲张手术中意外结扎后的睾丸动脉显微外科修复。这些作者修复了两名患者的受损血管,尽管每个因素的有害影响可能已经减轻,因为每个患者

都有一条完整的输精管动脉和一条额外的完整睾丸动脉。为了减轻有孤立睾丸或既往腹股沟手术史的男性血管损伤的风险,显微外科技术是可取的。

阴茎背浅静脉血栓形成　是一种罕见的并发症,据报道发生在 2.1% 的精索静脉曲张切除术中[63]。这种情况可以表现为精索静脉曲张结扎术后 2~3 周,恢复性生活后,阴茎背侧有疼痛和增厚的绳状硬结。这种情况通常是由于阴茎背浅静脉损伤,该静脉穿过腹股沟引流到左侧股静脉或大隐静脉。损伤可能引发血栓形成并逆行延伸,导致阴茎背部疼痛和硬化。治疗采取保守的措施,使用非甾体抗炎药和禁欲,直到 3~6 周后症状缓解。

取精手术

在过去的 25 年里,生殖医学领域取得了长足的进步,这些进步通过体外受精/卵胞质内单精子注射等辅助生殖技术提高了受孕率。对于许多无精症患者,为了提取精子用于辅助生殖,需要手术取精。这种方法扩大了显微外科技术的应用,显微外科技术已经在很大程度上取代了许多传统方法的精子提取手术。

取精手术技术

梗阻性和非梗阻性无精症都要进行取精手术。梗阻性无精症发生在先天性双侧输精管缺如、特发性和获得性附睾梗阻、射精管梗阻、输精管结扎和输精管结扎再通失败的情况下。在梗阻性无精症的情况下,精子发育是完整的,这使得可以通过显微附睾精子抽吸术(microsurgical epididymal sperm aspiration,MESA)或经皮附睾精子抽吸术(percutaneous epididymal sperm aspiration,PESA)取精。如果精子无法通过附睾抽吸取得获得,可以尝试睾丸取精(testicular sperm extraction,TESE)或睾丸显微取精术(microdissection testicular sperm extraction,Micro-TESE)。

对于梗阻性无精症患者,射精中没有精子并不一定等同于睾丸中完全没有精子。在超过 50% 的非梗阻性无精症患者中,使用 Micro-TESE 技术可以发现活精子[64]。Micro-TESE 已经成为非梗阻性无精症睾丸精子提取的金标准,因为它具有较高的精子获取率(sperm retrieval rates,SRR)和较低的并发症风险[65-67]。在某些非梗阻性无精症的情况下,如 Y 染色体的整个 AZFa 和 AZFb 区域的基因突变,由于完全没有精子发生,患者无法从取精术中获益[68]。非梗阻性无精症的主要手术方式是 Micro-TESE、TESE、经皮睾丸活检(percutaneous testicular biopsy,PTB)和细针抽吸(fine needle aspiration,FNA)。

Micro-TESE 使用放大 15~25 倍的手术显微镜检查生精小管以寻找生精的证据,通常取睾丸中部的水平切口。睾丸被娩出到切口外,切开睾丸鞘膜,暴露出睾丸。在做单侧睾丸中部水平切口之前,推入显微镜以提供放大视野。显微手术放大有助于保护膜下血管,最大限度地减少出血的风险,识别更大、更不透明的生精小管,这些小管通常与精子发生有关(**图 53.4A**)。用弯曲的虹膜剪刀切开生精小管,并准备湿载玻片,在高倍(×400)镜下使用相差显微镜评估精子的存在。应用双极电灼止血。为了将术后血肿形成的风险降至最低,在闭合过程中要仔细注意止血(**图 53.4B**)。

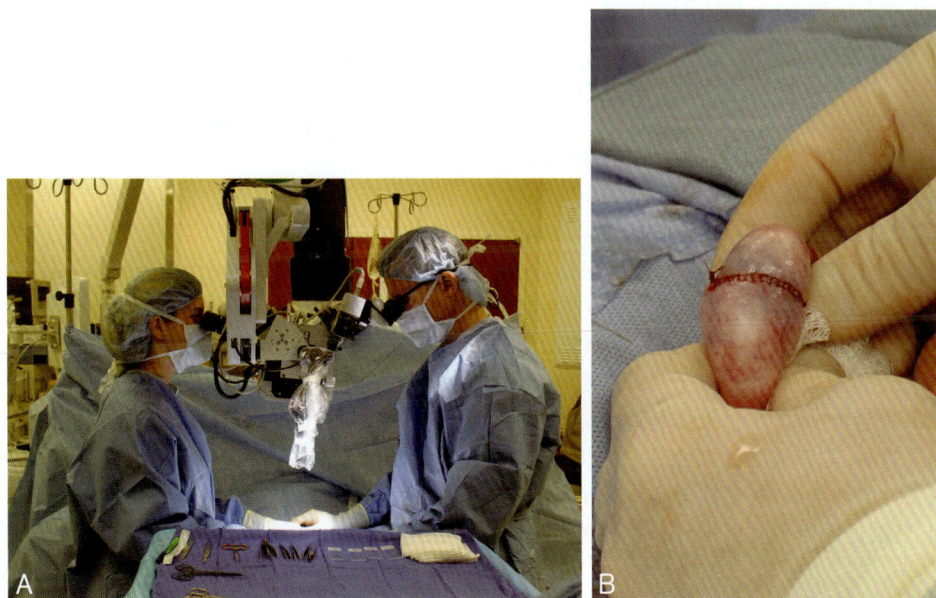

图 53.4　A. 手术显微镜可提供高达 25 倍的放大倍数,并在 Micro-TESE 过程中引导生精小管解剖和取样。手术显微镜还可以在手术过程中识别和保存睾丸血管结构,从而将术后出血风险降至最低。B. 睾丸和阴囊闭合时要仔细注意止血,以最大限度地减少术后血肿形成的风险

经皮活检和细针穿刺较少使用,因为它们采取"盲穿法",有较高的并发症发生率和较低的SRR。PTB和FNA的持续时间都相对较短,可以在局部麻醉下进行。完成精索阻滞后,在阴囊皮肤小切口处注射少量麻醉剂。在FNA方法中,做一个小切口,将一根23英寸的针头连接到一个20mL的注射器上,注射器进入睾丸,并产生负压。通过来回运动,吸出液体和生精小管。经皮活检使用14号或16号自动活检枪,通过阴囊切口和白膜推进。然后扣动活检枪,收集睾丸活检芯。然后取出芯子,放入溶液中,用显微镜观察。对于PTB和FNA两种方法,只需单层缝合,并应用阴囊压力敷料和冰块包扎24小时。

梗阻性无精症患者可采用显微附睾精子抽吸术(MESA)和经皮附睾精子抽吸术(PESA)从附睾获取精子。与MESA相比,PESA虽然相对快速和经济有效,但SRR较低,血管损伤的风险更大。PESA包括使用23号或25号蝴蝶针从扩张的附睾头经皮抽吸附睾液体。然而,MESA可开放暴露附睾,以便于在显微外科手术下抽吸附睾液体。

总体而言,FNA、TESE/多次开放活检和Micro-TESE的非梗阻性无精症SRR分别为11%~47%、17%~45%和42%~62%[67,69-73]。在阻塞性无精症中,PESA和MESA的成功率分别为92%和100%[74]。

特殊并发症的处理

与精子提取术相关的常见并发症见**表53.1**。

血肿   Micro-TESE发生临床血肿的风险较低。在接受Micro-TESE治疗后,睾丸超声检测到亚临床血肿的风险为12%,在接受TESE治疗1个月时,检测到亚临床血肿的风险为51%[67]。接受Micro-TESE治疗后,通常不会出现慢性变化,但在接受TESE治疗的患者中,高达23%的患者会出现慢性改变。这些超声发现的亚临床改变的意义还有待确定。虽然血肿不常见,但阴囊瘀斑是常见的,可以通过阴囊包扎和手术后冰敷来限制。

睾丸体积缩小   只有2.5%的接受Micro-TESE的患者出现睾丸体积缩小,但在接受TESE的患者中,睾丸体积减少的比例高达10%[67]。部分原因是Micro-TESE过程中提取的组织体积比TESE过程中提取的组织体积要少[67]。该过程对睾丸大小的影响可能是Micro-TESE和TESE后3~6个月血清睾酮下降20%的部分原因。在Micro-TESE患者中,睾酮水平通常在18个月时恢复到基线的95%,但在TESE患者中,睾酮水平仅恢复到术前基线的85%[75]。有一例报道称,患者接受了TESE,并因双侧睾丸缺血和萎缩而继发性腺功能减退,最终需要外源性睾酮替代治疗[67]。TESE已被证明与睾丸体积或血清睾酮的减少无关。

睾丸纤维化和瘢痕形成   术后炎症会导致睾丸纤维化和瘢痕形成,可以通过阴囊超声检测到。一些研究表明,TESE后高达23%~30%的患者出现纤维化,相比之下,Micro-TESE后患者的纤维化程度为0%~3.3%[65,67]。

输精管结扎再通术(输精管吻合术和输精管附睾吻合术)

在每年接受输精管结扎术的50万名男性中,约有6%的人最终将选择进行输精管再通术,需要进行输精管吻合术(vasovasostomy,VV)或输精管附睾吻合术(vasoepididymostomy,VE)[76]。输精管结扎术仍然是VV或VE最常见的适应证,但其他也包括先天性双侧附睾发育不全、附睾炎以及创伤或医源性损伤所致的附睾梗阻[77]。输精管结扎后疼痛综合征、输精管外伤性损伤或腹股沟疝修补术导致医源性损伤后,也可能需要进行VV手术。

VE和VV从最初的大外科手术(分别起源于1902年和1911年)发展到现在的显微外科手术,再通率从相对较低改善至现在分别约68%和95%。这些进展是技术和手术创新的结果,对输精管液质量和术中决策的影响的理解,以及女性伴侣因素的影响[77-80]。显微手术入路的技术优化需要定期接触显微手术,以保持技术熟练。这导致了一个亚专科手术的成形,需要接受过专业培训的泌尿外科医生,特别是进行VE时[81]。

接受输精管结扎再通术的患者应该被告知,输精管结扎术后可能会发生继发性附睾梗阻。对于这类患者,显微外科重建需要VE,但VE的通畅率低于VV。输精管结扎术后的附睾梗阻是由于管腔内的反压导致附睾小管"爆裂"(破裂),继而形成瘢痕和狭窄[82]。输精管结扎术后的附睾梗阻可能发生在输精管结扎后的任何时间段,但最常见的是输精管结扎后15年以上。在输精管结扎后>15年的患者中,有62%的患者由于并发附睾梗阻而需要进行单侧或双侧VE[83]。尽管VE的通畅率低于VV,但VE报告的通畅率仍为65%~80%[84]。应告知患者,在确认通畅后,平均需要12个月才能受孕[84]。

输精管结扎再通术

虽然VV和VE可以在区域或局部麻醉下进行,但理想的做法还是在全身麻醉下进行。患者取仰卧位,术前需剃除阴毛备皮。VV或VE可以选择正中缝切口,或者更常见的是通过阴囊高位垂直切口。显露输精管,直到输精管结扎术的部位。在离输精管结扎部位1cm处可发现健康的输精管。为了进行无张力吻合术,需增加输精管游离程度,这需要解剖周围组织并保留血管血供,以避免术后的吻合口狭窄。

肉眼上评估从睾丸输精管流出液体的颜色和稠度,在显微镜下评估是否有完整的精子或精子成分。如果没有看到输精管液体,则应进行VE。如果发现的液体是透明的或有精子或精子部分的乳白色液,则可以进行VV[84,85]。如果没有精子的黏稠牙膏状液体流出,则应该进行VE,因为这与附睾阻塞相一致。然后用5mL生理盐水通过24号留置针温和冲洗腹部输精管,以评估其通畅性。一旦确认通畅,输精管两端即可吻合。

尽管改良式单层吻合术有相似的再通率,但最常见的是双层吻合术[86]。双层吻合术使用 10-0 尼龙缝线重新吻合黏膜,9-0 尼龙缝线重新吻合肌层。改良的单层吻合采用 9-0 尼龙缝合线。无论使用哪种技术,吻合均应防漏且无张力。

如果进行 VE,则打开睾丸鞘膜并娩出睾丸。将腹部输精管充分游离,以确保到附睾有足够的长度。鉴于附睾在精子成熟中的重要性,应尽可能远端吻合[87]。VE 通常通过传统的端侧吻合或套叠式端侧吻合进行。

手术后,患者通常可当天出院,带阴囊绷带且冰敷 24~48 小时。术后 5~7 天后可恢复轻负荷工作,但患者应在至少 2 周内避免大体力活动和性生活,以最大限度地减少炎症、吻合口漏和狭窄的风险。精液分析通常在 6~8 周后进行,然后每 2~3 个月检测一次,直到检测到活动的精子或怀孕。

在 VV 后 12 个月和 VE 后 24 个月的精液分析测试中,术后再通率可能不明显。VV 的总再通率和受孕率分别为 86%~99% 和 46%~92.5%[80,84,88]。VE 的再通率和受孕率相对较低,分别为 65%~80% 和 30%~40%[80,89]。

特殊并发症的处理

与输精管结扎再通术相关的常见并发症见**表 53.1**。

感染、血肿和睾丸萎缩　术后感染、血肿和睾丸萎缩较为少见,术前应常规给予预防性抗生素以降低感染风险。术后阴囊水肿和疼痛可能会发生,但通常会自行消退[90]。

原发性吻合失败　如果 12 个月后精液分析没有精子,则怀疑输精管吻合术原发性吻合失败。早期失败可能是由于吻合口漏引起炎症和管腔狭窄。渗漏可能是由于输精管末端的贴合不够充分、输精管管腔穿孔或吻合口错位造成的[91]。在极少数情况下,感染可能会导致渗漏。先前输精管结扎后无法识别的附睾梗阻也可能是 VV 失败的原因。在早期失败的情况下,患者可以进行“补救性”VV 或体外受精/卵胞质内单精子注射(IVF/ICSI)。二次再通术的再通率为 78%,受孕率 44%[92,93]。二次再通术的费用也低至 IVF /ICSI 的费用的 1/2.4[94]。

延迟吻合失败　发生在多达 12% 的患者中,定义为术后精液分析中看到的精子,在随后随着时间的推移而减少。通常发生在术后 9 个月[80,95,96]。这种继发性无精子/少精症是由输精管瘢痕形成引起的,可以用非甾体抗炎药或类固醇治疗以减轻炎症过程。在无精子症最终发生的情况下,也应该为患者提供精子冷冻保存。如果继发性无精子症确实发生,可以再行“二次”VV 或 VE。

缺血性附睾纤维化和/或睾丸萎缩　输精管附睾吻合术的成功率较低,这不仅是因为与手术相关的技术困难,也因为附睾在促进精子成熟和精子活力方面所起的作用。VE 吻合口越靠近附睾头部,在 SA 上发现活动精子的可能性就越小[87]。VE 还存在缺血性附睾纤维化和/或睾丸萎缩的风险,但这些都是罕见的并发症,通常发生在多次重建的情况下。对于 VE 失败的患者(15~24 个月后仍没有精子),二次 VE 或 IVF/ICSI 都可选择。最近,有学者已经创建了术前和术后的列线图,以帮助评估患者术前需要 VV 或 VE 的可能性以及手术后成功的概率[97]。

鞘膜积液手术

鞘膜积液是睾丸和睾丸鞘膜之间的一种异常积液。鞘膜积液被认为是当液体吸收不正常时发生的,液体吸收通常发生在睾丸鞘膜脏层和壁层之间的间隙。鞘膜积液发生率在男性人口为 1%,主要发生在 40 岁以上的男性[98]。根据鞘膜积液是否与腹腔连续,将其分为“交通性”和“非交通性”两类。鞘膜积液可进一步分为原发性(特发性)或继发性(感染、恶性肿瘤、创伤、淋巴阻塞、医源性)类型,可分为分隔型和非分隔型。

在病史和体格检查(包括阴囊透照实验)之后,通常会进行阴囊超声检查,以评估是否有任何潜在的睾丸病变。在中度或较大鞘膜积液的情况下,由于阴囊内液体量的限制,最佳检查是阴囊睾丸超声,对于排除睾丸肿瘤是必不可少的。对于继发于睾丸肿瘤的反应性鞘膜积液,当然要使用腹股沟入路,而不是良性病变中更常用的经阴囊睾丸鞘膜切开术。由感染或创伤引起的继发性鞘膜积液通常可以保守处理,因为许多积液会随着时间的推移自发消退,不需要手术干预。

鞘膜积液治疗可选技术

抽吸和硬化剂治疗

与鞘膜切除术相比,鞘膜积液的抽吸和硬化剂治疗有更高的持续性/复发率,抽吸和硬化剂治疗是仅为一般状况较差的患者保留的替代疗法,因为该技术可以在局部麻醉下进行。硬化剂疗法与抽吸联合使用,以诱导炎症反应,产生纤维化,最终阻碍液体积蓄。如果单独使用抽吸,复发率在 82%~100%[99,100]。历史上,抽吸和硬化剂疗法的成功率在 60%~75%,而鞘膜切除术的成功率在 84%~98%[101-103]。然而,最近的一项研究发现,对于小于 750mL 的鞘膜积液,使用多西环素硬化剂疗法的成功率为 84%[100]。目前,多西环素是最常用的硬化剂。

对于抽吸和硬化剂治疗,需进行精索阻滞,通过阴囊皮肤的前上外侧插入一根导管(16~19F)并进入鞘膜腔。用注射器抽出积液,并将硬化剂注入鞘膜腔。

鞘膜切除术

鞘膜切除术仍然是主要的外科干预手段,主要有三种技术:鞘膜切除翻转术、Lord 手术(鞘膜折叠术)和开窗术。鞘膜切除翻转术对于较大的鞘膜积液是有效的,而 Lord 和开窗术是较小的鞘膜积液的选择。每一种术式均在鞘膜积液上方作(横向或纵向)阴囊切口,然后向下解剖至肉膜、精索外筋膜、提睾肌和精索内筋膜,以便将鞘膜积液和睾丸娩出至手术区。然后纵向打开鞘膜积液囊,排出液体。为了避免损伤,正确识别输精管、附睾和精索血管是很重要的。

特殊并发症的处理

与鞘膜切除术相关的常见并发症见**表 53.1**。

附睾或输精管损伤　在鞘膜切除术过程中必须小心,以避免损伤鞘膜囊内的结构(**图 53.5**)。这种病例通常被认为是相对"明确"的,但睾丸鞘膜、附睾、输精管和血管结构之间的正常解剖关系往往明显改变。此外,许多患者会有炎症改变和正常解剖平面的消失,并伴有睾丸鞘膜与关键阴囊结构的粘连。这可以从 5.6% 的鞘膜切除术中可能发生附睾或输精管损伤这一事实得到验证[104]。这些损伤可能发生在切除多余的鞘膜或覆盖外翻的鞘膜,或电灼伤,它们可能导致附睾或输精管阻塞和梗阻性无精症[105]。对有生育需求的梗阻性无精症患者,可以进行显微外科重建,其中 5 例/6 例(83%)患者在一次治疗后有精子射精;然而,最好术中多加谨慎,以避免这种手术并发症[106]。如睾丸鞘膜切除术可导致附睾梗阻一样,经硬化剂治疗的抽吸也可导致继发性附睾炎和附睾梗阻[101]。

慢性疼痛综合征　鞘膜切除术后的疼痛通常是暂时的,但 0.6%~1% 的鞘膜切除术患者会出现慢性疼痛综合征[107,108]。采用硬化剂疗法进行抽吸导致的疼痛通常会在 2~3 天内消失[100]。

鞘膜积液复发　虽然鞘膜切除术后肿胀很常见,高达 9.3% 的患者会出现肿胀,但这种肿胀是自限性的,通常在几周到几个月内就会消失。据报道,在成功的积液切除术后,鞘膜积液复发率高达 6%[107,109]。仅抽吸的复发率要高得多,在一些研究中接近 100%[99,100]。抽吸并滴注硬化剂比单独抽吸鞘膜积液复发率(40%~60%)低得多,但可能需要多次治疗[101,102]。

精液囊肿切除术

精液囊肿是从附睾头伸出的良性的、睾丸外的、含精子的囊性肿物[110]。它来源于从睾丸网到附睾头端的输出小管的扩张,可能与导管阻塞有关。附睾囊肿可在约 30% 的男性身上出现,通常较小且无症状。如果囊肿较大或伴有疼痛,尽管可予以保守治疗,如非甾体抗炎药(NSAID),也可以选择手术。精液囊肿与附睾囊肿不同,附睾囊肿与传出小管没有直接联系,因此不需要鉴定并结扎。对于药物治疗失败的患者,治疗金标准是精液囊肿切除术。既往尝试过诸如精液囊肿抽吸加或不加硬化剂疗法的治疗,但由于有复发、附睾损伤继发梗阻和硬化剂疗法引起的化学性附睾炎的风险,效果并不理想[111]。

精液囊肿切除术手术技术

精液囊肿切除术通常在全身麻醉下进行,但也可以在区域或局部麻醉下进行。阴囊需剃毛备皮。通过阴囊正中缝或横向半阴囊切口,打开睾丸鞘膜,并娩出睾丸,附睾和精液囊肿。最近的研究表明,显微外科精液囊肿切除术在减少术后并发症,尤其是附睾损伤的风险方面具有优势[112]。继续分离到精液囊肿颈部结扎并切除(**图 53.6**)。为了降低损伤周围血管、附睾和睾丸的风险,最理想的方法是采用双极电灼术。精液囊肿切除并充分止血后,分别使用 3-0、3-0 和 4-0 可吸收缝合线关闭睾丸鞘膜、肉膜和皮肤。

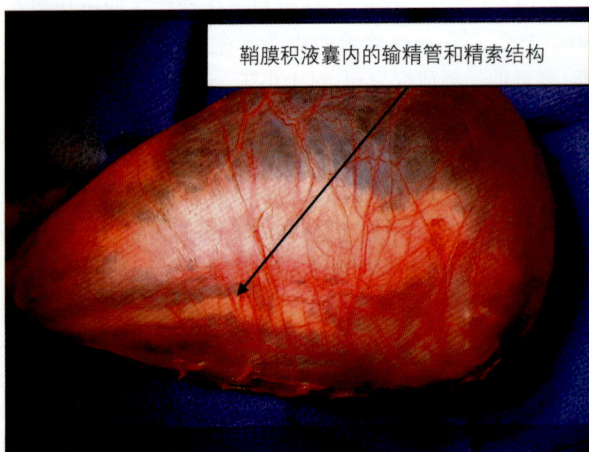

图 53.5　术中照片显示了输精管和其他精索结构与鞘膜积液的密切解剖关系。在分离和切除构成鞘膜囊的多余睾丸鞘膜时,必须注意避免意外损伤这些重要结构

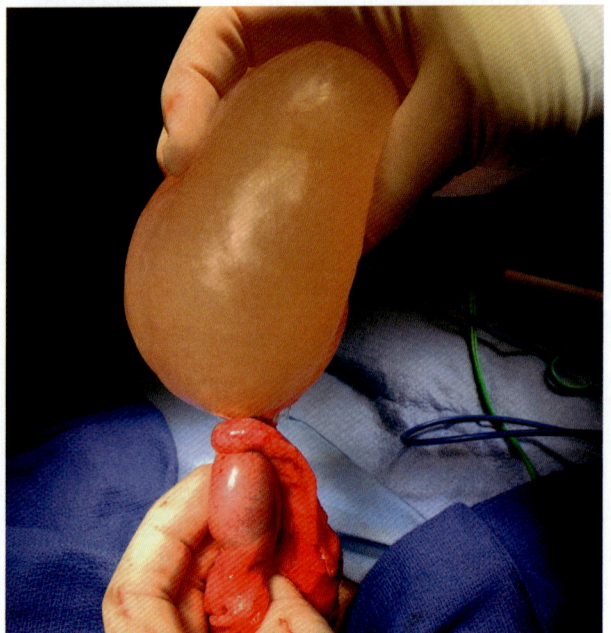

图 53.6　附睾头处可见精液囊肿。随后进行进一步解剖,以分离膨出精液囊肿的输出小管。为避免附睾损伤,必须要有精细的手术技巧

特殊并发症的处理

与睾丸切除术相关的常见并发症见**表 53.1**。

不使用显微镜的手术并发症率高达 10%~30%，使用显微镜则并发症率降至 5%[108,112-114]。主要并发症包括疼痛、输精管或附睾梗阻、囊肿复发、血肿、积液、感染和睾丸萎缩。

附睾损伤　是首要关注的问题，尤其是育龄男性，因为它会引发附睾梗阻而导致不孕[115]。根据对切除精液囊肿的病理分析，证实附睾组织的存在，使用非显微外科方法的附睾损伤发生率高达 17%~50%[104,115]。在一项 36 例显微外科精液囊肿切除术的研究中，这一比例降至 0%。这项研究也证明在术后精液分析中没有精液质量降低的情况[112]。

复发　在接受非显微外科手术的患者中，复发率高达 5%~10%，但在接受显微外科手术的患者中，复发率在 17 个月时为 0%[112]。

疼痛　94%~100% 因有症状的精液囊肿而接受手术的患者，术后相关的疼痛可得到改善[112,116]。

根治性、部分性和单纯性睾丸切除术

根治性睾丸切除术适用于睾丸和睾丸旁恶性肿瘤，而睾丸部分切除术有时适用于孤立睾丸的边缘性睾丸病变（<2cm）或双侧睾丸肿瘤的患者。单纯性睾丸切除术适用于外科去势（双侧睾丸切除术）、因扭转或萎缩而无法存活的睾丸、复发性睾丸感染/脓肿以及顽固性睾丸疼痛/阴囊疼痛。

根治性睾丸切除术和睾丸部分切除术手术操作

腹股沟入路睾丸切除术是通过 3~5cm 的腹股沟切口进行的。必须注意识别和避免损伤髂腹股沟神经，髂腹股沟神经通常附着在腹外斜肌腱膜的下侧。一旦准确辨认出神经，就可以将它分离并横向拉回。然后将精索从腹股沟管内分离出来，用 1/4 英寸的 Penrose 引流管环绕牵引，并用止血器固定在近端。近端分离精索至腹股沟内环，以进一步游离精索，睾丸通过阴囊压力从下方推挤，并从上方轻柔牵引精索。一旦睾丸进入腹股沟切口，就可以松开引带，然后在内环下放置一个固定精索的夹子。将精索分为两束分别结扎和离断，每束上下分别以 0 号丝线结扎，再行近端 2-0 丝线缝扎。取下内环处的夹子，将精索确切止血。然后小心关闭切口，以避免损伤髂腹股沟神经。

如果行睾丸部分切除术，可以在精索上放置橡皮带而不是钳子，以降低损伤血管系统的风险。有些人主张完全不夹闭，以降低缺血的风险[117]。睾丸部分切除术可以在冷缺血的情况下使用冰屑来减少睾丸缺血性损伤的风险。可使用

术中超声用来确定肿瘤的边缘，然后用双极电灼和钝性剥离切除肿瘤。5mm 正常组织的边缘通常可提供足够的手术切缘。切除肿块送冰冻病理切片，如果结果为良性，可以开始关闭切口。如果是恶性的，需要对切除肿瘤床进行活组织检查，以确认肿瘤完全切除。冰冻切片发现高达 82% 的患者存在睾丸上皮内瘤变，对周围实质进行活检以明确是否存在睾丸上皮内瘤变[117]。止血并去除橡皮带后关闭睾丸，通常使用 5-0 可吸收缝合线完成。

单纯睾丸切除术一般通过经阴囊入路，采用中缝正中切口或横半阴囊切口。精索的识别和分割方式类似于经腹股沟睾丸切除术。对于担心阴囊外观美观的患者，可以在根治性或单纯性睾丸切除术时放置睾丸假体。

特殊并发症的处理

与睾丸切除术相关的常见并发症见**表 53.1**。

感染　根治性睾丸切除术后感染的总风险为 1%，很少有患者需要手术治疗[118]。对于继发于复发性睾丸炎/睾丸脓肿等不能存活的睾丸，在单纯睾丸切除术的特殊情况下，感染的风险更高。在这种情况下，Penrose 引流管应保留 24~48 小时，以减少术后感染的风险。在根治性睾丸切除术时同时植入假体与脓肿形成风险增加无关（0%~1.3%）[119,120]。

60% 的患者在手术后数小时内感受到明显的术后**疼痛**，几周后降至 8%，术后一年降至 1.8%[118]。**髂腹股沟神经损伤**很少见，可导致术后即刻疼痛和/或感觉亢进或感觉减退。**在髂腹股沟神经卡压**的情况下，患者通常表现为更为延迟的疼痛。虽然切口部位的疼痛通常是短暂的，但**睾丸幻觉综合征**已经被证明发生在 25% 的睾丸切除术后患者，在术前经历睾丸疼痛的患者中，发病率更高。平均而言，睾丸幻觉综合征症状开始于手术后 2 个月以上，40% 的患者有特定的触发因素，如排尿、运动或性生活/射精。虽然 43% 的患者每月都会经历这种疼痛，但报告睾丸幻觉综合征的患者中仅有 28% 体验到永久性疼痛。可使用的治疗方法包括止痛药、顺势疗法、热疗和针灸。

睾丸生殖细胞肿瘤根治术前精液质量降低的患者高达 50%[121,122]。据报道，术前无精症的患者占 11%[123]。大多数未经辅助治疗的患者在根治术后 2 年精液质量改善，但也有些人的精液质量会恶化。20% 的患者将维持弱精症和 5% 的维持无精症[121,123,124]。这凸显了考虑睾丸切除术前精子冷冻保存的重要性。

睾丸部分切除术后，50% 的正常男性可保留生育能力[125]。疝可能在 <1% 的患者中发生[118]。**睾丸萎缩**发生在 3%~5% 的睾丸部分切除术患者中[126]。

结论

涉及睾丸、输精管、附睾和阴囊的外科手术是泌尿科最常见的手术。尽管人们普遍认为这些往往是简单的手术，但

它们占据了泌尿外科并发症相对较高的比例。有助于降低术中和术后并发症风险的共同因素包括正确的术前评估和计划,也包括在手术前的适当时间停用抗血小板和其他抗凝药物。有助于降低并发症风险的术中注意事项包括清楚了解相关解剖,特别是精索的血管解剖。仔细的解剖和切除技术至关重要,可以避免意外损伤重要的结构,如输精管、附睾和动脉血管结构。使用双极电凝可以降低相对脆弱的精索和阴囊结构的热灼伤风险,使用显微外科技术可以帮助显露和提高手术精度,从而在适当的情况下减少手术并发症的风险。最后,术后并发症可以通过使用冰袋和压迫阴囊敷料以及避免术后几天的过度活动来尽量减少。

(张鹏 译)

参考文献及自测题

第九部分

小儿泌尿外科手术并发症

第54章 小儿患者的注意事项

MADELINE J. CANCIAN and ANTHONY A. CALDAMONE

要　点

1. 术前的家庭问诊对治疗结果的成败至关重要。
2. 除了高危患者以外,其余患者不需要医学检查。
3. 儿童生理学在腔镜设置、围手术期抗生素使用和体温控制方面都与成人不同。
4. 气道阻塞、恶心和呕吐是最重要的术后即刻需要注意的事件。

引言

随着儿童被看作较小的成人个体,小儿外科领域也开始了飞速的进展。对小儿生理学的更深的认知,使得在特殊的麻醉设备支持下,麻醉管理更加安全。外科医生也同样需要认识到小儿患者独有的挑战。大多数患者都是健康的,需要极少的医学检查。术前的管理压力远不止询问患者病史,而是如何充分利用多学科康复小组,包括患儿的整个家庭。术中的注意事项,从房间温度到吹入气体压力都与成人不同。对于不能表达感觉的患儿,术后的疼痛管理也变得更加复杂。

在本章节,我们旨在围绕小儿泌尿外科围手术期管理的重要注意事项展开阐述。我们会重点讨论包皮环切术、腹股沟部位手术和肾盂成型手术的术后并发症。

术前注意事项

心理准备

对于小儿患者,术前最艰难的任务是疏导患者、家属及所有关心患儿的人的心理压力。术者往往会低估了手术诱发的焦虑,但焦虑可能产生长期影响,包括梦魇、分离焦虑、进食问题以及对医生和医疗机构的恐惧加剧[1]。减轻压力的关键通常是减轻照顾者的恐惧,因为众所周知父母的焦虑感会转移到孩子身上[2]。外科手术的教育始于父母。安抚父母的恐惧始于对手术过程的性质、风险和益处的全面了解。减轻父母焦虑的同时可减轻患者的焦虑感。根据患者的年龄,医生应为患者提供远离父母的私下谈话的机会,以解决患者可能存在但在父母面前不好意思讨论的问题。此外，必须向年龄适当的孩子询问是否有任何问题或疑虑。向患者提供适合年龄的阅读材料也被证明有助于减轻焦虑[3]。

术前医院就诊为患者和父母提供了宝贵的教育机会，安排家属在术前与麻醉小组会面，从而可以介绍现代手术的多学科方法。它还有助于解决父母对麻醉以及患者因疼痛控制和麻醉引起的焦虑的担忧。此外，许多儿童医院还提供由儿童生活专家执行的行为准备程序，这些程序被证明有助于降低手术前 5~7 天的围手术期压力水平[4]。术前使患者家庭熟悉设施、人员和手术过程有助于减轻与手术相关的一些压力。

在外科手术当天，包括视频游戏、音乐和镇静药物治疗在内的各种有助于分散患者注意力的方法已被证明可有效降低手术过程中的压力水平[5,6]。但是，外科手术最紧张的方面是麻醉诱导。为了缓解焦虑，许多医院都允许父母陪同患者进入手术室，在诱导期间陪伴在患儿身边。尽管该干预措施对患者的抗焦虑作用尚存争议，但研究发现陪伴孩子的父母与分离过程相关的压力较小，并且对手术过程中提供的整体护理的满意度较高[7,8]。

许多我们无法控制的因素都会影响围手术期的压力，包括先前的住院治疗、患者个性和疾病严重程度[9]。但是，无论是在术前讨论时，在手术进开始前的时间，还是在手术本过程中，都有许多计划可以减轻家庭的焦虑。通过优化这些干预措施，我们不仅可以使手术顺利进行，而且可以提高对手术过程的总体满意度，并减少术后行为并发症。

术前检查

医学评估

大多数接受择期小儿泌尿外科手术的患者都是健康的，并且手术相对较小。因此，通常不建议进行广泛的术前评估。所有患者均应接受病史检查，包括个人或家族的麻醉并发症、出血性疾病史以及对心肺系统特别注意的体格检查，以发现任何因结构性心脏异常而引起的心脏杂音。该评估通常由儿科医生在专科医生咨询之前进行。

手术当天的一些发现可能会导致并发症并可能导致手术推迟。手术部位的皮疹是择期手术的禁忌证。活动的下呼吸道感染的存在同样会导致手术推迟。在其他情况下健康的孩子中，上呼吸道感染通常也会导致手术推迟。最近 4 周患有上呼吸道感染会增加麻醉引起的不良呼吸道事件的风险[10]。不良事件包括低氧血症、咳嗽、屏气、喉痉挛、支气管痉挛和分泌物增加。但是文献表明，如果麻醉医师充分了解上呼吸道感染，就可以调节患者病情，并且在某些情况下可以安全地进行手术[11]。因此，取消手术的决定基于许多因素，这些因素涉及患者的整体健康水平、年龄、手术的紧迫性、离家距离、父母的焦虑程度以及麻醉师的偏好。

实验室检查

大多数接受择期手术的儿童不需要常规的术前实验室

检查[12]。在血常规或生化上发现的异常通常在临床上并不明显，并且不会显示导致手术取消的状况[13]。大于 100g/L 的血红蛋白有助于氧气的输送，因此在此值以下可能会在麻醉期间带来风险[14]。但是，在无症状儿童中发现贫血的可能性很小，因此不建议常规行血常规检查[15]。由外科医生决定，在贫血发生率较高的人群（包括婴儿、成长中的早产婴儿和患有慢性疾病的儿童）中可以检查血常规[12,16]。

接受复杂外科手术治疗的儿童可能需要进行更全面的检查。在胃肠道或泌尿道内有大出血或重大重建风险的手术可能需要术前血常规和生化检查。此外，患有已知慢性肾脏疾病的患者应进行术前生化检查。

除接受泌尿系腔道手术的患者外，不建议常规术前尿液分析和尿培养。许多泌尿外科手术涉及纠正解剖学异常，而这些患者易患尿路感染。有尿路感染史的患者应在进行任何尿路检查前进行尿培养。对于经过便盆训练的患者，如果培养阴性，那么获取干净的标本就足够了。对于年幼的孩子，膀胱穿刺采样是金标准。但是，用导尿管收集的样本足以作为代表性的尿液样本。

重要的医学注意事项

早产儿在麻醉时的风险较高，主要是术后呼吸暂停。贫血的存在（尤其是血细胞比容低于 30%）显著增加了发生呼吸暂停发作的风险，应推迟进行选择性手术直至贫血纠正[17]。出生后时间也是影响麻醉后风险的重要因素。在接受疝治疗的患者中，出生>60 周的早产儿的呼吸暂停发生率<5%[18]。有证据表明，使用脊髓麻醉代替全身麻醉可降低早产儿的术后呼吸暂停的发生率，并允许进行门诊手术时使用[19]。

哮喘是接受择期手术的患者的另一种常见医学病症。哮喘的严重程度通常可以与疾病的控制程度相混淆。轻度哮喘如果不能得到很好的控制，可能会比控制的好的重度哮喘严重。在进行任何择期手术之前，应优化医疗管理程序，并且患者应尽可能在术前努力遵循医嘱。手术当天应服用所有哮喘药物，包括吸入的激动剂或白三烯抑制剂。术中气管插管的相比喉罩气道似乎会引起更多的呼吸道并发症，如果可行的话，对于短期手术，标准面罩麻醉是优选[20]。患者可能需要在术中吸入激动剂来治疗支气管痉挛，或者，如果是长期口服或吸入类固醇，则可能需要应激剂量的类固醇来预防肾上腺危象。

肥胖是儿童中不断增加的疾病，并且对手术治疗产生影响。肥胖患者更有可能患有可影响麻醉的一些合并症，包括高血压、2 型糖尿病和支气管哮喘。术前评估应足够全面，以筛查这些潜在疾病。例如在肥胖患者中，体格检查可能无法准确地确定睾丸的真实位置，并且可能导致使用麻醉来辅助检查[21]。此外，肥胖患者更容易出现麻醉并发症，例如插管困难、麻醉后监护病房（PACU）上呼吸道阻塞和 PACU 停留时间延长[22]。

其他需要特殊识别的医学疾病是镰状细胞性贫血、唐氏综合征和糖尿病。在围手术期,当红细胞在脉管系统中形成淤泥时,疾病会导致急性胸部综合征、卒中和心肌梗死。从历史上看,建议围手术期输血以将镰刀状血红蛋白水平降低至 40% 以下。然而,最近的证据表明,口服水化治疗可以避免轻微的择期手术后的严重并发症[23]。唐氏综合征患者发生寰枢椎不稳的风险为 10%~30%,这可能会使他们在全身麻醉期间需要最大程度地扩大颈部以进行插管,会使患者面临颈椎半脱位或脱位的风险[24]。虽然通常不进行常规筛查,但颈椎平片足以诊断出这种情况。随着肥胖的增加,2型糖尿病在儿科人群中变得越来越普遍。糖尿病患者应将手术安排在早上,建立静脉通道后应开始使用含 5% 葡萄糖的晶体液。应该给患者早上的一半剂量的胰岛素,并在术中和 PACU 中监测血糖水平。

肠道准备

术前肠道准备有两个作用:①对于涉及胃肠道的泌尿道重建,从理论上讲,如果肠管受到侵犯它可减少肠内容物的总体溢出,这样可减少细菌负荷;②它还可以减少腹腔内的粪便量,从而增加腹腔镜的操作空间。随着腹腔镜检查在儿科泌尿科人群中越来越普遍,肠道准备已成为重要的注意事项。猪模型显示肠道准备后腹腔内容积显著增加[25],该空间在已经很局促的小儿腹膜范围内可能会很重要。但是,通过开放式和机器人辅助腹腔镜方法进行的儿童膀胱扩大成形术的研究表明,与做过肠道准备的患者相比,未做过肠道准备的情况下,其手术并发症并不会增加,住院时间和手术效果相当[26,27]。

首选的肠道准备因机构而异;但是,用于腹腔镜手术的轻微的肠道准备通常需要在术前≥24 小时使用清澈的液体和根据体重调整剂量的柠檬酸镁(0.5mL/kg,总剂量通常不大于 200mL)。包括 GoLYTELY 溶液和可能的口服抗生素在内的更激进的治疗方案可用于需要肠道操作的手术中。

通常患者会在术前接受肠道准备。这样可以对电解质进行仔细监控,并可以对方案进行单独的滴定,以确保肠道清洁。柠檬酸镁可引起高镁血症,而基于磷酸钠的肠方案可导致高磷血症和低钙血症。此外,患有慢性肾脏疾病或神经性肠病的患者由于电解质紊乱的风险较高,因此需要特别注意。

术前禁食

术前禁食的目的是减少胃内容物的体积和酸度,以降低麻醉期间和术后发生误吸事件的风险。然而,没有文献将较高的胃容量与误吸事件增加联系起来。在儿童中,麻醉风险与脱水和低血糖风险之间存在良好的平衡。当前的指南建议,禁食期为清液 2 小时,母乳 4 小时,配方奶粉,固体或非人乳 6 小时[28](表 54.1)。研究表明,真正的术前禁食时间通常比建议的时间要长,因而导致术前明显不适[29]。另外,空腹时间与胃容量没有很好的相关性[30]。尽管如此,误吸事件仍可能造成严重后果,如果违反禁食时间要求,极有可能导致择期手术推迟。

表 54.1　健康儿童接受择期外科手术的推荐围手术期禁食时间指南

饮食	禁食时间/小时
净水、口香糖	2
母乳	3
配方奶	4
非人来源奶	6
清淡餐食	6

(With permission from Warner MA, Warner ME, Warner DO, Warner LO, Warner EJ. Perioperative pulmonary aspiration in infants and children. Anesthesiology. 1999;90:66-71.)

术中注意事项

机器人和腹腔镜手术注意事项

腹腔镜和机器人辅助腹腔镜手术在成人泌尿外科手术中的应用越来越普遍。微创技术的潜在优势包括更好的美容效果、更好的解剖结构可视化、术后疼痛减轻和住院时间缩短[31]。虽然一般认为手术结局是相同的,但这些结果来自比较大的研究中心,在外科医生机器人技术培训不足的中心可能无法再现这些结果。

因为小儿生理学的某些方面的特殊性,在对小儿进行腹腔镜检查时需要特别考虑相关因素。小儿右向左心脏分流、高胸壁顺应性、心率依赖于心排血量和膈肌呼吸的发生率较高,所有这些都可能受到二氧化碳吸入的负向调控[32]。虽然观察到在进行腹膜内和腹膜外手术后,各种血流动力学和呼吸系统的变量随着吸气量发生了显著变化,但是尽职尽责的麻醉师已经能够安全地管理患者而不出现并发症[33]。

患者的体型也会影响腹腔镜手术的各个方面。手术表面积较小的患儿需要更精确的穿刺套放置,以减少套管针碰撞的可能性。腹膜内手术中的导尿管至关重要,因为小儿膀胱主要在腹腔内。此外,小儿的腹壁顺应性更好,因此可以使用较低的压力来创造足够的工作空间。婴儿(0~2岁)、儿童(2~10岁)和青少年(>10岁)分别需要 8~10mmHg、10~12mmHg 和 15mmHg 的压力[34]。与开放手术相比,由于较少的不显性失水和因腹压增加而导致的肾小球滤过率降低,患者出现体内液体潴留的风险较高。

乳胶产品使用注意事项

乳胶是由一种巴西橡胶树的汁液制成的。在 20 世纪80 年代,可传播疾病的增加促使乳胶产品的使用增加,而在 90 年代,致敏患者中由Ⅰ型立即过敏反应以及Ⅳ型迟发型超敏反应引起的乳胶过敏增加。小儿泌尿科医师需要认识到乳胶过敏,尤其脊柱裂患者是高危人群。从历史数据上看,多达 60% 的脊柱裂患者都患有这种过敏,主要的危险因素是手术次数[35]。如果儿童发生术中过敏反应,则乳胶过敏可能会危及生命,因为警告信号较隐藏,这种情况很难及早发现[36]。由于乳胶已成为公认的过敏原,因此越来越多的地方禁止其与高风险患者接触。对脊柱裂患者进行无乳胶手术显示乳胶过敏降低,一项研究发现过敏症状发生率从 55% 降至 5%[37]。由于乳胶替代品可在功能上等同于乳胶产品,因此应谨慎选择,避免在所有高危患者中使用乳胶产品。

围手术期抗生素使用原则

目前尚无小儿泌尿外科手术围手术期抗生素预防的指南。预防的目的是减少术后感染,同时不增加患者发生过敏反应,药物副作用或耐药菌等其他伤害。在我们的患者群体中,"超级细菌"的定殖是一个主要问题,特别是因为许多小儿泌尿外科患者存在解剖学异常,这使他们易于出现尿道感染。围手术期的抗生素最好在手术开始后 60 分钟内使用,并应在手术后 24 小时内结束。

最近对儿科泌尿科医师进行的一项调查显示,>75% 的人会在开腹肾盂成形术、预期留置导管的尿道下裂术、膀胱重建手术、内镜手术和输尿管再植之前给予抗生素治疗;大多数人不会为睾丸固定术、包皮环切术、简单的阴茎下弯修补术或疝/鞘膜积液修补术提供围手术期抗生素[38]。有证据表明感染的风险与手术的伤口级别有关。不论手术部位如何,与 1 级伤口手术(清洁伤口)相比,2 级伤口手术(清洁-污染伤口)的感染率高 6.7 倍,这表明对较高伤口等级的手术应预防应用抗生素[39]。

在没有任何正式建议的情况下,外科医生的判断对决定是否使用抗生素预防措施非常重要。在我们的机构中,除了上面列出的常见程序外,我们还对青春期儿童生殖器区域的皮肤切口采用抗生素预防措施。接受内镜手术的儿童也应接受围手术期每天进行抗生素的预防。

麻醉

当父母为孩子考虑手术时,对麻醉的恐惧越来越大,这常常掩盖了对手术本身的担忧。允许父母和患者与麻醉小组在术前会面就诊是减少焦虑症的有力方式。让家长认识到麻醉医师经过专门培训以照顾小儿患者,可以使他们放心。

由于医学领域已经认识到儿童生理功能与成年人的生理功能不同,因此与小儿麻醉有关的风险已大大降低。事实证明,现代麻醉非常安全。一项对小儿外科手术超过 30 个月的中心观察性研究显示,围术期麻醉药相关不良事件发生率为 79:1 000[40]。大多数年龄小于 1 岁的患儿,术中事件为呼吸系统疾病,而 PACU 事件中则 77% 为年龄较大的患

者呕吐。该研究没有麻醉相关的死亡。尽管总体安全,除 ASA 评分外,年龄<1 岁的患儿仍可预测不良事件。因此,该人群中的手术相关所有过程都应由专家提供。最近的一项系统评价证实了小儿麻醉的安全性,研究发现发生急性严重麻醉并发症的风险率为<1%,急性严重麻醉并发症是指"小儿患者的围手术期意外,如果在 30 分钟内没有麻醉师干预,可能会导致残疾或死亡的事件"[41]。

最近,人们开始对小儿麻醉剂和神经发展的认知感到担忧。啮齿动物模型显示,早期麻醉会损害突触形成,导致神经元凋亡以及随后的学习和行为问题[42]。总体而言,观察性研究表明结果在人群中不一。有证据表明,在儿童时期,一次或多次接触麻醉会增加学习障碍[43]或行为障碍[44]的可能性。Bartels 等进行了一项孪生研究,将 3 岁以前的麻醉暴露与 12 岁时的学习成就和认知问题进行了比较。他们得出的结论是,麻醉是以后发生认知障碍的标志,但麻醉本身不构成因果关系[45]。当前,需要更多的数据来确定儿童早期麻醉对认知发展的影响(如果有的话)。

低体温

术中轻微至 1.5~2℃ 的体温过低就会导致不良后果,包括增加伤口感染风险、病态心肌炎预后、凝血病和输血需求,以及恢复和住院时间延长[46]。婴儿由于皮肤薄、体表面积与体重比增加,以及体温调节能力下降而处于体温过低的高风险中。婴儿和新生儿术中体温降低的主要影响因素是手术室温度低于 23℃ 以及相对较大型的手术[47]。

手术室中的理想温度因患者年龄而异,但是应该接近儿童耗氧量和代谢率最小的温度。新生儿或幼儿手术室温度在 24~26℃ 比较合适,而儿童在 21℃ 即可[48]。维持患者体温的方法包括:头顶辐射热或加热房间,保温毯和空气毯,预热的皮肤准备液,温暖的静脉输液,以及防水的披盖物。

手术相关并发症

包皮环切术并发症

全世界大约有三分之一的男性接受过包皮环切术,区域性患病率从美国的 75% 到英国的 6%[49]。其中约有 1.5% 发生了手术并发症[50]。并发症发生率取决于手术完成时患者的年龄以及手术是作为宗教仪式的一部分还是由外科医生进行的。

早期并发症包括出血,感染以及阴茎或尿道损伤。到目前为止,最常见的并发症是出血。用 Gomco 钳进行的包皮环切出血通常是从系带中渗出,这种出血可以用压力或系带缝合来停止。如果皮肤切缘有出血,可以在该部位涂抹止血剂,例如硝酸银。如果大面积渗出而没有明显的血管渗出,可以将肾上腺素浸透的纱布用作压迫敷料,以帮助止血。通

常持续的出血可能是由于去除了过多的阴茎干皮肤。阴茎干最终将重新长出新皮，并不需要皮肤移植，但是患者可能需要密切随访以进行1~2周局部伤口处理。上述处理难以治愈的出血或导致大量阴茎周围血肿的出血可能需要进行手术探查止血。

感染是一种罕见的早期并发症。虽然阴茎皮肤可能难以保持清洁，但器官的强大血液供应可能有助于降低感染率。

尽管很少见，但最严重的并发症是阴茎头的部分或全层切除、阴茎坏死、尿道损伤或阴茎外伤。当在包皮环切术中使用"过度"电灼或与金属Mogen或Gomco钳接触时过紧，通常会发生坏死。如果需要止血，应谨慎使用双极电灼术。当阴茎头组织不经意间和包皮一起被钳夹，最常见的处理是切除钳夹的阴茎头组织。组织粘连分解不足或系带粘连严重通常是造成这种并发症的根本原因。包皮套环如果保留时间过长，可能会导致套环迁移，进而发生阴茎坏死并侵蚀尿道。另外，在宗教割礼的情况下，包皮经常被拉起并夹在两个镊子之间，这可能导致阴茎头组织卡住。如果将阴茎头切除，应将其包裹在浸透的纱布中，然后放在冰上。切除组织的重新附着可以在8小时内成功完成，通常不需要显微外科手术技术[51]。

晚期并发症包括肉性狭窄、尿道皮肤瘘、皮肤桥和阴茎束缚。肉眼狭窄可能会在未受到包皮保护的情况下发生于亚临床的窦道炎症。也有人认为，结扎动脉可能会导致狭窄。有症状的狭窄需要手术矫正。

徒手包皮环切术挤压阴茎腹面或尿道过度活动后，可能会形成尿道皮肤瘘。延迟修复，以等待瘘管成熟和阴茎生长，以便于组织处理。

包皮环切术后的阴茎粘连很常见，并不是都需要治疗。如果有症状，可以使用局部类固醇乳膏治疗粘连。但如果是难治性的，则可能需要行包皮环切。如果粘连被上皮化，它们会形成皮肤桥，就不会对类固醇霜或物理操作产生反应。皮肤桥需要被分开。

当包皮环切术不正常愈合时，可能会形成隐匿阴茎或阴茎束缚。隐匿阴茎是因为突出于耻骨上的脂肪垫包裹了阴茎干，导致包皮无法附着阴茎干造成的。隐匿阴茎往往是因为阴茎干皮肤去除过多，从而导致阴茎头向内伸缩，继而使阴茎头周围的周缘皮肤形成瘢痕，这可能导致继发性包茎。这常常是因为先天的腹侧皮肤缺损而导致包皮环切术之前无法识别该缺损继而造成的。倍他米松乳霜对瘢痕皮肤的保守治疗在79%的儿童中有效，其余儿童需要手术干预[52]。如果需要手术，应将阴茎脱套并将皮肤固定在Buck筋膜上，以防止复发。

某些解剖学变异会使新生儿包皮环切术风险更高，此类患儿手术应推迟。存在阴茎腹侧皮肤缺失（蹼状阴茎）、尿道口异常包括尿道下裂或尿道上裂、小阴茎或隐匿阴茎时，手术前均应咨询新生儿泌尿科医生（图54.1）。通常将这些患者的包皮环切术推迟到6个月大以后，并在全身麻醉下完成。

腹股沟手术并发症

睾丸固定术

睾丸固定术是一种常见的泌尿外科手术，大约1%的男孩在6个月大时睾丸未降。睾丸固定术的目的是将睾丸放在阴囊位置，以促进青春期睾丸自我检查，降低睾丸癌的风险并提高生育能力。青春期接受睾丸固定术的男孩中，睾丸癌的发病率约为未患病男孩的2~3倍。但是，未经矫正的男性患癌症的风险要高六倍[53,54]。传统上，人们认为精液质量会因为睾丸固定手术而改善，特别是在双侧隐睾症患者以及较早接受手术的患者中[55]。单侧隐睾症也存在生育问题，单侧睾丸未降的男性中父亲无法生子女的能力增加了两倍[56]。然而，隐睾症的修复时机和不育之间的关系仍然不明，最近的数据表明，即使在1岁之前行睾丸固定术也可能无法改善精液参数[57]。

睾丸固定术的疗效会根据未降睾丸的解剖位置而异。根据睾丸位置的不同，睾丸位于腹部的成功率是74%，腹膜后间隙的成功率是82%，位于腹股沟管的成功率是87%，外环以外的成功率是92%[58]。失败的原因有两个：要么睾丸位于阴囊上方，要么睾丸萎缩。睾丸后缩可能是由于精索游离活动度不充分、睾丸纤维切除不完全或阴囊内睾丸固定不足引起的。游离精索需要将鞘状突与精索血管和输精管分离，如果鞘状突无法分离，则必须在腹股沟内环水平上进行高位结扎。精索分离需达到腹股沟内环水平。如果在这些步骤之后，睾丸上仍然存在张力，则可以通过Prentiss法而产生一个更内侧的新内环来增加长度。睾丸在阴囊中的放置最好通过制作一个肉膜袋来完成。

睾丸血液供应的任何损伤都会导致睾丸萎缩。手术中如果精索过度骨架化或过度使用电灼术，则容易无意中对精索血管造成损害。Fowler-Stephens修复依赖于输精管动脉有足够侧支，如果血液供应不足，可能导致睾丸萎缩。此外，当睾丸固定于阴囊时，睾丸系膜的无意扭曲也会导致局部缺血和萎缩。

腹股沟手术后可出现神经痛，其特征通常是短暂出现神经受累分布区域麻木，或较少见的神经麻痹。睾丸固定术中最常遇见的是髂腹股沟神经，因其在腹股沟管中与睾丸纤维一起走行于精索表面，并穿出腹股沟外环。术中应注意识别该神经并将其从脐带结构中分离开，以确保其不被横断或在缝合关闭外斜肌过程中损伤该神经。横断会导致大腿内侧、阴囊和阴茎底部的皮肤短暂麻木。生殖股神经的生殖支穿过腹股沟管，在这里容易受到损伤。生殖神经的横断会导致阴囊外侧皮肤麻木。髂腹下神经位于内斜肌上方，并在腹直肌外侧和腹股沟管上方穿出外斜肌。这条神经的感觉分布类似于髂腹股沟的分布。儿童腹股沟手术中的神经损伤的发生率未见文献报道。然而，在接受无网状腹股沟疝修补术的成年人中，腹股沟疼痛的发生率为10%，麻木率为25%[59]，这表明腹股沟手术可引起相当数量的神经性并发症。值得

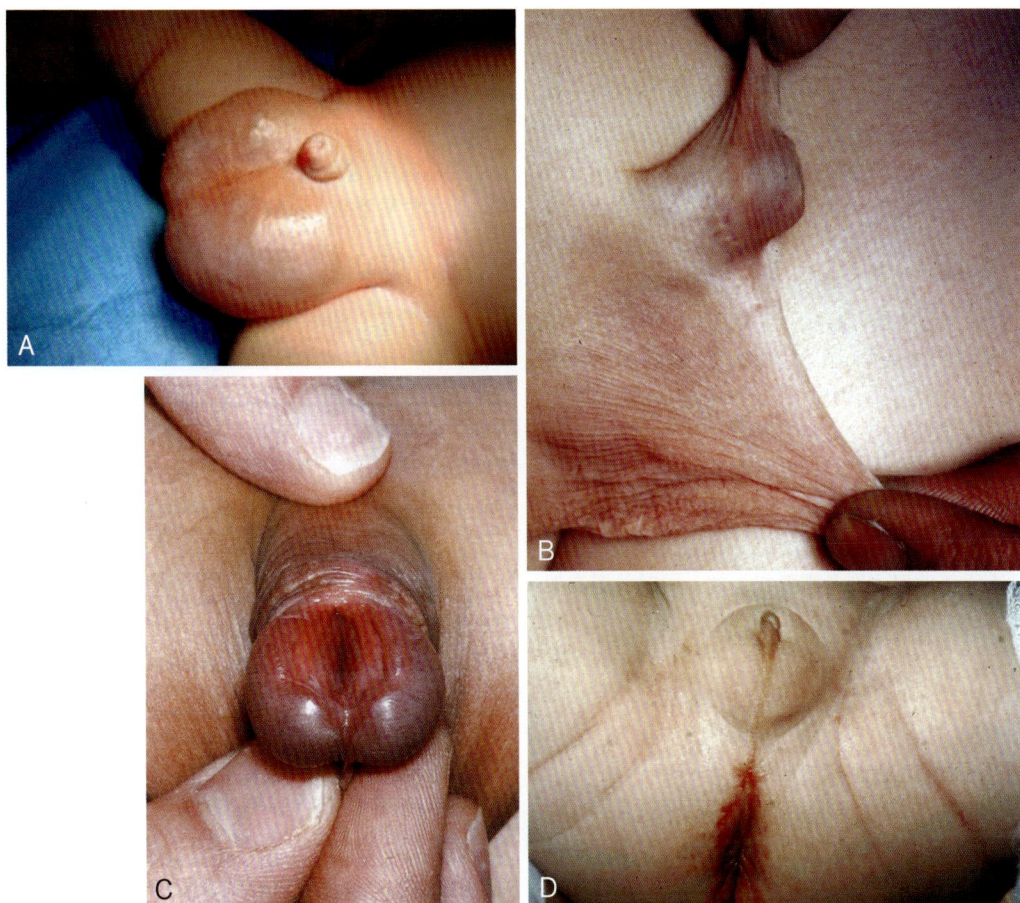

图 54.1　新生儿包皮环切术的禁忌证。A. 隐匿阴茎。B. 蹼状阴茎。C. 尿道上裂。D. 小阴茎

一提的是,在腹腔镜睾丸固定术中,这些神经也可能受到损害,而生殖股神经最容易受到损伤。

腹股沟手术中输精管损伤很少见。输精管的血液供应较少,如精索过多的骨骼化、输精管周围的电灼以及钳夹输精管都可能导致无法识别的输精管损伤,然而随着时间推移,可能导致输精管阻塞。0.2% 的小儿疝修补术发生输精管横切[60]。通常是因为缝合鞘状突造成损伤,继而在最后的组织病理中发现输精管组织。如果术中发现了输精管损伤,可以尝试使用显微外科手术进行修补。

疝修补术和腹股沟鞘膜积液修补术

疝和腹股沟鞘膜积液的修补手术与睾丸固定术的并发症相似。生殖股神经、髂腹股沟神经和髂腹下神经均可能受到损伤。从精索上分离解剖疝囊可能导致血管损伤,进而导致睾丸萎缩或输精管损伤。其他的并发症包括感染和血肿形成。复发疝的发生率为 0.4%,对侧需要修复的概率为 2%~8%[61-63]。阴囊鞘膜积液修复对精索结构的损伤风险较低,但感染、血肿和复发的风险较高[64]。

肾盂成形术的并发症

输尿管肾盂连接处狭窄(ureteroplevic junction obstruction,

UPJO)是由多种可能的病因引起的先天性疾病,包括内在狭窄、异常插入、输尿管节段性停止蠕动以及外在性交叉血管或纤维带。在产前影像检查过程中,大多数 UPJO 都是在早期诊断出来的。但是,有些孩子出生后才表现出不适症状,比如侧腹疼痛、侧腹部肿块和泌尿道感染。修复术的适应证包括出现症状、肾功能受损或进行性肾衰竭。在本节中,我们将讨论开放式和腹腔镜肾盂成形术。

手术方式的选择取决于疾病的严重程度、孩子的年龄以及术者的经验。最常见的技术是 Anderson-Hynes 离断肾盂成形术,而螺旋状肾盂成形术通常用于存在长段狭窄的患者。腹腔镜和机器人肾盂成形术越来越多地被使用,数据显示相对于开放手术而言,其学习曲线更陡峭。但是,经验丰富的外科医生的并发症发生率相似[65]。机器人或腹腔镜手术可能比开放手术更有优势,特别是在年龄较大的儿童中,较小的切口可带来更好的美容效果和更少的疼痛。但是,同样其手术花费更高,时间更长[66]。

肾盂成形术最常见的并发症是泌尿道感染和漏尿。术后尿路感染可在手术部位引起炎症,导致纤维化和随后的肾衰竭。开始手术前,应检查术前尿液培养,并确保手术开始时尿液是无菌的。Tal 等学者发现有输尿管支架的患者术后尿培养阳性率为 12.6%,尽管无统计学意义,但阳性率较高[67]。根据对尿路感染的定义不同,文献报道的术后尿路感染发生率差别较大。Mufarrj 等人的研究引用术后发生高热性尿路感染的发生率为 2.9%[68]。

持续的尿液渗漏通常是通过 Penrose 引流管持续大量引流液而确定的，Penrose 引流管会在术中放置在吻合口部位。其他症状包括典型的镇痛方法难以忍受的疼痛、术后长期发热或肠梗阻，以及侧腹部肿块。可以通过保守疗法保留 Penrose 引流 5~7 天来处理漏尿，但是如果渗漏持续，则可能需要通过双 J 输尿管支架或肾造口术管引流肾脏尿液。像泌尿道感染一样，漏尿会在吻合部位引起炎症和红肿，导致手术失败率增加。Ozayar 等人发现在术后中位数为 4.5 天的时候放置肾脏造瘘管进行早期干预后，其根据影像学和症状判断的成功率与没有并发症的患者是相同的[69]。漏尿的发生率可能因手术过程而异，一篇文献综述发现支架置入的肾盂成形术中漏出率为 3%，而未置入支架的肾盂成形术中为 8%[70]。但是，该系列研究发现，在有支架的患者中尿路感染发生率更高，这表明是否需要放置支架是需要权衡的。同时放置支架的患者也需要再次麻醉以取出支架。此外，支架的近端移位或折断会使该过程更加复杂。最近的一系列 367 肾盂成形术病例发现，支架和非支架手术的并发症或失败率无差异，唯一具有统计学意义的差异是支架置入患者的住院时间更长，多 0.5 天，而无支架的患者引流管放置时间要多 6 天[71]。

肾盂成形术失败的定义为持续性或迟发性的输尿管梗阻。早期梗阻常表现为漏尿，可如上所述进行保守治疗。但是，持续或延迟发作的肾积水或症状恶化需要更积极的治疗。肾盂成形术失败率低至 4%[72]，被认为是由于吻合处的纤维化和再狭窄所致。尿路感染的急性并发症和尿液渗漏可能会导致肠梗阻，以及组织处理不良、输尿管缺血、交叉血管漏诊及吻合口张力过大。尽管越来越多的医生尝试进行非开放手术治疗 UPJO，但是与开放式、腹腔镜或机器人再次手术相比，内镜切开术[73]和内镜球囊扩张术[74]的成功率较低。如果有继发性结石，则需要螺旋技术使输尿管横穿一大部分或者使用输尿管肾下盏吻合术。结石的取出率接近 100%，但是需要更多的步骤。因难治性梗阻导致的肾衰竭则可能需要行肾切除术。

术后注意事项

麻醉后护理注意事项

气道阻塞

术后气道并发症涉及喉痉挛或喘鸣，喉痉挛通常在拔管后立即发生，但同样可以在患者在 PACU 康复期间发生。咽部有血液或分泌物的儿童或有上呼吸道感染史的儿童更容易发生喉痉挛[75]。初步治疗措施包括面罩吸氧；但是如果症状持续存在，可能需要药物治疗或重新插管。

术后喘鸣是声门下水肿引起的。危险因素包括哮吼病史、新生儿气管插管史、使用过大的气管插管，以及对唐氏综合征患者术中进行头部操作。传统上，建议在所有 8 岁以下的儿童中使用无袖套气管插管，以防止喘鸣[76]。然而，最近临床趋于使用尺寸正确的儿科专用气管插管而不是无袖套管。遇到喘鸣时，应使用湿氧和外消旋肾上腺素治疗。也有证据表明术中使用糖皮质激素可用于治疗或预防拔管后喘鸣[77]。

恶心和呕吐

术后恶心和呕吐是导致 PACU 出院时间延后的主要原因，并可导致二次非计划入院。危险因素包括年龄>3 岁、手术时间超过 30 分钟，以及有恶心或呕吐的个人或家族病史，这三者的结合导致呕吐的风险为 55%[78]。术后使用阿片类药物也大大增加了恶心和呕吐的风险；因此如果可能，应使用其他止痛药。对于呕吐风险较高的患儿，建议预防性使用两到三种止吐药。此外，应禁止口服液体，直到患儿说口渴或要喝水为止。

手术部位感染

手术部位感染（surgical site infections，SSI）可导致患者手术美观变差、手术失败率等发病率增加，同时会增加医疗费用。SSI 的风险与伤口类型和手术时间有关，并且似乎与患者的潜在疾病状态无关[79]。如上所述，某些手术是预防性抗生素适应证，使用可以减少 SSI。但是应注意正确预防性使用抗生素。除万古霉素外，所有抗生素均应在切口后 24 小时内使用，并且不应在术后 24 小时后继续使用。

除了预防抗生素外，还可以采取其他措施减少 SSI。一项最近的质量改善研究表明，在术前进行以下准备，高风险手术中的 SSI 降低了 21%，包括术前用葡萄糖酸氯己定（2 个月以下的婴儿用肥皂和水洗澡）、备皮和用葡萄糖酸氯己定进行皮肤准备（聚乙烯吡咯烷酮碘<2 个月的婴儿），以及对抗生素预防的适当依从性[80]。氯己定-酒精皮肤制剂在预防 SSI 方面比聚维酮碘更有效，并且已被批准用于 2 个月以上的儿童[81]。研究显示降低 SSI 的其他干预措施包括维持患者的术中正常体温[82]和避免糖尿病患者围手术期高血糖[83]。

液体和电解质管理

由于儿童的体型较小，表面积与体积之比较大，且体内平衡机制较弱，因此儿童比成年人更容易出现电解质紊乱。另外，如果采用肠道准备，手术患者通常由于术前禁食和胃肠道丢失而出现净液体不足。术中失血、第三间隙液体丢失、麻醉后继发的血管舒张和无意识的流失，尤其是在腹部开放的情况下，都会导致血容量不足。维持输液速率是补充和维持血容量正常的一种标准化方法。但是由于每个患者的异质性，使用此方法必须谨慎，并且必须使用临床指标来确定患者真实的液体状态。液体维持率最初是根据能量代谢计算的，能量代谢计算是基于表面积的函数，可以根据体重计算。对于儿童，可以使用 Holliday-Segar 的 4-2-1 规则确定输液速度（**表54.2**）。手术后的前12小时应使用等渗溶液，然后使用低渗液体。

术后应记录体液流失并适当补充。腹泻或鼻胃管减压的患者可能需要不同类型的补液，因为丢失的液体中电解质的浓度是各异的。术后患者有出现低钠血症的风险；面对持续的水电解质补给，盐和水潴留导致血液浓度较高，诱导抗利尿激素释放，容易导致低钠血症。长时间静脉补液的患者应检查电解质。严重的术后低钠血症虽然很少见，发生率为0.34%，但在其他健康儿童中死亡率为8%[84]。

疼痛管理

适当的小儿疼痛管理需要团队合作，最大程度的提高患者术前、术中和术后的舒适度。尽管以前的认知错误，但现在已经广泛认识到婴儿的疼痛通路发育良好，需要镇痛。控制小儿疼痛的一项挑战是量化，因为许多婴儿和儿童无法说出他们的感受。婴儿疼痛的重要标志包括心动过速、高血压、出汗、姿势、面部表情和哭泣。应该给孩子们使用视觉模拟量表，例如 Wong-Baker 面部表情疼痛量表（**图54.2**），以获得客观评分。

局部区域麻醉在控制术后初期疼痛方面非常有效。泌尿科常见的阻滞包括尾神经阻滞、髂腹股沟/髂腹下神经阻滞和阴茎阻滞。解剖标志物用于识别注射部位，但是如果很难触诊，则需要使用超声。阻滞剂通常含有罗哌卡因或布比卡因，最大剂量分别为 2.5mg/kg 或 3mg/kg，可缓解疼痛 2~8 小时。如果在切开前给药时，区域麻醉会减少全麻所需的麻醉药剂量，并且根据手术时间的长短，可降低术后疼痛评分降低程度、阿片类药物的使用[85]和恶心[86]的发生。

大手术后，患者自控镇痛可能是≥5岁儿童的有效选择。自控镇痛允许患者自主频繁使用低剂量麻醉药，并限制了频率和最大总剂量。在由于年龄、发育或身体限制而无法自行开始用药的患者中，护士或护理人员可以安全地代患者给予药物[87]。可以使用基本的镇痛剂，并且这有助于促进夜间睡眠；但是可能会导致过度的镇静作用，因此需要经常监控。吗啡的剂量为25μg/(kg·剂)，氢吗啡酮的剂量为4μg/(kg·剂)，两者均限制最短间隔8~10分钟。对于镇痛要求较低的患者，可根据需要每2~4小时给予一次静脉麻醉剂，包括吗啡、氢吗啡酮和芬太尼。

非麻醉静脉镇痛药是一种重要的辅助药，因为它们没有镇静、呼吸抑制和便秘的副作用。酮咯酸是一种静脉注射的NSAID镇痛药，已显示出与吗啡相似的功效[88]。酮咯酸对1个月以上的婴儿是安全的；但是它不能用于肾功能不全或凝血功能异常的患者。每6~8小时以0.5mg/kg的剂量给药，使用时间不应超过48~72小时。静脉对乙酰氨基酚是另一种对婴儿和儿童安全的非麻醉药，每6小时按10mg/(kg·剂)给药，24小时最大剂量为40mg/kg。静脉使用酮咯酸和对乙酰氨基酚的组合已被证明可将麻醉药的使用减少一半，并避免产生不良的麻醉副作用[89]。

对于门诊手术，有多种口服药物已被证明是有效的。常见的口服麻醉品包括可待因或氢可酮与对乙酰氨基酚的组合制剂。这两种药物均为丸剂或丹剂形式，氢可酮对于>2岁的患儿是安全的，可待因对于>3岁的儿童是安全的。剂

表 54.2 术后儿童静脉输液维持方案

患者	初始 12 小时	后续维持
婴儿（<6 个月）	D5 ¼ NS，1.5MR	D5 ¼ NS，MR
儿童（>6 个月）	D5 LR，1.5MR	D5 ½ NS+10mEq KCl/L，MR
青少年	D5 LR，1.5MR	D5 ½ NS+20mEq KCl/L，MR
肾衰竭患者	避免钾离子	

D5，5% 葡萄糖；KCl，氯化钾；LR，乳酸林格液；MR，维持速率；NS，生理盐水。
MR：0~10kg 者速率 4mL/(kg·h)；10~20kg 者速率 40mL/h+2mL/(kg·h)；20~40kg 者速率 60mL/h+1mL/(kg·h)。

Wong-Baker面部表情疼痛量表

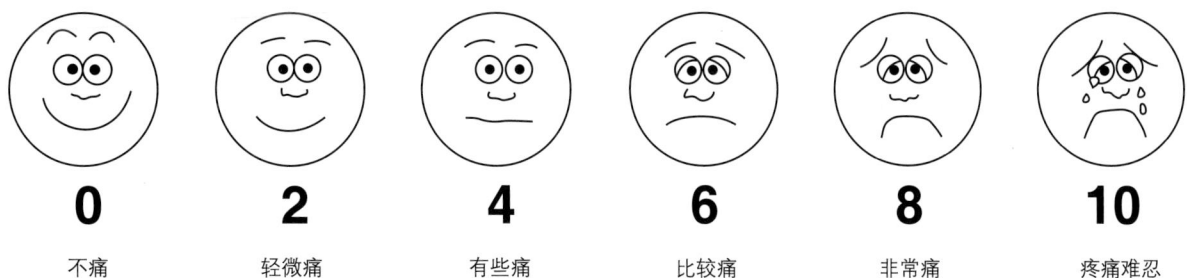

0	2	4	6	8	10
不痛	轻微痛	有些痛	比较痛	非常痛	疼痛难忍

图 54.2 Wong-Baker 面部表情疼痛分级（With permission from Wong-Baker FACES Foundation (2015). Wong-Baker FACES Pain Rating Scale. Retrieved March 17, 2016 from http://www.WongBakerFACES.org.）

量基于麻醉成分,可待因每 4 小时最高 1mg/(kg·剂),氢可酮每 4 小时最高 0.2mg/(kg·剂)。两种非麻醉性口服药物的选择是单独使用对乙酰氨基酚和布洛芬。对乙酰氨基酚的代谢在新生儿中有延迟,因此应按 6 小时而不是 4 小时的时间表服用药物。如果开出对乙酰氨基酚以及含对乙酰氨基酚的麻醉药的处方,应建议父母在 24 小时内最大剂量为 90~100mg/kg 或 4g。每 6 个小时布洛芬最大剂量为 10mg/kg;但是如果担心术后出血,应谨慎使用。酮咯酸也可以口服,但是口服不超过 5 天(表 54.3)。

伦理

医学伦理学是一个微妙的,有时是令人困惑的领域,在儿科会变得更加复杂。现代医学的基石之一知情同意,有时候会面临患者无法自行同意的局面。在处理伦理问题时,医生应了解生物伦理学的四个原则:非恶意(避免伤害)、善意(提供益处)、自主(知情同意)和公平(获得照护)。根据这些道德原则,在进行任何手术之前,外科医生应与父母和子女就拟议手术的风险和益处进行公开讨论。

在许多情况下,伦理学都会与小儿泌尿实践产生交集。涉及整形的手术会面临两难选择,尤其是当患者年龄不足以参加讨论时,例如包皮环切术。尽管美国儿科学会在 2012 年的最新声明中指出包皮环切术的益处胜于风险[90],但持不

表 54.3　常见小儿止痛药剂量

用药方式	药名	剂量
术后镇痛泵	吗啡	
	基础	0.03mg/(kg·h)
	续用	0.25mg/(kg·剂)
	氢化吗啡酮	
	基础	0.004mg/(kg·h)
	续用	0.04mg/(kg·剂)
静脉	吗啡	0.05mg/(kg·剂)
	氢化吗啡酮	0.01~0.02mg/(kg·剂)
	酮咯酸	0.5mg/(kg·剂)
口服	氢可酮	0.2mg/(kg·剂)
	可卡因	1mg/(kg·剂)
	对乙酰氨基酚	10mg/(kg·剂)
	布洛芬	10mg/(kg·剂)

同意见的学者认为该指南存在文化偏见,导致该手术的医疗益处被夸大了[91]。在没有父母同意和共识的情况下不应进行包皮环切术。

性分化障碍(disorders of sexual differentiation,DSD)从医学、外科和心理角度给医生带来了挑战。这些患者需要泌尿科学、内分泌学、遗传学和精神病学等方面的多学科合作。父母必须对孩子的状况和对成长的现实期望有深刻的了解,这一点至关重要。对这些患者行生殖器官成形术的时间点是有争议的,在孩子确定自己是哪种性别之前,不应该进行这种手术。尽管医疗干预是可逆的,但外科手术往往无法撤消。先天性肾上腺增生是最常见的 DSD,XX 染色体患者几乎普遍被确定为女性。大多数专家建议这类患者在 2 岁之前接受生殖器成形术[92],但是否应该同时进行变性手术还是有争议的。历史上,在 DSD 病例中,有患儿在出生时组织不足以进行阴茎成形术,因而进行了女性化手术。这种做法并没有考虑患者群体对性别认识的诸多因素,因此不再被建议。如今,阴茎重建术取得了巨大进展,青春期之前或之后均可以进行阴茎成形术。

新生儿医学为小儿泌尿科医师带来了另一个伦理挑战。产前超声检查发现双侧肾积水、巨大囊肿和羊水过少预示胎儿情况不佳,父母会求助于泌尿科医师寻求解决方案。这没有一个最终的正确答案,泌尿科医师的工作是使用所有可用的临床数据来真实地反映出预后,并提出可能的产前和产后干预措施。现在,其中许多婴儿都可以实现长期健康的生存,但是需要一支由医疗专家和真正敬业的父母组成的团队。

结论

优质的小儿泌尿外科护理需要在术前、术中和术后阶段注意细节。尽管儿科患者面临许多独特的挑战,但是照顾这个人群可能是非常有益的经历。

(牛少曦 译)

参考文献及自测题

第 55 章 内镜手术并发症

DAVID I. CHU, PASQUALE CASALE, and GREGORY E. TASIAN

要　点

1. 技术进步和设备小型化提高了内镜治疗某些泌尿科疾病的能力。
2. 尽管与相应的开放手术相比,内镜手术的并发症通常较少见,但并发症仍然很重要,在预防上应同样谨慎。
3. 由于儿童肾结石负担的增加,对择期手术治疗的需求越来越多。

膀胱镜

光学和仪器的小型化允许医生通过内镜检查某些泌尿外科疾病。常见的膀胱镜手术包括穿刺引流输尿管囊肿、膀胱输尿管反流的内镜下注射,以及后尿道瓣膜消融。

输尿管囊肿的穿刺

输尿管囊肿是输尿管进入膀胱的远端的囊性扩张。在胚胎学上,它被认为是 Chwalla 膜的残留物。输尿管囊肿分为膀胱内、膀胱外或异位,可以发生在单侧或双侧的集合系统中。如果不及时发现和解决,输尿管囊肿可能导致同侧集合系统阻塞,导致肾脏功能丧失和阻塞性尿脓毒症。当需要或计划进行干预时,初次手术通常需要进行膀胱镜下输尿管囊肿穿刺术。文献记录了多种输尿管囊肿穿刺技术,但是目的仍然是相同的:在不引起新的膀胱输尿管反流的情况下,解决阻塞并减压输尿管囊肿及其相关的上尿路。作者更喜欢用单极或钬激光切开输尿管囊肿底部。其他人描述了一种"喷壶"穿刺技术,据称减少了新发膀胱输尿管反流,不过还需要进行大量研究以进行外部验证。

根据涉及集合系统的数量和输尿管囊肿的类型,输尿管囊肿穿刺的成功率有所不同。一些研究报告说,与膀胱外或异位输尿管囊肿相比,膀胱内输尿管囊肿取得了更好的成功,即梗阻真正解决且未使用其他干预措施。输尿管囊肿穿

刺术后结局的系统评价和荟萃分析显示,膀胱外输尿管囊肿穿刺术后再次手术的风险显著增加[1]。膀胱内输尿管囊肿穿刺术的再手术率为 0%~50% 不等,而膀胱外输尿管囊肿穿刺术的再手术率为 48%~100% 不等。这一发现在敏感性分析上较好,仅通过随访时间、手术年龄和双侧集合系统限制了荟萃分析。但是,该研究仍均存在异质性和发布偏倚。同样,在相同的系统评价和荟萃分析中,与单侧集合系统输尿管囊肿穿刺后再次手术率相比,涉及双侧集合系统的患者需要再次手术的风险更高[1]。单集合系统输尿管囊肿穿刺的再手术率为 0%~25% 不等,而涉及双侧集合系统的再手术率为 31%~83%。该分析没有异质性,尽管该荟萃分析仅包括三项研究。

穿刺输尿管囊肿后的一个显著并发症是从在同一个集合系统中出现新的膀胱输尿管反流,尽管大多数情况是低级别的,可自行解决。在上述荟萃分析之后发表的两项研究表明,产生新的反流发生率差异很大。一项针对 46 个双侧集合系统的输尿管囊肿的研究指出,在平均 3.8 年的随访中,单次穿刺后患者中 56%(46 个中的 26 个)的患者的输尿管囊部分减压成功,二次穿刺后又有 37%(46 个中的 17 个)的患者成功减压。仅通过膀胱镜穿刺的累计成功率为 93%[2]。然而,这些作者并没有将新发的膀胱输尿管反流定义为手术失败。在 5 名患者中发现了新的同侧同部分膀胱输尿管反流(穿刺一次后 4 名,两次穿刺后 1 名),其中 3 名最终需要内镜矫正反流,其中 2 名经历了自发性消退。另一项单中心研究回顾了 83 例接受输尿管囊肿穿刺术的患者(26 例单

侧,57 例双侧),平均随访 24 个月[3]。单侧和双侧输尿管囊肿的治愈率(包括未出现新反流)分别为 56% 和 15%。在单侧和双侧的输尿管囊肿中,分别有 28% 和 56% 发现新的膀胱输尿管反流。5 例单侧患者中有 4 例发生了新反流的自发消退,而 18 例双侧患者中有 6 例发生了自发性反流的消退。

总之,膀胱镜下输尿管囊肿穿刺术为初次减压和永久治愈的可能性提供了一种微创方法。成功率因输尿管膨出部位和相关的集合系统的类型而异,但重复穿刺可以挽救最初的失败。任何存在反流的患儿都需要在术后检测膀胱输尿管反流,但是对于重复集合系统的患儿,其症状自我消失的可能性较低。

内镜矫正膀胱输尿管反流

膀胱输尿管反流是常见的泌尿科疾病,尿液可以从膀胱逆行回流到肾脏。可以在膀胱镜下注射如右旋糖酐/透明质酸或 Deflux,以更好地使输尿管膀胱交界处结合紧密,防止尿液逆行至肾脏。有关此过程及其并发症的更多详细信息,以及其他用于治疗膀胱输尿管反流的微创手术技术,请参见第 56 章。

后尿道瓣膜切开术

后尿道瓣膜(posterior urethral valves,PUV)是儿童时期慢性肾脏疾病肾衰竭的最常见泌尿科病因[4]。在胚胎学上其形成与后尿道折叠有关。由于 PUV 在妊娠早期发展,因此对膀胱、肾和肺功能的影响可能很严重。在患有 PUV 的新生男孩中,需要导尿导管以通过瓣膜并使泌尿系统压力降低。一旦婴儿恢复稳定,就可以进行膀胱镜消融术或对 PUV 进行切开。尽管有许多消融 PUV 的方法[5],但随访期对于监测持续性或复发性阻塞以及其他并发症至关重要。

包括作者在内的一些专家建议使用 6F 或 7.5F 膀胱镜,并在 5 点、7 点和 12 点的位置用冷刀或单极电极切开瓣膜,以获得最大的消融效果,而不会损伤尿道外括约肌。瓣膜残留(即不完全消融)的可能性为 10%~33%[6,7],11% 的患者发展为消融后尿潴留[5]。在一项中位随访时间为 6.5 年,发表的最大的 PUV 患者回顾性队列研究之一的报道中,报道了 PUV 消融的其他短期和长期并发症[5]。在 3 名患者中发现了尿液外渗,其中 1 名患者发生了直肠损伤,随后在经耻骨上顺行消融术,进行结肠造口术。肉眼血尿发生在 2 名患者中,其中 1 名需要膀胱镜检查。平均随访 64 个月,在 291 例患者中有 6 例发展为尿道狭窄疾病,狭窄平均在瓣膜消融后 24 个月发生。所有患者均接受了直视内尿道切开术治疗,有些患者需要进行多轮尿道切开术,而无需进行正规的尿道整形术。

除持续性和反复性梗阻外,PUV 消融术后罕见但同样重要的并发症是尿道括约肌损伤并伴有尿失禁。尿失禁的发生可能是因为消融部位过远地延伸到了外括约肌。一项

对 67 名 PUV 男孩的单中心回顾性研究指出,中位随访 9 年后,有 34%(67 名中的 23 名)患有尿失禁,其中 23 名中只有 1 名与括约肌失禁的手术病因直接相关[8]。其余患者被认为是继发于膀胱功能障碍的尿失禁。同样,在另一项单机构回顾性队列研究中,对 50 名 PUV 新生儿进行了回顾性研究,结果发现,在平均随访 6.8 年中[9],这 50 名男孩中有 2 名因手术技术引起了括约肌失禁。因此,尽管在 PUV 消融过程中很少发生括约肌损伤,但仍须小心预防。作者强调了在消融过程中膀胱镜需要小范围移动的重要性,以及在较小的切口侧出现的错误。消融后,应立即置入易于通过的导尿管并放置至少 24 小时,以扩张消融的瓣膜。由于将球囊在尿道后部充盈的潜在危险以及理论上存在的膀胱内球囊阻塞输尿管口的风险,作者未放置导尿管。我们建议使用适合患者尿道尺寸的导尿管(例如在新生儿中使用 6F)。如果患者在初次消融后持续出现无法排空膀胱的能力,则需要降低临床标准,及时再次进行膀胱镜检查并在必要时进行再次消融;而相对于膀胱造瘘术,再次消融对括约肌失禁有太大风险。如果怀疑发生括约肌失禁,作者建议一旦孩子开始如厕训练后,就通过影像尿动力学研究来确认。根据儿童年龄较大时膀胱功能障碍的严重程度和进展,可能需要构建具有膀胱增大功能和膀胱颈闭合功能的可供导管插入的通道。

肾结石

引言

现在肾结石病越来越多地在儿童时期被诊断出来。最近的一项基于人群的研究表明,自 20 世纪 90 年代以来,15~19 岁年龄段的肾结石病的年发病率每年增加 5%[10]。肾结石病患病率上升导致年轻患者对外科手术的需求增加。但是对于肾结石病患儿,手术干预的利用存在很大差异,手术所在的医院是决定采用哪种手术的最重要因素之一[11]。因此,确定最佳干预措施(使疗效最大化和风险最小化的干预措施)是必要的。本节回顾了儿童内镜下结石手术的并发症,即输尿管镜和经皮肾镜取石术(percutaneous nephrolithotomy,PCNL)。冲击波碎石术(shock wave lithotripsy,SWL)不包括在内。

历史上,大多数儿童结石均使用 ESWL 进行治疗,但微创技术和内镜光学技术的进步已使输尿管镜和 PCNL 的利用率有所提高[12,13]。根据美国泌尿外科协会 2016 年指南,对于输尿管或肾结石的儿童,输尿管镜与 SWL 一同被认为是一线外科手术治疗[14,15]。PCNL 通常用于大型鹿角型结石、需要清除的大型感染结石或解剖结构异常的肾脏中的肾结石,例如患有马蹄肾或尿流改道的患者[12]。尽管 2016 年指南规定,对于结石>2cm 的儿童可以进行 SWL 或 PCNL,但我们建议 PCNL 用于大块肾结石,因为无结石率更高且对其他程序的需求较少,前提是要求泌尿科医师有经皮肾外科手术的培训和经验。

最近的系统评价和荟萃分析比较了成人中<2cm 的下极结石的 SWL、输尿管镜和 PCNL，PCNL 优于 SWL，输尿管镜优于 SWL，尤其是 10~20mm 大小的结石[16]。另一项近期的系统评价和荟萃分析比较了成人中任何肾结石的 PCNL 与输尿管镜，并指出 PCNL 的无结石率更高，但并发症率更高，失血更多，住院时间更长[17]。这些结果是否能从成年人完全用于儿童仍存在争议，并且肯定值得进行高质量的儿科特异性研究。此外，对于肾结石病患儿来说，诸如 mini-PCNL、超-mini-PCNL 和 micro-PCNL 等较新技术的相对有效性仍有待确定[18]。

治疗目标

儿童肾结石手术的目标与成人相同，即以最少的手术和并发症使患者摆脱结石。手术的选择主要取决于结石的大小和位置以及患者的解剖结构。次要考虑因素包括患者合并症、结石成分（如果知道）、泌尿科医师的经验、设备可用性以及父母和患者的意愿[11]。这种差异可能的解释是，与 SWL 相比，输尿管镜需要更高的技能和经验。

常规注意事项

辐射

肾结石病患者通常在诊断、手术治疗以及手术后的随访中均需要接受射线照射。输尿管镜和 PCNL 通常都使用输尿管镜检查，该检查可以提供电离辐射[19-21]。对于患有肾结石病的儿童，累积辐射暴露是一个特别重要的考虑因素，因为与成人相比，他们在后期的诊断和外科手术中更有可能需要使用电离辐射[22,23]。此外，由于预期寿命更长，并且发育中的组织对放射线的敏感性更高，因此儿童的放射线累积风险可能比成人高。

最近的研究已经量化了儿童内镜手术治疗肾结石所接受的放射线。Ristau 及其同事对 2005 年至 2012 年间在匹兹堡大学接受输尿管支架置入、输尿管镜和 PCNL 的所有儿童进行了横断面研究。单侧输尿管镜、双侧输尿管镜和 PCNL 的中位输尿管镜操作时间分别为 1.6 分钟、2.5 分钟和 11.7 分钟[24]。对于输尿管镜，这放射剂量相当于 3mSv，对于 PCNL 相当于 16.8mSv。重要的是，每位患者相关结石发作需人均接受一次（IQR 1~3）CT 扫描和三次（IQR 1~8）腹部 X 线检查。在 1 年时间内接受 CT 扫描、PCNL 和 3 次 X 射线检查的患者的平均累积辐射暴露为 32mSv。辐射安全概念——低至合理可达到的水平（ALARA）——强调仅使用为达到预期结果所必需的最小辐射量。当前的指南建议在 12 个月内最大剂量为 50mSv，在 5 年内平均剂量<20mSv/年[25]。因此，需要 PCNL 的单个大结石的治疗计划已接近建议的电离辐射暴露极限。

Nelson 及其同事还证明了接受输尿管镜检查的儿童也面临大量辐射暴露。他们指出，尽管透视光检查时间是辐射暴露的最重要决定因素，但其他因素（例如放射源到皮肤的距离、输尿管鞘的使用以及剂量率的设定）也对总辐射剂量有影响[21]。确实，决定患者总放射线暴露的四个类别中的三个是可以修改的。在透视检查时间、源到皮肤的距离、透视检查设置和患者腹壁厚度中，仅患者腹壁厚度无法调整以减少传递的辐射。实施旨在减少儿科输尿管镜期间辐射暴露的 6 项清单，可将尿道镜检查时间减少 67%，皮肤到图像的距离增加 78%，并且适当剂量设置的利用率>90%。与实施这些操作之前接受输尿管镜的患者相比，实施后接受治疗的患者的放射线照射减少了 87%[26]。此外，利用超声波进行输尿管镜和 PCNL 的最新技术有助于最大程度地减少儿童的辐射暴露。在作者所在医院，使用肾脏超声可以应用在 PCNL 中。当输尿管镜[27]和 PCNL[28]需要透视时，我们也使用间歇透视而不是连续透视。透视检查技术人员还可以操作 C 型臂并降低 kVp，最大程度地增加皮肤到光源的距离，并缩小成像窗口的范围，以最大程度地减少辐射暴露，同时保持图像完整性。我们避免常规放大辐射的危害，也正在努力评估超声引导的输尿管镜的作用。

结石残留

各种研究都比较了手术治疗方式中的无结石率。PCNL 的无石率范围为 70%~97%，输尿管镜的无石率范围为 85%~88%[29]。然而，有关内镜治疗小儿结石的文献广泛中存在对手术后无石率的定义分歧。通常，无石块率包括辅助操作，例如 SWL。此外，对"临床上不重要的"残留碎片使用了不同的分界值，这限制了对替代性手术的效果进行有效比较。最后，手术后评估结石清除干净的方法各不相同。内镜检查、超声检查、透视检查、CT 扫描和平片检查均已用于确定残留结石的存在。但是，这些方法的灵敏度和精度差异很大。有必要确定一种普遍接受和可利用的方法来定义儿童手术后的结石清除率。

辅助操作/麻醉

肾结石症儿童的手术适应证与成人相似。然而，较小的儿童输尿管和肾脏尺寸通常需要额外的辅助程序才能完全安全地清除结石。例如，较小的儿童输尿管尺寸通常会阻止使用输尿管镜直接进入，因为有导致继发性输尿管穿孔和活动性扩张相关的狭窄的风险。因此，通常在输尿管镜检查之前放置输尿管支架以允许输尿管的被动扩张[30,31]。我们通常会在接受输尿管镜治疗的儿童肾结石患者中中"预先置入支架"，尤其是在使用输尿管鞘的情况下；但是，我们通常不会在输尿管镜治疗输尿管结石之前放置输尿管支架。因此，需要权衡输尿管镜与 SWL 相比提高的无结石率，因为需要考虑到输尿管镜治疗每块结石的辅助程序更多。预后的比较和成本效益研究应同时考虑手术的有效性及其弊端和潜在危害。此类研究对于患者决策工具的开发以及患者对可替代手术对其和家庭的生活质量影响的理解至关重要。

输尿管镜

自 20 世纪 80 年代后期以来,输尿管镜被用于治疗患有输尿管和肾结石的儿童。最初,取出的大部分结石位于中至远端输尿管。技术的进步,即设备的小型化和改善适应性,促进了儿童使用输尿管镜的增加,并允许治疗输尿管近端和肾脏所有区域的结石。在作者所在医院,患有输尿管镜的儿童与成人体位相似,被置于截石位。但是,使用适当尺寸的脚架以避免压伤和神经损伤很重要。我们使用三种尺寸的脚架为不同尺寸的儿童提供适当的位置。对于婴儿,我们在膝盖下方使用凝胶卷,以提供改良的截石位置。注意确保所有受压点都已垫好,并且腿的重量放在脚后跟上,而不是放在可能发生腓神经损伤的小腿或膝盖上。

输尿管镜的成功取决于石头的大小。对于结石大于 15~20mm 的患者,不应将输尿管镜视为一线治疗。此外,尽管输尿管镜的疗效与 SWL 相比对结石位置的依赖性较小,但必须考虑儿童的肾脏较小。较小的肾脏代表操作输尿管镜的空间较小,并且角度较锐利,这可能会使进入处理下极的结石变得困难。考虑到这些技术因素,我们建议使用 150μm 的 laser 激光光纤进入下极肾中的结石,与较大的光纤相比,其可以改善弯曲的角度[32]。我们通常对输尿管结石和肾脏中、上极肾盏中的结石推荐使用 200μm 的纤维。目前在成年患者中进行的将石屑"除尘"和套石篮的功效进行比较的研究,都尚未在儿童或青少年中进行。作者在需要使用套石篮的情况下会先使用输尿管鞘。

输尿管镜的并发症包括输尿管损伤、尿路感染和出血。在大多数报告中,严重的并发症(大于 Clavien Ⅲ级的并发症)并不常见。在最近的一项系统评价中,输尿管镜的总体无结石率为 85.5%,其中 12% 的患者发生了并发症。大于 Clavien Ⅲ级的并发症仅 2%[33]。然而,手术成功的定义在不同研究中具有差异。评估无结石状态的方法包括从输尿管镜检查时的直视检查,到术后超声或 CT 检查。因此,很难直接比较不同技术、不同结石大小和不同结石位置的结石手术的疗效和并发症。通常,与输尿管结石相比,肾脏的无结石率更低(图 55.1)。

尽管没有系统地研究术前置入输尿管支架与主动输尿管扩张术对有利于输尿管镜一次通过的比较效果,但是如果未在输尿管镜之前放置输尿管支架用于被动输尿管扩张,则术后可能会更常见诸如输尿管穿孔和狭窄等不良后果[12,34]。在输尿管镜之前未放置输尿管支架的患者中发生的并发症包括输尿管损伤,输尿管狭窄和转为开放手术。在最近的一份报告中,在接受输尿管镜手术的儿童中,有 19% 在输尿管镜之前未放置输尿管支架的儿童,由于输尿管较小,需要进行开放式输尿管切开术,其中部分患者需要进行输尿管膀胱再吻合术[35]。如上所述,如果输尿管镜或输尿管鞘不能轻易地向上移至输尿管,则应在行输尿管镜之前,放置 4.6F 或 4.7F 输尿管支架以被动扩张输尿管至少 2 周。我们不建议对远端输尿管进行主动扩张,因为存在输尿管损伤的风险,

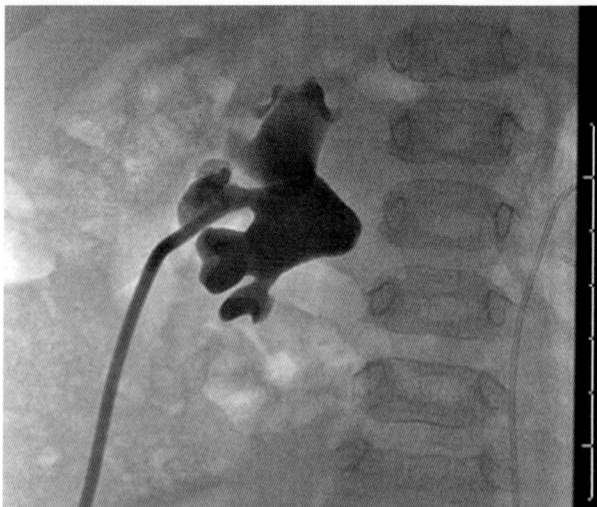

图 55.1 输尿管近端结石导致的 UPJO。患者成功接受了机器人辅助肾盂成形术

同时由于输尿管口的直径会限制输尿管镜的安全性,尤其是在使用输尿管鞘的情况下。

如果在输尿管镜检查后遇到或发生输尿管狭窄,逆行肾盂造影可显示狭窄的程度、长度和位置。输尿管中段狭窄可长时间放置输尿管支架。作者很少使用球囊扩张术,首选激光切开。我们建议进行正式的重建,对较长的、密集或复发性狭窄可以使用机器人手术重建。对远端狭窄可采用输尿管膀胱再植术治疗。近端或中段输尿管狭窄可能需要分别行肾盂成形术或狭窄切开后吻合术。

表 55.1 列出了一些有关儿童输尿管镜的当代研究,以及一些从输尿管镜早期投入使用开始的研究,以比较患者和结石的特征,输尿管镜疗效,结局和并发症。

经皮肾镜碎石术

经皮肾镜取石术是较大肾结石的首选治疗方法。目前尚未为儿童确定合适的尺寸。一项质量较差的随机试验表明,对于肾结石>2cm 的儿童[36],PCNL 后的无结石发生率高于输尿管镜后;但是发生并发症的风险也更高。与 PCNL 相关的并发症包括失血、需要输血、非感染性发热、脓毒症、肾脏损伤(包括肾盂和输尿管)、胸膜损伤导致积水或气胸,以及长时间漏尿。肋上入路会增加胸部并发症的发生,尤其是在第 11 肋以上进行时[17]。在作者所在的医院中,我们对大多数结石使用下极入路,对于超过 UPJ 的大型肾盂结石,我们使用位于第 11 肋下方的上极入路。

儿童在 PCNL 后发生并发症的比例为 15%~39%。尽管这些并发症大多数是轻微的,但大于或等于 Clavien Ⅲ的并发症发生率为 1%~16%(表 55.2)。要求输血的手术失血的可能性大致小于 10%。Desai 及其同事证明,出血的风险会随通道尺寸的增加而增加[38]。成人的标准出入通道为 24~30F。但是,由于儿童肾脏较小,估计儿科患者的中对应

表 55.1　部分关于输尿管镜治疗肾结石研究的特征、结果和并发症

作者	人数	手术次数/人数	平均年龄(范围)/岁	结石平均大小(范围)/mm	结石位置	输尿管镜类型	输尿管镜大小	初始SFR	术前置管	输尿管扩张	术后拔管时间	输尿管损伤	发热或UTI
AlBusaidy[41]	43	1.2	6.2(0.5~12)	12.6(4~22)	输尿管	硬镜	8.5~11.5	84	0	球囊	NR	1(2)	12(24)
Satar[42]	33	1.1	7.4(0.8~15)	5.3(3~10)	输尿管	硬镜	6.9~10	94	0	球囊	12(34)	NR	NR
Nerli[43]	80	1.1	9.5(6~12)	10(7~16)	70% 输尿管 30% 肾脏	软镜	NR	90	0	金属扩张器	NR	0	5(6)
Dogan[34]	642	1.1	7.4(0.3~17)	8.9(NR)	输尿管	SR	4~10F	90	207(31)	球囊灌注泵	NR	2(1)	0(0)
Yucel[44]	48	1.1	7.6(0.8~18)	6.6(4~20)	输尿管	SR	75	84	2(4)	球囊	31(61)	1(2)	NR
Tinyaki[35]	32	1.7	5.9(0.6~17)	8.8(4~18)	输尿管	硬镜和软镜	4.5~7.5	57	8(20)	无	29(71)	9(20)	NR
Erkurt[45]	65	1.1	4.3(0.5~7)	26(7~30)	肾脏	软镜	7.5	83	17(8)	鞘	NR	2(3)	10(15)
Kocaoglu[46]	36	1	5.3(1~13)	8.4(4~18)	输尿管	SR	4.5	97	0	无	16(42)	0	1(3)
Chedgy[47]	21	1.5	8.6(1.4~16)	9.6(5~20)	输尿管 肾脏	SR 软镜	NR	13(62)	18(50)	0	18(50)	0	1(3)

表 55.2　儿童 PCNL 术后并发症

作者	年份	人数	平均年龄/岁	套管型号	碎石方法	SFR(%)	发热	脓毒症	输血/%	漏尿	胸膜损伤	死亡	总计	≥Ⅲ级
Citamak et al.[48]	2015	346	8.5	14~30F	Pneumatic Holmium	73	NR	4(0.3)	41(12)	NR	4(0.3)	1(<0.1)	NR	NR
Daw[49]	2015	26	3.7	14F	Holmium	77	4(15)	0(0)	1(4)	2(8)	0(0)	0(0)	8(31)	3(11)
Dede[50]	2015	39	5.8	12F	Pneumatic Holmium	82	4(10)	0(0)	0(0)	2(5)	0(0)	0(0)	6(15)	0(0)
Goyal[51]	2014	158	10	24~30F	Pneumatic	85	8(5)	10(6)	12(8)	12(8)	2(1)	0(0)	62(39)	10(16)
Zeng[52]	2013	331	7.8	14~20F	Pneumatic Holmium	80	23(7)	13(4)	10(3)	NR	2(1)	0(0)	51(16)	5(1.5)
Ozden[53]	2008	53	9.7	20~30F	Ultrasonic Pneumatic	74	NR	NR	9(17)	3(6)	1(2)	0(0)	NR	NR
Jackman[39]	1998	11	3.4	11F	EHL	85	NR	NR	0(0)	NR	NR	0(0)	NR	NR

成人24~30F 的尺寸为72F[39]。如果发生大量出血，我们建议中止手术，将Foley导管或折返导管作为肾造瘘管置入，并按照临床指示和成人患者的方式进行治疗。如果发生肾盂损伤，我们建议在可行的情况下停止手术并放置顺行输尿管支架。儿童已知的PCNL并发症（包括胸膜积水和术后出血）的治疗与成人相似。由于出血可能需要栓塞术，而胸腔积水需要胸导管，因此我们建议仅在儿童医院进行PCNL，而儿科介入放射学小组可以执行这些操作。

鞘和肾镜的小型化以及结石碎裂技术的改进允许使用较小的通路，同时将无结石率保持在75%或以上。mini-PCNL和micro-PCNL在儿童和成人的大型肾结石中变得越来越普遍，但是术语并没有标准化。mini-PCNL通常指的是<20~24F的型号，而micro-PCNL指的是<10F的型号。在作者所在医院，我们在做PCNL手术时在手术室进行肾脏通路的建设。我们首先进行膀胱镜检查，将开放式输尿管导管放置在UPJ的正下方，该导管可用于逆行肾盂造影或滴注盐水以扩大收集系统。然后，我们将患者俯卧在凝胶垫上，并通过超声获取肾脏通路。罕见地，如果对于脊柱发育不良或肾脏位置异常的儿童进行肾脏通路需要CT引导，则应在计划行PCNL之前通过介入放射学置入肾造瘘管。放置两根导丝（安全导丝优先沿输尿管向下）后，我们使用Cook 18F球囊扩张器和PTFE鞘进行肾脏通路建立。儿童的肾脏（尤其是婴儿的肾脏）比成人的肾脏更具活动性，并且在创造第一个针头通道和放置通道鞘时经常将其推开。在透视下推进鞘管时，注意球囊尖端在收集系统中的位置和骨标志物至关重要。如有必要，可以通过输尿管导管进行逆行肾盂造影，以重新定义收集系统的解剖结构。在在幼儿中放置鞘管之前，我们会先将其修剪以缩短体外组件，我们发现这样可改善可操作性并限制肾脏的扭矩。获得通路后，我们使用15/18F刚性肾镜和ShockPulse碎石机，该碎石机利用超声和机械能将碎片碎裂并去除。ShockPulse对我们来说是对处理儿童肾脏大结石的方法的转变，因为它结合了CyberWand（与激光相比）的更高功效和足够小（2.1~11.3F）的探头，可用于微型探头肾镜和半刚性输尿管镜。由于儿童肾脏的锐角和狭窄，我们经常使用可弯曲的儿科膀胱镜和/或可弯曲的输尿管镜来确认结石的清除率，并检查肾中盏是否有残留碎石。清除结石后，我们通常会放置一个肾造口术管，其大小取决于患儿的年龄。作者在婴儿中使用10~12F Malecot导管，在青少年中使用14F Malecot或Foley导管。如果在UPJ处有大量的结石负担和/或大量的水肿，除了肾造口术管，我们还要放置输尿管支架。在这种情况下，通常在POD 1上，在尿液清亮后将肾造瘘管移出，患者可以安全出院。目前，没有足够的证据表明无管PCNL是儿童的安全选择。

在美国当代实践中发生并发症的可能性是不确定的，也很难确定。关于PCNL、mini-PCNL（进入通道<24F）和micro-PCNL（约5F）的大多数病例系列是在印度、土耳其和中国进行的，通常在地方性结石病和大量伴有复杂的肾结石的儿童中进行。因此，这些报告通常反映了医院和外科医生在PCNL方面的丰富经验。尚不确定在美国的中心是否会找到类似的结果，在美国的儿童中，肾结石病仅在最近才变得更加普遍。

总之，尽管最近的AUA指南指出，肾结石>2cm的儿童可以选择SWL和PCNL，但我们建议对这些患者使用PCNL，因为SWL对于大肾结石的疗效比PCNL差。我们还担心小儿患者进行SWL的安全性。儿童中SWL与肾脏和高血压之间的关联性可能比最近报道的[40]更大，这是因为儿童受到冲击波影响的肾脏面积较大，预期寿命更长，高血压影响更大。但是，儿童的PCNL和经皮肾入路只能由经验丰富的泌尿外科医师进行，他们应具有必要的培训和设备。为了最大程度地提高无石率并最大程度地减少并发症，我们建议将大肾结石的儿童转诊至经验丰富的儿科肾结石中心。

结论

综上所述，随着技术的进步，小儿内镜手术取得了巨大的进步。从足够小可以处理婴儿后尿道瓣膜的膀胱镜，到足够细软可以处理下级肾结石的输尿管镜。内镜术的进展使得其可以安全地在越来越小的患者中使用。

（牛少曦 译）

参考文献及自测题

第56章 小儿腹腔镜和机器人手术并发症

DAVID I. CHU and ASEEM R. SHUKLA

要 点
1. 小儿泌尿外科微创手术的适应证范围逐渐扩大。
2. 必须认识微创手术具有独特的并发症,并使其最小化。
3. 大多数微创手术的成功率与传统开放手术的成功率相当,但需要长期随访。

外科学的进步常常依赖于科技的创新和发展。微创外科成为了一个使许多外科领域发生翻天覆地变化的创新。微创技术已经快速向小儿泌尿外科领域发展,尽管相比成人泌尿外科发展要慢一些。随着机器人辅助腹腔镜技术的发展。小儿泌尿外科微创技术的应用和影响已经快速增加,机器人辅助腹腔镜技术可完成复杂的体内缝合和重建。此外,光学和仪器的进步使微创外科能够被用于更小和更年轻的患者。另外,新一代小儿泌尿外科医生在住院培训期间能更早地接触微创外科技术,更有可能充分利用微创外科技术治疗患者[1,2]。

然而,微创外科运用的增多必须与它们潜在的限制和风险保持平衡。一个缺点是培训数量越来越少的开放性手术的机会成本,而开放性手术是儿泌尿外科的重要组成部分。另外一个缺点是在住院培训期间微创外科程序缺乏标准化要求,这可能会导致医生获得不同的经验、技能和最终结果[3]。最后一个缺点,这对患者来说是最重要的,是微创外科手术期间可能出现的一系列独特的并发症[4]。

尽管大多数小儿泌尿外科手术报告的术后发病率较低,但微创外科操作仍需要如同开放性手术一样仔细地计划和执行。不是所有能实施微创外科的手术都必须用微创技术来完成。一些手术,例如二次手术实施开放性手术可能更有利,然而,如果适应证适当、外科医生的专业知识全面有效、

患者得到了广泛的建议并希望继续实施微创手术,那么相比于传统的开放性手术,微创外科手术恢复更快、疼痛更少[5]。本章回顾了目前小儿泌尿外科最常见微创手术的适应证、技术、并发症和结局。

儿童腹腔镜的一般原则

优缺点

在合适的手术指征下,微创外科手术相比于标准开放技术具有特殊优势。具体来说,微创外科包括单纯腹腔镜和机器人辅助腹腔镜技术,具有放大率高、恢复快、住院时间短、疼痛和镇痛需求少以及更有利的美容效果等优点[5]。数学理论说明,总尺寸相同时,相比于一个大切口,两个小切口能够减少切口张力和疼痛[6]。相反,微创外科的反对者常常更喜欢触觉反馈,认为标准的"动手"的开放式手术的手术时间更短,有时也可以避免经过腹膜。理想情况下,训练有素的儿泌尿科医生应该熟悉开放性和微创外科手术,并具有定义患者和疾病特征的能力,但是对于那些能够实施微创手术的儿泌尿科医生,研究表明医生经验水平是并发症的主要预

测因素[4,7]。因此,在培训期间接触微创外科技术和主治医师的微创外科学习水平对手术结果有至关重要的作用。

腹腔镜手术入路与方式

微创外科的第一个关键步骤是患者处于合适的体位并在麻醉下进入目标解剖空间,这一解剖空间通常是腹膜或腹膜后。在现有的技术和设备下,插入套管针。手术入路可大致分为开放入路技术和闭合入路技术,开放入路技术包括Hasson 技术[8]和单切口腹腔镜手术(SILS)入路,闭合入路技术包括气腹针入路、直接套管针入路和直接光学套管针入路[9]。在作者所在机构,改良的气腹针入路通常用于皮肤切口下至筋膜处,当气腹针穿破筋膜后将其向上拉起,使其远离下面的肠管。往腹腔注入气体,后将镜头孔套管针插入气腹针的同一部位。

传统的微创外科手术入路是经腹膜的,即使是腹膜后器官(例如肾脏)也是如此。后腹腔镜入路需要充分了解和熟悉腹膜后解剖标记。利用后腹膜腔有限空间,各种套管针插入技术例如气囊套管针的主要优点是可避免进入腹膜腔并避免腹部器官损伤或将来肠粘连的风险[10,11]。另外,腹膜后间隙提供的填塞物可在术后抑制血肿或尿性囊肿的发展。在专家看来,后腹腔镜入路在成功率和并发症方面可以与传统的经腹腔入路(如腹腔镜肾盂成形术)相媲美[12,13]。

手术入路与手术切口的并发症

一般来说,与开放手术相比,微创外科手术有其独特的围手术期并发症,这些并发症与手术入路和关闭手术切口有关,如果在筋膜层面上方充气,套管针放错位置可能会导致皮下气肿。更糟的是套管针放错位置可能会造成大血管或脏器的损伤而需转为开放性手术。相反,未适当关闭套管针口也会增加肠疝和嵌顿的可能(**图 56.1、56.2**)。

总体而言,微创手术入路治疗的并发症发生率很低,且没有确切的证据表明其他方式比该方式要优越。最近的Cochrane 系统综述回顾了 46 项随机对照试验,比较了 13 项已发表的腹腔镜手术技术,涉及死亡率,内脏、血管和实体器官损伤,气体栓塞和入路失败等多个方面[9]。通常,并发症发生率很低,并非所有结果都能评估。与封闭式入路相比,像 Hasson 技术这样的开放式入路技术,手术入路失败的可能性较小。与气腹针头入路相比,直接套管针入路减少了入路失败和血管损伤率。但是该报告作者认为,因数据整体证据质量太差,无法证明哪一单一技术更优越[9]。相比之下,一项对 251 名进行单纯腹腔镜手术的小儿泌尿科医师的调查研究显示,报告的总体并发症发生率为 6%,大部分为腹膜前充气[7]。尽管需要手术修复的肠、血管或膀胱损伤的发生率低于 0.39%,但调查对象显示,与开放式技术相比,气腹针入路的并发症发生率明显更高。最后,研究回顾性分析了 1995—2005 年 800 多例腹腔镜手术的病例,发现总的并发症发生率为 2%,其中与手术入路相关的并发症发生率为 1.6%[4]。作

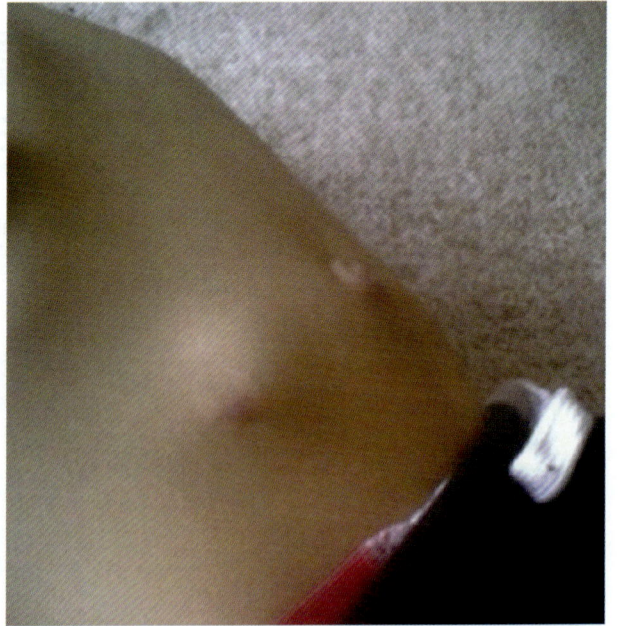

图 56.1　机器人辅助腹腔镜输尿管再植术后切口疝外观图

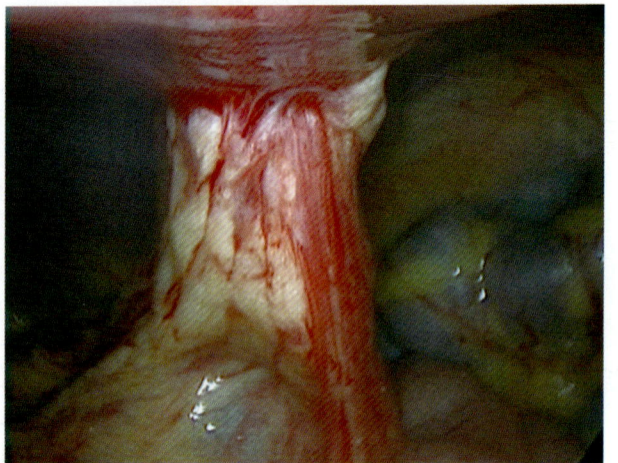

图 56.2　机器人辅助腹腔镜输尿管再植术后切口疝内镜图

者注意到使用气腹针入路的并发症发生率(2.3%)高于开放式入路(0.8%),但无明显统计学差异。

气体栓塞是微创外科手术中一种显著的并发症,在手术中,注入的二氧化碳气体会不慎进入循环系统,会导致典型的磨坊水车轮(millwheel)样心脏杂音、低血压、缺氧和发绀。治疗需要立即消除腹腔的气体,并将患者置于左侧卧Trendelenburg 体位,在空气到达肺循环系统之前将其阻断。

在关腹期间也可能出现独特的并发症。对 19 项成人和3 项儿童腹腔镜手术研究的系统回顾发现,切口疝的发生率在 0%~5.2%[14]。作者建议在小于 5 岁的儿童中关闭所有的手术切口,其中一项研究发现这个年龄组的切口疝发生率明显高于年龄较大的儿童[15]。另一项研究指出,甚至更小的5mm 套管针都有可能引发肠疝。作者的结论是,无论切口大小,所有的切口都应该关闭[16]。

麻醉

气腹对患儿的生理效应已得到充分研究(**表 56.1**)。一般来说,气腹压力大于 8~10mmHg,在长时间接触时,会对心、肺、肾和脑产生不利影响。从心肺角度来看,如果患者在手术开始时处于低血容量或有基础心肺疾病,那么气腹会降低肺顺应性,增加气道压力,对心输出量产生不利影响[17]。如果使用二氧化碳充气,在儿童中很容易被吸收。一项针对儿童的前瞻性研究发现,气腹手术 15 分钟后,二氧化碳的清除率增加,接着持续上升 1 小时,并且在年龄较小的患者中二氧化碳的清除率明显更高[18]。另一项对 1 岁以下婴儿的观察性研究表明,增加吸气压力峰值和潮气末二氧化碳浓度,平均呼气潮气量和血氧饱和度降低[19]。因此,接受微创手术的年轻患者可能需要在手术期间和术后进行更仔细的观察。

值得注意的是,无论手术入路如何,都会发生气体吸入的心肺效应。有报告回顾性分析了经腹膜和腹膜后腹腔镜手术,都注意到了高呼吸频率和气道压力峰值,降低氧合水平[20]。前瞻性分析证实了两种方法都可以增加呼气末二氧化碳水平[21,22]。

气腹除了对心肺有影响外,还可能增加全身血管阻力。因此,肾灌注可能受到不利影响,肾小球滤过率可能降低。对气腹对肾脏灌注和功能影响的系统回顾表明,在包括回顾在内的大多数研究中,两者都受到了不利影响[23]。研究观察到,根据患者的含水量状况不同而有一些变化。无论如何,在微创手术过程中尿量监测是至关重要的,特别当如果病例治疗持续时间延长时。晚期慢性肾脏病患者也可能有肾功能恶化风险,应给予相应的治疗建议。

结论

经过适当选择和建议的患者,微创外科手术是安全、耐受性好的,但存在罕见而严重的并发症,这些并发症来自手术入路和麻醉。打开和关闭腹膜或后腹膜的所有地方都应仔细检查,即使它们不被视为手术的"主要部分"。虽然并发症很少见,但危险性可能很高,并可能导致转为开放性手术。

表 56.1　气腹对儿童生理的影响

系统	气腹压>10mmHg	并发症
心血管	全身血管阻力增加	心输出量受损 从右向左流经心脏分流
呼吸	限制性综合征	低氧血症/高碳酸血症,顺应性减低,功能残余量减低
	气道压力增加	气压伤
肾脏	肾灌注减少	肾功能损伤/少尿

术或需要二次手术。如果没有经过验证的更优的单一手术入路技术,我们建议微创外科医生应使用他们最熟悉且最擅长的手术入路技术。也可以运用常识,例如对于进行过多次腹内手术或腹壁薄的患者(如腹部综合征),像 Hasson 技术这样的开放技术可能比气腹技术更合适。在微创手术操作之前,如果没有安全的手术入路则可能无法进行其余操作。要特别注意,充气时与麻醉师保持交流是很重要的。最后,在完成微创外科技术困难的手术后,我们建议在关闭切口时提高警惕,在儿童中,即使只是 5mm 的切口,也应予以重视。

肾脏手术

肾盂成形术

将微创外科技术引入小儿泌尿外科可以说改变了 Anderson-Hynes 小儿肾盂成形术的手术方式。1949 年首次描述了用开放手术方法来修复后输尿管[24],该技术被用于修复肾盂输尿管连接部梗阻。其他类型的肾盂成形术,如 Foley Y-B、Culp-DeWeerd 螺旋瓣和 Fenger 肾盂成形术也有所发展,但是 Anderson-Hynes 肾盂成形术仍然是主要的方式,因为它能够成功地适应肾血管交叉或肾盂输尿管连接处的固有狭窄。

肾盂成形术手术方式的转变是显而易见的。最近对 2003 至 2010 年间肾盂成形术时间趋势的分析显示,开放性肾盂成形术的所占百分比下降,纯腹腔镜肾盂成形术的平台化,以及机器人辅助肾盂成形术的占比增加[25]。值得注意的是,大多数机器人辅助腹腔镜肾盂成形术在 11~18 岁年龄较大的儿童中开展,大部分开放式肾盂成形术在 1 岁以下的婴儿中开展。

所有开放式和微创方式的总体成功率都在 95% 以上[5,12,13,26]。在一个系统回顾和 meta 分析中肾盂成形术的总体并发症发生率是 0%~30%[5]。这些并发症包括漏尿、肠梗阻、感染、衰竭、需要额外的干预,以及罕见的并发症有原发性肾蒂或下极血管撕裂和肠损伤。在这个 meta 分析中,微创方式和开放性肾盂成形术相比,术后并发症发生率相似。同样,在儿童中机器人辅助腹腔镜肾盂成形术与单纯腹腔镜肾盂成形术的并发症发生率相似。然而,一些外科医生认为,与单纯的腹腔镜手术相比,机器人臂的灵活度大和放大倍数高,可以更容易地进行体内缝合。机器人辅助腹腔镜比单纯腹腔镜手术时间更短的证据支持了这一观点[5]。

小规模回顾性研究分析了后腹腔镜肾盂成形术的作用。在成功率(分别为 93% 和 100%)或并发症方面,后腹腔镜和经腹膜腹腔镜技术没有显著差异[12]。后腹腔镜肾盂成形术的手术时间明显延长,这可能是由于在较狭小的空间内缝合切口难度增加所致。同样,后腹腔镜肾盂成形术和开放性肾盂成形术的成功率相似(分别为 97% 和 96%),并发症比率也相似(分别为 29% 和 27%)[13]。后腹腔镜肾盂成形术有 6%

的开放转化率,和较高的吻合口瘘发生率,尽管支架置入已经越来越普遍。相比之下,开放性肾盂成形术有更高的腹壁麻痹率。

总之,微创外科技仍适用于肾盂输尿管连接部梗阻的肾盂成形术,其成功率和并发症发生率与开放手术无明显差异。机器人平台在进行复杂的肾内重建时所展现的能力,使其特别适于用肾盂成形术。因此,随着未来开展机器人辅助腹腔镜手术成为主流,我们预计上述时间趋势在将继续增加。

肾全切除术和肾部分切除术

与小儿泌尿外科的肾重建手术类似,也可以利用微创外科技术进行肾摘除手术。在儿童中,绝大多数的微创外科肾切除术的病理结果为良性,如无功能肾单位或部分疾病引起感染或高血压。然而,对病理结果恶性的患儿,微创外科肾切除术的作用仍有待明确。

微创外科肾切除术最初主要是应用于腔镜手术下治疗一些良性疾病[27-29]。一个小型的非比较性回顾性病例组中,有26例接受了腹腔镜肾切除术的患者没有发现并发症,包括6例接受了肾部分切除术的患者和1例进行了马蹄形肾脏部分切除患者,均无术后漏尿[29]。另一项研究将10名接受腹腔镜肾切除术的儿童与10名接受开放式肾切除术的儿童进行比较,均为良性指征,而微创外科组手术时间较长,总住院时间较短[27]。两组并发症发生率无统计学差异,腹腔镜肾切除术组中2例有轻微并发症,其中1例结肠浆膜损伤行保守治疗,而开放肾切除术组中5例有轻微并发症。

与肾全切除术相比,重复肾无功能性部分微创切除术具有某些独特的并发症。主要的担忧是影响肾脏健康部分的血液供应。尽管确切的肾血管断流率尚不清楚,但在重复肾系统中一项对142例腹腔镜肾部分切除术的研究发现,在中位随访4.5年时,7名儿童(5%)保留部分的肾功能丧失,最终需要完全肾切除[30]。作者指出,这7个孩子中有6个以前曾接受过肾上极部分切除术,而在这6个孩子中有3个在完成肾脏切除术后出现了术后并发症。他们推测,鉴于肾上极切除术的技术难度,肾血管可能会发生无法识别的损伤,他们还推测气腹和患者年龄较小是保留部分肾脏功能下降的另一潜在因素。

肾部分切除的另一并发症是尿液渗漏和尿性囊肿的形成,这可能是由于上极部分肾实质切除不彻底或下极部分集合系统受损伤所致。尿性囊肿的形成率为0%~12%不等,多数无症状,可以保守治疗[31]。

研究评估了后腹腔镜肾切除术的可行性和有效性。一项研究比较了10例行后腹腔镜肾切除术的儿童和13例行腹膜后开放性肾切除术的儿童[32]。两组手术时间无差异,但微创手术组住院时间较短。在开放性肾切除术组中只发现一个切口并发症。一项系统性回顾对腹膜后腹腔镜肾切除术与经腹膜腹腔镜肾切除术进行了比较[28]。虽然回顾发现在51项研究病例中有许多遗漏的手术指征,但绝大多数

是良性的。后腹腔镜肾切除术的并发症发生率为4.3%,经腹膜腹腔镜肾切除术的并发症发生率为3.5%。手术最常见的并发症是肠和血管损伤、血肿、尿性囊肿和切口疝。亚组分析显示,后腹腔镜组和经腹膜腹腔镜组分别有2/346和0/288有脾血管损伤,而肠损伤分别有2/346和1/285。

尽管恶性肾肿瘤(如肾母细胞瘤)的金标准仍然是通过腹部横切口进行开放性切除,但有小规模病例报告已经开始研究微创外科肾切除。对新辅助化疗后接受腹腔镜肾切除术,且参加了欧洲肾母细胞瘤试验(2001年,国际儿科肿瘤学会)的24名儿童进行的分析结果显示,只有脾脏损伤一种并发症,没有肿瘤破裂的情况[33]。中位随访47个月,无事件生存率为96%。淋巴结取样是肾母细胞瘤手术分期的主要依据,然而在这项研究中,24名儿童中有22名没有进行充分的取样。另一组包括17名儿童,他们接受腹腔镜肾切除术治疗各种肾脏恶性肿瘤,包括肾母细胞瘤、肾细胞癌和透明细胞肉瘤[34]。有2名儿童由于游离肾蒂困难,转为开放性手术,但其他儿童未发现并发症。值得注意的是,在这个队列中,成功地对12名儿童进行了淋巴结取样,平均淋巴结取样为3.4个。一项回顾性研究分析了腹腔镜肾切除术(n=13)与开放肾切除术(n=32)治疗儿童原发性肾肿瘤的疗效[35]。腹腔镜肾切除术患者住院时间明显缩短,无肿瘤破裂发生,手术时间无显著差异。每组出现1例切口疝,开放性肾切除术组出现1例小肠梗阻。对肿瘤小于10cm的亚组分析中,作者发现腹腔镜肾切除术患者手术时间更长,但住院时间仍然较短。

总之,良性肿瘤的全肾切除术仍然是微创手术的合适指征,与开放性肾切除术相比,微创手术无论是经腹腔还是腹膜后,住院时间都更短。相反,通过微创技术进行肾部分切除术也是合适的,但外科医生须警惕完全肾功能丧失和漏尿的独特风险,这种风险在较小的儿童中可能更高。鉴于对淋巴结进行充分采样的能力各不相同,恶性肾肿瘤的微创肾切除术仍然是探索性的。

膀胱及输尿管下段手术

输尿管膀胱吻合术

膀胱输尿管反流(VUR)的治疗模式主要是临床观察、抗生素预防或外科修复先天性缺陷,这种先天性缺陷促使尿从膀胱向双肾集合系统的逆行流动,同时增加肾盂肾炎的风险。抗生素预防在有效降低膀胱输尿管反流患儿肾盂肾炎的风险方面优于临床观察,现代外科手术越来越多地应用于反复抗生素预防失败的严重膀胱输尿管反流患者中[36]。

膀胱镜下输尿管注射葡聚糖透明质酸共聚物(Deflux)与单纯腹腔镜和机器人辅助下输尿管再植入术(RALUR)是膀胱输尿管反流微创手术治疗的主要选择。每一种手术都有不同的成功率,更重要的是,有不同的并发症。

经膀胱镜将材料注入输尿管口或其附近以使输尿管进入膀胱更加紧密,是用于膀胱输尿管反流矫正的手术选择中侵入性最小的方式。虽然膀胱镜注射的总体发病率较低,但成功率差别很大。在对超过 5 500 例接受内镜治疗膀胱输尿管反流的患者进行的 meta 分析显示,影像学定义的总体成功率范围从轻度膀胱输尿管反流的 78% 到高度膀胱输尿管反流的 51%[37]。但是,一些专家指出,这个 meta 分析包括了 Deflux 以外的其他注射材料,并认为注射的材料量是不够的,甚至可能只有应提供量的一半[38]。一项关于 Deflux 注射的回顾性研究显示,在 3 个月时输尿管膀胱排泄造影的影像学成功率高达 90%,临床成功率高达 94%[39]。除了持续性膀胱输尿管反流和肾盂肾炎外,内镜注射的其他并发症包括导致膀胱输尿管反流和同侧输尿管梗阻。一个初期系列病例研究指出,4.5% 的患者在随访尿路排泄造影时出现了对侧膀胱输尿管反流,因此,如果对侧输尿管口在膀胱镜检查中有异常形态,作者将对对侧输尿管口进行内镜注射[40]。操作过程应该小心谨慎。四个中心对 745 例注射 Deflux 的患者中的 1 155 条例输尿管进行了多机构回顾性分析,结果显示 5 例需要内镜支架置入的患者中有 7 条输尿管发生了同侧输尿管阻塞[41]。这 5 名患者中,4 名患有脊髓膜脑膨出或继发于严重膀胱和肠功能障碍的膀胱输尿管反流。因此,尽管总体上很少见,但在功能异常的膀胱中,发生输尿管梗阻的风险较高。

机器人辅助下输尿管再植入术最常使用 Lich-Gregoir 技术,在腹膜内、膀胱外进行,而使用膀胱内腹腔镜(或膀胱镜)输尿管再植入术较少使用。在膀胱镜检查法中,将套管针直接插入膀胱内腔,并将二氧化碳气体注入膀胱,使用 Cohen 的交叉三角技术在膀胱内调整输尿管[42]。

各种研究将输尿管开放性再植入术与机器人辅助下输尿管再植入术进行比较,结果不一(**表 56.2**)。一项研究比较了 25 例膀胱外机器人辅助下输尿管再植入术患者(平均年龄 69 个月)和 25 例开放性再植入患者(平均年龄 50 个月)的治疗效果,发现两种方法治疗膀胱外膀胱输尿管反流的成功率分别为 97% 和 100%[43]。机器人组手术时间较长,但住院时间和麻醉性疼痛药物使用较少。机器人组有 3 例双侧机器人辅助下输尿管再植入术患儿出现短暂尿潴留。另一个外科回顾性病例组将 20 例膀胱外机器人辅助下输尿管再植入术患者与 20 例开放性膀胱外输尿管再植入术进行了比较[44]。作者发现,两组的手术成功率相当,膀胱外机器人辅助下输尿管再植入术组平均手术时间较长,但术后镇痛需求明显减少。一名机器人辅助下输尿管再植入术患者出现漏尿,另一名患者出现输尿管狭窄,作者认为这可能是由于过度牵拉输尿管导致输尿管远端受损所致。另一项回顾性研究将 20 例膀胱外机器人辅助下输尿管再植入术患者与 17 例相匹配的开放性膀胱外输尿管再植入术患者进行了比较[45]。两组成功率均>90%。与开放性膀胱外输尿管再植入术患者相

表 56.2　小儿机器人辅助腹腔镜输尿管再植入术核心研究

参考文献	微创方式及入路与例数	开放方式及入路与例数	平均手术时间/min	平均住院时间/h	平均随访时间/月	成功率/%	并发症数量
Smith (2011)[43]	25 例膀胱外机器人	25 例膀胱内开放	微创:185 开放:165	微创:33 开放:53	微创:16 开放:29	微创:97 开放 100	微创:3(一过性尿潴留,所有双侧病例) 开放:0
Schomburg (2014)[44]	20 例膀胱外机器人	20 例膀胱外开放	单侧 微创:165 开放:109 双侧 微创:227 开放:135	微创:25 开放:34	微创:39 开放:52	微创:100 开放:95	微创:2(1 例漏尿,1 例输尿管狭窄) 开放:7(未知)
Marchini (2011)[45]	19 例膀胱内机器人 20 例膀胱外机器人	22 例膀胱内开放 17 例膀胱外开放	微创:232/233(内/外) 开放:147/120(内/外)	微创:43/41(内/外) 开放:69/41(内/外)	微创:19/12(内/外) 开放:12/13(内/外)	微创:92/100(内/外) 开放:93/94(内/外)	微创:10/6(4 例膀胱漏,1/2 例输尿管狭窄(内/外) 开放:14/8(10/2)例膀胱痉挛(内/外)(10/7)疼痛(内/外),12 例血尿(内)
Grimsby (2015)[46]	61 例膀胱外机器人	无	NA	NA	微创:12	微创:72	微创:6(3 例输尿管梗阻,2 例漏尿,1 例眩晕/呕吐)

NA,无数据。

比,膀胱外机器人辅助下输尿管再植入术患者的手术时间,住院时间或镇痛要求无差异。但是有2名膀胱外机器人辅助下输尿管再植入术患者出现漏尿。

与上述观点相反的研究显示,开放性手术和机器人手术的成功率相当,一项对61例平均年龄为6.7岁的机器人辅助下输尿管再植入术患者进行的回顾性队列研究显示,在平均11.7个月的随访中,在治疗膀胱输尿管反流方面放射学成功率为72%[46]。有2%的患者出现漏尿,5%的患者出现双侧输尿管梗阻需要植入支架。值得注意的是,这些作者汇总了包括他们自己在内的12项已发表的机器人辅助下输尿管再植入术成功率的研究,发现合并后成功率为91%,尽管有证据表明各研究之间存在显著异质性。

其他研究分析了纯腹腔镜膀胱输尿管再植的结果。在23例反流性输尿管病例中的该技术的成功率为96%,但有2名儿童经历了短暂的皮下耻骨上气肿和阴囊气肿[42]。另一个113人的病例组显示,输尿管再植病例的成功率为92%,成功病例中有7例发生术后尿路感染[47]。另一项关于27例接受膀胱镜再植的膀胱输尿管反流患者的成功率为92%。但是有2例患者膀胱的切口部位出现腹腔尿漏,一名接受锥形再植的患者出现了吻合口狭窄[48]。一项研究比较了膀胱镜再植与开放再植的成功率,分别为91%和97%[49]。膀胱镜再植组手术时间更长,镇痛需求更少,住院时间无差异。膀胱镜再植组儿童分别现漏尿,膀胱结石和双侧输尿管梗阻等情况。开放式再植入组无漏尿,膀胱结石和双侧输尿管阻塞。最后,一项比较19例机器人辅助下膀胱内输尿管再植入术患者和22例开放手术膀胱内输尿管再植者的研究显示,两组的成功率均超过90%[45]。与开放行膀胱内再植入组相比,机器人辅助下膀胱内输尿管再植入术患者的手术时间更长,住院时间更短且麻醉镇痛的要求更少。机器人辅助下膀胱内输尿管再植入术队列中有1名儿童经历了短暂的尿潴留,并且在切口关闭技术得到改善之前有4名患者在套管针穿刺部位发生了膀胱渗漏。

用微创方式处理膀胱输尿管反流的成功率随不同手术选择而不同。结果强调,机器人辅助下输尿管再植入术是一种应由经验丰富的外科医生应用的新兴的外科手术方式,以期解决罕见但严重的并发症(包括漏尿、输尿管阻塞和尿潴留)。多机构正在对该术式的安全性和有效性进行研究。

输尿管端端吻合术

在具有异位输尿管,输尿管膨出或膀胱输尿管反流的双肾收集系统中,除上一节讨论的无功能肾单位部分切除术外,同侧输尿管端端吻合术是另一种可行手术选择。输尿管端端吻合术可分流输尿管,尤其是上极输尿管,同时避免了撕裂或损伤下极功能性肾单位的风险。虽然在同侧输尿管端端吻合术中,下极或受者输尿管可能变得脆弱,但已发表的研究似乎表明,在下极部分放置输尿管支架可显著降低狭窄或漏尿的风险。

2007年,在6名儿童中的8个肾脏中,首次展示儿童微

创外科同侧输尿管的经验[50]。所有病例均经腹膜腹腔镜手术,术中保留输尿管。没有发现术中并发症。在平均10.7个月的随访中,2名患者发生了术后发热性尿路感染,但在术后1、3和9个月的超声检查中均未发现残余肾积水[50]。另一项回顾性原始病历研究关于接受经腹膜腹腔镜输尿管支架置入术的7名患者的分析中没有出现术中或术后并发症[51]。最大的一项单中心关于进行开放和腹腔镜输尿管-端端吻合术的经验中,共41例患者,其中12例接受了腹腔镜治疗[52]。对整个队列进行了2.8年的总体平均随访后,其中1名患者出现了吻合口狭窄,另一名患者出现了支架置入术后继发的输尿管膀胱交界处狭窄,但作者没有直接说明这些患者是来自腹腔镜组还是开放组。腹腔镜组和开放组之间没有进行其他任何比较。

机器人辅助腹腔镜输尿管端端吻合术的经验逐渐增加,一些机构报告了该技术在接受输尿管预放入支架管后的安全性结果[53-56]。机构回顾性分析将25例机器人辅助腹腔镜输尿管端端吻合术与19例开放性输尿管端端吻合术在双输尿管系统或梗阻性单输尿管系统中进行了比较[54]。机器人辅助腹腔镜输尿管端端吻合术患者更可能接受膀胱镜检查和支架置入术,在平均随访16个月和12个月时,用Clavein分级系统评估的患者手术时间、失血量和术后并发症没有差异。各组均治疗发热性尿路感染4例,住院时间以机器人辅助腹腔镜输尿管端端吻合术组为佳。值得注意的是,86%的机器人辅助腹腔镜输尿管端端吻合术患者在术后超声随访中肾积水有所缓解或改善,而开放手术组仅为53%。肾盂肾炎可能是机器人辅助腹腔镜输尿管端端吻合术后最常见的并发症,一个已发表的经验认为,可以通过给受者输尿管留有留置支架(需要膀胱镜下移除)来降低肾盂肾炎的风险,而不是通过在远端支架尖端贴上“悬挂”针来促进支架的移除[55]。另一项研究报告了8年间机器人辅助腹腔镜手术治疗双肾畸形的结果,其中有14例患者接受了经机器人辅助腹腔镜输尿管端端吻合术治疗[56]。14例患者术后均行输尿管支架预先置入来处理术后影像学诊断的肾积水,成功率为100%。14人中有1人患上了切口疝。作者并没有报道这一亚组腹腔镜输尿管端端吻合术患者的平均随访情况。早期在重复肾系统中进行输尿管端端吻合术的担忧之一是传闻中的“溜溜球”效应,即其中一部分排出的尿液会回流到另一部分,可能因污染受者部分输尿管而导致感染或尿淤。然而,来自开放性输尿管端端吻合术队列的研究并没有证实这种假设。尽管存在局限性,但所有39名患者,在12个月的平均随访中,开放性输尿管端端吻合术的受者输尿管没有扩张和“溜溜球”效应或吻合口狭窄[57]。

如前所述,微创输尿管端端吻合术的结果表明,尽管目标输尿管扩张的结果可能没有明确列出,但总体成功率良好。因此,需要在较大的队列中进行更长时间的随访,以提供明确的证据证明输尿管端端吻合存在的特殊风险。在决定重复肾畸形的手术方法时,一个重要的比较是权衡输尿管端端吻合术后“溜溜球”肾盂肾炎的风险与肾上极部分切除术后肾下极部分血管有5%~8%的血栓形成风险[30]。

微创输尿管端端吻合术,特别是机器人辅助腹腔镜输尿管端端吻合术,为双肾系统畸形的肾部分切除术提供了一个很好的选择。目标输尿管需要预处理,但手术成功率高,并发症相对较低。虽然目前发生吻合口狭窄或"溜溜球"反流的风险仍然是理论上的,但在肾部分切除术中肾下极部分损伤的风险接近 10%,这为继续研究机器人辅助腹腔镜输尿管端端吻合术作为治疗儿童重复肾畸形的一个重要选择提供了合理的论据。

阑尾膀胱吻合术及膀胱扩大成形术

随着外科医生在腹腔镜和机器人辅助手术方面经验的积累,许多医生甚至开始尝试最复杂的重建手术,包括阑尾膀胱吻合术(appendicovesicostomy,APV)和膀胱扩大术。这两种方法的目的是一致的,都是改善尿储存和通过导尿通道促进排空。

如 Mitrofanoff 先前描述的那样,APV 的控制机制是通过膀胱逼尿肌层的通道,利用瓣膜阀发挥作用[58]。一个由 4 名接受纯腹腔镜 APV 的患者组成的病例组,在平均 12 个月的随访中显示了 100% 的控制率,有 1 名患者在手术结束时由于无法通过导管而转为开放手术[59]。平均手术时间 3.5 小时,平均住院 3.7 天。一个稍大的病例组比较了年龄和诊断都相匹配的 10 名接受机器人辅助腹腔镜 APV 的患者和 10 名接受开放式 APV 的患者[60]。在机器人辅助 APV 患者中,一名因阑尾长度不足而转换为开放性,另一名患者术后出现与基础病相关的肺窘迫。微创外科组的平均住院时间为 5 天,而开放组为 8 天。在 14 个月的中位随访中,10 例微创手术患者中有 3 例出现漏尿,其中一例最终需要进行膀胱扩大成形术。相比之下,在 18 个月的中位随访中,开放组的 10 名患者中有 4 名出现了术后并发症,包括 2 名吻合口狭窄的患者和 2 名肾盂肾炎的患者。一个更新和更大的病例研究比较了包括 28 个开放式和 39 个机器人辅助 APV 患者[61]。平均随访 2.7 年,开放组和微创组在急性并发症发生率(分别为 29% 和 26%)、总体再手术率(分别为 29% 和 3%)或术后 12 个月内再手术率(分别为 14% 和 26%)方面无明显差异。然而,作者确实注意到,需要再次手术的并发症有所不同,微创外科组主要表现为尿失禁,而开放组则表现为造口脱垂或狭窄。此外微创外科组中有 3 名患者因腹内疝需要二次手术而出现小肠梗阻。

APV 通常与肠膀胱扩大成形术一起联合构建,特别是对于顺应性差或膀胱缩小的患者。迄今为止发表的最大微创外科病例组将 15 例机器人辅助腹腔镜膀胱扩大成形术和 13 例开放式膀胱扩大成形术进行了比较[62]。微创组手术时间明显延长(微创组 623 分钟,开放组 287 分钟),但住院时间明显缩短(微创组 6 天,开放组 8 天)微创组和开放组的中位随访时间分别为 43 个月和 45 个月,两组的并发症无统计学差异。每一组中均有 3 个患者需要移除膀胱结石,但微创组还有 3 个患者需要修补造口。

在这一阶段,用微创方法进行 APV 和膀胱扩大成形术

的经验仍然是初步的,还需要进行更大规模的研究来评估这些复杂手术的有效性和安全性。虽然新手微创外科医生担心微创手术时间较长,麻醉风险高,以及手术的复杂性和难度大,但初步数据显示是具有前景的。

睾丸和腹股沟手术

诊断性腹腔镜

隐睾是小儿泌尿外科最常见的疾病之一。在单侧隐睾患者中,估计有 20%~30% 是不可触及的。这些不可触及隐睾患者,估计有 50%~60% 是睾丸位于腹腔内,30%~40% 是睾丸位于阴囊腹股沟,10%~20% 是真正没有睾丸[63]。随着诊断性腹腔镜的发展,不可触及睾丸的处理有了显著的进展。小儿泌尿科医生现在可以很容易地在腹内插入一个小腹腔镜,以确定睾丸的位置,以及受影响一侧是否有精索血管和输精管。睾丸消失的标志是精索血管和输精管存在盲端,而判断血管和输精管是否通过了腹股沟内环,则需要进行腹股沟探查。

各种研究已经证明了腹腔镜在诊断隐睾症中的效用。对 104 名儿童的 126 例不可触及的睾丸进行的一项前瞻性研究发现,腹腔镜探查在 90% 的病例中可以准确定位到睾丸,并且可以通过手术探查确定其位置[64]。在 8% 的病例中腹腔镜检查存在不足,主要是由腹膜前充气所致。这样一来,腹腔镜探查手术的并发症很可能类似于腹腔镜手术入路的并发症,正如上文"手术入路与手术切口的并发症"一节中所述。相比之下,对 225 例患者的 263 个不可触及睾丸的回顾性病例分析发现,实际上 18% 的不可触及的睾丸在麻醉下可触及[65]。在接受腹腔镜检查的患者中,有 13.2% 的患者避免了进行不必要的腹部探查。

尽管小部分的研究忽略了腹腔镜在排除不可触及睾丸的腹股沟探查中的益处[66],但其他研究有效地论证了,在多达 66% 的病例中,单独的腹股沟探查可能是不准确的[65]。当今大多数机构所采用的治疗模式是首先在麻醉下检查,如果仍然无法触及则进行诊断性腹腔镜检查。

腹腔镜睾丸固定术

对于腹腔内发现的那些难以触及的睾丸,腹腔镜睾丸手术提供了一种可行的并且可能是首选的选择来进行腹部探查。腹腔镜手术包括三种策略:保留精索血管的早期睾丸固定术;一期 Fowler-Stephens 睾丸固定术,切断精索血管,同时将睾丸转移至阴囊;二期 Fowler-Stephens 睾丸固定术,切断精索血管,延迟至少 6 个月再将睾丸转移至阴囊。值得注意的是,在这三种腹腔镜手术方式中,适应证可能存在差异,早期腹腔镜睾丸固定术主要用于低位腹腔内睾丸,而 Fowler-Stephens 方式则用于高位且活动性严重受限的腹内睾丸。

研究者对这三种腹腔镜方式进行了系统的回顾和 meta 分析,比较了三中手术方式之间的相互差异与开放入路的差异(表 56.3)。回顾分析了 64 项研究,发现不管技术如何,综合估计腹内睾丸手术的成功率为 74%[67]。二期 Fowler-Stephens 术式的成功率为 77%,而一期 Fowler-Stephens 术式的成功率为 67%,早期腹腔镜睾丸固定术的成功率为 81%。尽管先前综述中的研究可能都报告了开放手术方法,但作者没有对开放手术与腹腔镜手术做评论。一个更近期的系统回顾和 meta 分析比较一期 Fowler-Stephens 术式与二期 Fowler-Stephens 术式,以及包括开放手术技术和腹腔镜技术在内的 61 项研究[68]。在腹腔镜 Fowler-Stephens 睾丸固定术的亚组中,一期 Fowler-Stephens 术式和二期 Fowler-Stephens 术式成功率分别为 83.4% 和 88.8%。值得注意的是,这篇综述的作者发现,在二期术式研究中并发症发生率更高,最常见的并发症是肠梗阻、血肿和感染。最近的一项系统性回顾发现,以腹腔镜手术为主要内容的 7 项研究,比较了早期睾丸固定术和 Fowler-Stephens 睾丸固定术治疗腹腔内睾丸的效果,发现前者的成功率较高,萎缩率较低[69]。然而,作者指出,这种差异可以由适应证不同来解释,与高位腹腔睾丸相比,低位腹腔内睾丸更适合进行早期睾丸固定术。四篇系统综述比较了腹腔内不可触及睾丸的开放性睾丸固定术与腹腔镜性睾丸固定术[70]。作者采用了严格的入选标准,最终在综述中纳入了 7 项研究。腹腔镜组在手术时间、成功率、萎缩率、复发率等方面无明显差异,但住院时间较短。

综上所述,对于不可触及的睾丸,诊断性腹腔镜检查通常是安全和有效的。如果睾丸位于腹部,可以使用腹腔镜设备安全地完成睾丸固定,并将睾丸降到阴囊。如果精索血管需要分离,那么二期腹腔镜 Fowler-Stephens 睾丸固定术比一期手术成功率更高。

腹腔镜精索静脉曲张切除术

青少年阴囊精索静脉曲张通常被认为是一个良性的病变。然而,在某些病例中,这一病变可能会逐渐损害睾丸中的精子生成,最终导致不育。因此,如果精索静脉曲张引起青少年慢性疼痛,导致睾丸大小差异或与精液参数异常,而这些精液参数可能被用来衡量未来生育潜力时,则可以进行精索静脉曲张修复。目前,精索静脉曲张切除术的治疗方法包括打开腹股沟(Ivanessevich)、腹膜后高位结扎(睾丸动静脉 Palomo 结扎)、腹股沟显微镜、腹腔镜(Palomo 样包块结扎或动脉保留)、栓塞或硬化治疗[71]。每种技术各有利弊,并发症主要包括持续精索静脉曲张或复发、积水或血肿形成、睾丸萎缩或丢失(表 56.4)。

最近的一项系统回顾和 meta-分析发现,在 10 年的时间里,有 11 项专门针对青少年的研究,比较了腹腔镜和开放式技术在精索静脉曲张修复中的应用[72]。腹腔镜组和开放组的复发率分别为 4.7% 和 8.6%,阴囊积液形成率分别为 9.5% 和 6.7%。另一项来自成人文献的系统综述回顾了 33 项研究,并得出结论:在上述所有技术中,腹股沟显微外科技术的妊娠率最高,并发症最低[73]。在 9 项研究中,腹腔镜精索静脉曲张切除术的妊娠率为 27.5%,复发率为 11.1%,阴囊积水形成率为 7.6%。值得注意的是,仅在腹腔镜精索静脉曲张切除术患者中出现了阴囊皮下气肿和阴囊疼痛等并发症。无睾丸萎缩病例。

传统上腹腔镜精索静脉曲张切除术包括结扎睾丸静脉和结扎睾丸动脉,但由于担心影响精子生成,已采用了保留睾丸动脉的术式。在同一机构中一项前瞻性研究比较了腹腔镜动脉保留术和动脉结扎术[74]。总体而言,精液分析结果显示,动脉保留组的精液参数明显更好。结扎动脉的 63 例

表 56.3 小儿睾丸固定术(系统综述/meta 分析)

引用文献	纳入数量	睾丸数量	成功例数(比例/%)	萎缩例数(比例/%)
Docimo(1995)[67]	64	2 491	腹股沟:1 388/1 566(88.6) 一期 Fowler-Stephens 214/321(66.7) 二期 Fowler-Stephens 43/56(76.8)	腹股沟:178/1 566(11.4) 一期 FS 107/321(33.3) 二期 FS 13/56(23.2)
Elyas(2010)*[68]	61	1 405	一期 Fowler-Stephens 163/204(80) 二期 Fowler-Stephens 638/751(85) 一期腔镜 Fowler-Stephens 60/80(83.4) 二期腔镜 Fowler-Stephens 419/467(88.8)	未评估
Guo(2011)[70]	7	439	触诊阴性的睾丸: 腹腔镜睾丸固定术 68/75(90.6) 开放睾丸固定术 52/59(88.1)	触诊阴性的睾丸: 腹腔镜睾丸固定术 18/121(14.9) 开放睾丸固定术 3/56(5.4)
Wayne(2015)#[69]	7	N/A	没有 meta 分析,但是早期睾丸固定术(腔镜为主)85%~100%vs Fowler-Stephens 睾丸固定术(腔镜为主)63%~96%	未评估

表 56.4　腹腔镜精索静脉切除术（系统综述/meta 分析）

引用文献	研究数量	病例数	平均年龄/岁	复发率/%	术后阴囊积水率/%
Borruto(2010)[72]	11	1 443	14.6	腔镜:4.7 开放:9.5	腔镜:9.5 开放:6.7
Diegidio(2011)[73]	33	>5 000	未报道(成年人为主)	腔镜:11.1 显微腹股沟管下:2.1 显微腹股沟:9.5 Palomo 开放:12.5 腹股沟开放:15.7 栓塞:4.3	腔镜:7.6 显微腹股沟管下:0.7 显微腹股沟:0.3 Palomo 开放:7.6 腹股沟开放:7.5 栓塞:n/a

患者中,有 8 例出现了鞘膜积液,而保留动脉的 59 例患者中只有 1 例出现鞘膜积液。然而,在保留动脉的组中有 6 例患者出现持续性精索静脉曲张或精索静脉曲张复发,而在结扎动脉组中没有出现类似患者。因此,腹腔镜保留睾丸动脉可能会降低鞘膜积液的风险,但可能由于遗漏了睾丸静脉而导致无法改善精索静脉曲张。重要的是,应告知那些结扎了睾丸动脉的患者,其睾丸随后可能要依赖于大动脉供血,因此未来输精管切除术可能会进一步去除睾丸血管。

腹腔镜精索静脉曲张切除术是治疗症状性精索静脉曲张的有效方法。与开放性非显微外科技术相比,腹腔镜精索静脉曲张切除术的积液形成率可能更高,但复发率似乎更低。动脉保留技术可以改善精液质量,但会带来持续性精索静脉曲张或复发的风险。

腹腔镜腹股沟疝修补术

在 18 岁以下的儿童中,约有 1%~5% 发生腹股沟疝。婴儿期肠嵌顿的风险最高,但年龄较大的儿童仍存在。传统操作是,打开腹股沟探查来寻找疝囊,从精索结构中仔细分离出来,并且在内环口水平上进行疝囊高位结扎。腹腔镜疝修补术一直被研究作为开放性腹股沟疝手术的可行替代方法,特别是当存在对侧腹股沟疝的问题时。

最近的一项系统综述分析了 53 项研究,这些研究比较了儿童中腹腔镜疝修补术和开放式疝修补术[75]。接受腹腔镜腹股沟疝修补术的儿童中转为开放性腹股沟疝修补术的概率范围是 0%~1.7%。腹腔镜手术疝修补术和开放性疝修补术疝复发率无明显差异,分别为 1.6% 和 1.4%。仅在婴儿中,开放性疝修补术组的复发率和伤口感染率高于腹腔镜修补术组。该系统综述的作者总结了所有其他并发症,包括鞘膜积液形成、伤口感染、睾丸萎缩和医源性隐睾症,并指出与开放性疝修补术组病例相比,腹腔镜疝修补术组并发症的发生率较低,分别为 2.7% 和 0.9%。另一项具有更严格的纳入和排除标准的系统综述和 meta 分析发现,三项随机对照试验和四项高质量的观察性研究比较了儿童中开放性疝修补术和腹腔镜疝修补术[76]。作者发现两组之间的疝复发率、鞘膜积液、睾丸萎缩或伤口感染没有明显差异。值得注意的是,虽然在单侧疝修补时,两个组的手术时间没有明显差异,

但是在双侧疝修补时,腹腔镜组所需的手术时间明显减少。同样,由于腹腔镜疝修补是经腹膜方式进行的,因此该方法还存在肠或血管损伤以及未来腹腔内粘连的额外风险。

尽管并未得到广泛实施,腹腔镜疝修补术似乎是安全,成功率可以接受的。腹腔镜疝修补术对于担心出现对侧腹股沟疝的较大年龄患儿可能是有利的。病例开始时的诊断性腹腔镜检查可显示对侧内环口是开放还是闭合,如果存在对侧疝,则可使用腹腔镜技术闭合缺损。

结论

小儿泌尿外科微创技术的指征已经有所扩大,特别是随着机器人辅助腹腔镜应,可以进行更复杂的体内重建。单纯的腹腔镜手术在需要切除的案例和不需要体内缝合的病例中起着重要的作用,例如腹腔镜的睾丸固定术、精索静脉曲张切除术、疝修补术和单纯肾切除术。随着外科医生从开放手术方式向微创手术方法过度,重要的是在缺乏触觉反馈时重视视觉提示、关注对无创伤组织处理,以及在插入和拔除工作口套管针时仔细和认真操作。解剖知识是必不可少的,外科医生必须熟练掌握每个手术会给患者带来风险的关键步骤。选择适合患者的微创手术可带来比开放手术更大的潜在优势,包括切口更小、术后疼痛更少、住院时间更短,但手术成功率相近。重要的是,小儿泌尿科中微创手术的实施是临床实践中一个令人兴奋的新兴阶段,但是除少数几个大型研究中心以外,该领域仍处于发展中。从业人员有责任继续注重审查长期成果,并开展强有力的多机构联合努力,以确认其安全性和有效性。我们预计,创新和发散的循环将继续下去,将引导外科手术的进步,这不仅可能对手术方式产生革命性的影响,而且有望优化对患者的护理。

(牛少曦 译)

参考文献及自测题

第57章 后尿道瓣膜手术并发症

ELLEN SHAPIRO and JACK S. ELDER

要 点

1. 后尿道瓣膜(PUV)通常在产前超声检查期间诊断出来,但有些患者在婴儿期出现腹部肿块、发育不良、尿毒症或尿液腹水,少数患者能养成使用厕所的习惯。
2. 当在连续性膀胱穿刺术中发现低渗电解质时,考虑对双侧输尿管肾盂肾病和膀胱扩张进行产前干预。
3. 膀胱尿道造影是诊断 PUV 的金标准。
4. 通过监测膀胱减压后血清肌酐水平的变化,确定出生后的肾功能。
5. 当尿道减压并且导管引流改善肾功能时,首选瓣膜消融治疗。
6. 初次治疗后 1 个月或 1 岁时血清肌酐浓度<0.8mg/dL(70.7μmol/L)与提示良好的肾功能。
7. 由于反流、膀胱排空不全和/或逼尿肌顺应性差,肾积水可能是慢性的。
8. 膀胱功能障碍主要表现为逼尿肌过度活动和膀胱排空不完全。
9. 弹出(pop-off)机制包括后尿道瓣膜、单侧膀胱输尿管反流和肾发育不良(VURD)综合征、膀胱憩室、脐尿管未闭合和尿性囊肿,这一机制被认为可以保护膀胱,但可能无法长期保护肾功能。
10. 对于出现日间失禁、尿路感染、排尿疼痛或尿频的 5 岁以上男孩,应考虑延迟出现的 PUV。
11. 在有 PUV 病史的男孩中,肾移植后的移植物存活率和血清肌酐与无膀胱出口梗阻的患者相似,因此要特别注意治疗下尿路功能障碍。

后尿道瓣膜(posterior urethral valves,PUV)发生率为 1/8 000 个男孩,是导致儿童终末期肾病的最常见的阻塞性尿道病,最终在 PUV 中发生的比例高达 40%。此外,PUV 与膀胱输尿管反流(vesicoureteral reflux,VUR)、肾盂肾炎、膀胱过度活动症、膀胱活动不足、多尿和尿失禁有关。

自 20 世纪 90 年代后期以来,对 PUV 的管理已经逐步发展起来。通过产前诊断和子宫内干预,与该异常相关的各种问题给新生儿科医生、小儿泌尿外科医师、小儿肾脏病学家和移植外科医师提出了新的挑战。尽管取得了这些进展,但仍有一些儿童在儿童期或成年期才出现症状,其细微表现常常被常规儿科护理忽略。本章介绍子宫内干预、尿道瓣膜消融、输尿管剪裁和再植以及延迟出现的并发症。还对膀胱功能障碍的评估和治疗进行了综述,因为这种情况直接影响输尿管手术和肾脏移植的成功,并提示需要进行膀胱扩大成形术。

产前子宫内干预

自 20 世纪 80 年代中期以来,外科医生对产前膀胱减压对治疗阻塞性尿路病和羊水过少的作用持谨慎乐观的态度[1]。该干预的目的是使羊水恢复至更正常的体积,从而预防肺发育不全——一种由羊水过少的肺部并发症。使用的技术包括膀胱羊膜腔分流术和通过子宫切开术进行皮肤膀胱造瘘术。

国际胎儿外科注册处的 Manning 及其同事的报告表明[2],胎儿干预导致羊水过少的存活率<44%,这激发了人们对该技术的热情。但是,对所有报告的怀疑为阻塞性尿路梗阻的胎儿干预病例进行仔细审查后,仅发现了两个有记录的病例,其中产前膀胱引流可以改善预后[3]。最近,技术的改

进和更好的干预标准使得临床上得以诊断和适当选择那些可能受益于子宫治疗的候选人[4,5]。

尽管胎儿超声检查技术已得到改善，但在某些情况下，妊娠 24 周之前由 PUV 引起的上尿路改变并不明显。

妊娠 20 周时患有 PUV 且解剖结构正常的胎儿比重度早期肾积水的胎儿更可能具有正常的肾功能。因此，产前治疗可能对预后较好的这一组患者无益[6]。在 20 周时进行的结构性超声扫描可对尿路进行系统评估。在大多数情况下，胎儿肾脏可出现回声。在早期梗阻中可以看到具有轻度实质改变的大肾脏，而小的肾脏则表明存在实质损害。离散性局灶性囊肿是肾脏发育异常的常见超声表现[5,7-13]。

输尿管扩张需要评估。输尿管膀胱连接部（UVJ）的通畅和输尿管扩张异常提示晚期尿路改变，预后不良。膀胱膨胀几乎都能被注意到，有时会观察到经典的"锁孔"征（图57.1）。膀胱壁增厚也是一种常见体征。对称性增厚提示患者为 PUV，而膀胱下半部相对于穹顶区域的不对称增厚则提示梨状腹综合征。

由于羊水过少可在初始检查中被发现，可以羊水输注温热乳酸林格液恢复羊水量，以便进行产前超声检查[5]。通过在输注时进行常规肠胃外抗生素治疗，再口服 10 天抗生素，可以减少绒毛膜羊膜炎的发生率。通过绒毛膜绒毛取样或脐带穿刺术进行胎儿核型分析，可排除非整倍体并确认胎儿性别。胎儿的性别优势很重要，因为如果是患有尿道畸形的女性患者，其泌尿系统扩张分流在这种情况下没有受益[5]。

产前干预的另一个重要选择标准是在 48~72 小时的间隔内进行连续膀胱穿刺，并进行电解质测定[5,13-15]。同样，胎儿的尿液低渗，而肾脏发育不良的尿液更容易为等渗[13]。正常胎儿尿液的钠浓度<100mEq/L，氯浓度<90mEq/L，渗透压<210mOsm/L。对从膀胱吸出的胎儿尿液的分析可以分析胎儿的肾功能；电解质值正常的尿液表明膀胱减压后胎儿肾功能将足够使用。另一个重要的参数是尿中的 β_2 微球蛋白。浓度>10mg/L 强烈提示不可逆的肾发育不良[16]。仅单次膀胱抽吸可能导致胎儿尿液异常值产生误导，因为该值可能代表陈旧的尿液[17]。相反，序贯抽吸更可靠。如果胎儿尿液参数恢复到正常值，则代表尿路减压后的胎儿肾功能可以接受。Freedman 等报道在使用序列血管穿刺术头三个月出现

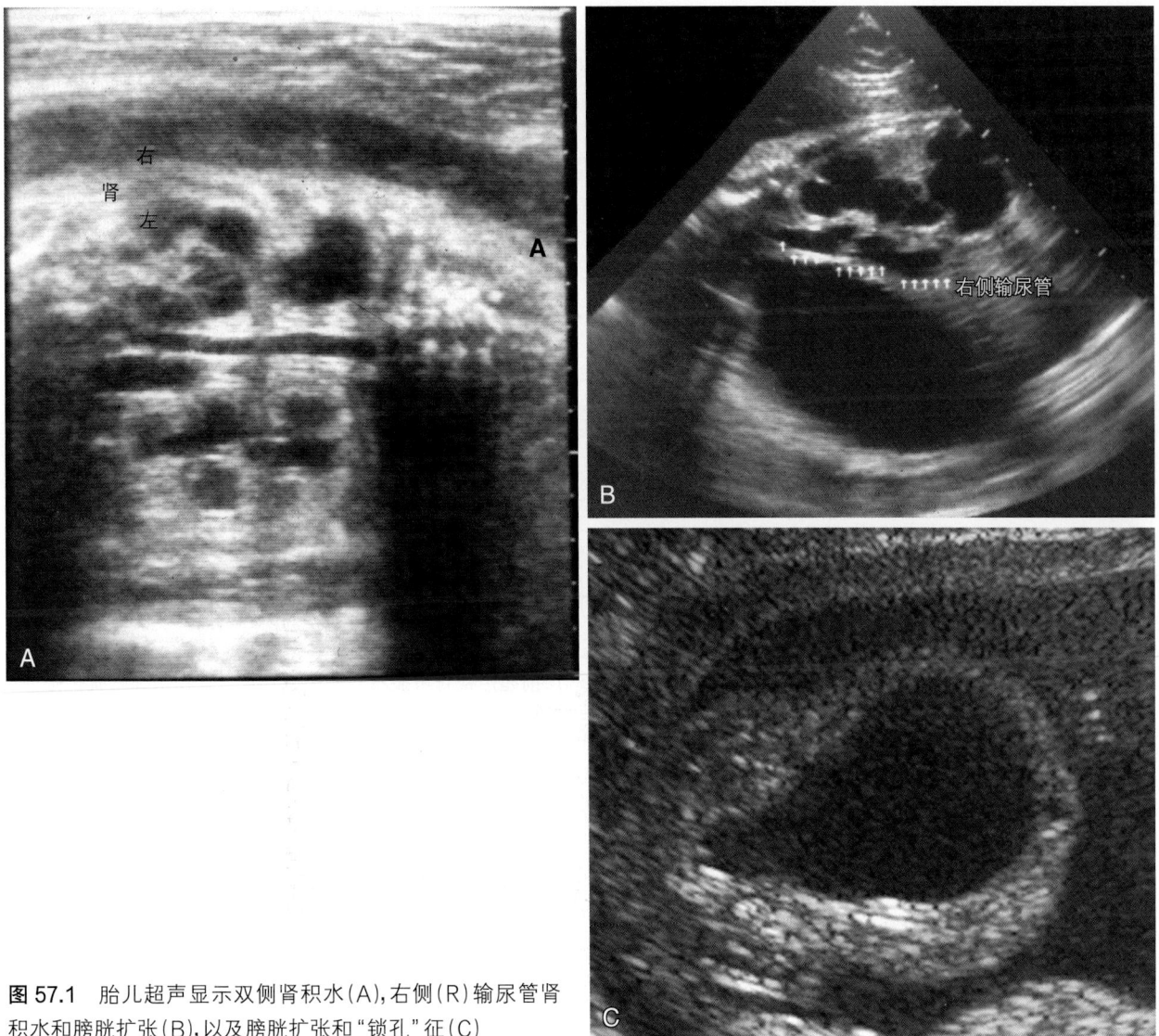

图 57.1　胎儿超声显示双侧肾积水（A），右侧（R）输尿管肾积水和膀胱扩张（B），以及膀胱扩张和"锁孔"征（C）

严重双侧输尿管肾盂肾病,膀胱扩张和羊水过少的高危胎儿中,有60%的存活率和33%的肾衰竭发生率[18]。

尽管经皮膀胱羊膜腔分流术已使用了近30年,但这些分流术仍存在明显的局限性[2,3]。羊膜腔分流术在25%的病例中发生阻塞或移位,这种情况下需要进行额外的手术,这可能导致母亲和胎儿的发病率增加,与手术相关的胎儿流失率为5%[5]。该分流仅提供姑息治疗,不能治疗肺发育不全和肾脏发育不良,而这些并发症导致了一半的PUV患者死亡。

Rodeck引流法进行了改进,将近端和远端的双J管尾巴以90°角放置,但在25%~30%的病例中发生了引流管移位[19,20]。引流管放置的位置很重要。引流管必须避开穹顶,并位于耻骨联合上方的中线。即使患者选择恰当,引流管放置和功能也没有问题,也会发生异常和意外的结果。例如一些胎儿的羊水过少持续存在,并导致了胎儿死亡。这些胎儿通常肾脏小,有明显的纤维囊性增生异常改变,提示尽管进行了成功的干预,仍有进行性变性。

1995年发表了一项对19周胎儿的经皮胎儿膀胱镜检查以及随后的内镜活检的报告[1,21]。在进行最初的膀胱穿刺术时,将一根0.7mm的光纤内镜穿过一根18号薄壁针的腔内,类似进行腹腔胚胎胎儿镜检查的技术。妊娠22周时,将一根10口径的套管针穿过母体腹部插入胎儿膀胱。将具有1.3mm操作通道的2.5mm可操纵内镜穿过套管针。使用0.025英寸(0.635mm)的软尖导丝,并且内镜沿导丝前进。瓣膜用凝结电流为25W的2F球形单极柔性电极进行电灼。经过2小时的手术后,超声扫描中观察到尿道扩张随着羊水的恢复而改善。由于早产,婴儿于第31周娩出,在出生后被诊断为PUV。其余患者患有梨状腹综合征或女性患有尿道闭锁或尿生殖窦异常。所有胎儿均进行了核型分型和连续膀胱穿刺术,而PUV患者电解质情况良好。体重2 000g时进行干预,Apgar评分为5和7[5]。套管针部位发现10mm腹壁缺损,伴有小网膜突出。婴儿在出生后的第4天死于肺发育不全。

最近,Martinez等人报道了平均年龄为18.1周的20例胎儿的膀胱镜下二极管激光对PUV的消融[22]。中位手术时间为24分钟。成功进入尿道的比例为95%,羊水和膀胱大小正常的比例为80%。在随访中,终止妊娠的发生率为45%,肾功能"正常"的患者为73%,患有终末期肾病的患者正在等待移植。

治疗结果

Holmes及其同事回顾了加州大学旧金山分校在过去20年中因尿道阻塞病而进行胎儿干预的经验[23]。他们评估了40名患者,并对36名胎儿进行了手术干预。干预时的平均胎龄为22.5周。胎儿在子宫外科手术中经历了各种手术,包括皮肤输尿管切开术(1例)、胎儿膀胱开窗减压术(2例)、子宫内瓣膜消融术(2例)和膀胱羊膜导管的置入(9例)。一名接受瓣膜消融术的患者随后需要进行血管性羊膜腔分流

术以治疗明显的腹水。另一位患者由于功能障碍或分流器迁移而需要多次放置分流器。有43%发生了分娩前胎儿死亡。由于明显的肺发育不全而选择性地终止妊娠1例,其余死亡是由于早产和呼吸衰竭造成的。在8名活着的患者中,有5名接受了长期随访(平均11.6年),发现63%患有慢性肾功能不全(1岁后平均血清肌酐2.5mg/dL或221μmol/L)。2名患者需要肾移植。8名活着的患者中有5名进行了尿路改道(膀胱造口术或皮肤输尿管造口术)或膀胱扩大成形术。这项研究强调了以下发现:尽管胎儿肾脏功能"有利",但干预通常并不能预防终末期肾病,并建议干预可能主要有助于保持胎儿的生存。

Biard和同事报告了在18例经囊膜羊膜分流术治疗的PUV男孩中的长期结局[24]。其他诊断包括尿道闭锁(4例)和梨状腹综合征(7例)。这些研究人员遵循他们的产前评估算法,包括胎儿核型分析和用于改善电解质和治疗的连续膀胱穿刺术[24]。父母在3例预后较差的情况下要求分流。大多数病例(18例中有13例)预后良好。初次膀胱穿刺术的平均胎龄为19.8周,而羊膜腔分流术的平均胎龄为21.9周。膀胱羊膜分流术有八种并发症,包括1/5的分流移位(四次需要置换)、1/2的腹膜网膜疝和分流放置4天后胎膜早破。分娩时的平均胎龄为34.6周。在患有PUV的男孩中,3/7接受长期肾功能检查(肌酐清除率>70mL/min)。轻度肾功能不全定义为肌酐清除率<70mL/min,无需肾脏替代治疗,在3/7的患者中发现。只有1/7的人在10岁时需要进行肾移植。5名患者自发排尿,1名需要导管插入,另1名自发排尿并也进行了导管插入。在所有接受分流的儿童中,有78%的儿童身体和认知发育正常。

在最近的一项111例胎儿的病例对照分析中,比较了膀胱切除术和膀胱镜检查/无消融术,发现了分流术和膀胱镜检查均提高了6个月的生存率,并且相比之下,膀胱镜检查更有可能预防肾功能损害[25]。建议进行一项前瞻性随机对照试验,比较这两种干预对严重下尿路梗阻的有效性。

后尿道瓣膜患者的初步治疗

患有PUV的新生儿可能有腹部肿块(49%)、发育不良(10%)、尿毒症(8%)或尿腹水(7%)[26]。在大多数情况下,产前超声检查可显示双侧输尿管肾盂积水和膀胱扩张(图57.2)。当膀胱排空时,通常会感觉到或触诊到骨盆中与小梁状膀胱肌肉相对应的核桃大小的硬块。此外,与气胸或纵隔气肿相关的呼吸困难可能是严重的尿道梗阻的最初征象[27]。正常的尿流是很少见的[26]。

应当及时获取排尿期膀胱尿道造影(voiding cystourethrogram,VCUG),以建立正确的诊断(见图57.2C)。超声检查通常显示明显的双侧肾积水,膀胱较厚。可确认皮层髓质交界处是肾功能良好的预后标志。相反,肾脏回声、皮质下的囊肿以及在初始和后续超声研究中未能确认皮质髓质交界是不利的体征[10,12,26]。

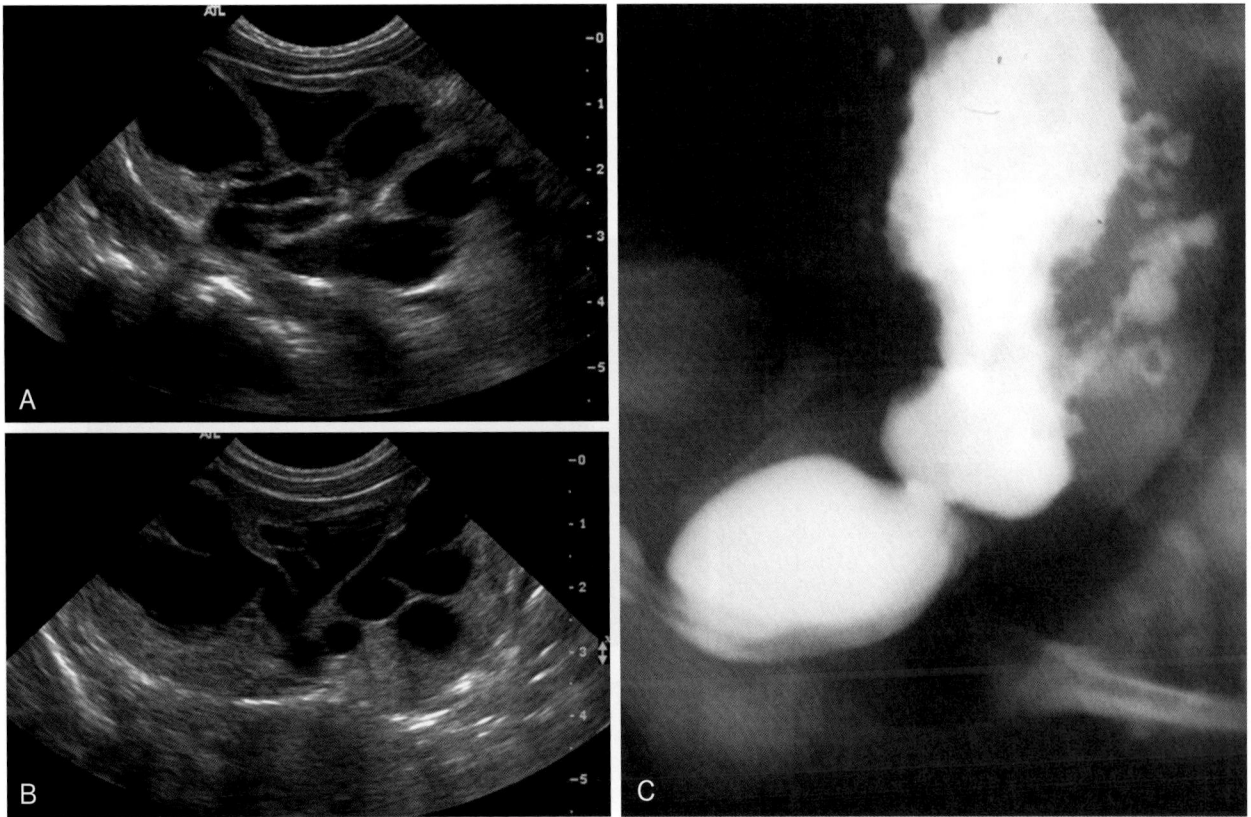

图 57.2　肾超声检查显示严重的右肾积水和输尿管积水(A),严重的左肾积水(B)和膀胱尿道造影排空,证明了I型后尿道瓣膜的典型症状(C)

产前尿性囊肿被认为是减少压力相关肾功能损害的一种保护机制(**图 57.3**)。Patil 及其同事研究了两组 PUV 患者[28]。第一组有腹水,有或没有尿性囊肿,无膀胱输尿管反流(VUR),第二组仅有尿性囊肿形成(单侧或双侧)和双侧 VUR。仅在 3 个有腹水的男孩中观察到中度肾衰竭,而在 3 个有尿性囊肿和腹水的男孩中存在轻度肾衰竭。研究人员推测没有尿性囊肿的腹水提示膀胱破裂和更严重的肾脏损害。第二组中有双侧尿性囊肿的 3 个男孩的肾小球滤过率(GFR)正常,而有单侧尿性囊肿的 9 个男孩的囊肿侧的肾功能受损。这些发现在最近对 89 名患有 PUV 的男孩的研究中得到了证实,其中 9 名患有尿性囊肿[29]。与未患病的男孩相比,患有尿性囊肿的男孩的最低肌酐(Cr)显著降低,没有一例尿性囊肿的患者发生终末期肾病或接受肾移植。

Patil 及其同事假设,如果肾脏外渗是囊外的,可能对肾脏功能有保护作用,而如果肾脏外渗是包膜下的,则肾实质被压迫,因此可能导致尿性囊肿是有害的[28]。如果无法确定尿性囊肿的类型,则可以解释其他研究结果——这些研究表明肾功能与尿性囊肿形成之间没有关联[30]。

怀疑患有 PUV 的新生儿的初始治疗方法是使用小的经尿道导管对泌尿道进行减压。注意肺功能以及液体和电解质管理。我们建议在出生后立即进行第一次超声检查时插入导管。由于尿道后部扩张和膀胱颈肥大,导管可能会难以插入。用超声检查证实导管在膀胱内的位置,因为在后尿道中盘绕的导管将导致大部分尿液在导管周围排出。类似地,如果过多的导管在膀胱中盘绕,则其尖端可向远侧延伸通过外括约肌,并提供一些膀胱引流,并从导管周围不断漏尿。不建议使用 Foley 导管,因为当厚壁膀胱减压时,气囊会阻塞输尿管口,或者引起严重的膀胱痉挛,阻塞壁内输尿管。尽管无适应性的高渗性膀胱壁可能导致无尿,并可能导致输尿管膀胱连接部的相对阻塞,但在某些情况下,机械阻塞也可能是无尿的来源[31]。

最近描述了一种新的暂时性膀胱减压方法,该方法使用在导丝上推进的 6F 12cm 双 J 支架进行[32]。在 30 例患者中,血清肌酐的平均峰值从 2.23mg/dL(137.1μmol/L)降低至 0.56mg/dL(49.5μmol/L),研究人员还证明,与供血管或 Foley 导管相比,支架引流膀胱的效率更高。

通常需要预防使用抗生素。在没有可疑脓毒症的情况下,放置导管时应使用氨苄西林或头孢氨苄[26]。最好避免可能引起进一步肾小管功能障碍的肾毒性药物。最后,应建议在这些男孩中进行新生儿包皮环切术,因为它可以大大降低尿路感染的风险[33]。

早期瓣膜消融

婴儿尿道应以通过的内镜校准。新生儿男性尿道通常接受 8F 内镜。扩张尿道以通过更大的器械可能会导致尿道

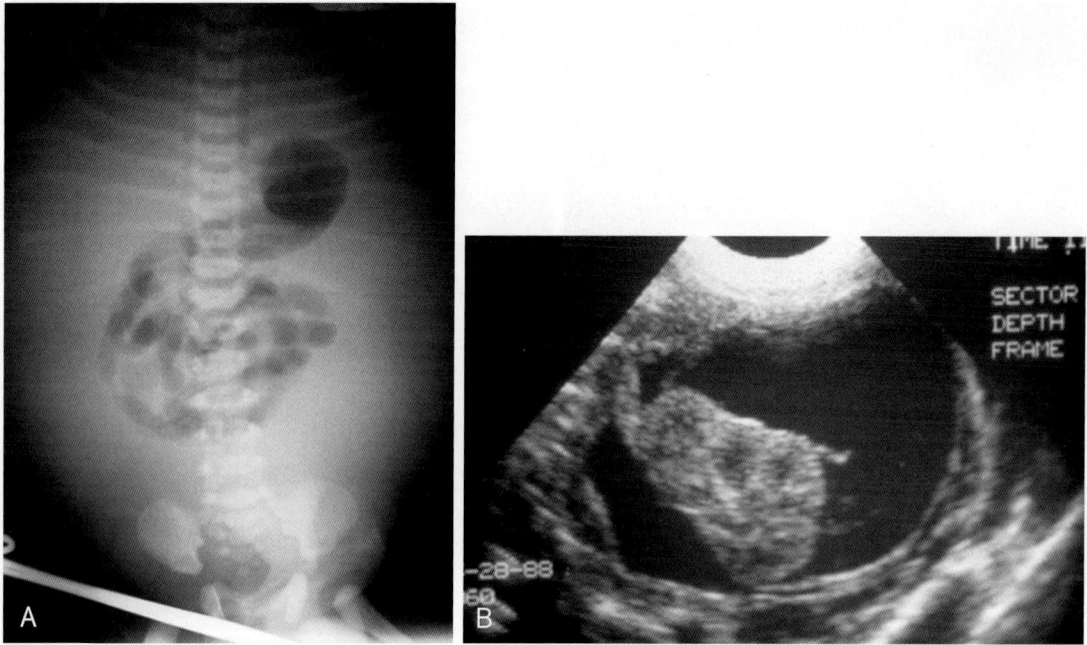

图 57.3　新生儿有腹部肿块。A. 腹部平片显示腹部腹水的玻璃样外观。B. 肾脏超声扫描显示囊外尿性囊肿和收集系统完全减压

创伤和狭窄。由于阴茎头分裂到冠状下水平,剧烈的扩张可能会导致医源性尿道下裂。对于尿道太小而无法接受内镜的婴儿,静脉吻合术是一种治疗选择[26]。

Smith 和他的同事报告了使用 6.9F 膀胱镜和 3F Bugbee 电极对 2 500g 早产儿进行瓣膜消融[34]。用凝结电流消融瓣膜。但是,我们建议使用低切割电流的小型 Bugbee 电极。对于年龄较大的患者,可以将 11F 或 13F Storz 电切镜与切割电流和直角环一起使用。另外,可以使用钕:钇铝石榴石(Nd:YAG)或钬(Ho:YAG)激光器[35,36]。Nd:YAG 激光在 20 例患者中有 16 例成功,其中 4 例患者进行了重复瓣膜切除术[35]。相比之下,据报道,Ho:YAG 激光可提高拔除导管后排尿的成功率,减少重复灼烧瓣膜的必要,与电灼相比可降低尿道狭窄的风险[36]。

有多种方法消融 PUV。应在 12 点钟位置切开瓣膜,并在 5 点钟和 7 点钟位置切开侧瓣[37]。插入太大的膀胱镜或直肠镜可能会导致尿道狭窄[38]。Chertin 及其同事报道了一系列在 35 例在荧光镜引导下使用充满 0.5mL 盐水的 4F Fogarty 球囊导管进行瓣膜消融的病例[39]。术后 VCUG 显示 35 例患者中有 34 例(97%)没有残留瓣膜。其他方法包括创建临时会阴尿道造口术,将膀胱镜或直肠镜插入其中,或通过经皮膀胱造口术顺行进行操作[40]。

将小的导管留置 1~2 天,并在拔出导管时进行 VCUG。如果在出院前未获得 VCUG,则应在术后 2~4 周内进行 VCUG,以确保瓣膜消融满意。此外,肾脏超声检查可评估肾积水并确认膀胱排空良好。

评估瓣膜消融是否充分的另一种方法是术前和术后尿道比例[41]。该比值是通过在膀胱颈和膜性尿道远端之间的中点横向测量后尿道口的直径和最大扩张点处横向直径的前尿道直径来确定的。测量已移除导管的排尿膜最为准确(图 57.4)。在一项研究中[41],消融前尿道中位比为 8.6(范围为 4~14.7),正常年龄匹配对照组的尿道中位比为 2.6(范围为 1.3~5.5)。术后尿道比率为 3.1(范围 1.9~4)。第二组首次消融术后尿道比率为 8(范围为 5~15.5)的患者最终尿道比率为 3.1(范围为 2.9~6.4)[41]。超过 90% 的患者成功进行了瓣膜切除术。长期狭窄的形成并不常见[38]。

瓣膜消融的替代方法:同时进行膀胱吻合术和上支路转移

早期瓣膜消融的替代方法是创建临时皮肤膀胱造口术[42,43]。在脐部和耻骨联合之间的中间做一个小的横向切口,并将膀胱穹顶带到皮肤上。如果翻出的是膀胱前壁而不是穹顶,则可能发生脱垂。膀胱造口术应校准至 24~26F,以避免狭窄。此外,每天用塑料滴管扩张造口有助于最大程度地减少造口的收缩。膀胱造口引流入尿布,并且不需要尿液收集装置。

皮肤膀胱造口术已被证明与瓣膜消融一样有效[44]。这种管理形式允许膀胱在低压力下通过造口循环排尿,并且不会降低膀胱的容量。在存在活动性 UTI 的情况下不应进行皮肤膀胱造口术,因为可能会发生膀胱收缩。这些婴儿应预防性使用抗生素。在某些情况下会出现突破性高热性尿路感染,必须行膀胱造瘘术封闭。

过去曾提倡近端高位分流术并进行皮肤肾盂切开术或皮肤输尿管造口术,用于新生儿和严重肾积水且在导管引流后肌酐浓度持续升高的婴儿[26,45]。近端分流还提供了进行肾脏活检的机会,这可能有助于预测孩子的最终肾脏结局。

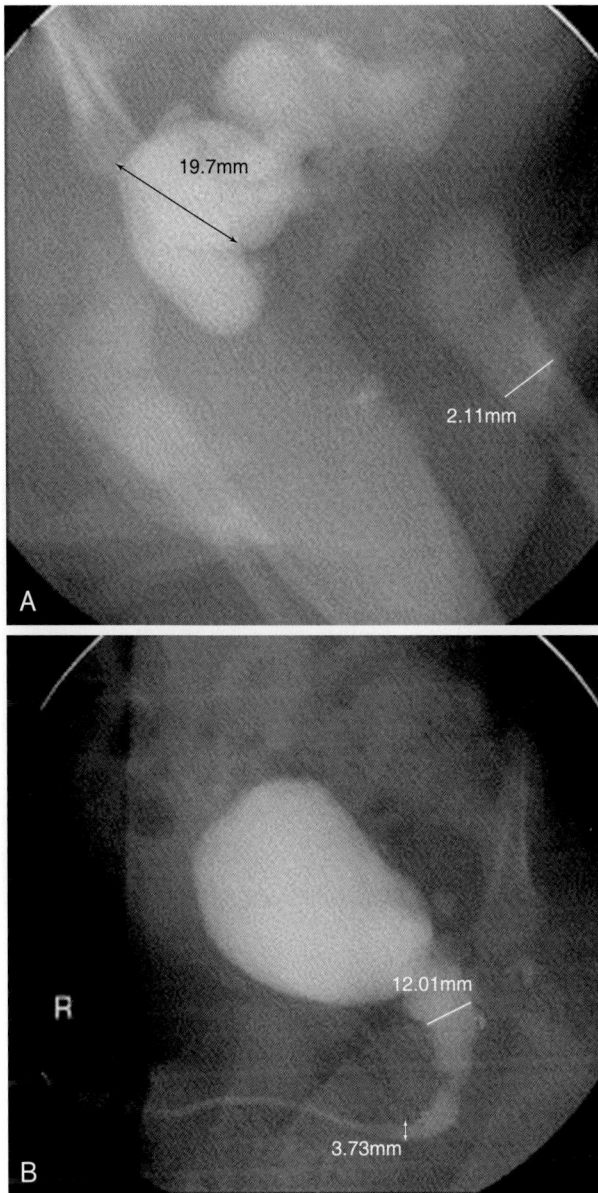

图 57.4　后尿道测量,以确定术前(A)和术后(B)排尿膀胱尿道造影的尿道比例(With permission from Bani Hani O, Prelog K, Smith GHH. A method to assess posterior urethral valve ablation. *J Urol.* 2006;176:303-5.)

最初的双侧近端高位分流的问题是尿液转移不通过膀胱,这种情况可能会导致膀胱收缩而变小且不会随时间长大[46]。

在患有 PUV 的男孩中,输尿管膀胱连接部阻塞通常仅在膀胱充盈期间发生,并且是由膀胱内压力升高引起的,很少由逼尿肌肥大继发的阻塞引起[47]。此外,近端高位分流疗法尚未显示出预防终末期肾病的方法,因为这些患者中 >85% 患有肾发育不良。另外,通过使尿液从膀胱转移开,与膀胱造口术相比,可能不会出现规则的周期性膀胱收缩,并导致了更小、顺应性更低的膀胱[46]。最后,进行肾盂造口手术需要在腹部和腹侧放置一块尿布,即使这样,孩子的衣服也可能会被打湿。因此,这种转移形式通常保留用于瓣膜消

融或膀胱造口术未能显示出上尿路引流改善或尿毒症继发于肾盂积水的罕见情况[26,45]。

上尿路分流的另一种形式是 Sober-en-T 输尿管造口术,其中翻出近端输尿管,远端输尿管与上输尿管连续,输尿管近端行端端吻合[48]。该方法的优点在于,它允许上尿路快速减压,同时允许尿液进入膀胱。**图 57.5** 显示了改良的 Sober-en-T 输尿管造口术。

如果选择皮肤膀胱造口术、输尿管造口术或肾盂造口术作为初始治疗方法,则不应同时进行瓣膜消融,因为尿道会保持干燥,尿道狭窄的形成很常见(**图 57.6**)[49]。**图 57.7** 显示了另一种情况,说明了选择计划周密的转移程序和延迟切除瓣膜的重要性。

后尿道瓣膜初始治疗的争议

PUV 的初始治疗是有争议的。1997 年,Close 和他的同事提出,在生命的第一个月内进行该手术时,早期瓣膜消融可使膀胱恢复正常的外观和功能[46]。在他们的患者中,由于没有正常的膀胱循环,因此尿流分流对最终的膀胱功能不利。进行分流的患者膀胱顺应性降低,从而导致了长期膀胱功能障碍。分流手术患者中有 80% 延迟出现了白天尿失禁,而进行了早期瓣膜消融的患者中这一比例为 33%。但是,从长期来看,两组患肾功能障碍的程度相似[46]。

Podesta 及其同事研究了进行膀胱镜切开术和延迟瓣膜消融或原发瓣膜消融的 PUV 男孩病例[50]。这些研究者证明,分流组中约有 50% 的逼尿肌过度活跃,这在早期消融组中很少见。在预期年龄的膀胱容量下,早期消融组的逼尿肌充盈压较低,并且逼尿肌顺应性提高。

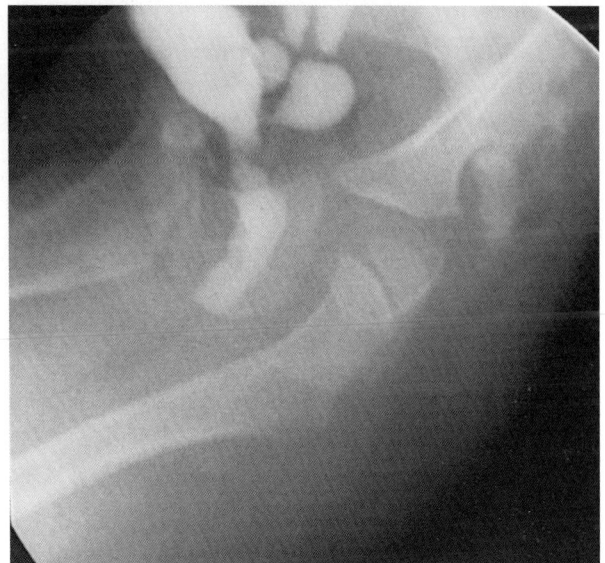

图 57.5　新生儿接受双侧肾盂造口术,并经尿道切除后尿道瓣膜。在 4 岁时进行上路重建之前,排尿期膀胱尿道造影时无法通过导管。通过皮肤输尿管造口的膀胱造影显示完整的近端前尿道狭窄,需要会阴入路进行重建

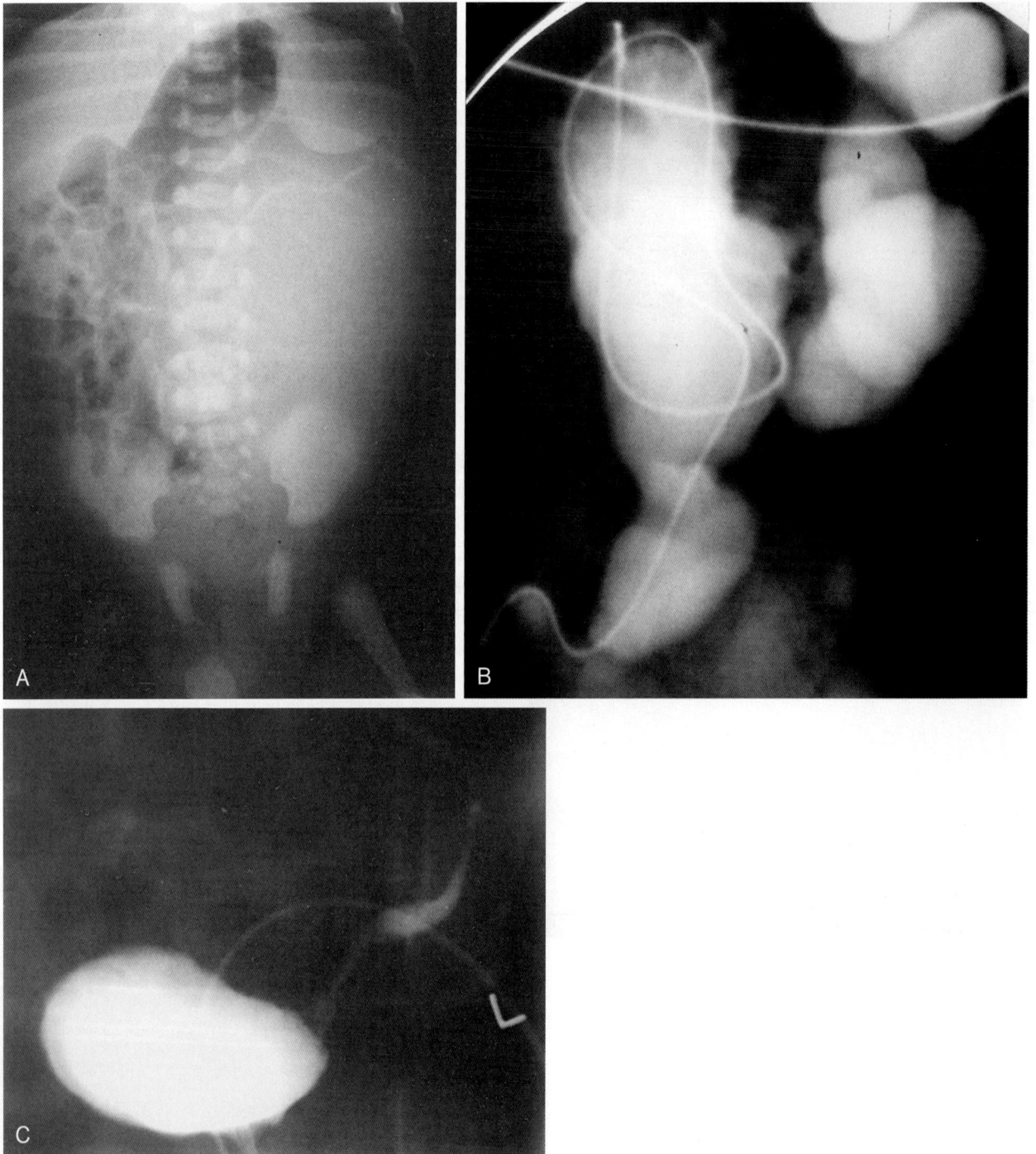

图 57.6 新生婴儿在出生前被发现患有左肾积水和膀胱扩张。A. 腹部平片显示左侧巨大尿性囊肿。B. 行膀胱尿道造影显示高级别左膀胱输尿管反流和后尿道瓣膜。导管引流 1 周后肌酐浓度为 0.5mg/dL（44.2μmol/L）。在直肠镜通过过程中，阴茎头裂开，形成了冠状下尿道下裂。进行瓣膜消融，并在输尿管中段进行左输尿管造口。术后，他的所有尿液都从左输尿管造口记录下来。在 3 岁行尿流改道之前，肾脏扫描显示左肾占总肾功能的 20%，并且膀胱造影（C）显示回流至未扩张的左远端输尿管、轻度小梁形成和符合其年龄正常的膀胱容量（150mL）。左近侧输尿管造影无梗阻。进行左输尿管造口的切除并切除左侧远端输尿管，并使用腰大肌固定悬吊法进行输尿管再植入。这种情况说明了以下几点：①输尿管造口术通常不会导致进行性反流；②当需要再植入时，不宜在输尿管中段进行输尿管造口；③瓣膜切除后，不应将尿液从膀胱完全分流；④在给婴儿男性尿道植入器械时应格外小心

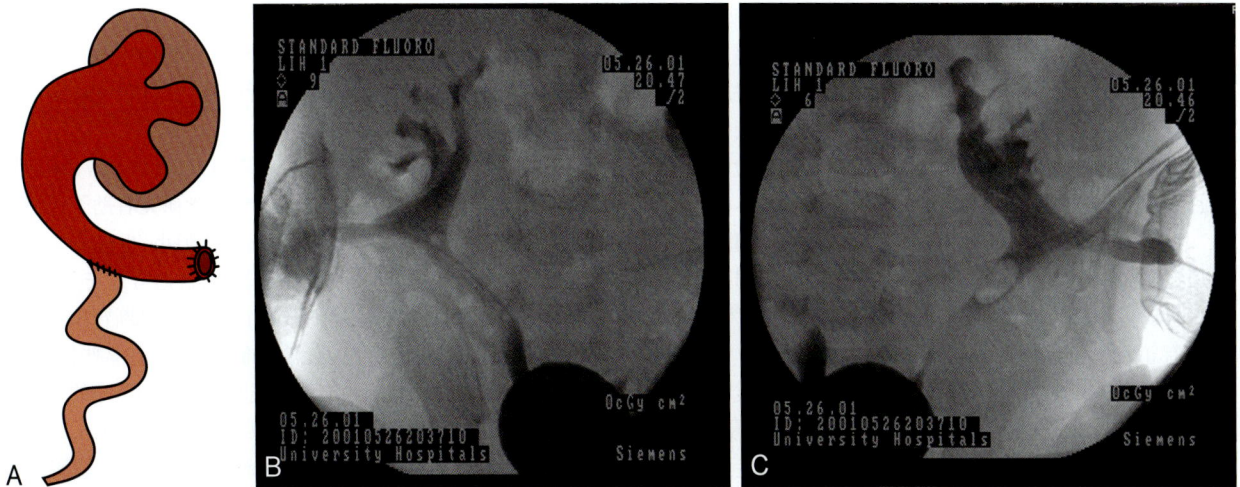

图 57.7 A. Sober-en-T 输尿管造口术可使上尿路减压并使尿液进入膀胱。近端输尿管在肾脏下极下方分开。上端转向皮肤，下端与肾盂下方的输尿管吻合，但没有与原始 Sober 法描述的肾盂吻合。Sober-en-T 输尿管切开术后 1 年，输尿管造影显示右肾(B)和左肾(C) (A, With permission from Liard A, Seguier-Lipszyc E, Mitrofanoff P. Temporary high diversion for posterior urethral valves. *J Urol.* 2000;164[1]:145-8.)

尽管这些小组主张早期瓣膜消融，但他们对膀胱功能的观察与 Smith 和其同事在 1996 年的报告有所不同[51]。这些研究人员检查了 100 例接受早期瓣膜切除术(74%)、膀胱造瘘术(13%)或高位分流术(90%)的患者的长期预后。总体而言，到 15 岁时，有 13% 的人发展出了终末期肾病。治疗选择不影响他们患终末期肾病的年龄。慢性肾衰竭的发生率在 10 岁时为 34%，在 20 岁时为 51%。几乎所有患者都延迟出现了白天尿失禁。到 5 岁时，只有 19% 的人能自主控制排尿；到 10 岁时，只有 46% 的人能自主控制排尿。尽管仅对 10 例患者进行了尿流动力学正式测试，但只有 1 名患者被认为需要进行膀胱扩大成形术[51]。

Kim 和同事[52]比较了进行早期瓣膜切除、膀胱造口或近端改道并进行肾盂造口或输尿管造口术的 PUV 患者的尿动力学检查结果。当比较末期逼尿肌压力和膀胱容量的尿动力学检查结果时，在这些组中均未发现统计学差异。实际上，膀胱或近端分流组的尿动力学检查结果较好。研究者得出的结论是，瓣膜消融或膀胱或近端分流的初始治疗不会影响最终的膀胱功能。但是，治疗组中的辅助药物治疗很难评估。

长期随访双侧高位 Sober 法尿流改道术的 36 例 PUV 患者的报告，这些患者不仅在改道后，而且在输尿管造口闭合之前和之后进行了尿动力学检查，显示保留的膀胱容量或顺应性分别为 80% 和 69%，稳定的逼尿肌活性分别为 89%。在约三分之一的患者中确认了膀胱容量的增加[48]。

Narasimhan 及其同事对接受早期消融或膀胱切开术的 PUV 男孩进行了一项前瞻性研究[53]。这些研究人员分析了这种方式对肾功能和体细胞生长的影响，以及 VUR 的存在和血清肌酐浓度异常是否会影响体细胞生长。两组出生时的体重和身长以及血清肌酐浓度相似，但在第 3 个月和第 6 个月测量体重和身长时，瓣膜消融组落后于膀胱造口组。研究人员得出的结论是，治疗方式不会影响肾功能的结果，因

为在 1 年时，瓣膜消融组的血清肌酐浓度降低至 0.7ng/dL(61.9μmol/L)，而在膀胱造口组降低至 0.9ng/dL(79.6μmol/L)。与正常年龄匹配的对照组相比，两组均显示出生长延迟。到第二年年底，血清肌酐浓度>1.0mg/dL(88.4μmol/L)和 VUR 的存在与体细胞生长延迟显著相关。膀胱造口似乎有助于在前两年末赶上体重和身高的增长。

有了改进的仪器，当可以安全地进行引流术并且患者的上尿道扩张程度随着导管引流而有所改善时，除非新生儿患病和体弱，否则建议将早期瓣膜消融作为首选的初始治疗方式。推荐使用包皮环切术，因为它可以降低泌尿道感染的风险[33]。应当继续进行抗生素预防，直到上尿路的大面积扩张显示出明显改善为止，这一过程可能需要数年时间[26]。此外，如果孩子患有 VUR，应继续进行预防，直到反流自发解决或通过手术纠正。大多数患者不仅受益于长期的泌尿科治疗，而且受益于出生时开始的肾脏病护理。

常见问题包括继发于肾脏无法浓缩尿液的大量多尿症、代谢性酸中毒(可能使体细胞生长复杂化)、肾功能不全伴低钙血症和高磷血症、高血压、维生素 D 缺乏症和甲状旁腺功能亢进[54]。如果患者在临床上保持良好的体细胞生长状况，则定期进行超声检查并评估电解质、血尿素氮、肌酐、尿液分析和血压，确保令人满意的生长发育。

初始治疗的预后

令人满意的肾功能的预后可能由几个因素预测。初始治疗后 1 个月或 1 岁时血清肌酐浓度>1mg/dL(88.4μmol/L)与慢性肾功能不全的晚期发展有关[55]。其他研究者得出结论，慢性肾衰竭的未来发展最重要的预后因素是 1 岁时的 GFR，而蛋白尿的发展预示了较差的预后[56]。这些研究人

员发现,在慢性肾功能不全的发展过程中,诊断、初步治疗、VUR 状况、尿路感染和高血压的年龄无差异,而超声检查可能有助于识别将发展为肾功能不全的患者。肾超声检查中皮质肾小管交界的存在提示良好的预后[57]。在最初的超声研究中可能不会出现这种放射学发现,但是在生命的最初几个月中可能会变得明显。

在另一项研究中,Duel 及其同事显示,平均随访 8.5 年并最终发展为肾功能损伤的患者中 90% 的 PUV 男孩有回声肾,而具有良好肾功能的 46% 的男孩也有回声肾[58]。另外,与具有正常肾脏回声的患者的 13% 相比,有回声肾的患者的 60% 具有肾功能损伤。皮质回声的增加和皮质肾小管分化的丧失是 PUV 患者最终肾功能的相对不敏感的预测指标。这些研究人员发现,导管插入 4 天后血清肌酐浓度是这些男孩预后的更敏感的指标。

在 5 岁时实现昼夜节制自主排尿也被认为是一项有利的指标[59]。日间尿失禁可能与逼尿肌不稳定和逼尿肌括约肌脱位有关,可能导致上尿路压力升高和肾功能逐渐恶化。

有争议的预后特征包括是否存在弹出(pop-off)机制,例如大量回流到无功能的肾脏[称为瓣膜的膀胱输尿管反流和肾发育不良(vesicoureteral reflux and renal dysplasia,VURD)综合征、单侧 VUR、发育不良],尿液腹水或大膀胱憩室[60,61]。尽管短期研究表明这些机制可能使肾脏更正常发育,但 Cuckow 及其同事报告说,在 8~10 岁时,只有 30% 的 VURD 综合征男孩血肌酐水平正常[62]。在另一项回顾性研究中,Hoag 等人还发现 VURD 并非有利的预后特征[63]。Patil 及其同事进一步证实了弹出机制可能并不总是具有保护性的发现,他们观察到腹水可能是由膀胱破裂引起的,这些患者的 GFR 接近严重的肾衰竭范围[28]。

VUR 对 PUV 患者肾功能的有害或有益作用仍存在争议。一些研究者认为,VUR 与高膀胱内压相结合会导致上尿路的病情恶化。其他人则提出 VUR,尤其是与 VURD 综合征相关的 VUR,可以保护上尿路免受膀胱内高压的侵害。Hassan 及其同事报告说,在他们研究的 73 例患者中 VUR 不能作为肾功能的重要预后因素[64]。另一方面,Heikkila 等在一项长期研究中对 197 名成年人进行了 50 年的治疗发现双侧 VUR 通常导致肾功能低下[65]。在没有尿路感染的情况下,无论是否伴有肾脏恶化的持续性 VUR 都可能表明膀胱功能障碍,需要进行下尿路评估。

另一个不利的预后发现是第一次产后肾脏超声检查中肾实质区域小于 12cm²,特别是当最低谷血清肌酐为 0.8~1.1mg/dL(70.7~97.2μmol/L)时[66]。其他不利的预测因素包括羊水过少、皮质囊肿和回声肾[67]。产前诊断是否有益还存在争议[68]。

关闭膀胱造口

必须仔细做出关闭皮肤膀胱造口的决定。如果患者有突然的发热性尿路感染,则膀胱造瘘口的闭合很重要,因为

它将降低细菌污染的风险。在其他患者中,此过程可能是肾移植的前提条件。在大多数情况下,上尿路稳定并且孩子大到可以同时进行瓣膜切除后,进行膀胱造口切开术,通常在 6 个月至 3 岁之间。

术前应通过膀胱造瘘术获得 VCUG,以评估 VUR 的存在并评估膀胱。在某些情况下,尿动力学研究有助于评估膀胱顺应性[69]。即使 VUR 显著而孩子还很小,也只需关闭膀胱造口并延迟 VUR 矫正直到孩子长大,这通常是安全的。

膀胱造口关闭后,应仔细监测上尿路,以判断肾积水是否在恶化,并确保孩子能令人满意地排空膀胱。在某些情况下,可能需要单独使用抗胆碱能药物或间歇性使用干净的导管插入来改善顺应性和膀胱排空。在某些 PUV 患者中,α 受体阻滞剂治疗可能会改善尿流率和膀胱排空[70,71],而向膀胱颈部注射肉毒杆菌毒素是另一种治疗选择[72]。抗胆碱能疗法可能有益于改善膀胱功能并保护上尿路免受逼尿肌压力升高[73]。

膀胱输尿管反流

出现 PUV 的男孩中约有 50% 存在膀胱输尿管反流,其中一半为双侧,一半为单侧。瓣膜消融后,大约 25% 的患者显示出自发的 VUR 缓解,并且在初始治疗后 3 年之内,VUR 可能会消退[64]。应采用抗生素预防措施,并定期进行膀胱造影和上尿路影像学评估。Hassan 及其同事表明,VUR 的缓解率与受累肾脏的功能有关,在功能较差的肾脏单位中缓解率降低。

如果尿路感染突发或维持在高级别,应纠正输尿管反流。尽管大多数儿科泌尿科医师擅长进行输尿管再植手术,但将厚而扩张的输尿管重新植入异常的瓣膜膀胱可能是最具挑战性的,据报道并发症发生率为 15%~30%[74]。

Gearhart 及其同事研究了 PUV 患者的扩张输尿管,并发现胶原蛋白与平滑肌的比例增加[75]。这种定量的组织学发现与输尿管扩张性较差有关,这可能导致输尿管再植失败。此外,Freedman 及其同事对 20 周孕龄膀胱进行了 PUV 定量形态测定,结果显示平滑肌和胶原蛋白成分均显著增加[76]。这两个观察结果均表明,尽管外科医生尽了最大的努力和具有丰富的经验,输尿管和膀胱的组织重建可能只是次优。由于这些原因,在某些情况下,使用右旋糖酐/透明质酸共聚物的内镜治疗是开放手术干预的一种有吸引力的替代方法,但是 PUV 患者的长期数据尚不足以支持这种方法的有效性[77]。

在患有 VUR 和 PUV 的男孩中,常见输尿管扩张,膀胱壁很厚。Friedman 和 Hanna 描述了一种使用输尿管远端开口袖套乳头的技术,该乳头在逼尿肌内有一个长输尿管槽,通常与腰大肌悬吊有关[78]。结果是相当令人满意的,在 45 个巨输尿管中,有 2/3 的水肿性肾盂炎得到改善。

对于患有 VURD 综合征的男孩,应在某个时候进行肾切除术[50]。除非膀胱太小或顺应性差,否则应移除输尿管,在这种情况下,应考虑进行输尿管膀胱成形术[79]。执行此步骤后,应注意完全剩下的肾脏,以预防发生肾积水,因为弹出机

制已不存在[80]。Narasimhan 和同事证明,当对侧肾脏显示出肾脏瘢痕形成的证据时,肾功能更可能受到损害[81]。

膀胱功能障碍

患有 PUV 的儿童有一系列尿动力学检查结果。有利的预后征兆包括弹出机制,如膀胱憩室、脐尿管未闭和尿性囊肿[60,61]。这些出口机制可以保护膀胱并有助于预测膀胱功能。Kaefer 及其同事发现,他们的患者中有 71% 至少具有一种弹出机制,而这些患者中有 87% 的尿动力学检查结果令人满意,例如满意的膀胱顺应性和膀胱容量[61]。没有弹出机制的患者中只有 55% 的患者尿动力学检查结果良好。在没有弹出机制和尿动力学检查结果不良的组中,7 名患者中有 5 名接受了膀胱扩大成形术。

患有 PUV 病史的患者的尿失禁有多种原因,包括:肌源性衰竭和溢流,逼尿肌收缩不受抑制,严重的多尿症,因不完全瓣膜切除继发的出口阻塞而导致的高压,压力性尿失禁,以及瓣膜膀胱综合征(图 57.8)[82,83]。术语“瓣膜膀胱综合征”是指继发于长期阻塞的纤维化导致膀胱逼尿肌顺应性较差。如果膀胱压力>35cmH$_2$O,这种情况可能会导致继发性

输尿管梗阻并加重肾盂积水。完全性膀胱综合征通常并发多尿症,这是由于慢性阻塞性肾脏无法浓缩尿液引起的。多尿症是由肾髓质发育受损而缺乏收集管形成而引起的肾原性尿崩症引起的。这个问题很普遍,可能有必要让孩子经常排尿,以避免上尿路改变。因此,自主排尿是很难实现的。

初始治疗可能应包括两次或三次排尿。此外,这些患者通常需要抗胆碱能疗法和间歇性清洁的导管插入,无论是否进行膀胱扩大成形术[83]。选项包括普通的肠段,这些患者可能需要补充碳酸氢盐,除非是肾功能不全者使用胃或输尿管进行扩大修补[79,84]。

Koff 及其同事[85]评估了瓣膜膀胱综合征的病理生理。这些研究人员提出,导致多发性尿道、膀胱感觉受损和尿液残留的原因是瓣膜膀胱在睡眠中长期过度扩张。由于仅靠白天减压不够,研究者建议通过放置留置导管、间歇性夜间导管导尿或频繁的夜间双重排尿来排空夜间膀胱。所有患者的慢性肾盂积水得到明显改善或完全解决。18 例患者中有 6 例的血清肌酐浓度有所改善,其中 4 例恶化,4 例中有 2 例接受了肾移植[85]。对于反对整夜阴茎插管的男孩中,可以进行 Mitrofanoff 阑尾膀胱吻合术。

研究以及在 PUV 患者中认识到几种可区分的尿动力学模式,并且模式随年龄的变化而变化(图 57.9)。Holmdahl 及

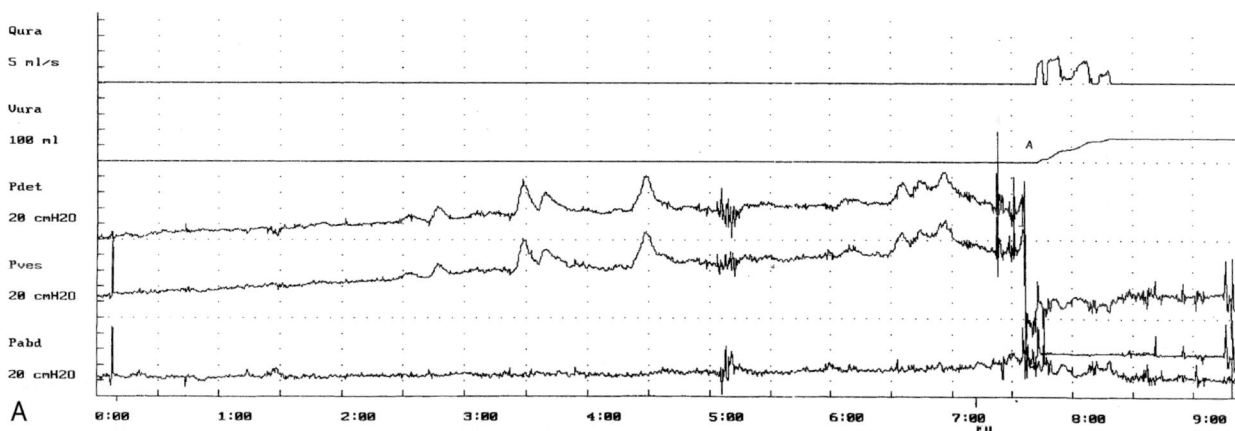

图 57.8　一个 5 岁男孩的尿动力学研究,该男孩在 4 岁时切除了尿道后瓣。超声扫描显示他白天和晚上都有尿失禁和双侧肾积水。A. 尿流动力学示踪显示,逼尿肌不稳定性,逐渐丧失顺应性,并且在使用尿道导管的情况下没有尿流。当在 A 点处拔出导管时,流量微弱且断断续续。B. 研究的视频部分显示了具有多个憩室和残留瓣膜的小梁膀胱。Pabd,腹压;Pdet,逼尿肌压力;Pves,膀胱总压力;Qura,尿流率;Vura,排尿量 (With permission from Horowitz M, Combs AJ, Shapiro E. Urodynamics in pediatric urology. In: Nitti VW, ed. Practical Urodynamics. Philadelphia: WB Saunders; 1998: 262.)

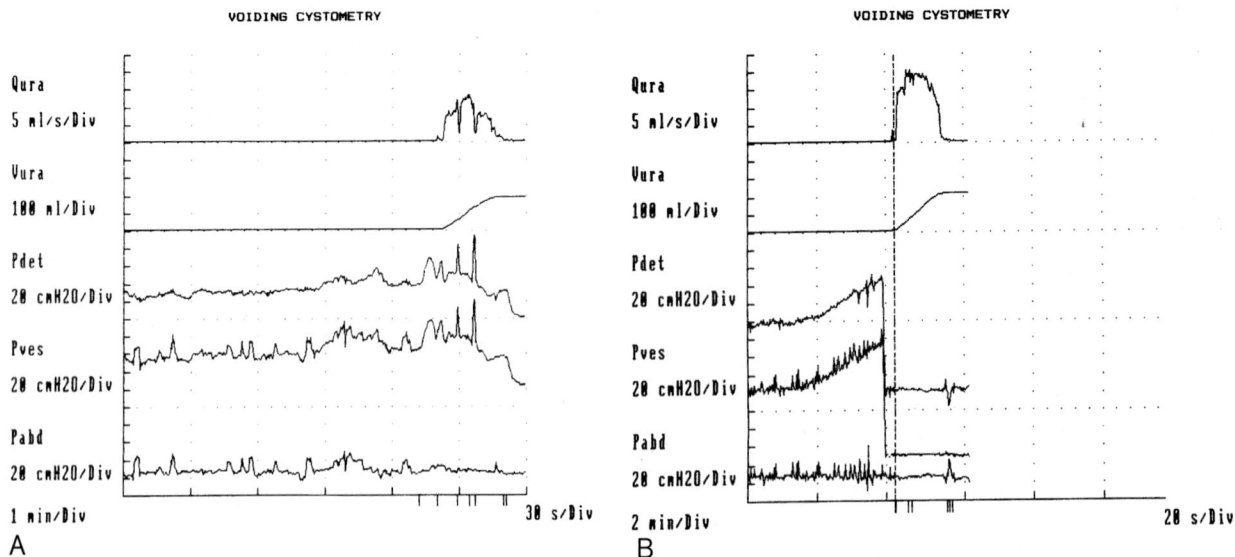

图 57.9　图示一个有尿道后瓣膜病史的 8 岁男孩的尿液动力学研究,以前曾接受瓣膜消融。这孩子白天和晚上都有持续性的尿失禁。A. 从尿流动力学研究的末端追踪,显示排尿前逼尿肌不稳定和顺应性受损(Pdet=40cmH$_2$O)。在排尿过程中,使用 7F 尿道导管放置时,会出现不稳定的流动模式,Qmax=14.2mL/s,排空 192mL,并且无排空后残留。排尿压力很大一部分来自顺应性受损继而引起的高压。B. 以更快的填充速度重复进行研究,显示顺应性降低的程度类似(最大Pdet=40~45cmH$_2$O)。取出导管,患者以 Qmax 20.7mL/s 排空,流量曲线正常。这项研究表明患者存在膀胱功能障碍。但它并不是继发于持续性梗阻。Pabd,腹压;Pdet,逼尿肌压力;Pves,膀胱总压力;Qura,尿流率;Vura,排尿量(With permission from Horowitz M,Combs AJ,Shapiro E. Urodynamics in pediatric urology. In:Nitti VW,ed. Practical Urodynamics. Philadelphia:WB Saunders;1998:263.)

其同事表明,婴儿期尿路动态模式的特点是过度收缩和膀胱容量低[86]。在生命的最初 3 年中,尿动力学模式随着超收缩能力的解决而变化,变得不稳定,排空困难。由某种程度的肌原性衰竭导致的膀胱排空又被视为青春期后的问题。

Holmdahl 及其同事还研究了青春期前后的膀胱功能障碍[87]。在青春期前的患者中再次发现尿动力学特征一致,表现为过度收缩和膀胱容量减少。儿童期的排尿模式是白天少而频繁的排尿,而睡眠时则没有排尿。高收缩力随年龄增长而改善。青春期后,发现膀胱高度顺应,但不稳定性和排空困难保持不变。青春期前男孩的膀胱容量增加到正常水平,但青春期后的平均膀胱容量是正常大小的两倍。在这些扩张的、代偿性的膀胱中,有 50% 无法产生持续的逼尿肌收缩。在这些患者中,需要通过 Valsalva 手法来排空膀胱。肌源性衰竭的发展可能与多尿症有关。由于尿流动力学模式在婴儿期,儿童早期以及青春期前后均发生变化,因此应定期对这些患者进行定期的视频尿流动力学检查,以发现可能最终影响上尿路功能和引流的变化[88]。

后尿道瓣膜延迟出现

Bomalaski 及其同事描述了 47 例年龄在 5~35 岁(平均 8岁)的患者,他们接受了日间遗尿(60%)、尿路感染(40%)和排尿疼痛(13%)的检查,并被发现患有 PUV[89]。肾盂积水的发生率为 40%,VUR 为 33%。仅 10% 的患者出现尿流弱、肉眼血尿和蛋白尿。瓣膜消融前的血清肌酐升高了 35%,而有 10% 的患者出现终末期肾病。这些研究人员指出,如果仅在肾超声扫描或尿路感染异常的患者中进行 VCUG,则不会诊断出 30% 的 PUV。这些患者中只有 1 名个患者的血清肌酐水平升高,这一发现支持以下观点:体征和症状的严重程度与肾功能损害显著相关。研究者建议对 5 岁以上有排尿障碍的男孩进行 VCUG,尤其是与昼夜遗尿症或尿路感染有关的男孩们。

Schober 及其同事研究了 70 名男孩(平均年龄 7.5 岁;范围 2~14 岁),他们接受了瓣膜消融术并延迟出现 PUV[90]。排尿障碍是最常见的症状,夜间遗尿占 67%,尿频占 60%。发生尿路感染的比例为 17%。发现微血尿症的比例为 30%,同时注意到年纪小的男孩校正高血压的比例为 17%。所有患者的血清肌酐浓度均正常。尽管进行了足够的瓣膜切除,但这些患者中仍有 63% 持续存在功能障碍性排尿。

Ziylan 及其同事报告了 36 例 PUV 患者,他们的平均年龄被诊断为 8.8 岁(范围为 5~14 岁)[91]。研究人员比较了晚期出现症状组(n=20,在尿动力学评估时平均年龄为 10.65岁)与年龄匹配的在 5 岁前诊断并接受过 PUV 治疗的对照组(n=19,平均年龄为 8.52 岁)的治疗后尿动力学检查结果和肾功能。异常的尿动力学检查结果包括 3 例(15%)逼尿肌过度活动,9 例(45%)有明显的排尿后残余尿,9 例(45%)患者的膀胱容量增大。与对照组相比,晚期出现症状的患者在膀胱容量、顺应性或排尿后残留方面无明显差异，而他们的逼尿肌过度活动明显降低。与对照组相比，晚期出现症状的患者的肾功能明显受损（分别为 48.1% 和 13.7%），平均血清肌酐水平分别为 2.17mg/dL（191.8μmol/L）和 1.03mg/dL（91.1μmol/L）。尽管晚期出现症状组肾功能明显受损，但研究者报告的 PUV 患者中的膀胱功能障碍情况相似。在最近的荟萃分析中，Hennus 等人报告在 55% 的 PUV 儿童中发现了尿动力学异常[92]。

终末期肾病和肾脏移植的进展

当婴儿期肾脏的功能储备下降时，蛋白尿症的结果与预后不良有关[56]。为了跟上孩子的成长，正常运作的肾单位会进行超滤，以维持正常的肾功能。过度滤过会导致蛋白尿和局灶性节段性肾小球硬化和肾衰竭。在一项针对 PUV 男孩的研究中，慢性肾衰竭患者中有 79% 存在蛋白尿，而在肾功能正常的患者中只有 17%。一项研究表明，血管紧张素阻滞剂可以有效控制非糖尿病蛋白尿性肾病患儿的蛋白尿并稳定其肾功能[93]。

慢性肾衰竭通过影响下丘脑对青春期生长和性腺功能初现的发生和进展的控制而影响青春期，而青春期也会对慢性肾衰竭有影响[93]。在 VUR 和 PUV 已观察到青春期肾脏功能障碍的加速发展，而性激素会改变肾脏的生长和功能。已知雄激素通过在男性患者中产生更高的血压来刺激肾素-血管紧张素Ⅱ系统。雄激素还可以促进正常和异常的肾脏生长，并已在动物中显示出对肾脏损害的促进[94]。

Holmdahl 和 Sillén[94] 报告了 31~44 岁的 PUV 患者的长期预后。这些研究者集中关注肾功能、膀胱功能和生育能力。在 19 位可随访的男性患者中，有 32% 为尿毒症，21% 为中度肾衰竭，还有 47% 自青春期以来未进行随访。调查的所有患者中，据报道仅有 40% 的患者存在膀胱功能不全，所有患者均报告了逼尿肌无力，包括尿流弱，需要两次排尿和尿液残留。19 名患者中只有 5 名在 5 岁时经历了日间可控排尿。不育也与尿毒症相关。这项研究强调了长期随访的重要性，因为晚期肾功能不全的风险为 25%~50%[51]。这些研究人员进一步指出，最初有良好肾功能和低反流发生率的患者中有 50% 没有发生与肾功能有关的临床问题[95]。

Tikkinen 等研究了 68 名有 PUV 病史的成年男性（中位年龄 38.5 岁）的排尿习惯，发现 32.4% 的人有下尿路症状困扰，而对照组为 15.8%[96]。在同一系列的更多患者中，有 23% 患有终末期肾病[97]。

在所有终末期肾病男性患者中，有 0.2% 对先天性阻塞性尿路有初步诊断[98]。尽管人们认为 5 岁之前移植会导致更好的体细胞生长和神经系统发育，但 5 岁以上的膀胱顺应性和稳定性通常更适合移植[44]。研究特别关注的是治疗膀胱功能障碍，因为它影响肾移植的成功。在有 PUV 病史的男孩中，肾移植后的移植物存活率和血清肌酐与无膀胱出口梗阻的患者相似，因此要特别注意治疗下尿路功能障碍[99]。例如，DeFoor 及其同事报告了 1990 年至 2000 年间 10 例平均年龄在 10 岁的 PUV 患者的经历，这些患者接受了 13 个肾移植[100]。尽管该报告的平均随访时间仅为 3.9 年，但同种异体移植物在 1 年和 5 年时的累计存活率分别为 85% 和 64%。10 例患者中有 9 例获得有功能的移植供体，而 1 例患者因慢性排斥反应损失了 3 个供体。移植功能正常的患者的平均血清肌酐浓度为 1.1mg/dL（97.2μmol/L）。没有移植物因感染或膀胱功能障碍而损失。这项研究强调了对下尿路功能障碍进行精心管理的必要性，因为及时识别和治疗下尿路功能障碍可成功完成移植，发挥与一般移植人群相当的功能，而且在许多情况下无需进行膀胱扩大成形术。

仔细的尿流动力学评估和治疗下尿路功能障碍，加上抗胆碱能药物治疗，以及有或没有间歇性插管，均能确保这一部分患者治疗的成功。这些患者大多数不需要膀胱扩张。如果需要扩张手术，可以在肾移植和开始长期免疫抑制之前进行。但是，有些人认为应延迟行扩张手术，因为许多瓣膜膀胱会发展成肌肉功能衰竭[101,102]。另外，已经证明膀胱扩大成形术会增加肾移植后尿路感染的风险。如果移植后需要进行膀胱扩张，则应在免疫抑制逐渐减少后继续进行。

结论

随着改进的超声技术和新的胎儿干预技术的发展，PUV 的诊断和管理持续发展。内镜检查仪器的进步允许大多数新生儿接受早期手术干预。经过初步治疗后，识别和及时治疗包括瓣膜膀胱综合征在内的膀胱功能障碍，可以最大程度地保持长期肾功能，并进一步了解膀胱出口梗阻的潜在病理生理。患有 PUV 的男孩的膀胱功能经常随时间而变化。在 PUV 和终末期肾病患者中，肾移植非常有效。

（牛少曦　译）

参考文献及自测题

第58章 输尿管再植术、抗反流手术和巨输尿管修复手术的并发症

JESSICA T. CASEY, ROSALIA MISSERI, and RICHARD C. RINK

要 点

1. 膀胱输尿管反流(VUR)的开放手术矫正在大多数儿科中心仍然是金标准,成功率>98%。
2. VUR 治疗的主要目标是预防可能导致反流性肾病并伴有高血压、躯体生长不良、肾功能不全和终末期肾脏疾病的肾盂肾炎。
3. 尽管采取了积极的内科和外科管理,但反流性肾病占儿童终末期肾脏疾病病例的 3%~25%,占成人肾衰竭病例的 10%~15%。
4. 未被诊断或低估的膀胱疾病是输尿管再植失败的常见原因。
5. 输尿管再植的重要技术考虑因素包括:
   - 输尿管黏膜下隧道中有足够的逼尿肌支持
   - 保留输尿管的血液供应
   - 产生无张力的吻合
   - 充足的近端和远端输尿管固定
   - 充分闭合肌肉裂孔
   - 将裂孔向后和向内放置在膀胱的固定部位
   - 避免输尿管扭转、扭结或形成 J 钩
6. 术后早期尿量减少的最常见原因是继发于暂时性水肿的轻度输尿管阻塞。另外,由于术前禁食和手术压力引起的抗利尿激素超生理性分泌而引起的脱水也可能是原因之一。
7. 输尿管晚期阻塞最常见的是外科手术技术失误的结果,包括机械性阻塞或输尿管远端缺血。
8. 外科治疗 VUR 后,约 2% 的患者可能在受影响的输尿管中持续发生反流,10%~18% 的患者可能在对侧输尿管中发生反流。
9. 单次注射 Dx/HA 后的内镜治疗 VUR 成功率在 76%~94% 之间。
10. 切除巨输尿管的锥度需要在切除多余输尿管和闭合锥形输尿管的过程中仔细注意输尿管的血液供应。血液供应的损伤可能导致血供中断、瘘管和漏尿。

546

Hutch 于 1952 年首次成功尝试了膀胱输尿管反流(vesicoureteral reflux,VUR)矫正手术并进行了报道[1]。自那时以来,学界已描述了多种外科手术、内镜检查和微创技术。开放性手术矫正仍然是金标准,在大多数儿科中心中成功率均 >98%[2,3]。虽然手术效果极佳,但大多数有反流的年幼儿童都可以接受药物治疗,而年龄较大的儿童则可以接受观察。另外,通过内镜技术可以管理越来越多的儿童。如果给定多种治疗方案,泌尿科医生必须了解每种方案的潜在风险和并发症。

非手术并发症

由于主要的 VUR 通常会消退,因此最初的管理通常是非手术方案。尽管无法预测哪个儿童的疾病发展将远不止仅仅是 VUR,但该疾病最有可能在反流程度较低的年幼儿童中便得到了解决[4,5]。无论是内科、外科还是内镜,治疗 VUR 的主要目标是预防肾盂肾炎。肾盂肾炎可能导致反流性肾病,并伴有高血压、躯体生长不良、肾功能不全和终末期肾脏疾病。

抗生素预防已被证明可以有效预防 VUR 儿童的尿路感染(urinary tract infection,UTI)[6-8]。由于 UTI 复发患者可能发生反流性肾病,因此必须每天用抗菌药物维持无菌尿液[9]。连续预防性使用抗生素预防突破性 UTI 在文献中得到了很好的支持,尤其是用于扩张型 VUR 的等级[10]。据报道,接受抗生素治疗的患者中突破性 UTI 的发生率低至<5%[7,11,12]。当然,随着保守治疗期的延长(5~10 年),与 UTI 相关的发病率可能会增加。然而,最近的研究使人们怀疑连续预防性抗生素是否能阻止肾瘢痕的发生并因此影响最终的肾功能[7,13-15]。目前,对 VUR 的管理尚存争议,没有普遍共识。有多种因素影响选择哪种治疗方案。甚至日常的抗生素预防也受到质疑,而等待观察仍然是有效的选择。

不幸的是,尽管对 VUR 进行了积极的医学和外科治疗,但反流性肾病占儿童终末期肾脏疾病病例的 3%~25%,占成人肾衰竭病例的 10%~15%[16-20]。反流相关的并发症同时增加了妊娠相关的疾病风险,包括尿路感染、与妊娠相关的高血压和低出生体重[21,22]。

医疗管理的风险

关于用于该人群的理想的抗生素预防措施存在一些不确定性。对于新生儿和幼儿,最常用的抗生素包括磺胺甲噁唑-甲氧苄啶、甲氧苄啶、硝基呋喃妥因和阿莫西林,日剂量为治疗剂量的四分之一至二分之一。尽管副作用低于治疗剂量,但有不良反应报道[23]。据报告有 15%~22% 的患者出现了磺胺甲噁唑-甲氧苄啶的常见副作用,包括过敏性皮肤反应、恶心、呕吐和腹泻[2]。少见的不良反应是中性粒细胞减少、血小板减少和光敏反应。史-约综合征虽然极为罕见,但却是最严重的副作用。

呋喃妥因悬浮液可能引起胃部不适、恶心、呕吐、皮疹和发烧。其臭味可能会使治疗依从性变差。肝毒性和间质性肺炎很少见,但在使用呋喃妥因的患者中已有报道。预防性使用大晶体制剂可消除恶臭、胃部不适、恶心和呕吐。

由于果糖用于制备药物混悬剂,因此儿童患龋齿的风险可能会增加。由于磺胺类药物和硝基呋喃妥因经肝脏代谢,因此在 2 个月以下的儿童中禁用。因此,阿莫西林和头孢氨苄在出生后的头两个月就使用。迄今为止,除担心增加微生物耐药性外,没有数据表明使用低剂量抗生素预防尿路是危险的[24]。

患者和家庭在日常预防和随访方面的依从性肯定会影响肾盂肾炎和反流性肾病的成功预防。在公共卫生系统模型中,依从率超过 90%[11]。RIVUR 研究表明,至少 75% 的时间服药的依从率>75%,至少 50% 的时间服药的依从率>85%[7]。然而,美国有>34% 的反流患者失去随访[25]。

对于经过多年医疗管理后仍未解决的反流患者,目前的建议有所不同,范围从观察 4 年[26]后的手术纠正中度反流到完全中止抗生素预防以及对 6 或 7 岁的患者进行临床监测[27]。美国泌尿外科协会(AUA)不再建议手术治疗未解决的扩张型 VUR,但建议对经历了 UTI 发作的患者进行不断升级的治疗(开始每日预防或如果在预防过程中发生 UTI 则进行外科手术或内镜治疗)[4]。在女性患者中,持续性 VUR 可能增加肾盂肾炎的风险,特别是在妊娠期间和有性活动的时候[22,28,29]。因此,如果这种疾病不能解决,则某些女性患者可能需要考虑手术或内镜治疗,而不考虑 VUR 级别。

膀胱动力学和膀胱输尿管反流

排尿障碍的患者常表现为尿失禁、UTI 和 VUR。通过膀胱再培训、便秘治疗、抗胆碱能药和生物反馈相结合的方法来治疗基础疾病,通常可以消除尿失禁、尿路感染和有时引起的膀胱输尿管反流,从而消除了手术或内镜干预的需要。正常的排尿习惯和正常的膀胱动力学对于成功的抗反流手术至关重要。再植失败的最常见问题之一是未诊断或低估的膀胱疾病。该错误可能对外科手术和内镜检查结果有重大影响,也增加了术后泌尿道感染的风险。大多数情况持续的术后反流可能通过排尿功能障碍的治疗而缓解[30]。

非扩张输尿管再植的手术并发症

技术注意事项

对于输尿管再植,已经描述了许多具有相似成功率的不同技术。这些手术的技术方面在其他地方进行了讨论,在这里不进行复审[31-33]。为了确保获得成功的结果,必须遵循输尿管再植的几个常见原则。最关键的一点是为输尿管黏膜下通道提供足够的逼尿肌支持。正如 Hendren 所倡导的[34],应采用无创伤的非接触技术来使输尿管蠕动。黏膜下层隧

道长度应为输尿管直径的 4~5 倍。其他重要的技术考虑因素包括:

1. 保留输尿管的血液供应
2. 产生无张力的吻合
3. 充足的近端和远端输尿管固定
4. 充分闭合肌肉裂孔
5. 将裂孔向后和向内放置在膀胱的固定部位
6. 避免输尿管扭转、扭结或形成 J 钩。

术后评估与并发症鉴定

抗反流外科手术的并发症可能很在术后立刻就很明显。然而,许多并发症直到假定成功修复数年后才变得明显。抗反流外科手术的早期并发症是有症状的,并且在临床上很明显,而晚期并发症通常是无症状的。我们通常在术后 4 周进行肾脏和膀胱超声检查以评估积水。如果在手术后 4 周内获得图像,则可认为输尿管肾盂积水是输尿管膀胱交界处(ureterovesical junction,UVJ)水肿的结果。如果术后超声检查发现明显扩张,则进行利尿肾扫描以排除明显阻塞。

在我们机构进行简单的再植入手术后,我们不再常规获取得术后排尿期膀胱尿道造影(voiding cystourethrograms,VCUG)。尽管其他外科医生也支持这种做法[35,36],但是否进行术后 VCUG 的决定应基于外科医生的经验和个人成功率。AUA 指南并没有统一建议在开放性外科手术修复后进行 VCUG,但应允许临床过程影响最终决定[4]。如果获得 VCUG,则应术后 3~4 个月进行,以缓解 UVJ 的水肿或炎症。不管患者是否在术前进行了抗生素预防,术后都应持续应用抑菌抗生素 1~3 个月。每年获取肾脏和膀胱超声,3~4 年筛查 VUR 的延迟并发症的基础。每年进行血压测量和尿液分析,以分别鉴定出肾结疤和尿路感染儿童的高血压。

早期并发症

低尿量

低尿量可能是抗反流手术程序的几种不同并发症的征兆。输尿管再植入后尿量减少[<1mL/(kg·h)]的最常见原因是继发于 UVJ 的短暂水肿引起的轻度输尿管阻塞。术前禁食后继发轻度脱水,并因手术压力而产生抗利尿激素超生理分泌导致尿量减少。这种情况通常对药物反应(10mL/kg 乳酸林格液或 0.9% 生理盐水)有效,并且在手术后 ≤4~6 小时消失,没有长期后遗症。术中大力补液可避免脱水,以补偿禁食和第三空间的损失。

严重的少尿和无尿很少发生,最常见于双侧病例或手术矫正单肾反流后。在单侧和双侧梗阻中,患者都可能抱怨腹部或胁腹疼痛、恶心和呕吐。少尿或无尿可能是导致输尿管阻塞或严重输尿管或 UVJ 水肿的技术错误的征兆。膀胱痉挛或尿道导管球囊阻塞孔口可能会使情况恶化。用抗胆碱能药治疗和导管球囊放气或拔除导管可用于区分这些因

素。应避免用低渗溶液过度地补充液体,因为这可能会导致低钠血症。如果体积置换后少尿持续存在,则肾脏和膀胱超声检查很有用。输尿管肾盂积水或尿液渗出可能是明显的(图 58.1)。这些发现可以通过利尿肾图得到证实(图 58.2)。

如果发生输尿管梗阻,建议使用临时性经皮肾造瘘管在有或无输尿管支架的情况下对上尿路减压。我们同意提倡早期置入支架以避免"干再植入"的外科医生的意见[33]。在术后早期,特别是在 Cohen 输尿管膀胱造瘘术后,放置逆行支架的能力可能受到限制。如果侵入性较小的经皮技术失败,则很少需要开放式逆行支架置入。支架通常放置 4~6 周,以解决 UVJ 的水肿。最终结果通常是成功的再植入。取下支架后,便会监测尿量并获得连续的肾脏超声检查。如果输尿管肾盂积水病持续存在,则进行利尿肾扫描,并相应地治疗患者(见下文)。在我们的实践中,通常在重新植入时将带褶或锥形输尿管和孤立肾的输尿管置入支架。

术后尿液渗出是一个罕见的问题,通常与逼尿肌切开术闭合不充分有关。可以通过 72 小时更换尿道导管来保守处理这种并发症。尽管我们还没有发现这种方法是可行的,但一些外科医生通常更愿意在重新植入后留下必要的根治性的 Penrose 或 Jackson-Pratt 引流管。

感染和排尿功能障碍

植入后可能会出现术后发热的尿路感染和尿道炎。术前 5~7 天进行术前尿培养。如果培养结果为阳性且患者无症状,则应使用适当的抗生素治疗患者。如果患者无症状,则在进行切开之前应进行膀胱镜检查检查膀胱是否发炎。炎症可能会增加手术难度和术后并发症。如果术前培养的细菌生长异常或耐药,或者患者有症状,则应重复进行尿培养,结果应为阴性,然后再进行手术。通常,我们会推迟手术以消除炎症反应。

据报道,成功的再植后复发性膀胱炎的发生率高达 39%,≤8% 的患者患有临床性肾盂肾炎[36-39]。成功重新植入后,排尿功能障碍可能会增加术后肾盂肾炎的风险,应予以解决。应该警告父母这种并发症,因为它可能在术后引起严重的焦虑。

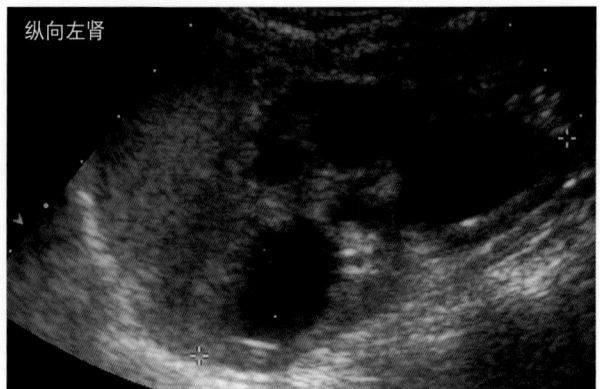

图 58.1　常规输尿管再植后 2 天进行肾脏超声检查,发现中度肾盂积水

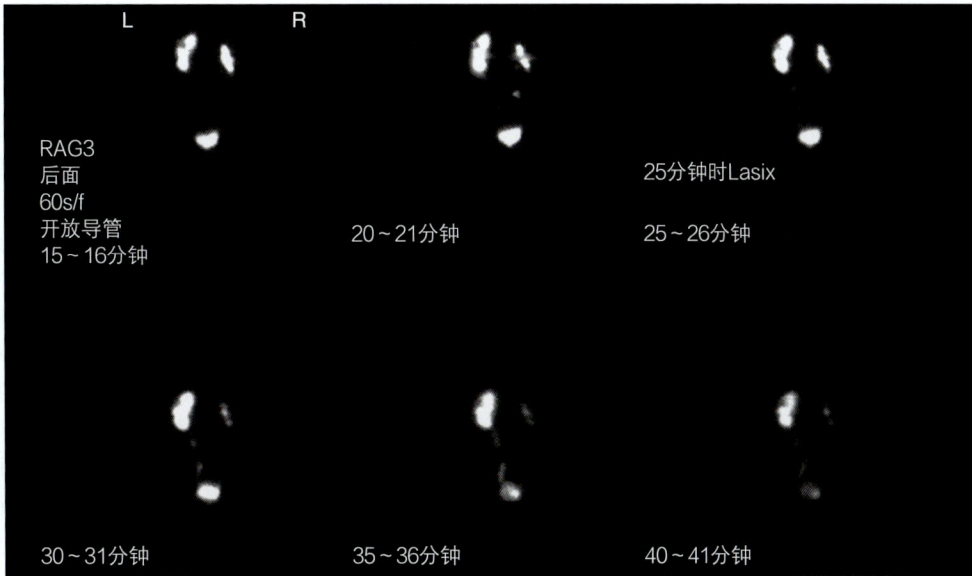

图 58.2　利尿肾图证实输尿管膀胱交界处阻塞。这种阻塞可能与术后早期的水肿有关

膀胱输尿管内再植入后，短暂性排尿功能障碍很常见。白天急迫性尿失禁、夜间遗尿和膀胱痉挛可能持续数周，并随着膀胱炎症的消退而缓解。患有严重的膀胱痉挛或尿痛的患者可能分别需要抗胆碱能治疗或盐酸苯并吡定。

膀胱内植入术后很少发生术后尿潴留。但是，对于双侧膀胱外修复术后的尿潴留存在许多关注和争议。据报道，双侧膀胱外修复术后尿潴留的发生率从 3.2% 到 >22% 不等[40-42]。在 Fung 及其同事报告的系列中[43]，术后 8 周，持续尿潴留的患者达 5.2%，其中两名患者尿潴留时间延长，需要临时行皮肤膀胱造口术和可插入导管的通道。已经描述了保留神经的技术，因为尿潴留被认为是与逼尿肌操纵相关的神经性神经失调的结果[44]。据报道，采用这种改良方法后，一过性尿潴留的发生率为 2%，没有长期尿潴留或排尿障碍。

经膀胱再植入后，随着逼尿肌和黏膜的愈合以及痉挛消退，血尿预计会持续数周。黏膜切开的细致闭合使该问题最小化。膀胱后部血肿虽然很少见，但可能导致输尿管梗阻[45]。为了避免这种并发症，在解剖输尿管时，尤其是在腹膜后，必须格外小心。

晚期并发症

输尿管阻塞

术后长期发生输尿管梗阻或在常规随访中发现梗阻时，原因通常与短暂性水肿无关，这在术后早期很常见。输尿管晚期阻塞可能与腹部或胁腹疼痛、恶心、呕吐或泌尿道感染有关，或者可能完全无症状。

输尿管晚期阻塞最常见的是手术技术错误的结果（**图 58.3**）。阻塞的最常见原因是输尿管远端的机械性阻塞和缺血。输尿管梗阻很少见，发生率不到 2%[4,46]。尽管技术问题可能在术后早期出现，但在无症状患者的 X 线检查中更常见。这些改变经常与肾功能的严重丧失有关[47,48]。术后

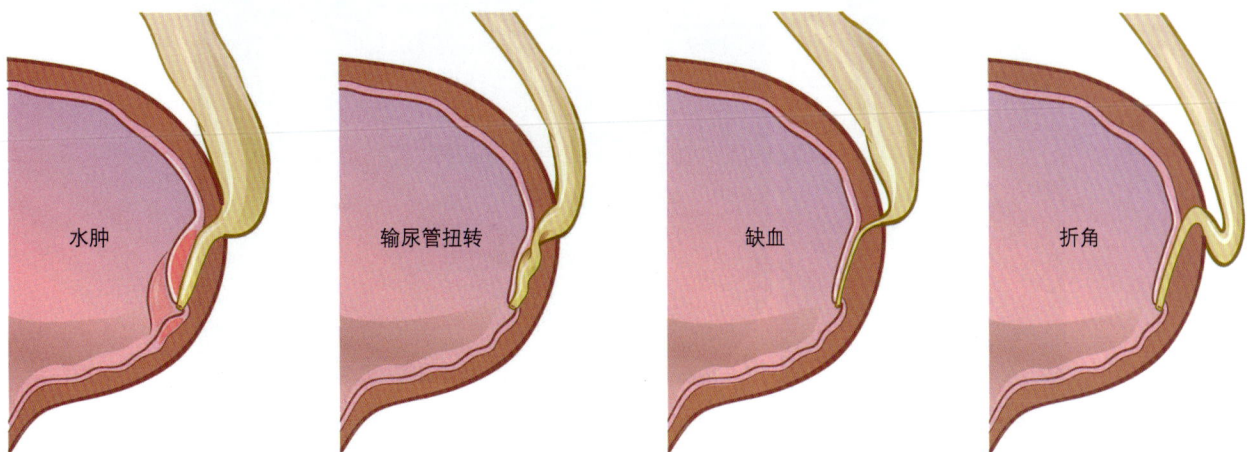

图 58.3　各种可能造成输尿管梗阻的技术错误

早期诊断为输尿管梗阻且不能自发解决，或在支架置入后或手术后很长时间都没有解决的，不再次手术就不太可能会改善。

可以通过超声或肾脏扫描来诊断梗阻。利尿肾脏扫描具有估计受影响肾脏功能的附加优势。有时，可能有必要进行顺行性肾造瘘术或 Whitaker 研究，以区分持续性非阻塞性肾积水和真正的阻塞（图 58.4）。

输尿管远端段的脱血管可能导致局部缺血和狭窄。从输尿管裂孔切开输尿管时，可以通过轻柔地操作输尿管和谨慎使用电灼来避免血运中断。黏膜下隧道内再输尿管的扭转也会导致阻塞。将输尿管缝合线放置在输尿管口处可以对输尿管进行更温和的操作。此外，该缝合线可作为输尿管蠕动后正确定向的标记。

黏膜下隧道应小心谨慎，以确保有足够的宽度、长度和止血效果。黏膜下隧道的出血可引起输尿管压迫和术后早期梗阻。黏膜下隧道应允许输尿管自由放置在其中，而不会受压。输尿管远端用可吸收的持久缝合线固定在逼尿肌上，以防止输尿管缩回。可以使用额外的缝合线将输尿管在裂孔处固定至逼尿肌，以在输尿管黏膜下隧道的两端提供输尿管的两点固定。输尿管应接近于膀胱黏膜，并具有可吸收的细缝线，以防止输尿管梗阻的常见并发症[49]。

如果新的输尿管裂孔在膀胱的活动部分上横向放置得太远，尤其是当人们使用 Leadbetter-Politano 技术或其他尿道上切除术时，形成的"J 钩"会引起间歇性输尿管梗阻以及输尿管作为膀胱的梗阻[50]。这种诊断可能很难做出判断，因为并发症会无声地显现，需要在膀胱排空和充盈状态行上尿路检查。如果梗阻是轻度的，并且仅发现明显的膀胱充盈，则可以通过频繁排空膀胱来治疗这些患者。

大多数 J 管患者需要外科手术修复程序。这种并发症与输尿管的冗余或裂孔的侧向放置有关，因此需要矫正和切除多余的输尿管或将输尿管的裂孔向内侧移动到膀胱后壁的固定部分上。

狭窄的新裂孔、闭合过紧的裂孔缺损或输尿管进入黏膜下通道的急性成角也可能发生输尿管梗阻（通常是逼尿肌裂孔处组织突出的唇缘）。通过在新裂孔的下部切开一些逼尿肌纤维以形成输尿管的槽，可以避免扭结和变窄[33,51]。

如果使用原始的裂孔，则必须仔细闭合缺损，以确保输尿管在隧道的逼尿肌部分有足够的活动性。裂孔应保持足够宽，以允许扁桃体钳或类似尺寸的器械通过输尿管。采用这种方式时，裂孔口径应足够宽以防止回缩，但又足够窄以防止术后憩室的形成。据报道，在 Cohen 再植术后，憩室的发生率≤17%。憩室被认为是发生反复反流和术后梗阻的原因[52]。

在需要创建新裂孔的经膀胱手术过程中，必须小心使直视下的输尿管通过，以避免输尿管进入和流出腹膜腔。输尿管的晚期阻塞归因于输尿管经腹膜内的粘连、通过肠段置入输尿管，以及通过阔韧带置入输尿管[47,53,54]。在直视下将膀胱后壁的腹膜钝性解剖，并以直角穿过新裂孔，应有助于预防这些并发症。

对于男性患者，在输尿管经膀胱调整期间必须注意避免输精管受伤。另外，如果裂孔在膀胱内向上移动并且输尿管未在输精管之前移动，则可能发生输尿管阻塞，从而导致急性成角度。

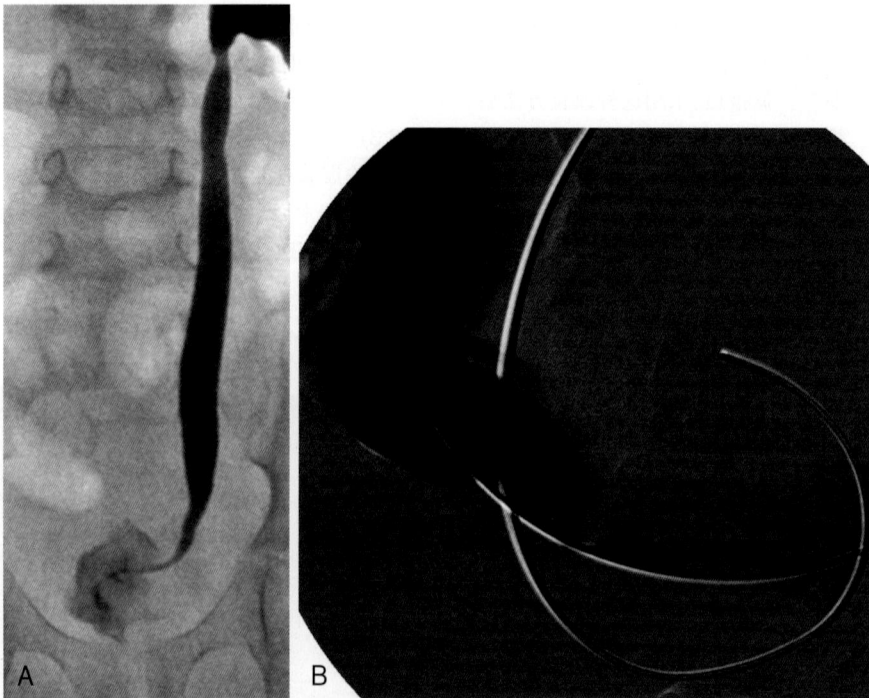

图 58.4　A.顺行肾盂造影显示输尿管膀胱交界处变窄。这种情况继发于水肿并已解决。B.顺行肾盂造影显示近端输尿管大量扩张。梗阻是由缺血引起的，需要下端输尿管锥形端端吻合

术后反流

同侧反流

手术治疗 VUR 后，分别在约 2% 和最多 32% 的患者中，在受影响的输尿管中可能持续发生反流或在对侧输尿管中可能发生反流[2,55]。大量证据表明，在术后 VCUG 上发现的持续性反流无需干预即可解决，因为它可能是由短暂的排尿功能障碍和炎症引起的。据报道，持久性术后 VUR 在 24%~100% 的病例中可自发缓解[55-61]。由于术后持续反流的术后解决率很高，因此我们的实践是为这些患者开出长期的预防性抗生素。重复 VCUG 会延迟大约 1 年。

持续性反流最常归因于隧道长度不足，但也可能是由于黏膜下隧道持续发炎所致（图 58.5）。术后反流的罕见原因是输尿管瘘[62,63]。输尿管膀胱瘘的形成归因于输尿管膀胱内部分的缝合和用于关闭膀胱黏膜的缝合血管的减少。这种并发症通常可以在膀胱镜检查中识别出来，并且需要重新手术，将瘘管远端的输尿管切除，同时将输尿管重新固定，并用适当的隧道再植入。裂孔处的膀胱憩室可能阻止足够的隧道长度，并可能导致持续性反流。

对侧反流

据报道，单边种植后对侧反流的发生率在 0.6%~32% 之间，最近的研究报道其发生率为 10%~18%[54,64-68]。据报道，在至少 3 年的随访中，有 61%~98% 的病例会自发解决，大多数研究者建议在患者接受预防性抗生素治疗时作为初始治疗措施进行观察[34,55,64,65,69]。此外，在此期间，还需要进行排尿功能障碍的治疗，如果有的话，可以通过行为改变、药物治疗或两者共同治疗。对于尿路感染的儿童，应考虑纠正术后反流。尽管大多数术后对侧反流病例会自发缓解，但这种潜在风险应在术前进行讨论。

学界已经提出了发展对侧反流的几个原因。Warren 及其同事[55]认为输尿管形状或位置异常的患者风险最大。解释对侧 VUR 的其他理论包括手术三角畸变或弹出机制。但是，这些理论受到挑战[67,70,74]。在对 107 例患者的回顾中，Noe[75]确定了对侧 VUR 的两个可能的起因：①初次手术的年龄，较少获取的膀胱造影图，较少发现对侧 VUR；②排尿功能障碍。此外，观察到的膀胱容量相对于预期的膀胱容量低可能与术后对侧 VUR 相关[68]。随访后，大多数术后对侧 VUR 会在良性的临床过程中自发解决[68]。尽管有些人认为这是没有必要的，但即使单侧自发消退，我们也倾向于对任何有双侧 VUR 史的患者进行双侧再植。

管理失败的再植

输尿管再植失败（持续性反流或阻塞）后的再次手术通常很困难，并且需要更长的手术时间。手术平面的选择具有挑战性，并且与缺血和对侧输尿管损伤相关的未来并发症的风险增加。为了在反复进行的外科手术中成功防止反流，更有可能需要进行更积极的膀胱外调整，并使用腰肌悬吊固定或 Boari 皮瓣。

最初再植失败的患者应接受长期的抗生素预防。对反流的重新评估应包括肾和膀胱超声检查、VCUG 和利尿肾扫描。对于模棱两可的阻塞，可能需要进行包括 Whitaker 试验在内的其他研究。我们认为，所有在再植后持续反流的儿童均应进行尿动力学评估。

对于有术后梗阻的儿童，应将再次手术延迟 3~6 个月以上，以使输尿管远端恢复足够的血管。经皮肾造口术导管的转移降低了收集系统的压力，并在必要时允许使用 Whitaker 试验重复研究。

如果决定对患有持续性反流或阻塞的儿童进行再次手术，则外科医生必须个性化对每个患者的治疗，并准备好各种重建方案。术前膀胱镜检查可能有助于确定短黏膜隧道、憩室或瘘管是持续性 VUR 的原因。无法进行顺行检查时，逆行输尿管造影或静脉输尿管造影可提供有关缺血性改变或输尿管远端成角的严重程度的有用信息。有时，严重的瘢痕可能会完全阻塞输尿管口[47]。

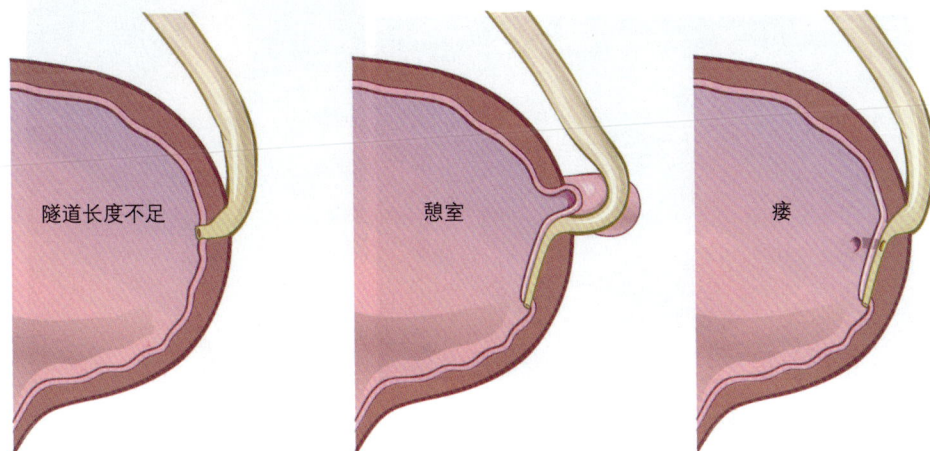

隧道长度不足　憩室　瘘

图 58.5　可能引起持续性反流的技术错误

各种开放性手术已被用于输尿管再造术,包括 Cohen、Leadbetter-Politano、Paquin 以及膀胱内-膀胱外联合治疗,均取得了良好的效果[42,76-78]。通常,我们也可以通过 Pfannenstiel 切口使输尿管充分松动,也可以使用垂直中线切口进行更多的暴露。必须小心地移动输尿管,以保留输尿管周围的所有组织。有时需要牺牲性腺血管以改善输尿管远端的血液供应,一些外科医生建议如此。如果输尿管扩张>1cm,则应将其缩窄但应留有足够的黏膜下隧道。当输尿管较短或需要较长的锥形种植体通道时,可能需要腰肌悬吊固定法[77,79]。在极少数情况下,可能需要进行肠插入、经输尿管子宫造瘘术或经输尿管肾盂造瘘术[77,80]。研究已经显示,机器人/腹腔镜方法修复失败的抗反流手术可替代开放手术,并具有相似的成功率[81,82]。在少数患者中进行了输尿管再植后经 UVJ 狭窄的经皮球囊扩张术,短期效果良好[83,84]。

右旋糖酐/透明质酸(Dx/HA)已被用于持续性术后 VUR 患者的再次手术[85-87]。在每个系列中,都在最初观察被鉴定为术后 VUR 的患者。在观察期间,Jung 及其同事[86]维持了患者的抗生素预防措施,并治疗了受影响患者的排尿障碍。注射一次后,注射的肾单位中 70%~80% 的反流已完全消退。Jung 和同事在该系列的三分之二的患者中成功进行了第二次注射[86]。没有报道注射引起的并发症。

内镜矫正输尿管反流的并发症

VUR 的内镜治疗于 1984 年首次报道[88]。自从 2001 年批准在美国使用 Dx/HA(Deflux,Q-Med Scandinavia)以来,该技术已变得越来越流行。Dx/HA 适用于 II 至 IV 级 VUR。在有主动排尿功能障碍、泌尿道感染、输尿管伴有 Hutch 憩室、输尿管膨出和肾功能不全的患者中禁忌使用这种药物[89]。据报道,单次注射后,成功率(定义为术后 VCUG 缺乏 VUR)在 76%~94% 之间[90,91]。然而,这些成功取决于内镜医师的经验、反流程度、潜在的膀胱疾病和输尿管异常,例如重复和异位[92-95]。在重复的系统中,一次注射后的成功率据报道约为 70%[96]。内镜下注射 Dx/HA 后对侧反流的发生率在 4.5%~12.5% 之间[91,97,98]。

在 Dx/HA 注射失败的情况下,该材料似乎从输尿管下孔移走或迁移到膀胱外空间或沿输尿管周围鞘(图 58.6)。尽管此问题引起争议,但体积缩小可能早晚会发生并可能导致失败[89,99,100]。在 Elder 及其同事的荟萃分析中[90,101],重复治疗在 68% 的输尿管中是成功的,而 Elmore 及其同事报告说[100],进行第二次注射的输尿管中有 89% 的成功率。AUA 指南建议在内镜下注射填充剂后常规行术后 VCUG,以确保 VUR 消退[4]。

注射失败后输尿管开放再植比原发性开放再植手术难度更大,可能与继发于注射的肉芽肿形成有关。在我们的实践中,在注药失败的开放式再植入后,已发现较高的阻塞率[102]。因此,我们在这些儿童中保留了输尿管支架。除了持续的反流和新的对侧反流外,也有膀胱外输尿管阻塞的报道(图 58.7)[103]。注射治疗失败后,采用抢救性开放式和机器人式膀胱外方法治疗持续性 VUR 已获得成功[82,104,105]。考虑到注射疗法的相对较新的应用,仍然很难对长期并发症发表评论。然而,瑞典反流研究表明,初次 Dx/HA 注射后 2 年,复发性反流率高达 20%[106]。

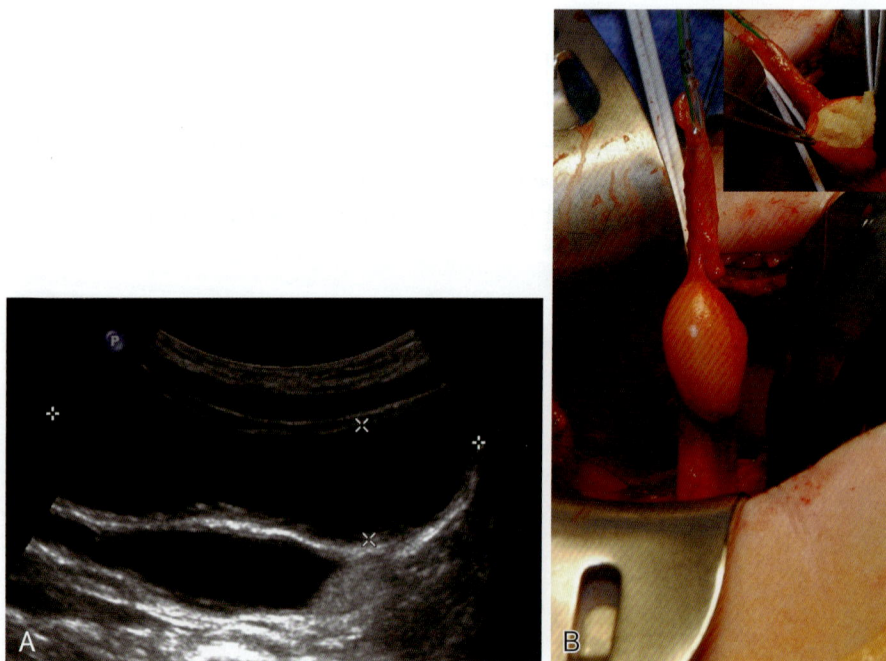

图 58.6　治疗膀胱输尿管反流的右旋糖酐/透明质酸(Dx/HA)的迁移。A. 输尿管远端的高回声材料。B. 封装的材料的迁移,与超声检查结果一致。插图显示了右旋糖酐/透明质酸的颗粒状成分

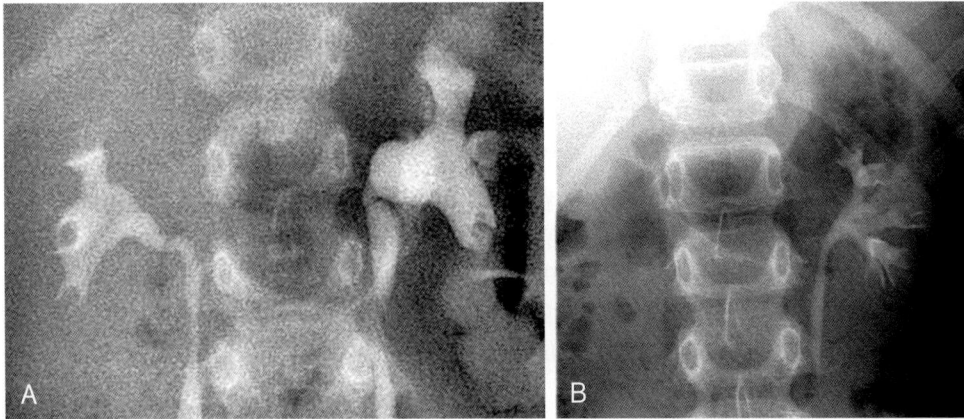

图 58.7　A. 双侧 VUR 内镜治疗术前排尿性膀胱尿道造影。B. 右侧 VUR 治愈后、左侧 VUR 略有改善的术后排尿性膀胱尿道造影。左侧未在超声检查中发现右旋糖酐/透明质酸"颗粒"

腹腔镜/机器人再植的手术并发症

膀胱外和经膀胱腹腔镜和机器人输尿管再植手术均已有描述。VUR 最常见的微创方法是机器人辅助的腹腔镜膀胱外输尿管再植[107]。一些重要的系列报告成功率从 77%~100% 不等[82,105,108-110]。机器人辅助膀胱外再植的并发症发生率与传统的开放性膀胱外再植类似,例如暂时性尿潴留(0%~12%)和对侧反流(6%~23%)[81,82,105,108-110]。盆丛的可视化使得临床可以使用一种保留神经技术,据报道该技术可降低双侧膀胱外腔机器人辅助腹腔镜输尿管再植术后的尿潴留率和排尿功能障碍[110]。机器人方法已扩展到可以处理需要渐缩或分割的输尿管,以及与之相关的输尿管重复和憩室[81,111,112]。机器人手术特有的并发症包括:可能转换为开放手术,需要更长的手术时间[108,109],腹腔内尿液漏出[110],以及腹膜内入路导致腹腔内器官损伤或肠梗阻[82]。与开放手术相比,其优势可能包括住院时间短[81,107-109]和减少麻醉剂的使用[109]。

巨输尿管修复的手术并发症

关于巨输尿管修复的时间存在一些争议。如今,许多患有巨输尿管症的儿童表现为无症状新生儿,被要求评估产前肾盂积水[113,114]。回流的巨输尿管和无回流、无阻塞的巨输尿管的手术治疗通常是不必要的。高位反流的改善通常发生在生命的第一年[2,4]。既不回流也不阻塞的巨输尿管通常保持正常功能并能及时恢复正常口径[115]。阻塞性反流巨输尿管的软化需要手术干预。然而,对阻塞性非回流巨输尿管的治疗仍存在争议,并且还可能包括内镜下支架置入术和早期反流再植[103,116-120]。

无论何时进行巨输尿管修补术以及是否有适应证,该手术在技术上都是具有挑战性的,并且与未扩张输尿管的情况相比,术后并发症的风险明显更高[121]。巨型输尿管的

重建可以使用 Hendren[122]描述的切除技术或一种杂交方法,最常见的是 Starr[123]和 Kalicinski 及其同事[124]描述的方法。

在切除多余的输尿管和关闭锥形输尿管时,需要小心注意巨型输尿管的逐渐变细。输尿管血管供应的损伤可能导致血管退化、阻塞、瘘管和漏尿。输尿管固有的特性,例如胶原蛋白增加和输尿管远端平滑肌的改变,也可能导致手术失败[121,125,126]。报告的切除锥形的成功率在 74%~90% 之间[127-131]。

当黏膜下隧道的长度不能满足隧道长度与输尿管直径的 5:1 规则时,应进行锥度化。Hendren[122]的研究仍然是已被报道的最大的系列,并发症也很详细[115,127]。在 160 例原发性和继发性巨输尿管患者中,有 14 例因短暂性阻塞而需要行经皮肾造瘘术,11 例因阻塞而需要再次手术,8 例因术后再反流,总成功率为 88%。

镶嵌技术的成功率略高,据报道为 93%~95%,与切除技术相比,其血管损伤率更低[117,124,125,130,132]。杂交组的成功率稍高可能是选择偏见的结果,因为在某些研究中,褶皱仅限于直径较小的输尿管[125]。在 Kalicinski 和 Starr 技术中均可见到持续反流,很可能是再植入失败而不是输尿管狭窄的结果。折叠的输尿管体积大,这使得黏膜下隧道的形成更加困难[133]。折叠和折叠技术的最大优点之一是,这些程序可以完全在膀胱内对中度扩张的输尿管进行。

巨输尿管修复失败的患者和输尿管再植入后继发梗阻的医源性巨输尿管患者必须仔细评估导致治疗失败的因素,如排尿功能障碍或膀胱顺应性差。接受巨输尿管修复后出现新的或持续的 VUR 的患者应给予预防性抗生素,因为观察到反流可能会解决。

在阻塞的情况下,应放置经皮肾造瘘管。有时,阻塞会随着水肿减少而消退。使用肾造口术管进行上尿路引流可方便进行顺行影像学检查(Whitaker 测试),以及尝试进行矫正外科手术之前的预留治愈时间。输尿管的组织学特征改变可能会限制输尿管正常蠕动的能力。与任何再植入手术一样,必须检查膀胱动力学。在某些情况下,可能需要进行

干净的导尿术、抗胆碱药或经常排空膀胱。

输尿管囊肿修复的手术并发症

输尿管囊肿是膀胱、尿道或两者内的终末输尿管的囊性扩张,一旦出现就会产生诊断和治疗上的难题。输尿管囊肿的治疗方法各不相同,并取决于是否存在阻塞、反流和失禁以及受影响的肾脏或肾脏部分的功能。输尿管囊肿最常见于白人患者,女孩的发生频率比男孩高 4~6 倍[134]。异位输尿管囊肿是膀胱内输尿管囊肿的四倍[135]。

如今,输尿管囊肿更有可能根据产前超声检查而非 UTI 进行诊断。肾盂积水和上极部分发育异常通常与输尿管囊肿相关[133]。很少有输尿管囊肿出现膀胱出口阻塞,因为异位的输尿管囊肿会脱出。在成年人中发现的尿道膀胱膨出通常是膀胱内的,并且与单个集合系统有关。成人输尿管囊肿是获得性的,而不是像儿童一样先天性的。在成年人中,受影响的肾脏功能一般不会受到损害[136]。

输尿管囊肿的诊断可能很困难。如果膀胱充盈,输尿管囊肿可能会塌陷,因此在超声波扫描中不可见。如果膀胱未充盈,则较大的输尿管囊肿可能会充满整个膀胱,并给人以部分充盈的膀胱的印象。应获取 VCUG 以评估与输尿管囊肿相关的 VUR。约 50% 的病例发生同侧下极反流,对侧反流的病例约占 25%[137]。这种并发症很可能是输尿管囊肿引起的膀胱底部扭曲的结果。有时,输尿管囊肿可能在 VCUG 期间外翻并类似于憩室。核肾扫描可用于评估与输尿管囊肿相关部分以及其他部分的功能。功能欠佳的部分可能不值得挽救。

影像学评估输尿管囊肿后,治疗范围包括从内镜减压到复杂的重建[138]。在涉及肾功能相对保存良好的无梗阻双肾系统、有相关的多囊性肾发育不良部分或完全无功能的上极部分的病例中,也提倡非手术治疗[139]。此外,观察等待可能对产前检测到的输尿管囊肿无膀胱出口梗阻、同侧下半部阻塞和同侧下半部 VUR 低于Ⅳ级的情况有价值[140]。

讨论每种不同的管理技术超出了本章的范围。然而,遇到的并发症与选择的治疗方案直接相关。内镜切口或穿刺简单且微创。它通常需要短时间的麻醉方案,通常可以作为门诊手术进行。据报道,该方法可对≤93% 的膀胱内输尿管囊肿患者提供确定的治疗[141,142]。关于异位输尿管囊肿治疗技术的有效性尚无共识。然而,与内镜切开术相比,内镜穿刺的喷壶技术可能导致更少的新生 VUR[143]。尽管可能无法治愈,但切开术可减轻受累和未受累部分的阻塞,从而可防止功能的进一步丧失和 UTI 的发生。

如果切口不能治愈,则可以推迟确定的治疗,直到孩子长大。另外,减压的系统可能更易于重构[144-146]。其他研究者认为,这种方法可能会使孩子将来进行下尿路重建[147]。尽管存在争议,但研究人员一致认为,对于脓毒症、氮质血症和膀胱出口梗阻不加控制的患者,建议进行内镜下穿刺异位输尿管囊肿术。由于输尿管囊肿切口或穿刺,可能在 28%~

47% 的患者中产生新的反流,并且该术式可能无法在 10%~25% 的病例中使受累部分减压[137,141-143]。手术后,≤10% 的患者可能出现输尿管囊肿复发和尿潴留[146]。

传统上治疗重复集合系统和上段输尿管相关的输尿管囊肿的方法是部分肾切除术,同时切除了上极输尿管和输尿管囊肿。随着输尿管囊肿切口的广泛接受,这种方法似乎正在减少。上极肾切除术的并发症包括分支血管与下极的无意结扎,从而导致血运重建。此外,肾脏下极的牵引可能导致内膜损伤和下极血管的血栓形成。因此,下极的明显萎缩发生在 7%~10% 的病例中[148,149]。仔细处理和使用局部巴伐他汀(30mg/mL)预防血管痉挛可最大程度地减少这种并发症。其他并发症包括由于进入下极集合系统而导致的长时间尿液渗漏、出血和新发生的下极 VUR。

输尿管囊肿的完全重建包括部分肾切除术,对于上极功能不正常或输尿管切开术的患者,应行输尿管囊肿切除术,并在下极输尿管中重新种植;对于上极功能可保留的患者,通常行带或不带锥度的鞘管再植。

与输尿管囊肿相关的输尿管再植比一般的再植更困难,并且失败率更高。为了增加成功的机会,我们的建议是在输尿管囊肿切除区域上方创建用于再植入的隧道。这项技术可使正常的肌肉支持输尿管,并避免在重建的膀胱基底部或带囊化输尿管囊肿的区域内操作。单系统输尿管囊肿的再植入成功率可以接近简单的再植入手术的成功率。

输尿管囊肿切除术的其他潜在并发症包括膀胱颈部损伤、尿失禁、膀胱憩室、尿道阴道瘘和尿道皮肤瘘。这些并发症可以通过在膀胱肌肉组织附近仔细地从膀胱解剖输尿管后壁来避免。外科医生必须仔细检查膀胱颈附近的任何部位。切除输尿管囊肿后,必须确保远端没有残留的组织导致膀胱出口阻塞。

学界已经描述了采用收集系统[150-152]重复的儿童进行部分肾切除术的机器人方法,早期研究表明其并发症发生率与开放手术相似。

结论

正常口径输尿管的输尿管再植可以成功地完成,且并发症很少。较新的内镜检查技术也很成功,并且几乎没有并发症。内镜技术的长期有效性尚不清楚。机器人辅助输尿管再植的方法具有相似的疗效和并发症发生率。成功的结局取决于术前彻底评估膀胱动力学和细致的手术技术。仔细的术后评估可以及早发现和治疗罕见的并发症。

(牛少曦 译)

参考文献及自测题

第59章 膀胱外翻和尿道上裂修复术并发症

PETER P. STUHLDREHER and JOHN P. GEARHART

要　点

1. 采用现代分期性膀胱外翻修复术(MSRE)方案的患儿中,有71%~74%可以实现控尿(MSRE方案包括在出生时行初期膀胱外翻闭合术,出生后6~12个月行尿道上裂修补术,出生后5~6年再行膀胱颈重建术和双侧输尿管抗反流再植术)。其他的修复方法(一期完整修复和Kelly修复术)也是备选方案,长期结果显示控尿率约为20%。

2. 膀胱外翻闭合术的成功取决于以下几个因素:新生儿膀胱板的大小和条件,能否实现无张力的闭合,能否自由排尿,耻骨上导管和支架的安全植入,伤口护理情况,能否避免感染,以及良好的疼痛和移动控制。

3. 膀胱外翻一期修复术的并发症包括感染、伤口裂开、膀胱脱垂和尿道出口梗阻。

4. 及时的术后护理,充分利用留置的硬膜外导管注射镇痛、解痉和镇静等药物及适当的体位固定有助于患儿度过一个平稳、无痛的围术期。

5. 尽管各种手术入路均适用于截骨术,根据技术可行性,临床结局的长期手术成功率的比较,我们首选推荐联合应用双侧骨盆前外侧截骨术(无名截骨术)合并垂直髂骨的截骨术。

6. 膀胱上裂最常见的并发症是尿瘘、尿道狭窄、阴茎皮肤缺损和阴茎上弯。阴茎头或阴茎海绵体的缺损亦偶尔发生。

7. 改良的Young-Dees-Leadbetter膀胱颈重建术和输尿管再植术(经膀胱三角或膀胱三角外侧)一般在患儿5~6岁、会阴部干燥、有参加术后排尿训练的能力、膀胱容量≥100mL、尿动力学评估稳定的时候进行。

8. 膀胱颈重建术的并发症包括排尿困难、持续性尿失禁、膀胱出口梗阻导致的肾积水和结石形成。

9. 大多数膀胱外翻重建失败的患者需要行加膀胱扩张成形术或尿流改道术,来保持上尿路的长期稳定和维持尿控。

10. 长期预后需要考虑的因素包括:外生殖器的外观,男性的生育能力,阴道外口插入困难(introital difficulties),子宫脱垂,以及恶性肿瘤的发生。

经典膀胱外翻的外科处理对于小儿泌尿外科医师和小儿外科医师依然是一个挑战。临床上存在多种不同入路的处理方案。现代分期性膀胱外翻修复术(modern staged repair approach to closure of bladder exstrophy,MSRE)是长期预后较为理想的一种方案[1-3]。对于膀胱壁完整的新生儿,此方案包括膀胱,后尿道,腹壁肌肉和耻骨的关闭。必要时也可进行骨盆部的截骨。伴随的尿道上裂可在部分病例中同时行修复,此术式对术者经验要求较高。多数情况下,尿道上裂的修复应在患儿6~12个月时进行。同时,尿道上裂修复术可以通过降低膀胱流出道压力,促进膀胱容量恢复正常,为后续膀胱颈重建提供便利。输尿管再植术和膀胱颈重建术一般在患儿5~6岁时进行。此时患儿膀胱容量较为接近正常,对术后较高强度的排尿训练的依从性较好。本章主要描述目前膀胱外翻和尿道上裂治疗方案中的并发症,并将重点讲解对如何避免此类问题。

膀胱外翻修补术的现代纪元始于20世纪70年代Jeff和其同事[4]以及Cendron[5]介绍的一种序贯式功能性关闭外翻膀胱的术式。一般而言,此术式包括膀胱的关闭、后续膀胱颈的重建以及最终尿道上裂的修复。然而,自从20世纪80年代中晚期MSRE方案中的重建步骤得到了改进后,膀胱外翻关闭术的手术时机提前到了新生儿时期,尿道上裂的修复时间提前到出生后6~12个月,而膀胱颈重建则延后至5~6岁时进行。

MSRE术的良好效果十分鼓舞人心。在专科中心,有71%~74%的患儿告别了尿失禁[6-8]。在约翰霍普金斯医院主导的一项研究中,由单一术者并随访5年以上的进行的一项共入组了67例患者的研究中,70%的患者告别了尿失禁(日间及夜间尿控均良好),80%的患者实现了社交性告别尿失禁(尿控时间可以超过3个小时)[6]。在本中心之外的研究中,MSRE术式也取得了良好的效果。83%(68例中的57例)的患者告别了尿失禁从而不需要加行膀胱扩大术或清洁间歇导尿[9]。

一项综述回顾了从1988年到2004年,约翰霍普金斯医院的Gearhart及其同事进行了213例经典型膀胱外翻及尿道上裂手术的相关并发症[6]。这些并发症有的发生在进行膀胱外翻修复时,有的发生在初次尿道上裂关闭术后,有的与膀胱颈重建相关。这项研究构成了本章节的基础。

为了通过功能性关闭而获得较好的疗效,每一位膀胱外翻的患儿在出生时都应进行细致的评估。决定膀胱外翻关闭是否成功的因素有很多,包括:新生儿膀胱板的面积和条件,是否可以实现无张力关闭,尿道流出无压力,耻骨上造瘘管和输尿管支架的安全置入,创伤保护,避免感染,移动,以及因咳嗽导致腹压增高导致的继发肠梗阻[10-12]。

膀胱大小和逼尿肌功能是决定膀胱关闭预后的重要因素。首先不能将膀胱表面大小和膀胱潜在容量混淆起来;只有在患者处于麻醉状态时,才能准确地评估真实的膀胱大小。一些患者在初步检查时膀胱容量可能很小,但在麻醉后再进行检查可能会发现膀胱容量适当,当用戴手套的手指按压时,膀胱很容易发生凹陷。

如果成功修补后的初始膀胱容量估算值为≥5mL,则可以期望膀胱容量随着时间推移增长至足够的大小和容量。然而,反复刺激或创伤不仅会使得膀胱闭合难度增加,还会阻碍随后膀胱的生长。此外,缺乏弹性或收缩力小的纤维膀胱补片可能不适合在初次闭合时使用。其他阻碍一期手术成功的因素包括肠异位、严重的上尿路病变和明显的错构瘤性息肉。

对于膀胱板较小的新生儿,保守做法是等到孩子出生后4~6个月,体质和膀胱条件得到进一步发育后,再在睾酮刺激下进行尿道上裂修补术,这样做的好处是不必冒新生儿期手术失败的风险[13]。相反,许多膀胱容量过小的患者在进行膀胱闭合术后,有些反而可以在膀胱颈重建术后获得满意的排尿间隔。此外,一个得到成功修补的膀胱过小患者的膀胱,可以在最终不能获得足够的膀胱容量时作为输尿管再植和膀胱扩大的材料。

一期膀胱外翻修补术的主要并发症是伤口完全裂开(**图59.1**)、膀胱脱垂(**图59.2**)和尿道出口梗阻(**图59.3**)。膀胱修补的其他并发症包括膀胱结石和肾结石。在膀胱外翻的其他修补术式中,如完全一期修复术(complete primary repair of exstrophy,CPRE),有报道称会发生阴茎头和阴茎体的缺失。此外,Massanyi等[14]报道了膀胱皮肤瘘。这通常是修补失败的早期表现,因为耻骨分离后,膀胱位置浅,很容易发生出现窦道的情形。这种情况须进行详细评估再次修复的可能性[14]。随着膀胱外翻的治疗方式的进化,上述并发症的发生率显著下降。这些并发症和避免这些并发症发生的方法将在以下章节中进行讨论:初期膀胱外翻闭合术、尿道上裂修补术、膀胱颈重建术和需要长期考虑的问题。

初期膀胱外翻闭合术

概述

初期膀胱外翻闭合术的技术要点包括沿阴茎轴线关闭膀胱板、膀胱颈和后尿道以实现自由排尿(如**图59.1**所示)。在具有充足膀胱板、适合尺寸的阴茎和较深的尿道沟的病例中,此技术可与尿道上裂修复术同时进行。然而,这种复杂的手术只能由有经验的外科医生来完成。无论选择何种方法,都要确保在愈合过程中排尿流畅。

膀胱、膀胱颈和后尿道必须在新生儿期还纳入骨盆,以为后续行膀胱颈修复恢复控尿做准备。这可以使膀胱在完全闭合的耻骨联合下排尿,并使盆底肌肉组织通过压迫尿道中断尿流来辅助尿控。此外,当膀胱和膀胱颈位于骨盆深处时,应将膀胱颈裁剪成"漏斗"状并行膀胱尿道角悬吊术。当膀胱位置较浅,仅由皮肤或减薄筋膜覆盖或耻骨下组织固定效果较差时,这一操作较难完成。

膀胱外翻患者肛缘至脐的距离明显缩短。因此,会阴深部的结构被挤在更小的空间里。将这些结构固定到骨盆深

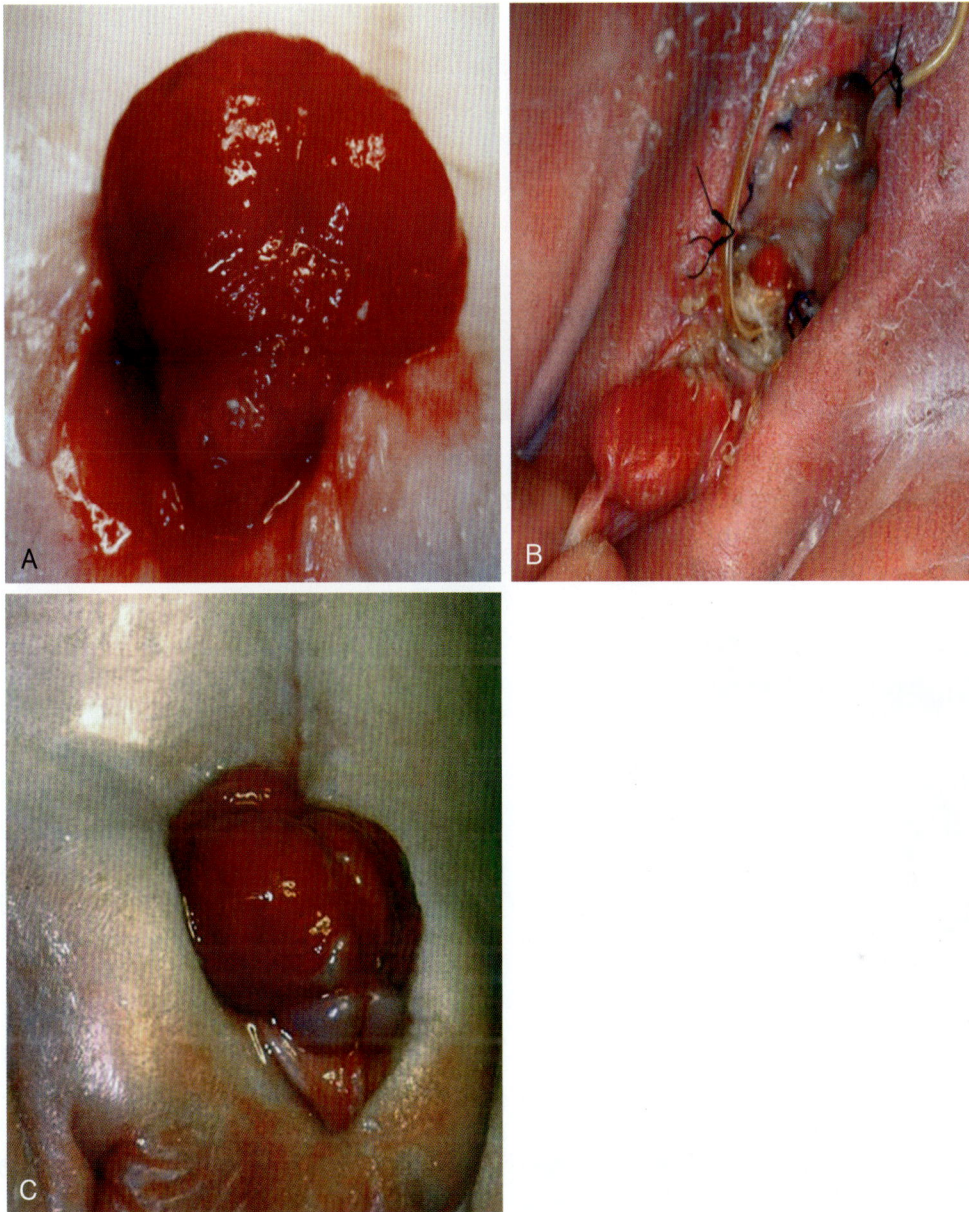

图 59.1　A. 一位 2 个月大的女孩在 2 天内未行截骨术的初期膀胱外翻闭合术。B. 由于膀胱尿道固定不充分导致的膀胱裂开伴早期肉芽组织形成。C. 一位伴阴茎皮肤缺损的男性患儿的膀胱自腹部中线切口下端裂开

处,只能通过将泌尿生殖膈和耻骨内侧缘内容物彻底地移动到肛提肌裂孔水平来完成。这种方法可以将后尿道和膀胱置于骨盆深处并使得尿道伸出盆腔的位置更加靠后。同时,切断悬韧带和阴茎前部附着物有助于纠正阴茎上弯,使阴茎延长并增加阴茎活动度。

以往,外翻的膀胱旁皮瓣可以用来延长尿道并使膀胱颈回缩至骨盆。然而,在包括改良的 Cantwell-Ransley 修复术的尿道上裂修复术中,这种操作很少进行。在我们的临床实践中,只有当精阜位于靠近阴茎头的阴茎轴线的远端时,才使用外翻皮瓣,因为在这种情况下,缩短的尿道板使得将后尿道和膀胱无法还纳入骨盆。皮瓣重建需要非常

谨慎地进行操作,并在闭合术后的几个月时间里进行认真随访。

并发症

上文所说的膀胱和后尿道的关闭术,手术要点一是要保持手术过程全程无菌,二是要在整个愈合过程中保持组织无张力固定。感染、张力过大和固定较差及留置导尿管都可能导致伤口开裂和较深的缝合线暴露,从而导致后续轻度或重度膀胱脱垂,甚至膀胱完全裂开。

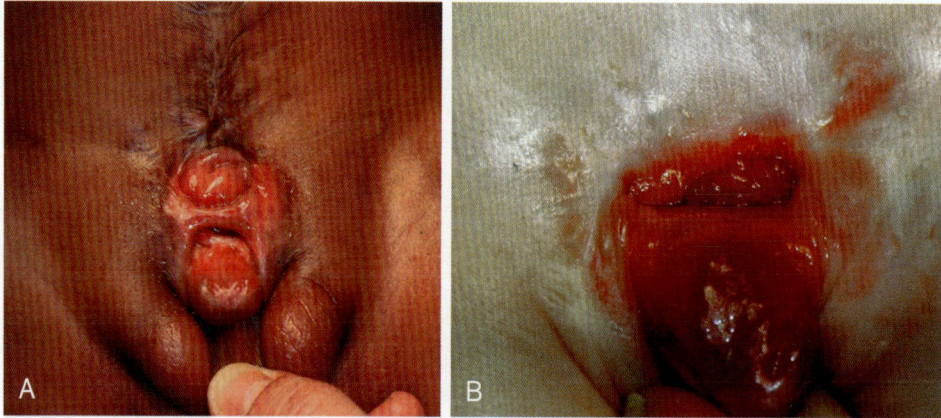

图 59.2　A. 一名 2 岁女孩还纳后膀胱脱垂。注意可以通过皮肤断裂面看到膀胱镜的光源。B. 一名 16 个月大的男孩,在 3 天时行未截骨的膀胱外翻闭合术,3 个月后发生了轻微的膀胱脱垂。术后 18 个月行尿道上裂修补及截骨术

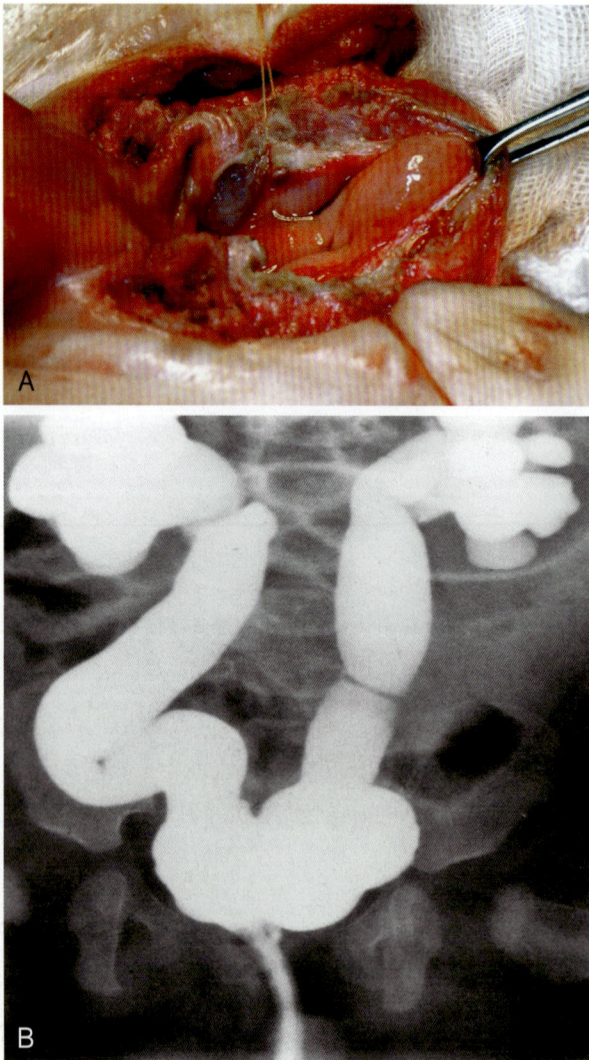

图 59.3　A. 使用外翻旁皮肤皮瓣的一期膀胱外翻闭合术后发生的致密性尿道狭窄,膀胱和后尿道增厚。B. 膀胱和上尿路失代偿表现

感染

　　为减少感染概率,膀胱修补应在出生后尽早进行。从出生到进行膀胱修补术期间,外翻的膀胱应使用非黏附性塑料膜(如 Saran 膜)进行保护,以防止凡士林、纱布、脐带夹或尿布在揭下来的时候剥脱黏膜并造成上皮暴露和上皮表面的自然抗体丢失。每次换尿布时,应用同人体体温的无菌生理盐水冲洗膀胱表面。应尽一切努力尽量减少蓄积的尿液分解造成氨刺激产生的尿布疹。脐带残端应在脐带夹下用丝线绑住,并取下脐带夹以保护膀胱板。

　　在行初期膀胱外翻闭合术时,术前常规给予抗生素(通常是氨苄西林和庆大霉素),术后抗生素继续使用 10~14 天,随后过渡到口服预防性应用抗生素。抗生素的应用是能否成功关闭膀胱的重要辅助因素,因为膀胱外的周围组织无可避免地面临着污染环境暴露。抗生素治疗是将受污染的区域转变为清洁外科伤口的重要手段。此外,膀胱创面内外应用碘伏彻底清洗。

　　患者腹侧消毒范围应为从乳头水平至膝盖水平,背侧则是从肩胛骨底部水平向下至腘窝水平。整个区域均视作术野。这样的消毒范围允许我们从患者背部进行操作,以便在处理骨盆环时可以将耻骨连接在一起,以及在进行截骨术时可以将骨科固定装置置入。最后,我们将纱布或黏性外科敷料插入患者肛门,以防止手术过程中粪便造成的污染。

伤口张力和活动度

　　伤口张力和活动度的保持有助于减少伤口裂开概率。无论是否进行截骨术,都应通过进行耻骨两侧牢固的前固定来预防伤口开裂。麻醉诱导后,患者耻骨分离的程度和耻骨的弹性应该被重新评估。只要耻骨可以较容易地实现无张力闭合,就不需要进行截骨术,一般而言,无需截骨就可以实现闭合的耻骨分离一般小于 4cm,或者是在新生儿出生 72 小时内完成闭合的手术。如果耻骨分离大于 4cm,或耻骨的活动范围存在任何不确定性,都需要进行截骨。膀胱板和耻

骨分离均较大的患者将从成功的耻骨闭合中最大获益,双侧截骨术将有助于耻骨关闭并保证其术后效果。截骨术可在正中创面闭合时减少张力,其对不需进行二期关闭的患者、最初手术失败后再次进行关闭术的患者,或是膀胱板和耻骨分离较大的新生儿带来的获益更大。

我们在超过 100 例患者中采用了联合应用双侧骨盆前外侧截骨术(无名截骨术)合并垂直髂骨的截骨术的方法,这种方法可以有效减少术中失血并缩短了手术时间(图 59.4)[15]。这种术式的体位,可以保证在不压平骨盆及从下牵拉阴茎的情况下实现。因而通过这个方法进行截骨,阴茎长度不仅不会缩短,而且还会延长。

愈合过程中固定是否良好对愈合效果至关重要。较差的固定将造成创面潮湿,进而引发感染,最终导致伤口裂开。因而创面固定是启动愈合反应的关键步骤,建议采用以下三部分计划来解决这个问题:

1. 在耻骨关闭面外进行水平褥式缝合。然后在腹直肌筋膜和耻骨交界更接近中线处用粗线进行下一步缝合。耻骨缝合一般用大口径缝合,通常是 2 号尼龙线,以提供关闭所需的强大张力。下直肌筋膜的耻骨闭合上方也使用同样的缝线进行间断缝合。如 Sussman 和助手的生物力学研究结果所示[16],在几种常用缝合材料中,2 号尼龙线的失效载荷比最佳。当然,所有固定方法的效果都无法与完整的骨盆相比。

2. 没有骨盆截骨术就完成关闭术的患者,需要进行 4 周改良的 Bryant 牵引,以完成骨盆环闭合和耻骨愈合。联合应用双侧骨盆前外侧截骨术(无名截骨术)合并垂直髂骨的截骨术的患者术后常规保留外固定装置并进行改良的 Buck 牵引,一期闭合患者需牵引 4 周,二期闭合患者需牵引 6 周(图 59.5)。很多外科医生使用石膏固定、木乃伊包裹法等操作,这里我们不做推荐,因为这些方法效率较低,且易造成严重并发症(图 59.6)[10,17]。在一个包括 86 例患者的研究中,有 17 例因闭合失败而被送往约翰霍普金斯医院接受二次治疗。这些患者的一期手术失败很大程度上与这些未能提供充分固定的固定方法相关。

3. 必须控制儿童的肌肉活动、切口疼痛和膀胱痉挛,以利于伤口固定。在我们病区中,这些目标是通过与儿科麻醉的同事合作来实现的。他们在术中留置一个隧道式硬膜外导管。通过硬膜外导管注射麻醉剂、地西泮和抗胆碱药,来使孩子保持安静,消除疼痛。这种治疗需要与医生、护士、家长和儿童疼痛服务机构的成员采取团队合作的方式进行。需要对儿童进行充分的照料,以确保任何疼痛、挫败感、饥饿、肌肉和膀胱痉挛不会产生短暂或持续性的不适,以免抵消我们为防止伤口移动而做出的努力。

应鼓励母亲在婴儿处于牵引状态时精心护理并爱抚儿童,并在儿童烦躁不安时协助护理人员进行安抚。如果母亲在术后恢复期不在场,通常使用胎儿心音的录音带来模拟宫内环境。通过精心的护理活动,以及充分使用硬膜外导管泵入止痛药、解痉药和镇静剂,可以达到为患儿提供一个安静、无痛伴随充分固定的围术期的目的。

截骨术的并发症

我们认为按适应证进行截骨术非常必要,因为转院到我们中心的发生部分或完全膀胱裂开的儿童中 90% 都没有进行截骨术或适当的下肢固定[17,18]。骨盆受限制条件下的破裂往往发生在耻骨支中线附近,从而使得膀胱可以更接近其生理位置。尽管截骨术有不同的入路可供选择,但由于技术上的可操作性和更好的长期疗效,我们还是倾向于推荐联合应用双侧骨盆前外侧截骨术(无名截骨术)合并垂直髂骨的截骨术[19,20]。

在 Baird 等报道的 68 例采用联合应用双侧骨盆前外侧截骨术(无名截骨术)合并垂直髂骨的截骨术的病例中,没有一例并发骨髓炎,只有一例发生了外固定针感染。在这个队列中,我们得以完全避免骨髓炎的发生,可能是由于广谱抗生素的覆盖使用以及护理人员提供的精心的护理。在伤口得到精心护理的情况下,即使是浅表部位感染也很少见。

截骨术的另一个并发症是股神经部分麻痹[19]。为了避免这种并发症出现,我们对临床方案进行了调整,将放置好的固定器的收紧时间从术后调整到一期手术的 7 天后。然

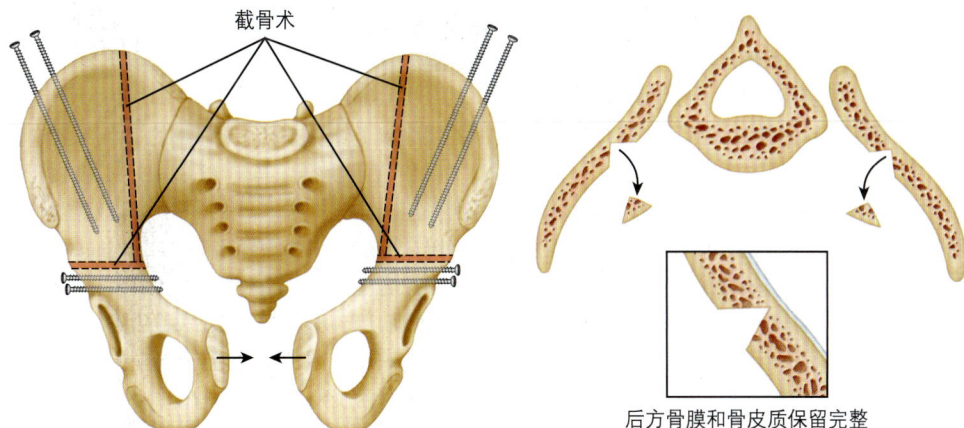

图 59.4　联合应用双侧骨盆前外侧截骨术(无名截骨术)合并垂直髂骨的截骨术并用针固定保留骨膜和骨皮质

后方骨膜和骨皮质保留完整

截骨术

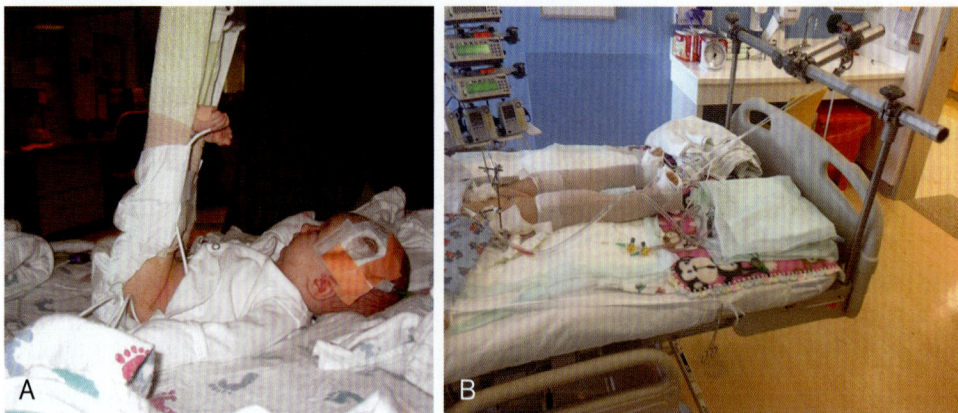

图 59.5　术后骨盆和下肢充分固定。A. 未行截骨术：改良 Bryant 牵引 4 周。B. 行截骨术：Buck 牵引引加外固定器 4 周（二次手术则固定 6 周）

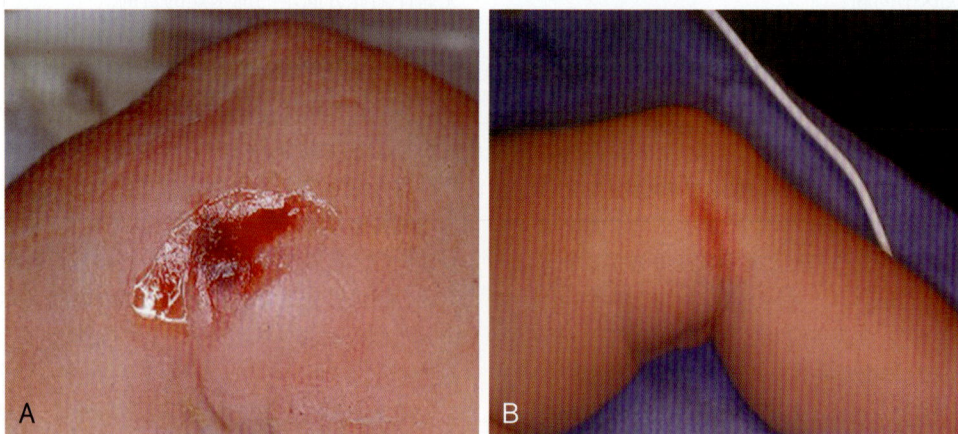

图 59.6　木乃伊包裹法的并发症。A. 绷带取下后膝盖内侧的压疮。B. 3 个月后的持续性瘢痕

后向内侧旋转外固定装置，以确保耻骨完全闭合。在采用这种方法后的 100 例患者中，我们只观察到两个患者发生率股神经部分麻痹，并且这 2 例患者的股神经麻痹均得到了完全缓解[15]。

大量失血（undue blood loss）在骨盆截骨术中并不是问题，即使在年龄很低的患者中也是如此。尽管如此，在截骨术内血栓形成足够为止，截骨术伤口的渗出仍然相当严重。在一些关闭失败而需要进行重复截骨的患者中，失血的发生可能会更加广泛，一些患者可能需要输血。尽管如此，通过二次截骨术进行关闭的额外获益仍超过二次手术造成的失血的轻微增加[20]。

耻骨闭合后的再次分离会发生在所有患者中，特别是在骨盆没有那么发达的婴儿中。然而，闭合后再次分离的程度依然小于最初耻骨分离的程度。当患者进行膀胱颈重建时，残余的耻骨间隔很窄，很容易触碰到一个坚固的耻骨间束。我们观察到的这一现象表明了进行充分固定和稳固的耻骨闭合后，耻骨间会形成一个强大的耻骨间束，尽管不足以防止某些耻骨分离的最终复发，但在伤口愈合阶段，这种固定仍是必不可少的。这一点在 Baird 等人[15]的报告中也得到了恰当的证明。他指出，采用联合截骨术的经典膀胱外翻患者中，没有一例出现膀胱脱垂或伤口裂开。

膀胱流出道梗阻

当采用膀胱旁皮瓣时，皮瓣往往在膀胱中线或膀胱颈处会发生尿道狭窄。这些狭窄通常仅通过尿道扩张就可以治疗成功，只有少数需要进行二次手术。然而，一些患者转运到我们中心的患者发生了严重的狭窄，并引起了肾积水和膀胱输尿管反流。这些患者需要进行更多的手术来解决。

在 Gearhart 及其同事的一篇综述中[21]，在初期膀胱外翻关闭时取了外翻皮瓣进行修补的 78 例患者中，有 31 例（40%）术后出现了狭窄。其中 12 例采用了直视下尿道切开术，4 例采用了尿道扩张术，3 例采用了开放性翻修术，5 例采用了膀胱全层皮瓣移植术（full-thickness grafts）。另外 7 例复杂狭窄的患者中，采用可控尿流改道术 5 例，结肠造口术 1 例，输尿管皮肤造口术 1 例。最后两位患者在转到我中心之前，曾在其他医疗机构因尿道狭窄而进行膀胱造瘘术。

尽管膀胱外翻旁皮瓣的使用日趋减少，但当患者的尿道板很短时，这种方法仍具有可行性。这样可以通过延长尿道板将膀胱置入在耻骨联合关闭后的骨盆深处。使用膀胱旁外翻皮瓣需要特别注意皮瓣的设计，仔细放置，并避免尿

路引流管通过尿道,因为经尿道留置导管可引起缺血并导致上述并发症。使用外翻皮瓣时,认真的随访,特别是在术后4~6个月内的随访非常重要,以避免狭窄及其并发症的发生。

我们也观察到完全性一期膀胱外翻修复术(CPRE)后(如 Grady 和 Mitchell 所描述[22,23]的)和完全利用软组织进行膀胱关闭固定的 Kelly 修复术后[24]出现的严重尿道狭窄现象。在许多接受这些术式的患者中,尿道关闭与狭窄形成相关。目前尚不清楚这些并发症是否与尿道板的缺血性损伤相关或者术中操作失误所致。然而,在 CPRE 术和 Kelly 术后的确都可以看到严重狭窄的发生[25,26]。

初期关闭术的另一个膀胱流出道并发症是愈合过程中耻骨后缝线在愈合过程中进入后尿道造成的侵蚀(图 59.7)。这种并发症可表现为缝合后几个月的尿路感染,使得在术后2~3 个月尿布就变得干燥,或在开始愈合但在取出耻骨上引流管之前发生高容量尿潴留。如果术后超声检查发现有肾积水现象,或发生尿路感染、或者在愈合后出现高残余尿存在或尿布比一般情况更加干燥,应立即行膀胱镜检查以明确梗阻原因。

术后 4 个月以上发生的侵蚀到后尿道的耻骨后缝线可通过耻骨上小切口轻易切除。当术后短时间内发生这种并发症时,我们通常将耻骨上引流管留在原位 2~3 个月,然后再通过耻骨上小切口来取出缝线。尽管这种并发症很少见,但它使我们需要在耻骨后缝合处和后尿道之间常规使用 AlloDerm(一种胶原基质)作为软组织填充。经此改良后,我们的患者再未发生后尿道针迹侵蚀现象;然而,我们发现 1 例在二次关闭行截骨术后后尿道的一根耻骨间金属棒(intrapubic metal bar)发生了侵蚀。最终经过清创、多层组织片插入和创口真空引流,我们成功进行了治疗。

阴茎并发症

大多数阴茎并发症出现在 CPRE 和完全应用软组织进行修补的 Kelly 术中。阴茎头缺失、一个或两个海绵体缺失甚至整个尿道板的缺失都有所报道(图 59.8)[25-27]。在最近报道的一系列病例显示,在 55 名接受 CPRE 术后治疗的男性中,有 13 名患者发生了主要的阴茎软组织缺失[28]。这些

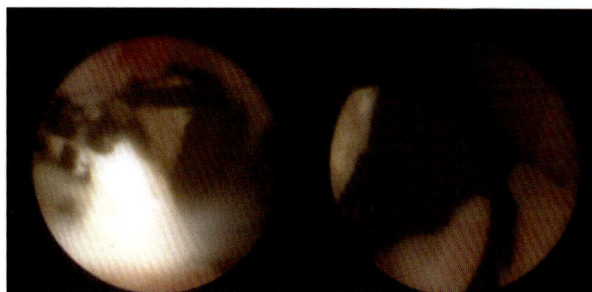

图 59.7　伴发结石的膀胱上裂修补术前膀胱镜下所见的被侵蚀的膀胱内缝合部位

严重并发症是对阴茎终末动脉造成损伤的结果,还是损伤了从阴茎总动脉发出的供应海绵体的阴茎球部动脉的结果,目前还不清楚。此外,耻骨闭合后造成这些组织的静脉过度淤血也可能与之相关。如果在耻骨闭合后出现充血,则应切除耻骨内缝线,并更换耻骨支头侧材料。无论造成阴茎并发症的原因是什么,这个手术都具有较高风险,只能由有经验的外科医生来做。

其他并发症

阴茎延长术的操作不能掉以轻心,因为在男性患者的前列腺板移动过程中可能会发生剧烈出血,并可能导致海绵体或海绵窦的损伤。在解剖海绵体时必须小心,尤其是在泌尿生殖膈下缘和海绵体顶部的尿道板之间。有一些转诊的患者,海绵体损伤非常严重,以致于一侧不能勃起。如果这种情况得不到缓解,就会永久性地影响勃起和性功能。

膀胱压力过高仍然是原发性膀胱闭合术的主要并发症之一。这个问题可以通过在术后 10~14 天插入导尿管来解决。膀胱引流是通过耻骨上的 Malecot 导管完成的。如果输尿管管引流通畅,在牵引的 4~6 周期间,我们一般不移除支架,直到愈合完成。

输尿管插管常见的并发症是输尿管小支架堵塞。通常情况下,这些支架是 3.5~5F 的儿科鼻饲管(feeding tubes),末端有一个小孔。这些管子很容易被碎片或小的血凝块堵塞。

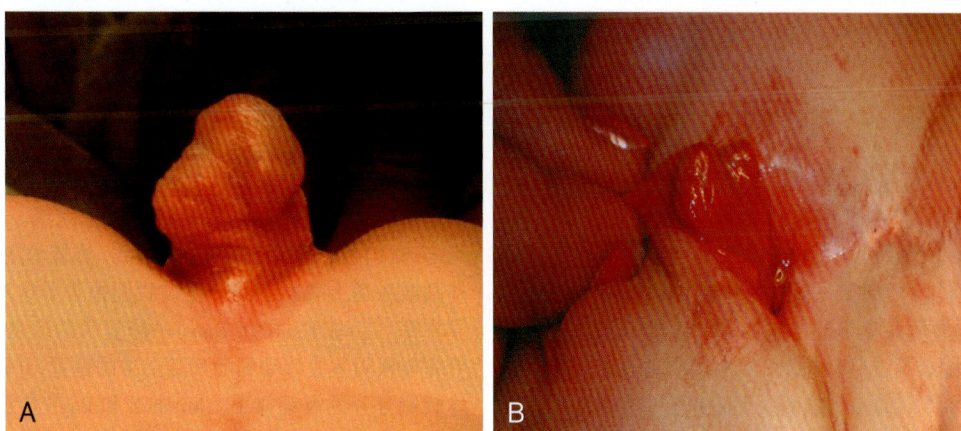

图 59.8　A. 完全一期外翻修复术后左半阴茎头缺失。B. 右半阴茎头及远端海绵体缺失

因此我们需切开管子的末端,形成一个较大的孔径以更利于冲洗。这些支架被 Steri 胶条固定在皮肤表面的耻骨上引流管中,以防止意外取出。应定期冲洗支架管和耻骨上引流管以确保引流通畅。

术后晚期状态

为防止固定期、外固定期、愈合期后并发症的发生,应在检查膀胱流出道是否充分通畅后再安排患者出院。在输尿管支架取出后,常规行肾脏超声以排除肾积水。然后夹闭耻骨上引流管,测量数日内通过重力引流的残余尿量。如果残余尿量持续保持较低水平,则耻骨上引流管可予以拔除。拔除前应经耻骨上引流管取出尿液标本以供尿培养,以确保膀胱尿液的无菌性。如果残余尿量较高,必须进行膀胱镜检查,以寻找可能存在的狭窄段或侵蚀入后尿道的耻骨后缝线。

患者术后应长期使用抗生素抗感染。每月进行一次尿培养对抗生素的效果进行监测。出院后第 6 周及第 4 个月复查肾脏及膀胱超声,以确保上尿路得到充分引流,可能存在的梗阻或反流不应造成上尿路的任何改变。

新生儿膀胱外翻的治疗是一项重要的工作,需要一支由新生儿科医生、儿科医生、小儿麻醉师、护士、小儿骨科医生和外科医生共同组成的高素质团队。为了预防和管理并发症,应组织一个全神贯注的团队,以确保儿童能够为日后的正式进行控尿程序做好充分准备。

尿失禁间隔

尽管在新生儿期就成功接受膀胱外翻关闭术的患者可能不会出现明显的并发症,但仍需进行细致的随访以便尽早发现可能出现的问题。标准的膀胱闭合术可将一个膀胱外翻的患儿转变为一个有完全性尿道上裂和尿失禁的患儿。即使新生儿期在膀胱闭合术同期行尿道上裂修补术,患儿仍将伴有尿失禁,所以仍需进行相同强度的随访。在膀胱闭合术后的 2~3 年内应定期重复进行超声检查,以发现是否存在梗阻、反流或感染所引起的上尿路改变。患儿尿布的干燥间隔明显升高时应警惕可能发生流出道梗阻的情况。

结论

诸多研究均证实了功能性膀胱外翻关闭术可以在维持正常肾功能的同时获得 70%~80% 的控尿率[3,6-8,12,29]。然而,初期膀胱闭合术的成功可以显著影响最终实现不需进行间歇导尿而自主排尿的完全控尿的能力。在初次膀胱外翻闭合失败后,能够获得足够进行膀胱颈重建的膀胱容量的概率减少到 68%[30],而经过膀胱颈重建获得完全控尿的概率则仅为 30%[31]。而经历过两次失败的膀胱外翻闭合术后,则只有 40% 的患者能够达到拥有足够的膀胱容量来重建膀胱颈,而只有 20% 的患者最终可以实现完全尿控,另外

80% 的患者需要进行间歇性导尿术和膀胱扩大术[10]。因此,在经历了两次或两次以上失败的膀胱外翻闭合术后,只有 20% 的患者可以实现控尿。这说明了初次手术成功在膀胱外翻治疗中的重要性,因而有必要在专门的较大的医学中心进行。

尿道上裂修补

概述

经典膀胱外翻术后阴茎和尿道重建有众多的手术流派。为了实现阴茎功能性和美观性的双重要求,有四个关键问题需要解决:

1. 阴茎上弯;
2. 尿道重建;
3. 阴茎头重建;
4. 阴茎皮肤缝合。

从历史上看,大多数的尿道上裂修补术都大量学习了 Cantwell 在 1895 年发表的报道[28]。尽管早期在阴茎重建中采用了这些开创性的步骤,但还是有尿道闭合及缺血发生,此术式因而被废弃。Young 改良了 Cantwell 的技术,将尿道板固定在其中一个海绵体上,并将尿道板向腹侧移位[32]。

尽管在初期膀胱闭合时就可以将阴茎背侧的弯曲解除可以延长阴茎长度,对于膀胱外翻患者,一般还是选择在进行尿道上裂修补术时再进行阴茎延长。悬韧带的所有残余结构和残余瘢痕均须切除,并且经常需要从耻骨下支来进一步解剖出海绵体。尿道沟的延长也很必要。无论膀胱闭合时是否使用外翻皮瓣,尿道沟都需要进一步延长。尿道板必须沿着海绵体从近端的膀胱到远端的阴茎头全程分离,以获得最大阴茎长度。然而,尿道板在距离阴茎头 1cm 处应予以保留并利用 Ransley 系膜以保持血液供应。

此外,为了释放阴茎上弯,可以通过在阴茎背内侧中线切开海绵体,并植入真皮移植物进行延长,最后再进行吻合。Ransley 和他的同事[33]介绍了一种通过在尿道上切开和吻合阴茎体背内侧面并在阴茎头末端进行腹侧尿道外口切开术,从而使得尿道移动到更符合正常解剖位置的术式。众多作者的报道验证了 Cantwell-Ransley 修复术及其改良术式的成功率[34-38]。

尿道重建术是膀胱外翻患者外生殖器重建的一个重要部分。这个过程可以通过几种方法来完成。20 世纪 80 年代末,我们开始使用 Cantwell-Ransley 修复术,专门用于膀胱外翻或尿道上裂患者的修复。我们报告了这项手术的长期成功率[34]。在 Cantwell-Ransley 修复术的改良中,尿道板几乎完全从阴茎头移动到前列腺上方的位置,并被转移到阴茎体腹侧分开的海绵体下。Mitchell 和 Bagli[39]报道了一种从在尝试纠正阴茎上弯时从尿道板上完全游离阴茎体的技术,试图延长阴茎和纠正背索。不幸的是,30%~70% 的患者伴

发了需要进行手术干预的尿道下裂[39-41]。

历史上,膀胱颈重建是在尿道或阴茎重建之前进行的。然而,在 20 世纪 80 年代末,我们发现在进行尿道上裂修复后,原本膀胱容量过小的患者膀胱容量得到了显著增加,这促使我们改变了治疗方案。在对一系列初期膀胱关闭后的小膀胱容量患者的回顾中,我们注意到膀胱容量在尿道上裂成形术后的 22 个月后平均增加了 55mL[42]。这些患者随后进行的膀胱颈重建均获得成功。目前,新尿道的重建、阴茎延长和阴茎上弯的松解术都是在生后 6~10 个月时进行的。因为大多数膀胱外翻的男孩都伴有阴茎短小、阴茎扁平和阴茎皮肤缺损,所以在行尿道成形术和阴茎重建术前,均需进行睾酮刺激治疗。

并发症

尿道上裂修补术最常见的并发症是尿瘘。在一个纳入了 129 例在约翰霍普金斯医院行 Cantwell-Ransley 修补术患者的研究显示,有 16% 的膀胱外翻患者和 13% 的完全性尿道上裂患者在围术期出现了尿瘘[34]。18 例尿瘘患者中有 5 例患者的瘘口在术后几个月内自发愈合。另外 13 名患者接受了二次手术来关闭瘘管。

这组患者的尿瘘均发生在尿道阴茎根部,一般而言,阴茎根部是尿道从阴茎体在耻骨下进入会阴的交界处。最初,我们认为这个位置是使用膀胱外翻皮瓣修补时瘘管形成最常见的区域。然而,瘘管在尿道板完整的患者中却更为常见。无论患者是否使用外翻皮瓣来修补,尿瘘的发生位置都会是阴茎根部。目前,在进行尿道上裂修补术时,我们会利用腹侧包皮的内板或者鞘膜作为软组织瓣在阴茎体汇入尿道前列腺部之前加强阴茎根部。我们希望可以通过增加这层软组织来进一步减少尿瘘的发生。

尽管尿瘘是尿道上裂修补术后最常见的并发症,其他形式的并发症也不容忽视。同样在上述 129 例纳入 Cantwell-Ransley 修补术的患者中[34],有 9 例发生尿道狭窄,狭窄位置均位于近端尿道吻合口处。其中 1 例患者在直视下尿道切开术后恢复良好,尿道扩张术、间歇性导尿术、游离全层皮肤移植术和口腔黏膜移植术也较为常用。目前,我们较常使用口腔黏膜作为移植材料代替全层皮肤作为尿道修补材料,我们期待在一段时间的随访过后尿道狭窄的发生率有所降低。

另一个并发症是阴茎皮肤缺损。如前所述,这些患者一般术前就存在皮肤材料不足,一般使用睾酮来增加血运局部和刺激局部阴茎皮肤增长。同样在 Baird 等人先前提到的研究中[34],有 15 名患者的阴茎背侧出现了小面积缺损伴肉芽组织形成。在采用修补术的全部患者中,均未观察到皮肤基底部或阴茎头缺损的情况。

正如 Mitchell 和 Bagli 在 1996 年所描述的[39],另一种尿道上裂修补术的并发症是完全性阴茎海绵体裂开(complete penile disassembly)。在一个小样本研究中,Cantwell-Ransley 修补术后尿瘘的发生率为 18%[43]。在这个研究中,尿道上裂修补术最复杂的几个并发症也有所报道。Husmann 和 Gearhart

报道的另一系列研究中,阴茎头缺损、阴茎体缺损和尿道板缺损均有出现[27]。除此之外,Purves 和 Gearhart 的数据显示了这一术式的危险因素与完全运用软组织进行修补的 Kelly 术式基本相当[26]。这些严重的并发症说明尿道上裂修补术应该由技术娴熟经验丰富的医师来认真完成,否则有无法进行后续膀胱颈重建的风险。

尿道上裂修补术后,阴茎上弯可持续存在。在一个回顾了 129 例行 Cantwell-Ransley 修补术的研究中,大多数患者的阴茎可以恢复成直线或仅下部有缺损(deflected downward),其中多数患者仍很年轻[34]。在 18 岁以上的患者中,多数实现了阴茎功能性和美容性的恢复,并可以进行满意的性生活。是否需要进行阴茎体旋转或者是否需要进行阴茎体切开吻合由医生在手术中进行判断。目前尚不清楚这些患者在性成熟之后是否需要行进一步的阴茎矫正,需要进行长期随访研究。

我们在对一些年龄较大的儿童的研究中发现,尿道板的移动和阴茎体的旋转并不足以纠正阴茎弯曲。在年龄稍长的患者中,仍需行阴茎体的切开和吻合或皮肤移植来实现去除弯曲。在目前的尿道上裂修补术中,尿道位于阴茎体正下方,因而在解剖上被恢复正常位置的海绵体提供了更有效的背侧支撑。尿道获得了一个更解剖和更直的路线,并由更正常的身体背部支持。这个问题的重要性随着间歇性插管需求的增长与日俱增,因为如果尿道易于进行插管,则无需进行持续性造瘘。有超过 100 位患者进行了膀胱输尿管镜检查或者尿管插入,进行尿管插入时一般使用光滑材质的尿管。

膀胱颈重建

概述

膀胱颈重建通常在孩童 4~5 岁时进行,此时儿童身体发育逐渐成熟,具有控尿的主观愿望并具备参加术后排尿训练计划的能力。膀胱容量一般在麻醉状态下由膀胱造影测量。当膀胱容量≥85mL 时,可考虑行膀胱颈重建[10]。由于所有膀胱外翻患者都伴有膀胱输尿管反流,因此在行膀胱颈重建时需要同期进行输尿管抗反流手术。我们为多位 2~3 岁的儿童进行膀胱颈重建。由于其时儿童的心智尚未成熟,并未产生控尿的主观愿望,因而造成了手术失败。

有一些人错误地认为 CPRE 和 Kelly 术可以减少整体手术次数,并不需要进行膀胱颈的重建。在 Grady 和 associates 的一项研究中[44],行 CPRE 的患者中,72% 的女性患者和 86% 的男性患者需要进行膀胱颈重建,而据 Borer 和同事的另一项研究结果显示,80% 的患者需要进行膀胱颈重建[45]。最近的一系列研究表明,绝大多数患者需要在 CPRE 后进行膀胱颈重建[46,47]。

在初期行膀胱颈重建时,我们尝试将膀胱颈尽量缩窄,延长并且在改良的 Young-Dees-Leadbetter 术尽量延长后尿道的长度[48]。膀胱输尿管反流一般采用经膀胱三角区的或膀胱三角区头侧的方法，并且需要将输尿管移动到远离膀胱颈重建的位置，因而膀胱三角区的组织可以用做膀胱颈重建的材料。过去一般采用 Cohen 的方法经膀胱三角区进行再植[49]，然而当输尿管进入膀胱的位置过低时，我们倾向于采取经过膀胱头侧埋扎隧道的方式来进行输尿管再植[50]，这种方法使得膀胱内的出口和经膀胱三角区再植相同，而隧道埋藏位置有所差异。

膀胱流出道压力和发生尿失禁的长度可以通过术中尿道测压仪来测量，而膀胱颈抵抗度同样可以在膀胱关闭后进行测定。我们的研究表明，尿道关闭后压力维持在 70~100cmH$_2$O、长度维持在 2.5cm 左右手术成功率较高[51]。最终，行 Marshall-Marchetti-Krantz 膀胱颈悬吊术，以进一步增加尿道闭合压力进而辅助尿控[52]。这些患者在术后需在不置入尿管的情况下恢复 3 周，在进行排尿实验前需经耻骨上导管引流尿液。

影响膀胱颈重建术成功率的因素有很多。Leadbetter 认为膀胱颈长度是决定是否发生尿失禁的最重要因素。我们根据他的经验，在进行膀胱颈重建时一般将尿道长度保持在 2.5~3cm[48]。另外，双侧盆腔截骨术使得尿道可以在初期膀胱关闭术时就置入盆腔。这个方法下可以利用肛提肌和耻骨直肠肌来辅助排尿。膀胱颈悬吊术可以用来防止压力性尿失禁，其效果可以通过术中进行尿道压的测量来评估。

实现尿控的同时必须保证肾功能不受损害。膀胱颈重建后的上尿路功能可以通过静脉肾盂显像和超声进行随访评估。在我中心进行的一项纳入了 189 例患者的单一术者行初期膀胱关闭及膀胱颈重建术的研究中，67 例患者的随访时间超过了 5 年。在所有超过 5 年随访的患者中，只有 1 例在膀胱颈重建后发生了肾积水，因而经历了二次手术[6]。所有患儿及其家属在进行膀胱颈重建前均需接受提升排尿控制的训练课程，培训者应该包括泌尿外科医师、资深护士和儿童心理学家。

并发症

膀胱颈重建术的并发症包括以下几种：

1. 膀胱颈重建术后排尿困难；
2. 持续性尿失禁；
3. 肾积水的发生。

在先前提到的 67 例长随访的膀胱颈重建患者的研究中，发生术后排尿困难的比例占到了 20%[6]。除了一位患者，其他患者均进行了排尿训练。而这位未进行排尿训练的患者，则需要进行长期的间断清洁导尿。

发生在恢复期 3 周后的梗阻可以用持续性耻骨上导尿来控制，并且用尿管轻柔扩张尿道，或者令患儿自己进行间歇性导尿。全麻下置入 8F 的 Foley 尿管是治疗的第一步。术中一般使用儿童膀胱镜并用导丝引导。尿管一般留置 3~5 天。拔除尿管后，一般会开始自主排尿。如果仍存在排尿困难，则需再次插入尿管引流一段时间，直到下一次排尿实验评估。

我们研究结果显示，完全的长期尿控很少在术后即刻实现，一般需要两年时间左右才可实现。在我们的研究中，膀胱颈重建到实现完全尿控的间隔一般在 4~23 个月之间，平均恢复期为 14 个月。在术后 2 年之内，夜尿也偶有发生。大部分患者在术后一年的排尿间期在 3 个小时左右。在术后第二年，又有一批患者实现了控尿。如果 2 年后患儿依然无法实现排尿间隔在 3 小时以内，则认为膀胱颈重建手术失败。

膀胱也需要对新环境和新条件进行适应。另外，患儿需要也许是第一次需要主动体验膀胱充盈的感觉，并且需要主动进行逼尿肌的收缩。假以训练时日，71%~74% 的患者可以实现初期关闭手术的成功。

如果在膀胱颈重建术后 3~4 周继续发生压力性尿失禁或者滴尿，就几乎不存在可以适当控尿的机会了。需要注意的是，一些患者随着时间的推移实现控尿，是通过增大膀胱容量和干燥持续间隔的方式，而非实现了更佳的流出道关闭方式。在男性患者中，前列腺体积的增长对实现尿控有所帮助。然而 Gearhart 和同事的研究则表明[53]前列腺对最终实现尿控起到的作用很小。

术后持续性的滴尿通常意味着患者需要进一步干预。在 Young-Dees-Leadbetter 膀胱颈重建术后，膀胱颈注入（如牛胶原蛋白和透明质酸/透明质酸）操作简单且安全有效，这种方法对手术成功率的提升约为 45%[54,55]。不幸的是，这种方法的成功率并不足以进行常规推荐，只能作为膀胱颈重建的辅助方法来应用。

如果第一次膀胱颈重建术失败，可以进行二次重建。实现较大膀胱容量和尿动力学评估下稳定无无限制收缩的膀胱是需要首要考虑的因素。在 Gearhart 和他的同事们的一系列研究中[56]，在所有先前膀胱颈重建失败的患者中，只有 50% 的人具备再次手术的条件。在这批具备再次手术条件的患者构成的研究队列中，再次行膀胱颈重建后控尿的成功率（日间和夜间）约为 85%。所有这些患者的膀胱容量均超过 100mL，尿动力学检测显示膀胱功能稳定。

膀胱颈重建及再植入术后肾积水可持续存，因而有必要进行长期细致的随访，以便评估上尿路功能，防止肾积水的出现。如果发生肾积水伴随膀胱容量减小，可以进行膀胱扩大术来帮助实现尿控。Surer 和他的同事们回顾了 91 例膀胱外翻重建失败而需要膀胱扩大或尿流改道术的患者[57]。在这些患者中，有 62 例患者是由于在重建后膀胱容量并未增长而出现的尿失禁。这些患者在膀胱颈重建失败后均未发生反流。

对于这些患者，我们推荐以下处理方法：

1. 人工尿道括约肌植入和膀胱扩大术；
2. 再次手术进行膀胱颈修复；
3. 膀胱扩大术伴或不伴腹壁膀胱造瘘；
4. 膀胱扩大术伴腹壁膀胱造瘘及膀胱颈切除或替代。

初次手术失败后进行再次膀胱颈修复术的失败率较高，

使得人工括约肌和对膀胱颈再次修复无法像成功率较高的术式那么吸引人。然而如果不伴有输尿管反流，膀胱颈一般可以安全切除，并为膀胱扩大提供材料并进行腹壁造瘘。

有一项纳入了 35 例经过了多种方式处理膀胱外翻手术失败患者的研究显示[58]，当患者膀胱容量大于 50mL，则具备输尿管再植和膀胱腹壁造瘘条件。而当膀胱容量小于 50mL，则用肠带作为膀胱腹壁造瘘管的材料并将输尿管再植在膀胱板上。在一些病例中，膀胱容量小得很严重，所以只能将造瘘管植入到新膀胱上。这组患者中没有发生主要并发数，因此我们认为对于膀胱外翻重建失败的患者，扩大的膀胱成形术或者尿流改道术将延长上尿路的稳定性并且可以提升尿控，这个方法是尿流改道术的一个成功替代方案。

膀胱颈修复术后可产生尿路结石。在一个纳入了 67 例膀胱颈修复术的患者中，7 例患者发生了膀胱结石，1 例患者发生了肾结石[6]。大部分患者在膀胱颈重建后均有排尿困难出现，需要进行耻骨上造瘘引流。因此，适当饮水和及时拔除尿管可能对膀胱颈重建术后减少结石形成概率有帮助。

长期评价指标

阴茎外观

从长期来看，我们研究中纳入的大多数患者都没有成年，因此很少出现一般只有年级较大的患者才会发生的问题。一些在约翰霍普金斯医院就诊的老年患者主诉的膀胱外翻修复术相关的症状，在大部分具有同样症状的年轻患者中则控制得很好。然而，最严重的问题一般出现在曾行尿流改道术的患者中。

当然，阴茎形状和尺寸也是一些患者关注的问题。尽管许多患者依然可以根据其生殖器条件因地制宜来发挥所长，另一些患者则对其长度和形状大感恼火。另外，也有部分患者以阴茎弯曲未得到解除作为主诉。一些患者经过咨询后可以理解并接受需要和这些症状共存的现实，另一些患者则坚持行人工阴茎手术。这取决于患者的主观情绪和阴茎的客观条件。

成年患者可以使用 Johnston 描述的阴茎延长术[59]来进行阴茎延长，尤其是曾行尿流改道术的患者阴茎一般处于被动位置。一般情况下，这些患者可以通过再次进行的阴茎延长术实现 1 英寸（约 2.5cm）的延长。持续的阴茎上弯也可以通过用自体皮瓣移植作为阴茎体替代物的方法来得到纠正，这种方法对于治疗阴茎外观不对称或者长度过短很有帮助。

在 Mathews 和我们机构的同事的一篇文章中[60]，皮下组织替代材料的使用在治疗膀胱外翻史的青少年患者的治疗中发挥了很大作用。阴茎皮肤可以被拉伸到相当广的程度，这在有膀胱外翻病史的成人和青少年中是非常有益的。所有瘢痕组织和附属粘连组织都需要被彻底清除，用新的皮肤材料将阴茎完全覆盖。这种方法可以应用于阴茎皮肤先天缺失或者因手术造成阴茎皮肤缺损的患者中。

阴茎和阴道外口的插入困难

在老年患者中常见的另一个问题是射精障碍。很多尿流改道患者会在精阜部位发生射精管瘘。Ben Chaim 和同事[61]测量了 16 名通过尿道射精患者的精液量，发现 10 名患者的射精量只有几毫升，3 名患者的射精量仅有数滴，3 名患者没有射精。总体来说，有膀胱外翻病史的患者的射精量显著少于同年龄的健康人群。

在青春期女性患者中，阴道内口处的凸起会导致性交困难。可以通过将凸起物切开的方式来进行治疗。然而由于术后子宫脱垂的现象屡有发生，这些操作必须非常小心。这些患者的阴道通常伴有过短或扁平等现象，与男性膀胱外翻患者的阴茎相似。同时，这些患者的宫颈口也非常接近阴道内口。在没有做过截骨术的女孩中，当通过切开阴道内口的凸起使之适合进行性交时，子宫有时会自主下降，即使该患者仍是处女也依然如此。在这种情况下，我们利用人工材料合成吊带将阴道加以固定，以使患者可以进行正常性生活和妊娠。

许多患者的主诉为阴蒂分叉、阴阜及周围组织的外观较不理想。子宫脱垂和外生殖器外观在新生儿期行截骨术的患儿中发生率较低。当耻骨被恢复到正常解剖位置，外生殖器上方会出现一个阴阜样组织，使得后续的生殖道成形术需要的张力减少。这会提高在青春期要求这个区域美容效果的一部分女性的满意度。在这个部分应用皮瓣和组织扩张器取得了较好的效果。

生殖与妊娠

男性生殖器的重建和其生育能力的保留并非手术的主要目标。然而，膀胱外翻后男性患者进行正常生育的病例也屡见报道。Shaprio 和同事们[62]统计了 2 500 例行膀胱外翻和尿道下裂修复术的患者，其中 38 名男性患者和 131 名女性患者进行了正常的生育。有膀胱外翻史的患者的生殖能力并不常见，在在我们超过 890 例患者的数据库中，发现有 18 例患者通过体外辅助生殖技术生育了健康的婴儿，并且这些婴儿迄今并未发生膀胱外翻。在 Mathewset 等的研究中[63]显示，一部分女性患者的生育和妊娠功能均正常。

膀胱外翻修补术后患者的性欲仍然旺盛。我们在研究中发现，有超过 90% 的患者在经过尿道上裂修补术后依然保持了完整的勃起功能[64]。在一个所有成年患者均得到了完整的长期随访的研究中，研究者报告说所有女性的月经周期均正常[61]。所有这些得到长随访的妇女均保持了正常的性生活，并且可以达到性高潮。

正如上文描述，外科手术操作的并发症包括宫颈和子宫脱垂，一些年轻的女性或者已经进行过生育的女性在术前必须被提醒有发生此类并发症的可能。对于实施过膀胱外翻关闭术和尿流改道术的女性患者,一般需要用剖宫产的方式进行生育,以减少顺产对盆底结构造成创伤使得下尿路需要再次重建。

恶性肿瘤

大部分报告的恶性肿瘤都发生在未经手术闭合的膀胱外翻患者中[65]。最常见的肿瘤是腺癌,免疫组化结果显示其具有与来源于结肠的恶性肿瘤具有相似表型[66]。研究者认为是异位的结肠上皮残留造成了腺癌的发生[67,68]。也有一些文献和病例报道过 3 例在膀胱外翻患者身上发生的横纹肌肉瘤[69,70]。

对于经过闭合术的膀胱外翻患者,其肿瘤的发生率尚未得到充分评估,因为排除了泌尿系统感染、泌尿系统梗阻和其他慢性刺激症以评估膀胱外翻患者术后恶性肿瘤发生率的研究结果尚未公布。Novak 他的同事在一篇文章中[71],对与膀胱外翻相关的息肉进行了病理学评估,发现其多为纤维性息肉或水肿性息肉。腺性膀胱炎是经常被报道的疾病类型,多在进行二次膀胱外翻关闭术时对术中发现的息肉进行活检时确诊。尽管并未发现进一步的癌前病变,我们认为腺性膀胱炎依然可能与腺癌相关,这些患者需要终生进行尿脱落细胞学和膀胱镜的随访。

输尿管乙状结肠吻合术后吻合口和结肠膀胱造口术后发生的结肠腺癌屡见不鲜[72,73]。Gittes 经过计算报告说在输尿管乙状结肠吻合术后发生恶性肿瘤的概率约为 5%[74]。在一项对输尿管乙状结肠吻合术患者进行的超过 15 年随访的研究中显示,肿瘤发生率约为 11%[75]。在这项研究中,截至 36 岁之前发生输尿管结肠吻合口发生肿瘤的概率是11%。然而,一项更近的对 13 例此类患者随访了超过 30 年的研究显示,只有 1 例患者发生了恶性肿瘤[76]。尽管在北美此类尿流改道术并不常见,我们一般在一年内也会接诊两位左右输尿管乙状结肠吻合术后发生恶性直肠肿瘤的患者。因此,进行了输尿管乙状结肠吻合的患者每年均应进行一次结肠镜检查。

社会适应

研究显示患有此类疾病的患者一般具有正常的社会功能和良好的心理适应能力,并可以以积极的态度面对生活[61,77]。然而,膀胱外翻的复杂性可能和与焦虑性疾病相关[78]。这些患者经常焦虑的一个主题是阴茎长度和阴茎弯曲。因此外科手术干预的主要目的之一应该是重建这些患者的信心,使他们可以正常与家人和朋友相处。MSRE 技术带来的高成功率正带领我们不断接近这一目标。

结论

本文回顾了近年来所有膀胱外翻治疗方法相关的并发症,并突出了膀胱外翻系列疾病的复杂性。在有经验的医师手中,初次膀胱关闭,尿道上裂修补和膀胱颈重建的效果均令人满意。Baird 和 Gearhart 的一项对 MSRE 术式的回顾性研究表明,腹壁安全关闭、尿控、上尿路结构的保留及阴茎外观的美观性可以在一期膀胱关闭时成功实现。即使一期手术失败,这些目标也有相当高的比例可以在二次手术中实现[6]。相似的是,在 Gearhart 和其同事进行的一项研究中[58],所有35 例初次手术失败的膀胱外翻患者在后续行膀胱扩大术和膀胱造瘘术后均获得了良好的恢复。因此,尽管伤口裂开、肾功能恶化、尿瘘等时有发生,在精心设计的手术和严密的随访之下,这些患者依然可以度过一个接近正常的童年并在成年后成为健康社群的一员。

（周辉霞　李品　译）

参考文献及自测题

第 60 章　尿道下裂修补术并发症

CHRISTOPHER J. LONG and DOUGLAS A. CANNING

要　点

1. 成功的尿道下裂修复术需要操作医师对手术细节极致关注,特别是在组织和局部组织瓣的处理上。
2. 治疗复杂性尿道下裂的医生必须掌握多种技术,以便能够随时根据患者的需要来调整手术方案。
3. 必要时,分期手术可以为移植皮瓣愈合和阴茎弯曲矫正赢得充分的时间,从而减少二期手术的难度。
4. 使用带蒂皮瓣进行尿道成形有助于防止术后瘘管形成。
5. 在评估尿道下裂并发症时,医生应综合考虑可能导致并发症的所有因素,而不应仅将并发症孤立看待。
6. 对于一个已经发生手术并发症的患者,医生必须在综合考虑患者满意度和再次手术失败的风险后,谨慎进行治疗方案的修订。

　　Duckett 将其尿道下裂修复的经验总结命名为尿道下裂学(hypospadiology)[1]。其命名初心是将尿道下裂修复技艺中的艺术性和科学性融为一炉。自从 19 世纪中叶第一例尿道下裂修复术被报道以来,尿道下裂修复术经历了多次迭代以提高手术效果并减少并发症的发生[2]。

　　尽管这项技艺始终在进步,成功的阴茎成形术在所有儿童重建性泌尿外科手术中依然极具挑战。即使用最大的努力进行细致操作,依然存在许多会影响手术效果的风险。修复组织周围结构十分精细,而决定手术成功与否的关键在于新生血管形成。术后水肿、术后感染、治疗过程中的个体差异以及尿管早期拔除后周围组织环境的改变都会对手术成功产生影响。

　　严格选择手术入路可以保证复杂阴茎成形术的成功率。不仅如此,进行尿道下裂修补术的医师应该对手术步骤烂熟于心,并明白各项技术的得失,并完全掌握患者术后恢复的情况。本章节将讨论常用尿道下裂修补术相关并发症的预防与处理。

并发症的预防

　　尿道下裂修补术应该由经过专业训练并有充足经验的儿童泌尿外科医师进行[3]。完成住院医师训练仅仅是成长为一名尿道下裂医师的基础,此外还应通过增加手术量的方式进行充分的外科训练。在一项对单一术者的研究中,研究者对一位刚刚完成住院医师训练的医生在开始执业的 5 年内连续为 231 名尿道下裂患者行尿道下裂修补术的手术效果进行了密切随访。研究者发现尿瘘的发生率逐年递减[4]。

类似的其他研究也说明了术者的手术例数和经验与手术相关并发症明显相关[5,6]。

处理尿道下裂修补术并发症的最佳方式就是提前进行预防。阴茎重建术是一项需要各项综合手术技能的艺术。要将手术的独特效果和安全控制融为一体。但是即使经过了精心操作，患者的个体差异会导致伤口愈合过慢和组织缺血的发生，同样也会导致并发症的出现。所以尽早将容易发生并发症的患者识别出来也是避免手术失败的一种方法。以下我们的讨论将重点关注手术流程、手术技术和围术期护理。

术前评估

修补时机

为了使尿道下裂修补术的成功率得到提高，应该综合考虑来平衡手术造成的心理影响、儿童的麻醉风险和患儿阴茎的长度来选择进行手术的年龄。儿童一般会在 18 个月左右时对生殖器产生自我意识，并随着年龄的增长逐年提高[7]。一些研究者认为，在患儿年龄较小的时候（小于 12 个月）进行手术对患儿焦虑心理的影响会小于在患儿大于 12 个月再进行手术[8,9]。同时，另一些研究发现，早期进行手术带来的并发症也更少，这进一步加强了早期进行手术的必要性[9]。鉴于儿童 6 个月时手术的麻醉风险和 6 个月以后相当，我们一般推荐家长在 6 个月时带患儿前来门诊进行手术。根据这些研究，美国儿童泌尿外科协会（the American Academy of Pediatrics Section on Urology）推荐尿道下裂的最佳修补时间为生后 6~12 个月[10]。

家长们一般担心孩童的麻醉安全问题。一些动物实验分析了不同全麻手术药物浓度梯度对神经毒性的影响[11]。当然，动物实验的结论并不能直接应用于人类患者。不过据一项纵向对比全麻和局麻对儿童神经发育影响的研究显示，至少在 2 岁时两组患者的神经发育并无明显差异[12]。尽管这并非决定性证据，但是据另一项短期随访的研究结果显示，一次手术麻醉并不会对儿童造成影响[13]。

病史和体格检查

尿道下裂患儿进行初次诊断评估的时候需要进行详尽的病史问询及体格检查。对于未经手术的初治患者，其病史可以直接影响伴随畸形的识别，进而影响手术治疗的策略。病史问询应该包括是否发生过泌尿系感染、排尿功能失调或者任何可能与并发症相关的医学症状，例如哮喘或凝血性疾病。

如果患儿父母也有其他系统性畸形疾病，则应用超声详细评估患儿是否伴发其他泌尿系畸形[14]。体格检查可以对尿道下裂进行分级并评估其严重程度。包括弯曲的角度、尿道开口的位置、尿道板的质量和可用于皮肤重建的材料多少[15]。这些因素均会对手术策略及术后并发症的发生产生影响。最后，如果患儿伴发单侧或双侧睾丸未降、会阴部尿道下裂或者性发育障碍必须经过额外的评估流程以排除在尿道下裂患者中发生率较高的性别分化异常疾病[16-19]。

手术时阴茎头尺寸在 14mm 以下的患者伴发并发症的风险升高[20]。术前使用激素治疗可以使阴茎头的宽度和阴茎长度增加[21,22]。尽管激素治疗对减少术后并发症的效果存在争议，但是激素治疗可以降低术后阴茎头过小的发生率，并且增加阴茎宽度可以使患者潜在获益[23,24]。在我们的实践中，一般在术前 6 周和 3 周分别给予两次肌内雄激素注射。

在麻醉诱导后开始制订手术计划。常规在术前预防性静脉注射抗生素，并在麻醉后再根据生殖器外观进行进一步分类诊断及手术方案制定。术前不需常规行膀胱镜检查，除非是在一些严重或者挽救性手术的病例中。前列腺小囊的发生率约为 10%，尤其高发于近端型尿道下裂患者。在这部分患者中行膀胱镜检查可以辅助尿管置入[25]。同样，也可以用导丝引导的方式辅助尿管置入。

也有人选择骶管阻滞或阴茎局部浸润的麻醉方式。近年来有一些研究认为骶管阻滞可能会增加并发症发生的概率，然而这依然存在较大争议[26,27]。在手术结束时再补一次注射可以延长阻滞时间[28,29]。在我们中心一般使用骶管阻滞的方式进行麻醉。

手术技术

患儿在麻醉完成后取仰卧位。用牵引线牵引阴茎头，然后用尿管或超声评估尿道内径及皮肤材料的条件，以确定是否需要性修补术。因为有些患者尽管皮肤完整性良好，仍存在发育不良的现象。继而行包皮环切术将阴茎脱套。阴茎弯曲矫正术的第一部是将弯曲组织一直切除到阴茎阴囊连接部。切除范围是否适宜可以通过向海绵体内注射生理盐水或注射促勃起的药物来判断[30,31]。这一步很关键，因为如果弯曲矫正失败可以导致更多并发症的出现，使得整个手术治疗的复杂性陡然升高。

弯曲松解术一般会使尿道口向近端移动。尽管文献中报道了数以百计的修复技术，尿道成形术可以大体上分为利用生殖器皮肤皮瓣、利用包皮或其他生殖器外移植材料和尿道卷管技术三类。在一项针对小儿泌尿外科医师的调查中，在远端型尿道下裂的治疗中超过 90% 会使用尿道板卷管技术，而中间型尿道下裂治疗中则有 80% 左右会使用尿道板卷管技术[32]。近端型及其他复杂性尿道下裂的治疗则有更多技术可以选择。这些技术选择超出了本章讨论的范围。带毛发皮肤的使用则效果较差，因为容易伴发结石或尿路感染。

手术技术的选择和手术入路的选择同样重要。小心操作防止压迫损伤并保留组织血供在并发症预防上作用很大。局部缺血导致的组织纤维化，会使患者更易发生感染，因而可能会发生缝线断裂。可以尽量用较小的组织钳、皮肤夹和进行牵引的留置缝线。术中利用可将术野进行放大的器材可以帮助识别皮瓣的微小血供。皮瓣移植必须达到无张力的效果以避免缺血。用角质层及以下的皮瓣进行新尿道成形与利用全层皮瓣相比,并发症有所降低[33,34]。在缝线的选择上,我们倾向于使用可吸收单股线如 PDS 线、薇乔线或者 Maxon 线。多层组织的利用对减少并发症很有效果。肉膜间皮瓣可以增加修补层面的血供,并在尿道板卷管后减少尿瘘的发生(图 60.1)。

最后,应该利用针状电极进行精细止血并用生物膜(Tegaderm,3M)将阴茎从阴茎头到阴茎阴囊交界处全部包扎起来(图 60.2)。阴茎头必须被包扎在内,以避免发生水肿。应避免近心端过于狭窄。也可以采用一种三明治包扎法。两种方法都可以实现在术后 72 小时内将阴茎限制为朝向体侧。

术后护理

术后护理很重要。手术技艺精湛的医生可能并不擅长术后护理的管理。在尿道下裂修补术的历史上,曾有过众多尿流改道、包扎方法和围术期药物选择的方法。尿流改道的方法包括插入尿道导管、插入尿管和耻骨上引流管,或者联合应用以上几种方法尽量减少尿道成形术后的尿道压力。减少尿道压力还可以使尿道口狭窄和尿瘘的发生率降低[36,37]。在患者术后离开手术室之前,尿管必须得到充分的固定并留置 1~3 周。

局部麻醉可以通过骶管麻醉进行。或者可在阴茎周围进行一圈浸润麻醉,这样可以节约患者整个病程麻药的使用量[38]。正如上文所述,一些研究认为骶管麻醉会增加并发症的发生,但是这种观点存在争议,目前在我们中心常规应用骶管麻醉[26]。在手术操作前后进行麻醉会提升效果[28,29]。在手术结束前 30 分钟左右注射一次酮咯酸(0.5mg/kg)比阿片类药物有更好的术后止吐效果,安全有效[38,39]。

尿道成形术后膀胱痉挛较为常见,并且可以导致膀胱引流管排尿压力升高。这种痉挛可以在术后 24 小时和尿管拔除之间利用奥昔布宁等抗痉挛药物来缓解。围术期应用抗生素是常规做法,而在术后插尿管期间预防性应用抗生素也显示出了可以降低泌尿系统感染、尿瘘和狭窄发生率的效果[40-42]。

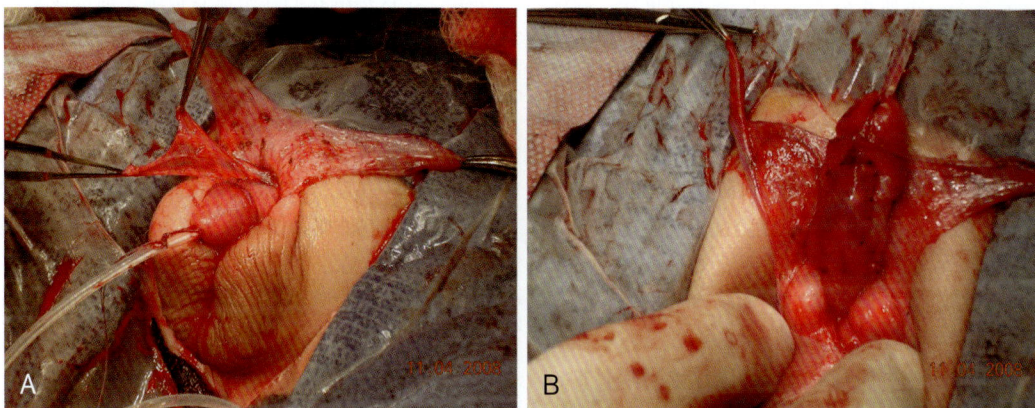

图 60.1　肉膜瓣作为第二层的尿道覆盖材料。A. 获取背侧包皮皮肤作为肉膜皮瓣。B. 将皮瓣放入新卷好的尿道管

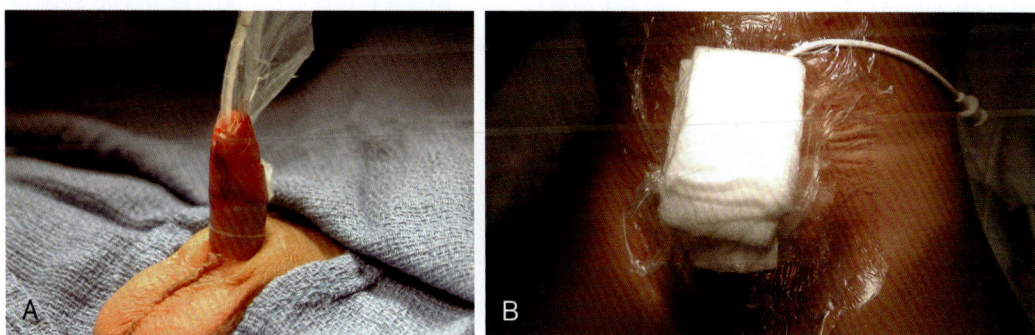

图 60.2　尿道下裂修补后的伤口包扎情况。A. 透明的生物膜(Tagaderm)从阴茎头到阴茎阴囊连接处全面包扎,并防止近端发生狭窄。6F 或 8F 尿管被缝线固定在阴茎头,保证患者可以顺利排尿。B. 用三明治包扎法将阴茎压向体侧,并用一个 Tagaderm 膜和 Telfa 纱布整体固定。尿管可以长期固定也可以临时固定直到拆包

并发症的处理

术后早期并发症

缺血

组织缺血在一定程度上与尿道下裂修补术的所有并发症相关。缺血会加重水肿和感染,延迟伤口愈合,并促进组织纤维化。尿道成形术普遍采取的两种技术,岛状皮瓣移植依赖于皮瓣自身的精细血供,组织皮瓣则依赖于移植部位的组织床提供的血供。这些组织一旦血供不良,就会发生尿瘘或者尿道狭窄。如果是大面积皮瓣移植,还可能会出现组织坏死,焦痂形成和伤口收缩(**图 60.3**)。随着技术的提升,这些并发症发生的概率有所下降。通过阴茎腹侧延伸到阴茎阴囊交界处的切口游离背侧皮肤可以增加血管蒂的暴露程度。保持缝合部位的张力可以使得切除皮瓣时血管蒂得到更好的保留。

术中精细操作可通过减少术后水肿或血肿形成来降低并发症出现的概率。带血供的无张力皮瓣十分重要。高性能的视野放大装置在血管蒂的识别和保留操作中很有帮助,同时轻柔牵拉并控制缝合张力也可以发挥作用。理想情况下,我们可以在操作过程中就发现血供不足,然而多数情况下这并不能实现。如果组织边缘颜色变浅则说明缝合张力较大,应该重新进行操作。多数情况下,阴茎皮肤缺血只能在拆除包扎后才能发现。一般而言,先用凡士林进行保守处理。只要肉膜组织依然完整,皮瓣的坏死还是比较罕见。焦痂脱落后缺损组织会重新萌发上皮。如果移植皮瓣和原有皮肤间有明确的界限出现,则应进行彻底的焦痂去除和清创。重新制定手术策略一般只在伤口收缩导致阴茎弯曲的时候进行。

出血和血肿

即使术中进行了精细止血,术后依然可能会有血肿出现。术后加压包扎有时可以限制血肿范围。血肿严重的情况下,会造成组织层面的变形,并在组织皮瓣间间隙灌注并阻碍移植物愈合。大范围血肿会造成皮肤裂开并发生感染。血肿的吸收也会引发炎症反应,焦痂和纤维组织的形成。因此,血肿会增加尿瘘,尿道狭窄和复发性弯曲的概率。

血肿处理取决于发现血肿的时间和血肿面积。需要在充分止血和保证血供之间保持平衡。如果在包扎未拆除期间发生了严重血肿,应重新打开伤口,取出血凝块,进行充分止血。在术后早期发现大量血肿的患者中,应该考虑再次将患者送入手术室并放置引流管,特别是在医生考虑血肿可能会影响皮瓣愈合的情况时。有时,对于范围较局限的血肿也可以考虑加压包扎的办法使得对修补结果的影响最小。小范围的血肿一般不会造成长期影响,保守处理一般可以解决问题。

伤口感染

因为泌尿生殖系统普遍血供丰富,所以尿道下裂修补术后很少发生严重感染。血供较差的皮瓣和移植皮肤或者床上组织可能会继发皮肤表面的革兰氏阳性菌感染,这是由于革兰氏阳性菌在尿道周围组织定植较多。

尿路感染在术后恢复期也会发生,一般由尿路常见的典型病原体引起,术后常规每日应用抗生素可以减少感染的发生[45]。这提醒我们在引流管拔除之前都应常规使用抗生素。当发生感染的时候,应采取积极的方法进行治疗,以免感染造成伤口愈合延迟并增加发生尿瘘或狭窄的机会。术后晚期发生的尿路感染一般预示引流不畅,应该考虑是否发生尿道憩室、尿道口或尿道狭窄。变形杆菌感染一般是由支架表面涂层引起的,一般只有在拔除支架的时候才能取得这种诊断感染的证据。如果尿道支架在门诊无法轻易拔除,则应在手术室全麻条件下进行拔除。

表浅部位的感染一般采用口服抗革兰氏阳性菌的抗生素进行治疗。如果在抗生素使用期间发生感染升级,则应立即收住院并使用四级抗生素来对抗可能存在的药物抵抗。伤口拭子培养和尿培养可供指导抗生素的选择。一般而言,在引流通畅的患者中发生尿路感染的概率很低。

伤口裂开

阴茎移植皮肤发生开裂可能由感染、缺血、血肿或水肿等多种原因引起。只要肉膜组织依然存在,一般可以用凡士

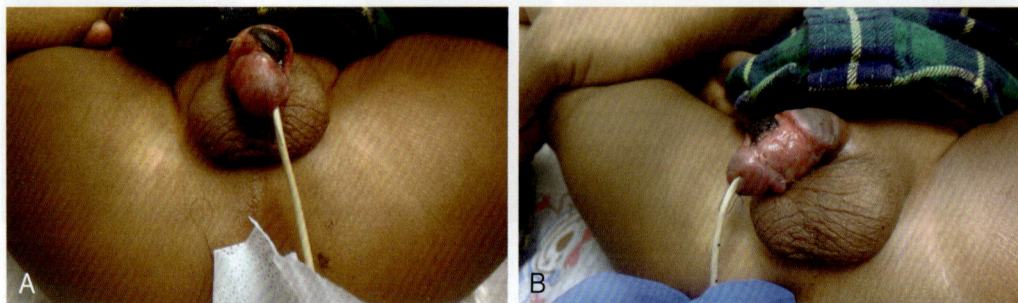

图 60.3 一例腹侧皮肤缺损利用包皮背内侧岛状皮瓣进行移植后阴茎皮肤焦痂形成的例子。黑色区域代表剩余的焦痂。焦痂会随时间脱落后,肉膜会再次上皮化

林来进行保守治疗并进行二次手术来关闭创面。不建议立即重新进行吻合，因为这样需要麻醉，并可能加剧水肿或炎症反应。如果伤口在术后几天后裂开，应警惕伤口感染或者尿液蓄积的可能。

术后晚期并发症

尿道下裂修补术的预后通常较好，特别是对于远端型尿道下裂患者。所有患者均需进行长期随访，尤其是并发症率可以接近 60% 的近端型下裂患者[46-48]。一般随访不会超过青春期，使得我们统计的并发症发生率可能比现实较低。有一些看起来预后良好的患者可能在失访后再次发生新的并发症[49,50]。因此实施标准化随访并适当延长十分必要。我们不仅应关注术后短期预后，而且在患者的有生之年都应关注其长期预后[51]。

尿瘘

尿瘘是尿道下裂修补术中最常见的并发症，随着尿道下裂的严重程度的增加，其发生率也随之增加。随着手术技术的改进，尿瘘的发生率也逐渐降低[53]。尿道下裂远端型修补术一般需追求尿瘘发生率低于 10%[49,52,54]。

尿瘘的发生是由众多因素引起。上文提到过的缺血、水肿、感染、血肿都可能造成这种创面愈合不良导致的结局。尿道口或尿道狭窄导致的尿道压力过高，吻合时吻合张力过低也是造成尿瘘的原因之一。一些技术如缝合部位双重覆盖，将上皮错误地翻转或可吸收线的材质不良也可能是造成尿瘘的原因之一[55]。当然，尿道下裂的严重程度是造成尿瘘发生的最主要因素[20,56,57]。

处理尿瘘需要根据尿瘘数量、面积、个数和尿瘘发生距手术结束的时间综合考虑。尿液从尿瘘处流出一般伴随着尿流分叉出现，一般发生在术后两年左右[49,50,58]。有时虽然患儿只有一个尿瘘，但是家长会发现可能会出现两个或多股尿流分叉。尿液可以完全从尿瘘处排出，有可能尿瘘部位和正常尿道口各排出一半。针孔状的尿瘘有时很难察觉，一般仅在排尿时渗出几滴尿液。在我们的观察中发现，一些患儿在如厕训练师排尿较为延迟，这种患者的尿流反而一般较为连续。

对于术后恢复期即刻发现的较小的尿瘘，如果不伴有感染或尿道口狭窄，可在尿管的帮助下自行愈合[59]。尽管这种情况也时有发生，多数尿瘘还是需要进行手术关闭。一般关闭手术选择在一期手术 6~12 个月之后进行，以利于伤口恢复完全。延迟进行手术的好处是可以令阴茎得到一定程度的成长，并建立血供，消除水肿或炎症，最大程度保证手术成功率。

处理尿瘘的第一步需要进行仔细评估，以排除是否存在阴茎持续性弯曲、尿道狭窄或憩室等其他畸形。手术方式需要根据是否存在这些因素、尿瘘的大小和尿瘘的部位分别制定。在术中应利用 8F 或 12F 尿道探子来准确测量尿道远端据尿瘘位置的距离（图 60.4）。如果对位置仍有疑问，则应进行膀胱镜检查。应仔细检查整个阴茎以确认是否有其他位置的尿瘘。瘘管可用泪道探子进行全程探查。经尿管注射生理盐水进行压力实验可以识别出在检查中无法发现的尿瘘。

靠近冠状沟的远端尿瘘一般可以首先关闭[60]。一般先在瘘口置入缝线，再进行椭圆形切开至尿道。继而在上皮下关闭此缺口，并进行多层缝合以防止复发。较大的尿瘘应该利用合页状（trap-door）皮瓣或岛状皮瓣或阴茎皮肤来进行修补。整体而言，用双侧覆盖可以使得手术成功率更高[33,43,60]。皮肤覆盖物可以通过多种方式获得，以避免和尿道和皮肤缝线重合。皮肤覆盖物可以通过多种方式获得，以

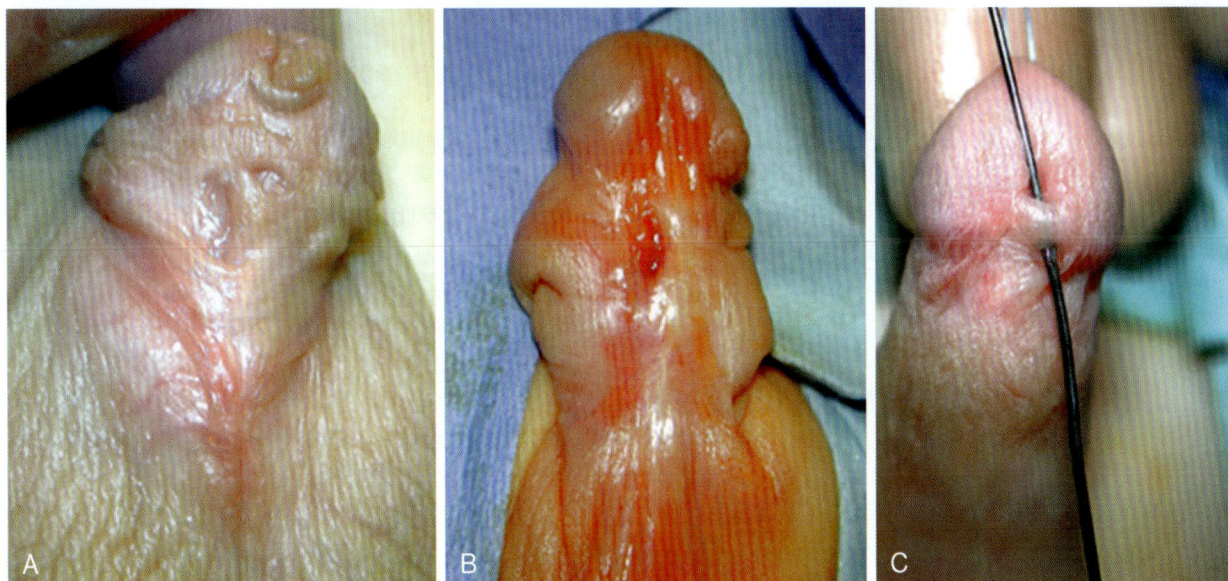

图 60.4　这些患儿的尿瘘较大（A-C）。C. 尿瘘的探查

避免和尿道和皮肤缝线重合(**图 60.5**)。

　　冠状沟附近的尿瘘关闭更具挑战性。一般这个部位的尿瘘多伴有病理性狭窄,需要再次行远端尿道成形术,而这种手术操作失败的概率很大。

　　尽管经过了努力修复,尿瘘的平均发生率依然在 20% 左右[3,61]。利用多层富血供非上皮组织进行镶嵌可能会降低尿瘘发生率。多余的肉膜组织或阴囊管状皮瓣也可进行利用[62-64]。阴囊肉膜组织可以利用相同的方式进行使用[65]。去上皮皮瓣技术也显示出了潜力[60]。简单的尿瘘修补术不需进行尿液分流,但是如果需要进行较大的修补,我们常规进行 7~10 天的随访[60,66,67]。对于一些严重且缺乏修补材料的尿瘘,可以使用口腔黏膜来进行修补[68]。对于一些已经进行过多次尿瘘修补术,皮肤组织条件较差甚至已经取过口腔黏膜的患者,我们有成功应用 Cecil 改良的修补术进行成功修补并增加血供的经验[69]。阴茎体经过 12 个月的愈合期后再从肉膜取下来,可以作为尿道成形术的材料并进行无张力吻合。

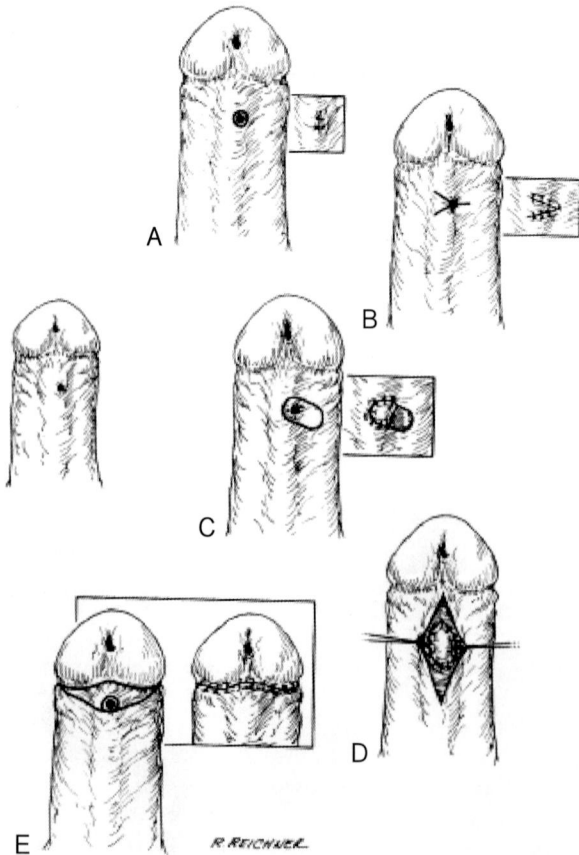

图 60.5　尿道下裂修补术后的瘘管修补术。A. 切除并一期缝合。B. 瘘管切除并关闭后的 Y-V 式修补。C. 合页状皮瓣修补。D. 全层皮瓣修补。E. 冠状沟附近的小尿瘘切除后用阴茎皮肤覆盖缺损(With permission from Winslow BH, Vorstman B, Devine CJ: Complications of hypospadias repair. In: Marshall FF, ed. Urologic Complications: Medical and Surgical, Adult and Pediatric. Chicago: Year Book; 1990.)

尿道狭窄

　　尿道狭窄是尿道下裂修补术第二常见的并发症,其并发症发生率随着尿道成形术的技术和尿道长度有所不同[70,71]。狭窄一般发生在吻合口缝线附近,如尿道口或者尿道重建时的远端吻合口。尿道下载的临床表现也是多种多样,可能有尿流无力、尿滴沥、尿潴留甚至尿路感染。甚至有些医生发现,在术后排尿训练时会发生排尿不同步现象。

　　一些因素可以增加术后尿道狭窄的发生率。如错误地选择尿道成形术的方法。例如对于尿道板狭窄的患者,一般应进行 onlay 镶嵌法进行修补,而如果进行了一期卷管,则会造成流出道口径过小,缝线张力过高因而吻合口狭窄。组织缺血、创伤和感染都会导致炎症反应的发生,并发生管腔周围向心性瘢痕。在卷管的带蒂皮瓣中,可能因远端吻合口新尿道的扭曲而继发发生功能性狭窄。最好通过全麻下进行膀胱镜检查来详细检查尿道狭窄的长度、口径和位置,以评估是否还有其他并发症发生。

　　初期处理方式取决于狭窄的程度严重。对于较短且症状不显著的狭窄,一般单纯行尿道扩张术或内镜下扩张术来处理。多数情况下,尿道扩张术并不能获得较好的长期疗效。直视下尿道内切开术因其会造成炎症反应及瘢痕形成因而同样效果欠佳[72]。对于小于 1cm 的较短的尿道狭窄,尿道切开术伴间歇性导尿,两年后恢复正常尿流的概率依然只有 20% 左右[71]。一些研究者报道 onlay 镶嵌术的成功率有 72%,而尿道板成形术的成功率则有 63%。说明这些方法可以在较短的尿道狭窄患者中进行应用。对于较短的吻合口狭窄,术后 3 个月以内的保守治疗可能会取得较好的效果。然而根据我们的经验,保守治疗一般效果欠佳[70]。

　　对于保守治疗无效或者伴有其他形式畸形的患者,需进行再次的尿道成形术[73]。医生必须准备好进行局部皮肤皮瓣的取材或者口腔黏膜的取材以进行狭窄段的修补。重复进行尿道扩张或尿道切开术效果不好,因为会加重瘢痕纤维化[74]。

尿道憩室

　　尿道憩室的症状包括排尿无力、滴尿、尿路感染和偶然伴发的血尿。患者或护理者可能会注意到排尿时发生的阴茎膨胀现象(**图 60.6**),或需要从阴茎尿道"用挤牛奶"的方式来排除残余尿液。对于行 onlay 镶嵌法进行两次分期修复的近端型下裂患者,更易发生尿道憩室[75]。这是由于缺乏海绵体组织或海绵体组织发育不良或缺失造成的支撑不良。更多情况下,尿道憩室继发于尿道口或尿道狭窄引起排尿压力升高造成的尿路扩张[76]。为了实现成功修补,术中必须进行仔细检查以排除远端尿路梗阻的存在。膀胱镜检查在排除解剖异常方面很有帮助。

　　较小的局限性囊状憩室可以纵向切除,使尿道恢复整体的一致口径。巨尿道可以通过切除多余憩室组织、关闭尿道并用多重组织加固的方式进行闭合[77]。这些多余的组织往往弹性良好、血供丰富并且邻近尿路上皮,是修复尿瘘和远

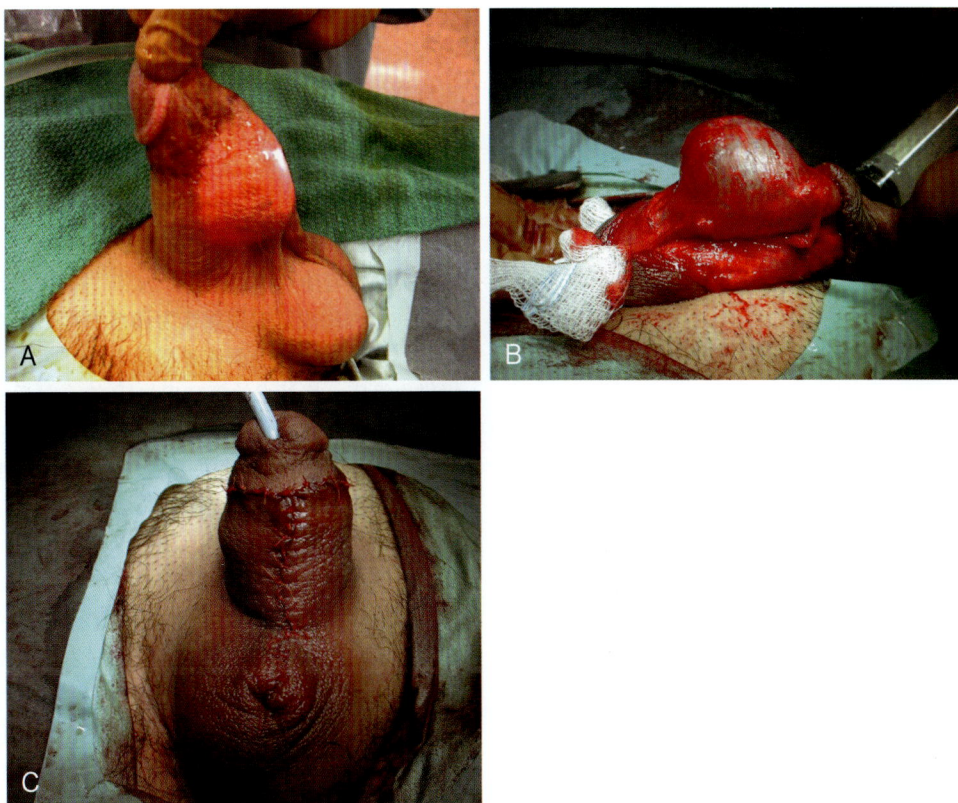

图 60.6　一位经 onlay 镶嵌法尿道下裂修补术后发生尿道憩室的青年男性患者。A. 膀胱镜可清楚显示憩室在缺损部位突出。缺损可以在阴茎脱套后的 B 图中明显看到。关闭憩室后的美容效果如 C 图所示

端狭窄的好材料[76]。多种皮瓣技术可以用于获取多余的憩室组织来实现修复目的(图 60.7)[78]。尿道折叠是另一种可选择的不妨碍尿道平整性的方式[79]。正如上文所述，鞘膜卷管皮瓣或者利用尿道闭合附近的皮肤镶嵌是加固吻合并促进伤口愈合的良好方式。所有非单纯切开的方式均需进行超过 7 天的尿流改道。

尿道口相关并发症

尿道口相关并发症的定义在不同研究中有很大的差异[80]。一切操作技术会增加狭窄发生的缝线，例如阴茎头切除术时扩大切除范围或者在阴茎头成形术时进行了远端缩窄。尿道成形术后放置较长的导管可能会降低狭窄发生的风险[36]。术后应用小于 8F 的尿管计算阴茎口的口径。尿道口狭窄往往伴有排尿滴沥、尿线歪曲、尿流不足或尿潴留等现象。偶发的尿道口狭窄可以通过尿道口扩张及倍他米松软膏来进行保守治疗[81]。尿道下裂后一般不需进行重复扩张。然而如果伴发阴茎口狭窄，则可适当进行尿道扩张，这种阴茎口狭窄可被诊断为一种亚临床狭窄[82]。

当扩张后再发狭窄，可进行背侧中线的尿道外口切开术[83]。对于硬化性苔藓患者，也可采用腹侧皮瓣 onlay 镶嵌[84]。如果这些手段均告失败，则需进行再次的阴茎头成形术。需要注意的是，阴茎头成形术经常会伴发阴茎头组织

缺损，因而无法实现较好的美容效果。有时还需要行冠状沟尿道造口。

当背侧尿道张力过高或阴茎头成形术失败时，有时会发生尿道口后移[85]。尿道口后移部分是因为外科修补的失败，使得固定后的尿道限制了阴茎的成长，或者尿道外口和尿道后移不协调。这种并发症的后果主要是不太美观，对功能上则影响不到，然而，如果尿流偏斜过于严重，也可以考虑用手术纠正尿道口的不良位置[86]。

硬化性苔藓(或称干燥闭塞性阴茎头炎)是尿道下裂修补术后常见的炎症性皮肤病。这种疾病的临床表现多种多样，包括尿道口狭窄或尿道口向尿道突出，进而导致狭窄。一般治疗初始用激素进行处理(倍他米松 0.05%)[87]。如果保守治疗失败，通常需要用手术切除病变组织并用口腔黏膜进行重建。这一过程通常需要很多步骤来完成[88,89]。

持续性尿道弯曲

持续性尿道弯曲是尿道下裂修补术的一种较严重并发症，通常可以导致排尿功能和性功能的双重异常。如果将弯曲进行保留，儿童进入青春期后可能会更加严重，并影响阴茎发育[90]。持续或复发性的阴茎弯曲通常是因为医师低估了术中勃起试验的重要性或者并未将弯曲完全纠正[91]。技术上的操作不当也可能会导致尿道瘢痕形成，将阴茎拉向腹侧。

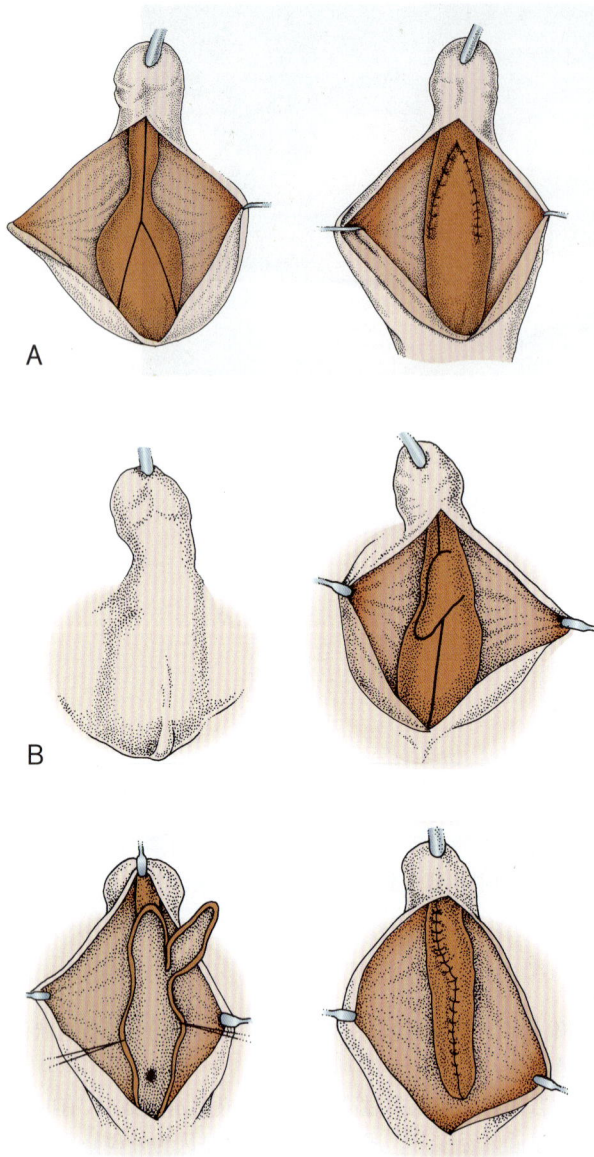

A

B

图 60.7　使用憩室的材料来纠正远端狭窄。A. 应用 Y-V 成形术修补伴远端狭窄的尿道憩室。B. 利用旋转皮瓣修复尿道憩室远端狭窄

遗留的尿道弯曲需要进行系统性纠正。需要在术前告知家长手术要分多步骤进行。手术的第一步一般是评估尿道弯曲的角度和弯曲部位的情况。我们一般需要测量阴茎腹侧皮肤和尿道的长度。脱套后进行人工勃起试验以判断阴茎弯曲是皮肤缺失、尿道紧缩还是阴茎体不足引起。如果阴茎弯曲在这一步骤后依然未消除,则需将尿道板抬高至尿道球部(**图 60.8**)[92]。如果尿道在移动后依然紧绷,我们则需要在最大弯曲点将尿道一分为二。如果弯曲依然持续,我们进一步利用皮肤或鞘膜作为移植物行阴茎体成形术来延长腹侧阴茎。我们继而通过移动皮肤或肉膜组织为移植物提供血管床。修补术的第二步包括 12 个月后的口腔黏膜植入和第三步的尿道成形术。第三步可以进行皮肤关闭,但是我们一般采用 Cecil 改良法进行,这可以为第四步的皮肤关闭提供材料[69]。

其他尿道问题

如果使用带毛发的皮肤进行尿道下裂修补,患者最终可能会出现尿道口突出的情况。这种并发症的发生通常是因为在多期或复杂性尿道下裂修补术时,修补材料不足,以至于需要将带毛发的材料混合使用。尿道中的毛发通常会成为结石形成的附着点或者尿路感染的温床。激光切除治疗显示出了初步疗效[93,94]。在多数病例中,结石都可以通过腔镜操作去除。在伴有复发性结石或严重尿路感染的患者中,整个受影响的区域均需进行切除并用口腔黏膜或阴茎皮瓣进行修补。

复发性尿路感染需要仔细评估是否伴发尿道憩室或尿道狭窄。有时可在行排尿期膀胱尿道造影(VCUG)时发现前列腺小囊的存在,这同样会造成尿液蓄积进而滋生细菌。如果没有发现其他感染的原因,则可以通过切除或电灼疗法治疗前列腺小囊。

心理问题

除了手术操作和功能性的关注外,青少年尿道下裂患者在修补术后的心理活动也同样值得关注。在一项分别比较了 6 岁以上和 10 岁以上尿道下裂患者和健康儿童行为问题

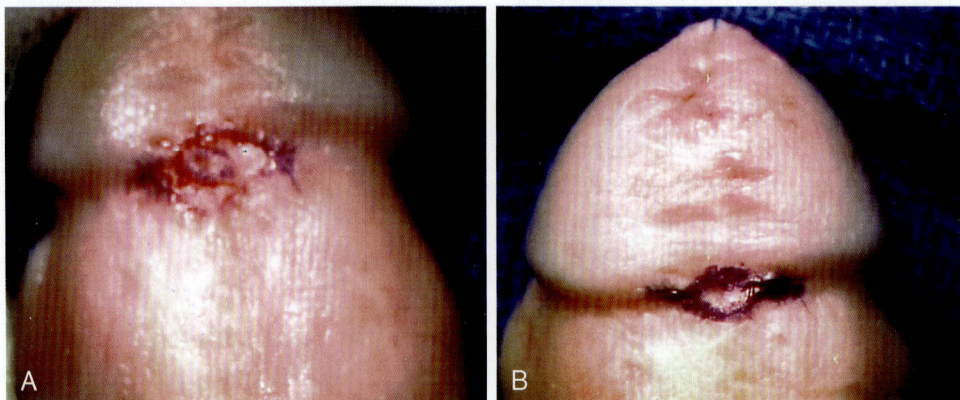

A

B

图 60.8　冠状缘的尿瘘。尿道口位于阴茎头远端,无狭窄,远端尿道可用 8F 的探子进行测量

和学校表现的研究显示,尿道下裂患者和同年龄组的健康儿童相比表现不佳[95]。在一项对在 5 岁左右进行了下裂修补术的成年患者的研究中,38% 的患者性生活受到限制(平均年龄 27 岁)[96]。总体而言,这些人性伴侣的数量更少,并且开始进行性活动的年龄更大。对比患者和家长及医师的术前预期,可以发现二者存在差异,这可能是导致决策遗憾的因素[97]。

总体而言,有尿道下裂史的成年患者并不一定伴有严重的心理问题。但是由于他们对阴茎外观的不满或不自信,使得他们在寻找性伴侣时较为犹豫。因而其性生活的质量常受到影响。这些患者通常表现得更具敌意,更加焦虑及自我评价更低。早期进行手术可能会对此有所改善[98]。

复杂性尿道下裂

尿道下裂的处理方案一般是根据问题的复杂性分别制定。一些患者可以通过简单的干预实现美容和功能的双重效果。每次手术操作都会伴随着瘢痕组织的增多及重建材料的减少,因此随着手术操作次数的增多,即使每次均取得成功,并发症的发生率依然在增加[99]。一小部分经历了多次手术失败的患者的情况通常比初始就伴有严重畸形的患者更差。为了突出长期随访和识别并发症的重要性,Devine 分析认为一旦尿道下裂修补术后出现并发症,医生们总是希望通过一个小手术来解决问题,企图以最小代价来避免手术失败。但是适得其反,这样往往会使得事情更加糟糕。在这些病例中,一般而言需要进行瘢痕组织的扩大切除、组织材料的精细重建来扭转灾难性的后果[100]。复杂性尿道下裂重建术需要考虑并发症的数量和程度,切除所有病变组织,并制定使得手术成功率最高的最激进的方案。

存在阴茎弯曲和尿瘘、憩室等问题时,可利用 onlay 镶嵌方法皮瓣或多层血管皮瓣行挽救性尿道下裂修补术[99,101]。我们一般在一期修补后存在多余的阴茎皮肤时进行这种手术。当条件不足时,我们的选择就要少很多了,因为组织材料需要从其他生殖道器官取得。全层皮瓣的一期修复往往在初始取得较高的成功率,但是伴发的并发症如阴茎收缩或尿道狭窄的概率也较高,这限制了它的应用[102]。膀胱黏膜移植的成功率据报道只有 40% 左右,因而也较难在临床推广应用[103]。新尿道口相关并发症是膀胱黏膜移植的主要缺陷,会导致 38% 的患者出现菜花样畸形[104,105]。

口腔黏膜现在是复杂性尿道重建术的常见材料[106-108]。口腔黏膜很适合进行尿道重建,因为它同样经常接触液体和空气、易于成活、缺少毛发、不易收缩且在移植部位坏死概率很低。因为口腔黏膜良好的弹性和张力,它可以在 onlay 镶嵌和 inlay 镶嵌或管状移植重建尿道中一期或分期应用。长期随访患儿至青春期,发现口腔黏膜具有良好的柔韧性,并不会随着年龄的增长而发生收缩。这可以满足我们尽量避免腹侧弯曲的需要[109]。

取口腔黏膜时有一些技术要点[110]。移植材料要比需要进行替代的部位大 10%,这样可以防止移植材料发生收缩。取材位置的关闭存在争议,因为现存研究无法证实或证伪关闭取材位置能否带来获益[111,112]。尽管口腔内黏膜都可作为重建材料,似乎唇黏膜发生并发症的概率要低于颊内黏膜[113,114]。对于年龄较大伴长段缺损的儿童,口腔黏膜因为可以提供更大的修补面积而经常得到试用。同样,也可以利用多部位取材来尽量增加修补材料。严格将黏膜下的脂肪组织去除很关键,因为这样才可以使得黏膜获得新生血管滋养。在受体准备好进行移植之前,移植材料需要用 18G 的针戳出一些孔洞,并浸在生理盐水中。当然,我们也可以先进行受体准备。需要在阴茎腹侧从阴茎头到新尿道口纵行深度剖开[115],然后将移植物放入需要植入的位置,并进行褥式缝合以避免血肿。当进行分期手术时,移植物需要至少进行 6 个月的恢复才能在接下来的尿道成形术中作为皮肤关闭的材料。我们一般会在重建前等待 12 个月。

结论

尿道下裂的手术治疗仍是外科最大的挑战之一。尽管随着科技的进步,手术器械和围术期护理显著提升了手术成功率,我们依然面临很多并发症的挑战。理解导致手术失败的原因可以使得医生在进行修补术时建立一个符合逻辑的、循序渐进的手术选择,以最大化地避免失败。

(周辉霞　李品 译)

参考文献及自测题

第 61 章　性发育障碍手术并发症

JASON M. WILSON and LAURENCE BASKIN

章节大纲	过度雄性化	结论
	阴道发育不全和阴道成形术	参考文献及自测题
	雄性化不全和性腺发育异常	

要　点	1. 必须评估患有性发育障碍(DSD)的新生儿是否存在失盐性肾上腺增生。
	2. 应组织一支多学科专家队伍对患者及其父母进行教育。
	3. 手术应该在完全掌握了患者身体发育情况,并对功能性和心理性的后果做出充分强调后慎重进行。

　　性发育障碍(disorder of sex development,DSD)是指先天性的染色体、性腺或解剖性发育异常。这些异常包括许多疾病,如**表 61.1** 所示。目前争论的焦点主要在生殖手术干预的时机以及手术治疗是否应该推迟到患者可以参与手术决策过程的时候再进行。46,XX 的 DSD 患者在临床中最为常见。一般而言,这种患儿需要早期进行手术以免在儿童培养的过程中出现潜在心理缺陷。在客观评估与性别模糊相关的心理感知方面的并发症方面难度较大。控制-对照研究数据可能会对巩固目前的医学共识有所帮助。

　　我们的讨论应该建立在每一个被认为应接受外科干预的患者都由一个经验丰富的团队进行了内分泌学、儿童泌尿学、心理学、社会工作学、基因组和发育畸形方面的系统评估的基础上。该团队应该将这个手术可能的选择、目前患儿的状态、每一步重建手术需要关注的问题和术后管理期望详细告知儿童的监护人。尤其应该关注儿童心理发育的结果。手术医师应该在术前详细告知患者家属在患儿整个成长过

表 61.1　性发育障碍(DSD)分类

性染色体	46,XY	46,XX
A. 45,X(Turner 综合征或其变异)	A. 性腺(睾丸)发育障碍 1. 完全性腺不全(Swyer 综合征) 2. 部分性腺不全 3. 性腺退化 4. 卵睾 DSD	A. 性腺(卵巢)发育障碍 1. 卵睾 DSD 2. 睾丸 DSD(如 SRY 基因阳性,或重复的 SOX9 基因) 3. 性腺发育不全
B. 47,XXY(Klinefelter 综合征及其变异)	B. 雄激素合成或作用障碍 1. 雄激素合成缺陷(如 17-羟类固醇脱氢酶缺陷、5α 还原酶缺陷、StAR 突变) 2. 雄激素作用缺陷(如 CAIS、PAIS) 3. 黄体生成素受体缺陷(如间质细胞发育不全) 4. 抗米勒管激素(AMH)受体缺失(持续性米勒管综合征)	B. 雄激素过度 1. 胎儿期(21-羟化酶缺失、11-羟化酶缺失) 2. 胎儿胎盘型(芳香酶缺失、细胞色素 P450 氧化还原酶缺失) 3. 女性化(如黄体瘤、外生型)
C. 45,X/46,XY(混合性性腺不全,卵睾 DSD)	C. 其他(如严重的尿道下裂,膀胱外翻)	C. 其他(如膀胱外翻、阴道闭锁、MURCS)
D. 46,XX/46,XY(嵌合体,卵睾 DSD)		

CAIS,雄激素完全不敏感综合征;MURCS,米勒管、肾脏和颈椎缺陷或其他综合征;PAIS,雄激素部分不敏感综合;StAR,类固醇急性调节蛋白。

程中手术可能造成的直接或间接结果。只有接受过 DSD 手术专业训练的医师才能进行此类手术。

为了便于讨论，将患者可以分为三大类：

1. 过度雄性化；
2. 阴道发育不全；
3. 雄性化不全或性腺发育异常。

我们将在本章中顺次讨论每类问题。

过度雄性化

过度雄性化最常见的原因是先天性肾上腺皮质增生症（congenital adrenal hyperplasia，CAH），其中 90% 是由 21-羟化酶异常所致。阴蒂手术应仅在雄性化严重（Prader 分级Ⅲ、Ⅳ和Ⅴ级）的情况下考虑，并应在适当的情况下与泌尿生殖道重建联合进行。目前而言，家长们似乎不太倾向于为阴蒂增大程度较轻的儿童选择手术治疗[1]。阴蒂的唯一已知功能是促进性快感[2-3]。阴蒂手术可能会使得患者在术后失去达到性高潮的能力并影响阴蒂勃起，所以手术应以解剖为基础，尽量保护患者术后的勃起功能和阴蒂的神经支配。对神经血管解剖的进一步了解，使我们在进行阴蒂手术时可以更直接、更有意识地保护手术涉及的与性快感相关的神经结构[4-6]。

相对于背神经分布密集的 11 点和 1 点方向，12 点方向的神经密度较低。一项研究显示，海绵体神经可以穿过靠近阴蒂脚的白膜[6]。这项研究所揭示的阴蒂神经分布似乎与 Schober 等所报道的阴蒂敏感和易高潮的区域相关[7]。尽管我们对阴蒂神经血管解剖的了解不断深入，目前我们仍还很难预测何种手术操作会不可逆转地改变阴蒂感觉和性快感。研究者目前认为任何类型的阴蒂手术都能显著改变阴蒂感觉。Crouch 等进行的一项研究结果显示，在 6 名接受女性生殖器成形术的患者中，有 5 名患者声称术后在对温度和振动的感觉发生异常。其中一名患者一年内接受了另一个手术进行治疗，并认为二次手术后感觉功能有所恢复[8]。这一发现说明我们很难断定到底哪类手术对保留神经血管功能更有帮助。Yang 等报道了在一项由单一术者在 1996 年至 2005 年期间为 51 名患者行保留神经的阴蒂腹侧成形术（nerve-sparing ventral clitoroplasty，NSVC），并得出结论认为他们的技术可以保持阴蒂头神经血管的完整性。他们的研究中关于阴蒂敏感性阈值的研究数据较为有限，可能继发阴蒂敏感下降的平均年龄是 6.8 岁。其中 49 例患者进行了毛细血管充盈测试发现 49 例的毛细血管充盈均正常。对 10 名 5 岁以上的患者进行了阴蒂敏感性测试，作者认为进行测试的患者阴蒂敏感性均正常；然而，该研究并没有与同年龄正常儿童进行对照。该研究还报道，有 2 名患者在术前和术后均接受了测试，但阴蒂感觉阈值没有显著差异[9]。在相关文献中，Poppas 等人报道了由单一术者进行的 27 例 NSVC 术的术后阴蒂组织的免疫组化染色结果。他们的结论是 NSVC 术确实在保留背侧神经方面有优势[10]。现代手术技术似乎确实在保留神经血管组织方面较有优势。但是由于缺乏同年龄未行手术的对照组，以及并没有对年龄较大的患者进行术前术后感觉阈值的评估，目前仍不能得出 NSVC 术对性生活影响的结论。

两个病例报道指出，在保留腹侧和背侧的神经血管束同时保留阴蒂头的情况下，术后并不会发生性高潮困难和感觉缺失。这些技术可以在儿童中重复操作[11,12]。因此，保留功能比严格要求美容效果更为重要。将美容效果而不是功能效果作为手术成功标准的临床试验明显存在缺陷。同时，认为只要保留了神经血管束就一定会保证性生活的正常也是没有道理的。研究者们认为术后较好的美容效果会在术后第一年缓解患者父母的焦虑，并可以加强患者与父母的亲密关系。

目前我们推荐只在必要时，为 3~12 个月的患儿进行手术。早期禁止进行尿道和阴道分离手术的证据并不充分[1]。根据美国儿科医生协会的推荐，支持进行早期重建手术的理由包括雌激素对早期儿童的获益、为青少年进行女性生殖器和尿道成形术的复杂性，以及需要尽量避免损伤尿道和输卵管间的腹膜。一般认为，婴儿期进行的重建手术需要在青春期重新改进。

尽管早期进行泌尿生殖系统瘘管的修补很有必要，医生仍然需要注意患者在进入青春期后存在需要再次手术干预的可能性。有人在 14 名曾行早期手术的少女进入青春期后再次进行评估，发现她们的组织纤维化和瘢痕都很多[13]。另一系列研究对 44 个进行了相似处理的先天性肾上腺皮质增生症（CAH）患者进行了评估，发现其中 43 位需要再次进行美容手术或阴道口狭窄扩张术[14]。目前我们并不知道更新的技术是不是会减少后续再次手术的概率。

一些研究认为在早期加强泌尿生殖道的游离会减少阴道狭窄的发生。这些发现使得在术者为 CAH 患者行女性生殖系统成形术时常进行部分泌尿生殖道的游离[15-18]。早期术后阴道口大小和位置的结果较好，因此这种操作避免青春期后二次手术的可能性有所提高。在一篇即将发表的文献中，Stites 等回顾了 66 名如厕训练获得成功的行 CAH 相关泌尿生殖道的阴道成形术患者。手术的中位年龄是 17 个月。其中 41 位患者利用皮瓣行阴道成形术，10 位患者进行了泌尿生殖道的完全游离，9 位患者进行了牵拉（pull-through），3 位患者进行了泌尿生殖道部分游离，2 位患者进行了泌尿生殖道的部分游离和牵拉，1 位患者进行了切除还纳（cut-back）。66 位患者中的 64 位无需再次手术就实现了控尿，尽管其中 11 位仍需药物疗法或者行为训练来纠正便秘。2 位行完全泌尿生殖道游离术的患者需要进行尿道扩张才能实现控尿。泌尿生殖道游离术需要切除尿道前方的组织并延长尿道近端至耻骨尿道韧带，这可能会干扰控尿功能，使得尿失禁的概率增高[19a]。目前倾向于认为延迟进行手术干预和早期术后持续改良技术对患者心理、生理和解剖功能的恢复在所有上述组别的患者中均有获益。

阴道发育不全和阴道成形术

一般而言,进行阴道成形术要求阴道缺失或阴道发育不良(少数例外)的患者在青春期有心理上进行矫治的动机,并且整个手术过程中有人陪伴。常用的手术方式包括自主扩张术、皮肤替代移植术、肠道阴道成形术。目前并没有可以普遍成功的手术,每种方法各有利弊。

考虑到阴道融合位置较低,最常用的阴道成形术是通过 omega 皮瓣替代阴道后皮肤的阴道成形术。omega 皮瓣是 Fortunoff 等[19b]在会阴部皮瓣的基础上提出并改良的一种方法。在一项研究中,他们在 1997 年至 2001 年对 28 例失盐性 CAH 患者行后皮瓣阴道成形术。其中 26 名患者阴道融合位置较低。年龄分布在 5 个月~17 岁,随访 1~4 年。9 例患者曾接受过其他手术,无既往阴道成形术史。术后随访发现没有患者需行进一步手术治疗阴道狭窄,2 例患者进行了自主阴道扩张[20]。Jenak 等描述了使用一个底部狭窄的会阴皮瓣(omega 皮瓣)来制造一个扩大的阴道内口的方法[21]。6 例患者中有 4 例诊断为 CAH,随访期 1~9 个月。4 名患者的平均阴道直径为 10.5 号 Hegar[21]。这两项研究术后的美容结果令人满意,但需行长期随访以确定术后早期和晚期阴道成形术的功能。

另一项技术则描述了需要利用 1.5~2cm 长度的尿道,结合泌尿生殖道游离和泌尿生殖道皮瓣进行修复。通过向后内侧旋转泌尿生殖道皮瓣可以形成一个内表面是黏膜的阴道后部,从而避免会阴皮瓣的使用。该组报告平均随访时间为年 2.5 年,没有患者发生阴道狭窄或需进行阴道扩张。患者年龄范围为 3 个月~13 岁,11 例患者中有 7 例是 CAH 患者。手术多通过会阴入路完成的(11 例中的 8 例)[22]。术后存在的主要问题是是否会发生阴道狭窄或纤维化,一旦发生将增加造成未来性生活中的产生痛苦或不愉快经历的可能性。由于对手术成功的评价标准应包括性生活的可行性和质量,因此必须制定并发展一套可以持续评估性生活质量方法。

阴道融合较高通常被定义为高于 3cm[15]。从外科角度来看,阴道融合点较高表明存在在尿道括约肌的近端或近端的位置行阴道牵拉(pull-through)手术的必要[23,24]。一般 CAH 患者中存在这项解剖特征的概率为 5%[25]。阴道牵拉手术需要分离阴道与尿道,手术增加了发生尿道狭窄、尿道阴道瘘、尿失禁等并发症的概率。

Hendren 和 Atala 报告了一项纳入了 16 名阴道融合位置较高女性患者的研究结果[23],这些患者在 1962 年至 1993 年期间接受了采用上述方法利用上下方 U 型皮瓣并部分游离大阴唇的修复技术。在文章发表时,16 位患者中有 9 位达到了成年,9 位成年患者中有 6 位是性活跃者(5 位异性恋者,1 名双性恋者)。1 位通过剖宫产生下了一个孩子,这是第一例在阴道融合点较高患者进行矫治术后的分娩报告。

1994 年,Donahoe 和 Gustafson 提出建议早期对患者进行一期修复,并指出采用两期牵拉(pull-through)术治疗术后发生阴道狭窄的概率很高[26]。在该项研究中,3 位年龄稍大的患者(分别为 2 岁、3.2 岁和 9.2 岁)需要使用臀部后皮瓣。另外 3 位年龄较小(8 个月、8 个月和 12 个月大)的孩子则使用局部组织和会阴后皮瓣进行阴道成形术。

6 周内的随访在麻醉辅助下利用内镜进行检查。共随访 5~17 个月,无尿道阴道瘘和阴道口狭窄发生。研究者们注意到长期随访对晚期阴道狭窄发现的重要性。他们还注意到,需要格外关注尿道损伤的发生[26]。

Pena 等[27]所描述的后入路方法包括结直肠分流术的建立。随后,Rink 等[28]也描述了一种采用俯卧位的手术入路,在这种入路中,直肠被牵拉回缩因而避免了分流术。在这项研究中,8 例年龄在 6 个月至 25 岁之间的患者接受了手术。其中 4 例患者有外生殖器模糊现象,另一半为单纯的泌尿生殖道畸形。随访分布为 6 个月~5 年,其中 1 例患者在随访期间有较活跃的性活动。研究者们注意到使用这种入路的患者的组织可游离的范围更大,同时没有增加技术难度。1 例年龄较大的患者术后出现了轻度阴道狭窄,需要进行阴道扩张术来治疗。另一位青年患者在膀胱镜检中发现存在无症状尿道阴道瘘[28]。

真性阴道发育不全是表型和基因型正常,且拥有完整的下丘脑-垂体-性腺轴,仅具有原发性闭经症状的一种罕见病症。对应的技术可以上溯到 1817 年,当时 Dupuytren 描述了一种无需使用模具进行一种袋状结构替代阴道缺失或阴道过小的方法[29]。技术迭代的目标始终是为患者重建一个符合其期待并可以随着发育继续长大的阴道。

非手术的扩张技术由 Frank 最早在 1938 年描述[30]。随后,该技术在描述中被认为成功率更高且更易推广,其利用的是患者自身的重力而非直肠压力。尤其在没有早期外科手术史且有性生活需求的患者中更为适用[30-34]。利用 Frank 技术或 Ingram 进一步改良的技术来重建阴道的成功率在 43%~91%[35]。在这些患者中,治疗成功被定义为阴道条件可以满足性生活。Ingram 的改良术式和初始报告包括 12 名原发性阴道缺失的女性,其中在总计 24 名患者(其中 12 位患者伴有阴道狭窄)中有 62.5% 的患者在经过 4~6 个月后达到术后性生活和谐。

阴道发育不全的外科治疗(图 61.1~61.2)可以分解成三个步骤:

1. 在膀胱和直肠间创造空间,使用折叠和覆盖技术;

2. 用皮瓣行外阴道成形术;

3. 利用肠段行阴道成形术。

最初描述的时,利用会阴空间的折叠进行修补的好处是可以避免使用腹膜。目前,已经有不同材质的覆盖物得到应用,包括腹膜、中厚皮片移植(splitthickness skin grafts,STSG)、膀胱黏膜、羊膜和腹膜瓣[36-39]。

2003 年,口腔黏膜首次被报道应用于阴道成形术。该项研究对两组移植面积接近的行新阴道重建术的阴道缺失患者进行了对比:平均手术年龄两组均为 21.75 岁。两组采用的技术相同,均是在直肠和膀胱之间建立一个会阴空隙。移植面积通过多次切口来获得增加(meshing 网格技术)。移植物被置入阴道管腔时上皮与随后置入的阴道折叠相连,并

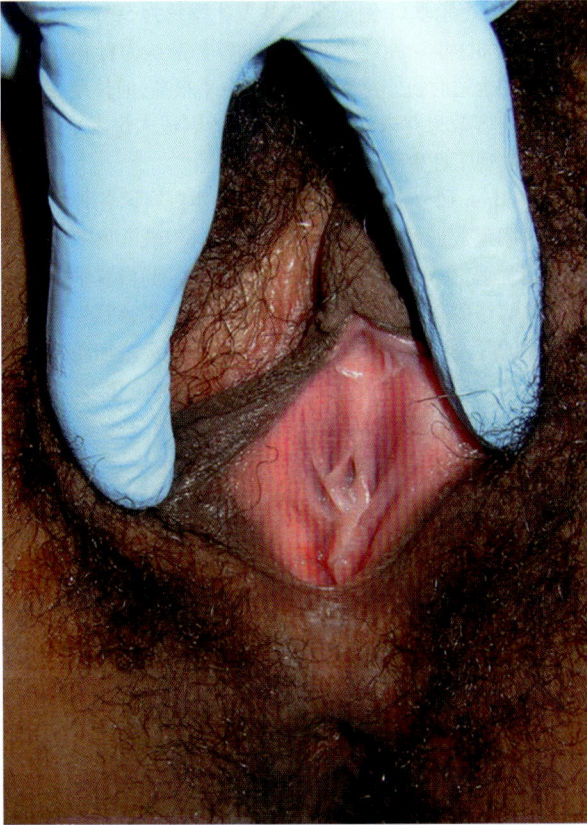

图 61.1　一位阴道发育不全的女性患者的阴道口大体照片

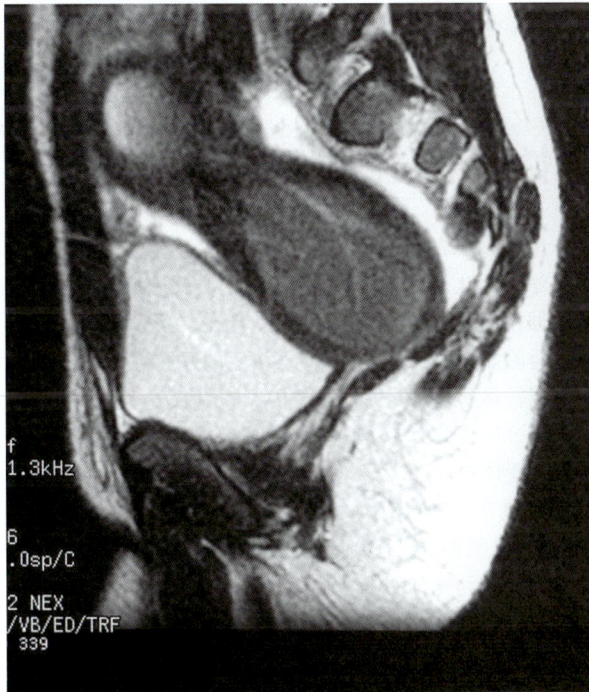

图 61.2　完全阴道发育不全的女性患者的磁共振图像。注意子宫扩张伴月经液潴留

在术后留置一段时间的导管以辅助移植物血管形成和上皮增长。平均随访 15~18 个月后手术达到作者设定的成功标准:可以满足日常性生活且没有口腔黏膜回缩或阴道狭窄发生。两组患者均常规使用阴道折叠或导管,在可以进行规律性生活后拔管。两组患者的供体取材位置均用可吸收线关闭[40,41]。在 2014 年,Grimsby 和 Baker 回顾了相关文献,并报告了他们在阴道重建和自体口腔黏膜移植方面的经验。他们的研究中共纳入了 42 例患者,其中 CAH 患者 13 人、阴道发育不全患者 13 人、泌尿生殖窦畸形(urogenital sinus,UGS)患者 7 人、46,XY 染色体异常患者 6 人、肿瘤患者 2 人、Hirchsprung 病患者 1 人。在 7 例需要行完全阴道成形术的患者中,2 例曾有阴道成形手术史。术后短期并发症包括尿道损伤,可以在手术时被发现和补救;阴道支架脱落,这需要在麻醉下来进行支架更换。2 例患者需要再次手术,1 例是并发了阴道粘连,另 1 例是阴道缩短。7 例患者中有 5 例报告可以成功进行性生活,2 例尚未发生性行为。14 例患者需要进行阴道远端扩张,其中 9 例接受了 UGS 的一期修复。修复步骤包括 UGS 的移动、尿道成形术和利用口腔黏膜来链接阴道和腹膜之间的间隙。没有急性并发症发生。14 例患者中有 3 例因阴道狭窄需要再次手术,2 例因口腔取材区瘢痕形成而出现口腔挛缩,其中 1 例需要行进一步的口腔手术。其余患者未出现口腔取材区的并发症。对于原发性阴道成形术后发生阴道狭窄和部分阴道狭窄修复失败的患者,也可以成功应用口腔黏膜进行治疗。首先切开狭窄段,然后用口腔黏膜移植物填充组织间隙。12 例患者中有 3 例因狭窄复发需要再次进行手术,1 例因口腔挛缩需要行口腔手术。在这篇文献中,作者阐明了口腔黏膜在原发性阴道成形术和其他阴道重建手术中的多能性,同时建议跟进长期研究,对口腔黏膜移植上皮在进行性生活时的功能和患者的整体健康水平,以及其生殖生长特性进行记录,以与其他成熟技术进行对比[42]。32 位 17~39 岁的妇女使用从臀部或大腿取得的皮瓣创造阴道褶皱及中厚皮片(STSG)[37]。在术后第 7 天,移除阴道褶皱并进行 STSG 的获取,继而在术后 3 个月时使用 STSG 进行修复。每周可以使用一个阴道褶皱以避免发生收缩。在判断手术成功的标准方面,研究者制定了不同的标准:STSG 的获取,假黏蛋白化生和阴道的敏感性,随着时间发生的角度和方向的变化,以及性关系的特点。没有患者需要再次行移植,STSG 的获取率为 90.6%。平均阴道长度为 10cm,直径为 4cm。32 例患者中的 27 位(84.3%)反馈说性生活正常,并且有正常感觉。5 例患者未进行性生活。在部分取材 STSG 的患者中,整体并发症发生率为 9.3%,其中 6.2% 发生了部分阴道狭窄。一位患者发生了完全性阴道狭窄。手术成功主要取决于阴道褶皱的管理和日常性生活的控制[37]。

此类重建手术的长期预后直接关系到患者对术后管理的依从性,以及对性生活的主观意愿[43]。一项 1996 年发布的纳入了 201 例患者的大规模回顾性研究[44a],在对平均年龄为 20.5 岁的所有进行了改良 Abbe-McIndoe 手术。大多数患者进行重建手术的动力是其对性关系的渴望。总随访时间 3~16 年,总体手术成功率较高,致死率较低。在这篇研究中,有 156 名妇女完成了一份关于性生活满意度的调查问卷;112 名(71.8%)报告存在阴道润滑不足,但在应用润滑剂之后她们的性生活令人满意的,没有性交困难发生。该项研究中的并发症发生率较低。发生的并发症包括移植部位感染(5.5%)、移植物感染(4%)和直肠穿孔(1%)。研究者建议手术重建推迟到患者有预期或欲望进行常规性活动时再进行。

一些医生描述了皮肤在外阴阴道成形术中的应用。这项技术的现代方法起源于 Fliegner Jr[44b]、Fortunoff[19b]、Williams[45a]、Donahoe 和 Hendren[45b] 所描述的方法。对于一个严重雄性化的女性患者,进行阴道重建术所需要的材料往往不止一个会阴皮瓣。阴道近端融合增加了对重建后发生尿失禁和阴道狭窄的担忧。Hendren 和 Donahoe[46a] 描述了利用双侧、内侧旋转的臀部皮瓣重建阴道远端侧壁和前壁的过程。PasSerier-GalZel[46b] 则描述了将局部皮肤用于阴道远端重建的过程,并认为这种技术适合应用于近端和远端阴道融合的任何年龄的患者。

肌肉皮瓣由于会继发肿胀而一般应避免使用。在小阴唇中进行组织扩张可以获得不带毛发、材料充足、弹性良好和血供丰富的皮瓣,以供阴道远端的重建[47]。Donahoe 和 Gustafson[26] 在 1994 年发表的文献中认为,作为两期手术的一部分,在出现阴道外部化的患者中使用双侧旋转臀部皮瓣是必要的。在发生近端阴道融合的婴儿的处理中,不需要取后会阴基底部皮瓣和前阴茎下皮肤皮瓣外的其他皮肤[26]。根据术者的经验和对这两项技术的比较结果,研究人员建议早期行一期重睑术,并重点强调了组织活动性和使用小阴唇和大阴唇皮瓣进行前、外侧阴道构建的重要性[26]。

对接受 Passiniglazel 女性生殖器成形术的患者进行长期随访的结果显示,两组患者的阴道狭窄发生率有显著差异。第一组患者手术时的平均年龄为 2 岁,其阴道狭窄的发生率为 45%(22 例中有 10 例发生)。第二组患者手术时的平均年龄为 14 岁,且伴有早年的其他手术史,阴道狭窄的发生率为 25%(24 例中有 6 例发生)。整体而言,阴道狭窄的总发生率为 35%[48]。

综合考虑多种手术入路和时机,阴道狭窄的总发生率大概在 11%~94%。决定早期重建手术后,应首先在快到青春期时进行阴道口附近的小手术(如阴道口成形术)[13,14,23,49,50]。青春期由于雌激素水平较高,应在这时进行阴道狭窄的修复,以促进愈合并降低复发概率。

肠段阴道成形术最初由 Baldwin 于 1904 年描述,后来由于并发症的发生(包括几例死亡)而被弃用[29]。使用肠道替代阴道功能会发生一些特异性的并发症如黏膜相关的结肠炎和出血[51]。其他并发症或不理想的长期结果包括肠断脱垂、肠断狭窄,以及需每天用可吸收的衬垫或组织袋进行黏液灌洗。

Parsons 和同事回顾了 28 例接受结肠阴道成形术的患者[28],确定了以下术后并发症的发生:肠内狭窄(4 例)、黏膜脱垂(4 例)、小肠部分梗阻(2 例)、会阴血肿(2 例)、伤口感染

(2 例)和阴道脱垂(1 例)。并发症发生率约为 50%。平均随访时间为 6.2 年。在这项研究中患者普遍认为青春期是进行手术的合适时机。尽管并发症发生率很高,但长期的尿流通畅和美容效果并未受到影响。在 16 名成人患者中,有 15 名患者实现了性生活活跃[52]。

Hendren 和 Atala 报道了一项大样本观察因各种情况接受肠段阴道成形术的患者的研究[53]。其中最常见的并发症是黏膜脱垂,在 65 例患者中发生了 16 例。肠段脱垂可以通过简单的修剪进行修复。研究人员认为,如果盲目为了避免出现小的并发症而进行改变手术技术,可能会增加肠段狭窄或肠段回缩等严重并发症的发生概率。本研究推荐行早期重建,以避免阴道缺失对患者心理造成影响,并每日用生理盐水冲洗,以防止黏液样粪石的积聚[53]。

一篇回顾了 14 名在平均年龄 16.8 岁时进行乙状结肠阴道成形术的女性患者的研究认为,该手术可以提供一个造型良好并可以在不需要进行日常扩张的情况下自行产生润滑的阴道。尽管术后 8 周依然需要进行每日刺激和器械扩张。这些患者的性心理状态良好,没有人发生性交困难。这项研究中的患者群体的特殊性在于他们都是在确定要走入婚姻前被纳入的。这一发现表明手术的成功与成年患者积极的性生活前景相关。该研究的平均随访时间是 4.1 年[54]。

一项回顾性综述表明,很少有 CAH 患者需要用到肠段来进行功能性阴道的重建。在决定是进行早期重建还是延迟重建时,必须权衡阴道缺失和手术相关的阴道狭窄和慢性分泌物产生等并发症对患者整个儿童期和青少年期的潜在心理影响。而且,这种类型的重建手术缺乏循证文献为手术决策提供支持。最重要的是结合患者的解剖学、生理学、性心理学方面的因素,将其纳入决策过程综合制定个体化的治疗方案。在这个过程中,家庭咨询和多学科团队的教育至关重要。

雄性化不全和性腺发育异常

患有 DSD 的雄性化不全新生儿在经验丰富的医学中心由多学科团队采用与上文描述相同的方式进行治疗。既往生殖器模糊是一项新生儿危重症。现在,在经过标准化诊断流程排除如失盐性肾上腺增生等真正的危重症后,大多数患者可以转移到经验丰富的医疗中心进行治疗。

46,XY 相关 DSD 是一个包括尿道下裂、基因组综合征、雄激素受体异常、雄激素生物合成缺陷和性腺发育异常在内的疾病谱系。和患有 46,XX DSD 的儿童相比,50% 的 46,XY DSD 儿童都可以得到特异性诊断[1]。在每个患者都有家庭参与并得到充分的家庭教育的条件下,对其生育能力、性功能、年龄、性别、术后雌激素暴露、性生活心理和文化方面等因素进行仔细评估并综合考虑后,可以进行适当的外科手术干预。

在 DSD 合并尿道下裂的情况下,手术修复的标准技术应包括阴茎弯曲的矫正、尿道重建和适时使用睾酮进行补充

治疗[1]。在一个利用睾酮刺激后出现阴茎生长的动物模型中，研究者发现早期使用合成雄激素虽然可以早童年时期获得较好的疗效，但是在青春期后阴茎往往无法得到进一步的成长，进而导致最终阴茎短小的出现[55]。因此，睾酮补充疗法应谨慎考虑。

在初次接诊时应该将性别选择可能为阴茎成形术带来的难度和复杂性充分纳入考虑[56]。有时这可能会影响患者或其家长的性别选择。家长不应该对阴茎重建和皮肤材料获取工程抱有过高期待。没有证据显示预防性将一些无症状的结构如椭圆囊（utriculus）或者米勒管遗迹切除可以带来获益。尽管远期可能有一些症状要求我们切除这些组织。

对一项纳入了 57 例进行雄性化的生殖道成形术的患者且进行了 20 年以上的随访的研究结果显示，只有 2 名患者需要切除椭圆囊。在这项研究中，77% 的患者发生了严重的阴茎阴囊连接部尿道下裂，33% 伴有会阴部尿道下裂[57]。长期随访结果仍不足以确定技术的改良是否能减少长期并发症的发生。一期手术往往可以带来更好的美容效果和功能恢复，并且可以减少再次生殖道手术为患者带来的心理创伤。

Miller 和 Grant 报道了一项为 19 例严重尿道下裂进行分期手术的研究[58]。只有 7 名患者术后实现了满意的射精，15 名患者对勃起功能满意且能达到性高潮。一份由 22 名曾在儿童时期进行过尿道下裂修补术（11 名是重度尿道下裂）的 18~26 岁男性完成的问卷调查结果显示，阴茎大小是导致患者术后不满意的主要原因[59]。进行年龄匹配后我们发现对照组和手术组在性行为方面没有显著差异，而手术组的不满意率略高（40.9% 对 34.2%）。

利用上文所述的利用包皮内皮肤的现代外科技术，Chertin 和同事为 39 例患者中位年龄为 1.8 岁的患者进行了进行了男性化生殖器成形术[57]。中位随访时间为 6 年，其中 10 例患者需要进一步手术治疗，包括尿道破裂（3 例）、尿瘘（5 例）和椭圆囊切除（2 例）。

Lam 等报道了 27 例行两期尿道下裂修补术的研究。患者下裂主要分布在阴茎体中部或更靠近近心端的位置。其中 5 名患者是 DSD 伴尿道下裂。需要额外进行手术处理的患者包括 5 例伴发憩室、3 例伴发瘘管、4 例伴发尿道狭窄。40% 的患者经历过尿流不规则喷射，但能够实现站立排尿。20 例能够进行射精的患者中有 9 例说需要用"挤奶"的方式射精。所有患者均对泌尿生殖系统的功能满意，27 例患者中 23 例对阴茎外观满意[60]。

当考虑到为 DSD 患者行男性化生殖器成形术时，医生必须注意米勒管遗迹和发育不良性腺组织可能带来的潜在并发症。椭圆囊的症状可能包括慢性尿滴沥、反复尿路感染和造成多次尿道下裂修补失败。Desantel 和同事[61]发现，在接受有症状的椭圆囊切除手术治疗的患者中，发生不育的风险很高。这种情况被认为是继发于射精管或输精管的异常解剖或手术损伤。

在决定一个没有雄激素受体缺陷的患者的性别时，尿道下裂的严重程度或者阴茎的短小程度都不应该被纳入考虑。现有证据不支持对虽然短小但有功能的小阴茎进行切除[56,62,63]。另据一项对小阴茎患者的回顾性研究指出，选择成为男性或者女性的可能性相当。并没有患者寻求再次进行性别选择。有一些研究者认为女性化成形手术的并发症率和对外生殖器外观的不满意率均较男性化成形手术高，并据此选择男性更加可取[64]。

在 DSD 患者的治疗中，与选择性别不一致的结构是否需要切除通常是由是否伴有症状或是否增加发生恶性疾病的风险决定的。具体来说，不同程度的性腺发育不全，有的需要进行主动监测，有些需要进行切除。这种情况一般发生在 Y 染色体异常的 DSD 患者身上。一些已被证实的基因突变与发生性腺恶性肿瘤相关[1,65]。

在早些时候，性腺活检和切除是一般是通过剖腹手术进行的。最近的趋势是利用腹腔镜技术来进行活检及对异常或不协调组织的切除[66-69]。标准的腹腔镜技术完全适用，利用三个操作通道足以进行盆腔手术。膀胱引流可以增加腹腔容积，从而增加了腹腔镜盆腔手术的操作范围，减少了受伤概率，尤其是对于体重小于 15kg 的患者。

对于完全性雄激素不敏感和部分性雄激素不敏感但是按照女性抚养的患者，在成年后应行睾丸切除术，以防止恶变[1]。雌激素替代疗法的出现使得选择早期切除睾丸成为选择。早期切除睾丸还可以降低发生疝的风险、睾丸存在可能导致的心理问题和恶性肿瘤的发生。家长们可以在青春期前进行决定，因为最早报道的与此相关的恶性肿瘤发生在 14 岁。

混合性腺发育不全患者的条纹性腺应该在尽早通过腹腔镜（或剖腹）进行切除[1]。对于有性腺发育不全和 Y 染色体异常的女孩（双侧条纹性腺）应在儿童早期进行双侧性腺切除术。对于按照女性进行抚养雄激素生物合成缺陷患者，应在青春期前进行性腺切除术。性腺发育不全患者的睾丸有发生恶性病变的风险。

目前的建议是青春期时行睾丸活检，以寻找原位癌或未分化的管状生殖细胞瘤发生癌前病变的迹象。如果活检结果为阳性，可选择在治疗前进行精子储备和局部低剂量放射治疗，同样有确切疗效[1]。外科手术同样可以考虑，手术可以增加受精概率。对于有症状的椭圆囊患者，最好在腹腔镜下进行椭圆囊切除，以增加保留输精管连续性的概率。

拥有双侧卵巢的患者有利用有功能性的卵巢组织受孕的可能性[1]。将卵巢和睾丸组织进行分离十分困难，但是如果可以，应该尽早进行。五分之四的卵巢组织与周围组织界限明显，可以用端到端的方式明显区分[70]。

结论

随着受过专业培训和经验丰富的医生、宣传和手术支持团体逐渐发展，越来越多患者和其家庭经历了完善的术前教育，使得 DSD 患儿可以在不受污名化的情况下进行人生方向的充分选择。技术进展确切地减少了 DSD 手术的步骤，并减少了并发症的出现。除非必要否则尽量延期进行手术的策略,使得我们的社群内有相当数量的可以自主参与手术策略制定的患者。这为我们的社群提供了神经解剖学和性心理学功能的良好参照对象。举例而言,我们可以了解到无论进行手术的年龄大小,DSD 患者都更可能发生适应困难。

教育和远期的临床研究无疑会在将来改变这个问题。尤其是将多种方向的预后纳入考虑之后。既往手术成功的定义通常包括外观的美容性和进行传统性生活的能力。将性行为模式进行扩展之后,有助于我们制定一个更可重复性的对性功能和心理水平进行评估的方法。在患者家庭和卫生保健服务提供者的讨论中,有一些关键因素应该始终作为前提:生育能力的保护、性敏感组织的保留、决定手术是否成功的量化标准、文化和社会因素以及那句古老但历久弥新的忠告:首先不要伤害患者(不伤害原则)。

(周辉霞　李品　周晓光 译)

参考文献及自测题

第62章 小儿尿流改道与膀胱扩大术并发症

DOUGLAS A. HUSMANN

要点

1. 在有尿路梗阻的婴儿(<1岁)中,长期留置肾造瘘或耻骨上膀胱造瘘的并发症高达40%。
2. 如果需要6个月以上的临时造口引流,推荐先考虑无管化的尿流改道术或肾盂造瘘、输尿管造口、膀胱造口。在所有先天异常膀胱的儿童中,膀胱癌的发病率每十年约增加1%。行回肠或结肠膀胱扩大术后的患者中,患膀胱癌的风险并没明显增加,发病率每十年约增加1.5%。
3. 膀胱扩大术后自发性穿孔的死亡达25%,其中大多数是由于患者没有遵从间歇导尿。
4. 在20年的随访观察中发现,尿流改道术后约有80%的出现新发肾瘢痕形成。肾瘢痕形成与造瘘口狭窄或输尿管-肠吻合口狭窄有直接相关。
5. 使用抗反流输尿管-肠吻合术发生输尿管-肠吻合口狭窄的风险是采用非抗反流输尿管-肠吻合术(每年0.5%)的两倍。
6. 每天使用大容量(>240mL)进行膀胱冲洗,可将膀胱扩大术后膀胱结石形成风险降低至1/5。
7. 在膀胱扩大术后复发膀胱结石≥2次的患者中,30%的患者将在5年内出现第3次结石。90%的患者会出现代谢异常,然而,不管代谢异常有没有成功治疗,使用留置黏液溶解剂可降低结石形成风险。
8. 输出道相关并发症回肠 Monti 输出道并发症的发生率是采用阑尾做输出道的两倍。
9. 用回肠或回肠盲肠连接处行膀胱扩大术的患者,约有10%的患者在术后第十五年会出现维生素 B_{12} 缺乏症。

尿流改道和尿路重建的目标

尿流改道和尿路重建手术有四个目标:挽救生命、保护肾功能、重建或保留尿控能力、重建或保留性功能。但后一个目标不能以牺牲前一个目标为条件。

儿童与婴儿暂时性尿流改道术后并发症

肾造瘘术、输尿管造口术和非可控性膀胱造口术

在成人中,经皮肾造瘘术或耻骨上膀胱造口术引流是很安全的,但在婴幼儿中经皮尿流改道约有40%的并发症[1,2]。引流管移位、尿性囊肿或引流管堵塞的发生率约为15%;肾盂肾炎、膀胱炎或尿源性脓毒症等感染性并发症发生率约为15%;腹膜后血肿、慢性出血性贫血发生率约为10%[1,2]。考虑到并发症的发生率,外科医生不得不考虑采用无管化引流术,因为在婴幼儿中这些引流管不得不留置直到其达到6个月。

一般来讲,经皮肾造瘘术或输尿管造口术主要用于患有梗阻性尿路感染、膀胱发育不全/发育不全的婴儿,或作为一种姑息性手术用于治疗患有巨大不可切除盆腔肿瘤的婴儿。肾盂或输尿管狭窄发生率约占术后并发症的10%~15%,肾盂肾炎约20%[3,4]。通常当肾盂肾炎发生时,同时合并输出道梗阻或肾功能不良伴尿液瘀滞有关。如出现第二种情况,行肾切除是较好的解决办法[3,4]。

非可控性经皮膀胱造口术是一种在膀胱出口梗阻的情况下用来缓解膀胱与上尿路压力的暂时性尿流改道术。传统手术指征包括:①后尿道瓣膜患者因尿道太小,无法置入内镜器械;②神经源性膀胱、泄殖腔异常或肛门闭锁,导尿管置入困难;③泄殖腔共鞘或肛门闭锁的患者有尿道-直肠瘘者,可导致代谢异常及反复泌尿系统感染;④在婴儿中,肠外营养需要记录出入量者[5-8]。由于输出道狭窄或脱垂,10%的患者需要行膀胱造口修复术[3,5,7-9]。虽然这是一种很好的新生儿暂时性尿流改道的方式,但在3岁以后,其使用变得更加困难。特别是随着生长发育,膀胱从腹内器官变为盆腔器官。位置的相对变化导致需要将膀胱向上移动以达到原来的皮肤造口水平,从而导致膀胱-皮肤吻合口上的张力增加,所以年长儿童或成人膀胱造口狭窄的风险更高。随着年龄的增大,造口的位置会向头侧移动,孩子想用尿布、防护服或收集袋盖住造口将变得越来越困难。造口也位于高度活动的区域,与多处皮肤皱褶有关,这严重阻碍了患者使用引流袋收集尿液。尿液外溢会刺激皮肤,导致皮肤破裂及影响局部卫生,需要患者频繁更换衣服。所以,建议患者在1~2

岁的时候再拔出皮肤造口引流管。

儿童尿路重建术后并发症

脊柱裂和膀胱外翻儿童潜在慢性尿路感染、肾盂肾炎、终末期肾衰竭和死亡的风险[10-13]。如果他们能活到成年,将面临慢性尿失禁与之带来的社会歧视和心理创伤[14,15]。在19世纪,同情这些患者的医生开始探索采用手术治疗来治疗这些疾病,但疗效不好。随着广谱抗生素和回肠输出管尿流改道的不断发展,在20世纪50年代出现了一个重大的技术飞跃[16]。近30年来,使用回肠或结肠做输出道和采用输尿管乙状结肠造瘘术占主流。在该术式盛行的20~30年间,医生们逐渐意识到与之相关的代谢紊乱、肾结石、慢性肾盂肾炎、进展性肾功能不全,以及与输尿管乙状结肠造口术相关的恶性肿瘤等并发症的发生[17-26]。

在20世纪70年代末,当时多篇文献显示,这些手术作为先天性泌尿系统畸形的主要外科重建方法,其会导致肾功能恶化、导致恶性肿瘤发生等风险,建议不在儿童中采用这些手术[17-20]。重建工作随后聚焦于膀胱扩大和可控性尿流改道领域。膀胱扩大术将显著降低与传统手术相关并发症的发病率和死亡率,如尿粪合流引起的泌尿系感染、结石形成、副瘤疝、输尿管肠吻合口狭窄等。

目前,膀胱扩大术或可控性尿流改道主要被应用于先天性或继发于手的膀胱容量减小、持续性逼尿肌过度活动(逼尿肌压力≥40cmH$_2$O)或膀胱顺应性差(最大膀胱充盈量/最大膀胱容量时逼尿肌压力<20mL/cmH$_2$O)。研究表明持续性逼尿肌过度活动或逼尿肌顺应性差可导致上尿路肾功能进行性恶化和尿失禁。一般只有患者在采用间歇性导尿和抗胆碱能药物无效,以及拒绝膀胱注射A型肉毒毒素或注射后失败时再考虑行该手术[5]。

与恶性肿瘤患者的尿流改道不同,儿童尿路重建的手术成功率及并发症可以通过长期的随访来评估[15,27-31]。目前,在行该手术的患者中有大于50%的患者需要行再次手术来治疗儿童膀胱扩大术后、可控性原位膀胱或尿流改道术后的并发症[28,31,32]。这个并发症的发生率与随访时间长短、手术类型及是否同时进行膀胱出口封闭手术、是否采用可控性尿流改道,以及患者对医嘱的依从性有关。因此本章重点讲述长期随访的并发症。

儿童尿路重建术后严重并发症

肿瘤

储尿器官或膀胱扩大术后恶性肿瘤的发生取决于手术所用肠道的种类、手术时间的长短、免疫抑制剂的使用以及原发性膀胱功能障碍的病因[26,29]。值得注意的是,在原发

性先天性膀胱功能障碍的患者中,膀胱恶性肿瘤发生的风险性更高[26,29]。这一人群中膀胱癌的发病率约为每十年1%[26,29]。采用回肠还是结肠行膀胱扩大术发生肿瘤的风险无明显差别,据报道肿瘤发生率约每十年 1.5%[26,29]。但是,采用胃膀胱扩大术的患者患癌率的风险可增至 2.8%,行乙状结肠膀胱扩大术的患者患癌率风险可增至 5%[25,26,33,34]。采用胃膀胱扩大术或术后采用免疫抑制剂的患者术后患癌率可能更高[26,33,34]。其比原发性膀胱功能障碍的患者患癌率要高 2~3 倍[26,29,33]。

值得深思的问题是,先天性膀胱功能不全行膀胱扩大术后的患者是否应该每年例行内镜检查和细胞学检查? 目前还没有足够的数据来支持这一观点[28]。世界卫生组织推荐在满足以下四个标准时进行年度癌症筛查:①患者为癌症易感人群;②癌症可治疗性的等级较低;③筛选检查是安全、廉价、可靠和可重复的,具有高度的特异性和敏感性;④筛选试验可以监测出低级别的肿瘤,并可改善癌瘤患者的预后[26,29,30]。

目前,流行病学和病理学结果均显示先天性膀胱功能障碍所致肿瘤并不符合这些标准。不管患者行或者不行膀胱扩大术,约 5%~7.5% 的先天性膀胱功能障碍患者在其60 岁时会发展成膀胱癌,10 年患癌率风险为 1%~1.5%。约80% 的患者在诊断时会出现肿瘤局侵犯或淋巴结转移,诊断后 18 个月癌症死亡率为 80%[26,29,30]。

病理学评估可显示其独特的形态学、免疫组化及与肿瘤快速生长相关的肿瘤基因改变,如有丝分裂活跃、淋巴管侵犯、肿瘤坏死,以及在诊断时膀胱或肌的高侵犯率[26,29,30]。支持上述观的是有 5 例患者在膀胱扩大术后被诊断为恶性肿瘤,在其被诊断为侵袭性恶性肿瘤前 4~18 个月前,膀胱镜常规检查是正常的。

实际上,每年一次的内镜检查和细胞学检查很少能发现低级别的可用药物或手术治疗的膀胱癌。我们认为这些研究的成本远远超过疾病的患病率,而且目前没有研究表明其在早期诊断和可治性肿瘤方面有获益。

自发性膀胱穿孔

自发性膀胱穿孔一般发生在特定患者身上,死亡率约25%,可发生在膀胱扩大术后的任何时间段。其发生率为2%~10% 不等,与术后膀胱大小、高漏点压力、间歇导尿的依从性和随访时间有关[28,35-38]。

膀胱扩大术后自发性破裂可能与行该手术后膀胱感觉受损有关,如脊柱裂或脊髓损伤患者。感觉减退的患者通常会出现一些模糊的症状,如不适和恶心,伴有或不伴有膈肌刺激症状,如持续性打嗝或肩部疼痛。未采取干预性治疗的患者可能会出现呕吐、发热、腹痛伴或不伴腹胀以及腹膜刺激征等体征[38-40]。从泌尿学角度,鉴别诊断为小肠梗阻,严重膀胱炎性肠炎,或内脏破裂,或增大。诊断主要依靠腹部和盆腔 CT 平扫及膀胱尿道造影[38,39]。

尽管有病例报告采用非手术治疗自发性膀胱破裂,即通过大口径导尿管引流、静脉注射抗生素和生命体征的监测,

但我们要时刻谨记其致死率高达 25%[41,42]。

影像学或体格检查发现膀胱外结石,膀胱腔内有网膜或小肠,有进行性腹膜刺激,和/或血流动力学不稳定,均需要立即进行开腹探查。手术需要腹腔冲洗,修补破裂的膀胱,必要时需要采用脑室-腹腔分流术[41,42]。

膀胱重建和留置导尿术后肾功能的保留

肾功能是评价泌尿生殖系统重建手术的关键指标之一。肾小球滤过率(GFR)是评估膀胱扩大尿流改道术后肾功能变化的一项重要指标。研究表明,随着年龄的增长,在 20~50 岁之间,GFR 平均下降 0.4~0.5mL/[min·体表面积(BSA)],50 岁以后下降 1.0mL/(min·BSA)[43,44]。考虑到这些事实,大多数权威机构将泌尿外科重建后肾功能的异常下降定义为:①在最初 10 年的随访期间,GFR 下降>10mL/(min·BSA)[40,41];②出现新的肾瘢痕;或③出现 3 期肾衰竭[<60mL/(min·BSA)][24,28,43-45]。由于与肾衰竭相关的心血管死亡风险增加,3 期或更严重的肾衰竭的发生更加要重视。例如,3 期肾衰竭患者心血管死亡风险会增加 20%,5 期肾衰竭患者心血管死亡风险增加 60%[28,45-47]。

我们认为,对当前重建技术的任何评估都必须与过去的技术相比较。输尿管乙状结肠造口术 15 年的中位随访期内,上尿路功能受损(定义为新的肾瘢痕形成)的发生率为 70%[17,48,49]。在儿童中行回肠尿流改道术的患者在中位随访 20 年中有 80% 出现的新生肾瘢痕[4,18,19,24,50,51]。在中位随访时间为 15 年中,非反流结肠黏膜下隧道输尿管肠吻合术与反流性结肠尿流改道,肾瘢痕发生率分别为 45% 和24%[20-24,52]。非反流性和反流性结肠尿流改道术中肾瘢痕发生率的差异与黏膜下输尿管段内输尿管狭窄的发生有关。黏膜下隧道式输尿管-肠吻合术中输尿管-肠狭窄发生率约每年 1%。与之相比,反流性输尿管肠吻合术发生输尿管狭窄的风险约每年 0.5%[50-53]。结肠尿流改道与回肠尿流改道相比其对肾功能保护更具优势是因为结肠尿流改道中输尿管狭窄发生率更低[11,21-24]。事实上,尿路改道后上尿路功能的恶化与造口狭窄、输尿管-肠吻合口狭窄、瘤旁疝和/或梗阻性肾结石的发生有直接关系[11,54]。肾功能的恶化也可能与合并有糖尿病和/或高血压有关[55]。

值得思考的是膀胱扩大术是如何保护肾功能的? 我们认为需要将同时行膀胱扩大术+皮肤造口可控尿流改道与只行膀胱扩大术经尿道导尿的患者进行对比研究。据报道,与只行膀胱扩大术经尿道导尿的患者相比同时行膀胱颈重建手术、膀胱扩大术和腹部造口可控尿流改道患者的并发症发生率要高 5 倍[28,31,43,54,56,57]。

表 62.1 显示了这两种不同的手术对患者肾功能保护程度的比较。在 14~15 年的中位随访时间中,同时行膀胱扩大、膀胱出口梗阻、皮肤造口尿流改道患者中术后有 31%

表62.1 进行与不进行膀胱颈膀胱重建膀胱扩大术后可控性腹壁膀胱尿流改道肾脏受损的比较

患者类别	膀胱结石发生率	肾结石发生率	肾瘢痕或单肾丢失比例	3期以上慢性肾衰竭比率	膀胱扩大术后中位随访时间
膀胱扩大术行膀胱颈重建或悬吊和可控尿改道134例	22%（29/134）	16%（22/134）	31%（41/134）	11%（15/134）	14（10~45）年
膀胱扩大术未行膀胱颈重建经尿道导尿39例	18%（7/39）	5%（2/39）	43%（17/39）	36%（14/39）	15（10~38）年
P值	0.617	0.070	0.130	0.000 278	

（41/134）的患者出现肾瘢痕，而只行膀胱扩大术经尿道导尿的患者中有43%（17/39）的患者出现肾瘢痕。事实上，在中位随访时间为15年中，膀胱扩大术后肾功能恶化的发生率与结肠尿流改道相比无明显差异[20-24,52]。关于膀胱扩大术后肾瘢痕形成的原因，最有说服力的事实可能是67%（39/58）的患者是在没有遵从间歇导尿后出现肾瘢痕的。不遵从间歇导尿定义为患者每天导尿少于或等于3次，且持续时间大于3个月[28]。与经腹壁造口导尿相比，经尿道导尿的患者发展为3期或更高肾衰竭的患者明显更多（36%：14/39 vs 11%：15/134，P=0.000 278）。这表明，经尿道导尿的患者依从性比较差。值得注意的是，在这两组中，80%的患者是成年人残疾人，40%的患者都偏胖（BMI>30）。严重肥胖患者占8%的人（BMI>40）。有趣的是，其他研究也表明，在该类患者群体中肥胖程度与患者的智力残疾呈高度相关[58-61]。通过回顾我们的数据和现有文献，我们假设使用经腹腔造口导尿可以增加患者导尿的依从性。事实上，我们认为，对于有限的活动性、肥胖和智力下降的患者来说，经腹壁导尿是把双刃剑。一方面，经腹部造口导尿使操作变得更简单，另一方面，输出管道有潜在的狭窄、回缩及导尿困难等风险[62]。

我们的长期随访显示，大多数患者直到手术后十几岁、二十几岁甚至三十几岁还有很好的依从性[28]。导尿依从性下降可能与患者独立性增加、成年期常见的冒险活动（即吸毒和酗酒）频率增加，以及随着年龄的增长变得肥胖而使导尿困难有关。

手术并发症

继发膀胱结石和肾结石

泌尿系重建术后膀胱结石的形成与所实施的膀胱扩大术的类型、可控性输出管道的使用、患者对医嘱的依从性以及随访时间相关[28,31,37]。在过去的20~30年中，膀胱结石的发生率已显著降低。在20世纪80年代初，行回肠或结肠膀胱扩大术的患者约有50%在术后5年内出现膀胱结石，50%出现膀胱结石的患者在5年内出现复发性膀胱结石[28,31,54,56,63]。这些结石中70%为感染性结石。30%的膀胱结石为磷酸钙或草酸钙[64]。结石分析显示钙盐沉淀包裹在以黏液为核心的周围，约85%的结石细菌培养结果为阳性[63,64]。在膀胱内发现磷酸钙结石并不奇怪，因为行回肠或结肠膀胱术后，由于氯化铵的吸收和肠壁碳酸氢盐的分泌，尿液偏碱性。尿中枸橼酸盐（泌尿系统结石形成抑制剂）的含量降低。由于慢性菌尿的持续存在，且绝大多数细菌都会主动分解柠檬酸盐，导致尿中柠檬酸盐降低。高尿液 pH、黏液滞留、慢性细菌性尿和尿中柠檬酸盐含量较低，为钙盐的沉积与结石的形成创造了良好的环境[65]。

在过去的30年中，降低膀胱扩大尿流改道术后结石形成率方面取得了重大进展[28,56,63,66]。通过每天用低容量（250mL）水或盐水冲洗膀胱可降低结石形成率。使用高容量每日冲洗结合至少每日四次的间歇导尿，以减少慢性细菌性尿症、下尿路感染和膀胱结石的发病率[28]。如果患者采用高容量液体每日膀胱冲洗，只有10%的患者在术后十年会发生膀胱结石[27,28,31,54,56,63,64,67,68]。

尽管大容量膀胱冲洗可减少膀胱结石的形成，但它并不是万能的[28,31]。在第二次出现膀胱结石的患者中，尽管采用大容量液体冲洗膀胱，仍有30%的患者在5年内会出现第三次膀胱结石复发。复发性膀胱结石患者的代谢评估显示，90%以上的患者存在低枸橼酸尿症。除了低柠檬酸尿症外，三分之一的患者同时存在高钙尿症或高草酸尿。尽管代谢异常的治疗已被证明能有效减少肾结石的形成，但潜在代谢异常的治疗是否能减少复发性膀胱结石的发生率仍存在争议[28,72,73]。根据我们的经验，纠正代谢异常治疗并没有明显降低复发膀胱结石的发生率[28]。

当我们认识到对潜在代谢异常的治疗并不能降低复发性膀胱结石的发生率，我们开始尝试使用黏液溶解剂来减少复发性膀胱结石的形成，例如将20%的 N-乙酰半胱氨酸或10%~20%的尿素在夜间注入膀胱，同时进行大容量膀胱冲洗[28,66,74,75]。我们希望加入黏液溶解剂促进黏液的溶解，减少复发性结石的发生。遗憾的是，我们发现采用大容量膀胱冲洗与大容量膀胱冲洗结合黏液剂同时使用的方法相比较，两组结石形成率没有明显差异[28]。我们发现，在膀胱扩大术后膀胱结石形成的患者中，对潜在的代谢异常进行治疗和使用黏液溶解剂都不如使用大容量膀胱冲洗对降低膀胱结石形成有效[28]。N'Dow 等的双盲对照研究也证实了这一观点[76]。他们发现 N-乙酰半胱氨酸或雷尼替丁（一种减少黏

液分泌的 H_2 阻滞剂）在预防复发性膀胱结石方面比并没有比单纯使用膀胱冲洗更有效[74,76]。

对于这种情况，我们需要如何去处理呢？目前，对于出现再次膀胱结石的患者，我们除了进行大容量膀胱冲洗（250mL/d）外，再加用 60mL 20% 乙酰半胱氨酸溶液行夜间留置膀胱。对于低枸橼酸尿的患者，我们还将纠正其尿中柠檬酸盐的水平[28,57,66,74,77]。但目前我们还没有任何临床数据能证明这种治疗能有效降低结石再发率，只是将其作为一项经验试验性使用。

在我们对回肠或结肠膀胱扩大术患者进行 20 年随访时，我们发现大约 15% 的患者在中位随访时间为 16 年时会出现肾结石（见**表 62.1**）[26,28,76,78]。结石分析提示肾结石的形成与感染相关，约 40% 的患者结石为感染性鸟粪石。感染性鸟粪石的形成与定殖于上尿路的脲酶裂解菌群有关。在这种情况下，膀胱输尿管反流的评估是很有必要的，目前我们还没有证据证实膀胱输尿管反流会增加肾结石的风险。如果反流会增加肾结石的风险，那么行抗反流手术是很有必要的。有趣的是，大多数有肾结石的患者有代谢异常，如高草酸尿、低枸橼酸尿、高尿酸尿和高钙尿[78]。高草酸尿、低枸橼酸尿和高尿酸血症可能是肠道缩短、钙化脂肪皂的形成、慢性细菌性尿和代谢性酸中毒引起的。高草酸尿可以通过使用抗生素抑制导致形成草酸杆菌的肠道菌群来纠正。典型的高钙尿是由于患者的运动能神经受损，引起骨储存中磷酸钙分解，从而引起尿中磷酸钙增多的代谢性酸中毒[13,28,50,65,69-71,78]。

再次膀胱扩大术

据报道，有 5%~10% 的患者需要行再次膀胱扩大术[31,37]。通常需要行再次膀胱扩大术的患者是因为出现持续或新发的尿失禁或肾积水，是否需要行再次膀胱扩大需要进行尿动力评估[31,37]。尿动力学检查可鉴别膀胱顺应性受损或膀胱/肠回缩。膀胱顺应性下降可能与首次手术膀胱增大不充分，供应血管损伤导致其纤维化或增大部分膀胱的固有特性所致[11,79]。有报道发现采用胃和乙状结肠行膀胱扩大术者有膀胱增大部分固有的特征性改变[4,51,80]。采用回肠或升结肠行膀胱扩大术在术后 3~5 年可改善膀胱顺应性及增加膀胱容量。但采用胃行膀胱扩大术者，其膀胱顺应性并没有提高。采用乙状结肠行膀胱扩大术存在的一个问题是其可能有强烈的自主神经收缩，尽管在手术中对乙状结肠进行了去管化，但这种功能可能会得到重建。乙状结肠的这种高压回缩可能导致上尿路功能受损、尿失禁和自发性膀胱穿孔。所以建议对接受胃或乙状结肠膀胱扩大术的患者需进行密切的长期随访，尤是其同时行膀胱出口手术者[31,38]。

小肠梗阻

小肠梗阻是否需要住院治疗取决于随访时间。在膀胱扩大术后的前 20 年，10%~15% 的患者由于出现小肠梗阻而

需要住院治疗，5% 的患者需要行剖腹探查术[27,31,37,81]。值得注意的是，这些出现小肠梗阻而行剖腹探查的患者中常常会出现腹内疝，小肠扭转会累及扩大膀胱的血管蒂及输出管道的供应血管。因此，考虑到血运的破坏，需要及时行剖腹探查[27,31,37,81]。

造口修补或输出管道修补术

输出道与造口并发症的发生率与术者的手术经验、患者的体重指数和随访时间有关[24,71,82-88]。采用回肠和结肠行膀胱扩大术的患者，随访 10 年输出道、造口或瘤旁疝的发生率分别约为 40% 和 15%[24,51,89]。如前所述，这些并发症通常可引起肾功能受损，所以随访过程中应将此列为随访的重要组成部分。如果发现输出管道口阻塞，需要及时行手术干预或治疗[32,82,83,85,90]。

大约 75% 的接受膀胱扩大术的儿童有可控性的尿流输出道。可控性腹壁尿流改道造口术有便于残疾儿童进行操作，减少经尿道导尿带来的不适感，避免导尿过程中对重建膀胱颈的损伤，及有利于膀胱出口梗阻患者的导尿。输出管道手术一般遵循 Mitrofanoff 手术原则，如采用阑尾输出管道造口术、Montie-Yang 管输出管造口术或带回盲瓣的锥形回肠管作为输出管道造口术[32,71,82-88]。造口漏尿并发症发生率约为 5%~10%。由于输出道抗反流瓣缺陷引起的尿失禁可以用局部注射或手术修补来治疗漏尿。但是，如果在尿动力学评价中发现尿失禁是由于储尿压持续升高或膀胱扩大后再出现回缩所致，则需要行再次膀胱扩大术。有时我们会发现，输出管漏尿可出现在术后几年到几十年中。有些漏尿可能与肥胖有关，减肥成功后患者可自行改善漏尿。漏尿也由输出道出现假道所致，这通常需要行手术矫正[71,85-88]。在采用阑尾输出管造口术和 Montie-Yang 输出管造瘘术的患者中约有 20% 在术后 10 年的随访中会出现导尿困难，采用锥形回肠输出道造瘘术的患者有 10% 出现导尿困难。随着随访时间的延长，导尿困难的发生率呈逐年上升，特别是对于肥胖患者来说，据报道在术后 30 年的时候，导尿困难的发生率升至 50%[32,51,71,85-88]。导管困难可能继发于皮肤或筋膜中段的狭窄、输出道扭结或在输出道内形成假通道或憩室。大约 50% 的患者可以通过夜间留置 L 形支架来矫正。遗憾的是，这几乎不能解决根本问题，约 50% 的患者需要行手术修补或建立一新的输出道[45,51,80,86,88,89,91]。

膀胱扩大与尿流改道术后并发症

慢性菌尿

行回肠或结肠膀胱扩大术或原位新膀胱术的患者，在常规尿培养中无症状细菌性尿的发生率在 45%~85% 之间[26,28,86]。我们发现无症状细菌性尿和症状性尿路感染的

发生,与每日膀胱冲洗液的量和患者对医生建议的依从性直接相关[28]。每日膀胱冲洗量≥240mL,同时每天至少4次清洁间歇性导尿,可显著减少无症状细菌性尿和有症状性尿路感染的发生率[28]。

慢性菌尿的存在是否与肾功能损伤尚存在争议。大多数临床研究发现,慢性菌尿与血清中抗菌滴度抗体或全身炎症标志物的升高无关。因此目前不推荐对慢性细菌性尿进行药物治疗[43,44]。

代谢相关并发症

高氯性代谢性酸中毒是由于尿液接触回肠结肠上皮后被重吸收而引起的。由于肠上皮的功能性质,它会吸收氯化铵,并分泌少量的碳酸氢盐。这种并发症的发生率主要与重建手术中肠管使用长度、尿液滞留时间和患者的肾功能有关[43]。所以该并发症的发生率与采取手术种类直接相关。需要治疗的高氯代谢性酸中毒发生率(血清碳酸氢盐<21mEq/mL或氯>110mEq/dL)在输尿管乙状结肠吻合术中发生率约50%,在回肠或结肠膀胱扩大术中发生率约20%,在原位回肠新膀胱术采用结肠或回肠输出道中发生率约10%[11,17,45,50,51,82,92]。代谢性酸中毒的治疗方法为柠檬酸钾或碳酸氢钠。为防止慢性代谢性酸中毒引起的骨脱钙,可考虑每日补充多种维生素和矿物质,以增加维生素D和钙的摄入量。

值得注意的是,在GFR<45mL/(min·BSA)(3B期或以上肾衰竭)的患者中,肾功能将无法代偿回肠或结肠重吸收氯化铵所致的过量内源性酸负荷。假设由肠重吸收引起的高氯代谢性酸中毒和高滤过性损伤可能会加速患者的肾衰竭。鉴于此,对于GFR≤50mL/(min·BSA)的患者中,留置尿管是首选的[43,93]。在我们讨论膀胱扩大术后代谢性并发症时值得注意的是胃膀胱扩大术后的并发症。胃被应用于泌尿系统重建的理念基础基于以下四个要点:①肾衰竭患者(3B期或更高)为了避免代谢性酸中毒和降低肾衰竭进展的风险,可通过使用非吸收功能肠管,并且可以排除酸性物质,如通过胃壁分泌盐酸进入尿液。②对于患有某些疾病而使肠管长度不足的患者(如泄殖腔外翻),采用胃膀胱扩大术避免短肠综合征及大便失禁的发生。③在使用免疫抑制剂的患者中使用胃膀胱扩大术可降低复发性尿路感染的风险。在这种情况下,胃分泌的酸性物质可抑制细菌的生长。这可将降低症状性尿路感染的风险及肾盂肾炎引起移植排斥反应的发生率。④胃壁具有清晰完整的黏膜层和肌层组织,可给行黏膜下隧道建立提供技术支撑环境,从而减少与输尿管再植或可控性尿流改道的并发症[57,81,94]。

从理论上来讲行胃膀胱扩大术优势明显,但临床上应用胃行膀扩大术的并发症很多[81]。行胃膀胱扩大术的患者约有1/3术后出现血尿-排尿困难综合征,即继发于高胃泌素血症和HCl分泌的膀胱刺激症[51,57,94,95]。血尿-排尿困难综合征的症状可以通过使用离子阻滞剂和质子泵抑制剂来改善。遗憾的是,并不是所有这些症状都能用药物治疗来解除,大

约15%的患者,即患有这种综合征的患者中大约一半,将由于难治性症状而需要行扩大部分的胃切除术[51,96]。行胃膀胱扩大术中有5%的患者会出现低氯、低钾代谢性碱中毒[4]。这种代谢异常通常由脱水刺激及与危及生命的心律失常和猝死有关[57]。除了上述并发症外,1%~2%的患者会出现倾倒综合征,使食物在胃中储存时间过短。如果这种并发症发生在肠管缩短的患者身上,可能就是致命的[4,51,57,96]。我们并不是要夸大胃膀胱扩大术的劣势,但应该意识到这种手术增加了两到三倍的肿瘤形成风险[26,29,33]。由于在长期随访过程中发现的大量的并发症,该手术现在已基本被摒弃[51,57]。

高氯性代谢性酸中毒诱发骨质疏松症或生长迟缓

慢性未经治疗的高氯性代谢性酸中毒很少与低钙血症有关。代谢性酸中毒可引起肾钙重吸收减少,随后引起破骨细胞骨活性增加,来平衡血清钙水平[50,92]。将骨钙代谢问题与短肠综合征引起的维生素D和膳食钙吸收不良同时出现时,这些个体可能存在骨质疏松和生长迟缓的高风险。有趣的是,多个大样本研究表明,骨质疏松症或生长迟缓是一种罕见的并发症,可能是因为很多医生倾向于在骨异常发生前就治疗潜在的高氯性代谢性酸中毒。

大便失禁

肠功能受损相关并发症与手术时采用肠道的类型和长度有关,而且因患者个体差异变化很大。当手术所取肠组织涉及回盲交界或所取回肠长度>200cm时,这种并发症发生率会更高。对于既往有肠道缩短、排便松弛、大便失禁或炎症性肠病或放射性肠炎的患者,不宜取回肠连接处或采用长段肠组织用于泌尿系手术重建[32]。如果严格把握手术适应证,即使切除回盲瓣,术后出现排便松弛的发生率也<3%[32]。当出现该并发症时,可采用每天两次考来烯胺(4~8g)纠正。如果考来烯胺无效,可使用胃肠动力抑制剂,如洛哌丁胺[32,92]。在手术前,对患者的排便控制和排便习惯进行仔细评估是很有必要的,以减少术后并发症的发生。据报道,在没有严格选择适应证的情况下,在行回肠膀胱手术与回肠原位新膀胱手术后大便失禁的发生率高达20%[32,43,50,57]。

凝血酶原缺乏症

脂肪吸收和脂溶性维生素A、D、E、K的吸收,在很大程度上依赖于胆汁盐对膳食脂肪的乳化作用。95%的胆汁盐都是在终末端回肠被重吸收的。回肠的丢失导致很大一部分胆汁盐不能被重吸收而进入结肠,其可作为一种肠黏膜刺激物引起腹泻。随着更多的胆盐丢失,将引起膳食脂肪吸收不良,导致脂肪热,随后,引起脂溶性维生素吸收不良。维生素K是凝血的一个必要因素,缺乏维生素K在临床上并不常见,通常发生于重大手术或外伤中。因此,对于既往有回肠

切除或回肠缺失病史的患者,在手术前都应行凝血酶原检测评估,并对出现的异常进行纠正[50,92]。

维生素 B_{12} 缺乏症

一般来说,血清维生素 B_{12} 降低一般在术后 3~5 年开始出现,由于体内高储存水平,有些患者可能在术后 15 年才逐渐体现出来[82,97,98]。维生素 B_{12} 可与胃壁细胞分泌的一种内分泌因子结合,其在回肠上皮细胞内与维生素 B_{12} 受体蛋白结合形成一种可溶性复合物。维生素 B_{12} 缺乏缺乏症可出现在采用回肠组织的任何泌尿系重建手术中,如回肠膀胱扩大术、回肠新膀胱、回盲原位膀胱、回肠尿流改道术等[97]。采用回肠行重建手术的患者在随访 10~15 年中大约有 8%~10% 的出现维生素 B_{12} 缺乏。绝大多数维生素 B_{12} 缺乏症的患者可通过增加维生素 B_{12} 或其他多种维生素的摄入来纠正[82,97,98]。对该类患者进行长期随访是很有必要的,以证实口服补充剂是否有效;如果疗效不佳可能需要行肠外治疗[97]。维生素 B_{12} 缺乏可引起周围神经病变、痴呆、同型半胱氨酸水平升高所致的动脉粥样硬化加速和巨幼细胞性贫血[99,100]。

不使用胃肠组织的膀胱扩大术

自主扩大-逼尿肌肌瘤切除术

逼尿肌肌瘤切除术是一种将逼尿肌从膀胱顶切除,形成一个大的低压膀胱憩室的手术。它是一种可供选择的手术,其使用天然膀胱黏膜替代具有分泌功能的胃肠上皮。一般来说,该手术仅用于轻度膀胱顺应性降低($>20mL/cmH_2O$)的患者。它只能使膀胱顺应性得到轻到中度改善。该手术引起很多膀胱排空的严重的并发症,约 25% 的患者需要进行清洁间歇性导尿以防止复发性症状性尿路感染,50% 的患者由于持续高逼尿肌压力或尿失禁最终需要行肠膀胱扩大术[57,101]。

输尿管膀胱扩大成形术

从理论上来说输尿管膀胱扩大成形术是最理想的膀胱扩大方法。其天然的移行上皮组织,不会导致代谢紊乱和产生黏液物质。该手术主要利用扩张的输尿管来扩大膀胱容量,如果同侧肾脏无功能需要同时行同侧肾切除术,如果肾脏功能良好则需行输尿管端侧吻合。对于该类患者术前尿动力学是评估是必不可少的。对于膀胱顺应性轻度降低($>20mL/cmH_2O$)的患者,手术成功率接近 100%。但是,约有 75% 的患者需要间歇导尿来预防反复的症状性尿路感染。对于膀胱顺应性较差的患者($\leq 20mL/cmH_2O$),其手术成功

率<20%,80% 以上的患者由于持续的膀胱高压和持续的尿失禁或上尿路功能减退而需要行再次膀胱扩大术[51,101,102]。

大小便失禁回肠吻合术

这种手术被认为是用于膀胱排空不足和低体重指数儿童最后选择。通常用于有严重精神疾病或残疾的患者,其不能采用间歇导尿、留置耻骨上造瘘或导尿管[103]。该手术将回肠的一小部分与膀胱顶相吻合,患者可以携带一个引流袋用来收集尿液。虽然短期随访效果尚可,但长期的随访结果提示并发症发生率高,在随访 10 年时约有 60% 的患者会出现肾功能进行性减退和膀胱结石形成[103,104]。

膀胱扩大和尿流改道术后妊娠

膀胱扩大术或尿流改道术后妊娠者,妊娠期间需要治疗的症状性尿路感染的发生率将约 50%。通过造口或尿道的尿失禁发生率约增加 40%。需要治疗的症状性上尿路梗阻约占 10%,先兆子痫占 10%。在接受膀胱颈重建术并在妊娠期间出现尿失禁的患者中,持续性产后尿失禁需要行手术治疗者占 20%。肾功能恶化较少见,通常与妊娠前肌酐>1.2mg/dL(106.1μmol/L)有关。孕前血清肌酐>2.2mg/dL(194.5μmol/L)的患者产后 30% 出现肾功能永久性下降[57,105,106]。有膀胱扩大和膀胱颈手术史的妇女应考虑行剖宫产术,以预防阴道分娩时膀胱颈缺血性损伤和膀胱颈的压力性受损。但也有人报道在部分患者中经阴道分娩是安全可行的[57,105,106]。

患者选择

尽管儿童患者在行重建性泌尿系手术后并发症发生率很高,医生必须与患者就手术后的生活质量改善进行权衡,包括患者的自身尊严感。需要对患者的智力和身体状况以及其对医学指导的依从能力进行评估,避免养成高风险的习惯(即酗酒和滥用非法药物),并进行长期随访。必须强调的是,适当的术前评估和患者选择是重建手术成功的关键因素。

(周辉霞　曹华林 译)

参考文献及自测题